Maciocia

Die Psyche in der chinesischen Medizin

Geleitwort

Für viele Menschen aus dem Westen, die auf die chinesische Medizin treffen, besteht ein Großteil ihrer Anziehungskraft darin, dass sie offenbar den ganzen Menschen anspricht und Körper, Geist und Seele nahtlos in ihr Verständnis von menschlicher Gesundheit und Krankheit integriert. Dies gilt als krasser Gegensatz zur westlichen Sichtweise, die aus verschiedenen Gründen dazu neigt, das Materielle vom Emotionalen und Spirituellen zu trennen. Diese Tendenz ist besonders seit dem 17. Jahrhundert zu beobachten. Schon im 4. Jahrhundert v. Chr. klagte Platon: „Der größte Fehler bei der Therapie von Krankheiten besteht darin, dass es Ärzte für den Körper und Ärzte für die Seele gibt, obwohl Körper und Seele nicht voneinander getrennt werden können."

Die Anziehungskraft dieser integrativen chinesischen Perspektive war so groß, dass sie der primäre Grund war, warum viele Menschen die chinesische Medizin zu lernen und zu praktizieren begannen. Sie hat sogar zu Denkrichtungen innerhalb der neuen westlichen Traditionen der chinesischen Medizin geführt, die das Ansprechen emotionaler und selbst spiritueller Dimensionen eines Patienten für eine Vorbedingung der Heilung halten und in diesem Prozess den offensichtlicheren körperlichen Phänomenen vielleicht eine geringere Bedeutung beimessen.

Es mag tatsächlich eine historische Grundlage für diese Schwerpunktsetzung geben. Zweifellos entdecken wir in den Lehren des ‚*yangsheng fa*' (der Kunst, das Leben zu nähren), dass die Schulung und Regulierung von Geist und Emotionen der Ausgangspunkt für ein gesundheitsförderliches Verhaltens sind.

Dies wird im ‚Klassiker des Gelben Kaisers' verdeutlicht: „Wenn man ruhig, friedlich, leer und begierdelos ist, dann folgt das wahre Qi. Wenn Essenz und Seele innen geschützt sind, woher können dann noch Krankheiten kommen? Wenn der Wille ruhig ist und es wenige Begierden gibt, dann ist das Herz friedlich und es besteht keine Angst." (*Huangdi neijing suwen,* Kap. 1). Noch früher, im *Neiye* (‚Inneres Training', 4. Jahrhundert v. Chr.), heißt es: „Diejenigen, die ihren Geist im Inneren schützen, schützen im Äußeren ihren Körper ...".

Dies spiegelt sich auch in der im ‚Klassiker des Gelben Kaisers' entwickelten Theorie vom Herzen als dem Herrscher des Körpers wider. Das Herz beherbergt das *shen,* und wenn das Herz stark und in Harmonie ist, sind die anderen Körperorgane bei der Ausführung ihrer verschiedenen Rollen als ‚Beamte' dies automatisch auch, so wie ein weiser Herrscher für das Wohlergehen des Reiches sorgen sollte.

Die historische Diskussion über *shen* und seine Beziehung zu Gesundheit und Wohlergehen zu verstehen, ist jedoch keine einfache Sache. Wie Giovanni Maciocia im ganzen Buch betont, besteht die wichtigste Voraussetzung darin, erst einmal zu begreifen, was denn mit Begriffen wie Geist, Wille und Seele gemeint ist, wenn wir versuchen wollen, uns die Lehren und medizinischen Praktiken einer Kultur, der der unsrigen geografisch und zeitlich so fern ist, zu eigen zu machen. Ohne dieses Verständnis besteht das Risiko, dass wir unsere eigenen kulturellen und persönlichen Vorurteile dem, was wir lesen, lernen und lehren, überstülpen.

Was jedoch mit klassischen Diskussionen des *shen* gemeint ist, ist nur eine der wenigen Fragen, die wir bei diesem wichtigen Thema berücksichtigen sollten. Bis zu welchem Grad kann eine Therapie, die von einem Dritten verabreicht wird, uns dabei helfen, unser emotionales oder spirituelles Leid zu lindern? Inwieweit halten wir den Inhalt der Gefühlslandschaft für den wahren Maßstab eines Individuums? Wie sollten wir versuchen, Emotionen zu kontrollieren (und unsere Patienten lehren, Emotionen zu kontrollieren)? Inwieweit sollten wir Emotionen ganz annehmen und sie ausleben, bzw. inwieweit sollten wir sie schulen und zügeln? Dies sind alles Fragen, die sowohl mit unserer eigenen persönlichen Entwicklung, wie auch mit unserer Vorstellung von unserer Rolle als Therapeuten zu tun haben.

Wenn wir traditionelle chinesische Lehren über die Regulierung von Geist und Emotionen betrachten, finden wir folgenden Ratschlag des großen taoistischen Arztes Sun Simiao (7. Jahrhundert):

„Um lange zu leben, sollten die Menschen darauf achten, sich nicht zu viele Sorgen zu machen, nicht zu zornig zu werden, nicht zu traurig zu sein, nicht zu ängstlich zu sein, nicht zu viel zu tun, zu viel zu sprechen oder zu viel zu lachen. Man sollte nicht zu viele Begierden haben, noch vielen ungünstigen Umständen ausgesetzt sein. All dies ist schädlich für unsere Gesundheit."

Wie können wir dieses anscheinend kalte Ableugnen der Emotionen mit unserem eigenen Glauben an den gesundheitsfördernden Nutzen des Ergründens, Befreiens und Herauslassens von Emotionen versöhnen?

In der Kultur, in der wir uns befinden, kann die Versöhnung dieser beiden Sichtweisen eine Herausforderung sein – sowohl in unserer Arbeit mit den Patienten als auch in unserem eigenen Leben. Vielleicht liegt die Lösung, wie so oft, im Ausgleich dieser scheinbaren Gegensätze. Die Beruhigung des Geistes und das Verbleiben in der Gegenwart erlauben uns eine Verbindung mit dem Universellen und einen Rückzug vom peripheren, kraftraubenden Lärm dessen, was emotional unnötig ist. Gleichzeitig ermöglicht uns eine Kultivierung dieser tieferen Bewusstheit, die wahren Ströme unseres Gefühlslebens zu spüren und zu ergründen. Vielleicht können wir auf diese Weise eine Vision von emotionaler Gesundheit erlangen, die weder repressiv noch zügellos ist.

In diesem bedeutenden Werk hat Giovanni Maciocia all diese wichtigen Fragen angesprochen, ob nun in seiner detaillierten Untersuchung klassischer chinesischer sowie klassischer und moderner westlicher Sichtweisen, in seiner gründlichen Darstellung der häufigsten und quälendsten Manifestationen emotionaler Störungen oder seinen persönlichen Reflexionen über seine eigene umfangreiche klinische Erfahrung. Dieses Buch ist ein bedeutender Beitrag zu seinem Gesamtwerk, das Giovanni Maciocia in jahrzehntelanger, unermüdlicher Arbeit über die Theorie und Praxis dieses Schatzes der Menschheit, der chinesischen Medizin, zusammengestellt hat.

Peter Deadman
2009

Vorwort

Der Grundstein für dieses Buch wurde vor 35 Jahren gelegt, als ich damit begann, Akupunktur zu praktizieren. Ich kann sagen, dass es nicht einen Tag in meiner Praxis gab, an dem ich mich nicht mit dem Wesen von *shen* und seiner Bedeutung für heutige westliche Patienten auseinandersetzte. Nach nur wenigen Wochen Praxiserfahrung wurde mir klar, dass sehr viele Patienten emotionale Störungen aufwiesen, die entweder die Wurzel ihres medizinischen Problems darstellten oder zu ihrer Krankheit beitrugen.

Ich hatte auch sogleich bemerkt, dass Akupunktur einen tief greifenden Einfluss auf den emotionalen und psychischen Zustand meiner Patienten hatte, indem sie Depressionen und Angstzustände linderte, selbst wenn der Patient nur wegen eines Schultergelenkproblems zu mir in die Praxis gekommen war. Ich konnte mich selbst von der ‚Einheit von Körper und Geist' überzeugen, über die meine Lehrer gesprochen hatten.

In den letzten 10 Jahren habe ich mich ganz dem Studium des *shen* in der chinesischen Medizin in seinem historischen, sozialen und philosophischen Kontext gewidmet. In der Folge entwickelte sich meine Forschung in 4 Strängen:

1. Studium der konfuzianischen Philosophie
2. Untersuchung des Einflusses der konfuzianischen Philosophie auf die chinesische Medizin und besonders auf deren Ansicht von *shen* und den Emotionen
3. Untersuchung der Emotionen in der westlichen Philosophie
4. Analyse der Unterschiede zwischen dem Konzept des Selbst im Westen und in China.

Ich habe mich ganz in die oben genannten Studien vertieft, weil ich erkannte, dass der Konfuzianismus einen viel größeren Einfluss auf die chinesische Medizin hatte, als wir annehmen. Meiner Meinung nach neigen wir dazu, den Einfluss des Taoismus auf die chinesische Medizin überzubewerten und denjenigen des Konfuzianismus zu übersehen. Ein einfacher Grund für die Überbetonung des taoistischen Einflusses auf die chinesische Medizin ist wohl, dass, wann immer wir das Wort ‚*dao*' in chinesischen Werken lesen, wir annehmen, dies spiegele die taoistische Philosophie wider. Aber auch Konfuzianer beziehen sich ständig auf das ‚*dao*'. Dies wird in ➤ Kap. 15 erörtert.

Ich glaube im Besonderen, dass das Konzept vom Selbst in der chinesischen Medizin und deren Ansicht von den Emotionen vom Konfuzianismus geprägt sind. Diese Gedanken werden in ➤ Kap. 14 und ➤ Kap. 15 dargelegt. Es wird dem Leser dringend empfohlen, diese Kapitel zu lesen (auch wenn sie unabhängig von den anderen Kapiteln und nicht notwendigerweise in der abgedruckten Reihenfolge gelesen werden können). Ich bin mir dessen bewusst, dass diese beiden Kapitel keine ‚leichte Lektüre' sind, aber ich empfehle dem Leser nachdrücklich, sie sorgfältig durchzulesen, da die darin ausgeführten Gedanken das ganze Buch durchziehen.

Wenn wir die chinesische Medizin im emotionalen und psychischen Bereich bei westlichen Patienten anwenden, sollten wir uns der Unterschiede hinsichtlich des Konzepts vom Selbst und der Sichtweise von den Emotionen, die zwischen dem Westen und China bestehen, bewusst sein.

Das Selbst als ein individuelles, autonomes, nach innen gerichtetes Selbst, als ein Zentrum unseres Gefühlslebens, existiert als solches nicht im Konfuzianismus. Unter konfuzianischem Einfluss ist das chinesische Selbst sozial determiniert.

Fingarette schreibt hierzu:

„Ich muss betonen, dass ich nicht darauf hinaus will, dass Konfuzius' Worte darauf abzielen, jeglichen Bezug zur inneren Psyche auszuschließen. Er hätte dies tun können, wenn er solch eine grundlegende Metapher im Kopf gehabt hätte, wenn er ihre Plausibilität erkannt hätte, aber sich dann entschieden hätte, diese zu verwerfen. Aber dies ist hier nicht meine Argumentationslinie. Meine These ist, dass die ganze Idee niemals in seinen Kopf gelangt ist. Die Metapher eines inneren psychischen Lebens, die uns in all ihren Konsequenzen so vertraut ist, kommt in den Analekten einfach nicht vor, nicht einmal als verworfene Möglichkeit. Wenn ich behaupte, dass es in den obigen Passagen über yu (dem Gegenteil von ren, das Angst, Sorge, Unglück meint) keinen Bezug zu inneren, subjektiven Zuständen gibt, meine ich daher nicht, dass diese Passagen klar und deutlich solch eine Sichtweise außen vor lassen, sondern dass sie keinen Gebrauch davon machen und sie nicht benötigen, um verständlich oder stichhaltig zu sein."[1]

Das Selbst als individuelles, autonomes, nach innen gerichtetes Selbst, als Zentrum unseres Gefühlslebens, ist das Ergebnis einer 2500-jährigen gedanklichen Entwicklung in der westlichen Philosophie, beginnend mit dem antiken Griechenland bis hin zu Freud und Jung. Es war in der westlichen Zivilisation ein langer Weg von der ‚Seele' hin zum ‚Selbst' – eine Entwicklung, die in China nicht stattgefunden hat.

Die chinesische (konfuzianische) Sicht vom Selbst als sozialem Konstrukt zeigt sich am Schriftzeichen für *ren*, der konfuzianischen Qualität, die zuweilen fälschlicherweise mit ‚Mitleid' oder ‚Güte' übersetzt wird. Dieses Schriftzeichen stellt eine ‚Person' und die Zahl ‚zwei' dar (➤ Abb. 15.2, 15.4 und 15.5 in Kap. 15).

Ames schreibt hierzu:

„Diese etymologische Analyse unterstreicht die konfuzianische Annahme, dass man nicht durch sich selbst ein Mensch werden kann – wir sind, von Beginn an, unweigerlich sozial. Fingarette hat diese Tatsache präzise benannt: ‚Für Konfuzius gilt, dass, wenn es nicht wenigstens zwei Menschen gibt, es keinen Menschen geben kann.'"[2]

Ames ist also ganz klar der Auffassung, dass *ren* keine psychische Disposition eines individuellen Selbst ist, ein Konzept, das in der konfuzianischen Philosophie einfach nicht existiert.

Fingarette stellt dies sehr deutlich heraus:

„ren scheint das Individuelle, Subjektive zu betonen; es scheint kurzum eine psychologische Idee zu sein. Das Problem einer derartigen Interpretation von ren wird besonders deutlich, wenn man (wie ich) zu der Auffassung kommt, dass es wesentlich für die Analekten ist, dass der darin ausgedrückte Gedanke nicht auf psychologischen Ideen beruht. Und eine der wichtigsten Ergebnisse der gegenwärtigen Analyse von ren wird es sein zu enthüllen, wie Konfuzius auf eine nicht-psychologische Weise mit grundlegenden Fragen umgehen konnte, die wir im Westen automatisch in psychologische Begriffe kleiden.“[3]

Der Schluss, den man aus den obigen Zitaten ziehen kann, ist tief greifend. Es wird deutlich, dass das Konzept eines individuellen Selbst als eines autonomen, psychischen Zentrums des Bewusstseins, dessen Gefühlsleben durch die Gesamtheit vergangener Erfahrungen eines solchen individuellen, autonomen Selbst geprägt wurde, in der konfuzianischen Philosophie, und damit einhergehend in der chinesischen Medizin, nicht vorhanden ist. Das chinesische Selbst ist ein soziales Konstrukt und das Ergebnis familiärer und sozialer Beziehungen.

Dies bedeutet, dass die moderne westliche Sicht von einem individuellen, psychischen Selbst, dessen Gefühlsleben durch unsere Kindheitserfahrungen tief gehend beeinflusst ist, in der chinesischen Medizin fehlt. Beispielsweise denkt die chinesische Medizin, dass Zorn das Qi ansteigen lässt; die korrekte Therapie besteht also darin, das Qi absteigen zu lassen. Sie taucht aber nicht in die Psyche des Betroffenen ein, um zu untersuchen, ob der Zorn vielleicht durch eine Projektion verursacht wurde, die etwa ihre Wurzeln in Geschwisterbeziehungen hat, oder ob er eine in andere Bahnen gelenkte Manifestation von Schuldgefühlen darstellt.

Hierzu noch ein Beispiel: Ich bin der Ansicht, dass Zorn häufig eine Manifestation einer Schattenprojektion ist. Wenn wir in anderen Menschen Züge entdecken, die uns wütend machen, zeigt dies häufig (wenn auch nicht immer), dass wir unseren Schatten auf eine andere Person projizieren und dass deren Eigenschaften, die uns ärgern, Eigenschaften unseres eigenen Schattens darstellen. Die chinesische Medizin hatte genau aus dem Grund keine solchen psychologischen Erkenntnisse, weil diese ein Konzept von einem innerlichen, autonomen, individuellen Selbst erfordert hätten, das die chinesische Kultur nicht aufweist.

Dies mag auch erklären, warum viele Emotionen in der Liste, die die chinesische Medizin üblicherweise präsentiert, nicht vorkommen. Beispielsweise sind Neid, Stolz oder Schuldgefühle nicht aufgeführt. Eine Erklärung für diese Auslassung ist, dass diese drei Emotionen ein Konzept von einem Selbst erfordern (wir sind stolz auf uns selbst, wir fühlen uns selbst schuldig), das sich von der chinesischen Medizin und Kultur unterscheidet.

Ich persönlich hege ein großes Interesse an der jungianischen Psychologie und versuche immer, das emotionale Leiden eines Patienten im Licht seiner Projektionen, Komplexe, der Beziehung zu seinem *animus/anima* und seiner Schattenprojektion zu betrachten. Solch eine Sichtweise ermöglicht es mir, einen Blickwinkel auf die Psyche und Emotionen eines Patienten einzunehmen, den die chinesische Medizin meiner Meinung nach nicht hat. Die chinesische Medizin identifiziert die Emotionen, die bei dem Leiden eines Patienten eine Rolle spielen, korrekt, aber ich habe niemals in einem (alten oder modernen) chinesischen Werk eine Bemerkung gefunden, dass dies dadurch bedingt sein könnte, dass beispielsweise die Mutter des Betroffenen kalt gewesen sei oder ihre Zuneigung nicht gezeigt habe.

Ich glaube, dass echte Heilung von emotionalem Leiden nur dann stattfinden kann, wenn das Selbst tiefgründig mit bewusster (und extrem schwieriger) Bemühung von Seiten des Patienten analysiert wird. Dies heißt selbstverständlich nicht, dass sich jeder Patient einer Psychotherapie unterziehen sollte, da psychische Probleme in verschiedenen Schweregraden auftreten und nicht alle eine intensive Psychotherapie erfordern. Darüber hinaus hat die chinesische Medizin *immer* eine Wirkung auf die Linderung emotionalen Leidens. Sie schafft einen Raum, in dem Heilung stattfinden kann, ob nun der Patient tief in seine Psyche eintaucht oder nicht.

Die chinesische Medizin lindert auf viele verschiedene Arten emotionales Leiden und ich bin der Auffassung, dass wir uns nicht starr an ein Schema klammern sollten. Wenn der Patient willens ist, tief in seine Psyche einzutauchen, um wirklich zur Wurzel seines Leidens vorzustoßen, stellt die chinesische Medizin eine wunderbare Ergänzung zu diesem Vorgehen dar. Ich glaube, dass sie den Verlauf der notwendigen Therapie erheblich verkürzen kann.

Eine interessante Textstelle von Xu Chunfu (1570) erörtert die Kombination von Arzneimitteltherapie, die von einem Arzt verabreicht wird, mit Beschwörungen eines Schamanen. Er schrieb, dass eine vorbestehende Qi-Schwäche eines Menschen einen Angriff eines bösen Geistes ermögliche, und trat für die Kombination von Arzneimitteltherapie und Beschwörungen ein:

„Wenn diese beiden Therapiemethoden [Arzneimitteltherapie und Beschwörung] miteinander kombiniert werden, werden Innen und Außen zu einem Ganzen geschmiedet, was zu einer sofortigen Heilung von dieser Krankheit führt. Jeder, der einen Exorzisten beauftragt und die Anwendung von Arzneien vermeidet, wird seine Krankheit nicht bekämpfen können, weil ein Prinzip fehlt, das eine Heilung hervorbringen könnte. Derjenige, der nur Arzneien einnimmt und keinen Exorzisten dazuruft, um bestehende Zweifel zu vertreiben, wird geheilt werden, aber die Linderung stellt sich nur langsam ein. Also müssen Innen und Außen zusammen behandelt werden; nur auf diesem Weg ist ein schneller Erfolg möglich.“[4]

Die Klassifizierung in ‚innere‘ und ‚äußere‘ Behandlungsmethoden (Arzneimittel bzw. Exorzismus) ist interessant und Xus Plädoyer für eine Kombination dieser beiden Methoden bedeutsam. Man ist versucht, ‚Exorzist‘ durch ‚Psychotherapeut‘ zu ersetzen und schlusszufolgern, dass sich Xu Chunfu für die Kombination einer physikalischen Therapieform wie der Arzneimitteltherapie mit Psychotherapie aussprach. Es ist auch interessant, den unterschiedlichen Erfolg jeder einzelnen Therapie zu betrachten: Wenn man nur zu einem Exorzisten geht, wird der Patient *„seine Krankheit nicht bekämpfen können"*, geht er aber zu einem Arzneimitteltherapeuten, wird er *„geheilt werden"* (allerdings langsamer).

Wenn der Patient nicht bereit ist, sich einer Psychotherapie zu unterziehen, bietet die chinesische Medizin trotzdem große Hilfe, indem sie emotionales Leiden lindert. Sie schafft auch einen Raum, in dem das Qi fließt, Geist *(shen)* und Wanderseele *(hun)* stärker in ihren Aktivitäten koordiniert sind, die Körperseele *(po)* den Körper besser belebt und die Willenskraft *(zhi)* stark ist.

Ich habe noch ein weiteres Phänomen bemerkt, wenn ich Patienten mit psychisch-emotionalen Problemen behandelte. Die Therapie scheint die Patienten spontan bewusster und aufnahmefähiger für emotionale Arbeit zu machen. Die Therapie reguliert die Beziehung zwischen Geist und Wanderseele und lindert dadurch Depressionen und Angstzustände. Über die bloße Linderung emotionalen Leidens hinaus scheint die Therapie aber auch den Geist zu nähren und die Wanderseele zu regulieren, so dass das Individuum offener und aufnahmefähiger ist. Beispielsweise habe ich viele Male beobachtet, dass sich ein Patient nach einer Reihe von Therapiesitzungen wieder einer künstlerischen Betätigung widmete, die er viele Jahre vernachlässigt hatte, etwa dem Spielen eines Musikinstruments oder Malen.

Die Art und Weise, wie die chinesische Medizin Emotionen betrachtet, nämlich als Kräfte, die die richtige Bewegungsrichtung des Qi stören (‚Zorn lässt das Qi aufsteigen, Furcht lässt es absteigen' usw.), spiegelt meiner Meinung nach die Abwesenheit eines individuellen, psychischen Selbst in der konfuzianischen Philosophie wider. Das heißt, dass Zorn das Qi unabhängig von einem Selbst aufsteigen lässt: es ist eine objektive Kraft, die die Qi-Bewegung stört. Der kognitive Teil des Geistes spielt dabei keine Rolle. Das Aufsteigen des Qi aufgrund von Zorn erzeugt ein Bild einer Disharmonie, die zugleich körperlich (Kopfschmerzen, Schwindelgefühl) und emotional ist (Reizbarkeit, Zornesausbrüche). Dazu ist die Vorstellung von einem individuellen Selbst als Zentrum des Bewusstseins gar nicht vonnöten.

Meiner Meinung nach ist die Art und Weise, wie die chinesische Medizin Emotionen betrachtet, vom Konfuzianismus geprägt. Emotionen sind demnach körperliche und psychische Kräfte, die die Vernunft trüben und unser menschliches Wesen verdunkeln. Wie wir aufgrund der westlichen Anschauung über Emotionen wissen, sind sie aber viel mehr als nur das. Für einige Wissenschaftler stellen Emotionen eine essenzielle Grundlage dar, wie unsere Psyche funktioniert und was unserem Leben einen Sinn gibt, sowohl aus existenzieller als auch aus rein neurologischer Sicht. Wie in ➤ Kap. 14 besprochen wird, hängt die Entwicklung des höheren Cortex teilweise auch vom limbischen System ab.

Ein besonderes Merkmal dieses Buches ist der Raum, der der Beziehung zwischen Geist *(shen)* und Wanderseele *(hun)* gewidmet wird. Im Laufe jahrelanger Beschäftigung mit psychisch-emotionalen Problemen habe ich der Rolle der Wanderseele und ihrer Beziehung zum Geist eine immer größere Bedeutung beigemessen. Beispielsweise bin ich der Ansicht, dass jeder Fall von Depressionen durch eine unzureichende Bewegung der Wanderseele charakterisiert ist (und ‚manisches Verhalten' durch eine übermäßige Bewegung der Wanderseele).

Ich betrachte die Beziehung zwischen Geist und Wanderseele in zunehmendem Maße als Abbild der Beziehung zwischen Cortex und limbischem System (auch wenn der Geist nicht einfach mit dem Cortex und die Wanderseele nicht mit dem limbischen System gleichgesetzt werden kann). Insbesondere scheint der präfrontale Cortex der Schauplatz für das Wechselspiel zwischen Geist und Wanderseele zu sein.

Der präfrontale Cortex (der genau hinter der Stirn sitzt) ist für die exekutiven Funktionen verantwortlich, die die Vermittlung widerstreitender Gedanken, die Entscheidung zwischen Richtig und Falsch bzw. Gut und Böse, die Vorhersage zukünftiger Ereignisse sowie die Ausübung sozialer Kontrolle (wie etwa Unterdrückung emotionaler oder sexueller Triebe) umfassen. Die grundlegende Aktivität dieser Hirnregion ist offenbar die Koordinierung von Gedanken und Handlungen im Einklang mit inneren Zielen.

Diese Funktionen hängen sehr stark von der Beziehung zwischen Geist und Wanderseele und vor allem von der normalen Kontrolle und Integration ab, die vom Geist auf die Wanderseele ausgeübt werden.

Meiner Meinung nach spielt eine Störung der Beziehung zwischen Geist und Wanderseele bei modernen Erkrankungen wie Autismus (wo die Bewegung der Wanderseele unzureichend ist) oder der Aufmerksamkeitsdefizit-Hyperaktivitätsstörung (wo die Bewegung der Wanderseele übermäßig und die über die Wanderseele ausgeübte Kontrolle und Integration des Geistes unzureichend ist) eine Rolle.

Nach umfangreichen Studien über Emotionen in der westlichen Philosophie und der modernen Neurophysiologie sowie über den Einfluss des Neokonfuzianismus auf die chinesische Medizin bin ich zu dem (vielleicht streitbaren) Schluss gekommen, dass die ‚Emotionen', über die wir im Westen sprechen, ganz einfach nicht die Emotionen der chinesischen Medizin sind.

Wie in ➤ Kap. 14 besprochen wird, sind Emotionen einerseits das, was unserem Leben aus existenziellem, spirituellem Blickwinkel einen Sinn verleiht. Andererseits sind sie im modernen neurophysiologischen Sinne ein wesentlicher Bestandteil der kortikalen Funktionen und unserer kognitiven Fähigkeiten. Emotionen unterstützen den Denkprozess.[5] Dies ist weit entfernt von der chinesischen Ansicht über Emotionen als Faktoren, die den Geist ‚trüben' und unser menschliches Wesen verdunkeln. Sartre und Nietzsche würden zum Beispiel behaupten, dass Emotionen unser menschliches Wesen *sind.*

Man könnte argumentieren, dass es die Emotionen sind und nicht der Verstand, welche uns als menschliche Wesen auszeichnen. Emotionen sind weit entfernt davon, Faktoren zu sein, die zum Verlust unseres menschlichen Wesens führen (wie die Neokonfuzianer behaupten), sondern sie *sind* unser menschliches Wesen. Im Guten wie im Schlechten machen uns Emotionen ‚menschlich'. Wir können nicht nur von Hass, sondern auch von tiefer Liebe, Empathie und Mitleid getrieben sein, die uns als menschliche Wesen definieren.

Ich bin zu der Schlussfolgerung gelangt, dass die ‚Emotionen', wie sie in der chinesischen Medizin betrachtet werden, lediglich *Pathologien des Qi* sind: Zorn *ist* ein Aufbrausen des Qi mit seinen psychischen und (vor allem) physischen Manifestationen. Es handelt sich um Pathologien des Qi, die vom Selbst abgelöst sind, weil das konfuzianische Selbst nicht das individualisierte, nach innen gerichtete, autonome Selbst der westlichen Kultur ist.

Eine weitere bedeutsame Folge der unterschiedlichen Ansichten vom Selbst in China und im Westen ist, dass der chinesischen Medizin eine Sichtweise vom Selbst als psychischem Zentrum gänzlich fehlt, welches sich von der Geburt an durch unsere Kindheitserfahrungen und unser Erwachsenenleben bildet, mit all seinem unbewussten Material, Projektionen, Komplexen und Abwehrsystemen.

Dies heißt *nicht*, dass die chinesische Medizin keine bedeutende Rolle bei der Deutung und Therapie tief liegender Störungen des Selbst spielen könnte; sie kann dies in der Tat. Aber diese Arbeit erfordert die angestrengten Bemühungen, Forschungen und klinischen Untersuchungen von *Generationen* von Therapeuten der chinesischen Medizin. Ich glaube auch, dass aufgrund der unterschiedlichen Vorstellungen vom Selbst in China und im Westen der Großteil dieser Arbeit von westlichen Therapeuten geleistet werden muss. Aber damit dieser Prozess vollzogen werden kann, müssen wir uns des konfuzianischen Einflusses auf die chinesische Medizin bewusst sein, das herausziehen, was auf uns zutrifft, das ausklammern, was nicht passend ist, und eine unrealistische Sichtweise auf die chinesische Medizin ablegen.

Unter ‚unrealistischer Sichtweise auf die chinesische Medizin' verstehe ich drei Dinge. Erstens wäre eine etwas nebulöse Sicht vom Qi als der Basis aller Pathologie und Therapie zu nennen. Jede psychisch-emotionale Disharmonie kann als Disharmonie des Qi diagnostiziert und therapiert werden. Dies heißt aber nicht, dass alles geheilt werden kann.

Zweitens müssen wir in dem Prozess der Anpassung der chinesischen Medizin an den Westen, an westliche Patienten und an unser westliches Konzept vom Selbst den Wurzeln der chinesischen Medizin treu bleiben und es vermeiden, ihr Kräfte zuzuschreiben, die sie (meiner Meinung nach) nicht hat.

Drittens ist es, wenn wir den Wurzeln der chinesischen Medizin treu bleiben wollen, gleichermaßen bedeutsam, dass wir den Einfluss des Konfuzianismus auf die chinesische Medizin durchschauen und Ansichten ablegen, die nicht auf westliche Patienten und auf ein westliches Konzept vom Selbst zutreffen. Ich halte dies für sehr wichtig. Wenn wir an der ‚romantischen' Sicht der chinesischen Medizin festhalten und alles, was wir in den Klassikern lesen, für bare Münze nehmen, ohne deren konfuzianische Fassade zu sehen, werden wir die Aufgabe niemals lösen, die chinesische Medizin an die westliche Welt anzupassen.

Solch eine Arbeit wurde bereits von vielen unserer Kollegen geleistet. Obwohl die Ideen oftmals auseinandergehen, können wir gemeinsam eine chinesische Medizin entwickeln, die wirklich im Westen integriert ist und die die emotionalen, psychischen und spirituellen Belange von westlichen Patienten anspricht.

Wie in meinen früheren Werken übersetze ich im Gegensatz zu allen anderen englischsprachigen Autoren *shen* (des Herzens) mit ‚Geist' (mind) statt mit ‚Seele' (spirit) und behalte den Begriff ‚Seele' (spirit) für die Gesamtheit der 5 psychisch-spirituellen Aspekte, nämlich Geist, Wanderseele, Körperseele, Intellekt und Willenskraft vor [zur Übersetzung dieser Begriffe ins Deutsche siehe ➤ ‚Anmerkungen zur deutschen Übersetzung'. Die Gründe für diese Vorgehensweise werden in ➤ Kap. 1 und 2 erörtert. Man beachte, dass ich nicht behaupte, dass das Wort ‚*shen*' nicht ‚Seele' bedeuten kann; selbstverständlich kann es dies. Was ich sage, ist, dass auf der Grundlage der Funktionen des *shen* des Herzens ‚Geist' eine bessere Übersetzung des Begriffs ist; ‚Seele' nenne ich die Gesamtheit der 5 *shen*. Das Problem ist nicht nur semantischer Natur. Wenn wir das *shen* des Herzens mit ‚Seele' übersetzen, übersehen wir die Rolle von Wanderseele, Körperseele und Willenskraft bei psychischen, emotionalen und spirituellen Problemen.

Aus jungianischer Perspektive betrachtet können wir sagen, dass das *shen* des Herzens das Ego ist, die Gesamtheit der 5 *shen* (besonders Geist und Wanderseele zusammen) hingegen das Selbst.

Interessanterweise ist bei einer psychischen Erkrankung das *shen* des Herzens blockiert, aber was blockiert ist, ist der Geist, nicht die Seele. Wir können dies klar im Leben vieler großer Künstler sehen, deren *shen* des Herzens blockiert war, aber deren Seele sich aufschwang, um Meisterwerke mit universellem, spirituellem Wert zu schaffen.

In diesem Buch beschränke ich mich bei den behandelten Krankheitsbildern bewusst auf die wenigen, die für die überwältigende Mehrheit psychisch-emotionaler Probleme stehen, denen wir in der Praxis begegnen, nämlich Depressionen, Angstzustände und Schlafstörungen. Ich habe noch einige andere mit aufgenommen, namentlich die bipolare Störung sowie die Aufmerksamkeitsdefizit-Hyperaktivitätsstörung.

Wie in meinem letzten Buch, der zweiten Auflage der ‚Praxis der chinesischen Medizin', gebe ich sowohl westliche als auch chinesische klinische Studien wieder, um dem Leser eine allgemeine Vorstellung von der klinischen Anwendung von Akupunktur und Arzneimitteln zu vermitteln (➤ Plus im Web). In jedem Kapitel wird in dem Abschnitt ‚Moderne chinesische Literatur' über einige klinische Studien berichtet, die in China durchgeführt wurden. Die meisten dieser Studien folgten einem Standard, der nicht akzeptabel ist. Trotzdem werden sie wiedergegeben, um das von heutigen chinesischen Ärzten verwendete Therapieprinzip aufzuzeigen.

Sowohl westliche als auch chinesische klinische Studien weisen Schwachstellen auf. Chinesische Studien haben oftmals ein schlechtes Design mit einem Standard, der im Westen nicht akzeptabel ist. Andererseits haben viele westliche Studien zwar ein gutes Design, dafür aber andere Mängel, die häufig mit der Wahl der Therapie (Akupunktur oder Arzneimittelrezepturen) zu tun haben. Ein Beispiel für eine westliche Studie mit einem aus Sicht der chinesischen Medizin schlechten Design ist diejenige über die Anwendung chinesischer Arzneimittelmedizin bei der Therapie von bipolarer Störung (➤ Kap. 19, Plus im Web). Hier wurde die Rezeptur *Xiaoyao san* Umherstreifen-Pulver ausgewählt, eine sehr merkwürdige Wahl bei der Therapie von bipolarer Störung.

Ein weiteres Beispiel für ein schlechtes Design ist eine klinische Studie über Depressionen nach einem Schlaganfall, bei der nur 5 Punkte (Pe 6 *neiguan,* Du 26 *renzhong,* Du 20 *baihui, yintang* und Mi 6 *sanyinjiao*) verwendet wurden, und zwar die gleichen Punkte bei jedem Patienten. Darüber hinaus wurden die Punkte auf der ‚betroffenen' Seite genadelt. Dies ist ein sehr merkwürdiges Vorgehen, da nicht klar ist, warum die Punkte nur auf der betroffenen Seite genadelt werden sollen, wenn man doch Depressionen und nicht die aus dem Schlaganfall resultierende Paralyse behandelt (➤ Kap. 16, Plus im Web).

Wie in meinen früheren Büchern gebe ich chinesische Arzneimittelrezepturen so wieder, wie sie in China aufgestellt wurden. Dies bedeutet, dass viele Rezepturen tierische oder mineralische Produkte enthalten. Da die Gesetzgebung bei der Arzneimittelmedizin von Land zu Land unterschiedlich ist, wird dem Leser dringend empfohlen, sich mit den Gesetzen seines Landes vertraut zu machen. Einige der verwendeten Substanzen sind aus Gründen des Tier- oder Pflanzenartenschutzes verboten, andere aufgrund von Tierquälerei. Ich gebe die Rezepturen so wieder, wie sie in chinesischen Büchern stehen, so dass der Leser geeignete Substitutionen der nicht akzeptablen Zutaten vornehmen kann. Aus diesem Grund listet ➤ Anhang 2 empfohlene Substitutionen für mineralische und tierische Substanzen auf.

In ➤ Anhang 4 werden einige der im Buch aufgelisteten Therapieprinzipien erläutert, wenn diese sich nicht aus sich selbst heraus verstehen, beispielsweise der Unterschied zwischen ‚die Wanderseele verwurzeln' und ‚die Wanderseele beruhigen'.

Schließlich sei dem Leser dringend empfohlen, den ‚Epilog' zu lesen, der dieses Buch beschließt. Darin beschreibe ich die Fragen, mit denen ich über viele Jahre bei der Behandlung von Patienten mit emotionalen Störungen gerungen habe, und schlage meine eigenen Gedanken über die Integration der chinesischen Medizin in die westliche Praxis vor.

Meine Studien über Emotionen in der westlichen Philosophie und der modernen Neurophysiologie haben mich zu der Erkenntnis geführt, dass Emotionen viel mehr sind als nur die von der chinesischen Medizin betrachteten Krankheitsursachen. Sie sind weit entfernt davon, unser menschliches Wesen zu verdunkeln, wie uns dies die Neokonfuzianer weismachen wollen, sondern definieren unser menschliches Wesen und verleihen unserem Leben einen Sinn. Gemeinsam müssen wir eine chinesische Medizin entwickeln, die auf einem westlichen (statt konfuzianischen) Konzept vom Selbst und auf einer Sicht von den Emotionen beruht, in der sie nicht nur als Krankheitsursachen betrachtet werden, sondern als psychische Faktoren, die uns als menschliche Wesen definieren.

Giovanni Maciocia
Santa Barbara, April 2008

ANMERKUNGEN

1 Fingarette H 1972 Confucius – The Secular as Sacred. Waveland Press, Prospect Heights, Illinois, p. 45.
2 Ames RT, Rosemont H 1999 The Analects of Confucius – A Philosophical Translation. Ballantine Books, New York, p. 48.
3 Confucius – The Secular as Sacred, p. 37.
4 Unschuld P 1985 Medicine in China – A History of Ideas. University of California Press, Berkeley, p. 200.
5 Damasio A 1994 Descartes' Error – Emotion, Reason and the Human Brain. Penguin Books, London, p. xii.

Danksagung

Meine erste Chinareise, bei der ich im Jahr 1980 meinen ersten Akupunkturkurs an der Nanjing University of Traditional Chinese Medicine besuchte, war ein wichtiger Meilenstein in meiner beruflichen Entwicklung. Mein erster Lehrer dort war Dr. Su Xinming, der eine bedeutende Rolle bei der Entwicklung meiner Akupunkturfähigkeiten spielte. Ich bin ihm für die geduldige Art und Weise, in der er mir sein Können vermittelte, zu großem Dank verpflichtet.

Ich bin Herrn Dr. Zhou Zhongying von der Nanjing University of Chinese Medicine sehr dankbar, dass er sein Wissen und seine Fertigkeiten in den Bereichen Diagnose und Arzneimittelmedizin an mich weitergab. Auch vielen anderen Lehrern und Ärzten von der Nanjing University of Traditional Chinese Medicine schulde ich großen Dank.

Ich danke Fi Lyburn für ihre außerordentliche Akribie bei der Überprüfung des Manuskripts hinsichtlich seiner Konsistenz und für ihre allgemeine Hilfe bei dessen Bearbeitung. Vor dem Hintergrund seiner bedeutenden Lehr- und Klinikerfahrung unterstützte Peter Valaskatgis sehr mit seinem ständigen Feedback und äußerst wertvollen Vorschlägen, die dieses Buch bereicherten.

Ich danke Suzanne Turner für ihre Unterstützung bei der Recherche und Bearbeitung. Dr. J. D. Van Buren war vor 35 Jahren mein allererster Lehrer; von ihm lernte ich die Wichtigkeit der Diagnose, besonders der Pulsdiagnose. Ich schulde ihm, als meiner ersten Inspirationsquelle in der chinesischen Medizin, großen Dank.

Schließlich möchte ich mich bei Karen Morley, Kerry McGechie und Mary Law vom Elsevier-Verlag für ihre Professionalität und Unterstützung bedanken.

Giovanni Maciocia
Santa Barbara, 2009

Die folgenden ‚Anmerkungen zur Übersetzung von Begriffen der chinesischen Medizin' des Autors wurden im englischen Original belassen, weil die darin dokumentierte Auseinandersetzung mit den chinesischen Termini sich auf deren Übertragung in die englische Sprache bezieht. Anmerkungen zur deutschen Übersetzung finden sich im Anschluss daran.

Note on the Translation of Chinese Medical Terms

The terminology used in this book generally follows that used in the second edition of *Foundations of Chinese Medicine, Obstetrics and Gynaecology in Chinese Medicine and Diagnosis in Chinese Medicine* and the second edition of the *Practice of Chinese Medicine.* As in those books, I have opted for translating all Chinese medical terms with the exception of Yin, Yang, Qi and *cun* (a unit of measurement).

I have also continued using initial capitals for the terms that are specific to Chinese medicine. For example, "Blood" indicates one of the vital substances of Chinese medicine, whereas ‚blood' denotes the liquid flowing in the blood vessels (e.g. ‚In Blood deficiency, the menstrual blood may be pale.'). I use initial capitals also for all pulse qualities and for pathological colours and shapes of the tongue body.

This system has served readers of my previous books well. As most teachers (including myself) use Chinese terms when lecturing (e.g. *Yuan* Qi rather than Original Qi), I have given each term in Pinyin whenever it is introduced for the first time. One change I have introduced in this book (as in the second edition of *Foundations of Chinese Medicine* and *Practice of Chinese Medicine*) is to use the Pinyin terms more often throughout the text and at least once in each chapter when the Chinese term is first introduced. I have done this to reduce the frequency with which the reader may need to consult the glossary.

I made the choice of translating all Chinese terms (with the exceptions indicated above) mostly for reasons of style: I believe that a well-written English text reads better than one peppered with Chinese terms in Pinyin. Leaving Chinese terms in Pinyin is probably the easiest option, but this is not ideal also because a single Pinyin word can often have more than one meaning; for example, *jing* can mean "channels", "periods", "Essence" or "shock", while *shen* can mean "Kidneys", "Mind" or "Spirit".

I am conscious of the fact that there is no such thing as a "right" translation of a Chinese medicine term, and my terminology is not proposed in this spirit; in fact, Chinese medicine terms are essentially impossible to translate. The greatest difficulty in translating Chinese terms is probably that a term has many facets and different meanings in different contexts, thus it would be impossible for one translation to be "right" in every situation and every context. For example, the term *Jue* (厥) has many different meanings; a translation can illustrate only one aspect of a multifaceted term. In fact, *Jue* can mean a state of collapse with unconsciousness, coldness of hands and feet, or a critical situation of retention of urine. In other contexts, it has other meanings, for example *Jue qi* (厥气), a condition of chaotic Qi; *Jue Xin Tong* (厥心痛), a condition of violent chest pain with cold hands; and *Jue Yin Zheng* (厥阴证), the Terminal Yin pattern within the Six Stage identification of patterns characterized by Heat above and Cold below.

Many sinologists concur that Chinese philosophical terms are essentially impossible to translate and that, the moment we translate them, we distort them with a worldview that is not Chinese. Ames is particularly clear about the intrinsic distortion of Chinese concepts when they are translated. He gives examples of Chinese terms that are distorted when translated, such as *Tian* 天 ("Heaven"), *You-Wu* 有无 ("Being" and "Non-being"), *Dao* 道 ("Way"), *Xing* 性 ("human nature"), *Ren* 仁 ("benevolence"), *Li* 理 ("Principle"), and *Qi* 气 ("primal substance").[1]

Ames is particularly forceful in rejecting a single, one to one translation of a Chinese term into a Western one in the introduction of his book *Focusing the Familiar* (a translation of the Confucian text *Zhong Yong*).[2] Ames says:[3]

Our Western languages are substance-oriented and are therefore most relevant to the descriptions of a world defined by discreteness, objectivity and permanence. Such languages are ill disposed to describe and interpret a world, such as that of the Chinese, that is primarily characterized by continuity, process and becoming.

Ames then gives some examples of what he considers to be serious mistranslations of Chinese philosophical terms. The important thing is that these are not "mistranslations" because the terms are "wrong" but because of the intrinsic difference between Chinese and Western thinking and therefore the inherent inability of Western terms to convey Chinese philosophical ideas. Ames says:[4]

For example, You 有 and Wu 無 have often been uncritically rendered as "Being" and "Non-being". Influential translators, until quite recently, have rendered wu xing 五行 as "Five Elements". Xing 性 is still most often translated as "nature". All these translations promote the fixed and univocal characterizations of objects or essences emergent from a language rooted in a substantialist perspective [our Western languages].

Ames stresses that the use of a "substances language" (i.e. a Western language) to translate Chinese insights into a world of process and change has led to seriously inappropriate interpretations of the Chinese sensibility. Ames asserts that it is the very difference between Chinese and Western philosophy that makes translation of Chinese terms virtually impossible. He says:[5]

In the classical traditions of the West, being takes precedence over becoming and thus becoming is ultimately unreal. Whatever becomes is realized by achieving its end – that is, coming into being. In the Chinese world, becoming takes precedence over being. 'Being' is interpreted as a transitory state marked by further transition.

Ames then says:[6]

The Chinese world is a phenomenal world of continuity, becoming and change. In such a world there is no final discreteness. Things cannot be understood as objects. Without this notion of objectivity, there can only be the flux of passing circumstances in which things dissolve into the flux and flow. A processive language precludes the assumption that objects serve as references of linguistic expressions. The precise referential language of denotation and description is to be replaced by a language of "deference" in which meanings both allude to and defer to one another in a shifting field of significance. A referential language [Western language] characterizes an event, object, or state of affairs through an act of naming meant to indicate a particular thing. On the other hand, the language of deference [Chinese] does not employ proper names simply as indicators of particular individuals or things, but invokes hints, suggestions, or allusions to indicate foci in a field of meanings.

As an example of this intrinsic impossibility of translating a Chinese philosophical term into a Western language, Ames then cites Steve Owen's reluctance in translating *shi* 诗 as "poem". Owen says:[7]

If we translate "shi" as "poem", it is merely for the sake of convenience. "Shi" is not a "poem": "shi" is not a thing made in the same way one makes a bed, a painting or a shoe. A "shi" can be worked on, polished and crafted; but that has nothing to do with what a "shi" fundamentally 'is' … "Shi" is not the "object" of its writer: it is the writer, the outside of an inside.

Ames gives various translations of *Li* (a Confucian concept) as an example of how a multiplicity of terms may apply to a single Chinese term and how none of them is "wrong". He says that *Li* has been variously translated as "ritual", "rites", "customs", "etiquette", "propriety", "morals", "rules of proper behavior" and "worship". Ames says:[8]

Properly contextualized, each of these English terms can render Li on occasion. In classical Chinese, however, the character carries all of these meanings on every occasion of its use.

This confirms clearly how, by the very translation, we limit a Chinese term that is rich with multiple meanings to a single meaning in Chinese.

Ames says that in classical Chinese philosophical texts, allusive and connotatively rich language is more highly prized than clarity, precision and argumentative rigor. This rather dramatic contrast between Chinese and Western languages with respect to the issue of clarity presents the translator of Chinese philosophical texts with a peculiar burden.

For the Chinese, the opposite of clarity is not confusion but something like *vagueness*. Vague ideas are really determinable in the sense that a *variety* of meanings are associated with them. Each Chinese term constitutes a field of meanings that may be focused by any of a number of its meanings. Ames says that in the translation of Chinese texts we must avoid what Whitehead called "the Fallacy of the Perfect Dictionary". By this, he means the assumption that there exists a complete semantic repository of terms of which we may adequately characterize the variety and depth of our experience and that, ideally, one may seek a one to one correspondence between word and meaning.

With this "fallacy" in mind, Ames and Hall say:[9]

We challenge the wisdom and accuracy of proposing "one-to-one" equivalencies in translating terms from one language to another. We introduce the notion of "linguistic clustering" as an alternative strategy to "literal translation" that allows us to put the semantic value of a term first by parsing [describe grammatically] its range of meaning according to context, with the assumption that a range of meaning with a different configuration of emphasis is present on each appearance of the term.

These ideas could not be more apt to illustrate the problems in translating Chinese medicine terms. Of course we must strive for precision and consistency, but to think that there is a one to one, "right" correspondence between a Chinese medicine idea and a Western term is a misunderstanding of the very essence of Chinese medicine.

For example, to say that the only "right" translation of *Chong Mai* is "Thoroughfare Vessel" makes us fall into the trap of what Whitehead calls the "Fallacy of the Perfect Dictionary". Of course, *Chong Mai* can be translated as "Thoroughfare Vessel", but that is only one of its meanings and it is absolutely *impossible* for a single Western term to convey the richness of ideas behind the word *Chong Mai* (which I translate as "Penetrating Vessel"); to think that we can reduce a rich Chinese medicine idea to a single, one to one term in a Western language reveals, in my opinion, a misunderstanding of the very essence of Chinese medicine.

Ames makes this point very forcefully. He says:[10]

The Fallacy of the Perfect Dictionary is largely a consequence of our analytical bias towards univocity. We would suggest that this bias does not serve us well when approaching Chinese texts. Not only is there the continued possibility of novel experiences requiring appeal to novel terminologies, but also there is seldom, if ever, a simple, one-to-one translation of Chinese terms into Western languages. The allusiveness of the classical Chinese language is hardly conducive to univocal translations. We would contend that, in translating Chinese texts into Western languages, it is most unproductive to seek a single equivalent for a Chinese character. In fact, rather than trying to avoid ambiguity by a dogged use of formally stipulated terms, the translator might have to concede that characters often require a cluster of words to do justice to their range of meanings – all of which are suggested in any given rendering of the character. In fact, any attempt to employ univocal translations of Chinese terms justified by appeal to the criteria of clarity or univocity often reduces philosophical insight to nonsense and poetry to doggerel. Such an approach to translation serves only to numb Western readers to the provocative significance harboured within the richly vague and allusive language of the Chinese texts.

As an example of the multiplicity of meanings of a Chinese term and therefore of the fact that it is perfectly legitimate to translate a single Chinese idea into more than one term according to different contexts, Ames says that he translates the term *zhong* ("centre" or "central") in the title of the Confucian text sometimes as "focus", sometimes as "focusing" and other times as "equilibrium". Other times, he even translates it as "centre" or "impartiality". He says strongly:[11]

The Chinese language is not logocentric. Words do not name essences. Rather, they indicate always-transitory processes and events. It is important therefore to stress the gerundative character of the language. The language of process is vague, allusive and suggestive.

Rosemont makes the same point with regard to the translation of Li (rituals). He says Li could be translated as "customs", "mores", "propriety", "etiquette", "rites", "rituals", "rules of proper behavior", and "worship". He says:[12]

If we can agree that, appropriately contextualized, each of these English terms can translate Li on occasion, we should conclude that the Chinese graph must have all of these meanings on every occasion of its use, and that selecting only one of them can lead only to the result that something is lost in translation.

According to Ames, in the field of philosophy, two terms particularly stand out as being influenced by a Western thinking when translated, i. e. *Tian* ("Heaven") and *Ren* ("benevolence"). Ames says:[13]

When we translate Tian as "Heaven", like it or not, we invoke in the Western reader a notion of transcendent creator Deity, along with the language of soul, sin and afterlife … When we translate Ren as "benevolence", we psychologize and make altruistic a term which originally had a radically different range of sociological connotations. Being altruistic for example, implies being selfless in the service of others. But this "self-sacrifice" implicitly entails a notion of "self" which exists independently of others and that can be surrendered – a notion of self which we believe is alien to the world of the Analects [of Confucius]: indeed, such a reading [of the term ren] transforms what is fundamentally a strategy for self-realization into one of self-abnegation.

With regard to Chinese medicine, the term *Xue* 血 ("Blood") is a good example of the above-mentioned problem reported by Ames. When we translate the word *Xue* as "Blood", we immediately alter its essential character and give it a Western medical connotation; in fact, in Chinese medicine, *Xue* is itself actually a form of Qi and one that is closely bound with Nutritive Qi *(Ying Qi)*. Indeed, the term *mai* 脉 appearing in the *Yellow Emperor's Classic of Internal Medicine* is often ambiguous, as it sometimes clearly refers to the acupuncture channels and other times to the blood vessels.

After highlighting the problems in translating Chinese terms, Ames confirms that a single Chinese term may have different meaning in different contexts. For example, the term *shen*神 in some cases means "human spirituality", in others it means "divinity".[14] As he considers only the philosophical meanings of the word *shen*, we could actually add many others in the context of Chinese medicine, for example "mind", "spirit" and "lustre" (in the context of diagnosis).

Graham says:[15]

*Every Western sinologist knows that there is no exact equivalent in his own language for such a word as ren*仁 *or de*德*, and that as long as he thinks of it as synonymous with "benevolence" or "virtue" he will impose Western preconceptions on the thought he is studying.*

Ames then surveys the options that are presented to a translator and seems to favour simply transliterating the Chinese terms and leaves them untranslated. He says:[16]

To some, this approach may appear to be simply the laziest way out of a difficult problem. But "ritual" has a narrowly circumscribed set of meanings in English, and Li an importantly different and less circumscribed set. Just as no Indological scholar would look for an English equivalent for "karma", "dharma" and so on, perhaps it is time to do the same for classical Chinese, the homonymity of the language notwithstanding.

Hall confirms that a single Chinese term may have a plurality of meanings. He says:[17]

The Chinese have traditionally affirmed as the ground of their intellectual and institutional harmony the recognition of the copresence of a plurality of significances with which any given term might easily resonate.

Finally, another sinologist, Yung Sik Kim, discusses the difficulty presented by the plurality of meanings of a single Chinese term. He says:[18]

I have adopted the policy of sticking to one English translation for a particular Chinese word whenever possible … Of course, exceptions cannot be avoided altogether. I have had to resort to different translations for such characters as "xin" 心 *which means both "heart" and "mind"; "tian"* 天*, both "heaven" and "sky".*

In another passage, Yung Sik Kim affirms that transliteration of a Chinese term with a plurality of meanings is the only alternative:[19]

The term "li" 理 is difficult to define. It is difficult even to translate because there is no single word in Western languages that covers all facets of what "li" meant to the traditional Chinese mind. The existence of many translations for the term, which often leaves transliteration as the only viable option, bespeaks the difficulty.

Although a diversity of translation of Chinese terms may present its problems, these are easily overcome if an author explains the translation in a glossary and, most importantly, explains the meaning of a given Chinese term in its context (in our case, Chinese medicine).

In my books, I have chosen to translate all Chinese medicine terms rather than using Pinyin purely for reasons of style as a sentence written half in English and half in Pinyin is often awkward. Moreover, if we use Pinyin terms in writing, it could be argued that we should be consistent and use Pinyin terms for *all* Chinese medicine terms, and this would not make for very clear reading. Consider the following sentence: *"To treat* Pi-Yang Xu, *we adopt the* zhi fa *of* bu pi *and* wen Yang" *("To treat Spleen-Yang deficiency, we adopt the treatment principle of tonifying the Spleen and warming Yang").*

Moreover, the problem arises only in the written form as, in my experience, most lecturers in colleges throughout the Western world normally prefer using Pinyin terms rather than their counterparts in English (or any other Western languages). Thus a lecturer will refer to Kidney-*Jing* rather than Kidney-Essence. Indeed, when I myself lecture, I generally use the Pinyin terms rather than their English translation. Again, most lecturers use a pragmatic approach, translating some terms into English (such as "treatment principle" instead of *zhi fa*) and leaving others in Pinyin such as *Yuan Qi* or *Chong Mai.*

When I lecture, I always try to give the participants an idea of the meaning of a particular Chinese character and its significance and application in Chinese medicine. Indeed, the use of Pinyin when lecturing renders Chinese medicine truly international, as I can lecture in the Czech Republic and mention *Jing, Yang Qiao Mai, Wei Qi,* etc. knowing that I will be understood by everyone. A diversity of translation of Chinese terms may even have a positive aspect, as each author may highlight a particular facet of a Chinese term so that diversity actually enriches our understanding of Chinese medicine. If someone translates *Zong Qi* 宗气 as "Initial Qi", for example, we learn something about that author's view and understanding of *Zong Qi;* the translation cannot be branded as "wrong" (I translate this term as "Gathering Qi"). Another example: if someone translates *yang qiao mai* as "Yang Motility Vessel", the translation captures one aspect of this vessel's nature; again, this could not be defined as wrong (I translate the name of this vessel as "Yang Stepping Vessel").

Trying to impose a standard, "right" translation of Chinese medicine terms may lead to suppression of healthy debate; I therefore hope that readers will continue to benefit from the diversity of translation of Chinese medical terms and draw inspiration from the rich heritage of Chinese medicine that it represents.

I firmly believe that the future lies not in trying to establish a rigid, embalmed, fossilized, "right" terminology based on single, one to one translations of Chinese ideas. Indeed, I believe that this is a potentially dangerous trend, as it would, in my opinion, lead students and practitioners away from the richness of Chinese language and richness of meanings of Chinese medicine ideas. The adoption of a standardized, "approved" terminology of Chinese medical terms may indeed, in time, divorce students and practitioners from the essence of Chinese medicine. If an "official", standardized translation of Chinese terms took hold, then students would be less inclined to study the Chinese terms to explore their meaning.

Ames and Hall make the same point:[20]

Such translations have been "legitimized" by their gradual insinuation into the standard Chinese-English dictionaries and glossaries. By encouraging the uncritical assumption in those who consult these reference works that this formula of translations provides the student with a "literal" rendering of the terms, these lexicons have become complicit in an entrenched cultural equivocation that we strive to avoid.

They then further make the point that using a one-to-one translation of Chinese terms ignores the cultural background from which they came:[21]

Our argument is that it is in fact these formulaic usages that are radical interpretations. To our mind, to consciously or unconsciously transplant a text from its own historical and intellectual soil and replant it in one that has a decidedly different philosophical landscape is to take liberties with the text and is radical in the sense it tampers with its very roots.

As I said above, an "official", standardized translation of Chinese terms may make students and practitioners less inclined to study the Chinese terms to explore their meaning with their own interpretation. Ames and Hall say:[22]

Our goal is not to replace one inadequate formula with another. Our translations are intended as no more than suggestive "placeholders" that refer readers back to this glossary to negotiate their own meaning, and, we hope, to appropriate the Chinese terms for themselves.

Moreover, imposing an "approved" terminology in English betrays an Anglocentric worldview; to be consistent, we should then have an "approved" terminology in every major language of the world. It seems to me much better to try to understand the spirit and the essence of Chinese medicine by studying its characters and their *clinical* significance and using Pinyin transliteration whenever appropriate.

Trying to fossilize Chinese medicine terms into an imposed terminology goes against the very essence of the Chinese language which, as Ames says, is not logocentric and in which words do not name essences; rather, they indicate always-transitory processes and events. The language of process is vague, allusive and suggestive.

Because Chinese language is a language of *process,* the question arises also whether practising Chinese medicine actually helps the understanding of Chinese medical terminology; in my opinion, in many cases it does. For example, I feel that clinical experience helps us to understand the nature of the *Chong Mai* (Penetrating Vessel) and therefore helps us to understand the term *Chong* in a "knowing practice" way (as Farquhar defines it)[23] rather than a theoretical way.

Of course, a translator of Chinese books should strive for precision and consistency, but we must accept that there is a rich multiplicity of meanings for any given idea of Chinese medicine. The *Chong Mai* is a good example of this multiplicity, as the term *chong* could be translated as "throroughfare", "strategic crossroads", "to penetrate", "to rush", "to rush upwards", "to charge", "activity", "movement" and "free passage". Which of these translations is "correct"? They are all correct, as they all convey an idea of the nature and function of the *Chong Mai.*

I therefore think that the future of teaching Chinese medicine lies not in trying to impose the straightjacket of a rigid terminology of the rich ideas of Chinese medicine, but in teaching students more and more Chinese characters explaining the richness of meanings associated with them in the context of Chinese medicine. I myself would not like my own terminology to be "adopted" as the "correct" or "official" one: I would rather see colleges teaching more and more Chinese to their students by illustrating the rich meanings of Chinese medicine terms. As mentioned above, my main motive for translating all terms is purely for reasons of style in an English-language textbook; when I lecture I generally use Pinyin terms but, most of all, I show the students the Chinese characters and try to convey their meaning in the context of Chinese medicine.

Finally, I would like to explain my continued translation of *Wu Xing* as "Five Elements". The term "Five Elements" has been used by most Western practitioners of Chinese medicine for a long time (also in French and other European languages). Some authors consider this to be a misunderstanding of the meaning of the Chinese term *Wu Xing* perpetuated over the years. *Wu* means "five" and *Xing* means "movement", "process", "to go", "conduct" or "behaviour". Most authors therefore think that the word *Xing* cannot indicate "element" as a basic constituent of Nature, as was supposedly intended in ancient Greek philosophy.

This is, in my opinion, only partly true, because the elements, as they were conceived by various Greek philosophers over the centuries, were not always considered "basic constituents" of Nature or "passive motionless fundamental substances".[24] Some Greek philosophers conceived the elements as dynamic qualities of Nature in a way similar to Chinese philosophy.

For example, Aristotle gave a definite dynamic interpretation to the four elements and called them "primary form" *(prota somata).* He said:[25]

Earth and Fire are opposites also due to the opposition of the respective qualities with which they are revealed to our senses: Fire is hot, Earth is cold. Besides the fundamental opposition of hot and cold, there is another one, i. e. that of dry and wet: hence the four possible combinations of hot-dry [Fire], hot-wet [Air], cold-dry [Earth] and cold-wet [Water] … the elements can mix with each other and can even transform into one another … thus Earth, which is cold and dry, can generate Water if wetness replaces dryness.

To Aristotle, therefore, the four elements became the four basic qualities of natural phenomena, classified as combinations of four qualities: hot, cold, dry and wet. As is apparent from the above statement, the Aristotelian elements could even transform into one another and generate each other.

This interpretation is very similar to the Chinese one, in which the elements are *qualities* of Nature. Furthermore, it is interesting to note the similarity with the Chinese theory of Yin-Yang: the four Aristotelian elements derive from the interaction of the basic Yin-Yang qualities of cold-hot and dry-wet.

Thus it is not entirely true to say that the Greek elements were conceived only as the basic constituents of matter, the "building blocks" of Nature, which would make the use of the word "element" wrong to indicate *xing.* Furthermore, the word "elements" does not necessarily imply that; it does so only in its modern chemical interpretation.

In conclusion, for the above reasons I have kept the word "element" as a translation of the Chinese word *xing.* According to Wang, the term "Five Elements" could be translated in a number of ways, for example "agents", "entities", "goings", "conduct", "doings", "forces", "activities" and "stages of change".[26]

Recently, the term "Five Phases" is gaining acceptance, but some sinologists disagree with this translation and propose returning to "Five Elements", Friedrich and Lackner, for example, suggest restoring the term "elements".[20] Graham uses the term "Five Processes".[28] I would probably agree that "processes" is the best translation of *Wu Xing.* In fact, the book *Shang Shu,* written during the Western Zhou dynasty (1000 to 771 bc) said:[29]

The Five Elements are Water, Fire, Wood, Metal and Earth. Water moistens downwards; Fire flares upwards; Wood can be bent and straightened; Metal can be moulded and can harden; Earth allows sowing, growing and reaping.

Some sinologists (e. g. Needham and Fung Yu Lan) still use the term "element". Fung Yu Lan suggests that a possible translation of *wu xing* could be "Five Activities" or "Five Agents".[30] Although the term "five phases" has gained some acceptance as a translation of *"wu xing",* I find this term restrictive, because it clearly refers to only one aspect of the Five Elements, i. e. phases of a (seasonal) cycle.

A glossary with Pinyin terms, Chinese characters and English translation appears at the end of the book. I have included both a Pinyin–English and an English–Pinyin glossary.

END NOTES
1 Ames RT, Rosemont H 1999 The Analects of Confucius – A Philosophical Translation. Ballantine Books, New York, p. 311.
2 Ames RT, Hall DL 2001 Focusing the Familiar – A Translation and Philosophical Interpretation of the Zhong Yong. University of Hawai'i Press, Honolulu, pp. 6–16.
3 Ibid., p. 6.
4 Ibid., p. 6.
5 Ibid., p. 10.
6 Ibid., p. 10.
7 Ibid., p. 13.
8 Ibid., p. 69.
9 Ames RT, Hall DL 2003 Daodejing – Making This Life Significant: A Philosophical Translation. Ballantine Books, New York, p. 56.
10 Ibid., p. 16.
11 Ibid., p. 16.
12 Bockover M (ed) 1991 Rules, Ritual and Responsibility – Essays Dedicated to Herbert Fingarette. Open Court, La Salle, Illinois, p. 98.
13 The Analects of Confucius, p. 312.
14 Ibid., p. 313.
15 Hall DL, Ames RT 1998 Thinking from the Han – Self, Truth and Transcendence in Chinese and Western Culture. State University of New York Press, New York, p. 238.
16 The Analects of Confucius, p. 314.
17 Thinking from the Han, p. 4.
18 Kim Yung Sik 2000 The Natural Philosophy of Chu Hsi. American Philosophical Society, Philadelphia, p. 11.
19 Ibid., p. 19.
20 Daodejing – Making This Life Significant, p. 55.
21 Ibid., pp. 55–56.
22 Ibid., p. 56.
23 Farquhar J 1994 Knowing Practice – The Clinical Encounter of Chinese Medicine. Westview Press, Boulder, Colorado.
24 Needham J 1977 Science and Civilization in China, vol. 2. Cambridge University Press, Cambridge, p. 244.
25 Lamanna EP 1967 Storia della Filosofia [History of Philosophy], vol. 1. Le Monnier, Florence, pp. 220–221.
26 Wang Ai He 1999 Cosmology and Political Culture in Early China. Cambridge University Press, Cambridge, p. 3.
27 Friedrich M, Lackner M. Once again: the concept of Wu Xing. Early China 9–10: 218–219.
28 Graham AC 1986 Yin-Yang and the Nature of Correlative Thinking. Institute of East Asian Philosophies, Singapore, pp. 42–66 and 70–92.
29 Shang Shu (c.659 bc), cited in 1980 Shi Yong Zhong Yi Xue实用医学 [Practical Chinese Medicine]. Beijing Publishing House, Beijing, p. 32. The book Shang Shu is placed by some in the early Zhou dynasty (hence c.1000 bc), but the prevalent opinion is that it was written sometime between 659 bc and 627 bc.
30 Fung Yu Lan 1966 A Short History of Chinese Philosophy. Free Press, New York, p. 131.

Anmerkungen zur deutschen Übersetzung

„Wenn der Geist friedlich ist, ist das Herz in Harmonie; wenn das Herz in Harmonie ist, ist der Körper ganz; wenn der Geist gereizt wird, schwankt das Herz, und wenn das Herz schwankt, wird der Geist verletzt; wenn man daher den physischen Körper heilen möchte, muss man zuerst den Geist regulieren."

Meister Liu, 6. Jahrhundert n. Chr.[1]

Der zentralen Rolle des Geistes *(shen)* für die Gesundheit des Menschen und der untrennbaren Einheit von Psyche und Körper, wie sie in dem obigen Zitat zum Ausdruck kommen, ist Giovanni Maciocias vorliegendes Werk ‚Die Psyche in der chinesischen Medizin' gewidmet. Das chinesische Wort *shen* 神 bezeichnet laut Maciocia jedoch nicht nur den Geist, der im Herzen beheimatet ist, sondern auch die Gesamtheit aller fünf psychisch-spirituellen Aspekte, die sich aus der Körperseele *po,* der Wanderseele *hun,* dem Intellekt *yi,* der Willenskraft *zhi* und eben dem Geist des Herzens *shen* zusammensetzen. Zur Abgrenzung zwischen *shen* des Herzens und *shen* als Gesamtheit der fünf psychisch-spirituellen Aspekte wählte Maciocia die englischen Begriffe ‚mind' und ‚spirit'.

Im Deutschen stehen wir vor der Schwierigkeit, dass sowohl ‚mind' als auch ‚spirit' mit Geist übersetzt werden können,[2] wobei ‚mind' eher den Geist im intellektuellen, kognitiven Sinne meint, ‚spirit' hingegen auch eine spirituelle, metaphysische Bedeutungskomponente umfasst. Um diesen Bedeutungsschattierungen Rechnung zu tragen, habe ich – wie auch in den Übersetzungen früherer Werke Maciocias – als Übersetzung für ‚mind' und ‚spirit' die Begriffe Geist und Seele gewählt (wobei Seele hier nicht im religiösen oder gar christlichen Sinne verstanden werden sollte). ‚Geist' als Übersetzung von ‚mind' (*shen* des Herzens) hat sich in der deutschen TCM-Fachliteratur bereits fest etabliert, was auch daran liegt, dass andere mögliche Übersetzungen von ‚mind' wie ‚Verstand' oder ‚Gemüt' im Kontext der chinesischen Medizin keine überzeugenden Alternativen darstellen. Den Begriff ‚spirit' durch ‚Psyche' zu übersetzen, schied ebenfalls aus, da Maciocia ‚spirit' und ‚psyche' voneinander abgegrenzt wissen will, indem er ‚Psyche' ein breiteres Bedeutungsspektrum zuweist (vgl. S. 5).

Durch die Übersetzung von ‚spirit' mit Seele kommt es jedoch in Kap. 1 zu einer kurzfristigen Überschneidung mit dem englischen ‚soul', das ebenfalls Seele bedeutet. Um Missverständnisse zu vermeiden, habe ich in diesem Kapitel das jeweilige englische Wort (spirit, mind oder soul) in Klammern ergänzt und mein Vorgehen in einer Fußnote erläutert (vgl. S. 4).

Auf einige weitere Termini, deren Übertragung aus dem Englischen mir erläuterungsbedürftig erscheint, möchte ich ebenfalls noch kurz eingehen:

1. Der chinesische Begriff *xu* (bei Maciocia durch ‚deficiency' wiedergegeben) weist sowohl einen qualitativen Bedeutungsaspekt im Sinne von ‚Schwäche' als auch einen quantitativen Aspekt im Sinne von ‚Mangel' auf, was sich im Deutschen nicht mit einem einzigen Wort wiedergeben lässt. Um die in qualitativer Hinsicht bestehende Beeinträchtigung zum Ausdruck zu bringen, habe ich ‚Qi deficiency' sowie die Kombination aus Organbezeichnung und ‚deficiency' durchgehend mit ‚Qi-Schwäche', ‚Milz-Schwäche', ‚Nieren-Schwä-

che' usw. übersetzt. ‚Deficiency of Yin/Yang' sowie ‚Blood deficiency' habe ich hingegen mit ‚Yin'-, ‚Yang'- bzw. ‚Blut-Mangel' wiedergegeben, weil hier eher der quantitative Bedeutungsaspekt im Vordergrund steht.

2. Im Unterschied zu den Übersetzungen früherer Werke Maciocias wurde die Emotion ‚fear' hier mit ‚Furcht' statt mit ‚Angst' übersetzt. In der ‚Psyche in der chinesischen Medizin' unterscheidet Maciocia zwischen den Begriffen ‚fear' und ‚anxiety', indem er sich auf Psychologen beruft, die eine Abgrenzung zwischen einem Angstgefühl mit äußerem Stimulus (fear) und einem endogenen Angstgefühl (anxiety) vollziehen (vgl. S. 138). Ersteres wird im Deutschen eher als Furcht bezeichnet,[3] so dass hier eine begriffliche Anpassung notwendig war.
3. Ein häufig vorkommender Begriff ist die Symptombezeichnung ‚distension'. Hierbei handelt es sich um die englische Übersetzung des chinesischen Ausdrucks 胀 *zhang*, eine durch Ausdehnung oder Aufblähung hervorgerufene Spannung, die ein typisches Symptom einer Qi-Stagnation darstellt. Maciocia beschreibt dies in der ‚Praxis der chinesischen Medizin' mit dem Bild eines aufgeblasenen Ballons bzw. der Bespannung einer Trommel.[4] Dies habe ich mit dem Ausdruck ‚Spannung' oder ‚Spannungsgefühl' wiedergegeben.

Ansonsten habe ich mich bei der Übersetzung dieses Werkes, wie bereits in den ‚Grundlagen der chinesischen Medizin'[5], den ‚Leitbahnen der Akupunktur'[6] und der ‚Praxis der chinesischen Medizin'[7] des gleichen Autors, eng an den Sprachduktus und die Begrifflichkeit des Originals gehalten.

Die im englischen Original zitierten klinischen Studien wurden nicht in diese Buchausgabe übernommen. Der interessierte Leser findet sie online als ‚Plus im Web' (s. vorderer Buchumschlag).

Bei den in den Therapieanweisungen angegebenen ‚Drei-Schätze-Heilmitteln' (‚Three Treasures') handelt es sich um vom Autor entwickelte Fertigarzneien, deren Bezeichnungen im Original belassen wurden, da es sich um Produktnamen handelt.

Petra Zimmermann
Braunschweig, 2013

ANMERKUNGEN

1 Zitiert nach H. Frühauf. Jede Krankheit kommt vom Herzen. Die Schlüsselrolle der Emotionen in der klassischen chinesischen Medizin. In: A. Noll/B. Kirschbaum (Hg.), Stresskrankheiten: Vorbeugen und behandeln mit chinesischer Medizin. Elsevier, München 2006, S. 207.

2 Dies zeigt sich z. B. daran, dass englische Übersetzungen von Hegels ‚Phänomenologie des Geistes' teils den Titel ‚Phenomenology of Spirit' (Übersetzung von A.V. Miller, Oxford 1977), teils ‚Phenomenology of Mind' (Übersetzung von J. B. Baillie, London 1967) tragen.

3 Im Duden-Bedeutungswörterbuch wird Furcht als *„Angst angesichts einer Bedrohung oder Gefahr"* definiert. Duden ‚Bedeutungswörterbuch', hg. u. bearb. von W. Müller. 2. Auflage, Mannheim, Wien, Zürich 1985, S. 274.

4 Vgl. G. Maciocia. The Practice of Chinese Medicine. The Treatment of Diseases with Acupuncture and Chinese Herbs. Second Edition, Elsevier, Edinburgh u.a. 2008, S. 760 *(„distended like a balloon")* bzw. S. 762 *(„distended like a drum")*.

5 G. Maciocia. Grundlagen der chinesischen Medizin. 2. Auflage, Elsevier, München 2008.

6 G. Maciocia. Leitbahnen der Akupunktur. Klinischer Einsatz der Sekundärleitbahnen und Außerordentlichen Gefäße. Elsevier, München 2009.

7 G. Maciocia. Die Praxis der chinesischen Medizin. 2. Auflage, Elsevier, München 2010.

Inhaltsverzeichnis

KAPITEL

1 Die Psyche in der chinesischen Medizin

五神

Eine Besprechung der Therapie von psychischen und emotionalen Störungen ist nicht möglich, ohne zunächst das Konzept von Geist und Seele in der chinesischen Medizin zu untersuchen. Nur wenn wir das Konzept von Geist und Seele in der chinesischen Kultur verstehen, können wir wirklich begreifen, wie man psychische und emotionale Probleme mit Akupunktur und chinesischer Arzneimitteltherapie behandeln kann. Wir müssen sorgsam darauf achten, die chinesischen Vorstellungen von ‚Geist' und ‚Seele' nicht gemäß den westlichen (häufig christlichen) Begriffen von ‚Geist' und ‚Seele' zu interpretieren.

Um die Unterschiede zwischen den westlichen und chinesischen Ansichten von Psyche, Seele und Geist zu erfassen, werde ich zunächst die westlichen Vorstellungen darüber untersuchen. Eine längere Erörterung der westlichen Konzepte von Selbst, Seele, Geist und Emotionen folgt in ➢ Kap. 14.

Folgende Themen werden bei der Erörterung von Geist und Seele in diesem Kapitel angesprochen:

- Geist und Seele in der westlichen Philosophie
- Seele (Spirit-*shen*), Seele (Soul) und Geist (Mind-*shen*) in der chinesischen Medizin.

1.1 Geist und Seele in der westlichen Philosophie

1.1.1 Geist

Die Definition des englischen Wortes für Geist – ‚spirit' – im ‚Oxford English Dictionary' hebt ein wichtiges Merkmal dieses Konzepts in der westlichen Philosophie hervor und veranschaulicht, inwiefern es sich von der chinesischen Philosophie unterscheidet. Der erste Eintrag unter ‚spirit' lautet: *„das belebende oder vitale Prinzip bei Menschen (und Tieren); das, was dem physischen Organismus Leben verleiht, im Gegensatz zu seinen rein materiellen Elementen; der Lebensatem."*[1]

Die Definition von ‚spirit' als *„das, was dem physischen Organismus Leben verleiht, im Gegensatz zu seinen rein materiellen Elementen"* veranschaulicht den Gegensatz zwischen Körper und Geist, der für einen Großteil der westlichen Philosophie prägend ist und in der chinesischen Medizin fehlt. Wie wir sehen werden, ist der Unterschied zwischen westlicher und chinesischer Philosophie nicht ganz so einfach, weil einige westliche Philosophen ‚Geist' ebenfalls als eine verfeinerte Form von Materie auffassen (wie dies auch die Chinesen tun). Umgekehrt unterscheiden einige chinesische Philosophen (vor allem einige Neokonfuzianer) zwischen einer metaphysischen und einer physischen Realität.

!

Die Definition des englischen Wortes für Geist – ‚spirit' – im ‚Oxford English Dictionary' lautet: *„das belebende oder vitale Prinzip bei Menschen (und Tieren); das, was dem physischen Organismus Leben verleiht, im Gegensatz zu seinen rein materiellen Elementen; der Lebensatem".*

Das Wort ‚spirit' (Geist) bedeutet ‚Atem' und kommt von *spiritus,* der lateinischen Wiedergabe des griechischen Wortes *pneuma* (πνευμα), das ebenfalls ‚Atem' oder ‚Luft' bedeutet: ‚spirit' hat die gleiche Bedeutung wie das lateinische Wort *anima* (das später von C. G. Jung in anderer Bedeutung verwendet wurde), das vom griechischen *anemos* (ανεμος) stammt und ‚Atem' oder ‚Wind' bedeutet. Dies ist mit dem sanskritischen *atman* verwandt, das ebenfalls ‚Atem' bedeutet. Die Etymologie zeigt also, dass ‚spirit' (Geist) vom Wesen her etwas Subtiles, Ätherisches ist, wie die Luft.

Interessanterweise fassten die griechischen Stoiker ‚Geist' als eine verfeinerte Form von Materie auf, in Form eines subtilen Feuers, an dem die individuellen Seelen (oder Geister) Anteil haben. Das Konzept eines ‚vitalen Geistes', der den Körper belebt, wurde von antiken griechischen Ärzten wie etwa Erasistratos ausgearbeitet, der zwischen einem psychischen Geist (*pneuma zotikon,* πνευμα ζωτικον), der im Herzen sitzt und in den Blutgefäßen fließt, und einem physischen Geist (*pneuma physicon,* πνευμα φυσικον) unterscheidet, der seinen Sitz im Gehirn hat und in den Nerven fließt. Die Lokalisierung des psychischen Geistes ist interessant, da sie sich mit der chinesischen Sichtweise deckt. Die Ansicht des Erasistratos, dass es zwei Formen von Geist gibt, einen psychischen und einen physischen, ist auch deshalb interessant, weil er ein Arzt der Fachrichtung war, die wir heute als psychosomatische Medizin bezeichnen würden.

Darüber hinaus ähnelt das Konzept des Erasistratos von den beiden Geist-Formen (einem psychischen und einem physischen) der chinesischen Sichtweise von Geist *(shen)* und Körperseele *(po).*

!

Der antike griechische Arzt Erasistratos unterschied zwischen einem psychischen Geist (pneuma zotikon, πνευμα ζωτικον), der im Herzen sitzt und in den Blutgefäßen fließt, und einem physischen Geist (pneuma physicon, πνευμα φυσικον), der seinen Sitz im Gehirn hat und in den Nerven fließt.

Mit der christlichen Religion wurde die Dualität zwischen einem subtilen, nicht-materiellen ‚Geist' und einem materiellen Körper fest etabliert. In der christlichen Religion ist der ‚Geist' die Seele eines Menschen und steht dem Körper gegenüber. Nach dem Tod überdauert die Seele den Körper. Seit dem Aufkommen des Christentums ist der Geist dem Körper entgegengestellt. Interessanterweise war der heilige Paulus der Ansicht, dass der ‚Körper' nicht als der materielle Körper, sondern als ‚fleischlicher Geist' (πνευμα σαρκικον) aufgefasst werden sollte. Dies ist interessant, da es an das chinesische Konzept einer ‚Körperseele' *(po)* erinnert.

Der Gegensatz und die Trennung zwischen Geist und Körper werden in Descartes' Philosophie (1596–1650) und seinem Rationalismus wieder aufgegriffen. Descartes spricht wie Paulus von ‚animalischen Geistern'. In den ‚Leidenschaften der Seele' definiert Descartes diese Emotionen wie folgt:

„Wahrnehmungen oder Empfindungen oder Reizungen der Seele, die im Besonderen mit ihr zusammenhängen und die durch eine gewisse Bewegung der Geister verursacht, aufrecht erhalten und gestärkt werden."[2]

Die hier erwähnten ‚Geister' sind die ‚animalischen Geister', die in Descartes' Darstellung der Physiologie eine zentrale Rolle spielen. Descartes erläutert, dass die animalischen Geister durch das Blut erzeugt würden und für die Stimulierung der Körperbewegung zuständig seien. Beispielsweise *„bewegen [die animalischen Geister] den Körper auf all die verschiedenen Arten, wie er bewegt werden kann"*, indem sie die Muskeln beeinflussen. Diese Beschreibung ähnelt sehr stark der Vorstellung von der Körperseele.

Henry More (1614–1687) war einer der wichtigsten englischen Vertreter der idealistischen neoplatonischen Schule. Mores dualistische Theologie von Körper und Seele war stark neoplatonischem Gedankengut verpflichtet. More ist als rationalistischer Theologe bekannt, der die Einzelheiten der von René Descartes entwickelten mechanischen Philosophie anzuwenden versuchte, um die Existenz einer immateriellen Substanz oder eines Geistes und daher Gottes zu beweisen.

John Locke (1632–1704) schreibt dem Geist die gleiche Wirklichkeit zu wie dem Körper:

„Indem wir eine Substanz postulieren, in der Denken, Wissen, Zweifel und die Kraft der Bewegung ruhen, erlangen wir eine Vorstellung von dem Geist, der nicht weniger wirklich ist als der Körper. Ersterer ist das Substrat der Ideen, die wir von der Außenwelt erlangen, Letzterer das Substrat der Ideen, die aus uns selbst stammen."[3]

George Berkeley (1685–1753) war ein Vertreter der philosophischen Schule des Idealismus, dem zufolge ein Objekt zuerst als Idee existiert. Ideen sind die wichtigste Wirklichkeit. Berkeley setzte Geist mit Verstand und Seele gleich und glaubte, dass Ideen im Verstand und Geist eines Menschen existieren: *„Es ist offensichtlich, dass es keine andere Wirklichkeit als den Geist gibt, der derjenige ist, der wahrnimmt."*[4]

Immanuel Kant (1724–1804) war der Auffassung, dass der Geist das lebenspendende Prinzip der Seele sei, die produktive Kraft der Vernunft, die Originalität des Denkens. Er erörterte auch den Geist im Zusammenhang mit der Kunst. Seiner Ansicht nach ist ‚Geist' auch die unergründliche Eigenschaft der schönen Künste.

G. W. F. Hegel (1770–1831) betrachtete das Ganze in all seiner Komplexität als das Absolute. Das Absolute ist spirituell.[5] Hegels philosophisches System ist der Höhepunkt des Idealismus, dem zufolge Ideen materiellen Objekten vorausgehen. Hegel betrachtete den Geist als eine unveränderliche homogene Einheit.[6]

1.1.2 Seele

Die Seele ist vielen religiösen und philosophischen Traditionen zufolge eine ihrer selbst bewusste *ätherische Substanz,* die für ein bestimmtes Lebewesen einzigartig ist. Die Seele unterscheidet sich insofern von dem Geist, als Letzterer ewig sein kann oder nicht, während die Seele so aufgefasst wird, dass sie nach dem Tod den Körper überdauert.

Das Konzept der Seele steht in enger Verbindung mit Vorstellungen eines Lebens nach dem Tod, aber jede Religion hat ihre eigenen Ansichten darüber, was mit der Seele nach dem Tod geschieht. Das englische Wort ‚soul' stammt vom altenglischen *sawol.* ‚Sawol' weist mögliche etymologische Verbindungen mit dem altgermanischen Wort *se(u)la* auf, das ‚zum Meer gehörend' bedeutet. Die Beziehung zwischen ‚Seele' und ‚Meer' ist interessant, weil es ein Thema ist, das in vielen Religionen und Märchen auftaucht. In der jungianischen Trauminterpretation ist das Meer häufig ein Symbol für das Unbewusste.

Im Griechischen wird die Seele als *psyche* (φυχη) bezeichnet. In modernen Sprachen und der Psychologie wird nun ein Unterschied zwischen dem Begriff ‚Psyche' und ‚Seele' gemacht. Das ‚Oxford English Dictionary' definiert ‚Psyche' als „den bewussten und unbewussten Geist und Emotionen, besonders in ihrem Einfluss auf den ganzen Menschen." Im Lateinischen wird dies *anima* genannt, das vom griechischen *anemos* (ανεμος) stammt und ‚Atem' oder ‚Wind' bedeutet.

Im vorsokratischen antiken Griechenland meinte das Wort ‚Seele' etwas, was die Lebenden von den Toten und das Belebte vom Unbelebten unterscheidet. Wenn wir sterben, verlässt die Seele den Körper und geht in eine

‚Unterwelt' ein. In späteren Zeiten wurde der Seele eine große Vielfalt von Aktivitäten und Reaktionen, sowohl kognitive als auch emotionale, zugeschrieben. Man hielt sie auch für die Quelle von Tugenden wie Mut, Mäßigung und Gerechtigkeit. Das heißt, einige der Aktivitäten der ‚Seele' waren Vorgänge dessen, was wir als ‚Verstand' (Kognition) bezeichnen würden.

Die Seele war jedoch offensichtlich mehr als nur der Verstand, denn einige griechische Philosophen schrieben auch Tieren und Pflanzen eine Seele zu. Dies lässt interessante Parallelen zur chinesischen Denkweise erkennen, die die drei Wanderseelen (Pflanzen besitzen eine, Tiere 2 und Menschen alle 3) beschreibt.

Platon hielt die Seele für den Wesenskern eines Menschen. Er betrachtete diesen Kern als einen immateriellen, ewigen Bestandteil unseres Wesens und glaubte, dass er nach dem Tod in einem anderen Körper wiedergeboren werde. Platon war der Auffassung, dass sich Körper und Seele wesensmäßig unterscheiden, indem ersterer wahrnehmend und vergänglich ist, letztere hingegen verstehend und nicht der Zerstörung unterworfen. Die platonische Seele umfasst drei Teile: *logos* (Verstand, *nous*), *thymos* (Emotionen) und *pathos* (Begehren). Wir könnten sagen, dass mit Platon die große, das westliche Denken prägende Trennung zwischen Seele und Körper, Geist und Körper sowie Verstand und Körper begann.

Die Seele, wie Platon sie begriff, ist daher durch kognitive und intellektuelle Merkmale charakterisiert. Sie ist etwas, was logisch denkt, etwas, was den Körper und dessen Begierden und Affektionen kontrolliert, „besonders, wenn es eine weise Seele ist". Die Seele ist jedoch nicht einfach der ‚Verstand', wie wir ihn begreifen. Sie hat eine weiter gefasste Bedeutung, insofern als Platon die traditionelle Idee von Seele als etwas, was das Belebte vom Unbelebten trennt, bewahrt.

Aristoteles definierte die Seele in Anlehnung an Platon als die Kernessenz eines Wesens, bestritt aber, dass sie eine eigene Existenz habe. Er begriff die Seele nicht als eine Art selbstständigen, geisterhaften Bewohner des Körpers. Da die Seele nach Aristoteles' Auffassung eine *Aktivität* des Körpers ist, kann sie nicht unsterblich sein. Gemäß der Theorie des Aristoteles ist eine Seele eine besondere Art von Natur, ein Prinzip, das Veränderung und Ruhe im bestimmten Fall von lebenden Körpern erklärt, nämlich von Pflanzen, nichtmenschlichen Tieren und Menschen. Die Beziehung zwischen Seele und Körper ist, nach Auffassung des Aristoteles, auch ein Abbild der allgemeineren Beziehung zwischen Form und Materie. Daher ist ein beseelter, lebender Körper eine bestimmte Art einer innerlich geformten Materie.

Sowohl Epikur als auch die Stoiker glaubten, dass die Seele körperlich sei. Die Stoiker vertraten die Auffassung, dass die Seele ein Körper sei, da nur Körper aufeinander einwirken können und Seele und Körper sich tatsächlich gegenseitig beeinflussen, beispielsweise in Fällen von körperlichen Schäden und Emotionen.

Epikur war der Ansicht, dass die Seele eine besonders feine Art des Körpers sei, die sich im ganzen wahrnehmbaren (Fleisch- und Blut-)Körper eines belebten Organismus verteile. Epikur meinte, dass die Seele nach dem Tod zusammen mit ihren einzelnen Atomen zerstreut werde und ihre Kraft verliere, die sie so lange besitze, wie sie vom Körper des Organismus, den sie beseelt, zusammengehalten werde. Diese Ansichten ähneln auf bemerkenswerte Weise den chinesischen Auffassungen über die Körperseele.

1.2 Seele (Spirit-*shen*), Seele (Soul) und Geist (Mind-*shen*) in der chinesischen Medizin

1.2.1 Terminologie*

In diesem Buch verwende ich das Wort Seele (Spirit) allgemein in einem chinesischen Sinn, um die Gesamtheit der spirituellen Aspekte der Yin-Organe zu bezeichnen, nämlich den Geist *(shen)* des Herzens, die Wanderseele *(hun)* der Leber, die Körperseele *(po)* der Lunge, den Intellekt *(yi)* der Milz und die Willenskraft *(zhi)* der Niere.

Ich bezeichne als ‚Geist' (Mind) dasjenige *shen*, das im Herzen wohnt. Die meisten Autoren übersetzen *shen*

* A. d. Ü.: In der deutschen Ausgabe wird der Begriff ‚spirit' im Kontext der chinesischen Medizin, d. h. als Bezeichnung für die Gesamtheit der 5 psychisch-spirituellen Aspekte (5 *shen*) in Abgrenzung zu ‚mind' (*shen* des Herzens), mit ‚Seele' wiedergegeben. Im Deutschen stehen wir vor der Schwierigkeit, dass sowohl ‚mind' als auch ‚spirit' mit Geist übersetzt werden können. ‚Mind' bezeichnet eher den kognitiven, denkenden Geist, ‚spirit' hingegen umfasst auch metaphysische Aspekte. Da ‚mind' (‚*shen* des Herzens' in der deutschsprachigen Fachliteratur üblicherweise mit ‚Geist' wiedergegeben wird und andere Übersetzungen von ‚mind' wie ‚Verstand' oder ‚Gemüt' im Kontext der chinesischen Medizin keine passende Alternative darstellen, sollte der Begriff ‚Geist' (für ‚*shen* des Herzens') auch in diesem Werk beibehalten werden. Daraus ergab sich aber die Schwierigkeit, in Abgrenzung von ‚mind/Geist' eine passende Übersetzung für ‚spirit' zu finden. Wie in meinen Übersetzungen früherer Werke Maciocias wurde die Übersetzung ‚Seele' gewählt, auch wenn es dadurch in Kap. 1 zu einer kurzfristigen Überschneidung mit dem Begriff ‚Seele' (Soul) kommt, die im weiteren Verlauf des Buches jedoch nicht zu Begriffsverwirrungen führt. Zur Übersetzungsproblematik siehe auch ➤ Anmerkungen zur deutschen Übersetzung.

im Englischen mit ‚spirit'. Ich glaube, dass der Begriff ‚spirit' genauer die Gesamtheit von *shen, hun, po, yi* und *zhi* umschreibt. Die Folge davon ist nicht nur semantischer Art, denn wenn wir *shen* des Herzens als ‚Seele' (Spirit) bezeichnen, vernachlässigen wir den Einfluss der Wander- und Körperseele auf die Seele. Dieser Frage wird auch in ➤ Kap. 2 nachgegangen.

Ich verwende den Begriff Seele (Soul) meist in Bezug auf die Wanderseele *(hun)*. Obwohl ich das Wort ‚Psyche' für ein Synonym von ‚Seele' (Spirit) halte, verwende ich diesen Begriff in einem allgemeineren Sinn, um alle psychischen, spirituellen und emotionalen Phänomene eines Menschen mit einzuschließen.

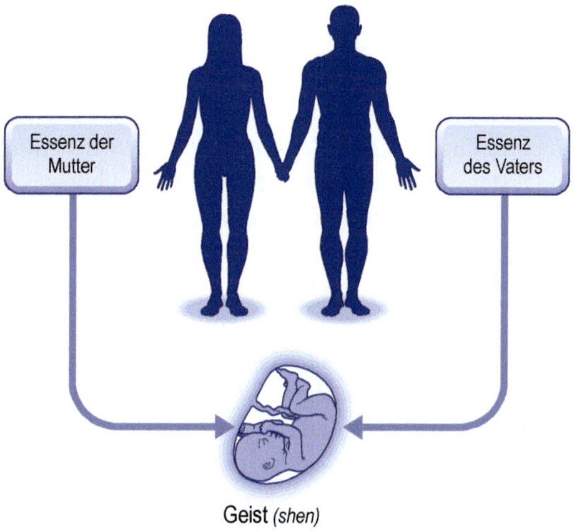

Abb. 1.1 Vereinigung der Essenzen zwecks Formung des Geistes

1.2.2 Die Seele (Spirit-*shen*) in der chinesischen Medizin

‚Seele' (Spirit) im oben definierten Kontext der chinesischen Medizin umfasst alle mentalen Phänomene (Denken, Vernunft, diejenigen der Wanderseele eingeschlossen), emotionale und körperliche Erscheinungen. Der Begriff wird ohne jeglichen Bezug zu einer bestimmten Religion verwendet und es werden keine Schlüsse über das Schicksal der Seele nach dem Tod gezogen.

Wie jeder Therapeut der chinesischen Medizin weiß, ist die Einheit von Seele und Körper ein besonderes und zentrales Merkmal der chinesischen Medizin. Seele ist nicht etwas, was einen Körper ‚belebt', sondern Seele und Körper sind nichts anderes als zwei verschiedene Dichte- und Aggregatzustände. Sowohl Seele als auch Körper sind Manifestationen des Qi, wobei Seele die am stärksten verfeinerte Form ist. Tatsächlich bestätigt das Vorhandensein einer Körperseele *(po)* innerhalb der chinesischen Auffassung von Seele dies. Die Körperseele ist eine ‚körperliche' Seele und verantwortlich für alle physiologischen Vorgänge.

Beispielsweise drückt der Kommentar zu Kapitel 23 der ‚Einfachen Fragen', der auf Textstellen aus dem ‚Zentrum des Wirkvermögens' beruht, die Einheit von Geist/Seele und Körper aus, wenn es dort heißt: *„Der Geist [shen] ist eine Transformation von Essenz und Qi; beide Essenzen [d. h. die vor- und nachgeburtlichen] tragen zur Formung des Geistes bei"*[7] (➤ Abb. 1.1).

Xi Kang, ein taoistischer Philosoph (223–262 n. Chr.), schreibt: *„Daher weiß der Edle, dass der Körper von der Seele abhängt, um zu stehen, aber die Seele benötigt den Körper, um zu existieren."*[8] Es ist also nicht die Rede davon, dass die Seele im Körper ‚gefangen' sei, wie in der westlichen Philosophie. Stattdessen ist die Seele selbst materiell und einfach ein besonders verfeinertes Produkt des gleichen Bestandteils des Körpers, nämlich des Qi. Seele und Körper sind nichts weiter als zwei Manifestationen der Verdichtung von Qi: wenn sich das Qi zerstreut, ist es Seele, wenn es kondensiert, ist es Materie.

Der gleiche taoistische Philosoph schreibt:

„Obwohl die Seele subtil ist, ist sie sicherlich immer noch etwas, was durch Yin und Yang umgewandelt wird. Mit der Umwandlung wird sie geboren, und mit einer weiteren Umwandlung ist sie tot. Wenn sie zusammengetragen wird, beginnt sie, und wenn sie sich zerstreut, endet sie. Das ganz Feine und das ganz Grobe setzen sich aus dem gleichen Qi zusammen und bestehen vom Anfang bis zum Ende zusammen nebeneinander."[9]

Bei Yang Quan, einem taoistischen Philosophen des 3. Jahrhunderts n. Chr., findet sich folgende Aussage:

„Menschen enthalten Qi und leben deshalb. Wenn ihre Essenz erschöpft ist, sterben sie. Es ist, als ob man entleert oder ausgelöscht würde. Dies kann mit dem Feuer verglichen werden. Wenn der Brennstoff erschöpft und das Feuer erloschen ist, gibt es kein Licht. Daher gibt es in den Überresten eines Feuers, das erloschen ist, keine verbleibende Flamme. Nachdem ein Mensch gestorben ist, bleibt keine Seele übrig."[10]

Yang Quan schreibt auch, dass *„ein Stein ein Qi-Klumpen ist"*; so sei es auch beim Menschen und der Seele.[11]

Für Denker der Han-Dynastie war also die Seele selbst nur eine besonders verfeinerte Version des gleichen Qi, aus dem sich der Körper zusammensetzt. Fan Chen, ein später taoistischer Denker (450–515 n. Chr.), meinte, dass Körper und Seele eigentlich verschiedene Facetten der gleichen Sache seien. Körper sei ein Wort für seine materielle Substanz, Seele ein Wort für seine Funktion

„wie die Schärfe eines Messers". Es kann nicht davon die Rede sein, dass die Schärfe des Messers nach der Zerstörung seiner Klinge überlebt.[12]

Viele Ideen über Seele und Körper als 2 Manifestationen eines Zustands von Verfeinerung bzw. Verdichtung von Qi stammen vom neokonfuzianischen Philosophen Zhang Zai (1020–1077). Er erörterte ausführlich die Verdichtung und Zerstreuung von Qi, wobei Verdichtung zu Materie und Zerstreuung zu ‚Seele' (oder immateriellen Zuständen der Existenz) führe.

Für Zhang Zai beinhaltet Qi Materie und die Kräfte, die Interaktionen zwischen der Materie beherrschen, nämlich Yin und Yang. In seinem zerstreuten, verfeinerten Zustand ist Qi unsichtbar und nicht substanzhaft, aber wenn es sich verdichtet, wird es fest oder flüssig und nimmt neue Eigenschaften an. Alle materiellen Dinge setzen sich aus verdichtetem Qi zusammen: Steine, Bäume, Menschen. Ideen, die wir in der chinesischen Medizin für gegeben annehmen, stammen tatsächlich in der Hauptsache von Zhang Zai.

Zhang glaubte, dass Qi niemals erschaffen oder zerstört werde. Das gleiche Qi durchlaufe einen kontinuierlichen Prozess von Verdichtung und Zerstreuung. Er verglich dies mit Wasser: Wasser in flüssiger Form oder zu Eis gefroren ist immer die gleiche Substanz. Verdichtung ist eine Yin-Kraft des Qi, Zerstreuung eine Yang-Kraft.

Zhang Zai schreibt:

„Wenn sich das Qi verfestigt, hat es eine Gestalt und wird für unsere Augen sichtbar. Wenn sich das Qi nicht verfestigt und keine Gestalt hat, wird es für unsere Augen nicht sichtbar. Nach seiner Verfestigung manifestiert es sich selbst in der äußeren Welt. Wenn es sich auflöst, kann man sagen, dass es zu Nichts wird?"[13]

Der letzte Satz dieser Aussage ist Zhangs Bestreben geschuldet, die buddhistische Theorie der Leere zu widerlegen, so auch im folgenden Zitat:

„Die Tatsache, dass sich das Qi verfestigt oder in die Leere zerstreut, ist wie Eis, das sich verfestigt oder in Wasser auflöst. Wenn man weiß, dass auch die Leere aus Qi besteht, wird man wissen, dass es solch eine Sache wie Leere gar nicht gibt."[14]

Was wie Schöpfung und Zerstörung aussieht, ist nur die niemals endende Bewegung des Qi. Diese Prozesse von Verdichtung und Zerstreuung haben keine äußere Ursache; sie sind einfach Teil der Natur des Qi. Zhang erklärte die Funktionsweise des Qi aus der Natur heraus und wies jede Idee eines anthropomorphen Himmels zurück, der die Dinge kontrolliert. Während viele chinesische Denker über die Taten von Gespenstern und Geistern sprachen, interpretierte er diese Begriffe neu und verstand darunter das Ausdehnen und Zurückweichen des Qi aus und in die Große Leere. All dies ist ein natürlich ablaufender Prozess.

Zusammengefasst ist das westliche Denken stark von einem ‚Dualismus' geprägt, d. h., es wird eine grundlegend unbestimmte, bedingungslose Macht postuliert, die den hauptsächlichen Sinn und die Ordnung der Welt bestimmt. Ames schreibt:

„Es herrscht ein Dualismus aufgrund der radikalen Trennung zwischen der transzendenten und nicht-abhängigen kreativen Quelle und dem bestimmten und abhängigen Objekt ihrer Schöpfung. Die kreative Quelle muss sich zu ihrer Erklärung nicht auf ihre Geschöpfe beziehen. Dieser Dualismus war in vielen verschiedenen Formen eine vorherrschende Kraft in der Entwicklung der westlichen Kosmogenien; übernatürlich/natürlich, Realität/Erscheinung, Sein/Werden, Selbst/Andere, Subjekt/Objekt, Geist/Materie, Form/Materie, belebt/unbelebt usw."[15]

Ames stellt den westlichen Dualismus der ‚Polarität' der chinesischen Philosophie gegenüber, d. h. einer Symbiose und Einheit von zwei (gegensätzlichen) organismischen Prozessen, von denen beide das jeweils Andere als notwendige Bedingung für das, was jeder ist, benötigen. Der westliche Dualismus von Geist/Materie und Seele/Körper wird durch die chinesische Polarität ersetzt, in der 2 Gegensätze Manifestationen des gleichen Prozesses sind und voneinander abhängen, um existieren zu können.

Das wichtigste Merkmal der Polarität ist, dass jeder Pol nur durch Bezug auf den anderen erklärt werden kann. Links benötigt Rechts, Oben benötigt Unten, Yin benötigt Yang, Seele benötigt Körper, Geist benötigt Materie, Selbst benötigt Anderes.

Ames fährt fort:

„Die Trennung, die in dualistischen Erklärungen von Beziehungen enthalten ist, dient einer essenzialistischen Interpretation der Welt, einer Welt von ‚Dingen', die durch Eigenständigkeit, Finalität, Abgeschlossenheit, Bestimmtheit, Unabhängigkeit charakterisiert ist, einer Welt, in der eine Sache mit einer anderen extrinsisch verbunden ist. Im Gegensatz dazu führt eine polare Erklärung von Beziehungen zu einer organismischen Interpretation von der Welt, einer Welt der ‚Prozesse', die durch gegenseitige Verbundenheit, wechselseitige Abhängigkeit, Offenheit, Gegenseitigkeit, Unbestimmtheit, Komplementarität, Korrelativität charakterisiert ist, einer Welt, in der kontinuierliche Prozesse intrinsisch miteinander verbunden sind."[16]

1.2.3 Das Konzept des ‚Körpers' in der chinesischen Medizin

Sogar das Konzept des ‚Körpers' unterscheidet sich in der westlichen und chinesischen Medizin. Interessanterweise geht die Etymologie des englischen Wortes ‚body' auf das althochdeutsche *botah* oder *potah* zurück, das die Vorstellung von ‚Bottich', ‚Trog' ‚Fass', also ‚Behälter' impliziert. Dies ist interessant, da es den westlichen Dualismus von Seele/Körper unterstreicht, nach der der Körper ein ‚Behälter' (je nach Standpunkt Gefängnis oder Tempel) für die Seele ist, die eine von ihm unabhängige Existenz führt.

Im Gegensatz dazu gibt es im Chinesischen drei Begriffe, die für ‚Körper' stehen: *shen* 身, *xing* 形 und *ti* 体. Interessanterweise meint das Wort *shen* nicht immer einfach nur den Körper, sondern oft den ganzen psychosomatischen Menschen. Ames ist der Auffassung, dass es kein Zufall sei, dass *shen* als ‚Körper' und *shen* als ‚Geist' (des Herzens) phonetisch identisch sind (auch wenn sie durch verschiedene Schriftzeichen ausgedrückt werden). Er hält es für naheliegend, dass ein Mensch als Wesen mit zusammenhängenden physischen und mentalen Aspekten betrachtet wurde, die durch die oben genannten Varianten von *shen* ausgedrückt werden.[17]

Dass das Wort *shen* sich auf mehr bezieht als nur ‚Körper', wird auch durch die Tatsache unterstrichen, dass viele chinesische Ausdrücke mit dem Bestandteil *shen* nur ins Englische [und Deutsche, A. d. Ü.] übersetzt werden können, indem man Wörter wie ‚Person', ‚sich/sein' oder ‚Leben' verwendet. Im Folgenden werden einige Beispiele hierfür angeführt (zuerst in wörtlicher, dann einer gängigen Übersetzung):

- *anshen:* seinen Körper friedlich machen = ‚im Leben Fuß fassen'
- *chushen:* seinen Körper vorbringen = ‚seine Karriere starten'
- *shenfen:* Körperstand = ‚persönlicher Status'
- *shenshi:* Welt des Körpers = ‚seine Lebenserfahrungen'
- *zhongshen:* bis zum Ende des Körpers = ‚bis zu seinem Lebensende'
- *benshen:* grundlegender Körper = ‚an sich'
- *suishen:* dem Körper folgen = ‚bei sich tragen'.[18]

1.2.4 Die Seele (Soul) in der chinesischen Medizin

Ich verwende das Wort ‚Seele' (Soul) im Zusammenhang mit der Wander- und der Körperseele, besonders in Bezug auf die Wanderseele. Die meisten Übersetzungen des Wortes ‚Seele' (Soul) im Chinesischen beziehen sich auf die Wanderseele, z. B. *hun, hunpo. linhun, hunlin* oder *guihun* (Letzteres meint vor allem die Seele eines Toten).

Wie wir gesehen haben, spielt der Geist, und damit das Herz, eine zentrale und führende Rolle bei allen psychischen Aktivitäten. Yu Chang schreibt in ‚Prinzipien der medizinischen Praxis' (1658) deutlich: *„Der Geist [shen] des Herzens sammelt und vereinigt die Wanderseele [hun] und die Körperseele [po] und verbindet den Intellekt [yi] und die Willenskraft [zhi].“*[19] Alle anderen Organe spielen jedoch auch eine Rolle bei den psychischen, emotionalen und spirituellen Aktivitäten, oftmals in Überschneidung mit der Rolle des Herzens. Insbesondere sind die Yin-Organe direkter für psychische Aktivitäten verantwortlich. Jedes Yin-Organ ‚beherbergt' einen bestimmten psychisch-spirituellen Aspekt eines Menschen:

- Geist *(shen)* – Herz
- Wanderseele *(hun)* – Leber
- Körperseele *(po)* – Lunge
- Intellekt *(yi)* – Milz
- Willenskraft *(zhi)* – Niere.

In den ‚Einfachen Fragen' heißt es (Kapitel 23): *„Das Herz beherbergt den Geist, die Lunge die Körperseele, die Leber die Wanderseele, die Milz den Intellekt und die Niere die Willenskraft.“*[20]

In Kapitel 9 lesen wir:

„Das Herz ist die Wurzel des Lebens und der Ursprung des Geistes … die Lunge ist die Wurzel des Qi und die Behausung der Körperseele … die Niere ist die Wurzel des versiegelten Speichers [Essenz] und die Behausung der Willenskraft … die Leber ist die Wurzel der Harmonisierung und die Residenz der Wanderseele.“[21]

Ein Kommentar zu Kapitel 23 der ‚Einfachen Fragen', der auch auf Passagen aus dem ‚Zentrum des Wirkvermögens' fußt, besagt (➤ Abb. 1.2):

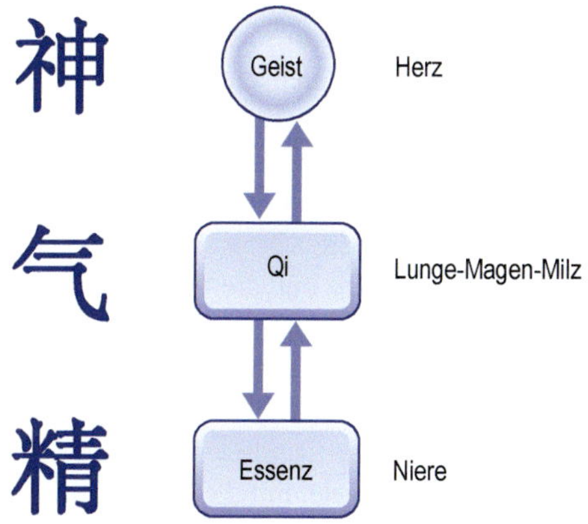

Abb. 1.2 Die Drei Schätze (Essenz, Qi, Geist)

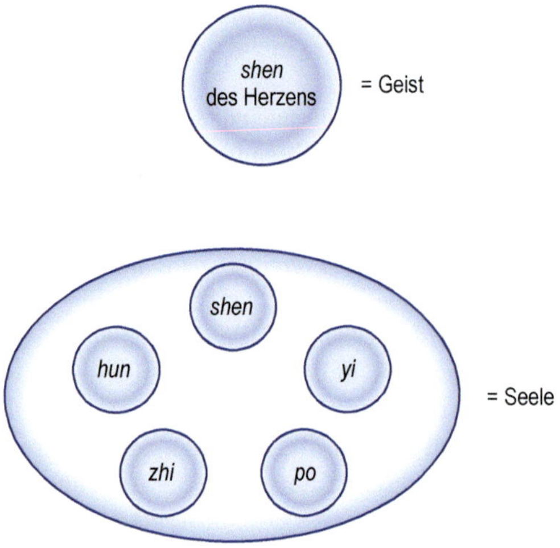

Abb. 1.3 Die beiden Bedeutungen von *shen*

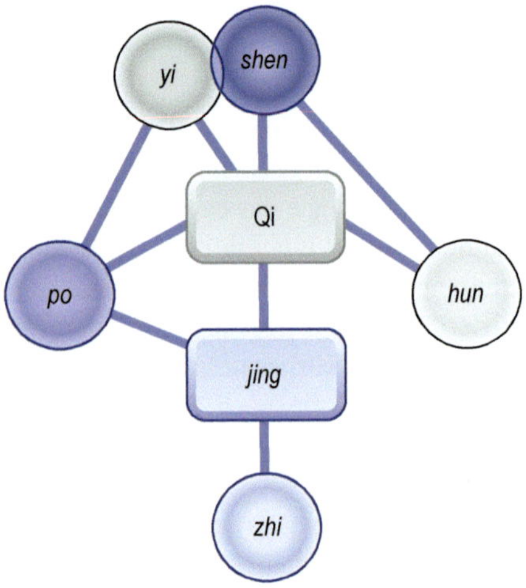

Abb. 1.4 Die Landschaft der Psyche in der chinesischen Medizin

„Der Geist [shen] ist eine Transformation von Essenz und Qi; beide Essenzen [d.h. die vor- und nachgeburtliche] tragen zur Formung des Geistes bei. Die Körperseele ist der Assistent von Essenz und Qi; sie ist der Essenz nahe, aber sie bewegt sich nach innen und außen. Die Wanderseele ergänzt Geist und Qi; sie ist dem Geist nahe, aber kommt und geht. Der Intellekt entspricht dem Gedächtnis; es ist das Gedächtnis, das vom Herzen abhängig ist. Die Willenskraft ist wie ein zielgerichteter, konzentrierter Geist; die Niere speichert die Essenz … und durch die Willenskraft kann sie unser Schicksal erfüllen."[18]

Diese 5 Aspekte zusammen bilden die ‚Seele' (Spirit), die auch *shen* oder manchmal in den alten Klassikern die ‚5 *shen*' genannt wird. Die 5 Yin-Organe sind die Residenzen des *shen,* also der Seele, und sie werden manchmal auch als die ‚5 *Shen*-Residenzen' bezeichnet, wie in Kapitel 9 aus ‚Einfache Fragen'.[23]

Wie oben erwähnt, verwende ich den Begriff ‚Geist', um dasjenige *shen* zu bezeichnen, das im Herzen wohnt und für Denken, Erkenntnis, Bewusstsein, Identität, Einsicht, Emotionen und Gedächtnis zuständig ist, und den Begriff ‚Seele', um *shen* als die Gesamtheit aller fünf psychisch-spirituellen Aspekte des Menschen zu beschreiben, nämlich den Geist des Herzens, die Wanderseele *(hun)* der Leber, die Körperseele *(po)* der Lunge, den Intellekt *(yi)* der Milz und die Willenskraft *(zhi)* der Niere (➤ Abb. 1.3).

Geist und Wanderseele sind eng miteinander verknüpft und beide vom Wesen her Yang. Die Wanderseele wird als das ‚Kommen und Gehen' des Geistes beschrieben. Die Körperseele und die Essenz *(jing)* stehen in enger Verbindung zueinander. Die Körperseele wird als das ‚Eintreten und Austreten' der Essenz bezeichnet.

Der Intellekt *(yi)* sitzt in der Milz und hängt vom nachgeburtlichen Qi ab (➤ Abb. 1.4).

Die 5 Yin-Organe sind die physiologische Grundlage der Seele (Spirit). Die unlösbare Beziehung zwischen ihnen ist jedem Therapeuten der chinesischen Medizin wohlbekannt. Der Zustand von Qi und Blut eines jeden Organs kann den Geist oder die Seele beeinflussen; umgekehrt wirken sich Änderungen von Geist oder Seele auf eines oder mehrere innere Organe aus.

Selbstverständlich kennt auch die westliche Medizin die Wechselbeziehung zwischen Geist und Körper, aber die Art und Weise, wie sie Zusammenhänge herstellt, unterscheidet sich von derjenigen in der chinesischen Medizin. Die westliche Ansicht von der Geist-Körper-Integration stellt sich im Wesentlichen als Pyramide dar, bei der der Geist an der Spitze steht und der Körper das Fundament bildet. Das heißt, emotionale Stimuli verursachen Veränderungen im autonomen Nervensystem, die wiederum auf die Organe einwirken (➤ Abb. 1.5).

Im Gegensatz dazu besteht in der chinesischen Medizin eine in zwei Richtungen funktionierende Interaktion zwischen dem Gehirn (oder Geist des Herzens) und den Organen. Emotionale Stimuli, die auf den Geist einwirken, können eine Disharmonie der Organe verursachen; umgekehrt kann eine Disharmonie der Organe ein emotionales Ungleichgewicht hervorrufen.

Noch wichtiger ist, dass die chinesische Medizin Körper und Geist (und Seele) als zwei Pole der gleichen Substanz, nämlich des Qi, betrachtet. Der Geist ist eine stark verfeinerte Manifestation, der Körper eine verdichtete Version. Auch Emotionen sind gleichzeitig physische und psychische Phänomene.

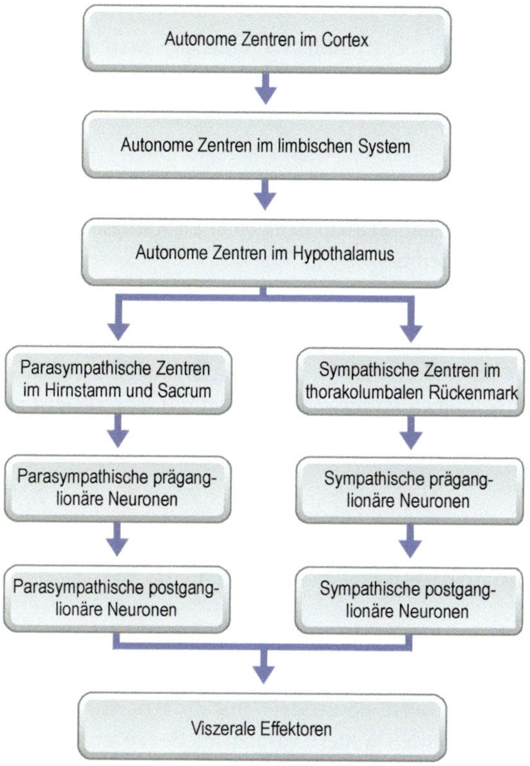

Abb. 1.5 Einfluss emotionaler Stimuli auf die Organe in der westlichen Physiologie

Interessanterweise weist die James-Lange-Theorie der Emotionen, die zu Beginn des 20. Jahrhunderts entwickelt wurde, einige Analogien mit der chinesischen Sicht von Geist und Körper auf. Die James-Lange-Theorie bezieht sich auf eine Hypothese über den Ursprung und das Wesen von Emotionen, die unabhängig voneinander von zwei Forschern des 19. Jahrhunderts (William James und Carl Lange) entwickelt wurde. Die Theorie besagt, dass das autonome Nervensystem beim Menschen physiologische Ereignisse wie etwa Muskelanspannung, eine Beschleunigung des Herzschlags, Perspiration und Mundtrockenheit als Reaktion auf Erfahrungen in der Welt erzeugt.

Emotionen seien Gefühle, die als *Folge* dieser physiologischen Veränderungen auftreten und weniger ihre Ursache seien. James und Lange gelangten unabhängig voneinander zu dieser Theorie. Besonders Lange behauptete, dass vasomotorische Veränderungen Emotionen *sind*. In ➤ Abb. 1.6 wird im oberen Teil die konventionelle Ansicht von Emotionen, im unteren Teil die James-Lange-Sichtweise dargestellt. Die James-Lange-Theorie der Emotionen wird ausführlicher in ➤ Kap. 14 behandelt.

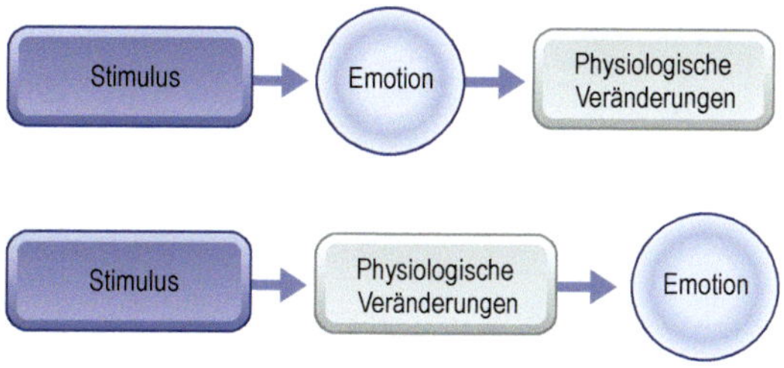

Abb. 1.6 Die James-Lange-Theorie der Emotionen

1.2.5 Der Geist (Mind-*shen*) in der chinesischen Medizin

Der Geist *(shen)* wohnt im Herzen und ist für Bewusstsein, Erkenntnis, Denken und das Gefühlsleben zuständig. Eine ganze neokonfuzianische Denkschule war dem Geist gewidmet; sie wurde unter der Bezeichnung ‚Schule des Geistes' *(xinjia)* bekannt, wobei berücksichtigt werden sollte, dass alle modernen und alten chinesischen Philosophen ‚Herz' *(xin)* mit Geist *(shen)* gleichsetzten.

Wie unten erläutert wird, hat der Begriff *shen* viele Bedeutungen, aber die beiden wichtigsten in der Psychologie sind, dass er sowohl das im Herzen wohnende *shen* bezeichnet, das ich mit ‚Geist' übersetze, als auch die Gesamtheit von Geist, Wanderseele *(hun)*, Körperseele *(po)*, Intellekt *(yi)* und Willenskraft *(zhi)*, die ich mit ‚Seele' wiedergebe.

Die meisten Sinologen übersetzen *shen* des Herzens mit ‚Geist'. Beispielsweise schreibt Kim Yung Sik: *„Zhu Xi befasste sich nicht mit einer Beschreibung der Organe. Die einzige Ausnahme war das Herz, das er als Sitz des Geistes begriff."*[24]

Nach Zhang Zai und Zhu Xi, den beiden neokonfuzianischen Philosophen der Song-Dynastie, vereinigt der Geist das menschliche Wesen *(xing)* und die Emotionen *(qing)*. Der Geist ist nicht das gleiche wie das menschliche Wesen, aber er ist die Begegnung zwischen menschlichem Wesen und Bewusstsein. Zhu Xi schreibt: *„Das menschliche Wesen [xing] ist der Sitz des Bewusstseins; der Geist ist das, was Bewusstsein hat."*[25] Nach Zhu Xi ist der Geist also mit Bewusstsein und einer kognitiven Fähigkeit ausgestattet.

Zhu Xi erläutert weiter die Beziehung zwischen Geist, menschlichem Wesen und Emotionen:

„Das menschliche Wesen [xing] ist das Prinzip [li] des Geistes [xin]. Die Emotionen [qing] sind der Geist in Aktion. Das menschliche Wesen ist passiv, Emotionen sind aktiv und der Geist ist sowohl aktiv als auch passiv. Der

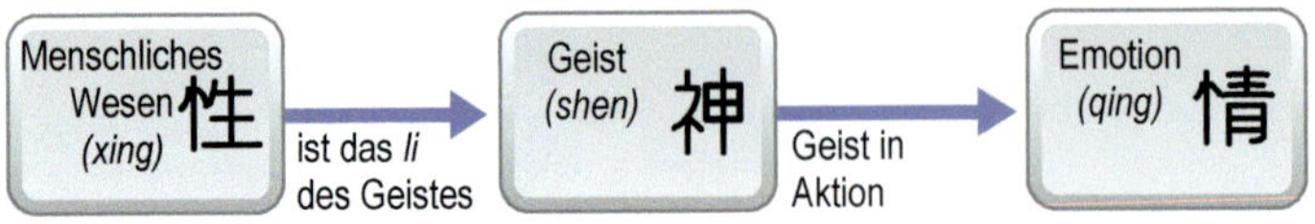

Abb. 1.7 Beziehung zwischen menschlichem Wesen, Geist und Emotionen in der Philosophie des Zhu Xi.

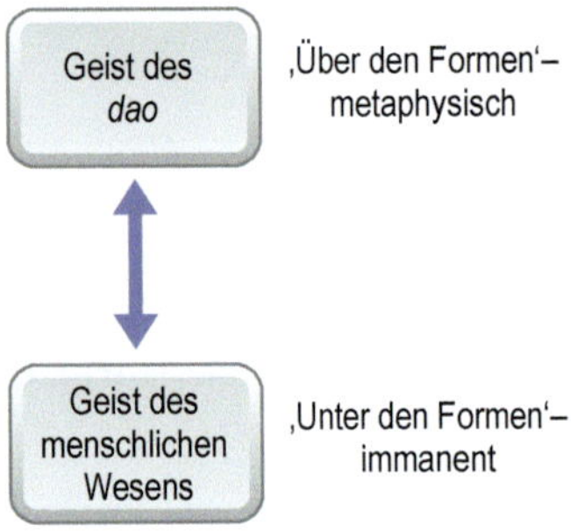

Abb. 1.8 Beziehung zwischen dem Geist über den Formen und dem Geist unter den Formen nach Zhu Xi

Geist ist am intellektuellsten. Der Geist ist der kontrollierende Herrscher."[26]

Der letzte Satz ist interessant, da er sich deutlich auf die Ansicht der chinesischen Medizin vom Herzen als Monarchen über die anderen 11 inneren Organe stützt (➤ Abb. 1.7).

Zhu Xi beschrieb das Herz auch als das „Organ, das denkt". Er hielt dies für die Schlüsselfunktion des Geistes. Er war der Auffassung, dass die Denkaktivität auch im Schlaf (z. B. in Träumen) andauert. Auch Weisheit und Wissen stammen aus dem Geist. Es gibt viele Textstellen, in denen Zhu Xi über die Rolle des Geistes bei der Wahrnehmung spricht.[27] Schließlich sagte er auch, dass der Geist über das Wesen des Menschengeschlechts, Emotionen und Begabungen herrsche.[28]

!

Zhu Xi beschrieb das Herz als das „Organ, das denkt". Er hielt dies für die Schlüsselfunktion des Geistes.

Zhu Xi fasste den Geist auch als Verbindung zwischen den metaphysischen (‚über den Formen') und physischen Welten (‚unter den Formen') auf (➤ Abb. 1.8). Er sagt, dass der Geist in seinem ursprünglichen Zustand rein, transparent sei und Wirklichkeit in sich selbst trage. Er gehört zur Welt ‚über den Formen' und wird als Geist des *dao* bezeichnet. Der andere Aspekt des Geistes ist der Geist eines Menschen oder der kognitive Geist, der mit äußeren Dingen in Kontakt kommt, auf sie reagiert und zum Reich ‚unter den Formen' gehört.

Die konfuzianische Schule des Geistes setzte den Geist sogar mit dem Prinzip *(li)* gleich. Lu Xiangshan (1139–1193) schreibt:

„Geist und Prinzip sind prinzipiell eines. Der Geist ist der eine Geist und das Prinzip ist das eine Prinzip. Die Einheit durchdringt sie ganz, und selbst in ihrer subtilsten Bedeutung enthalten sie keine Dualität. Dieser Geist und dieses Prinzip lassen wahrhaft keinen Dualismus zu."[29]

1.2.6 Die Bedeutung des Wortes *shen* in der chinesischen Medizin

Es ist interessant festzustellen, dass das Wort *shen* in der chinesischen Medizin eine Vielzahl an Bedeutungen hat und dass ‚Geist' oder ‚Seele' nur 2 davon sind. Im Folgenden werden weitere zusätzliche Bedeutungen aufgeführt, die sich im ‚Klassiker des Gelben Kaisers der Inneren Medizin' finden.

Unergründliches Naturphänomen

Das Wort *shen* wird zuweilen verwendet, um die Veränderungen und Transformationen unergründlicher Naturphänomene zu beschreiben. Beispielsweise heißt es in Kapitel 66 von ‚Einfache Fragen': *„Der Anfang der Dinge wird als Transformation bezeichnet. Die Entwicklung der Dinge heißt Veränderung. Die unergründlichen Veränderungen von Yin und Yang werden shen genannt.*"[30]

Die physiologischen Aktivitäten

Das Wort *shen* wird manchmal zur Beschreibung physiologischer Aktivitäten verwendet. Beispielsweise finden wir in Kapitel 54 aus ‚Das Zentrum des Wirkvermögens' folgende Textstelle: *„Was wird shen genannt? [shen ist der verwendete Begriff, wenn] Qi und Blut in Harmonie sind, Nähr- und Abwehr-Qi frei zirkulieren, die 5 Yin-Organe gebildet wurden, der Geist im Herzen wohnt, die Wander- und die Körperseele erzeugt wurden. Unter diesen Bedingungen wird ein Mensch geformt.*"[31] Im gleichen Kapitel heißt es zuvor: *„Wenn es kein shen gibt, tritt der Tod ein; wenn shen vorhanden ist, gibt es Leben.*"[32]

Zustand des Glanzes bei der Diagnose

Das Wort *shen* wird häufig bei der Diagnose verwendet, um einen Zustand von ‚Glanz' oder ‚Blühen' zu bezeichnen. Dies gilt besonders für die Augen und die Gesichtsfarbe, aber auch für die Zunge und den Puls. Beispielsweise sieht eine Gesichtsfarbe mit *shen* glänzend und blühend aus, selbst wenn sie pathologisch ist. Das heißt, eine Gesichtsfarbe kann pathologisch rot sein, aber diese Röte kann rot mit *shen* oder rot ohne *shen* sein. Das Vorhandensein von *shen* in der Diagnose gibt einen Hinweis auf eine gute Prognose.

Nadelsensation

Das Wort *shen* wird zuweilen verwendet, um die Nadelsensation zu beschreiben. Beispielsweise heißt es in Kapitel 16 aus ‚Einfache Fragen': *„Im Herbst nadele man die Haut und den Zwischenraum zwischen Haut und Muskeln; man höre auf, wenn die Nadelsensation [shen] erreicht ist."*[33]

Ärztliche Fähigkeit

shen wird auch manchmal zur Bezeichnung der Fähigkeit eines Akupunkteurs verwendet. Beispielsweise lesen wir in Kapitel 4 aus ‚Das Zentrum des Wirkvermögens': *„Beim Drücken auf eine Leitbahn [kann der Arzt] die Krankheit verstehen. Dies nennt man shen."*[34]

Begriff für verschiedene vitale Substanzen

shen bezeichnet auch verschiedene vitale Substanzen. Beispielsweise heißt es in Kapitel 26 der ‚Einfachen Fragen': *„Das Qi des Blutes ist das shen eines Menschen."*[35] In Kapitel 32 aus ‚Das Zentrum des Wirkvermögens' lesen wir: *„shen ist das verfeinerte Qi von Wasser und Getreide."*[36]

In Kapitel 1 aus dem gleichen Werk steht: *„shen ist das Aufrechte Qi [zhengqi]."*[37]

Geist eines Toten

Shen wird auch manchmal verwendet, um den Geist eines Toten zu bezeichnen. Zum Beispiel lesen wir in Kapitel 25 der ‚Einfachen Fragen': *„Das dao hat nichts mit Geistern [guishen] zu tun."*[38] Übrigens ist diese Textstelle auch aus dem Grund interessant, weil sie eine Kritik an der Dämonenmedizin enthält (der Zurückführung der Krankheitsursache auf einen Angriff durch böse Dämonen) und die Naturmedizin stützt:

„Wenn die Behandlung nach den Gesetzen von Himmel und Erde [d. h. den Naturgesetzen] erfolgt und flexibel modifiziert wird, wird die Heilung auf die Behandlung folgen wie der Schatten auf den Körper. Das dao hat nichts mit Geistern zu tun."[39]

1.2.7 Geisteskrankheiten in der alten chinesischen Medizin

Die wichtigsten Kategorien von Geisteskrankheiten, die in den Klassikern erwähnt werden, sind:

- *baihebing* 百合病: Lilium-Syndrom
- *yuzheng* 郁证: Depression
- *meiheqi* 梅核气: Pflaumenkern-Syndrom
- *zangzao* 脏躁: Erregung
- *xinji zhengchong* 心悸怔忡: Palpitationen und Angstzustände
- *diankuang* 癫狂: manische Depression
- *dianxian* 癫痫: Epilepsie.

Lilium-Syndrom *(baihebing)*

Das Lilium-Syndrom *(baihebing)* wird in den ‚Wichtigsten Rezepturen aus dem Golden Cabinet' (*Jingui yaolue*, ca. 220 n. Chr. im Kapitel 3–1 beschrieben.[40] Dieses Syndrom klingt der Beschreibung eines depressiven Patienten bemerkenswert ähnlich:

„Der Patient möchte essen, aber ist abgeneigt, Nahrung zu schlucken, und will nicht sprechen. Er möchte im Bett liegen, kann aber nicht still liegen, da er unruhig ist. Er möchte gehen, aber ist bald müde. Ab und zu mag er das Essen genießen, kann aber den Geruch von Speisen nicht ertragen. Ihm ist kalt oder warm, aber ohne Fieber oder Frösteln, bitteren Geschmack oder dunklen Harn [d. h., es handelt sich nicht um äußeren Wind oder innere Hitze]. Keine Medikamente können dieses Syndrom heilen. Nach der Einnahme von Medizin kann der Patient erbrechen oder Diarrhö bekommen. Die Krankheit verfolgt den Patienten (huhuo) [hu bedeutet ‚Fuchs' und huo bedeutet ‚verstört']; er oder sie sieht normal aus, leidet aber. Der Puls ist schnell."[41]

In modernen Werken wird das Syndrom mit den folgenden Symptomen beschrieben: ‚tranceartig' oder ‚geistesabwesend' *(huanghu)*, psychische Unruhe, bitterer Mundgeschmack, dunkler Harn, Angstzustände, Depressionen, rote Zunge (möglicherweise ohne Belag) und schneller Puls.

Das von modernen Ärzten empfohlene Therapieprinzip besteht darin, Herz und Lunge zu befeuchten und zu nähren, das Qi zu stärken, das Yin zu nähren, Hitze (oder Leere-Hitze) zu klären, den Geist zu beruhigen und die Willenskraft *(zhi)* zu stärken.

Die im Originaltext empfohlene Rezeptur ist *Baihe zhimu tang* Dekokt mit Lilium und Anemarrhenae, welche nur aus den beiden Kräutern *Baihe* Bb. Lilii und *Zhimu* Rx. Anemarrhenae besteht.

ZUSAMMENFASSUNG

Lilium-Syndrom *(baihebing)*

- Patient möchte essen, hat aber eine Abneigung, Nahrung zu schlucken.
- Redeunlust.
- Will im Bett liegen, kann aber nicht still liegen, da er unruhig ist.
- Will gehen, ist aber schnell müde.
- Kann den Geruch von Speisen nicht ertragen.
- Ihm ist kalt oder heiß.
- Schneller Puls.

HINWEIS FÜR DIE PRAXIS

Baihe **(Bb. Lilii) und** *Zhimu* **(Rx. Anemarrhenae)**

Ich verwende die Kombination von *Baihe* Bb. Lilii und *Zhimu* Rx. Anemarrhenae, um das Lilium-Syndrom *(baihebing)* zu behandeln. Ich verwende diese beiden Arzneien in allen Situationen, wenn ein Patient vor dem Hintergrund eines Lungen- und Herz-Syndroms depressiv ist, aber besonders bei Qi-Schwäche und Yin-Mangel dieser beiden Organe oder bei Herz-Hitze. Die Kombination dieser beiden Arzneien ist besonders gut geeignet, um Traurigkeit und Kummer zu behandeln. In solchen Fällen füge ich häufig diese beiden Arzneien jeglicher Rezeptur, die ich einsetze, hinzu.

Depression *(yuzheng)*

Der chinesische Begriff für Depression ist *yu. yu* hat die doppelte Bedeutung von ‚Depression' oder ‚Stagnation'.

In Kapitel 71 der ‚Einfachen Fragen' wird über die fünf Stagnationen von Holz, Feuer, Erde, Metall und Wasser gesprochen: *„Wenn Holz stagniert, dehnt es sich aus; wenn Feuer stagniert, steigt es auf; wenn Erde stagniert, ergreift sie; wenn Metall stagniert, leitet es ab; wenn Wasser stagniert, strömt es.*"[42]

In den ‚Wesentlichen Methoden des Danxi' (*Dan Xi xinfa,* 1347) werden die sechs Stagnationen von Qi, Blut, Feuchtigkeit, Schleim, Hitze und Nahrung angesprochen:

„Wenn Qi und Blut in Harmonie sind, entsteht keine Krankheit. Wenn sie stagnieren, entstehen Krankheiten. Viele Krankheiten sind durch eine Stagnation bedingt. Stagnationen bewirken, dass sich Dinge ansammeln, sodass sie gern absteigen würden, aber dies nicht können, sie würden sich gern umwandeln, können es aber nicht … dadurch entstehen die sechs Stagnationen."[43]

Im ‚Vollständigen Buch des Jingyue' (*Jing Yue quanshu,* 1624) wird eine emotionale Deutung geliefert und es werden die sechs Stagnationen von Zorn, Grübeln, Sorge, Traurigkeit, Schock und Furcht besprochen. Dies bestätigt, dass alle Emotionen zu einer Qi-Stagnation führen können. Dort heißt es: *„Bei den sechs Stagnationen ist die Stagnation die Krankheitsursache. Bei emotionaler Stagnation ist die Krankheit [d. h. die Emotion] die Ursache für die Stagnation.*"[44]

Depressionen werden in ➤ Kap. 16 besprochen. Die Rezeptur gegen Depressionen, die von Zhu Danxi empfohlen wird, ist *Yueju wan* Pille, die das Gekrümmte überwindet.

Pflaumenkern-Syndrom *(meiheqi)*

Das Pflaumenkern-Syndrom kommt erstmals im Kapitel ‚Puls, Syndrome und Therapie verschiedener gynäkologischer Erkrankungen' in den ‚Wichtigsten Rezepturen aus dem Golden Cabinet' (*Jingui yaolue,* ca. 220 n. Chr.) zur Sprache. Dort heißt es: *„Die Patientin hat ein Erstickungsgefühl, als ob ein Stück Braten im Hals stecken geblieben sei. Man verwende Banxia houpo tang.*"[45]

Wie wir der obigen Aussage entnehmen können, wurde das Symptom des Pflaumenkern-Syndroms ursprünglich mit dem Gefühl, dass ein Stück Fleisch im Hals steckt (statt eines Pflaumenkerns), verglichen. Die Ätiologie dieses Syndroms ist emotional bedingt und auf Depressionen zurückzuführen.

Spätere chinesische Werke schrieben dieses Syndrom der Kombination von Qi-Stagnation und Schleim, der den Hals blockiert, zu. Dieser Typus von Schleim wird Qi-Schleim genannt und ist eine nicht-substanzhafte Art von Schleim.

Obwohl moderne chinesische Werke das Pflaumenkern-Syndrom einer Leber-Qi-Stagnation zuschreiben, bezog sich der ursprüngliche Text auf die Qi-Stagnation von Lunge und Magen. Die im Ursprungstext empfohlene Rezeptur ist *Banxia houpo tang* Dekokt mit Pinellia und Magnolia.

Erregung *(zangzao)*

zangzao, was wörtlich ‚Unruhe in den Organen' bedeutet, wird erstmals im Kapitel ‚Puls, Syndrome und Therapie verschiedener gynäkologischer Erkrankungen' in den ‚Wichtigsten Rezepturen aus dem Golden Cabinet' (*Jingui yaolue*, ca. 220 n. Chr.) erwähnt. Dort heißt es:

„*Die Patientin leidet an Erregung [zangzao], fühlt sich traurig und neigt dazu, fortwährend zu weinen, als ob sie verhext sei. Sie dehnt sich häufig und gähnt wiederholt. Das Dekokt aus Fuxiaomai, Zhi gancao und Dazao kann die Patientin beruhigen.*"[46]

Die Rezeptur für Erregung *(zangzao)* ist *Gan mai dazao tang* Dekokt mit Glycyrrhiza, Triticum und Jujuba. Erregung wird in ➤ Kap. 17 besprochen.

Palpitationen und Angstzustände *(xinji zhengcong)*

Der Zustand, der als ‚Palpitationen und Angstzustände' bezeichnet wird, entspricht 2 verschiedenen chinesischen Krankheiten, nämlich *xinji* (das häufiger in der modernen chinesischen Medizin *jingji* genannt wird) und *zhengchong*. Sowohl *jingji* (oder *xinji*) als auch *zhengchong* beinhalten einen Zustand von Furcht, Sorge und Angst, ersterer ist gekoppelt mit Palpitationen, letzterer mit einem pochenden Gefühl im Thorax und unterhalb des Bauchnabels. *jingji* wird gewöhnlich durch äußere Ereignisse wie etwa Schreck oder Schock verursacht und kommt und geht. Es handelt sich häufiger um einen Fülle-Zustand.

zhengchong wird nicht durch äußere Ereignisse hervorgerufen und dauert an. Dieser Zustand ist normalerweise vom Wesen her eine Leere und ernster als *jingji*. In chronischen Fällen kann sich *jingji* in *zhengchong* umwandeln. In schweren Fällen kann *zhengchong* Panikattacken entsprechen. Trotz der Tatsache, dass der Name *jingji* ‚Angst und Palpitationen' bedeutet, können solche Angstzustände auch ohne Palpitationen auftreten.

Palpitationen und Angstzustände werden in ➤ Kap. 17 besprochen.

Manische Depression *(diankuang)*

Die bipolare Störung ähnelt von den Symptomen her sehr stark der alten chinesischen Erkrankung *diankuang*, was mit ‚Dumpfheit und Toben' oder ‚Dumpfheit und Manie' wiedergegeben werden kann.

- *dian* meint einen depressiven Zustand, Gleichgültigkeit, Zurückgezogenheit, Sorge, Stille, Reaktionslosigkeit, unzusammenhängendes Sprechen, unangemessenes Lachen, Schweigsamkeit.
- *kuang* bedeutet Erregung, Schreien, Beschimpfen und Schlagen von Menschen, Reizbarkeit, aggressives Verhalten, Aussprechen von Beleidigungen, unangemessenes Lachen, Singen, Aufsteigen zu hoch gelegenen Orten, wildes Verhalten, Zerstörung von Dingen, ungewöhnliche Körperkraft, Verweigerung von Schlaf und Nahrung.

diankuang wird in ➤ Kap. 19 besprochen. Wie in diesem Kapitel erläutert, entspricht *diankuang* nicht notwendigerweise genau der bipolaren Störung.

Epilepsie *(dianxian)*

- Epilepsie wurde in der chinesischen Medizin schon sehr früh diskutiert und wird im ‚Klassiker des Gelben Kaisers der Inneren Medizin' erwähnt. In alten Zeiten wurde Epilepsie fälschlicherweise zu den Geisteskrankheiten gezählt.

ANMERKUNGEN

1 Oxford English Dictionary CD-ROM, 2. Auflage. Oxford University Press, Oxford.
2 Battaglia, F. et al. 1957. Encyclopedia Filosofica. Casa Editrice Sansoni, Firenze, S. 895.
3 Encyclopedia Filosofica, S. 898.
4 Encyclopedia Filosofica, S. 898.
5 Russell, B. 2002. History of Western Philosophy. Routledge, London, S. 702.
6 History of Western Philosophy, S. 707.
7 1979. *Huangdi neijing suwen*黄帝内经素问 [The Yellow Emperor's Classic of Internal Medicine – Simple Questions]. People's Health Publishing House, Beijing, S. 153. Erstveröffentlichung ca. 100 v. Chr.
8 Holcombe, C. 1994. In the Shadow of the Han. University of Hawaii, Honolulu, S. 100.
9 In the Shadow of the Han, S. 100.
10 In the Shadow of the Han, S. 100.
11 In the Shadow of the Han, S. 101.
12 In the Shadow of the Han, S. 101.
13 Chang, C. 1977. The Development of Neo-Confucian Thought. Greenwood Press Publishers, Westport, Connecticut, S. 172.
14 The Development of Neo-Confucian Thought, S. 172–173.
15 Kasulis, T. P.; Ames, R. T.; Dissanayke, W. 1993. Self as Body in Asian Theory and Practice. State University of New York Press, New York, S. 159.
16 Self as Body, S. 160.
17 Self as Body, S. 165.
18 Self as Body, S. 219–220.
19 Yu Chang 1658. *Yimen falu* [Principles of Medical Practice], zitiert nach Wang Keqin 1988. *Zhongyi shenzhu xueshuo* 中医神主学说 [Theory of the Mind in Chinese Medicine]. Ancient Chinese Medical Texts Publishing House, Beijing, S. 39.
20 Simple Questions, S. 153.
21 Simple Questions, S. 67–68.
22 Simple Questions, S. 153.
23 Simple Questions, S. 63.

[24] Kim Yung Sik 2000. The Natural Philosophy of Chu Hsi. American Philosophical Society, Philadelphia, S. 211.
[25] Huang Siu-chi 1999. Essentials of Neo-Confucianism. Greenwood Press, Westport, Connecticut, S. 137.
[26] Essentials of Neo-Confucianism, S. 150.
[27] The Natural Philosophy of Chu Hsi, S. 213.
[28] Essentials of Neo-Confucianism, S. 214.
[29] Essentials of Neo-Confucianism, S. 174.
[30] Simple Questions, S. 361.
[31] Tian Daihua 2005. *Lingshu jing* 灵枢经 [Spiritual Axis]. People's Health Publishing House, Beijing, S. 110. Erstveröffentlichung ca. 100 v. Chr.
[32] Spiritual Axis, S. 110.
[33] Simple Questions, S. 92.
[34] Spiritual Axis, S. 12.
[35] Simple Questions, S. 168.
[36] Spiritual Axis, S. 77.
[37] Spiritual Axis, S. 3.
[38] Simple Questions, S. 162.
[39] Simple Questions, S. 162.
[40] 1981. *Jingui yaoluefang xinjie* 金匮要略方新解 [A New Explanation of the Essential Prescriptions of the Golden Chest]. Zhejiang Scientific Publishing House, Zhejiang, S. 24–26. Die ‚Wichtigsten Rezepturen aus dem Golden Cabinet' wurden von Zhang Zhongjing verfasst und erstmals ca. 220 n. Chr. veröffentlicht.
[41] A New Explanation of the Essential Prescriptions of the Golden Chest, S. 26.
[42] Simple Questions, S. 501–502.
[43] Zitiert nach Zhang Boyu 1986. *Zhongyi neike xue* 中医内科学 [Chinese Internal Medicine]. Shanghai Science Publishing House, Shanghai, S. 121.
[44] Chinese Internal Medicine, S. 121.
[45] A New Explanation of the Essential Prescriptions of the Golden Chest, S. 185.
[46] A New Explanation of the Essential Prescriptions of the Golden Chest, S. 185.

KAPITEL

2 Der Geist *(shen)*

神

In diesem Kapitel werden folgende Themen besprochen:
- Das Wesen des Geistes *(shen)* in der chinesischen Medizin
- ‚Geist' *(mind)* versus ‚Seele' *(spirit)* als Übersetzung von *shen*
- Klinische Anwendung.

2.1 Das Wesen des Geistes *(shen)* in der chinesischen Medizin

Der Geist ist eine der vitalen Substanzen des Körpers. Er ist die feinste und immateriellste Form von Qi.

2.1.1 Terminologie*

Die meisten Autoren übersetzen das Wort ‚*shen*' im Englischen mit ‚spirit'. Aus Gründen, die im Lauf der Erörterung klarer werden, bevorzuge ich die Übersetzung ‚mind' statt ‚spirit' für das *shen* des Herzens. Ich übersetze als ‚spirit' (hier mit ‚Seele' übersetzt, A. d. Ü.) die Gesamtheit aller fünf psychisch-spirituellen Aspekte eines Menschen, nämlich die Wanderseele *(hun)*, Körperseele *(po)*, Intellekt *(yi)*, Willenskraft *(zhi)* und den Geist *(shen)* selbst. In den alten Klassikern werden sie zuweilen als die ‚5 *shen*' bezeichnet.

Streng genommen ist sogar die Übersetzung von *shen* als ‚mind' (Geist) nicht völlig korrekt, weil Geist nicht das gleiche wie Bewusstsein ist und *shen* besser als Bewusstsein bezeichnet werden könnte. Damasio schreibt:

„Allerdings ist darauf hinzuweisen, dass Bewusstsein und Geist keine Synonyme sind. Streng genommen ist das Bewusstsein der Prozess, durch den der Geist eine Referenz namens Selbst erhält und die eigene Existenz und die der Objekte in der Umgebung erkennt. Wie ich an anderer Stelle bereits erläutert habe, haben wir von bestimmten neurologischen Störungen gelernt, dass mentale Prozesse weiter ablaufen können, obwohl das Bewusstsein eingeschränkt ist."[1]

In Kapitel 54 des ‚Zentrums des Wirkvermögens' wird deutlich, dass der Begriff *shen* sich sowohl auf den im Herzen sitzenden Geist als auch auf die Gesamtheit der fünf psychisch-spirituellen Aspekte beziehen kann:

„Die Mutter sorgt für die Grundlage, der Vater für die Befruchtung. Wenn kein shen da ist, herrscht der Tod; wenn shen da ist, herrscht Leben. Wenn Blut und Qi in Harmonie sind, indem Nähr- und Abwehr-Qi miteinander kommunizieren, wenn die 5 Organe vollständig sind, der Geist [shen] im Herzen beherbergt ist, die Wander- und die Körperseele ausgebildet sind, dann formt sich ein menschliches Wesen."[2]

In dieser Textstelle ist die erste Erwähnung von *shen* als ‚Seele' zu deuten, die zweite als ‚Geist'.

Alle Sinologen, die über die konfuzianischen und neokonfuzianischen Philosophen der Song- und Ming-Dynastie schreiben, übersetzen den Terminus ‚Schule des *xin*' mit ‚Schule des Geistes', d. h., sie übersetzen das Wort *xin* (was Herz bedeutet) mit ‚Geist'.* Lau und Ames übersetzen *xin* ebenfalls als ‚Geist' und veranschaulichen damit die enge Beziehung zwischen dem Herzen und dem ‚Geist' (statt ‚Seele'):

„xin, das normalerweise als ‚Herz-Geist' übersetzt wird, schließt die Annahme von Unterschieden zwischen Denken und Fühlen oder Idee und Affekt aus. xin wird wohl am häufigsten einfach mit ‚Herz' übersetzt, aber da es der Sitz von Denken und Urteilsvermögen ist, muss die Vorstellung von Geist in seine Charakterisierung mit einbezogen werden, wenn der Begriff richtig verstanden werden soll. Auch die funktionale Entsprechung zu dem, was wir oft mit ‚Zweck' oder ‚Intention' meinen, ist Teil der Vorstellung von xin."[3]

Rosemont schreibt:

„Der Begriff xin [Herz] wurde oft als ‚Geist' übersetzt. Es gibt gute Gründe dafür, weil eine Reihe von Textstellen nur sinnvoll wiedergegeben werden kann, wenn xin als denkend verstanden wird."[4]

Das Wort *shen* wird im ‚Klassiker des Gelben Kaisers der Inneren Medizin' in vielen verschiedenen Bedeutungen gebraucht. Die beiden wichtigsten Bedeutungen, die uns hier interessieren, sind die folgenden:
1. *shen* meint Denkaktivität, Bewusstsein, Selbsterkenntnis, Einsicht und Gedächtnis. All dies hängt vom ‚Herzen' ab und ist in ihm beherbergt. Ich übersetze dies mit ‚Geist'.
2. *shen* meint die Gesamtheit aller fünf psychisch-spirituellen Aspekte eines Menschen, nämlich den Geist des Herzens selbst, die Wanderseele *(hun)* der Leber, die Körperseele *(po)* der Lunge, den Intellekt *(yi)* der

* Wie in den ➤ Anmerkungen zur deutschen Übersetzung erläutert, wird in der deutschen Ausgabe ‚mind' (*shen* des Herzens) mit ‚Geist' und ‚spirit' (5 *shen*) mit ‚Seele' übersetzt.

* A. d. Ü.: Im Deutschen findet sich auch die Bezeichnung ‚idealistische Schule' oder ‚Herz-Schule'. Vgl. etwa W. Bauer, Geschichte der chinesischen Philosophie. 2. Aufl. C. H. Beck, München 2009, S. 274.

Milz und die Willenskraft *(zhi)* der Niere. Dies übersetze ich mit ‚Seele'.

Es gibt noch eine weitere Bedeutung des Wortes *shen*, die häufig im Zusammenhang mit der Diagnose verwendet wird. In diesem Kontext meint *shen* eine nicht definierbare und subtile Qualität von ‚Leben', ‚Blühen' oder ‚Glanz', die bei Gesunden beobachtet werden kann. Diese Qualität zeigt sich an der Gesichtsfarbe, den Augen, der Zunge und dem Puls, wie in ➢ Kap. 11 erläutert wird.

2.1.2 Chinesische Schriftzeichen für *shen*

Das chinesische Schriftzeichen für *shen* 神 setzt sich aus zwei Bestandteilen zusammen. Der linke Teil, *shi* 示, bedeutet ‚Einströmen aus dem Himmel, günstige oder ungünstige Zeichen, durch die sich der Wille des Himmels den Menschen offenbart'. Dieses Schriftzeichen wiederum setzt sich folgendermaßen zusammen: aus zwei horizontalen Linien oben, die für oben, hoch und daher Himmel stehen, sowie aus drei vertikalen Linien, die das vom Himmel Herabhängende darstellen, also Sonne, Mond und Sterne, deren Veränderungen den Menschen transzendente Dinge offenbaren.

Der rechte Teil des Schriftzeichens ist das Wort *shen* 申, was ‚feststellen, ausdrücken, erklären, strecken, ausdehnen' bedeutet. Wie wir später sehen werden, hat die Qualität des ‚Ausdehnens' eine wichtige psychologische Bedeutung im Leben des Geistes *(shen)*. Dieser Teil des Schriftzeichens hat auch eine phonetische Funktion, indem er die Aussprache des Wortes anzeigt *(‚shen')*.

Die alte Siegelschrift zeigt zwei Hände, die sich nach einem Seil strecken, was den Gedanken von ‚Strecken, Expansion' ausdrückt (➢ Abb. 2.1). Die Kombination mit diesem Bestandteil ist vermutlich phonetischer Natur, aber die Vorstellung von Geist/Seele steht vielleicht in Verbindung mit einer erhöhten oder erweiterten spirituellen Offenbarung.

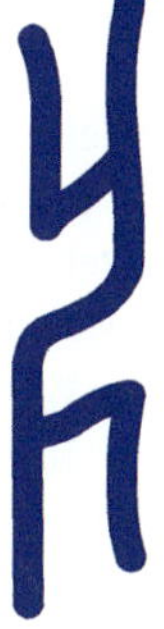

Abb. 2.1 Altes chinesisches Schriftzeichen für *shi*

Die Kombination des Radikals *shi* mit dem von *shen* zeigt also, dass das *shen* des Herzens eine feine Form von Qi ist, etwas Spirituelles, eine immaterielle Qualität, die sich in Richtung auf andere ‚ausdehnt'.

!

Das chinesische Schriftzeichen für *shen* (Geist) vermittelt 2 Vorstellungen: ‚spirituelle Manifestation' und ‚ausdehnen', ‚strecken'. Es handelt sich also um eine reine und feine vitale Substanz, die sich nach außen in Richtung auf andere ‚ausdehnt' und die Beziehung zwischen Individuum und Umwelt vermittelt.

2.1.3 Das Wesen des Geistes und die ‚Drei Schätze'

Was ist nun die chinesische Sichtweise des Geistes? Wie oben bereits erwähnt, ist der Geist, wie andere vitale Substanzen, eine Form von Qi, nämlich die feinste und immateriellste Qi-Art. Eines der wichtigsten Merkmale der chinesischen Medizin ist die enge Verflechtung von Körper und Geist, die durch die Verbindung der drei vitalen Substanzen Essenz *(jing)*, Qi und Geist *(shen)* (‚Drei Schätze' genannt) hervorgehoben wird.

Die Essenz ist der Ursprung und die biologische Basis des Geistes. In Kapitel 8 des ‚Zentrums des Wirkvermögens' heißt es: *„Das Leben kommt durch die Essenz zustande; wenn die beiden Essenzen [von Mutter und Vater] sich vereinigen, bilden sie den Geist."*[5] Zhang Jiebin schrieb: *„Die beiden Essenzen, die eine Yin, die andere Yang, vereinigen sich, um Leben zu formen; die Essenz von Mutter und Vater vereinigen sich, um den Geist zu formen."*[6] Siehe hierzu ➢ Abb. 2.2.

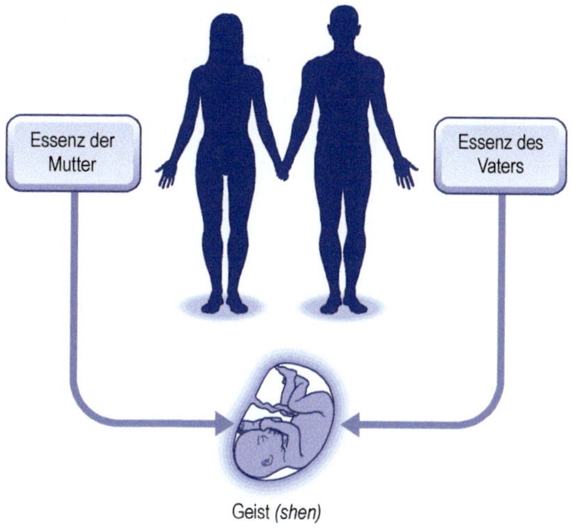

Abb. 2.2 Vereinigung der Essenzen zur Formung des Geistes

2

Die vorgeburtlichen Essenzen der Mutter und des Vaters vereinigen sich, um den Geist eines gerade gezeugten Wesens hervorzubringen. Nach der Geburt wird die vorgeburtliche Essenz in der Niere gespeichert und stellt die biologische Grundlage für den Geist dar. Leben und Geist des Neugeborenen hängen jedoch auch von der Nährung durch seine eigene nachgeburtliche Essenz ab.

Im ‚Zentrum des Wirkvermögens', Kapitel 30, heißt es:

„Wenn Magen und Darm aufeinander abgestimmt sind, sind die 5 Yin-Organe friedlich, das Blut ist harmonisch und die psychische Aktivität stabil. Der Geist stammt aus der verfeinerten Essenz von Wasser und Nahrung.“[7]

So bezieht der Geist seine biologische Basis und Nahrung aus der in der Niere gespeicherten vorgeburtlichen Essenz und der von Lunge, Magen und Milz erzeugten nachgeburtlichen Essenz. Daher die Drei Schätze (➢ Abb. 2.3):

- Geist *(shen)* = Herz
- Qi = Lunge, Magen, Milz
- Essenz *(jing)* = Niere.

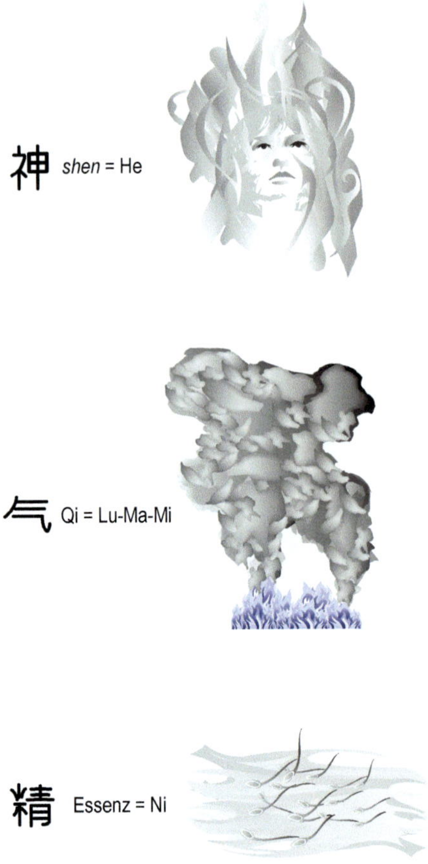

Abb. 2.3 Die Drei Schätze (Essenz, Qi, Geist)

Diese Drei Schätze stellen drei verschiedene Dichte- oder Aggregatzustände von Qi dar, wobei die Essenz die dichteste, Qi verfeinerter und der Geist die feinste und immateriellste Form darstellen. Die Aktivität des Geistes hängt von Essenz und Qi als fundamentaler Grundlage ab. Daher sagt man, dass die Essenz die ‚Grundlage des Körpers und die Wurzel des Geistes' ist.

Wenn also Essenz und Qi stark sind und gedeihen, ist der Geist glücklich, im Gleichgewicht und wach. Wenn Essenz und Qi erschöpft sind, wird der Geist darunter leiden und kann unglücklich, deprimiert, ängstlich oder getrübt sein. Zhang Jiebin schrieb: *„Wenn die Essenz stark ist, blüht das Qi; wenn das Qi blüht, ist der Geist ganz.“*[8]

Der Zustand des Geistes wirkt jedoch auch auf Qi und Essenz ein. Wenn der Geist durch emotionalen Stress gestört wird und unglücklich, deprimiert, ängstlich oder instabil ist, beeinflusst dies mit Sicherheit Qi und/oder Essenz. In den meisten Fällen beeinträchtigt er zuerst das Qi, weil jede Art von emotionalem Stress das normale Funktionieren des Qi durcheinander bringt. Emotionaler Stress schwächt tendenziell die Essenz, wenn er mit Überarbeitung und/oder übermäßiger sexueller Aktivität einhergeht oder wenn das durch lang anhaltende emotionale Anspannungen erzeugte Feuer das Yin und die Essenz verletzt.

Die wechselseitige Interaktion zwischen Essenz, Qi und Geist ist ein Kerngedanke der chinesischen Sicht von Körper und Geist, insofern als körperliches Ungleichgewicht den Geist beeinträchtigt und psychisch-emotionaler Stress des Geistes eine körperliche Pathologie hervorbringt.

HINWEIS FÜR DIE PRAXIS

Die Drei Schätze

Die Essenz *(jing)*, Qi und Geist *(shen)* interagieren miteinander und beeinflussen sich gegenseitig in beide Richtungen, d. h., die Essenz beeinflusst Qi und Geist, der Geist beeinflusst Qi und Essenz.

2.1.4 Funktionen des Geistes

Von allen Organen ist der Geist am engsten mit dem Herzen verbunden, welches als die ‚Residenz' des Geistes bezeichnet wird. In Kapitel 8 der ‚Einfachen Fragen' heißt es: *„Das Herz ist der Monarch und herrscht über den Geist …“*[9] Im ‚Zentrum des Wirkvermögens', Kapitel 71, lesen wir: *„Das Herz ist der Monarch über die 5 Yin- und die 6 Yang-Organe, und er ist die Residenz des Geistes.“*[10]

Der im Herzen residierende ‚Geist', auch Herz-Geist genannt, ist für viele verschiedene mentale Aktivitäten zuständig, darunter

- Denken
- Gedächtnis
- Bewusstsein
- Einsicht
- Gefühlsleben
- Erkenntnis
- Schlaf
- Intelligenz
- Weisheit
- Ideen.

Darüber hinaus ist der Geist des Herzens auch für das Hören, Sehen, Tasten, Schmecken und Riechen zuständig. Selbstverständlich werden viele der obigen Aktivitäten auch von anderen Organen ausgeführt, und es besteht häufig eine Überlappung zwischen den Funktionen verschiedener Organe. Obwohl der Geist z.B. hauptsächlich für das Gedächtnis verantwortlich ist, spielen auch die Milz und die Niere (und daher Intellekt und Willenskraft) hierbei eine Rolle.

HINWEIS FÜR DIE PRAXIS

Um die mit dem Herzen verbundene Denkfunktion zu stimulieren, verwende ich die Punkte He 5 *tongli* und Bl 15 *xinshu.*

Wir wollen uns nun die obigen Funktionen genauer anschauen.

Denken

Das Denken hängt vom Geist ab. Wenn der Geist stark ist, ist das Denken klar. Wenn der Geist schwach oder gestört ist, ist das Denkvermögen langsam und träge. Die chinesischen Schriftzeichen für ‚Gedanke' *(yi),* ‚denken' *(xiang)* und grübeln *(si)* haben alle das Schriftzeichen für ‚Herz' als Radikal.

Gedächtnis

Gedächtnis hat zwei verschiedene Bedeutungen. Auf der einen Seite meint es die Fähigkeit, sich Informationen zu merken, wenn man lernt oder arbeitet. Auf der anderen Seite bezieht es sich auf die Fähigkeit, sich an zurückliegende Ereignisse zu erinnern. Beide Fähigkeiten hängen vom Geist und daher vom Herzen ab, aber auch von der Milz und der Niere.

Die moderne Neurowissenschaft unterscheidet zwischen *explizitem* und *implizitem* Gedächtnis. Das explizite Gedächtnis ist für die Erinnerung an vergangene Ereignisse und Tatsachen zuständig. Anders ausgedrückt hängt die Erinnerung daran, was wir vor 2 Monaten gemacht haben, vom expliziten Gedächtnis ab, ebenso wie die Erinnerung an die Lokalisation von Akupunkturpunkten, wenn wir Akupunktur erlernen. Das explizite Gedächtnis vergangener Ereignisse hängt sowohl vom Herzen (Geist) als auch von der Niere (Gedächtnis) ab; das explizite Gedächtnis von Fakten beruht in erster Linie auf der Milz.

Das implizite Gedächtnis ermöglicht uns die Erinnerung daran, wie man strickt, Fahrrad fährt oder Klavier spielt, selbst wenn wir diese Tätigkeit jahrelang nicht betrieben haben. Dies bedeutet, dass die neuronale Registrierung, die beschreibt, wie man strickt oder Fahrrad fährt, woanders gespeichert sein muss als das Ereignisgedächtnis. Während das explizite Gedächtnis bewusste Reflexion aufbietet, ist dies beim impliziten Gedächtnis nicht der Fall.[11] Das implizite Gedächtnis hängt in erster Linie vom Geist *(shen)* und daher vom Herzen ab (➤ Abb. 2.4).

Bewusstsein

Bewusstsein meint die Gesamtheit der Gedanken und Wahrnehmungen sowie den Zustand, bei Bewusstsein zu sein. Im erstgenannten Sinne ist der Geist für das Erkennen von Gedanken, Wahrnehmungen und Gefühlen verantwortlich. Im letzteren Sinne sind wir, wenn der Geist klar ist, bei Bewusstsein; wenn der Geist getrübt oder plötzlich erschöpft ist, verlieren wir das Bewusstsein.

In einem weiter gefassten Sinn ist das Bewusstsein bei blockiertem Geist nicht in der Hinsicht beeinträchtigt, dass wir das Bewusstsein verlieren, sondern dass wir irrationale Gedanken haben können. In extremen Graden tritt die Blockade des Geistes bei Geisteskrankheiten hervor. Die Blockade des Geistes kann jedoch auch in milderen Abstufungen vorhanden sein und sich beispielsweise in Phobien, Zwangsgedanken oder Panikattacken mit irrationaler Todesangst manifestieren.

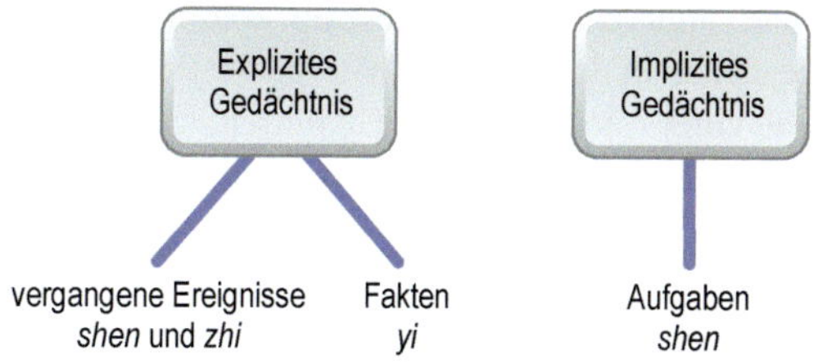

Abb. 2.4 Explizites und implizites Gedächtnis in der chinesischen Medizin

Einsicht

Einsicht meint unsere Fähigkeit, uns selbst zu kennen, zu erkennen und eine Identität des Selbst zu besitzen. Ich verwende das Wort ‚Einsicht' hier nicht im normalen Alltagssinn des Wortes, das die Kraft der Wahrnehmung und die Fähigkeit beschreibt, durch die Oberfläche auf das dahinter Liegende zu schauen. In der Psychiatrie ist die ‚Einsicht' für unsere Selbsterkenntnis als Individuum verantwortlich. Bei schweren Geisteskrankheiten wie etwa Schizophrenie geht dies verloren. In der Psychiatrie kann sich Einsicht auch darauf beziehen, dass dem Patienten bewusst ist, psychisch oder emotional krank zu sein. Ein Mensch mit Einsicht merkt, dass eine persönliche Erfahrung (ein Symptom) nicht normal ist, sucht Hilfe an offizieller Stelle, die eine diese Erfahrung erzeugende Krankheit erkennen kann, akzeptiert die Notwendigkeit eines Therapieplans zur Behandlung dieser Krankheit und fügt sich einem vereinbarten Therapieplan. Birchwood unterscheidet drei Komponenten der Einsicht: Bewusstsein über eine Erkrankung, Notwendigkeit der Behandlung und Zuordnung von Symptomen.[12]

Gefühlsleben

Gefühlsleben bezieht sich auf die Wahrnehmung und das Fühlen emotionaler Reize. Im Hinblick auf Emotionen kann nur der Geist (und daher das Herz) sie ‚fühlen'. Selbstverständlich beeinflussen Emotionen zweifelsohne auch alle anderen Organe, aber nur der Geist kann sie tatsächlich erkennen, fühlen und sie bewerten. Beispielsweise wirkt sich Zorn auf die Leber aus, aber die Leber kann ihn nicht fühlen, weil sie nicht den Geist beherbergt. Nur das Herz kann ihn fühlen, weil es die Residenz des Geistes ist, der für die Einsicht verantwortlich ist. Wenn man traurig, zornig oder besorgt ist, so ist es der Geist des Herzens, der diese Emotionen fühlt (➤ Abb. 2.5).

Aus diesem Grund wirken alle Emotionen letztendlich auf das Herz ein (zusätzlich zu anderen bestimmten Organen); in diesem Sinne ist das Herz der ‚Herrscher' über alle anderen Organe. Deshalb kommt eine rote Zungenspitze in der Praxis so häufig vor: jede Emotion kann zu einer roten Zungenspitze führen, weil die Zungenspitze den Zustand des Herzens widerspiegelt und alle Emotionen auf das Herz einwirken.

HINWEIS FÜR DIE PRAXIS

Nur der Geist (und daher das Herz) kann die Emotionen ‚fühlen'. Jede Emotion beeinflusst ein oder mehrere Organe, aber es ist nur der Geist, der sie tatsächlich erkennen, fühlen und bewerten kann.

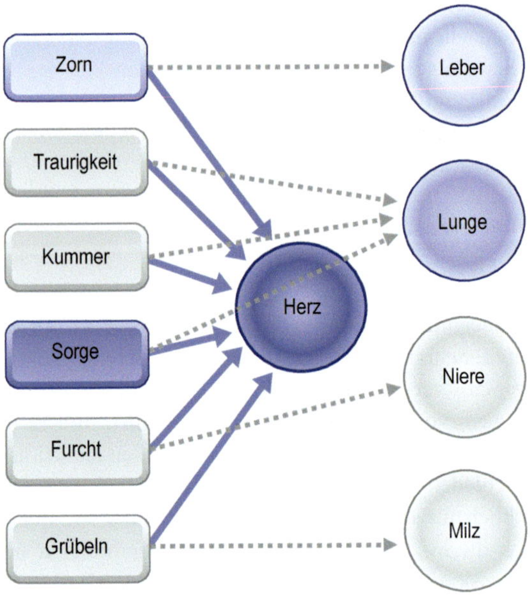

Abb. 2.5 Betroffenheit des Herzens von allen Emotionen

Aus diesem Grund wirken alle Emotionen letztendlich auf das Herz ein (zusätzlich zu anderen bestimmten Organen); in diesem Sinne ist das Herz der ‚Herrscher' über alle anderen Organe.
Da Emotionen gewöhnlich dazu neigen, etwas Hitze zu verursachen, ist eine rote Zungenspitze ein solch verbreitetes Zeichen, weil alle Emotionen das Herz beeinflussen.
Der beste Punkt bei einer Beeinträchtigung des Herzens durch emotionalen Stress ist He 7 *shenmen.*

Erkenntnis

Erkenntnis meint die Aktivität des Geistes, in Reaktion auf Stimuli etwas wahrzunehmen und zu begreifen.

Schlaf

Schlaf hängt vom Zustand des Geistes ab. Wenn der Geist ruhig und ausgewogen ist, schläft der Mensch gut. Wenn der Geist unruhig ist, schläft er schlecht. Aber auch die Wanderseele der Leber ist für den Schlaf verantwortlich.

Intelligenz

Intelligenz hängt ebenfalls von Herz und Geist ab. Ein starkes Herz und ein starker Geist machen einen Menschen intelligent und klug. Ein schwaches Herz und ein schwacher Geist lassen einen Menschen langsam und träge erscheinen. Es sei jedoch daran erinnert, dass die Essenz und damit das Erbgut hinsichtlich der Festlegung der Intelligenz eines Menschen eine Rolle spielen. Intelligenz hängt außerdem vom Intellekt der Milz ab.

Weisheit

Weisheit stammt aus einem starken Herzen und gesunden Geist. Da der Geist für Wissen und Wahrnehmung zuständig ist, verleiht er uns auch die Klugheit, dieses Wissen kritisch und weise anzuwenden.

Ideen

Ideen sind eine weitere Funktion des Geistes. Herz und Geist sind für unsere Ideen, Projekte und Träume verantwortlich, die unserem Leben einen Sinn verleihen. Die Wanderseele spielt jedoch eine entscheidende Rolle in diesem Gebiet, indem sie das Herz mit Ideen im Sinne von Lebensträumen versorgt. Darüber hinaus ist auch der Intellekt der Milz verantwortlich für Ideen, aber in einem Sinne, der sich von demjenigen der Wanderseele unterscheidet. Die Milz ist mehr für bestimmte Ideen im Arbeits- oder Lernumfeld verantwortlich, nicht so sehr für ‚Ideen' im Sinn von Lebensträumen.

Wenn also das Herz stark und der Geist gesund ist, kann ein Mensch klar denken, er hat ein gutes Gedächtnis, ein geschärftes Bewusstsein und Einsicht, klare Erkenntnis, er schläft gut, ist intelligent, sein Gefühlsleben ist ausgewogen, seine Ideen fließen leicht und er handelt weise. Wenn das Herz beeinträchtigt und der Geist schwach oder gestört ist, kann ein Mensch nicht klar denken, sein Gedächtnis ist schlecht, das Bewusstsein getrübt, seine Einsicht ist beeinträchtigt, die Erkenntnis verschleiert, der Schlaf unruhig, es mangelt ihm an Intelligenz, das Gefühlsleben ist unausgewogen, die Ideen sind verwirrt und er handelt unklug.

2.1.5 Geist und Sinne

Der Geist des Herzens ist auch in Zusammenarbeit mit den jeweiligen Organen für alle Sinne zuständig. Beispielsweise beeinflusst die Leber die Augen und die Sehkraft, aber die Sehkraft benötigt auch den Input des Geistes. Im Folgenden wird ein Überblick darüber gegeben, wie der Geist des Herzens die Sinne kontrolliert.

Sehkraft

Augen und Sehkraft stehen offensichtlich mit der Leber, besonders dem Leber-Blut, und der Wanderseele in Verbindung. In dem Werk ‚Die Essenz der Medizinklassiker hinsichtlich der Konvergenz von chinesischer und westlicher Medizin' (1892) heißt es: *„Wenn die Wanderseele zu den Augen schwimmt, können sie sehen."*[13] Obwohl die Augen darauf angewiesen sind, vom Leber-Blut genährt zu werden, fließt das Blut jedoch durch die Blutgefäße zu den Augen; die Blutgefäße stehen unter der Kontrolle des Herzens. Darüber hinaus ‚sammelt' der Geist die Wanderseele und beeinflusst auf diesem Weg das Sehen.

In Kapitel 10 aus ‚Einfache Fragen' steht: *„Die Blutgefäße beeinflussen die Augen."*[14] Es sei hier darauf hingewiesen, dass wenn die ‚Einfachen Fragen' oder ‚Das Zentrum des Wirkvermögens' auf eine der fünf Gewebearten (Haut, Muskeln, Sehnen, Blutgefäße und Knochen) Bezug nehmen, dies manchmal Schlüsselwörter für die inneren Organe (Lunge, Milz, Leber, Herz bzw. Niere) sind.

In ‚Einfache Fragen' wird auch die Überbeanspruchung der Augen für eine Schädigung der Blutgefäße und des Herzens verantwortlich gemacht. In Kapitel 23 heißt es: *„Übermäßiger Gebrauch der Augen verletzt das Blut [also das Herz]."*[15] Ren Yingqiu schreibt in ‚Theorien chinesischer Ärzte': *„Das Herz beherrscht den Geist … die Sehkraft ist eine Manifestation der Aktivität des Geistes."*[16] Wang Kentang äußert sich in ‚Diagnose- und Therapiestandards' (1602) folgendermaßen: *„Das Auge ist eine Öffnung der Leber … aber eine Funktion des Herzens."*[17]

Aus Sicht der Leitbahnen fließen sowohl die Haupt- als auch die Netzleitbahn *(luo)* des Herzens zum Auge.

Hörkraft

Die Hörkraft hängt von der Niere ab, aber auch das Herz hat insofern einen Einfluss darauf, als es Qi und Blut zu den Ohren transportiert. In Kapitel 4 der ‚Einfachen Fragen' heißt es: *„Die Farbe der südlichen Richtung ist rot; sie steht mit dem Herzen in Zusammenhang, welches sich in die Ohren öffnet …"*[18] Einige Formen von Tinnitus sind dadurch bedingt, dass das Herz-Qi geschwächt ist und die Ohren nicht erreichen kann.

Geruchssinn

Der Geruchssinn hängt ebenfalls von Herz und Geist ab, abgesehen von seiner Abhängigkeit von der Lunge. In Kapitel 11 der ‚Einfachen Fragen' lesen wir: *„Die 5 Gerü-*

che gelangen in die Nase und werden von Lunge und Herz gespeichert; wenn Lunge und Herz erkrankt sind, kann die Nase nicht riechen.“[19]

Geschmackssinn

Der Geschmackssinn ist natürlich von Herz und Geist abhängig, da die Zunge ein Ausläufer des Herzens ist.

Tastsinn

Der Tastsinn hängt ebenfalls von Herz und Geist ab, da dieser für die Wahrnehmung und Organisation äußerer Sinnesreize verantwortlich ist. Aber auch die Körperseele spielt eine wichtige Rolle beim Tastsinn.

Zusammenfassend kann man sagen, dass alle Sinneswahrnehmungen des Sehens, Hörens, Riechens, Schmeckens und Tastens in gleicher Weise vom Geist abhängen, wie sie in der westlichen Medizin dem Gehirn zugeordnet werden. Die meisten der obigen Funktionen des Geistes werden in der westlichen Medizin dem Gehirn zugeschrieben. Im Lauf der Entwicklung der chinesischen Medizin gab es auch Ärzte, welche die mentalen Funktionen eher dem Gehirn als dem Herzen zuordneten, insbesondere Sun Simiao in der Tang-Dynastie, Zhao Youqin in der Yuan-Dynastie, Li Shizhen in der Ming-Dynastie und vor allem Wang Qingren in der Qing-Dynastie.

2.1.6 Koordinierende und integrierende Funktion des Geistes

Schließlich erfüllt der Geist des Herzens die sehr wichtige Aufgabe, die verschiedenen Bestandteile unseres psychisch-emotionalen Lebens aufeinander *abzustimmen* und sie zu einem individuellen Ganzen zu *integrieren;* dies ist wohl seine wichtigste Eigenschaft und Funktion. Vor allem in diesem Sinne ist das Herz der ‚Herrscher‘ oder ‚Monarch‘ der anderen Organe. Der Geist des Herzens muss den psychischen Einfluss der anderen vier psychisch-spirituellen Aspekte der Organe (Wanderseele, Körperseele, Intellekt, Willenskraft) integrieren, koordinieren und in gewissem Maß kontrollieren (➤ Abb. 2.6).

Da das Herz alle mentalen Aktivitäten des Geistes kontrolliert und für Einsicht und Erkenntnis zuständig ist, also für Funktionen, welche die anderen Organe nicht haben, ist dies ein weiterer Grund dafür, dass es der ‚Herrscher‘ über alle anderen Organe ist. Deshalb wird das Herz auch als die ‚Wurzel des Lebens‘ bezeichnet, wie in Kapitel 9 der ‚Einfachen Fragen‘: *„Das Herz ist die Wurzel des Lebens und der Ursprung des mentalen Lebens …“*[20]

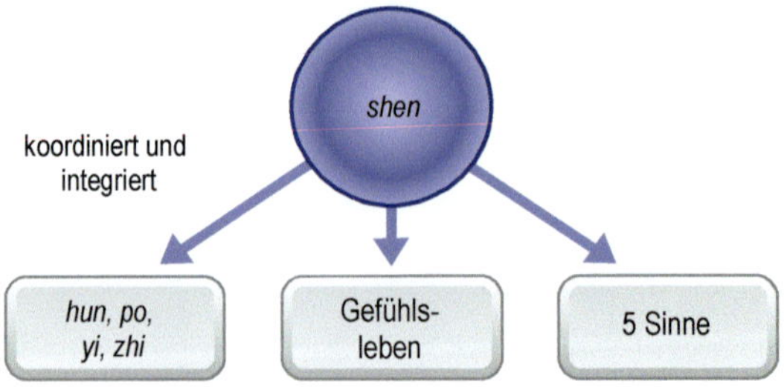

Abb. 2.6 Die koordinierende und integrierende Funktion des Geistes *(shen)*

Der Geist *(shen)* des Herzens ist also dasjenige Qi, das die folgenden Aktivitäten ermöglicht:

- Er formt das Leben aus der Vereinigung der Essenz der Eltern (aber das Leben benötigt auch die Körper- und die Wanderseele).
- Er ermöglicht dem Individuum, sich seiner selbst bewusst zu sein.
- Er veranlasst den Zusammenhalt verschiedener Bestandteile unserer Psyche und Emotionen.
- Er definiert uns als Individuen.
- Er fühlt und beurteilt die Emotionen.
- Er ist für die Wahrnehmungen und Sinne verantwortlich.
- Er ist für Denken, Gedächtnis, Intelligenz, Weisheit und Ideen zuständig.
- Er bestimmt das Bewusstsein.
- Er ermöglicht Einsicht und Selbsterkenntnis.
- Er ist für die Erkenntnis zuständig.
- Er bestimmt den Schlaf.
- Er herrscht über die 5 Sinne (Sehen, Hören, Riechen, Schmecken, Tasten).

ZUSAMMENFASSUNG

Der Geist *(shen)*

- Ich übersetze das *shen* des Herzens mit ‚Geist‘ statt ‚Seele‘.
- Das chinesische Schriftzeichen für *shen* beinhaltet die Vorstellung von ‚ausdehnen, nach außen projizieren, ausdrücken‘.
- Der Geist ist die subtilste und am stärksten verfeinerte vitale Substanz unter den Drei Schätzen Essenz *(jing),* Qi und Geist *(shen).* Essenz, Qi und Geist interagieren miteinander und beeinflussen sich gegenseitig.
- Der Geist ist verantwortlich für Denken, Gedächtnis, Bewusstsein, Einsicht, Gefühlsleben, Erkenntnis, Schlaf, Intelligenz, Weisheit und Ideen.
- Der Geist ist verantwortlich für die Seh- und Hörkraft sowie den Geruchs-, Geschmacks- und Tastsinn.
- Der Geist ist verantwortlich dafür, dass man sich seiner selbst bewusst ist und dass die verschiedenen Bestandteile unserer Psyche integriert werden.

2.2 ‚Geist' (mind) versus ‚Seele' (spirit) als Übersetzung von *shen*

Die Übersetzung von *shen* als ‚mind' (Geist) statt als ‚spirit' (im Kontext der chinesischen Medizin mit ‚Seele' übersetzt, s. Anm. auf S. 4, A. d. Ü.) hat Auswirkungen, die über die reine Semantik hinausgehen. Wie wir gesehen haben, sind die *Shen*-Funktionen von Gedächtnis, Denken, Emotionen und Bewusstsein typisch für die des Geistes. ‚Spirit' hat eine viel breitere Bedeutung als ‚mind' und umfasst metaphysische Aspekte.

Das ‚Oxford English Dictionary' definiert ‚spirit' als *„das belebende oder vitale Prinzip bei Menschen (und Tieren); das, was dem physischen Organismus Leben verleiht, im Gegensatz zu seinen rein materiellen Elementen; der Lebensatem"*. Diese Beschreibung von ‚spirit' als das, was dem physischen Organismus ‚Leben gibt', betont genau die Dichotomie zwischen Körper und Geist/Seele, welche die westliche Philosophie seit Jahrtausenden beherrscht.

Die meisten Autoren erklären, dass die chinesische Philosophie (und daher Medizin) frei von einer solchen Dichotomie sei, d. h., dass Körper und Seele immer schon als untrennbares Ganzes gesehen wurden. Needham führt dies sehr wortgewandt aus:

„Europa hat die Makrokosmos-Mikrokosmos-Doktrin, ja, und bis zu diesem Ausmaß eine primitive Form organischen Naturalismus, in Verbindung mit seinem kleineren Pendant, der Staats-Analogie. Aber beide unterlagen dem, was ich die charakteristische europäische Schizophrenie oder Persönlichkeitsspaltung nenne. Die Europäer konnten nur in den Begriffen des mechanischen Materialismus eines Demokrit oder des platonischen theologischen Spiritualismus denken. Es musste immer ein ‚deus' für eine ‚machina' gefunden werden. Animas, Entelechien, Seelen, Archäi tanzen wie in einer Prozession durch die Geschichte des europäischen Denkens. Wenn der lebendige tierische Organismus, wie er sich bei Tieren, Menschen und dem Selbst findet, auf das Universum projiziert wurde, war es das größte Bemühen der Europäer, beherrscht durch die Vorstellung eines persönlichen Gottes oder Götter, das ‚lenkende Prinzip' zu finden. Aber dies war genau der Weg, den die chinesische Philosophie nicht beschritten hatte."[21]

Needham unterstreicht weiterhin den Einfluss des taoistischen Denkens auf die chinesische Medizin und schreibt dies einem Glauben an einen ‚Organismus' zu, der spontan durch sich selbst funktioniert, indem er Naturgesetzen folgt:

„Die klassische Aussage des Organismus-Gedankens von Chuang Zi im 4. Jahrhundert v. Chr. hat den Maßstab für spätere Formulierungen gesetzt, indem ausdrücklich die Vorstellung eines irgendwie gearteten spiritus rector vermieden wurde. Die Teile in ihren Organisationsverhältnissen, ob nun eines lebendigen Körpers oder des Universums, reichten aus, um durch eine Art von Harmonie des Willens die beobachteten Phänomene zu erklären."[22]

Um diesen Punkt zu veranschaulichen, zitiert Needham eine Textstelle von Chuang Zi:

„Die Hände und die Füße unterscheiden sich in ihren Pflichten; die 5 Organe unterscheiden sich hinsichtlich ihrer Funktionen. Sie gehen niemals miteinander eine Verbindung ein, aber die hundert Teile [des Körpers] werden mit ihnen in einer gemeinsamen Einheit zusammengehalten. So sind sie in einer Nicht-Verbindung miteinander verbunden. Sie zwingen sich niemals zur Zusammenarbeit; und doch, sowohl inner- als auch außerhalb, ergänzen sie einander. Dies ist die Art und Weise, wie sie in Nicht-Zusammenarbeit zusammenarbeiten."[23]

Needham schlussfolgert: *„Die Zusammenarbeit der einzelnen Teile des Organismus ist daher nicht erzwungen, sondern absolut spontan, sogar unwillkürlich."*[24]

Obwohl der Taoismus einen Einfluss auf die chinesische Medizin ausgeübt hat, geschah dies eher im Bereich des medizinischen Qigong und der Sexualhygiene. Es gibt in alten Medizintexten wenig Belege für den Glauben an einen sich selbst regulierenden und homöostatischen Organismus. Die chinesische Medizin stand unter einem tief greifenden Einfluss der konfuzianischen und neokonfuzianischen Philosophie. Beispielsweise ist die Anschauung von den inneren Organen als ‚Beamten' einer Regierung deutlich konfuzianischen Ursprungs. Darüber hinaus gibt es wenige, wenn nicht gar keine Anklänge an das taoistische ‚Nicht-Handeln' in der chinesischen Medizin. Wenn Symptome auftreten, glaubt man nicht daran, dass sie sich spontan lösen lassen, indem man einer spontanen Harmonie des Organismus folgt, sondern sie müssen aktiv mit Akupunktur oder Arzneien behandelt werden. Wenn Hitze-Symptome bestehen, muss man kalte Medikamente anwenden und umgekehrt. Wenn ein pathogener Faktor vorliegt, muss er vertrieben werden (statt auf eine immanente *vis medicatrix* zu vertrauen wie in der Naturheilkunde).

Was die angebliche Abwesenheit einer metaphysischen Strömung in der chinesischen Philosophie anbelangt, so ist die neokonfuzianische Theorie von *li* sicherlich ein Ausdruck einer metaphysischen Sicht von der Welt, nämlich von der Existenz zweier separater Realitä-

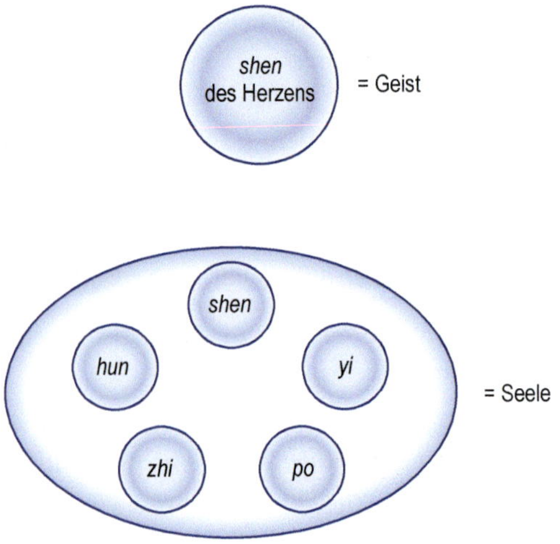

Abb. 2.7 Die beiden Bedeutungen von *shen*

ten, einer physischen und einer metaphysischen. Die Neokonfuzianer glaubten, die Realität bestünde aus Qi in einem imminenten (d. h. physikalischen) Sinn und *li* in einem transzendenten (d. h. nicht-physikalischen) Sinn. Qi bildet Materie (wobei ‚Materie' in einem breiter gefassten Sinn verstanden wird, unter Einschluss subtiler Formen davon), während *li* das transzendente Prinzip ist, das in der Realität wirksam wird.

Was speziell die chinesische Medizin anbelangt, so ist das Konzept von der Wanderseele sicherlich metaphysisch. Dies wird durch das Vorhandensein des Radikals für *gui* in ihrem Schriftzeichen bestätigt (➤ Kap. 3). *gui* ist der Geist eines Toten, der nach dem Tod des Körpers weiterlebt, und die Wanderseele gehört zu diesem Wesen. Dies wird auch durch die Tatsache bestätigt, dass die Wanderseele nicht bei der Empfängnis gebildet wird (wie der Geist und die Körperseele), sondern drei Tage nach der Geburt den Körper betritt und vom Vater ‚übermittelt' wird.

Dies ist ein weiterer Grund, warum ich *shen* lieber mit Geist übersetze und mir den Terminus ‚Seele' für das Gesamt der 5 *shen* (d. h. den Geist selbst, die Wanderseele, die Körperseele, den Intellekt und die Willenskraft) aufhebe. Das Problem ist nicht nur semantischer Art. Eine wichtige Folge ist, dass wenn wir *shen* des Herzens als ‚Seele' bezeichnen, wir dem Herzen bei der Behandlung psychischer und spiritueller Störungen zu viel Bedeutung beimessen, zum Nachteil der anderen 4 *shen* und besonders der Wanderseele (➤ Kap. 3). Selbstverständlich bedeutet die Übersetzung von *shen* des Herzens als ‚Geist' nicht, dass er nicht für ‚spirituelle' Probleme eingesetzt werden kann. Da das Herz (und daher der Geist) der Monarch und Herrscher über all die anderen 4 *shen* ist, behandelt er selbstverständlich emotionale, psychische und spirituelle Probleme (➤ Abb. 2.7).

2.3 Klinische Anwendung

Der klinische Anwendungsbereich des Geistes ist sehr umfassend und weist vor allem folgende Gebiete auf:

1. Da der Geist das Gefühlsleben umfasst, kann er verwendet werden, wenn der Mensch durch emotionalen Stress (Zorn, Traurigkeit usw.) beeinträchtigt wird.
2. Da der Geist Gedächtnis, Denken und Bewusstsein kontrolliert, kann er bei Problemen des Gedächtnisses, der Erkenntnis, des Denkens und des Bewusstseins behandelt werden. Beispielsweise wird er bei Gedächtnisschwäche oder verlangsamtem Denken bei älteren Menschen verwendet.
3. Da der Geist des Herzens der Leiter und Koordinator der anderen 4 *shen* ist, kann er zur Behandlung spiritueller Probleme eingesetzt werden, etwa wenn ein Mensch den Sinn des Lebens anzweifelt, depressiv ist usw.

Die Punkte, die ich am häufigsten verwende, um den Geist zu behandeln, sind He 7 *shenmen*, He 5 *tongli*, Bl 15 *xinshu*, Ren 15 *jiuwei* und Du 24 *shenting*.

He 7 *shenmen*

Ich verwende He 7 *shenmen* in erster Linie, um das Herz-Blut zu nähren. Ich setze diesen Punkt ein, um emotionalen Stress zu behandeln, der durch Zorn, Traurigkeit, Kummer, Sorge, Furcht oder Schuldgefühle verursacht sein kann. Da er das Herz-Blut nährt, behandelt er auch Probleme des Geistes wie etwa Gedächtnisschwäche und verlangsamtes Denken. In spirituellem Sinn verwende ich He 7, um den Geist zu nähren und dem Menschen zu helfen, einen Richtungssinn im Leben zu finden.

He 5 *tongli*

Ich verwende He 5 *tongli* primär, um das Herz-Qi zu stärken und zu bewegen. Meiner Ansicht nach ist dieser Punkt dynamischer als He 7 *shenmen*. Ich setze ihn ein, um das Herz-Qi zu stärken, wenn der Mensch depressiv ist. Da dieser Punkt im Hinblick auf die Funktionen des Geistes das Qi stärkt, kann er die Behandlung von Gedächtnis und Denken unterstützen. In emotionaler Hinsicht verwende ich ihn zur Therapie von Traurigkeit und Kummer.

Bl 15 *xinshu*

Ich verwende Bl 15 *xinshu* vor allem, um das Herz-Qi zu stärken, aber auch zur Nährung des Herz-Blutes. Ich verwende ihn, um Gedächtnis und Denkvermögen des Geistes zu stärken. In emotionaler Hinsicht wird er eingesetzt, um den Geist zu heben, wenn der Mensch traurig ist. In spirituellem Sinn verwende ich ihn bei Depressionen.

Bl 15 kommt auch zum Zuge, um bei Angstzuständen und Unruhe Herz-Hitze zu klären.

Ren 15 *jiuwei*

Ich verwende Ren 15 *jiuwei* häufiger als Ren 14 *juque* (Alarm-*mu*-Punkt des Herzens), um das Herz zu stärken. Ich setze Ren 15 ein, um das Herz-Blut zu nähren und den Geist zu beruhigen. In emotionaler Hinsicht behandelt dieser Punkt Traurigkeit, Kummer und vor allem Sorge. In spiritueller Hinsicht verwende ich diesen Punkt bei Depressionen.

Du 24 *shenting*

Du 24 *shenting* Du 24 stimuliert das Gedächtnis und hat eine zweifache Wirkung auf den Geist, da er die Stimmung bei Depressionen heben und den Geist bei Angstzuständen und Schlafstörungen beruhigen kann. Wie sein Name andeutet, ist er der ‚Hof' des *shen* (in diesem Fall sind sowohl Geist als auch Seele gemeint); er ist ein sehr wichtiger Punkt, um Geist und Seele zu behandeln und den Geist mit der Wanderseele zu harmonisieren.

ANMERKUNGEN

1 Damasio, A. 2003 Looking for Spinoza – Joy, Sorrow and the Feeling Brain. Harcourt, San Diego, S. 184. Hier wurde aus der deutschen Übersetzung von Hainer Kober zitiert: Der Spinoza-Effekt. Wie Gefühle unser Leben bestimmen. List Verlag, München 2003, S. 214.

2 Tian Daihua 2005. *Lingshu jing* 灵枢经 [Spiritual Axis]. People's Health Publishing House, Beijing, S. 110. Erstveröffentlichung ca. 100 v. Chr.

3 Lau, D. C.; Ames, R. T. 1998. Yuan Dao – Tracing Dao to its Source. Ballantine Books, New York, S. 45.

4 Bockover, M. (Hg.) 1991. Rules, Ritual and Responsibility – Essays Dedicated to Herbert Fingarette. Open Court, La Salle, Illinois, S. 100.

5 1981. *Lingshu jing* 灵枢经 [Spiritual Axis]. People's Health Publishing House, Beijing, S. 23. Erstveröffentlichung ca. 100 v. Chr.

6 1982. *Leijing* 类经 [Classic of Categories]. People's Health Publishing House, Beijing, S. 49. Der ‚Klassiker der Kategorien' wurde von Zhang Jiebin (auch Zhang Jingyue genannt) verfasst und erstmals im Jahr 1624 veröffentlicht.

7 Spiritual Axis, S. 71.

8 Classic of Categories, S. 63.

9 1979. *Huangdi neijing suwen* 黄帝内经素问 [The Yellow Emperor's Classic of Internal Medicine – Simple Questions]. People's Health Publishing House, Beijing, S. 58. Erstveröffentlichung ca. 100 v. Chr.

10 Spiritual Axis, S. 128.

11 Lewis, T.; Amini, F.; Lannon, R. 2000. A General Theory of Love. Random House, New York, S. 107.

12 Birchwood, M. et al. 1994. A self-report insight scale for psychosis, reliability, validity and sensitivity to change. Acta Psychiatrica Scandinavica 89: 62–67.

13 Tang Zonghai 1892. *Zhongxi huitong yijing jingyi* [The Essence of Medical Classics on the Convergence of Chinese and Western Medicine], zitiert nach Wang Keqin 1988. *Zhongyi shenzhu xueshuo* 中医神主学说 [Theory of the Mind in Chinese Medicine]. Ancient Chinese Medical Texts Publishing House, Beijing, S. 22.

14 Simple Questions, S. 72.

15 Simple Questions, S. 154.

16 Ren Yingqiu 1985. *Zhongyi gejia xueshuo* [Theories of Chinese Medicine Doctors], zitiert nach Wang Keqin, Theory of the Mind in Chinese Medicine, S. 22.

17 Wang Kentang 1602. *Zhengzhi zhunsheng* [Standards of Diagnosis and Treatment], zitiert nach Wang Keqin, Theory of the Mind in Chinese Medicine, S. 22.

18 Simple Questions, S. 26.

19 Simple Questions, S. 78.

20 Simple Questions, S. 67.

21 Needham, J. 1977. Science and Civilisation in China, Bd. 2. Cambridge University Press, Cambridge, S. 302.

22 Science and Civilisation in China, S. 302.

23 Science and Civilisation in China, S. 302.

24 Science and Civilisation in China, S. 302.

KAPITEL

3 Die Wanderseele *(hun)*

魂

3.1 Einführung

Die Wanderseele entspricht im Wesentlichen unserem westlichen Konzept von ‚Seele‘. Gemäß alten chinesischen Vorstellungen betritt sie kurz nach der Geburt, genauer gesagt, drei Tage danach, den Körper. Sie wird vom Vater übergeben. Von ihrem Wesen her ist sie ätherisch, überdauert nach dem Tod den Körper und fließt zurück zum ‚Himmel‘ *(tian)*. Es handelt sich hierbei um die altchinesische Vorstellung von ‚Himmel‘, d. h. einem Zustand feiner und immaterieller Energien und Wesen und hat daher nichts mit dem westlichen und christlichen Konzept von ‚Himmel‘ zu tun. Die Wanderseele kann beschrieben werden als *„derjenige Teil der Seele [in Gegenüberstellung zur Körperseele], der nach dem Tod den Körper verlässt und die Erscheinung einer körperlichen Form mit sich fortträgt“.*[1]

Das chinesische Schriftzeichen für Wanderseele sieht folgendermaßen aus:

魂

Es setzt sich aus folgenden Bestandteilen zusammen:

云 = Wolken

鬼 = Geist, Gespenst *(gui)*.

Die alte Form dieses letzten Radikals ist in ➤ Abb. 3.1 dargestellt. Diese Form setzt sich wiederum aus 2 Bestandteilen zusammen (➤ Abb. 3.2), die eine wirbelnde Bewegung zeigen.

Dieses alte Radikal bezeichnet daher den körperlosen Kopf eines Toten, der in einer wirbelnden Bewegung zum Himmel fliegt oder im Reich der Geister und Gespenster umherwandert. Das Wolken-Radikal auf der linken Seite ist teils phonetischer Natur (‚Wolke‘ wird *yun* ausgesprochen, was ähnlich klingt wie *hun*), aber es bedeutet auch, dass die Wanderseele ein ätherisches Wesen hat und daher Yang zugehörig ist.

Die Kombination dieser beiden Zeichen für ‚Wolke‘ und ‚Geist‘ im Schriftzeichen für Wanderseele vermittelt eine Vorstellung von ihrem Wesen: Sie ist wie ein ‚Gespenst‘ oder Geist eines Toten, aber sie ist vom Wesen her Yang und ätherisch und im Wesentlichen harmlos, d. h., sie gehört nicht zu den bösen Geistern (daher das Vorhandensein des ‚Wolken‘-Radikals).

Unter Berücksichtigung der Tatsache, dass das Schriftzeichen für Körperseele *(po)* auf dem Zeichen für *gui* und dem für ‚weiß‘ beruht, wird in der ‚Psychologie der chinesischen Medizin‘ ein altes Werk zitiert:

„Geist (gui) plus ‚Wolke‘ wird zum Schriftzeichen für Wanderseele, Geist plus ‚weiß‘ zum Schriftzeichen für Körperseele. Die Wolke ist Wind, Wind gehört zu Holz. Weiß korrespondiert mit Qi, Qi gehört zu Metall. Wind ist leicht und zerstreut sich, sodass die Körperseele dem Aufsteigen der Wanderseele folgen kann. Metall ist schwer, sodass die Wanderseele dem Absteigen der Körperseele folgen kann.“[2]

!

Das chinesische Schriftzeichen für Wanderseele *(hun)* beinhaltet das Radikal für *gui,* also ‚Gespenst, Geist, Dämon‘. Dies vermittelt direkt die Vorstellung, dass die Wanderseele einen ‚dunklen‘, unterirdischen Teil unserer Psyche mit einer eigenen unabhängigen Existenz darstellt.

Es gibt drei Arten von Wanderseelen: eine vegetative (*shuangling* oder ‚klare Seele‘ genannt), die Pflanzen, Tieren und Menschen gemeinsam ist; eine animalische (*taiguang* oder ‚helles Licht‘ genannt), welche Tiere und Menschen besitzen, und eine menschliche (*youjing* oder

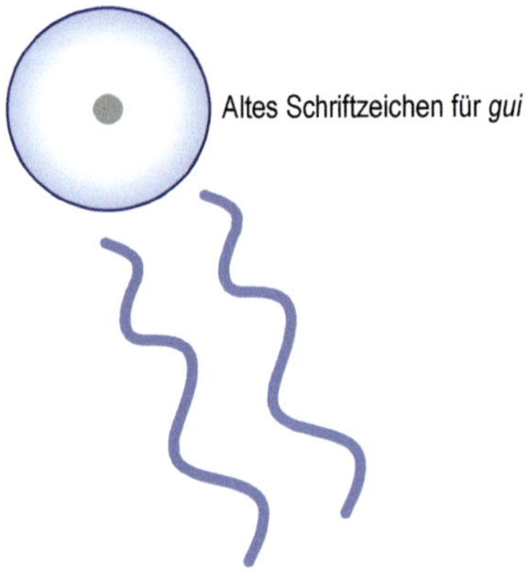

Abb. 3.1 Das alte chinesische Schriftzeichnen für *gui*

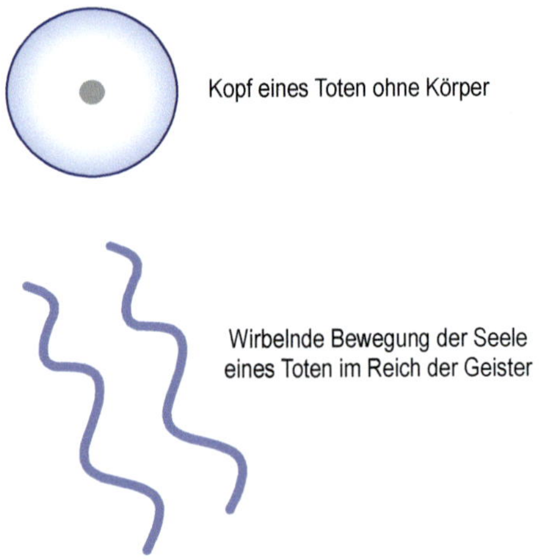

Abb. 3.2 Bestandteile des alten chinesischen Schriftzeichens für *gui*

‚dunkle Essenz' genannt), die nur bei Menschen vorhanden ist (➤ Abb. 3.3)

Zhang Jiebin schreibt im ‚Klassiker der Kategorien': *„Der Geist und die Wanderseele sind Yang, die Wanderseele folgt dem Geist; wenn der Geist bewusstlos ist, wird die Wanderseele fortgerissen."*[3] Dort heißt es auch: *„Der Geist entspricht dem Yang innerhalb des Yang, die Wanderseele entspricht dem Yin innerhalb des Yang."*[4] In Kapitel 8 des ‚Zentrums des Wirkvermögens' steht: *„Die Wanderseele ist das Kommen und Gehen des Geistes."*[5] Siehe hierzu auch ➤ Abb. 3.4.

Das Konzept von der Wanderseele ist eng mit altchinesischen Glaubensvorstellungen über Geister, Gespenster und Dämonen verbunden. Nach diesem Glauben sind Geister, Gespenster und Dämonen geisterartige Wesen, die nach dem Tod eine körperliche Erscheinungsform bewahren und in der Geisterwelt umherwandern. Einige sind gut, andere böse.

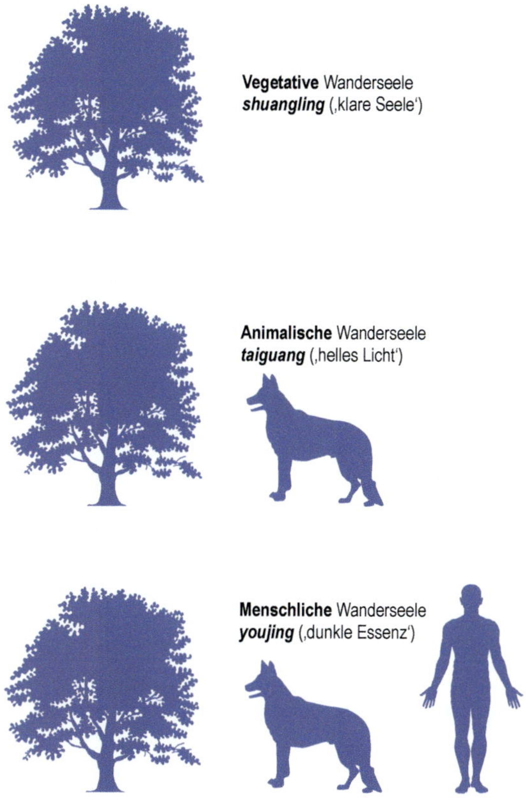

Abb. 3.3 Die 3 Wanderseelen

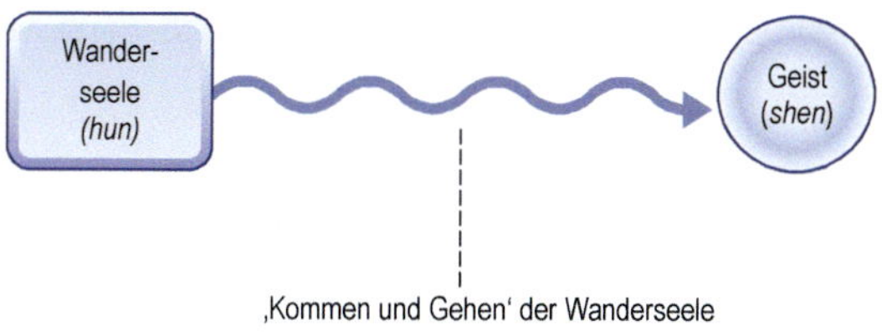

Abb. 3.4 Beziehung zwischen Wanderseele und Geist

Der Glaube an eine Seele, die den Körper nach dem Tod überdauert, ist sehr alt und geht auf die Zeiten zurück, bevor die wichtigsten Theorien zur chinesischen Medizin entwickelt wurden, d. h. liegt vor der Periode der Streitenden Reiche (476–221 v. Chr.) und der Han-Dynastie (221–207 v. Chr.). Das ‚Buch der Riten *(Liji)* stammt aus der Periode der Streitenden Reiche und fasst Praktiken der mittleren Zhou-Dynastie zusammen (11. Jahrhundert bis 771 v. Chr.). Dieses Werk erwähnt eine Seele, die den Körper nach dem Tod überdauert und als ‚Geist-Wanderseele' (*linghun* 灵魂) bezeichnet wird. Dort heißt es, dass Fleisch und Knochen zum Zeitpunkt des Todes sterben und zur Erde zurückkehren, während die ‚Geist-Wanderseele' den Körper überdauert und weggeht.[6]

In der Zeit vor der Periode der streitenden Reiche betrachtete man solche Geister als die Hauptursache von Krankheiten. Danach trat allmählich der Glaube an naturalistische Krankheitsursachen (wie das Wetter oder der Lebenswandel) in den Vordergrund. Das allererste Kapitel von ‚Einfache Fragen' (das Werk geht vermutlich auf die Zeit 100 v. Chr. zurück) gibt ein Zeugnis über diesen Wandel ab. Dieses Werk beginnt nämlich damit, dass der Gelbe Kaiser seinen Leibarzt Qi Bo fragt, warum die Menschen früher sehr lange lebten und heutzutage schon in jungen Jahren sterben. Qi Bos Antwort ist sehr bezeichnend. Er sagt nicht, dass die Menschen jung sterben, weil sie von bösen Geistern angegriffen werden. Ihr früher Tod sei vielmehr auf ihren Lebenswandel zurückzuführen. Dieses Werk markiert also den Übergang von der Dämonenmedizin (wonach eine Krankheit durch einen Angriff böser Geister verursacht wird) zu einer Naturmedizin (wonach eine Krankheit infolge eines unangemessenen Lebenswandels auftritt).

Der Glaube an Geister ist in der chinesischen Medizin aber nie richtig verschwunden. Alle alten Ärzte, auch bedeutende wie Sun Simiao oder Li Shizhen, glaubten an böse Geister als Krankheitsursachen und verordneten zusätzlich zu einer Kräutertherapie verschiedene Beschwörungsformeln. Der Glaube an böse Geister ist sogar heute noch im modernen China, nach 60 Jahren marxistischer Ideologie, präsent (➤ Kap. 7, Die *gui*).[7]

Was ist nun die Wanderseele und was sind ihre Aufgaben? Eine Analyse des chinesischen Schriftzeichens für die Wanderseele ist unumgänglich, wenn man ein Verständnis und Gespür für ihr Wesen erlangen will. Das Vorhandensein des Radikals für *gui* innerhalb des Schriftzeichens sagt uns sofort, dass die Wanderseele eine in gewisser Weise ‚dunkle' Natur besitzt; in der antiken griechischen Philosophie würden wir sagen, ein ‚dionysisches' Wesen. Sie gehört zu einer ‚Unterwelt', die sich von der Welt des Geistes unterscheidet.

Die Wanderseele ist das *gui,* also die ‚dunkle', intuitive, nicht-rationale Seite der menschlichen Natur. Sie besitzt einen Yang-Charakter, tritt durch die Nase ein und aus und kommuniziert mit dem Himmel. Das *gui* im Schriftzeichen *hun* für die ‚Wanderseele' hat auch noch eine andere wichtige Bedeutung. Die Tatsache, dass die Wanderseele das Wesen von *gui* besitzt, bedeutet, dass sie eine vom Geist *(shen) unabhängige* Existenz führt. Die Wanderseele führt ein Eigenleben und hat eigene Aufgaben, bei denen der Geist nicht mitzureden hat. Die Interaktion und Integration des Geistes mit der Wanderseele ist die Grundlage für unser reiches psychisches Leben.

Anders als die Wanderseele führen die beiden anderen psychisch-spirituellen Aspekte Intellekt (*yi* der Milz) und Willenskraft (*zhi* der Niere) keine unabhängige Existenz, sondern man könnte sie als Aspekte des Geistes *(shen)* des Herzens bezeichnen.

Wie wir weiter unten sehen werden, beinhaltet das Schriftzeichen für ‚Körperseele' *(po)* ebenfalls das Schriftzeichen für *gui.* Wie die Wanderseele verfügt die Körperseele ebenfalls über eine unabhängige Existenz, wenn auch auf einer körperlichen Ebene. Die Wander- und die Körperseele führen also eine vom Geist unabhängige Existenz, erstere auf psychischer, letztere auf körperlicher Ebene.

In Kapitel 54 des ‚Zentrums des Wirkvermögens' wird diese Ansicht bestätigt, wenn beschrieben wird, wie ein menschliches Wesen auf die Welt kommt. Dort heißt es ganz deutlich, dass dies geschieht, wenn der Körper, der Geist *(shen)* sowie Wander- und Körperseele zur Existenz gelangen:

„Die Mutter sorgt für die Grundlage, der Vater für die Befruchtung. Wenn kein shen da ist, herrscht der Tod; wenn shen da ist, herrscht Leben. Wenn Blut und Qi in Harmonie sind, indem Nähr- und Abwehr-Qi miteinander kommunizieren, wenn die 5 Organe vollständig sind, der Geist im Herzen beherbergt ist, die Wander- und Körperseele ausgebildet sind, dann formt sich ein menschliches Wesen."[8]

Diese Textstelle verdeutlicht, dass die Wander- und Körperseele unabhängig vom Geist existieren und dass sie notwendige Bestandteile eines menschlichen Wesens sind.

Das chinesische Schriftzeichen für Wanderseele sollte mit demjenigen für Geist *(shen)* verglichen werden. Das Radikal *gui* im Schriftzeichen für ‚Wanderseele' ist ein Gespenst oder Geist, sie ist ‚dunkel' und führt eine vom Geist unabhängige Existenz. Im Gegensatz dazu bezeichnet das Schriftzeichen *shen* das Einströmen des Himmels – etwas Reines, Spirituelles.

Die Wanderseele kann (in Gegenüberstellung zur Körperseele) als derjenige Teil der Seele beschrieben werden, der nach dem Tod den Körper verlässt und eine körperliche Erscheinungsform mit sich fortträgt. Aus dieser Sicht hat die Seele daher eine unabhängige Existenz, so wie in den Vorstellungen der antiken griechisch-römischen Zivilisation und während des Mittelalters.

Nach dem Tod überdauert die Wanderseele den Körper und kehrt zum ‚Himmel' zurück; die Körperseele stirbt hingegen mit dem Körper und kehrt zur Erde zurück. Der Geist wird einfach ausgelöscht. Es ist interessant, dass chinesische Werke bei der Beschreibung der Veränderungen, die sich nach dem Tod vollziehen, sagen, dass die Wanderseele und nicht der Geist *(shen)* zum ‚Himmel' zurückkehrt. Dies scheint zu bestätigen, dass *shen* tatsächlich vom Wesen her eher ‚Geist' als ‚Seele' ist.

In ‚Psychologie der chinesischen Medizin' heißt es unter Berufung auf einen alten Text:

„Bei der Geburt vereinigt sich die Wanderseele mit der Körperseele. Die Körperseele bändigt die Wanderseele. Bei Eintritt des Todes schwebt die Wanderseele hinweg und kehrt zum Himmel zurück, während die Körperseele zur Erde zurücksinkt. Bewegung hängt von der Wanderseele ab. Mangelnde Bewegung ist auf die Körperseele zurückzuführen. Yin kontrolliert die Speicherung; aus diesem Grund kontrolliert die Körperseele [die im Vergleich zur Wanderseele Yin ist] das Gedächtnis. Yang kontrolliert die Bewegung; daher kann sich die Wanderseele ausbreiten und kommen und gehen. Diese beiden [Seelen] sind untrennbar; wenn sich die Essenz (jing) sammelt, entsteht die Körperseele; wenn sich das Qi sammelt, entsteht die Wanderseele."[9]

In ➤ Abb. 3.5 wird das Bild einer Zigarette verwendet, um die unterschiedlichen Schicksale von Wanderseele, Körperseele und Geist nach dem Tod zu veranschaulichen: Die Zigarette selbst ist der Geist *(shen),* der Rauch die Wanderseele, die Asche die Körperseele und der Tabak die Essenz *(jing).*

Wenn die Zigarette gelöscht wird, überlebt die Wanderseele und geht in Form von Rauch zum ‚Himmel'; die Körperseele stirbt mit dem Körper und kehrt in Form von Asche zur Erde zurück. Der Geist (die Zigarette selbst) wird ausgelöscht und die Essenz (in Form von Tabak) ist aufgebraucht.

!

Nach dem Tod überdauert die Wanderseele den Körper und kehrt zum ‚Himmel' zurück; die Körperseele stirbt mit dem Körper und kehrt zur Erde zurück. Der Geist wird einfach ausgelöscht.

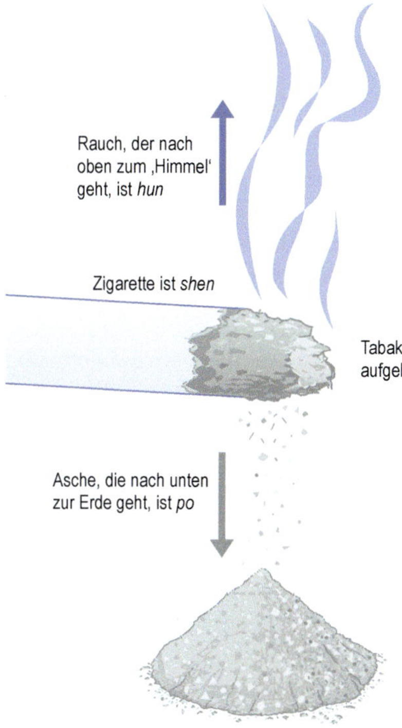

Abb. 3.5 Vergleich zwischen Wanderseele, Geist, Körperseele und Essenz

Gemäß altchinesischen Glaubensvorstellungen wurde die Wanderseele 3 Tage nach der Geburt während einer Namensgebungszeremonie vom Vater weitergegeben, d. h., das Baby bekam einen Namen und der Vater ‚übergab' ihm die Wanderseele.

Die Tatsache, dass die Wanderseele nach der Geburt durch den Vater übermittelt wird, sollte nicht wörtlich verstanden werden; sie ist insoweit bezeichnend, dass sie das soziale, relationale Wesen der Wanderseele (im Vergleich zur Körperseele) symbolisiert. Die Wanderseele ist verantwortlich für Beziehungen und unsere Verbindung zu anderen Menschen in der Familie und Gesellschaft. Die Zeremonie, während deren der Vater drei Tage nach der Geburt die Wanderseele und den Namen auf das Baby übertrug, ist daher ein Symbol für die Tatsache, dass durch diese Zeremonie dem Neugeborenen sein Platz in der Familie und Gesellschaft zugewiesen wurde. Die Wanderseele entspricht unserer Individualität, aber einer Individualität innerhalb von Familie und Gesellschaft.

Wenn wir die Wanderseele beschreiben, spielt das Thema ‚Bewegung', ‚Wirbeln', ‚Wandern' immer eine Rolle. Wie wir oben gesehen haben, stellt die alte Form des chinesischen Radikals innerhalb des Wortes *hun* die wirbelnde Bewegung der Seele eines Toten im Geisterreich dar. Die Wanderseele verleiht der Psyche in vielerlei Hinsicht ‚Bewegung': Bewegung der Seele aus dem Körper heraus wie beim Träumen, Bewegung aus dem Alltagsleben heraus wie bei Tagträumen und Ideen, Bewegung auf andere Menschen zu in menschlichen Beziehungen, Bewegung hinsichtlich von Plänen und Projekten.

HINWEIS FÜR DIE PRAXIS

Die Wanderseele bietet der Psyche in vielerlei Hinsicht Bewegung: Bewegung der Seele aus dem Körper heraus wie beim Träumen, Bewegung aus dem Alltagsleben heraus wie bei Tagträumen und Ideen, Bewegung auf andere Menschen zu in menschlichen Beziehungen, Bewegung hinsichtlich von Plänen, Projekten, Ideen, Lebensträumen, Inspiration und Kreativität.
Die besten Akupunkturpunkte, um die Bewegung der Wanderseele zu stimulieren, sind Gb 40 *qiuxu* zusammen mit Bl 47 *hunmen.*

Zusammengefasst ist die Wanderseele im Wesentlichen eine andere Bewusstseinsebene, die sich vom Geist unterscheidet, aber eng mit ihm verbunden ist. Sie ist ein Teil der Psyche, der nicht rational ist wie der Geist *(shen)*, sondern für Intuition, Inspiration, Ideen, Lebensträume, künstlerische Eingebung verantwortlich ist; sie ist auch zuständig für die ‚Bewegung' unserer Psyche in Richtung auf unsere Umwelt und andere Menschen in Beziehungen.

HINWEIS FÜR DIE PRAXIS

Die Wanderseele ist eine andere Bewusstseinsebene, die sich vom Geist unterscheidet, aber eng mit ihm verbunden ist. Sie ist ein Teil der Psyche, der nicht rational ist wie der Geist *(shen)*, sondern für Intuition, Inspiration, Ideen, Lebensträume, künstlerische Eingebung verantwortlich ist; sie ist auch zuständig für die ‚Bewegung' unserer Psyche in Richtung auf unsere Umwelt und andere Menschen in Beziehungen. Der Punkt Bl 47 *hunmen* reguliert die Bewegung der Wanderseele.

Die Wanderseele ist in der Leber, besonders im Leber-Yin verwurzelt (welches das Leber-Blut mit einschließt). Wenn das Leber-Yin oder Leber-Blut erschöpft sind, ist die Wanderseele ihrer Residenz beraubt und wird wurzellos. Dies kann zu Schlaflosigkeit oder unruhigem Schlaf mit vielen Träumen führen. Die Wanderseele wandert ihrer Behausung beraubt ziellos umher.

Nach dem Tod überlebt die Wanderseele und geht zum ‚Himmel', während die Körperseele stirbt und zur Erde zurückkehrt.

Wir werden das Wesen und die Funktionen der Wanderseele in diesem Kapitel unter den folgenden Gesichtspunkten besprechen:

- Schlaf und Träume
- Die Bewegung der Wanderseele und psychische Aktivitäten

- Gleichgewicht der Emotionen
- Augen und Sehkraft
- Mut
- Planen
- Beziehung zum Geist.

3.2 Schlaf und Träume

Die Wanderseele beeinflusst den Schlaf und das Träumen. Die Länge und die Qualität des Schlafs sind mit dem Zustand der Wanderseele verbunden. Wenn diese in der Leber (Leber-Blut oder Leber-Yin) fest verwurzelt ist, ist der Schlaf normal und gesund und ohne zu viele Träume. Wenn das Leber-Yin oder Leber-Blut im Mangel sind oder aber Hitze die Wanderseele in Aufruhr versetzt, ist diese ihrer Behausung beraubt und wandert nachts umher, wodurch ein unruhiger Schlaf mit vielen zermürbenden Träumen verursacht wird (➤ Abb. 3.6).

Schlafstörungen mit übermäßig vielen Träumen sind besonders mit der Wanderseele verbunden. Da das ‚Wandern' im Wesen der Wanderseele liegt, wandert sie nachts umher und lässt Träume entstehen. Tang Zonghai schreibt: *„In der Nacht während des Schlafens kehrt die Wanderseele zur Leber zurück; wenn die Wanderseele nicht friedlich ist, hat man viele Träume."*[10]

Im ‚Geheimnis der goldenen Blume', Kapitel 2, lesen wir:

„Tagsüber ist die Wanderseele in den Augen, nachts in der Leber. Wenn sie sich in den Augen befindet, können wir sehen; ist sie in der Leber, träumen wir."[11]

Es heißt dort auch:

„Träume stellen das Wandern der Wanderseele in den neun Himmeln und neun Erden dar. Wenn man aufwacht, ist man verworren und durcheinander, [weil] man durch die Körperseele eingeengt wird."[12]

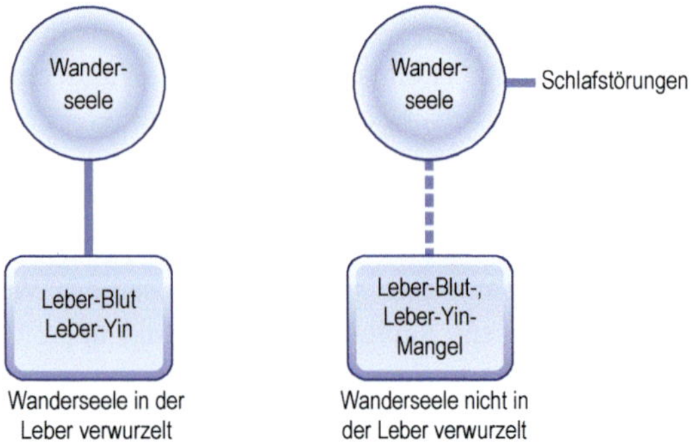

Abb. 3.6 Wanderseele und Schlaf

Unter Berufung auf ein altes Zitat heißt es in ‚Psychologie der chinesischen Medizin':

„Die Wanderseele geht zu den Augen und nachts zur Leber. Wenn sie in den Augen ist, können wir sehen; wenn sie in der Leber ist, lässt sie uns träumen. Wenn wir viel träumen, engt die Körperseele das hun ein; wenn wir aufwachen, ist die Wanderseele siegreich über die Körperseele."[13]

In kaum einem chinesischen Werk wird ‚übermäßiges Träumen' definiert. Meiner Erfahrung nach kann Träumen als übermäßig bezeichnet werden, wenn es sich um Albträume handelt oder aber wenn man die ganze Nacht unangenehme oder Angst erzeugende Träume hat und erschöpft aufwacht.

Dr. Wang Keqin definiert ‚normales' Träumen als solches, das durch nicht zu viele, kurze, angenehme Träume gekennzeichnet ist. ‚Übermäßiges' Träumen ist durch Albträume und zu viele und sehr lange Träume gekennzeichnet.[14]

Manche Ärzte klassifizieren Träume als ‚chaotische Träume' – Angst- oder Schockträume, merkwürdige Träume, ‚absurde Träume'. Sie werden als pathologisch betrachtet und sind darauf zurückzuführen, dass Geist und Wanderseele in Unruhe sind und ‚die Wanderseele den Körper verlässt.'

Im ‚Klassiker der Kategorien' von Zhang Jiebin werden sechs verschiedene Traumtypen unterschieden:

1. Normale Träume, die nicht mit einer bestimmten Emotion einhergehen
2. ‚Schockträume', die durch ein Angstgefühl gekennzeichnet sind
3. ‚Sorgenträume', die sich durch ein Gefühl der Sorge angesichts von Ereignissen, die sich tagsüber abgespielt haben, auszeichnen
4. ‚Schlafträume', in denen man zum Zeitpunkt des Aufwachens immer noch träumt
5. ‚Angenehme Träume'
6. ‚Angstträume', die durch Angstzustände charakterisiert sind.[15]

Wenn übermäßige Träume und Schlaflosigkeit durch ein zu starkes nächtliches Umherwandern der Wanderseele aufgrund ihrer mangelnden Verwurzelung im Leber-Blut und Leber-Yin verursacht werden, sollte man das Leber-Yin mit sauren und absorbierenden Arzneien wie *Muli* (Concha Ostreae), *Longchi* (Fossilia Dentis Mastodi), *Suanzaoren* (Sm. Ziziphi spinosae) oder *Baishao* (Rx. Paeoniae alba) nähren. Es gibt einen interessanten Zusammenhang zwischen der adstringierenden und absorbierenden Eigenschaft solcher Arzneien auf körperlicher Ebene und ihrer Anwendung zur Beruhigung des Geistes und ‚Absorbierung' der Wanderseele, um sie zurück zur Leber zu ziehen.

HINWEIS FÜR DIE PRAXIS

Um das Leber-Blut zu nähren und die Wanderseele in der Leber zu verankern, verwende ich (mit tonisierender Nadeltechnik) Le 8 *ququan,* Ren 4 *guanyuan* und Mi 6 *sanyinjiao.*

Wenn das Leber-Yin sehr erschöpft ist, kann es zuweilen vorkommen, dass die Wanderseele nachts während des Schlafs oder kurz vor dem Einschlafen den Körper vorübergehend verlässt. Diejenigen, die an einem schweren Yin-Mangel leiden, werden vielleicht in den Momenten vor dem Einschlafen ein schwebendes Gefühl verspüren; hierbei handelt es sich um das ‚Schweben' der nicht im Yin verwurzelten Wanderseele.

Wir haben soeben einen Leber-Blut- und/oder Leber-Yin-Mangel als eine Ursache für mangelnde Verwurzelung der Wanderseele in der Leber und damit für Schlaflosigkeit oder übermäßige Träume besprochen. Dies ist eine durch Leere bestimmte Ursache. Es kann jedoch auch vorkommen, dass die Wanderseele nicht in der Leber verwurzelt ist, weil sie durch pathogene Faktoren wie Hitze oder Feuer in Aufruhr versetzt wird. Dieser Mangel an Verwurzelung der Wanderseele in der Leber ist durch eine Fülle-Ursache bedingt (➤ Abb. 3.7). Träume, die durch Fülle-Zustände verursacht werden, nennt man die ‚12 Exzesse', wohingegen Träume aufgrund eines Leere-Zustands als ‚15 Mangelzustände' bezeichnet werden (➤ Kap. 18, Schlafstörungen).

Selbstverständlich hängt die Länge und Qualität des Schlafes auch vom Zustand des Herz-Blutes ab; es besteht eine Überschneidung zwischen dem Einfluss des Herz- und des Leber-Blutes auf den Schlaf.

Die Wanderseele beeinflusst außer den nächtlichen Träumen auch das Träumen in einem weiten Sinne, nämlich Träume, Ziele und Projekte in unserem Leben.

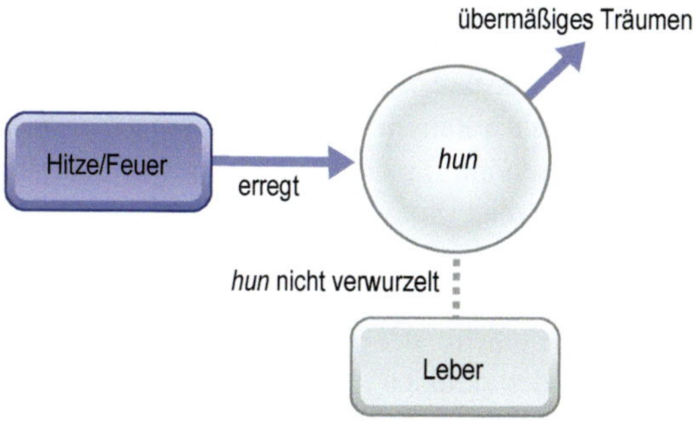

Abb. 3.7 Ursachen für übermäßiges Träumen aufgrund mangelnder Verwurzelung der Wanderseele in der Leber

Wenn man einen ‚Lebenstraum' hat, hängt dies von der Aktivität der Wanderseele ab. Die Wanderseele ist daher auch für ‚Träume' im positiven Sinne verantwortlich, nämlich dafür, ein Gespür für den Sinn in unserem Leben und ‚Träume' im Sinne von Zielen zu entwickeln. Wie wir später sehen werden, sind der Mangel an Gefühl für die Richtung und den Sinn im Leben und die Abwesenheit von Träumen und Zielen im Leben wichtige Kennzeichen der Depression und auf einen Mangel an ‚Bewegung' der Wanderseele zurückzuführen.

Die Wanderseele beeinflusst also unsere nächtlichen Träume und unsere ‚Lebensträume' im Wachzustand. Wenn die Wanderseele in den Augen ist, verfügen wir über eine äußerliche Sehkraft; befindet sie sich in der Leber, haben wir innere Bilder wie in Träumen oder Lebensträumen.

Schließlich ist die Wanderseele auch für Tagträume verantwortlich. Zhang Jiebin schreibt im ‚Klassiker der Kategorien': *„Geistesabwesenheit, als ob man in Trance sei, ist durch die Wanderseele bedingt, die außerhalb ihrer Behausung umherwandert."*[16] Er schreibt auch: *„Wenn man sich in Trance wie in einem Traum befindet, ist dies darauf zurückzuführen, dass die Wanderseele an den Grenzen [des Bewusstseins] schwimmt."*[17] Wenn also das Leber-Blut oder Leber-Yin im Mangel sind, wandert die Wanderseele in Tagträume ab und der Mensch hat kein klares Gespür für die Richtung in seinem Leben. Das Aufmerksamkeitsdefizitsyndrom (ADS) kann ebenfalls durch die Bewegung der Wanderseele in Tagträumen bedingt sein.

Die Wanderseele kann den Körper sogar vorübergehend verlassen; einige chinesische idiomatische Ausdrücke bestätigen dies. Beispielsweise bedeutet *fanhun* (wörtlich ‚Zurückkommen des *hun*') ‚ins Leben zurückkehren', zum Beispiel nach einem Trancezustand, während dessen die Seele den Körper verlässt. *hunfei posan* (wörtlich ‚fliegendes *hun,* zerstreutes *po*') bedeutet ‚sich zu Tode ängstigen' oder ‚wie vom Schlag getroffen sein', zum Beispiel durch Liebe.

ZUSAMMENFASSUNG

Wanderseele, Schlaf und Träume

- Die Wanderseele ist verantwortlich für einen gesunden Schlaf und ein normales Maß an Träumen.
- Wenn die Wanderseele tagsüber zu den Augen fließt, können wir sehen; wenn sie nachts zu den Augen fließt, träumen wir.
- Wenn die Wanderseele nicht im Leber-Blut und Leber-Yin verwurzelt ist oder wenn sie durch Hitze in Aufruhr versetzt wird, wandert sie möglicherweise zu viel umher und wir haben zu viele oder unangenehme Träume.
- Die Wanderseele ist verantwortlich für Lebensträume.

3.3 Die Bewegung der Wanderseele und psychische Aktivitäten

Die Wanderseele unterstützt den Geist in seinen psychischen Aktivitäten. In ‚Rechtschaffenheit der fünf Leitbahnen', einer Schrift aus der Tang-Dynastie, heißt es: *„Wissen hängt von der Schärfe der Wanderseele ab."*[18] Die Wanderseele versorgt den Geist, der für das rationale Denken zuständig ist, mit Intuition und Inspiration. Sie verleiht dem Geist auch ‚Bewegung' in dem Sinne, dass sie dem Geist die Fähigkeit der Selbsterkenntnis und Introspektion sowie die Fähigkeit der Außenprojektion und des Herstellens von Beziehungen zu anderen Menschen ermöglicht. Diese Fähigkeit zur Bewegung und Außenprojektion hängt eng mit der Qualität des Leber-Qi, sich schnell und frei zu bewegen, zusammen.

Der moderne Arzt Wang Keqin sagt hierzu: *„hun impliziert Bewegung"*.[19] Interessanterweise stellt er auch fest: *„Die Wanderseele ist eine zweite Schicht der psychischen Aktivität."*[20] In Kapitel 9 der ‚Einfachen Fragen' heißt es: *„Bewegung hängt vom Geist und der Wanderseele ab; die Leber beherbergt die Wanderseele und ist die Wurzel, um Extreme aufzuhalten [d. h., sie ist das regulierende und harmonisierende Organ]."*[21]

Wir erinnern uns, dass die Zuschreibungen ‚Bewegung', ‚Kommen und Gehen' und ‚Wandern' häufig im Zusammenhang mit der Wanderseele verwendet werden. Beispielsweise ist die Wanderseele, wie oben erwähnt, das ‚Kommen und Gehen des Geistes', oder *„wenn die Wanderseele zu den Augen schwimmt, können sie sehen."* Es ist interessant, diese Qualität der Wanderseele auf einer ätherischen Ebene mit der wirbelnden Bewegung eines Geistes, wie es in dem alten Schriftzeichen dargestellt ist, und auf der körperlichen Ebene mit dem sanften Fluss des Leber-Qi zu vergleichen. Der sanfte Fluss des Leber-Qi in alle Richtungen ist in der Tat das körperliche Gegenstück zur psychischen Bewegung der Wanderseele hin zum Geist.

Die Wanderseele wird immer als das ‚Kommen und Gehen des Geistes *(shen)*' beschrieben *(suishen wanglai weizhi hun)* oder, anders ausgedrückt: ‚was dem Geist in seinem Kommen und Gehen folgt, ist die Wanderseele'. Auf psychischer Ebene bedeutet dies, dass die Wanderseele den Geist mit ‚Bewegung' im Sinne von Intuition, Inspiration, Bewegung zu anderen Menschen hin in Beziehungen, Kreativität, Träumen (im Sinne von Lebensträumen), Plänen, Imagination, Projekten, Symbolen und Archetypen versorgt. Die Wanderseele verleiht dem Geist die notwendige psychische Spannkraft des Holzes. Der Geist ohne Wanderseele wäre wie ein leistungsstarker Computer ohne Software.

Interessanterweise sagen einige moderne Philosophen das Gleiche, beispielsweise Searle:

„Das System funktioniert so, dass das Gehirn ein digitaler Computer ist. Was wir den ‚Geist' nennen, ist ein digitales Computerprogramm oder eine Reihe von Programmen. Der Geist verhält sich zum Gehirn wie Software zu Hardware."[22]

HINWEIS FÜR DIE PRAXIS

Auf psychischer Ebene versorgt die Wanderseele den Geist mit ‚Bewegung' im Sinne von Intuition, Inspiration, Bewegung zu anderen Menschen hin in Beziehungen, Kreativität, Träumen (im Sinne von Lebensträumen), Plänen, Imagination, Projekten, Symbolen und Archetypen. Die Wanderseele verleiht dem Geist die notwendige psychische Spannkraft des Holzes. Um die Bewegung der Wanderseele zu stimulieren, verwende ich Bl 47 *hunmen* und Gb 40 *qiuxu.*

Ein wichtiger Aspekt bei der Bewegung der Wanderseele ist die Bewegung des Individuums hin zu anderen Menschen in Beziehungen; dies betrifft alle Arten von Beziehungen wie Ehe, Freundschaften, Beziehungen innerhalb der Familie und im Beruf. Die Wanderseele ist verantwortlich für unsere Fähigkeit, zu anderen Menschen Beziehungen aufzubauen, mit anderen zu interagieren und Empathie zu empfinden.

HINWEIS FÜR DIE PRAXIS

Man könnte sagen, dass Autismus eine Pathologie der Funktion der Wanderseele darstellt, auf andere zuzugehen und emotional auf andere zu reagieren.

Die Beziehung zwischen dem Geist, der für das rationale Denken, aber auch für unser Gefühlsleben zuständig ist, und der Wanderseele, die für Intuition und Inspiration verantwortlich ist, ähnelt in gewisser Hinsicht der Beziehung zwischen Athene und Dionysos in der griechischen Mythologie. Athene ist die Göttin der Vernunft und der Weisheit, während Dionysos der Gott der Mysterienkulte, religiösen Ekstase, Entfernung aus der Alltagswelt durch spirituellen Rausch und Initiation in geheime Riten ist. Eine schöne Darstellung auf einer antiken griechischen Vase zeigt Dionysos, wie er die auf einer Schaukel sitzende Athene anstößt (➤ Abb. 3.8). Dies veranschaulicht die notwendige Abstimmung und Integration der rationalen Seite der Psyche (symbolisiert durch Athene) mit der ‚dunklen', inspirativen und nicht-rationalen Seite (symbolisiert durch Dionysos).

Diese griechische Darstellung ist ein gutes Beispiel für die ‚Bewegung', die die Wanderseele dem Geist verleiht,

3

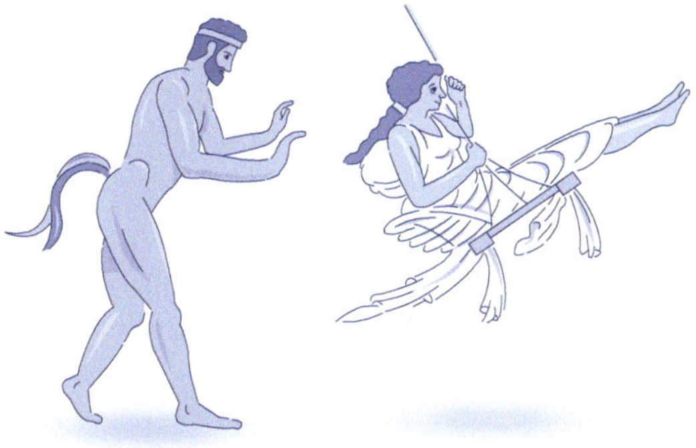

Abb. 3.8 Vergleich der Beziehung zwischen Wanderseele und Geist und der Beziehung zwischen Dionysos und Athene

symbolisiert durch die Bewegung der Schaukel, die durch Dionysos angestoßen wird.

Es gibt noch weitere Verbindungslinien zwischen Dionysos und der Wanderseele. Laut Trimble repräsentiert Dionysos *„eine Kraft, die jenseits von menschlicher Kontrolle ist, die wir aber nicht verbannen können: die Kraft, die von unserem Geist Besitz ergreift oder uns in Ekstase außerhalb unserer selbst stellt"*.[23]

ZUSAMMENFASSUNG

Die Bewegung der Wanderseele und psychische Aktivitäten

- Die Wanderseele leistet einen Beitrag zu den psychischen Aktivitäten des Geistes *(shen)*, indem sie ihn mit Ideen, Intuition, Bildern und Kreativität versorgt.
- Diese Aktivität der Wanderseele beruht auf ihrem ‚Kommen und Gehen'.

3.4 Gleichgewicht der Emotionen

Die Wanderseele ist dafür verantwortlich, ein normales Gleichgewicht zwischen Reizung und Zügelung unseres Gefühlslebens zu bewahren, und zwar unter Führung des Herzens und des Geistes. Emotionen sind ein normaler Bestandteil unseres psychischen Lebens; wir alle verspüren bei bestimmten Anlässen im Lauf unseres Lebens Zorn, Traurigkeit, Sorge oder Furcht. Sie führen normalerweise nicht zu Krankheiten. Die Wanderseele, die für den intuitiveren und unbewussteren Anteil des Geistes verantwortlich ist, spielt eine Rolle dabei, ein emotionales Gleichgewicht zu halten und hindert vor allem die Emotionen daran, übermäßig zu werden und sich dadurch in eine Krankheitsursache zu verwandeln.

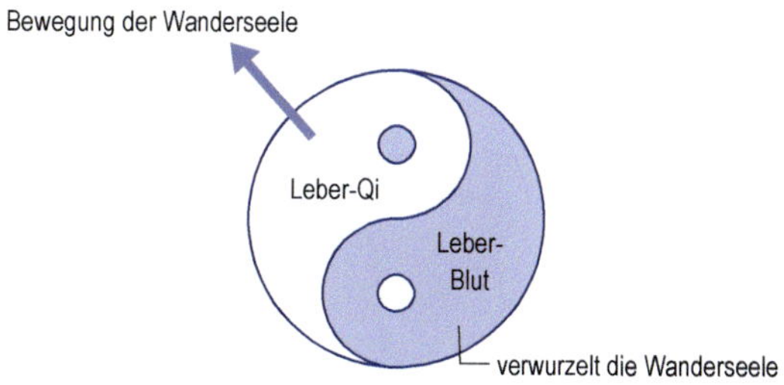

Abb. 3.9 Beziehung zwischen Leber-Qi und Leber-Blut und der Wanderseele

Diese regulierende Funktion der Wanderseele hängt eng mit dem Gleichgewicht zwischen Leber-Blut (dem Yin-Anteil der Leber) und dem Leber-Qi (dem Yang-Anteil der Leber) zusammen. Leber-Blut und Leber-Qi müssen in Harmonie sein, und das Leber-Blut muss das Leber-Qi verwurzeln, damit es nicht stagniert oder nach oben rebelliert. Auf einer psychisch-emotionalen Ebene muss das Leber-Blut die Wanderseele verwurzeln, sodass ein ausgewogenes und glückliches Gefühlsleben möglich wird. Dies ist eine der Bedeutungen der Leber als ‚regulierendes und harmonisierendes Organ', und zwar auf einer psychischen Ebene (➤ Abb. 3.9).

In Kapitel 9 der ‚Einfachen Fragen' heißt es: *„Die Leber beherbergt die Wanderseele und ist die Wurzel für die Beendigung von Extremen [d. h., sie ist das regulierende und ausgleichende Organ]"*.[24]

Wenn das Leber-Blut im Mangel ist, entstehen Furcht und Angst; wenn das Leber-Yang im Exzess ist, entsteht Zorn. In Kapitel 8 des ‚Zentrums des Wirkvermögens' steht: *„Wenn die Leber geschwächt ist, entsteht Furcht; wenn sie in Fülle ist, entsteht Zorn."*[25] Tang Zonghai schreibt in der ‚Abhandlung über Blut-Muster': *„Wenn das Leber-Blut im Mangel ist, rührt Feuer die Wanderseele auf, was in nächtlichen Samenergüssen mit Träumen resultiert."*[26]

Tang Zonghai beschreibt in der folgenden Textstelle deutlich das Gleichgewicht zwischen Leber-Blut und Leber-Qi:

„Die Wanderseele ist das Yang der Essenz [jing] und der Geist des Qi. Das Qi des Körpers ist Yang und das Blut ist Yin. Das Yang kann nicht ohne das Yin existieren, das Qi nicht ohne das Blut. Die Leber herrscht über das Blut und enthält Yang; dies ist eine Funktion der Wanderseele."[27]

Diese Aussage ist interessant, weil der letzte Satz klar ausdrückt, dass es die Wanderseele ist, die das Gleichgewicht zwischen Leber-Blut und Leber-Qi hält, also zwischen den Yin- und Yang-Aspekten der Leber. In emotionaler Hinsicht bedeutet dies, dass die Wanderseele für eine Balance des freien Flusses des Leber-Qi sorgt.

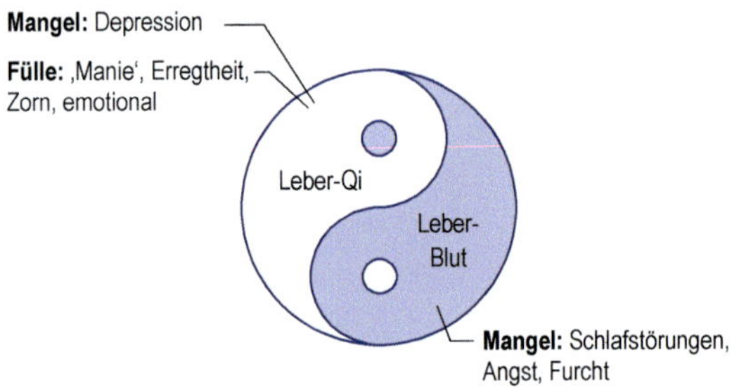

Abb. 3.10 Pathologische Zustände der Beziehung zwischen Leber-Qi und Leber-Blut

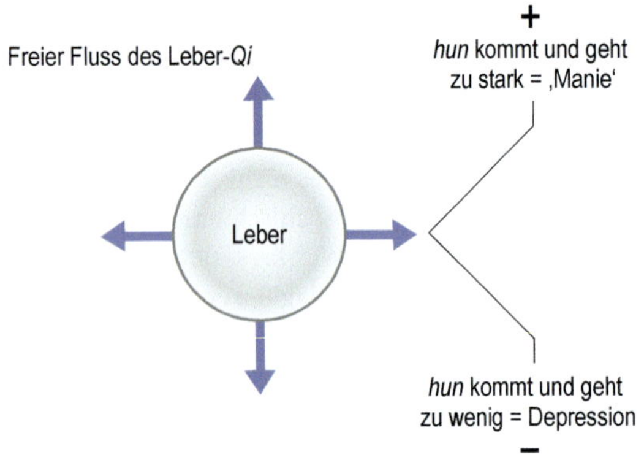

Abb. 3.11 Pathologie von übermäßiger oder mangelnder Bewegung des Leber-Qi

Der freie Fluss des Leber-Qi ist die körperliche Entsprechung zum ‚Kommen und Gehen' der Wanderseele; dieses ‚Kommen und Gehen' sollte reguliert und ausgewogen sein. Wenn es im Mangel ist (wie bei einer Leber-Qi-Stagnation), ist der Mensch deprimiert und hat die Verbindung zu seinen Emotionen verloren; bei einem Exzess (wie bei aufsteigendem Leber-Yang oder Leber-Feuer) ist der Mensch möglicherweise sehr erregt, zornig, zu emotional oder kann einen gewissen Grad von Manie zeigen. (➤ Abb. 3.10 und ➤ Abb. 3.11).

HINWEIS FÜR DIE PRAXIS

Der freie Fluss des Leber-Qi ist die körperliche Entsprechung zum ‚Kommen und Gehen' der Wanderseele; dieses ‚Kommen und Gehen' sollte reguliert und ausgewogen sein. Wenn es im Mangel ist (wie bei einer Leber-Qi-Stagnation), ist der Mensch deprimiert und hat die Verbindung zu seinen Emotionen verloren; bei einem Exzess (wie bei aufsteigendem Leber-Yang oder Leber-Feuer) ist der Mensch möglicherweise erregt, zornig, zu emotional oder leicht manisch. Die besten Punkte, um das Kommen und Gehen der Wanderseele zu regulieren, sind Le 3 *taichong* und Bl 47 *hunmen.*

Diese beiden gegensätzlichen emotionalen Zustände, die durch hyperaktives Leber-Qi (mit übermäßigem ‚Kommen und Gehen' der Wanderseele) oder stagnierendes Leber-Qi (mit unzureichendem ‚Kommen und Gehen' der Wanderseele) charakterisiert sind, werden in den ‚Einfachen Fragen' als ‚Fülle' und ‚Leere' des Geistes *(shen)* bezeichnet. In Kapitel 62 heißt es:

„Was sind die Symptome von Fülle und Leere des Geistes [shen]? Wenn der Geist im Exzess ist, lacht der Mensch unkontrolliert; wenn der Geist geschwächt ist, ist der Mensch traurig."[28]

ZUSAMMENFASSUNG

Gleichgewicht der Emotionen durch die Wanderseele

- Die Wanderseele ist dafür verantwortlich, ein normales Gleichgewicht zwischen Reizung und Zügelung unseres Gefühlslebens zu bewahren, und zwar unter Führung des Herzens und des Geistes.
- Auf einer emotionalen Ebene muss das Leber-Blut die Wanderseele verwurzeln, sodass ein ausgewogenes und glückliches Gefühlsleben möglich wird.
- Der freie Fluss des Leber-Qi ist die körperliche Entsprechung zum ‚Kommen und Gehen' der Wanderseele; dieses ‚Kommen und Gehen' sollte reguliert und ausgewogen sein. Wenn es im Mangel ist (wie bei einer Leber-Qi-Stagnation), ist der Mensch deprimiert und hat die Verbindung zu seinen Emotionen verloren; bei einem Exzess (wie bei aufsteigendem Leber-Yang oder Leber-Feuer) ist der Mensch möglicherweise sehr erregt, zornig, zu emotional oder leicht manisch.

3.5 Augen und Sehkraft

Die Wanderseele steht mit den Augen und dem Sehen in Verbindung. Tang Zonghai schreibt: *„Wenn die Wanderseele zu den Augen wandert, können sie sehen."*[29] Im ‚Geheimnis der goldenen Blume' heißt es in Kapitel 2:

„Tagsüber ist die Wanderseele in den Augen, nachts in der Leber. Wenn sie sich in den Augen befindet, können wir sehen; ist sie in der Leber, träumen wir."[30]

Abgesehen vom körperlichen Sehvermögen verleiht die Wanderseele uns auch ‚Visionen' in unserem Leben, d. h. die Fähigkeit, Lebensträume, Projekte und Kreativität zu entwickeln.

HINWEIS FÜR DIE PRAXIS

Die besten Punkte, um die Wanderseele und die Sehkraft zu beeinflussen, sind Gb 37 *guangming,* Le 2 *xingjian* und Bl 18 *ganshu.*

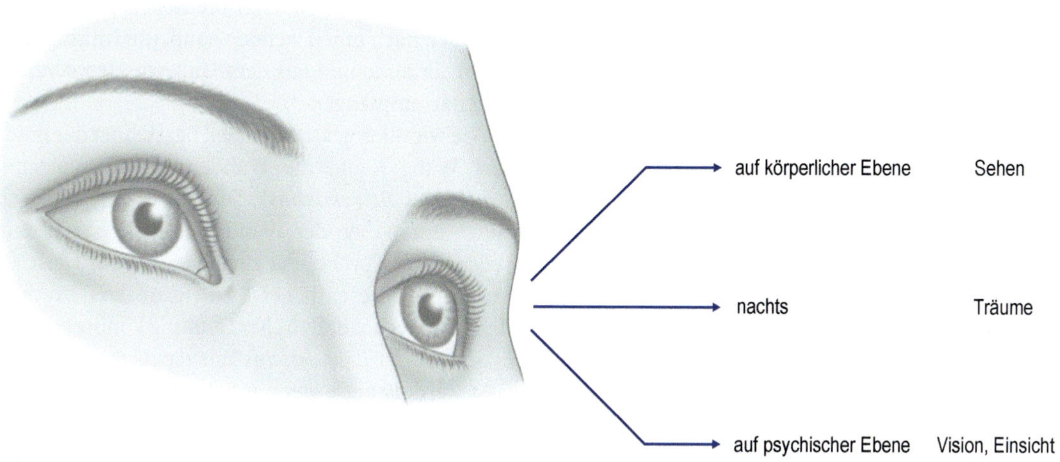

Abb. 3.12 Die 3 Einflüsse der Wanderseele auf das ‚Sehen'

Diese Verbindung mit den Augen kann leicht mit der Verwurzelung der Wanderseele im Leber-Blut in Beziehung gesetzt werden, da dieses die Augen nährt.

Auf psychischer Ebene schenkt die Wanderseele uns ‚Visionen' und Einsicht. Nachts lässt uns die Wanderseele ‚sehen', wenn wir träumen. Daher ist die Wanderseele auf dreierlei Arten für das Sehen zuständig: körperliches Sehvermögen, nächtliches ‚Sehen' in Form von Träumen und ‚Visionen' im Leben (➤ Abb. 3.12).

ZUSAMMENFASSUNG

Wanderseele, Augen und Sehkraft

- Die Wanderseele steht mit den Augen und dem Sehen in Verbindung.
- Tagsüber ist die Wanderseele in den Augen und nachts in der Leber. Wenn sie sich in den Augen befindet, können wir sehen; wenn sie in der Leber ist, träumen wir.
- Auf psychischer Ebene schenkt uns die Wanderseele ‚Visionen' und Einsicht.

3.6 Mut

Die Wanderseele steht mit Mut bzw. mit dessen Mangel (Feigheit) in Verbindung; aus diesem Grund wird die Leber zuweilen als ‚entschlossenes Organ' bezeichnet. Tang Zonghai schreibt: „*Wenn die Wanderseele nicht stark ist, ist der Mensch ängstlich.*"[31] Die ‚Stärke' der Wanderseele stammt in diesem Zusammenhang hauptsächlich vom Leber-Blut. Wenn das Leber-Blut ausreichend vorhanden ist, ist der Mensch furchtlos und in der Lage, den Schwierigkeiten des Lebens zu begegnen, ohne sich leicht entmutigen zu lassen.

So wie im Krankheitsfall das Leber-Yang leicht emporflammt und Zorn verursacht, kann im gesunden Zustand der gleiche aus dem Leber-Blut stammende Typus von psychischer Energie einem Menschen Mut und Entschlossenheit verleihen. Wenn das Leber-Blut und Leber-Qi im Mangel sind und die Wanderseele zaudert, mangelt es dem Menschen an Mut und Entschlossenheit, er kann den Schwierigkeiten nicht ins Auge sehen oder Entscheidungen treffen und wird schnell entmutigt.

Ein vages Angstgefühl am Abend vor dem Einschlafen ist ebenfalls durch mangelnde Verwurzelung der Wanderseele bedingt.

HINWEIS FÜR DIE PRAXIS

Um den ‚Mut' der Wanderseele zu stimulieren, verwende ich den Punkt Gb 40 *qiuxu.*

Die Eigenschaften des Mutes und der Entschlossenheit hängen auch von der Stärke des Gallenblasen-Qi ab.

ZUSAMMENFASSUNG

Wanderseele und Mut

- Die Wanderseele steht mit Mut bzw. mit dessen Mangel (Feigheit) in Verbindung; aus diesem Grund wird die Leber zuweilen als ‚entschlossenes Organ' bezeichnet.
- Wenn das Leber-Blut ausreichend vorhanden ist, ist der Mensch furchtlos und in der Lage, den Schwierigkeiten des Lebens mit unbezwingbarem Geist zu begegnen. Wenn das Leber-Blut im Mangel ist und die Wanderseele zaudert, mangelt es dem Menschen an Mut und Entschlossenheit, er kann den Schwierigkeiten nicht ins Auge sehen oder Entscheidungen treffen und wird schnell entmutigt.

3

3.7 Planen

Die Wanderseele beeinflusst unsere Fähigkeit, unser Leben zu planen und ihm einen Richtungssinn zu geben. Eine mangelnde Richtung in unserem Leben und ein Gefühl von spiritueller Verwirrtheit können mit dem ziellosen Umherwandern der Wanderseele verglichen werden; solch ein Richtungsverlust und eine solche Planungsunfähigkeit sind durch das unzureichende ‚Kommen und Gehen' der Wanderseele bedingt.

Wenn die Leber in Blüte steht und die Wanderseele trotz fester Verwurzelung sich auch genügend bewegen kann, werden wir bei der Planung unseres Lebens mit Visionen, Weisheit und Kreativität unterstützt. Wenn Leber-Blut und Leber-Qi im Mangel sind, ‚kommt und geht' die Wanderseele nicht genug und es mangelt uns an Richtungssinn und Visionen im Leben.

Dieser Mangel an Richtungssinn und diese Abwesenheit von Lebensträumen sind ein verbreitetes spirituelles Problem und ein wichtiges Kennzeichen einer Depression.

ZUSAMMENFASSUNG

Wanderseele und Planen

- Die Wanderseele beeinflusst unsere Fähigkeit, unser Leben zu planen und ihm einen Richtungssinn zu geben.
- Wenn die Leber in Blüte steht, ist die Wanderseele fest verwurzelt und kann uns bei der Planung unseres Lebens mit Visionen, Weisheit und Kreativität unterstützen. Wenn Leber-Blut und Leber-Qi im Mangel sind, ‚kommt und geht' die Wanderseele nicht genug und uns mangelt es an Richtungssinn und Visionen im Leben.
- Der Mangel an Richtungssinn und die Abwesenheit von Lebensträumen sind ein wichtiges Kennzeichen einer Depression.

3.8 Beziehung zum Geist

3.8.1 Beziehung zwischen der Wanderseele und dem Geist

Es ist wichtig, einmal über die Beziehung zwischen Geist *(shen)* und Wanderseele *(hun)* nachzudenken. Sie sind beide vom Wesen her Yang, sind eng miteinander verbunden und nehmen an allen psychischen Aktivitäten eines menschlichen Wesens teil. Wir haben bereits gesehen, dass die Wanderseele als das ‚Kommen und Gehen' des Geistes beschrieben wird. Dies bedeutet, dass der Geist durch die Wanderseele sich nach außen hin zur Außenwelt und zu anderen Menschen projizieren und sich auch nach innen wenden kann, um Intuition, Inspiration, Träume und aus dem Unbewussten stammende Bilder zu empfangen.

Wie wir oben gesehen haben, bezeichnet der moderne Arzt Wang Keqin die Wanderseele als *„eine andere Schicht des Bewusstseins"*. Dies ist eine gute Beschreibung vom Wesen der Wanderseele: sie ist ein anderer Teil unserer Psyche, der unabhängig vom Geist *(shen)* ist, aber ein wesentliches Element unserer Psyche darstellt. In psychoanalytischer Deutung könnte *„eine andere Schicht des Bewusstseins"* als das Unbewusste aufgefasst werden, auch wenn man vorsichtig sein muss, direkte Parallelen zwischen altchinesischen Vorstellungen und der modernen Psychoanalyse zu ziehen.

Ganz wesentlich für die Natur der Wanderseele ist, wie oben beschrieben, ihre vom Geist unabhängige Existenz, wie sich am Vorhandensein des Radikals für *gui* in ihrem Schriftzeichen zeigt. Sie ist das *gui* unserer Psyche. Hier wird der Begriff *gui* nicht im Sinn von ‚Geist' eines Toten oder ‚Gespenst' verwendet, sondern hat eine metaphorische Bedeutung: Es ist der unterirdische Teil unserer Psyche, das Depot für Ideen, Inspiration, Kreativität, Projekte, Lebensträume, Archetypen.

Wenn das Leber-Blut und Leber-Qi reichlich vorhanden sind und die Wanderseele gefestigt ist, geht von der Wanderseele ein gesunder Fluss von Inspiration, Ideen, Kreativität und Plänen hin zum Geist aus. Auf der anderen Seite muss der Geist, da er der Wanderseele Kontrolle und Integration bietet, eine irgendwie geartete ‚Kontrolle' über das von der Wanderseele ausgehende Material ausüben und dieses vor allem auch in die Gesamtpsyche integrieren.

Die perfekte Beziehung zwischen Geist und Wanderseele ist derart, dass die Wanderseele dem Geist ‚Bewegung' verleiht, was sich in Zielen, Intuition, Kreativität, Ideen, Lebensträumen, Plänen usw. manifestiert. Andererseits übt der Geist eine gewisse Kontrolle über die von der Wanderseele ausgehenden psychischen Einflüsse aus und integriert sie. Sich selbst überlassen liegt es im Wesen der Wanderseele, sich zu ‚bewegen' und zu ‚wandern'. Die Wanderseele ist immer auf der Suche und entwickelt ständig Ideen, Projekte, Sehnsüchte usw. Der Geist kann jedoch immer nur mit jeweils einer Idee umgehen und muss die vielen Ideen in die Gesamtpsyche integrieren. ➤ Abb. 3.13 veranschaulicht das Konzept, dass die Wanderseele die Quelle verschiedener Ideen, Pläne, Projekte, Inspirationen und Lebensträume ist, die der Geist nacheinander abarbeiten muss.

Zhang Jiebin schreibt im ‚Klassiker der Kategorien': *„Das shen des Qi wird als hun bezeichnet"*, *„Der Geist und die Wanderseele sind Yang, die Wanderseele folgt dem*

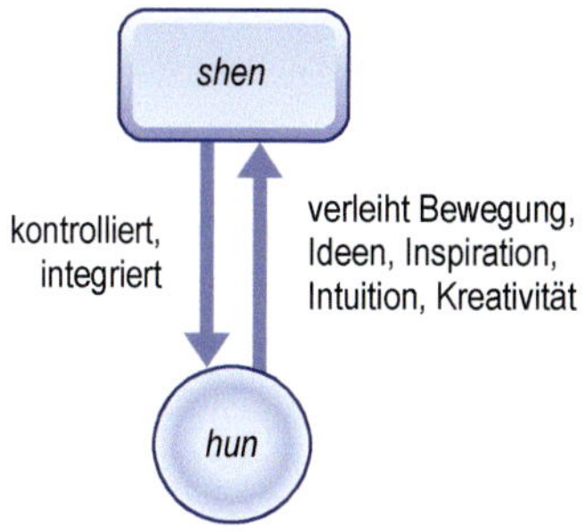

Abb. 3.13 Normale Beziehung zwischen Wanderseele und Geist

Geist; wenn der Geist bewusstlos ist, wird die Wanderseele fortgerissen" und *„Der Geist entspricht dem Yang innerhalb des Yang; die Wanderseele entspricht dem Yin innerhalb des Yang".*[32]

➤ Abb. 3.13 veranschaulicht die ideale Beziehung zwischen Geist und Wanderseele, bei der die Bewegung der Wanderseele normal ist und die Kontrolle und Integration des Geistes ebenfalls normal funktionieren.

Als Quelle der Ideen und Lebensträume für den Geist kann die Wanderseele mit einem Meer verglichen werden; ihr Reich ist eine unterirdische, nicht klar abgrenzbare Welt und auch die Welt des *gui.* Die Wanderseele ist das *gui* für das psychisch-emotional-spirituelle Leben des Geistes.

Der Geist kann nur jeweils eine von der Wanderseele stammende Idee bewältigen, er muss daher eine Art von Kontrolle über das von der Wanderseele kommende Material ausüben. Er muss auch das von der Wanderseele stammende Material in das allgemeine psychische Leben integrieren. Wenn der Geist stark und die Wanderseele richtig ‚gesammelt' ist, dann wird eine Harmonie zwischen den beiden bestehen und der Mensch hat einen gelassenen Weitblick, Einsicht und Weisheit.

Wenn die Wanderseele nicht genug ‚kommt und geht', kann es ihr an Bewegung und Inspiration mangeln; der Mensch kann dann deprimiert sein, ohne Ziel oder Lebensträume. Die Wanderseele kann entweder durch sich selbst oder durch eine Überkontrolle des Geistes in ihrer Bewegung eingeschränkt sein. Dies geschieht beispielsweise bei Menschen, die in ihren Ansichten zu streng und gezügelt sind. ➤ Abb. 3.14 veranschaulicht die beiden Situationen, wenn das ‚Kommen und Gehen' der Wanderseele durch sich selbst eingeschränkt ist (auf der rechten Seite), oder wenn der Geist sie überkontrolliert (auf der linken Seite).

Umgekehrt kommt es bei einer übermäßigen Bewegung der Wanderseele zu einem Ansturm von Ideen, Plänen, Projekten, Inspiration usw., die aus der Wanderseele fließen und den Geist überfluten, welcher den

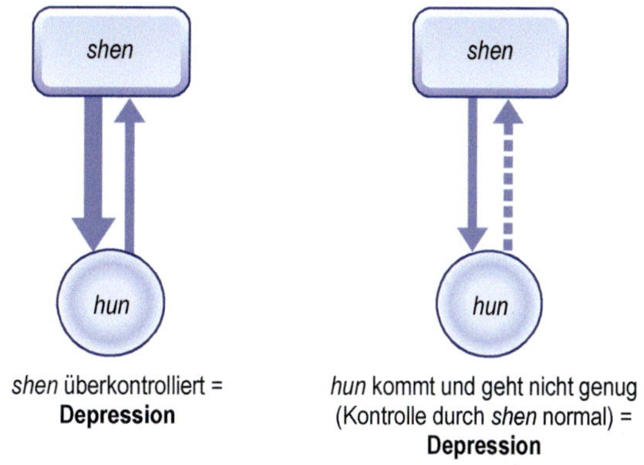

Abb. 3.14 Mangelnde Bewegung der Wanderseele

Ansturm nicht kontrollieren und integrieren kann. Dies kann bei manchen Menschen beobachtet werden, die immer voller Ideen, Träume und Projekte sind, von denen aufgrund des chaotischen Zustands des Geistes, der die Wanderseele nicht im Zaum halten kann, nie etwas zur Ausführung gelangt.

Es gibt zwei mögliche Faktoren, die zu dieser Situation führen können. Wenn der Geist schwach ist und die Wanderseele nicht zügeln und kontrollieren kann, wird sie möglicherweise zu unruhig und ihre ‚Bewegung' übermäßig, was den Geist nur in Verwirrung und Chaos stürzt und den Menschen zerstreut, unruhig und leicht manisch werden lässt. Auf der anderen Seite kann die Bewegung der Wanderseele aber auch aus sich selbst heraus übermäßig sein (nicht weil der Geist sie nicht kontrollieren kann). Das Ergebnis ist das gleiche, nämlich eine übermäßige Ansammlung von Ideen, Lebensträumen, Plänen und Projekten, die aus der Wanderseele strömen und den Menschen in gewissem Grad manisch werden lassen. ➤ Abb. 3.15 stellt die beiden Situationen dar, wenn das ‚Kommen und Gehen' der Wanderseele aus sich selbst heraus übermäßig ist (auf der linken Seite), oder wenn der Geist diese nicht genug kontrolliert (auf der rechten Seite).

Der Geist sollte die Wanderseele integrieren, sodass aus ihr hervorgehende Bilder, Symbole und Träume eingeordnet werden können. Für den bewussten Geist bedeutet dies, 2 verschiedene Sichtweisen von der Welt zusammenzubringen, nämlich die bewusste und rationale Sichtweise (des Geistes) und eine gänzlich andere, in der die Wanderseele die Oberhand hat. Funktioniert dies nicht, so kann der Geist von den Inhalten der Wanderseele überschwemmt werden und dem Risiko einer Blockade des Geistes, in ernsten Fällen einer Psychose, ausgesetzt sein. Wenn dagegen der Geist schwach ist oder die Wanderseele zu sehr ‚kommt und geht', können die von der Wanderseele einströmenden Inhalte nicht durch den Geist integriert werden.

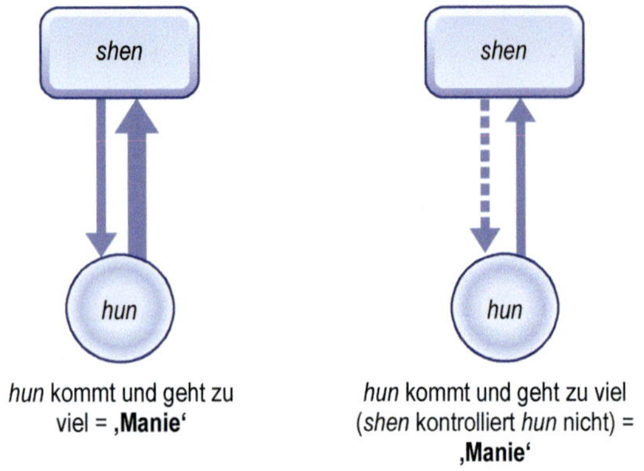

Abb. 3.15 Übermäßige Bewegung der Wanderseele

!

Die Schlüsselwörter zur Beschreibung der Funktion des Geistes im Hinblick auf die Wanderseele sind *Kontrolle* und *Integration.*

3.8.2 Leicht ‚manisches' Verhalten in der klinischen Praxis

Da ich einige Male die Begriffe ‚manisch' und ‚Manie' im Zusammenhang mit der Situation erwähnt habe, dass die Wanderseele nicht durch den Geist gezügelt wird und ihr ‚Kommen und Gehen' übermäßig ist, sollte ich definieren, was ich unter diesem Begriff verstehe.

In psychiatrischer Terminologie umfasst die *Manie* (oder eine *manische Episode*) folgende Zeichen und Symptome:

- Gesteigerte Energie, Aktivität und Unruhe
- Übermäßige, extrem gute, euphorische Hochstimmung
- Extreme Reizbarkeit
- Gedankenrasen und sehr schnelles Sprechen, Gedankensprünge
- Ablenkbarkeit, Unfähigkeit, sich gut zu konzentrieren
- Wenig Schlafbedürfnis
- Unrealistischer Glaube an seine Fähigkeiten und Kräfte
- Schlechtes Urteilsvermögen
- Kaufrausch
- Verhaltensweisen, die sich von den gewöhnlichen unterscheiden und andauern
- Übermäßiger Sexualtrieb
- Missbrauch von Drogen, besonders von Kokain, Alkohol und Schlafmitteln
- Provozierendes, zudringliches oder aggressives Verhalten
- Leugnen, dass irgendetwas nicht in Ordnung sein könnte.[33]

Voll ausgebildete Manie wird in ➤ Kap. 19 besprochen.

Es ist wichtig zu erkennen, dass Manie und manisches Verhalten in vielen verschiedenen Schweregraden auftreten können, d. h., die Grenze zwischen ‚Geisteskrankheit' und ‚Normalität' ist keine klare Trennlinie zwischen den beiden Zuständen, sondern dazwischen liegt ein weites Gebiet von Verhaltensweisen, die zwar nicht normal sind, aber auch keine ‚Geisteskrankheit' darstellen. Anders ausgedrückt, sind leichtere Formen von ‚Manie' und ‚manischem Verhalten' relativ häufig. Wann immer das ‚Kommen und Gehen' der Wanderseele übermäßig ist, besteht die Möglichkeit von ‚manischem' Verhalten.

HINWEIS FÜR DIE PRAXIS

Manie und manisches Verhalten können in vielen verschiedenen Schweregraden auftreten, d. h., die Grenze zwischen ‚Geisteskrankheit' und ‚Normalität' ist keine klare Trennlinie zwischen den beiden Zuständen, sondern dazwischen liegt ein weites Gebiet von Verhaltensweisen, die zwar nicht normal sind, aber auch keine ‚Geisteskrankheit' darstellen. Anders ausgedrückt, sind leichtere Formen von ‚Manie' und ‚manischem Verhalten' relativ häufig. Wann immer das ‚Kommen und Gehen' der Wanderseele übermäßig ist, besteht die Möglichkeit von ‚manischem' Verhalten.

Meine eigenen Kriterien für die Diagnose einer leichten ‚Manie' (d. h. bei Menschen, die nicht geisteskrank sind) sind wie folgt:

- Psychische Unruhe, Erregung
- Hyperaktivität
- Arbeiten und Aktivsein in der Nacht
- Viel Geld ausgeben
- Viele Projekte gleichzeitig haben, von denen keines realisiert wird
- Sich einlassen auf riskante Projekte
- Starker Sexualtrieb und häufiger Partnerwechsel
- Ein fast messianischer Drang im gewählten Bereich
- Geistige Verwirrtheit
- Zwangsgedanken
- Übermäßiges Lachen
- Zu viel und/oder zu schnelles Reden
- Risikofreudigkeit
- Häufig künstlerische Begabung.

3.8.3 Beispiele für das Wesen der Wanderseele

Um dem Leser ein Gespür für die Wirkungen der Wanderseele zu vermitteln, habe ich sechs Punkte aufgeführt (➤ Abb. 3.16):

1. Kinder
2. Künstlerische Inspiration

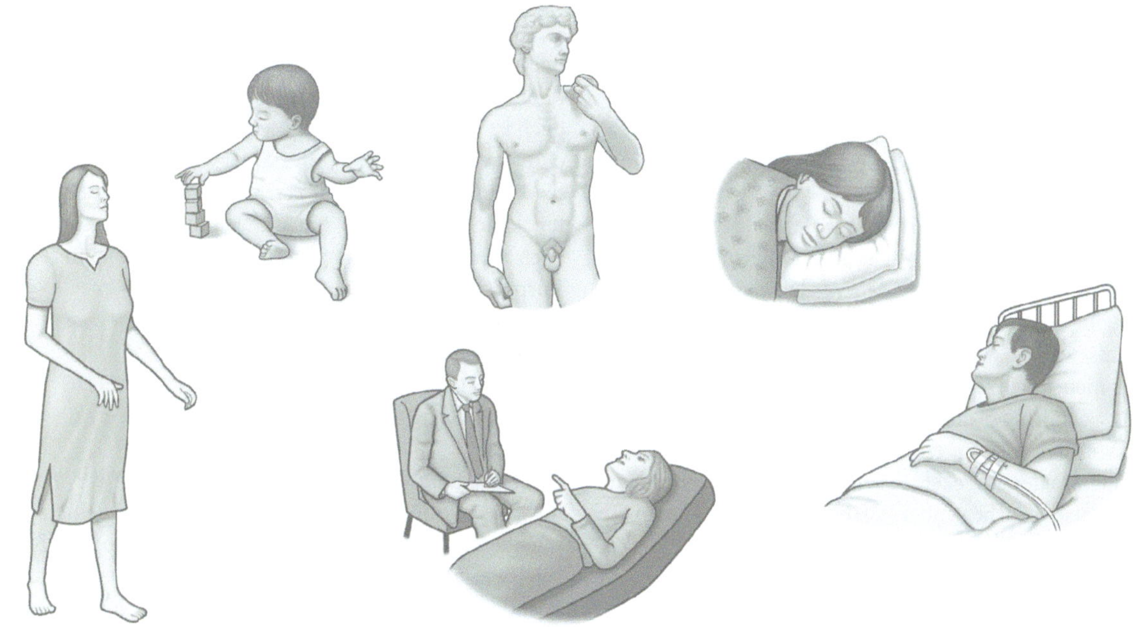

Abb. 3.16 Sechs Darstellungen der Aktivität der Wanderseele

3. Träume
4. Schlafwandeln
5. Geführte Tagträume
6. Koma.

Kinder

Kinder sind ein gutes Beispiel für die Aktivität der Wanderseele. Bei kleinen Kindern ist der Geist *(shen)* ‚unreif' und kontrolliert und zügelt daher nicht die Wanderseele. Bei Erwachsenen ist dies ein pathologischer Zustand, der auf der rechten Seite von ➤ Abb. 3.15 dargestellt ist. Bei Kindern ist dies jedoch absolut normal.

Die Folge ist, dass Kinder ca. zwischen dem 2. und 7. Lebensjahr in der Welt der Wanderseele leben, einer Welt wilder Imagination und Fantasie, in der unbelebte Objekte lebendig werden. Verhaltensweisen, die bei Kindern normal sind, würden bei Erwachsenen als psychische Störung angesehen. Ungefähr mit 7 ist der Geist *(shen)* reifer und beginnt die Wanderseele zu kontrollieren und zu zügeln.

Künstlerische Inspiration

Künstlerische Inspiration ist ein weiteres gutes Beispiel für die Aktivität der Wanderseele. Zumindest in der westlichen Kunst stammt künstlerische Inspiration aus der Wanderseele, nicht aus dem Geist.[34] Die Wanderseele ist die Quelle, der Kreativität und Inspiration entspringen. Die gleiche psychische Energie, die in pathologischen Zuständen zu manischem Verhalten führt, ist auch für die künstlerische Inspiration verantwortlich. Sie ist in der Tat die Folge des ‚Kommens und Gehens' der Wanderseele; die Wanderseele ist die Quelle künstlerischer Bilder, die in einem Künstler und seinem Werk entstehen. Es ist interessant, dass es unter Künstlern im Vergleich zur allgemeinen Bevölkerung ein disproportionales Vorkommen von bipolarer Störung gibt.[35]

Träume

Träume stammen aus dem Umherwandern der Wanderseele in der Nacht. Wenn die Wanderseele tagsüber zu den Augen geht, sehen wir; wenn sie nachts zu den Augen geht, träumen wir. Es ist interessant, dass die meisten Träume während der REM-Schlaf-Phasen (rapid eye movement, schnelle Augenbewegung) stattfinden. Man könnte argumentieren, dass die schnelle Augenbewegung darauf zurückzuführen ist, dass die Wanderseele nachts zu den Augen geht. Es ist auch interessant, dass wir mehr unter Traum- als unter Schlafentzug leiden.

Die ‚Sprache' der Träume ist ebenfalls interessant. Träume sprechen genau deshalb zu uns in einer Symbolsprache, weil sie der Wanderseele und nicht dem Geist entstammen.

Traumschlaf ist ein gutes Beispiel für die jeweiligen Rollen des Geistes (*shen* des Herzens) und der Wanderseele *(hun)*. Wenn wir schlafen, ist der Geist sozusagen vorübergehend außer Kraft gesetzt, aber während wir träumen, besteht doch ein gewisses Bewusstsein, welches durch die nächtliche Bewegung der Wanderseele erzeugt wird.

Aus westlicher Perspektive sagt Damasio etwas Ähnliches. Er stellt fest, dass Wachsein und Bewusstsein normalerweise Hand in Hand gehen, aber dass es Situationen gibt, wo dies nicht der Fall ist. Während des Traumschlafs weisen wir ein gewisses Bewusstsein auf, sind aber nicht wach. Der Grund hierfür liegt darin, dass der Geist schläft, aber die Wanderseele sich bewegt und eine Art von Bewusstsein erzeugt. Es gibt neurologische Zustände, wo der umgekehrte Fall eintritt, wo nämlich kein Bewusstsein vorliegt, aber Wachsein. Dies geschieht beispielsweise bei epileptischen Petit-Mal-Anfällen.[36]

Schlafwandeln

Beim Schlafwandeln ist der Geist inaktiv, aber die Wanderseele aktiv; die Wanderseele wandert nachts umher und führt zum Schlafwandeln. Interessanterweise wurde der Punkt Bl 47 *hunmen* (Tür der Wanderseele) gegen Schlafwandeln verwendet.

Geführte Tagträume

Geführte Tagträume sind eine in der Psychotherapie verwendete Technik, bei der der Therapeut eine bestimmte Szene für den Klienten entwirft und der Klient gebeten wird, sich in diese Szene hineinzuversetzen und wie in einem Traum voranzuschreiten. Das Ziel dieser Übung ist es, die kritische Analyse des Geistes zu umgehen und psychisches Material der Wanderseele zum Vorschein kommen zu lassen, wie es in Träumen geschieht.

Jung beschrieb diese Technik folgendermaßen:

„Wir lernen dazusitzen und einfach ein Fragment eines Traums zu beobachten, ohne zu versuchen, ihn zu leiten, zu kontrollieren oder darin einzugreifen. Das Ziel ist es, das Bild aus seiner eigenen autonomen psychischen Energie [= Wanderseele] heraus lebendig werden zu lassen, wobei unser Ego [= Geist] all unsere Erwartungen, Annahmen oder Deutungen aufgibt. Nach einer bestimmten Zeit der Übung und anfänglicher Beratung durch den Therapeuten beginnt dieses innere Bild sich in gewisser Weise zu bewegen und unser beobachtendes Ego [Geist] lernt, wie in einem Traum an der Geschichte teilzuhaben.“[37]

Koma

Beim Koma hat der Geist seine Residenz völlig verloren und kann daher überhaupt nicht funktionieren; und doch ist der Betroffene nicht tot. Dies bedeutet, dass andere psychische Aspekte im Spiel sind, und diese sind die Wander- und die Körperseele. Damit der Tod eintreten kann, muss nicht nur der Geist sterben, sondern auch die Wanderseele den Körper verlassen und die Körperseele zur Erde zurückkehren.

3.8.4 Die Wanderseele und moderne Erkrankungen

Die Bewegung (oder mangelnde Bewegung) der Wanderseele und ihre Beziehung zum Geist spielt eine entscheidende Rolle bei vielen modernen Pathologien. Beispielsweise kann eine Dysfunktion der Bewegung der Wanderseele (entweder mangelnde oder übermäßige Bewegung) nicht nur, wie oben beschrieben, für Depressionen und manisches Verhalten verantwortlich sein, sondern auch Autismus und das Aufmerksamkeitsdefizit-/Hyperaktivitätssyndrom (ADHS) erklären.

Tatsächlich könnte Autismus als eine Pathologie betrachtet werden, die durch eine unzureichende Bewegung der Wanderseele verursacht wird, sodass es dem Betroffenen schwer fällt, Verbindung zu anderen Menschen aufzunehmen. Anders als bei der Depression, die ebenfalls durch mangelnde Bewegung der Wanderseele gekennzeichnet ist, versagt beim Autismus auch der Geist *(shen)* in seiner integrativen Funktion. Im Gegensatz dazu liegen bei ADHS eine übermäßige Bewegung der Wanderseele und eine mangelnde Kontrollfunktion des Geistes vor.

3.8.5 Die Wanderseele und buddhistisiche Psychologie

Unter Berufung auf buddhistisches Gedankengut könnte man sagen, dass der Geist der individuelle Geist und die Wanderseele das Verbindungsglied zwischen dem individuellen Geist und dem Universalgeist darstellt. Dies kann in einem Diagramm dargestellt werden (➤ Abb. 3.17).

Der Universalgeist ist der Aufbewahrungsort für Bilder, Archetypen, Symbole und Ideen, die nach der jungianischen Psychologie dem kollektiven Unbewussten angehören. Diese zeigen sich unserem Geist häufig als Mythen, Symbole und Träume. Sie gelangen über die Wanderseele in unser Bewusstsein (individueller Geist), weil

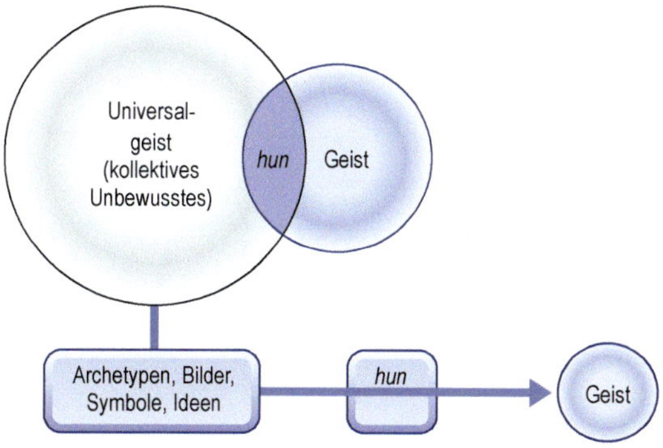

Abb. 3.17 Die Beziehung zwischen Wanderseele und Geist aus buddhistischer und jungianischer Perspektive

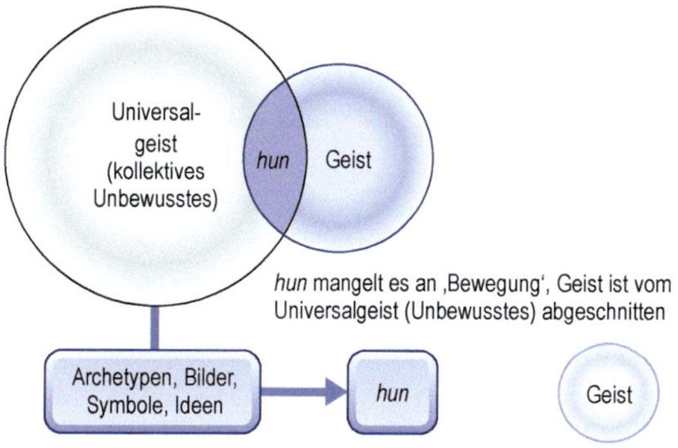

Abb. 3.18 Mangelnde Bewegung der Wanderseele und ihre Beziehung zum universellen Unbewussten

diese zu der Welt der Bilder und Ideen gehört. Daher ist die Wanderseele das Vehikel, über das Bilder, Ideen und Symbole aus dem Universalgeist (oder kollektiven Unbewussten) in unserem individuellen Geist (Bewusstsein) hervortreten.

Dies zeigt die große Bedeutung der Wanderseele für unser psychisches und spirituelles Leben. Ohne die Wanderseele wäre es ziemlich steril und der Bilder, Ideen und Träume beraubt. Wenn die Leber stark und die Wanderseele gefestigt ist und harmonisch fließt, werden Ideen und Bilder aus dem Universalgeist frei fließen und der psychisch-spirituelle Zustand ist glücklich, kreativ und fruchtbar. Wenn das ‚Kommen und Gehen' der Wanderseele unzureichend ist, wird der individuelle Geist vom Universalgeist abgeschnitten und ist traurig, verwirrt, isoliert, ziellos, steril und ohne Träume (➤ Abb. 3.18).

Wenn andererseits der Geist benebelt ist und keine richtige Kontrolle über die Wanderseele ausüben kann, ist er nicht in der Lage, das aus der Wanderseele hervorgebrachte Material zu integrieren (➤ Abb. 3.19). Es ist wichtig für den Geist, eine integrierende Haltung gegen-

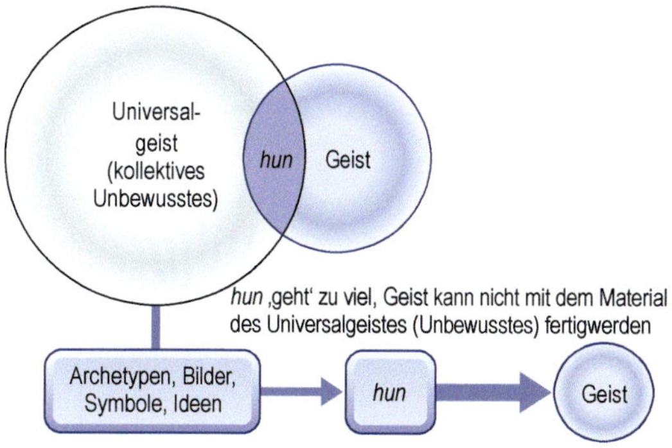

Abb. 3.19 Übermäßige Bewegung der Wanderseele und ihre Beziehung zum universellen Unbewussten

über der Wanderseele einzunehmen, sodass Bilder, Symbole und Träume aus der Wanderseele eingeordnet werden können. Wenn dies nicht geschieht, kann der Geist von den Inhalten aus der Wanderseele überschwemmt werden, wobei das Risiko einer Blockade des Geistes und in schweren Fällen einer Psychose entsteht.

3.8.6 Die Wanderseele und die jungianische Psychologie

Nach Jung ist das Unbewusste ein Ausgleich zum Bewusstsein: *„Die Psyche ist ein sich selbst regulierendes System, das sich selbst in einem Gleichgewichtszustand hält. Jeder Prozess, der zu weit geht, ruft sofort und unausweichlich eine kompensatorische Aktivität hervor."*[38] Diese ausgleichende Beziehung zwischen Unbewusstem und Bewusstem ähnelt derjenigen zwischen Wanderseele und Geist.

Der Geist grenzt ab und differenziert, während die Wanderseele wie ein nicht abgrenzbares Meer ist, das umherfließt, unter und über dem Geist, und bestimmte Teile auswäscht und neues Material ablädt. Die Psyche als ein Ganzes, d. h. als Gesamtsumme von Geist, Wanderseele, Körperseele, Intellekt und Willenskraft, enthält alle Möglichkeiten, während der Geist nur mit einer Möglichkeit zugleich arbeiten kann (➤ Abb. 3.20). ➤ Abb. 3.20 zeigt viele Pfeile von der Wanderseele zum Geist, welche das Material in Form von Ideen, die von der Wanderseele stammen, anzeigen, aber nur einen Pfeil, der vom Geist ausgeht.

Es nimmt nicht wunder, dass in Mythen und Märchen das Unbewusste häufig durch das Meer symbolisiert wird. Die Wanderseele ist eine Unterwasserwelt; wenn der Geist völlig in ihr aufgeht, bedeutet dies Wahnsinn (➤ Abb. 3.21). In ➤ Abb. 3.21 ist der Geist völlig von der Wanderseele eingeschlossen; dieses Bild

3

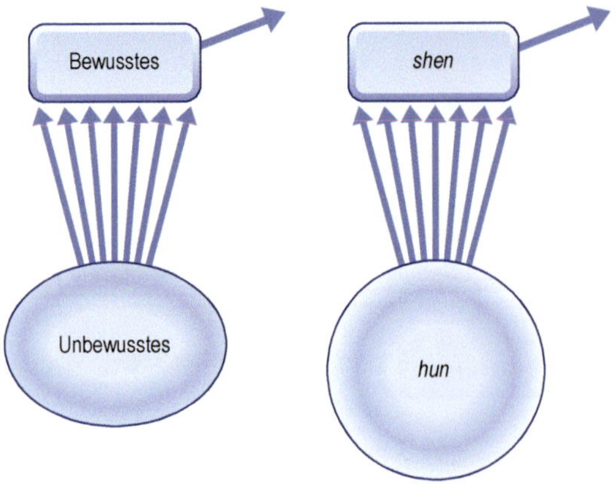

Abb. 3.20 Vergleich der Beziehung zwischen Wanderseele und Geist mit derjenigen zwischen Unbewusstem und Bewusstem

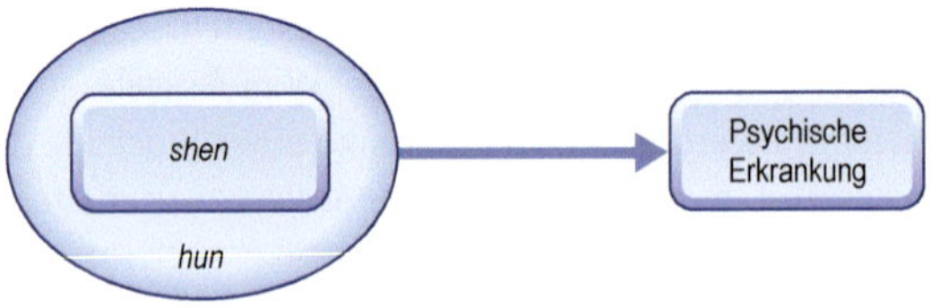

Abb. 3.21 Totale Absorption des Geistes von der Wanderseele bei einer psychischen Störung

wird verwendet, um eine psychische Störung darzustellen.

Auch in der christlichen Mythologie werden bei der Taufe Wasser und das Meer als ein spirituelles Symbol verwendet; auch in der Vorstellung von Gott, der das Meer teilt, kommt dies zum Tragen. Wie ein Ozean ist dies die Quelle von Archetypen, Symbolen, Ideen, Bildern; der Geist bedient sich aus diesem Meer durch die Vermittlung der Wanderseele. Das hervorkommende Material wird durch den Geist kontrolliert und Stück für Stück integriert (daher die Schlüsselwörter ‚Kontrolle‘ und ‚Integration‘, die die Funktion des Geistes in Beziehung zur Wanderseele ausdrücken).

3.8.7 Die Bewegung der Wanderseele und Expansion/Kontraktion

Bei der Beziehung zwischen Geist und Wanderseele geht es um Expansion (Stimulierung des ‚Kommens und Gehens‘ von *hun*) und Kontraktion (Zügelung des Kommens und Gehens der Wanderseele) in unserem psychischen Leben. *shen* und *gui* können als zwei entgegengesetzte Zustände von Expansion *(shen)* und Kontraktion *(gui)* in unserer Psyche verstanden werden (➤ Abb. 3.22).

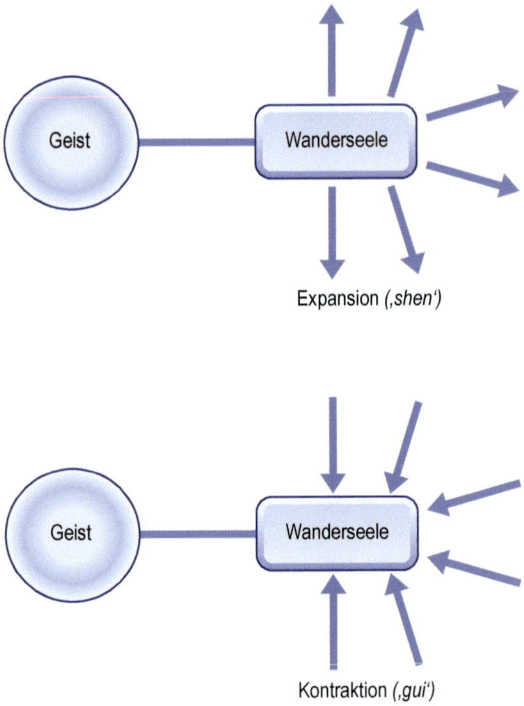

Abb. 3.22 Expansion und Kontraktion der Wanderseele

Expansion und Kontraktion sind in unserem psychischen Leben 2 normale, physiologische Zustände, die sich natürlicherweise abwechseln. Wenn wir uns ‚obenauf‘ fühlen, sind wir in einer extrovertierten Stimmung, wir gehen gerne aus und sind aktiv; dann befinden wir uns in einem Zustand der Expansion und die Wanderseele ‚kommt und geht‘ normal. Wenn wir uns ‚am Boden‘ fühlen, sind wir in einer introvertierten Stimmung, gehen nicht gerne aus und sind passiv; dann befinden wir uns in einem Zustand der Kontraktion und das ‚Kommen und Gehen‘ der Wanderseele ist eingeschränkt.[39]

Der richtige Wechsel von Expansion (Stimulierung des Kommens und Gehens der Wanderseele) und Kontraktion (Beschränkung des Kommens und Gehens der Wanderseele) ermöglicht ein gesundes und normales psychisches Leben.

Die chinesische Arzneimittelmedizin spiegelt diese Polarität von Expansion und Kontraktion in unserem psychischen Leben wider, denn innerhalb der Arzneimittelgruppe, die den Geist beruhigt, sind einige scharf und stimulieren die Expansion (und daher das Kommen und Gehen der Wanderseele), während andere sauer und adstringierend sind und die Kontraktion stimulieren (und daher das Kommen und Gehen der Wanderseele beschränken).

Die beiden wichtigen Arzneien *Yuanzhi* (Rx. Polygalae) und *Suanzaoren* (Sm. Ziziphi spinosae) sind typische Beispiele für diese Polarität von Expansion und Kontraktion. Die Wirkungen dieser beiden Kräuter werden unten beschrieben.

- *Yuanzhi* (Rx. Polygalae): scharf, bitter, warm, zerstreuend und ableitend, beseitigt Schleim, öffnet die Herz-Öffnungen = stimuliert die Expansion, d. h. das Kommen und Gehen der Wanderseele.
- *Suanzaoren* (Sm. Ziziphi spinosae): sauer, süß, adstringierend, fördert den Schlaf, verankert die Wanderseele = stimuliert die Kontraktion, d. h. die Beschränkung des Kommens und Gehens der Wanderseele.

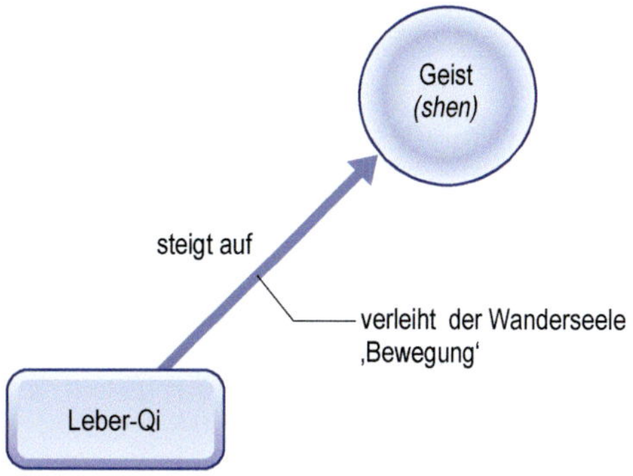

Abb. 3.23 Aufsteigende Bewegung des Leber-Qi im Verhältnis zur Wanderseele

3.8.8 Klinische Muster von Pathologien der Wanderseele

Hinsichtlich der Krankheitsmuster stellt sich die Frage, welches die Muster sind, die durch ein zu starkes oder zu eingeschränktes ‚Kommen und Gehen' der Wanderseele entstehen. Das Kommen und Gehen der Wanderseele kann entweder durch Fülle-Zustände von Hitze oder Feuer oder durch Leere-Zustände mit einem Leber-Blut- und/oder Leber-Yin-Mangel übermäßig werden.

Im Fall von Fülle-Zuständen mit Hitze oder Feuer rühren diese die Wanderseele auf und stimulieren ihr Kommen und Gehen übermäßig. Im Fall von Leere-Zuständen mit einem Leber-Blut- und/oder Leber-Yin-Mangel kann die Wanderseele nicht verankert werden, sodass sie unruhig wird und ihr Kommen und Gehen in einen Exzesszustand gerät. Obwohl das Endergebnis dasselbe ist, unterscheiden sich die Symptome und Zeichen bei Fülle- oder Leere-Zuständen. Übermäßiges Kommen und Gehen der Wanderseele resultiert in ‚manischem Verhalten' (siehe oben).

Das Kommen und Gehen der Wanderseele kann unter drei Bedingungen in einen Mangel geraten: Leber-Qi-Stagnation, Leber-Blut-Mangel und Leber-Qi-Schwäche sowie Milz- und Nieren-Yang-Mangel können das Kommen und Gehen der Wanderseele beeinträchtigen und zu Depressionen führen.

Es sei daran erinnert, dass die Wanderseele zwar in der Leber sitzt, aber durch viele andere Organe beeinflusst wird. Insbesondere hängt die Bewegung der Wanderseele vom Yang-Qi ab, sodass ein Milz- und Nieren-Yang-Mangel häufig diese Bewegung stört, was zu Depressionen führt.

Auf das Muster der Leber-Qi-Schwäche muss ich etwas detaillierter eingehen. Obwohl uns oft gesagt wird, dass das ‚Leber-Qi nicht geschwächt sein kann', stimmt dies nicht ganz. Es gibt so etwas wie eine Leber-Qi-Schwäche, und sie manifestiert sich in erster Linie im psychischen Bereich mit Depressionen.

Wie wir wissen, fließt das Qi eines jeden Organs in einer angemessenen, richtigen Richtung; beispielsweise steigt das Magen-Qi ab und das Milz-Qi auf. Das Leber-Qi sollte in alle Richtungen fließen; dies ist die Manifestation des freien Leber-Qi-Flusses. Aber der normale, korrekte Leber-Qi-Fluss ist auch aufsteigend; seine aufsteigende Bewegung ist auf das Absteigen des Lungen-Qi abgestimmt.

Wohin steigt das Leber-Qi auf? Ein wichtiger Aspekt dieser Bewegung ist der Aufstieg des Leber-Qi in Richtung Herz und Geist *(shen)*. Das Aufsteigen des Leber-Qi zum Geist ist eine wichtige Art und Weise, wie die Wanderseele das ‚Kommen und Gehen' des Geistes stimuliert (➤ Abb. 3.23). Eine Leber-Qi-Schwäche impliziert immer ein Versagen des Leber-Qi, zum Geist aufzusteigen, und führt daher zu Depressionen.

Was sind die Symptome einer Leber-Qi-Schwäche? Zunächst gehören alle Symptome eines Leber-Blut-Mangels dazu (unklares Sehen, Kribbeln in den Gliedmaßen, trockene Haare und trockene Haut); zweitens umfasst sie Symptome wie Seufzen, Müdigkeit und Depressionen.

Die Krankheitsmuster, die sich in einer übermäßigen oder unzureichenden Bewegung der Wanderseele manifestieren, sind unten aufgeführt.

- Zu starkes Kommen und Gehen der Wanderseele (‚manisches Verhalten'):
  - Hitze oder Feuer
  - Schleim-Feuer (in diesem Fall ist auch der Geist blockiert)
  - Leber-Blut- und/oder Leber-Yin-Mangel
- Unzureichendes Kommen und Gehen der Wanderseele (Depressionen):
  - Leber-Qi-Stagnation
  - Leber-Blut-Mangel und Leber-Qi-Schwäche
  - Milz- und Nieren-Yang-Mangel.

ZUSAMMENFASSUNG

Beziehung zwischen Geist und Wanderseele

- Die Wanderseele ist das ‚Kommen und Gehen' des Geistes.
- Durch die Wanderseele kann sich der Geist nach außen hin zur Außenwelt und zu anderen Menschen projizieren und sich auch nach innen wenden, um Intuition, Inspiration, Träume und aus dem Unbewussten stammende Bilder zu empfangen.
- Die Wanderseele verleiht dem Geist ‚Bewegung', was sich in Zielen, Intuition, Kreativität, Ideen, Lebensträumen, Plänen usw. manifestiert; andererseits stellt der Geist der Wanderseele Kontrolle und Integration zur Verfügung.
- Wenn die Wanderseele nicht genug ‚kommt und geht', kann es ihr an Bewegung und Inspiration mangeln; der Mensch kann dann deprimiert sein, ohne Ziel oder Lebensträume.
- Wenn der Geist schwach ist und die Wanderseele nicht zügeln und kontrollieren kann, wird sie möglicherweise zu unruhig und ihre ‚Bewegung' übermäßig, was den Geist in Verwirrung und Chaos stürzt und den Menschen zerstreut, unruhig und leichtgradig manisch werden lässt.
- Das Wesen und die Aktivität der Wanderseele kann in sechs Bereichen beobachtet werden: kindliche Fantasie, künstlerische Inspiration, Träume, Schlafwandeln, geführte Tagträume und Koma.
- Die Krankheitsmuster, die dadurch entstehen, dass die Wanderseele zu stark ‚kommt und geht', sind Fülle-Zustände von Hitze oder Feuer oder Leere-Zustände mit einem Mangel an Leber-Blut und/oder Leber-Yin. Die Krankheitsmuster, die durch ein unzureichendes Kommen und Gehen der Wanderseele verursacht werden, sind Leber-Qi-Stagnation, Leber-Blut-Mangel und Leber-Qi-Schwäche sowie Milz- und Nieren-Yang-Mangel.

ZUSAMMENFASSUNG

Die Wanderseele

- Die Wanderseele betritt 3 Tage nach der Geburt den Körper; nach dem Tod überdauert sie den Körper und kehrt zum ‚Himmel' zurück.
- Sie hat ihren Sitz in der Leber und ist im Leber-Blut und Leber-Yin verankert.
- Sie ist verantwortlich für
  - Schlaf und Träume
  - Psychische Aktivitäten in Verbindung mit dem Geist *(shen)*
  - Emotionales Gleichgewicht
  - Sehkraft
  - Mut
  - Planen
  - Die Versorgung des Geistes mit ‚Bewegung' im Sinne von Ideen, Visionen, Plänen, Lebensträumen, Intuition, Kreativität.

3.9 Klinische Anwendung

Die Wanderseele ist von immenser klinischer Bedeutung; sie ist ein wesentlicher Bestandteil unserer Psyche und ein entscheidender Begleiter des Geistes *(shen)*. Wie oben erörtert, könnte der Geist nicht ohne den Input der Wanderseele funktionieren.

Aus praktischer, klinischer Sicht ist es sehr wichtig zu erkennen, dass die Tatsache, dass die Wanderseele ihren Sitz in der Leber hat, nicht bedeutet, dass sie nur von der Leber beeinflusst wird. Sie kann unter dem Einfluss aller anderen Organe stehen. Beispielsweise kann außer Leber-Hitze auch Hitze der anderen Organe (z. B. Herz, Lunge, Magen, Niere) die Wanderseele in Aufruhr bringen.

Wie wir gesehen haben, sind mangelnde oder übermäßige Bewegung die beiden wichtigsten pathologischen Zustände der Wanderseele. Eine unzureichende Bewegung kann zu Depressionen führen, eine übermäßige Bewegung hingegen zu einem Verhalten, das in einem leichten Ausmaß manisch ist. Beide Zustände können durch die Anwesenheit von Schleim, der den Geist blockiert, verschlimmert werden.

Ich werde unten die Therapie der wichtigsten pathologischen Zustände mit Hilfe von Akupunktur und Arzneimitteln umreißen.

3.9.1 Akupunktur

Mangelnde Bewegung der Wanderseele (Depression)

Allgemeine Punkte zur Stimulierung der Bewegung der Wanderseele

Gb 40 *qiuxu,* Bl 47 *hunmen,* Pe 6 *neiguan,* Du 20 *baihui,* Extrapunkt *hunshe* (➤ Abb. 3.24). Tonisierende Nadeltechnik.

Punkte gemäß Krankheitsmustern

Qi-Stagnation

- Leber-Qi-Stagnation: Pe 6 *neiguan,* Gb 40 *qiuxu,* Le 3 *taichong,* Bl 47 *hunmen,* Du 20 *baihui, hunshe.* Bei Schleim füge man Ma 40 *fenglong,* Ren 9 *shuifen* und Mi 6 *sanyinjiao* hinzu. Sedierende oder neutrale Nadeltechnik.

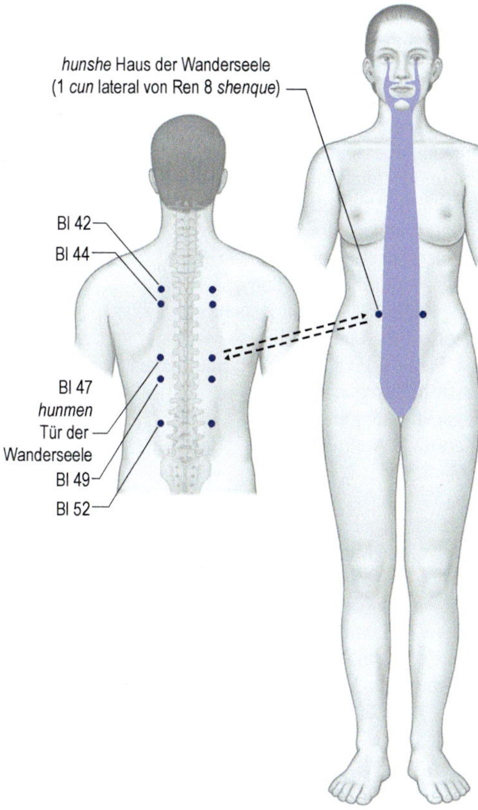

Abb. 3.24 Lokalisation des Extrapunktes *hunshe*

- Herz- und Lungen-Qi-Stagnation: Pe 6 *neiguan,* Bl 47 *hunmen,* Du 20 *baihui, hunshe,* Lu 7 *lieque,* Ren 17 *shanzhong.* Bei Schleim füge man Ma 40 *fenglong,* Ren 9 *shuifen* und Mi 6 *sanyinjiao* hinzu. Sedierende oder neutrale Nadeltechnik.

Leber-Blut-Mangel und Leber-Qi-Schwäche

Gb 40 *qiuxu,* Du 20 *baihui,* Bl 47 *hunmen, hunshe,* Le 8 *ququan,* Ma 36 *zusanli,* Mi 6 *sanyinjiao,* Ren 4 *guanyuan.* Tonisierende Nadeltechnik.

Milz- und Nieren-Yang-Mangel

Gb 40 *qiuxu,* Du 20 *baihui,* Bl 47 *hunmen, hunshe,* Ren 12 *zhongwan,* Ma 36 *zusanli,* Ni 3 *taixi,* Bl 20 *pishu,* Bl 23 *shenshu,* Bl 52 *zhishi.* Tonisierende Nadeltechnik, Moxibustion ist anwendbar.

Übermäßige Bewegung der Wanderseele (leicht manisches Verhalten)

Allgemeine Punkte zur Bändigung der Bewegung der Wanderseele

Le 3 *taichong,* Bl 47 *hunmen,* Pe 7 *daling, hunshe.* Sedierende oder neutrale Nadeltechnik.

Punkte gemäß Krankheitsmustern

Hitze oder Feuer

- Leber-Feuer: Le 2 *xingjian,* Le 3 *taichong,* Pe 7 *daling,* Bl 47 *hunmen, hunshe.* Sedierende oder neutrale Nadeltechnik.
- Herz-Feuer: Le 3 *taichong,* Bl 47 *hunmen, hunshe,* Pe 7 *daling,* He 8 *shaofu.* Sedierende oder neutrale Nadeltechnik.

Schleim-Feuer

- Schleim-Feuer in der Leber: Le 3 *taichong,* Bl 47 *hunmen, hunshe,* Pe 7 *daling,* Le 2 *xingjian,* Gb 13 *benshen,* Gb 17 *zhengying,* Gb 18 *chengling* (plus allgemeine Punkte zur Schleimlösung). Sedierende oder neutrale Nadeltechnik.
- Schleim-Hitze in Lunge und Herz: Bl 47 *hunmen, hunshe,* Pe 7 *daling,* Pe 5 *jianshi,* Ren 15 *jiuwei,* Gb 17 *zhengying,* Gb 18 *chengling* (plus allgemeine Punkte zur Schleimlösung). Sedierende oder neutrale Nadeltechnik.

Leber-Blut- und/oder Leber-Yin-Mangel

Le 3 *taichong,* Bl 47 *hunmen, hunshe,* Pe 7 *daling,* He 7 *shenmen,* Ren 4 *guanyuan,* Le 8 *ququan,* Ma 36 *zusanli,* Mi 6 *sanyinjiao.* Tonisierende Nadeltechnik.

3.9.2 Arzneimitteltherapie

Mangelnde Bewegung der Wanderseele (Depression)

Qi-Stagnation

- Leber-Qi-Stagnation: *Yueju wan* Pille, die das Gekrümmte überwindet.
- Herz- und Lungen-Qi-Stagnation: *Banxia houpo tang* Dekokt mit Pinellia und Magnolia.

Leber-Blut-Mangel und Leber-Qi-Schwäche

Empirische Rezeptur von Dr. Chen Jiaxu.[40]

Milz- und Nieren-Yang-Mangel

Yougui wan Pille, die die rechte [Niere] wiederherstellt.

Übermäßige Bewegung der Wanderseele (leicht manisches Verhalten)

Hitze oder Feuer

- Leber-Feuer: *Longdan xiegan tang* Gentiana-Dekokt, das die Leber ausleitet, plus *Fushen* Sclerotium Poriae pararadicis, *Longgu* Mastodi Ossis fossilia, *Muli* Concha Ostreae, *Yejiaoteng* Caulis Polygoni multiflori.
- Herz-Feuer: *Daochi san* Pulver, das Rotes ausleitet, plus *Lianzixin* Plumula Nelumbinis und *Huangqin* Rx. Scutellariae.

Schleim-Feuer

- Schleim-Feuer in der Leber: *Lingjiao gouteng tang* Dekokt mit Cornu Saigae und Uncaria plus *Zhuru* Caulis Bambuase in Taeniam und *Gualou* Fr. Trichosanthis.
- Schleim-Feuer im Herzen: *Wendan tang* Dekokt, das die Gallenblase wärmt.

Leber-Blut- und/oder Leber-Yin-Mangel

Suanzaoren tang Ziziphus-Dekokt.

ANMERKUNGEN

1 Giles, H. 1912. Chinese-English Dictionary. Kelly & Walsh, Shanghai, S. 650.
2 Gu Yuqi 2005. *Zhongyi xinli xue* 中医心理学 [Chinese Medicine Psychology]. China Medicine Science and Technology Publishing House, Beijing, S. 35.
3 1982. *Leijing* 类经 [Classic of Categories]. People's Health Publishing House, Beijing, S. 50. Der ‚Klassiker der Kategorien' wurde von Zhang Jiebin (auch Zhang Jingyue genannt) verfasst und erstmals im Jahr 1624 veröffentlicht.
4 Classic of Categories, S. 50.
5 1981. *Lingshu jing* 灵枢经 [Spiritual Axis]. People's Health Publishing House, Beijing, S. 23. Erstveröffentlichung ca. 100 v. Chr.
6 Chinese Medicine Psychology, S. 3.
7 Kürzlich (April 2008) nannte der Generalsekretär der Kommunistischen Partei Tibets den Dalai Lama einen ‚bösen Dämon' *(gui)*. Dies zeigt deutlich, dass er an *gui* glaubt, was nach 60 Jahren marxistischer Erziehung in China merkwürdig anmutet.
8 Tian Daihua 2005. *Lingshu jing* 灵枢经 [Spiritual Axis]. People's Health Publishing House, Beijing, S. 110. Erstveröffentlichung ca. 100 v. Chr.
9 Chinese Medicine Psychology, S. 35.
10 1979. *Xuezheng lun* 血证论 [Discussion on Blood Patterns]. People's Health Publishing House, Beijing, S. 29. Die ‚Abhandlung über Blut-Muster' wurde von Tang Zonghai verfasst und erstmals im Jahr 1884 veröffentlicht.
11 Wilhelm, R. (Übersetzer) 1962. The Secret of the Golden Flower. Harcourt, Brace & World, New York, S. 26.
12 The Secret of the Golden Flower, S. 26.
13 Chinese Medicine Psychology, S. 35.
14 Wang Keqin 1988. *Zhongyi shenzhu xueshuo* 中医神主学说 [Theory of the Mind in Chinese Medicine]. Ancient Chinese Medical Texts Publishing House, Beijing, S. 94–95.
15 Classic of Categories, S. 48.
16 Classic of Categories, S. 50.
17 Zitiert nach Wang Keqin 1988. Theory of the Mind in Chinese Medicine, S. 8.
18 Kong Yingda. *Wujing zhengyi* [Five-Channel Righteousness], zitiert nach Theory of the Mind in Chinese Medicine, S. 37.
19 Theory of the Mind in Chinese Medicine, S. 36.
20 Theory of the Mind in Chinese Medicine, S. 36.
21 1979. *Huangdi neijing suwen* 黄帝内经素问 [The Yellow Emperor's Classic of Internal Medicine – Simple Questions]. People's Health Publishing House, Beijing, S. 58. Erstveröffentlichung ca. 100 v. Chr.
22 Searle, J. R. 2004. Mind. Oxford University Press, Oxford.
23 Trimble, M. R. 2007. The Soul in the Brain. Johns Hopkins University Press, Baltimore, S. 194.
24 Simple Questions, S. 68.
25 Spiritual Axis, S. 24.
26 Discussion on Blood Patterns, S. 29.
27 Zitiert nach Theory of the Mind in Chinese Medicine, S. 37.
28 Simple Questions, S. 335.
29 The Essence of the Convergence between Chinese and Western Medicine, zitiert nach Theory of the Mind in Chinese Medicine, S. 36.
30 The Secret of the Golden Flower, S. 26.
31 Zitiert nach Theory of the Mind in Chinese Medicine, S. 36.
32 Zitiert nach Theory of the Mind in Chinese Medicine, S. 36.
33 Internetseite des National Institute of Mental Health: www.nimh.nih.gov [aufgerufen im Jahr 2008].
34 Es ist interessant, dass diese Aussage wohl auf die westliche, aber nicht auf die chinesische Kunst zutrifft. Chinesische Kunst (Malerei, Kalligrafie, Musik und Dichtung) wurde traditionell von den gebildeten konfuzianischen ‚Edlen' ausgeübt, und zwar nicht als Ausdruck des inneren Selbst, sondern als künstlerisches Streben nach strengen Regeln. Man könnte daher sagen, dass dieser Typ von chinesischer Kunst eher vom Geist als von der Wanderseele stammt. Ich verwende das Wort ‚Edler' hier mit Bedacht, weil nach der konfuzianischen Philosophie solche Aktivitäten im Bereich von Männern lagen, wohingegen Frauen auf das Kochen, Nähen und die Versorgung des Haushalts eingeengt wurden.
35 Redfield, Jamison K. 1993. Touched with Fire – Manic-Depressive Illness and the Artistic Temperament. Free Press, New York.
36 Damasio, A. 1999. The Feeling of What Happens – Body and Emotion in the Making of Consciousness. Harcourt, San Diego, S. 89–90.

[37] Jung, C. G. 1961. Modern Man in Search of a Soul, Routledge & Kegan Paul, London.

[38] Modern Man in Search of a Soul.

[39] Viele klassische Musikstücke zeigen einen solchen Wechsel von Expansion und Kontraktion, vor allem die von Beethoven. Sehr viele Werke von Beethoven sind durch musikalische Phrasen intensiven, tiefen, romantischen Gefühls (‚Expansion') gekennzeichnet, denen alsbald Phrasen turbulenter und dunkler Leidenschaft (‚Kontraktion') folgen. Das beste Beispiel eines solchen Wechsels von Gefühlen ist Beethovens Violinsonate Nr. 5 (die ‚Frühlingssonate').

[40] Chen Jiaxu 1994. Discussion on the syndrome of Liver-Qi deficiency. Journal of Chinese Medicine *(Zhongyi zazhi)* 5: 264–267.

KAPITEL

4 Die Körperseele *(po)* 魄

4.1 Einführung

Die Körperseele *(po)* hat ihren Sitz in der Lunge und ist das körperliche Pendant zur Wanderseele. Das chinesische Schriftzeichen setzt sich aus zwei Bestandteilen zusammen: der eine (auf der rechten Seite) ist das Radikal *gui,* das ‚Geist' oder ‚Gespenst' bedeutet, der andere (auf der linken Seite) ist das Radikal für *bai* (oder *bo*), was ‚weiß' bedeutet.

Das Schriftzeichen für Körperseele lautet *po:*

魄

Dies setzt sich aus dem Radikal *gui* für ‚Geist' oder ‚Gespenst' zusammen:

鬼

sowie dem Schriftzeichen für ‚weiß':

白

Das Radikal für ‚weiß' im Schriftzeichen *po* kann mehrere Bedeutungen haben. Das *bai* (oder *bo*) mit der Bedeutung ‚weiß' innerhalb des Schriftzeichens hängt nicht nur mit dem Licht des zunehmenden Mondes zusammen, sondern ist auch ein phonetischer Bestandteil, der dem Schriftzeichen die Aussprache *po* verleiht. Die Verbindung mit dem zunehmenden Mond (Yin) stimmt mit der Beziehung zwischen Körperseele und Yin (in Gegenüberstellung zur Wanderseele, die Yang ist) überein. Die Verbindung zwischen Körperseele und Mond hängt auch mit der Tatsache zusammen, dass diese physische Seele am dritten Tag nach der Empfängnis entsteht, analog zur feinen Mondsichel am dritten Tag des zunehmenden Mondes.

Schließlich mildert die Beziehung zur Farbe weiß auch das Radikal für das dunkle *gui* ab und vermittelt die Vorstellung, dass die Körperseele, auch wenn sie mit *gui* verbunden ist, eine menschliche, körperliche Seele ist (➤ Abb. 4.1).

Daraus ergibt sich die Beziehung zwischen der Körperseele und dem embryonischen Mondlicht (Yin) in Gegenüberstellung zum heißen (Yang-)Sonnenlicht der Wanderseele. In alten Zeiten wurde die Körperseele auch ‚Mond-*po*' genannt. Da der zunehmende Mond im Westen ist, kann man folgende Entsprechungen herstellen:

Westen – weiß – Metall – Körperseele – Lunge.

Die Körperseele kann definiert werden als *„derjenige Teil der Seele [in Gegenüberstellung zur Wanderseele], der unlösbar mit dem Körper verbunden ist und mit ihm nach dem Tod zur Erde hinabsteigt"*.[1] Sie ist eng mit dem Körper verbunden und könnte als somatischer Ausdruck der Seele beschrieben werden, oder umgekehrt als das Organisationsprinzip des Körpers.

Es ist jedoch wichtig, die Körperseele nicht im Hinblick auf die westliche Dualität zwischen dem trägen, physischen Körper und einer ‚Seele' zu betrachten, die im Körper wohnt und ihm Leben verleiht. Aus Sicht der chinesischen Medizin ist die Körperseele die physiologische Aktivität des Körpers und diese selbst ist die Seele.

Die Körperseele könnte auch als die Organisation des Organismus und die koordinierende Kraft aller physiologischen Prozesse beschrieben werden. Zhang Jiebin schreibt:

„Zu Beginn eines Menschenlebens wird der Körper geformt; die Seele des Körpers ist die Körperseele. Wenn sich die Körperseele im Inneren befindet, gibt es [genug] Yang-Qi."[2]

Die Körperseele ist vom Zeitpunkt der Empfängnis an aktiv und formt den Körper. In traditioneller Sichtweise betritt die Körperseele 3 Tage nach der Empfängnis den Körper, analog zum dritten Tag des zunehmenden Mondes.

Der große neokonfuzianistische Philosoph Zhu Xi schreibt:

„Was die Geburt eines Menschen anbelangt, so bringen die erste Veränderung und Transformation die physische Form hervor. Der göttliche Anteil der physischen Form wird als Körperseele bezeichnet. Nach der Bildung der Körperseele existiert plötzlich Yang-Qi innerhalb der Körperseele. Der Shen-Bestandteil des Qi wird Wanderseele genannt."[3]

Nach Eintritt des Todes stirbt die Körperseele, anders als die Wanderseele, mit dem Körper; aber man stellt sich vor, dass sie noch einige Zeit an der Leiche anhaftet, besonders an den Knochen, bevor sie zur Erde zurückkehrt. Dies erklärt, warum es in der altchinesischen Kultur so wichtig war, die Knochen der Toten aufzubewahren. Einige Jahre nach dem Tod pflegten die Verwandten des Toten die Skelettknochen sorgfältig zu säubern und sie ordentlich zu bündeln.

Es gibt sieben Arten der Körperseele: die 5 Sinne, die Gliedmaßen und die Körperseele als Ganzes. Die Ver-

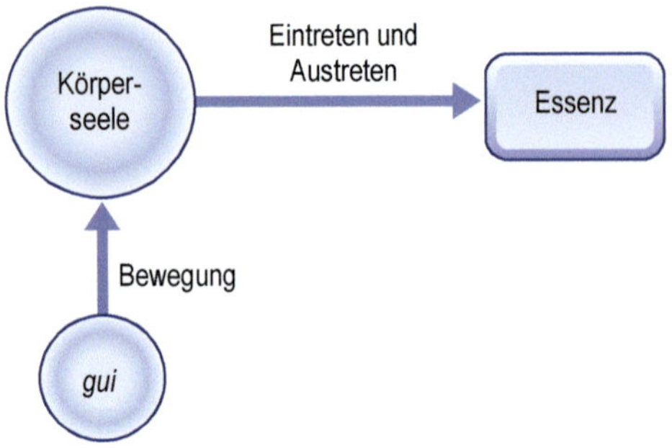

Abb. 4.1 *gui* innerhalb der Körperseele

bindung zwischen den 5 Sinnen und der Körperseele werden wir in Kürze erklären.

Wie wir bei der Wanderseele gesehen haben, vermittelt das alte Schriftzeichen für *gui* die Vorstellung von Bewegung, einem Ausdruck der wirbelnden Bewegung des körperlosen Kopfes eines Toten im Geisterreich. Die Wanderseele ist verantwortlich für Bewegung im psychischen Sinn, die Körperseele hingegen in physischer Hinsicht.

Die mit der Körperseele zusammenhängende Bewegung ist eine körperliche Bewegung dieser Seele in allen physiologischen Prozessen des Körpers. Die Körperseele verleiht dem Körper auch die Fähigkeit der Bewegung, Beweglichkeit, Balance und Bewegungskoordination.

Die Wanderseele wird als das ‚Kommen und Gehen' des Geistes beschrieben, während die Körperseele als das ‚Eintreten und Austreten' der Essenz bezeichnet wird (siehe unten).

Wie wir unten sehen werden, steht die Körperseele mit *gui* in Verbindung. Konfuzius sagt: *„Qi ist die Fülle des shen; die Körperseele ist die Fülle des gui."*[4] He Shanggong schreibt:

„Die trüben und feuchten 5 Geschmacksrichtungen bilden Knochen, Fleisch, Blut, Gefäße und die 6 Leidenschaften … diese gui werden Körperseele genannt. Sie ist vom Wesen her Yin und tritt durch den Mund ein und aus und kommuniziert mit der Erde."[5]

Bei der Besprechung der Körperseele befassen wir uns mit folgenden Gesichtspunkten:

- Körperseele und Essenz *(jing)*
- Frühe Kindheit
- Sinne
- Physiologische Aktivität
- Emotionen
- Atmung
- Körperseele und individuelles Leben
- Körperseele und *gui*
- Körperseele und Anus
- Beziehung zwischen Körperseele und Wanderseele
- Klinische Anwendung.

4.2 Körperseele und Essenz *(jing)*

Die Körperseele steht in enger Verbindung zur Essenz *(jing)* und wird in Kapitel 8 des ‚Zentrums des Wirkvermögens' als das *„Austreten und Eintreten der Essenz"* beschrieben.[6] Die Körperseele stammt von der Mutter und entsteht bei der Empfängnis (nach der Theorie drei Tage nach der Empfängnis), kurz nachdem die pränatale Essenz eines gerade gezeugten Wesens gebildet wurde. Daher ist die Körperseele, die eng mit der Essenz verbunden ist, das erste, was nach der Empfängnis entsteht. Sowohl die Essenz als auch die Körperseele repräsentieren die Organisationsprinzipien des Lebens, die den Körper von der Empfängnis an formen, wobei die Außerordentlichen Gefäße diejenigen Leitbahnen sind, durch die dies geschieht.

‚Eintreten und Austreten' impliziert ein Innen und ein Außen, also eine Trennung des Individuums von der Umwelt. Es beinhaltet auch eine vertikale Bewegung, da *ru* 入 (eintreten) ‚Wurzeln' und *chu* 出 (austreten) ‚Zweige' evoziert. Daher hängt die zentripetale, trennende, sich materialisierende Bewegung der Körperseele auch von dem vertikalen Austreten und Eintreten der Essenz ab (siehe unten) (➤ Abb. 4.2).

Die Körperseele könnte als die Manifestation der Essenz im Bereich der Empfindungen und Gefühle beschrieben werden. So wie die Wanderseele dem Geist psychische Bewegung verleiht (‚Kommen und Gehen des Geistes'), stellt die Körperseele der Essenz körperliche Bewegung zur Verfügung, d. h., sie bringt die Essenz bei allen physiologischen Prozessen des Körpers ins Spiel.

Dies ist eine sehr wichtige Funktion der Körperseele, da ohne sie die Essenz eine zwar wertvolle, vitale, aber träge Substanz wäre. Die Körperseele steht der Essenz am nächsten und ist der Vermittler zwischen ihr und den anderen vitalen Körpersubstanzen. Zhang Jiebin schreibt im ‚Klassiker der Kategorien': *„Wenn die Essenz erschöpft ist, verfällt die Körperseele, das Qi wird zerstreut und die Wanderseele schwimmt ohne Behausung umher."*[7]

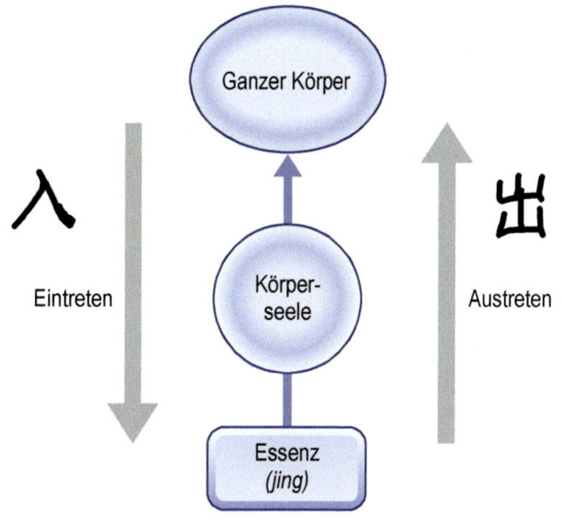

Abb. 4.2 Das Eintreten und Austreten der Essenz

4

4

HINWEIS FÜR DIE PRAXIS

Durch die Körperseele spielt die Essenz *(jing)* der Niere eine Rolle bei allen physiologischen Prozessen. Dies ist eine weitere Bestätigung dafür, dass die Essenz zwar eine kostbare, teilweise vererbte und konstitutionelle Essenz darstellt, aber nicht einfach im Unteren *dantian* ‚residiert'. Durch die Körperseele tritt sie in allen Körperteilen ‚ein und aus' und spielt bei allen physiologischen Aktivitäten eine Rolle. Dies lässt den Schluss zu, dass es bei der Nährung der Essenz (durch die Tonisierung der Niere) besser ist, auch die Körperseele (durch die Tonisierung der Lunge) zu stärken. Dies könnte eine Erklärung dafür sein, warum die Öffnungspunkte des Konzeptionsgefäßes *(renmai),* des besten Gefäßes zur Nährung der Essenz, zum einen auf der Lungen-, zum anderen auf der Nieren-Leitbahn liegen (Lu 7 *lieque* und Ni 6 *zhaohai*).

Die Beziehung zwischen Körperseele und Essenz erklärt auch den Ausbruch eines atopischen Ekzems und von Asthma bei Säuglingen. Aus Sicht der chinesischen Medizin ist ein Ekzem bei Säuglingen dadurch bedingt, dass Hitze-Toxine aus dem Uterus an die Oberfläche steigen; dies ist daher eng mit der pränatalen Essenz des Säuglings verknüpft (➤ Abb. 4.3). Da die Essenz mit der Körperseele verbunden ist, die sich auf der Haut manifestiert (mit Juckreiz und Schmerzen), brechen die Hitze-Toxine aus dem Uterus auf der Haut des Säuglings in Form eines Ekzems aus.

HINWEIS FÜR DIE PRAXIS

Da ich die Pathologie des atopisches Ekzems dahingehend interpretiere, dass es auf eine Schwäche der Lungen- und Nieren-Abwehr-Qi-Systeme zurückzuführen ist, modifiziere ich bei Anwendung der Arzneimittelmedizin bei Kindern die klassischen Rezepturen, indem ich *Tusizi* (Sm. Cuscutae) und *Maimendong* (Rx. Ophiopogonis) hinzufüge, um die Niere bzw. die Lunge zu stärken (und daher die Essenz und die Körperseele).

Asthma kann auf die gleiche Weise erklärt werden, da die geschwächte Essenz des Säuglings darin versagt, die Körperseele und damit die Lunge zu verwurzeln.

Während der Schwangerschaft ist der Fötus ‚ganz Körperseele und Essenz' und wird durch die Körperseele der Mutter genährt (➤ Abb. 4.4). Dies ist von klinischer Bedeutung, da wir geneigt sind zu denken, dass es die Niere der Mutter ist, die den Fötus ernährt; dies ist sicherlich so, aber die Lunge und die Körperseele der Mutter spielen auch eine wichtige Rolle bei der Ernährung des Fötus.

Die Beziehung zwischen Körperseele und fetalem Leben ist sehr alt. Granet nennt die Körperseele die ‚Seele des Blutes'. Der Fötus hängt hinsichtlich seiner Ernährung von der Körperseele, dem Blut und der Essenz der Mutter ab.

Dadurch, dass die Körperseele während der Schwangerschaft die menschliche Form ausbildet, besitzt sie eine zentripetale, trennende, sich materialisierende, verdichtende Bewegung. Indem sie sich abspaltet, verdichtet und materialisiert sie sich in einer separaten Existenz zum Fötus. Da sich diese Trennung durch die Haut ausdrückt (die das Lebewesen von der Welt trennt), gibt es eine weitere Verbindung zwischen Körperseele, Haut und Lunge.

Diese trennende Kraft der Körperseele verbündet sich mit den zentripetalen Kräften von *gui,* die sich ständig fragmentieren und die letztlich den Keim des Todes in sich tragen. Hinsichtlich der Fragmentierung der Körperseele und *gui* besteht eine Verbindung zwischen dem

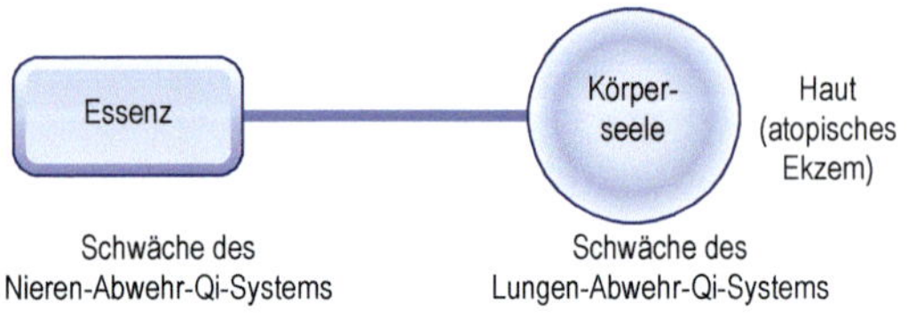

Abb. 4.3 Die Körperseele und atopisches Ekzem

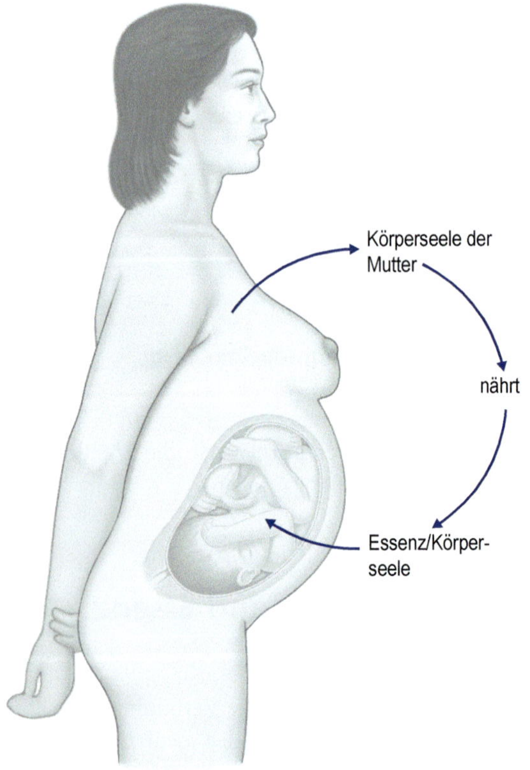

Abb. 4.4 Die Körperseele während der Schwangerschaft

Wort *gui* 鬼 und *kuai* 塊 (gebildet durch das Radikal für *gui* mit vorangestellter ‚Erde'), was ‚Stücke' bedeutet. Dies bestätigt die fragmentierende Tendenz von *gui* (und daher der Körperseele) in ihrer zentripetalen Bewegung.

Obwohl Kontraktion und Fragmentierung anscheinend im Widerspruch zueinander stehen, ist dies doch nicht der Fall. Es gibt viele Beispiele für diesen Prozess in der Welt der Natur. Schwerkraft ist eine nach innen gerichtete, zentripetale Kraft (wie diejenige von *gui*). Wenn ein Stern all seinen nuklearen Brennstoff verbrannt hat, bewirkt die zentripetale Schwerkraft, dass er in ein schwarzes Loch fällt.[8] Ein weiteres Beispiel für die Verbindung zwischen Kontraktion und Aufsplittung ist die Fragmentierung von Myofibrillen in den Muskeln als Folge einer Kontraktion.[9]

Die Körperseele ist daher mit einem ‚Durst nach Existenz', einer zentripetalen, sich materialisierenden Lebenskraft verbunden, die sich zu einer separaten Existenz verdichtet und schließlich im Tod endet.

ZUSAMMENFASSUNG

Körperseele und Essenz *(jing)*

- Die Körperseele steht in enger Verbindung zur Essenz *(jing)* und wird in Kapitel 8 des ‚Zentrums des Wirkvermögens' als das *„Austreten und Eintreten der Essenz"* beschrieben.
- Die Körperseele stammt von der Mutter und entsteht bei der Empfängnis (nach der Theorie drei Tage nach der Empfängnis), kurz nachdem die pränatale Essenz eines gerade gezeugten Wesens gebildet wurde.
- Die Körperseele stellt der Essenz körperliche Bewegung zur Verfügung, d. h., sie bringt die Essenz bei allen physiologischen Prozessen des Körpers ins Spiel.
- Während der Schwangerschaft ist der Fötus ‚ganz Körperseele und Essenz' und wird durch die Körperseele der Mutter genährt.
- Die Körperseele besitzt eine zentripetale, trennende, sich materialisierende, verdichtende Bewegung. Diese trennende Kraft der Körperseele verbündet sich mit den zentripetalen Kräften von *gui*, die sich ständig fragmentieren und die schließlich den Keim des Todes in sich tragen.

4.3 Frühe Kindheit

Indem die Körperseele der Essenz am nächsten ist, ist sie für die ersten physiologischen Prozesse nach der Geburt verantwortlich. Zhang Jiebin schreibt: *„Am Anfang des Lebens nehmen Ohren, Augen und das Herz wahr, Hände und Füße bewegen sich und die Atmung beginnt; dies alles ist durch die Schärfe der Körperseele bedingt."*[10]

Man sagt, dass besonders im ersten Lebensmonat das Baby ‚ganz Körperseele' sei. Da die Körperseele ihren Sitz in der Lunge hat, ist sie für Berührungen und Hautempfindungen zuständig; über das Stillen und Berührungen wird sie durch die Körperseele der Mutter genährt. Dies erklärt die Bedeutung von Berührungen im Leben eines Säuglings; sie stellen nicht nur eine Bindung zwischen Mutter und Baby her, sondern sie nähren auch physisch die Körperseele und daher die Lunge.

Der Schlafforscher McKenna fand heraus, dass eine schlafende Mutter und ihr Baby viel mehr teilen als nur die Matratze. Ihre physiologischen Rhythmen weisen wechselseitige Übereinstimmungen und Synchronizitäten auf, die laut McKenna lebenswichtig für das Kind sind:

„Die zeitliche Abfolge von bestimmten Schlaf- und Wachphasen der Mutter und des Säuglings verschlingen sich ineinander. Minute für Minute findet die ganze Nacht hindurch eine intensive sensorische Kommunikation zwischen ihnen statt."[11]

Dies ist eine klare Bestätigung der Beziehung zwischen den Körperseelen der Mutter und des Kindes.

HINWEIS FÜR DIE PRAXIS

Im ersten Lebensmonat ist das Baby ‚ganz Körperseele', d. h., sein Leben dreht sich um seine Körperseele (Stillen, Berührungen von der Mutter) und seine Körperseele wird von der Körperseele der Mutter genährt.

ZUSAMMENFASSUNG

Frühe Kindheit

- Indem die Körperseele der Essenz am nächsten ist, ist sie für die ersten physiologischen Prozesse nach der Geburt verantwortlich.
- Besonders im ersten Lebensmonat ist das Baby ‚ganz Körperseele'. Da die Körperseele ihren Sitz in der Lunge hat, ist sie für Berührungen und Hautempfindungen zuständig; über das Stillen und Berührungen wird sie durch die Körperseele der Mutter genährt.

4.4 Sinne

Im späteren Leben verleiht uns die Körperseele die Fähigkeit zu Sinnesempfindungen, Fühlen, Hören und Sehen. Wenn die Körperseele in Blüte steht, sind Ohren und Augen scharf und können wahrnehmen. Die Abnahme der Hör- und Sehkraft bei älteren Menschen ist nicht nur auf eine Abnahme der Nieren-Essenz, sondern auch auf eine Schwächung der Körperseele zurückzu-

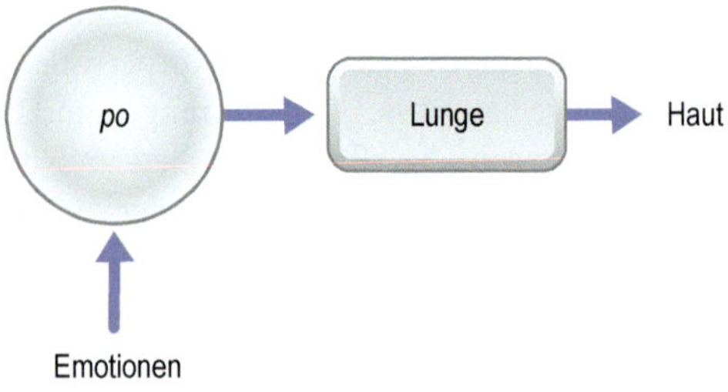

Abb. 4.5 Die Körperseele, Emotionen und Haut

führen. Wir schreiben das Nachlassen der Hör- und Sehschärfe bei älteren Menschen häufig einer Schwächung der Niere und der Essenz zu; dies ist sicherlich richtig, aber der Einfluss der Körperseele auf diesen Vorgang sollte nicht unterschätzt werden.

Zhu Xi ist folgender Auffassung:

„Die Körperseele ist wie Wasser. Aufgrund dieser Tatsache kann die Sehkraft des Menschen klar, der Hörsinn scharf und der Geist kräftig sein und sich gut Dinge merken. Wenn ein Mensch diese Körperseele hat, dann besitzt er dieses shen.“[12]

Zhang Jiebin schreibt: *„Die Körperseele kann sich bewegen und Dinge tun und [wenn sie aktiv ist] können Schmerzen und Juckreiz verspürt werden.“*[13] Dies zeigt, dass die Körperseele für Sinnesempfindungen und Juckreiz verantwortlich ist und daher eng mit der Haut, durch die solche Empfindungen wahrgenommen werden, verknüpft ist.

Dies erklärt den somatischen Ausdruck emotionaler Anspannung auf der Haut, welche die Körperseele und die Verbindung zwischen Körperseele, Lunge und Haut beeinflusst (➤ Abb. 4.5). Die Körperseele, die eng mit dem Körper verbunden ist, ist das Erste, was durch das Einstechen der Nadeln beeinflusst wird; das sich fast unmittelbar nach dem Einführen der Nadeln einstellende Entspannungsgefühl ist auf die Lockerung der Körperseele zurückzuführen. Durch sie werden Geist, Wanderseele, Intellekt und Willenskraft beeinflusst.

ZUSAMMENFASSUNG

Sinne

- Die Körperseele verleiht uns die Fähigkeit zu Sinnesempfindungen, Fühlen, Hören und Sehen.
- Wenn die Körperseele in Blüte steht, sind Ohren und Augen scharf und können wahrnehmen.
- Die Abnahme der Hör- und Sehkraft bei älteren Menschen ist nicht nur auf eine Abnahme der Nieren-Essenz, sondern auch auf eine Schwächung der Körperseele zurückzuführen.

4.5 Physiologische Aktivität

Einige moderne Ärzte betrachten die Körperseele als die *„grundlegende regulierende Aktivität aller physiologischen Funktionen im Körper“*.[14] In diesem Sinn ist sie die Manifestation der Lungen-Funktion, alle physiologischen Aktivitäten zu regulieren.

In Kapitel 8 aus ‚Einfache Fragen‘ heißt es: *„Die Lunge ist wie ein Premierminister, der für die Regulierung zuständig ist.“*[15] Diese Beschreibung der Lungen-Funktion in den ‚Einfachen Fragen‘ sollte man in ihrem Zusammenhang sehen. Der der oben zitierten Aussage vorangehende Satz, der sich mit der Funktion des Herzens befasst, besagt: *„Das Herz ist wie der Kaiser, der für den Geist (shenming) zuständig ist.“*[16]

Das Herz wird also mit einem Kaiser, die Lunge mit einem Premierminister verglichen, der den Kaiser unterstützt.[17] Diese Beziehung ist Ausdruck des engen Verhältnisses zwischen Qi und Blut. Die Lunge regiert das Qi, das Herz herrscht über das Blut. Das Qi ist der ‚Befehlshaber über das Blut‘ (es bewegt das Blut), das Blut ist die ‚Mutter des Qi‘.

Qi und Blut helfen einander und sind voneinander abhängig, daher der Vergleich der Beziehung zwischen Herz und Lunge einerseits und Kaiser und seinem Premierminister andererseits.

Nach der Aussage, dass die Lunge einem Premierminister ähnele, heißt es in den ‚Einfachen Fragen‘ weiter, dass die Lunge für die ‚Regulierung‘ zuständig sei. Dies bedeutet, dass so wie der Premierminister alle administrativen Funktionen reguliert, die Lunge dabei hilft, alle physiologischen Aktivitäten in jedem Organ und jedem Teil des Körpers zu regulieren, so wie das Büro des Premierministers die administrativen Funktionen aller staatlichen Abteilungen kontrolliert und steuert.

Die Lunge kontrolliert auf verschiedenen Wegen alle physiologischen Aktivitäten:

- Indem sie das Qi regiert
- Indem sie alle Leitbahnen und Blutgefäße kontrolliert
- Indem sie die Atmung beherrscht.

Da das Qi die Basis für alle physiologischen Aktivitäten darstellt, ist die Lunge als Herrscher über das Qi natürlicherweise für alle physiologischen Aktivitäten zuständig. Diese Regulationsfunktion ist auch von der Funktion der Lunge, das Qi durch den ganzen Körper zu bewegen, abhängig.

Daher ist die Körperseele der Ausdruck der Regulationsfunktion der Lunge in allen physiologischen Prozessen; die Körperseele ist die physische Seele, die diese Regulierung ermöglicht.

Die Regulierung der physiologischen Prozesse durch die Körperseele weist im Hinblick auf das Bewusstsein einen weiteren wichtigen Aspekt auf. Aus chinesischer Perspektive ist das Bewusstsein auf den Geist (*shen* des Herzens), die Wander- und die Körperseele aufgeteilt.

- Das Zentrum des Bewusstseins ist natürlich der Geist. Er entspricht nicht nur der Aktivität des Cortex, sondern auch der des limbischen Systems.
- Die Wanderseele ist verantwortlich für unser ‚Bewusstsein', wenn wir schlafen (wenn die Wachsamkeit des Geistes nicht da ist). Ihre ‚Bewegung' korrespondiert mit dem limbischen System in der westlichen Neurophysiologie.
- Die Körperseele steht in Beziehung zum Reptilienhirn (➤ Kap. 1 und 14) und ist verantwortlich für das ‚Bewusstsein', das unsere Atmung in Gang hält. Wenn ein Mensch beispielsweise im Koma liegt, ist der Geist außer Kraft gesetzt, aber die Körperseele funktioniert und hält die Gehirnzentren, die für die Atmung und den Herzschlag zuständig sind, aufrecht.

Damasios Definition von Kernbewusstsein und erweitertem Bewusstsein zeigt interessante Ähnlichkeiten mit der chinesischen Medizin. Er bezeichnet als Kernbewusstsein dasjenige Bewusstsein, das den Organismus mit einer Selbstwahrnehmung eines Zeitpunkts (jetzt) und eines Ortes (hier) ausstattet. Die Bandbreite des Kernbewusstseins ist das Hier und Jetzt. Dies ähnelt der Funktion der Körperseele. Als erweitertes Bewusstsein bezeichnet er dasjenige Bewusstsein, das *„dem Organismus einen höheren Selbst-Sinn […] [vermittelt] und […] ihn an einem bestimmten Punkt in der individuellen historischen Zeit [verortet]. So ist er in der Lage, sich die gelebte Vergangenheit in vielen Einzelheiten zu vergegenwärtigen, die Zukunft zu antizipieren, und die Welt, in der er lebt, seinem rastlosen Erkenntnisdrang zu unterwerfen."*[18] Dies ist eine Funktion des Geistes (*shen* des Herzens) in der chinesischen Medizin.

ZUSAMMENFASSUNG

Physiologische Aktivität

- Einige moderne Ärzte betrachten die Körperseele als die *„grundlegende regulierende Aktivität aller physiologischen Funktionen im Körper"*.
- Die Körperseele ist Ausdruck der Regulationsfunktion der Lunge in allen physiologischen Prozessen; die Körperseele ist die physische Seele, die diese Regulierung ermöglicht.
- Die Regulierung der physiologischen Prozesse durch die Körperseele weist im Hinblick auf das Bewusstsein einen weiteren wichtigen Aspekt auf. Die Körperseele weist eine Beziehung zum Reptilienhirn auf (wie in ➤ Kap. 1 und 14 beschrieben) und ist verantwortlich für das ‚Bewusstsein', das unsere Atmung in Gang hält.

4.6 Emotionen

Wie wir in ➤ Kap. 3 gesehen haben, ist die Wanderseele in erster Linie für unser Gefühlsleben verantwortlich. Ihre ‚Bewegung' ist zuständig für unser emotionales Gleichgewicht und unsere Träume und Hoffnungen.

Aber auch die Körperseele spielt eine Rolle in unserem Gefühlsleben. Die Beziehung zwischen dem *kognitiven* Aspekt einer Emotion (‚Ich wurde beleidigt und bin wütend') und ihrem *Gefühl* (‚Ich spüre Wut in mir') ist seit über 2.000 Jahren Gegenstand von Kontroversen in der westlichen Philosophie. Der allgemeine Konsens lautet, dass Emotionen ein Gefühl beinhalten. Interessanterweise können einige dieser Gefühle sogar unterhalb der Bewusstseinsschwelle liegen, auch wenn sie schließlich alle ins Bewusstsein treten.

Es ist interessant, dass Damasio zwischen *Gefühl* und *Emotion* unterscheidet. Er sagt, dass Gefühle nach innen gerichtet und privat sind, während Emotionen nach außen gerichtet und öffentlich sind. Damasio behauptet, dass es Gefühle gibt, deren wir uns bewusst sind, und Gefühle, wo dies nicht der Fall ist:

„Ich meine, […] dass ein Organismus in neuronalen und mentalen Mustern den Zustand repräsentieren kann, den wir bewussten Lebewesen ein Gefühl nennen, ohne je zu wissen, dass das Fühlen stattfindet."[19]

Dies ist eine interessante Unterscheidung und ähnelt der chinesischen Medizin sehr stark. Wir könnten sogar sagen, dass die Gefühle, deren wir uns nicht bewusst sind, zur Körperseele (*po*) gehören, während Emotionen den Geist (*shen*) und die Wanderseele (*hun*) mit einbeziehen. Damasio schreibt: *„Emotionen und Kernbewusstsein treten gewöhnlich zusammen auf, das heißt, sie sind entweder beide vorhanden oder es fehlen beide."*[20]

Die obige Textpassage weist interessante Verbindungen zur chinesischen Medizin auf, da das Kernbewusstsein (wie oben beschrieben) mit der Körperseele verwandt ist und die Körperseele daher alle Gefühle auf einer tiefen, autonomen und automatischen Ebene moduliert. Anders ausgedrückt, ist der Geist (*shen* des Herzens) verantwortlich für das Bewusstsein und diejenige Instanz, die die Emotionen auf einer kognitiven Ebene wahrnimmt und sie auch ‚fühlt' (➤ Kap. 2). Aus diesem Grund wirken sich alle Emotionen auf das Herz aus. Jedoch nicht nur alle Emotionen, sondern vor allem alle Gefühle, die noch nicht ins Bewusstsein getreten sind, haben einen Einfluss auf die Körperseele. Aus diesem Grund ist die Therapie der Lunge (besonders mit Lu 7 *lieque* und Lu 3 *tianfu*) sehr wichtig bei emotionalen Problemen, um die Körperseele und über sie den

Geist zu besänftigen. Innerhalb der Arzneimittelmedizin verwende ich vor allem die Arznei *Baihe* Bb. Lilii, um diese Wirkung zu erzielen.

HINWEIS FÜR DIE PRAXIS

Ich verwende die Akupunkturpunkte Lu 7 *lieque* und Lu 3 *tianfu* sowie das Arzneimittel *Baihe,* um die Körperseele zu besänftigen, wenn sie durch Emotionen und Gefühle in Mitleidenschaft gezogen ist.

Noch konkreter ist die Körperseele auch mit dem Weinen verbunden. So wie uns die Körperseele auf physischer Ebene Schmerzen fühlen lässt, bewirkt sie auch, dass wir bei Kummer und Traurigkeit weinen.

Besonders nicht herausgelassener Kummer schnürt die Körperseele ein und führt zu einer Ansammlung des Qi. Emotionaler Stress (vor allem Sorge, Grübeln, Kummer und Traurigkeit) ‚schnürt' die Körperseele ein und verursacht eine Lungen-Qi-Stagnation im Thorax, welche sich auf die Mammae auswirkt und zur Entstehung von Knoten führt.

Man könnte sagen, dass sich alle Emotionen auf die Körperseele auswirken, weil sie das Qi beeinflussen und die Lunge das Qi beherrscht.

HINWEIS FÜR DIE PRAXIS

Die Tatsache, dass sich alle Emotionen auf die Körperseele auswirken, erklärt den starken emotionalen Einfluss des Punktes Lu 7 *lieque,* der das Qi bewegt und emotionale Einschnürung befreit.

ZUSAMMENFASSUNG

Emotionen

- Die Körperseele spielt eine Rolle in unserem Gefühlsleben.
- Gefühle, deren wir uns nicht bewusst sind, gehören zur Körperseele *(po),* während Emotionen den Geist *(shen)* und die Wanderseele *(hun)* mit einbeziehen.
- Noch konkreter ist die Körperseele auch mit dem Weinen verbunden.
- Nicht herausgelassener Kummer schnürt die Körperseele ein und führt zu einer Ansammlung des Qi.
- Emotionaler Stress (vor allem Sorge, Grübeln, Kummer und Traurigkeit) ‚schnürt' die Körperseele ein und verursacht eine Lungen-Qi-Stagnation im Thorax.

4.7 Atmung

Da die Körperseele ihren Sitz in der Lunge hat, ist sie auch eng mit der Atmung verbunden. Die Atmung kann als das Pulsieren der Körperseele betrachtet werden. Meditation macht sich die Verbindung zwischen Atmung und Körperseele zunutze. Durch die Konzentration auf die Atmung beruhigt ein Meditierender die Körperseele, der Geist wird ruhig und leer, und dadurch öffnet sich die Wanderseele und kommt in Kontakt mit dem Universalgeist.

Daher ist die Atmung auf körperlicher Ebene nicht nur ein Ausdruck des Lungen-Qi, sondern auch ein Ausdruck des Pulsierens der Körperseele.

4.8 Körperseele und individuelles Leben

Die Körperseele steht mit unserem Leben als Individuen in Verbindung, während die Wanderseele für unsere Beziehungen mit anderen Menschen und der Welt verantwortlich ist. In dieser Hinsicht gibt es also einen wichtigen Unterschied zwischen Wander- und Körperseele.

Wie wir gesehen haben, wird die Wanderseele 3 Tage nach der Geburt vom Vater übermittelt; dies zeigt, dass es sich um eine Seele handelt, die für die nach außen gerichtete Bewegung hin zu anderen Menschen in Beziehungen verantwortlich ist und uns daher unseren Platz in der Familie und Gesellschaft einnehmen lässt.

Im Gegensatz dazu ist die Körperseele eine körperliche, individuelle Seele, die bald nach der Empfängnis gebildet wird; sie ist die ‚blinde' Kraft einer Seele, deren einzige Funktion darin besteht, die körperliche Aktivität und die Lebenskraft selbst zu regulieren. Dies heißt jedoch nicht, dass die Körperseele nicht durch unser Gefühlsleben beeinflusst würde. Emotionaler Stress wirkt sicherlich immer auf die Körperseele ein, aber die Körperseele kontrolliert unser Gefühlsleben nicht auf die gleiche Weise, wie dies der Geist und die Wanderseele tun.

4.9 Körperseele und *gui*

Über sein Wesen als ‚Geist' oder ‚Gespenst' hinaus kann man *gui* auf interessante psychologische Weise interpretieren. *gui* ist wie eine ‚dunkle' Kraft der Psyche, welche die Wander- und Körperseele prägt; wie wir gesehen haben, beinhalten die chinesischen Schriftzeichen für diese beiden Seelen das Radikal *gui.* Abgesehen von anderen Implikationen sagt uns dies, dass diese beiden Seelen ihre eigene, vom Geist unabhängige Existenz

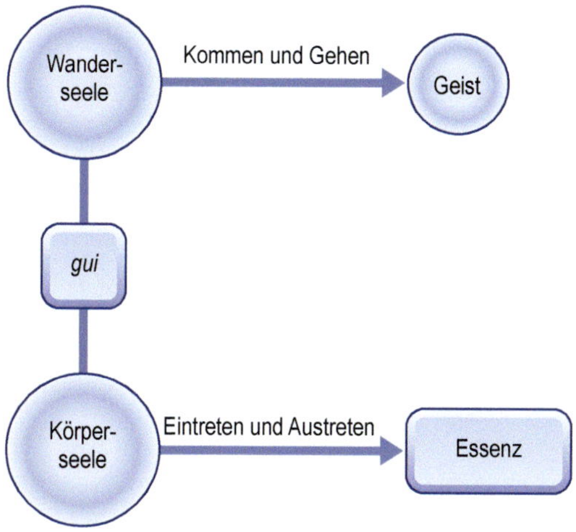

Abb. 4.6 *gui,* Wanderseele und Körperseele

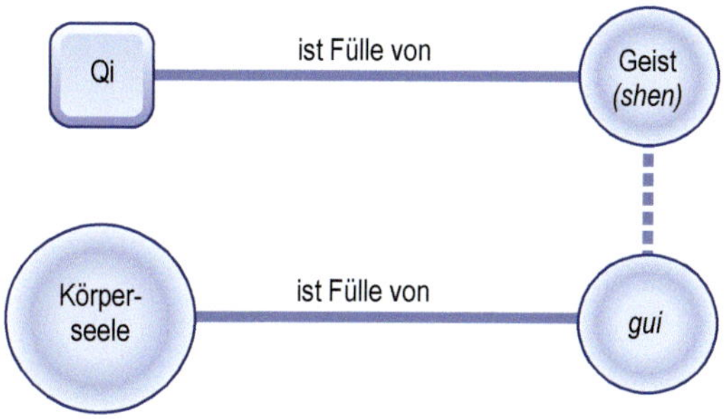

Abb. 4.7 Qi, Geist, Körperseele und *gui*

führen; sie stellen ‚dunkle' Kräfte der Psyche dar, die eine auf psychischer, die andere auf körperlicher Ebene (➤ Abb. 4.6).

gui innerhalb der Wanderseele verleiht ihr Bewegung auf einer psychischen Ebene (Kommen und Gehen des Geistes), wodurch, wie wir gesehen haben, Ideen, Intuition und Kreativität hervorgebracht werden. *gui* innerhalb der Körperseele verleiht ihr Bewegung auf einer körperlichen Ebene (Ein- und Austreten der Essenz) in allen physiologischen Prozessen des Körpers.

Daher ist *gui* innerhalb der Körperseele die ‚dunkle' Kraft, die sie dazu bewegt, ihre Funktion zu erfüllen, alle physiologischen Prozesse zu fördern und die Essenz in allen Teilen des Körpers ins Spiel zu bringen. Es besteht eine enge Beziehung zwischen Körperseele und *gui* im Sinne von einer kontrahierenden, zentripetalen, fragmentierenden, sich materialisierenden Kraft (➤ Abb. 4.7).

Wie oben bereits erwähnt, schreibt He Shanggong: *„Die trüben und feuchten 5 Geschmacksrichtungen bilden Knochen, Fleisch, Blut, Gefäße und die 6 Leidenschaften … diese gui werden Körperseele genannt.* [21] Diese Aussage veranschaulicht die körperliche und ‚dunkle' Natur der Körperseele, die sie mit einem *gui* verknüpft. Sie ist die Seele von *„Knochen, Muskeln und Blutgefäßen"*. Es wird auch deutlich, dass die Körperseele mit allen Emotionen verbunden ist *(„die 6 Leidenschaften")*.

ZUSAMMENFASSUNG

Körperseele und *gui*

- *gui* ist wie eine ‚dunkle' Kraft der Psyche, welche die Wander- und Körperseele prägt.
- *gui* innerhalb der Körperseele verleiht ihr Bewegung auf einer körperlichen Ebene (Ein- und Austreten der Essenz) in allen physiologischen Prozessen des Körpers.
- *gui* ist innerhalb der Körperseele die ‚dunkle' Kraft, die sie dazu bewegt, ihre Funktion zu erfüllen, alle physiologischen Prozesse zu fördern und die Essenz in allen Teilen des Körpers ins Spiel zu bringen.
- Es besteht eine enge Beziehung zwischen Körperseele und *gui* im Sinne von einer kontrahierenden, zentripetalen, fragmentierenden, sich materialisierenden Kraft.

4.10 Körperseele und Anus

Aufgrund der Beziehung zwischen Körperseele und Lunge und derjenigen zwischen Körperseele, Lunge und Dickdarm wird der Anus manchmal als *‚pomen'*, ‚Tür des *po*' bezeichnet, wie in Kapitel 11 der ‚Einfachen Fragen': *„Das Tor des po [Anus] ist der Bote für die 5 Organe und leitet Wasser und Nahrung ab, ohne sie zu lange zu speichern."*[22] In der Tat war der Punkt Bl 42 *pohu* (‚Fenster des *po*') bei Harn- und Stuhlinkontinenz aufgrund von Erschrecken angezeigt.

4.11 Beziehung zwischen Körper- und Wanderseele

Weil die Körper- und die Wanderseele zwei Aspekte der Seele darstellen, ist es interessant, ihre verschiedenen Charakteristika und Funktionen miteinander zu vergleichen (➤ Tab. 4.1). Die meisten stammen aus Zhang Jiebins ‚Klassiker der Kategorien'.[23]

Wie wir in ➤ Tab. 4.1 erkennen können, spielt die Wanderseele bei Problemen eine Rolle, die nachts auftreten (aber nicht ausschließlich), während die Körperseele bei Problemen, die tagsüber in Erscheinung treten, beteiligt ist. In der ‚Abhandlung über Blut-Muster' (1884) von Tang Zonghai heißt es:

4

4

Tab. 4.1 Vergleich zwischen Wander- und Körperseele

Wanderseele	Körperseele
Ist das ‚Kommen und Gehen' des Geistes	Ist das ‚Eintreten und Austreten' der Essenz
Gehört zum Geist	Gehört zum Körper
Ist das Qi des Geistes	Ist die Seele des Körpers
Folgt den Veränderungen des Qi	Folgt den Veränderungen des Körpers
Ist Yang und bewegt sich	Ist Yin und bleibt ruhig
Erzeugt Wirkung mit Bewegung	Erzeugt Wirkung ohne Bewegung
Mit dem Geist verbunden: Wenn das Qi sich sammelt, sammelt sich die Wanderseele	Mit der Essenz verbunden: Wenn sich die Essenz sammelt, sammelt sich die Körperseele
Bei der Geburt vereinigt sich die Wanderseele mit der Körperseele	Bei der Geburt zügelt die Körperseele die Wanderseele
Nach dem Tod schwimmt sie fort und kehrt zum Himmel zurück	Nach dem Tod löst sie sich auf und kehrt zur Erde zurück
Ist hell und erleuchtet die Körperseele	Ist dunkel und verwurzelt die Wanderseele
Ist wie ein Feuer: Je mehr man hinzugibt, desto mehr brennt es	Ist wie ein Spiegel: Er glänzt, enthält aber nur eine Spiegelung (der Wanderseele)
Repräsentiert die Bewegung des Geistes nach außen	Repräsentiert die Bewegung der Essenz nach innen
Ist in Blut und Yin verwurzelt	Ist mit dem Qi und Yang verbunden
Eine Disharmonie verursacht Schlafstörungen in der Nacht	Eine Disharmonie verursacht tagsüber Störungen
Eine Disharmonie verursacht einen Mangel an Richtung und Inspiration sowie Verwirrung	Eine Disharmonie verursacht einen Mangel an Kraft und Vitalität
Ist die Verbindung zum Universalgeist	Ist rein individuell
Entspricht dem Vollmond	Entspricht dem Neumond

„Nächtliche Unruhe mit übermäßig vielen Träumen ist durch eine unruhige Wanderseele bedingt; diese ist Yang, und wenn sie nachts keinen Ruheort hat, ist der Mensch unruhig und träumt viel. Unruhe am Tag und ein benebelter Geist sind auf eine unruhige Körperseele zurückzuführen; diese ist Yin, und wenn das Yin tagsüber im Mangel ist, entstehen Unruhe und geistige Verwirrtheit."[24]

In ➤ Tab. 4.2 ist der Vergleich zwischen der Wanderseele und der Körperseele gemäß Zhu Xi aufgeführt.[25] Hier finden sich viele interessante Beobachtungen. Die Wanderseele „bewegt sich und macht sich zunutze", „sie kann sich bewegen, sich zunutze machen und handeln" und ist verantwortlich für die „Fähigkeit zu denken und zu planen". Diese Formulierungen bestätigen das, was in ➤ Kap. 3 besprochen wurde: Die Wanderseele ist für die ‚Bewegung' des Geistes und für das Planen, Ideen, Projekte und Lebensträume verantwortlich.

Tab. 4.2 Vergleich zwischen Wander- und Körperseele gemäß Zhu Xi

Wanderseele	Körperseele
Yang	Yin
shen von Yang	*shen* von Yin
shen	*gui*
Qi	Essenz
shen von Qi	*shen* der Essenz
Qi	Blut
Qi	Körper
Qi	Physische Form
shen	Essenz
Bewegung	Ruhe
Warm	Kalt
Sonne	Mond
Feuer	Wasser
Holz	Metall
3	7
Feuer und Sonne (die außen einen Schatten haben)	Metall und Wasser (die innen einen Schatten haben)
Vollmond	Neumond
Bewegt sich und macht sich zunutze	Speichert und empfängt
Kann sich bewegen, sich zunutze machen, handeln	Kann sich nicht bewegen, zunutze machen und handeln
Atmung von Mund und Nase	Schärfe und Klarheit von Ohren und Augen
Wahrnehmung und Bewegung	Physische Form und Körper
Sprache und Aktion	Essenz und Blut
Lebenskraft *(jingshen)* und Wahrnehmung	Die 4 Gliedmaßen, die 9 Öffnungen und deren Essenz und Blut
Manifestiert sich und macht sich zunutze	Beruhigt das Qi
Wissen	Gedächtnis
Fähigkeit zu denken und zu rechnen	Fähigkeit, sich etwas zu merken
Fähigkeit zu denken und zu planen	Fähigkeit, sich etwas zu merken und zu unterscheiden
Manifestiert sich nach außen hin (wie eine Laterne)	Fähigkeit zu reflektieren (wie ein Spiegel)

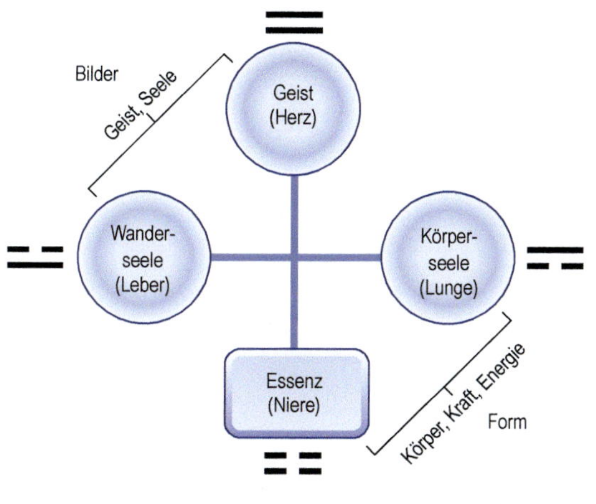

Abb. 4.8 Das Reich der Bilder und der Form und die Wander- und die Körperseele

Die Wanderseele gehört zum Reich der Bilder, die Körperseele zum Reich der Form. Dies kann in einem Diagramm dargestellt werden (➤ Abb. 4.8).

Die Wanderseele ist ätherisch und die Letzte, die kommt (nach der Geburt), und die Erste, die geht (nach dem Tod); die Körperseele ist körperlich und die Erste, die kommt (bei der Empfängnis), und die Letzte, die nach dem Tod geht (sie bleibt in den Knochen). Laut Granet entspricht die Wanderseele dem höheren Aspekt der Persönlichkeit, dem persönlichen Namen, durch den jeder Mensch seinen Platz in der Gesellschaft und Familie einnimmt; die Wanderseele verleiht dem Menschen seine Individualität, aber eine Individualität, die ihren Ausdruck innerhalb von Familie und Gesellschaft findet.

Im *Huainanzi* heißt es: *„Die Wanderseele stammt vom Himmlischen Qi, die Körperseele vom Irdischen Qi.“*[26] Im *Wuxing dayi* steht: *„Die Körperseele ist wie die Umhüllung, die Wanderseele ist die Quelle für das Qi des Lebens.“*[27]

Diese Aussagen betonen das Wesen der Körperseele als zentripetale, sich materialisierende, trennende Kraft, die Form und Körper hervorbringt; daher ist sie wie eine ‚Umhüllung‘, die den Körper von der Welt trennt. Deshalb ist die Körperseele einschränkend, kontrahierend, zentripetal; diese einschränkende, trennende und fragmentierende Bewegung mündet schließlich im Tod.

Im Gegensatz dazu dehnt sich die Wanderseele aus, sie bewegt sich fortwährend in Richtung Welt; daher ist sie expansiv und zentrifugal. Die Wanderseele ist die Quelle für das Qi des Lebens, sie ist zentrifugal, hat eine nach außen gerichtete Bewegung und geht aufs Leben zu. Die Wanderseele wird die ‚Essenz des Lebens-Qi‘ genannt, die Körperseele der ‚Wohnort des Todes-Qi‘.

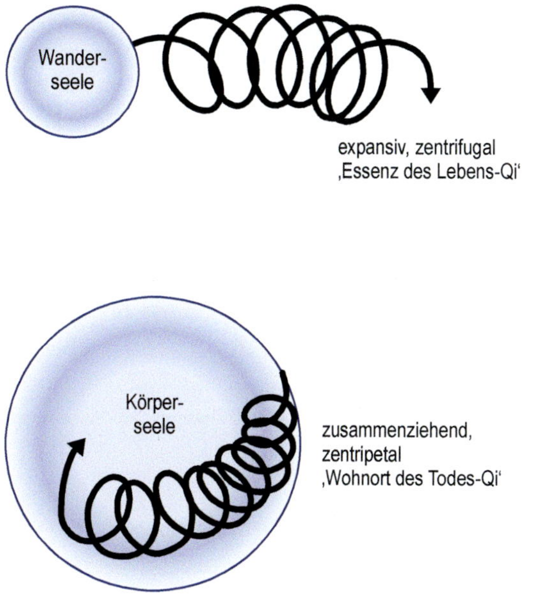

Abb. 4.9 Ausdehnende und zusammenziehende Bewegungen der Körper- und der Wanderseele

Die Verbindung der Körperseele mit dem Tod ist durch die Tatsache bedingt, dass sie trennt, einschränkt, fragmentiert und zusammenzieht und mit dem Körper stirbt (➤ Abb. 4.9). Im ‚Geheimnis der goldenen Blume‘ heißt es: *„Die Körperseele hat Teil an dem Wesen der Dunkelheit. Sie ist die Energie des Schweren und Trüben. Die Wanderseele liebt das Leben; die Körperseele sucht den Tod.“*[28]

Im *Wuxing dayi* lesen wir:

„Das Qi der Wanderseele ist die Fülle [Perfektion] von shen, das Qi der Körperseele ist die Fülle [Perfektion] von gui. Das menschliche Leben beinhaltet den Tod. Nach dem Tod kehrt man zur Erde zurück; dies wird gui genannt.“[29]

Zhu Xi schreibt:

„Das Qi gehört zur Wanderseele, und der Körper wird von der Körperseele beherrscht. Die Wanderseele ist die Seele des Yang, die Körperseele ist die Seele des Yin. Wenn ein Mensch stirbt, verlässt ihn das warme Qi und steigt auf. Dies wird aufsteigende Wanderseele genannt. Der untere Teil des Körpers wird allmählich kalt. Dies nennt man die fallende Körperseele.“[30]

Siehe hierzu ➤ Abb. 4.10 bis 4.14.

Bei Zhu Xi heißt es weiter:

„Qi ist das Blühen des shen; po ist das Blühen von gui. Die Kombination von gui und shen ist die höchste Lehre. Alle

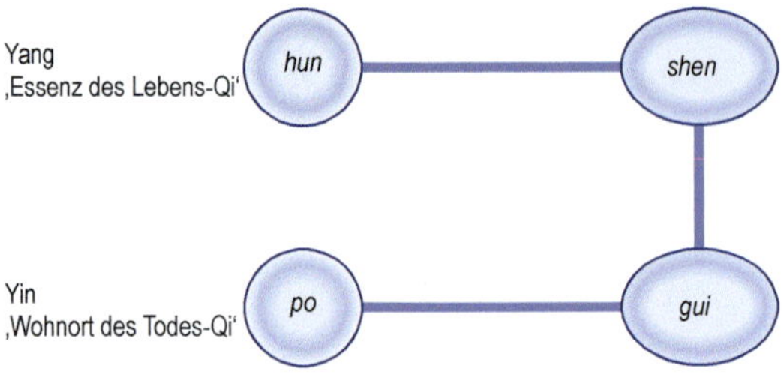

Abb. 4.10 Wanderseele, Körperseele, Geist und *gui*

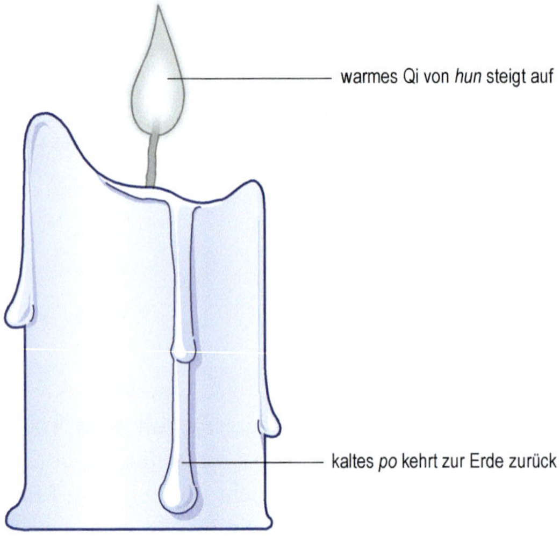

Abb. 4.11 Aufsteigende Wanderseele und fallende Körperseele zum Zeitpunkt des Todes

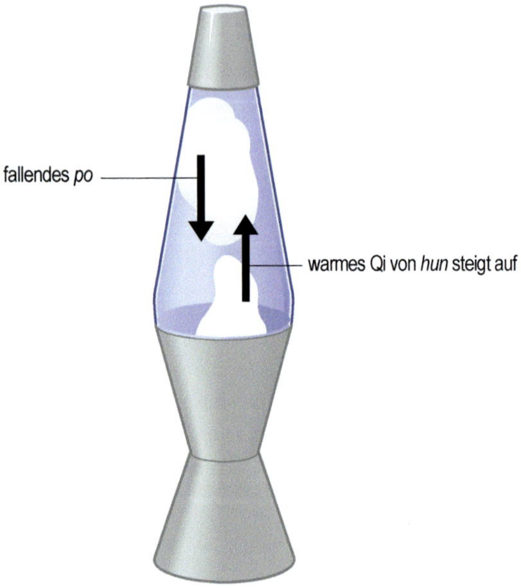

Abb. 4.12 Aufsteigende Wanderseele und fallende Körperseele

Abb. 4.13 *gui* in der Wanderseele und Körperseele

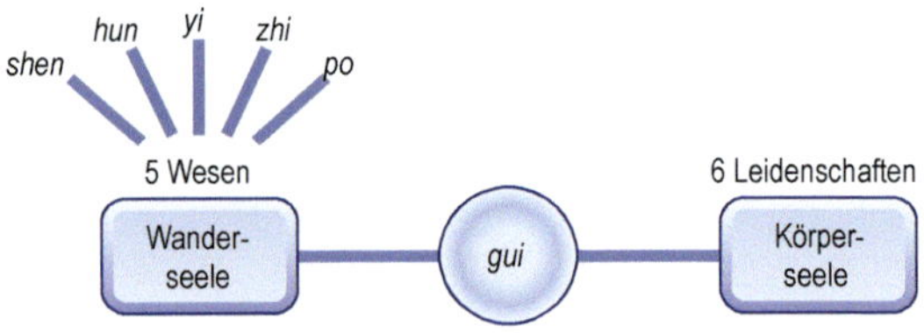

Abb. 4.14 Wanderseele und Körperseele als das *gui* der 5 Wesen und der 6 Leidenschaften

lebendigen Wesen müssen sterben. Wenn sie gestorben sind, müssen sie zur Erde zurückkehren. Dies wird gui genannt. Knochen und Fleisch sterben und gehen nach unten. Das Yin wird zur Erde der Felder. Sein Qi wird freigesetzt und in die Höhe gehoben; es ist hell und dampft nach oben. Dies ist die Essenz der 100 Dinge und die Manifestation von shen."[31]

In einer weiteren Passage bestätigt Zhu Xi, dass nach dem Tod die Wanderseele zum ‚Himmel', die Körperseele zur Erde geht:

„Wenn ein Mensch lebt, treffen sich Wander- und Körperseele. Wenn er stirbt, werden sie getrennt und jede löst sich auf. Das hun, in seiner Yang-Eigenschaft, wird nach oben zerstreut; das po, in seiner Yin-Eigenschaft, geht nach unten."[32]

Weiterhin lässt sich Zhu Xi über die Unterschiede zwischen Wander- und Körperseele aus:

„Im Allgemeinen ist die Wanderseele heiß und die Körperseele kalt. Die Wanderseele bewegt sich und die Körperseele ist im Ruhezustand. Wenn es so ist, dass die Körperseele durch die Wanderseele geschützt wird, dann ist die Wanderseele zum Zweck des Schutzes ebenfalls in Ruhe. Wegen der Wanderseele hat die Körperseele einen Lebenswillen. Die Wanderseele, indem sie heiß ist, produziert Kälte; die Körperseele, indem sie kalt ist, produziert Wärme. Nur wenn die beiden nicht voneinander getrennt werden, das Yang nicht trocken und das Yin nicht behindert wird, ist ihre Harmonie erreicht. Andernfalls gilt: je mehr sich die Wanderseele bewegt, desto mehr ist die Körperseele in Ruhe. Je heißer die Wanderseele wird, desto kälter wird die Körperseele. Wenn die beiden voneinan-

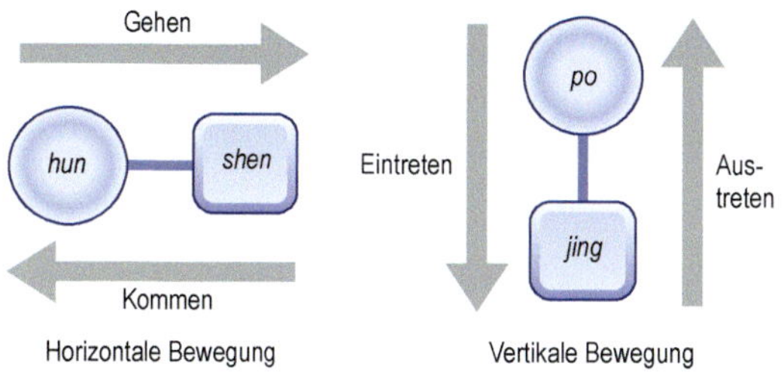

Abb. 4.15 Vertikalität der Körperseele und Horizontalität der Wanderseele

der getrennt werden, wird ihre Harmonie nicht erreicht und das menschliche Wesen stirbt."[33]

Im alten China wurden die Toten vorübergehend in der Ecke des Hauses begraben, wo das Saatgut aufbewahrt wurde. Dadurch konnte die Substanz des Toten die Erde im Haus durchdringen. Die Leiche zersetzte sich in dieser Ecke, wo das Saatgut lagerte, um das Hervorsprießen neuen Lebens aus den Samen zu symbolisieren. Am gleichen Platz stand das Ehebett, wo neues Leben gezeugt wurde. Da die Körperseele nach dem Tod zur Erde zurückkehrte, erlaubte dies den Menschen die Vorstellung, dass neues Leben aus der Erde im Haus und von den toten Vorfahren hervorsprießt, als ob das Baby die Substanz der Vorfahren aufgenommen hätte.[34]

Die körperlosen *gui* schwebten um das Ehebett herum und warteten auf eine neue Inkarnation. Diese Kontinuität zwischen Toten und Lebenden ließ die Menschen an eine ungebrochene Familienlinie, an eine ewige erdgleiche Substanz der Familie glauben. Ein Todesfall verminderte diese Familiensubstanz nicht, eine Geburt vermehrte sie nicht. Die Familie war aus parallelen Gemeinschaften zusammengesetzt: den Lebenden (mit ihren Individualitäten in der Körperseele) und den Toten.

Das ‚Kommen und Gehen' der Wanderseele verleiht dem Leben ‚Horizontalität', das ‚Eintreten und Austreten' der Körperseele verleiht ihm ‚Vertikalität' (➤ Abb. 4.15).

‚Horizontalität' bedeutet, dass die Wanderseele fortwährend die Grenzen des Bewusstseins in der Welt der Ideen, Kreativität, Kunst, Forschung, Träumen usw. erforscht. ‚Vertikalität' meint, dass die Körperseele sich ständig im Bereich der physiologischen Aktivitäten in den Körper verwandelt.

Aus dem, was wir über die Wander- und die Körperseele gesagt haben, können wir die folgenden Entsprechungsmuster ableiten:

Wanderseele – Yang – Geist *(shen)* – zentrifugal – ‚Essenz des Lebens-Qi'

Körperseele – Yin – *gui* – zentripetal – ‚Wohnort des Todes-Qi'.

HINWEIS FÜR DIE PRAXIS

Angesichts der Verbindung zwischen der Körperseele und Tod sei hier auf die Indikationen dreier Punkte, die mit der Lunge (und daher mit der Körperseele) zusammenhängen, und ihre Assoziation mit dem Tod hingewiesen:
- Bl 13 *feishu:* ‚Selbstmord'
- Du 12 *shenzhu:* ‚Mordlust'
- Bl 42 *pohu:* ‚drei schwebende Leichen' (➤ Kap. 13).

4.12 Klinische Anwendung

Ich werde die klinische Anwendung der Körperseele gesondert unter der Überschrift ‚Akupunktur' bzw. ‚Arzneimitteltherapie' besprechen. Für die pathologischen Zustände von Kontraktion und Expansion der Körperseele bespreche ich beide Therapiemethoden. Unter Berücksichtigung der Tatsache, dass die Körperseele die Haut und das Gefühlsleben beeinflusst, umfasst ein Zustand von Kontraktion Hautprobleme wie Rötung, Ausschlag, Akne. Emotional meint der Kontraktionszustand, dass der Patient seine Emotionen unterdrückt und diese eine Qi-Stagnation der Lunge und möglicherweise Depressionen hervorrufen.

Ein Zustand der Expansion der Körperseele verursacht im Bereich der Haut Probleme wie Juckreiz. Hinsichtlich des Gefühlslebens führt ein Expansionszustand zu Angstgefühlen und Sorgen.

4.12.1 Kontraktion der Körperseele

Haut

Akupunktur

Lu 7 *lieque,* Lu 5 *chize,* Lu 1 *zhongfu,* Di 11 *quchi.* Sedierende oder neutrale Nadeltechnik.

Arzneimitteltherapie

Variation von *Sangdan xiebai tang*
Variation von Dekokt mit Morus und Moutan, das das Weiße ableitet

Gefühlsleben

Akupunktur

Lu 7 *lieque,* Pe 6 *neiguan,* Di 4 *hegu.* Sedierende oder neutrale Nadeltechnik.

Arzneimitteltherapie

Banxia houpo tang
Dekokt mit Pinellia und Magnolia

4.12.2 Expansion der Körperseele

Haut

Akupunktur

Lu 5 *chize*, Bl 13 *feishu*, Du 12 *shenzhu*, 3E 6 *zhigou*. Tonisierende Nadeltechnik.

Arzneimitteltherapie

Xiaofeng san aus der Rezeptursammlung der Kaiserlichen Gnade
Pulver, das Wind klärt, aus der Rezeptursammlung der Kaiserlichen Gnade

Gefühlsleben

Akupunktur

Bl 13 *feishu*, Du 12 *zhenzhu*, Pe 7 *daling*, Du 19 *houding*. Tonisierende Nadeltechnik.

Arzneimitteltherapie

Variation von *Bufei tang* (➤ Kap. 17, Angstgefühle, Lungen- und Herz-Qi-Schwäche)
Variation von Dekokt, das die Lunge stärkt

ZUSAMMENFASSUNG

Die Körperseele

- Sie ist eine körperliche Seele, die ihren Sitz in der Lunge hat.
- Sie wird 3 Tage nach der Empfängnis gebildet.
- Sie hängt eng mit der Essenz *(jing)* zusammen.
- Sie ist das ‚Eintreten und Austreten' der Essenz und bringt diese bei allen physiologischen Prozessen ins Spiel.
- Während der frühen Kindheit kreist das Leben des Babys ganz um die Körperseele.
- Die Körperseele ist für die Schärfe der Sinnesorgane verantwortlich.
- Die Körperseele wird durch alle Emotionen beeinflusst, vor allem durch Grübeln, Sorge, Kummer und Traurigkeit.
- Die Körperseele ist für alle physiologischen Prozesse verantwortlich; sie ist diejenige ‚Seele', die alle physiologischen Aktivitäten belebt.
- Die Körperseele ist verantwortlich für die Atmung.
- Die Körperseele ist als zentripetale, sich materialisierende, fragmentierende Kraft eng mit *gui* verknüpft.
- Der Anus ist mit der Körperseele verbunden.

ANMERKUNGEN

1 Giles, H. 1912. Chinese-English Dictionary. Kelly & Walsh, Shanghai, S. 1.144.
2 1982. *Leijing* 类经 [Classic of Categories]. People's Health Publishing House, Beijing, S. 63. Der ‚Klassiker der Kategorien' wurde von Zhang Jiebin (auch Zhang Jingyue genannt) verfasst und erstmals im Jahr 1624 veröffentlicht.
3 Kim Yung Sik 2000. The Natural Philosophy of Chu Hsi. American Philosophical Society, Philadelphia, S. 224.
4 Eyssalet, J.-M. 1990. Le Secret de la Maison des Ancêtres. Guy Trédaniel Editeur, Paris, S. 30.
5 Le Secret de la Maison des Ancêtres, S. 31.
6 1981. *Lingshu jing* 灵枢经 [Spiritual Axis]. People's Health Publishing House, Beijing, S. 23. Erstveröffentlichung ca. 100 v. Chr.
7 Classic of Categories, S. 63.
8 Greene, B. 2000. The Elegant Universe. Vintage, London, S. 339.
9 Takahashi, K.; Hattori, A.; Yasu, T. 1970. Effect of contraction on the fragmentation of myofibrils. Journal of Biochemistry 67: 609–610. Ein weiteres Beispiel für die Wirkung der Kontraktion auf die Fragmentierung findet sich bei den Muskeln. Die Autoren dieses Artikels stellten fest, dass die Fragmentierung der Myofibrillen post mortem durch die Kontraktion von Muskeln post mortem verursacht werde und dass der hohe Grad von Fragmentierung in isometrischen Muskeln größtenteils von der Anspannung während der Kontraktion abhänge.
10 Classic of Categories, S. 63.
11 Lewis, T.; Amini, F.; Lannon, R. 2000. A General Theory of Love. Random House, New York, S. 195.
12 Classic of Categories, S. 229.
13 Classic of Categories, S. 63.
14 Zhao Youchen 1979. Liao Ning Journal of Chinese Medicine *(Liaoning zhongyi* 辽宁中医) [Chinese Medicine of Liao Ning], Nr. 5, S. 24.
15 1979. *Huangdi neijing suwen* 黄帝内经素问 [The Yellow Emperor's Classic of Internal Medicine – Simple Questions]. People's Health Publishing House, Beijing, S. 58. Erstveröffentlichung ca. 100 v. Chr.
16 Simple Questions, S. 58.
17 Um die klinische Bedeutung der Lunge als Premierminister zu verstehen, sollten wir diese Aussage im Zusammenhang mit der sozialen und politischen Situation im alten China sehen. In modernen westlichen Gesellschaften hat der Premierminister in erster Linie politische Verantwortung, und die Administration des Staates wird an staatliche Abteilungen delegiert. Im alten China wurde die Gesellschaft sehr straff durch eine zentrale, pyramidenförmige Bürokratie mit dem Premierminister an der Spitze verwaltet; der Premierminister war daher der Leiter aller staatlichen Abteilungen, die das Land verwalteten. In diesem Kontext sollten die Funktionen der Lunge betrachtet werden.
18 Damasio, A. 1999. The Feeling of What Happens – Body and Emotion in the Making of Consciousness. Harcourt, San Die-

go, S. 16. Hier wurde aus der deutschen Übersetzung von Hainer Kober zitiert: Ich fühle, also bin ich. Die Entschlüsselung des Bewusstseins. 3. Aufl. List Verlag, München 2001, S. 29.

[19] Ich fühle, also bin ich, S. 50.

[20] Ich fühle, also bin ich, S. 125.

[21] Le Secret de la Maison des Ancêtres, S. 31.

[22] Simple Questions, S. 77.

[23] Classic of Categories, S. 63–64.

[24] Pei Zhengxue 1979. *Xuezheng lun pingshi* 血证论评释 [A Commentary on the Discussion on Blood Patterns]. People's Health Publishing House, Beijing, S. 236. Die ‚Abhandlung über Blut-Muster' wurde von Tang Zonghai verfasst und erstmals im Jahr 1884 veröffentlicht.

[25] The Natural Philosophy of Chu Hsi, S. 226–227.

[26] Le Secret de la Maison des Ancêtres, S. 441.

[27] Le Secret de la Maison des Ancêtres, S. 441.

[28] Wilhelm, R. (Übersetzer) 1962. The Secret of the Golden Flower. Harcourt, Brace & World, New York, S. 28.

[29] The Secret of the Golden Flower, S. 453.

[30] The Natural Philosophy of Chu Hsi, S. 224.

[31] The Natural Philosophy of Chu Hsi, S. 224.

[32] The Natural Philosophy of Chu Hsi, S. 225.

[33] The Natural Philosophy of Chu Hsi, S. 225.

[34] Granet, M. 1973. La Religione dei Cinesi. Adelphi, Milano, S. 33.

KAPITEL

5 Der Intellekt *(yi)*

意

5.1 Einführung

Das chinesische Schriftzeichen für den Intellekt ist *yi* 意, was ‚Idee' bedeuten kann. Ich habe die Übersetzung ‚Intellekt' gewählt, da *yi* dem Geist *(shen)* des Herzens sehr nahe steht. Der Intellekt *(yi)* hat seinen Sitz in der Milz und ist für das angewandte Denken, Lernen, die Merkfähigkeit, Fokussierung, Konzentration und das Hervorbringen von Ideen verantwortlich.

Der Intellekt ist insbesondere für die folgenden Aspekte der mentalen Aktivität verantwortlich:

- Gedächtnis
- Hervorbringung von Ideen
- Lern- und Konzentrationsfähigkeit
- Fokussierung.

Das nachgeburtliche Qi und Blut sind die physiologische Grundlage für den Intellekt. Wenn daher die Milz stark ist, wird das Denken klar sein, das Gedächtnis gut und die Fähigkeit, sich zu konzentrieren, zu lernen und Ideen hervorzubringen, ebenfalls gut. Wenn die Milz geschwächt ist, ist der Intellekt träge, das Denken ist verlangsamt, das Gedächtnis schlecht und die Lern- und Konzentrationsfähigkeit sind schwach.

Es ist jedoch wichtig daran zu erinnern, dass der Zustand des Intellekts nicht nur von der Stärke der Milz abhängig ist, sondern auch davon, ob pathogene Faktoren wie Feuchtigkeit oder Schleim vorliegen. Feuchtigkeit und Schleim im Kopf stören die Funktion des Intellekts und führen zu Gedächtnisschwäche, einem Gefühl von Benommenheit und Konzentrationsstörungen.

Wie wir später sehen werden (➤ Kap. 21), ist eine Schwäche des Intellekts ein wichtiges Merkmal der Pathologie des Aufmerksamkeitsdefizitsydroms.

Es werden folgende Aspekte der Funktion des Intellekts besprochen:

- Gedächtnis
- Hervorbringung von Ideen
- Lern- und Konzentrationsfähigkeit
- Fokussierung
- Verhältnis zum Geist *(shen)*
- Klinische Anwendung.

5.2 Gedächtnis

Der Intellekt ist verantwortlich für das Gedächtnis, aber vor allem für die Merkfähigkeit, die man im Rahmen von Studium oder Beruf für das Lernen oder Forschen benötigt. Die Psychologie unterscheidet zwei Typen von Gedächtnis, das implizite und das explizite. Graf und Birt beschreiben diese beiden Gedächtnistypen wie folgt:

„Das implizite Gedächtnis zeigt sich, wenn die Durchführung einer Aufgabe in Abwesenheit einer bewussten Erinnerung an frühere Erlebnisse ermöglicht wird", und: *„Das explizite Gedächtnis zeigt sich durch absichtliche Erinnerung an ein bestimmtes früheres Ereignis, während das implizite Gedächtnis zutage tritt, wenn die Durchführung einer Aufgabe ohne absichtliche Erinnerung an eine bestimmte Lernepisode ermöglicht wird."*[1]

Beispielsweise erlaubt uns das implizite Gedächtnis, mühelos Rad zu fahren, auch wenn wir jahrelang nicht Rad gefahren sind. Mit Hilfe des expliziten Gedächtnisses können wir uns hingegen an eine Telefonnummer erinnern, die wir uns vor Kurzem gemerkt haben.

Der Intellekt (und daher die Milz) ist insbesondere für das explizite Gedächtnis verantwortlich, d. h. die Fähigkeit, sich Informationen im Rahmen von Studium oder Beruf bewusst zu merken. Herz und Milz, und daher Geist und Intellekt, sind zusammen verantwortlich für das implizite Gedächtnis.

Im Bereich des Gedächtnisses besteht eine beträchtliche Überschneidung zwischen dem Intellekt (*yi* der Milz), dem Geist (*shen* des Herzens) und der Willenskraft (*zhi* der Niere): Der wichtigste Unterscheidungsfaktor ist, dass die Milz besonders für das Memorieren von Informationen während der Arbeit oder des Studiums verantwortlich ist (➤ Abb. 5.1). Zum Beispiel kommt es nicht selten vor, dass jemand ein sehr gutes Gedächtnis in seinem Studien- oder Forschungsgebiet hat (eine Funktion der Milz), aber im Alltagsleben ziemlich vergesslich ist (eine Funktion von Herz und Niere).

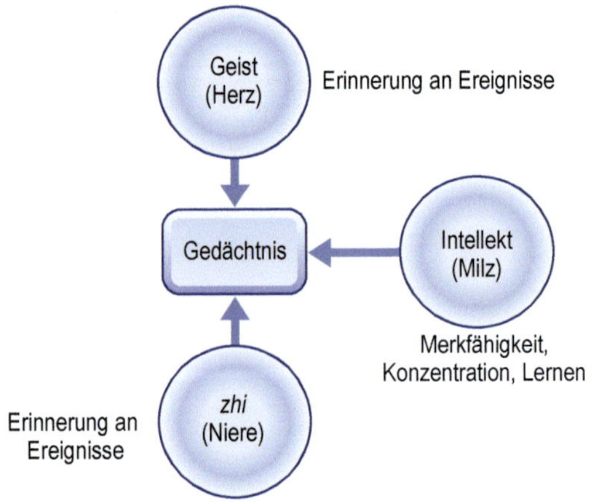

Abb. 5.1 Beziehung zwischen Geist, Intellekt und Willenskraft sowie Gedächtnis

Herz und Niere tragen natürlich auch zu dieser Funktion bei, aber sie sind auch für die Erinnerung an vergangene Ereignisse zuständig, ob sie nun lange zurückliegen oder sich vor Kurzem ereignet haben. Insbesondere bei der Denkaktivität ist die Überschneidung zwischen Intellekt und Geist sehr groß, nämlich so sehr, dass es in Kapitel 8 des ‚Zentrums des Wirkvermögens' heißt: *„Die Herz-Funktion des Erinnerns wird als Intellekt bezeichnet."*[2] Die Merkfähigkeit des Intellekts ist wiederum so eng mit der Willenskraft oder dem Gedächtnis (*zhi* der Niere) verbunden, dass es im gleichen Kapitel weiter heißt: *„Das Speichern [von Daten] des Intellekts wird Willenskraft [zhi] genannt."*[3] Es sei angemerkt, dass ich hier den psychischen Aspekt der Niere *zhi* als Willenskraft übersetze, obwohl dieses Wort auch die Bedeutung von ‚Gedächtnis' oder ‚Geist' hat. Im oben erwähnten Kontext ist mit *zhi* Gedächtnis gemeint.

Der Intellekt der Milz und die Willenskraft (oder das Gedächtnis) der Niere hängen eng miteinander zusammen. Sie sind zwei Aspekte des Gedächtnisses, wobei ersteres vom nachgeburtlichen Qi, letzteres vom vorgeburtlichen Qi abhängt. Wie oben erwähnt, scheint Kapitel 8 von ‚Das Zentrum des Wirkvermögens' anzudeuten, dass die Willenskraft (Gedächtnis) der Niere für die Langzeitspeicherung von Erinnerungen zuständig ist. Im gleichen Kapitel heißt es auch:

„zhi dient dem Zweck von yi, außer dass [seine Erinnerungen] nicht erlöschen."[4]

5.3 Hervorbringung von Ideen

Ein weiterer Aspekt des Intellekts der Milz ist das Hervorbringen von Ideen (➤ Abb. 5.2). Wir haben oben festgestellt, dass die Wanderseele ebenfalls Ideen, Pläne, Projekte usw. hervorbringt. Die von der Milz erzeugten ‚Ideen' unterscheiden sich von denjenigen, die von der Wanderseele stammen. Die Wanderseele ist für ‚Ideen' mehr im Sinne von Intuition, Inspiration, Lebensträumen und Kreativität verantwortlich, es handelt sich um weit gefasste Ideen auch im Sinne von Visionen.

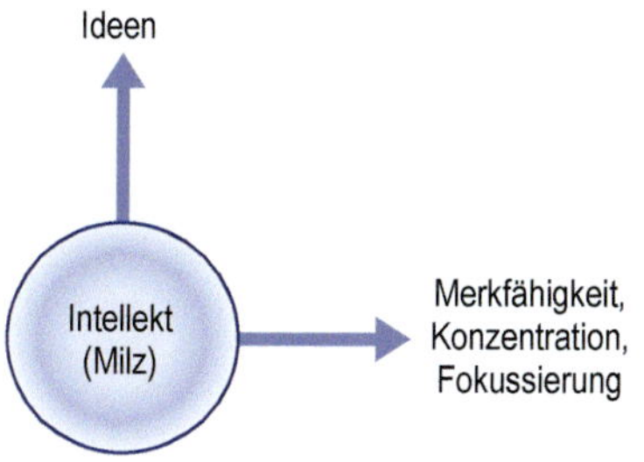

Abb. 5.2 Der Intellekt als Quelle der Merkfähigkeit und der Ideen

Der Intellekt ist für ‚Ideen' mehr im Sinne von spezifischen Ideen in einem bestimmten Gebiet zuständig. Beispielsweise stammt die ‚Idee', die es uns ermöglicht, etwas erfolgreich zu reparieren, aus dem Intellekt der Milz; im Gegensatz dazu stammt die ‚Idee', die uns Visionen, einen Lebenstraum und Kreativität verleiht, von der Wanderseele der Leber.

5.4 Lern- und Konzentrationsfähigkeit

Der Intellekt ist für unsere Lern- und Konzentrationsfähigkeit verantwortlich. Selbstverständlich wird eine solche Funktion in Verbindung mit dem Geist des Herzens ausgeführt. Wenn der Intellekt klar ist, können wir gut lernen und uns dauerhaft konzentrieren. Wenn Milz und Intellekt schwach sind, fallen uns das Lernen und Konzentrieren schwer.

Aus Sicht des Denkens, Lernens und Konzentrierens hängt der Intellekt in der chinesischen Medizin mit der Aktivität des zerebralen Cortex in der modernen Medizin zusammen. Interessanterweise entwickelten sich die beiden gegensätzlichen Ansichten, denen zufolge der Geist seinen Sitz entweder im Herzen oder im Gehirn hat, parallel in der chinesischen Medizin, sogar schon zur Zeit des ‚Klassikers des Gelben Kaisers der Inneren Medizin'.

In Kapitel 17 von ‚Einfache Fragen' heißt es: *„Der Kopf ist die Wohnstätte des jingming."*[5] Der Begriff *jingming* kann auf viele Arten gedeutet werden, aber moderne Werke interpretieren ihn im Allgemeinen als Bezugnahme auf *jing* und *shen,* d.h. Essenz und Geist. Aus diesem Blickwinkel hängen also das Denken und die mentale Aktivität vom Gehirn ab. Sun Simiao schreibt: *„Der Kopf ist der Sitz des shen."*[6] Bei Li Shizhen heißt es: *„Das Gehirn ist der Sitz des Ursprungs-shen."*[7]

Das Gehirn ist die Transformation von Mark, welches wiederum von der Nieren-Essenz stammt. Daher hängt das Gehirn weitestgehend von der vorgeburtlichen Essenz der Niere ab. Die Bedeutung der Milz, die den Intellekt beherrscht, ist jedoch, dass das Gehirn auch davon abhängt, ob es von der nachgeburtlichen Essenz des Magens und der Milz genährt wird.

Die 3 Organe Herz, Milz und Niere beeinflussen also alle über den Geist, den Intellekt und die Willenskraft (Gedächtnis) das Gehirn. Siehe hierzu auch ➤ Abb. 5.3.

5

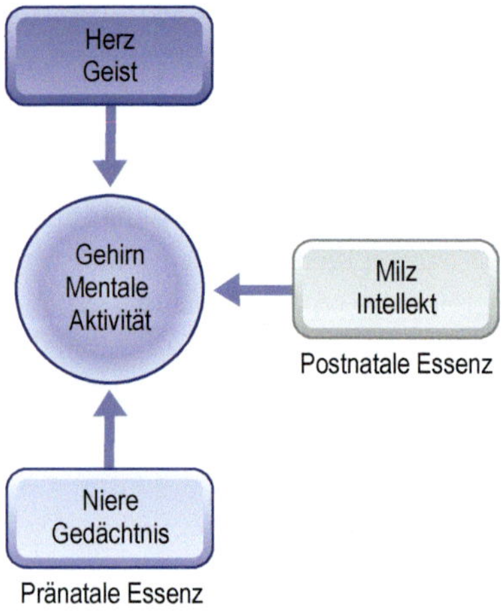

Abb. 5.3 Beziehung zwischen Geist, Intellekt und Willenskraft in Bezug auf das Gehirn

5.5 Fokussierung

Die Fokussierung ist mit der vorigen Funktion der Lern- und Konzentrationsfähigkeit eng verknüpft. Der Intellekt der Milz versetzt uns in die Lage, uns Hand in Hand mit Zielstrebigkeit, Klarheit und Konzentration auf Studium oder Arbeit zu fokussieren. Die Emotion, die zur Milz (und daher zum Intellekt) gehört, ist das Grübeln, welches in Extremfällen auch Zwangsgedanken umfasst. Zwangsgedanken können von einer Milz-Schwäche herrühren oder sie umgekehrt verursachen.

Es ist interessant, dass Zwangsgedanken nichts anderes als der pathologische Gegenpart zur Fähigkeit, sich stark zu konzentrieren, sind.

5.6 Verhältnis zum Geist *(shen)*

Die Beziehung zwischen dem Intellekt der Milz und dem Geist des Herzens ist sehr eng. Man könnte sagen, dass der Intellekt nur ein untergeordneter Aspekt des Geistes *(shen)* ist. Da das Gedächtnis *(zhi)* der Niere ebenfalls eng mit dem Geist des Herzens verbunden ist, wird deutlich, dass sich die Wander- und die Körperseele als zwei unabhängige Aspekte unserer Psyche durch ihre eigene, unabhängige Existenz (erstere auf einer psychischen, letztere auf einer körperlichen Ebene) auszeichnen.

Der Intellekt ist also derjenige Teil des Geistes, der uns das Memorieren von Informationen, Lern- und Konzentrationsfähigkeit sowie die Fokussierung ermöglicht. Es besteht eine Wechselbeziehung zwischen dem Intellekt und dem Geist. Der Intellekt hängt von der lenkenden und koordinierenden Tätigkeit des Geistes ab. Der Geist wiederum ist bezüglich der Merkfähigkeit, Konzentration und Fokussierung vom Intellekt abhängig.

5.7 Klinische Anwendung

In der Praxis hängt der Zustand des Intellekts direkt vom Zustand des Magens und der Milz ab. Anders ausgedrückt stützt sich der Intellekt darauf, dass er durch die nachgeburtliche Essenz von Magen und Milz genährt wird.

Folgende Akupunkturpunkte stärken daher den Intellekt: Bl 20 *pishu,* Bl 21 *weishu,* Du 20 *baihui,* Ma 36 *zusanli,* Mi 3 *taibai* und Bl 49 *yishe.*

Bei Feuchtigkeit, die den Kopf blockiert und den Intellekt behindert, sind die Hauptpunkte Ren 12 *zhongwan,* Ren 9 *shuifen,* Lu 7 *lieque,* Di 4 *hegu,* Mi 9 *yinlingquan,* Mi 6 *sanyinjiao,* Bl 22 *sanjiaoshu,* Du 20 *baihui* und Ma 8 *touwei.*

Bei Schleim, der den Kopf blockiert und den Intellekt behindert, sind die Hauptpunkte Ren 12 *zhongwan,* Ren 9 *shuifen,* Lu 7 *lieque,* Di 4 *hegu,* Ma 40 *fenglong,* Mi 9 *yinlingquan,* Mi 6 *sanyinjiao,* Bl 22 *sanjiaoshu,* Du 20 *baihui* und Ma 8 *touwei.*

Arzneimittelrezepturen zur Stärkung des Intellekts werden hier nicht aufgeführt, da jede Rezeptur, die Magen und Milz kräftigt, auch den Intellekt stärkt.

ZUSAMMENFASSUNG

Der Intellekt *(yi)*

Der Intellekt *(yi)* hat seinen Sitz in der Milz und ist für das angewandte Denken, Lernen, die Merkfähigkeit, Fokussierung, Konzentration und das Hervorbringen von Ideen verantwortlich.

Gedächtnis

Der Intellekt ist für das Gedächtnis verantwortlich, aber vor allem für die Merkfähigkeit, die man im Rahmen von Studium oder Beruf für das Lernen oder Forschen benötigt. Der Intellekt (und daher die Milz) ist insbesondere für das explizite Gedächtnis verantwortlich, d. h. die Fähigkeit, sich Informationen im Rahmen von Studium oder Beruf bewusst zu merken.

Hervorbringen von Ideen

Der Intellekt der Milz ist für das Hervorbringen von Ideen im Sinne von spezifischen Ideen in einem bestimmten Bereich zuständig.

Lern- und Konzentrationsfähigkeit

Der Intellekt ist für unsere Lern- und Konzentrationsfähigkeit verantwortlich. Wenn der Intellekt klar ist, können wir gut lernen und uns dauerhaft konzentrieren. Wenn Milz und Intellekt schwach sind, fallen uns das Lernen und Konzentrieren schwer.

Fokussierung

Der Intellekt der Milz versetzt uns in die Lage, uns Hand in Hand mit Zielstrebigkeit, Klarheit und Konzentration auf Studium oder Arbeit zu fokussieren.

Beziehung zum Geist *(shen)*

Die Beziehung zwischen dem Intellekt der Milz und dem Geist des Herzens ist sehr eng. Man könnte sagen, dass der Intellekt nur ein untergeordneter Aspekt des Geistes *(shen)* ist. Der Intellekt ist derjenige Teil des Geistes, der uns das Memorieren von Informationen, Lern- und Konzentrationsfähigkeit sowie die Fokussierung ermöglicht. Es besteht eine Wechselbeziehung zwischen dem Intellekt und dem Geist. Der Intellekt hängt von der lenkenden und koordinierenden Tätigkeit des Geistes ab. Der Geist wiederum ist bezüglich der Merkfähigkeit, Konzentration und Fokussierung vom Intellekt abhängig.

Klinische Anwendung

Folgende Punkte stärken daher den Intellekt: Bl 20 *pishu,* Bl 21 *weishu,* Du 20 *baihui,* Ma 36 *zusanli,* Mi 3 *taibai* und Bl 49 *yishe.*

ANMERKUNGEN

1 Graf, P.; Birt, A. 1996. Explicit and implicit memory retrieval: intentions and strategies. In: Reder, L. (Hg.). Implicit Memory and Metacognition. Lawrence Erlbaum Associates, Mahwah, NJ, S. 46.

2 1981. *Lingshu jing* 灵枢经 [Spiritual Axis]. People's Health Publishing House, Beijing, S. 23. Erstveröffentlichung ca. 100 v. Chr.

3 Spiritual Axis, p. 23.

4 Spiritual Axis, p. 23.

5 1979. *Huangdi neijing suwen* 黄帝内经素问 [The Yellow Emperor's Classic of Internal Medicine – Simple Questions]. People's Health Publishing House, Beijing, S. 100. Erstveröffentlichung ca. 100 v. Chr.

6 Zitiert nach Wang Keqin 1988. *Zhongyi shenzhu xueshuo* 中医神主学说 [Theory of the Mind in Chinese Medicine]. Ancient Chinese Medical Texts Publishing House, Beijing, S. 9.

7 Theory of the Mind in Chinese Medicine, S. 9.

KAPITEL

6 Die Willenskraft *(zhi)* 志

6.1 Einführung

Das Wort *zhi* 志 hat mindestens 3 Bedeutungen:

1. Es bedeutet ‚Gedächtnis'.
2. Es hat die Bedeutung von Willenskraft (➤ Abb. 6.1).
3. Es wird manchmal verwendet, um die 5 Emotionen zu bezeichnen.

Ich übersetzte ‚*zhi*' der Niere als Willenskraft, weil dies der wichtigste Aspekt im psychisch-emotionalen Bereich ist, wie wir bei der Erörterung der Depression sehen werden (➤ Kap. 16). *zhi* bedeutet jedoch auch ‚Gedächtnis', eine Übersetzung, die hinsichtlich des Wesens und der Funktion von *zhi* ebenfalls relevant ist. Aus diesem Blickwinkel kann *zhi* mit ‚Gedächtnis' übersetzt werden.

Die Erörterung von *zhi* der Niere umfasst folgende Gesichtspunkte:

- *zhi* als Gedächtnis
- *zhi* als Willenskraft
- Klinische Anwendung.

6.2 *zhi* als ‚Gedächtnis'

Die Niere beeinflusst unsere Fähigkeit, uns Informationen zu merken und sie zu speichern. Einige Ärzte aus alter Zeit sagten sogar, dass der Intellekt (der Milz) und das Gedächtnis (der Niere) fast das Gleiche seien, nur dass der Intellekt für die Merkfähigkeit während des Lernens und das Gedächtnis der Niere für die Langzeitspeicherung von Informationen zuständig sei. Tang Zonghai schreibt: *„Gedächtnis [zhi] meint Intellekt mit der Fähigkeit, [Informationen] zu speichern."*[1]

Beim Gedächtnis spielen also drei Faktoren eine Rolle: der Geist des Herzens, der Intellekt der Milz und das Gedächtnis *(zhi)* der Niere. Das Gedächtnis der Niere ist auch eine Funktion des Meeres des Marks, das durch eine Transformation der Nieren-Essenz gebildet wird. Die Verschlechterung des Gedächtnisses, die von älteren Menschen erlebt wird, ist häufig durch eine Abnahme der Nieren-Essenz, eine Schwächung des Meeres des Marks und ein Nachlassen des Gedächtnisses bedingt.

Es ist jedoch wichtig darauf hinzuweisen, dass die Verschlechterung des Gedächtnisses bei älteren Menschen auch häufig durch eine Schleim- oder Blut-Stase, die das Gehirn blockiert, verursacht wird.

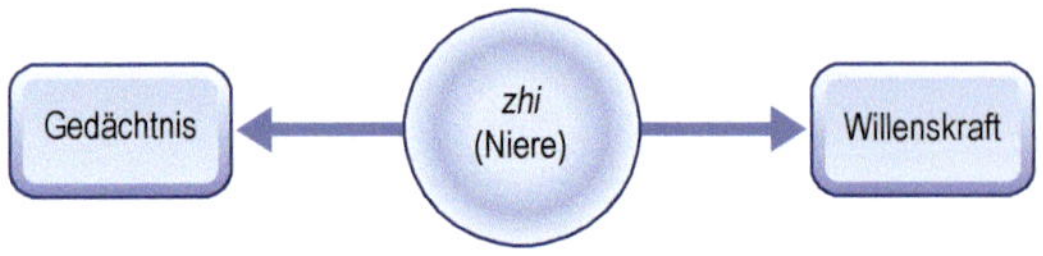

Abb. 6.1 *zhi* als ‚Gedächtnis' und ‚Willenskraft'

HINWEIS FÜR DIE PRAXIS

Um das Gedächtnis *(zhi)* der Niere zu stärken, verwende man Bl 23 *shenshu* und Bl 52 *zhishi.* Da das Gedächtnis auch vom Meer des Marks und dem Lenkergefäß, das zwischen den Nieren entspringt und zum Gehirn geht, abhängt, stärkt eine Tonisierung des Lenkergefäßes auch das Gedächtnis. Hierfür verwende man Dü 3 *houxi* und Bl 62 *shenmai* in Kombination, plus Du 16 *fengfu,* Du 20 *baihui* und Bl 23 *shenshu.*

Das Gedächtnis hängt in erster Linie von der Kommunikation zwischen Herz und Niere ab (➤ Abb. 6.2). Das Herz befindet sich oben und beherbergt den Geist *(shen),* die Niere sitzt unten und beherbergt die Essenz *(jing)* und das Gedächtnis *(zhi).* Eine der Funktionen des Geistes des Herzens ist Gedächtnis und Bewusstsein. Diese Fähigkeit muss nach unten zur Niere absteigen. Andererseits müssen Nieren-Essenz und *zhi* zu Herz und Gehirn aufsteigen. Wenn diese Kommunikation stattfindet, kann die Essenz Qi generieren, und das Qi wiederum kann den Geist erzeugen, sodass dann das Gedächtnis gut ist.

Die Niere kontrolliert also das Gedächtnis auf zweierlei Weise: indem ihr *zhi* Herz und Geist erreicht und dadurch, dass ihre Essenz zum Gehirn geht.

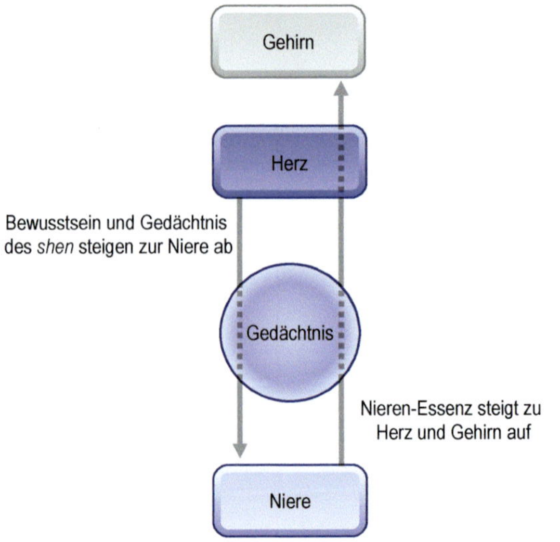

Abb. 6.2 Kommunikation zwischen Herz und Niere hinsichtlich des Gedächtnisses

6.3 *zhi* als Willenskraft

In einer zweiten und klinisch wichtigeren Bedeutung steht *zhi* für Willenskraft. Die Niere beherbergt die Willenskraft, was Antrieb, Entschlossenheit, Zielstrebigkeit, Enthusiasmus und Motivation bedeutet. Zhang Jiebin schreibt im ‚Klassiker der Kategorien': „*Wenn man sich etwas überlegt, sich dafür entscheidet und es dann umsetzt, nennt man dies Willenskraft [zhi].*"[2] Diese Passage impliziert, dass wenn man sich etwas überlegt (eine ‚Idee'), dies je nach Art der Idee von der Wanderseele oder dem Intellekt kommt, das Treffen einer Entscheidung von der Leber und der Gallenblase (und der Wanderseele) abhängt und die Umsetzung auf dem Antrieb beruht, der von der Willenskraft *(zhi)* der Niere zur Verfügung gestellt wird (➤ Abb. 6.3).

Wenn also die Niere stark ist, ist die Willenskraft ebenfalls stark und der Mensch hat Antrieb, Enthusiasmus, Motivation und Entschlossenheit bei der Verfolgung von Zielen. Wenn die Niere hingegen erschöpft und die Willenskraft geschwächt ist, mangelt es dem Menschen an Antrieb und Initiative, er lässt sich leicht entmutigen und rückt von seinen Zielen ab. Eine Schwäche der Niere und der Willenskraft ist ein wichtiger Aspekt bei chronischen Depressionen.

HINWEIS FÜR DIE PRAXIS

Ich stärke immer die Niere, um die Willenskraft bei Depressionen zu verbessern, sogar wenn kein spezifisches Nieren-Muster vorliegt. Zu diesem Zweck tonisiere ich Bl 23 *shenshu* und Bl 52 *zhishi.*

Die Willenskraft *(zhi)* muss auf den Geist *(shen)* abgestimmt sein, so wie auf einer physiologischen Ebene Niere und Herz miteinander kommunizieren müssen (➤ Abb. 6.4). Die Willenskraft verleiht dem Geist Antrieb und Entschlossenheit bei der Verfolgung von Zielen, und der Geist lenkt die Willenskraft und macht sie sich zunutze. Wenn der Geist klar in seinen Zielen und Plänen und die Willenskraft stark ist, dann hat der Mensch den Antrieb, Ziele zu verfolgen. Daher müssen sowohl die Willenskraft als auch der Geist stark sein.

Der Geist mag hinsichtlich seiner Ziele Klarheit haben, aber wenn die Willenskraft schwach ist, hat der Mensch keinen Antrieb, solche Ziele zu realisieren. Umgekehrt mag die Willenskraft stark sein, aber wenn der Geist verwirrt ist, wird sie nur unbesonnene und möglicherweise zerstörerische Kräfte entwickeln. Auch wenn es sich nicht um einen pathologischen Zustand handelt, sind Kleinkinder mit einer starken Willenskraft (in dem Alter, in dem sie immer ‚Nein!' sagen), aber einem unreifen Geist *(shen)* ein gutes Beispiel für diese zweite Situation. Eine ähnliche Konstellation verwandelt bei Erwachsenen den normalen Antrieb und die Entschlossenheit der Willenskraft *(zhi)* in Draufgängertum und übermäßige Risikofreudigkeit.

6.4 Klinische Anwendung

Um das *zhi* der Niere (sowohl im Sinne von ‚Gedächtnis' als auch von ‚Willenskraft') zu stärken, tonisiere ich folgende Punkte:

- Bl 23 *shenshu* und Bl 52 *zhishi.*

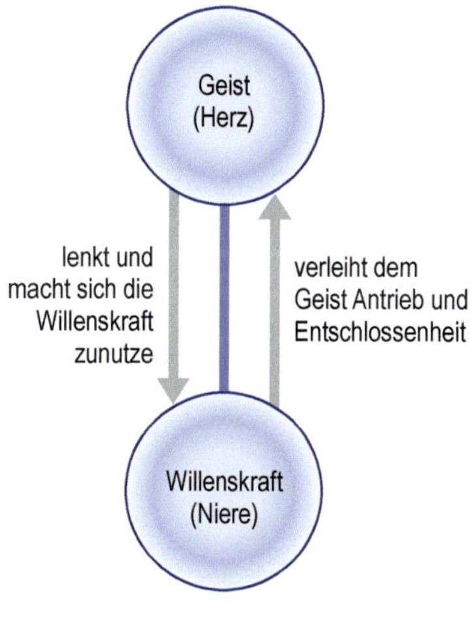

Abb. 6.4 Beziehung zwischen Willenskraft *(zhi)* und Geist

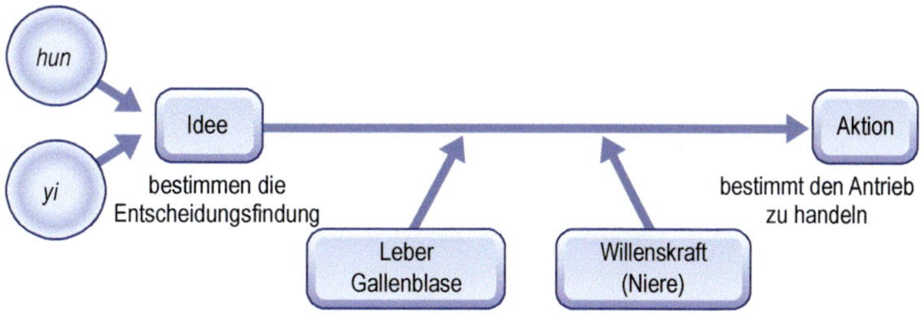

Abb. 6.3 Die jeweiligen Funktionen von Leber, Gallenblase und Niere bei der Umsetzung von Ideen in Taten

6

Da das Lenkergefäß der Niere entspringt und ins Gehirn fließt, ist es dasjenige Gefäß, durch das die Niere ihren Einfluss auf das Meer des Marks und das Gehirn und damit auch auf Gedächtnis und Willenskraft ausübt. Um diesen Aspekt des Lenkergefäßes zu stärken, verwende ich die folgenden Punkte:

- Dü 3 *houxi* und Bl 62 *shenmai* in Kombination, plus Du 16 *fengfu,* Du 20 *baihui* und Bl 23 *shenshu.*

Was die Arzneimitteltherapie anbelangt, so kann jede Rezeptur, die die Niere (Yin oder Yang) stärkt, sowohl die Willenskraft als auch das Gedächtnis verbessern. Man beachte, dass die Namen einiger Arzneimittelrezepturen, die in diesem Buch erwähnt werden, die Wörter *‚ding zhi',* also *‚zhi* beruhigen' enthalten. In diesem Zusammenhang meint *zhi* weder Willenskraft noch Gedächtnis, sondern in erster Linie ‚Emotionen' oder ‚Geist'.

ZUSAMMENFASSUNG

Die Willenskraft (zhi)

- Das Wort *zhi* 志 hat mindestens drei Bedeutungen:
  1. Es bedeutet ‚Gedächtnis.
  2. Es hat die Bedeutung von Willenskraft.
  3. Es wird manchmal verwendet, um die Emotionen zu bezeichnen.
- Im Sinne von *zhi* als Gedächtnis beeinflusst die Niere unsere Fähigkeit, uns Informationen zu merken und sie zu speichern.
- Im zweiten Sinne von *zhi* als Willenskraft beherbergt die Niere die Willenskraft, was Antrieb, Entschlossenheit, Enthusiasmus, Motivation und Zielstrebigkeit bedeutet.
- Eine Schwäche der Niere und der Willenskraft ist ein wichtiger Aspekt bei chronischen Depressionen.
- Die Willenskraft *(zhi)* muss auf den Geist *(shen)* abgestimmt sein. Die Willenskraft ist die Grundlage für den Geist, und der Geist lenkt die Willenskraft. Wenn der Geist klar in seinen Zielen und Plänen und die Willenskraft stark ist, dann hat der Mensch den Antrieb, Ziele zu verfolgen. Daher ist es notwendig, dass sowohl die Willenskraft als auch der Geist stark sind.

ANMERKUNGEN

[1] The Essence of Medical Classics on the Convergence of Chinese and Western Medicine, zitiert nach Wang Keqin 1988. *Zhongyi shenzhu xueshuo* 中医神主学说 [Theory of the Mind in Chinese Medicine]. Ancient Chinese Medical Texts Publishing House, Beijing. S. 38.

[2] 1982. *Leijing* 类经 [Classic of Categories]. People's Health Publishing House, Beijing, S. 50. Der ‚Klassiker der Kategorien' wurde von Zhang Jiebin (auch Zhang Jingyue genannt) verfasst und erstmals im Jahr 1624 veröffentlicht.

KAPITEL

7 *gui*

鬼

7.1 Einführung

Nachdem wir nun das Wesen und die Funktionen des Geistes *(shen)*, der Wanderseele *(hun)*, der Körperseele *(po)*, des Intellekts *(yi)* und der Willenskraft *(zhi)* behandelt haben, wäre ein Überblick über die chinesische Sichtweise der Psyche ohne eine Erörterung des Wesens und der Funktionen von *gui* unvollständig. Wie in ➤ Kap. 3 besprochen, bedeutet *gui* ‚Geist' oder ‚Gespenst' und bezieht sich auf die körperlose Form eines Toten (➤ Abb. 3.1 und ➤ Abb. 3.2).

Die Vorstellung von *gui* in der chinesischen Philosophie und Kultur hat wichtige Auswirkungen auf die chinesische Medizin. *gui* ist eine wichtige Ergänzung zu Geist *(shen)*, Wanderseele *(hun)*, Körperseele *(po)*, Intellekt *(yi)* und Willenskraft *(zhi)* in der chinesischen Auffassung von der Psyche.

Da es viele verschiedene Sichtweisen zu *gui* in der chinesischen Medizin gibt, wird die Erörterung von *gui* in die folgenden Abschnitte aufgeteilt:

- *gui* als Geist, Gespenst
- *gui* als Bewegung der Wander- und Körperseele
- *gui* als zentripetale, trennende, fragmentierende Kraft
- *gui* im Verhältnis zur Körperseele
- *gui* als Symbol für Kontraktion und als Gegenpol von *shen* (Expansion)
- *gui* als dunkle Kraft der Psyche und seine Beziehung zum jungianischen Schatten
- Akupunkturpunkte mit *gui* als Namensbestandteil.

7.2 *gui* als Geist, Gespenst

Wie wir in ➤ Kap. 3 gesehen haben, stellt das alte Piktogramm von *gui* einen körperlosen Kopf eines Toten in seiner wirbelnden Bewegung in der Geisterwelt dar. Es bezeichnet also den Geist eines Toten, der nach dem Tod überlebt. Anfänglich haftete diesem Begriff noch keine negative Konnotation an, d.h., die Geister von Toten waren weder gut noch böse. Nach der Einführung des Buddhismus in China wurde das Wort verwendet, um Dämonen oder *pretas* zu bezeichnen.

Der Glaube an Geister der Toten ist ein Grundpfeiler der chinesischen Kultur, sogar heute noch nach mehr als 60 Jahren Marxismus-Leninismus. Die Familie setzt sich aus 2 Bestandteilen zusammen: aus der Gemeinschaft der lebenden Mitglieder und derjenigen der toten Familienmitglieder. Dies stellte die Grundlage für den Ahnenkult dar, der so typisch für die chinesische Gesellschaft war und (auch heute noch) ist.[1]

Während und vor der Shang-Dynastie (1751–1111 v. Chr.) bestimmte der Einfluss von Geistern das Alltagsleben und die Medizin. In der Medizin wurde ein Angriff böser Geister als Hauptursache für Krankheiten angesehen. Die Therapie bestand in Exorzismus, der von Schamanen zur Austreibung der bösen Geister ausgeübt wurde. Das Vokabular der Akupunktur gibt Zeugnis davon ab.

Tatsächlich bestand sogar das Schriftzeichen für ‚Medizin' während der Shang-Dynastie aus einem Köcher von Pfeilen, dem Wort für ‚herausnehmen' und dem Piktogramm für ‚Schamane':

医 ‚Köcher von Pfeilen'
殳 ‚zuschlagen', ‚töten', eine alte Waffe aus Bambus
巫 ‚Schamane'.

Es ist interessant, dass sich in der Periode der Streitenden Reiche (476–221 v. Chr.) das Schriftzeichen für ‚Medizin' wandelte, indem das Radikal für ‚Schamane' im unteren Teil des Schriftzeichens durch dasjenige für ‚Arzneiwein' ersetzt wurde. Dies zeigt, dass die Therapie nicht länger von einem Schamanen, sondern von einem Arzneimittelspezialisten ausgeführt wurde.

!
Vor der Periode der Streitenden Reiche (476–221 v. Chr.) enthielt das Schriftzeichen für ‚Medizin' das Radikal für ‚Schamane', danach das Radikal für ‚Arzneiwein'.

Später, in der Zhou-Dynastie (1112–476 v. Chr.) und besonders in der Periode der Streitenden Reiche (476–221 v. Chr.), entwickelte sich der Humanismus, der seinen Höhepunkt während der Han- und später in der Song-, Yuan- und Ming-Dynastie erreichte. Während der Shang-Dynastie war der Einfluss der *Gui*-Geister auf die Menschheit fast vollkommen, weil nichts Wichtiges durchgeführt werden konnte, ohne zuerst ihre Zustimmung einzuholen. Während der Zhou-Dynastie wurden die *gui* zwar noch berücksichtigt, aber sie beherrschten nicht mehr das Alltagsleben.

Im ‚Buch der Riten' heißt es:

„Die Menschen von Shang verehren die spirituellen Wesen, dienen ihnen und lassen sie die Zeremonien beherrschen … die Menschen von Zhou ehren die Zeremonien … sie dienen den spirituellen Gui-Wesen, halten sie aber auf Abstand. Sie bleiben in der Nähe der Menschheit und ihr gegenüber loyal.

Konfuzius riet ebenfalls vom Glauben an Gespenster und Geister ab bzw. war zumindest der Auffassung, dass sie nicht unser Leben bestimmen sollten. Unser Leben sollte durch strikte Einhaltung von ethischen Regeln geleitet sein. In den ‚Analekten' steht hierzu:

„Fan Chi fragte nach Weisheit. Der Meister antwortete: ‚Sich dem zu widmen, was angemessen (yi) für die Menschen ist und Respekt für Gespenster und Geister zu zeigen, sie aber gleichzeitig auf Abstand zu halten, kann als Weisheit bezeichnet werden.'"[2]

Dämonenmedizin, d. h. der Glaube, dass Krankheiten aufgrund negativer Einflüsse von verärgerten Geistern entstehen und dass die Therapie auf Exorzismus und Beschwörungen mittels eines Schamanen beruht, durch die der Körper von solchen Geistern befreit wird, ist vermutlich der Ursprung der Akupunktur. Exorzisten und Schamanen liefen früher durch die Straßen und vollzogen Bewegungen, als stächen sie Speere in die Luft und schössen Pfeile ab, um die Einwohner von bösen Geistern zu befreien. Man kann sich gut vorstellen, dass nur ein kurzer Schritt dazwischen liegt, ein Schwert in die Luft zu stechen oder den Körper zu durchbohren, um ihn von Geistern zu befreien. Dies wäre dann der Beginn der Akupunktur.

Geister und Gespenster hausten gewöhnlich in Löchern oder Höhlen. Das chinesische Wort für Akupunkturpunkt ist *xue,* was tatsächlich ‚Loch' oder ‚Höhle' bedeutet. Dies ist eine weitere mögliche Verbindung zwischen der Dämonenmedizin und der Akupunktur, dass nämlich Akupunkturpunkte ‚Löcher' waren, wo die Geister hockten, die Krankheiten verursachten und gegen die man mittels Durchstechen der Haut vorgehen musste.

Einige Begriffe aus der Terminologie der Akupunktur stützen ebenfalls die These von der Verbindung mit der Dämonenmedizin. Beispielsweise meint der Begriff *xieqi* 邪气 (der heutzutage mit ‚pathogenem Faktor' übersetzt wird) wörtlich ‚böses Qi' und entstand aus dem Begriff *xiegui,* ‚böser Geist'. Mit dem Übergang von der Dämonen- zur Naturmedizin, der sich während der Periode der Streitenden Reiche vollzog, wurden Krankheiten nicht länger durch ‚böse Geister', sondern durch ‚böses Qi' verursacht.

Der Beginn des allerersten Kapitels von ‚Einfache Fragen' bestätigt dies. Wenn der Gelbe Kaiser Qi Bo fragt, warum die Menschen in alten Zeiten 100 Jahre alt wurden, während sie ‚heute' schon mit 50 alt sind, antwortet Qi Bo:

„Die Weisen in alten Zeiten kannten das Dao, richteten sich nach Yin und Yang aus, kultivierten ihre Gesundheit, sie waren mäßig im Essen und Trinken, schafften ein Gleichgewicht zwischen Arbeit und Ausruhen und vermieden Überarbeitung."[3]

Die obige Textpassage ist sehr bezeichnend, weil Qi Bo auf die Frage, warum Menschen krank werden, dies nicht bösen Geistern zuschreibt, sondern ihrem Lebensstil. Diese Textstelle markiert den Übergang von Dämonenmedizin zu einer Naturmedizin und vom Schamanen zum Arzt. Man sollte jedoch beachten, dass der Glaube an böse Geister nicht völlig verschwand, sondern im ganzen Verlauf der chinesischen Medizin parallel zur Naturmedizin weiter bestand.

Sogar die größten chinesischen Ärzte glaubten an böse Geister und empfahlen verschiedene Beschwörungen und andere Methoden, um böse Geister auszuschalten. Beispielsweise verordnete Sun Simiao, der Autor von ‚Verschreibungen der 1 000 Golddukaten' in der Tang-Dynastie, die folgende Therapie für eine Augenkrankheit namens ‚Spatzenblindheit':

„Lass denjenigen, der an Spatzenblindheit leidet, einen Rastplatz für Spatzen im Dämmerlicht aufsuchen. Dann schlag auf etwas ein, sodass sie verschreckt auffliegen. Wenn die Spatzen auffliegen, sprich die Beschwörungsformel ‚Roter Herr, roter Herr! Ich gebe dir die Blindheit zurück. Du gibst mir die Sehkraft zurück!' Befolge dies jede Nacht dreimal; dann werden die Augen ihre Sehkraft wieder erlangen. Dies wurde erprobt und erwies sich als wirksam."[4]

Der Begriff *zhongfeng* 中风 (mit der Bedeutung Wind-Schlaganfall) legt ebenfalls einen dämonischen Einfluss nahe, da *zhong* einen ins Ziel treffenden Pfeil suggeriert. Angesichts des plötzlichen Zusammenbruchs einer Person, die einen Schlaganfall erleidet, könnte man dies leicht einem ‚Pfeil' eines bösen Geistes zuschreiben.

Der Begriff *ji* 疾 für ‚Krankheit' legt ebenfalls Zeugnis über die dämonische Denkweise in der Medizin ab. Dieses Schriftzeichen setzt sich aus den Radikalen für ‚Bett' und ‚Pfeil' zusammen. Seine ursprüngliche Bedeutung war folgende: ‚ein Patient, der aufgrund einer durch Dritte verursachten Pfeilverletzung bettlägerig ist'. ‚Pfeil' ist hier ein Symbol dafür, von einem bösen Geist ‚getroffen zu sein'.

In nachfolgenden Jahrhunderten wurde die Dämonenmedizin nahtlos in die Naturmedizin integriert. Für chinesische Ärzte, darunter sehr berühmte und bedeutende wie Sun Simiao und Li Shizhen, stellte es kein Problem dar, die Praxis der Akupunktur und Arzneimittelmedizin mit Exorzismus und Beschwörungen zu vereinbaren.

Es gibt sogar Beispiele von alten Ärzten, die *gui* auf eher naturalistische als abergläubische Weise interpretierten. Beispielsweise behaupteten einige Doktoren, dass selbst wenn eine Krankheit durch dämonischen Einfluss verursacht worden sei, dieser Angriff selbst erst durch ein vorbestehendes organisches Ungleichgewicht möglich geworden sei. Dies stellt eine interessante Verbindung von Natur- und Dämonenmedizin dar.

In typisch chinesischer, pragmatischer Sichtweise dachten einige alte Ärzte recht simpel: wenn jemand einen Yang-Mangel hat, wird er von Kälte heimgesucht; wenn jemand eine Schwäche des Geistes hat, dringen hingegen *gui* in ihn ein.

Xu Chunfu (1570) schrieb, dass eine präexistierende Qi-Schwäche eines Menschen einen Angriff eines bösen Geistes ermögliche. In einer sehr interessanten Textpassage trat er für eine Kombination von Arzneimitteltherapie und Beschwörungen ein:

„Wenn diese beiden Therapiemethoden [Arzneimitteltherapie und Beschwörung] miteinander kombiniert werden, werden Innen und Außen zu einem Ganzen geschmiedet, was zu einer sofortigen Heilung von dieser Krankheit führt. Jeder, der einen Exorzisten beauftragt und die Anwendung von Arzneien vermeidet, wird seine Krankheit nicht bekämpfen können, weil ein Prinzip fehlt, das eine Heilung hervorbringen könnte. Derjenige, der nur Arzneien einnimmt und keinen Exorzisten dazuruft, um bestehende Zweifel zu vertreiben, wird geheilt werden, aber die Linderung stellt sich nur langsam ein. Also müssen Innen und Außen zusammen behandelt werden; nur auf diesem Weg ist ein schneller Erfolg möglich.“[5]

Siehe hierzu auch ➤ Abb. 7.1.

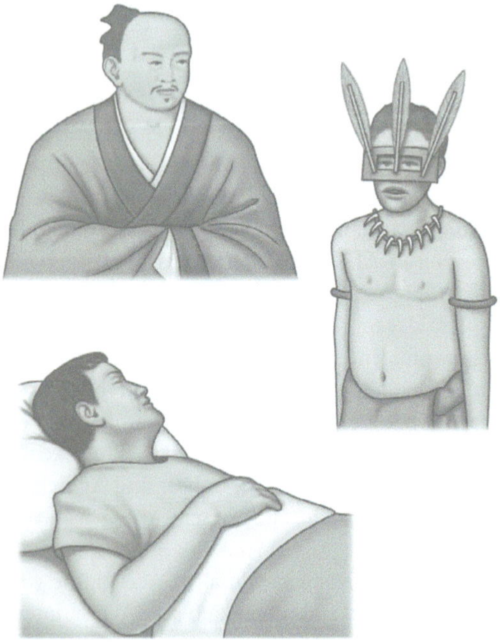

Abb. 7.1 Kombination von Arzneimitteltherapie und Beschwörungen im alten China

Die Klassifikation von ‚inneren‘ und ‚äußeren‘ Therapiemethoden (Arzneimittel bzw. Exorzismus) ist interessant und das Eintreten für eine Kombination dieser beiden Verfahren bedeutsam. Man ist versucht, ‚Exorzist‘ durch ‚Psychotherapeut‘ zu ersetzen und zu folgern, dass Xu Chenfu sich für die Kombination einer physikalischen Form, wie etwa der Arzneimitteltherapie, mit Psychotherapie aussprach.

> **!** Xu Chenfu trat für eine Kombination der Arzneimitteltherapie mit Beschwörungen ein.

Es ist auch interessant, den unterschiedlichen Erfolg zu bewerten, wenn jede dieser Therapien einzeln eingesetzt wird. Wenn man nur einen Exorzisten einschaltet, *„wird [der Patient] seine Krankheit nicht bekämpfen können“.* Wer jedoch zu einem Arzneimitteltherapeuten geht, *„wird geheilt werden“*, wenn auch langsamer, als wenn der Patient sowohl einen Arzneimitteltherapeuten als auch einen Exorzisten hinzugezogen hätte.

Zhang Jiebin drückt etwas Ähnliches aus, wenn er feststellt, dass das Eindringen von Geistern nur durch eine Schwäche des Geistes *(shen)* ermöglicht wird. Dies ist eine interessante Deutung, da sie das Eindringen von Geistern als ein natürliches Phänomen interpretiert. So wie äußere Kälte in den Körper eindringt, wenn ein Yang-Mangel besteht, so können auch Geister den Körper befallen, wenn eine ‚Schwäche‘ des Geistes vorliegt.

Zhang Jiebin entwickelte die Integration der Dämonen- mit der Naturmedizin im ‚Klassiker der Kategorien‘ noch einen Schritt weiter (*Leijing*, 1624). Er schrieb, dass Dämonen tatsächlich existieren, aber dass sie Schöpfungen des menschlichen Geistes aufgrund eines inneren Ungleichgewichts von Qi und Blut seien. Er setzte sogar die Farbe, in der der Dämon dem Patienten erscheint, mit einem Fünf-Elemente-Ungleichgewicht in Beziehung: wenn z. B. das Erd-Element schwach sei, sähe der Patient grüne Dämonen (weil grün die Farbe des Holzes ist, das die Erde überkontrolliert).

> **!** Zhang Jiebin entwickelte die Integration der Dämonen- mit der Naturmedizin noch einen Schritt weiter. Er schrieb, dass Dämonen tatsächlich existieren, aber dass sie Schöpfungen des menschlichen Geistes aufgrund eines inneren Ungleichgewichts von Qi und Blut seien. Er setzte sogar die Farbe, in der der Dämon dem Patienten erscheint, mit einem Fünf-Elemente-Ungleichgewicht in Beziehung: wenn z. B. das Erd-Element schwach sei, sähe der Patient grüne Dämonen (weil grün die Farbe des Holzes ist, das die Erde überkontrolliert).

In Kapitel 43 des ‚Klassikers der Kategorien', das den Titel ‚Die Nadeltechnik im Fall eines äußeren Eindringens von *gui* aufgrund des Verlorengehens von *shen* aus der normalen Position der 12 Organe' trägt, äußert sich Zhang Jiebin folgendermaßen:

„Huangdi fragt: ‚Wenn der Körper schwach ist, entflieht shen und verliert seine normale Position. Dies ermöglicht das äußere Eindringen von gui, mit einem frühen Tod in der Folge. Wie können wir den Körper gesund erhalten? Ich würde gern die Nadeltechnik für einen solchen Zustand wissen, damit Körper und shen unversehrt bleiben.' Wenn shen unversehrt ist, können böse Geister nicht in den Körper eindringen. Die Kombination eines schwachen Körpers und eines Befalls durch böse Geister kann einen frühen Tod verursachen."[6]

Dr. Zhang meinte, dass wenn die Koordination des *shen* der 12 Organe verloren gegangen sei, man zur Vermeidung eindringender äußerer Faktoren *(xie)* die Quell-*yuan*-Punkte der jeweiligen Leitbahn nadeln solle. Man steche die Nadel ein und behalte sie 3 Atemzüge in situ, dann führe man die Nadel einen *fen* tiefer und behalte sie einen Atemzug in situ. Danach ziehe man die Nadel langsam heraus. Im Folgenden die Punktkombinationen, die Dr. Zhang für das Eindringen böser Geister verordnete:

- Bei Leber-Schwäche hat die Wanderseele keinen Wohnort und entflieht, sie ‚schwimmt' weg und der Körper wird von weißen *gui* befallen. Zuerst verwende man den Quell-*yuan*-Punkt der Gallenblase Gb 40 *qiuxu* und dann den Rücken-Transport-*shu*-Punkt der Leber Bl 18 *ganshu,* während man eine Beschwörung spricht.
- Bei Herz-Schwäche üben das Herrscher- und Minister-Feuer nicht ihre normalen Funktionen aus und der Körper wird von schwarzen *gui* befallen. Man verwende den Quell-*yuan*-Punkt des Dreierwärmers 3E 4 *yangchi* und den Rücken-Transport-*shu*-Punkt des Herzens Bl 15 *xinshu,* während man eine Beschwörung spricht.
- Bei Milz-Schwäche dringen grüne *gui* in den Körper ein. Man verwende den Quell-*yuan*-Punkt des Magens Ma 42 *chongyang* und den Rücken-Transport-*shu*-Punkt der Milz Bl 20 *pishu,* während man eine Beschwörung spricht.
- Bei Lungen-Schwäche wird der Körper von roten *gui* befallen. Man verwende den Quell-*yuan*-Punkt des Dickdarms Di 4 *hegu* und den Rücken-Transport-*shu*-Punkt der Lunge Bl 13 *feishu,* während man eine Beschwörung spricht.
- Bei Nieren-Schwäche dringen gelbe *gui* in den Körper ein. Man verwende den Quell-*yuan*-Punkt der Blase Bl 64 *jinggu* und den Rücken-Transport-*shu*-Punkt der Niere Bl 23 *shenshu,* während man eine Beschwörung spricht.

Man kann erkennen, dass folgende Punktverschreibung eingesetzt wird: Bei einer Schwäche eines Yin-Organs (z. B. der Leber) verwendet Dr. Zhang den Quell-*yuan*-Punkt seines Partner-Yang-Organs (z. B. Gallenblase, Gb 40 *qiuxu*) und den Rücken-Transport-*shu*-Punkt des jeweiligen Yin-Organs (z. B. der Leber, Bl 18 *ganshu*). Siehe hierzu ➤ Abb. 7.2.

Die einzige Ausnahme ist die Herz-Leitbahn, bei der Dr. Zhang nicht, wie es logisch wäre, Dü 4 *wangu* benutzt, sondern 3E 4 *yangchi.* Das heißt, er verwendet nicht den Quell-*yuan*-Punkt der gekoppelten Dünndarm-Leitbahn, sondern denjenigen des Dreierwärmers.

Es ist wichtig anzumerken, dass einige der alten Ärzte von der Ansicht abwichen, dass Krankheiten von bösen Geistern verursacht seien. Beispielsweise schreibt Wang Tao Folgendes über Augenerkrankungen:

„Wenn jemand an einer Augenerkrankung leidet und nicht zu einem guten Arzt geht, sondern zu irgendeiner taoistischen Nonne oder einer buddhistischen alten Frau rennt, dann wird dieser Mensch mit falschem Gerede betrogen, das darauf hinausläuft, er habe einen Geist oder ein Gespenst beleidigt. Entweder bändigen sie den Dämon im Inneren durch einen Metallring oder räuchern ihn wiederholt mit Knoblauch aus, oder aber sie wenden Nadeln an oder kauterisieren mit Hilfe von heißem Eisen.

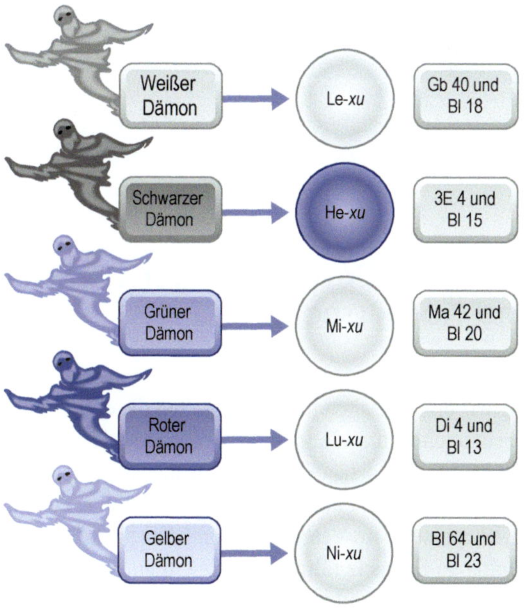

Abb. 7.2 Akupunktur bei eindringenden Dämonen nach Zhang Jiebin

All dies bedeutet, dass sie die Ursache der Krankheit nicht kennen und dass die Therapie im Gegensatz zu dem steht, was notwendig wäre. Bei Yin und Yang zu bleiben ist vorteilhaft; die kleinste Abweichung führt zu Schäden.“[7]

ZUSAMMENFASSUNG

***gui* als Geist, Gespenst**

- Das alte Piktogramm von *gui* stellt einen körperlosen Kopf eines Toten in seiner wirbelnden Bewegung in der Geisterwelt dar. Es bezeichnet also den Geist eines Toten, der nach dem Tod überlebt.
- Während und vor der Shang-Dynastie (1751–1112 v. Chr.) bestimmte der Einfluss von Geistern das Alltagsleben und die Medizin. In der Medizin wurde ein Angriff böser Geister als Hauptursache für Krankheiten angesehen. Die Therapie bestand in Exorzismus, der von Schamanen zur Austreibung der bösen Geister ausgeübt wurde.
- Später, in der Zhou-Dynastie (1112–476 v. Chr.) und besonders in der Periode der Streitenden Reiche (476–221 v. Chr.), entwickelten sich der Humanismus und die Naturmedizin.
- Dämonenmedizin, d. h. der Glaube, dass Krankheiten aufgrund negativer Einflüsse von verärgerten Geistern entstehen und dass die Therapie auf Exorzismus und Beschwörungen mittels eines Schamanen beruht, durch die der Körper von solchen Geistern befreit wird, dominierte bis zur Periode der Streitenden Reiche.
- In nachfolgenden Jahrhunderten wurde die Dämonenmedizin nahtlos in die Naturmedizin integriert. Für chinesische Ärzte, darunter sehr berühmte und bedeutende wie Sun Simiao und Li Shizhen, stellte es kein Problem dar, die Praxis der Akupunktur und Arzneimittelmedizin mit Exorzismus und Beschwörungen zu vereinbaren.
- Zhang Jiebin behauptete, dass das Eindringen von Geistern nur durch eine Schwäche des Geistes *(shen)* ermöglicht werde. Er schrieb, dass Dämonen tatsächlich existieren, aber dass sie Schöpfungen des menschlichen Geistes aufgrund eines inneren Ungleichgewichts von Qi und Blut seien.

7.3 *gui* als Bewegung der Wander- und Körperseele

Wie wir oben gesehen haben, enthalten die chinesischen Schriftzeichen für Wander- und Körperseele beide das Radikal für *gui,* d. h. ‚Geist‘ oder ‚Gespenst‘. Eine wichtige Deutung dieses Phänomens ist, dass die Wander- und die Körperseele im Verhältnis zum Geist *(shen)* eine unabhängige Existenz führen, so wie ein *gui,* der im Geisterreich umherwandert (➤ Abb. 7.3).

Was bedeutet die Feststellung, dass Wander- und Körperseele eine ‚unabhängige Existenz‘ führen? Dies bedeutet, dass sie ein Teil der Psyche sind, der sich außerhalb unseres durch den Geist *(shen)* ausgedrückten Bewusstseins bewegt, und zwar die Wanderseele auf psychischer, die Körperseele auf physischer Ebene. Aus diesem Blickwinkel unterscheiden sich diese beiden Seelen recht stark von den anderen beiden psychisch-spirituellen Aspekten des Intellekts *(yi)* und der Willenskraft *(zhi),* die ein Teil des Geistes *(shen)* sind.

Abb. 7.3 Die chinesischen Schriftzeichen für *hun, gui* und *po*

Dies heißt, besonders im Hinblick auf die Wanderseele, dass diese Seele wie ein *gui* ist, der seine eigenen Ziele verfolgt und nicht vom Geist kontrolliert werden kann.

Es ist wichtig, *gui,* Wander- und Körperseele als ein Kontinuum psychischer Kräfte zu betrachten. Wie die chinesischen Schriftzeichen für *hun* und *po* deutlich zeigen, gehören Wander- und Körperseele zur Welt der *gui; gui* ist ein integraler Bestandteil der Wander- und Körperseele.

Die Bedeutung von *gui* im Wesen von Wander- und Körperseele ist ‚Bewegung‘: *gui* wandert und bewegt sich nach dem Tod in der Geisterwelt. Diese Bewegung erstreckt sich zur Wander- und Körperseele, bei ersterer auf psychischer, bei letzterer auf physischer Ebene. Wie wir in ➤ Kap. 3 gesehen haben, wird die Wanderseele als ‚Kommen und Gehen‘ des Geistes beschrieben. Sie verleiht dem Geist ‚Bewegung‘ im Sinne von Ideen, Plänen, Projekten, Lebensträumen, Visionen, Intuition und Kreativität. Diese Bewegung ist ganz wesentlich für unsere Psyche.

Die Körperseele sorgt hingegen für Bewegung auf physischer Ebene und wird als das ‚Ein- und Austreten der Essenz‘ bezeichnet. Die Bewegung der Körperseele ist wichtig, um die Essenz in allen physiologischen Prozessen ins Spiel zu bringen.

Ein Zitat bestätigt die unabhängige Existenz von *gui* und seinen Einfluss auf unsere Psyche:

„*Wenn man etwas Abscheuliches tut, hat das umherwandernde gui den Zugang zu seiner Wohnstätte verloren. Wenn man etwas gänzlich Verrücktes tut, ist das umherwandernde gui fortgegangen.*“

ZUSAMMENFASSUNG

***gui* als Bewegung der Wander- und Körperseele**

- Die chinesischen Schriftzeichen für Wander- und Körperseele enthalten beide das Radikal für *gui,* d. h. ‚Geist‘ oder ‚Gespenst‘.

- Die Wander- und die Körperseele führen im Verhältnis zum Geist *(shen)* eine unabhängige Existenz, so wie ein *gui,* der im Geisterreich umherwandert.
- Wander- und Körperseele sind ein Teil der Psyche, der sich außerhalb unseres durch den Geist *(shen)* ausgedrückten Bewusstseins bewegt, und zwar die Wanderseele auf psychischer, die Körperseele auf physischer Ebene.
- *gui,* Wander- und Körperseele sind ein Kontinuum psychischer Kräfte.

7.4 *gui* als zentripetale, trennende, fragmentierende Kraft

Die phonetische Ähnlichkeit zwischen dem Wort *gui* mit der Bedeutung ‚Geist' und *gui* 归 mit der Bedeutung ‚zurückkehren' ist nicht zufälliger Natur. Der Geist – *gui* – ist ein Toter, der als Geist *zurückkehrt.* ‚Zurückkehren' impliziert auch, dass der Geist eines Toten von dort zurückkehrt, wo er herkam. Im ‚Buch von Lieh-Tzu' (einem taoistischen Klassiker) heißt es:

„*Was zum Himmel gehört, ist rein und zerstreut sich; was zur Erde gehört, ist dicht und klebt zusammen. Wenn sich die Seele vom Körper löst, kehrt jeder zu seinem wahren Zustand zurück. Deshalb werden Geister als ‚gui' bezeichnet. ‚gui' bedeutet ‚jemand, der nach Hause gegangen ist'; sie sind zu ihrem wahren Zuhause zurückgekehrt.*"[8]

‚Zurückkehren' hat auch die Bedeutung von ‚konvergieren, zusammenkommen', was die zentripetale, zusammenziehende Bewegung eines *gui* ausdrückt (siehe unten).

Im *Wuxing dayi* heißt es: „*gui sind diejenigen, die zurückkehren. Menschen in alter Zeit nannten Tote ‚diejenigen, die zurückkehren.*"[9]

Wang Chong (27–100 n. Chr.) schreibt:

„*Wenn ein Mensch stirbt, steigt sein Geist zum Himmel auf und sein Fleisch und seine Knochen kehren zur Erde zurück. Ein irdisches gui zu sein, bedeutet zurückzukehren … ein himmlisches shen zu sein bedeutet sich auszudehnen. Wenn die Ausdehnung ihre Grenzen erreicht, endet sie und beginnt von Neuem. Ein Mensch wird aus gui geboren und kehrt nach dem Tod zu ihnen zurück. Yin und Yang werden als gui-shen bezeichnet. Wenn Menschen tot sind, werden sie auch gui-shen genannt.*"

Siehe hierzu auch ➤ Abb. 7.4.

Die Entstehung einer separaten Existenz, eines lebendigen Körpers, bedarf selbst der zentripetalen, trennenden und ‚zurückkehrenden' Bewegung der *gui.* Die *gui* streben nach Fragmentierung in ‚Stücke' mit einer separaten Existenz. Die phonetische Beziehung zwischen *gui* 鬼 (Geister) und *kuai* 块 (Stücke) ist kein Zufall. Die *gui* stehen daher für eine zentripetale, sich materialisierende, trennende und fragmentierende Kraft (➤ Abb. 7.5).

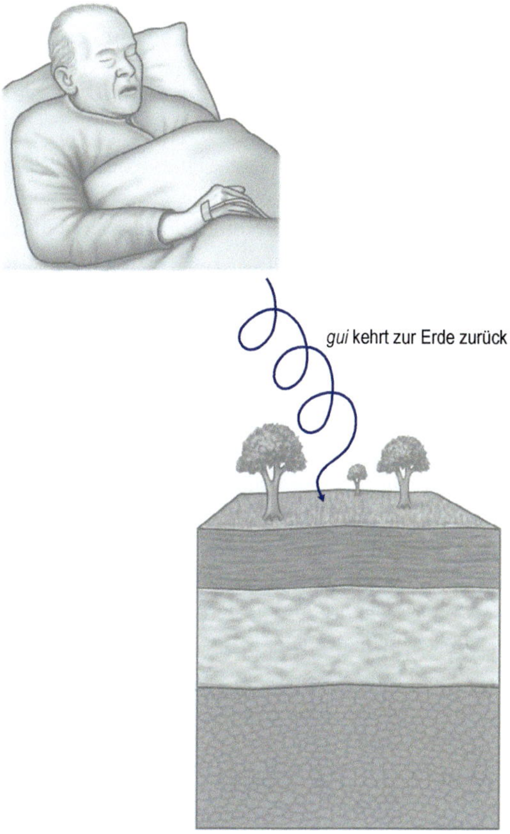

Abb. 7.4 *gui* als ‚dasjenige, das zurückkehrt'

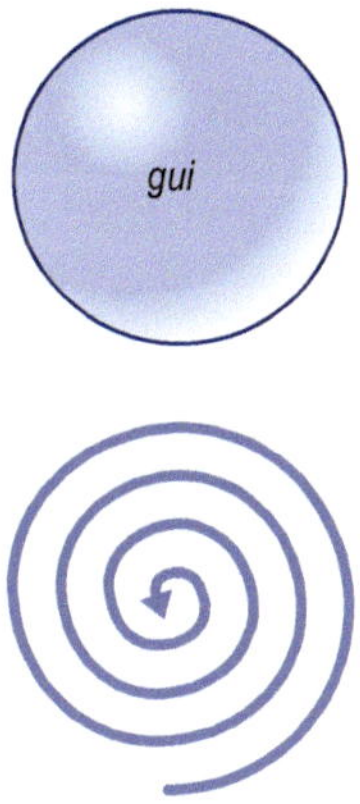

Abb. 7.5 *gui* als zusammenziehende, fragmentierende Kraft

Aus diesem Blickwinkel ist *gui* eine Metapher für eine zusammenziehende, zentripetale Kraft auf sowohl körperlicher als auch psychischer Ebene. Auf körperlicher Ebene ist *gui* als zentripetale, zusammenziehende Kraft mit der Körperseele verbunden (siehe unten). Diese Kraft zeigt sich in der Yin-Phase eines jeden physiologischen Prozesses. Beispielsweise ist die Einatmung Yin und daher *gui*, das Beugen eines Gelenks ist Yin und daher *gui*, das Gleiche gilt für das Einschlafen usw.

Der Prozess der Kontraktion führt schließlich zur Fragmentierung und beim Individuum zum Tod. Wie in ➤ Kap. 4 erläutert, scheinen Kontraktion und Fragmentierung zwar im Widerspruch zueinander zu stehen, aber dies ist nicht der Fall. Es gibt mehrere Beispiele für diesen Prozess in der natürlichen Welt. Aus diesem Grund sind Todesgedanken oftmals durch ein Ungleichgewicht im Organ Lunge bedingt, das die Körperseele beherbergt.

Auf psychischer Ebene entspricht *gui* der Bewegung der Wanderseele, die für unser psychisches Leben von essenzieller Bedeutung ist. Aus dieser Perspektive ist diese Bewegung expansiv, zentrifugal, was für unsere Beziehungen zu anderen Menschen grundlegend ist.

ZUSAMMENFASSUNG

***gui* als zentripetale, trennende, fragmentierende Kraft**

- Die phonetische Ähnlichkeit zwischen dem Wort *gui* mit der Bedeutung ‚Geist' und *gui* mit der Bedeutung ‚zurückkehren' zeigt, dass der Geist – *gui* – ein Toter ist, der als Geist zurückkehrt.
- ‚Zurückkehren' hat auch die Bedeutung von ‚konvergieren, zusammenkommen', was die zentripetale, zusammenziehende Bewegung von *gui* ausdrückt.
- Die Entstehung einer separaten Existenz, eines lebendigen Körpers, bedarf selbst der zentripetalen, trennenden und ‚zurückkehrenden' Bewegung von *gui*. Die *gui* streben nach Fragmentierung in ‚Stücke' mit einer separaten Existenz.
- Es besteht eine phonetische Beziehung zwischen *gui* (Geister) und *kuai* (Stücke).

7.5 *gui* im Verhältnis zur Körperseele

Die zentripetale, sich materialisierende, trennende und fragmentierende Kraft von *gui* kann besonders bei der Aktivität der Körperseele beobachtet werden. Granet schreibt, dass diese Seele im Leben als *po*, im Tod als *gui* bezeichnet wird.[10] Im Gegensatz dazu wird die andere Wanderseele im Leben *hun* und nach dem Tod *shen* genannt.

Das *gui* innerhalb der Körperseele verleiht ihr Bewegung auf einer körperlichen Ebene (Ein- und Austreten der Essenz) in allen physiologischen Prozessen des Körpers. Da Bewegung im Wesen von *gui* liegt, ist dies die Kraft, die die Bewegung der Körperseele in allen physiologischen Prozessen und in allen Körperteilen antreibt (➤ Abb. 7.6).

gui innerhalb der Körperseele ist also die ‚dunkle' Kraft, welche die Körperseele bei der Ausübung ihrer Funktion, alle physiologischen Prozesse voranzutreiben und die Essenz in allen Körperteilen ins Spiel zu bringen, belebt. Konfuzius sagt, dass *„Qi die Fülle [Perfektion] von shen, die Körperseele die Fülle [Perfektion] von gui"* sei (➤ Abb. 7.7). Dies bedeutet, dass das Wesen des Geistes *(shen)* Qi ist, das Wesen der Körperseele hingegen *gui*. Es besteht daher eine enge Beziehung zwischen Körperseele und *gui* im Sinne einer zusammenziehenden, zentripetalen, fragmentierenden, sich materialisierenden Kraft. Es ist eine Kraft, welche die Körperseele zur Ausübung ihrer Funktionen und ihrer Bewegung benötigt.

Die gleiche zentripetale, trennende, sich materialisierende, zusammenziehende und fragmentierende Kraft von *gui* ist in der Körperseele aktiv. Die Körperseele braucht diese Art der zusammenziehenden Bewegung, um ihre Funktionen auszuüben. Dies stellt einen Gegen-

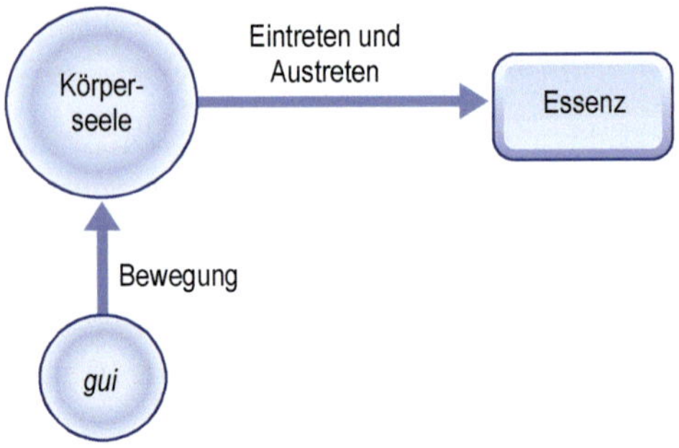

Abb. 7.6 *gui* und die Bewegung der Körperseele

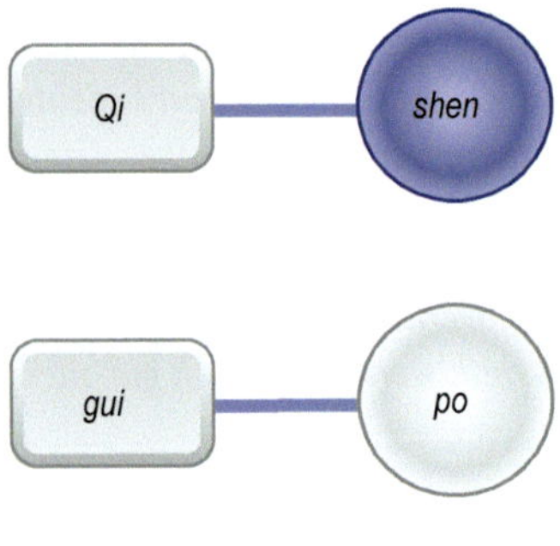

Abb. 7.7 Beziehung zwischen Qi und *shen* und zwischen *gui* und Körperseele

satz zur Wanderseele dar, die eine expandierende Bewegung benötigt.

He Shanggong schreibt: *„Die trüben und feuchten 5 Geschmacksrichtungen bilden Knochen, Fleisch, Blut, Gefäße und die 6 Leidenschaften … diese gui werden Körperseele genannt.*[11] In dieser Aussage wird *gui* als das Qi der körperlichen Form, wie Knochen, Muskeln, Blut und interessanterweise der 6 ‚Leidenschaften', d. h. Emotionen, verstanden.

gui ist also wie eine dunkle Kraft des Körpers, die eng mit der Körperseele verbunden ist. Um es anders auszudrücken, könnte man sagen, dass die Wanderseele das *gui* der 5 Wesen ist, die Körperseele hingegen das *gui* der sechs Leidenschaften (➤ Abb. 7.8). Die ‚5 Wesen' sollten hier im Zusammenhang mit dem konfuzianischen Konzept des ‚menschlichen Wesens' *(xing)* gesehen werden. Gemäß der konfuzianischen Philosophie ist die menschliche Natur unser wahres essenzielles menschliches Wesen (definiert durch Anstand, Einhalten von Riten, Ethik usw.), während die Emotionen (oder ‚Leidenschaften') unser menschliches Wesen trüben. Dies wird ausführlicher in ➤ Kap. 15 behandelt.

Um diese Aussage verstehen zu können, muss man die konfuzianische Sichtweise des menschlichen Wesens und der Emotionen begreifen. Laut den neokonfuzianischen Philosophen der Song- und Ming-Dynastie ist das menschliche Wesen (*xing* 性) im Grunde rein und gut. Für einige ist es eine Manifestation des Prinzips (*li* 理). Emotionen trüben tendenziell das menschliche Wesen. Man denke hier an einen klaren Teich: die Reinheit und Klarheit des Wassers spiegelt das reine menschliche Wesen wider. Wenn wir den schlammigen Grund des Teiches aufwühlen, wird das Wasser trüb. Das Aufwühlen des Schlamms entspricht dem Aufwühlen von Emotionen, die das wahre menschliche Wesen trüben. Wenn wir völlig von Emotionen überwältigt sind, werden diese dann zu unserem menschlichen Wesen, d. h., wir verlieren unser menschliches Wesen völlig.

Das obige Textzitat muss also in diesem Kontext betrachtet werden. Die ‚5 Wesen' der 5 Yin-Organe sind

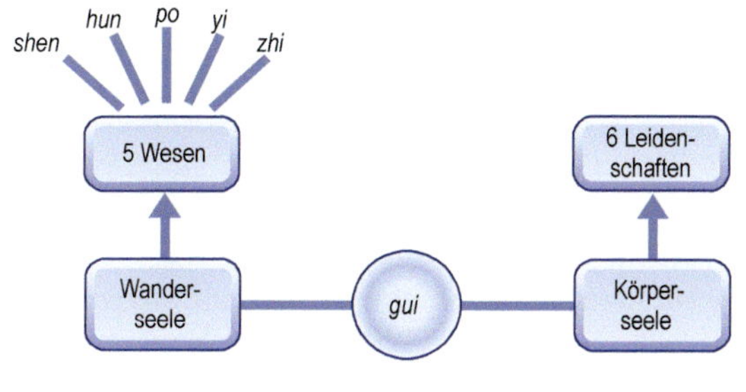

Abb. 7.8 Die Rolle von *gui* bei den 5 Wesen und 6 Leidenschaften

Teil des konfuzianischen ‚menschlichen Wesens' und die Wanderseele ist das *gui,* d. h. der belebende Geist dieser 5 Wesen. Die Körperseele ist im Gegensatz dazu das *gui* im Sinne von belebendem Geist der Leidenschaften (Emotionen), die das wahre menschliche Wesen trüben.

Anders ausgedrückt könnten wir sagen, dass die 5 Wesen der 5 Yin-Organe wie die ‚Wanderseelen-Aspekte von jedem der 5 psychisch-spirituellen Aspekte der Organe' sind (➤ Abb. 7.8). Das heißt, jeder der psychisch-spirituellen Aspekte der Yin-Organe hat über die Wanderseele an unserem menschlichen Wesen teil.

ZUSAMMENFASSUNG

***gui* im Verhältnis zur Körperseele**

- Das *gui* innerhalb der Körperseele verleiht ihr Bewegung auf einer körperlichen Ebene (Ein- und Austreten der Essenz) in allen physiologischen Prozessen des Körpers.
- *gui* innerhalb der Körperseele ist die ‚dunkle' Kraft, welche die Körperseele bei der Ausübung ihrer Funktion, alle physiologischen Prozesse voranzutreiben und die Essenz in allen Körperteilen ins Spiel zu bringen, belebt.
- Die gleiche zentripetale, trennende, sich materialisierende, zusammenziehende und fragmentierende Kraft von *gui* ist in der Körperseele aktiv. Die Körperseele braucht diese Art der zusammenziehenden Bewegung, um ihre Funktionen auszuüben.

7.6 *gui* als Symbol für Kontraktion und als Gegenpol von *shen* (Expansion)

Die dunklen Kräfte von *gui* stellen eine Ergänzung zu *shen* dar und treten ihm auf Schritt und Tritt entgegen, um ihre Handlungsfreiheit wieder zu erlangen. Die *gui* streben nach Kontraktion, Materialisierung und Fragmentierung, *shen* hingegen nach Expansion und Ganzheit (➤ Abb. 7.9). Diese Spannung, diese Opposition ist jedoch relativ und eine Quelle von Dynamik. Auf psychischer Ebene generiert sie Opposition, Begierden und Konflikte, aber sie ist auch die Antriebskraft für Transformation und Metamorphose der Seele.

Wang Chong schreibt:

„Qi erzeugt einen Menschen, so wie Wasser zu Eis wird. Wie Wasser zu Eis gefriert, so verdichtet sich Qi, um einen Menschen zu formen. Wenn Eis schmilzt, wird es zu Wasser. Wenn ein Mensch stirbt, wird er wieder ein Gui-Geist. Er wird gui genannt, so wie geschmolzenes Eis seinen Namen in Wasser verändert. Wenn Menschen erkennen,

7

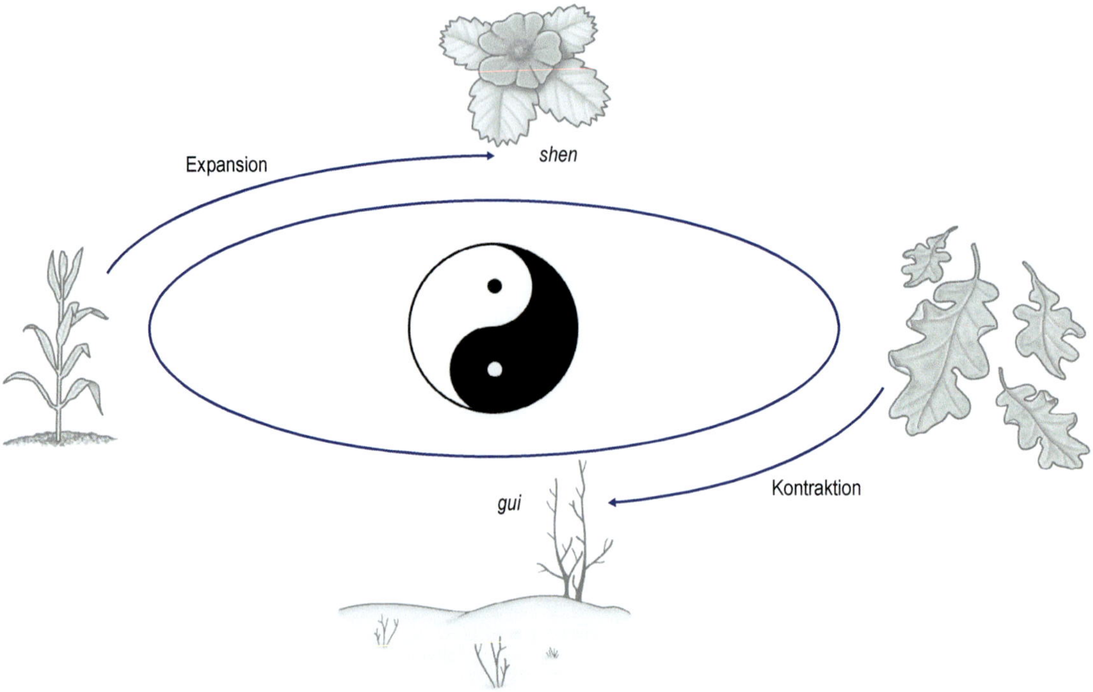

Abb. 7.9 *shen* und *gui* als Expansion und Kontraktion

dass sein Name sich geändert hat, sagen sie, es hat Bewusstsein, kann eine körperliche Form annehmen und Menschen verletzen. Aber sie haben keine Grundlage, so zu sprechen.“

Siehe hierzu auch ➤ Abb. 7.10.

Wang Chong war ein konfuzianischer Philosoph mit einem skeptischen Einschlag. In dieser Textpassage betrachtet er die Veränderungen, die sich beim Sterben ereignen, in naturalistischer Weise, indem er sie mit dem Wandel von Wasser zu Eis und umgekehrt vergleicht. Er vergleicht die Bildung der menschlichen Form mit dem Gefrieren von Wasser zu Eis und Tod mit dem Schmelzen des Eises zu Wasser. So ist der Tod nichts anderes als eine Veränderung hinsichtlich der Dichte von Qi. Wang Chong sagt, dass wenn Menschen leben, sie *shen* genannt werden, wenn sie tot sind, hingegen *gui*. Gemäß Wang Chong ist diese Transformation lediglich eine natürliche Veränderung und *gui* ist nichts anderes als eine Veränderung des menschlichen Qi. Daher können *gui* keine physische Form annehmen und Menschen verletzen. Er verwendet dieses Argument, um denjenigen zu widersprechen, die *gui* als reale und den Menschen schadende Wesen begreifen.

Bei Zhu Xi (1113–1200) heißt es:

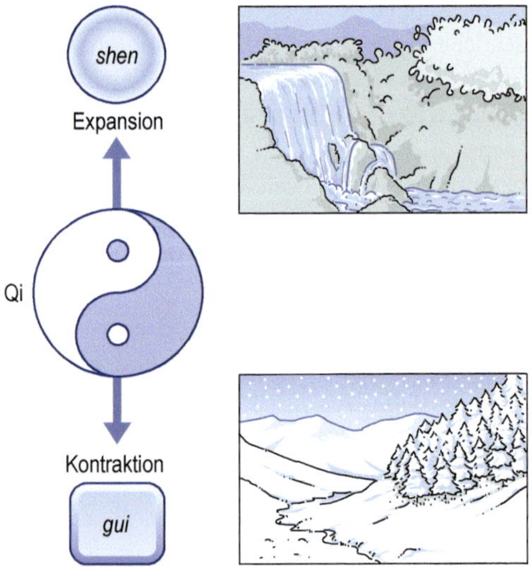

Abb. 7.10 *shen* und *gui* als Expansion und Kontraktion von Qi gemäß Wang Chong

„Ist Expansion shen und Kontraktion gui? Der Lehrer zeichnete mit der Hand einen Kreis auf den Schreibtisch, deutete auf seinen Mittelpunkt und sagte: Prinzip [li] ist wie ein Kreis. Darin ist folgendermaßen Differenzierung: Alle Fälle von materieller Kraft [Qi], die hervortritt, gehören zu Yang und sind shen. Alle Fälle von materieller Kraft, die zu ihrem Ursprung zurückkehrt, gehören zu

Tab. 7.1 *shen* und *gui* als Pole von Yang und Yin bei Zhu Xi

shen	*gui*
Expansion	Kontraktion
Qi kommt hervor	Qi kehrt zum Ursprung zurück
Vor dem Mittag	Nach dem Mittag
Vom 3. Tag des Monats an	Vom 16. Tag des Monats an
Sonne	Mond
Wachsende Pflanzen	Verwesende Pflanzen
Von der Kindheit zum Erwachsenenalter	Vom Erwachsenenalter bis zum Tod
Ausatmung	Einatmung
Yang	Yin
Ankommen	Zurückkehren
Hell	Dunkel
Manifest	Versteckt
Lebendig	Tot
Bewegung	Ruhe
Zerstreuend	Verdichtend
Tag	Nacht
Jugend	Hohes Alter
Frühling und Sommer	Herbst und Winter
Musik	Rituale
Wanderseele	Körperseele
Qi	Körperseele
Qi	Essenz
Sprache	Schweigen

Yin und sind gui. Am Tag ist der Vormittag shen, der Nachmittag gui. Innerhalb eines Monats ist vom dritten Tag an shen, nach dem 16. Tag ist gui. Die Sonne ist shen und der Mond ist gui. Wachsende Pflanzen sind shen, verwesende Pflanzen sind gui. Ein Mensch von der Kindheit bis zur Reife ist shen, ein Mensch in seinen verfallenden Jahren und im hohen Alter ist gui. Bei der Atmung ist das Ausatmen shen, das Einatmen gui.“[12]

In ➤ Tab. 7.1 ist Zhu Xis Ansicht von *shen* und *gui* zusammengefasst. Siehe hierzu auch ➤ Abb. 7.11 und 7.12.

Zhu Xi schreibt: *„Ankommen wird aufgrund seiner Expansion als shen bezeichnet, Umkehren aufgrund seines Zurückkehrens gui.“*[13] Weiterhin heißt es:

„Qi ist das Blühen des shen; po ist das Blühen von gui. Die Kombination von gui und shen ist die höchste Lehre. Alle lebendigen Wesen müssen sterben. Wenn sie gestorben sind, müssen sie zur Erde zurückkehren. Dies wird gui genannt. Knochen und Fleisch sterben und gehen nach unten. Das Yin wird zur Erde der Felder. Sein Qi wird freigesetzt und in die Höhe gehoben; es ist hell und dampft nach oben. Dies ist die Essenz der 100 Dinge und die Manifestation von shen.“[14]

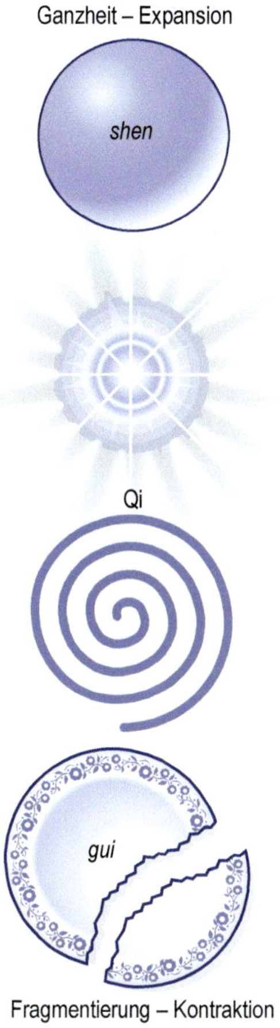

Abb. 7.11 *shen* und *gui* als Expansion und Kontraktion von Qi gemäß Zhu Xi

Diese Textstellen zeigen die bedeutende Sichtweise, der zufolge *gui* mit einer zentripetalen, zusammenziehenden Bewegung und *shen* mit einer zentrifugalen, expandierenden Bewegung in jedem menschlichen Bereich gleichzusetzen ist. Es ist wichtig zu betonen, dass *shen* in diesem Zusammenhang nicht ‚Geist‘ oder ‚Seele‘ meint, sondern einfach ein Symbol für eine expandierende Bewegung ist. Die Opposition (und Interaktion) von *shen* und *gui* hat wichtige Auswirkungen in der Psychologie.

Die Wander- und die Körperseele sind Manifestationen von *shen* und *gui* im menschlichen Körper. Zhu Xi vertritt folgende Ansicht:

„Bevor der Mensch stirbt, hat shen die Kontrolle, nach dem Tod gui. Die Körperseele ist ein Stückchen von Essenz und Qi. Wenn Qi sich trifft, gibt es shen. Die Wanderseele ist das, was manifest ist und hervortritt, wie das

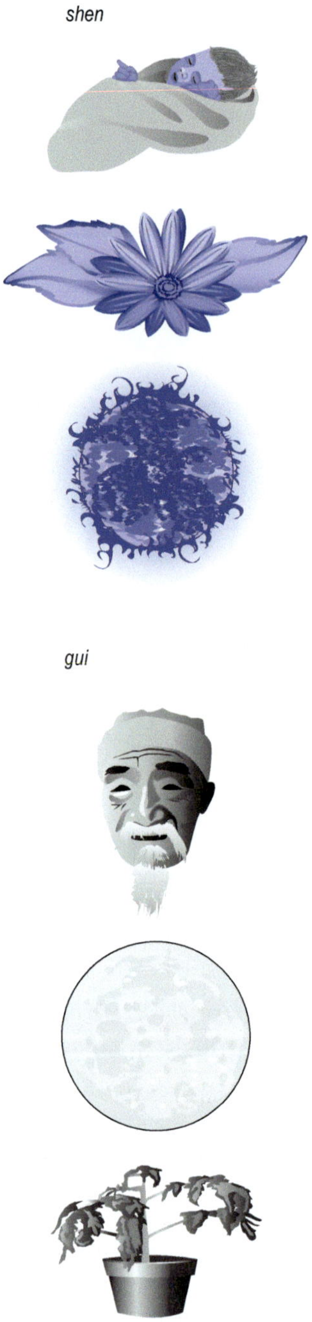

Abb. 7.12 Beispiele für *shen* und *gui* als Expansion und Kontraktion von Qi gemäß Zhu Xi

Kommen und Gehen des Qi bei der Atmung. Die Körperseele ist wie Wasser. Deshalb kann die Sehkraft des Menschen klar sein, seine Hörkraft scharf und der Geist kann stark sein und sich Dinge gut merken. Wenn ein Mensch diese Körperseele besitzt, hat er dieses shen.“[15]

gui wird oft als Gegenpol zu *shen* bezeichnet. *shen* gehört zum Himmel und ist der himmlische Geist; *gui* gehört zur Erde und ist der irdische Geist. Anders ausgedrückt handelt es sich um die beiden Polaritäten von äußerstem Yang und äußerstem Yin in der Welt des Geistes und unserer Psyche.

Diese Polarität wurde immer im chinesischen Denken als relativ betrachtet. Sie meint im Wesentlichen die Spannung, Konflikte und Widersprüche zwischen den subtilen, dunklen, zentripetalen, zusammenziehenden psychischen Kräften von *gui* und den subtilen, hellen, zentrifugalen, expandierenden psychischen Kräften von *shen.*

Diese Polarität wird von den beiden Polen Yin und Yang in der menschlichen Psyche gebildet; ihr Wechselspiel belebt unsere Psyche. Daher ist *gui* ein integraler Bestandteil der menschlichen Psyche. Es repräsentiert die zentripetale, begehrende Kraft, die sich abspalten will und die genährt werden muss (wie man hungrige pretas füttert). Im Wesentlichen kann *gui* als der Schatten innerhalb unserer Psyche verstanden werden (siehe unten).

Zhang Cai schreibt:

„gui und shen sind die spontane Aktivität von Yin und Yang … die Wirklichkeit von gui und shen geht nicht über diese beiden fundamentalen Elemente hinaus … wenn Yin und Yang nicht existieren, kann das Eine nicht enthüllt werden. Wirklichkeit und Unwirklichkeit, Bewegung und Ruhe, Integration und Disintegration sind zwei verschiedene Substanzen. Bei der abschließenden Analyse sind sie jedoch eins.“

Weiter heißt es:

„Wenn eine Sache zuerst existent wird, dringt die materielle Kraft [Qi] allmählich in sie ein, um ihre Vitalität zu bereichern. Wenn sie ihre Reife erlangt, wendet sich das Qi langsam dorthin, wo es herkam, wandert fort und zerstreut sich. Sein Kommen bedeutet shen, weil es expandiert; seine Rückkehr bedeutet gui, weil es zurückkehrt.“

Zusammenfassend lässt sich feststellen, dass im psychischen Bereich *gui* und *shen* zwei gegensätzliche, aber einander ergänzende Zustände von Kontraktion und Expansion symbolisieren. Wenn wir niedergeschlagen sind, nichts unternehmen möchten, introvertiert oder traurig sind, befinden wir uns in einem Zustand von *gui.* Wenn wir guter Stimmung sind, uns unternehmungslustig, extrovertiert oder glücklich fühlen, handelt es sich um einen Zustand von *shen.* In ➤ Tab. 7.2 wird meine Sichtweise von der Polarität von *shen* und *gui* in unserem psychischen Leben zusammengefasst. Man beachte, dass diese Tabelle nicht zwei verschiedene Persönlichkeiten

Tab. 7.2 Die Polarität von *shen* und *gui* in unserem psychischen Leben

shen	*gui*
Hochgefühl	Niedergeschlagenheit
Extrovertiert	Introvertiert
Unternehmungslustig	Möchte zu Hause bleiben
Fröhlich	Traurig
Viel Sprechen	Möchte schweigen
Gesellschaft suchend	Möchte allein sein
Erhöhtes sexuelles Verlangen	Mangelndes sexuelles Verlangen
Überschwänglich	Melancholisch

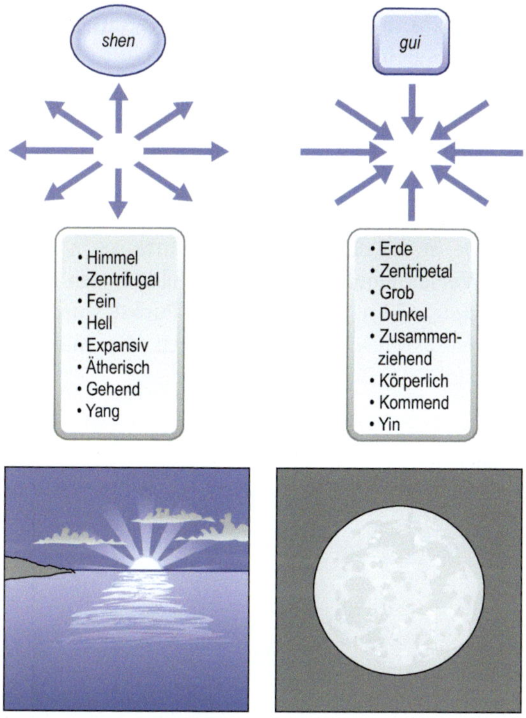

Abb. 7.13 Polarität von *shen* und *gui*

beschreibt, sondern den Wechsel zweier emotionaler Zustände bei der gleichen Person zu verschiedenen Zeiten.

Das psychische Gleichgewicht zwischen *gui* und *shen* hängt von den gegensätzlichen Aktivitäten der Wander- und der Körperseele ab: die eine ist expansiv, die andere zusammenziehend. Die beiden Arzneien *Yuanzhi* Rx. Polygalae und *Suanzaoren* Sm. Ziziphi spinosae stehen für diese beiden entgegengesetzten expandierenden *(shen)* und zusammenziehenden *(gui)* psychischen Bewegungen. Die erste Arznei ist scharf und stimuliert das Kommen und Gehen der Wanderseele, während Letztere sauer ist und das Kommen und Gehen der Wanderseele zügelt.

Wir können also folgende Entsprechungen feststellen:

- *shen* = himmlisch, hell, ätherisch, expansiv, gehend, zentrifugal, Ganzheit, Leben
- *gui* = irdisch, dunkel, körperlich, zusammenziehend, zurückkehrend, zentripetal, fragmentierend, Tod (➤ Abb. 7.13).

ZUSAMMENFASSUNG

***gui* als Symbol für Kontraktion und als Gegenpol von *shen* (Expansion)**

- *gui* strebt nach Fragmentierung, Materialisierung und Kontraktion, *shen* hingegen nach Expansion und Ganzheit.
- *gui* ist mit einer zentripetalen, zusammenziehenden Bewegung und *shen* mit einer zentrifugalen, expandierenden Bewegung in jedem menschlichen Bereich gleichzusetzen.
- Diese Polarität wird von den beiden Polen Yin und Yang in der menschlichen Psyche gebildet; ihr Wechselspiel belebt unsere Psyche.
- Im psychischen Bereich symbolisieren *gui* und *shen* zwei gegensätzliche, aber einander ergänzende Zustände von Kontraktion und Expansion.

7.7 *gui* als dunkle Kraft der Psyche und seine Beziehung zum jungianischen Schatten

Auch wenn ich der Meinung bin, dass wir immer sehr vorsichtig sein sollten, direkte Entsprechungen zwischen Vorstellungen der chinesischen und der westlichen Medizin herzustellen, können wir doch behaupten, dass *gui* aus psychologischer Sicht dem jungianischen Schatten ähnelt.

Nach der traditionellen Auffassung benötigten Geister tägliche Nahrungsgaben, um beschwichtigt zu werden. Dies ist ein Symbol für das Bedürfnis, mit dem Schatten, der dunklen Seite der Psyche zurechtzukommen und ihn zu integrieren.

Der Schatten ist ein psychologischer Begriff, der von Carl G. Jung eingeführt wurde. Es handelt sich dabei um einen unbewussten Komplex, der als verdrängte und unterdrückte Aspekte des bewussten Selbst definiert wird. Der Schatten steht häufig für alles, was der bewusste Mensch nicht in sich anerkennen möchte. Beispielsweise mag jemand, der normalerweise als freundlich gilt, einen barschen, unfreundlichen Schatten haben.

Der Schatten besteht aus dunklen, zurückgewiesenen Aspekten unseres Wesens, die wir nicht sehen oder zugeben möchten. Es gibt auch helles, positives nicht entwickeltes Potenzial im Schatten, aber damit wollen wir uns hier nicht beschäftigen.

Jeder hat einen Schatten. Jung betrachtete es als wesentlichen Ausgangspunkt in der Therapie, sich seines Schattens bewusst zu werden und mit ihm zurechtzukommen. Wir alle haben einen Schatten und eine Konfrontation mit dem Schatten ist wichtig für das Ich-Bewusstsein. Jung dachte, dass eine Therapie nicht einmal beginnen kann, ohne dass man sich seines Schattens bewusst ist. Wir können nicht über uns lernen, wenn wir nicht über unseren Schatten lernen. Tun wir dies nicht, neigen wir dazu, den Schatten zu verleugnen und ihn auf andere wie einen Spiegel zu ‚projizieren'. Wir sehen Spuren von dem, was wir nicht mögen, bei anderen, aber dies ist in Wirklichkeit ein Spiegel unseres eigenen Schattens (wenn auch nicht immer).

Wenn der Schatten akzeptiert wird, erkennen wir, dass er keine zerstörerische Kraft, sondern ein natürlicher Bestandteil unserer Psyche ist. In gewisser Hinsicht ist der Schatten auch Energie und Originalität.

In diesem Sinne könnte die chinesische Vorstellung von *gui* als Metapher für den Schatten gedeutet werden; es ist die dunkle Seite, die Bestandteil der Wander- und der Körperseele ist, und zwar ein wesentlicher Bestandteil unseres Seins, indem *gui* diesen beiden Seelen ‚Bewegung' verleiht (der Wanderseele in psychischer, der Körperseele in physischer Hinsicht).

Wenn man *gui* als ‚dunkle', zusammenziehende psychische Kraft betrachtet, muss es in die Psyche integriert werden, um Dissoziation, Aufspaltung der Inhalte unserer Psyche zu vermeiden. Neurosen, Psychosen, Manien usw. bestehen in einer Dissoziation von dunklen Inhalten der Psyche. Wenn dies geschieht, werden die *gui* als äußere Wirkfaktoren, als böse Geister, die sich der Psyche bemächtigen, gesehen, obwohl sie eigentlich ein Produkt unserer Psyche selbst sind.

Jung schreibt: „*Wenn Tendenzen zur Dissoziation nicht in der menschlichen Psyche inhärent wären, könnten sich Teile davon niemals abspalten; anders ausgedrückt, weder Geister noch Götter wären jemals zur Existenz gelangt.*"[16] Wir sollten daher lernen, die psychischen Kräfte, die durch *gui* symbolisiert werden, zu erkennen, und nicht warten, bis unsere Stimmungen (wie es Jung ausdrückt) „*uns auf schmerzlichste Weise klar machen, dass wir (d. h. der Geist) nicht die einzigen Herren in unserem Haus sind.*"[17]

ZUSAMMENFASSUNG

***gui* als dunkle Kraft der Psyche und seine Beziehung zum jungianischen Schatten**

- *gui* muss in die Psyche integriert werden, um Dissoziation, Aufspaltung der Inhalte unserer Psyche zu vermeiden.
- *gui* ist das Äquivalent zum Schatten in der jungianischen Psychologie.

7.8 Akupunkturpunkte mit ‚*gui*' als Namensbestandteil

Alle Akupunkturpunkte haben mehr als einen Namen; derjenige Name, den wir normalerweise verwenden, ist nur eine der möglichen Bezeichnungen für jeden Akupunkturpunkt.

Viele Alternativnamen von Akupunkturpunkten enthalten das Wort ‚*gui*'. Im Allgemeinen haben all diese Punkte eine starke psychisch-emotionale Wirkung, vor allem hinsichtlich des Aufmachens der Öffnungen des Geistes, wenn diese blockiert sind.

In ➤ Tab. 7.3 wird eine Liste der Alternativnamen für häufig benutzte Akupunkturpunkte mit dem Namensbestandteil ‚*gui*' aufgeführt.

Sun Simiaos 13 Dämonenpunkte

Die Dämonenpunkte von Sun Simiao sind fast die gleichen wie in der obigen Liste. Er führte sie in seinem Werk ‚Verschreibungen der 1 000 Golddukaten' (*Qianjin yaofang*, 652 n. Chr.) auf. Diese Punkte wurden bei schweren psychischen Erkrankungen wie manischer Depression oder Psychose verwendet.

Tab. 7.3 Alternativnamen für häufig benutzte Akupunkturpunkte mit ‚*gui*'

Name	Punkte	Übersetzung
guixie	Di 10 *shousanli* und Ma 36 *zusanli*	Böser Dämon
guichen	Di 11 *quchi*	Dämonenminister
guichuang	Ma 6 *jiache* und Lu 10 *yuji*	Dämonenbett
guixin	Lu 9 *taiyuan* und Pe 7 *daling*	Dämonenherz
guitang	Lu 5 *chize* und Du 23 *shangxing*	Dämonenhalle
guixin	Lu 11 *shaoshang*	Dämonenglaube
guixin	Di 1 *shangyang*	Dämonenbrief
guiyan	Mi 1 *dadu*	Dämonenauge
guiluo	Bl 62 *shenmai* und Pe 5 *jianshi*	Dämonenleitbahn
guiku	Pe 8 *laogong*	Dämonenhöhle
guixue	Du 16 *fengfu*	Dämonenloch, Dämonenhöhle
guishi	Du 26 *renzhong* und Ren 24 *chengjian*	Dämonenmarkt, Dämonenstadt
guimen	Du 22 *xinhui*	Dämonentür
guicang	Ren 1 *huiyin*	Dämonenversteck

Tab. 7.4 Sun Simiaos 13 Dämonenpunkte

Punkt	Name	Alternative Bezeichnung	Übersetzung	Chinesisch
Du 26	*renzhong*	*guigong*	Dämonenpalast	鬼宫
Lu 11	*shaoshang*	*guixin*	Dämonenwahrheit (Glaube)	鬼信
Mi 1	*yinbai*	*guiyan*	Dämonenauge	鬼眼
Pe 7	*daling*	*guixin*	Dämonenherz	鬼心
Bl 62	*shenmai*	*guilu*	Dämonenweg	鬼路
Du 16	*fengfu*	*guizhen*	Dämonenkissen	鬼枕
Ma 6	*jiache*	*guichuang*	Dämonenbett	鬼床
Ren 24	*chengjiang*	*guishi*	Dämonenmarkt	鬼市
Pe 8	*laogong*	*guiku*	Dämonenhöhle	鬼窟
Du 23	*shangxing*	*guitang*	Dämonenhalle	鬼堂
Ren 1	*huiyin*	*guicang*	Dämonenversteck	鬼藏
Di 11	*quchi*	*guichen*	Dämonenminister	鬼臣
Extrapunkt	*haiquan*	*guifeng*	Dämonensiegel	鬼封

Sun Simiao gab die Anweisung, die Punkte in der angegeben Reihenfolge zu nadeln, beim Mann die linke Seite zuerst zu nadeln, bei der Frau die rechte Seite zuerst, und dann die Nadeln in umgekehrter Reihenfolge zu entfernen. Man verwendet jeweils einen Punkt der Reihe nach. Der Punkt Ren 1 wird nicht genadelt, sondern es werden direkte Moxakegel appliziert.

Sun Simiaos Dämonenpunkte sind in ➤ Tab. 7.4 aufgeführt.

ZUSAMMENFASSUNG

gui

- *gui* als Geist, Gespenst
- *gui* als Bewegung der Wander- und Körperseele
- *gui* als zentripetale, trennende, fragmentierende Kraft
- *gui* im Verhältnis zur Körperseele
- *gui* als Symbol für Kontraktion und als Gegenpol von *shen* (Expansion)
- *gui* als dunkle Kraft der Psyche und seine Beziehung zum jungianischen Schatten

ANMERKUNGEN

1 Granet, M. 1973. La Religione dei Cinesi. Adelphi, Milano, S. 34.

2 Ames, R. T.; Rosemont, H. 1999. The Analects of Confucius – A Philosophical Translation. Ballantine Books, New York, S. 108.

3 1979. *Huangdi neijing suwen* 黄帝内经素问 [The Yellow Emperor's Classic of Internal Medicine – Simple Questions]. People's Health Publishing House, Beijing, S. 1–2. Erstveröffentlichung ca. 100 v. Chr.

4 Zitiert nach Kovacs, J.; Unschuld, P. 1998. Essential Subtleties on the Silver Sea – The Yin Hai Jing Wei: a Chinese Classic of Ophthalmology. University of California Press, Berkeley, S. 36.

5 Unschuld, P. 1985. Medicine in China – A History of Ideas. University of California Press, Berkeley, S. 220.

6 Medicine in China, S. 1.018.

7 Zitiert nach Essential Subtleties on the Silver Sea, S. 42.

8 Graham, A. C. 1999. The Book of Lieh-Tzu – A Classic of Tao. Columbia University Press, New York, S. 23.

9 Eyssalet, J.-M. 1990. Le Secret de la Maison des Ancêtres. Guy Trédaniel Editeur, Paris, S. 23.

10 La Religione dei Cinesi, S. 78.

11 Le Secret de la Maison des Ancêtres, S. 30.

12 Kim Yung Sik 2000. The Natural Philosophy of Chu Hsi. American Philosophical Society, Philadelphia, S. 101

13 The Natural Philosophy of Chu Hsi, S. 101.

14 The Natural Philosophy of Chu Hsi, S. 224.

15 The Natural Philosophy of Chu Hsi, S. 229.

16 Wilhelm, R. (Übersetzer) 1962. The Secret of the Golden Flower. Harcourt, Brace & World, New York, S. 111.

17 The Secret of the Golden Flower, S. 113.

18 1982. *Qianjin yaofang* 千金要方 [Thousand Golden Ducats Prescriptions]. People's Health Publishing House, Beijing, S. 327. Die ‚Verschreibungen der 1 000 Golddukaten' wurden von Sun Simiao im Jahr 652 n. Chr. verfasst.

7

KAPITEL

8 Die 12 inneren Organe und die Psyche

五神与脏腑的联系

8.1 Einführung

Das Wesen und die Funktionen von Geist *(shen)*, Wanderseele *(hun)*, Körperseele *(po)*, Intellekt *(yi)* und Willenskraft *(zhi)* wurden in den ➤ Kap. 2, 3, 4, 5 bzw. 6 besprochen. Diese Aspekte der Psyche hängen mit dem jeweiligen inneren Organ zusammen, d. h. mit Herz, Leber, Lunge, Milz und Niere. Wir müssen nun unsere Aufmerksamkeit darauf richten, den Einfluss aller 12 inneren Organe auf die Psyche zu beschreiben, wobei wir uns hauptsächlich auf den ‚Klassiker des Gelben Kaisers der Inneren Medizin' als Quelle stützen.

Kapitel 8 von ‚Einfache Fragen' beinhaltet den Kern der Theorie der inneren Organe, welche als ‚Beamte' einer Regierung betrachtet werden:

„Das Herz ist der Beamte, der als Monarch fungiert: der Geist entspringt ihm. Die Lunge ist der Beamte, der die Funktion eines Ministers inne hat: sie ist mit der Regierung betraut. Die Leber ist derjenige Beamte, der als General dient: von ihr stammt das Planen. Die Gallenblase ist der Beamte, der den Posten eines Justizministers hat: hier werden Entscheidungen getroffen. Das Perikard ist derjenige Beamte, der als Gesandter fungiert: Freude und Glück haben hier ihren Ursprung. Milz und Magen sind derjenige Beamte, der für die Getreidespeicher zuständig ist: ihnen entspringen die 5 Geschmacksrichtungen. Der Dickdarm ist derjenige Beamte, der die Funktion eines Transportministers hat: Veränderung und Transformation gehen von ihm aus. Der Dünndarm ist derjenige Beamte, der für die Aufnahme zuständig ist: die Transformation stammt von dort. Die Niere ist ein für die Kraft verantwortlicher Beamter: Geschicklichkeit hat hier ihren Ausgangspunkt. Der Dreierwärmer ist derjenige Beamte, der für das Ausschachten von Kanälen zuständig ist: hier entspringt die Regulierung der Wasserwege. Die Blase ist derjenige Beamte, der als regionale Hauptstadt fungiert: die Flüssigkeitenspeicherung hat hier ihren Ursprung und sie [Flüssigkeiten] werden durch die Qi-Umwandlung ausgeschieden."[1]

8

Im gleichen Kapitel geht es weiter mit einer typisch konfuzianischen Sichtweise der inneren Organe als Regierung eines Staates, der nach konfuzianischen Moralprinzipien gelenkt wird:

„Diese 12 Organe sollten nicht aus dem Gleichgewicht geraten. Wenn der Monarch weise ist, werden die Untergebenen friedvoll sein. Das Einhalten von Regeln bezüglich der Nährung des Lebens (yangsheng) vermeidet jegliches Leiden im ganzen Leben. Durch die Anwendung dieser [Regel] wird das Land wohlhabend sein. Wenn der Monarch nicht weise ist, sind alle 12 Organe in Gefahr und können ihre Funktion nicht gut ausführen, was unausweichlich zu schweren Schädigungen des Körpers führt. Die Anwendung einer solchen Methode, das Leben zu nähren (yangsheng), hat Katastrophen zur Folge. Wenn man auf solche Weise ein Land regiert, gerät es in große Gefahr. Man sei auf der Hut und erhöhe die Wachsamkeit!"[2]

Dieses Textzitat stellt eine typisch konfuzianische Sichtweise vom Körper dar: der Körper ist wie ein Land, die inneren Organe sind wie Beamte, die mit der Regierung betraut sind; das Herz ist wie der Monarch. Nach den konfuzianischen politischen Moralvorstellungen herrschte Harmonie im Land, wenn der Herrscher sich ethisch verhielt. Wenn umgekehrt der Herrscher ein unethisches Verhalten hatte, wäre Chaos die Folge. In der obigen Analogie zwischen Körper und Land gewährleistet das ‚Nähren des Lebens' gemäß den Prinzipien der chinesischen Medizin Gesundheit. Ein Nicht-Befolgen birgt Gefahren in sich. Genauso sichert eine gute Regierung in einem Land Harmonie, eine schlechte Regierung führt ins Chaos.

‚Das Nähren des Lebens' *(yangsheng)* bezieht sich hier auf einen Lebensstil, der die Bewahrung und Kultivierung unseres Qi und unserer Essenz durch eine ausgewogene Ernährung, Sport, Atemübungen und sexuelle Zurückhaltung fördert.

In Kapitel 23 von ‚Einfache Fragen' werden die psychisch-spirituellen Aspekte der 5 Yin-Organe deutlich benannt:

„Die Beherbergung der fünf Yin-Organe ist wie folgt: das Herz beherbergt den Geist (shen), die Lunge die Körperseele (po), die Leber die Wanderseele (hun), die Milz den Intellekt (yi), die Niere die Willenskraft (zhi)."[3]

Eine Textstelle in Kapitel 9 der ‚Einfachen Fragen' fügt zu den Funktionen der inneren Organe einige Informationen hinzu. Sie beschreibt die Funktion eines jeden Organs, den Ort, wo es sich manifestiert (beispielsweise das Herz in der Gesichtsfarbe), und das Gewebe, das es beeinflusst. In der folgenden Textstelle werde ich diese letzten beiden Aspekte auslassen und mich nur auf diejenigen Funktionen der Organe konzentrieren, die wieder mit Beamten einer Regierung verglichen werden.

In Kapitel 9 heißt es:

„Das Herz ist die Wurzel des Lebens und beherbergt den Geist. Die Lunge ist die Wurzel des Qi und beherbergt die Körperseele. Die Niere ist die Wurzel des versiegelten Verschlusses und der Speicherung, sie berherbergt die Essenz (jing). Die Leber ist die Wurzel des Beendens von Extremen (Gleichgewicht und Regulierung) und berherbergt

die Wanderseele. Milz, Magen, Dickdarm, Dünndarm, Dreierwärmer und Blase sind die Wurzel der Getreidespeicher und beherbergen das Nähr-Qi (yingqi). Diese Organe werden Behälter genannt, weil sie Nahrung speichern, Abfall umwandeln und die Transformation und Ausscheidung der Geschmacksrichtungen kontrollieren. Alle 11 oben genannten Organe hängen von den Entscheidungen der Gallenblase ab."[4]

Diese Textpassage ist aus zwei Gründen interessant. Zunächst klassifiziert sie die Milz fälschlicherweise als Yang-Organ *(fu)*. Zweitens wird der Gedanke eingeführt, dass die Gallenblase ein recht wichtiges Organ sei, von deren ‚Entscheidungen' alle anderen Organe abhängen. Dies ist ein Gedanke, der nicht so häufig vorkommt, der aber von einigen Ärzten in der klinischen Anwendung genutzt wird.

HINWEIS FÜR DIE PRAXIS

Gb 40 *qiuxu* kann verwendet werden, um alle anderen Organe zu ‚motivieren' und die Wirkung einer jeglichen Therapie zu verstärken.

Die klinische Bedeutung dieser letzten Aussage ist zweigeteilt. Erstens ist die Gallenblase verantwortlich für unsere Fähigkeit zur Entscheidungsfindung. Zweitens kann die Entscheidungen treffende Kraft der Gallenblase benutzt werden, um alle anderen Organe zu ‚motivieren'. Interessanterweise gibt es einige moderne chinesische Ärzte, die Gb 40 *qiuxu* bei fast jeder Therapie verwenden, um die Wirksamkeit der Behandlung zu erhöhen.

In Kapitel 47 von ‚Einfache Fragen' wird der Gedanke, dass die Gallenblase für die Entscheidungsfindung in unserem Leben verantwortlich ist und dass die anderen Organe von ihren Entscheidungen abhängen, bekräftigt:

„*Was ist der Name und die Ursache der Krankheit, die durch einen bitteren Geschmack im Mund gekennzeichnet ist? Sie wird Gallenblasen-Hitze genannt. Die Leber ist wie ein Heeresgeneral, ihre Entscheidungen hängen von der Gallenblase ab. Die Kehle ist wie ein Gesandter. Ein Patient mit solch einem Problem reflektiert viel, kommt aber nie zu einer Entscheidung, wodurch die Gallenblase geschwächt wird und deren Qi nach oben in den Mund fließt. Daher kommt der bittere Geschmack zustande.*"[5]

Es ist interessant, dass das Herz in einigen Textpassagen des ‚Klassikers des Gelben Kaisers der Inneren Medizin' nicht als Monarch angesehen wird. Beispielsweise wird in Kapitel 44 der ‚Einfachen Frage' der Lunge die Rolle des wichtigsten Organs und des Herrschers über die anderen Organe zugeschrieben: „*Die Lunge ist das Oberhaupt der Organe und der Deckel des Herzens.*"[6]

Tatsächlich kann die Bedeutung der Lunge im Bereich psychisch-emotionaler Probleme aus verschiedenen Gründen nicht genug betont werden. Zunächst herrscht die Lunge über das Qi und ist mit der ‚Regierung' betraut. In der Praxis bedeutet dies, dass die Lunge die Bewegung des Qi in jedem Teil des Körpers und in jedem Organ kontrolliert. Normalerweise betonen (meiner Meinung nach überbetonen) wir die Rolle der Leber für den freien Fluss des Qi, aber die Lunge füllt eine ähnliche Funktion aus.

Daraus folgt, dass besonders bei psychisch-emotionalen Problemen eine Lungen-Qi-Stagnation besteht. Diese ist gewöhnlich auf Traurigkeit, Kummer, Sorge oder Schuldgefühle zurückzuführen und manifestiert sich auf körperlicher Ebene primär im Thorax und Hals mit einem Engegefühl in einem oder beiden Bereichen, Seufzen und einem leichtgradigen Gefühl von Kurzatmigkeit. Aus emotionalem Blickwinkel drückt sich eine Lungen-Qi-Stagnation in Traurigkeit, Sorge, einer Tendenz zu weinen und sich selbst zu kritisieren aus.

Der andere Grund für die Bedeutung der Lunge ist, dass sie durch Emotionen in Mitleidenschaft gezogen wird, die bei westlichen Patienten eine große Rolle spielen, nämlich Traurigkeit, Trauer, Sorge und Schuldgefühle. Es ist daher denkbar, die Lunge als den ‚Monarchen' anzusehen, besonders im psychisch-emotionalen Bereich.

HINWEIS FÜR DIE PRAXIS

Aufgrund der Bedeutung der Lunge bei emotionalen Problemen ist Lu 7 *lieque* ein Hauptpunkt für Traurigkeit, Trauer, Sorge und Kummer. Er wirkt auf Hals und Thorax ein und hat eine ‚zentripetale' Bewegung hinsichtlich des Qi und der Förderung des Herauslassens von Emotionen.

In Kapitel 79 von ‚Einfache Fragen' zieht Qi Bo die Schlussfolgerung, dass die Leber das wichtigste Organ sei, auch wenn der Gelbe Kaiser selbst nicht dieser Ansicht ist:

„*Der Gelbe Kaiser fragte Lei Gong, welches Organ das wichtigste sei. Lei Gong antwortete, dass Frühling mit Jia und Yi (Himmlische Stämme), der grünen Farbe und der Leber zusammenhänge. Er denke daher, dass die Leber das wichtigste Organ sei. Der Gelbe Kaiser sagte, dass nach den Klassikern Shangjing und Xiajing die Leber das unwichtigste Organ sei.*"[7]

Bevor wir den psychisch-emotionalen Bereich jedes einzelnen Organs besprechen, möchte ich gern meinen Ansatz bei der Therapie solcher Probleme mit Akupunktur und Arzneimittelmedizin beschreiben.

Im Lauf der Jahre bin ich zu der Einsicht gekommen, dass zwar die Therapie gemäß Krankheitsmustern ganz wesentlich ist, die simple Behandlung von Geist, Wanderseele, Körperseele, Intellekt und Willenskraft jedoch tiefe psychologische Veränderungen hervorrufen kann.

Mit anderen Worten: obwohl ich immer das Krankheitsmuster bestimme, diagnostiziere ich auch in den allgemeinen Begriffen der Pathologie von Geist *(shen)*, Wanderseele *(hun)*, Körperseele *(po)*, Intellekt *(yi)* oder Willenskraft *(zhi)*. Ich bin der Ansicht, dass wenn diese 5 *shen* in einem weitgefassten Sinn ‚genährt' werden, dies zu tiefen psychisch-emotionalen Veränderungen führt, unabhängig vom jeweiligen Krankheitsmuster. Dies gilt besonders für die Akupunktur. Ich neige dazu, Akupunktur zur ‚Nährung' der 5 *shen* zu verwenden, Arzneimittelmedizin hingegen zur Behandlung der Krankheitsmuster.

Beispielsweise betrachte ich Depressionen unabhängig von dem zugrunde liegenden Krankheitsmuster als Manifestation einer ungenügenden Bewegung der Wanderseele, was wieder durch eine übermäßige Kontrolle des Geistes über die Wanderseele bedingt sein kann. Wenn die Bewegung der Wanderseele aus sich selbst heraus mangelhaft ist, dann behandle ich Leber und Gallenblase. Liegt jedoch eine Überkontrolle durch den Geist vor, dann therapiere ich Leber, Gallenblase und Herz.

Wenn ein Mensch leicht manisch ist, wird dies durch eine übermäßige Bewegung der Wanderseele verursacht, unabhängig vom Krankheitsmuster. Daher behandle ich die Leber. Bei Autismus liegen eine unzureichende Bewegung der Wanderseele und eine Verletzung des Geistes vor, weshalb ich Leber und Herz therapiere. Umgekehrt bestehen bei der Aufmerksamkeitsdefizit-Hyperaktivitätsstörung (ADHS) eine übermäßige Bewegung der Wanderseele, mangelnde Kontrolle des Geistes und eine Schwäche des Intellekts. Aus diesem Grund behandle ich Leber, Herz und Milz.

8

Fallbeispiel

II Der Fall einer jungen Frau mit Aufmerksamkeitsdefizitsyndrom (ADS) ist ein gutes Beispiel für das oben erwähnte Prinzip, eine Pathologie im Licht von Geist, Wanderseele, Körperseele, Intellekt und Willenskraft zu betrachten.

Diese sehr nette 23-jährige Frau litt an ADS. Sie hatte große Schwierigkeiten, sich zu organisieren und irgendetwas pünktlich zu erledigen. Für sie war es auch sehr schwierig, sich zu konzentrieren und zu lesen. Jeder organisatorische Vorgang, der bei den meisten Menschen natürlich vonstatten geht, erforderte bei ihr große Anstrengungen.

Auch wenn ihr Hauptproblem in ADS bestand, war sie gelegentlich auch hyperaktiv, redete schnell und musste sich stark bewegen, um diese hyperaktive Energie abzulassen. Ein weiteres Merkmal ihres Problems: sie war extrem empfindlich gegenüber Musik und Licht. Einige Arten von Musik machten sie verrückt (in ihren eigenen Worten); wenn sie in einem Restaurant gespielt wurde, musste sie den Ort verlassen. Außerdem war sie sehr empfindlich gegenüber offenem Licht und konnte nicht an einem Tisch sitzen, über dem eine offene Glühbirne hing.

Hinsichtlich ihrer Denkfähigkeit und ihrer Intelligenz war alles in Ordnung. Sie war gescheit, sehr intuitiv, emotional sehr ausgeglichen und weise. Ein weiteres Kennzeichen war jedoch ein gewisser Mangel an Motivation und Entschlossenheit bei der Verfolgung ihrer Ziele.

Schließlich neigte sie zu Tagträumen, träumte nachts aber selten.

Diagnose Wir können in diesem Fallbeispiel deutlich eine Beteiligung aller 5 *shen,* also von Geist, Wanderseele, Körperseele, Intellekt und Willenskraft sehen. Ich führe im Folgenden die relevanten Manifestationen einzeln auf:

- Geist: Konzentrationsstörungen, mangelnde Kontrolle des Geistes über die Wanderseele. He 7 *shenmen,* Ren 15 *jiuwei* und Du 24 *shenting.*
- Wanderseele: Tagträume, Hyperaktivität. Die übermäßige Bewegung der Wanderseele verursachte einerseits die hyperaktiven Episoden und störte andererseits die normale kognitive Fähigkeit des Geistes. Interessanterweise träumte sie wohl deshalb nicht nachts, weil die Wanderseele tagsüber zu aktiv war, was zu Tagträumen führte. Le 3 *taichong.*
- Körperseele: Hypersensibilität gegenüber Musik und Licht. Bl 13 *feishu* und Bl 42 *pohu.*
- Intellekt: Konzentrations- und Lernschwierigkeiten. Bl 20 *pishu* und Bl 49 *yishe.*
- Willenskraft: Mangelnde Motivation. Bl 23 *shenshu* und Bl 52 *zhishi.* **II**

8.2 Beschreibung der einzelnen Organe

Ich werde nun den psychisch-emotionalen Einflussbereich eines jeden Organs besprechen, und zwar in der folgenden Reihenfolge:

- Herz
- Lunge
- Leber
- Milz

- Niere
- Perikard
- Dünndarm
- Dickdarm
- Gallenblase
- Magen
- Blase
- Dreierwärmer.

8.2.1 Herz

Die Rolle von Herz und Geist wurde ausführlich in ➢ Kap. 2 besprochen. Wie oben erwähnt, heißt es in Kapitel 8 von ‚Einfache Fragen' über das Herz: *„Das Herz ist der Beamte, der als Monarch fungiert: der Geist entspringt ihm."*[8] In diesem Sinn ist das Herz tatsächlich der Monarch, d. h. das wichtigste Organ, weil es das einzige ist, das den Geist beherbergt, welcher eine lenkende, integrierende und koordinierende Funktion über unser psychisches Leben hat.

In jeder anderen Hinsicht hätte man jedoch Schwierigkeiten zu argumentieren, dass das Herz das wichtigste der inneren Organe sei. Aus Sicht der Physiologie könnte man leicht behaupten, dass Magen und Milz die wichtigsten Organe seien, da sie der Ursprung des nachgeburtlichen Qi sind. Li Dongyuan (1180–1251) hat genau dies als Argument angeführt.

Andererseits wäre es auch völlig legitim zu argumentieren, dass die Niere das wichtigste Organ sei, weil sie die vorgeburtliche Essenz beherbergt und sie die Quelle des physiologischen Wassers und Feuers im ganzen Körper ist.

Das Herz nimmt daher eine absolut zentrale Rolle im psychischen Bereich ein, weil es den Geist beherbergt, der für das Bewusstsein, unseren Identitätssinn, das Denken, Wahrnehmen und für unser Gefühlsleben verantwortlich ist. Darüber hinaus spielt das Herz (über den Geist) die wichtigste koordinierende und integrierende Rolle gegenüber Wanderseele, Körperseele, Intellekt und Gedächtnis.

Schließlich spielt das Herz auch deswegen eine zentrale Rolle in unserem psychischen Leben, weil sich alle Emotionen auf das Herz auswirken. Während jede Emotion ein spezifisches Organ besonders beeinflusst (beispielsweise Traurigkeit die Lunge), wird das Herz von allen Emotionen in Mitleidenschaft gezogen, weil es den Geist beherbergt, der die Emotionen fühlt. Wenn wir uns traurig fühlen, wirkt die Traurigkeit auf die Lunge ein, aber es ist das Herz, das die Traurigkeit ‚fühlt', weil nur der Geist *(shen)* die Emotionen fühlen kann (➢ Abb. 2.5).

Aus diesen Gründen ist die Therapie des Herzens wesentlich bei allen psychischen und emotionalen Störungen. Abgesehen von den spezifischen Krankheitsmustern ‚nährt' die Behandlung des Herzens mit Akupunktur das Herz, den Geist (*shen* des Herzens) und die Seele. Wir sollten berücksichtigen, dass Arzneimittelmedizin und Akupunktur Verfahren sind, die auf unterschiedlichen Wegen wirken. Obwohl Akupunktur natürlich darauf zugeschnitten werden kann, Krankheitsmuster zu behandeln (He 8 *shaofu* klärt Herz-Hitze, während He 7 *shenmen* das Herz-Blut nährt), ist ihre Wirkung allgemeiner als diejenige der Arzneimittelmedizin.

Daher ‚nährt' jeder Herz-Punkt, abgesehen von seiner spezifischen Wirkung, auch das Herz, den Geist und die Seele. Ich verwende das Wort ‚nähren' hier in einer allgemeinen Bedeutung und nicht so sehr im spezifischen Sinn einer Behandlungsmethode der chinesischen Medizin. Beispielsweise klärt He 8 *shaofu* Herz-Hitze und He 7 *shenmen* nährt das Herz-Blut, aber beide ‚nähren' Geist und Seele.

HINWEIS FÜR DIE PRAXIS

Der beste Punkt, um den psychisch-emotionalen Aspekt des Herzens zu beeinflussen, ist He 7 *shenmen*.

Da das Herz der Monarch ist, der durch alle Emotionen beeinflusst wird und der die Aktivität der anderen 4 *shen (hun, po, yi* und *zhi)* koordiniert und integriert, behandle ich die Herz-Leitbahn in fast jedem Fall von psychisch-emotionalen Leiden. Ich habe in der Praxis bemerkt, dass die Therapie des Herzens Geist und Seele (im oben beschriebenen Sinn) ‚nährt' und die Wirkung hat, den Geist eines Menschen zu ‚erweichen' und ihn empfänglicher und offener für Veränderungen zu machen.

Meine beiden Lieblingspunkte zur Nährung von Geist und Seele sind He 7 *shenmen* mit Ren 15 *jiuwei.* Diese beiden Punkte nähren Herz, Geist und Seele, beruhigen den Geist und entspannen den Thorax.

Die koordinierende und integrierende Funktion des Geistes ist besonders wichtig im Verhältnis zur Wanderseele. Geist und Wanderseele sind gemeinsam verantwortlich für das Denken, die Urteilskraft, unser Gefühlsleben, die Bewertung von Zielen und das Gleichgewicht zwischen den Ideen, und zwar durch die Bewegung der Wanderseele und die Kontrolle des Geistes. Die Therapie von Herz und Leber unterstützt automatisch das Gleichgewicht zwischen Geist und Wanderseele. Die beiden besten Punkte zur Erreichung dieses Ziels sind He 7 *shenmen* mit Le 3 *taichong,* zusammen mit Du 24 *shenting* und Gb 13 *benshen.*

Ich halte den Punkt Du 24 für exzellent geeignet, um Geist und Seele zu nähren und gegen Depressionen und

Angstzustände vorzugehen. Dieser Punkt wird ausführlich in ➤ Kap. 13 besprochen. Ich kombiniere Du 24 mit Gb 13 *benshen,* wenn ich die Kontrolle des Geistes mit der Bewegung der Wanderseele koordinieren und ausgleichen möchte.

Die Lokalisierung dieser beiden Punkte am oberen Rand der Stirn weist interessante Parallelen mit der westlichen Anatomie und Neurologie auf. Der präfrontale Cortex befindet sich hinter diesen beiden Punkten; diese Struktur ist, wie wir wissen, für die exekutiven Funktionen zuständig, worunter auch die Vermittlung gegensätzlicher Gedanken, Entscheidungen zwischen Richtig und Falsch oder Gut oder Böse, die Vorhersage zukünftiger Ereignisse und die Ausübung sozialer Kontrolle (etwa die Unterdrückung emotionaler oder sexueller Triebe) fallen. Als grundlegende Aktivität dieser Hirnregion wird das Zusammenspiel von Gedanken und Handlungen in Abstimmung mit inneren Zielen angesehen. Die vermittelnde Rolle des präfrontalen Cortex ähnelt sehr stark dem Gleichgewicht zwischen Geist und Wanderseele und der Kontrolle der Wanderseele durch den Geist.

HINWEIS FÜR DIE PRAXIS

He 7 *shenmen* und Ren 15 *jiuwei* nähren zusammen Herz, Geist und Seele, beruhigen den Geist und entspannen den Thorax.

Meiner Erfahrung nach ist die Behandlung des Herzens besonders wichtig bei Männern. Selbstverständlich sind die Funktionen des Geistes (*shen* des Herzens) bei Männern und Frauen gleich. Es gibt jedoch einige kleine Unterschiede. Die folgenden Ausführungen sind zwar eine grobe Verallgemeinerung (die viele Ausnahmen aufweist), aber man kann doch feststellen, dass Männer tendenziell mehr über das Denken und den kognitiven Teil des Geistes *(shen),* den Intellekt (*yi* der Milz) und ihre Willenskraft (*zhi* der Niere) funktionieren, Frauen hingegen mehr über die Wanderseele (*hun* der Leber). Ich würde sogar so weit gehen zu behaupten, dass die Wanderseele bei Männern unbewusst bleibt, bei Frauen hingegen bewusst ist. Darüber hinaus könnte man sagen, dass die Kontrollfunktion des Geistes über die Wanderseele bei Männern stärker ist als bei Frauen.

Meiner Ansicht nach erklärt dies, warum Frauen so viel besser kommunizieren können als Männer. Da bei Männern die Kontrollfunktion des Geistes etwas stärker ist als bei Frauen, haben viele Männer Kommunikationsschwierigkeiten und im klinischen Umfeld Probleme, ihre Emotionen oder sogar manchmal ihre körperlichen Symptome in Worte zu fassen. Einige Psychotherapeuten behaupten, dass ein Mann im Durchschnitt neun Monate braucht, um in einer Psychotherapie den Punkt zu erreichen, an dem Frauen *beginnen.*

Aus diesem Grund behandle ich das Herz bei Männern sehr häufig, sicherlich mehr als bei Frauen. Dies tue ich, um den Geist zu nähren, die Kontrolle des Geistes über die Wanderseele zu reduzieren und die Verbindung zwischen Geist und Willenskraft zu fördern. Um den Geist bei Männern zu nähren, verwende ich He 7 *shenmen,* Du 24 *shenting* und Ren 15 *jiuwei.*

Meiner Ansicht nach hilft die Verwendung der Herz-Leitbahn auch noch in vielerlei anderer Hinsicht, beispielsweise bei Schmerzen im unteren Rücken. Wenn ein Mann an chronischen Schmerzen in diesem Bereich leidet, die vor dem Hintergrund einer Nieren-Schwäche und einer Störung des Geistes auftreten, würde ich die folgende Punktkombination verwenden:

- Dü 3 auf der linken mit Bl 62 auf der rechten Seite (um das Lenkergefäß zu öffnen)
- He 7 *shenmen* auf der rechten und Ni 4 *dazhong* auf der linken Seite.

Claremont de Castillejo beschreibt einen maskulinen und einen femininen Aspekt der Psyche, was interessante Verbindungen zur chinesischen Medizin aufweist. Man beachte, dass die ‚maskulinen' und ‚femininen' Qualitäten der Psyche gleichermaßen für Männer und für Frauen gelten, d. h., eine Frau kann ‚maskuline' Qualitäten der Psyche aufweisen und ein Mann ‚feminine'. Jedes Individuum hat beide Qualitäten, wenn auch in verschiedenen Größenverhältnissen.

Claremont de Castillejo nennt den maskulinen Aspekt der Psyche ‚fokussiertes Bewusstsein' (focused consciousness) und den femininen Aspekt ‚ahnende Wahrnehmung' (diffuse awareness). Sie beschreibt das ‚fokussierte Bewusstsein' wie folgt:

„Das fokussierte Bewusstsein hat sich über die Jahrtausende aus dem Unbewussten entwickelt, seine Entwicklung schreitet weiter fort. Unsere Erziehung ist darauf angelegt, dieses Bewusstsein zu fördern und zu schärfen, letztlich um uns die Macht zu geben, die Dinge klar zu sehen und in ihre Bestandteile zu zerlegen, um uns die Fähigkeit zu vermitteln, Ideen zu formulieren, zu verändern, zu erschaffen und zu erfinden. Wir brauchen in unserer alltäglichen Welt ständig fokussiertes Bewusstsein. Ihm verdanken wir unsere Kultur und unsere wissenschaftlichen Entdeckungen."[9]

Wir können anhand dieser Beschreibung erkennen, dass das, was Claremont de Castillejo ‚fokussiertes Bewusstsein' nennt, dem Intellekt (*yi* der Milz) und dem denkenden und kognitiven Teil des Geistes (*shen* des Herzens) entspricht. Obwohl es natürlich sowohl bei Männern als auch bei Frauen vorhanden ist, neigen Männer

8

doch mehr dazu, aus diesem Blickwinkel zu funktionieren als aus dem unten beschriebenen femininen Aspekt.

Claremont de Castillejo beschreibt diesen femininen Aspekt der Psyche, die ‚ahnende Wahrnehmung' (‚diffuse awareness'), wie folgt:

„Daneben gibt es eine andere Art des Bewusstseins, die ahnende Wahrnehmung. Es ist Kindern angeboren, und viele Frauen bewahren es sich; sie nehmen die Natur als Ganzes wahr, sie spüren die Verbundenheit aller Lebewesen, und sie erleben sich selbst als Teil eines größeren Ganzen. Aus dieser ungebrochenen Schicht kommen die weisen Aussprüche der Kinder, die Weisheit der Künstler und die Worte und Gleichnisse der Propheten […]."[10]

Anhand dieser Aussagen können wir einige Parallelen zur chinesischen Medizin ziehen und sagen, dass ‚ahnende Wahrnehmung' der Wanderseele entspricht. Obwohl offensichtlich sowohl Männer als auch Frauen diesen Aspekt aufweisen, funktionieren Frauen eher aus diesem Blickwinkel heraus. Claremonts Bezugnahme auf Kinder und Künstler ist interessant, da beide Gruppen in der Welt der Wanderseele leben.

Auch aus diesem Grund neige ich dazu, das Herz und den Geist bei Männern sehr häufig zu behandeln, um die oben beschriebene ‚ahnende Wahrnehmung' zu stimulieren und die Kontrolle des Geistes zu reduzieren, wodurch die Bewegung der Wanderseele unterstützt wird.

Schließlich hat der nährende Effekt der Herz-Punkte auf den Geist noch weitere Auswirkungen. Die ‚Beruhigung des Geistes' (durch die Therapie der Herz-Leitbahn) hat auch eine ausgeprägt analgetische Wirkung bei jeder Art von Schmerz. Dies ist ein weiterer Grund, He 7 in der oben beschriebenen Kombination bei chronischen Rückenschmerzen zu verwenden. In sehr vielen Fällen ist ein chronischer Schmerz oftmals die körperliche Manifestation eines unausgesprochenen emotionalen Schmerzes. Besonders in diesen Fällen ist die Verwendung von He 7 von Bedeutung.

ZUSAMMENFASSUNG

Herz

- Das Herz ist der Monarch, d. h. das wichtigste Organ, weil es das einzige ist, das den Geist beherbergt, welcher eine lenkende, integrierende und koordinierende Funktion über unser psychisches Leben hat.
- Das Herz nimmt eine zentrale Rolle im psychischen Bereich ein, weil es den Geist beherbergt, der für das Bewusstsein, unseren Identitätssinn, das Denken, Wahrnehmen und für unser Gefühlsleben verantwortlich ist.
- Das Herz spielt (über den Geist) die wichtigste koordinierende und integrierende Rolle gegenüber Wanderseele, Körperseele, Intellekt und Gedächtnis.
- Das Herz spielt eine zentrale Rolle in unserem psychischen Leben, weil sich alle Emotionen auf das Herz auswirken, da es den Geist beherbergt, der Emotionen fühlt.
- Die Therapie des Herzens ist wesentlich bei allen psychischen und emotionalen Störungen.
- Die ‚Beruhigung des Geistes' mit He 7 hat eine schmerzstillende Wirkung bei chronischen Schmerzen, besonders bei solchen, die von emotionalen Leiden herrühren.

Zusammenfassung der Herz-Punkte

- He 7 *shenmen:* nährt das Herz-Blut, beruhigt den Geist, reguliert die Kontrolle der Wanderseele durch den Geist.
- He 5 *tongli:* stärkt Herz und Geist, bewegt das Qi, hilft bei Depressionen.
- He 8 *shaofu:* leitet Herz-Feuer aus, beruhigt den Geist.

Zusammenfassung der Herz-Punkt-Kombinationen

- He 7 *shenmen,* Du 24 *shenting,* Ren 15 *jiuwei:* nähren den Geist, beruhigen den Geist, stärken Geist und Herz, öffnen den Thorax, regulieren die Kontrolle der Wanderseele durch den Geist.
- He 7 *shenmen,* Le 3 *taichong,* Du 24 *shenting* und Gb 13 *benshen:* beruhigen den Geist und die Seele, zügeln die Bewegung der Wanderseele.

8.2.2 Lunge

Gemäß Kapitel 8 von ‚Einfache Fragen' ist die Lunge *„der Beamte, der die Funktion eines Ministers inne hat: sie ist mit der Regierung betraut."*[11] Da sie als ‚Premierminister' fungiert, steht sie in der Rangordnung an zweiter Stelle (nach dem Herzen). Mit der ‚Regierung' betraut zu sein ist eine Widerspiegelung ihrer Funktion, das Qi zu beherrschen. Über das Qi ist sie verantwortlich für alle physiologischen Prozesse.

Die Funktion der Lunge, mit der ‚Regierung' *(zhi)* betraut zu sein, ist im psychisch-emotionalen Bereich von Bedeutung. Wir neigen dazu anzunehmen, dass die Leber die Qi-Zirkulation in allen Teilen des Körpers beeinflusst, was sicherlich auch richtig ist. Aber die Lunge führt eine ähnliche Funktion in allen Teilen des Körpers aus; dies ist die Bedeutung von ‚die Lunge beherrscht das Qi'.

Im psychisch-emotionalen Bereich wird die Qi-Bewegung der Lunge vor allem durch Traurigkeit, Kummer, Sorge und Schuldgefühle beeinflusst. Diese Emotionen verursachen entweder eine Schwäche oder eine Stagnation des Lungen-Qi (oder beides). Eine Stagnation des Lungen-Qi manifestiert sich in Thorax und Hals; zu ihren körperlichen Manifestationen gehören eine leichte Kurzatmigkeit, ein Engegefühl in Thorax und/oder Hals und Seufzen. Der Lungen-Puls fühlt sich relativ straff an. Die emotionalen

Manifestationen einer Lungen-Qi-Stagnation sind Traurigkeit, Sorge, Depressionen, eine Neigung zu weinen und sich selbst zu kritisieren.

Ich verwende den Punkt Lu 7 *lieque* für eine Lungen-Qi-Stagnation. Meiner Ansicht nach hat dieser Punkt eine ‚zentripetale', bewegende Wirkung. Er fördert das Herauslassen unterdrückter Emotionen.

Die Therapie der Lunge bei psychisch-emotionalen Problemen ist von höchster Wichtigkeit, wenn man bedenkt, dass Traurigkeit und Trauer solch verbreitete Emotionen bei westlichen Patienten sind. Interessanterweise basieren unsere moderne Welt und unser Lebensstil sehr stark auf der Entwicklung des denkenden Teils des Geistes und des Intellekts *(yi)*. Unser limbisches System ist jedoch noch genauso verwundbar wie vor Jahrhunderten. Es liegt im Wesen der höheren Säugetiere, Fürsorge zu entwickeln. Bei jedem Verlust schwingt auch ein Verlust an Fürsorge mit. Es kann sich dabei um den Verlust des Ehepartners durch Tod, Scheidung oder Trennung, den Verlust eines Kindes durch Tod oder Trennung, den Verlust einer Arbeit oder einer Freundschaft handeln.

Ein Verlust ist die Hauptursache für Traurigkeit und Kummer, welche die Lunge angreifen. Die Lunge ist ein ‚zartes' Organ, weil sie die erste ist, die von äußeren pathogenen Faktoren befallen wird. Sie ist jedoch auch aus psychologischem Blickwinkel ‚zart', weil sie leicht durch einen Verlust verwundet wird. Zur Behandlung von Traurigkeit und Kummer, die die Lunge in Mitleidenschaft ziehen, verwende ich wieder Lu 7 *lieque*, aber auch Lu 9 *taiyuan* und Bl 13 *feishu*.

Die Lunge beherbergt die Körperseele, was bedeutet, dass sie verantwortlich für alle physiologischen Prozesse ist. Diese beruhen auf dem Qi, aber auch auf der Bewegung und Aktivität der Körperseele in allen Teilen des Körpers.

Aus emotionaler Sicht bedeuten die Herrschaft über das Qi in allen physiologischen Prozessen und die Beherbergung der Körperseele, dass die Lunge bei allen Emotionen beteiligt ist, nicht nur bei denjenigen, die zur Lunge gehören (wie Traurigkeit, Kummer und Sorge). Alle Emotionen wirken sich also auf die Lunge und die Körperseele aus, daher auch die Bedeutung von Lu 7 *lieque* bei der Behandlung emotionaler Probleme.

Das Wesen und die Funktionen der Körperseele wurden ausführlich in ➤ Kap. 4 besprochen.

HINWEIS FÜR DIE PRAXIS

Die besten Punkte, um den psychischen Aspekt der Lunge zu beeinflussen, sind Lu 7 *lieque*, Bl 13 *feishu* und Bl 42 *pohu*.

ZUSAMMENFASSUNG

Lunge

- Gemäß Kapitel 8 von ‚Einfache Fragen' ist die Lunge *„der Beamte, der die Funktion eines Ministers inne hat: sie ist mit der Regierung betraut"*.
- Da sie als ‚Premierminister' fungiert, steht sie in der Rangordnung an zweiter Stelle (nach dem Herzen). Mit der ‚Regierung' betraut zu sein ist eine Widerspiegelung ihrer Funktion, das Qi zu beherrschen. Über das Qi ist sie verantwortlich für alle physiologischen Prozesse.
- Die Lunge beherbergt die Körperseele, was ebenfalls bedeutet, dass sie für alle physiologischen Prozesse verantwortlich ist.
- Die Lunge wird durch Traurigkeit, Kummer, Sorge und Schuldgefühle beeinflusst, was tendenziell zu einer Lungen-Qi-Stagnation führt. Für diesen Zustand verwende ich Lu 7 *lieque*.
- Traurigkeit und Trauer aufgrund eines Verlusts sind verbreitete Emotionen bei westlichen Patienten und beeinflussen die Lunge tief gehend. Ich verwende in diesem Fall Lu 7, Lu 9 und Bl 13.
- Aus emotionaler Sicht bedeuten die Herrschaft über das Qi in allen physiologischen Prozessen und die Beherbergung der Körperseele, dass die Lunge bei allen Emotionen beteiligt ist.

Zusammenfassung der Lungen-Punkte

- Lu 7 *lieque:* bei Stagnation des Lungen-Qi aufgrund von Traurigkeit, Kummer, Sorge oder Schuldgefühlen, fördert das Herauslassen unterdrückter Emotionen, zentripetale Bewegung.
- Lu 9 *taiyuan:* bei Lungen-Qi-Schwäche aufgrund von Traurigkeit und Kummer.
- Lu 3 *tianfu:* besänftigt die Körperseele, beruhigt den Geist, macht die Öffnungen des Geistes auf, bei Traurigkeit, Weinen.

Zusammenfassung der Lungen-Punkt-Kombinationen

- Lu 7 *lieque*, Lu 9 *taiyuan* und Bl 13 *feishu:* Lungen-Qi-Schwäche aufgrund von Traurigkeit und Kummer, bei Weinen und Depressionen.
- Lu 7 *lieque*, Bl 13 *feishu* und Bl 42 *pohu:* bei Depressionen oder Angstzuständen, bei Traurigkeit, Kummer, Sorge, Schuldgefühlen, besänftigt die Körperseele, beruhigt den Geist, nährt den Geist.

8.2.3 Leber

In Kapitel 8 von ‚Einfache Fragen' heißt es: *„Die Leber ist derjenige Beamte, der als General dient: von ihr stammt das Planen."*[12] Dies bedeutet, dass die Leber für Überlegungen und Planungen im Leben zuständig ist. Dies ist eine Funktion der Wanderseele, die ihren Sitz in der Leber hat.

Die planende Funktion der Leber sollte nicht mit der Entscheidungen treffenden Funktion der Gallenblase

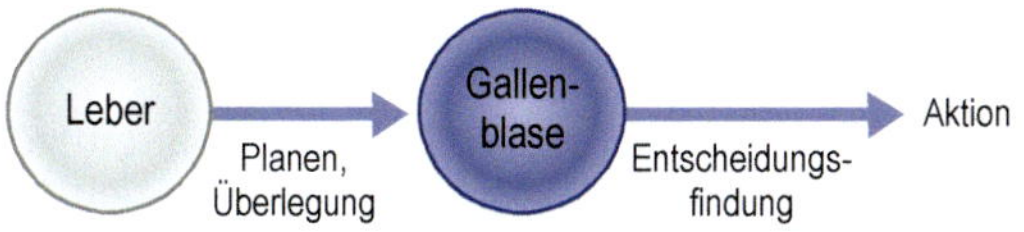

Abb. 8.1 Planung durch die Leber und Entscheidungsfindung durch die Gallenblase

verwechselt werden. Wenn wir etwas vorhaben, gibt es normalerweise 2 Stadien. Im ersten Stadium überlegen wir, wir denken nach und planen den Handlungsverlauf. Dies hängt von der Leber ab. Im zweiten Stadium benötigen wir den Mut, das, was geplant wurde, umzusetzen und eine Entscheidung darüber zu treffen. Dies ist von der Gallenblase abhängig.

Die Planung der Leber mag funktionieren, aber wenn die Gallenblase schwach ist, mangelt es uns an Mut, eine Entscheidung zu treffen. Wir können diese Situation häufig bei unseren Patienten beobachten, besonders im Bereich von Beziehungen und im Beruf. Beispielsweise weiß jemand vielleicht, dass eine bestimmte Beziehung oder eine Arbeit aufgegeben werden sollte, aber bei einer schwachen Gallenblase wird es ihm an Mut mangeln, die Planung umzusetzen und eine Entscheidung zu treffen (➤ Abb. 8.1).

Auch die umgekehrte Situation kann auftreten. Die Gallenblase mag stark sein und jemandem mag es leicht fallen, Entscheidungen zu treffen. Aber wenn die Planungsfunktion der Leber beeinträchtigt ist, wird der Betreffende möglicherweise jedes Mal unbesonnene Entschlüsse fassen.

HINWEIS FÜR DIE PRAXIS

Die besten Punkte, um den psychischen Aspekt der Leber zu beeinflussen, sind Le 3 *taichong* und Bl 47 *hunmen*.

Die Leber spielt eine sehr wichtige Rolle in unserem Gefühlsleben, weil sie die Wanderseele beherbergt. Wie in ➤ Kap. 3 beschrieben ist die Wanderseele für unser Gefühlsleben, unsere Hinwendung nach außen in Beziehungen, unsere Pläne, Lebensträume, Inspiration und Kreativität zuständig. Es liegt im Wesen der Wanderseele, sich immer ‚bewegen' zu wollen, und ihre Bewegung ist für die obigen Qualitäten verantwortlich. Wenn die Bewegung normal ist, kann sich der Mensch zu anderen hinwenden, hat Lebensträume, Pläne, Inspiration und Kreativität.

Der freie Fluss des Leber-Qi ist ein Ausdruck der psychischen Bewegung der Wanderseele. Die Bewegung der Wanderseele kann unzureichend sein, wenn das Leber-Qi geschwächt ist oder stagniert. Man beachte, dass das Leber-Qi geschwächt sein *kann,* was sich in den gleichen Manifestationen wie beim Leber-Blut-Mangel äußert, zuzüglich einer Depression. Dies wurde in ➤ Kap. 3 erörtert.

Die Bewegung der Wanderseele kann auch übermäßig sein. In diesem Fall weist der Betroffene ein leicht manisches Verhalten auf, wie in ➤ Kap. 3 beschrieben.

Der beste Punkt, um die Bewegung der Wanderseele bei Depressionen zu stimulieren, ist Gb 40 *qiuxu,* während Le 3 *taichong* zusammen mit Bl 47 *hunmen* verwendet werden kann, um die Bewegung der Wanderseele zu zügeln.

Man beachte, dass die Wanderseele zwar in der Leber sitzt, sie aber von auch von anderen Organen beeinflusst wird. Beispielsweise kann ein Milz- und Nieren-Yang-Mangel eine unzureichende Bewegung der Wanderseele hervorrufen, während Herz-Feuer zu einer übermäßigen Bewegung führen kann.

Bekanntermaßen wird die Leber durch Zorn in Mitleidenschaft gezogen. Ich bin persönlich der Meinung, dass Zorn sowohl in China als auch im Westen als Krankheitsursache überschätzt wird. Dies wird ausführlich in ➤ Kap. 9 behandelt. Der Puls ist nützlich, um Zorn als emotionale Ursache einer Erkrankung zu identifizieren. Wenn es sich um Zorn handelt, ist der Puls saitenförmig; wenn der Puls überhaupt nicht saitenförmig ist, dann ist Zorn auch nicht die emotionale Krankheitsursache.

Fallbeispiel

II Eine 32-jährige Frau litt an leichtem Asthma und allergischer Rhinitis. Ihr Hauptleiden bestand jedoch in einer leichten Depression, Verwirrtheit hinsichtlich der Richtung in ihrem Leben, wiederkehrenden Beziehungsproblemen und einer Neigung zu weinen. Sie machte eine Psychotherapie, weil sie während ihrer Jugend von ihrem Stiefvater sexuell belästigt worden war. Ihr Psychotherapeut hatte ihr gesagt, dass sie unterdrückten Zorn in sich trage (der mit der sexuellen Belästigung zusammenhing) und dass sie ‚ihn herauslassen solle'.

Sie war sehr blass und hatte, abgesehen von ihrer Neigung zu weinen, eine weinerliche, recht schwache Stimme. Ihre Zunge war blass, ihr Puls allgemein rau und schwach, wobei die rechte *Cun*-Position, also die Lungen-Position, am schwächsten war.

Ich präsentiere diesen Fall hier als ein Beispiel für die Überbetonung von Zorn als emotionaler Krankheitsursache, die nicht nur von Chinesen, sondern häufig auch von westlichen Psychotherapeuten vorgenommen wird. Jedes Zeichen widersprach Zorn als Krankheitsursache: die Stimme, das Weinen, die Blässe und vor allem der so schwache Puls (besonders an der Lungen-Position).

Die Patientin litt daher meiner Meinung nach unter Traurigkeit und Kummer, was sich auf ihre Lunge auswirkte. Ihr Psychotherapeut hatte die Diagnose aufgrund des vorgefassten Gedankens gestellt, dass die Patientin angesichts der sexuellen Belästigung zornig sein müsse. Aber jedes Individuum reagiert anders auf bestimmte Ereignisse im Leben. Nach einer sexuellen Belästigung mag eine Frau (oder ein Mann) zornig sein, andere sind traurig, einige können sogar Schuldgefühle entwickeln. Daher können wir nicht von den gleichen vorgefassten Ideen über Zorn ausgehen.

Vor allem würde ich aus Sicht der chinesischen Diagnostik sagen: ‚Wenn der Puls nicht saitenförmig ist, handelt es sich nicht um Zorn'. ▮▮

Wir sollten nicht vergessen, dass die Leber auch durch andere Emotionen beeinflusst wird. Bei Frauen kann die Leber auch durch Traurigkeit in Mitleidenschaft gezogen werden, was zu einem Leber-Blut-Mangel führt. Die Leber wird auch durch Sorge beeinträchtigt, was aufsteigendes Leber-Yang zur Folge hat.

ZUSAMMENFASSUNG

Leber

- Die Leber ist für Überlegungen und Planungen im Leben zuständig. Dies ist eine Funktion der Wanderseele, die ihren Sitz in der Leber hat.
- Die planende Funktion der Leber sollte nicht mit der Entscheidungen treffenden Funktion der Gallenblase verwechselt werden.
- Die Leber spielt eine sehr wichtige Rolle in unserem Gefühlsleben, weil sie die Wanderseele beherbergt, die für unser Gefühlsleben, unsere Hinwendung nach außen in Beziehungen, unsere Pläne, Lebensträume, Inspiration und Kreativität zuständig ist.
- Der freie Fluss des Leber-Qi ist ein Ausdruck der psychischen Bewegung der Wanderseele.
- Die Bewegung der Wanderseele kann unzureichend sein, wenn das Leber-Qi geschwächt ist oder stagniert.
- Die Bewegung der Wanderseele kann auch übermäßig sein. In diesem Fall weist der Betroffene ein leicht manisches Verhalten auf.

Zusammenfassung der Leber-Punkte

- Gb 40 *qiuxu:* stimuliert das physiologische Aufsteigen des Leber-Qi, bei Depressionen und Unentschlossenheit.
- Le 3 *taichong:* zügelt die Bewegung der Wanderseele.

Zusammenfassung der Leber-Punkt-Kombinationen

- Le 3 *taichong* und Bl 47 *hunmen:* regulieren (vor allem zügeln) die Bewegung der Wanderseele, bei Depressionen, manischem Verhalten, Reizbarkeit, Zorn und unterdrücktem Zorn.
- Le 3 *taichong,* Di 4 *hegu,* Du 24 *shenting,* Gb 13 *benshen:* zügeln die Bewegung der Wanderseele, beruhigen die Seele.

8.2.4 Milz

Wie oben erwähnt, heißt es in Kapitel 8 von ‚Einfache Fragen': *„Milz und Magen sind derjenige Beamte, der für die Getreidespeicher zuständig ist: ihnen entspringen die 5 Geschmacksrichtungen."*[13] Ich werde Milz und Magen separat behandeln.

Der Hauptaspekt der Milz-Funktion im psychischen Bereich ist, dass sie den Intellekt *(yi)* beherbergt. Dieser ist für Gedächtnis, Fokussierung, Konzentration, geistige Anwendung, Lernen und Ideen zuständig. Diese Funktion wurde ausführlich in ➤ Kap. 5 behandelt.

Aus Sicht der Emotionen wird die Milz durch Grübeln und Sorge beeinflusst. In schweren Fällen kann es zu Zwangsgedanken kommen.

HINWEIS FÜR DIE PRAXIS

Die besten Punkte, um den psychischen Aspekt der Milz zu beeinflussen, sind Mi 3 *taibai* und Bl 49 *yishe*.

Die Milz gehört zur Erde, die sich im Zentrum befindet, wenn wir die Fünf Elemente in Kreuzform folgendermaßen anordnen: Feuer oben, Wasser unten, Holz links, Metall rechts (➤ Abb. 8.2). Die zentrale Position der Erde und der Milz ist im psychisch-emotionalen Zusammenhang von Bedeutung.

Eine Milz-Schwäche bewirkt, dass ein Mensch ohne ‚Mitte' im psychologischen Sinne ist. Dies verursacht Depressionen und einen Mangel an Selbstvertrauen. Ich beobachte diese Situation häufig bei jungen Menschen, die gerade ihr Elternhaus verlassen haben (was oft zu früh im Leben geschieht). Junge Menschen, die an einer Milz-Schwäche leiden, neigen auch dazu, beim Gehen ihre Fersen anzuheben, als ob sie nur auf den Fußballen gingen.

Die Milz gehört zur Erde, die innerhalb der Fünf Elemente der Getreidespeicher ist. Das Milz-Qi ist der

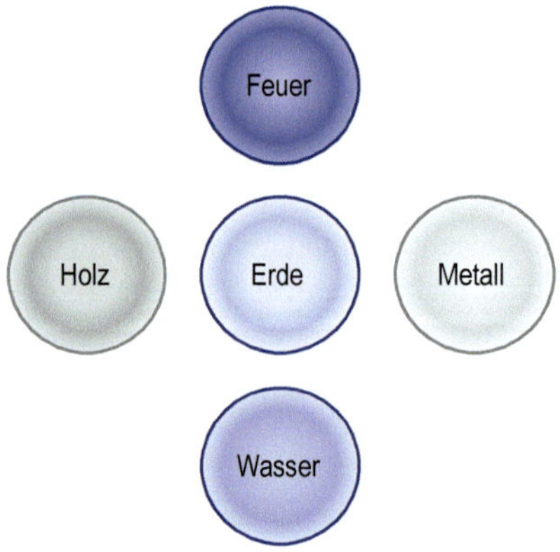

Abb. 8.2 Die Fünf Elemente mit Erde in der Mitte

Ursprung von Qi und Blut. Aus psychisch-emotionalem Blickwinkel ist die Milz bei Belangen des Nährens beteiligt. Dabei handelt es sich sowohl um Nähren auf körperlicher als auch auf psychischer Ebene. Auf körperlicher Ebene ist die Milz sehr stark von unserer Ernährungsweise beeinflusst, sowohl von dem, was wir essen, als auch wie wir essen.

Aus psychisch-emotionaler Perspektive ist die Milz verantwortlich für ‚Nähren' und ‚Fürsorge'. Die Milz wird häufig durch einen Mangel an elterlicher Fürsorge beeinträchtigt. Um die Milz zu stärken, wenn sie durch Fürsorge (oder mangelnde Fürsorge) beeinflusst wird, verwende ich die Punkte Ren 12 *zhongwan,* Ma 36 *zusanli* und Bl 20 *pishu.*

HINWEIS FÜR DIE PRAXIS

Um die Milz zu stärken, wenn sie durch Fürsorge (oder mangelnde Fürsorge) beeinflusst wird, verwende ich die Punkte Ren 12 *zhongwan,* Ma 36 *zusanli* und Bl 20 *pishu.*

Umgekehrt kann die Milz auch durch übermäßige und erstickende Fürsorge von einem oder beiden Elternteilen beeinflusst werden. Solche ‚Fürsorge' ist in Wirklichkeit gar keine, sondern Ausdruck von Narzissmus.

ZUSAMMENFASSUNG

Milz

- *„Milz und Magen sind derjenige Beamte, der für die Getreidespeicher zuständig ist: ihnen entspringen die 5 Geschmacksrichtungen."*
- Der Hauptaspekt der Milz-Funktion im psychischen Bereich ist, dass sie den Intellekt *(yi)* beherbergt. Dieser ist für Gedächtnis, Fokussierung, Konzentration, geistige Anwendung, Lernen und Ideen zuständig.
- Die Milz wird durch Grübeln und Sorge beeinflusst. In schweren Fällen kann es zu Zwangsgedanken kommen.
- Eine Milz-Schwäche bewirkt, dass ein Mensch ohne ‚Mitte' im psychologischen Sinne ist. Dies verursacht Depressionen und einen Mangel an Selbstvertrauen.
- Das Milz-Qi ist der Ursprung von Qi und Blut. Aus psychisch-emotionalem Blickwinkel ist die Milz bei Belangen des Nährens beteiligt. Dabei handelt es sich sowohl um Nähren auf körperlicher als auch auf psychischer Ebene.
- Auf körperlicher Ebene ist die Milz sehr stark von unserer Ernährungsweise beeinflusst, sowohl von dem, was wir essen, als auch wie wir essen.
- Aus psychisch-emotionaler Perspektive ist die Milz verantwortlich für ‚Nähren' und ‚Fürsorge'. Die Milz wird häufig durch einen Mangel an elterlicher Fürsorge beeinträchtigt.
- Die Milz kann auch durch übermäßige und erstickende Fürsorge von einem oder beiden Elternteilen beeinflusst werden.

Zusammenfassung der Milz-Punkte

- Mi 3 *taibai:* stärkt die Milz, stärkt den Intellekt *(yi).*
- Ren 12 *zhongwan:* stärkt die Milz, stärkt den Intellekt.
- Bl 20 *pishu:* stärkt die Milz, stärkt den Intellekt.
- Bl 49 *yishe:* bei Grübeln, Zwangsgedanken.

Zusammenfassung der Milz-Punkt-Kombinationen

- Ren 12 *zhongwan,* Ma 36 *zusanli,* Bl 20 *pishu:* stärken die Milz, nähren den Intellekt, behandeln Belange, die um Fürsorge kreisen.

8.2.5 Niere

Wie oben beschrieben heißt es in Kapitel 23 von ‚Einfache Fragen': *„Die Niere beherbergt die Willenskraft [zhi]."*[14] *zhi* kann mit ‚Gedächtnis' oder ‚Willenskraft' wiedergegeben werden. Im Kontext psychisch-emotionaler Probleme ist die Übersetzung von *zhi* als ‚Willenskraft' von größerer klinischer Relevanz.

Die Willenskraft der Niere bezieht sich auf Antrieb, Entschlossenheit, Enthusiasmus, Beharrlichkeit, Zielstrebigkeit bei der Verfolgung der eigenen Ziele sowie auf Willenskraft. Wie wir sehen werden, ist ein Mangel an diesen Eigenschaften oftmals ein Kennzeichen einer Depression.

HINWEIS FÜR DIE PRAXIS

Die besten Punkte, um den psychischen Aspekt der Niere und ihrer Willenskraft zu beeinflussen, sind Ni 4 *dazhong,* Bl 23 *shenshu* und Bl 52 *zhishi.*

In Kapitel 8 von ‚Einfache Fragen' steht: *„Die Niere ist ein für die Kraft verantwortlicher Beamter: Geschicklichkeit hat hier ihren Ausgangspunkt."*[15] Es ist interessant, dass hier ‚Kraft' im Zusammenhang mit der Niere erwähnt wird. Dies hat zwei Bedeutungen. Aus körperlicher Sicht bezieht sich ‚Kraft' auf die Tatsache, dass die Niere die Wurzel des vorgeburtlichen Qi ist und die Essenz beherbergt. Dies bestimmt unsere angeborene Energie, Stärke oder ‚Kraft'. Die Zeichen einer Fülle des Meeres des Marks (das von der Niere stammt) sind ‚Fülle der Lebenskraft, große körperliche Stärke'. Das Meer des Marks wird in Kapitel 33 des ‚Zentrums des Wirkvermögens' erwähnt.[16]

Aus psychischer Sicht meint ‚Kraft' den von der Niere stammenden Antrieb und die Standhaftigkeit. Dies entspricht *zhi,* der Willenskraft. Dies wurde ausführlich in ➤ Kap. 6 besprochen.

Die Symptome einer Fülle bzw. Leere des Meeres des Marks haben eine psychisch-emotionale Bedeutung. Die Zeichen einer Fülle des Meeres des Marks (‚Fülle der Lebenskraft, große körperliche Stärke') beinhalten einen konstitutionellen Zustand der Stärke eines Individuums. Dabei handelt es sich nicht nur um körperliche Stärke, sondern auch um psychische ‚Kraft', was bedeutet, dass der Mensch in der Lage ist, emotionalem Stress standzuhalten und die Integrität seines *shen* zu bewahren. Im Gegensatz zu dem, was wir vielleicht gemeinhin annehmen, haben viele ältere Menschen eine konstitutionelle Stärke des Meeres des Marks, welche ihr *shen* stark macht und erdet.

Die körperlichen Symptome einer Schwäche des Meeres des Marks sind Schwindelgefühle, Tinnitus, schwache Beine, unklares Sehen und ein Bedürfnis, sich hinzulegen. Auf psychisch-emotionaler Ebene ist ein Mensch mit einer konstitutionellen Schwäche des Meeres des Marks mehr für emotionalen Stress anfällig. Sein *shen* ist verwundbarerer und dem Betroffenen mangelt es an psychischer Stärke und Belastbarkeit. Unter diesen Umständen neigt der Mensch zu Depressionen, wenn er emotionalem Stress ausgesetzt ist.

Die Punkte, die in Kapitel 33 des ‚Zentrums des Wirkvermögens' für das Meer des Marks angegeben werden, sind Du 20 *baihui* (dieser Punkt wird im ‚Zentrum des Wirkvermögens' als der ‚obere' Punkt beschrieben) und Du 16 (der ‚untere' Punkt). Ich verwende besonders Du 20, um das Meer des Marks zu stärken, das *shen* zu nähren und die Willenskraft der Niere *(zhi)* zu stärken. Aus diesen Gründen ist Du 20 ein sehr wichtiger Punkt bei Depressionen.

HINWEIS FÜR DIE PRAXIS

Der beste Punkt, um den psychischen Aspekt der Niere zu beeinflussen und das Meer des Marks zu stärken, ist Du 20 *baihui.*

Die Niere hat über das Minister-Feuer einen tief greifenden Einfluss auf den psychisch-emotionalen Zustand. Das Minister-Feuer ist der Feuer-Aspekt der Niere. Die Niere ist insofern ein einzigartiges Organ, als dass sie der Ursprung des physiologischen Wassers und Feuers des ganzen Körpers ist. Das Minister-Feuer kann mit dem Lebenstor *(mingmen)* in Verbindung gebracht werden.

Die erste Erörterung des Lebenstores *(mingmen)* findet sich im ‚Klassiker der Schwierigkeiten', besonders in den Kapiteln 36 und 39. In Kapitel 36 heißt ist:

„Es gibt in Wirklichkeit nicht 2 Nieren, da die linke Niere die eigentliche Niere und die rechte Niere das mingmen ist. Das mingmen ist die Wohnstätte des shen und hängt mit dem yuanqi zusammen. Bei Männern speichert es die Essenz, bei Frauen ist es mit dem Uterus verknüpft. Das ist der Grund, warum es nur eine Niere gibt."[17]

In Kapitel 39 lesen wir:

„Warum sagt der Klassiker, dass es 5 Yang- und 6 Yin-Organe gibt? Der Grund hierfür ist, dass die Yin-Organe als 6 zählen, da es 2 Nieren gibt. Die linke Niere ist die eigentliche Niere, die rechte Niere ist das mingmen … der Grund dafür, dass es 6 Yang-Organe gibt, ist, dass jedes der 5 Yin-Organe ein korrespondierendes Yang-Organ hat, zuzüglich eines weiteren Organs, nämlich des Dreierwärmers."[18]

Siehe hierzu auch die ➤ Abb. 8.3.

Diese beiden Textstellen zeigen deutlich, dass das *mingmen* laut dem ‚Klassiker der Schwierigkeiten' der rechten Niere entspricht und daher funktional von der Niere nicht getrennt werden kann. Im ‚Klassiker des Pulses' *(Maijing)* von Wang Shuhe (Han-Dynastie) wird diese Ansicht bekräftigt, indem die Niere und *mingmen* der rechten hinteren (proximalen) Puls-Position zugewiesen werden. Chen Wuze (Song-Dynastie) schreibt: *„Die Alten hielten die linke Niere für die eigentliche Niere, die mit der Blase verbunden ist, und die rechte Niere für das mingmen, das mit dem Dreierwärmer in Verbindung steht"* (➤ Abb. 8.4). Mehrere Jahrhunderte hindurch, bis zur Ming-Dynastie, erörterten Autoren medizinischer Werke jedoch selten das *mingmen* als etwas von der Niere Getrenntes und bezeichneten es einfach als ‚Nieren-Qi'.

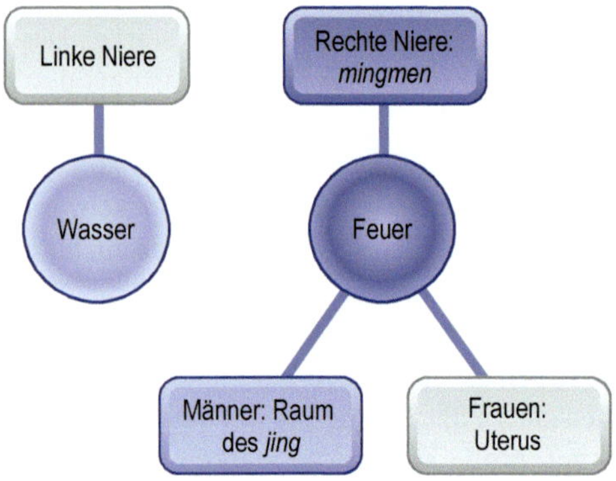

Abb. 8.3 Das *mingmen* im *Nanjing*

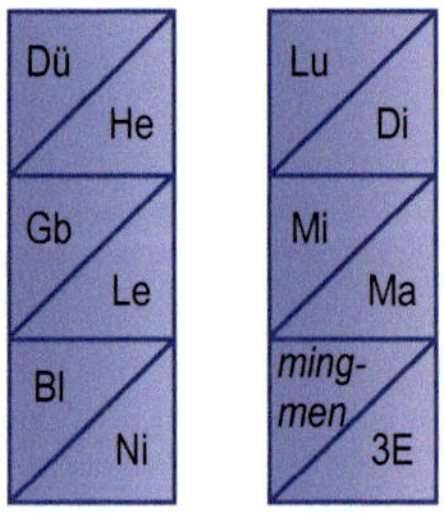

Abb. 8.4 Zuordnung des Minister-Feuers zur rechten hinteren Pulsposition

8

Mit Beginn der Ming-Dynastie entwickelte sich das Konzept von *mingmen* stark weiter und die Vorstellungen darüber unterschieden sich von denen, die im *Nanjing* dargelegt worden waren. Während der Ming-Dynastie betrachteten chinesische Ärzte das *mingmen* nicht länger als Teil der rechten Niere, sondern schrieben ihm den Ort zwischen den beiden Nieren zu.

Zhang Jiebin (1563–1640) schreibt:

„Es gibt 2 Nieren … das mingmen sitzt zwischen ihnen … Das mingmen ist das Organ von Wasser und Feuer, es ist die Wohnstätte von Yin und Yang, das Meer der Essenz und bestimmt über Leben und Tod."

Li Shizhen war ebenfalls der Ansicht, dass das *mingmen* zwischen den beiden Nieren sitzt (➤ Abb. 8.5).

Zhao Xianhe erörterte das *mingmen* in ausführlicher Tiefe in seinem Buch ‚Medizin-Schatz', das im Jahr 1687 veröffentlicht wurde. Der größte Teil des Buches widmet sich den physiologischen und pathologischen Aspekten des *mingmen.* Zhao Xianhe war ebenfalls der Auffassung, dass das *mingmen* zwischen den beiden Nieren sitzt. Er schrieb, dass das *mingmen* die Antriebskraft für alle funktionalen Aktivitäten des Körpers sei, da es sich um das lebenswichtige physiologische Feuer handle.

Dieses Feuer wird auch als ‚wahres Feuer' oder ‚Minister-Feuer' bezeichnet (in anderer Bedeutung als in Bezug auf das Perikard). Die Bedeutung des Feuer-Wesens des *mingmen* ist, dass es all unseren Körperfunktionen und der Nieren-Essenz Hitze zur Verfügung stellt. Die Niere hebt sich insoweit von jedem anderen Organ ab, als sie der Ursprung von Wasser und Feuer des Körpers ist, dem primären Yin und primären Yang. Das *mingmen* ist die Verkörperung des Feuers innerhalb der Niere und das Minister-Feuer ist ein besonderer Typus von Feuer, indem es nicht nur kein Wasser vernichtet, sondern sogar Wasser produzieren kann (➤ Abb. 8.6).

In dieser Hinsicht unterscheidet sich die *Mingmen*-Theorie von der Fünf-Elemente-Lehre, der gemäß das Minister-Feuer der Dreierwärmer und das Perikard sind. Es gibt jedoch Verbindungslinien, durch die das Perikard und Minister-Feuer verbunden sind (siehe unten).

Im Zusammenhang mit psychisch-emotionalen Problemen wird das Minister-Feuer häufig und leicht durch emotionalen Stress ‚aufgerührt', einhergehend mit der Entwicklung von Hitze und einer nach oben gerichteten Bewegung des Qi, das beim Aufsteigen Herz und Perikard stört. Bei emotionalem Stress ist Hitze oft die Folge einer Qi-Stagnation. Es kann jedoch auch unabhängig aufsteigen, ohne vorhergehende Qi-Stagnation (➤ Abb. 8.7).

Wenn sich unter dem Einfluss von emotionalem Stress Hitze bildet, wird das Minister-Feuer pathologisch. Es wird aus seiner Wohnstätte im Unteren Erwärmer ‚vertrieben' und fließt nach oben zu Herz und

Abb. 8.5 Das Minister-Feuer zwischen den Nieren

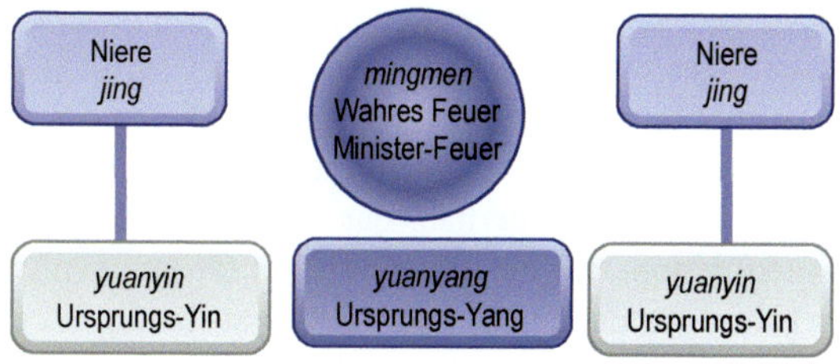

Abb. 8.6 Das Minister-Feuer als Yang-Aspekt der Essenz

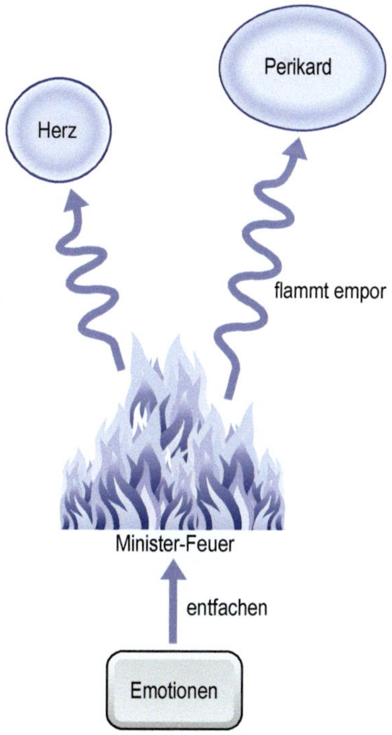

Abb. 8.7 Das Minister-Feuer wird durch emotionalen Stress aufgerührt

Perikard. Das physiologische Minister-Feuer sollte im Unteren *dantian* verborgen sein und nicht gesehen werden. Wenn Hitze besteht, ist das Minister-Feuer sichtbar.

Um das aufsteigende Minister-Feuer bei emotionalen Problemen zu unterdrücken, muss man Herz- und Perikard-Punkte wie etwa He 8 *shaofu* und Pe 7 *daling* einsetzen. Die Verwendung der Perikard-Punkte ist besonders wichtig, weil das pathologische Minister-Feuer aufgrund von emotionalem Stress zum Dreierwärmer und Perikard aufsteigt (die ‚Minister-Feuer'-Leitbahnen).

HINWEIS FÜR DIE PRAXIS

Um das pathologische Minister-Feuer, das aufgrund von emotionalem Stress nach oben steigt, zu unterdrücken, verwende man Punkte von den Dreierwärmer- und Perikard-Leitbahnen, z. B. 3E 5 *waiguan,* Pe 7 *daling* oder Pe 8 *laogong*.

Zusätzlich hilft die Stärkung des physiologischen Minister-Feuers mit Punkten wie etwa Ren 4 *guanyuan* auch dabei, das Minister-Feuer wieder in seinen Ort der ‚Verborgenheit' zurückzubringen und daher den Geist zu beruhigen.

HINWEIS FÜR DIE PRAXIS

Ren 4 *guanyuan* beruhigt den Geist.

ZUSAMMENFASSUNG

Niere

- Die Niere beherbergt die Willenskraft *(zhi)*.
- Die Willenskraft der Niere bezieht sich auf Antrieb, Entschlossenheit, Enthusiasmus, Beharrlichkeit, Zielstrebigkeit bei der Verfolgung der eigenen Ziele sowie auf Willenskraft.
- In Kapitel 8 von ‚Einfache Fragen' steht: *„Die Niere ist ein für die Kraft verantwortlicher Beamter: Geschicklichkeit hat hier ihren Ausgangspunkt."*
- Aus körperlicher Sicht bezieht sich ‚Kraft' auf die Tatsache, dass die Niere die Wurzel des vorgeburtlichen Qi ist und die Essenz beherbergt. Dies bestimmt unsere angeborene Energie, Stärke oder ‚Kraft'.
- Aus psychischer Sicht meint ‚Kraft' den von der Niere stammenden Antrieb und die Standhaftigkeit. Dies entspricht *zhi,* der Willenskraft.
- Die Zeichen einer Fülle des Meeres des Marks (‚Fülle der Lebenskraft, große körperliche Stärke') beinhalten einen konstitutionellen Zustand der Stärke eines Individuums. Dabei handelt es sich nicht nur um körperliche Stärke, sondern auch um psychische ‚Kraft', was bedeutet, dass der Mensch in der Lage ist, emotionalem Stress standzuhalten und die Integrität seines *shen* zu bewahren.
- Auf psychisch-emotionaler Ebene ist ein Mensch mit einer konstitutionellen Schwäche des Meeres des Marks mehr für emotionalen Stress anfällig. Sein *shen* ist verwundbarerer und dem Betroffenen mangelt es an psychischer Stärke und Belastbarkeit.
- Ich verwende besonders Du 20, um das Meer des Marks zu stärken, das *shen* zu nähren und die Willenskraft der Niere *(zhi)* zu stärken.
- Die Niere hat über das Minister-Feuer einen tief greifenden Einfluss auf den psychisch-emotionalen Zustand.
- Seit der Ming-Dynastie war man der Ansicht, dass sich das *mingmen* zwischen den Nieren befinde.
- Im Zusammenhang mit psychisch-emotionalen Problemen wird das Minister-Feuer häufig und leicht durch emotionalen Stress ‚aufgerührt', einhergehend mit der Entwicklung von Hitze und einer nach oben gerichteten Bewegung des Qi, das beim Aufsteigen Herz und Perikard stört.
- Um das aufsteigende Minister-Feuer bei emotionalen Problemen zu unterdrücken, muss man Herz- und Perikard-Punkte wie etwa He 8 *shaofu* und Pe 7 *daling* einsetzen.
- Die Stärkung des physiologischen Minister-Feuers mit Punkten wie etwa Ren 4 *guanyuan* hilft auch dabei, das Minister-Feuer wieder in seinen Ort der ‚Verborgenheit' zurückzubringen und daher den Geist zu beruhigen.

Zusammenfassung der Nieren-Punkte

- Ni 4 *dazhong:* stärkt die Niere, bewegt das Qi, stärkt die Kommunikation zwischen Herz und Niere, bei Furcht und Angstzuständen.
- Bl 52 *zhishi:* stärkt die Willenskraft *(zhi),* bei Depressionen.
- Ni 3 *taixi:* stärkt die Willenskraft, bei Depressionen.
- Du 20 *baihui:* nährt das Meer des Marks, bei Depressionen.

Zusammenfassung der Nieren-Punkt-Kombinationen

- Bl 23 *shenshu* und Bl 52 *zhishi:* stärken die Willenskraft.

8.2.6 Perikard

In Kapitel 8 von ‚Einfache Fragen' lesen wir: *„Das Perikard ist derjenige Beamte, der als Gesandter fungiert: Freude und Glück haben hier ihren Ursprung."*[19] Wie das Herz beherbergt das Perikard den Geist und beeinflusst daher tief greifend unseren psychisch-emotionalen Zustand.

Die Funktion des Perikards in psychisch-emotionaler Hinsicht könnte man als das psychische Äquivalent seiner körperlichen Funktion, das Qi und Blut im Thorax zu bewegen, ansehen. So wie es diese Funktion auf körperlicher Ebene ausfüllt, ist das Perikard auf psychisch-emotionaler Ebene für ‚Bewegung' auf andere zu, d. h. in Beziehungen, verantwortlich.

Darüber hinaus wird das ‚bewegende' Wesen des Perikards auch durch seine Beziehung mit dem Dreierwärmer als Leitbahn (innerhalb der ‚Minister-Feuer'-Leitbahnen) betont. Da der Dreierwärmer (zusammen mit der Leber) für den freien Fluss des Qi zuständig ist, erklärt die Beziehung des Perikards mit dem Dreierwärmer zum Teil seine Aufgabe, Qi und Blut zu bewegen, sowie seine psychisch-emotionale Funktion der ‚Bewegung' auf andere zu.

Angesichts der Tatsache, dass das Perikard innerhalb der *Jueyin*-Leitbahnen mit der Leber verbunden ist, hängt diese ‚Bewegung' auch mit der ‚Bewegung' der Wanderseele vom Selbst hin zu anderen in sozialen Beziehungen und familiärer Interaktion zusammen. Aus diesem Grund ist das Perikard auf psychisch-emotionaler Ebene besonders verantwortlich für eine gesunde Interaktion mit anderen Menschen in sozialen, Liebes- und Familienbeziehungen. Dies ist wohl die Bedeutung der Aussage aus ‚Einfache Fragen' *„Freude und Glück haben hier ihren Ursprung."* (➤ Abb. 8.8).

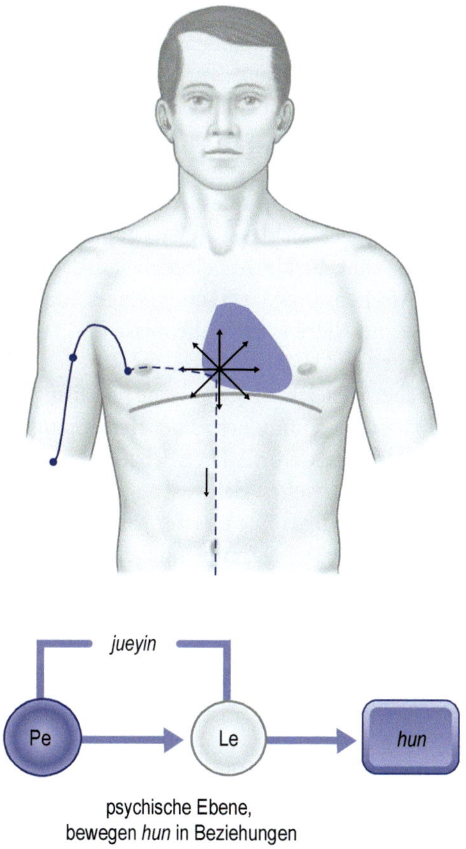

Abb. 8.8 Beziehung zwischen Perikard und Leber

Die Beschreibung des Perikards als eines ‚Gesandten' hängt wohl mit seiner Rolle bei Beziehungen zu anderen Menschen zusammen: die Funktion des Gesandten oder Botschafters ist es, Botschaften von einem Staat an einen anderen weiter zu geben (➤ Abb. 8.9).

Das Perikard beherbergt den Geist (zusammen mit dem Herzen). Seine Pathologie umfasst folgende Punkte:

- Blut-Mangel des Perikards verursacht Depressionen und leichte Angstzustände.
- Blut-Hitze des Perikards führt zu Angstzuständen, Schlafstörungen und Erregtheit.
- Schleim im Perikard hat geistige Verwirrung und in schweren Fällen Geisteskrankheiten zur Folge.
- Das Perikard wirkt auf emotionale Probleme aufgrund von Beziehungsschwierigkeiten ein.

Das Perikard gehört, zusammen mit dem Dreierwärmer, zum ‚Minister-Feuer'. Obwohl viele Ärzte, darunter auch Zhu Zhenheng (1281–1358), das ‚Minister-Feuer' mit dem Feuer des *mingmen* (und daher mit der Niere) gleichsetzten, brachten andere wie etwa Zhang Jiebin (1563–1640) das ‚Minister-Feuer' mit solchen Organen wie Niere, Leber, Dreierwärmer, Gallenblase und Perikard in Verbindung. Man sagt, das Minister-Feuer gehe nach oben zu Leber, Gallenblase und Perikard (hierbei wird es mit einem ‚Feuerdrachen, der auf den Gipfel eines hohen Berges fliegt', verglichen) und nach unten zur Niere (‚Der Feuerdrache taucht in das tiefe Meer ein'). Siehe hierzu auch ➤ Abb. 9.41 und 9.42.

Der psychisch-emotionale Aspekt des Perikards wird ausführlicher in ➤ Kap. 9 besprochen.

HINWEIS FÜR DIE PRAXIS

Die besten Punkte, um den psychischen Aspekt des Perikards zu beeinflussen, sind Pe 6 *neiguan,* um die Bewegung der Wanderseele zu stimulieren, oder Pe 7 *daling,* um diese zu zügeln.

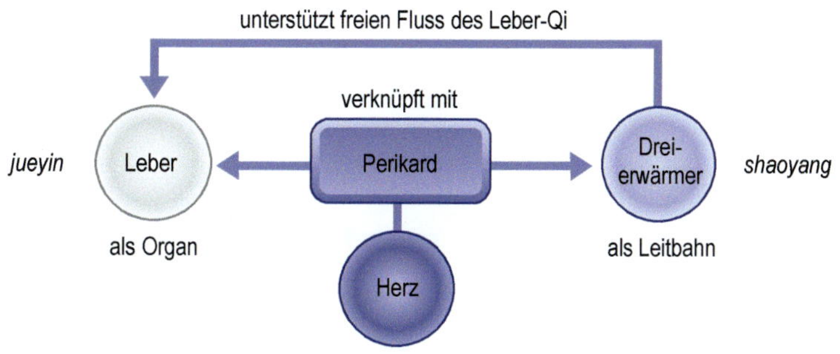

Abb. 8.9 Die Beziehungen des Perikards mit Herz, Leber und Dreierwärmer

ZUSAMMENFASSUNG

Perikard

- Wie das Herz beherbergt das Perikard den Geist und beeinflusst daher tief greifend unseren psychisch-emotionalen Zustand.
- Das Perikard ist für ‚Bewegung' auf andere zu, d. h. in Beziehungen, verantwortlich.
- Die Beziehung des Perikards mit dem Dreierwärmer erklärt zum Teil seine Aufgabe, Qi und Blut zu bewegen, sowie seine psychisch-emotionale Funktion der ‚Bewegung' auf andere zu.
- Angesichts der Beziehung des Perikards mit der Leber (innerhalb der *Jueyin*-Leitbahnen) und daher auch mit der Wanderseele beeinflusst es die Bewegung vom Selbst hin zu anderen in sozialen Beziehungen und familiärer Interaktion.

Zusammenfassung der Perikard-Punkte

- Pe 6 *neiguan:* stimuliert die Bewegung der Wanderseele, bei Depressionen, hat eine zentripetale Wirkung.
- Pe 7 *daling:* zügelt die Bewegung der Wanderseele, beruhigt die Seele, macht die Öffnungen des Geistes auf, bei manischem Verhalten.

Zusammenfassung der Perikard-Punkt-Kombinationen

- Pe 6 *neiguan* und Le 3 *taichong:* stimulieren die Bewegung der Wanderseele, bewegen das Qi, bei unterdrücktem Zorn, Depressionen.
- Pe 6 *neiguan* und Ma 40 *fenglong:* stimulieren die Bewegung der Wanderseele, öffnen den Thorax, beruhigen den Geist, bei Sorgen und Belangen, die mit Fürsorge zu tun haben.

8.2.7 Dünndarm

Wie oben erwähnt, heißt es in Kapitel 8 von ‚Einfache Fragen': *„Der Dünndarm ist derjenige Beamte, der für die Aufnahme zuständig ist: die Transformation stammt von dort."* Dieses Zitat bezieht sich auf die Verdauungsfunktion des Dünndarms, d. h. darauf, dass er die Nahrung vom Magen empfängt und sie in einen klaren und einen trüben Anteil auftrennt.

Der Dünndarm spielt auch eine Rolle bei der Abspaltung eines reinen von einem trüben Anteil der Flüssigkeiten. Es ist diese letzte Funktion, die ein psychisches Äquivalent aufweist. So wie dieses Organ einen klaren von einem trüben Anteil der Körperflüssigkeiten abtrennt, so hilft es uns auch auf psychischer Ebene, das ‚Klare' vom ‚Trüben' zu trennen. Dies bedeutet, dass der Dünndarm uns dabei unterstützt, verschiedene Optionen zu unterscheiden, damit wir einen Handlungsplan festlegen können.

Diese Funktion des Dünndarms unterscheidet sich von der Planungsfunktion der Leber und ist mit ihr abgestimmt. Bevor die Leber planen kann, ist es notwendig, dass der Dünndarm das ‚Klare' vom ‚Trüben' trennt, d. h. Abgrenzungen vornimmt und entscheidet, was ‚klar', d. h. nutzbar, und was ‚trüb' ist, d. h. entsorgt werden kann (➤ Abb. 8.10).

Der Dünndarm lässt uns die erste Unterscheidung zwischen Optionen treffen, indem er erkennt, was in der jeweiligen Situation angemessen ist und was nicht. Danach übernimmt es die Planungsfunktion der Leber zu entscheiden, was unter unseren speziellen Umständen besser für uns ist.

Ein interessanter Aspekt des Dünndarms ist aus psychisch-emotionaler Sicht seine Verknüpfung mit dem Herzen, was eine heikle Angelegenheit ist. Die Beziehungen zwischen Dickdarm und Lunge, Magen und Milz, Blase und Niere sowie Gallenblase und Leber sind viel deutlicher und leichter zu erklären.

Es gibt aber vielleicht eine moderne Erklärung der Beziehung zwischen Dünndarm und Herz, nämlich das sogenannte ‚zweite Gehirn'. Dr. Michael Gershon stellte die Theorie eines ‚zweiten Gehirns' auf, das im Darm lokalisiert ist. Über die Hälfte unserer Nervenzellen befindet sich im Darm. Der Darm beinhaltet auch Neuronen und Neurotransmitter, wie sie sich auch im Gehirn finden.

Laut Dr. Gershon ist das ‚Darmhirn' genauso wie das Kopfhirn in der Lage zu lernen, sich zu erinnern und emotionsbasierte Gefühle zu erzeugen. Die beiden Gehirne kommunizieren über den Vagusnerv, der sich von der Hirnbasis ganz nach unten ins Abdomen erstreckt. Über den Vagusnerv beeinflussen sich die beiden Gehirne direkt gegenseitig.

Während der frühen fetalen Entwicklung bilden sich sowohl der ‚Darm' (Ösophagus, Magen, Dünndarm und Kolon) als auch das Gehirn vom gleichen Klumpen embryonalen Gewebes heraus. Wenn dieses Gewebestück geteilt wird, entwickelt sich das eine Stück in das zentrale Nervensystem (Gehirn und Kranialnerven); das ande-

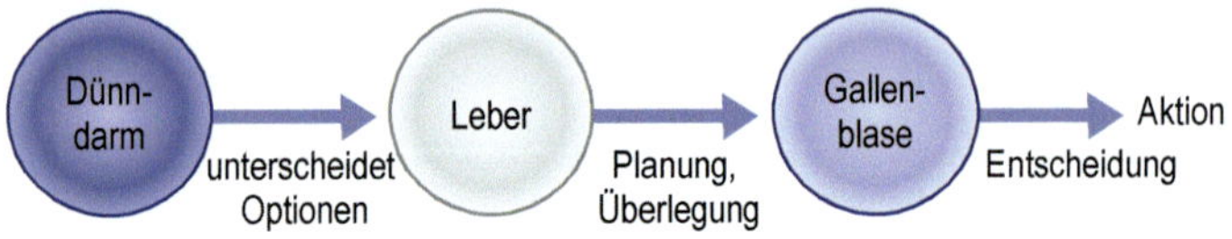

Abb. 8.10 Die Funktion des Dünndarms, Optionen zu unterscheiden

re Stück wird zum enterischen Nervensystem (was Dr. Gershon als ‚Darmhirn' bezeichnet). In späteren Stadien der fetalen Entwicklung werden diese beiden ‚Gehirne' über den Vagusnerv miteinander verbunden. Der Vagusnerv schafft eine direkte Verbindung zwischen Gehirn und Darm (➤ Abb. 8.11).

Das ‚Darmhirn', auch als enterisches Nervensystem (ENS) bekannt, ist in die Gewebeummantelungen, die den Ösophagus, Magen, Dünndarm und das Kolon auskleiden, eingebettet. 100 Millionen Neurotransmitter befinden sich in der ganzen Länge des Darms, etwa die gleiche Zahl wie im Gehirn.

Die auf moderner Wissenschaft fußende Beziehung zwischen Gehirn und Darm könnte die starke psychisch-emotionale Wirkung von Punkten wie etwa Dü 7 *zhizheng* und Di 6 *pianli* erklären. Zu den Indikationen von Dü 7 gehören *„Dumpfheit-Manie [diankuang], Furcht, Schreck, Traurigkeit, Angstzustände, Erregung [zangzao]."* Nach Deadman empfiehlt der ‚Goldene Spiegel der Medizin' Dü 7 bei Depressionen und Stagnation aufgrund aller Emotionen.[20] Das ‚Große Kompendium der Akupunktur' listet auch *„Traurigkeit, Kummer, Schock und Sorge*' unter den Indikationen von Dü 7 auf.[21] Zu den Indikationen von Dü 5 *yanggu* gehört auch *„Dumpfheit-Manie"*[22], zu den Indikationen von Di 6 *pianli „manisches Verhalten"*.

HINWEIS FÜR DIE PRAXIS

Die besten Punkte, um den psychischen Aspekt des Dünndarms zu beeinflussen, sind Dü 5 *yanggu* und Dü 7 *zhizheng*.

ZUSAMMENFASSUNG

Dünndarm

- Der Dünndarm ist der Beamte, der für die Aufnahme und Transformation zuständig ist.
- Der Dünndarm spielt auch eine Rolle bei der Trennung eines reinen von einem trüben Anteil der Flüssigkeiten.
- Er hilft uns auch auf psychischer Ebene, das ‚Klare' vom ‚Trüben' zu trennen. Dies bedeutet, dass der Dünndarm uns dabei unterstützt, verschiedene Optionen zu unterscheiden, damit wir einen Handlungsplan festlegen können.
- Diese Funktion des Dünndarms unterscheidet sich von der Planungsfunktion der Leber und ist mit ihr abgestimmt. Bevor die Leber planen kann, ist es notwendig, dass der Dünndarm das ‚Klare' vom ‚Trüben' trennt, d. h. Abgrenzungen vornimmt und entscheidet, was ‚klar', d. h. nutzbar, und was ‚trüb' ist, d. h. entsorgt werden kann.

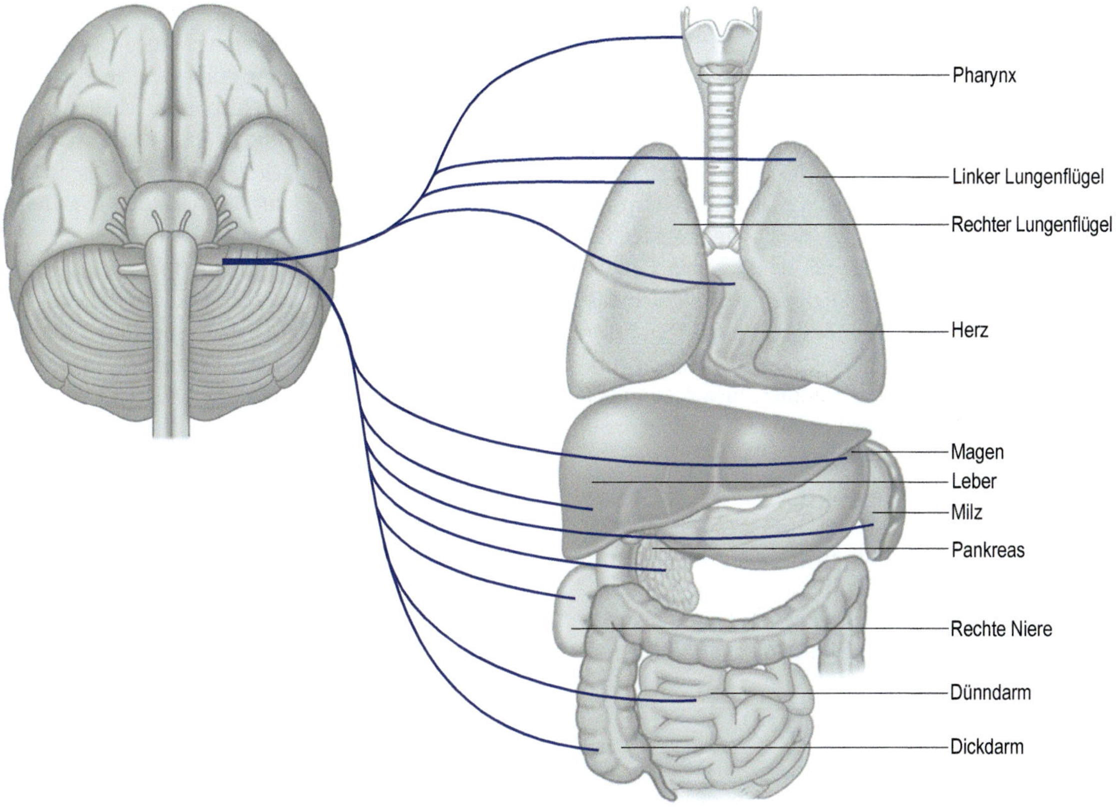

Abb. 8.11 Der Vagusnerv

8

Zusammenfassung der Dünndarm-Punkte

- Dü 5 *yanggu:* beruhigt den Geist, stimuliert die Dünndarm-Funktion, zwischen Optionen zu unterscheiden.
- Dü 7 *zhizheng:* beruhigt die Seele, macht die Öffnungen des Geistes auf, bei manischem Verhalten.

8.2.8 Dickdarm

In Kapitel 8 von ‚Einfache Fragen' heißt es: *„Der Dickdarm ist derjenige Beamte, der die Funktion eines Transportministers hat: Veränderung und Transformation gehen von ihm aus."*[23] Diese Aussage bezieht sich auf die Funktion des Dickdarms, die Nahrungsschlacken nach der Trennung durch den Dünndarm zwecks Ausscheidung zu transportieren.

Auf psychischer Ebene beeinflusst diese Funktion unsere Fähigkeit, Dinge loszulassen. In chinesischen Werken werden die psychisch-emotionalen Aspekte der Yang-Organe nicht in gleicher Ausführlichkeit wie die der Yin-Organe erläutert. Im Hinblick auf den Dickdarm sind Informationen über seine psychisch-emotionalen Aspekte besonders spärlich.

Ich bin der Ansicht, dass der psychisch-emotionale Bereich des Dickdarms unter dem Einfluss der Lunge steht. Die Lunge herrscht über das Qi und kontrolliert seine Zirkulation in allen Organen. Aus emotionalem Blickwinkel wird sie selbst von jeder Emotion beeinflusst, besonders aber durch Traurigkeit, Kummer, Sorge und Schuldgefühle.

Der Dickdarm ist der Yang-Anteil des Metalls und partizipiert daher an diesem psychisch-emotionalen Aspekt der Lunge. Darüber hinaus sehe ich den Einfluss des Dickdarms im psychisch-emotionalen Bereich darin, dass er als Yang-Organ für Bewegung und Herauslassen der Emotionen zuständig ist. Aus diesem Grund verwende ich einige Dickdarm-Punkte, um das Herauslassen der oben genannten Emotionen zu fördern. In diesem Kontext besteht eine interessante Querverbindung zur Funktion des Dickdarms, die Entleerung zu kontrollieren.

Di 4 *hegu* und Di 6 *pianli* sind diejenigen Dickdarm-Punkte, die ich am meisten zur Stimulierung emotionaler Bewegung und zur Freisetzung von Emotionen verwende. Zu den Indikationen von Di 6 *pianli* gehört auch manisches Verhalten.

HINWEIS FÜR DIE PRAXIS

Die besten Punkte, um den psychischen Aspekt des Dickdarms zu beeinflussen, sind Di 4 *hegu* und Di 6 *pianli.*

ZUSAMMENFASSUNG

Dickdarm

- Der Dickdarm transportiert die Nahrungsschlacken zwecks Ausscheidung, nachdem sie vom Dünndarm abgetrennt worden sind.
- Auf psychischer Ebene beeinflusst der Dickdarm unsere Fähigkeit, Dinge loszulassen.
- Darüber hinaus wird der psychisch-emotionale Bereich des Dickdarms durch denjenigen der Lunge beeinflusst, da beide Organe zu Metall gehören und der Dickdarm daher für die Bewegung und das Herauslassen von Emotionen zuständig ist.

Zusammenfassung der Dickdarm-Punkte

- Di 4 *hegu:* beruhigt die Seele, hat eine zentripetale Bewegung, stimuliert das Herauslassen von Emotionen, reguliert die Bewegung der Wanderseele.
- Di 6 *pianli:* zügelt die Bewegung der Wanderseele, bei manischem Verhalten.

8.2.9 Gallenblase

In Kapitel 8 von ‚Einfache Fragen' steht: *„Die Gallenblase ist der Beamte, der den Posten eines Justizministers hat: hier werden Entscheidungen getroffen."*[24] Diese Aussage macht deutlich, dass die Gallenblase für unsere Fähigkeit, Entscheidungen zu treffen, verantwortlich ist. Dieses Stadium folgt der Planung durch die Leber (➤ Abb. 8.1). Die Fähigkeit, auch schwere Entscheidungen zu treffen, hängt auch vom Mut der Gallenblase ab.

In Kapitel 9 von ‚Einfache Fragen' heißt es: *„Alle 11 oben genannten Organe hängen von den Entscheidungen der Gallenblase ab."*[25] Diese interessante Aussage impliziert, dass alle anderen Organe die von der Gallenblase bereit gestellte ‚Motivation' benötigen. In Kapitel 47 des gleichen Werkes wird der Gedanke bekräftigt, dass die Gallenblase für die Entscheidungsfindung in unserem Leben zuständig ist und dass die anderen Organe von ihren Entscheidungen abhängen:

„Die Leber ist wie ein Heeresgeneral, ihre Entscheidungen hängen von der Gallenblase ab. Die Kehle ist wie ein Gesandter. Ein Patient mit solch einem Problem reflektiert viel, kommt aber nie zu einer Entscheidung"[26]

Außer der Kontrolle über die Entscheidungsfindung wird der Gallenblase auch die Funktion zugeschrieben, einem Individuum Mut und Initiative zu verleihen. Aus diesem Grund gibt es im Chinesischen viele Ausdrücke wie etwa ‚große Gallenblase', was ‚mutig' bedeutet, oder ‚kleine Gallenblase' (= ‚furchtsam oder ängstlich').

Dies ist eine wichtige Funktion der Gallenblase auf psychischer Ebene. Sie kontrolliert den Unternehmungsgeist und den Mut, Entscheidungen zu fällen und

Veränderungen vorzunehmen. Auch wenn die Niere ‚Antrieb', Willenskraft, Enthusiasmus und Vitalität kontrolliert, verleiht uns die Gallenblase die Fähigkeit, diesen Antrieb und diese Vitalität in eine positive und entschlossene Handlung umzusetzen (➤ Abb. 8.12). Daher verursacht eine geschwächte Gallenblase Unentschlossenheit und Furchtsamkeit. Der Betroffene wird beim geringsten Widerstand leicht entmutigt.

HINWEIS FÜR DIE PRAXIS

Gb 40 *qiuxu* kann verwendet werden, um die Fähigkeit eines Menschen, Entscheidungen zu fällen, zu stärken.

Die Gallenblase verleiht dem vom Herzen beherrschten Geist *(shen)* den Mut, Entscheidungen auszuführen. Dies spiegelt die Mutter-Kind-Beziehung wider, die nach der Fünf-Elemente-Lehre zwischen der Gallenblase und dem Herzen besteht. Im Fall eines geschwächten Geistes aufgrund einer Herz-Schwäche ist es häufig notwendig, die Gallenblase zu stärken, um das Herz zu unterstützen (➤ Abb. 8.13). Eine weitere Bestätigung der Beziehung zwischen Gallenblase und Herz ist die Tatsache, dass die divergente Gallenblasen-Leitbahn durch das Herz fließt.

Auf der anderen Seite steuert der Geist die Klarheit und vor allem auch die Integration und Kontrolle bei, die notwendig sind, um die Entschlossenheit der Gallenblase etwas zu ‚mäßigen'. Ohne die Kontrolle und Integration des Geistes könnte die Entschlossenheit der Gallenblase in Unbesonnenheit münden (➤ Abb. 8.14).

Die Gallenblase beeinflusst das psychisch-emotionale Leben noch auf andere Weise. Wie oben beschrieben unterstützt das Gallenblasen-Qi das Aufsteigen des Leber-Qi (Beziehung zwischen Leber und Lunge). Auf körperlicher Ebene hilft das Gallenblasen-Qi dem Aufsteigen und freien Fluss das Leber-Qi im Verhältnis zu Magen und Milz.

Das Aufsteigen des Gallenblasen-Qi hat eine psychologische Implikation, indem es das Aufsteigen und den freien Fluss des Leber-Qi auf einer psychischen Ebene stimuliert. Wie wir gesehen haben, verleiht die in der Leber sitzende Wanderseele dem Geist (*shen* des Herzens) ‚Bewegung', indem sie ihn mit Inspiration, Planung, Ideen, Initiative, Lebensträumen und Kreativität versorgt. Diese ‚Bewegung' der Wanderseele hängt vom Aufsteigen des Leber-Qi ab, welches wiederum auf dem Gallenblasen-Qi basiert. Wenn diese ‚Bewegung' der Wanderseele unzureichend ist, neigt der Betroffene zu Depressionen. In diesem Fall steigt das Leber-Qi nicht genug auf und das Gallenblasen-Qi ist schwach. Wenn diese Bewegung übermäßig ist, kann der Betroffene ein leicht manisches Verhalten entwickeln (➤ Abb. 8.15).

Um die Bewegung der Wanderseele von der Gallenblase ausgehend zu stimulieren, verwende ich Gb 40 *qiuxu.*

HINWEIS FÜR DIE PRAXIS

Um die Bewegung der Wanderseele von der Gallenblase ausgehend zu stimulieren, verwende ich Gb 40 *qiuxu.*

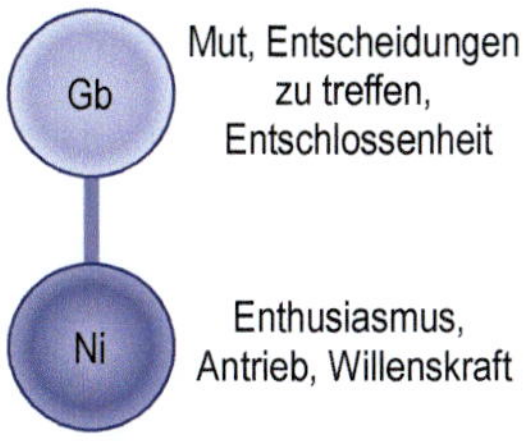

Abb. 8.12 Beziehung zwischen Gallenblase und Niere

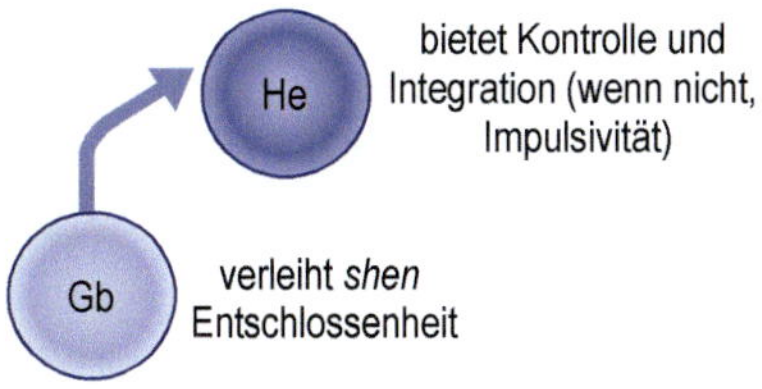

Abb. 8.13 Beziehung zwischen Gallenblase und Herz

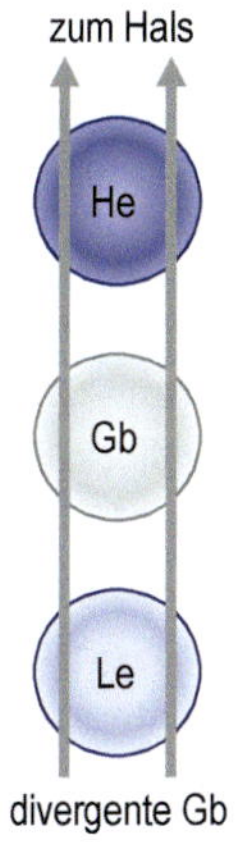

Abb. 8.14 Beziehung zwischen Gallenblase und Herz sowie der divergenten Gallenblasen-Leitbahn

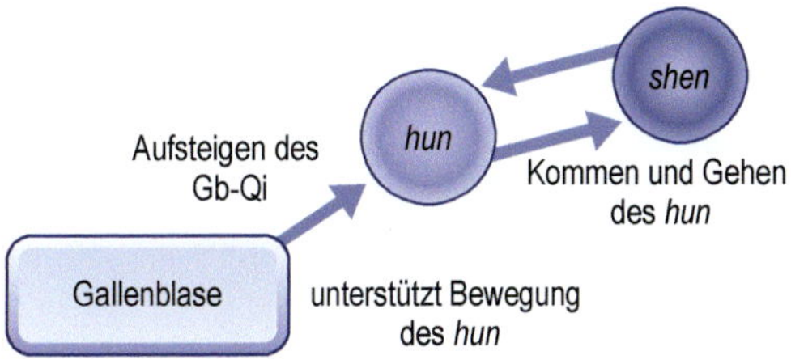

Abb. 8.15 Die Gallenblase und das Aufsteigen des Leber-Qi

8

Was den psychisch-emotional-spirituellen Aspekt des Geistes (Herz), der Wanderseele (Leber), der Willenskraft (Niere), der Gallenblase und des Dünndarms anbelangt, so können wir ein Bild entwerfen, auf welche Weise diese Organe bei der Entscheidungsfindung beteiligt und koordiniert sind (➤ Abb. 8.16):

- Die Fähigkeit, unser Leben zu planen, ‚Träume' und Pläne zu haben, wird von der Wanderseele *(hun)* der Leber übermittelt.
- Der Antrieb und die Willenskraft, etwas aus unserem Leben zu machen, stammen von der Willenskraft *(zhi)* der Niere.
- Die Fähigkeit, zwischen Optionen zu unterscheiden, um diese mit Scharfblick zu analysieren und zu erkennen, was wichtig ist und was nicht, wird uns vom Dünndarm mitgegeben.
- Die Fähigkeit, standfest eine Entscheidung zu fällen, sobald alle Optionen analysiert worden sind, sowie der Mut, diese auch umzusetzen, werden von der Gallenblase übertragen.
- Die Integration und Lenkung werden vom Geist *(shen)* des Herzens zur Verfügung gestellt (➤ Abb. 8.17).

Gallenblasen-Punkte haben interessante psychische Wirkungen. Zunächst einmal stimulieren alle Gallenblasen-Punkte das Leber-Yang. Auf psychischer Ebene hat das Aufsteigen des Leber-Qi zwei Aspekte:

- Das Kommen und Gehen der Wanderseele
- Mut, Entschlossenheit, Entscheidungsfreudigkeit.

Die Gallenblase stimuliert das Aufsteigen von klarem Yang zum Kopf, und zwar im Zusammenhang mit all den anderen Leitbahnen. Aufgrund der Verbindung zwischen der Gallenblase und dem Aufsteigen des Leber-Qi hängt das Aufsteigen von klarem Yang-Qi zu allen Leitbahnen von der Gallenblase ab. Eine Blockade in *irgendeiner* anderen Leitbahn spiegelt sich in der Gallenblase wider. Umgekehrt kann aber auch eine Blockade in irgendeiner Leitbahn über die Gallenblasen-Leitbahn behandelt werden. Von den 1930er bis zu den 1950er Jahren fügte ein berühmter Arzt in Shanghai jeder Punktverschreibung den Akupunkturpunkt Gb 40 hinzu, um die therapeutische Wirkung zu erhöhen.

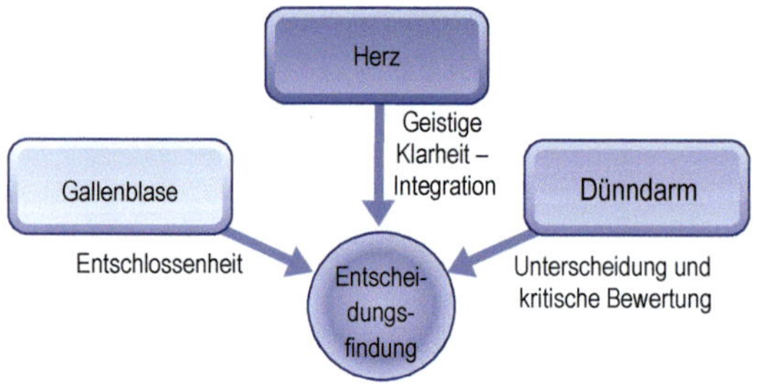

Abb. 8.16 Beziehung zwischen Herz, Gallenblase und Dünndarm hinsichtlich Planungen

!

Die Blockade einer jeden Leitbahn kann über die Gallenblasen-Leitbahn behandelt werden.

Gb 40 ist der Hauptpunkt, um das Leber-Qi auf psychischer Ebene zu stimulieren, das Kommen und Gehen der Wanderseele zu fördern sowie Mut, Entscheidungsfreudigkeit und Entschlossenheit zu unterstützen. Es ist ein wichtiger Punkt bei Depressionen.

HINWEIS FÜR DIE PRAXIS

Gb 40 ist der Hauptpunkt, um das Leber-Qi auf psychischer Ebene zu stimulieren, das Kommen und Gehen der Wanderseele zu fördern sowie Mut, Entscheidungsfreudigkeit und Entschlossenheit zu unterstützen. Er ist ein wichtiger Punkt bei Depressionen.

Es ist daher wichtig, 2 Arten zu unterscheiden, wie die Gallenblase die Entscheidungsfindung beeinflusst. Auf persönlicher Ebene nimmt sie auf unsere Fähigkeit, Entscheidungen zu fällen, Einfluss; ein Mensch mit einer Disharmonie der Gallenblase kann dann unentschlossen sein.

Andererseits hängen aus Sicht der Organ-Physiologie alle Organe von der ‚Entscheidungsfreudigkeit' oder ‚Motivation' der Gallenblase ab.

HINWEIS FÜR DIE PRAXIS

Gb 40 *qiuxu* kann zusätzlich bei jeder Therapie verwendet werden, um ihre Wirksamkeit zu erhöhen.

ZUSAMMENFASSUNG

Gallenblase

- Die Gallenblase ist der Beamte, der als Justizminister fungiert; hier werden Entscheidungen getroffen.
- Die Gallenblase ist für unsere Fähigkeit, Entscheidungen zu fällen, verantwortlich.

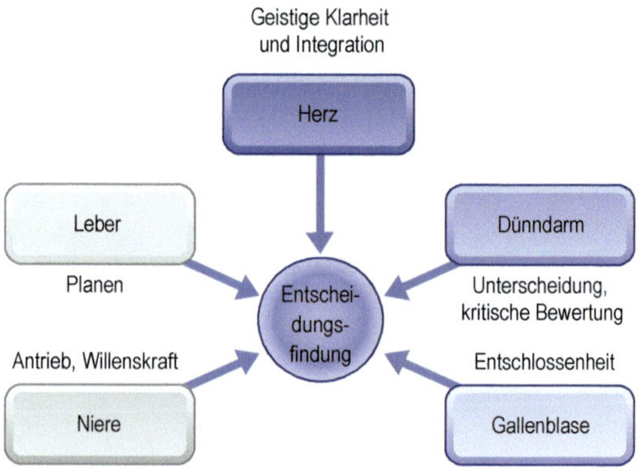

Abb. 8.17 Rolle der Organe bei der Entscheidungsfindung

- *„Alle oben erwähnten 11 Organe hängen von den Entscheidungen der Gallenblase ab."* (Kap. 9, ‚Einfache Fragen'). Die Gallenblase ist verantwortlich für die Entschlossenheit und die Fähigkeit, Entscheidungen zu treffen.
- Die Gallenblase verleiht einem Individuum auch Mut und Initiative.
- Auf psychischer Ebene kontrolliert sie den Unternehmungsgeist und den Mut, Entscheidungen zu fällen und Veränderungen vorzunehmen.
- Die Gallenblase verleiht dem vom Herzen beherrschten Geist *(shen)* den Mut, Entscheidungen auszuführen. Auf der anderen Seite steuert der Geist die Klarheit und vor allem auch die Integration und Kontrolle bei, die notwendig sind, um die Entschlossenheit der Gallenblase etwas zu ‚mäßigen'.
- Das Gallenblasen-Qi unterstützt das Aufsteigen des Leber-Qi und stimuliert das Aufsteigen und den freien Fluss des Leber-Qi auf psychischer Ebene. Die ‚Bewegung' der Wanderseele hängt vom Aufsteigen des Leber-Qi ab, welches wiederum auf dem Gallenblasen-Qi basiert.
- Um die Bewegung der Wanderseele von der Gallenblase ausgehend zu stimulieren, verwende ich Gb 40 *qiuxu.*
- Alle Gallenblasen-Punkte stimulieren das Leber-Yang. Auf psychischer Ebene beeinflusst das Aufsteigen des Leber-Qi das Kommen und Gehen der Wanderseele sowie Mut, Entscheidungsfreudigkeit und Entschlossenheit.
- Die Gallenblase stimuliert das Aufsteigen von klarem Yang zum Kopf, und zwar im Zusammenhang mit all den anderen Leitbahnen. Eine Blockade in *irgendeiner* anderen Leitbahn spiegelt sich in der Gallenblase wider. Umgekehrt kann aber auch eine Blockade in irgendeiner Leitbahn über die Gallenblasen-Leitbahn behandelt werden.

Zusammenfassung der Gallenblasen-Punkte

- Gb 40 *qiuxu:* stimuliert das physiologische Aufsteigen des Leber-Qi, stimuliert die Bewegung der Wanderseele, bei Depressionen und Unentschlossenheit.

8.2.10 Magen

In Kapitel 8 von ‚Einfache Fragen' wird festgestellt: *„Milz und Magen sind derjenige Beamte, der für die Getreidespeicher zuständig ist: ihnen entspringen die 5 Geschmacksrichtungen."*[27] In Kapitel 9 des gleichen Werkes heißt es:

„Milz, Magen, Dickdarm, Dünndarm, Dreierwärmer und Blase sind die Wurzel der Getreidespeicher und beherbergen das Nähr-Qi (yingqi). Diese Organe werden Behälter genannt, weil sie Nahrung speichern, Abfall umwandeln und die Transformation und Ausscheidung der Geschmacksrichtungen kontrollieren."[28]

Die erste Aussage setzt Magen und Milz mit ‚Getreidespeicher' des Körpers gleich, die zweite Aussage besagt, dass alle Yang-Organe gemeinsam für die Verdauung, Transformation und Ausscheidung zuständig sind.

Was unterscheidet den Magen hinsichtlich der Ernährung von anderen Yang-Organen und von der Milz? Zunächst spielt der Magen im Vergleich zu anderen Yang-Organen bei der Ernährung die wichtigste Rolle, weil er das erste Stadium dieses Prozesses darstellt. Nahrung und Getränke gelangen zuerst in den Magen, wo sie der ersten Transformation unterzogen werden, die zur Produktion von Qi und Blut führt. Zweitens ist der Magen die Wurzel des nachgeburtlichen Qi. Dies bestätigt seine Bedeutung im Vergleich zu derjenigen anderer Yang-Organe.

Im Vergleich zur Milz könnte man den Magen eher als Behälter ansehen, als die Quelle von Nahrung und Getränken, die zur Qi- und Blut-Produktion führt. Die Milz ist mehr wie ein Vermittler, der die Nahrung und Getränke aus dem Magen transportiert und transformiert, um Qi und Blut zu produzieren. Die Yin-Yang-Qualitäten dieser beiden Organe werden damit fast umgekehrt: der Magen ist der Behälter, der Ursprung der Ernährung (eine Yin-Funktion), die Milz hingegen ist das transformierende Organ (eine Yang-Funktion). Tatsächlich kommt in der Pathologie ein Magen-Yin-Mangel sehr häufig vor, genauso wie ein Milz-Yang-Mangel.

Dies ist bei Weitem der wichtigste Aspekt des Magens: er ist für die Ernährung und (zusammen mit der Milz) für die Produktion von Qi und Blut verantwortlich. Er ist die Quelle der Ernährung und des Nähr-Qi *(yingqi).* Die Rolle des Magens bei der Ernährung ist so wichtig, dass eine bekannte chinesische Redewendung besagt: *„Wenn es Magen-Qi gibt, dann gibt es Leben; gibt es kein Magen-Qi, dann gibt es Tod."*

Eine Schwäche des Magens, betrifft sie nun Yin oder Yang, bringt immer eine Schwäche der Ernährung mit sich, welche den ganzen Organismus beeinflusst. Auf körperlicher Ebene manifestiert sich dies primär in Müdigkeit und schwachen Gliedmaßen. Abgesehen von Verdauungssymptomen ist Müdigkeit ein Hauptsymptom einer Magen-Schwäche (was nicht heißen soll, dass nicht auch viele andere Organe Müdigkeit verursachen können).

Eine Schwäche des Magens hat auch wichtige psychische Auswirkungen. Die Müdigkeit, die von einer Magen-Schwäche herrührt, kann häufig mit einer leichten Depression einhergehen.

Das psychische Äquivalent zur Verdauungs- und Ernährungsfunktion des Magens hat mit emotionalem Nähren zu tun. So wie der Magen und das dazugehörige Erd-Element auf körperlicher Ebene für die Ernährung sorgen, tun sie dies auch auf psychischer Ebene.

Daher beeinflusst der Magen unsere Fähigkeit zu nähren und genährt zu werden. Emotionale Probleme, die durch ein nicht angemessenes emotionales Nähren entstehen (beispielsweise zwischen einer Mutter und ihrer Tochter), sind häufige Ursachen einer Magen-Disharmonie.

Umgekehrt hilft es, den Magen zu stärken, wenn ein Mensch unter solchen Problemen leidet.

Der Magen wird besonders durch Grübeln, Traurigkeit, Kummer, Sorge, Furcht und Schamgefühle in Mitleidenschaft gezogen.

Fallbeispiel

❚❚ Eine 32-jährige Frau litt seit langer Zeit an Verdauungsbeschwerden. Sie verspürte oftmals nach dem Essen eine Fülle- und Spannungsgefühl. Das Hauptproblem war jedoch eine ausgeprägte Müdigkeit, eine leichte Depression und eine ständige Beschäftigung mit Nahrungsmitteln. Sie schenkte ihrer Ernährung große Aufmerksamkeit, aber sehr viele Nahrungsmittel schienen ihre Verdauung zu beeinflussen. Sie fühlte sich nach dem Essen sehr müde und verlor an Gewicht.

Ihre Stimme hatte einen leicht weinerlichen Tonfall, sie war blass und sah leidend aus. Ihren Augen mangelte es an *shen.* Ihre Zunge wies keine Besonderheiten auf, sie war nur etwas blass und hatte einen klebrigen Belag. Ihr Puls war allgemein schwach und rau und hatte keine Welle.

Diagnose Betrachtet man dies rein aus der Perspektive der Krankheitsmuster, so bestanden eine Schwäche von Milz und Magen mit einem leichten Milz-Yang- und Magen-Yin-Mangel. Dies ist kein Widerspruch und kommt häufig vor.

Der Mangel an *shen* in den Augen, der weinerliche Tonfall in ihrer Stimme und die fehlende Welle des Pulses deuteten jedoch eine Störung des *shen* (Geist und Seele) an. Erst durch unsere Gespräche über mehrere Sitzungen hinweg formte sich langsam ein Bild.

Ihre Mutter war ein sehr kalter und wenig liebevoller Mensch; sie nahm ihre Kinder selten in den Arm und ihre Liebe hatte eine deutlich narzisstische Qualität. Dies hatte meine Patientin tief getroffen; der Mangel an emotionaler Fürsorge hatte den Magen und die Milz angegriffen (besonders den Magen). **❚❚**

Fallbeispiel

❚❚ Eine 35-jährige Frau litt an Müdigkeit, Schwindelgefühlen und Schmerzen im unteren Rückenbereich. Auf den ersten Blick erschien sie als eine sehr nette und stabile junge Frau. Sie war sehr blass und litt sehr bei Kälte. Ihre Zunge war blass, ihr Puls schwach (besonders an der Magen-Milz-Position). Außerdem war diese Puls-Position auch dünn.

Diagnose Die Diagnose schien zuerst ‚leicht' zu sein: eine Magen- und Milz-Schwäche, eine allgemeine Schwäche von Qi und Blut und ein leichter Nieren-Yang-Mangel. Ich gab ihr zwei Präparate zum Einnehmen: Precious Sea (eine Variante von *Bazhen tang* Acht-Schätze-Dekokt) zur Stärkung von Qi und Blut sowie Strengthen the Root (eine Variante von *Yougui wan* Pille, die die Rechte [Niere] wiederherstellt), um das Nieren-Yang zu stärken.

Ich behandelte sie auch mit Akupunktur, obwohl sie sehr empfindlich gegen Nadeln war und den Gedanken daran nicht mochte. Trotzdem wollte sie gern eine Akupunkturbehandlung haben, da sie sich nach jeder Therapiesitzung besser fühlte. Da sie so empfindlich war, verwendete ich nur insgesamt zwei Punkte: gewöhnlich Ma 36 *zusanli,* manchmal mit Mi 6 *sanyinjiao* und manchmal mit Ni 3 *taixi.*

Da ich nur zwei Punkte verwendete (und auch nur zwei Nadeln, da ich sie unilateral benutzte, um die Zahl der Nadeln zu reduzieren), bemerkte ich jedes Mal eine interessante und merkwürdige Reaktion auf Ma 36. Sobald ich die Nadel in Ma 36 eingeführt hatte, wurde die Patientin sehr emotional und begann zu weinen. Diese Reaktion überraschte mich, da ich sie bei der Verwendung von Ma 36 normalerweise nicht erlebe.

Dies brachte mich dazu, mehr Fragen zu ihrer Vergangenheit zu stellen. Als ich sie das erste Mal danach fragte, sagte sie, es gebe nichts Besonderes zu berichten. Als ich jedoch angesichts ihrer Reaktion auf die Nadelung von Ma 36 weiter nachhakte, erzählte sie, dass sie als Teenager unter einer Essstörung mit Anorexie und Bulimie gelitten habe.

Sie sprach nicht gern darüber und ich respektierte ihren Wunsch, aber es gelang mir doch, einige Informationen über ihre Beziehung zu ihrer Mutter in Erfahrung zu bringen. Ihre Mutter hatte einen sehr kontrollierenden und beherrschenden Charakter, während ihr Vater recht schwach war. So hatte sie von Anfang an die ‚falschen' archetypischen Elternteile, nämlich einen zu starken und kontrollierenden weiblichen Elternteil und einen schwachen männlichen Elternteil. Dies wirkte sich auf das Nähren der Erde aus und führte zu einer Magen-Schwäche.

Aus diesem Grund wurde sie jedes Mal, wenn der Magen gestärkt wurde, so emotional. Die Stärkung der Erde brachte alle schmerzlichen Erinnerungen an das mangelnde psychische Nähren durch ihre Eltern zurück. Interessanterweise verhinderte diese Reaktion nicht, dass die Behandlung von Ma 36 auf lange Sicht wirkungsvoll war und ihr half. **❚❚**

HINWEIS FÜR DIE PRAXIS

Die besten Punkte, um den psychischen Aspekt des Magens zu beeinflussen, sind Ma 36 *zusanli* und Ma 40 *fenglong*.

ZUSAMMENFASSUNG

Magen

- In Kapitel 8 von ‚Einfache Fragen' wird festgestellt: *„Milz und Magen sind derjenige Beamte, der für die Getreidespeicher zuständig ist: ihnen entspringen die 5 Geschmacksrichtungen."*
- Der Magen ist für die Ernährung und (zusammen mit der Milz) für die Produktion von Qi und Blut verantwortlich. Er ist die Quelle der Ernährung und des Nähr-Qi *(yingqi).*
- Eine Schwäche des Magens, betrifft sie nun Yin oder Yang, bringt immer eine Schwäche der Ernährung mit sich, welche den ganzen Organismus beeinflusst und sich in Müdigkeit und schwachen Gliedmaßen manifestiert.
- Das psychische Äquivalent zur Verdauungs- und Ernährungsfunktion des Magens hat mit emotionalem Nähren zu tun. So wie der Magen und das Erd-Element auf körperlicher Ebene für die Ernährung sorgen, tun sie dies auch auf psychischer Ebene.
- Auf psychischer Ebene beeinflusst der Magen unsere Fähigkeit zu nähren und genährt zu werden.
- Der Magen wird vor allem durch Grübeln, Traurigkeit, Kummer, Sorge, Furcht und Scham in Mitleidenschaft gezogen.

Zusammenfassung der Magen-Punkte

- Ma 36 *zusanli:* stärkt Magen und Milz, stärkt den Geist und den Intellekt, bei Depressionen aufgrund einer Schwäche.
- Ma 40 *fenglong:* unterdrückt rebellierendes Magen-Qi, beseitigt Schleim, macht die Öffnungen des Geistes auf, beruhigt die Seele, öffnet den Thorax, bei Sorge, Traurigkeit, Kummer, Schuldgefühlen, bei Belangen des Nährens.

Zusammenfassung der Magen-Punkt-Kombinationen

- Ma 40 *fenglong* und Pe 6 *neiguan:* stimulieren die Bewegung der Wanderseele, öffnen den Thorax, beruhigen den Geist, bei Sorge und Belangen des Nährens.
- Ma 36 *zusanli* und Mi 6 *sanyinjiao:* stärken Milz und Magen, nähren das Blut, stärken den Geist (*shen* des Herzens), bei Depressionen und Belangen des Nährens.

8.2.11 Blase

In Kapitel 8 von ‚Einfache Fragen' heißt es: *„Die Blase ist derjenige Beamte, der als regionale Hauptstadt fungiert: die Flüssigkeitenspeicherung hat hier ihren Ursprung und sie [Flüssigkeiten] werden durch die Qi-Umwandlung ausgeschieden."*[29]

Die Blase gehört zum Element Wasser und ist für die Ausscheidung unreiner Flüssigkeiten zuständig. Es ist interessant, die Funktionen von Niere und Blase im Verhältnis zum Wasser-Element zu vergleichen, da sie beide zu diesem Funktionskreis gehören.

Die Niere gehört zum Element Wasser, aber in dem Sinn, dass sie der Ursprung des Wasser, also das Ursprungs-Yin des Körpers ist. Dies ist folglich ein kostbarer Typus von ‚Wasser', weil die Nieren-Essenz daran Anteil hat.

Im Gegensatz dazu gehört die Blase zu Wasser in der Bedeutung, dass sie für die Ausscheidung unreiner Flüssigkeiten zuständig ist. Es handelt sich hier um das letzte Stadium der Flüssigkeitenumwandlung und die Flüssigkeiten, die die Blase ausscheidet, sind daher die ‚unreinsten'. Daher unterscheidet sich das ‚Wasser' der Niere vom ‚Wasser' der Blase.

Auf psychischer Ebene bedeutet dies, dass die Blase durch die Unfähigkeit, ‚das Unreine auszuscheiden', beeinflusst wird, d. h. durch ‚dunkle' Emotionen wie Schuldgefühle, Groll und Eifersucht.

HINWEIS FÜR DIE PRAXIS

Der beste Punkt, um den psychischen Aspekt der Blase zu beeinflussen, ist Bl 60 *kunlun*.

ZUSAMMENFASSUNG

Blase

- In Kapitel 8 von ‚Einfache Fragen' heißt es: *„Die Blase ist derjenige Beamte, der als regionale Hauptstadt fungiert: die Flüssigkeitenspeicherung hat hier ihren Ursprung und sie [Flüssigkeiten] werden durch die Qi-Umwandlung ausgeschieden."*
- Die Blase gehört in der Bedeutung zum Element Wasser, dass sie für die Ausscheidung unreiner Flüssigkeiten zuständig ist. Es handelt sich hier um das letzte Stadium der Flüssigkeitenumwandlung und die Flüssigkeiten, die die Blase ausscheidet, sind daher die ‚unreinsten'.
- Auf psychischer wird die Blase durch die Unfähigkeit, ‚das Unreine auszuscheiden', beeinflusst, d. h. durch ‚dunkle' Emotionen wie Schuldgefühle, Groll und Eifersucht.

Zusammenfassung der Blasen-Punkte

- Bl 60 *kunlun:* beruhigt die Seele, bei Schuld- und Schamgefühlen.

8.2.12 Dreierwärmer

In Kapitel 8 von ‚Einfache Fragen' steht: *„Der Dreierwärmer ist derjenige Beamte, der für das Ausschachten von Kanälen zuständig ist: hier entspringt die Regulierung der Wasserwege."*[30]

Der Dreierwärmer gehört zu den *Shaoyang*-Leitbahnen, die das ‚Scharnier' zwischen den *Taiyang*-Leitbahnen (die sich nach Außen hin öffnen) und den *Yang-*

ming-Leitbahnen (die sich nach Innen hin öffnen) darstellen. Auf psychischer Ebene bedeutet ‚Scharnier', dass diese Leitbahnen ‚Vermittler' in dem Sinn sind, dass sie die Fähigkeit eines Menschen beeinflussen können, sich mit anderen Menschen und der Außenwelt in Beziehung zu setzen. Die Verwendung von

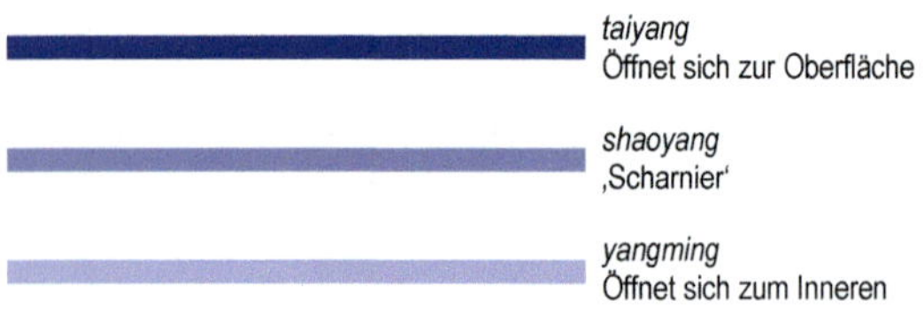

Abb. 8.18 Der Dreierwärmer als Scharnier der Yang-Leitbahnen

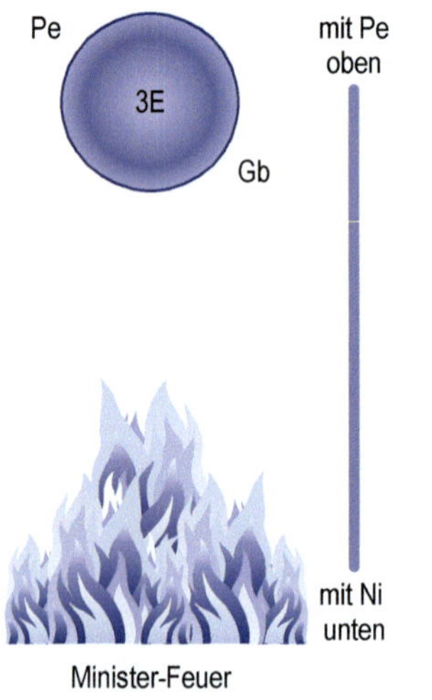

Abb. 8.19 Zu Dreierwärmer und Perikard aufsteigendes Minister-Feuer

Dreierwärmer-Punkten ist daher bei emotionalen Problemen wichtig, die durch Beziehungen entstanden sind (➤ Abb. 8.18).

Die Dreierwärmer- und Perikard-Leitbahnen beeinflussen auch den psychisch-emotionalen Zustand, weil das Minister-Feuer zu diesen beiden Leitbahnen aufsteigt. Wenn das Minister-Feuer durch emotionale Probleme angefacht wird und zu den Perikard- und Dreierwärmer-Leitbahnen aufsteigt, können daher Punkte auf diesen Leitbahnen verwendet werden, um Hitze zu klären und den Geist zu beruhigen (➤ Abb. 8.19). Die Hauptpunkte sind 3E 5 *waiguan*, Pe 7 *daling* und Pe 8 *laogong*.

Schließlich sind die Perikard- und Dreierwärmer-Leitbahnen insofern symmetrisch, als auf ersterer der Öffnungspunkt des Yin-Verbindungsgefäßes *(yinweimai)* und auf letzterer der Öffnungspunkt des Yang-Verbindungsgefäßes *(yangweimai)* liegt. Dies ist ein weiterer Grund, warum diese beiden Leitbahnen die 3 Yin- bzw. 3 Yang-Leitbahnen verknüpfen (➤ Abb. 8.20).

Der psychisch-emotionale Aspekt des Dreierwärmers wird durch seine Doppelnatur bestimmt, indem er sowohl zum Charakter von Feuer als auch von Holz gehört. Der Dreierwärmer gehört zu Feuer, da er nicht nur äußerlich und innerlich mit dem Perikard verbunden ist, sondern auch, weil er der Bote des Ursprungs-Qi *(yuanqi)* und des Feuers des Lebenstores *(mingmen)* ist (➤ Abb. 8.21). Er hat aber auch am Holz-Charakter teil, da er innerhalb der *Shaoyang*-Leitbahnen mit der Gallenblase verknüpft ist. Diese beiden Aspekte stehen nicht unverbunden nebeneinander, da das Minister-Feuer, wie wir gesehen haben, zwischen den Nieren aufsteigt, um sich mit dem Dreierwärmer, der Gallenblase und dem Perikard zu verbinden (➤ Abb. 8.22).

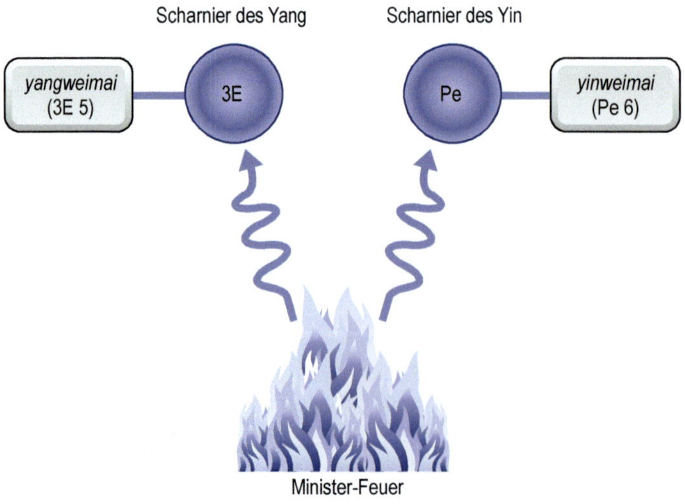

Abb. 8.20 Dreierwärmer und Perikard und Yang- und Yin-Verbindungsgefäß

Insoweit er den Charakter von Holz teilt, hat der Dreierwärmer einen ähnlichen psychisch-emotionalen Einfluss wie die Leber, d. h., er fördert ebenfalls den ‚freien Fluss' der Emotionen auf sanfte Weise, sodass die Emotionen frei herausgelassen und nicht unterdrückt werden. So wie der Dreierwärmer auf körperlicher Ebene die Bewegung des Qi in allen Organen und Strukturen kontrolliert, lenkt er auf psychisch-emotionaler Ebene den sanften Qi-Fluss zwischen Geist und Wanderseele, sodass die Emotionen nicht in ‚Launen' umschlagen, wie es im Fall einer Qi-Stagnation geschieht (➤ Abb. 8.23).

HINWEIS FÜR DIE PRAXIS

Die besten Punkte, um den psychischen Aspekt des Dreierwärmers zu beeinflussen, sind 3E 5 *waiguan* und 3E 3 *zhongzhu.*

ZUSAMMENFASSUNG

Dreierwärmer

- In Kapitel 8 von ‚Einfache Fragen' steht: *„Der Dreierwärmer ist derjenige Beamte, der für das Ausschachten von Kanälen zuständig ist: hier entspringt die Regulierung der Wasserwege."*
- Der Dreierwärmer gehört zu den *Shaoyang*-Leitbahnen, die das ‚Scharnier' zwischen den *Taiyang*-Leitbahnen (die sich nach Außen hin öffnen) und den *Yangming*-Leitbahnen (die sich nach Innen hin öffnen) darstellen.
- Auf psychischer Ebene bedeutet ‚Scharnier', dass diese Leitbahnen ‚Vermittler' in dem Sinn sind, dass sie die Fähigkeit eines Menschen beeinflussen können, sich mit anderen Menschen und der Außenwelt in Beziehung zu setzen.
- Die Dreierwärmer- und Perikard-Leitbahnen beeinflussen auch den psychisch-emotionalen Zustand, weil das Minister-Feuer zu diesen beiden Leitbahnen aufsteigt. Wenn das Minister-Feuer durch emotionale Probleme angefacht wird

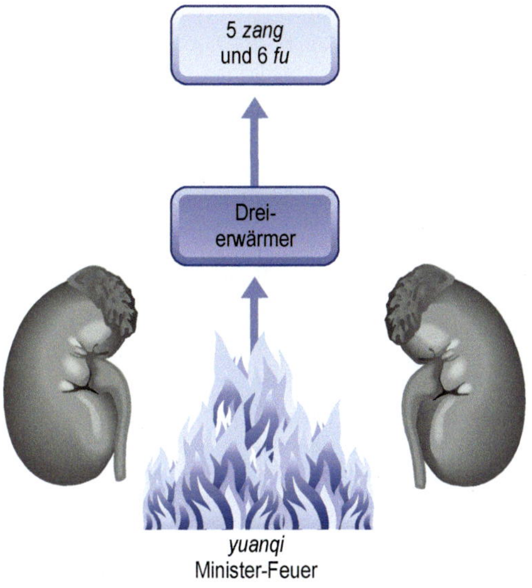

Abb. 8.21 Der Dreierwärmer als ‚Bote' des Ursprungs-Qi und des Minister-Feuers

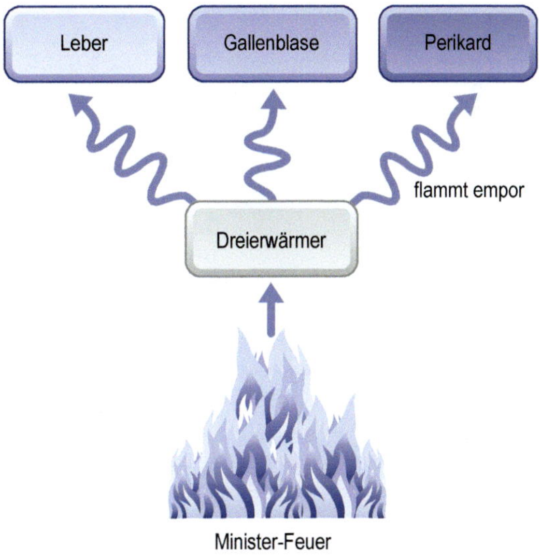

Abb. 8.23 Verbindung des Dreierwärmers mit Perikard, Gallenblase und Minister-Feuer

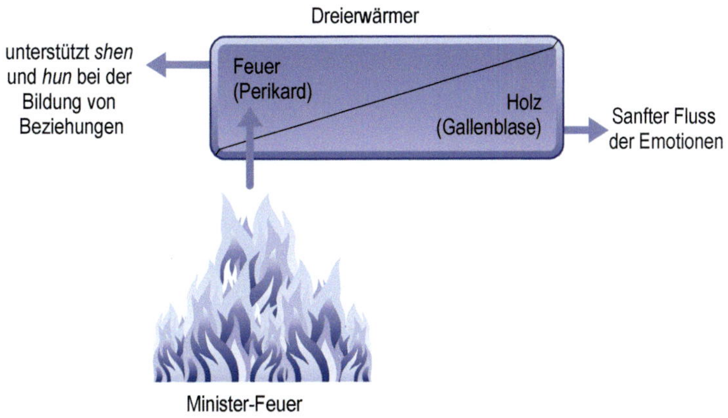

Abb. 8.22 Die Doppelnatur des Dreierwärmers als zu Holz und zum Minister-Feuer gehörend

und zu den Perikard- und Dreierwärmer-Leitbahnen aufsteigt, können daher Punkte auf diesen Leitbahnen verwendet werden, um Hitze zu klären und den Geist zu beruhigen. Die Hauptpunkte sind 3E 5 *waiguan,* Pe 7 *daling* und Pe 8 *laogong.*

- Der psychisch-emotionale Aspekt des Dreierwärmers wird durch seine Doppelnatur bestimmt, indem er sowohl zum Charakter von Feuer als auch von Holz gehört.
- Insoweit er den Charakter von Holz teilt, hat der Dreierwärmer einen ähnlichen psychisch-emotionalen Einfluss wie die Leber, d. h. er fördert ebenfalls den ‚freien Fluss' der Emotionen auf sanfte Weise, sodass die Emotionen frei herausgelassen und nicht unterdrückt werden.

Zusammenfassung der Dreierwärmer-Punkte

- 3E 5 *waiguan:* stimuliert die Bewegung der Wanderseele, bei Beziehungsproblemen, Depressionen, Qi-Stagnation.
- 3E 3 *zhongzhu:* stimuliert die Bewegung der Wanderseele, bei Depressionen.

Zusammenfassung der Dreierwärmer-Punkt-Kombinationen

- 3E 5 *waiguan* und Pe 7 *daling:* beruhigen die Seele, zügeln die Bewegung der Wanderseele, bei Angstzuständen, Beziehungsproblemen, manischem Verhalten.
- 3E 5 *waiguan* und Pe 6 *neiguan:* stimulieren die Bewegung der Wanderseele, bei Depressionen und Beziehungsproblemen.

ANMERKUNGEN

1 1979. *Huangdi neijing suwen* 黄帝内经素问 [The Yellow Emperor's Classic of Internal Medicine – Simple Questions]. People's Health Publishing House, Beijing, S. 58–59. Erstveröffentlichung ca. 100 v. Chr.
2 Simple Questions, S. 59.
3 Simple Questions, S. 153.
4 Simple Questions, S. 68–69.
5 Simple Questions, S. 262.
6 Simple Questions, S. 247.
7 Simple Questions, S. 561.
8 Simple Questions, S. 58.
9 Claremont de Castillejo, I. 1997. Knowing Woman – A Feminine Psychology. Shambhala, Boston, S. 15. Hier wurde aus der deutschen Übersetzung von Ute Evertz zitiert: Die Töchter der Penelope. Elemente des Weiblichen. 5. Aufl. Walter-Verlag, Olten 1987, S. 13.
10 Die Töchter der Penelope, S. 14–15.
11 Simple Questions, S. 58.
12 Simple Questions, S. 58.
13 Simple Questions, S. 58.
14 Simple Questions, S. 153.
15 Simple Questions, S. 58.
16 1981. *Lingshu jing* 灵枢经 [Spiritual Axis]. People's Health Publishing House, Beijing, S. 77. Erstveröffentlichung ca. 100 v. Chr.
17 Qin Yueren 2004. *Nanjing jiaoshi* 难经校释 [Classic of Difficulties]. Scientific and Technical Documents Publishing House, Beijing, S. 22. Erstveröffentlichung ca. 100 n. Chr.
18 Classic of Difficulties, S. 23.
19 Simple Questions, S. 59.
20 Deadman, P.; Al-Khafaji, M. 2007. A Manual of Acupuncture. Journal of Chinese Medicine Publications, Hove, England, S. 238.
21 1980. *Zhenjiu dacheng* 针灸大成 [The Great Compendium of Acupuncture]. People's Health Publishing House, Beijing, S. 222. Das ‚Große Kompendium der Akupunktur' wurde von Yang Jizhou verfasst und im Jahr 1601 erstmals veröffentlicht.
22 The Great Compendium of Acupuncture, S. 222.
23 Simple Questions, S. 59.
24 Simple Questions, S. 59.
25 Simple Questions, S. 68–69.
26 Simple Questions, S. 262.
27 Simple Questions, S. 58–59.
28 Simple Questions, S. 68–69.
29 Simple Questions, S. 59.
30 Simple Questions, S. 59.

KAPITEL

9 Die Emotionen

情志

9.1 Einführung

„Le coeur a ses raisons que la Raison ne connait point." („Das Herz hat seine Gründe, die die Vernunft nicht kennt.")

Pascal, Pensées

In diesem Kapitel werde ich die Emotionen als ätiologische Faktoren bei der Entstehung psychisch-emotionaler Probleme besprechen. Die Ätiologie psychisch-emotionaler Probleme wird in zwei separaten Kapiteln behandelt. Das vorliegende Kapitel erörtert die Emotionen als Krankheitsursachen in der chinesischen Medizin. Diese sind offensichtlich die hauptsächlichen ätiologischen Faktoren bei psychisch-emotionalen Disharmonien. In ➤ Kap. 10 werden andere mitwirkende Faktoren wie etwa Ernährung und Überarbeitung besprochen. Dies sind gewöhnlich nur Nebenfaktoren, die die Wirkung emotionaler Krankheitsursachen verschlimmern.

Man beachte, dass in ➤ Kap. 14 die Sicht von den Emotionen in der westlichen Philosophie abgehandelt wird (nicht notwendigerweise im Sinne von Krankheitsursachen) und in ➤ Kap. 15 der Einfluss des Konfuzianismus auf die Art und Weise, wie in der chinesischen Medizin Emotionen gesehen werden. Dem Leser sei nahegelegt, diese beiden wichtigen Kapitel zu lesen, auch wenn dies nicht unbedingt in der vorgegebenen Kapitelfolge geschehen muss.

Der chinesische Ausdruck für das, was wir mit ‚Emotion' übersetzen, lautet *qing* 情; dieses Wort ist aus dem Radikal für ‚Herz' auf der linken und einer weiteren Komponente auf der rechten Seite (*qing* 青) zusammengesetzt, die teils phonetische Bedeutung hat, teils die Vorstellung von ‚wachsenden Pflanzen' vermittelt. Die Begründung dafür ist, dass das Piktogramm die grüne Farbe wachsender Pflanzen bezeichnet; es besteht aus dem Radikal für Leben (*sheng* 生) und dem für Zinnober (*dan* 丹).

Das Wort ‚Emotion' selbst ist meiner Meinung nach kein guter Ausdruck, um die chinesische Anschauung von ‚emotionalen' Krankheitsursachen wiederzugeben. Das Wort ‚Emotion' stammt aus dem Lateinischen und bezieht sich auf *‚e-movere'*, also ‚herausbewegen'. Es wird verwendet, um jegliches Gefühl der Psyche, das sich ‚nach außen bewegt' oder ‚bewegt wird', zu beschreiben, in Abgrenzung zu den kognitiven oder willensmäßigen Zuständen des Bewusstseins.

In diesem Sinne kann sich der Ausdruck ‚Emotion' auf jegliches Gefühl wie Furcht, Freude, Hoffnung, Überraschung, Verlangen, Abneigung, Wohlbefinden und Schmerz usw. beziehen; er ist daher nicht ganz passend als Begriff für die Emotionen, wie sie in der chinesischen Medizin gemeint sind. In der chinesischen Medizin werden Emotionen als Krankheitsursache betrachtet; einige der gerade erwähnten Emotionen (z. B. Überraschung) gehören nicht dazu.

Es ist interessant, dass dasjenige Wort, das verwendet wurde, um ein Leiden der Psyche auszudrücken (wie in der chinesischen Medizin intendiert), ursprünglich ‚Passion' (Leidenschaft) statt ‚Emotion' lautete. Das Wort ‚Passion' stammt von dem lateinischen Verb *‚patire'*, was ‚leiden' bedeutet; es wäre deshalb eine bessere Übersetzung für das chinesische Wort *‚qing'* im Zusammenhang mit Emotionen als Krankheitsursache.

Das Wort ‚Emotion' ersetzte in der Zeit zwischen Descartes und Rousseau, also zwischen 1650 und 1750, das Wort ‚Passion', da Descartes ‚Passion' und Rousseau ‚Emotion' verwendete.

Das Wort ‚Passion' (Leidenschaft) würde daher die Vorstellung von psychischem Leiden besser als ‚Emotion' ausdrücken, weil es auch den Gedanken von etwas, das wir ‚erleiden', dem wir unterworfen sind, vermittelt. In der Tat können Gefühle wie Traurigkeit, Furcht und Zorn Krankheitsursachen werden, wenn sie unsere Psyche übernehmen – wenn wir sie nicht länger kontrollieren, sondern sie uns. Der chinesische Ausdruck, den die meisten chinesischen Werke verwenden, um die durch die Emotionen hervorgerufene ‚Stimulierung' oder ‚Reizung' zu beschreiben, lautet *ciji* 刺激, wobei *ji* das Radikal für ‚Wasser' enthält und ‚überschwappen', ‚aufwallen' bedeutet, wie es bei Wellen der Fall ist. Es bezeichnet also das Aufwallen der Emotionen wie bei einer Welle, die uns davonträgt.

Damasio definiert sechs primäre (oder universelle Emotionen), nämlich Freude, Trauer, Furcht, Ärger, Überraschung und Ekel.[1] Wie wir anhand dieser Liste erkennen können, finden sich darunter Emotionen, die keine Krankheitsursachen sind (z. B. Überraschung oder Ekel). Daher wäre der Begriff ‚Passion' (Leidenschaft) angemessener, weil die chinesische Medizin nur die Emotionen berücksichtigt, die Krankheitsursachen darstellen.

Wir wissen, dass Emotionen eine bedeutende evolutionsgeschichtliche Rolle in unserer Entwicklung spielten. Außer, dass sie unter bestimmten Umständen Krankheitsursachen werden, können sie auch positive Funktionen erfüllen. Beispielsweise kann Traurigkeit soziale Bindungen stärken; Zorn erlaubt uns, einen hohen Energiepegel zu mobilisieren und aufrechtzuerhalten; Scham gewährleistet soziale Ordnung und Stabilität; Furcht motiviert Flucht aus gefährlichen Situationen usw. [2]

Interessanterweise unterscheidet Damasio zwischen *Gefühl* und *Emotion*. Er sagt, dass Gefühle nach innen gerichtet und privat seien, während Emotionen nach au-

9

ßen gerichtet und öffentlich seien. Damasio behauptet, dass es Gefühle gibt, deren wir uns bewusst sind, und Gefühle, deren wir uns nicht bewusst sind:

„Ich meine, […] dass dies nicht der Fall ist, dass ein Organismus in neuronalen und mentalen Mustern den Zustand repräsentieren kann, den wir bewussten Lebewesen ein Gefühl nennen, ohne je zu wissen, dass das Fühlen stattfindet."[3]

Dies ist eine interessante Unterscheidung und ähnelt sehr stark der chinesischen Medizin. Wir könnten sagen, dass die Gefühle, deren wir uns nicht bewusst sind, zur Körperseele *(po)* gehören, während Emotionen den Geist *(shen)* und die Wanderseele *(hun)* mit einbeziehen.

Emotionen sind psychische Stimuli, die unser Affektleben beeinflussen. Unter normalen Umständen stellen sie keine Krankheitsursache dar. Kaum ein Mensch kann es vermeiden, irgendwann einmal in seinem Leben zornig, traurig, bedrückt, besorgt oder ängstlich zu sein. Beispielsweise ruft der Tod eines Angehörigen ein sehr natürliches Gefühl von Trauer hervor.

Emotionen werden nur zu einer Krankheitsursache, wenn sie entweder lange anhalten oder sehr intensiv sind. Nur wenn wir uns lange Zeit, d. h. Monate oder Jahre, in einem bestimmten emotionalen Zustand befinden, werden Emotionen zu einer Krankheitsursache. Wenn beispielsweise eine bestimmte familiäre oder mit der Arbeit zusammenhängende Situation uns ständig zornig macht oder frustriert, wird dies die Leber beeinträchtigen und eine innere Disharmonie verursachen. In einigen Fällen können Emotionen in sehr kurzer Zeit zu einer Krankheitsursache werden, wenn sie intensiv genug sind: Schock ist das beste Beispiel für solch eine Situation.

HINWEIS FÜR DIE PRAXIS

Emotionen werden nur zu Krankheitsursachen, wenn sie entweder lange Zeit anhalten oder sehr intensiv sind.

In der chinesischen Medizin sind Emotionen (im Sinne von Krankheitsursachen) psychische Stimuli, die die Zirkulation des Qi beeinträchtigen und den Geist *(shen)*, die Wanderseele *(hun)* und die Körperseele *(po)* stören. Über sie verändern Emotionen das Gleichgewicht der inneren Organe und die Harmonie von Qi und Blut. Aus diesem Grund ist emotionaler Stress eine innere Krankheitsursache, die die Innenorgane direkt verletzt, was offensichtlich der Hauptgrund psychisch-emotionaler Disharmonien ist. Aus diesem Grund bezeichnet die chinesische Medizin emotionalen Stress gewöhnlich als ‚innere' und das Klima als ‚äußere' Krankheitsursache. Auf der anderen Seite – und dies ist ein sehr wichtiges Kennzeichen der chinesischen Medizin – beeinflusst der

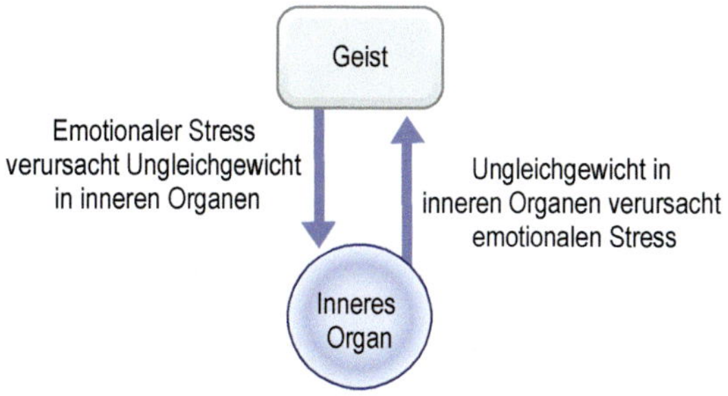

Abb. 9.1 Wechselwirkung zwischen Emotionen und inneren Organen

Zustand der inneren Organe auch unseren emotionalen Zustand.

Die Wechselbeziehung zwischen den Emotionen und den inneren Organen und die Einheit von Körper und Geist ist einer der wichtigsten und bezeichnendsten Aspekte der chinesischen Medizin. Emotionaler Stress verursacht ein Ungleichgewicht der inneren Organe. Eine Disharmonie der Organe (aus anderen Gründen als emotionalem Stress) führt wiederum zu einem emotionalen Ungleichgewicht. Beispielsweise wird ein lang anhaltender Zustand von Zorn die Leber angreifen; umgekehrt wird eine Leber-Disharmonie, die vielleicht durch Ernährung oder Überarbeitung entstanden ist, ein emotionales Ungleichgewicht und Reizbarkeit bewirken (➤ Abb. 9.1).

Wenn beispielsweise das Leber-Blut im Mangel ist (möglicherweise durch ernährungsbedingte Faktoren) und das Leber-Yang ansteigen lässt, kann dies dazu führen, dass ein Mensch ständig gereizt ist. Wenn umgekehrt ein Mensch ständig über eine bestimmte Situation oder Person verärgert ist, kann dies das Leber-Yang ansteigen lassen.

In Kapitel 8 aus dem ‚Zentrum des Wirkvermögens' wird die wechselseitige Beziehung zwischen den Emotionen und inneren Organen deutlich gemacht:

„Sorge, Ängstlichkeit und Grübeln verletzen den Geist [shen]; übermäßige Freude zerstreut den Geist, welcher daraufhin seiner Wohnstätte beraubt wird. Traurigkeit und Kummer blockieren das Qi und verursachen eine Stagnation."[4]

Dort heißt es auch:

„Furcht, Unruhe und Grübeln des Herzens verletzen den Geist (shen) … die Sorge der Milz verletzt den Intellekt (yi) … Traurigkeit und Schock der Leber verletzen die Wanderseele (hun) … übermäßige Freude der Lunge verletzt die Körperseele (po) … der Zorn der Niere verletzt die Willenskraft (zhi)."[5]

9

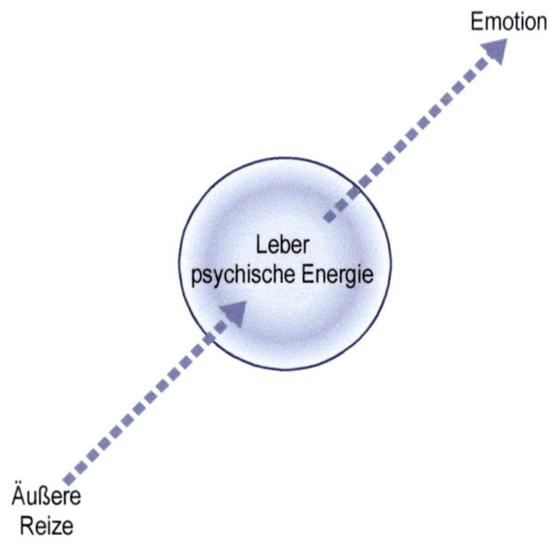

Abb. 9.2 Umwandlung der psychischen Energie eines Organs in eine ‚Emotion'

Auf der anderen Seite heißt es weiter:

„*Wenn das Leber-Qi geschwächt ist, tritt Furcht auf, wenn es übermäßig ist, entsteht Zorn ... wenn das Herz-Qi geschwächt ist, kommt Traurigkeit auf, wenn es übermäßig ist, stellt sich manisches Verhalten ein.*"[6]

Diese Textstellen zeigen deutlich, dass auf der einen Seite emotionaler Stress die inneren Organe verletzt und auf der anderen Seite eine Disharmonie der inneren Organe zu einem emotionalen Ungleichgewicht führen kann.

Jede Emotion stammt aus einem psychischen Bereich, der zu einem bestimmten Yin-Organ gehört. Dies erklärt, warum eine bestimmte Emotion ein spezifisches Organ beeinflusst: Das jeweilige Organ bringt bereits eine bestimmte psychische Energie mit spezifischen Charakteristika hervor, die, wenn sie emotionalen Stimuli unterworfen ist, mit einer bestimmten Emotion antwortet oder ‚mit ihr resoniert'. Wenn beispielsweise ein äußerer Stimulus mit der psychischen Energie der Leber im Gleichklang steht, entwickelt sich Zorn (➢ Abb. 9.2). Daher besitzen die inneren Organe bereits eine psychische Energie, die sich nur in eine negative Emotion umwandelt, wenn dies durch bestimmte äußere Umstände ausgelöst wurde.

Warum greift Zorn zum Beispiel die Leber an? Betrachten wir einmal die Eigenschaften der Leber: Sie bewegt sich frei, leicht und schnell, ihr Qi hat die Tendenz aufzusteigen, sie hat eine Entsprechung zum Frühling, wenn die mächtige Yang-Energie nach außen und nach oben durchbricht, und sie entspricht dem Element Holz mit seiner expansiven Bewegung. Dann ist es leicht zu verstehen, dass die Leber durch Zorn beeinflusst wird. Diese Emotion mit ihren plötzlichen Ausbrüchen, dem Gefühl von aufsteigendem Blut zum Kopf bei sehr starkem Zorn, der destruktiven, expansiven Eigenschaft von Wut, spiegelt auf der affektiven Ebene die oben skizzierten Merkmale der Leber und des Holzes wider.

Welche Emotionen in der chinesischen Medizin berücksichtigt wurden, hat sich über die Jahre verändert. Wir sollten also nicht zu streng an den 5 Emotionen nach den Fünf Elementen festhalten, auch nicht an den ‚sieben Emotionen', wie sie traditionellerweise in den chinesischen Werken aufgeführt werden. Wie wir unten sehen werden, haben sich die Vorstellungen, welche Emotionen in der chinesischen Medizin Beachtung finden, verändert; darüber hinaus gibt es auch viele Emotionen, die in der chinesischen Medizin nie berücksichtigt wurden, die aber bei Menschen aus dem Westen sehr häufig vorkommen (siehe unten).

Eine der ältesten Erwähnungen von Emotionen findet sich in Konfuzius' ‚Buch der Riten' *(Liji)*, das auf ca. 500 v. Chr. zurückgeht. In diesem Buch listet Konfuzius sieben Emotionen auf, nämlich Freude, Zorn, Kummer, Furcht, Liebe, Hass und Begierde.[7] Nach ‚Psychologie in der chinesischen Medizin' führt der Daoist Laozi ebenfalls sieben Emotionen auf, die sich jedoch etwas von denen des Konfuzius unterscheiden: Freude, Zorn, Sorge, Traurigkeit, Liebe, Hass und Begierde.[8] In anderen Werken werden sechs Emotionen genannt: Liebe, Hass, Begierde, Zorn, Kummer und Freude.[9]

Aus Sicht der Fünf Elemente berücksichtigte Kapitel 5 der ‚Einfachen Fragen' fünf Emotionen, die jeweils auf ein spezifisches Yin-Organ einwirken:

- Zorn beeinflusst die Leber
- Freude beeinflusst das Herz
- Grübeln beeinflusst die Milz
- Sorge beeinflusst die Lunge
- Furcht beeinflusst die Niere.[10]

ZUSAMMENFASSUNG

Die Emotionen und die Fünf Elemente

Holz – Zorn – Leber
Feuer – Freude – Herz
Erde – Grübeln – Milz
Metall – Sorge – Lunge
Wasser – Furcht – Niere

Die oben genannten fünf Emotionen sind jedoch keinesfalls die einzigen Emotionen, die im ‚Klassiker des Gelben Kaisers' erwähnt werden. In anderen Textpassagen werden Traurigkeit und Schock hinzugefügt, sodass sich sieben Emotionen ergeben:

- Zorn beeinflusst die Leber
- Freude beeinflusst das Herz
- Sorge beeinflusst Lunge und Milz
- Grübeln beeinflusst die Milz
- Traurigkeit beeinflusst Lunge und Herz

- Furcht beeinflusst die Niere
- Schock beeinflusst Niere und Herz.

Chen Wuze (1174) listet die sieben Emotionen auf, die gewöhnlich in modernen Werken besprochen werden, nämlich Freude, Zorn, Sorge, Grübeln, Traurigkeit, Furcht und Schock.

Zhang Jiebin erwähnt in seinem ‚Klassiker der Kategorien' sogar acht Emotionen:

- Freude
- Zorn
- Grübeln
- Sorge
- Schreck (*kong* 恐)
- Schock
- Traurigkeit
- Furcht (*wei* 畏).[11]

Auch wenn jede Emotion ein bestimmtes Yin-Organ beeinflusst, sollte die Beziehung zwischen einer Emotion und einem bestimmten Organ nicht zu streng aufgefasst werden. Jede Emotion kann auf mehr als ein Organ einwirken und tut dies auch, häufig in einem Krankheitsmuster, das nicht den Fünf Elementen folgt. Dies wird unten genauer erklärt.

Viele Textstellen aus ‚Das Zentrum des Wirkvermögens' und ‚Einfache Fragen' bestätigen, dass die Beziehung zwischen einer Emotionen und einem Organ (z. B. Zorn – Leber) nicht zu eng gedeutet werden soll, weil jede Emotion mehrere Organe beeinflussen kann. Beispielsweise heißt es hinsichtlich übermäßiger Freude in Kapitel 8 aus ‚Das Zentrum des Wirkvermögens': *„Übermäßige Freude der Lunge verletzt die Körperseele, und dies kann manisches Verhalten verursachen."*[12]

Im Hinblick auf Zorn steht in Kapitel 23 der ‚Einfachen Fragen': *„Wenn die Gallenblase erkrankt ist, kommt Zorn auf."*[13] Aus Kapitel 62 der ‚Einfachen Fragen': *„Wenn das Blut nach oben und das Qi nach unten schießt, wird das Herz gestört und kann Zorn verursachen."*[14] Aus Kapitel 8 des ‚Zentrums des Wirkvermögens': *„Zorn, der auf die Niere einwirkt, verletzt die Willenskraft [zhi]."*[15]

In Bezug auf das Grübeln heißt es in Kapitel 39 der ‚Einfachen Fragen': *„Grübeln bewirkt, dass sich das Herz [-Qi] ansammelt, was den Geist stagnieren lässt; das Aufrechte Qi lässt sich nieder und bewegt sich nicht, daher stagniert das Qi."*[16]

Hinsichtlich der Sorge lesen wir in Kapitel 23 der ‚Einfachen Fragen': *„Wenn das Qi nach oben schießt, beeinflusst es die Leber und verursacht Sorge."*[17] In Kapitel 8 des ‚Zentrums des Wirkvermögens' heißt es: *„Sorge der Milz verletzt den Intellekt."*[18]

Im Hinblick auf Furcht finden wir in Kapitel 4 des ‚Zentrums des Wirkvermögens' folgende Aussage: *„Sorge und Furcht verletzen das Herz."*[19] Aus Kapitel 62 der ‚Einfachen Fragen': *„Wenn das Blut [der Leber] im Mangel ist, kommt Furcht auf."*[20] Aus Kapitel 19 der ‚Einfachen Fragen': *„Furcht lässt das Milz-Qi stagnieren."*[21] Aus Kapitel 23 der Einfachen Fragen: *„Wenn das Magen-Qi nach oben rebelliert, treten Erbrechen und Furcht auf."*[22]

Zhang Jiebin fasst in Kapitel 216 seines Buches ‚Klassiker der Kategorien' (*Leijing*, 1624) die Wirkung jeder Emotion auf Organgruppen zusammen:

„Die 5 Emotionen interagieren miteinander bei der Verursachung von Krankheiten. Beispielsweise beeinträchtigt übermäßige Freude das Herz, aber sie kann auch auf die Lunge einwirken und die Körperseele verletzen. Übermäßige Freude kommt vom Herzen, aber bewegt sich zur Lunge. Zorn wirkt auf die Leber, aber auch auf die Gallenblase ein. Leber und Gallenblase sind in einer Innen-Außen-Beziehung miteinander verbunden. Wenn das Leber-Qi übermäßig ist, wirkt sich dies auf die Gallenblase aus. [Bei Zorn] schießt das Blut nach oben und das Qi nach unten, was das Herz stört. Manchmal wirkt sich Zorn auf die Niere aus und verletzt die Willenskraft. Daher kann Zorn auf die Leber, Gallenblase, das Herz und die Niere einwirken. Grübeln gehört zur Milz, beeinträchtigt aber auch das Herz. Das Herz ist die Mutter der Milz; wenn das Qi der Mutter sich nicht frei bewegen kann, wirkt sich dies auf das Kind aus. Deshalb sind sowohl Milz als auch Herz bei Grübeln beeinträchtigt. Sorge gehört zur Lunge, wirkt sich aber auch auf das Herz aus. Sorge lässt das Qi ansteigen und kann die Leber beeinträchtigen. Die Leber wird dann überaktiv und dringt in die Milz ein. Die Milz wird in diesem Fall durch Sorge in Mitleidenschaft gezogen, was den Intellekt [yi] verletzt. Daher wirkt Sorge auf die Lunge, das Herz, die Leber und die Milz ein."[23]

Wenn man zusammenfasst, was Zhang Jiebin in der obigen Textstelle schreibt, wirkt jede Emotion auf eine Organgruppe ein:

- Übermäßige Freude: Herz und Lunge
- Zorn: Leber, Gallenblase, Herz und Niere
- Grübeln: Milz und Herz
- Sorge: Lunge, Herz, Leber und Milz
- Furcht: Niere, Herz, Leber, Milz und Magen.

Darüber hinaus wirken alle Emotionen per definitionem auf das Herz ein, weil das Herz dasjenige Organ ist, das den Geist *(shen)* beherbergt und es der Geist ist, der die Emotionen fühlen kann. Wenn wir zornig sind, beeinflusst der Zorn zwar die Leber, aber es ist der Geist des Herzens, der den Zorn spürt und weiß, dass wir zornig sind. Daher wirken per definitionem alle Emotionen auf das Herz ein. Dies ist auch der Grund dafür, warum eine rote Zungenspitze (Herz-Areal) solch ein verbreiteter klinischer Befund ist. Er zeigt emotionalen Stress an, der von jeder Emotion herrühren kann, nicht nur von denjenigen, die dem Herzen zugeschrieben sind.

Zhang Jiebin erläutert in seinem ‚Klassiker der Kategorien' (*Leijing*, 1624), wie alle Emotionen das Herz beeinflussen:

„Das Herz ist der Herrscher der 5 Yin- und der 6 Yang-Organe. Es versammelt die Wander- und die Körperseele und umfasst den Intellekt [yi] und die Willenskraft [zhi]. Sorge wirkt auf das Herz und dann die Lunge ein; Grübeln beeinflusst das Herz und dann die Milz; Zorn beeinträchtigt das Herz und dann die Leber; Furcht zieht zuerst das Herz und dann die Niere in Mitleidenschaft."[24]

Fei Boxiong (1800–1879) drückt dies sehr deutlich aus:

„Die sieben Emotionen verletzen die 5 Yin-Organe einzeln, aber sie alle beeinträchtigen das Herz. Freude verletzt das Herz ... Zorn verletzt die Leber, die Leber kann dies nicht erkennen, aber das Herz kann es, daher beeinflusst er sowohl die Leber als auch das Herz. Sorge verletzt die Lunge, die Lunge kann dies nicht erkennen, aber das Herz kann es, daher beeinflusst sie sowohl die Lunge als auch das Herz. Grübeln verletzt die Milz, die Milz kann dies nicht erkennen, aber das Herz kann es, daher beeinflusst es sowohl die Milz als auch das Herz."[25]

Yu Chang schreibt in den ‚Prinzipien der medizinischen Praxis' (1658):

„Sorge erregt das Herz und hat Auswirkungen auf die Lunge; Grübeln erregt das Herz und hat Auswirkungen auf die Milz; Zorn erregt das Herz und hat Auswirkungen auf die Leber; Furcht erregt das Herz und hat Auswirkungen auf die Niere. Daher beeinträchtigen alle 5 Emotionen [Freude mit eingeschlossen] das Herz."[26]

In Kapitel 28 des ‚Zentrums des Wirkvermögens' heißt es ebenfalls, dass alle Emotionen das Herz beeinflussen: *„Das Herz ist der Herrscher über die 5 Yin- und die 6 Yang-Organe ... Traurigkeit, Schock und Sorge erregen das Herz; wenn das Herz erregt ist, werden die 5 Yin- und 6 Yang-Organe geschüttelt."*[27] Die chinesische Schrift drückt deutlich den Gedanken aus, dass alle Emotionen auf das Herz Einfluss nehmen, da die Schriftzeichen für alle sieben Emotionen auf dem ‚Herz'-Radikal basieren. Dies ist vielleicht der wichtigste Aspekt der Herz-Funktionen und der Hauptgrund dafür, warum es mit einem ‚Monarchen' verglichen wird.

Kapitel 8 des ‚Zentrums des Wirkvermögens' beschäftigt sich recht eingehend mit der psychischen Wirkung der Emotionen:

„Die Methode der Nadelung sollte zunächst einmal im Geist (shen) verwurzelt sein. Blut, Blutgefäße, Nähr-Qi (yingqi), Qi und der Lebensgeist (jingshen) sind in den 5 Yin-Organen gespeichert. Wenn sie aufgrund der Emotionen aus dem Gleichgewicht geraten, geht die Essenz (jing) verloren, die Wanderseele (hun) und die Körperseele (po) werden zerstreut, die Willenskraft (zhi) und der Intellekt (yi) sind im Chaos und dem Menschen mangelt es an Weisheit und Reflexion. Warum ist dies so? Der Himmel verleiht uns Tugend (de), die Erde gibt uns das Qi. Wenn die Tugend fließt und das Qi pulsiert, gibt es Leben. Wenn die beiden Essenzen [von Mutter und Vater] sich vereinigen, wird der Geist ins Leben gerufen. Was dem Geist in seinem Kommen und Gehen folgt, ist die Wanderseele; was der Essenz in ihrem Eintreten und Austreten folgt, ist die Körperseele. Das Herz lenkt die psychischen Aktivitäten; es beherbergt das Gedächtnis, das Intellekt (yi) genannt wird; die Speicherung [von Informationen] des Intellekts wird Gedächtnis (zhi) genannt; das Gedächtnis bringt das Grübeln hervor; Grübeln (si 思) erzeugt Reflexion (lü 慮). Daher nährt der Weise das Leben (yangsheng), indem er den vier Jahreszeiten folgt, sich an Kälte und Hitze anpasst, Freude und Zorn mäßigt, Yin und Yang reguliert, und wird so ein langes Leben genießen.

Furcht, Grübeln und Sorge verletzen den Geist und die Seele. Wenn die Seele verletzt ist, kann die Furcht aus dem Ruder laufen. Wenn Traurigkeit das Innere aufrührt, verletzt sie das Leben. Freude zerstreut die Seele aus ihrer Residenz. Sorge blockiert das Qi, sodass es stagniert. Zorn verursacht einen Verlust an Selbstkontrolle. Furcht fegt die Seele hinweg. Schreck und Grübeln des Herzens verletzen die Seele. Sorge der Milz verletzt den Intellekt. Traurigkeit der Leber schädigt die Wanderseele, was manisches Verhalten und geistige Verwirrung verursachen kann; es tritt eine Kontraktion der Sehnen auf, das Hypochondrium kann nicht angehoben werden, das Haar trocknet aus. Die Freude der Lunge verletzt die Körperseele; wenn die Körperseele geschädigt ist, tritt manisches Verhalten auf und das Yin kann sich nicht niederlassen, die Haut wird wie erhitztes Leder, das Haar trocknet aus. Zorn der Niere verletzt die Willenskraft; wenn die Willenskraft geschädigt ist, wirkt sich dies auf das Gedächtnis aus und man kann sich nicht mehr daran erinnern, was gesagt wurde, es treten Schmerzen im unteren Rücken und die Unfähigkeit auf, den Rücken zu beugen oder zu strecken, das Haar trocknet aus. Furcht verletzt die Essenz; dies schädigt die Knochen. Daher sollten die 5 Yin-Organe, die die Essenz speichern, nicht geschädigt werden; wenn doch, entsteht ein Yin-Mangel und daraus wiederum eine Qi-Schwäche.

Deshalb sollte man bei der Nadelung den Patienten beobachten, um Kenntnisse über den Zustand von Essenz, Geist, Wanderseele, Körperseele zu erlangen und um zu wissen, ob sie bewahrt wurden oder nicht.

Die Leber speichert das Blut und das Blut beherbergt die Wanderseele; wenn das Leber-Qi geschwächt ist, entsteht Furcht; wenn es in Fülle ist, kommt Zorn auf. Die Milz speichert Nahrung und diese beherbergt den Intellekt; wenn das Milz-Qi geschwächt ist, sind die 4 Gliedmaßen schwach und es besteht ein Ungleichgewicht bei den 5 Yin-Organen. Bei einer Fülle des Milz-Qi treten ein Spannungsgefühl im Abdomen, Menstruationsstörungen und Harnwegsprobleme auf. Das Herz speichert die Blutgefäße und diese beherbergen den Geist; wenn das Herz-Qi geschwächt ist, kommt Traurigkeit auf; bei einer Fülle lacht der Patient unaufhörlich. Die Lunge speichert das Qi und dieses beherbergt die Körperseele; wenn das Lungen-Qi geschwächt ist, ist die Nase verstopft. Bei einer Fülle des Lungen-Qi treten Atemnot und ein Engegefühl im Thorax auf. Die Niere speichert die Essenz und diese beherbergt die Willenskraft; wenn das Nieren-Qi geschwächt ist, tritt ein Kollaps auf; bei einer Fülle hat man ein Spannungsgefühl und die 5 Yin-Organe sind nicht in Harmonie."[28]

Siehe hierzu auch ➤ Abb. 9.3.

Ein interessanter Aspekt in der obigen Textstelle aus dem ‚Zentrum des Wirkvermögens' ist der Satz: *„Der Himmel verleiht uns Tugend (de), die Erde gibt uns das Qi. Wenn die Tugend fließt und das Qi pulsiert, gibt es Leben.*" Diese beiden Sätze zeigen sehr deutlich den konfuzianischen Einfluss auf die chinesische Medizin, nämlich den Gedanken, dass ‚der Himmel uns Tugend verleiht'. Der für ‚Tugend' verwendete Begriff (*de* 德) ist ein typisch konfuzianischer Ausdruck, der die Eigenschaften des konfuzianischen Weisen bezeichnet; die Übersetzung mit ‚Tugend' ist zwangsläufig unzulänglich. Dies wird unten eingehender besprochen.

In Kapitel 5 der ‚Einfachen Fragen' heißt es:

„Zorn verletzt die Leber, Traurigkeit wirkt Zorn entgegen …
Freude verletzt das Herz, Furcht wirkt Freude entgegen …
Grübeln verletzt die Milz, Zorn wirkt Grübeln entgegen …
Zorn verletzt die Lunge, Freude wirkt Sorge entgegen …
Furcht verletzt die Niere, Grübeln wirkt Furcht entgegen."[29]

Ein interessantes Merkmal dieser Textstelle ist es, dass jeder Emotion gemäß der Kontroll-Sequenz der Fünf Elemente eine andere Emotion entgegenwirken soll (➤ Abb. 9.4). Beispielsweise gehört Furcht zur Niere und zum Element Wasser, Wasser kontrolliert Feuer (Herz), die mit dem Herzen verknüpfte Emotion ist die Freude, daher wirkt Furcht Freude entgegen. Diese Denkweise weist einige interessante Ideen auf, die in der Praxis sicherlich richtig sind, beispielsweise dass ‚Zorn Grübeln entgegenwirkt'.

Gemäß diesem Schema wirken Emotionen also wie folgt einander entgegen (➤ Abb. 9.4):

- Zorn wirkt Grübeln entgegen
- Freude wirkt Traurigkeit entgegen
- Grübeln wirkt Furcht entgegen
- Traurigkeit wirkt Zorn entgegen
- Furcht wirkt Freude entgegen.

Neben den obigen Emotionen werde ich auch einige Emotionen besprechen, die normalerweise nicht in modernen chinesischen Werken, aber in alten Büchern er-

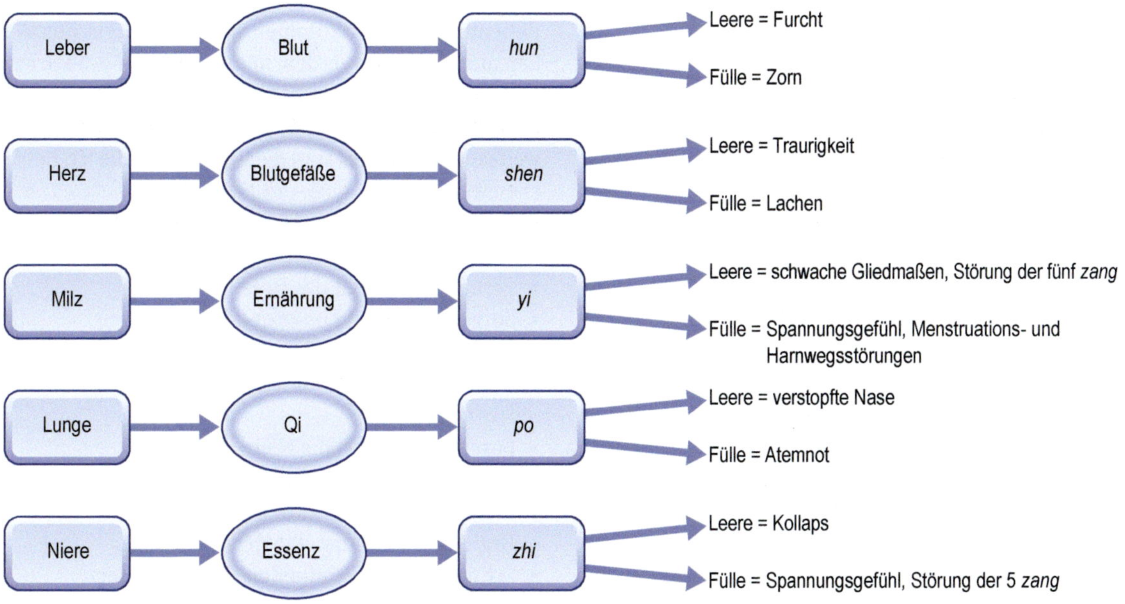

Abb. 9.3 Wirkung einer Disharmonie der inneren Organe auf den emotionalen Zustand gemäß Kapitel 8 des ‚Zentrums des Wirkvermögens'

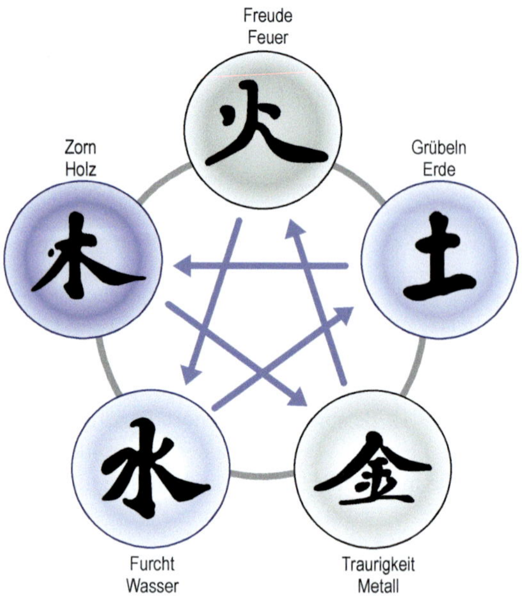

Abb. 9.4 Einander entgegenwirkende Emotionen gemäß der Kontroll-Sequenz nach den Fünf Elementen

wähnt werden. Darüber hinaus werde ich auch einige Emotionen erörtern, die in chinesischen Werken, seien es nun moderne oder alte, nie Erwähnung finden. Die Liste derjenigen Emotionen, die *nicht* in der chinesischen Literatur besprochen werden, ist sehr lang; hier einige Beispiele:

- Stolz
- Schamgefühl
- Schuldgefühl
- Neid
- Verachtung
- Panik
- Verzweiflung
- Hoffnungslosigkeit
- Frustration
- Hass
- Zurückweisung (zurückgewiesen werden)
- Entrüstung
- Demütigung
- Bedauern
- Reue
- Selbstverachtung
- Selbsthass
- Selbstliebe (Narzissmus)
- Boshaftigkeit
- Eitelkeit.

Einige der obigen Emotionen könnten mit einer der traditionellen chinesischen Emotion verknüpft werden, z. B. Frustration und Entrüstung könnten unter ‚Zorn' zusammengefasst werden.

Neben den üblichen sieben Emotionen berücksichtigten einige chinesische Ärzte noch weitere, wie etwa Kummer, Liebe, Hass und Begierde. Kummer steht natürlich der Traurigkeit nahe. ‚Liebe' bedeutet hier nicht die normale Liebe, wie etwa die zwischen einer Mutter und ihrem Kind oder der zwischen zwei Liebenden, sondern eher den Zustand, wenn Liebe zu einer Obsession wird oder fehlgeleitet ist, etwa wenn ein Mensch jemanden liebt, der ihn ständig verletzt.

Hass ist eine verbreitete negative Emotion, die dem Zorn verwandt ist. ‚Begierde' meint ein übermäßiges Verlangen. Dass man dies zu den Krankheitsursachen zählt, spiegelt den taoistischen, konfuzianischen und buddhistischen Einfluss auf die chinesische Medizin wider, da alle drei chinesischen Hauptreligionen/-philosophien übermäßige Begierde als Wurzel vieler emotionaler Störungen betrachteten.

Gemäß buddhistischem Gedankengut ist die Begierde die ultimative Krankheitsursache, nämlich das Festhalten an äußeren Dingen oder anderen Menschen und dem Leben selbst. Aus buddhistischer Sicht ist es das ‚Verlangen' nach der Wärme im Mutterleib durch eine Seele im Bardo-Zustand (dem Zustand zwischen Leben und Tod), das unsere Existenz zum Leben erweckt.

Dieses übermäßige Verlangen, das ein Aspekt der Emotion ‚Freude' in der chinesischen Medizin ist, lässt das Minister-Feuer emporlodern und stört den Geist. Begierde als emotionale Krankheitsursache wird unten ausführlicher besprochen.

Schließlich gibt es zwei Emotionen, die bei westlichen Patienten häufig vorkommen, aber in chinesischen Werken nicht erwähnt werden, nämlich Schuld- und Schamgefühle (siehe unten).

Daher könnte die Liste der Emotionen wie folgt erweitert werden (dies sind die Emotionen, die ich besprechen werde):

- Zorn (Frustration und Groll mit eingeschlossen) beeinflusst die Leber
- Freude beeinflusst das Herz
- Sorge beeinflusst Lunge und Milz
- Grübeln beeinflusst die Milz
- Traurigkeit und Kummer beeinflussen Lunge und Herz
- Furcht beeinflusst die Niere
- Schock beeinflusst Niere und Herz
- Liebe beeinflusst das Herz
- Begierde beeinflusst das Herz
- Schuldgefühle beeinflussen Niere und Herz
- Schamgefühle beeinflussen Herz und Milz.

Ich werde zunächst jede Emotion einzeln behandeln und dann die Wirkungen von Emotionen auf das Qi im Allgemeinen besprechen. Die Erörterung der Emotionen beinhaltet folgende Gesichtspunkte:

- Beschreibung der Emotionen
- Pathologie des Qi und des Minister-Feuers bei emotionalen Störungen
- Dreieiniges Gehirn und chinesische Medizin.

9.2 Beschreibung der Emotionen

Wie oben bereits erwähnt, werden folgende Emotionen besprochen:

- Zorn
- Freude
- Sorge
- Grübeln
- Traurigkeit und Kummer
- Furcht
- Schock
- Liebe
- Begierde
- Schuldgefühle
- Schamgefühl.

9.2.1 Zorn

Der Begriff ‚Zorn' sollte, vielleicht mehr als jede andere Emotion, in einem weit gefassten Sinne aufgefasst werden, um mehrere andere verwandte emotionale Zustände wie Groll, unterdrückten Zorn, Beleidigtsein, Frustration, Reizbarkeit, Wut, Verachtung, Feindseligkeit oder Verbitterung einzuschließen.

Wenn sie über einen langen Zeitraum anhalten, kann jeder dieser emotionalen Zustände die Leber beeinträchtigen und eine Leber-Qi-Stagnation, Leber-Blut-Stase, aufsteigendes Leber-Yang oder emporloderndes Leber-Feuer verursachen. Zorn (im oben skizzierten weit gefassten Sinne) lässt das Qi normalerweise ansteigen, sodass sich viele Symptome und Zeichen an Kopf und Hals manifestieren, wie etwa Kopfschmerzen, Tinnitus, Schwindelgefühle, rote Flecken an der Vorderseite des Halses, ein rotes Gesicht, Durst, bitterer Mundgeschmack und eine rote Zunge mit geröteten Rändern (➤ Abb. 9.5).

In Kapitel 8 des ‚Zentrums des Wirkvermögens' heißt es: *„Zorn verursacht einen Verlust der Selbstkontrolle."*[30] In Kapitel 39 aus ‚Einfache Fragen' lesen wir: *„Zorn lässt das Qi ansteigen und verursacht Bluterbrechen und Diarrhö."*[31] Er ruft Hämatemesis hervor, weil er das Leber-Qi und Leber-Feuer ansteigen lässt; Diarrhö tritt auf, weil der Zorn das Leber-Qi dazu bringt, in die Milz einzudringen.

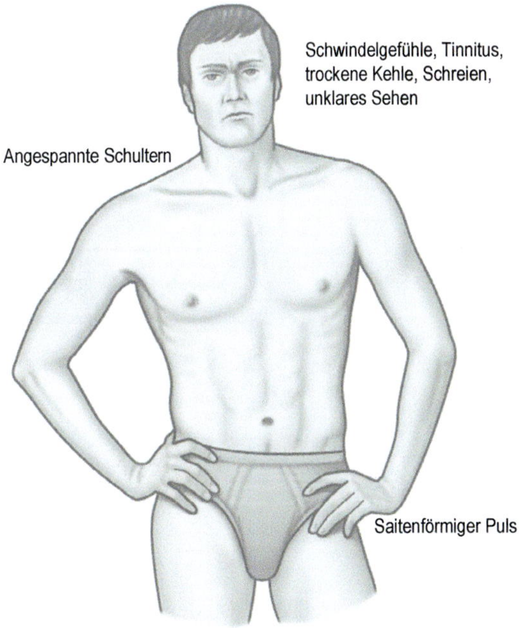

Abb. 9.5 Klinisches Bild des Zorns

In Kapitel 3 der ‚Einfachen Fragen' ist zu lesen: *„Starker Zorn verletzt den Körper und das Qi, das Blut stagniert im oberen Teil und der Mensch kann eine Ohnmacht erleiden."*[32]

Die Wirkung des Zorns auf die Leber hängt einerseits davon ab, wie der Betroffene auf den emotionalen Stimulus reagiert, und andererseits von anderen mitwirkenden Faktoren. Wenn der Zorn unterdrückt wird, verursacht er eine Leber-Qi-Stagnation; wird er hingegen herausgelassen, ruft er aufsteigendes Leber-Yang oder loderndes Leber-Feuer hervor (➤ Abb. 9.6). Bei einer Frau kann eine Leber-Qi-Stagnation leicht zu einer Leber-Blut-Stase führen. Wenn der Betroffene auch an einem gewissen Nieren-Yin-Mangel leidet (vielleicht aufgrund von Überarbeitung), dann entwickelt er aufsteigendes Leber-Yang. Hat der Mensch andererseits eine Neigung zu Hitze (möglicherweise aufgrund übermäßigen Verzehrs von energetisch heißen Nahrungsmitteln), dann wird er zur Entwicklung von loderndem Leber-Feuer neigen.

Zorn manifestiert sich nicht immer nach außen mit Zornesausbrüchen, Reizbarkeit, Schreien, rotem Gesicht usw. Einige Menschen tragen den Zorn jahrelang in sich, ohne dass er sich jemals zeigt. Insbesondere lang anhaltende Depression kann auf unterdrückten Zorn oder Groll

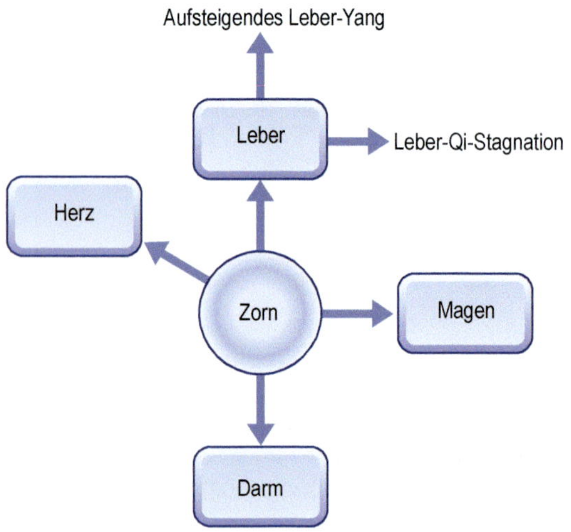

Abb. 9.6 Wirkungen des Zorns

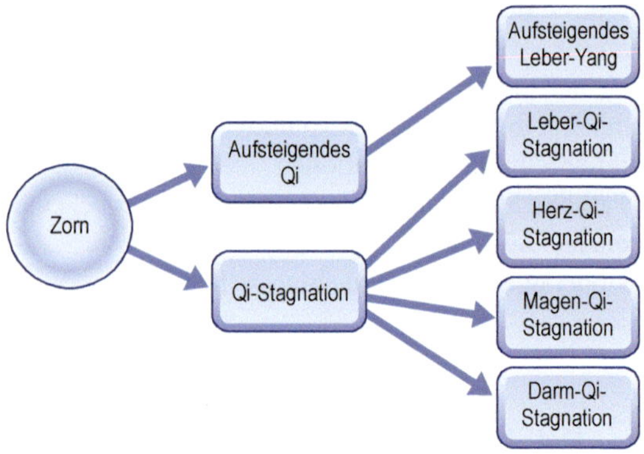

Abb. 9.7 Zusammenfassung der Wirkungen des Zorns

zurückgeführt werden. Weil der Mensch sehr depressiv ist, kann er sehr bedrückt und blass aussehen, langsam gehen und mit leiser Stimme sprechen – alles Zeichen, die man mit einer Erschöpfung von Qi und Blut aufgrund von Traurigkeit oder Kummer in Verbindung bringen würde. Wenn jedoch Zorn statt Traurigkeit die Krankheitsursache darstellt, zeigen Puls und Zunge dies deutlich: Der Puls ist dann voll und saitenförmig, und die Zunge ist rot mit geröteten Zungenrändern und einem trockenen, gelben Belag. Dieser Typus von Depressionen ist höchstwahrscheinlich durch einen lang anhaltenden Groll bedingt, der häufig gegen ein Familienmitglied gehegt wird.

In einigen Fällen können sich hinter dem Zorn auch andere Emotionen wie etwa Schuldgefühle verbergen. Manche Menschen können jahrelang Schuldgefühle in sich tragen und sind nicht in der Lage oder nicht willens, dies zu erkennen. Sie können dann Zorn als Maske für ihre Schuldgefühle verwenden.

Darüber hinaus gibt es einige Familien, in denen jedes Familienmitglied ständig zornig ist. In diesen Familien wird Zorn als Maske benutzt, um andere Emotionen wie Schuldgefühle, Furcht, Abneigung gegen Kontrolle, Schwäche oder Minderwertigkeitskomplexe zu verbergen. Wenn dies der Fall ist, ist es wichtig, sich dieser Situation bewusst zu sein, da man nicht den Zorn, sondern den darunter verborgenen psychischen und emotionalen Zustand behandeln muss.

Manchmal kann Zorn auch andere Organe als die Leber beeinträchtigen, vor allem den Magen. Dies kann durch stagnierendes Leber-Qi, das in den Magen eindringt, bedingt sein. Solch ein Zustand kann besonders dann auftreten, wenn man während der Mahlzeiten in Zorn gerät, was passieren kann, wenn im Familienkreis eingenommene Mahlzeiten Anlass zu regelmäßigen Streitereien bieten. Die Schädigung des Magens durch Zorn kann aber auch vorkommen, wenn eine vorher bestehende Schwäche des Magens vorliegt; dann kann der Zorn auch nur den Magen beeinträchtigen, ohne auf die Leber einzuwirken.

Wenn man regelmäßig ein oder zwei Stunden nach den Mahlzeiten in Zorn gerät, wirkt der Zorn eher auf den Darm als auf den Magen ein. Dies geschieht beispielsweise, wenn man nach dem Mittagessen direkt zu seiner stressigen und frustrierenden Arbeit zurückkehrt. In diesem Fall dringt stagnierendes Leber-Qi in den Darm ein und verursacht Bauchschmerzen, Spannungsgefühl und einen Wechsel von Obstipation und Diarrhö.

Schließlich wirkt sich Zorn, wie alle anderen Emotionen, auch auf das Herz aus. Das Herz ist auch deshalb besonders anfällig, durch Zorn beeinflusst zu werden, weil aus Sicht der Fünf Elemente die Leber die Mutter des Herzens ist und Leber-Feuer häufig auf das Herz übertragen wird, wodurch Herz-Feuer entsteht. Zorn füllt das Herz mit dorthin schießendem Blut. Mit der Zeit führt dies zu Blut-Hitze, die das Herz und damit den Geist beeinträchtigt. Zorn hat besonders dann die Tendenz, das Herz zu schädigen, wenn der Mensch viel joggt, immer in Eile ist oder viel Sport treibt.

Zorn kann also entweder eine Leber-Qi-Stagnation oder aufsteigendes Leber-Yang verursachen. Wenn man Patienten Ratschläge erteilt, wie sie mit ihrem Ärger umgehen sollen, sollten wir bedenken, dass es jemandem, bei dem Zorn eine Leber-Qi-Stagnation verursacht hat, gut tun kann, den Zorn herauszulassen. Wenn jedoch der Zorn zu aufsteigendem Leber-Yang geführt hat, wird das Herauslassen des Zornes normalerweise nicht helfen; es ist zu spät, und dem Zorn noch nachdrücklich Ausdruck zu verleihen, wird das Leber-Yang nur noch mehr ansteigen lassen. ➤ Abb. 9.7 fasst die Wirkungen des Zorns und die von ihm betroffenen Organe zusammen.

Meiner Meinung nach wird die Bedeutung des Zorns als Krankheitsursache in chinesischen Werken überschätzt. Ich denke, dass dies sehr stark durch den konfuzianischen Einfluss auf die chinesische Medizin bedingt ist. Ein sehr wichtiger Aspekt des Konfuzianismus ist die Betonung, die auf soziale Harmonie gelegt wird, welche laut Konfuzianern mit der familiären Harmonie beginnt, die wiederum auf der strengen Beachtung der Familienhierarchie beruht. Beispielsweise gehorcht der jüngere Bruder dem älteren, die Schwester gehorcht dem Bruder, alle Kinder folgen den Eltern und die Ehefrau ihrem Mann. Wenn jedes Familien- und Gesellschaftsmitglied seinen richtigen Platz und seine angemessene Rolle in der Familie und in der sozialen Hierarchie einnimmt, dann herrscht familiäre, soziale und politische Harmonie.

Der zentrale Rang, der dem Zorn als bedrohlichster Emotion eingeräumt wird, ist an der folgenden Textstelle von Zhu Xi (1130–1200), dem großen konfuzianischen Denker der Song-Dynastie, ersichtlich:

„Die Bindungen eines Menschen mit anderen sollten auf Loyalität und Ehrlichkeit aufgebaut sein. Sein Verhalten sollte auf Ernsthaftigkeit und Achtsamkeit basieren. Ein Mensch sollte seinen Zorn kontrollieren und seine Begierden einschränken; ein Mensch sollte seine Fehler korrigieren und darauf achten, Gutes zu tun."[33]

!

Meiner Meinung nach wird die Bedeutung des Zorns als Krankheitsursache in chinesischen Werken überschätzt.

Man kann leicht erkennen, dass diejenige Emotion, die die etablierte Ordnung am meisten bedroht, der Zorn ist, weil diese Emotion die Menschen zur Rebellion treiben kann. Angesichts des konfuzianischen Einflusses auf die chinesische Medizin glaube ich, dass aus diesem Grund der Zorn eine solch beherrschende Rolle unter den emotionalen Krankheitsursachen spielt. Cheng Hao (1032–1085), ein großer neokonfuzianischer Philosoph der Song-Dynastie, schreibt: *„Von allen menschlichen Emotionen ist Zorn diejenige, die am leichtesten entsteht, aber am schwierigsten zu kontrollieren ist."*[34]

Zorn lässt das Qi ‚rebellieren', d. h. in die falsche Richtung fließen, und es ist interessant, dass das chinesische Schriftzeichen für ‚rebellierendes' Qi *ni* 逆 lautet, was ‚rebellierend', ‚gegenläufig', ‚entgegenwirken', ‚nicht gehorchen', ‚sich widersetzen', ‚gegen etwas angehen' bedeutet. Man kann leicht die ‚soziale' Natur dieser pathologischen Qi-Bewegung erkennen. Das Gegenteil von *ni* ist *shun* 顺, was in der chinesischen Medizin bedeutet, dass das Qi den richtigen, angemessenen Weg geht. Es ist wieder leicht die soziale Implikation dieses Begriffs einzusehen, der ‚sich fügen', ‚in der gleichen Richtung wie', ‚gehorchen', ‚nachgeben', ‚in Unterwerfung handeln' bedeutet. Es ist kein Zufall, dass Mao Zedong an den ‚revolutionären Zorn' der Roten Garden appellierte, um seine politischen Gegner zu Fall zu bringen.

Im Hinblick auf Leber-Qi-Stagnation und Zorn müssen wir zwei Punkte bedenken. Erstens wird Zorn als emotionale Krankheitsursache meiner Meinung nach überdiagnostiziert (siehe Fallbeispiel unten). Zweitens stammt eine Qi-Stagnation nicht notwendigerweise immer von Zorn, sodass sie auch andere Organe als die Leber beeinträchtigen kann. Bei emotionalen Problemen kann sich eine Qi-Stagnation vor allem auf Lunge, Herz und Milz auswirken. Daraus folgt, dass wir bei der Diagnose ‚Qi-Stagnation' nicht annehmen sollten, dass diese notwendigerweise durch eine Leber-Qi-Stagnation und Zorn bedingt ist: Sorge, Traurigkeit, Kummer und Schuldgefühle können alle eine Qi-Stagnation in der Lunge und/oder im Herzen verursachen. Die Krankheitsmuster Qi-Stagnation in Lunge und Herz werden unten erläutert.

Wie können wir einschätzen, ob die Qi-Stagnation durch die Leber oder durch ein anderes Organ bedingt ist? Abgesehen von den unterschiedlichen Symptomen ist der Puls ein wichtiger diagnostischer Faktor. Im Allgemeinen ist der Puls bei einer Leber-Qi-Stagnation an allen Positionen saitenförmig. Bei einer Qi-Stagnation aufgrund anderer Organe ist der Puls nur an der Position dieses Organs saitenförmig; darüber hinaus kann er eher straff als saitenförmig sein. Die Lunge ist ein gutes Beispiel hierfür: Bei einer Lungen-Qi-Stagnation ist der Lungen-Puls häufig ganz leicht straff (wenn man berücksichtigt, dass der Lungen-Puls sich normalerweise relativ weich anfühlen sollte und es daher nur einer sehr kleinen Veränderung bedarf, um ihn ‚straff' werden zu lassen).

HINWEIS FÜR DIE PRAXIS

Die Punkte, die ich bei Zorn verwende, sind Le 3 *taichong*, Gb 20 *fengchi*, Du 19 *houding*, Gb 13 *benshen* und He 7 *shenmen*.

PULS

Der Puls bei Zorn

Bei Zorn als emotionaler Krankheitsursache ist der Puls saitenförmig, ob nun der Zorn unterdrückt wird oder nicht. Bei aufsteigendem Leber-Yang ist der Puls saitenförmig und mehr an der Oberfläche. Bei einer Leber-Qi-Stagnation ist der Puls saitenförmig und weniger an der Oberfläche als der vorige. Bei Zorn ist der Puls an allen oder den meisten Positionen saitenförmig. Wenn der Puls nur an einer Position relativ saitenförmig ist, handelt es sich bei der betreffenden Emotion möglicherweise nicht um Zorn. Beispielsweise kann Sorge, die auf die Lunge einwirkt, den Lungen-Puls leicht saitenförmig erscheinen lassen.

Fallbeispiel

Dieses Fallbeispiel wird hier angeführt, um zu zeigen, dass auch westliche Therapeuten manchmal die Bedeutung des Zorns als emotionaler Krankheitsursache überschätzen.

Eine 33-jährige Frau klagte über eine Vielzahl von körperlichen Symptomen, wie Hauteruptionen an den Armen, leichte Atemnot, etwas Spannungsgefühl im Abdomen und prämenstruelle Anspannung.

Auf emotionaler Ebene war sie deprimiert, ihr gegenwärtiges Problem bestand in einem Gefühl von Traurigkeit aufgrund einer in die Brüche gegangenen Beziehung. Sie hatte Schwierigkeiten, eine längerfristige Partnerschaft zu halten und schien von einer unpassenden Beziehung zur nächsten fortzuschreiten, mit dem Resultat, das sie sich von Männern ausgenutzt fühlte.

Die Patientin war als Jugendliche von ihrem Stiefvater sexuell missbraucht worden. Sie befand sich in einer Therapie, und ihr Therapeut vermutete, dass sie unterdrückten Zorn über den sexuellen Missbrauch hege, und riet ihr, sie solle ihn anerkennen und herauslassen. Meiner Meinung nach widersprachen ihr Puls und andere Zeichen dieser Analyse völlig.

Ihr Puls war generell schwach und weich, und der schwächste Puls war an der Lungen-Position zu tasten; der Herz-Puls war ganz leicht überflutend. Ihre Gesichtsfarbe war sehr blass, ihre Stimme sehr schwach.

Auf der Grundlage von Puls, Gesichtsfarbe und Stimme diagnostizierte ich vornehmlich eine Lungen-Qi-Schwäche und Qi-Stagnation in Lunge und Herz. Daher war meiner Meinung nach in ihrem Fall die vorherrschende Emotion aufgrund des sexuellen Missbrauchs nicht Zorn, sondern Traurigkeit und Kummer.

Das Pendant zu Zorns hinsichtlich seiner psychischen Energien ist Kraft, Dynamik, Kreativität und Großzügigkeit. Die gleiche Energie, die in Zornesausbrüchen vergeudet wird, kann zur Erreichung von Lebenszielen genutzt werden. Vermutlich heißt es aus diesem Grund über die Gallenblase (die eng mit der Leber verbunden ist), sie sei die Quelle des Muts. Eine starke Gallenblase verleiht dem Menschen Mut für Entscheidungen und Veränderungen in seinem Leben. Dieser Aspekt der Gallenblasen-Funktionen ist offensichtlich eng mit der Leber und der Wanderseele verbunden. Wenn das Leber-Blut im Mangel ist, entsteht Furcht; daher ist der Mensch bei reichlich vorhandenem Leber-Blut furchtlos und entschlossen.

ZUSAMMENFASSUNG

Zorn

- Der Begriff ‚Zorn' sollte in einem weiten Sinn aufgefasst werden, um Groll, unterdrückten Zorn, Beleidigtsein, Frustration, Reizbarkeit, Wut, Verachtung, Feindseligkeit oder Verbitterung einzuschließen.
- Zorn lässt das Qi ansteigen, sodass sich viele Symptome und Zeichen im Kopf und Hals manifestieren, wie etwa Kopfschmerzen, Tinnitus, Schwindelgefühle, rote Flecken an der Vorderseite des Halses, ein rotes Gesicht, Durst, bitterer Mundgeschmack und eine rote Zunge mit geröteten Rändern.
- Wenn der Zorn unterdrückt wird, verursacht er eine Leber-Qi-Stagnation; wird er hingegen herausgelassen, ruft er aufsteigendes Leber-Yang oder loderndes Leber-Feuer hervor.
- Zorn kann sich manchmal als Depression verkleiden.
- Zorn kann eine Maske für Schuldgefühle darstellen.
- Zorn kann auch andere Organe als die Leber beeinträchtigen, beispielsweise Magen und Darm.
- Zorn wirkt wie alle anderen Emotionen auch auf das Herz ein.
- Die Bedeutung des Zorns als emotionaler Krankheitsursache wird vermutlich durch den konfuzianischen Einfluss auf die chinesische Medizin überschätzt.
- Eine Qi-Stagnation stammt nicht immer notwendigerweise von Zorn her, und sie kann andere Organe als die Leber beeinträchtigen; bei emotionalen Problemen vor allem Lunge, Herz und Milz.

9.2.2 Freude

Ein normaler Zustand von Freude ist offensichtlich an sich keine Krankheitsursache, sondern im Gegenteil ein wohltuender psychischer Zustand, der ein reibungsloses Funktionieren der inneren Organe und ihrer psychischen Fähigkeiten begünstigt. In Kapitel 39 der ‚Einfachen Fragen' heißt es: *„Freude macht den Geist friedlich und entspannt, sie wirkt sich wohltuend auf das Nähr- und das Abwehr-Qi aus und entspannt und verlangsamt das Qi."*[35] Andererseits liest man in Kapitel 2 der ‚Einfachen Fragen': *„Das Herz … kontrolliert die Freude, Freude verletzt das Herz, Furcht wirkt der Freude entgegen."*[36]

Siehe hierzu ➤ Abb. 9.8.

Was mit ‚Freude' als Krankheitsursache gemeint ist, ist offensichtlich kein Zustand gesunden Behagens, sondern übermäßige Erregung und Begierde, die das Herz verletzen können. Dies geschieht bei Menschen, die in einem Zustand kontinuierlicher psychischer Stimulation (wie angenehm diese auch immer sein mag) oder übermäßiger Erregung leben; anders ausgedrückt, führen sie ein Leben voller Exzesse.

Wie oben angedeutet, ist ‚Begierde' oder übermäßiges Verlangen ein Aspekt der Emotion ‚Freude'. ‚Begierde' wird von allen drei chinesischen Hauptphilosophien, also Taoismus, Konfuzianismus und Buddhismus, als negative Emotion angesehen. Begierde facht das Minister-

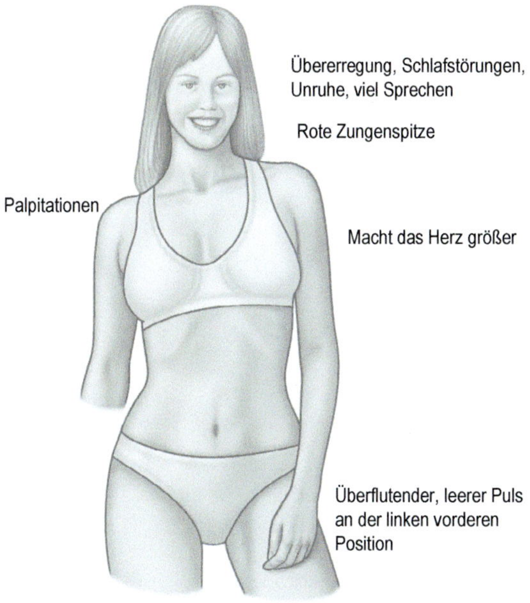

Abb. 9.8 Klinisches Bild der Freude

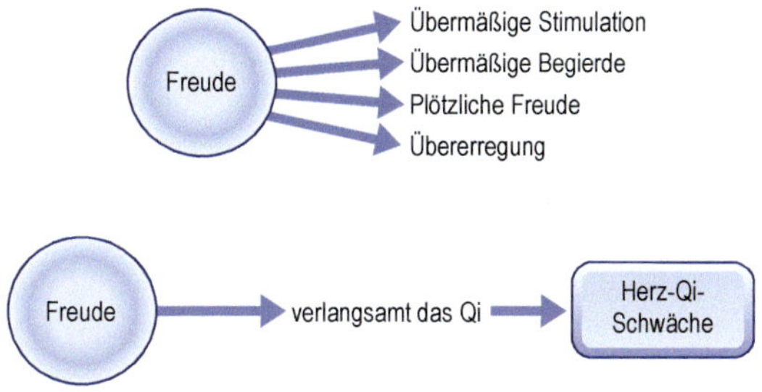

Abb. 9.9 Wirkung der Freude

Feuer an, welches den Geist überstimuliert. Begierde als emotionale Krankheitsursache wird unten ausführlicher besprochen.

In Kapitel 5 von ‚Einfache Fragen' heißt es: *„Freude verletzt das Herz."*[37] Kapitel 8 aus ‚Das Zentrum des Wirkvermögens' schreibt dazu: *„Freude zerstreut das Herz und beraubt es seiner Wohnstätte."*[38]

Freude, im oben beschriebenen weit gefassten Sinne, macht das Herz größer. Dies führt zu einer übermäßigen Stimulation des Herzens, welche mit der Zeit zu herzbezogenen Symptomen und Zeichen führen kann (➤ Abb. 9.9). Diese können leicht von den klassischen Herz-Mustern abweichen. Die wichtigsten Manifestationen sind Palpitationen, Übererregung, Schlafstörungen, Unruhe, viel Sprechen und eine rote Zungenspitze. Der Puls ist typischerweise langsam, aber an der linken vorderen Position leicht überflutend und leer.

PULS

Der Puls bei Freude

Im Gegensatz zu dem, was man gemeinhin denken würde, wird der Puls langsam, wenn Freude die emotionale Krankheitsursache darstellt. Dies geschieht, weil Freude das Herz weitet und daher die Zirkulation verlangsamt. Darüber hinaus ist der Puls relativ überflutend, aber an der Herz-Position leer.

Freude kann auch als Krankheitsursache bezeichnet werden, wenn sie plötzlich auftritt. Dies ist zum Beispiel der Fall, wenn man unerwartet gute Nachrichten vernimmt. In dieser Situation ähnelt ‚Freude' dem Schock (auch wenn Freude das Herz größer und Schock es kleiner macht). Fei Boxiong (1800–1879) schreibt in ‚Medizinische Sammlung von vier Ärzten der Meng-He-Tradition': *„Freude verletzt das Herz … [es bewirkt, dass] das Yang-Qi umhertreibt und die Blutgefäße zu stark geöffnet und gedehnt sind …"*[39]

In diesen Fällen von plötzlicher Freude und Erregung weitet und verlangsamt sich das Herz und der Puls wird langsam und leicht überflutend, aber leer. Man kann die Wirkung plötzlicher Freude noch besser verstehen, wenn man an Situationen denkt, wo ein Migräneanfall durch eine plötzliche Erregung aufgrund von guten Nachrichten ausgelöst wird. Ein weiteres Beispiel für Freude als Krankheitsursache ist, wenn plötzliches Lachen einen Herzanfall auslöst; dieses Beispiel bestätigt auch die Beziehung zwischen Herz und Lachen.

Man kann auch nachvollziehen, dass Freude eine Krankheitsursache darstellt, wenn man Kinder beobachtet: Bei Kindern enden Freude und Übererregung nämlich häufig in Tränen.

Die beste Methode, um zu verstehen, warum ‚Freude' in der chinesischen Medizin eine Rolle spielt, besteht in der Herstellung eines Zusammenhangs zu den drei Hauptreligionen Chinas, nämlich dem Konfuzianismus, Buddhismus und Taoismus. All diese drei Religionen (bzw. Philosophien) traten aus verschiedenen Gründen für emotionale Zügelung ein.

Beispielsweise mieden die Taoisten soziale Beziehungen und traten für ein ‚Befolgen des *dao*', ‚Abwesenheit von Begierde' *(wuyu)* und ‚Nicht-Handeln' *(wuwei)* ein. Sie meinten, dass Freude den Menschen genauso davon abhalte, dem *dao* zu folgen, wie es bei Zorn der Fall sei.

Die Buddhisten betrachteten die meisten Emotionen als die Wurzel menschlichen Leidens. Ihnen zufolge beginnt unsere Existenz selbst aus der Begierde und dem Verlangen, wenn der Geist im Bardo-Zustand (der Periode nach dem Tod und vor der nächsten Reinkarnation) durch die Wärme eines Mutterschoßes angezogen wird und sich reinkarniert. Im späteren Leben bewirkt die

Begierde, dass unser Geist Dinge zu erhaschen versucht wie ein Affe, der sich von Baum zu Baum schwingt.

Schließlich glaubten die Konfuzianer, dass der echte ‚Edelmann' (eine Fehlübersetzung des Begriffs *junzi,* der sich eigentlich auf Männer und Frauen bezieht) nicht durch Emotionen aufgewühlt werde, weil diese sein wahres Wesen trüben. Sie verwendeten das Bild eines Teiches mit einem schlammigen Grund. Wenn das Wasser sehr ruhig ist, wird es klar; wenn wir den Grund aufwühlen, wird das Wasser trüb. Der Teich ist unser menschliches Wesen, das natürlicherweise ‚klar' ist. Wenn wir durch Emotionen aufgewühlt werden, trüben sie unser menschliches Wesen.

HINWEIS FÜR DIE PRAXIS

Die Punkte, die ich bei ‚übermäßiger Freude' verwende, sind He 7 *shenmen,* Pe 7 *daling,* Du 19 *houding* und Ren 15 *jiuwei.*

ZUSAMMENFASSUNG

Freude

- Ein normaler Zustand von Freude ist offensichtlich an sich keine Krankheitsursache.
- Was mit ‚Freude' als Krankheitsursache gemeint ist, ist offensichtlich kein Zustand gesunden Behagens, sondern übermäßige Erregung und Begierde, die das Herz verletzen können.
- Freude macht das Herz größer.
- Alle drei Hauptreligionen Chinas, nämlich der Konfuzianismus, der Buddhismus und der Taoismus, betrachteten Emotionen (darunter auch ‚Freude') als Störfaktoren, die unser menschliches Wesen trüben.

9.2.3 Sorge

Sorge ist eine der häufigsten emotionalen Krankheitsursachen in unserer Gesellschaft. Die extrem schnellen und radikalen sozialen Wandlungen, die in den letzten Jahrzehnten in den westlichen Gesellschaften stattgefunden haben, schufen eine Atmosphäre von solcher Unsicherheit in allen Lebensbereichen, dass nur sehr wenige Menschen gegenüber der Sorge immun sind (➤ Abb. 9.10).

Natürlich gibt es auch Menschen, die aufgrund einer bereits bestehenden Disharmonie der inneren Organe besonders zur Sorge neigen, sogar wegen ganz unbedeutender Ereignisse im Leben. Beispielsweise erscheinen manche Menschen als sehr angespannt und machen sich viele Sorgen. Bei einer näheren Befragung über ihr Arbeits- und Familienleben tritt häufig nichts Erwähnenswertes zu Tage. Sie sorgen sich einfach übermäßig über triviale Alltagsdinge, neigen dazu, alles in großer Eile zu erledigen und ständig unter Zeitdruck zu stehen. Dies kann auf eine konstitutionelle Schwäche von Milz, Herz oder Lunge oder eine Kombination derselben zurückzuführen sein.

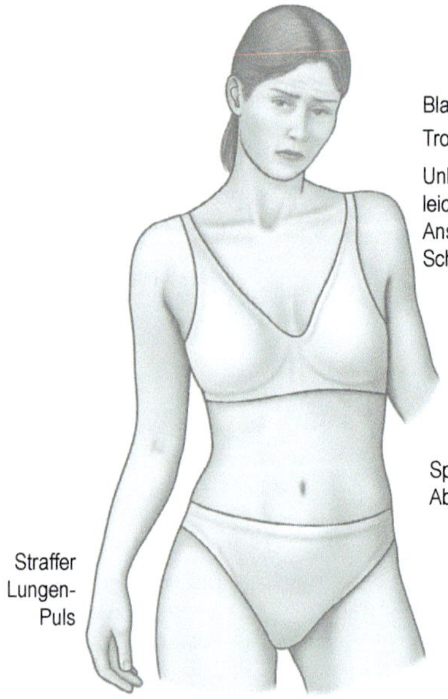

Abb. 9.10 Klinisches Bild der Sorge

Chen Wuze (1174) schreibt: *„Sorge verletzt die Lunge und führt zu einer Ansammlung des Qi."*[40]

In Kapitel 8 aus ‚Das Zentrum des Wirkvermögens' wird bestätigt, dass Sorge das Qi verknotet: *„Sorge verursacht eine Blockierung des Qi, sodass das Qi stagniert."*[41]

Sorge verknotet das Qi, was bedeutet, dass sie eine Qi-Stagnation verursacht, was sowohl die Lunge als auch die Milz beeinträchtigt. Die Lunge wird geschädigt, weil man unter dem Einfluss von Sorge flach atmet, und die Milz wird in Mitleidenschaft gezogen, weil dieses Organ für das Denken und Ideen verantwortlich ist (➤ Abb. 9.11). Daher ist aus dieser Sicht die Sorge das pathologische Pendant zur Konzentrationsfähigkeit der Milz.

Sorge kann auch die Milz schädigen, was in Kapitel 8 von ‚Das Zentrum des Wirkvermögens' bekräftigt wird: *„Im Fall der Milz verletzt übermäßige Sorge den Intellekt [yi]."*[42] Zhang Jiebin schreibt: *„Sorge ist die Emotion, die zur Lunge gehört, aber sie schädigt auch die Milz, weil zwischen ihnen eine Mutter-Kind-Beziehung besteht."*[43]

HINWEIS FÜR DIE PRAXIS

Sorge verknotet das Lungen-Qi und verursacht eine Lungen-Qi-Stagnation. Lu 7 *lieque* ist der beste Punkt, um eine Lungen-Qi-Stagnation aufgrund von Sorge zu behandeln.

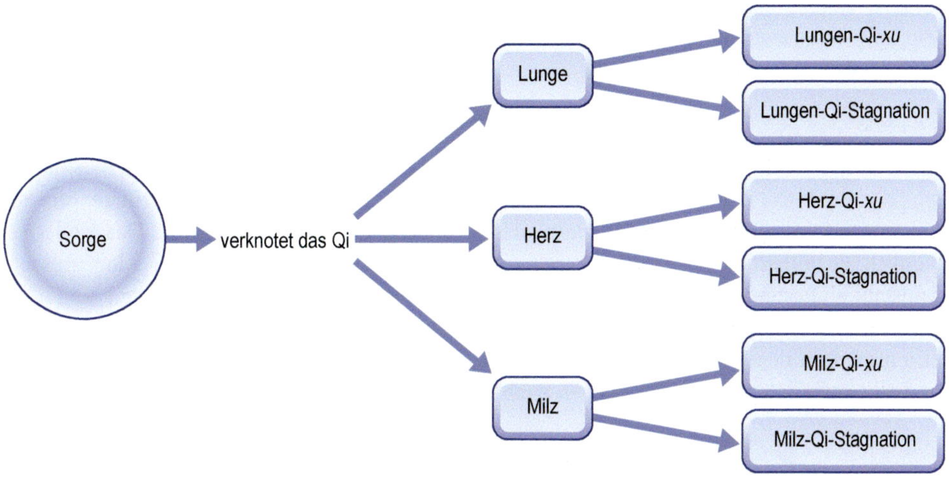

Abb. 9.11 Wirkung der Sorge

In vielen Fällen kann Sorge auch direkt die Leber beeinträchtigen, was meiner Erfahrung nach zu einer Leber-Qi-Stagnation oder aufsteigendem Leber-Yang führt. In beiden Fällen, wenn Sorge auf die Leber einwirkt, beeinflusst dies die Schultermuskulatur und verursacht eine ausgeprägte Steifigkeit und Schmerzen in den Mm. trapezii. Wie wir oben gesehen haben, war Zhang Jiebin tatsächlich der Ansicht, dass Sorge die Leber beeinträchtigt.

!

Sorge kann direkt die Leber beeinträchtigen, was zu einer Leber-Qi-Stagnation oder aufsteigendem Leber-Yang führt. Dies führt in beiden Fällen zu Schmerzen und Steifigkeit in den Mm. trapezii.

Die Symptome und Zeichen, die durch Sorge verursacht werden, variieren je nachdem, ob sie die Lunge oder die Milz betreffen. Wenn Sorge die Lunge angreift, ruft dies ein Unwohlsein im Thorax, leichte Atemnot, Anspannung der Schultern, manchmal einen trockenen Husten und eine blasse Gesichtsfarbe hervor.

Die rechte vordere Pulsposition (der Lunge) kann sich leicht straff oder saitenförmig anfühlen, was auf eine Verknotung des Qi durch Sorge hindeutet. Wenn man die Qualität des Lungen-Pulses beurteilt, sollte man berücksichtigen, dass er sich unter normalen Umständen relativ weich (im Verhältnis zu anderen Pulspositionen) anfühlen sollte. Daher kann ein Lungen-Puls, der sich so hart wie ein (normaler) Leber-Puls anfühlt, straff oder saitenförmig sein.

Wenn Sorge die Milz angreift, kann dies Appetitmangel, ein leichtes Unwohlsein im Epigastrium, leichte Schmerzen und Spannungsgefühl im Abdomen, Müdigkeit und eine blasse Gesichtsfarbe zur Folge haben. Die rechte mittlere Pulsposition (Milz) fühlt sich leicht straff, aber schwach an. Wenn die Sorge auch den Magen beeinträchtigt, was auftritt, wenn man sich während der Mahlzeit sorgt, kann der rechte mittlere Puls schwach, aber leer sein.

Schließlich beeinflusst Sorge wie alle Emotionen das Herz, indem sie eine Herz-Qi-Stagnation verursacht. Dies führt zu Palpitationen, einem Gefühl leichter Angespanntheit im Thorax und Schlafstörungen.

PULS

Der Puls bei Sorge

Wenn Sorge die emotionale Krankheitsursache darstellt, kann sich der Puls an der Lungen-Position leicht straff oder saitenförmig anfühlen (wenn man berücksichtigt, dass der Lungen-Puls normalerweise relativ weich ist und es nur einer sehr kleinen Verhärtung bedarf, um ihn ‚straff' oder ‚saitenförmig' erscheinen zu lassen).
Wenn Sorge auf die Milz einwirkt, fühlt sich die Milz-Position leicht straff, aber schwach an. Wenn Sorge auch den Magen beeinträchtigt, kann die rechte mittlere Pulsposition straff, aber leer sein.

HINWEIS FÜR DIE PRAXIS

Die Punkte, die ich bei Sorge benutze, sind Lu 7 *lieque,* He 7 *shenmen,* Di 4 *hegu* und Du 24 *shenting.*

ZUSAMMENFASSUNG

Sorge

- Sorge ist eine der häufigsten emotionalen Krankheitsursachen in unserer Gesellschaft.
- Sorge verknotet das Qi, was bedeutet, dass sie eine Qi-Stagnation verursacht; sie wirkt sowohl auf die Lunge als auch auf die Milz ein.

9

- In einigen Fällen kann Sorge die Leber beeinträchtigen.
- Wie alle Emotionen beeinflusst Sorge das Herz, indem sie eine Herz-Qi-Stagnation verursacht.

9.2.4 Grübeln

Grübeln ist in seinem Wesen und in seiner Wirkung der Sorge sehr ähnlich. Es besteht darin, ständig über etwas zu brüten, konstant an bestimmte Ereignisse oder Menschen zu denken, auch wenn diese keinen Anlass zur Sorge geben, nostalgisch der Vergangenheit hinterherzutrauern und allgemein intensiv über das Leben nachzudenken, anstelle das Leben selbst zu leben. In extremen Fällen führt Grübeln zu Zwangsgedanken. In einem anderen Sinne beinhaltet Grübeln auch übermäßige geistige Betätigung im Zusammenhang mit Arbeit oder Studium (➤ Abb. 9.12).

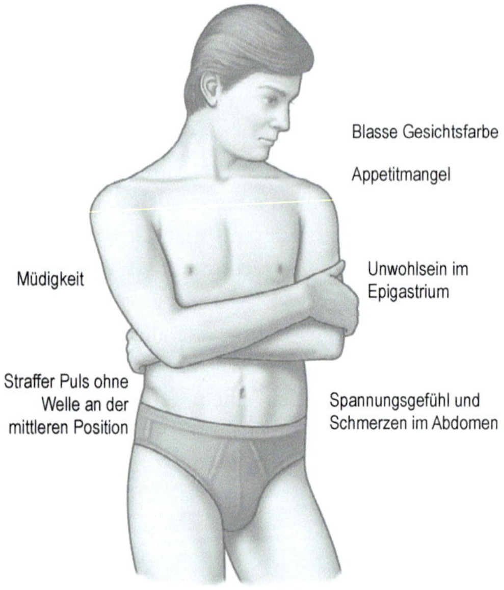

Abb. 9.12 Klinisches Bild des Grübelns

Einige moderne chinesische Ärzte sind der Meinung, dass ‚Grübeln' ein Sammelbegriff sei, der mehrere verschiedene Emotionen umfasse. Das moderne Werk ‚Psychologie in der chinesischen Medizin' schreibt, dass ‚Grübeln' Nachsinnen, Traurigkeit und Groll beinhaltet.[44] Die Einbeziehung von ‚Groll' unter den Oberbegriff ‚Grübeln' ist interessant, da ich Groll eher mit Zorn in Verbindung bringen würde. Groll weist jedoch Merkmale von Zorn und ‚Grübeln' (im Sinne von ‚über etwas brüten') auf.

Der gleiche Arzt meint, dass ‚Grübeln' ‚Traurigkeit' in der Liste der Emotionen ersetzt hat. Tatsächlich werden in Kapitel 5 aus ‚Einfache Fragen' die 5 Emotionen als Freude, Zorn, Traurigkeit, Sorge und Furcht bezeichnet, während sie später zu Freude, Ärger, Grübeln, Sorge und Furcht werden.[45]

Grübeln greift die Milz an und verknotet wie die Sorge das Qi. In Kapitel 39 von ‚Einfache Fragen' heißt es: *„Grübeln bewirkt, dass sich das Herz [-Qi] ansammelt, sodass der Geist stagniert; das Aufrechte Qi lässt sich nieder und bewegt sich nicht, daher stagniert das Qi."*[46]

Chen Wuze (1174) schreibt:

„Grübeln verletzt die Milz. Das Qi stagniert und bewegt sich nicht richtig; es entsteht eine Ansammlung im Mittleren Erwärmer, die Nahrung kann nicht verdaut werden, es treten ein abdominales Spannungsgefühl und Kontraktionen in den Gliedmaßen auf. Grübeln verursacht eine Qi-Stagnation."[47]

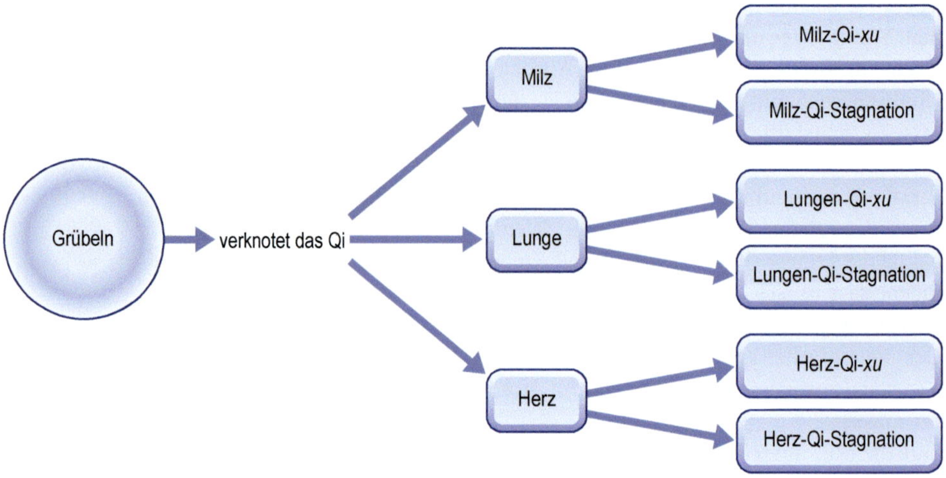

Abb. 9.13 Wirkung des Grübelns

Grübeln verursacht demzufolge ähnliche Symptome wie oben bei der Sorge beschrieben, nämlich Appetitmangel, ein leichtes Unwohlsein im Epigastrium, leichte Schmerzen und Spannungsgefühl im Abdomen, Müdigkeit und eine blasse Gesichtsfarbe (➤ Abb. 9.13). Die rechte mittlere Pulsposition (Milz) fühlt sich leicht straff, aber schwach an.

Der einzige Unterschied besteht darin, dass der Puls an der rechten Seite sich nicht nur leicht straff anfühlt, sondern auch keine Welle hat. Man kann den normalen Puls als Welle unter den Fingern spüren, die sich von der hinteren in Richtung vordere Position bewegt. Dem Puls ohne Welle fehlt diese fließende Bewegung von der hinteren zur vorderen Position, er fühlt sich vielmehr so an, als sei jede individuelle Position von den anderen getrennt (➤ Abb. 9.14). Im Fall von Grübeln mangelt es dem Puls nur an der rechten mittleren Position an einer Welle. Ein wellenloser Puls an der vorderen und der mittleren Position deutet auf Traurigkeit hin.

PULS

Der Puls bei Grübeln

Wenn Grübeln die emotionale Krankheitsursache darstellt, ist der Puls an der Milz-Position leicht straff, aber schwach. Zusätzlich fühlt sich der Puls an der rechten mittleren Position nicht nur leicht straff an, sondern hat auch keine Welle.

HINWEIS FÜR DIE PRAXIS

Der normale Puls sollte sich wie eine Welle anfühlen, der sich wellenförmig von der hinteren zur vorderen Position bewegt. Um die Welle zu tasten, muss man alle drei Finger auf den Puls legen. Ein Puls ohne Welle wird an den individuellen Positionen getastet, aber fließt nicht sanft von einer Position zur anderen. Ein Puls ohne Welle zeigt normalerweise Traurigkeit an. Einige Pulsqualitäten, nämlich der raue, kurze oder zerfließende Puls, beziehen sich per definitionem auf einen Puls ohne Welle.

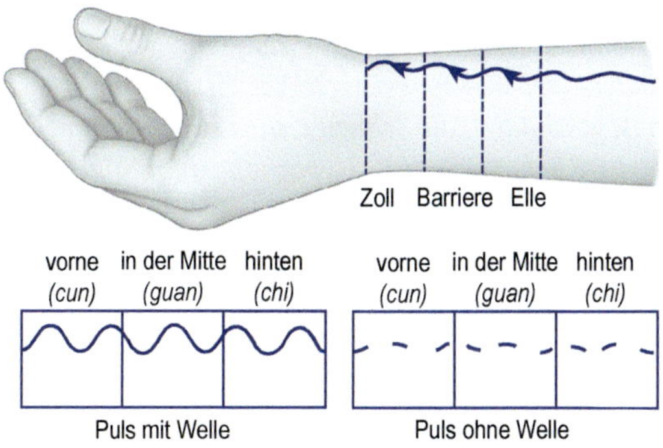

Abb. 9.14 Puls ohne Welle

Die positive psychische Energie, die dem Grübeln entspricht, ist ruhige Kontemplation und Meditation. Die gleiche psychische Energie, die uns zu diesen Handlungen befähigt, führt, wenn sie übermäßig und fehlgeleitet ist, zu Grübeln, Brüten oder sogar Zwangsgedanken.

HINWEIS FÜR DIE PRAXIS

Die Punkte, die ich bei Grübeln verwende, sind Mi 3 *taibai*, Lu 7 *lieque*, Du 24 *shenting*, Ren 12 *zhongwan* und Bl 20 *pishu*.

ZUSAMMENFASSUNG

Grübeln

- Grübeln besteht aus Nachsinnen, konstantem Denken an bestimmte Ereignisse oder Menschen, auch wenn diese keinen Anlass zur Sorge geben, nostalgischem der Vergangenheit Hinterhertrauern und allgemein intensivem Nachdenken über das Leben, anstelle das Leben selbst zu leben.
- In extremen Fällen kann Grübeln zu Zwangsgedanken führen.
- Grübeln umfasst auch übermäßige geistige Betätigung im Zusammenhang mit Arbeit oder Studium.
- Grübeln greift die Milz an und verknotet wie die Sorge das Qi.

9.2.5 Traurigkeit und Kummer

Traurigkeit und Kummer sind sehr verbreitete Emotionen bei westlichen Patienten. Meiner Ansicht nach sind sie vermutlich die häufigsten emotionalen Krankheitsursachen bei westlichen Patienten. Traurigkeit und Kummer stammen gewöhnlich von einem Verlust her.

Traurigkeit beinhaltet die Emotion des Bedauerns, etwa wenn man eine bestimmte Handlung oder Entscheidung in der Vergangenheit bedauert und der Geist sich ständig in diese Zeit zurückversetzt. Traurigkeit und Kummer wirken auf Lunge und Herz ein (➤ Abb. 9.15).

Gemäß den ‚Einfachen Fragen' beeinflusst Traurigkeit über das Herz die Lunge. Dort heißt es in Kapitel 39:

„Traurigkeit krampft das Herz zusammen und macht es unruhig, dieses drückt dann gegen die Lungenlappen, der Obere Erwärmer wird blockiert, das Nähr- und Abwehr-Qi können nicht frei zirkulieren, es sammelt sich Hitze an und löst das Qi auf."[48]

Gemäß diesem Zitat beeinträchtigt Traurigkeit also in erster Linie das Herz, und die Lunge leidet in der Folge, weil Herz und Lunge sich beide im Oberen Erwärmer befinden.

Eine Textstelle aus Kapitel 44 der ‚Einfachen Fragen' bestätigt dies: *„Traurigkeit schädigt die Perikard-Leit-*

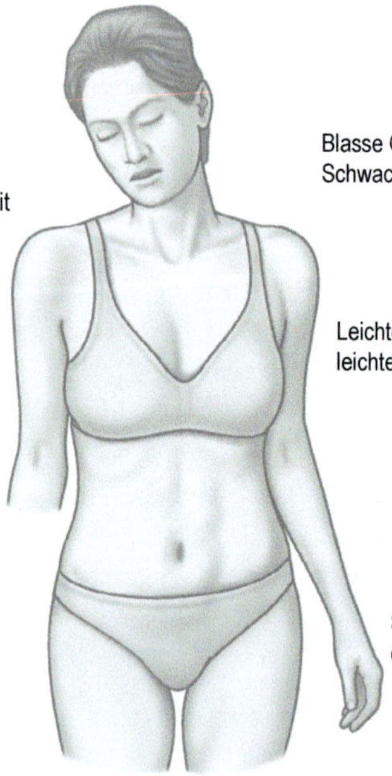

Abb. 9.15 Klinisches Bild von Traurigkeit und Kummer

bahn und rührt das Yin im Inneren auf; dies verursacht Blutungen unter dem Herzen."[49] Eine englischsprachige Übersetzung der ‚Einfachen Fragen' durch chinesische Ärzte übersetzt ‚Blutung unter dem Herzen' mit ‚hematuria' (Hämaturie).

Die Lunge beherrscht das Qi, und Traurigkeit und Kummer erschöpfen das Qi (➤ Abb. 9.16). Dies zeigt sich häufig in einem schwachen Puls an beiden vorderen Positionen (Herz und Lunge). Im Besonderen ist der Puls an beiden vorderen Positionen kurz und hat keine Welle, d. h., er fließt nicht geschmeidig Richtung Daumen.

Wie oben erwähnt, kann man den normalen Puls unter den Fingern als Welle fühlen, die sich von der hinteren zur vorderen Position bewegt. Dem wellenlosen Puls mangelt es an dieser Fließbewegung und er fühlt sich stattdessen so an, als sei jede individuelle Position von den anderen getrennt. Im Fall von Traurigkeit mangelt es dem Puls an der vorderen und der mittleren Position an einer Welle.

PULS

Der Puls bei Traurigkeit

Wenn Traurigkeit die emotionale Krankheitsursache darstellt, ist der Puls an den beiden vorderen Positionen (Herz und Lunge) schwach. Im Besonderen ist der Puls an beiden vorderen Positionen kurz und hat keine Welle, d. h., er fließt nicht geschmeidig Richtung Daumen. Im Fall von Traurigkeit mangelt es dem Puls an der vorderen und der mittleren Position an einer Welle.

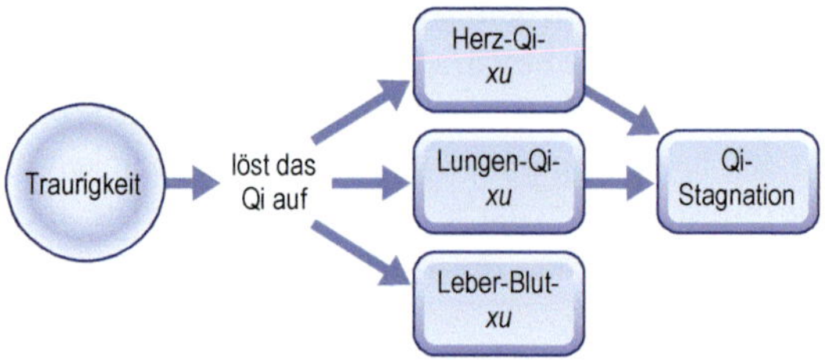

Abb. 9.16 Wirkung von Traurigkeit und Kummer

Traurigkeit kann auch eine Qi-Stagnation in Herz und Lunge verursachen. In diesem Fall ist der Puls an den beiden vorderen Positionen ganz leicht straff.

HINWEIS FÜR DIE PRAXIS

Traurigkeit bewirkt, dass der Puls keine Welle hat; statt dass er sich wie eine Welle anfühlt, die von der hinteren zur vorderen Position fließt, fühlt sich der Puls an, als sei jede Pulsposition von den anderen getrennt. Solch ein Puls ist ein sehr verlässliches Zeichen für Traurigkeit.

Weitere Manifestationen aufgrund von Traurigkeit und Kummer umfassen eine schwache Stimme, Müdigkeit, eine blasse Gesichtsfarbe, leichte Atemnot, Weinen und ein leichtes Brustdruckgefühl. Bei Frauen führt eine Lungen-Qi-Schwäche aufgrund von Traurigkeit oder Kummer häufig zu Blut-Mangel und Amenorrhö.

Auch wenn Traurigkeit und Kummer das Qi erschöpfen und daher zu einer Qi-Schwäche führen, können sie auch nach einer gewissen Zeit eine Qi-Stagnation zur Folge haben, weil das geschwächte Lungen- und Herz-Qi nicht richtig im Thorax zirkulieren können. In diesem Fall kann der Puls an beiden vorderen Positionen leicht straff sein.

Wie bereits erwähnt, kann jede Emotion abgesehen von ihrem ‚entsprechenden' Organ auch andere Organe beeinträchtigen. Beispielsweise wird in Kapitel 8 von ‚Das Zentrum des Wirkvermögens' eine Verletzung der Leber durch Traurigkeit statt Zorn erwähnt:

„*Wenn Traurigkeit die Leber angreift, verletzt sie die Wanderseele, was zu geistiger Verwirrung führt … das Yin ist geschädigt, die Sehnen ziehen sich zusammen und es tritt Unwohlsein im Hypochondrium auf.*"[50] Dies zeigt, wie Organe durch andere als die ihnen zugehörigen Emotionen beeinträchtigt werden können. In diesem Fall kann Traurigkeit die Wanderseele und daher auch das Leber-Yin in Mitleidenschaft ziehen. Traurigkeit hat eine erschöpfende Wirkung auf das Qi und leert von daher in manchen Fällen das Leber-Yin, was zu geistiger Verwirrung, Depressionen, einer Richtungslosigkeit im Leben und der Unfähigkeit, sein Leben zu planen, führt.

9

Fallbeispiel

Eine 40-jährige Frau stand wegen ihrer Scheidung, die bei ihr eine starke Traurigkeit hervorrief, unter großem Stress. Sie fühlte sich oft weinerlich, ziellos und stellte ihre Rolle in ihren Beziehungen zu Männern in Frage; sie stand an einem Wendepunkt in ihrem Leben und wusste nicht, in welche Richtung sie gehen sollte. Sie schlief schlecht, und ihr Puls war rau.

Dies ist ein eindeutiges Beispiel für Traurigkeit, die die Leber und daher auch die Wanderseele beeinträchtigt. Die Patientin wurde sehr erfolgreich mit Punkten auf dem Yin-Verbindungsgefäß *(yinweimai)* (Pe 6 *neiguan* auf der rechten und Mi 4 *gongsun* auf der linken Seite) sowie Bl 23 *shenshu,* Bl 52 *zhishi* und Bl 47 *hunmen* behandelt.

Dr. John Shen ist der Auffassung, dass Kummer, der nicht herausgelassen und ohne Tränenvergießen ertragen wird, die Niere beeinträchtigt. Seiner Meinung nach können die Flüssigkeiten, wenn der Kummer ohne Weinen zurückgehalten wird, nicht (in Form von Tränen) herauskommen und bringen den Flüssigkeitenstoffwechsel innerhalb der Niere durcheinander. Dies geschieht nur in Situationen, wenn der Kummer bereits viele Jahre lang besteht.[51]

Ich bin der Meinung, dass Traurigkeit und Kummer sehr verbreitete und wichtige Krankheitsursachen bei westlichen Patienten darstellen und von viel größerer Bedeutung sind als ‚Zorn'. Wie oben angedeutet, meine ich, dass Zorn als emotionale Krankheitsursache in chinesischen Werken überschätzt wird.

Wodurch werden Traurigkeit und Kummer bei westlichen Patienten hervorgerufen? Abgesehen von den offensichtlichen Ursachen aufgrund eines Trauerfalls leiden sehr viele westliche Patienten aller Altersstufen aufgrund zerrütteter Beziehungen oder Ehen an Traurigkeit und Kummer. Anders ausgedrückt, geht es bei Traurigkeit und Kummer in erster Linie um *Verlust,* ob es sich nun um den Verlust eines verstorbenen nahe stehenden Menschen oder den Verlust des Partners aufgrund einer Trennung handelt.

McLean (der die Theorie über das dreieinige Gehirn ausarbeitete, ➤ Kap. 14) vermutet, dass die Ursprünge der menschlichen Sprache wahrscheinlich in der Interaktion zwischen Säugling und Mutter liegen. Das Brabbeln, das auf Vokal-Konsonanten-Verbindungen basiert, beginnt ca. acht Wochen nach der Geburt. McLean identifiziert den Trennungsschrei: einen langsam sich verändernden Ton mit einem lang angehaltenen Vokalklang (aaah), einen traurigen Schrei, der mit der schmerzvollsten Emotion – der Trennung – verbunden ist.[52] Ich glaube, dass der Kummer, der von einer Trennung herrührt, vermutlich die grundlegendste und ursprünglichste (und daher stärkste) Emotion ist, die eine sehr große Rolle bei den psychisch-emotionalen Problemen, denen wir in der Praxis begegnen, spielt.

Es ist sehr wichtig sich daran zu erinnern, dass eine Qi-Stagnation nicht nur die Leber, sondern besonders bei emotionalen Problemen auch Herz und Lunge beeinträchtigt. Traurigkeit, Kummer und Sorge sind häufige Ursachen für eine Qi-Stagnation, die sich auf Lunge und Herz auswirkt. Beispielsweise wirkt bei Frauen eine Lungen-Qi-Stagnation auf den Thorax und die Mammae ein, was auf lange Sicht zur Entstehung von Brustknoten (gut- oder bösartigen) führen kann. Meiner Erfahrung nach ist dies bei westlichen Patientinnen eine häufigere Ursache für Brustknoten als eine Leber-Qi-Stagnation.

Dr. Xia Shaonong ist der Auffassung, dass Brustknoten und Brustkrebs auf Traurigkeit und Kummer aufgrund von Verwitwung, Zerbrechen von Beziehungen, Scheidung, Tod eines Kindes und einem in jungen Jahren erlebten Verlust des Ehepartners durch Tod zurückzuführen sind. Diese Ereignisse, besonders wenn sie plötzlich auftreten, erschüttern den Geist und führen zu einer Qi-Stagnation und Qi-Erschöpfung. Es ist interessant, dass alle von Dr. Xia erwähnten Ereignisse *Trennung* und *Verlust* betreffen.

HINWEIS FÜR DIE PRAXIS

Die Punkte, die ich bei Traurigkeit und Kummer verwende, sind Lu 7 *lieque,* Du 24 *shenting,* Ren 15 *jiuwei,* He 7 *shenmen,* Bl 13 *feishu* und Du 12 *shenzhu.*

ZUSAMMENFASSUNG

Traurigkeit und Kummer

- Traurigkeit und Kummer beeinträchtigen Lunge und Herz.
- Traurigkeit und Kummer erschöpfen das Qi.
- Traurigkeit verursacht häufig einen Puls ‚ohne Welle', d. h., dem Puls mangelt es an einer fließenden Bewegung von der hinteren zur vorderen Position und fühlt sich stattdessen so an, als sei jede individuelle Pulsposition von den anderen getrennt. Im Fall von Traurigkeit mangelt es dem Puls an der vorderen und der mittleren Position an einer Welle.
- Traurigkeit und Kummer erschöpfen das Qi, aber nach einiger Zeit führen sie auch zu einer Qi-Stagnation.
- In einigen Fällen verletzt Traurigkeit die Leber.
- Gemäß Dr. John Shen beeinträchtigt Kummer, der nicht herausgelassen und tränenlos ertragen wird, die Niere.
- Traurigkeit und Kummer entstehen häufig durch das Zerbrechen von Beziehungen oder Ehen.

9.2.6 Furcht

Furcht umfasst einen chronischen Zustand von Furcht, Angst oder plötzlichen Schreck. Furcht erschöpft das Nieren-Qi und bewirkt, dass das Qi absteigt. In Kapitel 39 von ‚Einfache Fragen' heißt es: *„Furcht erschöpft die*

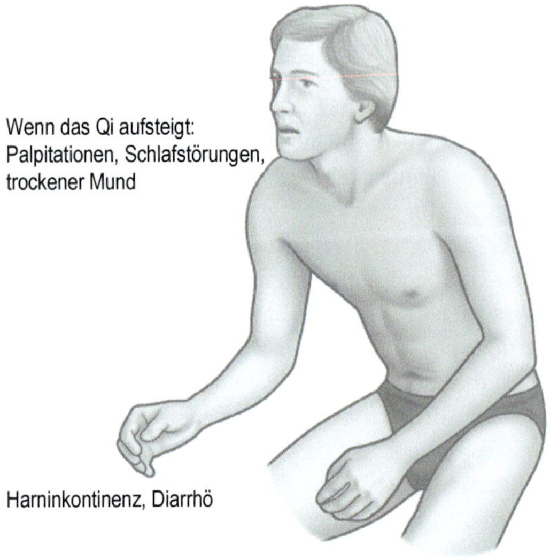

Abb. 9.17 Klinisches Bild der Furcht

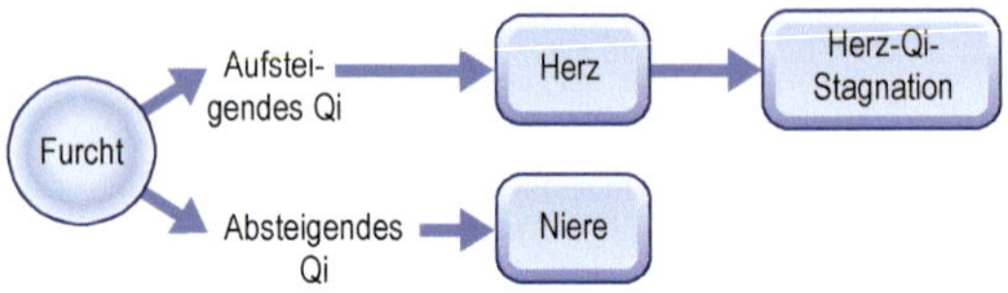

Abb. 9.18 Wirkung der Furcht

Essenz, sie blockiert den Oberen Erwärmer, was dazu führt, dass das Qi zum Unteren Erwärmer absteigt."[53] Beispiele für absteigendes Qi sind Enuresis nocturna bei Kindern und Harninkontinenz oder Diarrhö bei Erwachsenen in Folge von plötzlich auftretendem Schreck (➤ Abb. 9.17). Bei Furcht im Sinne von Schreck ist der Nieren-Puls schwach.

Die obige Aussage aus ‚Einfache Fragen' ist interessant, weil sie besagt, dass Furcht den Oberen Erwärmer *blockiert* (was zur Folge hat, dass das Qi im Unteren Erwärmer absteigt); dies impliziert, dass Furcht nicht einfach ‚das Qi absteigen lässt' (wie wir normalerweise meinen), sondern dass sie auch eine gewisse Qi-Stagnation im Oberen Erwärmer verursacht (➤ Abb. 9.18).

HINWEIS FÜR DIE PRAXIS

Furcht lässt das Qi absteigen, indem sie den Oberen Erwärmer *blockiert.* Die Therapie von Furcht sollte daher nicht einfach darin bestehen, das Qi anzuheben, beispielsweise mit Du 20 *baihui,* sondern auch das Qi im Oberen Erwärmer mit He 5 *tongli* und Lu 7 *lieque* aus der Blockade zu befreien.

Zustände chronischer Angst und Furcht haben verschiedene Wirkungen auf das Qi, je nach dem Zustand des Herzens. Ist das Herz stark, lässt Furcht das Qi absteigen, aber wenn das Herz schwach ist, bewirkt Furcht, dass das Qi aufsteigt. Dies manifestiert sich in Symptomen wie Palpitationen, Schlafstörungen, Mundtrockenheit, Wangenrötung, Schwindelgefühlen und in einem Puls, der an beiden vorderen Positionen relativ überflutend sowie schnell ist. In solch einer Situation ist der Nieren-Puls schwach und der Herz-Puls relativ überflutend.

Meiner Ansicht nach lässt Furcht (in Reaktion auf einen tatsächlichen externen Stimulus) das Qi absteigen, aber ein chronischer Zustand von Angst lässt es ansteigen. Einige Psychologen machen einen Unterschied zwischen Furcht und Angst, der die verschiedenen Wirkungen auf das Qi verdeutlicht. Öhman schreibt: *„Furcht unterscheidet sich von Angst primär darin, dass sie einen identifizierbaren auslösenden Stimulus hat. Angst ist ‚prä-stimulus', Furcht hingegen ‚post-stimulus'.*"[54] Epstein ist der Auffassung, dass Furcht mit Bewältigungsverhalten verknüpft ist, vor allem mit Flucht und Vermeidung. Wenn die Bewältigungsversuche jedoch fehlschlagen, wandelt sich Furcht in Angst um. Furcht ist daher ein Vermeidungsmotiv; Angst ist ungelöste Furcht oder ein Zustand ungelenkter Erregung, der auf die Wahrnehmung einer Bedrohung folgt.[55]

Meiner Erfahrung nach besteht bei chronischer Angst unabhängig vom beteiligten Krankheitsmuster immer eine mangelhafte Verbindung zwischen Herz und Niere. In der Physiologie kommunizieren das Herz- und das Nieren-Qi miteinander, wobei das Herz-Qi zur Niere absteigt und das Nieren-Qi zum Herzen aufsteigt. Chronische Angst lässt das Qi zum Herzen aufsteigen und ‚verkrampft' es. Das Herz-Qi kann nicht zur Niere absteigen und die Niere kann es nicht verwurzeln (➤ Abb. 17.4).

Die Verbindung zwischen Furcht und Niere, die in der chinesischen Medizin existiert, spiegelt sich interessanterweise in der westlichen Anschauung von unserer Reaktion auf Stress und Furcht wider. Wenn wir furchterregenden Situationen ausgesetzt sind, sondern die Nebennieren (d. h. die ‚Niere' in der chinesischen Medizin) ein Steroid ab.

PULS

Der Puls bei Furcht

Furcht im Sinne von Schreck verursacht einen schwachen Nieren-Puls. Bei chronischer Angst, die durch eine mangelnde Verbindung zwischen Herz und Niere gekennzeichnet ist, ist der Nieren-Puls schwach, der Herz-Puls relativ überflutend.

Es gibt noch andere Ursachen für Furcht, die in keinem Bezug zur Niere stehen. Ein Leber-Blut-Mangel oder eine Gallenblasen-Schwäche können ebenfalls bewirken, dass der Mensch furchtsam wird. In Kapitel 8 des ‚Zentrums des Wirkvermögens' heißt es: *„Wenn das Leber-Qi im Mangel ist, tritt Furcht auf.*"[56]

Die positive Entsprechung zur Furcht innerhalb der psychischen Energien der Niere sind Flexibilität, ein Nachgeben angesichts von Widrigkeiten und ein ruhiges Ertragen von Härten.

HINWEIS FÜR DIE PRAXIS

Die Punkte, die ich bei Furcht verwende, sind Ni 3 *taixi,* Ni 4 *dazhong,* Du 20 *baihui* und He 7 *shenmen.*

ZUSAMMENFASSUNG

Furcht

- Furcht umfasst einen chronischen Zustand von Furcht, Angst und plötzlichen Schreck.
- Furcht erschöpft das Nieren-Qi und lässt es absteigen.
- Zustände chronischer Angst und Furcht haben verschiedene Wirkungen auf das Qi, je nach dem Zustand des Herzens. Ist das Herz stark, lässt Furcht das Qi absteigen; ist das Herz schwach, bewirkt Furcht, dass das Qi in Form von Leere-Hitze aufsteigt.
- Ein Leber-Blut-Mangel und eine Gallenblasen-Schwäche können den Menschen ebenfalls furchtsam werden lassen.

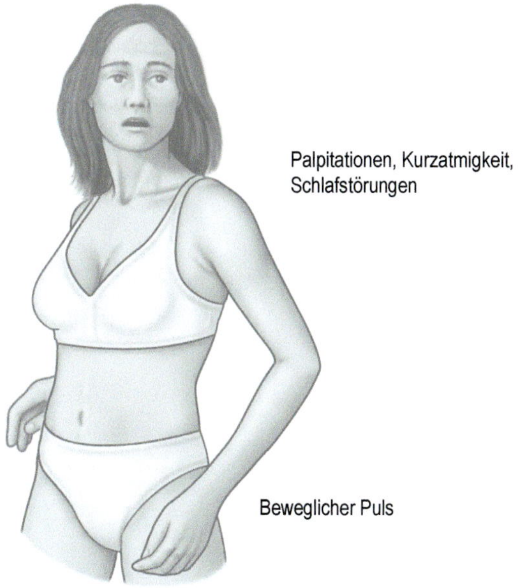

Abb. 9.19 Klinisches Bild des Schocks

9.2.7 Schock

Psychischer Schock zerstreut das Qi und schädigt Herz und Niere. Er verursacht eine plötzliche Erschöpfung des Herz-Qi, macht das Herz kleiner und kann zu Palpitationen, Dyspnoe und Schlafstörungen führen (> Abb. 9.19).

Schock spiegelt sich häufig in einem Puls mit der sogenannten ‚beweglichen' *(dong)* Eigenschaft wider, also einem Puls, der kurz, schlüpfrig, bohnenförmig und schnell ist und den Eindruck vermittelt, als vibriere er während der Pulsation.

In Kapitel 39 von ‚Das Zentrum des Wirkvermögens' lesen wir: *„Schock greift das Herz an, indem er es seiner Wohnstätte beraubt, der Geist hat kein Obdach und kann sich nicht ausruhen, sodass das Qi ins Chaos gerät."*[57]

Schock ‚verschließt' das Herz oder macht das Herz kleiner. Dies kann an einer bläulichen Verfärbung auf der Stirn und einem straffen, dünnen Herz-Puls beobachtet werden (> Abb. 9.20).

PULS

Der Puls bei Schock

Wenn Schock die emotionale Krankheitsursache darstellt, ist der Puls ‚beweglich' *(dong),* d. h. kurz, schlüpfrig, bohnenförmig, schnell und vermittelt den Eindruck, als ob er während der Pulsation vibriere. Der Puls ist auch straff und dünn.

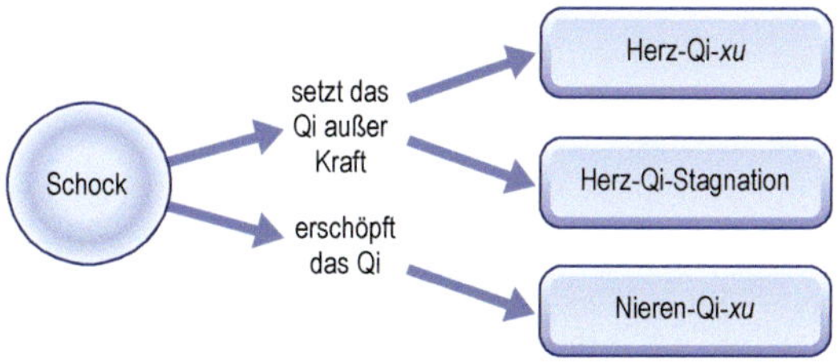

Abb. 9.20 Wirkung des Schocks

Schock beeinträchtigt auch die Niere, weil der Körper sich der Nieren-Essenz bedient, um die plötzliche Erschöpfung des Qi zu kompensieren. Aus diesem Grund kann Schock Symptome wie Nachtschweiß, Mundtrockenheit, Schwindelgefühle oder Tinnitus hervorrufen.

HINWEIS FÜR DIE PRAXIS

Die Punkte, die ich bei Schock verwende, sind He 7 *shenmen,* Du 20 *baihui,* Ren 15 *jiuwei* und Ni 4 *dazhong.*

ZUSAMMENFASSUNG

Schock

- Psychischer Schock zerstreut das Qi und schädigt Herz und Niere.
- Er verursacht eine plötzliche Erschöpfung des Herz-Qi und macht das Herz kleiner.
- Schock beeinträchtigt auch die Niere, weil der Körper sich der Nieren-Essenz bedient, um die plötzliche Erschöpfung des Qi zu kompensieren.

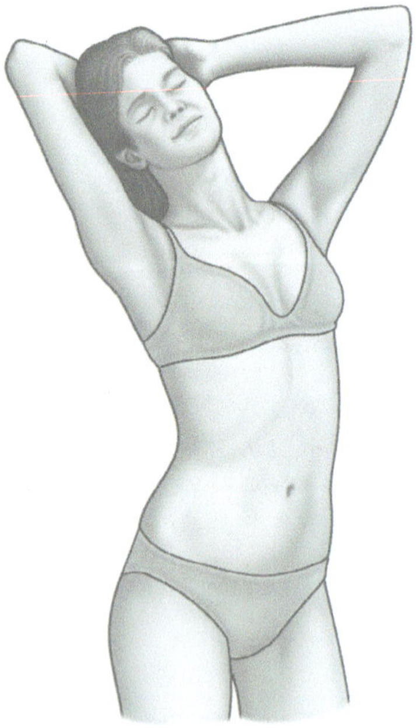

Abb. 9.21 Klinisches Bild der Liebe

9.2.8 Liebe

‚Liebe' meint hier nicht die normale Zuneigung, die ein Mensch für einen anderen empfindet, wie etwa die Liebe der Eltern zu ihren Kindern und umgekehrt, oder die wechselseitige Zuneigung eines Liebespaars, sondern vielmehr die obsessive Liebe zu einer bestimmten Person. Liebe wird auch zu einer Krankheitsursache, wenn sie fehlgeleitet ist; beispielsweise wenn ein Mensch jemanden liebt, der ihn ständig körperlich oder psychisch verletzt. Obsessive Eifersucht fällt ebenfalls unter diese weit gefasste Kategorie (> Abb. 9.21).

Die Einbeziehung von ‚Liebe' unter den Krankheiten verursachenden Emotionen in der chinesischen Medizin ist interessant, da dies eine gänzlich andere Haltung und Sichtweise, als wir sie im Westen kennen, widerspiegelt. Shaver, Wu und Schwartz interviewten junge Menschen in den USA, Italien und der Volksrepublik China über ihre emotionalen Erfahrungen. In allen Kulturen identifizierten Männer und Frauen die gleichen Emotionen und hatten überall vollkommen gleiche Ansichten, bis auf eine Emotion, nämlich die Liebe. Die US-amerikanischen und italienischen Befragten setzten Liebe mit Glücksgefühlen gleich. Sowohl leidenschaftliche als auch mitfühlende Liebe wurden als sehr positive Erfahrungen bewertet. Chinesische Studierende hingegen hatten eine negativere Meinung über Liebe. In China wurde leidenschaftliche Liebe tendenziell mit Begriffen wie ‚Verblendung', ‚unerwiderte Liebe', ‚Nostalgie' und ‚Liebeskummer' in Verbindung gebracht.[58]

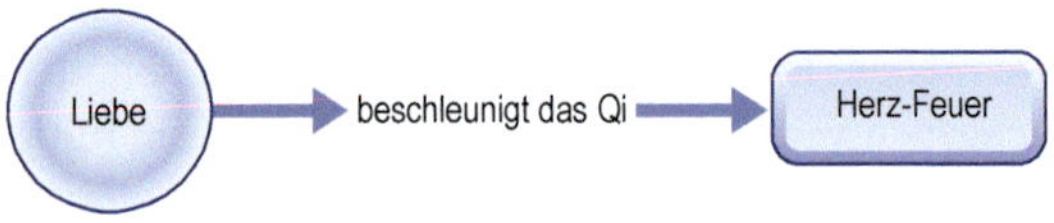

Abb. 9.22 Wirkung der Liebe

‚Liebe' in dem oben skizzierten Sinne beeinträchtigt das Herz und beschleunigt das Qi. Dies kann man an der linken vorderen Position (Herz) an einem überflutenden Puls fühlen; der Puls ist auch schnell. Liebe kann Herz-Feuer verursachen, mit Symptomen und Zeichen wie Palpitationen, roter Zungenspitze, rotem Gesicht, Schlafstörungen und psychischer Unruhe (> Abb. 9.22).

PULS

Der Puls bei Liebe

Wenn ‚Liebe' die emotionale Krankheitsursache darstellt, ist der Herz-Puls überflutend und schnell.

HINWEIS FÜR DIE PRAXIS

Die Punkte, die ich bei ‚Liebe' im oben definierten Sinne verwende, sind He 7 *shenmen,* Ren 15 *jiuwei* und Du 19 *houding.*

ZUSAMMENFASSUNG

Liebe

- ‚Liebe' meint hier nicht die normale Zuneigung, die ein Mensch für einen anderen empfindet, sondern vielmehr die obsessive Liebe zu einer bestimmten Person.
- Liebe wird auch zu einer Krankheitsursache, wenn sie fehlgeleitet ist; beispielsweise wenn ein Mensch jemanden liebt, der ihn ständig körperlich oder psychisch verletzt.
- Obsessive Eifersucht fällt ebenfalls unter diese weit gefasste Kategorie.
- ‚Liebe' beeinträchtigt das Herz und beschleunigt das Qi.

9.2.9 Begierde

Wie oben erwähnt, sollte ‚Begierde' im Zusammenhang der drei Hauptphilosophien Chinas gesehen werden, nämlich des Konfuzianismus, Buddhismus und Taoismus. All diese drei Philosophien betrachteten ‚Verlangen' und ‚Begierde' als die Wurzel psychisch-emotionalen Leidens (> Abb. 9.23).

Wie oben erwähnt, mieden die Taoisten soziale Beziehungen und traten für eine ‚Befolgen des *dao*', ‚Abwesenheit von Begierde' *(wuyu)* und ‚Nicht-Handeln' *(wuwei)* ein. Sie meinten, dass ‚Begierde' ein Hindernis darstelle, dem *dao* zu folgen.

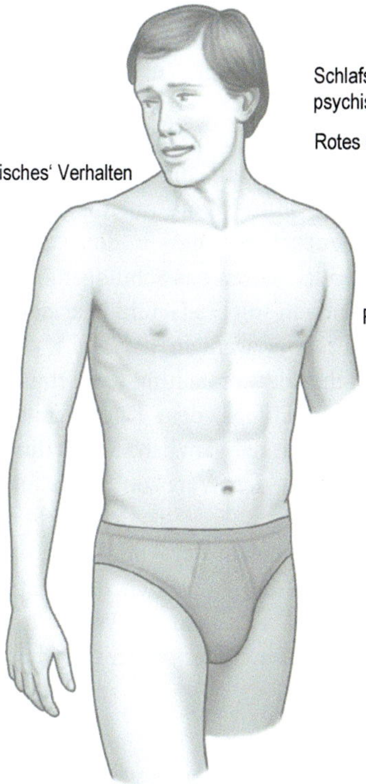

Abb. 9.23 Klinisches Bild der Begierde

Die Buddhisten betrachteten ‚Begierde' als die Wurzel menschlichen Leidens. Ihnen zufolge beginnt unsere eigentliche Existenz aus der Begierde und dem Verlangen, wenn der Geist im Bardo-Zustand (der Zeitspanne nach dem Tod und vor der nächsten Reinkarnation) durch die Wärme eines Mutterleibs angezogen wird und sich reinkarniert. Im späteren Leben bewirkt Begierde, dass unser Geist Dinge zu erhaschen versucht, so wie ein Affe, der sich von Baum zu Baum schwingt.

Schließlich glaubten die Konfuzianer, dass der wahre ‚Edelmann' (eine Fehlübersetzung des Begriffs *junzi,* der eigentlich Männer und Frauen meint) nicht durch Emotionen aufgewühlt werde, weil diese sein wahres Wesen trüben.

Im Kontext der chinesischen Medizin meint ‚Begierde' einen Zustand fortwährenden Verlangens, das nie gestillt werden kann. Dies kann das Verlangen nach materiellen Gütern oder sozialer Anerkennung mit einschließen. Obwohl die ‚Begierde' in den alten Philosophien Chinas verwurzelt ist, ist es interessant, dass sie als emotionale Krankheitsursache in unseren westlichen Konsumgesellschaften verbreitet ist, wo nicht nur ‚Begierde' existiert, sondern diese auch noch künstlich durch Werbung stimuliert wird.

Begierde beeinträchtigt das Herz und zerstreut das Qi. Sie wirkt auch auf das Perikard ein, indem sie das Minister-Feuer anfacht. Im Krankheitsfall meint Minister-Feuer ein pathologisches, übermäßiges Leere-Feuer, das der Niere entstammt (➤ Abb. 9.24). Es entsteht in der Niere und wirkt auf das Perikard und daher auch den Geist ein. Aus diesem Grund bezieht sich ‚Minister-Feuer' auf das physiologische oder pathologische Feuer der Niere und auf das Perikard. Dies erklärt, warum einige Ärzte die rechte hintere Pulsposition dem Nieren-Yang und andere sie dem Perikard zuordnen.

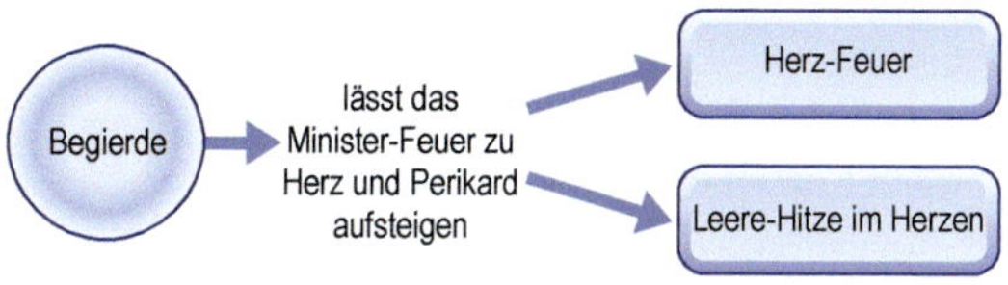

Abb. 9.24 Wirkung der Begierde

Wenn der Geist ruhig und zufrieden ist, folgt das Perikard seiner Richtung und es herrscht ein glückliches, ausgewogenes Leben. Ist der Geist schwach und unzufrieden, folgt das Perikard den Forderungen des Begehrens und den Menschen verlangt es fortwährend nach neuen Dingen oder neuer Anerkennung; auch wenn man diese bekommen hat, wird die Begierde nie befriedigt und macht den Menschen noch frustrierter. Aus diesen Gründen legten Konfuzianismus, Taoismus und Buddhismus die Betonung auf die Reduzierung des Begehrens, um ein Anfachen des Minister-Feuers zu vermeiden, welches den Geist aufwühlt.

Begierde verursacht Herz-Feuer oder Leere-Hitze im Herzen, je nach dem zugrunde liegenden Zustand des Menschen. Wenn sie Herz-Feuer hervorruft, treten Palpitationen, ein rotes Gesicht, Durst, Schlafstörungen, Erregtheit und ein leicht ‚manisches' Verhalten auf. In diesem Fall ist der Herz-Puls überflutend und schnell.

Bei einer Tendenz zum Yin-Mangel, die bei Menschen mit einer Neigung zur Überarbeitung verbreitet ist, führt Begierde zu Leere-Hitze im Herzen. Dies verursacht Palpitationen, Wangenrötung, Halstrockenheit, Schlafstörungen und psychische Unruhe. In diesem Fall ist der Herz-Puls überflutend, aber leer und schnell.

PULS

Der Puls bei Begierde

Wenn Begierde die emotionale Krankheitsursache darstellt, ist der Herz-Puls überflutend und schnell (im Fall von Herz-Feuer) oder überflutend, leer und schnell (im Fall von Leere-Hitze im Herzen).

HINWEIS FÜR DIE PRAXIS

Die Punkte, die ich bei Begierde verwende, sind He 7 *shenmen,* Du 19 *houding,* Ren 15 *jiuwei* und Pe 7 *daling.*

ZUSAMMENFASSUNG

Begierde

- ‚Begierde' sollte im Zusammenhang der drei Hauptphilosophien Chinas gesehen werden, nämlich des Konfuzianismus, Buddhismus und Taoismus.
- All diese drei Philosophien betrachteten ‚Verlangen' und ‚Begierde' als die Wurzel psychisch-emotionalen Leidens.
- Im Kontext der chinesischen Medizin meint ‚Begierde' einen Zustand fortwährenden Verlangens, das nie gestillt werden kann. Dies kann das Verlangen nach materiellen Gütern oder sozialer Anerkennung mit einschließen.
- Begierde beeinträchtigt das Herz und zerstreut das Qi. Sie wirkt auch auf das Perikard ein, indem sie das Minister-Feuer anfacht.
- Begierde verursacht Herz-Feuer oder Leere-Hitze im Herzen, je nach dem zugrunde liegenden Zustand des Menschen.

9.2.10 Schuldgefühle

„Alle haben gesündigt und die Herrlichkeit verloren, die Gott ihnen zugedacht hatte."[59]

Römer 3,23

„In ihm haben wir die Erlösung durch sein Blut, die Vergebung der Sünden, nach dem Reichtum von seiner [Gottes] Gnade, mit der er uns überreich beschenkt hat in aller Weisheit und Klugheit."[60]

Epheser 1,7

„Dann lasst uns eintreten mit wahrhaftigem Herzen und in der Gewissheit des Glaubens, besprengt in unsern Herzen und damit befreit von dem bösen Gewissen und den Leib gewaschen mit reinem Wasser."[61]

Hebräer 10,22

„Denn wenn jemand das ganze Gesetz hält und nur gegen ein einziges Gebot verstößt, so ist er am ganzen Gesetz schuldig geworden."[62]

Jakobus 2,10

Schuldgefühle sind eine bei westlichen Patienten häufig vorkommende Emotion. Sie fehlen in chinesischen Werken gänzlich, und man könnte sagen, dass sie einfach nicht in der chinesischen Psyche existieren. Es könnte so argumentiert werden, dass Schuldgefühle untrennbar mit der jüdisch-christlichen Religion, besonders mit der christlichen verbunden sind, und zwar durch ihr Konzept einer ‚Ursünde'.

Es gibt wenige Ausdrücke im Chinesischen, die Schuldgefühle bedeuten; alle unter ihnen beziehen sich auf ‚Schuld' im juristischen Sinne statt auf ‚Schuld*gefühle*'. Ein Alltagsausdruck zur Bezeichnung des Schuldgefühls wäre *you zui egan*, was ‚ein Schuldgefühl haben' bedeutet, wobei *zui* ‚Schuld' oder ‚Verbrechen' im juristischen Sinne meint.

Ich habe niemals Ausdrücke in modernen chinesischen Werken gefunden, die sich auf ‚Schuldgefühle' beziehen. Man könnte so argumentieren, dass dies auf die Tatsache zurückgeht, dass in den jüdisch-christlich geprägten Gesellschaften das Schuldgefühl allgegenwärtig ist, während ein solches Gefühl in asiatischen Gesellschaften mehr oder weniger gar nicht vorhanden ist. Tatsächlich fehlt die Vorstellung von Schuld in den drei Hauptreligionen Chinas, dem Konfuzianismus, Taoismus und Buddhismus, gänzlich. Konfuzius glaubte sogar nicht einmal an den Wert von Bestrafung eines Verbrechens.

Fingarette ist ebenfalls der Auffassung, dass das Konzept von Schuld in den ‚Analekten' des Konfuzius fehlt.[63] In den ‚Analekten' wird zwar das Wort *chi* in mehreren Textpassagen genannt, aber dies meint eher Scham- als Schuldgefühle:

„Wenn wir uns der entscheidenden Unterschiede der Sichtweisen nicht bewusst sind, verleiten uns diese Texte über chi leicht zu der Gleichsetzung von konfuzianischem Scham- mit westlichem Schuldgefühl. Auch wenn chi zweifellos ein moralisches Konzept darstellt, ist doch die moralische Beziehung, der chi entspricht, diejenige eines Menschen zu seinem Status und seiner Rolle, wie sie durch li (Rituale) definiert sind. chi ist nach außen, nicht nach innen gerichtet. Es handelt sich nicht, wie bei der Schuld, um einen nach innen gerichteten Zustand, um Abscheu angesichts der inneren Verderbtheit, um Selbstverleumdung, um das Gefühl, als Mensch, unabhängig von seinem öffentlichen Status und Ansehen, gemein oder tadelnswert zu sein. Das konfuzianische Konzept von Scham ist ein rein moralisches Konzept, aber es orientiert sich eher an einer Moralvorstellung, die sich auf li konzentriert, d. h. durch Tradition und Zeremoniell definiertes soziales Verhalten, als am inneren Wesen des Menschen."[64]

Der Unterschied zwischen Scham und Schuld wird weiter unten im Abschnitt über ‚Schamgefühl' erörtert.

Es sei hervorgehoben, dass das, was uns hier im Zusammenhang mit den Emotionen beschäftigt, nicht Schuld, sondern ein Schuld*gefühl* ist, das in keiner Beziehung zu einem tatsächlichen Verbrechen oder Vergehen steht. Beispielsweise kann ein Mensch ein Verbrechen begangen haben, aber sich keineswegs schuldig fühlen; umgekehrt kann der Fall eintreten, dass ein Mensch gar kein Verbrechen oder keine Übertretung begangen hat, sich aber schuldig fühlt.

Schuld (und Scham) werden von einigen Wissenschaftlern als ‚moralische' Emotionen betrachtet, da sie einen Bezug zur Moral aufweisen.[65] Wollheim schreibt beispielsweise:

„Die Funktion der moralischen Emotionen ist es, dem Menschen eine Haltung oder Orientierung zu geben. Was die moralischen Emotionen auszeichnet, ist, dass die Haltung reflexiv ist. Es ist eine Haltung, die der Mensch zu sich selbst als Person einnimmt."[66]

Schuld ist eng mit einem Gefühl des Selbst, vor allem einem negativen Sinn des Selbst, verknüpft. Dies ist vermutlich ein wichtiger Grund für die Abwesenheit von Schuld in der chinesischen Kultur, da das Selbst in der chinesischen Kultur nicht das individualisierte, psychologische Selbst der westlichen Kultur ist, sondern ein sozial konstruiertes. Dies erklärt vielleicht auch die Anwesenheit von Scham (die mit einer sozialen Bedeutung des Selbst zusammenhängt) und die Abwesenheit von Schuld (die mit einem individuellen Selbst zu tun hat) in der chinesischen Kultur. Dies wird in ➤ Kap. 15 ausführlicher behandelt.

Schuldgefühle können sich auf verschiedene Weise äußern:

- Verantwortungsgefühl für negative Umstände, die dem Betroffenen selbst oder anderen Menschen widerfahren sind.
- Gefühl des Bedauerns für tatsächliche oder eingebildete Missetaten, sowohl vergangene als auch gegenwärtige.
- Verantwortungs-(und Schuld-)Gefühl angesichts jedes negativen Umstands, der sich bei Familienmitgliedern oder dem Partner ereignet hat.
- Übernahme der Verantwortung für das Unglück oder Probleme von jemand anderem.

Abgesehen von den obigen Beispielen der Folgen eines Schuldgefühls kann es einen Menschen dazu treiben, sehr wichtige, das Leben verändernde Schritte in puncto Eheschließung oder Arbeit zu unternehmen. Mit anderen Worten kann ein unbewusstes Schuldgefühl eine Rolle bei der Berufs- oder Partnerwahl spielen. Leider stellen sich solche durch Schuld motivierten Entscheidungen häufig als die falschen heraus.

Ich habe oben nur einige Beispiele für die Art des Verhaltens, das durch Schuldgefühle hervorgerufen wird, angeführt. Ein Schuldgefühl kann auf eine Übertretung sozialer oder religiöser Tabus zurückgehen oder daher rühren, dass man etwas ‚falsch' gemacht hat, was man später bereut. Ein Schuldgefühl kann jedoch auch angeboren sein und muss nicht mit einer bestimmten Handlung zusammenhängen. Letzteres ist dasjenige Schuldgefühl, das am destruktivsten wirkt.

Schuld stellt den Kern der jüdisch-christlichen Psychologie und Theologie dar. Schuld bildet auch einen wichtigen Eckpfeiler in Freuds Theorien.

Es ist wichtig, das subjektive Schuldgefühl von seinen objektiven Entsprechungen abzugrenzen. Beispielsweise kann ein Mensch vor einem Gericht schuldig gesprochen werden, ohne sich schuldig zu *fühlen;* in einem religiösen Kontext mag sich ein Mensch vor Gott für schuldig halten, aber sich immer noch nicht schuldig *fühlen;* jemand kann schuldig sein, etwas Verwerfliches getan zu haben, aber sich nicht schuldig *fühlen.*

Es ist daher das Schuld*gefühl,* das zählt. Menschen, die dazu neigen, sich für alles die Schuld zu geben, was falsch läuft, können auch an einem unberechtigten und subjektiven Schuldgefühl leiden.

Schuldgefühle sind Selbstvorwürfe für einige tatsächliche Missetaten oder aber ein angeborenes Schuldgefühl, das in keinem Zusammenhang zu irgendwelchen Untaten steht. Schuld umfasst ein Gefühl der Unzulänglichkeit und Verzweiflung, das man bei Schamgefühlen nicht findet (siehe unten). Schuld bedarf keines bestimmten Vergehens, wofür die Doktrin der Ursünde ein Beispiel ist. Wenn ein Mensch von Schuldgefühlen heimgesucht wird, ist er sein eigener Richter, und zwar ein skrupelloserer und weniger vernünftiger Richter als jeder echte.

Schuld ist nach innen gerichtet, ihr Objekt ist das Selbst; in diesem Sinne ist es beinahe die ‚gegenteilige' Emotion zum Zorn, da Zorn sich normalerweise gegen andere Menschen richtet.

Schuld beruht auf dem moralischen Kriterium, ein Gesetz der Moral gebrochen zu haben. Die ‚Mythologie' der Schuld ist die Doktrin der Ursünde. Die ‚Autorität', die solche Kriterien aufstellt, ist absolut und unantastbar. Schuld ist eine ‚dunkle' Emotion ohne Erlösung; sie ist eine viel ‚dunklere' Emotion als die Scham.

Schuld kann bei verschiedenen Menschen unterschiedliche Wirkungen haben. Zunächst einmal kann sie zu einer Qi-Stagnation führen; sie zieht jedes Organ, besonders Lunge, Herz, Leber und Niere in Mitleidenschaft (➤ Abb. 9.25). Aufgrund ihres ‚dunklen', ‚stagnierenden' Charakters kann die Qi-Stagnation leicht und schnell eine Blut-Stase hervorrufen. Diese Blut-Stase kann in jedem Teil des Körpers und in jedem Organ auftreten, besonders aber in Lunge, Herz, Milz und Leber. Der Puls ist saitenförmig oder fixiert.

Unter bestimmten Bedingungen kann Schuld auch sinkendes Qi hervorrufen und beeinträchtigt die Niere, was zu Harnwegs- oder Menstruationsstörungen aufgrund des sinkenden Qi führt (➤ Abb. 9.26). Die Zunge

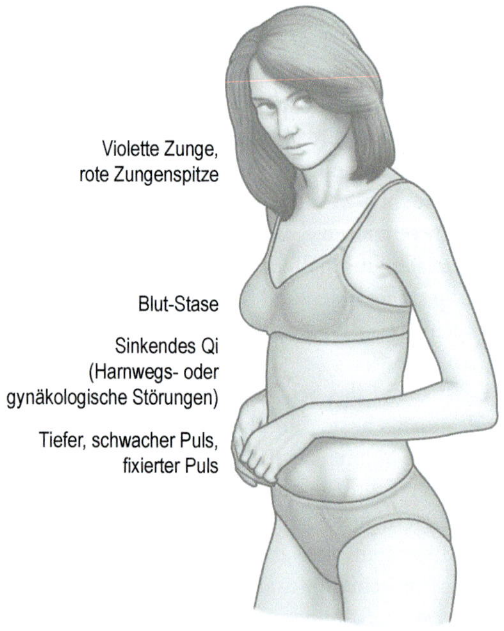

Abb. 9.25 Klinisches Bild von Schuldgefühlen

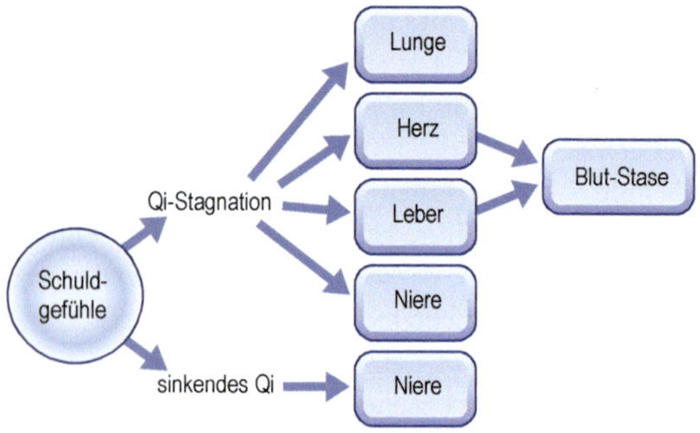

Abb. 9.26 Wirkung von Schuldgefühlen

hat eine rote Spitze und möglicherweise einen violetten Zungenkörper. Der Puls ist an beiden Nieren-Positionen tief und schwach, möglicherweise an der Herz-Position leicht überflutend und allgemein rau ohne Welle. Stammen die Schuldgefühle von unterdrücktem Zorn, so ist der Puls saitenförmig.

PULS

Der Puls bei Schuldgefühlen

Wenn Schuld die emotionale Krankheitsursache darstellt, ist der Puls bei einer Qi- und Blut-Stagnation saitenförmig oder fixiert. Bei sinkendem Qi der Niere ist der Puls an den Nieren-Positionen tief und schwach, an der Herz-Position möglicherweise leicht überflutend und allgemein rau ohne Welle. Wenn die Schuldgefühle von unterdrücktem Zorn herrühren, ist der Puls saitenförmig.

HINWEIS FÜR DIE PRAXIS

Die Punkte, die ich bei Schuldgefühlen verwende, sind He 7 *shenmen,* Pe 7 *daling,* Le 3 *taichong,* Ni 4 *dazhong,* Gb 13 *benshen* und Du 24 *shenting.*

ZUSAMMENFASSUNG

Schuldgefühle

- Schuldgefühle sind eine häufig vorkommende Emotion bei westlichen Patienten, fehlen in chinesischen Medizinwerken aber gänzlich.
- Das, was uns hier im Zusammenhang mit den Emotionen beschäftigt, ist nicht Schuld, sondern ein Schuld*gefühl,* das in keiner Beziehung zu einem tatsächlichen Verbrechen oder Vergehen steht.
- Schuld stellt den Kern der jüdisch-christlichen Psychologie und Theologie dar. Schuld bildet auch einen wichtigen Eckpfeiler in Freuds Theorien.
- Schuldgefühle sind Selbstvorwürfe für einige tatsächliche Missetaten oder aber ein angeborenes Schuldgefühl, das in keinem Zusammenhang zu irgendwelchen Untaten steht.
- Schuldgefühle können zu einer Qi-Stagnation führen; sie ziehen jedes Organ, besonders Lunge, Herz, Leber und Niere in Mitleidenschaft.
- Aufgrund ihres ‚dunklen', ‚stagnierenden' Charakters kann die Qi-Stagnation leicht und schnell eine Blut-Stase hervorrufen, besonders in Lunge, Herz, Milz und Leber.
- Schuldgefühle können auch sinkendes Qi hervorrufen und die Niere beeinträchtigen, was zu Harnwegs- oder Menstruationsstörungen aufgrund des sinkenden Qi führt.

9.2.11 Schamgefühl

Scham ist eine verbreitete Emotion bei westlichen Patienten. Sie kann durch ein Schamgefühl angesichts des eigenen Verhaltens hervorgerufen werden, oder aber es handelt sich, was viel häufiger ist, um ein anhaltendes Schamgefühl aufgrund der Erziehung. Scham besteht in einem Gefühl der Wertlosigkeit, einem fehlenden Selbstwertgefühl. Sie ist auf gewisse Weise die dem Zorn und Stolz entgegengesetzte Emotion. Zorn ist nach außen gerichtet (‚Ich bin auf jemanden zornig'), während sich Scham nach innen richtet. Es handelt sich um eine Selbstanklage; das Gefühl, dass man etwas *verbergen* muss, ist ein wichtiger Aspekt der Scham. Wenn man an Schamgefühlen leidet, fühlt man sich die ganze Zeit *beurteilt* und vor allem dabei die ganze Zeit *beobachtet,* wie man etwas falsch macht.

Nach Solomon kann Scham in ‚kleinen Dosen' eine Affirmation der eigenen Autonomie darstellen, eine Bestätigung, dass man nach seinen Richtlinien lebt und Verantwortung akzeptiert. Seiner Meinung nach ist Scham zwar dem Stolz entgegengesetzt, aber in ähnlicher Weise der Selbstachtung dienlich. Es ist leicht, mit sich zufrieden zu sein, wenn man keine Werte hat, wenn man es ablehnt, für seine Handlungen Verantwortung zu tragen, oder wenn man nichts falsch gemacht hat. Die Fähigkeit, seine Fehler zuzugeben und sie wieder gut zu machen, ist für die Weisheit und persönliche Würde genauso wichtig wie die Fähigkeit, andere Menschen zu lieben.

Thomas Scheff stimmt ebenfalls mit der Ansicht überein, dass Scham (und Stolz) ‚soziale' Emotionen seien, die in kleiner Dosis der sozialen Ordnung dienlich sind:

„Scheff ist der Meinung, dass wir uns ständig in einem Zustand von entweder Stolz oder Scham befinden, je nach dem Urteil anderer darüber, inwieweit wir uns dem von ihnen und der Gesellschaft geprägten Moralkorsett beugen. Wenn wir gehorchen, fühlen wir Stolz; wenn wir nicht gehorchen, erleben wir Schamgefühle. Da Stolz eine angenehme Emotion und Scham unangenehm ist, besteht die Wirkung darin, Konformität in der Gesellschaft und dadurch ein hohes Maß an sozialer Stabilität zu schaffen. Stolz und Scham gewährleisten soziale Kontrolle ohne das Bedürfnis nach externer Überwachung und Regulierung."[67]

Dies deckt sich genau mit dem, was Konfuzius über den sozialen Wert von Scham gesagt hat (siehe unten).

In schweren Fällen (mit denen wir es zu tun haben, wenn Scham zu einer Krankheitsursache wird) ist das Schamgefühl jedoch überwältigend, erniedrigend, extrem defensiv und ohnmächtig.

Als Krankheitsursache beschäftigen wir uns mit starken Schamgefühlen, die durch die Erziehung bedingt sind und *nicht* mit Handlungen oder damit, etwas falsch gemacht zu haben, in Zusammenhang stehen. Ein Mensch, der an dieser Art von Scham leidet, *fühlt* sich immer so, als hätte er etwas falsch gemacht, und möchte sich verstecken.

Man sagt häufig, dass westliche Gesellschaften ‚schuldbasiert' und asiatische ‚schambasiert' seien; es ist deshalb nützlich, die Unterschiede zwischen Scham und Schuld zu untersuchen. Scham hängt mehr mit dem Platz des Menschen in der Gesellschaft zusammen, damit, was andere über uns denken, dem Gefühl, dass man etwas verbergen muss, weil man etwas falsch gemacht hat, etwas, worüber die Gesellschaft die Stirn runzelt, etwas ‚Schmutziges'. Anders ausgedrückt, solange wir nichts tun, was die Gesellschaft missbilligt, oder noch wichtiger, solange wir nicht *gesehen,* nicht dabei *ertappt* werden, wie wir etwas ‚Falsches' tun, verspüren wir keine Scham.

Im Gegensatz dazu würden wir uns in solchen Situationen schuldig fühlen, selbst wenn uns niemand dabei zuschaut, wie wir etwas ‚Falsches' tun. Man könnte sagen, dass wir bei Schuld eine Stimme *hören,* die uns verurteilt; im Fall von Scham *sehen* wir Menschen, die uns verurteilen. Daher kann man Scham vermeiden, wenn man nicht *gesehen* wird, wenn wir etwas Falsches tun. Schuld ist gnadenlos, wir können sie nicht vermeiden, selbst wenn uns niemand sieht, weil wir die Stimme des inneren Richters vernehmen, der uns verurteilt.

Wollheim untersucht ebenfalls die Unterschiede zwischen Scham und Schuld:

„Im Fall von Scham spricht die Kritik ein Ideal an, dem wir nicht entsprochen haben. Im Fall von Schuld bringt die Kritik eine Reihe von Vorschriften auf den Plan, die wir übertreten haben. Bei Scham gründet die Kritik weniger, bei Scham mehr auf erkennbarem Schaden, den wir – nicht unbedingt absichtlich – angerichtet haben. Bei Scham kann der Kritik nur durch einen Versuch unsererseits, uns selbst zu ändern, begegnet und eine Wendung gegeben werden. Bei Schuld kann die Kritik nur durch einen Versuch, das, was wir getan haben, zu kompensieren, abgewendet werden. Aus diesem Grund erzeugt Scham tendenziell den Wunsch sich zu ändern, Schuld hingegen das Bedürfnis, den Schaden wieder gut zu machen. Scham fordert dazu auf, dass andere vergessen sollten, was aus uns geworden ist; Schuld verlangt, dass andere vergeben sollten, was wir getan haben. Schließlich wird bei Scham die Kritik als durch Blicke vermittelt erlebt; wir fühlen die Augen der Missbilligung auf uns. Im Fall von Schuld wird die Kritik als durch Worte vermittelt erlebt; wir hören die Stimme der Missbilligung."[68]

Es ist bei der Scham von herausragender Bedeutung, wie man anderen Mitgliedern der Gemeinschaft gegenüber erscheint, nicht wie man sich im Inneren fühlt. Je mehr man die Billigung einer Gruppe benötigt, desto anfälliger ist man für Scham. Schuld ist eine ‚dunklere' Emotion, die mehr nach innen gerichtet ist, eine Emotion, der man nicht entkommen kann; das Urteil ist da, ob uns jemand sieht oder nicht. Der große Unterschied zwischen Schuld und Scham liegt darin, dass Schuld keine Erlösung kennt und für immer in einem ‚nagt'; Scham kennt Erlösung und Wiedergutmachung.

Interessanterweise fand eine Studie über Kolonisatoren in Neuengland im 19. Jahrhundert heraus, dass Erzieher Scham bewusst als Erziehungsmittel bei Kindern, Schuld hingegen bei Erwachsenen einsetzten.[69]

Es ist sicherlich richtig, dass asiatische Gesellschaften schambasiert sind, vermutlich aufgrund des starken konfuzianischen Einflusses; dies heißt jedoch nicht, dass Scham nicht auch in der westlichen Welt häufig vorkommt.

Scham ist in der konfuzianischen Ethik tief verwurzelt. Sie wird sogar als ein nützliches Werkzeug betrachtet, um Menschen auf Linie zu halten. Man beachte die folgende Textstelle aus den ‚Analekten' des Konfuzius:

„Der Meister sagte: ‚Führe die Menschen mit Verwaltungsvorschriften und bewahre die Ordnung durch Strafgesetze. Dann werden die Menschen Bestrafungen vermeiden, aber ohne Schamgefühl sein. Führe sie mit Moral (de) und bewahre die Ordnung durch Beachtung rituellen Anstands (li). Dann werden die Menschen ein Schamgefühl entwickeln und darüber hinaus selbst Ordnung herstellen.'"[70]

Mit anderen Worten können Gesetze und Bestrafungen die soziale Ordnung aufrecht erhalten, aber es ist noch besser, durch die Vorbildfunktion zu führen, sodass sich die Menschen gemäß dem Schamgefühl, das bei Verstoß gegen die soziale Ordnung entsteht, selbst regulieren. Ames erfasst die primäre Rolle der Familienordnung und die Zentralität von *li* (ritueller Anstand) in der folgenden Aussage: *„Für Konfuzius war die Regulierung der Gesellschaft zu wichtig, als dass man sie den Regierungen überlassen könnte; bessere wäre es, wenn die Tradition als bindende Kraft unter den Menschen wirken würde."*[71]

Da es in der konfuzianischen Ethik immer um soziale Beziehungen geht sowie um den Platz eines Individuums in der Gesellschaft und die *Einhaltung* strenger Regeln des Benehmens und der sozialen Hierarchie, ist es natürlich, dass bei einer Zuwiderhandlung gegen die etablierten Regeln der Gesellschaft Scham die Folge ist. Daher sind die Menschen darum bemüht, nicht dabei *gesehen* zu werden, wie sie etwas tun, was die Gesellschaft missbilligen würde. Dies ist der Grund dafür, warum Scham manchmal extreme Folgen hervorbringen kann, etwa wenn japanische Geschäftsleute Selbstmord begehen, wenn sie gesellschaftlich in Ungnade gefallen sind.

Fingarette verdeutlicht den Unterschied zwischen Scham und Schuld wie folgt:

„Letzten Endes ist Schuld ein Angriff auf sich selbst, Scham hingegen ein Angriff auf eine bestimmte Handlung oder einen äußeren Umstand. Bei Scham geht es um ‚Gesicht', um Peinlichkeit, um sozialen Status. Scham sagt: ‚Ändere deine Methoden, du hast deine Ehre oder Würde verloren'. Schuld sagt: ‚Ändere dich selbst, du bist schlecht'. Augustinus spricht von der ‚Krankheit meiner Seele', von ihrer ‚Wunde' oder davon, dass sie aus dem Morast gezogen und durch Gott von ihrer Krankheit und Monstrosität gereinigt werde. Es ist keine Kunst, sogar den Gelegenheitsleser von Konfuzius davon zu überzeugen, dass eine solche Bildersprache oder vergleichbare Töne den Analekten fremd sind."[72]

Wahrscheinlich ist dies auch die Ursache dafür, dass bei den Chinesen Zorn solch eine herausragende Rolle unter den emotionalen Krankheitsursachen spielt. Zorn ist aus gesellschaftlicher Sicht wohl die störendste unter den Emotionen und eine Gefühlswallung, die leicht die soziale Ordnung und Hierarchie herausfordern und stören kann. Der konfuzianische Edle gerät niemals in Zorn, und es ist *beschämend*, wenn man doch einmal in einem solchen Zustand beobachtet wird.

Scham ist jedoch auch im Westen verbreitet, und zwar meiner Ansicht nach mehr in protestantischen Ländern mit einer stark puritanischen Tradition. Scheff ist der Meinung, dass Scham und Stolz zwei Emotionen sind, die die soziale Stabilität gewährleisten:

„Wir befinden uns ständig in einem Zustand von entweder Stolz oder Scham, je nach dem Urteil anderer darüber, inwieweit wir uns dem von ihnen und der Gesellschaft geprägten Moralkorsett beugen. Wenn wir gehorchen, fühlen wir Stolz; wenn wir nicht gehorchen, erleben wir Schamgefühle. Da Stolz eine angenehme Emotion und Scham unangenehm ist, besteht die Wirkung darin, Konformität in der Gesellschaft und dadurch ein hohes Maß an sozialer Stabilität zu schaffen.[73]

Wie beim Zorn beinhaltet Scham eine Gerichtssaal-Mythologie von Gesetz und Urteil, Anklage und Bestrafung. Bei der Scham bringt man sich selbst, anders als beim Zorn, in die unangenehme Lage eines Angeklagten statt eines Richters, aber eines Angeklagten, der sein Verbrechen offen zugegeben hat und bereit ist, die Bestrafung dafür zu akzeptieren.

Scham ist nach innen gerichtet und lässt daher das Qi stagnieren, aber auch ggf. sinken (➤ Abb. 9.27). Sinkendes Qi ist eine häufige Folge der Scham. Feuchtigkeit geht ebenfalls häufig mit Scham einher. Wenn man sich schämt, fühlt man sich ‚schmutzig', und ‚Schmutz' ist charakteristisch für Feuchtigkeit. Meiner Erfahrung nach manifestiert sich Scham häufig in sinkendem Qi und Feuchtigkeit, beispielsweise Organprolaps, chronischem und hartnäckigem Fluor vaginalis, chronischer übermäßiger Regelblutung aufgrund von sinkendem Milz- und Nieren-Qi sowie einer leichten chronischen Harninkontinenz (➤ Abb. 9.28). Der Puls ist schlüpfrig oder sanft.

PULS

Der Puls bei Schamgefühlen

Wenn Scham die emotionale Krankheitsursache darstellt, ist der Puls schlüpfrig oder sanft.

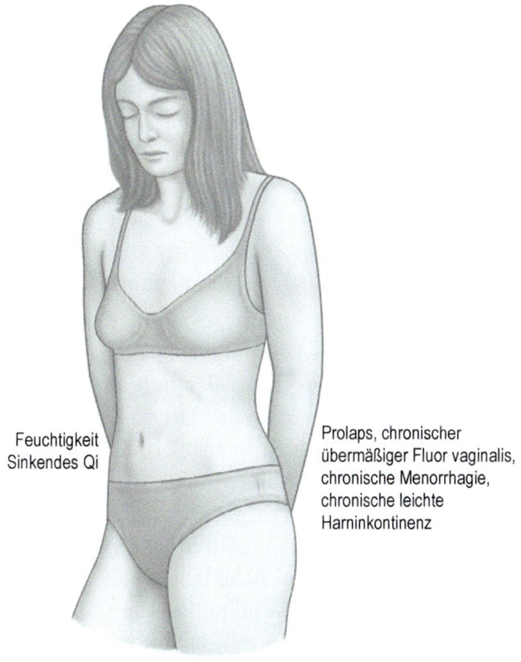

Abb. 9.27 Klinisches Bild des Schamgefühls

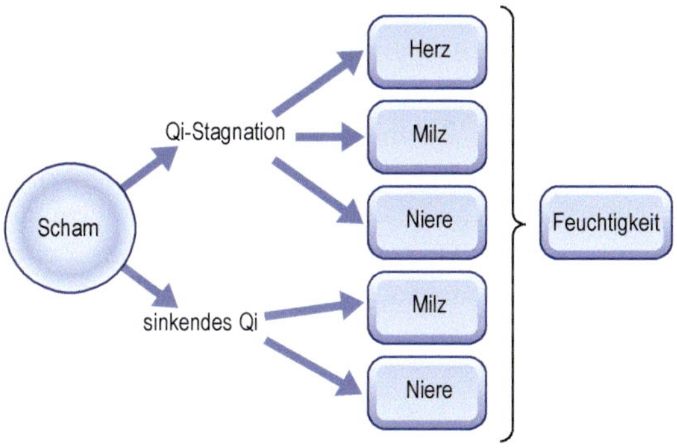

Abb. 9.28 Wirkung des Schamgefühls

HINWEIS FÜR DIE PRAXIS

Die Punkte, die ich bei Schamgefühlen verwende, sind He 7 *shenmen,* Mi 3 *taibai,* Ren 15 *jiuwei,* Ren 12 *zhongwan,* Mi 6 *sanyinjiao* und Du 20 *baihui.*

ZUSAMMENFASSUNG

Schamgefühl

- Scham ist eine verbreitete Emotion bei westlichen Patienten.
- Sie kann durch ein Schamgefühl angesichts des eigenen Verhaltens hervorgerufen werden, oder aber es handelt sich, was viel häufiger ist, um ein anhaltendes Schamgefühl aufgrund der Erziehung.
- Scham ist überwältigend, selbsterniedrigend, extrem defensiv und ohnmächtig.
- Scham hängt mehr mit dem Platz des Menschen in der Gesellschaft zusammen, damit, was andere über uns denken, dem Gefühl, dass man etwas verbergen muss, weil man etwas falsch gemacht, etwas, worüber die Gesellschaft die Stirn runzelt, etwas ‚Schmutziges'. Im Gegensatz dazu würden wir uns selbst dann schuldig fühlen, wenn uns niemand dabei zusieht, wie wir etwas ‚Falsches' tun.
- Bei Schuld *hören* wir eine Stimme, die uns verurteilt; im Fall von Scham *sehen* wir Menschen, die uns verurteilen.
- Scham ist nach innen gerichtet, deshalb lässt sie das Qi stagnieren, aber möglicherweise auch sinken. Sinkendes Qi ist eine häufige Folge von Scham; Feuchtigkeit geht ebenfalls oft mit Scham einher.
- Wenn man sich schämt, fühlt man sich ‚schmutzig', und ‚Schmutz' ist charakteristisch für Feuchtigkeit.

9.3 Pathologie des Qi und des Minister-Feuers bei emotionalen Problemen

Ich werde zunächst die Wirkung von emotionalem Stress auf das Qi des Körpers erörtern und dann die Pathologie des Minister-Feuers bei emotionalen Problemen untersuchen.

9.3.1 Wirkung der Emotionen auf das Qi des Körpers

Störung des Qi bei emotionalen Problemen

Die erste Wirkung von emotionalem Stress besteht darin, die Qi-Zirkulation zu beeinträchtigen. Das Qi zirkuliert im Qi-Mechanismus in jeder bestimmten Passage in der richtigen Richtung. In jedem Teil des Körpers steigt das Qi in der korrekten, angemessenen Richtung auf oder ab und tritt ein oder aus. Das korrekte Aufsteigen/Absteigen und Eintreten/Austreten des Qi im Qi-Mechanismus gewährleistet den reibungslosen Qi-Fluss.

Emotionaler Stress bringt das Aufsteigen/Absteigen und Eintreten/Austreten des Qi durcheinander, wobei jede Emotion die Qi-Zirkulation auf andere Weise beeinträchtigt (➤ Abb. 9.29). In Kapitel 39 der ‚Einfachen Fragen' wird die Wirkung jeder Emotion auf das Qi folgendermaßen beschrieben:

- Zorn lässt das Qi aufsteigen.
- Freude verlangsamt das Qi.
- Traurigkeit löst das Qi auf.
- Sorge verknotet das Qi.

9

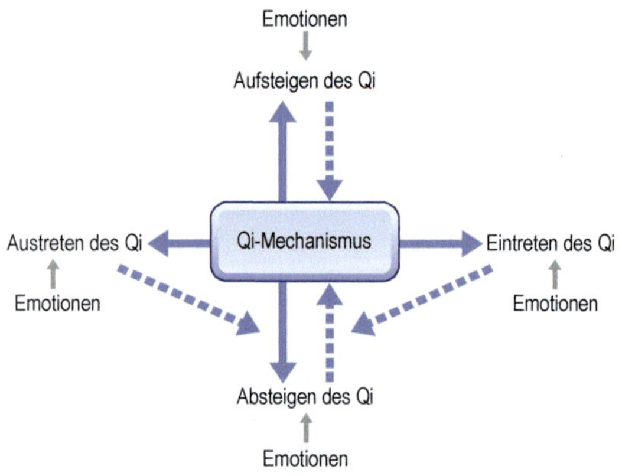

Abb. 9.29 Wirkung der Emotionen auf den Qi-Mechanismus

- Grübeln verknotet das Qi.
- Furcht lässt das Qi absteigen.
- Schock zerstreut das Qi.[74]

In ➤ Abb. 9.29 verweisen die durchgezogenen Pfeile auf die physiologische Bewegung des Qi, während die gestrichelten Linien die durch emotionalen Stress hervorgerufene pathologische Bewegung kennzeichnen. Die obigen Zuordnungen sind jedoch nicht die einzigen Begriffe, die im ‚Klassiker des Gelben Kaisers' zur Beschreibung der Wirkungen von Emotionen herangezogen werden.

Dr. Chen Yan schreibt in ‚Eine Abhandlung über die drei Kategorien von Krankheitsursachen' (1174): *„Freude zerstreut, Zorn rührt auf, Sorge macht das Qi ungeschmeidig, Grübeln verknotet, Traurigkeit engt das Qi ein, Furcht senkt, Schock bewegt."*[75]

Der gleiche Autor erörtert die Wirkungen der Emotionen auf das Qi und erwähnt die Punkte auf der äußeren Blasen-Leitbahn auf dem Rücken:

„Freude verletzt das Herz, zerstreut das Qi und schmilzt das shentang [Bl 44]; Zorn verletzt die Leber, lässt das Qi aufsteigen und lockert das hunmen [Bl 47]; Sorge verletzt die Lunge, führt zu einer Ansammlung des Qi und bewirkt, dass sich das pohu [Bl 42] nicht schließt; Grübeln verletzt die Milz, lässt das Qi stagnieren und macht das yishe [Bl 49] unruhig; Furcht verletzt die Niere, lässt das Qi absteigen [wörtlich heißt es ‚macht das Qi ängstlich'] und führt dazu, dass das zhishi [Bl 52] nicht stabil ist."[76]

Um der Lesbarkeit willen habe ich in der obigen Textstelle Sätze weggelassen, in denen Dr. Chen postuliert, dass jede Emotion dasjenige Organ beeinträchtigt, zu dem sie (nach dem Fünf-Elemente-Schema) ‚gehört', aber auch das jeweilige Organ nach dem umgekehrten Kontroll-Zyklus:

„Freude verletzt das Herz, Feuer dringt in die Niere ein, der Puls wird tief und zerstreut; Zorn verletzt die Leber, Leber-Qi steigt und dringt in die Lunge ein, der Puls wird saitenförmig und rau [sic]; Sorge verletzt die Lunge, das Lungen-Qi sammelt sich an und dringt in das Herz ein, der Puls wird überflutend und kurz; Grübeln verletzt die Milz, das Erd-Qi sammelt sich an und dringt in die Leber ein, der Puls wird saitenförmig und schwach [sic]; Furcht verletzt die Niere, das Wasser-Qi rotiert und dringt in die Milz ein, der Puls wird tief und verlangsamt."[77]

Die Wirkung einer jeden Emotion auf das Qi sollte nicht zu eng interpretiert werden, da sich in bestimmten Fällen die Wirkung des emotionalen Drucks von der oben angegebenen unterscheiden kann. Beispielsweise heißt es, dass Furcht das Qi absteigen lässt und Enuresis, Harninkontinenz oder Diarrhö verursachen kann, weil die Niere die beiden unteren Öffnungen (Urethra und Anus) kontrolliert. Dies ist sicherlich in Fällen extremer und plötzlicher Furcht richtig, die Harninkontinenz oder Diarrhö hervorrufen kann, oder aber im Fall von Kindern, wenn sie aus Angst über eine bestimmte familiäre Situation Enuresis entwickeln.

Die Wirkung der Furcht auf das Qi hängt jedoch auch vom Zustand des Herzens ab. Wenn das Herz stark ist, lässt es das Qi absteigen; ist das Herz aber schwach, so wird es das Qi in Form von Leere-Hitze aufsteigen lassen. Dies kommt häufiger bei älteren Menschen und Frauen vor. In solchen Fällen können Furcht und Angst das Nieren-Yin schwächen und zur Entstehung von Leere-Hitze im Herzen führen, mit Symptomen wie Palpitationen, Schlafstörungen, Nachtschweiß, Mundtrockenheit, rotem Gesicht und schnellem Puls.

HINWEIS FÜR DIE PRAXIS

Die Wirkung einer jeden Emotion auf die Fließrichtung des Qi sollte nicht zu eng interpretiert werden, da eine Emotion gelegentlich eine andere als die ‚normale' Wirkung auf das Qi ausüben kann. Beispielsweise kann Furcht das Qi aufsteigen lassen.

Wirkungen der Emotionen auf die inneren Organe

Wie oben angedeutet, wirkt jede Emotion auf ein oder mehrere Organe ein:

- Zorn (Frustration und Groll mit eingeschlossen) beeinflusst die Leber.
- Freude beeinflusst das Herz.
- Sorge beeinflusst Lunge und Milz.
- Grübeln beeinflusst die Milz.

9

- Traurigkeit und Kummer beeinflussen Lunge und Herz.
- Furcht beeinflusst die Niere.
- Schock beeinflusst Niere und Herz.
- Liebe beeinflusst das Herz.
- Begierde beeinflusst das Herz.
- Schuldgefühle beeinflussen Niere und Herz.
- Schamgefühle beeinflussen Herz und Milz.

So wie wir es gerade hinsichtlich der Wirkungen jeder Emotion auf das Qi erörtert haben, sollte die Wirkung jeder Emotion auf das jeweilige Organ ebenfalls nicht zu eng interpretiert werden. Es gibt Textstellen im ‚Klassiker des Gelben Kaisers', die die Wirkung der Emotionen anderen Organen als den oben erwähnten zuordnen. Beispielsweise heißt es in Kapitel 28 des ‚Zentrums des Wirkvermögens': *„Sorge und Grübeln erregen das Herz."*[78] In Kapitel 39 der ‚Einfachen Fragen' lesen wir: *„Traurigkeit erregt das Herz."*[79]

HINWEIS FÜR DIE PRAXIS

Die Wirkung einer jeden Emotion auf das jeweilige Organ sollte nicht zu streng interpretiert werden. Beispielsweise kann Traurigkeit, die normalerweise die Lunge beeinträchtigt, auch auf das Leber-Blut einwirken; Sorge, die gewöhnlich die Lunge beeinflusst, kann aufsteigendes Leber-Yang verursachen usw.

Das ganze Kapitel 216 aus dem ‚Klassiker der Kategorien' (*Leijing*, 1624) ist sogar dem Einfluss einer jeden Emotion auf Organgruppen gewidmet. Diese Textstelle wurde oben bereits erwähnt. Zhang Jiebin führt die folgenden Organe auf, die von der jeweiligen Emotion (übermäßige Freude, Zorn, Grübeln Sorge und Furcht) beeinflusst werden:

- Übermäßige Freude: Herz und Lunge
- Zorn: Leber, Gallenblase, Herz und Niere
- Grübeln: Milz und Herz
- Sorge: Lunge, Herz, Leber und Milz
- Furcht: Niere, Herz, Leber, Milz und Magen.

HINWEIS FÜR DIE PRAXIS

Multiple Organe, die durch Emotionen beeinträchtigt werden

- Übermäßige Freude: Herz und Lunge
- Zorn: Leber, Gallenblase, Herz und Niere
- Grübeln: Milz und Herz
- Sorge: Lunge, Herz, Leber und Milz
- Furcht: Niere, Herz, Leber, Milz und Magen

Die Wirkung einer Emotion auf ein Organ hängt auch von anderen Umständen und davon ab, ob die Emotion sich nach außen zeigt oder unterdrückt wird. Beispielsweise beeinträchtigt herausgelassener Zorn die Leber, indem er aufsteigendes Leber-Yang verursacht, aber unterdrückter Zorn beeinflusst auch das Herz. Wenn man während der Mahlzeiten in Zorn gerät (wie dies leider in manchen Familien häufig geschieht), wirkt sich der Zorn auch auf den Magen aus; dies manifestiert sich in einer saitenförmigen Pulsqualität an der rechten mittleren Pulsposition.

Die Wirkung einer Emotion hängt auch von konstitutionellen Merkmalen einer Person ab. Wenn ein Mensch beispielsweise eine Tendenz zu einer konstitutionellen Herz-Schwäche aufweist, die sich in einem bis zur Zungenspitze reichenden Riss in der Mitte der Zunge zeigt, wird Furcht eher das Herz als die Niere beeinträchtigen.

Darüber hinaus wirken alle Emotionen, außer ihrer direkten Beeinflussung des jeweiligen Organs, indirekt auf das Herz ein, weil das Herz den Geist beherbergt. Das Herz allein, das für Bewusstsein und Erkenntnis zuständig ist, kann die Wirkung emotionaler Anspannung wahrnehmen und fühlen. Fei Boxiong (1800–1879) drückt dies sehr deutlich aus:

„Die sieben Emotionen verletzen die 5 Yin-Organe einzeln, aber sie alle beeinträchtigen das Herz. Freude verletzt das Herz ... Zorn verletzt die Leber, die Leber kann dies nicht erkennen, aber das Herz kann es, daher beeinflusst er sowohl die Leber als auch das Herz. Sorge verletzt die Lunge, die Lunge kann dies nicht erkennen, aber das Herz kann es, daher beeinflusst sie sowohl die Lunge als auch das Herz. Grübeln verletzt die Milz, die Milz kann dies nicht erkennen, aber das Herz kann es, daher beeinflusst es sowohl die Milz als auch das Herz."[80]

Yu Chang schreibt in den ‚Prinzipien der medizinischen Praxis' (1658):

„Sorge erregt das Herz und hat Auswirkungen auf die Lunge; Grübeln erregt das Herz und hat Auswirkungen auf die Milz; Zorn erregt das Herz und hat Auswirkungen auf die Leber; Furcht erregt das Herz und hat Auswirkungen auf die Niere. Daher beeinträchtigen alle 5 Emotionen [Freude mit eingeschlossen] das Herz."[81]

In Kapitel 28 des ‚Zentrums des Wirkvermögens' heißt es ebenfalls, dass alle Emotionen das Herz beeinflussen:

„Das Herz ist der Herrscher über die 5 Yin- und die 6 Yang-Organe ... Traurigkeit, Schock und Sorge erregen das Herz; wenn das Herz erregt ist, werden die 5 Yin- und 6 Yang-Organe geschüttelt."[82]

Die chinesische Schrift drückt deutlich den Gedanken aus, dass alle Emotionen auf das Herz Einfluss nehmen, da die Schriftzeichen für alle sieben Emotionen auf dem ‚Herz'-Radikal basieren. Dies ist vielleicht der wichtigste

9

Aspekt der Herz-Funktionen und der Hauptgrund dafür, warum es mit einem ‚Monarchen' verglichen wird.

Die Tatsache, dass alle Emotionen das Herz angreifen, erklärt auch, warum man bei emotionalen Problemen, die mit anderen Organen zusammenhängen, so häufig eine rote Zungenspitze, die eigentlich auf Herz-Hitze hindeutet, beobachten kann.

Die Hauptwirkungen von emotionalem Stress sind Qi-Stagnation, Blut-Stase, Hitze oder Feuer sowie Feuchtigkeit oder Schleim; diese Phänomene werden unten erörtert.

Qi-Stagnation

Die erste Wirkung von emotionalem Stress auf den Körper besteht darin, die richtige Zirkulation und Fließrichtung des Qi zu beeinträchtigen. Qi ist nicht-substanzhaft, und der Geist mit seinen psychischen und emotionalen Energien ist die immateriellste Qi-Art. Es erscheint daher als natürlich, dass emotionaler, den Geist beeinflussender Stress als erstes die Qi-Zirkulation schädigt und den Qi-Mechanismus durcheinander bringt. Obwohl jede Emotion eine spezielle Wirkung auf das Qi hat (z. B. lässt Zorn es ansteigen, Traurigkeit erschöpft es), haben alle Emotionen die Tendenz, nach einiger Zeit eine gewisse Qi-Stagnation hervorzurufen (➤ Abb. 9.30).

Sogar diejenigen Emotionen, die das Qi erschöpfen, wie etwas Traurigkeit, können eine gewisse Qi-Stagnation verursachen, weil bei einer Qi-Schwäche das Qi nicht richtig zirkulieren und daher zu einer Stagnation tendieren kann. Beispielsweise erschöpft Traurigkeit das Qi im Thorax; das geschwächte Qi im Thorax kann nicht richtig zirkulieren und verursacht dort eine gewisse Qi-Stagnation.

Die Krankheitsmuster von Herz-Qi- und Lungen-Qi-Stagnation werden nicht häufig erwähnt, aber sie sind bei psychisch-emotionalen Problemen sehr verbreitet und werden aus diesem Grund unten dargestellt.

Herz-Qi-Stagnation

Klinische Manifestationen
Palpitationen, Spannungs- oder Druckgefühl im Thorax, Depressionen, leichtes Globusgefühl in der Kehle, leichte Kurzatmigkeit, Seufzen, Appetitmangel, Spannungsgefühl im Thorax und oberen Epigastrium, Abneigung sich hinzulegen, schwache und kalte Gliedmaßen, leicht violette Lippen, blasse Gesichtsfarbe.

- **Zunge:** leicht blass-violett an den Rändern im Thorax-Areal.
- **Puls:** leer, aber ganz leicht überflutend an der linken vorderen Position.

Akupunktur

He 5 *tongli,* He 7 *shenmen,* Pe 6 *neiguan,* Ren 15 *jiuwei,* Ren 17 *shanzhong,* Lu 7 *lieque,* Ma 40 *fenglong,* Di 4 *hegu.* Sedierende oder neutrale Nadeltechnik.

Arzneimitteltherapie

Rezepturen

- *Muxiang liuqi yin* Trank mit Aucklandia, der das Qi fließen lässt
- *Banxia houpo tang* Dekokt mit Pinellia und Magnolia

Lungen-Qi-Stagnation

Klinische Manifestationen
Globusgefühl in der Kehle, Schluckbeschwerden, Druck- oder Spannungsgefühl im Thorax, leichte Atemnot, Seufzen, Traurigkeit, leichte Angstzustände, Depressionen.

- **Zunge:** an den Rändern in den Thorax-Arealen leicht gerötet.
- **Puls:** sehr leicht straff an der rechten vorderen Position.

Akupunktur

Lu 7 *lieque,* Ma 40 *fenglong,* Ren 15 *jiuwei,* Pe 6 *neiguan.* Sedierende oder neutrale Nadeltechnik.

Arzneimitteltherapie

Rezeptur
Banxia houpo tang
Dekokt mit Pinellia und Magnoliae

Blut-Stase

Wenn das Qi stagniert, kann dies mit der Zeit zu einer Blut-Stase führen, besonders bei der Frau. Eine Blut-Stase wirkt besonders auf Herz, Leber und Uterus ein.

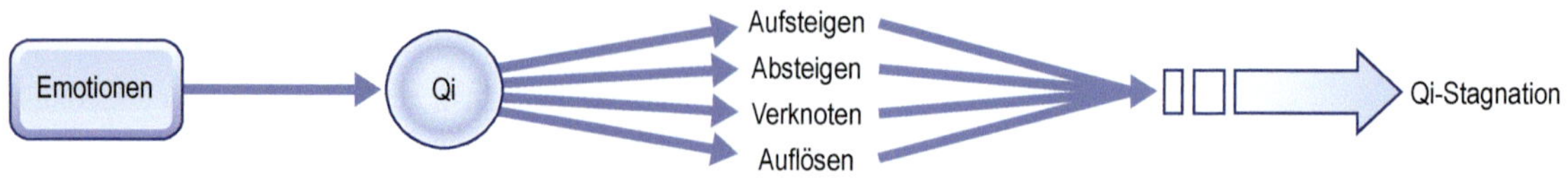

Abb. 9.30 Qi-Stagnation durch emotionalen Stress

Zorn und Schuldgefühle neigen besonders dazu, eine Blut-Stase nach einer Qi-Stagnation hervorzurufen. Andere Emotionen wie Traurigkeit, Kummer und Sorge können jedoch auch nach einer Periode von Qi-Stagnation zu einer Blut-Stase im Thorax führen. Besonders bei Frauen kann eine Qi-Stagnation in den Mammae aufgrund von Traurigkeit und Kummer zu einer Blut-Stase und Brustknoten führen.

Hitze oder Feuer

Eine Qi-Stagnation kann auch Hitze zur Folge haben, und die meisten Emotionen können über einen langen Zeitraum zur Entstehung von Hitze oder Feuer führen. Es gibt eine Redensart in der chinesischen Medizin: *„Die 5 Emotionen können in Feuer umschlagen."* Dies liegt daran, dass die meisten Emotionen eine Qi-Stagnation verursachen können, und wenn das Qi auf diese Weise über eine gewisse Zeit zusammengepresst wird, entsteht Hitze, so wie die Temperatur von Gas bei erhöhtem Druck ansteigt.

Aus diesem Grund sehen wir, wenn jemand lange Zeit an emotionalen Problemen gelitten hat, häufig Hitze-Zeichen, welche in der Leber, im Herzen, in der Lunge oder Niere auftreten können (im Fall der Niere Leere-Hitze). Dies zeigt sich oft an der Zunge, die rot oder dunkelrot und trocken wird und gewöhnlich eine rote Spitze aufweist. Letzteres ist ein sehr verbreitetes Zeichen in der Praxis, das immer ein verlässlicher Indikator dafür ist, dass der Patient irgendeiner Form von emotionalem Stress unterworfen ist.

Mit der Zeit kann sich Hitze in Feuer umwandeln, welches intensiver, austrocknender ist und den Geist stärker beeinträchtigt. Daher kann emotionaler Stress mit der Zeit Feuer verursachen, welches wiederum den Geist stört, indem es Erregtheit und Angstzustände hervorruft.

Feuchtigkeit oder Schleim

Schließlich kann die durch Emotionen hervorgerufene Störung des Qi im Qi-Mechanismus mit der Zeit auch zur Bildung von Schleim führen. Da die korrekte Qi-Bewegung im Qi-Mechanismus für die Umwandlung, den Transport und die Ausscheidung von Flüssigkeiten von essenzieller Bedeutung ist, kann die Störung der Qi-Bewegung die Bildung von Feuchtigkeit oder Schleim zur Folge haben. Schleim blockiert wiederum die Öffnungen des Geistes und wird zu einer weiteren Ursache emotionaler und psychischer Störungen.

➢ Abb. 9.31 fasst die Wirkung der Emotionen auf Qi und Blut zusammen.

HINWEIS FÜR DIE PRAXIS

5 Punkte, die man sich merken sollte

- Interpretieren Sie die Beziehung zwischen einem Organ und einer Emotion nicht zu eng (z. B. kann Traurigkeit die Leber beeinträchtigen).
- Interpretieren Sie die Beziehung zwischen einer Emotion und ihrer Wirkung auf das Qi nicht zu streng (z. B. kann Angst das Qi aufsteigen lassen).
- Alle Emotionen wirken auf das Herz ein.
- Auch andere Organe außer der Leber leiden an einer Qi-Stagnation durch emotionalen Stress (z. B. Herz und Lunge).
- Eine Qi-Stagnation entspringt nicht nur dem Zorn, sondern kann auch aufgrund von Traurigkeit, Kummer, Sorge, Grübeln, Schuld- und Schamgefühlen entstehen – mit einem Wort durch jede Emotion.

ZUSAMMENFASSUNG

Die Wirkung der Emotionen auf das Qi des Körpers

- Emotionen bringen die angemessene Richtung der Qi-Bewegung durcheinander (z. B. lässt Zorn das Qi aufsteigen, Furcht lässt es absteigen).
- Jede Emotion wirkt auf ein bestimmtes Organ ein (z. B. beeinflusst Zorn die Leber, Furcht die Niere).

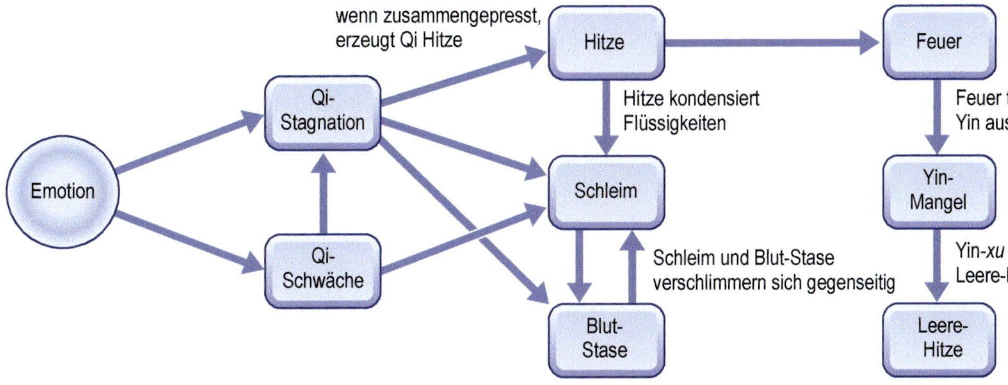

Abb. 9.31 Zusammenfassung der Wirkung der Emotionen auf Qi und Blut

- Alle Emotionen wirken auf das Herz ein.
- Nach der Störung der korrekten Richtung des Qi-Flusses führen alle Emotionen zu einer gewissen Qi-Stagnation.
- Bei emotionalen Problemen beeinträchtigt eine Qi-Stagnation nicht nur die Leber, sondern auch andere Organe, besonders die Lunge und das Herz.
- Andere Folgen einer Störung des Qi-Mechanismus durch emotionalen Stress sind Blut-Stase, Hitze, Feuchtigkeit und Schleim.

9.3.2 Pathologie des Minister-Feuers bei emotionalen Problemen

Das Minister-Feuer bezieht sich auf das physiologische Feuer der Niere. Das Minister-Feuer ist die Triebkraft für alle funktionellen Aktivitäten des Körpers und stellt das physiologische, lebenswichtige Feuer dar.

Das Minister-Feuer sollte an seinem Ruheplatz im Unteren Erwärmer ‚verborgen' sein. Anders ausgedrückt erfüllt es seine Funktion, den Körper zu erhitzen, ohne jedoch sichtbare Hitze-Zeichen und -Symptome zu erzeugen.

Die Bedeutung des Feuer-Wesens des Minister-Feuers besteht darin, dass es für all unsere Körperfunktionen und für die Nieren-Essenz selbst Hitze bereitstellt. Die Niere unterscheidet sich von allen anderen Organen darin, dass sie der Ursprung von Wasser und Feuer im Körper ist, das primäre Yin und das primäre Yang (➤ Abb. 9.32). Das Minister-Feuer ist die Verkörperung des Feuers innerhalb der Niere, und es ist eine spezielle Art von Feuer, weil es nicht nur Wasser nicht beseitigt, sondern sogar Wasser erzeugen kann.

Das Minister-Feuer der Niere ergänzt die Yin-Qualität der Nieren-Essenz (➤ Abb. 9.33).

Dieses ‚Minister-Feuer' ist recht verschieden vom ‚Minister-Feuer' des Perikards; diesen Unterschieden werden wir unten nachgehen. In dieser Hinsicht weicht das Minister-Feuer von der Fünf-Elemente-Theorie ab, der gemäß es sich bei dem ‚Minister-Feuer' um den Dreierwärmer und das Perikard handelt.

HINWEIS FÜR DIE PRAXIS

Das Minister-Feuer ist das physiologische Feuer der Niere, das die für alle physiologischen Prozesse im Körper notwendige Hitze bereitstellt. Es sollte im Unteren Erwärmer ‚verborgen' sein und seine Erhitzungsfunktion ausführen, ohne sich selbst zu zeigen.

Obwohl der Punkt Du 4 *mingmen* speziell für die Stärkung des Feuers des Lebenstores und des Minister-Feuers geeignet ist (wie sein Name impliziert), bevorzuge ich die Anwendung des Punktes Ren 4 *guanyuan*.

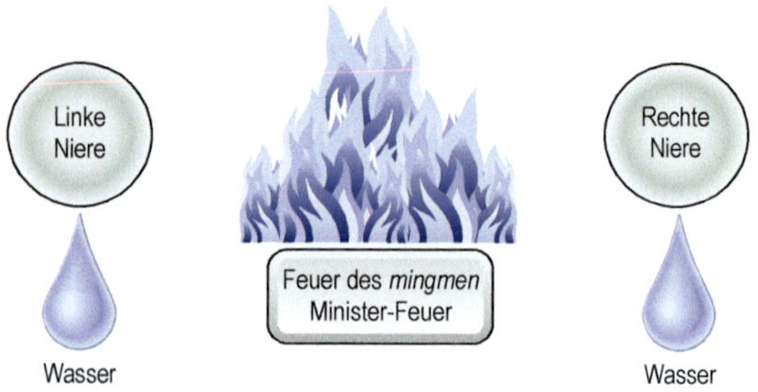

Abb. 9.32 Das Minister-Feuer und die Niere

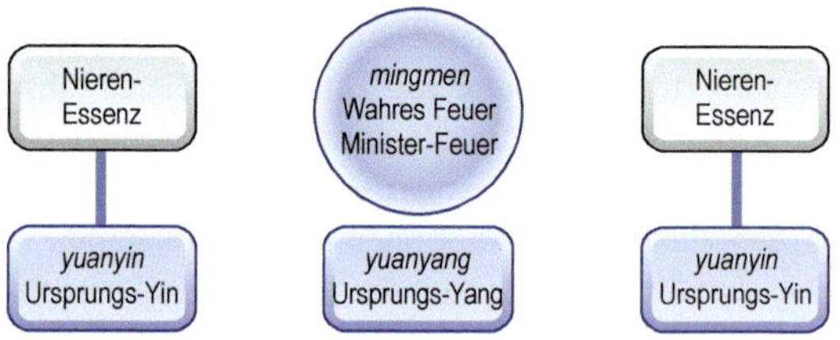

Abb. 9.33 Das Minister-Feuer und die Nieren-Essenz

Das Minister-Feuer hat folgende Hauptfunktionen:
- Es ist die Wurzel des Ursprungs-Qi *(yuanqi).*
- Es ist die Quelle des (physiologischen) Feuers für alle inneren Organe.
- Es wärmt den Unteren Erwärmer und die Blase.
- Es wärmt Milz und Magen, um die Verdauung zu unterstützen.
- Es wärmt Essenz und Uterus und harmonisiert die Sexualfunktion sowie die Menstruation.
- Es unterstützt die Nieren-Funktion, das Qi zu empfangen.
- Es unterstützt die Herz-Funktion, den Geist zu beherbergen.

Im Zusammenhang mit psychisch-emotionalen Problemen besteht die Bedeutung des Minister-Feuers darin, dass es häufig und leicht durch emotionalen Stress ‚angefacht' wird, mit Erzeugung von Hitze und einer Aufwärtsbewegung des Qi, welches nach oben steigt und Herz und Perikard stört. Wie wir bei emotionalem Stress gesehen haben, ist Hitze häufig die Folge einer Qi-Stagnation; meiner Erfahrung nach kann sie jedoch auch unabhängig ohne vorhergehende Qi-Stagnation entstehen.

HINWEIS FÜR DIE PRAXIS

Bei psychisch-emotionalen Problemen wird das Minister-Feuer häufig und leicht durch emotionalen Stress ‚angefacht', mit Erzeugung von Hitze und einer Aufwärtsbewegung des Qi, welches nach oben steigt und Herz und Perikard stört.

Um das aufsteigende Minister-Feuer bei emotionalen Problemen zu unterdrücken, muss man Herz- und Perikard-Punkte wie He 5 *tongli* und Pe 7 *daling* verwenden. Darüber hinaus hilft die Stärkung des physiologischen Minister-Feuers mit

Punkten wie Ren 4 *guanyuan* ebenfalls dabei, das Minister-Feuer an seinen Ort der ‚Verborgenheit' zurückzubringen und dadurch den Geist zu beruhigen.

Wenn sich Hitze unter dem Einfluss von emotionalem Stress bildet, wird das Minister-Feuer pathologisch; es wird aus seiner Residenz im Unteren Erwärmer ‚herausgelockt' und fließt nach oben zu Herz und Perikard (➤ Abb. 9.34). Einige chinesische Werke schreiben, dass das physiologische Minister-Feuer im Unteren *dantian* ‚verborgen' sein und nicht gesehen werden sollte. Wenn Hitze auftritt, wird das Minister-Feuer sichtbar.

Wenn das Minister-Feuer unter dem Einfluss von emotionalem Stress zu einem pathologischen Zustand angefacht wird, können drei Hitze-Muster auftreten:

1. Fülle-Hitze
2. Leere-Hitze (aufgrund eines Yin-Mangels)
3. Yin-Feuer.

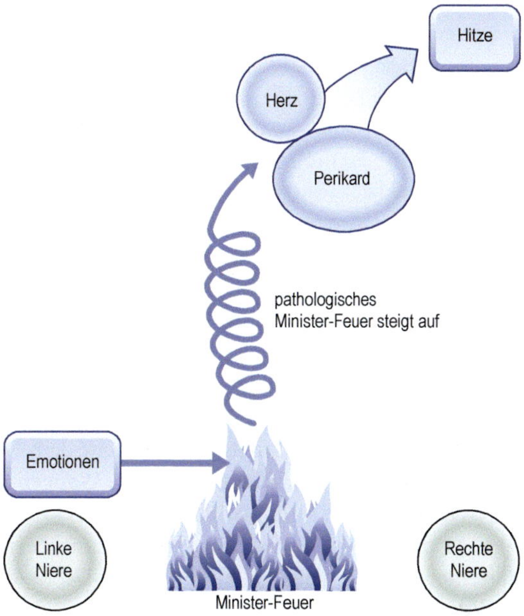

Abb. 9.34 Pathologisches Minister-Feuer

Fülle-Hitze

Fülle-Hitze als Folge von emotionalem Stress entspringt gewöhnlich einer langfristigen Qi-Stagnation; wenn das Qi einige Zeit stagniert, kann Hitze entstehen. Bei emotionalem Stress kann sich Hitze jedoch auch unabhängig davon bilden; dies geschieht zum Beispiel bei Zorn, Freude, Liebe oder Begierde.

Die Hauptmanifestation von Fülle-Hitze ist die Zunge; sie ist rot und hat einen gelben Belag. Wenn der Zungenkörper rot ist und ein Belag mit Wurzel vorliegt, handelt es sich um Fülle-Hitze, auch wenn der Belag nicht gelb ist.

HINWEIS FÜR DIE PRAXIS

Die Zunge bei Fülle-Hitze

Die Zunge ist bei Fülle-Hitze rot oder dunkelrot und weist einen dicken, trockenen, gelben Belag auf. Der Belag kann auch dunkelgelb, braun oder schwarz sein.

Die zweite wichtige Manifestation ist der Puls: Bei Fülle-Hitze ist der Puls generell voll (was eine saitenförmige, überflutende, große oder fixierte Qualität mit einschließen kann). Er sollte auch schnell sein, aber häufig ist er dies nicht.

Weitere klinische Manifestationen sind u. a. ein Hitzegefühl, Durst, Mundtrockenheit, Schlafstörungen, Erregtheit, psychische Unruhe und ein rotes Gesicht.

Fülle-Hitze eines jeden Organs kann das Kommen und Gehen der Wanderseele überstimulieren, was zu ‚manischem' Verhalten, Erregtheit, psychischer Unruhe, Schlafstörungen, Hyperaktivität und Angstzuständen führen kann.

ZUSAMMENFASSUNG

Fülle-Hitze aufgrund von emotionalen Problemen

Hitzegefühl, Durst, Mundtrockenheit, Schlafstörungen, Erregtheit, psychische Unruhe, rotes Gesicht, ‚manisches' Verhalten, Hyperaktivität, Angstzustände, rote Zunge mit roter Spitze und gelbem Belag, überflutender, schneller Puls.

Leere-Hitze

Leere-Hitze entspringt einem Yin-Mangel. Es ist wichtig anzumerken, dass Leere-Hitze zwar letztlich die Folge eines Yin-Mangel ist, aber ein Yin-Mangel viele Jahre ohne Leere-Hitze bestehen kann.

Leere-Hitze kann bei emotionalem Stress auftreten, wenn dieser mit Überarbeitung kombiniert ist, die zu einem Yin-Mangel führt. Dies ist bei westlichen Patienten relativ verbreitet. Die Kombination von Überarbeitung mit emotionalem Stress führt zu einem Yin-Mangel und Leere-Hitze. Daher stammt die Leere-Hitze in solchen Fällen tatsächlich von einem Yin-Mangel, aber sie wird durch emotionalen Stress verschlimmert, welcher selbst zu Hitze führt. Vor allem lässt emotionaler Stress die Leere-Hitze stärker ansteigen und verursacht Erregtheit, ein rotes Gesicht und Durst.

Bei Leere-Hitze ist die Zunge gerötet und weist entweder keinen Belag (zur Gänze oder partiell) oder einen wurzellosen Belag auf. Bei Fülle-Hitze ist die Zunge also rot mit Belag, bei Leere-Hitze rot ohne Belag.

HINWEIS FÜR DIE PRAXIS

Die Zunge bei Leere-Hitze

Die Zunge ist bei Leere-Hitze rot oder dunkelrot und hat keinen Belag. Die Abwesenheit des Belags deutet auf einen Yin-Mangel hin, während die Rötung des Zungenkörpers Leere-Hitze anzeigt.

Bei Leere-Hitze ist der Puls oberflächlich, leer und schnell. Andere klinische Manifestationen umfassen ein Hitzegefühl am Abend, Mundtrockenheit mit dem Bedürfnis, in kleinen Schlückchen zu trinken, Wangenrötung, psychische Unruhe und Schlafstörungen.

Wie es auch bei Fülle-Hitze der Fall ist, kann Leere-Hitze eines jeden Organs das Kommen und Gehen der Wanderseele überstimulieren und daher zu ‚manischem' Verhalten, einer vagen psychischen Unruhe, Schlafstörungen, Nervosität, Hyperaktivität und Angstzuständen führen.

Die psychische Unruhe aufgrund von Leere-Hitze manifestiert sich anders als diejenige aufgrund von Fülle-Hitze. Bei Leere-Hitze verspürt der Patient ein vages Angstgefühl und Unruhe, die sich auch mehr am Abend zeigen.

ZUSAMMENFASSUNG

Leere-Hitze aufgrund von emotionalen Problemen

Hitzegefühl am Abend, Mundtrockenheit mit dem Bedürfnis, in kleinen Schlückchen zu trinken, Wangenrötung, Schlafstörungen, ‚manisches' Verhalten, eine vage psychische Unruhe, Nervosität, Angstzustände, rote Zunge ohne Belag (oder partiell ohne Belag), rote Zungenspitze, oberflächlich-leerer und schneller Puls.

9

Yin-Feuer

Das Konzept des Yin-Feuers wurde von Li Dongyuan in seinem Buch ‚Abhandlung über Milz und Magen' (*Piwei lun,* 1246) eingeführt. Li Dongyuan schreibt, dass Ernährungsfehler, die in übermäßigem Verzehr von energetisch kalten oder warmen Nahrungsmitteln bestehen, Milz und Magen verletzen. Auf der anderen Seite erschöpfen Freude, Zorn, Sorge und Schreck das Ursprungs-Qi *(yuanqi).* Da Milz und Magen geschwächt sind, wird das Ursprungs-Qi entleert und das Herz-Feuer wird übermäßig.

Li Dongyuan war der Ansicht, dass dieses übermäßige Herz-Feuer ‚Yin-Feuer' sei. Er führte den Begriff ‚Yin-Feuer' erstmals ein. Dieses Feuer beginnt im Unteren Erwärmer und ist mit dem Herzen verknüpft. Li schreibt, dass „das Herz nicht selbst regiert": das Minister-Feuer ist sein Stellvertreter, so wie der Minister dem Monarchen dient. Das Minister-Feuer ist das Feuer des Perikards, das im Unteren Erwärmer als Folge von emotionalem Stress entsteht. Das Minister-Feuer verlässt seinen Ort der ‚Verborgenheit' im Unteren Erwärmer; es flammt empor und zeigt sich. Auch wenn der Patient in der Folge Hitze im Gesicht verspürt, ist ihm aufgrund der Ursprungs-Qi-Schwäche generell kalt.

Li Dongyuan definiert dieses Minister-Feuer so, dass es im Unteren Erwärmer als pathologisches Feuer entsteht und ein ‚Dieb' des Ursprungs-Qi ist. Das pathologische Minister-Feuer und das Ursprungs-Qi sind nicht miteinander verträglich. Wenn eines von beiden siegreich ist, muss das andere der Verlierer sein. Wenn Milz und Magen geschwächt werden, sinkt ihr Qi nach unten in die Niere, sodass das Yin-Feuer die Möglichkeit hat, das Erd-Element zu überwältigen (➤ Abb. 9.35).

Das Entfachen des pathologischen Minister-Feuers nach oben verursacht einige Hitze-Symptome im oberen Teil des Körpers, wie ein rotes Gesicht und Mundulzera. Dies nannte Li Dongyuan ‚Yin-Feuer'. Bei Yin-Feuer handelt es sich weder um Fülle- noch um Leere-Hitze, sondern einfach um eine andere Art von Hitze, die einem Mangel des Ursprungs-Qi entspringt. Man kann daraus schlussfolgern, dass das Yin-Feuer nicht durch Klären von Hitze oder Ableiten von Feuer behandelt wird, sondern durch Stärkung des Ursprungs-Qi und sanftes Klären von Hitze nach oben.

Die Pathologie des Yin-Feuers wird weiter durch Feuchtigkeit und auch durch eine Pathologie des Mitt-

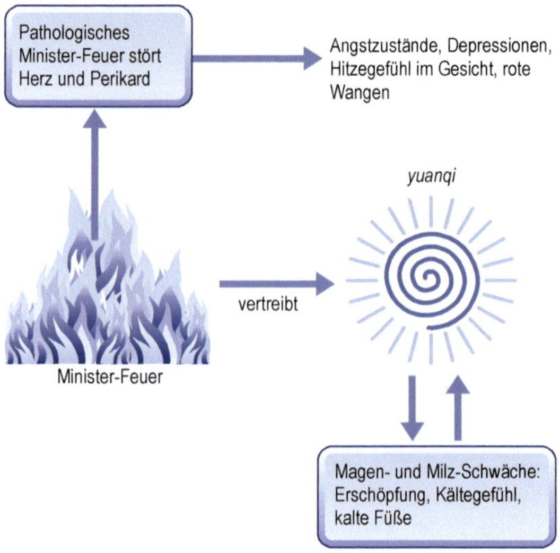

Abb. 9.35 Pathologie des Yin-Feuers

leren Erwärmers verkompliziert (➤ Abb. 9.36). Wenn die Milz geschwächt ist, bildet sich Feuchtigkeit, die nach unten in den Unteren Erwärmer einfließt. Hier ‚überschwemmt' sie das Ursprungs-Qi und das Minister-Feuer und verdrängt Letzteres von seinem Platz (dem Unteren Erwärmer), wo es sich ‚verbergen' sollte.

Der Mittlere Erwärmer weist ebenfalls Feuchtigkeit auf; das Milz-Qi (oder sogar Milz-Yang) ist geschwächt und kann nicht aufsteigen. Aus diesem Grund wird *Buzhong yiqi tang* Dekokt, das die Mitte stärkt und das Qi vermehrt, eingesetzt, um das Milz-Qi anzuheben und das Milz-Yang zu wärmen, sodass die Feuchtigkeit sich nicht mehr nach unten in den Unteren Erwärmer ergießen kann. Wenn der Untere Erwärmer geöffnet und von Feuchtigkeit befreit wird, kehrt das Minister-Feuer an seinen Platz im Verborgenen im Unteren Erwärmer zurück und beseitigt dadurch die Symptome des Yin-Feuers.

Die Symptome des Yin-Feuers können stark variieren, da sie auch davon abhängen, wie viel Feuchtigkeit besteht und wie sehr das Ursprungs-Qi geschwächt ist. Im Allgemeinen gibt es folgende Hauptmanifestationen:

- Rotes Gesicht
- Hitzegefühl im Gesicht
- Mundulzera (mit weißem Rand)
- Leichter Durst
- Depressionen
- Angstzustände
- Müdigkeit
- Fülle- und Schweregefühl im Abdomen (Feuchtigkeit)
- Kalte Füße
- Allgemeines Kältegefühl
- Blasse Zunge
- Schwacher Puls.

Dies sind nur die allgemeinen Manifestationen; weitere können noch je nach dem jeweiligen Zustand hinzukommen. Meiner Erfahrung nach spielt Yin-Feuer bei vielen modernen, komplizierten Erkrankungen wie etwa chronischem Erschöpfungssyndrom, Allergien und Autoimmunerkrankungen eine Rolle.

Buzhong yiqi tang beseitigt das Yin-Feuer, indem es das Ursprungs-Qi mit *Renshen* Rx. Ginseng stärkt und mit Hilfe von *Chaihu* Rx. Bupleuri und *Shengma* Rz. Cimicifugae Hitze leicht nach oben klärt.

Es mag merkwürdig erscheinen, dass Dr. Li die Rezeptur *Buzhong yiqi tang* verwendet, die das Qi ansteigen lässt, wenn das Yin-Feuer doch schon nach oben aufsteigt. Die Verwendung dieser Rezeptur ist notwendig, um das Milz-Qi aufsteigen zu lassen, das Ursprungs-Qi zu stärken (mit *Renshen*) und den Mittleren Erwärmer von Feuchtigkeit zu befreien. Die beiden Arzneien *Chaihu* und *Shengma* klären Hitze sanft nach oben und sind Bestandteile der Rezeptur, um das pathologische Minister-Feuer zu klären. Darüber hinaus wird die Stärkung des Ursprungs-Qi automatisch das pathologische Minister-Feuer verringern, weil das pathologische Minister-Feuer und das Ursprungs-Qi im Unteren *dantian* beherbergt sind.

Yin-Feuer spielt häufig eine Rolle bei psychisch-emotionalen Problemen. Es ist interessant, dass Li Dongyuan eigens erwähnt, dass das Yin-Feuer unter dem Einfluss von emotionalem Stress aus dem Unteren Erwärmer emporsteigt. Jede Emotion kann zu Yin-Feuer führen, da alle Emotionen das Minister-Feuer aus seinem Sitz im Unteren *dantian* heraustreiben können.

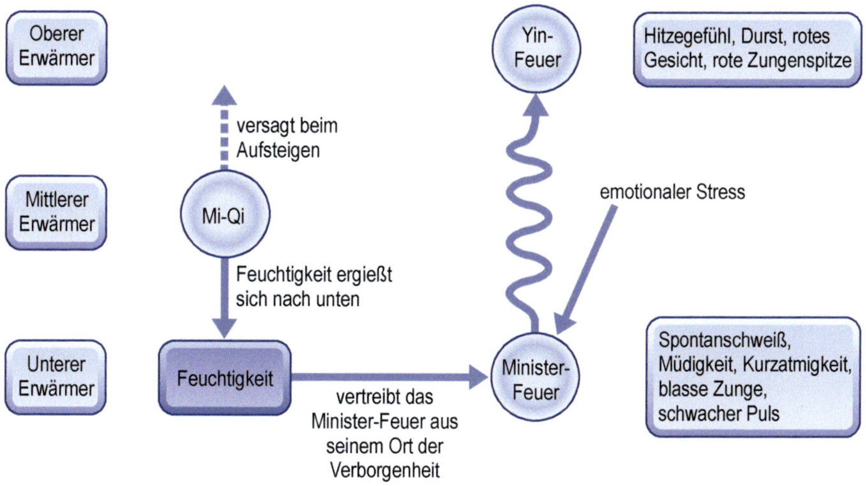

Abb. 9.36 Pathologie des Yin-Feuers und der Feuchtigkeit

Die Situation kann durch das Vorhandensein von Feuchtigkeit im Unteren Erwärmer verschlimmert werden (wie dies bei Schamgefühlen geschieht). Yin-Feuer erklärt die Hitze-Symptome bei psychisch-emotionalen Problemen, die sich einer Klassifizierung in Fülle- oder Leere-Hitze widersetzen können; dies geschieht, wenn Hitze-Symptome im oberen Teil des Körpers (rotes Gesicht, Durst, Hitzegefühl im Gesicht) und Kälte unten (kalte Füße, generelles Kältegefühl) bestehen. Solch eine Situation ist auf Yin-Feuer zurückzuführen.

Emotionaler Stress führt umso wahrscheinlicher zu Yin-Feuer, wenn er mit Überarbeitung und Ernährungsfehlern einhergeht. Yin-Feuer ist häufig ein Faktor bei Angstzuständen und Depressionen. *Buzhong yiqi tang* kann bei Depressionen verwendet werden, wenn Yin-Feuer vorliegt. Das körperliche Anheben des Milz-Qi hat auch einen psychischen Anhebungseffekt auf das Gehirn und die Stimmung. Darüber hinaus hat die Anhebung des Qi auch die Wirkung, das physiologische Anheben des Leber-Qi zu stimulieren. Wie wir in ➤ Kap. 3 gesehen haben, ist dieses physiologische Aufsteigen eine Manifestation der Bewegung der Wanderseele. Die Bewegung der Wanderseele ist bei Depressionen unzureichend, sodass die Verwendung von *Buzhong yiqi tang* diese Bewegung stimulieren und Depressionen lindern kann.

Die Akupunkturtherapie von emotionalem Stress, der sich in Yin-Feuer manifestiert, sollte auf den folgenden Schritten beruhen:

- Stärkung des Ursprungs-Qi *(yuanqi):* Ren 4 *guanyuan*
- Anhebung des Qi: Du 20 *baihui,* Ren 6 *qihai*
- Stärkung und Anhebung des Milz-Qi: Bl 20 *pishu,* Ren 12 *zhongwan,* Ma 36 *zusanli*
- Klärung von Hitze im oberen Teil des Körpers: Pe 8 *laogong,* Pe 7 *daling*
- Beruhigung des Geistes: Du 24 *shenting,* Du 19 *houding,* Ren 15 *jiuwei,* He 5 *tongli*
- Regulierung des Dreierwärmers: 3E 6 *zhigou,* 3E 5 *waiguan.*

ZUSAMMENFASSUNG

Yin-Feuer aufgrund emotionaler Probleme

Rotes Gesicht, Durst, Hitzegefühl im Gesicht, Depressionen, Angstzustände, allgemeine Müdigkeit, kalte Füße, generelles Kältegefühl, rote Zungenspitze, aber blasser Zungenkörper, schwacher Puls.

ZUSAMMENFASSUNG

Zungenzeichen bei Hitze-Zuständen

- Fülle-Hitze: rot oder dunkelrot mit dickem, trockenem, gelbem oder braunem Belag.
- Leere-Hitze: rot oder dunkelrot ohne Belag.
- Yin-Feuer: blass (ggf. rote Zungenspitze).

Perikard bei psychisch-emotionalen Problemen

Im Kontext psychisch-emotionaler Probleme ist es wichtig, das Wesen des Perikards zu untersuchen, wie es mit dem ‚Minister-Feuer' zusammenhängt und welche Verbindung (wenn es denn eine gibt) zwischen diesem ‚Minister-Feuer' im Kontext der Fünf Elemente und dem Minister-Feuer der Niere besteht.

In Kapitel 8 der ‚Einfachen Fragen' steht: *„Das Perikard ist der Gesandte, Freude und Glück haben hier ihren Ursprung."*[83] Wie das Herz beherbergt das Perikard den Geist und übt daher einen großen Einfluss auf unseren psychisch-emotionalen Zustand aus. Beispielsweise wirkt sich ein Blut-Mangel sowohl auf das Perikard als auch auf das Herz aus, was zu Depressionen und leichten Angstzuständen führt. Hitze im Blut erregt das Perikard und bewirkt, dass der Mensch aufgeregt und unruhig ist. Schleim, der das Perikard blockiert, behindert auch den Geist und verursacht geistige Verwirrung.

Die Perikard-Funktion auf der psychisch-emotionalen Ebene könnte als das psychische Äquivalent zu seiner körperlichen Funktion, Qi und Blut im Thorax zu bewegen, gesehen werden. So wie es diese Funktion auf körperlicher Ebene erfüllt, ist das Perikard auf psychisch-emotionaler Ebene für ‚Bewegung' hin zu anderen, also in Beziehungen, verantwortlich (➤ Abb. 9.37).

Unter dem Gesichtspunkt, dass das Perikard innerhalb der *Jueyin*-Leitbahnen mit der Leber verbunden ist, hängt diese ‚Bewegung' auch mit der ‚Bewegung' der Wanderseele vom Ich hin zu anderen Menschen in sozialen Beziehungen und familiären Interaktionen zusammen. Aus diesem Grund ist das Perikard auf psychisch-emotionaler Ebene besonders für eine gesunde Interaktion mit anderen Menschen in sozialen, Liebes- und Familienbeziehungen verantwortlich.

Der besondere Platz, den das Perikard in der Pathologie und Therapie von psychisch-emotionalen Problemen einnimmt, ist teilweise auf seine Partizipierung am Feuer (da es das ‚Minister'-Feuer darstellt, das das Herrscher-Feuer des Herzens unterstützt) und am Holz (mit der Leber innerhalb des Umkehr-Yin) zurückzuführen. Indem es am Holz und der Wanderseele teilhat, verleiht es dem Geist ‚Bewegung' auf andere zu, d. h., es spielt eine wichtige Rolle bei Beziehungen. Auf körperlicher Ebene bewegt das Perikard Qi und Blut im Thorax (➤ Abb. 9.38).

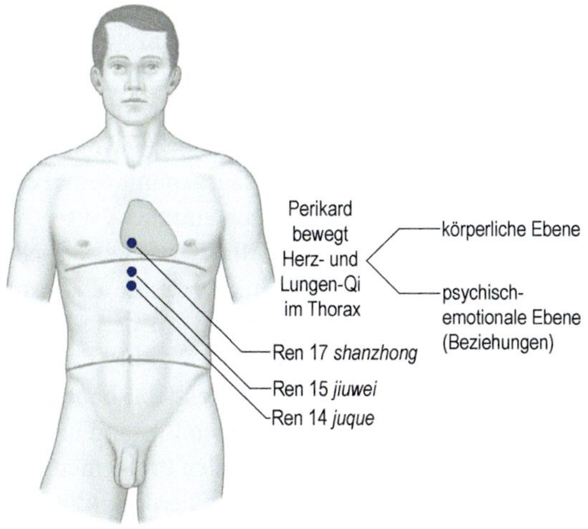

Abb. 9.37 Die bewegende Wirkung des Perikards

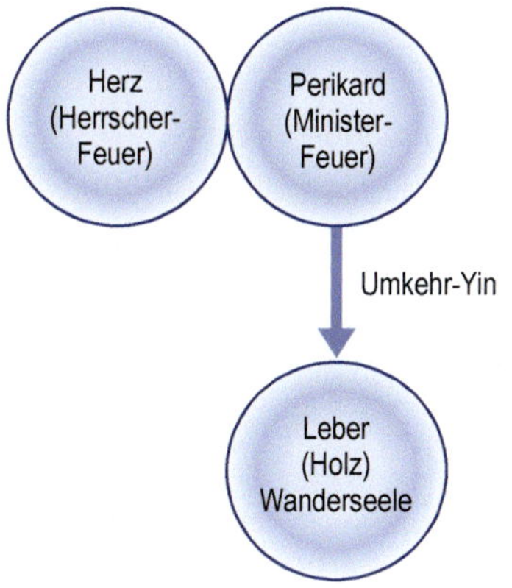

Abb. 9.38 Das Feuer- und Holz-Wesen des Perikards

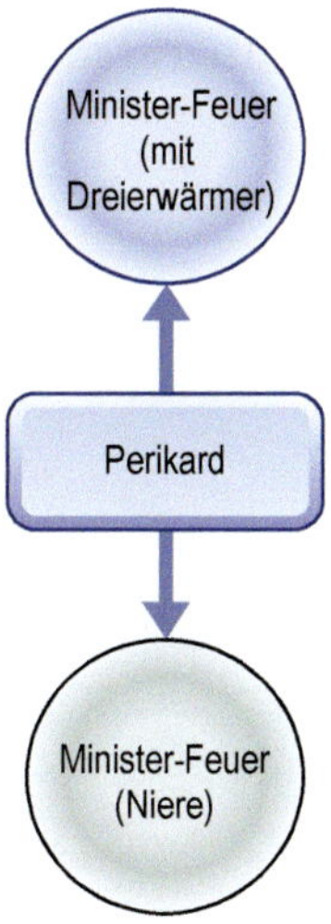

Abb. 9.39 Beziehung des Perikards zu Herz und Dreierwärmer

Darüber hinaus wird das ‚bewegende' Wesen des Perikards auch durch seine Beziehung mit dem Dreierwärmer als Leitbahn (innerhalb der ‚Minister-Feuer'-Leitbahnen) betont. Da der Dreierwärmer (zusammen mit der Leber) für den freien Qi-Fluss zuständig ist, erklärt die Beziehung des Perikards zum Dreierwärmer seine Wirkung, Qi und Blut zu bewegen, und seine emotionale Funktion der ‚Bewegung' hin zu anderen (➤ Abb. 9.39).

Das Perikard beherbergt (zusammen mit dem Herzen) den Geist. Seine Pathologie umfasst Folgendes:

- Blut-Mangel des Perikards verursacht Depressionen und leichte Angstzustände.
- Blut-Hitze des Perikards ruft Angstzustände, Schlafstörungen und Erregtheit hervor.
- Schleim im Perikard bewirkt geistige Verwirrung und, in schweren Fällen, Geisteskrankheiten.
- Das Perikard beeinflusst emotionale Störungen aufgrund von Beziehungsproblemen.

Das ‚Minister-Feuer' ist das Feuer des Lebenstores *(mingmen).* Wie wir oben gesehen haben, spielt dieses Feuer eine entscheidende Rolle für ein gesundes Funktionieren des Körpers.

Obwohl viele Ärzte, wie etwa Zhu Zhenheng (1281–1358), das ‚Minister-Feuer' mit dem Feuer des Lebenstores *(mingmen)* und daher mit der Niere gleichsetzten, brachten andere wie Zhang Jiebin (1563–1640) das ‚Minister-Feuer' mit Organen wie Niere, Leber, Dreierwärmer, Gallenblase und Perikard in Verbindung.

Aus reiner Fünf-Elemente-Sicht gehört das Perikard (mit dem Dreierwärmer) zum Minister-Feuer, verglichen mit dem Herrscher-Feuer des Herzens, während das Minister-Feuer aus Sicht der inneren Organe das der Niere zugeordnete Feuer des Lebenstores *(mingmen)* ist.

Es besteht jedoch eine Verbindungslinie zwischen den beiden Anschauungen, da das Minister-Feuer der Niere nach oben zu Leber, Gallenblase und Perikard fließt. In der Pathologie hat dies sogar eine noch größere Bedeutung, da das pathologische Minister-Feuer der Niere, durch emotionalen Stress angetrieben, emporflammt, um das Perikard zu stören, wo es psychische Unruhe, Erregtheit, Angstzustände und Schlafstörungen verursacht.

Vom Minister-Feuer und dem Ursprungs-Qi heißt es, dass sie durch die ‚Vermittlung' des Dreierwärmers aus dem Zwischenraum zwischen den beiden Nieren hervortreten (➤ Abb. 9.40). Es ist kein Zufall, dass der Rücken-Transport-*shu*-Punkt des Dreierwärmers sich auf dem Rücken an Bl 22 *sanjiaoshu* befindet, einen Wirbel über dem Rücken-Transport-*shu*-Punkt der Niere Bl 23 *shenshu* und dem Punkt Du 4 *mingmen;* dies spiegelt die Tatsache wider, dass das Minister-Feuer mit Hilfe des Dreierwärmers aus dem Zwischenraum zwischen den Nieren stammt.

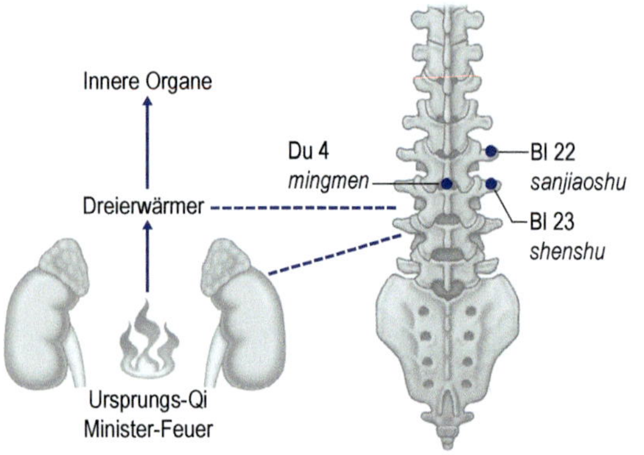

Abb. 9.40 Minister-Feuer und Ursprungs-Qi treten mit Hilfe des Dreierwärmers hervor

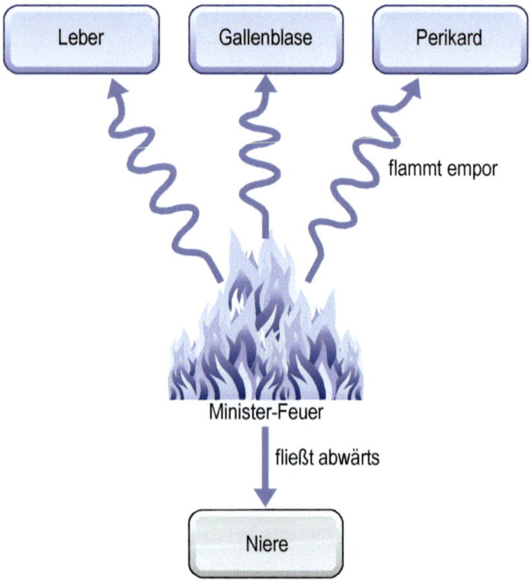

Abb. 9.41 Beziehung zwischen Minister-Feuer der Niere und dem Perikard

Tatsächlich wird über das Minister-Feuer der Niere gesagt, dass es zu Leber, Gallenblase und Perikard geht (➢ Abb. 9.41). Das nach oben gerichtete Minister-Feuer wird mit dem ‚Feuerdrachen, der zum Gipfel eines hohen Berges fliegt', verglichen, das nach unten zur Niere gehende Minister-Feuer dagegen mit dem ‚Feuerdrachen, der in ein tiefes Meer eintaucht' (➢ Abb. 9.42). Die Tatsache, dass das Minister-Feuer der Niere nach oben zum Perikard fließt, könnte die Zuordnung dieses Organs zum ‚Minister-Feuer' in den Fünf-Elemente-Beziehungen erklären.

Viele Punkte auf der Perikard-Leitbahn haben einen großen Einfluss auf den psychischen Zustand und werden häufig bei psychisch-emotionalen Problemen eingesetzt. Insbesondere beeinflusst das Perikard die Beziehungen eines Menschen zu anderen, und die Punkte auf seiner Leitbahn werden oft eingesetzt, um emotionale Störungen aufgrund von Beziehungsproblemen zu therapieren (z. B. Pe 7 *daling*).

HINWEIS FÜR DIE PRAXIS

Wirkung von Perikard-Punkten

- Pe 6 *neiguan* stimuliert das Kommen und Gehen der Wanderseele, hellt die Stimmung auf und behandelt Depressionen.
- Pe 7 *daling* bändigt das Kommen und Gehen der Wanderseele, beruhigt die Wanderseele und den Geist und lindert Angstzustände.
- Pe 5 *jianshi* beseitigt Schleim aus dem Perikard, um geistige Verwirrung zu behandeln.

Man könnte sagen, dass die so häufig erwähnte Schutzfunktion des Perikards im Hinblick auf das Herz sich in erster Linie in der psychisch-emotionalen Sphäre widerspiegelt, wo das ‚Minister-Feuer' des Perikards das ‚Herrscher-Feuer' des Herzens schützt.

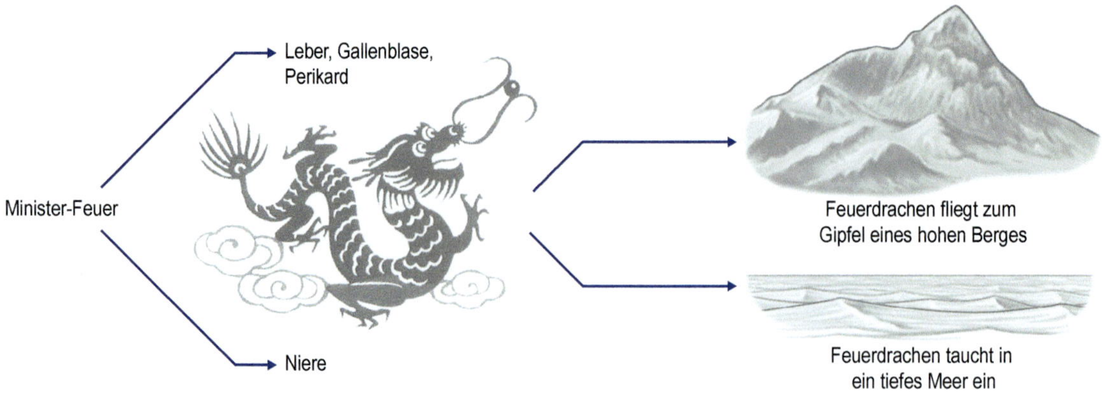

Abb. 9.42 Minister-Feuer, das nach oben zu Leber, Gallenblase und Perikard und nach unten zur Niere fließt

Die klinische Anwendung des Punktes Pe 6 *neiguan* sollten wir weiter untersuchen. Pe 6 *neiguan* hat einen synergetischen Effekt auf Akupunkturpunkte-Verschreibungen. Die Hinzufügung von Pe 6 zu einer jeden Verschreibung erhöht die therapeutische Wirkung.

Diese Wirkung besitzt Pe 6 nicht nur auf körperlicher, sondern auch auf psychisch-emotionaler Ebene, indem er den Effekt einer Punktkombination für psychisch-emotionale Probleme steigern kann.

Diese Wirkung von Pe 6 ist durch verschiedene Faktoren bedingt. Zunächst einmal beeinflusst er den Geist, aber hier stellt sich die Frage: Wie unterscheidet sich seine Wirkung auf den Geist von der des Herzens? Das Herz ist mehr Yin und beherrscht das Blut, welches den Geist beherbergt. Das Perikard ist mehr Yang; es ist die äußere Umhüllung des Herzens und kontrolliert daher die Bewegung des Qi auf einer psychisch-emotionalen Ebene. Diese Wirkung auf das Qi ist auch auf seine Beziehung mit der Leber innerhalb der *Jueyin*-Leitbahnen zurückzuführen.

Zweitens beeinflusst die Perikard-Leitbahn, indem sie innerhalb der *Jueyin*-Leitbahnen ein Paar mit der Leber-Leitbahn bildet, das Kommen und Gehen der Wanderseele; insbesondere kann Pe 6 das Kommen und Gehen der Wanderseele stimulieren und daher Depressionen behandeln.

Drittens ist der psychisch-emotionale ‚bewegende' Effekt von Pe 6 auch darauf zurückzuführen, dass er der Durchgangs-*luo*-Punkt der Perikard-Leitbahn ist. Als Durchgangs-*luo*-Punkt beeinflusst er den Dreierwärmer; er kann daher das Qi des Dreierwärmers in allen drei Erwärmern bewegen, was sich ebenfalls auf die psychisch-emotionale Ebene auswirkt.

Viertens gehört das Perikard zum Umkehr-Yin, welches das ‚Scharnier' zwischen den Yin-Leitbahnen (zwischen dem Großen und dem Kleinen Yin) darstellt. Als Durchgangs-*luo*-Punkt und als Scharnier zwischen Yin und Yang ist Pe 6 das ‚Scharnier' des Scharniers; in dieser Funktion verbindet er Dinge miteinander. Auf psychisch-emotionaler Ebene bedeutet dies, dass er unsere Beziehungsfähigkeit reguliert. Seine Funktion eines ‚Scharniers' hängt auch damit zusammen, dass er der Öffnungspunkt des Yin-Verbindungsgefäßes ist *(yinweimai)*, welches alle Yin-Leitbahnen verknüpft.

Die Verwendung von Pe 6 bei psychisch-emotionalen Problemen wird weiter in ➤ Kap. 13 untersucht.

HINWEIS FÜR DIE PRAXIS

Pe 6 *neiguan*

- Er hat einen synergetischen Effekt auf Akupunkturpunkte-Verschreibungen. Die Hinzufügung von Pe 6 zu einer jeden Verschreibung erhöht die therapeutische Wirkung.
- Auf psychisch-emotionaler Ebene kann Pe 6 die Wirkung einer Punktkombination bei psychisch-emotionalen Problemen steigern.
- Er bewegt Qi und Blut auf einer emotionalen Ebene.
- Er stimuliert das Kommen und Gehen der Wanderseele und behandelt daher Depressionen.
- Er reguliert unsere Beziehungsfähigkeit.

ZUSAMMENFASSUNG

Perikard bei psychisch-emotionalen Problemen

- Das Perikard gehört zusammen mit dem Dreierwärmer (hinsichtlich der Leitbahnen) zum Minister-Feuer.
- Das Perikard gehört zusammen mit der Niere zum Minister-Feuer, da das Minister-Feuer von dort stammt.
- Das Minister-Feuer flammt empor zu Leber, Gallenblase und Perikard und fließt abwärts zur Niere.
- Aus Fünf-Elemente-Sicht gehört das Perikard zusammen mit dem Dreierwärmer zu den Minister-Feuer-Leitbahnen.
- Aus Sicht der Organe entspringt das Minister-Feuer der Niere.
- Bei emotionalen Problemen flammt das pathologische Minister-Feuer empor, um das Perikard zu stören.

9.4 Dreieiniges Gehirn und chinesische Medizin

9.4.1 Theorie vom dreieinigen Gehirn

Im Zusammenhang von Emotionen als Krankheitsursache ist es interessant, die Verbindungen zwischen der Theorie des dreieinigen Gehirns und der chinesischen Medizin zu untersuchen. Dieses Thema wird hier nur kurz abgehandelt, da es ausführlicher in ➤ Kap. 14 besprochen wird. Die Theorie vom dreieinigen Gehirn (was ‚drei in einem' bedeutet) wurde von Dr. Paul MacLean entwickelt, dem Leiter der Abteilung ‚Hirnentwicklung und Verhalten' der National Institutes of Health. Gemäß dieser Theorie haben Menschen ‚drei Gehirne', nämlich den Cortex, das limbische System und den Hirnstamm (der manchmal als ‚Reptiliengehirn' bezeichnet wird).

Bei den drei Gehirnen handelt es sich um den Neocortex oder das neomammalische Gehirn, das limbische oder paläomammalische System sowie Hirnstamm und Kleinhirn oder das Reptiliengehirn. Jedes der drei Gehirne ist über Nervenbahnen mit den anderen beiden verbunden, aber jedes scheint mit besonderen Fähigkeiten als eigenes Gehirnsystem zu arbeiten (➤ Abb. 9.43).

MacLeans Hypothese ist zu einem sehr einflussreichen Paradigma geworden, das ein Umdenken hin-

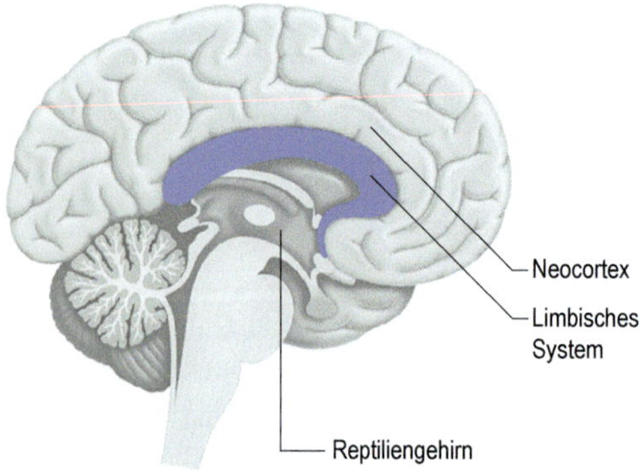

Abb. 9.43 Das dreieinige Gehirn

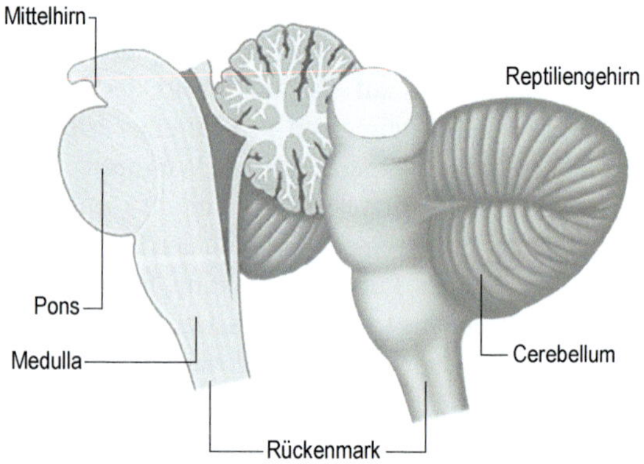

Abb. 9.44 Hirnstamm und Kleinhirn

sichtlich der Hirnfunktionen erforderlich gemacht hat. Früher war angenommen worden, dass die höchste Ebene des Gehirns, der Neocortex, die anderen niedrigeren Ebenen dominiert. MacLean hat gezeigt, dass dies nicht der Fall ist und dass das körperlich niedrigere limbische System, das die Emotionen beherrscht, die höheren psychischen Funktionen in Beschlag nehmen kann, wenn dies erforderlich ist. Wie wir weiter unten und in größerer Ausführlichkeit in ➤ Kap. 14 sehen werden, bietet diese Theorie interessante Schnittstellen mit der Beziehung zwischen Geist *(shen)* und Wanderseele *(hun)*, wie sie in der chinesischen Medizin gesehen wird.

Der Hirnstamm ist das ‚Reptiliengehirn'. Es heißt so, weil es die wichtigste Hirnfunktion von Reptilien ist. Wir haben den Hirnstamm mit Reptilien gemeinsam, die zum Teil Überbleibsel prähistorischer Tiere sind. Das Reptiliengehirn ist ein Überrest unserer prähistorischen Vergangenheit.

Das Reptiliengehirn kann auf Stimulus und Response reagieren. Es ist nützlich, wenn schnelle Entscheidungen ohne Nachdenken erforderlich sind. Das Reptiliengehirn konzentriert sich auf das Überleben und übernimmt die Führung, wenn wir in Gefahr geraten und keine Zeit zum Überlegen haben. In einer Welt, in der der Stärkste überlebt, befasst sich das Reptiliengehirn damit, an Nahrung zu kommen und nicht selbst zur Nahrung zu werden. Das Reptiliengehirn ist angstgesteuert und übernimmt die Kontrolle, wenn man sich bedroht oder in Gefahr fühlt[84] (➤ Abb. 9.44).

Bei Tieren wie etwa Reptilien dominieren der Hirnstamm und das Kleinhirn. Dieses Gehirn kontrolliert Muskeln, Gleichgewicht und autonome Funktionen, beispielsweise Atmung und Herzschlag. Dieser Teil des Gehirns ist sogar im Tiefschlaf aktiv. Wie wir unten sehen werden, ähnelt das Reptiliengehirn der Körperseele in der chinesischen Medizin.

Das zweite Gehirn ist der limbische Stamm oder das mammalische Gehirn. Das limbische System ist die Wurzel der Emotionen und Gefühle. Es beeinflusst unsere Stimmungen und Körperfunktionen. Das limbische Gehirn umschließt das Reptiliengehirn und besteht aus folgenden Regionen:

- Hippocampus
- Fornix
- Amygdala
- Septum
- Gyrus cinguli
- perirhinalen und parahippocampalen Regionen (➤ Abb. 9.45).

Wenn dieser Teil des Gehirns leicht elektrisch stimuliert wird, werden verschiedene Emotionen (Angst, Freude, Wut, Wohlbehagen, Schmerz usw.) erzeugt. Es wurde zwar keine Emotion gefunden, die sehr lang an einem Ort bleibt. Aber das limbische System als Ganzes erscheint als der primäre Sitz von Emotionen, Aufmerksamkeit und affektiven (emotionsgeladenen) Erinnerungen.

Das limbische System verfügt über sehr viele Querverbindungen mit dem Neocortex, sodass Hirnfunktionen nicht entweder rein limbisch oder rein kortikal sind, sondern eine Mischung von beiden.

Der Neocortex ist der evolutionsgeschichtlich fortgeschrittenste Teil unseres Gehirns. Der Cortex, der auch als höheres oder rationales (neomammalisches) Gehirn bezeichnet wird, umfasst beinahe die gesamten Hirnhälften und einige subkortikale neuronale Gruppen (➤ Abb. 9.46). Er beherrscht unsere Fähigkeit zu sprechen, zu denken und Probleme zu lösen. Der Neocortex beeinflusst unsere Kreativität und unsere Lernfähigkeit. Er macht ungefähr 80 % unseres Gehirns aus und entspricht dem Gehirn von Primaten und mithin der menschlichen Spezies. Die höheren kognitiven Funktionen, die den Menschen von Tieren unterscheiden, befinden sich im Cortex.

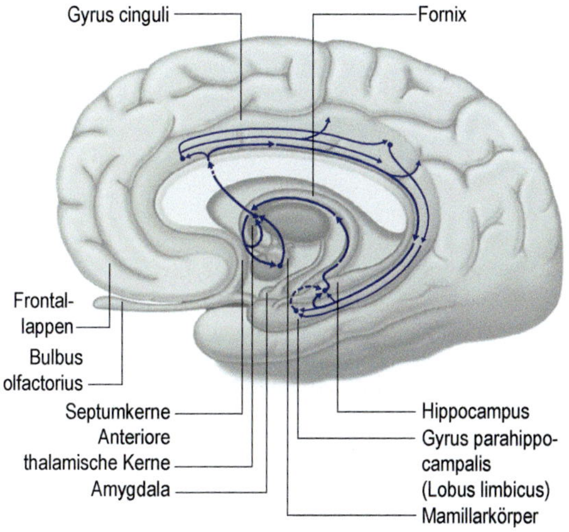

Abb. 9.45 Das limbische System

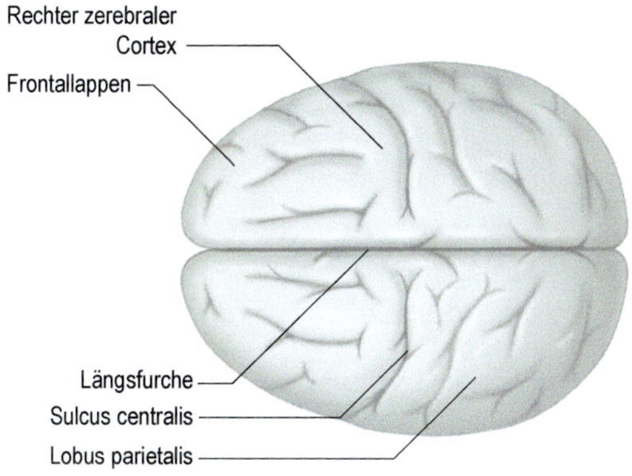

Abb. 9.46 Das Gehirn

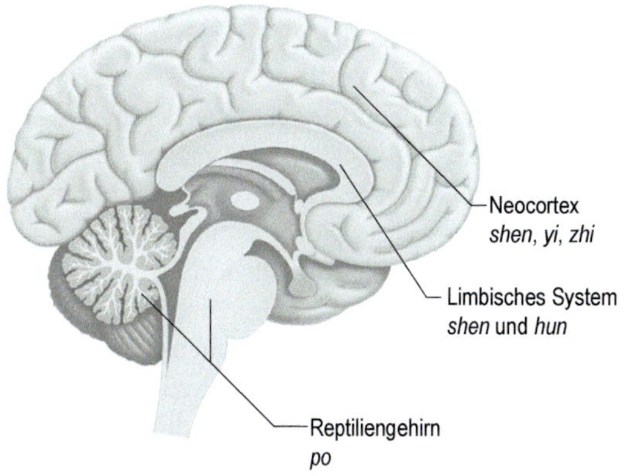

Abb. 9.47 Das dreieinige Gehirn und die 5 spirituellen Aspekte der chinesischen Medizin

9.4.2 Dreieiniges Gehirn, Geist, Wander- und Körperseele

Es gibt einige interessante Verbindungslinien zwischen der Theorie des dreieinigen Gehirns und Geist, Wander- und Körperseele in der chinesischen Medizin (➤ Abb. 9.47).

Reptiliengehirn und Körperseele

Wie wir oben gesehen haben, ist das Reptiliengehirn für physiologische Aktivitäten wie etwa Atmung, Herzschlag, Verdauung und Körperbewegung verantwortlich. Dies sind die Funktionen, die man in der chinesischen Medizin der Körperseele zuschreiben würde. Es ist auch interessant, dass die Funktionen des Reptiliengehirns immer noch aktiv sind, wenn ein Mensch sich in einem vegetativen Zustand befindet (‚Hirntod').

Aus chinesischer Sicht ist der Mensch noch immer am Leben, auch wenn der Geist (und somit auch Intellekt und Willenskraft von Milz und Niere) außer Kraft gesetzt ist und der Mensch im Koma liegt, denn die Körperseele funktioniert ja noch. Dies würde die These stützen, dass die Körperseele dem Reptiliengehirn ähnelt.

Limbisches System und Geist und Wanderseele

Das bei Säugetieren entwickelte limbische System ist für unser Gefühlsleben, familiäre sowie soziale Bindungen zuständig. Diese Funktionen sind diejenigen des Geistes und der Wanderseele in der chinesischen Medizin. Wie wir in ➤ Kap. 3 gesehen haben, ist die Wanderseele für unsere nach außen gerichtete psychische Bewegung in der Familie, Freundschaften, Liebes- oder beruflichen Beziehungen verantwortlich. Mit anderen Worten werden familiäre und soziale Bindungen durch das limbische Gehirn unterstützt.

Wie wir oben gesehen haben, weist das limbische System viele Querverbindungen zum Neocortex auf, sodass Gehirnfunktionen nicht entweder rein limbisch oder rein kortikal, sondern gemischt sind. Dies spiegelt die chinesische Ansicht von der Wechselbeziehung zwischen Geist *(shen)* und Wanderseele *(hun)* wider. Sie gehören beide zu Yang, die Wanderseele ist das ‚Kommen und Gehen' des Geistes und die beiden zusammen sind nicht nur für unser Gefühlsleben, sondern auch für Planungen, Lebensträume, Ideen usw. verantwortlich.

9

Es gibt noch eine weitere interessante Verbindungslinie: das limbische System ist nämlich nicht nur für die Emotionen zuständig, sondern spielt auch eine wesentliche Rolle für die Entwicklung des Cortex bei Säugetieren (und Menschen). Einer der physiologischen Vorgänge, die von der limbischen Regulierung gesteuert werden, ist die Entwicklung des Gehirns selbst. Die Bedeutung des limbischen Kontakts für die normale Hirnentwicklung zeigt sich am stärksten in den verheerenden Folgen, wenn er ausfällt.[85]

Viele Subsysteme des mammalischen Gehirns entwickeln sich nicht durch Vorprogrammierung. Stattdessen benötigen Säugetiere die limbische Regulierung, um die Neuroentwicklung zu koordinieren.[86]

Interessanterweise suchen leidende Menschen nach Zugehörigkeit: in der Ehe, Familie, bei Freunden, Gruppen, Clubs, Haustieren, Therapeuten usw.[87] Hierbei handelt es sich um Beziehungen, die von der Wanderseele abgestimmt werden.

Die Wechselbeziehung und gegenseitige Abhängigkeit zwischen Cortex und dem limbischen System spiegelt diejenige zwischen Geist *(shen)* und Wanderseele *(hun)* in der chinesischen Medizin wider.

Cortex und Geist, Intellekt und Gedächtnis in der chinesischen Medizin

Der Cortex ist verantwortlich für das Denken, Erkenntnis und Gedächtnis (siehe oben). Dies sind ganz deutlich gemeinsame Funktionen von Geist *(shen)*, Intellekt *(yi)* und Willenskraft *(zhi)*. Es sei daran erinnert, dass *zhi* der Niere sowohl mit ‚Willenskraft' als auch mit ‚Gedächtnis' wiedergegeben werden kann (➤ Kap. 6). In diesem Zusammenhang beziehen sich einige der kortikalen Aktivitäten, die mit Anschauungen der chinesischen Medizin übereinstimmen, auf das Gedächtnis.

ZUSAMMENFASSUNG

Dreieiniges Gehirn und chinesische Medizin

- Menschen haben ‚drei Gehirne', nämlich Cortex, limbisches System und Hirnstamm.
- Dr. MacLean stellte die These auf, dass unser Schädel nicht nur ein Gehirn, sondern drei umfasst, wobei jedes eine bestimmte evolutionsgeschichtliche Schicht darstellt, die sich über der älteren Schicht gebildet hat. Dies nennt er das ‚dreieinige Gehirn'.
- Die 3 Gehirne sind Neocortex oder das neomammalische Gehirn, das limbische oder paläomammalische System sowie Hirnstamm und Kleinhirn oder das Reptiliengehirn. Jedes der drei Gehirne ist über Nervenbahnen mit den anderen beiden verbunden, aber jedes scheint mit besonderen Fähigkeiten als eigenes Gehirnsystem zu arbeiten.
- Der Hirnstamm ist das ‚Reptiliengehirn'. Es heißt so, weil es die wichtigste Hirnfunktion von Reptilien ist. Wir haben den Hirnstamm mit Reptilien gemeinsam, die zum Teil Überbleibsel prähistorischer Tiere sind. Das Reptiliengehirn ist ein Überrest unserer prähistorischen Vergangenheit.
- Bei Tieren wie etwa Reptilien dominieren der Hirnstamm und das Kleinhirn.
- Das limbische Gehirn umschließt das Reptiliengehirn und besteht aus folgenden Regionen: Hippocampus, Fornix, Amygdala, Septum, Gyrus cinguli und perirhinalen sowie parahippocampalen Regionen.
- Das limbische System befasst sich mit Emotionen und Instinkten: Essen, Kämpfen, Fliehen und sexuellem Verhalten.
- Das limbische System verfügt über sehr viele Querverbindungen mit dem Neocortex, sodass Hirnfunktionen nicht entweder rein limbisch oder rein kortikal sind, sondern eine Mischung von beiden.
- Einer der physiologischen Vorgänge, die von der limbischen Regulierung gesteuert werden, ist die Entwicklung des Gehirns selbst. Viele Subsysteme des mammalischen Gehirns entwickeln sich nicht durch Vorprogrammierung. Stattdessen benötigen Säugetiere die limbische Regulierung, um die Neuroentwicklung zu koordinieren.
- Der Cortex, der auch als höheres oder rationales (neomammalisches) Gehirn bezeichnet wird, umfasst fast die gesamten Hirnhälften und einige subkortikale neuronale Gruppen. Er entspricht dem Gehirn von Primaten und mithin der menschlichen Spezies.
- Die höheren kognitiven Funktionen, die den Menschen von Tieren unterscheiden, befinden sich im Cortex.
- Die Funktionen des Reptiliengehirns sind diejenigen der Körperseele in der chinesischen Medizin.
- Das bei Säugetieren entwickelte limbische System ist verantwortlich für unser Gefühlsleben, familiäre und soziale Bindungen. Diese Funktionen sind diejenigen von Geist und Wanderseele in der chinesischen Medizin.
- Der Cortex ist verantwortlich für das Denken, Erkenntnis und Gedächtnis. Dies sind ganz deutlich die Funktionen von Geist *(shen)*, Intellekt *(yi)* und Willenskraft (oder Gedächtnis) *(zhi)*.

ANMERKUNGEN

1 Damasio, A. 1999. The Feeling of What Happens – Body and Emotions in the Making of Consciousness. Harcourt, San Diego, S. 50. Hier wurde aus der deutschen Übersetzung von Hainer Kober zitiert: Ich fühle, also bin ich. Die Entschlüsselung des Bewusstseins. 3. Aufl. List Verlag, München 2001, S. 67.
2 Lewis, M.; Haviland-Jones, J. M. (Hg.) 2004. Handbook of Emotions. Guilford Press, New York, S. 258–260.
3 Ich fühle, also bin ich, S. 50.
4 1981. *Lingshu jing* 灵枢经 [Spiritual Axis]. People's Health Publishing House, Beijing, S. 24–25. Erstveröffentlichung ca. 100 v. Chr.
5 Spiritual Axis, S. 25.
6 Spiritual Axis, S. 24.
7 Gu Yuqi 2005. *Zhongyi xinli xue* 中医心理学 [Chinese Medicine Psychology]. China Medicine Science and Technology Publishing House, Beijing, S. 54.
8 Chinese Medicine Psychology, S. 54.
9 Chinese Medicina Psychology, S. 54.

[10] Tian Daihua 2005. *Huangdi neijing suwen* 黄帝内经素问 [The Yellow Emperor's Classic of Internal Medicine – Simple Questions]. People's Health Publishing House, Beijing, S. 37–41. Erstveröffentlichung ca. 100 v. Chr.
[11] Zhang Jiebin (auch Zhang Jingyue genannt) 1982. *Leijing* 类经 [Classic of Categories]. People's Health Publishing House, Beijing, S. 424. Erstveröffentlichung im Jahr 1624.
[12] Spiritual Axis, S. 24.
[13] 1979. *Huangdi neijing suwen* 黄帝内经素问 [The Yellow Emperor's Classic of Internal Medicine – Simple Questions]. People's Health Publishing House, Beijing, S. 150–151. Erstveröffentlichung ca. 100 v. Chr.
[14] 1979. The Yellow Emperor's Classic of Internal Medicine – Simple Questions, S. 339.
[15] Spiritual Axis, S. 24.
[16] 1979. The Yellow Emperor's Classic of Internal Medicine – Simple Questions, S. 222.
[17] 1979. The Yellow Emperor's Classic of Internal Medicine – Simple Questions, S. 151.
[18] Spiritual Axis, S. 24.
[19] Spiritual Axis, S. 11.
[20] 1979. The Yellow Emperor's Classic of Internal Medicine – Simple Questions, S. 337.
[21] 1979. The Yellow Emperor's Classic of Internal Medicine – Simple Questions, S. 124–125.
[22] 1979. The Yellow Emperor's Classic of Internal Medicine – Simple Questions, S. 150.
[23] Classic of Categories, S. 424.
[24] Zitiert nach Chinese Medicine Psychology, S. 55.
[25] Zhang Yuankai 1985. *Meng He sijia yiji* 孟河四家医集 [Meng He Medical Collection of Four Doctors]. Jiangsu Science Publishing House, Nanjing, S. 40.
[26] Principles of Medical Practice, zitiert nach Wang Keqin 1988. *Zhongyi shenzhu xueshuo* 中医神主学说 [Theory of the Mind in Chinese Medicine]. Ancient Chinese Medical Texts Publishing House, Beijing, S. 34.
[27] Spiritual Axis, S. 67.
[28] Spiritual Axis, S. 23.
[29] 1979. The Yellow Emperor's Classic of Internal Medicine – Simple Questions, S. 37.
[30] Spiritual Axis, S. 23.
[31] 1979. The Yellow Emperor's Classic of Internal Medicine – Simple Questions, S. 221.
[32] 1979. The Yellow Emperor's Classic of Internal Medicine – Simple Questions, S. 17.
[33] Chang, C. 1977. The Development of Neo-Confucian Thought. Greenwood Press, Westport, Connecticut, S. 67.
[34] Huang Siu-chi 1999. Essentials of Neo-Confucianism. Greenwood Press, Westport, Connecticut, S. 91.
[35] 1979. The Yellow Emperor's Classic of Internal Medicine – Simple Questions, S. 221.
[36] Tian Daihua 2005. The Yellow Emperor's Classic of Internal Medicine – Simple Questions, S. 38.
[37] Tian Diahua 2005. The Yellow Emperor's Classic of Internal Medicine – Simple Questions, S. 38.
[38] Spiritual Axis, S. 25.
[39] Medical Collection of Four Doctors from the Meng He Tradition, S. 40.
[40] Zitiert nach Chinese Medicine Psychology, S. 59.
[41] Spiritual Axis, S. 24.
[42] Spiritual Axis, S. 24.
[43] Chinese Medicine Psychology, S. 59.
[44] Chinese Medicine Psychology, S. 59.
[45] 1979. The Yellow Emperor's Classic of Internal Medicine – Simple Questions, S. 32.
[46] 1979. The Yellow Emperor's Classic of Internal Medicine – Simple Question, S. 222.
[47] Chinese Medicine Psychology, S. 60.
[48] 1979. The Yellow Emperor's Classic of Internal Medicine – Simple Questions, S. 221.
[49] 1979. The Yellow Emperor's Classic of Internal Medicine – Simple Question, S. 247.
[50] Spiritual Axis, S. 24.
[51] Persönliche Mitteilung von Dr. John Shen, London, 1982.
[52] Trimble, M. 2007. The Soul in the Brain. Johns Hopkins University Press, Baltimore, S. 189.
[53] 1979. The Yellow Emperor's Classic of Internal Medicine – Simple Questions, S. 222.
[54] Handbook of Emotions, S. 574.
[55] Handbook of Emotions, S. 574.
[56] Spiritual Axis, S. 24.
[57] 1979. The Yellow Emperor's Classic of Internal Medicine – Simple Questions, S. 222.
[58] Handbook of Emotions, S. 655.
[59] Heilige Schrift, New International Version® 1984. International Bible Society. Online abrufbar unter www.biblegateway.com. Für die deutsche Übersetzung wurde folgende Bibelübersetzung verwendet: Die Bibel oder die ganze heilige Schrift des alten und neuen Testaments nach der Übersetzung Martin Luthers. Revidierter Text 1975, Stuttgart 1978.
[60] Die Bibel.
[61] Die Bibel.
[62] Die Bibel.
[63] Fingarette, H. 1972. Confucius – The Secular as Sacred. Waveland Press, Prospect Heights, Illinois, S. 28.
[64] Confucius – The Secular as Sacred, S. 30.
[65] Wollheim, R. 1999. On the Emotions. Yale University Press, New Haven, S. 148.
[66] On the Emotions, S. 149.
[67] Handbook of Emotions, S. 50.
[68] On the Emotions, S. 155–156.
[69] Handbook of Emotions, S. 21.
[70] Ames, R. T.; Rosemont, H. Jr. 1999. The Analects of Confucius – a Philosophical Translation. Ballantine Books, New York, S. 76.
[71] Ames, R. T.; Hall, D. 2001. Focusing the Familiar – A Translation and Philosophical Interpretation of the Zhongyong. University of Hawai'i Press, Honolulu, S. 40.
[72] Confucius – The Secular as Sacred, S. 30–31.
[73] Handbook of Emotions, S. 50.
[74] 1979. The Yellow Emperor's Classic of Internal Medicine – Simple Questions, S. 221.
[75] Chen Yan 1174. *Sanyin jiyi bingzheng fanglun* [A Treatise on the Three Categories of Causes of Diseases], zitiert nach Theory of the Mind in Chinese Medicine, S. 55.
[76] Zitiert nach Chinese Medicine Psychology, S. 61.
[77] Zitiert nach Chinese Medicine Psychology, S. 61.
[78] Spiritual Axis, S. 67.
[79] 1979. The Yellow Emperor's Classic of Internal Medicine – Simple Questions, S. 221.
[80] Medical Collection of Four Doctors from the Meng He Tradition, S. 40.
[81] Principles of Medical Practice, zitiert nach Theory of the Mind in Chinese Medicine, S. 34.

[82] Spiritual Axis, S. 67.
[83] 1979. The Yellow Emperor's Classic of Internal Medicine – Simple Questions, S. 58.
[84] Lewis, T.; Amini, F.; Lannon, R. 2000. A General Theory of Love. Random House, New York, S. 22.
[85] A General Theory of Love, S. 87.
[86] A General Theory of Love, S. 88.
[87] A General Theory of Love, S. 171.

KAPITEL

10 Ätiologie psychisch-emotionaler Störungen

精神病病因

10.1 Einführung

In diesem Kapitel werde ich die Ätiologie psychisch-emotionaler Störungen unter folgenden Gesichtspunkten erörtern:

- Konstitution
- Ernährung
- Überarbeitung
- Übermäßige sexuelle Aktivität
- Drogen
- Prävention psychisch-emotionaler Störungen.

Ich werde hier die ätiologischen Faktoren psychisch-emotionaler Störungen außer emotionalem Stress beschreiben, welcher in ➤ Kap. 9 besprochen wurde. Emotionaler Stress ist die Hauptursache psychisch-emotionaler Störungen, und die anderen ätiologischen Faktoren (z. B. Ernährung) tragen gewöhnlich nur zu dem Problem bei. Auch wenn ich die ätiologischen Faktoren einzeln bespreche, treten sie in der Praxis häufig in Kombination auf. Um eine Vorstellung von den beteiligten ätiologischen Faktoren zu erlangen, ist es nützlich, das Leben eines Menschen in verschiedene Stadien zu unterteilen.

Normalerweise führt die Überlappung unterschiedlicher Ursachenfaktoren, von denen jeder aus einer anderen Lebensperiode stammt, zur Entwicklung psychisch-emotionaler Störungen. Es ist daher nützlich, sich über den Ursprung psychisch-emotionaler Störungen im Hinblick auf die Lebenszeit klar zu werden. Zu diesem Zweck kann man das Leben eines Menschen in drei große Zeitabschnitte einteilen, von denen jeder durch seine besonderen ätiologischen Faktoren gekennzeichnet ist.

1. Zeitraum im Mutterleib: Konstitution
2. Kindheit, bis zum 18. Lebensjahr: Kindheitsmuster
3. Erwachsenenleben: Emotionen, Ernährung, Überarbeitung, Drogen.

Grob gesprochen, beeinflussen vererbte Merkmale offensichtlich unser Leben im Mutterleib, die juvenile Entwicklung beeinflusst unsere Kindheit, und emotionale Probleme, Ernährung und Überarbeitung wirken auf unser Erwachsenenleben ein.

Viele emotionale Krankheitsmuster, in die Erwachsene verfallen, werden häufig in der Kindheit festgelegt. Dies kann durch sehr viele verschiedene Faktoren bedingt sein, wie etwa die Beziehung zu den Eltern, einen Mangel an ausgedrückter Zuneigung von Seiten der Eltern, die Beziehung zu den Geschwistern, Streitigkeiten zwischen den Eltern, emotionalen Druck, der durch ein Elternteil auf das Kind ausgeübt wird, welcher all seine oder ihre Probleme auf das Kind ablädt, eine zu strenge und starre Erziehung, zu hohe schulische Anforderungen, Bevorzugung eines Kindes gegenüber seinen Geschwistern von Seiten eines Elternteils, Druck auf das Kind, die unrealisierten Träume der Eltern zu erfüllen, oder Übernahme der Ehegatten-Rolle durch das Kind nach dem Tod des Vaters bzw. der Mutter.

Tab. 10.1 Die drei Lebensperioden

Angeboren oder im Mutterleib	Kindheit	Erwachsenenalter
Schwaches Nervensystem	Kindheitsmuster	Emotionen, Ernährung, übermäßige sexuelle Aktivität, Überarbeitung

Die drei Lebensstadien und ihre Ursachenfaktoren bei psychisch-emotionalen Problemen können wie in ➤ Tab. 10.1 zusammengefasst werden. Es besteht natürlich eine Interaktion zwischen diesen drei Lebensperioden und ihren jeweiligen Krankheitsursachen. Beispielsweise können emotionale Störungen während der Kindheit auch mit konstitutionellen Zügen interagieren und im späteren Leben Krankheiten verursachen. Wenn etwa ein Mädchen ein konstitutionelles Ungleichgewicht im Durchdringungs- und Konzeptionsgefäß (*chongmai* und *renmai*) aufweist und es während der Pubertät emotionaler Anspannung unterworfen ist, führt dies häufig zu psychisch-emotionalen Störungen im späteren Leben.

Es ist wichtig, sich den Ursprung der Störung bewusst zu machen, damit wir den Patienten richtig beraten können.

10.2 Konstitution

Die konstitutionelle Veranlagung eines Individuums ist ein äußerst wichtiger ätiologischer Faktor bei psychisch-emotionalen Störungen. Beispielsweise habe ich häufig Patienten vor mir, die wegen der kleinsten Dinge im Leben extrem ängstlich sind; eine Untersuchung ihres gegenwärtigen Gefühlslebens und ihrer Vergangenheit lässt jedoch keinen Grund hierfür erkennen. In diesem Fall ist dies im Allgemeinen auf die konstitutionelle Veranlagung eines Individuums zurückzuführen.

‚Konstitutionell' bezieht sich auf einen ätiologischen Faktor, der entweder angeboren und von den Eltern vererbt ist oder sich im Uterus während der Schwangerschaft entwickelt hat. In beiden Fällen spielt der angeborene Zustand des Nervensystems eine wichtige Rolle bei psychisch-emotionalen Störungen im späteren Leben.

Beispielsweise kann ein Schock, den die Mutter während der Schwangerschaft erleidet, den Fötus beeinträchtigen und beim Neugeborenen unruhigen Schlaf, Weinen während des Schlafens, leichtes Öffnen und Schließen der Augen während des Schlafens und zuweilen Fieber ungeklärter Ursache hervorrufen. In solchen Fällen hat das Baby häufig eine bläuliche Verfärbung auf der Stirn. Wird dies nicht behandelt, so hat dies im späteren Leben Auswirkungen auf den Geist und die Wanderseele.

Ein angeborenes schwaches Nervensystem manifestiert sich häufig in einem Herz-Riss auf der Zunge (➤ Abb. 11.6). Solch ein Riss zeigt, dass der Mensch eine erbliche Herz-Schwäche aufweist, die einen Menschen für die Entwicklung psychisch-emotionaler Störungen prädisponiert. Dies wird sich aber möglicherweise nie äußern, es sei denn, andere ursächliche Faktoren treten im späteren Leben hinzu.

Traditionell werden fünf verschiedene konstitutionelle Körperformen beschrieben, eine für jedes Element. Die konstitutionellen Fünf-Elemente-Typen werden unten beschrieben.

10.2.1 Holz-Typus

Menschen vom Holz-Typus haben einen feinen grünlichen Schatten in ihrer Gesichtsfarbe, einen relativ kleinen Kopf und ein lang gezogenes Gesicht, breite Schultern, einen geraden Rücken, sind groß, haben einen sehnigen Körper und elegante Hände und Füße.

Hinsichtlich der Persönlichkeit verfügen sie über eine entwickelte Intelligenz, aber ihre Körperkraft ist gering. Sie arbeiten hart, überdenken Dinge und neigen zur Sorge (➤ Abb. 10.1).

Aus emotionaler Sicht sind Menschen vom Holz-Typus anfällig für Sorgen, Frustration und unterdrückten Zorn. Diese Emotionen sind häufig die Ursache für Leber-Muster wie Leber-Qi-Stagnation oder aufsteigendes Leber-Yang.

ZUSAMMENFASSUNG

Holz-Typus

- Grünliche Gesichtsfarbe
- Kleiner Kopf
- Lang gezogenes Gesicht
- Breite Schultern
- Gerader Rücken
- Sehniger Körper
- Groß gewachsen
- Elegante Hände und Füße
- Tendenz zu Sorgen, Frustration und Zorn

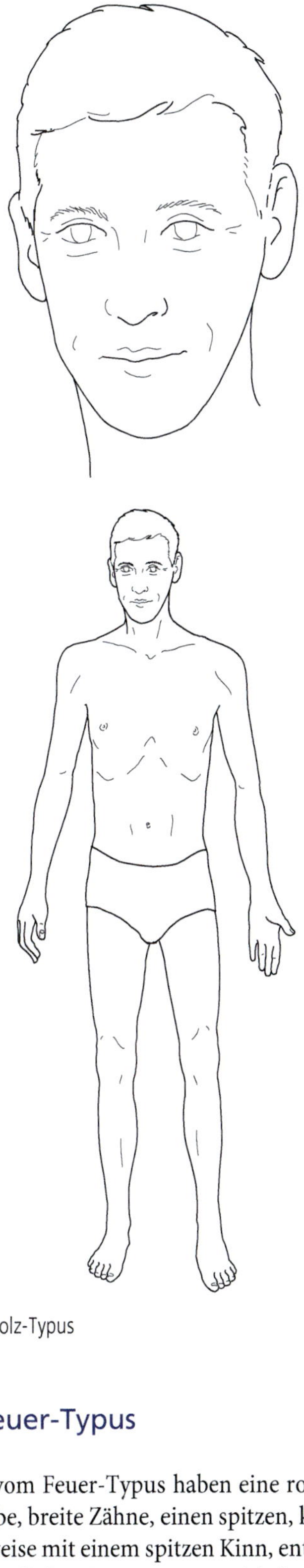

Abb. 10.1 Holz-Typus

10.2.2 Feuer-Typus

Menschen vom Feuer-Typus haben eine rote, blühende Gesichtsfarbe, breite Zähne, einen spitzen, kleinen Kopf, möglicherweise mit einem spitzen Kinn, entweder lockiges oder spärliches Haar, gut entwickelte Muskulatur der Schultern, des Rückens, der Hüften und des Kopfes und relativ kleine Hände und Füße.

Hinsichtlich der Persönlichkeit sind sie scharfsinnige Denker. Der Feuer-Typus ist schnell, dynamisch und aktiv. Sie sind leicht aufbrausend. Ihr Gang ist fest und sie bewegen ihren Körper beim Gehen hin und her. Sie neigen dazu, zu viel nachzudenken und sich häufig Sorgen zu machen. Sie haben eine gute Beobachtungsgabe und analysieren Dinge tief gehend (➤ Abb. 10.2).

Aus emotionaler Sicht sind Menschen vom Feuer-Typus sehr dynamisch, sie lachen viel und neigen zu ‚manischem' Verhalten. Im anderen Extrem können sie für Depressionen und Angstzustände anfällig sein.

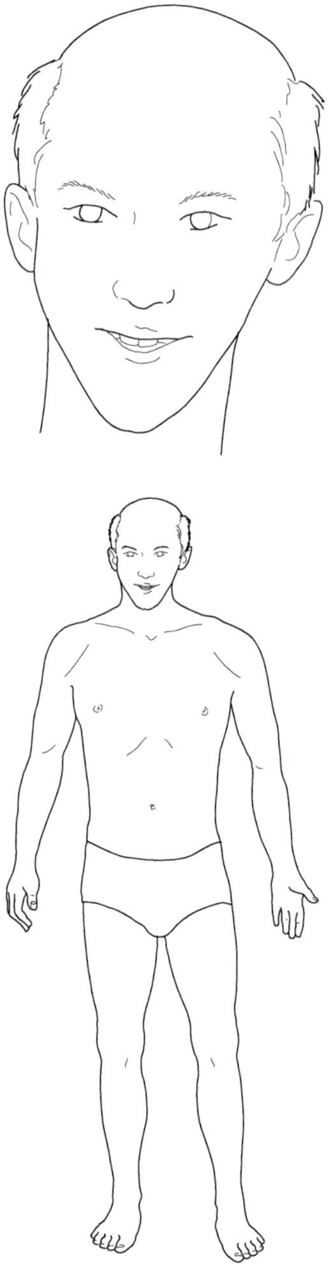

Abb. 10.2 Feuer-Typus

ZUSAMMENFASSUNG

Feuer-Typus

- Rote Gesichtsfarbe
- Breite Zähne
- Spitzer, kleiner Kopf
- Gut entwickelte Schultermuskulatur
- Lockiges oder spärliches Haar
- Kleine Hände und Füße
- Forscher Gang
- Tendenz zu ‚manischem' Verhalten

10.2.3 Erde-Typus

Menschen vom Erde-Typus haben eine gelbliche Gesichtsfarbe, ein rundes Gesicht, einen relativ großen Kopf, einen breiten Kiefer, eine gut entwickelte und gut aussehende Schulter- und Rückenpartie, ein großes Abdomen, kräftige Oberschenkel- und Wadenmuskeln, relativ kleine Hände und Füße und gut entwickelte Muskeln im ganzen Körper. Sie gehen mit festen Schritten, ohne ihre Füße sehr hoch anzuheben.

Der Erde-Typus ist ruhig und großzügig, hat einen beständigen Charakter, hilft gern anderen Menschen und ist nicht sehr ehrgeizig. Man kann gut mit ihnen auskommen (➤ Abb. 10.3).

Aus emotionaler Sicht sind Menschen vom Erde-Typus großzügig und helfen gern anderen. Sie geben emotional viel; im anderen Extrem können sie ins komplette Gegenteil verfallen und egoistisch sein. Sie weisen möglicherweise eine Tendenz zu Schuld- und Schamgefühlen auf.

ZUSAMMENFASSUNG

Erde-Typus

- Gelbliche Gesichtsfarbe
- Rundes Gesicht
- Breiter Kiefer
- Großer Kopf
- Gut entwickelte Schulter- und Rückenpartie
- Großes Abdomen
- Kräftige Oberschenkel- und Wadenmuskulatur
- Gut entwickelte Muskeln
- Emotional gebend

10.2.4 Metall-Typus

Menschen vom Metall-Typus haben eine relativ blasse Gesichtsfarbe, ein eckiges Gesicht, einen relativ kleinen

10

Kopf, schmale Schultern und einen schmalen oberen Rückenbereich, ein relativ flaches Abdomen und kleine Hände und Füße. Sie haben eine kräftige Stimme, bewegen sich schnell und verfügen über ein scharfsinniges Denkvermögen.

Sie sind ehrlich und aufrichtig. Im Allgemeinen sind sie ruhig auf beständige Art und Weise, aber auch fähig zu entschlossener Tat, wenn es notwendig ist. Sie haben eine natürliche Befähigung zu Führungs- und Leitungsaufgaben (➤ Abb. 10.4).

Aus emotionaler Sicht neigen Menschen vom Metall-Typus zu Sorge, Traurigkeit und Kummer. Wenn sie unter emotionalem Stress stehen, weinen sie viel.

ZUSAMMENFASSUNG

Metall-Typus

- Blasse Gesichtsfarbe
- Eckiges Gesicht

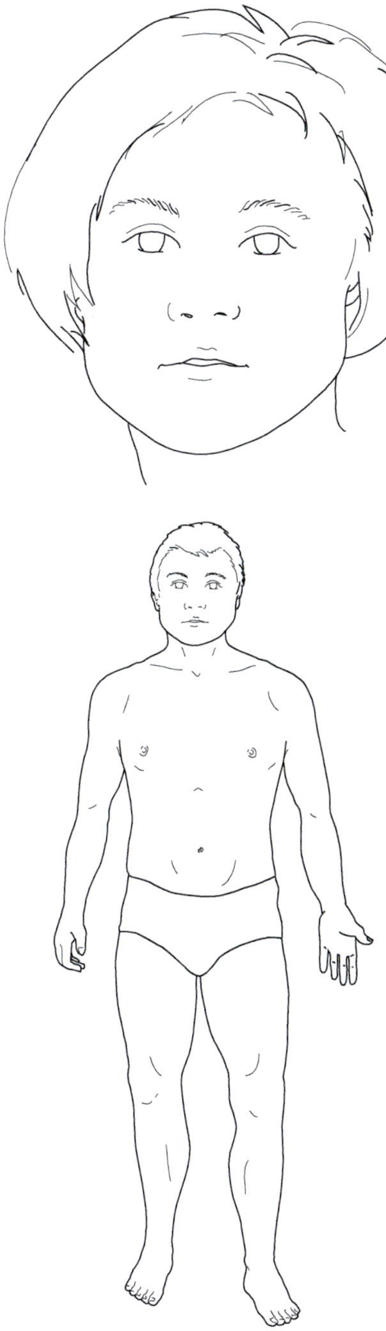

Abb. 10.3 Erde-Typus

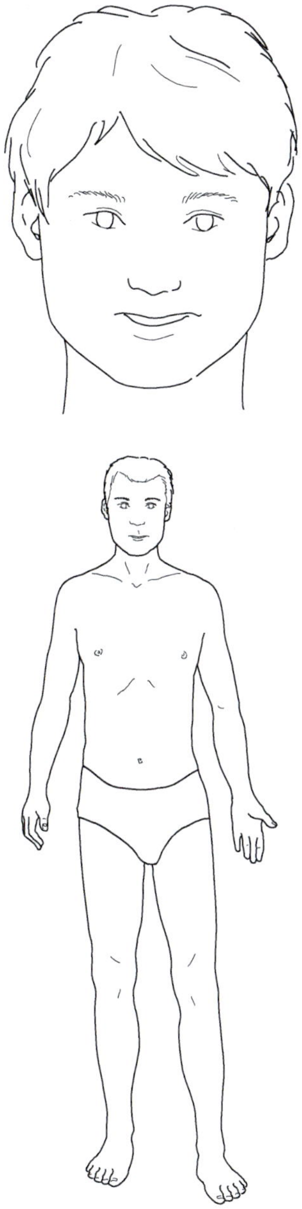

Abb. 10.4 Metall-Typus

- Kleiner Kopf
- Schmale Schultern und schmaler oberer Rücken
- Flaches Abdomen
- Kräftige Stimme
- Neigung zu Sorge, Traurigkeit und Kummer

10.2.5 Wasser-Typus

Menschen vom Wasser-Typus haben eine relativ dunkle Gesichtsfarbe, Falten, einen relativ großen Kopf, ein rundes Gesicht und einen runden Körper, breite Wangen, schmale und kleine Schultern und ein großes Abdomen. Sie bewegen ihren Körper beim Gehen und finden es schwierig, still zu sitzen. Sie haben eine lange Wirbelsäule.

Der Wasser-Typus ist mitfühlend und recht locker. Menschen von diesem Typus sind gute Verhandlungspartner und verhalten sich gegenüber ihren Arbeitskollegen loyal. Sie sind aufmerksam und feinfühlig (➤ Abb. 10.5).

Aus emotionaler Sicht sind Menschen vom Wasser-Typus sehr einfühlsam, haben einen starken Sexualtrieb und eine Tendenz zu Schuldgefühlen.

ZUSAMMENFASSUNG

Wasser-Typus

- Dunkle Gesichtsfarbe
- Faltige Haut
- Großer Kopf
- Breite Wangen
- Schmale Schultern
- Großes Abdomen
- Lange Wirbelsäule
- Neigung zu Schuldgefühlen

Diese Typologie kann in der Diagnostik und Prognose verwendet werden. Diese Porträts beschreiben einen Archetypus, aber in Wirklichkeit kann es aufgrund der Lebensweise der Menschen und anderer Faktoren beträchtliche Abweichungen von diesen Typen geben. Beispielsweise hat ein Holz-Typus normalerweise zwar einen hohen Wuchs und einen schlanken Körper, aber wenn er zu viel isst, kann er natürlich dick werden und von seinem Typus abweichen.

Die konstitutionellen Fünf-Elemente-Typen sind in der Praxis nützlich, weil sie angeborene Unterschiede zwischen Menschen erklären, die man sonst für pathologisch halten würde. Beispielsweise ist der Feuer-Typus aktiv und dynamisch und geht schnell; wenn wir nichts über den Feuer-Typus wissen, könnten wir diese Merkmale für pathologisch erachten (d. h. für einen Yang-Exzess).

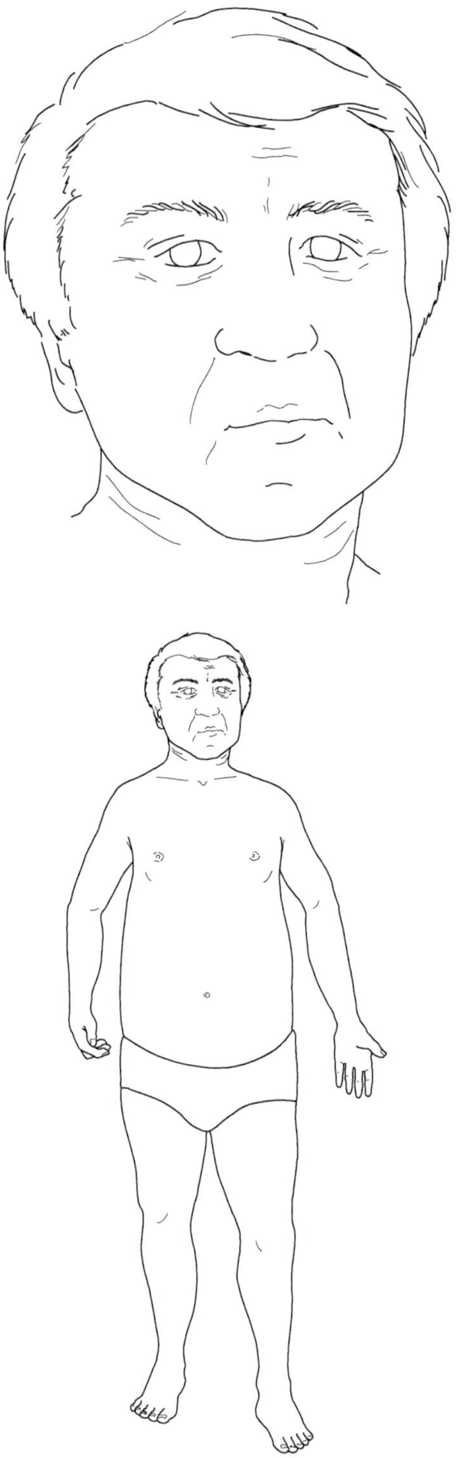

Abb. 10.5 Wasser-Typus

Abweichungen vom Elemente-Typus sind ebenfalls von Bedeutung. Um beim Beispiel des Feuer-Typus zu bleiben: Wenn alle Merkmale der Körperform darauf hindeuten, dass jemand zum Feuer-Typus gehört, er aber langsam geht, weist dies auf eine Störung hin. Dies ist nützlich, da diese Abweichung ein zukünftiges Problem ankündigen kann.

Man sollte berücksichtigen, dass ein Mensch auch eine Mischung aus zwei oder mehr Typen sein kann; es kann zum Beispiel ein gemischter Erde-Holz-Typus vorliegen.

Die Behandlung des konstitutionellen Elemente-Typs ist im Fall von psychisch-emotionalen Störungen besonders nützlich. Beispielsweise kann ein Holz-Typus einige typische emotionale Züge wie Unentschlossenheit und Unfähigkeit, sein Leben zu planen, aufweisen; die Behandlung des Holz-Elements würde dann dem Menschen auf psychisch-emotionaler Ebene helfen, unter welchen anderen Disharmonien derjenige auch immer leiden mag.

10.3 Ernährung

Die Ernährung spielt eine sekundäre Rolle bei der Entstehung psychisch-emotionaler Störungen. Es gibt mehrere Aspekte von ‚Ernährungsfehlern', wie sie in chinesischen Werken beschrieben werden. Die wichtigsten Gesichtspunkte, die auf westliche Patienten zutreffen, sind:

- Übermäßiger Verzehr von energetisch heißer Nahrung
- Übermäßiger Verzehr von Nahrungsmitteln, die Feuchtigkeit hervorrufen
- Übermäßiger Verzehr von energetisch kalter Nahrung
- Unregelmäßige Essgewohnheiten
- Unzureichende Nahrungsaufnahme.

10.3.1 Übermäßiger Verzehr von energetisch heißer Nahrung

Ein übermäßiger Verzehr energetisch heißer Nahrungsmittel (rotes Fleisch, Gewürze) und Getränke (besonders Alkohol) führt zu Hitze und Feuer, welche leicht den Geist stören können. Es sei angemerkt, dass Tabak ebenfalls eine heiße Energie aufweist und, besonders in Kombination mit Alkohol, zur Bildung von Hitze im Körper beiträgt. Ich würde sogar sagen, dass Alkohol und Tabak die beiden wichtigsten ‚ernährungsbedingten' Ursachen für Hitze oder Feuer sind.

Hitze oder Feuer stören den Geist und können daher Angstzustände, Erregung und Schlafstörungen verursachen. Sie können auch die Wanderseele überstimulieren und dadurch zu leicht ‚manischem' Verhalten führen.

Darüber hinaus schädigt Feuer leicht das Yin und kann daher einen Yin-Mangel verursachen, der wiederum die Angstzustände, Erregung und Schlafstörungen verstärkt.

10.3.2 Übermäßiger Verzehr von Nahrungsmitteln, die Feuchtigkeit hervorrufen

Übermäßiger Verzehr von Feuchtigkeit hervorbringenden Nahrungsmitteln (Milchprodukte, fette Speisen, Fette, Zucker) führt zur Bildung von Feuchtigkeit oder Schleim. Sowohl Feuchtigkeit als auch Schleim, vor allem aber Letzterer, können den Geist blockieren. Feuchtigkeit und Schleim sind ‚schwere' pathogene Faktoren. Während sie auf körperlicher Ebene ein Schweregefühl des Körpers hervorrufen, ziehen sie auf psychisch-emotionaler Ebene ‚einen Menschen herunter' und verschlimmern Depressionen.

Meiner Erfahrung nach führen Schamgefühle häufig zu Feuchtigkeit. Diese ist ein ‚schmutziger' pathogener Faktor, und so wie Feuchtigkeit auf körperlicher Ebene trübe Sekrete hervorruft, kann Scham auf psychisch-emotionaler Ebene bewirken, dass sich ein Mensch ‚schmutzig' und wertlos fühlt.

Schleim hat eine stärker blockierende Wirkung auf den Geist, was in Extremfällen der Grund für eine schwere psychische Störung darstellt. Er tritt jedoch in vielen verschiedenen Schweregraden auf; in leichten Fällen verursacht Schleim, der den Geist blockiert, eine gewisse geistige Verwirrung, die sowohl Depressionen als auch eine extreme Hochstimmung und Angst verstärken kann.

Wenn Schleim, der den Geist blockiert, mit Hitze kombiniert ist, führt dies zu Erregtheit, manischem Verhalten und Schlafstörungen. In solchen Fällen ist die Zunge geschwollen und weist einen Magen-Herz-Riss mit einem klebrigen, gelben Belag darin auf (➤ Abb. 11.8).

10.3.3 Übermäßiger Verzehr von energetisch kalter Nahrung

Übermäßiger Verzehr von energetisch kalten Nahrungsmitteln (Obst, die meisten Gemüsesorten, kalte Getränke) verletzt das Yang und kann zu einem Milz- und Nieren-Yang-Mangel führen. Dies verstärkt Depressionen bei Patienten, die vor dem Hintergrund eines Nieren-Yang-Mangels an dieser Krankheit leiden.

10.3.4 Unregelmäßige Essgewohnheiten

‚Unregelmäßige Essgewohnheiten' umfassen spätes Essen am Abend, das Auslassen von Mahlzeiten und Nahrungsaufnahme in Eile. All diese Gewohnheiten führen tendenziell zu einer Magen-Qi-Schwäche und/oder einem Magen-Yin-Mangel. Bei Menschen, die vor dem Hintergrund eines Yin-Mangels an Angstzuständen leiden, wird dieses Gefühl durch einen Magen-Yin-Mangel verstärkt.

10.3.5 Unzureichende Nahrungsaufnahme

Es erscheint seltsam, in wohlhabenden westlichen Gesellschaften ‚unzureichende Nahrungsaufnahme' zu den Krankheitsursachen zu zählen. Aus Sicht der chinesischen Medizin kann jedoch eine Mangelernährung durch eine unbedachte vegetarische Ernährung (besonders bei Frauen) oder eine strenge Diät hervorgerufen werden.

Unzureichendes Essen verursacht einen Blut-Mangel, der Angstzustände und Schlafstörungen vor dem Hintergrund eines Blut-Mangels verstärkt.

10.4 Überarbeitung

Unter ‚Überarbeitung' verstehe ich, dass man Überstunden leistet, ohne sich richtig auszuruhen (oft kombiniert mit unregelmäßigen Essgewohnheiten). Überarbeitung in diesem Sinne erschöpft die Niere, besonders das Nieren-Yin. Überarbeitung verstärkt daher Depressionen und/oder Angstzustände, die vor dem Hintergrund eines Nieren-Yin-Mangels auftreten.

Überarbeitung und emotionaler Stress – diese beiden Faktoren treten häufig gleichzeitig auf – sind sehr verbreitete ätiologische Faktoren für psychisch-emotionale Probleme bei westlichen Patienten.

10.5 Übermäßige sexuelle Aktivität

Sie ist eher bei Männern als bei Frauen eine Krankheitsursache. Dies kommt daher, weil das Sperma eine direkte Manifestation der Nieren-Essenz darstellt; bei der Frau gibt es beim Orgasmus keinen entsprechenden Verlust von Nieren-Essenz. Es ist schwierig zu definieren, was ein ‚exzessives' Maß an sexueller Aktivität ist, da dies vom Alter und der körperlichen Kondition eines Mannes abhängt. Man könnte sexuelle Aktivität jedoch als ‚übermäßig' bezeichnen, wenn der Mann sich nach dem Geschlechtsverkehr sehr müde fühlt.

Eine sehr grobe Richtlinie für die sexuelle Aktivität erhält man, wenn man das Alter des Mannes durch 5 teilt; der Quotient gibt die empfohlene Häufigkeit des Geschlechtsverkehrs an. Beispielsweise wäre diese bei einem 50-jährigen Mann einmal alle 10 Tage (50 : 5 = 10). Unter ‚sexueller Aktivität' beim Mann wird die Ejakulation verstanden, da sexuelle Aktivität ohne Ejakulation nicht die Nieren-Essenz aufbraucht.

Übermäßige sexuelle Aktivität beim Mann ist eine Ursache für eine Nieren-Schwäche, die sich je nach der Konstitution des Betreffenden in einem Yin- oder Yang-Mangel äußern kann. Solch eine Nieren-Schwäche verstärkt Depressionen. Ein Nieren-Yin-Mangel verschlimmert auch Angstgefühle.

10.6 Drogen

Drogen wie Cannabis, Kokain, Heroin, LSD u. a. wirken stark auf den Geist, die Wander- sowie die Körperseele ein. Ein langfristiger Konsum solcher Drogen führt zu geistiger Verwirrung und Gedächtnis- und Konzentrationsschwäche. In Kombination mit anderen Krankheitsursachen tragen Drogen unbestritten zu psychisch-emotionalen Problemen bei und trüben den Geist. Tatsächlich gibt es deutliche und wachsende Beweise für einen Zusammenhang zwischen schwerem Cannabis-Konsum und der Entwicklung von Schizophrenie.[1]

10.6.1 Cannabis

Mehrere Studien haben eine Korrelation zwischen Cannabis-Konsum und einem erhöhten Risiko, an Schizophrenie zu erkranken, festgestellt. Auf individueller Ebene führt der Cannabis-Konsum zu einem insgesamt zweifach erhöhten relativen Risiko, später Schizophrenie zu entwickeln. Die Einstellung des Cannabis-Konsums würde, bezogen auf die Gesamtbevölkerung, das Vorkommen von Schizophrenie um ca. 8 % reduzieren, wenn man von einer kausalen Beziehung ausgeht.[2]

Der erste Beweis, dass der Cannabis-Konsum eine Prädisposition für eine spätere Psychose schaffen kann, stammt aus einer Studie mit schwedischen Wehrpflichtigen, die unter Zuhilfenahme von Record-Linkage-Techniken, die auf der stationären Aufnahme von Patienten in der Psychiatrie beruhen, beobachtet wurden.

Es wurde eine Dosis-Reaktion-Beziehung zwischen Cannabis-Konsum zum Zeitpunkt der Einberufung in den Wehrdienst (mit 18 Jahren) und der Diagnose ‚Schizophrenie' 15 Jahre später festgestellt. Sich selbst als ‚starke Cannabis-Konsumenten' (d.h. Personen, die mehr als 50 Mal Cannabis konsumiert hatten) einschätzende Personen hatten eine sechsfach höhere Wahrscheinlichkeit als Nicht-Konsumenten, 15 Jahre später mit Schizophrenie diagnostiziert zu werden. Die Verfasser schlussfolgerten, dass die Befunde mit einer kausalen Beziehung zwischen Cannabis-Konsum und Schizophrenie übereinstimmen.[3]

In der Niederländischen Nemesis-Studie wurde die Wirkung des Cannabis-Konsums auf nach eigenen Angaben vorliegende psychotische Symptome innerhalb der Allgemeinbevölkerung untersucht. Eine Gesamtzahl von 4.045 psychosefreien Menschen und 59 Personen mit einer psychotischen Störung wurden einer Ausgangsuntersuchung unterzogen und ein sowie drei Jahre später wieder untersucht.

Verglichen mit Nicht-Konsumenten hatten Personen, die zu Studienbeginn Cannabis konsumierten, ein dreifach höheres Risiko, dass in den Nachuntersuchungen psychotische Symptome festgestellt wurden. Das höchste Risiko (Quotenverhältnis = 6,8) korrelierte mit den höchsten Werten des Cannabis-Konsums.

Eine lebenslange Geschichte von Cannabis-Konsum zu Studienbeginn war im Gegensatz zum Cannabis-Konsum bei der Nachuntersuchung ein stärkerer Prädiktor einer Psychose drei Jahre später. Dies lässt vermuten, dass der Zusammenhang zwischen Cannabis-Konsum und Psychose nicht nur die Folge von kurzfristigen Wirkungen des Cannabis-Konsums ist, der zu einer akuten psychotischen Episode führt.

Die Verfasser zogen die Schlussfolgerung, dass ihre Studie bestätigt, dass Cannabis-Konsum ein unabhängiger Risikofaktor für das Auftreten einer Psychose bei psychosefreien Personen darstellt und dass diejenigen mit einer bereits vorliegenden Anfälligkeit für psychotische Störungen besonders stark auf seine Wirkungen reagieren, was zu einer schlechten Prognose führt.[4]

In der ‚Christchurch Health and Development Study' (Neuseeland) wurden Geburtsjahrgänge der Allgemeinbevölkerung mehr als 20 Jahre lang untersucht. Es wurde die Verknüpfung zwischen Cannabis-Abhängigkeit und dem Vorhandensein psychotischer Symptome in den Altersstufen von 18 und 21 Jahren untersucht. Die Befunde zeigten konkurrente Zusammenhänge zwischen einer Cannabis-Abhängigkeit und dem Risiko psychotischer Symptome sowohl in der Altersstufe von 18 als auch von 21 Jahren.

Personen, die die diagnostischen Kriterien für eine Cannabis-Abhängigkeit im Alter von 18 Jahren erfüllten, hatten ein 3,7-fach höheres Risiko, psychotische Symptome zu entwickeln, verglichen mit denjenigen ohne Cannabis-Abhängigkeit. Das Risiko für psychotische Symptome war für Cannabis-Abhängige im Alter von 21 Jahren 2,3-fach höher.

Die Autoren schlossen daraus, dass die Befunde deutlich mit der Ansicht übereinstimmen, dass ein starker Cannabis-Konsum einen kausalen Beitrag zur Entwicklung psychotischer Symptome leisten kann, weil sie zeigen, dass unabhängig von vorbestehenden psychotischen Symptomen und einem großen Bereich von sozialen und kontextualen Faktoren junge Menschen mit einer Cannabis-Abhängigkeit eine erhöhte Wahrscheinlichkeit aufweisen, psychotische Symptome zu entwickeln.[5]

Ein nennenswerter Anteil unter den Cannabis-Konsumenten berichtet über kurzzeitige Nebenwirkungen, darunter psychotische Zustände unmittelbar nach starkem Konsum. Regelmäßige Konsumenten sind in Gefahr, abhängig zu werden. Menschen mit schwerer wiegenden psychischen Störungen wie Schizophrenie sind besonders anfällig, indem Cannabis allgemein ein Rezidiv hervorruft und vorhandene Symptome verschlimmert.

Die unerwünschten psychischen Wirkungen von Cannabis sind u.a. psychische Reaktionen wie Panik, Angstzustände, Depressionen oder Psychose. Es gibt zuverlässige Beweise dafür, dass Cannabis-Konsum bei einem Großteil der regelmäßigen Konsumenten zu akuten psychischen Nebenwirkungen führt. Viele dieser Wirkungen sind von der Dosis abhängig, aber negative Symptome können durch konstitutionelle Faktoren wie jugendliches Alter, persönliche Eigenschaften und Anfälligkeit für schwere psychische Störungen verschlimmert werden.[6]

10.6.2 Kokain

Studien über Kokain-Abhängige in klinischem Umfeld berichten, dass mehr als die Hälfte dieser Menschen Paranoia und Halluzinationen erleben.[7] Unter den Patienten, die psychiatrische Notfallhilfe in Anspruch nehmen, haben laut Berichten nicht-schizophrene Kokain-Abhängige genauso schwere Halluzinationen wie Schizophrenie-Patienten, bei denen kein Kokain-Missbrauch vorliegt. Diese Kokain-Abhängigen glauben, dass ihr Drogen konsumierendes Verhalten unter Beobachtung stehe und dass sie verfolgt würden; Halluzinationen, die in Übereinstimmung mit diesen Wahnvorstellungen stehen, sind typisch für eine Kokain-induzierte Psychose. Dies ist so typisch, dass es als wichtiges Werkzeug zur Abgrenzung von Schizophrenie dienen kann.[8]

Eine durch Kokain hervorgerufene Psychose zeigt eine Sensibilisierung, d. h. die Psychose wird mit fortwährendem Kokain-Konsum stärker und tritt in schnelleren Abständen auf.[9] Interessanterweise zeigt sich die Sensibilisierung nur im Zusammenhang mit einer Psychose und nicht mit anderen Wirkungen des Kokains.[10]

10.6.3 Ecstasy

Ecstasy (ein Amphetaminderivat) ist bei Teilnehmern von ‚Techno-Partys' beliebt, weil es die Energie, Ausdauer, Geselligkeit und sexuelle Erregung stärkt. Ecstasy weist ernst zu nehmende akute und chronische toxische Wirkungen auf, die denjenigen anderer Amphetamine ähneln und die durch ein Übermaß der gleichen sympathomimetischen Wirkungen verursacht werden, derentwegen die Drogen von ihren Konsumenten geschätzt werden.

Neurotoxizität im serotonergischen System des Gehirns kann auch bleibende körperliche und psychiatrische Probleme verursachen. Ein Überblick über die Literatur hat über 87 mit Ecstasy zusammenhängende Todesfälle gezeigt, die durch Hyperpyrexie, Rhabdomyolyse (die Zerstörung der Skelettmuskelzellen), intravaskuläre Koagulopathie, hepatische Nekrose, Herzrhythmusstörungen, Schlaganfall und drogenabhängige Unfälle oder Selbstmord hervorgerufen wurden.

Unerwünschte akute psychische Wirkungen umfassen:

- Hyperaktivität, Gedankenflucht (mit resultierender Unfähigkeit, seine Gedanken dauerhaft und nützlich zu konzentrieren) und Schlafstörungen
- Halluzinationen, Depersonalisierung (Gefühl der Trennung des Ichs vom Körper), Angstzustände, Erregung und bizarres oder waghalsiges Verhalten
- Panikattacken
- Psychotische Episoden.

Die langfristigen Nebenwirkungen entstehen durch eine neurotoxische Wirkung der Methylenedioxy-Derivate von Amphetaminen. Die starke Freisetzung von Serotonin ruft nicht nur akute psychotische Symptome hervor, sondern verursacht auch eine chemische Schädigung der freisetzenden Zellen.

Langfristige psychiatrische Störungen umfassen:

- Beeinträchtigung des verbalen und visuellen Gedächtnisses, wobei der Grad der Beeinträchtigung ungefähr proportional zur Intensität des vorhergehenden Ecstasy-Konsums ist
- Beeinträchtigung der Entscheidungsfindung, der Informationsverarbeitung, des logischen Denkens und der Lösung einfacher Probleme
- Stärkere Impulsivität und Mangel an Selbstkontrolle
- Wiederholtes Auftreten von Panikattacken, wenn der Betroffene nicht unter dem Einfluss der Droge steht, sogar nach monatelanger Abstinenz
- Wiederkehrende Paranoia, Halluzinationen, Depersonalisierung, Flashbacks und psychische Episoden sogar einige Zeit nach Beenden der Ecstasy-Einnahme.
- Starke Depressionen, die manchmal gegenüber jeder Therapie außer selektiven Serotonin-Wiederaufnahmehemmern resistent und gelegentlich von Selbstmordgedanken begleitet sind.[11]

10.7 Prävention von psychisch-emotionalen Störungen

Die mentale Aktivität ist der wichtigste Aspekt des Geistes, und diese wird entweder durch übermäßiges Denken oder exzessive emotionale Anspannung beeinträchtigt. Daraus folgt, dass die wichtigste Maßnahme, die man treffen kann, um psychisch-emotionalen Störungen vorzubeugen, darin besteht, seine mentale Aktivität zu zügeln und emotionalen Stress zu vermeiden, was natürlich in unserer heutigen stressigen Zeit leichter gesagt als getan ist.

‚Seine mentale Aktivität zügeln' bedeutet nicht nur, übermäßige geistige Arbeit zu vermeiden, sondern es auch überhaupt zu umgehen, zu viel zu denken. Diese Vorstellungen sind stark von taoistischen Ideen beeinflusst, ‚das Leben zu nähren', indem man den Geist beruhigt und störende Gedanken vermeidet. Im allerersten Kapitel von ‚Einfache Fragen' heißt es:

„Man sollte ein ruhiges Leben mit wenig Bedürfnissen führen, sodass man sein Qi bewahren und seinen Geist schützen kann, um Krankheiten zu vermeiden. Wenn also die Emotionen abwesend sind und das Verlangen gedrosselt ist, ist das Herz friedlich und es gibt keine Furcht."[12]

Um einen ruhigen Geist zu erlangen, sprachen sich die alten taoistischen Weisen für drei Grundhaltungen aus:

- Übermäßiges Denken vermeiden
- Übermäßige Begierden vermeiden
- Störende Gedanken vermeiden.

Die Drosselung der Begierden gilt besonders für die westlichen Industriegesellschaften, in denen ein zügello-

10

ses Konsumdenken herrscht und der Druck der Werbung dazu beiträgt, immer neue ‚Bedürfnisse' zu wecken. Die Zügelung der Begierden und der Wünsche ist sehr wichtig, um geistige Ruhe zu erlangen, da übermäßiges Verlangen das Minister-Feuer anfacht, das das Herz und Perikard stört.

Dieses taoistische Ideal ist natürlich furchtbar schwer zu erreichen, aber schon das alleinige Bestreben, sich ihm wenigstens teilweise anzunähern, ist ein Schritt in die richtige Richtung.

In der Vergangenheit konzipierten einige taoistische Ärzte sogar in Anlehnung an Kräuterverschreibungen ‚Rezepturen', um den Geist zu beruhigen, das Denken zu zügeln und Emotionen zu dämpfen. 2 Rezepturen werden hier als Beispiele vorgestellt.

Xiangsui wan ‚Pille', die dem Mark ähnelt

- Nicht zu viel denken: nährt das Herz (Kaiserzutat)
- Den Zorn zügeln: nährt die Leber
- Sexuelles Verlangen bändigen: nährt die Niere
- Vorsichtiges Sprechen: nährt die Lunge
- Regulierung der Ernährung: nährt die Milz

Zhenren yangzang gao ‚Salbe' des Weisen zur Nährung der inneren Organe

- Gleichgültig bleiben, ob man nun Gefälligkeiten erwiesen bekommt oder Erniedrigungen unterworfen ist: bewirkt eine Harmonisierung der Leber
- Gleichgültig sein, ob man sich bewegt oder in Ruhe ist: beruhigt das Herz-Feuer
- Regulierung der Ernährung: überlastet die Milz nicht
- Regulierung der Atmung und mäßiges Sprechen: macht die Lunge gesund
- Beruhigung des Geistes und Vermeiden von störenden Gedanken: füllt die Niere wieder auf

ANMERKUNGEN

[1] Byrne, P.; Jones, S.; Williams, R. 2004. The association between cannabis and alcohol use and the development of mental disorder. Current Opinion in Psychiatry 17(4): 255–261.

[2] Arseneault, L.; Cannon, M.; Witton, J. et al. 2004. Causal association between cannabis and psychosis: examination of the evidence. British Journal of Psychiatry 184: 110–117. Online. Abrufbar unter http://bjp.rcpsych.org/cgi/content/full/184/2/110.

[3] Zammit, S.; Allebeck, P.; Andreasson, S. et al. 2002. Self reported cannabis use as a risk factor for schizophrenia in Swedish conscripts of 1969: historical cohort study. British Medical Journal 325: 1.199.

[4] Os, J.; Bak, M.; Hanssen, M. et al. 2002 Cannabis use and psychosis: a longitudinal population-based study. American Journal of Epidemiology 156: 319–327.

[5] Arseneault, L.; Cannon, M.; Witton, J. et al. 2004. Causal association between cannabis and psychosis: examination of the evidence. British Journal of Psychiatry 184: 110–117.

[6] Johns, A. 2001. Psychiatric effects of cannabis. British Journal of Psychiatry 178: 116–122. Online. Abrufbar unter http://bjp.rcpsych.org/cgi/content/full/178/2/116 30 (aufgerufen am 8.11.2008).

[7] Brady, K. T.; Lydiard, R. B.; Malcolm, R. et al. 1991. Cocaine-induced psychosis. Journal of Clinical Psychiatry 52: 509–512.

[8] Serper, M. R.; Chou, J. C.; Allen, M. H. et al. 1999. Symptomatic overlap of cocaine intoxication and acute schizophrenia at emergency presentation. Schizophrenia Bulletin 25: 387–394.

[9] Brady, K. T.; Lydiard, R. B.; Malcolm, R. et al. 1991 Cocaine-induced psychosis. Journal of Clinical Psychiatry 52: 509–512.

[10] Bartlett, E.; Hallin, A.; Chapman, B. et al. 1997. Selective sensitization to the psychosis inducing effects of cocaine: a possible marker for addiction relapse vulnerability? Neuropsychopharmacology 16: 77–82.

[11] Lieb, R.; Schuetz, C. G.; Pfister, H. et al. 2002. Mental disorders in ecstasy users: a prospective-longitudinal investigation. Drug and Alcohol Dependence 68: 195–207. Online. Abrufbar unter http://www.maps.org/research/mdma/litupdates/human/comparisons/09.02/lieb2002–1.html (aufgerufen im Jahr 2008).

[12] 1979. *Huangdi neijing suwen* 黄帝内经素问 [The Yellow Emperor's Classic of Internal Medicine – Simple Questions]. People's Health Publishing House, Beijing, S. 3. Erstveröffentlichung ca. 100 v. Chr.

KAPITEL

11 Diagnose psychisch-emotionaler Störungen 精神病诊断

Die Diagnose psychisch-emotionaler Störungen folgt den gleichen Richtlinien wie die Diagnose anderer Krankheiten, weil Körper und Geist eine untrennbare Einheit darstellen. Wenn diese Einheit gestört wird, führt dies zur Entstehung von Symptomen und Zeichen sowohl im körperlichen als auch im psychisch-emotionalen Bereich.

Es sollen hier jedoch einige besondere diagnostische Zeichen psychisch-emotionaler Störungen besprochen werden. Die Erörterung der Diagnose psychisch-emotionaler Störungen umfasst folgende Gesichtspunkte:

- Teint
- Augen
- Puls
- Zunge.

11.1 Teint

Alle Organe können offensichtlich den Teint beeinflussen, aber welches Organ auch immer involviert sein mag: die Gesichtsfarbe zeigt den Zustand von Geist und Seele an. Yu Chang nennt in ‚Prinzipien der medizinischen Praxis' (1568) den Teint das „Banner von Geist und Seele":

„Wenn Geist und Seele in Blüte stehen, leuchtet der Teint; wenn Geist und Seele verfallen, welkt der Teint. Bei einem stabilen Geist ist der Teint rosig …"[1]

Ein gesunder Geist und eine gesunde Seele zeigen sich vor allem in einem Teint, bei dem *shen* vorhanden ist. Dies meint eine undefinierbare Eigenschaft von Glanz, Leuchten, Funkeln und einen rosigen Zustand des Teints, der eine gute Prognose anzeigt, selbst wenn die Gesichtsfarbe an sich pathologisch ist. Shi Panan schreibt in ‚Ursprung der Medizin' (1861):

„Das shen des Teints besteht aus Glanz und Körper. ‚Glanz' meint, dass die Gesichtsfarbe von außen klar und leuchtend erscheint, ‚Körper' bedeutet, dass sie feucht ist und innerlich glänzt."[2]

Wenn der Teint über solche Eigenschaften verfügt, bedeutet dies selbst bei einer pathologischen Gesichtsfarbe, dass Geist und Seele stabil und unversehrt sind und daher die Prognose günstig ist.

In Kapitel 17 der ‚Einfachen Fragen' werden die pathologischen Gesichtsfarben mit oder ohne *shen* beschrieben:

„Eine rote Gesichtsfarbe sollte wie mit Weiß bedecktes Zinnoberrot aussehen, nicht wie Ocker. Eine weiße Gesichtsfarbe sollte der Farbe von Gänsefedern, nicht der Farbe von Salz, ähneln. Eine bläuliche Gesichtsfarbe sollte wie befeuchtete, gräuliche Jade erscheinen, nicht wie Indigo. Eine gelbe Gesichtsfarbe sollte wie mit Gaze bedecktes Realgar aussehen, nicht wie Löss (der Boden in Nordchina entlang des Beckens des Gelben Flusses). Eine schwarze Gesichtsfarbe sollte dunklem Lack ähneln, nicht gräulicher Kohle."[3]

Die Gesichtsfarben werden in ➤ Tab. 11.1 zusammengefasst. Jede pathologische Färbung kann *shen* aufweisen (was für eine günstige Prognose steht) oder ohne *shen* sein (was eine schlechte Prognose bedeutet).

Dr. Chen Shiduo geht in ‚Geheime Aufzeichnungen aus dem Steinraum' (1687) so weit zu behaupten:

„Wenn die Gesichtsfarbe dunkel, aber mit shen ist, wird der Mensch überleben, selbst wenn die Krankheit schwer ist. Ist die Gesichtsfarbe hell, aber ohne shen, wird der Mensch sterben, selbst wenn keine Krankheit vorliegt."[4]

Die Beobachtung des Teints muss eng mit dem Tasten des Pulses verknüpft sein. Der Puls zeigt den Zustand des Qi, während der Teint den Zustand von Geist und Seele widerspiegelt. Wenn der Puls Veränderungen aufweist, aber der Teint normal ist, zeigt dies, dass das Problem erst seit Kurzem besteht. Wenn sowohl der Puls als auch der Teint pathologische Veränderungen aufweisen, bedeutet dies, dass es sich um ein lange bestehendes Problem handelt.

Das *shen* des Teints sollte auch gegenüber dem Glanz der Augen überprüft werden (siehe unten). Eine Veränderung im Teint zeigt immer eine tiefere oder länger bestehende Störung an. Beispielsweise kann eine lang anhaltende Periode von Überarbeitung und unzureichendem Schlaf bewirken, dass es den Augen an Glanz mangelt; wenn der Teint unverändert ist, ist dies nicht so schwer wiegend und der Mensch kann sich leicht durch Ausruhen wieder erholen. Wenn die Augen jedoch glanzlos sind und der Teint matt, ohne Glanz oder dunkel ist, zeigt dies, dass das Problem nicht vorübergehend, sondern tiefer verwurzelt ist.

Tab. 11.1 Gute und schlechte Prognose bei pathologischen Gesichtsfarben

Farbe	Gute Prognose	Schlechte Prognose
Rot	Wie mit Weiß bedecktes Zinnoberrot	Wie Ocker
Weiß	Wie Gänsefedern	Wie Salz
Blau	Wie graue Jade	Wie Indigo
Gelb	Wie mit Gaze bedecktes Realgar	Wie Löss (Boden in Nordchina)
Schwarz	Wie schwarzer Lack	Wie gräuliche Kohle

11

Verschiedene Emotionen können sich im Teint mit spezifischen Zeichen manifestieren. Zorn äußert sich gewöhnlich in einer grünlichen Färbung auf den Wangen. Eine grünliche Schattierung auf der Stirn bedeutet, dass das Leber-Qi in den Magen eingedrungen ist; ein grünlicher Farbton auf der Nasenspitze zeigt, dass das Leber-Qi die Milz angreift.

Ein Mensch, der zu Zorn neigt, kann auch Augenbrauen aufweisen, die sich in der Mitte treffen. In einigen Fällen, wenn der Zorn im Inneren in Form von Groll eingeschlossen ist, der zu langfristigen Depressionen führt, kann der Teint blass sein. Dies ist durch die unterdrückende Wirkung von stagnierendem Leber-Qi auf das Milz- oder Lungen-Qi bedingt. In solchen Fällen verrät die saitenförmige Pulsqualität, dass Zorn statt Traurigkeit oder Kummer (die sich in einem blassen Teint äußern) die Krankheitsursache ist.

Übermäßige Freude kann sich in einer roten Färbung der Wangenknochen manifestieren. Sorge bewirkt eine gräuliche Gesichtsfarbe und eine glanzlose Haut. Sorge verknotet das Lungen-Qi und beeinträchtigt die Körperseele, was sich auf der Haut manifestiert. Aus diesem Grund wird die Haut gräulich und glanzlos.

Grübeln kann sich in einer fahlen Gesichtsfarbe äußern, weil es das Milz-Qi erschöpft.

Furcht zeigt sich in einer hellweißen Gesichtsfarbe an den Wangen und der Stirn. Wenn chronische Angst einen Nieren-Yin-Mangel sowie aufsteigende Leere-Hitze des Herzens verursacht, tritt eine Wangenrötung auf, mit zugrunde liegender leuchtend-weißer Farbe.

Schock ruft ebenfalls eine leuchtend-weiße Gesichtsfarbe hervor. Ein in der frühen Kindheit erlittener Schock kann sich in einer bläulichen Schattierung auf der Stirn manifestieren. Eine solche Schattierung auf der Stirn oder um den Mund herum zeigt einen pränatalen, d. h. im Uterus erlittenen, Schock an.

Hass äußert sich häufig in einer grünlichen Färbung der Wangen. Begierde zeigt sich in einer rötlichen Verfärbung der Wangen. Schuldgefühle manifestieren sich in einem dunkelroten Teint, Schamgefühle hingegen in einer matten, fahlen, glanzlosen Gesichtsfarbe.

ZUSAMMENFASSUNG

Teint und Emotionen

- Zorn: grünliche Schattierung an den Wangen
- Übermäßige Freude: rote Farbe an den Wangenknochen
- Sorge: eine gräuliche Gesichtsfarbe und eine glanzlose Haut
- Grübeln: ein fahler Teint
- Furcht: eine leuchtend-weiße Gesichtsfarbe an den Wangen oder auf der Stirn
- Schock: eine leuchtend-weiße Gesichtsfarbe
- Schock in der frühen Kindheit: bläuliche Schattierung auf der Stirn
- Pränataler Schock: bläuliche Schattierung auf der Stirn und um den Mund herum
- Hass: eine grünliche Verfärbung der Wangen
- Begierde: eine rötliche Verfärbung der Wangen
- Schuldgefühle: eine dunkelrote Gesichtsfarbe
- Scham: ein matter, fahler, glanzloser Teint.

11.2 Augen

Die Beobachtung der Augen spielt bei der Diagnose emotionaler und psychischer Störungen eine äußerst wichtige Rolle. Sobald sich der Patient gesetzt hat, betrachte ich zuallererst sorgfältig den Glanz der Augen. Meiner Erfahrung nach spiegelt der Glanz der Augen (oder seine Abwesenheit) sehr stark und genau den Zustand von Geist und Seele wider. Ich habe niemals erlebt, dass dieses Zeichen zu einer Fehlinformation geführt hat.

Die Augen spiegeln den Zustand von Geist, Seele und Essenz wider. In Kapitel 80 aus ‚Das Zentrum des Wirkvermögens' heißt es:

„Die Essenz der 5 Yin- und der 6 Yang-Organe steigt zu den Augen auf … die Essenz der Knochen geht zu den Pupillen, die Essenz der Sehnen zur Iris, die Essenz des Blutes zu den Blutgefäßen in den Augen, die Essenz der Lunge zur Sklera …"[5]

Siehe hierzu ➤ Abb. 11.1.

Dies zeigt, dass sich die Essenz aller Yin-Organe und somit von Geist, Wander- und Körperseele, Intellekt und Willenskraft in den Augen manifestiert. Im gleichen Kapitel des ‚Zentrums des Wirkvermögens' heißt es weiter:

„Die Augen manifestieren die Essenz der 5 Yin- und der 6 Yang-Organe, das Nähr- und das Abwehr-Qi, sie sind der Ort, wo das Qi des Geistes erzeugt wird … die Augen sind die Boten des Herzens, welches den Geist beherbergt. Wenn Geist und Essenz nicht aufeinander abgestimmt sind und nicht übertragen werden, hat man visuelle Halluzinationen. Geist, Wander- und Körperseele werden zerstreut, sodass man wirre Wahrnehmungen hat."[6]

Shi Panan schreibt im ‚Ursprung der Medizin' (1861): *„Das Qi von Geist und Seele wohnt in den Augen."*[7] Bei Zhou Xuehai heißt es in ‚Ein einfacher Leitfaden zur Diagnose mittels Körper und Farbe' (1894): *„Selbst wenn die Krankheit ernst ist, ist die Prognose günstig, wenn die Augen gutes shen haben."*[8]

11

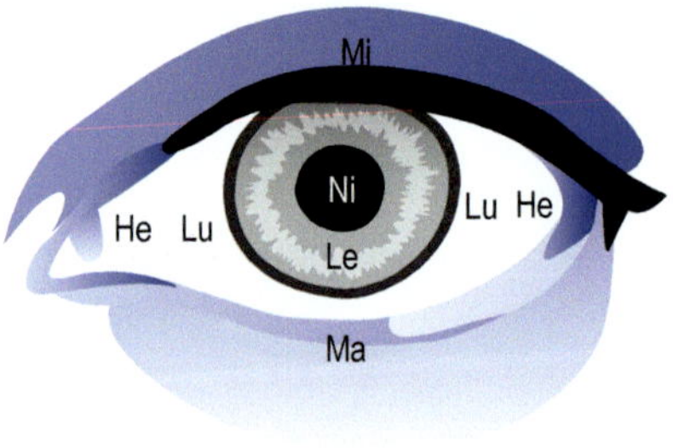

Abb. 11.1 Die Verbindung zwischen Teilen des Auges und inneren Organen

Wenn man die Augen betrachtet, müssen 2 Aspekte berücksichtigt werden:

1. Ob sie Glanz haben oder nicht
2. Ob sie ‚kontrolliert' sind oder nicht.

Wenn die Augen klar sind, Glanz haben, funkeln oder strahlen und leuchten, zeigt dies, dass Geist und Seele in einem guten Zustand der Vitalität sind (auch wenn der Patient krank ist). Sind sie stumpf, als ob sie von einem Nebel getrübt sind, zeigt dies, dass Geist oder Seele durch emotionale Probleme gestört werden. Ich habe festgestellt, dass dieses Zeichen in der Praxis niemals falsch ist und man sich daher völlig darauf verlassen kann. Je stumpfer die Augen, desto schwerer oder chronischer die emotionalen Störungen.

‚Kontrolliert' meint einen fixierten, anhaltenden und durchdringenden Blick; dies zeigt eine stabile und integrierte Persönlichkeit an. ‚Unkontrolliert' bedeutet, dass der Blick sprunghaft oder zu fixiert ist.

Wenn die Augen unkontrolliert blicken, kann dies einen Hinweis darauf geben, dass der Betreffende zornig ist. Hinsichtlich der Persönlichkeit verweist ein unkontrollierter Blick auf einen merkurischen Charakter, d.h. eine unzuverlässige Person, einen Menschen, der von Schuldgefühlen heimgesucht wird, der fanatisch oder möglicherweise zerstörerisch ist.

Traurigkeit, Kummer und Schock machen die Augen stumpf und glanzlos. Übermäßige Freude und Schuldgefühle lassen die Augen unkontrolliert und etwas zu wässrig werden. Furcht bewirkt, dass die Augen leicht hervortreten und der Blick oft hin und her springt. Schuldgefühle führen dazu, dass der Blick unstet wird und die Augenlider beim Sprechen in schnellen Bewegungen flattern. Scham macht die Augen stumpf und ‚unkontrolliert' in dem Sinne, dass der Betreffende nicht in der Lage ist, anderen in die Augen zu schauen.

Der Mangel an Augenglanz spiegelt auch sehr genau das Vorhandensein von emotionalem Stress wider, der jedoch auch eher in der Vergangenheit als in der Gegenwart angesiedelt sein kann. Die Intensität der Stumpfheit steht auch in direkter Verbindung zur Stärke und Dauer des emotionalen Stresses: Je stumpfer die Augen, desto stärker und chronischer der emotionale Stress.

ZUSAMMENFASSUNG

Augen und Emotionen

- Die Augen spiegeln den Zustand von Geist, Seele und Essenz wider.
- Wenn man die Augen betrachtet, müssen 2 Aspekte berücksichtigt werden: ob sie Glanz haben oder nicht und ob sie ‚kontrolliert' sind oder nicht.
- Augen mit *shen* sind klar, haben Glanz, funkeln oder strahlen und leuchten. Geist und Seele sind in einem guten Zustand der Vitalität.
- Augen ohne *shen* sind stumpf, als ob sie von einem Nebel getrübt sind: Geist oder Seele werden durch emotionale Probleme gestört.
- Ein ‚kontrollierter' Blick bezieht sich auf einen fixierten, anhaltenden und durchdringenden Blick: stabile und integrierte Persönlichkeit.
- Ein ‚unkontrollierter' Blick meint einen Blick, der sprunghaft oder zu fixiert ist: der Betreffende ist zornig, hat einer merkurischen Charakter, Schuldgefühle, ist fanatisch.
- Traurigkeit, Kummer und Schock: Augen stumpf und glanzlos.
- Übermäßige Freude und Schuldgefühle: Augen unkontrolliert und etwas zu wässrig.
- Furcht: Augen leicht hervortretend und unstet.
- Schuldgefühle: Blick unstet, Augenlider flattern beim Sprechen in schnellen Bewegungen.
- Scham: Augen stumpf und ‚unkontrolliert' in dem Sinne, dass der Mensch unfähig ist, anderen in die Augen zu schauen.

11.3 Puls

Der Puls spiegelt den Zustand des Qi wider, während die Augen direkt den Zustand von Geist und Seele zeigen. Selbstverständlich gibt der Puls, indem er das Qi widerspiegelt, auch den Zustand des Geistes und der Seele an, aber wenn wir mit einem Pulszeichen konfrontiert sind, ist es häufig (allein auf der Grundlage des Pulses) sehr schwierig zu bestimmen, ob es auf emotionale Störungen oder andere Ursachenfaktoren zurückzuführen ist.

Beispielsweise können Traurigkeit und Kummer die Augen stumpf und glanzlos machen, was zweifellos eine Störung der Seele anzeigt. Die gleichen Emotionen können den Lungen-Puls schwach erscheinen lassen, aber dies kann auch durch sehr viele andere Faktoren bedingt sein. Daher sollten Puls, Zunge und Gesichtsfarbe immer zusammen gesehen werden, um psychisch-emotionale Störungen korrekt zu diagnostizieren. Erst nach einigen Jahren klinischer Erfahrung kann man über die Beziehung zwischen bestimmten Pulsqualitäten und psychisch-emotionalen Störungen Schlüsse ziehen.

11.3.1 Puls und Emotionen

Zorn macht den Puls saitenförmig, manchmal nur auf der linken Seite. Eine saitenförmige Pulsqualität ist immer ein verlässlicher Hinweis auf Störungen durch Zorn, wenn andere Zeichen (wie etwa ein blasses Gesicht und eine schwache Stimme) für Traurigkeit und Kummer zu sprechen scheinen.

Wenn Zorn während der Mahlzeiten auftritt, manifestiert sich dies in einer saitenförmigen Qualität an der Magen-Position. Unterdrückter Zorn und Groll lassen den Puls ‚stagnieren', eine Qualität, die nicht zu den 28 traditionellen Pulsqualitäten zählt. Ein stagnierender Puls ist etwas straff, aber nicht so hart wie der straffe Puls und scheint widerstrebend zu fließen.

Ich habe festgestellt, dass ein saitenförmiger Puls einen verlässlichen Indikator für Emotionen wie Zorn, unterdrückten Zorn, Frustration, Hass oder Groll darstellt. Ich würde sogar so weit gehen zu behaupten, dass wenn der Puls nicht (zumindest an einer Position) saitenförmig ist, die Störung auch nicht von Zorn herrührt.

Es seit jedoch daran erinnert, dass ein saitenförmiger Puls ein notwendiger, aber nicht ausreichender Faktor ist, um Zorn zu diagnostizieren. Mit anderen Worten ist es wichtig daran zu denken, dass ein saitenförmiger Puls *nicht* immer Zorn (sei er nun unterdrückt oder nicht) anzeigt. Beispielsweise kann ein saitenförmiger Puls zuweilen auch Schuldgefühle widerspiegeln. Darüber hinaus bin ich der Meinung, dass ein saitenförmiger Puls häufig emotionalen Stress widerspiegelt, der von einer ganzen Bandbreite von Emotionen ausgehen kann, z. B. Schuldgefühlen, Sorge, Furcht. Dies ist vor allem dann der Fall, wenn der Puls an einer anderen Position als der Leber-Position saitenförmig ist.

Beispielsweise kann ein saitenförmiger Puls an der Herz-Position Schuldgefühle, Sorge oder Furcht widerspiegeln; ein saitenförmiger Puls an der Lungen-Position kann Sorge anzeigen; eine saitenförmiger Qualität an der Nieren-Position kann auch einen Hinweis auf Schuldgefühle (oder Furcht) geben.

Man muss jedoch noch einen wichtigen Faktor berücksichtigen: bei älteren Menschen wird der Puls oft saitenförmig, weil die Arterien verhärtet sind, sodass wir nicht notwendigerweise den Schluss ziehen können, dass sie unter Zorn oder unterdrücktem Zorn leiden.

Traurigkeit und Kummer machen den Puls rau oder kurz, er fließt typischerweise ohne Welle. Der Puls ohne

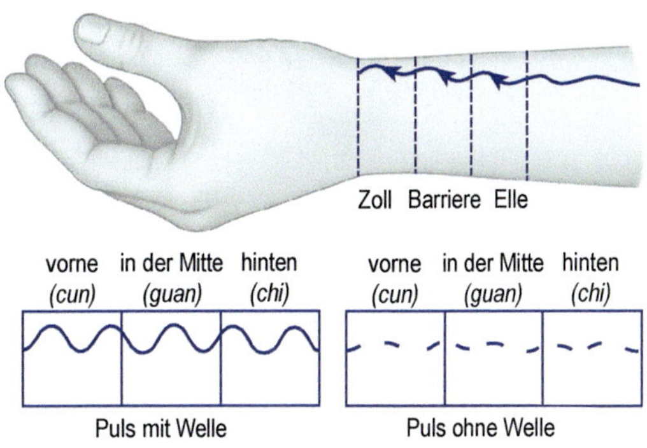

Abb. 11.2 Puls ohne Welle

Welle scheint nach distal zu jeder Pulsposition einzeln zu fließen, statt sich geschmeidig von der hinteren zur vorderen Position zu bewegen (➤ Abb. 11.2).

Die traurige Pulsqualität tritt nur an der vorderen und mittleren Position auf, selten an der hinteren. Wenn nur eine Taststelle betroffen ist, z B. nur die Lungen-Position, besteht die Traurigkeit nicht länger als ein Jahr. Weisen sowohl die vorderen als auch die mittleren Positionen links und rechts die traurige Qualität auf, so besteht die Traurigkeit schon lange.

Manchmal manifestieren sich Traurigkeit und Kummer in einer sehr schwachen Qualität an der Lungen- und Herz-Position. Dieser Befund sollte wieder mit anderen verglichen werden, weil solch ein Puls auch durch ein Thoraxtrauma verursacht sein kann.

Übermäßige Freude macht den Puls langsam und leicht hohl oder überflutend-leer an der Herz-Position.

Furcht und Schock lassen den Puls schnell werden. In schweren Fällen können sie dem Puls eine bewegliche Qualität verleihen, d. h., der Puls ist kurz und bohnenförmig, was den Anschein erweckt, er vibriere statt pulsiere. Schock macht den Herz-Puls auch straff und dünn.

Schuldgefühle bewirken einen schnellen Puls; es hat den Anschein, als ob er beim Pulsieren zittere. Scham macht den Puls schlüpfrig und wellenlos.

ZUSAMMENFASSUNG

Puls und Emotionen

- Zorn: saitenförmig, manchmal nur auf der linken Seite
- Unterdrückter Zorn und Groll: ‚stagnierend', d. h. etwas straff, aber nicht so hart wie der straffe Puls, fließt widerstrebend
- Traurigkeit und Kummer: rau oder kurz, ohne Welle; auch sehr schwach an der Lungen- und Herz-Position
- Übermäßige Freude: langsam und leicht hohl oder überflutend-leer an der Herz-Position
- Furcht: schnell

- Schock: beweglich; macht auch den Herz-Puls straff und dünn
- Schuldgefühle: schnell; hat auch den Anschein, als zittere er beim Pulsieren
- Scham: schlüpfrig und ohne Welle.

11.3.2 Herz-Puls

Der Herz-Puls ist natürlich sehr wichtig bei der Diagnose psychisch-emotionaler Störungen, weil das Herz den Geist beherbergt. Seine Pulsqualitäten und deren Bedeutung unterscheiden sich häufig von den traditionell festgelegten. Im Folgenden werden aus meinem Erfahrungsschatz einige Herz-Pulsqualitäten und ihre emotionale Bedeutung erläutert.

Eine **überflutende** Qualität des Herz-Pulses zeigt häufig emotionale Störungen fast aller Arten (Traurigkeit, Kummer, Zorn, Schuldgefühle usw.) an. Man beachte, dass ich das Wort ‚überflutend' in einem anderen Sinne als bei der echten überflutenden Qualität verwende. ‚Überflutend' meint hier, dass der Herz-Puls *im Verhältnis* zu anderen Positionen etwas oberflächlicher (und relativ voll) ist; er ist also nicht wirklich überflutend wie der echte überflutende Puls, sondern größer und oberflächlicher als die anderen Pulse.

Zuweilen kann der Fall auftreten, dass der Puls generell schwach und rau ist und die einzige Position, die sich von den anderen abhebt, der Herz-Puls ist. Man könnte meinen, dass bei solch einem Pulsbild nur die Herz-Position normal sei, während aber das Gegenteil der Fall ist. Wenn alle Positionen schwach und rau sind und nur der Herz-Puls deutlich getastet werden kann, halte ich die Herz-Pulsqualität für relativ ‚überflutend'. Solch ein Pulsbild zeigt gewöhnlich tief gehende emotionale Störungen an.

Eine **gerundete** Qualität des Herz-Pulses weist darauf hin, dass der Puls sich runder als normal anfühlt, etwa wie ein kleiner Ball, aber gleichzeitig ziemlich kurz. Diese Qualität zeigt eine Qi-Stagnation im Herzen zusammen mit einer Herz-Qi-Schwäche an. Daher ist dieser Puls mit Emotionen wie Traurigkeit und Kummer verknüpft, besonders wenn diese Emotionen nicht herausgelassen werden.

Ein **rauer** Herz-Puls verweist auf einen Herz-Blut-Mangel aufgrund von Traurigkeit, Kummer oder Sorge. Er kommt bei Frauen sehr häufig vor und kann auch unausgedrückte Emotionen anzeigen.

Ein **leerer** Herz-Puls spricht für eine Herz-Qi-Schwäche aufgrund von Traurigkeit und Kummer.

Der Perikard-Puls kann auch an der Herz-Position getastet werden, besonders bei emotionalen Störungen. Eine Perikard-Pathologie spiegelt sich vor allem in den Fülle-Typen des Herz-Pulses wider, besonders wenn Thoraxsymptome (Druck, Enge, Anspannung, Unbehagen, Schmerzen) vorliegen.

Wie können wir wissen, wenn wir eine pathologische Qualität des Herz-Pulses tasten, ob diese bestimmte Qualität emotionale Störungen widerspiegelt und nicht ein tatsächliches Herzproblem aus Sicht der westlichen Medizin anzeigt?

Allgemein gesprochen zeigt sich ein tatsächliches Herzproblem häufig in einer abnormen Pulsqualität an den peripheren Taststellen, die man durch das Rollen des Fingers nach proximal, distal, lateral und medial von der Herz-Position selbst fühlen kann. Diese Qualitäten sind gewöhnlich schlüpfrig und/oder saitenförmig. Die peripheren Pulspositionen stehen mit den Herzklappen, der Aorta und der Pulmonalvene in Verbindung. Eine schlüpfrige oder saitenförmige Qualität dieser peripheren Pulspositionen kann ein Aortenaneurysma, Hypertonie, Arteriosklerose oder Herzklappenstörungen anzeigen (➤ Abb. 11.3).

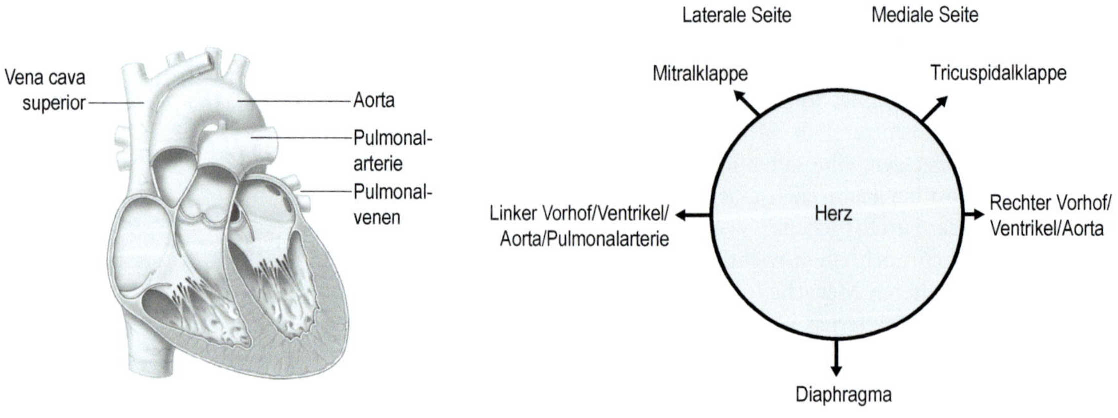

Abb. 11.3 Herz-Puls bei tatsächlichen Herzproblemen

In manchen Fällen kann sich ein angeborener Herzklappenfehler jedoch in einem tiefen, schwachen und rauen Herz-Puls in Kombination mit einem generell schwachen und rauen Puls widerspiegeln.

ZUSAMMENFASSUNG

Herz-Puls

- Überflutend: emotionale Störungen fast aller Arten (Traurigkeit, Kummer, Zorn, Schuldgefühle usw.)
- Gerundet: Qi-Stagnation im Herzen zusammen mit einer Herz-Qi-Schwäche; Traurigkeit und Kummer, besonders wenn sie unausgedrückt sind
- Rau: Herz-Blut-Mangel aufgrund von Traurigkeit, Kummer, Sorge
- Leer: Herz-Qi-Schwäche aufgrund von Traurigkeit und Kummer.

11.3.3 Allgemeine Pulsqualitäten und Emotionen

Im Folgenden werden die allgemeinen Pulsqualitäten bei emotionalen Störungen erörtert.

Rau

Der raue Puls fühlt sich schwach, ‚gezackt', weich, leer und ohne Welle an. Im Zusammenhang mit psychisch-emotionalen Störungen zeigt der raue Puls in erster Linie Traurigkeit an (gewöhnlich vor dem Hintergrund eines Blut-Mangels). Eines der Merkmale eines rauen Pulses besteht darin, dass ihm die ‚Welle' fehlt, was Dr. Shen als traurigen Puls bezeichnet (siehe unten).

Traurig

Der ‚traurige' Puls wurde von Dr. J. H. F. Shen beschrieben. Er ähnelt dem rauen Puls insofern, als er keine Welle aufweist; er ist jedoch nicht unbedingt rau. Der traurige Puls tritt in Erscheinung, bevor der Puls rau wird. Der normale Puls sollte geschmeidig wie eine Welle von der hinteren zur vorderen Position fließen. Der traurige Puls hat keine solche Welle und fließt widerstrebend und ‚traurig' (➤ Abb. 11.2).

Der traurige Puls ähnelt auch dem kurzen Puls, da er nicht die Pulsposition ausfüllt. Der traurige Puls steht für Traurigkeit. Nach Dr. Shen kann man die Schwere und Dauer der Traurigkeit daran ablesen, wie viele Pulspositionen die traurige Qualität aufweisen. Im Allgemeinen zeigen nur die erste oder die erste und zweite Position die traurige Qualität. Wenn alle drei Positionen diese Eigenschaft aufweisen, zeigt dies, dass die Traurigkeit, unter der der Patient leidet, schwer ist und schon lange besteht.

Saitenförmig

Ein Puls, der an allen Positionen saitenförmig ist, ist ein deutliches Zeichen für eine Stagnation (von Qi oder Blut). Er hängt gewöhnlich mit Zorn und anderen verwandten emotionalen Zuständen (Frustration, Groll, Hass, Rage) und auch mit Schuldgefühlen zusammen. Der saitenförmige Puls kann auch aufsteigendes Leber-Yang oder Leber-Feuer widerspiegeln, die ebenfalls diesen Emotionen entspringen.

Eine Qi-Stagnation kann jedoch auch andere Organe außer der Leber in Mitleidenschaft ziehen, z. B. Lunge, Herz, Magen, Milz und Darm. Wenn dies der Fall ist, kann der Puls an einer bestimmten Position saitenförmig sein, beispielsweise an der rechten vorderen, der linken vorderen, der rechten mittleren bzw. an beiden hinteren Positionen. Man beachte, dass ein ‚saitenförmiger' Lungen-Puls niemals so saitenförmig sein wird wie ein saitenförmiger Leber-Puls. Da der normale Lungen-Puls weich ist, bedarf es nur einer kleinen Veränderung, um ihn ‚saitenförmig' erscheinen zu lassen.

Bei emotionalen Problemen zeigt eine saitenförmige Qualität des Lungen-Pulses gewöhnlich Sorge an, während die gleiche Qualität an der Herz-Position verschiedene Emotionen wie Sorge, Furcht, Schuldgefühle, Scham oder Zorn widerspiegeln kann.

ZUSAMMENFASSUNG

Allgemeine Pulsqualitäten und Emotionen

- Rau: Traurigkeit (gewöhnlich vor dem Hintergrund eines Blut-Mangels)
- Traurig: Traurigkeit
- Saitenförmig: Stagnation (von Qi oder Blut), hängt gewöhnlich mit Zorn und anderen verwandten emotionalen Zuständen ab (Frustration, Groll, Hass, Rage)
- Saitenförmig an der Lungen-Position: Sorge
- Saitenförmig an der Herz-Position: Sorge, Furcht, Schuldgefühle, Scham, Zorn.

11.4 Zunge

11.4.1 Rote Zungenspitze

Eines der verlässlichsten Zungenzeichen für emotionale Störungen ist eine rote Zungenspitze (➤ Tafel 11.1). Obwohl dies ein sicheres Zeichen für emotionale oder psychische Störungen darstellt, ist es aber nicht sehr spezifisch, weil es sich beinahe bei jeder Emotion entwickeln kann.

Warum ist die Zungenspitze betroffen, und warum ist sie gerötet? Zunächst einmal ist die Zungenspitze betroffen, weil sie mit dem Herzen korrespondiert, und weil dieses Organ, wie oben erwähnt, von allen Emotionen in Mitleidenschaft gezogen wird. Der Grund dafür ist, dass das Herz der Sitz von Einsicht und Gefühlen ist, und auch wenn jede Emotion ihr jeweiliges Organ beeinträchtigt, beeinflusst sie auch das Herz, welches allein die Emotion fühlen kann.

Zweitens rötet sich die Zungenspitze, weil jede Emotion nach einiger Zeit eine gewisse Qi-Stagnation erzeugt und diese wiederum Hitze hervorruft. Daher stammt die Redensart in der chinesischen Medizin: „Alle Emotionen führen zu Hitze."

Es ist wichtig sich daran zu erinnern, dass mit ‚Zungenspitze' hier die äußerste Spitze der Zunge gemeint ist. Wenn ein größeres Areal im vorderen Teil der Zunge gerötet ist, zeigt dies gewöhnlich Lungen-Hitze an (➤ Abb. 11.4).

Wie können wir wissen, ob eine gerötete Zungenspitze durch Herz-Hitze aufgrund emotionaler Störungen bedingt ist und nicht auf eine tatsächliche Herzkrankheit im Sinne der westlichen Medizin zurückzuführen ist? Meiner Erfahrung nach spiegelt die Zungenspitze den Zustand des Herzens vor allem im Sinne des Geistes *(shen)* wider und nicht wirklich des Herzens selbst. Ich habe festgestellt, dass Pathologien des tatsächlichen Herzens im westlichen Sinne in den Thorax-/Brust-Arealen der Zunge angezeigt werden (➤ Abb. 11.5).

Wenn beispielsweise eine Blut-Stase im Herzen und eine westliche Herzpathologie (wie etwa eine koronare Herzkrankheit) auftreten, habe ich beobachtet, dass die Thorax-Areale auf der Zunge violett werden, niemals aber die Zungenspitze. Daher können wir sagen, dass die Zungenspitze den Zustand des Geistes *(shen)* widerspiegelt, die Thorax-Areale hingegen den Zustand des tatsächlichen Herzens.

!

Die Zungenspitze spiegelt den Zustand des Geistes *(shen)* wider, die Thorax-Areale auf der Zunge hingegen den Zustand des tatsächlichen Herzens.

Es ist interessant, dass diese Situation nicht für andere Areale der Zunge gilt; beispielsweise spiegeln die Zungenränder den Zustand der Leber sowohl im Sinne der chinesischen als auch der westlichen Medizin wider. Wenn die Zungenränder gerötet sind, kann dies sowohl

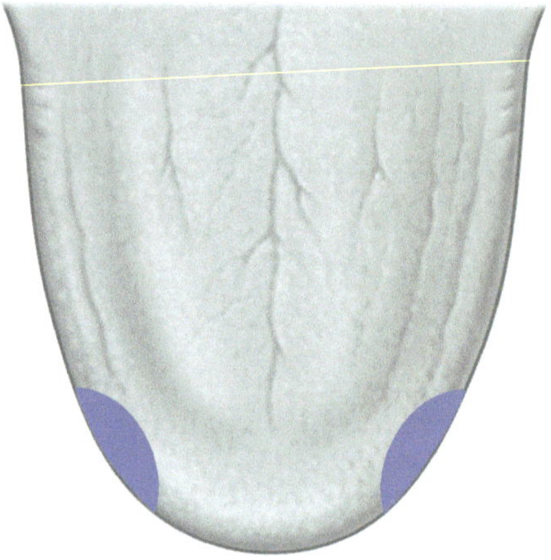

Abb. 11.5 Thorax-/Brust-Areale

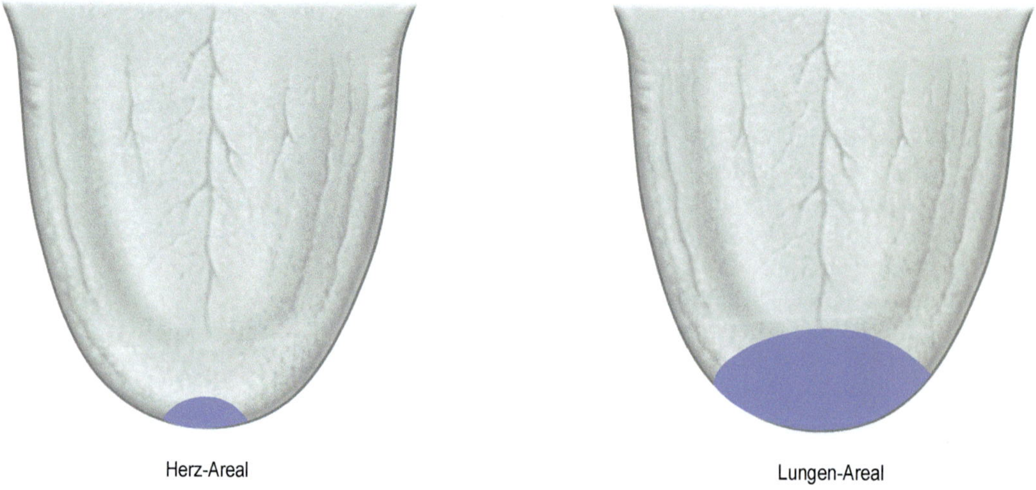

Abb. 11.4 Vergleich zwischen Herz- und Lungen-Arealen auf der Zunge

eine emotionale Störung aufgrund von Zorn als auch einen Hitze-Zustand des Organs Leber selbst anzeigen.

11.4.2 Herz-Riss

Ein Herz-Riss befindet sich auf der Mittellinie; er ist relativ schmal und reicht vom Rand der Zungenwurzel bis zum Rand der Spitze (➤ Abb. 11.6 zeigt links einen Herz-Riss und vergleicht ihn mit einem Magen-Riss; ➤ Tafel 11.2).

Wenn der Herz-Riss flach und der Zungenkörper normal gefärbt ist, zeigt dies lediglich eine konstitutionelle Tendenz zu Herz-Mustern und emotionalen Problemen an, aber dies hat keine spezifische klinische Bedeutung. Wenn jedoch jemand einen solchen Riss aufweist, wird jede Art von emotionalem Stress, unter dem der Betreffende leidet, stärkere Auswirkungen haben als bei jemandem ohne Herz-Riss. Nach Dr. Shen kann ein flacher Herz-Riss auf einem normal gefärbten Zungenkörper auch eine Herzkrankheit bei den Eltern oder sogar Großeltern widerspiegeln.

Die klinische Bedeutung des Herz-Risses hängt von seiner Tiefe und der Farbe des Zungenkörpers ab. Wenn der Herz-Riss mit einer veränderten Farbe des Zungenkörpers und einer roten Zungenspitze einhergeht, zeigt dies momentane psychisch-emotionale Störungen an. Ein tiefer Herz-Riss spricht dafür, dass der Betroffene womöglich an einem Herz-Muster aufgrund von emotionalem Stress leidet; dies ist umso wahrscheinlicher, wenn die Zungenspitze auch gerötet ist. Je tiefer der Riss, desto schwerer die emotionale Störung.

Man könnte verschiedene Zustände von emotionalem Stress, die sich auf der Zunge manifestieren, in der Reihenfolge zunehmender Schwere beschreiben:

- Flacher Herz-Riss, normale Farbe des Zungenkörpers
- Kein Herz-Riss, rote Zungenspitze
- Tiefer Herz-Riss, normale Farbe des Zungenkörpers
- Flacher Herz-Riss, rote Zungenspitze
- Tiefer Herz-Riss, rote Zungenspitze
- Tiefer Herz-Riss, rote Zungenspitze mit roten Pünktchen
- Tiefer Herz-Riss, rote Zunge mit geröteter Spitze und roten Pünktchen
- Tiefer Herz-Riss, rote Zunge mit geröteter und geschwollener Spitze und roten Pünktchen.

Ich habe festgestellt, dass ein Herz-Riss auf der Zunge ein sehr verlässliches Zeichen für eine Tendenz zu emotionalem Stress (wie oben angedeutet) oder für eine tatsächliche starke emotionale Anspannung darstellt.

11.4.3 Zungenränder

Die Zungenränder spiegeln den Zustand der Leber wider. Im Hinblick auf die Zungenränder sollten wir klar zwischen den Arealen, die den Zustand der Leber anzeigen, sowie denjenigen, die den Zustand der Milz anzeigen, unterscheiden (➤ Abb. 11.7). Die Areale am Rand der Zunge, die vom Rand der Wurzel bis zum Rand der Spitze reichen, spiegeln den Zustand der Leber wider; die Areale im mittleren Bereich der Zunge, die sich mehr bis zur Zungenmitte erstrecken, zeigen hingegen den Zustand von Milz und Magen an.

Zorn manifestiert sich sehr häufig in roten Zungenrändern, was eine schwere Leber-Qi-Stagnation, aufsteigendes Leber-Yang oder Leber-Feuer anzeigen kann (➤ Tafel 11.3). Wenn sowohl die Ränder als auch die Spitze gerötet sind, spricht dies normalerweise für

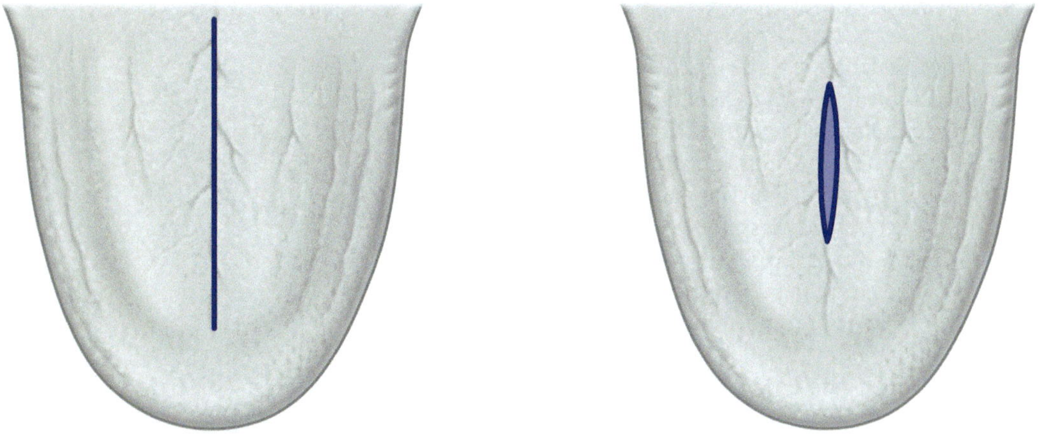

Abb. 11.6 Vergleich zwischen Herz- und Magen-Riss

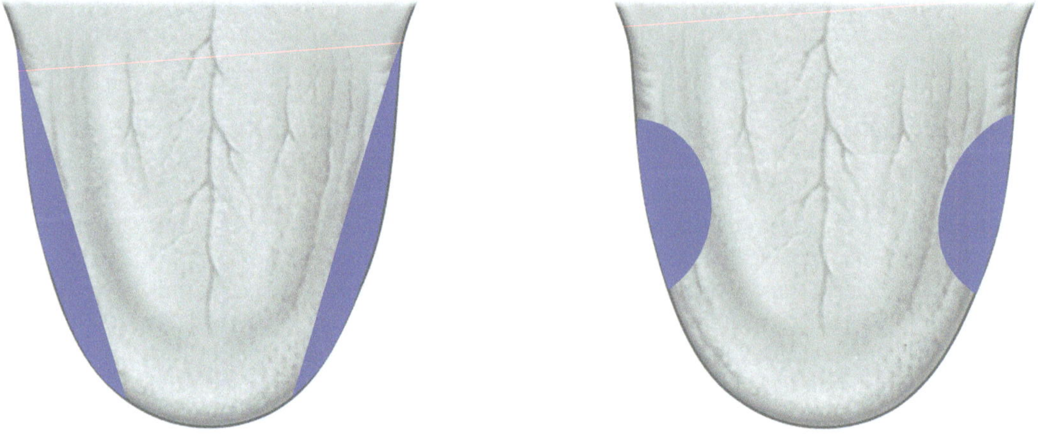

Abb. 11.7 Vergleich zwischen Leber- und Magen-/Milz-Arealen

schwere emotionale Störungen aufgrund von Zorn und Frustration, die sowohl die Leber als auch das Herz beeinträchtigen (➤ Tafel 11.4).

Es sei daran erinnert, dass wenn bei einer Frau die Zungenränder (im Leber-Areal) violett sind, dies eine Blut-Stase im Uterus anzeigen kann.

11.4.4 Form des Zungenkörpers

Es gibt einige andere Zeichen der Form des Zungenkörpers, die emotionale oder psychische Störungen anzeigen. Beispielsweise können sich schwere psychische Störungen wie manische Depressionen oder Psychosen in einer stark abnormen Zungenform manifestieren, wie in ➤ Abb. 11.8 und ➤ Tafel 11.5 dargestellt ist. Diese Abnormität besteht in einer starken Schwellung im vorderen Drittel der Zunge.

Wenn solch eine Form bei Menschen auftritt, die offensichtlich keinerlei psychische Störungen haben, ist dies ein Hinweis darauf, dass sie eine Tendenz aufweisen, solche Probleme zu entwickeln, wenn das innere Gleichgewicht plötzlich gestört wird, wie bei einem Schock oder einer traumatischen Geburt. Diese Menschen sind fast immer traurig; selbst wenn sie Glücksgefühle hegen, dauern diese nur einige Minuten an. Wenn solch eine Zunge mit sehr stumpfen Augen einhergeht, ist dies ein sehr schlechtes Zeichen, das die Möglichkeit einer schweren psychischen Störung anzeigt.

Ein weiteres Zeichen des Zungenkörpers, das für eine Tendenz zu starken psychischen Störungen spricht, ist eine stark geschwollene Zunge, die fast rund aussieht (➤ Abb. 11.9).

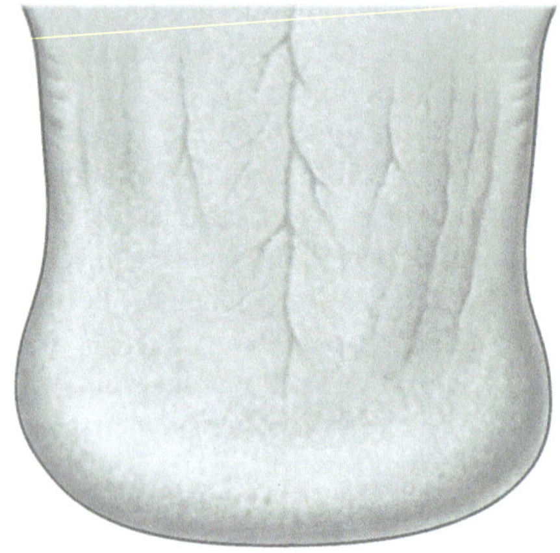

Abb. 11.8 Zungenschwellung, die eine Tendenz zu psychischen Störungen anzeigt

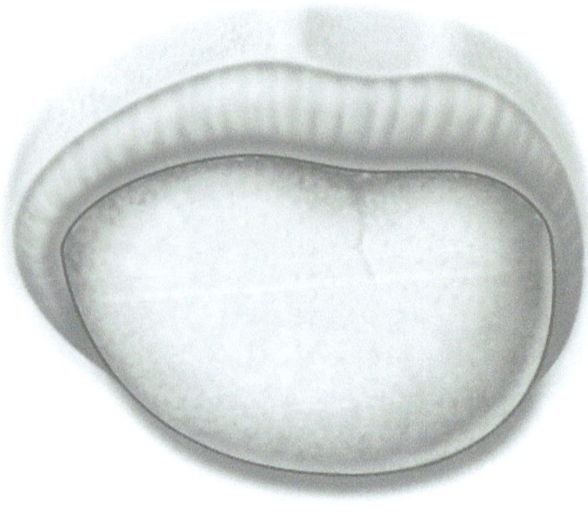

Abb. 11.9 Starke Zungenschwellung, die die Tendenz zu psychischen Störungen anzeigt

11

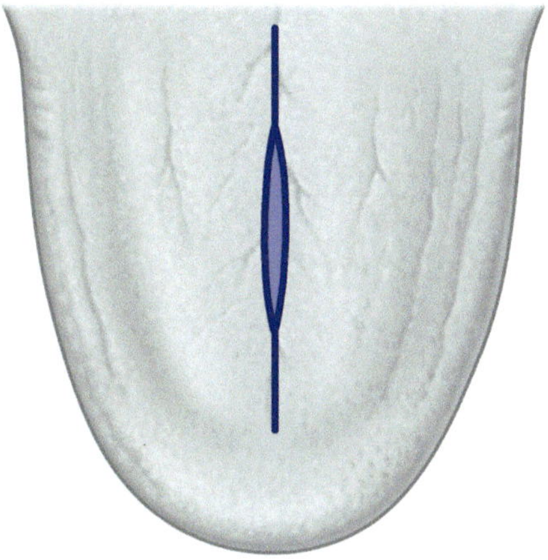

Abb. 11.10 Kombinierter Magen-Herz-Riss

11.4.5 Kombinierter Magen-Herz-Riss

Ein weiteres Zungenzeichen bei psychisch-emotionalen Störungen ist ein kombinierter Magen-Herz-Riss. Wie in ➤ Abb. 11.6 dargestellt, ist der Herz-Riss schmal und erstreckt sich fast über die ganze Zungenlänge, während der Magen-Riss breit ist und sich auf den mittleren Bereich der Zunge konzentriert (➤ Tafel 11.6).

Ein kombinierter Magen- und Herz-Riss erstreckt sich über die ganze Länge der Zunge und ist im mittleren Bereich breit (➤ Abb. 11.10). Solch ein Riss zeigt gewöhnlich starken emotionalen Stress an, der Traurigkeit, Kummer, Sorge, Schuldgefühlen oder Scham entspringen kann.

Wenn sich ein klebriger, rauer, bürstenförmiger, gelber Belag im Riss befindet, zeigt dies das Vorhandensein von Schleim, der den Geist trübt, an. Ist zusätzlich der Zungenkörper gerötet, bedeutet dies die Anwesenheit von Schleim und Feuer, die Magen und Herz blockieren und den Geist benebeln. Dies beobachtet man häufig bei manischer Depression (➤ Tafel 11.7).

ZUSAMMENFASSUNG

Zunge und Emotionen

Rote Zungenspitze
- Rote Zungenspitze: emotionaler Stress, der zu Hitze führt.

Herz-Riss
- Ein Herz-Riss befindet sich auf der Mittellinie; er ist relativ schmal und erstreckt sich vom Rand der Zungenwurzel bis zum Rand der Zungenspitze.
- Flacher Herz-Riss und normale Farbe des Zungenkörpers: konstitutionelle Tendenz zu Herz-Mustern und emotionalen Störungen.
- Herz-Riss mit veränderter Farbe des Zungenkörpers und roter Zungenspitze: momentane psychisch-emotionale Störungen.
- Je tiefer der Riss, desto stärker die emotionale Störung.

Zungenränder
- Die Zungenränder spiegeln den Zustand der Leber wider.
- Zorn manifestiert sich häufig in roten Zungenrändern, was eine schwere Leber-Qi-Stagnation, aufsteigendes Leber-Yang oder Leber-Feuer anzeigen kann.
- Sowohl gerötete Zungenränder als auch Zungenspitze: schwere emotionale Störungen aufgrund von Zorn und Frustration, die sowohl die Leber als auch das Herz beeinträchtigen.

Form des Zungenkörpers
- Stark abnorme Zungenform mit starker Schwellung des vorderen Drittels der Zunge: Tendenz zu psychischen Störungen.
- Stark geschwollene Zunge fast bis zu dem Punkt, dass sie rund aussieht: Tendenz zu psychischen Problemen, Blockade des Geistes.

Kombinierter Magen-Herz-Riss
- Kombinierter Magen-Herz-Riss: starker emotionaler Stress, der Traurigkeit, Kummer, Sorge, Schuldgefühlen oder Scham entspringen kann.
- Kombinierter Magen-Herz-Riss mit einem klebrigen, rauen, bürstenförmigen, gelben Belag darin: Schleim, der den Geist trübt.
- Kombinierter Magen-Herz-Riss mit einem klebrigen, rauen, bürstenförmigen, gelben Belag darin, roter Zungenkörper: Schleim und Feuer, die den Magen und das Herz blockieren und den Geist benebeln; manische Depression.

ANMERKUNGEN

1 *Yimen fayu* [Principles of Medical Practice], zitiert nach Wang Keqin 1988. *Zhongyi shenzhu xueshuo* 中医神主学说 (Theory of the Mind in Chinese Medicine). Ancient Chinese Medical Texts Publishing House, S. 56.

2 Shi Panan 1861. *Yiyuan* [Origin of Medicine], zitiert nach Theory of the Mind in Chinese Medicine, S. 55.

3 1979. *Huangdi neijing suwen*黄帝内经素问 [The Yellow Emperor's Classic of Internal Medicine – Simple Questions]. People's Health Publishing House, Beijing, S. 99. Erstveröffentlichung ca. 100 v. Chr.

4 Chen Shiduo 1687. *Shishi milu* [Secret Records of the Stone Room], zitiert nach Theory of the Mind in Chinese Medicine, S. 56.

5 1981. *Lingshu jing* 灵枢经 [Spiritual Axis]. People's Health Publishing House, Beijing, S. 151–152. Erstveröffentlichung ca. 100 v. Chr.

6 Spiritual Axis, S. 151–152.

7 Shi Panan 1861. *Yiyuan* [Origin of Medicine], zitiert nach Guo Zhenqiu 1985. *Zhongyi zhenduan xue* 中医诊断学 (Diagnosis in Chinese Medicine). Hunan Science Publications, S. 33.

8 Zhou Xuehai 1894. *Xingse waizhen jianmo* [A Simple Guide to Diagnosis from Body and Colour], zitiert nach Diagnosis in Chinese Medicine, S. 33.

KAPITEL

12 Krankheitsmuster bei psychisch-emotionalen Störungen und ihre Therapie mit Arzneimittelmedizin und Akupunktur

精神病辨证与针药治疗

In diesem Kapitel richten wir unsere Aufmerksamkeit auf die Differenzierung psychisch-emotionaler Störungen und ihre Therapie gemäß Krankheitsmustern. Ich werde zunächst die Pathologie von psychisch-emotionalen Störungen im Hinblick auf ihre Wirkungen auf Qi, Blut, Yin und pathogene Faktoren besprechen.

Danach werde ich psychisch-emotionale Störungen in die drei großen Kategorien von blockiertem Geist, unruhigem Geist und geschwächtem Geist klassifizieren.

Ich gehe also in folgender Reihenfolge vor:
- Wirkung psychisch-emotionaler Störungen auf Qi, Blut, Yin und pathogene Faktoren
- Klassifikation psychisch-emotionaler Störungen
- Blockierter Geist
- Unruhiger Geist
- Geschwächter Geist.

12.1 Wirkung psychisch-emotionaler Störungen auf Qi, Blut, Yin und pathogene Faktoren

Die Wirkungen der verschiedenen ätiologischen Faktoren bei psychisch-emotionalen Störungen können in vier große Kategorien unterteilt werden:
1. Wirkungen auf das Qi
2. Wirkungen auf das Blut
3. Wirkungen auf das Yin
4. Erzeugung pathogener Faktoren.

Angesichts der unlösbaren Verbindung zwischen Körper und Geist in der chinesischen Medizin sei daran erinnert, dass so wie emotionale Störungen eine Wirkung auf Qi, Blut oder Yin ausüben, eine Disharmonie von Qi, Blut oder Yin (aus anderen als emotionalen Gründen) umgekehrt den Geist beeinträchtigt. Die folgende Erörterung der Zustände, die emotionalem Stress entspringen, gilt gleichermaßen für psychisch-emotionale Störungen, die aus einer Disharmonie von Qi, Blut und Yin der inneren Organe entstehen.

12.1.1 Wirkungen auf das Qi

Geist und Seele sind eine Form von Qi in seinem subtilsten Zustand. Daher besteht die allererste Wirkung von emotionalen Ursachenfaktoren darin, die Bewegung und Umwandlung des Qi zu stören. Wie wir gesehen haben, übt jede Emotion eine bestimmte Wirkung auf das Qi aus, indem sie es zum Aufsteigen bringt, es dezimiert, verknotet, zerstreut oder absenkt.

Daher verursacht eine Schädigung von Geist oder Seele durch Emotionen entweder eine Qi-Schwäche oder rebellierendes Qi. Wir erinnern uns, dass rebellierendes Qi eine gegenläufige Bewegung des Qi meint, nämlich aufsteigendes Qi, wenn es absteigen sollte (wie im Fall von Magen-Qi), oder absteigendes Qi, wenn es aufsteigen sollte (wie beim Milz-Qi). Letztes Endes können jedoch sowohl geschwächtes als auch rebellierendes Qi zu einer Qi-Stagnation führen. Dies geschieht, weil besonders bei emotionalen Störungen geschwächtes oder rebellierendes Qi die richtige Zirkulation und Bewegung des Qi beeinträchtigt, was eine Stagnation zur Folge hat. Eine Qi-Stagnation aufgrund emotionaler Störungen betrifft verschiedene Organe, aber vor allem Leber, Herz und Lunge.

Leber-Qi-Stagnation

Dies ist die häufigste Wirkung von emotionalem Stress auf die Leber. Sie entsteht aus Zorn, Groll, Frustration, Sorge und Schuldgefühlen. Zorn verursacht eine Leber-Qi-Stagnation, besonders wenn er unterdrückt wird und sich nicht nach außen zeigt.

Die wichtigsten Manifestationen einer Leber-Qi-Stagnation sind ein Spannungsgefühl in Hypochondrium, Epigastrium oder Abdomen, Aufstoßen, Seufzen, Übelkeit, Depressionen, Stimmungsschwankungen, Gefühl von Anspannung, Globusgefühl in der Kehle, prämenstruelle Anspannung, Reizbarkeit mit Spannungsgefühl in den Mammae und ein saitenförmiger Puls (➤ Abb. 12.1).

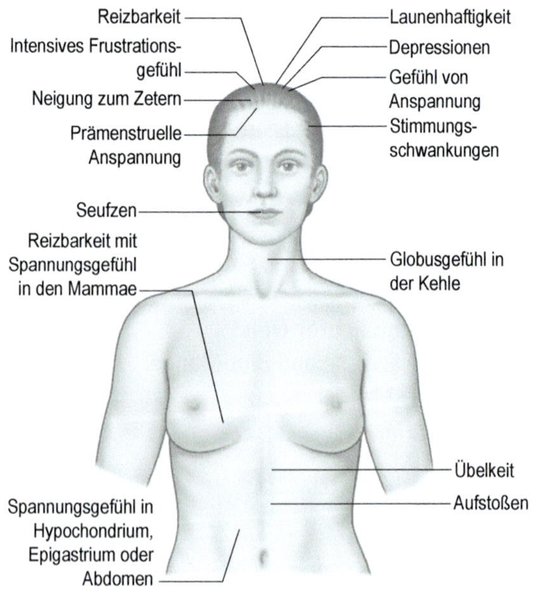

Abb. 12.1 Leber-Qi-Stagnation

Aus dem Blickwinkel der Emotionen sind die typischsten und häufigsten Zeichen Depressionen, Stimmungsschwankungen, Reizbarkeit, Neigung zum Zetern und ein intensives Gefühl von Frustration. Eine Leber-Qi-Stagnation beeinträchtigt die Bewegung der Wanderseele *(hun)*, indem sie ihr ‚Kommen und Gehen' einschränkt; dies verursacht mangelnde Bewegung der Wanderseele zum Geist *(shen)*, mit einem Mangel an Ideen, Plänen, Inspiration, Kreativität, Lebensträumen usw. als Folge. Kurz gesagt, führt dies zu einer gewissen Depression.

Herz- und Lungen-Qi-Stagnation

Eine Herz- und Lungen-Qi-Stagnation entsteht entweder aus Sorge, die das Qi verknotet, oder aus Traurigkeit und Kummer, die das Qi erschöpfen und nach einiger Zeit zu einer Qi-Stagnation im Thorax führen.

Eine Herz- und Lungen-Qi-Stagnation ist durch ein Spannungs- und Engegefühl im Thorax, Palpitationen, Seufzen, leichte Atemnot, ein Globusgefühl in der Kehle mit Schluckbeschwerden, eine schwache Stimme, eine blasse Gesichtsfarbe und einen möglicherweise leicht überflutenden oder straffen Puls an den Herz- und Lungen-Positionen, der ohne Welle ist, charakterisiert (➤ Abb. 12.2).

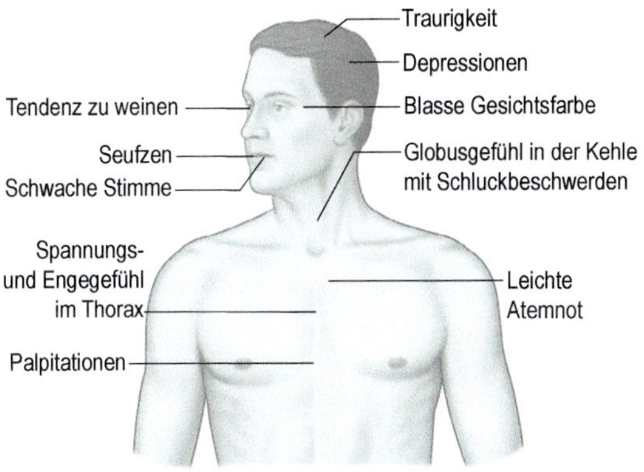

Abb. 12.2 Herz- und Lungen-Qi-Stagnation

In emotionaler Hinsicht fühlt sich der Betroffene sehr traurig und depressiv und neigt zum Weinen. Dieser Zustand ist durch die Einschnürung der Körperseele aufgrund der Qi-Stagnation bedingt. Der Mensch reagiert auch sehr empfindlich auf äußere psychische Einflüsse.

Die Wirkungen von emotionalen Ursachenfaktoren sind nur in den Frühstadien auf das Qi begrenzt. Nach einiger Zeit führt die Störung der Qi-Bewegung und -Umwandlung notwendigerweise zur Bildung pathogener Faktoren wie etwa Feuchtigkeit, Schleim, Blut-Stase, Feuer oder Wind, die Geist und Seele weiter beeinflussen und stören (➤ Abb. 12.3).

12.1.2 Wirkungen auf das Blut

Die Wirkungen emotionaler Probleme auf das Blut sind wichtiger als diejenigen auf das Qi, weil das Blut die materielle Grundlage für Geist und Seele darstellt. Das Blut, das Yin ist, beherbergt und verankert Geist und Seele, die von Natur aus Yang sind. Es umfängt Geist und Seele und bietet ihnen jenen geschützten Hafen, in dem sie gedeihen können. Insbesondere beherbergt das Herz-Blut den Geist *(shen)* und das Leber-Blut die Wanderseele *(hun)*. Siehe hierzu auch ➤ Abb. 12.4.

In Kapitel 26 der ‚Einfachen Fragen' heißt es: *„Blut ist der Geist eines Menschen."*[1] In Kapitel 32 des ‚Zentrums des Wirkvermögens' lesen wir: *„Wenn das Blut in Harmonie ist, hat der Geist eine Residenz."*[2]

Das Blut ist auch aufgrund seiner Beziehung zu Herz und Leber eng mit Geist und Seele verbunden. Das Herz,

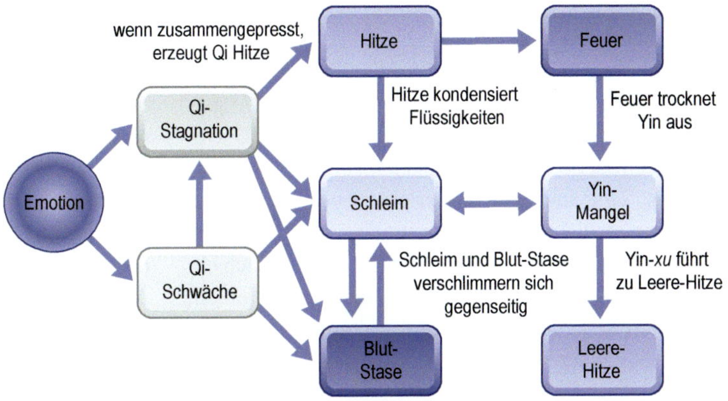

Abb. 12.3 Folgen von emotionalem Stress

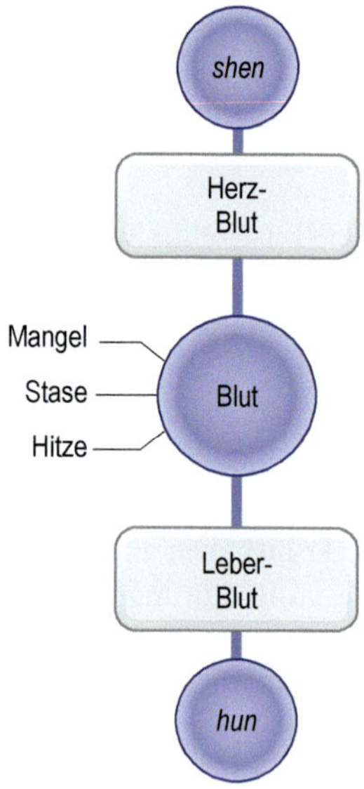

Abb. 12.4 Herz-Blut und Leber-Blut

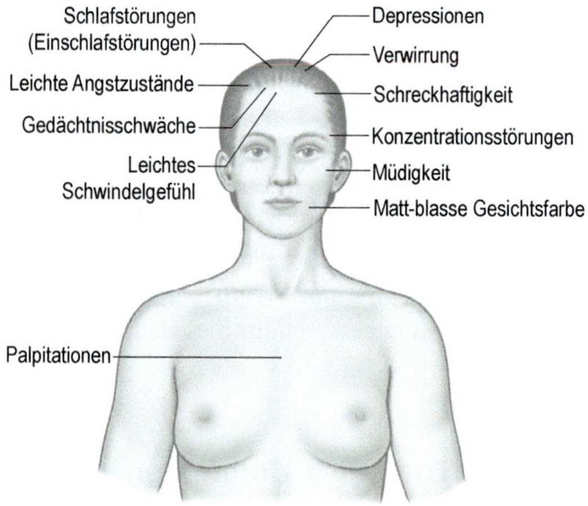

Abb. 12.5 Herz-Blut-Mangel

welches den Geist beherbergt, herrscht auch über das Blut, und die Leber, die die Wanderseele beherbergt, speichert auch das Blut. Jeglicher emotionale Stress, der Herz oder Leber beeinträchtigt, wird auch das Herz- oder Leber-Blut und damit Geist oder Wanderseele beeinflussen.

Das Blut kann auf drei Arten durch emotionale Störungen in Mitleidenschaft gezogen werden: Es kann in einen Mangel geraten, stagnieren oder sich erhitzen.

Blut-Mangel

Ein Blut-Mangel ist eine der häufigsten Folgen emotionaler Störungen. Seine Manifestationen variieren je nachdem, ob das Herz oder die Leber stärker betroffen sind.

Herz-Blut-Mangel

Wenn das Herz betroffen ist (wie es bei Traurigkeit und Kummer der Fall ist), treten Palpitationen, leichte Angstzustände, Schlafstörungen (Einschlafstörungen), Gedächtnisschwäche, leichte Schwindelgefühle, Schreckhaftigkeit, eine matt-blasse Gesichtsfarbe, eine blasse, dünne Zunge und ein rauer Puls auf (➤ Abb. 12.5).

Aus psychisch-emotionalem Blickwinkel mag sich ein solcher Mensch depressiv, ängstlich oder müde fühlen, und der Geist kann verwirrt und unkonzentriert sein. Dies ist durch eine Schwäche des Geistes bedingt, der seiner Residenz beraubt und daher nicht in der Lage ist, all die geistigen Aktivitäten zu lenken.

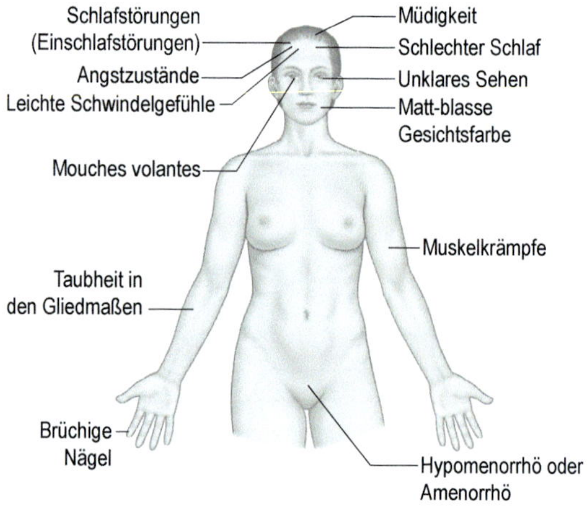

Abb. 12.6 Leber-Blut-Mangel

Leber-Blut-Mangel

Wenn das Leber-Blut betroffen ist, treten leichte Schwindelgefühle, Taubheit in den Gliedmaßen, Schlafstörungen (Einschlafstörungen), unklares Sehen, Mouches volantes, Hypo- oder Amenorrhö, eine matt-blasse Gesichtsfarbe, Muskelkrämpfe, brüchige Nägel, eine blasse, dünne Zunge und ein rauer Puls auf (➤ Abb. 12.6).

Aus psychisch-emotionalem Blickwinkel kann sich der Betroffene ängstlich und müde fühlen und er schläft schlecht. Dies ist darauf zurückzuführen, dass die Wanderseele nicht im Leber-Blut verwurzelt ist, was zu Angstzuständen und Schlafstörungen führt.

Beide oben genannten Varianten eines Blut-Mangels treten bei Frauen viel häufiger auf.

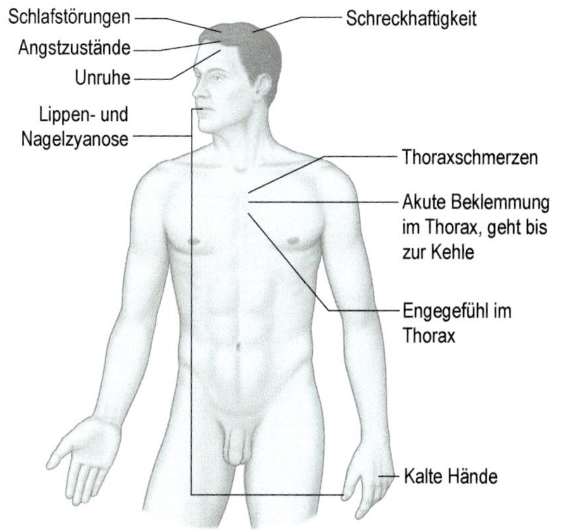

Abb. 12.7 Herz-Blut-Stase

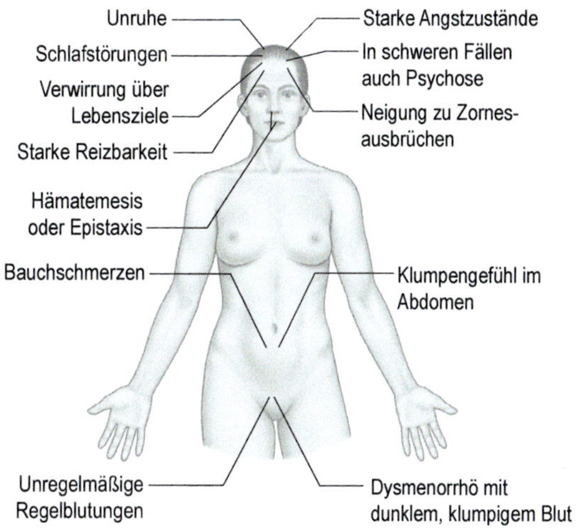

Abb. 12.8 Leber-Blut-Stase

Blut-Stase

Eine Blut-Stase beeinträchtigt auch den Geist, allerdings auf andere Weise. Eine Blut-Stase kann den Geist und die Seele erregen und zu Angstzuständen und Schlafstörungen führen; eine Blut-Stase kann auch den Geist blockieren und einen gewissen Verlust an Einsicht mit geistiger Verwirrung zur Folge haben.

Herz-Blut-Stase

Wenn eine Blut-Stase auf das Herz einwirkt, verursacht dies Thoraxschmerzen, ein Engegefühl im Thorax, Angstzustände, Schlafstörungen, kalte Hände, Lippen- und Nagelzyanose, eine violette Zunge und einen knotigen oder rauen Puls (➤ Abb. 12.7).

Aus psychisch-emotionalem Blickwinkel ist der Betroffene sehr ängstlich mit einem akuten Gefühl von Beklemmung im Thorax, das sogar bis zur Kehle reicht. Der Mensch ist unruhig und schreckhaft. Dies ist darauf zurückzuführen, dass das stagnierende Blut den Geist erregt und verwirrt. In schweren Fällen, wenn der Geist blockiert ist, kann der Betroffene die Einsicht verlieren und eine Psychose entwickeln. Die postnatale Psychose bei einer Blut-Stase nach einer Entbindung ist ein Beispiel für solch einen Zustand.

Leber-Blut-Stase

Wenn das Leber-Blut stagniert, können Hämatemesis oder Epistaxis, Dysmenorrhö mit dunklem und klumpigem Menstruationsblut, unregelmäßige Regelblutungen, Bauchschmerzen, Klumpengefühl im Abdomen, Schlafstörungen, eine an den Rändern violett gefärbte Zunge und ein saitenförmiger Puls auftreten (➤ Abb. 12.8).

Aus psychisch-emotionaler Sicht ist der Betroffene sehr ängstlich, unruhig und verwirrt über seine Lebensziele. Er ist auch sehr reizbar und neigt zu Zornesausbrüchen. Dieser Zustand ist dadurch bedingt, dass die Wanderseele durch die Blut-Stase erregt und verwirrt wird. In schweren Fällen kann dies auch zu einer Psychose führen.

Blut-Hitze

Blut-Hitze ist die dritte mögliche Wirkung emotionaler Störungen auf das Blut; Blut-Hitze beeinträchtigt den Geist und die Seele, indem sie diese erregt und stört. Blut-Hitze wirkt ebenfalls vor allem auf Herz oder Leber ein.

Herz-Blut-Hitze

Wenn Blut-Hitze auf das Herz einwirkt, treten Palpitationen, Schlafstörungen (Durchschlafstörungen), Angstzustände, psychische Unruhe, Durst, Zungenulzera, Hitzegefühl, ein rotes Gesicht, bitterer Mundgeschmack, eine rote Zunge und ein schneller und überflutender Puls auf (➤ Abb. 12.9).

Der Betroffene ist sehr ängstlich und erregt, ggf. impulsiv und unruhig. All diese Symptome und Zeichen sind auf Blut-Hitze, die den Geist erregt, zurückzuführen.

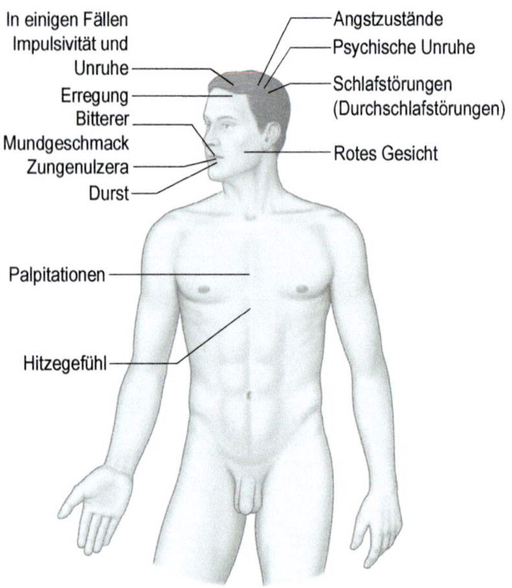

Abb. 12.9 Herz-Blut-Hitze

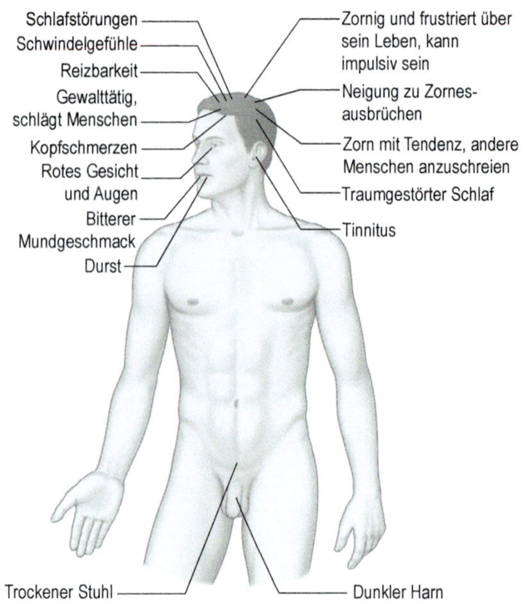

Abb. 12.10 Leber-Blut-Hitze

Leber-Blut-Hitze

Wenn Blut-Hitze auf die Leber einwirkt, treten Reizbarkeit, Neigung zu Zornesausbrüchen, Durst, bitterer Mundgeschmack, Schwindelgefühle, Tinnitus, Schlafstörungen, traumgestörter Schlaf, Kopfschmerzen, ein rotes Gesicht und rote Augen, dunkler Harn, trockener Stuhl, eine rote Zunge mit geröteten Rändern und ein schneller, saitenförmiger Puls auf (➤ Abb. 12.10).

Der Betroffene ist sehr zornig und hat die Angewohnheit, andere Menschen anzuschreien. Er kann auch gewalttätig sein und Menschen schlagen, möglicherweise ist er auch zornig oder frustriert über sein Leben und neigt zu impulsivem Verhalten. All dies ist darauf zurückzuführen, dass Blut-Hitze die Wanderseele stört und den ihr eigenen Charakterzug der Bewegung zur Außenwelt und der Beziehungen mit anderen Menschen übertreibt (➤ Abb. 12.11).

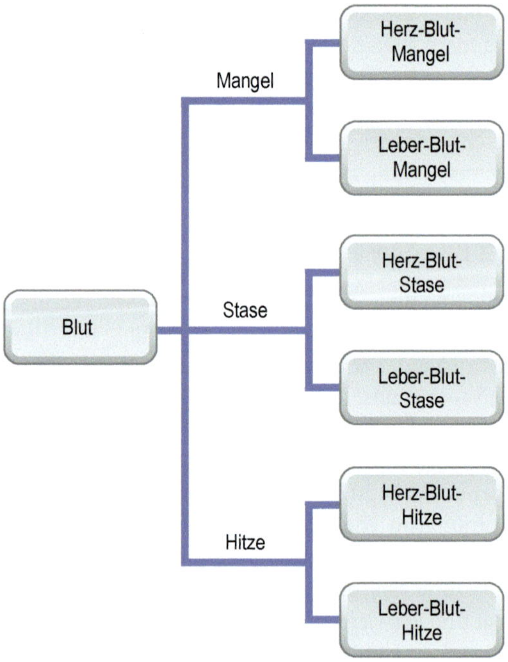

Abb. 12.11 Pathologie des Herz- und Leber-Blutes

12.1.3 Wirkungen auf das Yin

Blut ist Teil des Yin, und die Wirkungen von emotionalem Stress auf das Yin ähneln denen auf das Blut. Eine Beeinträchtigung des Yin kann jedoch als eine tiefere Ebene der Störung angesehen werden als eine Beeinträchtigung des Blutes.

Yin ist wie das Blut die Residenz und der Anker von Geist und Seele. Emotionale Störungen können das Yin verschiedener Organe in Mitleidenschaft ziehen, besonders von Herz, Leber, Niere, Lunge und Milz. Die Wirkung hängt davon ab, ob der Yin-Mangel zur Entstehung von Leere-Hitze geführt hat oder nicht. Bei einem ausschließlichen Yin-Mangel ohne Leere-Hitze werden Geist und Seele geschwächt und der Mensch fühlt sich deprimiert, müde und niedergeschlagen, der Geist ist verwirrt und Gedächtnis und Konzentrationsfähigkeit sind schlecht. Wenn der Yin-Mangel zu Leere-Hitze geführt hat, beunruhigt dies Geist und Seele und verursacht Angstzustände, Schlafstörungen und psychische Unruhe.

Herz-Yin-Mangel mit Leere-Hitze

Das Herz-Yin wird leicht durch emotionalen Stress beeinträchtigt, weil es die Residenz des Geistes ist. Ein Herz-Yin-Mangel beraubt den Geist seiner Wohnstätte, und es treten Palpitationen, Schlafstörungen (Durchschlafstörungen), Schreckhaftigkeit, Gedächtnisschwäche, Angstzustände, psychische Unruhe, Wangenrötung, Nachtschweiß, Mundtrockenheit, Fünf-Flächen-Hitze, eine rote Zunge (mit geröteter Spitze) ohne Belag und ein schneller, dünner oder oberflächlicher, leerer Puls auf (➤ Abb. 12.12).

Der Betroffene ist sehr ängstlich, besonders abends, und verspürt ein vages und nervöses Angstgefühl, Ruhelosigkeit, ohne den Grund zu kennen. ‚Psychische Unruhe' ist eine freie Übersetzung des typischen chinesischen Ausdrucks *xinfan,* der sich immer auf dieses Krankheitsmuster bezieht und wörtlich ‚das Herz fühlt sich unruhig' bedeutet. Der Mensch fühlt sich auch niedergeschlagen, deprimiert und müde. Gedächtnis und Konzentrationsfähigkeit sind schlecht. Der Schlaf ist gestört; typischerweise wacht der Betroffene häufig in der Nacht auf. All dies ist dadurch bedingt, dass der Geist seiner Residenz beraubt ist.

Bei ausgeprägter Leere-Hitze treten die Wirkungen auf den Geist deutlicher zutage; der Patient fühlt sich extrem unruhig und ängstlich.

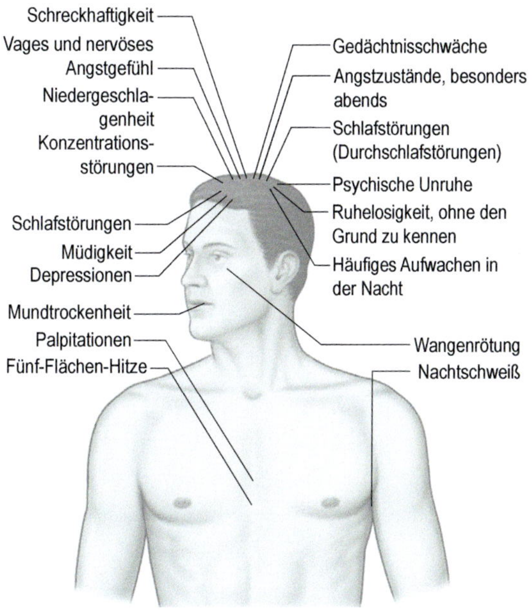

Abb. 12.12 Herz-Yin-Mangel mit Leere-Hitze

Leber-Yin-Mangel mit Leere-Hitze

Das Leber-Yin ist die Residenz der Wanderseele, und wenn emotionaler Stress das Leber-Yin erschöpft, kann dies Angstzustände, Schlafstörungen und psychische Unruhe hervorrufen. Auf körperlicher Ebene kann dies Gedächtnisschwäche, Schwindelgefühle, trockene Augen, trockene Haut, trockene Haare, Hypomenorrhö, Schlafstörungen, Fünf-Flächen-Hitze, Nachtschweiß, eine rote Zunge ohne Belag und einen oberflächlichen, leeren Puls verursachen (➤ Abb. 12.13).

Auf psychisch-emotionaler Ebene leidet der Patient möglicherweise an Angstzuständen, Schlafstörungen mit vielen Träumen und psychischer Unruhe. Er kann auch ein schwebendes Gefühl unmittelbar vor dem Einschlafen verspüren.

Sowohl ein Leber-Yin-Mangel als auch die daraus resultierende Leere-Hitze beeinträchtigen die Wanderseele. Ein Leber-Yin-Mangel macht die Wanderseele wurzellos, was zu Angstzuständen und Schlafstörungen führt. Die Leere-Hitze erregt auf der anderen Seite die Wanderseele und bei ausgeprägter Hitze kann dies sogar zu leicht manischem Verhalten führen.

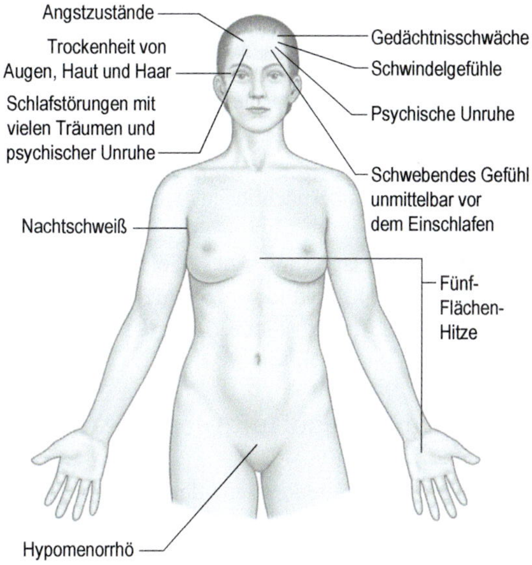

Abb. 12.13 Leber-Yin-Mangel mit Leere-Hitze

Nieren-Yin-Mangel mit Leere-Hitze

Das Nieren-Yin ist die Residenz von Willenskraft und Gedächtnis. Emotionaler Stress, der auf das Nieren-Yin

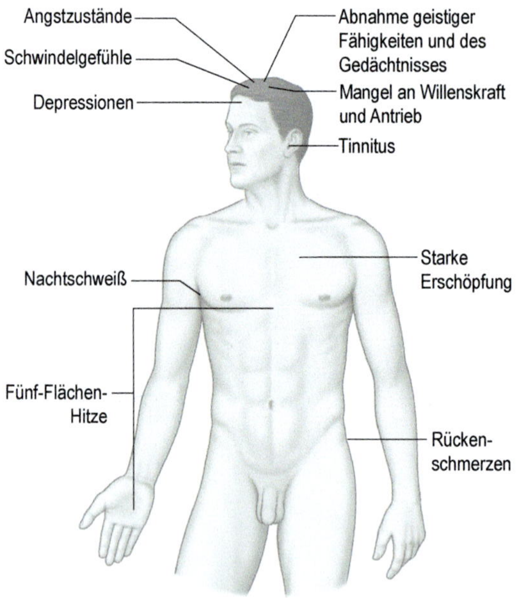

Abb. 12.14 Nieren-Yin-Mangel mit Leere-Hitze

einwirkt, verursacht starke Erschöpfung, mangelnde Willenskraft und Antrieb, Depressionen, Angstzustände und eine Abnahme der geistigen Fähigkeiten und des Gedächtnisses. Auf körperlicher Ebene ruft dies Schwindelgefühle, Tinnitus, Nachtschweiß, Fünf-Flächen-Hitze, Rückenschmerzen, eine rote, belaglose Zunge und einen oberflächlichen, leeren Puls hervor (➤ Abb. 12.14).

Die Leere-Hitze aufgrund eines Nieren-Yin-Mangels beeinträchtigt den Geist und verursacht Schlafstörungen und ausgeprägte Angstzustände.

Lungen-Yin-Mangel mit Leere-Hitze

Das Lungen-Yin ist die Residenz der Körperseele *(po)*. Emotionale Störungen, die das Lungen-Yin beeinträchtigen, rufen Müdigkeit, trockenen Husten, leichte Atemnot, Nachtschweiß, Fünf-Flächen-Hitze, eine trockene Kehle, eine rote, belaglose Zunge und einen oberflächlichen, leeren Puls hervor (➤ Abb. 12.15).

Auf psychisch-emotionaler Ebene kann der Patient ängstlich und besorgt sein. Er neigt dazu, viel zu weinen und fühlt sich sehr niedergeschlagen und einsam.

Milz-Yin-Mangel mit Leere-Hitze

Das Milz-Yin ist die Residenz des Intellekts *(yi)*, und ein Milz-Yin-Mangel kann Mundtrockenheit ohne Bedürfnis zu trinken, trockene Lippen, trockenen Stuhl, Appetitmangel, leichte Bauchschmerzen, eine in der Mitte belaglose Zunge und einen oberflächlichen, leeren Puls an der rechten, mittleren Position hervorrufen (➤ Abb. 12.16).

Aus psychisch-emotionaler Sicht leiden die Betroffenen an Gedächtnisschwäche und Konzentrationsstörungen und haben Lernschwierigkeiten. Das Ungleichgewicht kann auch gegenteilige Folgen haben und zu Angstzuständen, Grübeln und Zwangsgedanken führen.

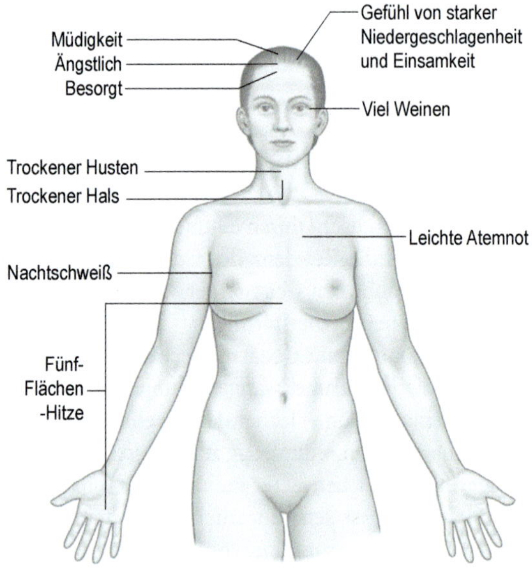

Abb. 12.15 Lungen-Yin-Mangel mit Leere-Hitze

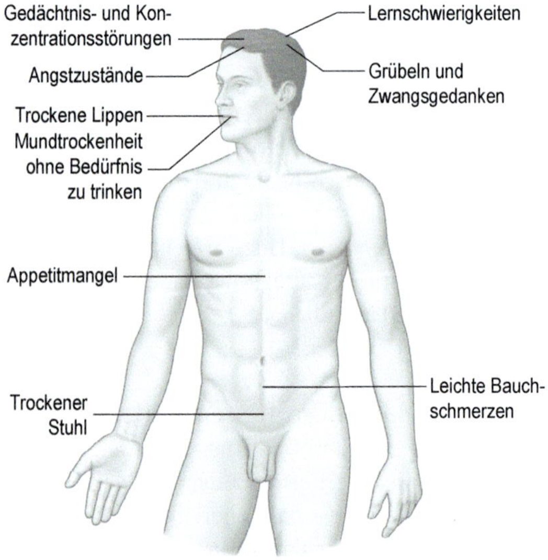

Abb. 12.16 Milz-Yin-Mangel mit Leere-Hitze

12.1.4 Pathogene Faktoren bei psychisch-emotionalen Störungen

Die Wirkungen von emotionalem Stress auf die vitalen Substanzen des Körpers werden in ➤ Tab. 12.1 zusammengefasst, und zwar in der Spalte unter der Überschrift ‚Wirkung'. Diese Zustände werden selbst mit der Zeit zu einer Ursache weiterer Disharmonien; diese Wirkungen werden in der Spalte mit der Überschrift ‚Folge' aufgeführt. Beispielsweise kann Blut-Hitze leicht zur Bildung von Schleim-Hitze führen, weil Hitze die Körperflüssigkeiten zu Schleim verdichtet.

Eine Qi-Schwäche von Milz, Lunge oder Niere führt leicht zur Bildung von Schleim, da das Qi darin versagt, die Flüssigkeiten umzuwandeln, zu bewegen und auszuscheiden, welche sich daher in Form von Schleim ansammeln. Eine Qi-Stagnation kann leicht eine Blut-Stase zur Folge haben. Ein Yin-Mangel kann zu Leere-Hitze oder innerem Wind führen. Eine Blut-Stase kann Hitze verursachen.

All diese pathogenen Faktoren – Schleim, Schleim-Hitze, Leere-Hitze und innerer Wind – stören den Geist weiter. Wir werden nun ihre Wirkungen und Symptomatologie besprechen. Die Blut-Stase wurde bereits oben erläutert.

Tab. 12.1 Die Wirkung von emotionalem Stress auf vitale Substanzen

Vitale Substanz	Wirkung	Folge
Qi	Schwäche Stagnation	Schleim Blut-Stase
Blut	Mangel Hitze Stase	– Schleim-Hitze Hitze
Yin	Mangel	Leere-Hitze Innerer Wind

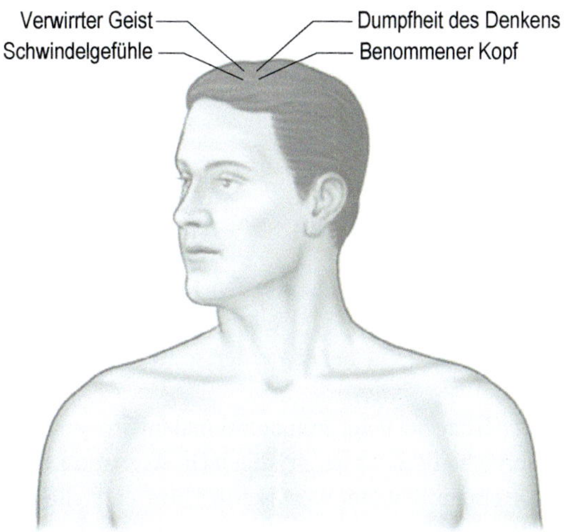

Abb. 12.17 Schleim

Schleim

Schleim blockiert den Geist (die Herz-Öffnungen) und kann dumpfes Denken, einen benebelten Kopf, einen verwirrten Geist und Schwindelgefühle hervorrufen. Im psychisch-emotionalen Bereich verursacht Schleim, der den Geist blockiert, einen gewissen Verlust an Einsicht, der in extremen Graden zu ernsten psychischen Störungen wie Psychose, Schizophrenie oder bipolarer Störung führen kann.

Es ist jedoch wichtig anzumerken, dass es viele verschiedene Abstufungen der Blockade des Geistes durch Schleim gibt. Bei milden Graden manifestiert sich die Blockade des Geistes durch Schleim in geistiger Verwirrung, bei Vorliegen von Hitze auch in leicht ‚manischem' Verhalten sowie irrationalem Handeln.

Schleim blockiert den Geist und das Denken, aber er erregt den Geist nicht (es sei denn, der Schleim geht mit Hitze einher). Daher ist der Betroffene nicht unruhig, sondern im Gegenteil müde, gedämpft, depressiv und ruhig.

Schleim zeigt sich in einem geschwollenen Zungenkörper, einem klebrigen Belag und einem schlüpfrigen Puls. Ich beziehe besonders den geschwollenen Zungenkörper mehr auf Schleim als auf Feuchtigkeit (➤ Abb. 12.17).

Feuer oder Hitze

Im Zusammenhang mit psychisch-emotionalen Problemen wird das Minister-Feuer häufig und leicht durch emotionalen Stress ‚angefacht', wobei Hitze und eine Aufwärtsbewegung des Qi auftreten. Das Qi geht nach oben und stört Herz und Perikard. Bei emotionalem Stress ist Hitze häufig die Folge einer Qi-Stagnation. Sie kann jedoch auch ohne vorhergehende Qi-Stagnation entstehen.

Wenn sich unter dem Einfluss von emotionalem Stress Hitze bildet, wird das Minister-Feuer pathologisch. Es wird aus seiner Wohnstätte im Unteren Erwärmer ‚vertrieben' und fließt nach oben zu Herz und Perikard. In chinesischen Werken heißt es, dass das physiologische Minister-Feuer im Unteren *dantian* ‚verborgen' sein und nicht gesehen werden sollte. Wenn Hitze vorliegt, ist das Minister-Feuer sichtbar.

Wenn das Minister-Feuer unter dem Einfluss von emotionalem Stress in einen pathologischen Zustand gebracht wird, können 3 Hitze-Muster auftreten:

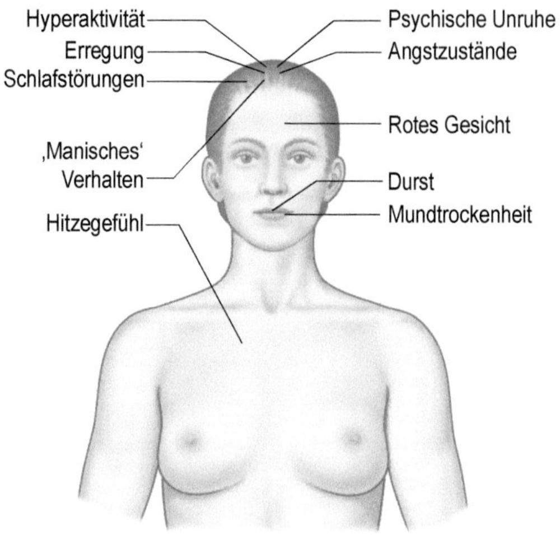

Abb. 12.18 Feuer oder Hitze

1. Fülle-Hitze (oder Feuer)
2. Leere-Hitze (aufgrund eines Yin-Mangels)
3. Yin-Feuer.

Leere-Hitze und Yin-Feuer werden weiter unten besprochen.

Fülle-Hitze als Folge von emotionalem Stress stammt gewöhnlich aus einer langfristigen Qi-Stagnation. Wenn das Qi einige Zeit stagniert, kann Hitze entstehen. Bei emotionalem Stress kann sich Hitze aber auch unabhängig davon bilden. Dies kann zum Beispiel bei Zorn, Freude, Liebe, Schuldgefühlen oder Begierde geschehen.

Die Zunge liefert einen entscheidenden Hinweis auf Fülle-Hitze. In diesem Zustand ist sie rot und weist einen gelben Belag auf. Bei einem roten Zungenkörper und Belag mit Wurzel besteht Fülle-Hitze (selbst wenn der Belag nicht gelb ist). Wenn die Zunge rot und ganz oder teilweise ohne Belag ist, handelt es sich um Leere-Hitze (siehe unten).

Die andere wichtige Manifestation ist der Puls. Bei Fülle-Hitze ist der Puls allgemein voll (was eine saitenförmige, überflutende, große oder fixierte Qualität beinhalten kann). Er sollte auch schnell sein, ist dies aber häufig nicht.

Zu den weiteren klinischen Manifestationen gehören ein Hitzegefühl, Durst, Mundtrockenheit, Schlafstörungen, Erregtheit, psychische Unruhe und ein rotes Gesicht.

Fülle-Hitze eines jeden Organs kann das Kommen und Gehen der Wanderseele überstimulieren und daher zu ‚manischem' Verhalten, Erregtheit, psychischer Unruhe, Schlafstörungen, Hyperaktivität und Angstzuständen führen (➤ Abb. 12.18).

Feuer oder Hitze erregen Geist und Seele. Feuer und Hitze haben das gleiche Wesen, aber es gibt einige Un-

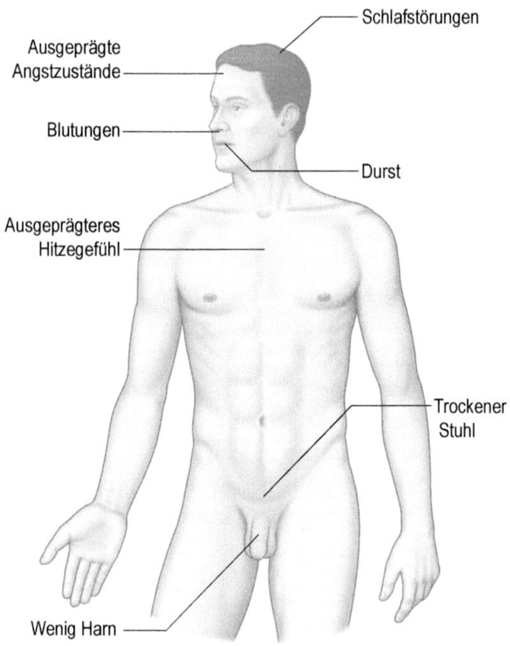

Abb. 12.19 Feuer

terschiede zwischen ihnen. Feuer ist ein ‚beständigerer' pathogener Faktor und intensiver als Hitze. Es unterscheidet sich in folgender Hinsicht von Hitze:

- Feuer ist intensiver (ausgeprägtes Hitzegefühl, tiefrote Zunge, schneller Puls).
- Feuer trocknet die Flüssigkeiten mehr aus (Durst, spärlicher Harn, trockener Stuhl).
- Feuer wirkt mehr auf den Geist ein (ausgeprägte Angstzustände, Schlafstörungen).
- Feuer verursacht leicht Blutungen.
- Feuer ist in tieferen energetischen Schichten lokalisiert (➤ Abb. 12.19).

Feuer wirkt also stärker auf den Geist ein als Hitze und erregt ihn mehr. In der Therapie wird Hitze durch scharfe, kalte Arzneien geklärt; Feuer wird durch bittere, kalte Kräuter abgeleitet.

Schleim-Feuer

Bei Schleim-Feuer blockiert Schleim den Geist und Feuer erregt ihn. Schleim-Feuer macht den Menschen daher erregt, unruhig und ängstlich. In einigen Fällen kann der Betroffene zwischen Phasen der Depression und Verwirrung (aufgrund des Schleims) und Phasen abnormer Hochstimmung, Erregung und manischen Verhaltens (aufgrund des Feuers) schwanken. In schweren Fällen führt dies zu einer bipolaren Störung (➤ Abb. 12.20).

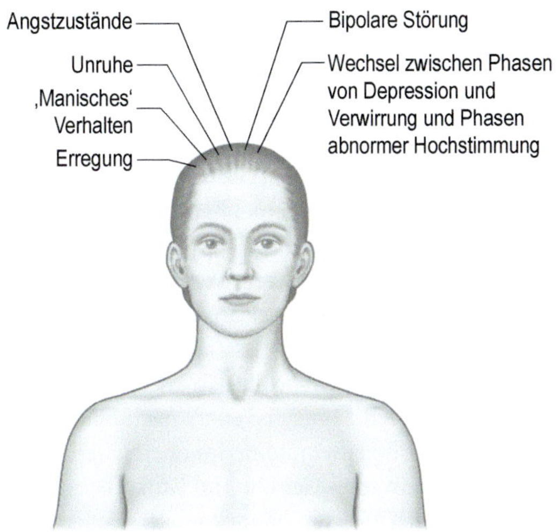

Abb. 12.20 Schleim-Feuer

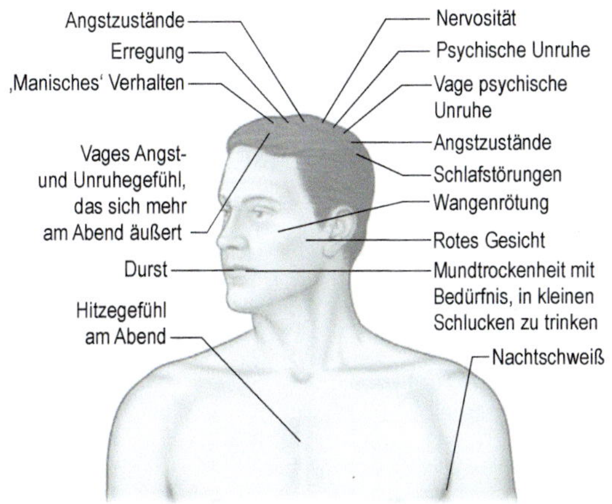

Abb. 12.21 Leere-Hitze

In chinesischen Werken wird dieser Zustand immer als Wechsel von Phasen schwerer Depression *(dian)* und Phasen manischen Verhaltens *(kuang)* beschrieben. Die manische Phase besteht demnach gewöhnlich in Anschreien, Schimpfen oder Schlagen anderer Menschen, Klettern auf Berge, Ablegen der Kleidung, unkontrolliertem Weinen oder Lachen.

Es ist wichtig zu erkennen, dass in der Praxis viel mildere Abwandlungen dieses Zustands recht häufig auftreten können; man sollte nicht immer eine solch gewalttätige Symptomatologie erwarten, um diesen Zustand zu diagnostizieren.

Schleim-Feuer manifestiert sich in einem schlüpfrigen und schnellen Puls und einer roten, geschwollenen Zunge mit klebrig-gelbem Belag und einem Herz-Riss auf der Mittellinie.

Leere-Hitze

Leere-Hitze entsteht aus einem Yin-Mangel. Es ist wichtig zu betonen, dass sich Leere-Hitze zwar letztlich aus einem Yin-Mangel entwickelt, der Yin-Mangel aber viele Jahre lang ohne Leere-Hitze bestehen kann. In solchen Fällen hat die Zunge keinen Belag (was den Yin-Mangel anzeigt), aber sie ist nicht gerötet (weil keine Leere-Hitze vorliegt). Siehe hierzu ➤ Abb. 12.21.

Leere-Hitze tritt bei emotionalem Stress auf, wenn dieser mit Überarbeitung einhergeht, die zu einem Yin-Mangel führt. Der durch Überarbeitung verursachte Yin-Mangel ist der Nährboden, der bei Stimulation durch emotionalen Stress zur Entstehung von Leere-Hitze führt. Dieser Stress rührt häufig von übermäßiger Freude, Begierde, Zorn, Sorge, Schuldgefühlen oder Eifersucht her.

In solchen Fällen geht die Leere-Hitze also tatsächlich von einem Yin-Mangel aus, aber sie wird durch den emotionalen Stress verschlimmert, der schon allein zu Hitze führt. Vor allem bewirkt der emotionale Stress, dass die Leere-Hitze noch mehr ansteigt, was zu Erregtheit, Angstzuständen, einem roten Gesicht und Durst führt.

Bei Leere-Hitze ist die Zunge rot und hat entweder ganz oder partiell keinen Belag oder einen wurzellosen Belag. Der Puls ist oberflächlich-leer und schnell.

Zu den weiteren klinischen Manifestationen gehören ein abendliches Hitzegefühl, Nachtschweiß, Mundtrockenheit mit dem Bedürfnis, in kleinen Schlückchen zu trinken, Wangenrötung, psychische Unruhe und Schlafstörungen.

Leere-Hitze eines jeden Organs kann das Kommen und Gehen der Wanderseele überstimulieren und daher zu ‚manischem' Verhalten, einer vagen psychischen Unruhe, Schlafstörungen, Nervosität und Angstzuständen führen.

Die psychische Unruhe aufgrund von Leere-Hitze zeigt sich anders als diejenige aufgrund von Fülle-Hitze. Bei Leere-Hitze hat der Patient ein vages Gefühl von Angst und Unruhe, das sich auch mehr am Abend manifestiert.

Leere-Hitze kann das Herz und das Perikard (und daher den Geist), die Leber (und daher die Wanderseele) und die Niere (die auch den Geist beeinflusst) erregen. Wir sollten nicht den Fehler begehen anzunehmen, Leere-Hitze sei keine ‚echte' Hitze. Es handelt sich um ‚echte' Hitze, die den Körper genauso erhitzt und den Geist ebenso beeinträchtigt, wie es bei Fülle-Hitze der Fall ist. Im psychisch-emotionalen Bereich kann die Wirkung von Leere-Hitze sogar noch ausgeprägter sein als bei Hitze, weil der Yin-Mangel (von dem die Leere-Hitze ausgeht) Geist und Wanderseele ihrer Wohnstätte beraubt. Dies erregt Geist und Wanderseele noch stärker.

Yin-Feuer

Yin-Feuer wurde in ➤ Kap. 9 besprochen. Das Konzept des Yin-Feuers wurde von Li Dongyuan in seinem Buch ‚Abhandlung über Milz und Magen' (*Piwei lun,* 1246) eingeführt. Dr. Li sagt, dass das Ursprungs-Qi *(yuanqi)* im Unteren Erwärmer aufgrund von Ernährungsfehlern und Überarbeitung geschwächt wird. Dies bewirkt, dass der Patient Müdigkeit und häufig Kältegefühle verspürt. Wenn der Patient auch emotionalem Stress unterworfen ist, wird das Minister-Feuer angefacht, es wird pathologisch und verlässt seinen Ort der ‚Verborgenheit' im Unteren *dantian.*

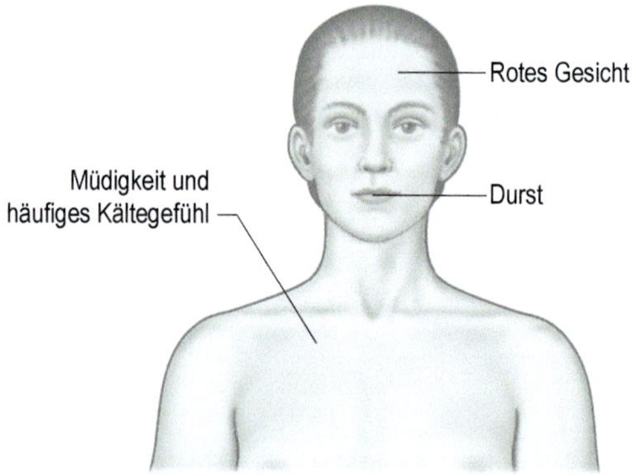

Abb. 12.22 Yin-Feuer-Symptome

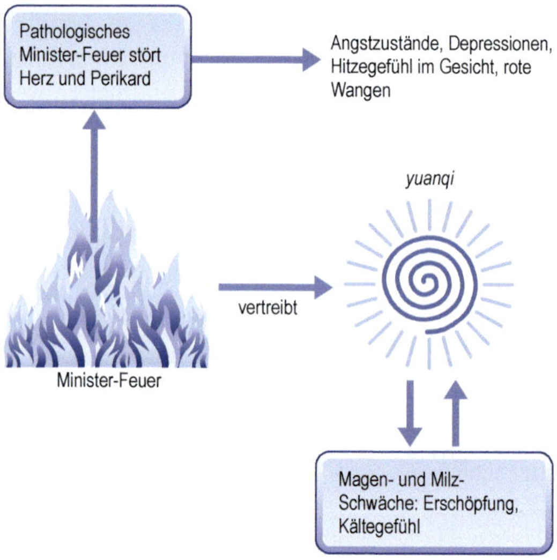

Abb. 12.23 Pathologie des Yin-Feuers

Da das Minister-Feuer und Ursprungs-Qi am gleichen Ort im Unteren *dantian* sitzen, vertreibt das pathologische Minister-Feuer das Ursprungs-Qi und schwächt es noch mehr. Dr. Li drückt dies so aus, dass das Minister-Feuer zum ‚Dieb' des Ursprungs-Qi wird. Das Anfachen des pathologischen Minister-Feuers nach oben hin verursacht einige Hitze-Symptome im oberen Teil des Körpers wie etwa ein rotes Gesicht und Durst. Dies nennt er ‚Yin-Feuer'. Bei Yin-Feuer handelt es sich weder um Fülle- noch um Leere-Hitze, sondern einfach um eine andere Art von Hitze, die von einer Schwäche des Ursprungs-Qi ausgeht. Daraus folgt, dass Yin-Feuer nicht nur durch Klären von Hitze oder Ableiten von Feuer, sondern durch Stärkung des Ursprungs-Qi und sanftes Klären von Hitze nach oben behandelt wird (➤ Abb. 12.22).

Die Pathologie des Yin-Feuers wird auch durch Feuchtigkeit und eine Pathologie des Mittleren Erwärmers verkompliziert. Wenn die Milz geschwächt ist, bildet sich Feuchtigkeit, die in den Unteren Erwärmer eindringt. Hier ‚überschwemmt' sie das Ursprungs-Qi und das Minister-Feuer und vertreibt Letzteres aus dem Ort (dem Unteren Erwärmer), wo es ‚verborgen' sein sollte. Siehe hierzu ➤ Abb. 12.23 und 12.24.

Auch der Mittlere Erwärmer weist in diesem Fall Feuchtigkeit auf. Das Milz-Qi (oder sogar das Milz-Yang) ist geschwächt und kann nicht aufsteigen. Aus diesem Grund wird *Buzhong yiqi tang* Dekokt, das die Mitte stärkt und das Qi vermehrt, eingesetzt, um das Milz-Qi anzuheben und das Milz-Yang zu wärmen, sodass die Feuchtigkeit sich nicht länger in den Unteren Erwärmer ergießen kann. Wenn der Untere Erwärmer geöffnet und von Feuchtigkeit befreit wird, wird das

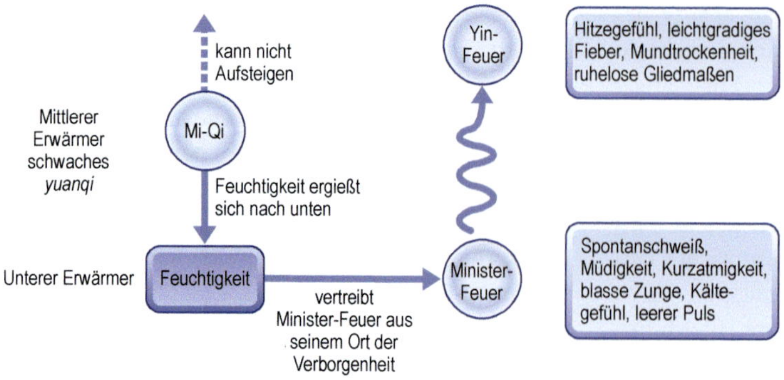

Abb. 12.24 Pathologie des Yin-Feuers mit Feuchtigkeit

Minister-Feuer zu seinem Ort der Verborgenheit im Unteren Erwärmer zurückkehren. Die Symptome des Yin-Feuers verschwinden somit.

Buzhong yiqi tang beseitigt Yin-Feuer, indem es das Ursprungs-Qi mit *Renshen* Rx. Ginseng stärkt und mit *Chaihu* Rx. Bupleuri sowie *Shengma* Rz. Cimicifugae Hitze leicht nach oben klärt.

Jede Emotion kann zu Yin-Feuer führen, da alle Emotionen das Minister-Feuer aus seiner Wohnstätte im Unteren *dantian* vertreiben können. Alle Emotionen führen zu einer Qi-Stagnation, die wiederum letztlich zu einer gewissen Hitze führt. Die Situation kann durch die Anwesenheit von Feuchtigkeit im Unteren Erwärmer verschlimmert werden, wie es bei Schamgefühlen geschehen kann.

Das Yin-Feuer erklärt die Hitze-Symptome bei psychisch-emotionalen Problemen, die sich einer Klassifikation in Fülle- oder Leere-Hitze entziehen können. Dies ist der Fall, wenn Hitze-Symptome oben (rotes Gesicht, Durst, Hitzegefühl im Gesicht) und Kälte-Symptome unten (kalte Füße, generelles Kältegefühl) bestehen. Bei einer solchen Situation handelt es sich um Yin-Feuer.

Emotionaler Stress führt umso wahrscheinlicher zu Yin-Feuer, wenn er mit Überarbeitung und Ernährungsfehlern einhergeht.

Was die Akupunkturtherapie anbelangt, sind dies die Therapieprinzipien und entsprechenden Punkte:

- Das Ursprungs-Qi *(yuanqi)* stärken: Ren 4 *guanyuan*
- Das Qi anheben: Du 20 *baihui*, Ren 6 *qihai*
- Das Milz-Qi stärken und aufsteigen lassen: Bl 20 *pishu*, Ren 12 *zhongwan*, Ma 36 *zusanli*
- Den Geist beruhigen: Du 24 *shenting*, Du 19 *houding*, Ren 15 *jiuwei*, He 5 *tongli*
- Hitze nach oben klären: Pe 8 *laogong*, Pe 7 *daling*
- Den Dreierwärmer regulieren: 3E 6 *zhigou*, 3E 5 *waiguan*

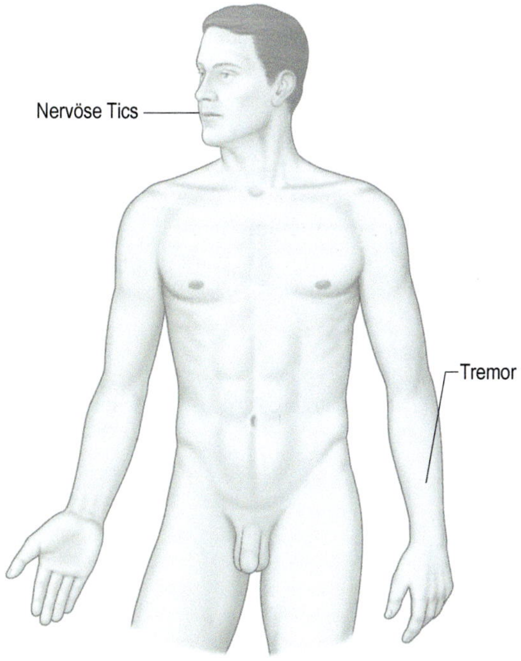

Abb. 12.25 Innerer Wind

Innerer Wind

Innerer Wind erregt den Geist auf die gleiche Weise wie aufsteigendes Leber-Yang und ruft nervöse Tics und Tremor hervor (➤ Abb. 12.25).

ZUSAMMENFASSUNG

Wirkungen von psychisch-emotionalen Störungen

Wirkungen auf das Qi
- Leber-Qi-Stagnation
- Herz- und Lungen-Qi-Stagnation

Wirkungen auf das Blut
- Blut-Mangel
  - Herz-Blut-Mangel
  - Leber-Blut-Mangel
- Blut-Stase
  - Herz-Blut-Stase
  - Leber-Blut-Stase
- Blut-Hitze
  - Herz-Blut-Hitze
  - Leber-Blut-Hitze

Wirkungen auf das Yin
- Herz-Yin-Mangel mit Leere-Hitze
- Leber-Yin-Mangel mit Leere-Hitze
- Nieren-Yin-Mangel mit Leere-Hitze
- Lungen-Yin-Mangel mit Leere-Hitze
- Milz-Yin-Mangel mit Leere-Hitze

Pathogene Faktoren bei psychisch-emotionalen Störungen
- Schleim
- Feuer oder Hitze
- Schleim-Feuer
- Leere-Hitze
- Yin-Feuer
- Innerer Wind

12.2 Klassifikation psychisch-emotionaler Störungen

Die psychisch-emotionalen Wirkungen von Emotionen und anderen pathogenen Faktoren können in drei großen Typen zusammengefasst werden:

1. Blockierter Geist: gekennzeichnet durch verwirrte Gedanken, irrationales Verhalten, getrübten Geist und in schweren Fällen einen gänzlichen Verlust der Einsicht mit einer psychischen Störung als Folge.
2. Unruhiger Geist: gekennzeichnet durch Schlafstörungen, Erregung, psychische Unruhe und Angstzustände.

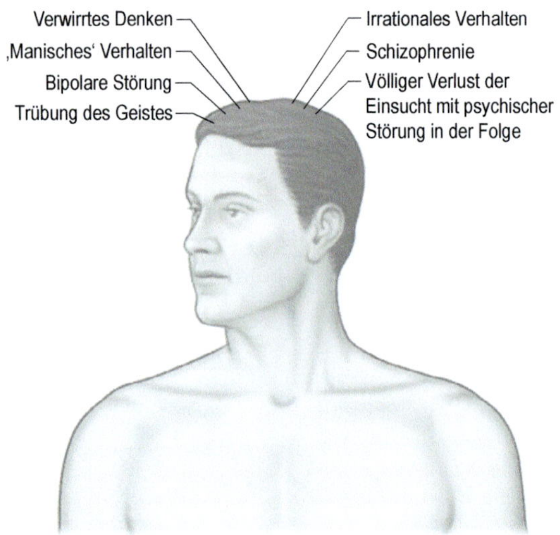

Abb. 12.26 Symptome von blockiertem Geist

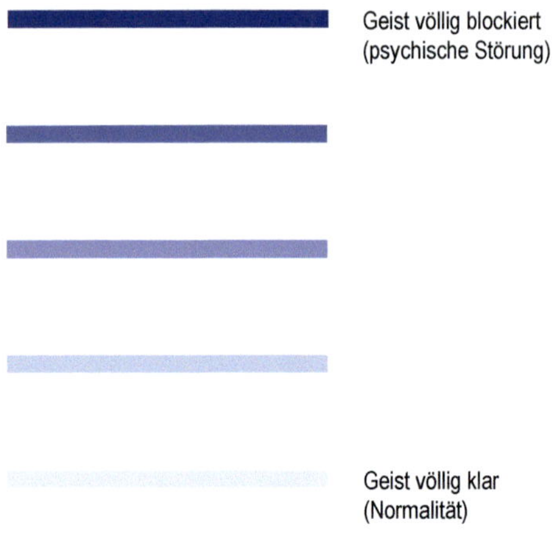

Abb. 12.27 Abstufungen von blockiertem Geist

3. Geschwächter Geist: gekennzeichnet durch Depressionen, Melancholie, geistige Erschöpfung und körperliche Müdigkeit.

12.2.1 Blockierter Geist

Wenn der Geist blockiert ist, tritt ein gewisser Verlust an Einsicht auf, was zu verwirrten Gedanken, irrationalem Denken und Verhalten und bei Hitze auch manischem Verhalten führt. In extremen Fällen hat eine Blockade des Geistes eine Psychose wie bei einer bipolaren Störung oder Schizophrenie zur Folge (➤ Abb. 12.26). Es ist jedoch wichtig zu erkennen, dass eine Blockade des Geistes in einer großen Bandbreite von Abstufungen auftritt und dass ein blockierter Geist keinesfalls immer eine psychische Störung bedeutet (➤ Abb. 12.27).

Der Geist wird durch Schleim oder Blut-Stase blockiert. In leichten Fällen kann er durch eine schwere Qi-Stagnation blockiert sein (➤ Abb. 12.28). Die Ätiologie von blockiertem Geist wird in ➤ Abb. 12.29 dargestellt.

12.2.2 Unruhiger Geist

Bei unruhigem Geist besteht kein Verlust an Einsicht, wie es bei blockiertem Geist der Fall ist, aber der Mensch leidet unter Schlafstörungen, Angstzuständen und Sorgen. Ein gutes Beispiel für den Unterschied zwischen blockiertem und unruhigem Geist kann bei Angstzuständen und Panikattacken beobachtet werden. Angst-

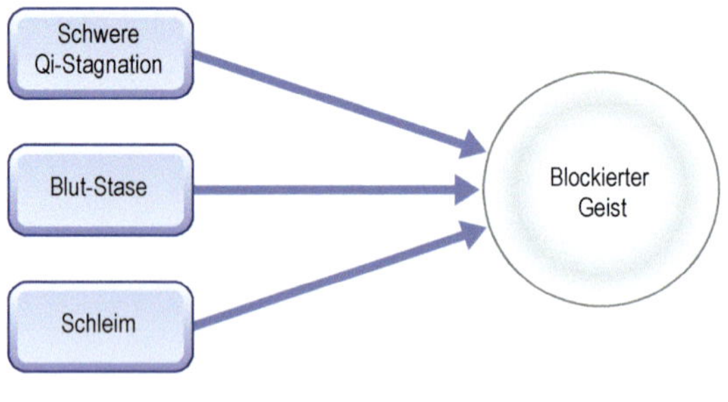

Abb. 12.28 Krankheitsmuster bei blockiertem Geist

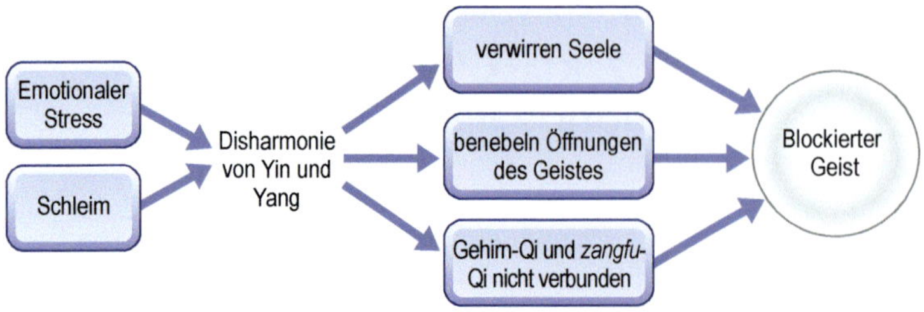

Abb. 12.29 Ätiologie von blockiertem Geist

zustände und Panikattacken sind ein deutliches Zeichen für unruhigen Geist; wenn der Mensch jedoch sehr starke Panikattacken bis hin zu einer irrationalen Todesangst verspürt, können wir sagen, dass der Geist leicht blockiert ist (➤ Abb. 12.30).

Der Geist ist durch einen Blut- oder Yin-Mangel unruhig (in leichten Fällen), oder durch eine Qi-Stagnation, Blut-Stase, Feuer, Leere-Hitze, Schleim-Feuer und inneren Wind (➤ Abb. 12.31).

12.2.3 Geschwächter Geist

Der Geist wird durch eine Qi-Schwäche (hier im allgemeinen Sinne unter Einschluss von Yang-, Blut- oder Yin-Mangel verstanden) geschwächt. Der Patient ist körperlich und geistig müde, depressiv, niedergeschlagen und es mangelt ihm an Initiative und Motivation (➤ Abb. 12.32).

Selbstverständlich können Kombinationen dieser drei Zustände auftreten. Beispielsweise kann ein Yin-Mangel zu geschwächtem Geist führen und Müdigkeit und Depressionen verursachen; Leere-Hitze kann einen unruhigen Geist mit Schlafstörungen und Angstzuständen hervorrufen.

Eine Kombination von blockiertem und unruhigem Geist ist auch verbreitet, wenn beispielsweise eine Blut-Stase den Geist beeinträchtigt, was zu einem gewissen Verlust an Einsicht (Blockade) und Angstzuständen führt. Der Geist kann auch gleichzeitig blockiert und geschwächt sein; Anorexie ist ein Beispiel hierfür. Bei Anorexie ist der Geist offensichtlich geschwächt, was sich in körperlicher Müdigkeit und Depressionen zeigt; die Milz-Schwäche kann jedoch zu Schleim führen, der den Geist blockieren kann, sodass er benebelt ist. Menschen, die an schwerer Anorexie leiden, betrachten sich selbst im Spiegel und nehmen sich selbst tatsächlich als zu dick wahr. Dies ist ein gutes Beispiel für eine geistige Halluzination, die eine Blockade des Geistes anzeigt.

Fallbeispiel

II Ein 51-jähriger Mann wollte sein atopisches Asthma und Ekzem behandeln lassen. Ab dem 32. Lebensjahr hatte er 10 Jahre lang viel Alkohol getrunken und regelmäßig eine große Menge Amphetamine eingenommen. Seine Augen waren matt und glanzlos und er klagte über Gedächtnis- und Konzentrationsstörungen. Wenn man ihn ansprach, wirkte er immer ein wenig geistesabwesend, und er hatte Wortfindungsschwierigkeiten. Seine Zunge war geschwollen und er hatte einen Magen-Herz-Riss mit einem klebrigen, gelben Belag darin (➤ Tafel 12.1). Sein Puls war leicht schlüpfrig.

Dies wird als Beispiel für einen leichten Fall von blockiertem Geist angeführt, in diesem Fall einer Blockade durch Schleim. **II**

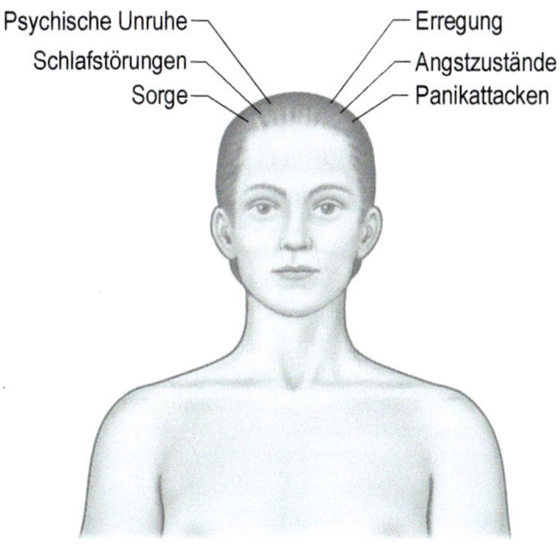

Abb. 12.30 Unruhiger Geist

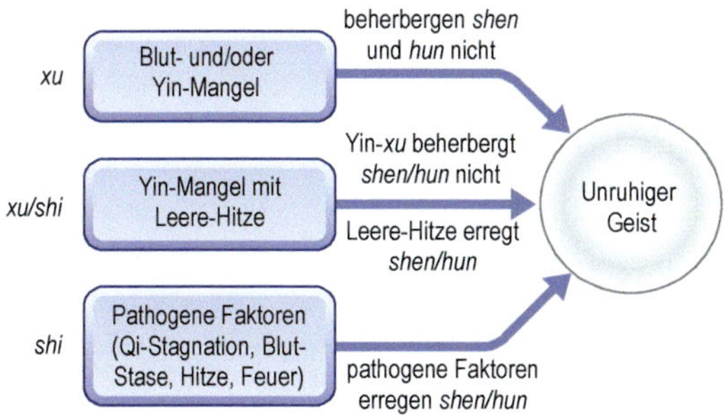

Abb. 12.31 Krankheitsmuster bei unruhigem Geist

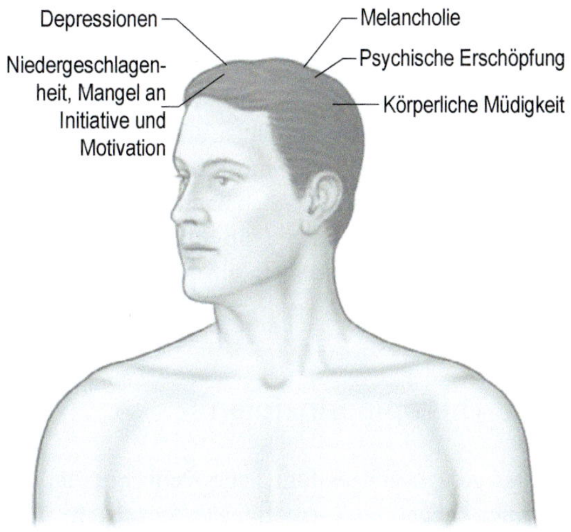

Abb. 12.32 Geschwächter Geist

12.2.4 Arzneimitteltherapieprinzipien bei blockiertem, unruhigem oder geschwächtem Geist

Das Therapieprinzip für psychisch-emotionale Störungen folgt eng der obigen Klassifikation und muss wie immer auf einer klaren Abgrenzung zwischen Leere und Fülle sowie Wurzel und Manifestation basieren. Solch eine Unterscheidung ist sehr wichtig, um die richtige Arzneimittelrezeptur auszuwählen.

Bei der Auswahl einer Arzneimittelrezeptur bei psychisch-emotionalen Problemen berücksichtige ich immer die Unterscheidung zwischen blockiertem, unruhigem und geschwächtem Geist, weil ich dem Geschmack der Arzneien (und damit der vorherrschenden Geschmacksrichtung der Rezeptur) große Bedeutung beimesse. Auch wenn eine Rezeptur mehrere Arzneien mit unterschiedlichen Geschmacksrichtungen enthält, erwarte ich dennoch, dass das daraus zubereitete Dekokt einen vorherrschenden Geschmack, je nach dem gewünschten Effekt, aufweist.

Der von mir beabsichtigte Geschmack hängt von meiner Klassifikation psychisch-emotionaler Störungen in die drei großen Kategorien von blockiertem, unruhigem und geschwächtem Geist ab.

Bei blockiertem Geist beabsichtige ich, dass das Dekokt (oder das Pulver) einen vorherrschend scharfen und auch aromatischen Geschmack aufweist. Dieser bewegt das Qi und macht die Öffnungen des Geistes auf. Es ist daher für die Rezeptur von ganz entscheidender Bedeutung, dass dieser Geschmack vorherrscht.

Bei unruhigem Geist muss man das Qi mit Arzneien, die eine sinkende Bewegung aufweisen (wie dies bei vielen Mineralien der Fall ist), absteigen lassen. Bei Hitze sollten auch Arzneien mit bitterem Geschmack, der das Qi ebenfalls absenken kann, eingesetzt werden. Natürlich kann ein unruhiger Geist auch von einem Blut- und/oder Yin-Mangel stammen, daher benötigt man süße und saure Arzneien (um das Yin zu absorbieren).

Bei geschwächtem Geist muss man Qi, Blut oder Yin stärken, und man muss sich in erster Linie auf den süßen Geschmack stützen (süß und warm bei Qi-Schwäche und Yang-Mangel, süß und kalt bei Yin-Mangel).

12.2.5 Therapieprinzipien

Genauer gesagt, gibt es fünf hauptsächliche Therapieprinzipien bei psychisch-emotionalen Störungen.

1. Das Herz nähren und den Geist beruhigen: Dieses Prinzip ist anwendbar bei Leere-Zuständen, d. h. Qi-Schwäche, Blut- oder Yin-Mangel, die einen geschwächten oder unruhigen Geist hervorrufen.
2. Pathogene Faktoren klären und den Geist beruhigen: Dies gilt für Fülle-Zustände wie etwa Qi- oder Blut-Stagnation, Schleim-Feuer und Feuer, welche einen blockierten oder unruhigen Geist verursachen.
3. Pathogene Faktoren klären, das Herz nähren und den Geist beruhigen: Dies ist bei einem Yin-Mangel, der zu Leere-Hitze führt und einen unruhigen und/oder geschwächten Geist verursacht, anzuwenden.
4. Schleim beseitigen, die Öffnungen aufmachen und den Geist beruhigen: Dies ist bei Schleim oder Schleim-Feuer, welche einen blockierten Geist hervorrufen, anwendbar.
5. Den Geist absenken und beruhigen: Dieses Therapieprinzip besteht in der Anwendung schwerer Mineralien, um aufsteigendes Qi abzusenken, und wird als Zusatz zu anderen Therapiemethoden eingesetzt, um die Manifestation zu behandeln, wenn der Geist sehr unruhig ist; man beachte, dass die Anwendung von Mineralien in Kräuterrezepturen in Europa nicht erlaubt ist.

Man beachte, dass ‚den Geist beruhigen' im Kontext der Arzneimitteltherapie ein Ausdruck ist, der als Therapiemethode in allen Fällen psychisch-emotionaler Störungen wiederkehrt. Er sollte in einem weiten Sinne verstanden werden, nicht nur als Beruhigung des Geistes im engeren Sinne (etwa bei Angstzuständen), sondern auch als Aufhellen der Stimmung (etwa bei Depressionen).

Die verschiedenen Pathologien und relevanten Therapiemethoden können in Tabellenform zusammengefasst werden (➤ Tab. 12.2).

Tab. 12.2 Geist-Pathologien und Therapiemethoden

Erkrankung des Geistes	Pathologie	Therapiemethode
Blockiert	Qi-Stagnation	Das Qi bewegen, den Geist beruhigen
	Blut-Stase	Das Blut beleben, den Geist beruhigen
	Schleim	Schleim beseitigen, die Öffnungen aufmachen, den Geist beruhigen
Unruhig	Blut-Yin-Mangel	Das Blut oder Yin nähren, das Herz nähren und den Geist beruhigen
	Yin-Mangel mit Leere-Hitze	Das Yin nähren, Leere-Hitze klären und den Geist beruhigen
	Qi-Stagnation	Das Qi bewegen und den Geist beruhigen

Tab. 12.2 Geist-Pathologien und Therapiemethoden (Forts.)

Erkrankung des Geistes	Pathologie	Therapiemethode
	Blut-Stase	Das Blut beleben und den Geist beruhigen
	Feuer	Feuer ableiten und den Geist beruhigen
	Schleim-Feuer	Feuer ableiten, Schleim beseitigen, die Öffnungen aufmachen und den Geist beruhigen
Geschwächt	Qi-Schwäche	Das Qi stärken, den Geist beruhigen und klären
	Yang-Mangel	Das Yang stärken, den Geist beruhigen und klären
	Blut-Mangel	Das Blut nähren und den Geist beruhigen
	Yin-Mangel	Das Yin nähren und den Geist beruhigen

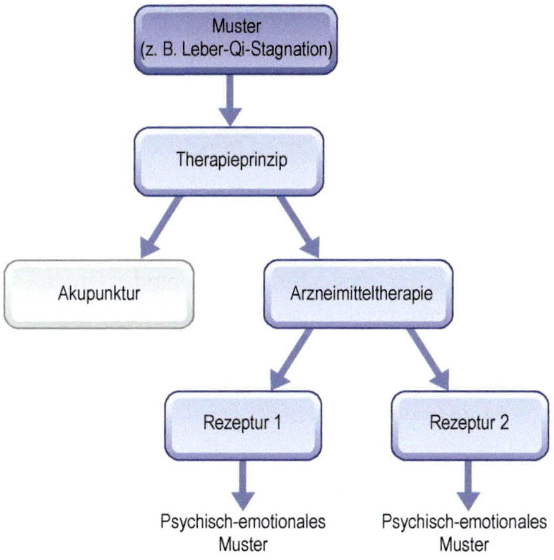

Abb. 12.33 Struktur der Erörterung der Therapie für Krankheitsmuster

Die Wirkungen einiger Akupunkturpunkte, die bei psychisch-emotionalen Störungen am häufigsten angewendet werden, werden in ➤ Kap. 13 besprochen.

Wir können nun die Akupunktur- und Arzneimitteltherapie für jedes der oben erörterten Muster besprechen.

Das psychisch-emotionale Krankheitsmuster für jedes Syndrom wird nach der jeweiligen Arzneimittelrezeptur aufgeführt; diejenigen, die lediglich Akupunktur anwenden, mögen diesen Abschnitt ebenfalls lesen, da er für Akupunktur- oder Arzneimitteltherapie gleichermaßen gilt. In ➤ Abb. 12.33 wird erklärt, wie die Erörterung der Therapie für jedes Krankheitsmuster strukturiert ist.

12.3 Blockierter Geist

Der Geist kann durch eine Qi-Stagnation, Blut-Stase oder Schleim blockiert oder ‚benebelt' sein. Er kann auch während einer akuten fiebrigen Erkrankung durch Hitze blockiert werden, wie im Krankheitsmuster ‚Hitze im Perikard' in der Nähr-Qi-Schicht, aber dies ist ein Spezialfall, der uns hier nicht weiter beschäftigen wird.

Eine Blockade des Geistes verursacht geistige Verwirrung, weil der blockierende Faktor die Aktivität des Geistes (Denken, Gedächtnis, Einsicht, Auffassungsgabe, Anwendung und Verstehen) beeinträchtigt. Der Betroffene leidet dann unter geistiger Verwirrung, Gedächtnisschwäche, Schwindelgefühlen, Konzentrationsstörungen, Wortfindungsstörungen und verlangsamtem Denken. In schweren Fällen kann ein vollständiger Verlust der Einsicht auftreten, was zu einer psychischen Störung führt.

Auf emotionaler Ebene tritt bei einer Blockade des Geistes ein gewisser Verlust der Einsicht auf, und der Betroffene fühlt sich geistig verwirrt und verhält sich etwas irrational. Eine Blockade des Geistes kann in vielen verschiedenen Graden auftreten, von sehr milden Formen, die sich in einer leichten geistigen Verwirrung äußern, bis hin zu sehr schweren Fällen, wenn bei Zuständen wie manischer Depression, Psychose oder Schizophrenie ein vollständiger Verlust der Einsicht vorliegt.

Selbstverständlich besteht ein gradueller Unterschied zwischen der Blockade des Geistes durch eine Qi-Stagnation, Blut-Stase bzw. Schleim; eine Qi-Stagnation ist die leichteste und Schleim die schwerste Form.

Das Therapieprinzip bei einer Blockade des Geistes besteht darin, die pathogenen Faktoren zu beseitigen, die Öffnungen des Geistes aufzumachen und den Geist zu beruhigen. Wie oben angedeutet, sollte eine Arzneimittelrezeptur einen vorherrschend scharfen und aromatischen Geschmack aufweisen.

Arzneien, die bei psychisch-emotionalen Störungen die Öffnungen aufmachen, sind u. a.:

- *Shichangpu* (Rz. Acori tatarinowii)
- *Yujin* (Rx. Curcumae)
- *Yuanzhi* (Rx. Polygalae)
- *Hehuanpi* (Cx. Albiziae)
- *Suhexiang* (Styrax)
- *Hupo* (Succinum).

Akupunkturpunkte, die die Öffnungen des Geistes aufmachen, sind u.a. Pe 5 *jianshi,* Du 20 *baihui,* Du 24 *shenting,* Du 26 *renzhong,* Ma 40 *fenglong,* Ma 25 *tianshu,* alle Brunnen-*jing*-Punkte, Gb 17 *zhengying,* Gb 18 *chengling,* Du 19 *houding* und Gb 13 *benshen.*

12.3.1 Qi-Stagnation

Leber-Qi-Stagnation

Therapieprinzip

Das Qi bewegen, die Leber befrieden, die Wanderseele und den Geist beruhigen.

Akupunktur

Le 3 *taichong,* Di 4 *hegu,* Le 14 *qimen,* Pe 6 *neiguan,* 3E 6 *zhigou,* Du 24 *shenting,* Gb 13 *benshen.* Sedierende oder neutrale Nadeltechnik.

Erklärung:

- Le 3 ist der Hauptpunkt, um das Leber-Qi zu bewegen und gleichzeitig den Geist zu beruhigen. In Kombination mit Di 4 (die ‚Vier Tore') hat er einen sehr starken beruhigenden Effekt auf den Geist.
- Le 14, Alarm-*mu*-Punkt der Leber, bewegt das Leber-Qi.
- Pe 6, indirekt über die *Jueyin*-Leitbahnen mit der Leber verknüpft, bewegt das Leber-Qi und beruhigt den Geist.
- 3E 6 bewegt das Leber-Qi.
- Du 24 und Gb 13 beruhigen bei Leber-Mustern intensiv den Geist.

Spezialverschreibung:

Ma 30 *qichong,* Ni 14 *siman,* Ni 13 *qixue,* Le 3 *taichong,* Pe 6 *neiguan,* Bl 15 *xinshu,* Bl 18 *ganshu,* Mi 6 *sanyinjiao.*

Erklärung: Diese Verschreibung wird bei Leber-Qi-Stagnation im unteren Abdomen und nach oben rebellierendem Qi im Durchdringungsgefäß *(chongmai)* verwendet, das das Herz stört. Dieser Zustand entsteht aus einem Schock, Zorn, Schuldgefühlen oder chronischer Sorge und Grübeln, welche eine Qi-Stagnation verursachen. Kombiniert mit anderen Krankheitsursachen (wie beispielsweise schwerem Heben, Blutverlust bei der Geburt oder Abnahme von Blut und Yin während der Menopause), kann dies eine Leber-Qi-Stagnation und rebellierendes Qi im Durchdringungsgefäß hervorrufen.

Die Leber-Leitbahn verläuft durch das untere Abdomen, Magen, Zwerchfell, Lunge und Hals; die Nieren-Leitbahn geht durch Leber, Zwerchfell, Lunge und Hals. Sie ziehen sich also beide nach oben zum Hals, wo sie ein Engegefühl in der Kehle hervorrufen können. Sie gehen auch beide zum Thorax, wo sie bei einer Qi-Stagnation ein Druck- und Engegefühl im Thorax verursachen können. Im Thorax wirken sie auf Herz und Lunge und damit auf Geist und Körperseele ein und lassen Angstzustände, Palpitationen und Traurigkeit entstehen.

In Kapitel 65 des ‚Zentrums des Wirkvermögens' heißt es: *„Das Durchdringungs- und das Konzeptionsgefäß stammen beide aus dem Uterus, gehen durch die Wirbelsäule nach oben und bilden das Meer der Leitbahnen … vom Abdomen gehen sie aufwärts zum Hals."*[3] In Kapitel 60 der ‚Einfachen Fragen' steht: *„Das Durchdringungsgefäß steigt durch Ma 30 qichong auf, folgt der Nieren-Leitbahn bis zu Bauchnabel und Thorax, wo es sich zerstreut."*[4] Daher wirkt rebellierendes Qi im Durchdringungsgefäß auf das Herz ein und verursacht Angstzustände, Palpitationen und geistige Verwirrung.

- Ma 30 ist ein wichtiger Punkt des Durchdringungsgefäßes, das an diesem Punkt hervortritt und aus dem Perineum stammt. Der Punktname bedeutet ‚vorwärtstreibendes Qi' oder ‚durchdringendes Qi', und das *chong* in seinem Namen bezieht sich auf *chongmai,* also auf das Durchdringungsgefäß. Dieses Gefäß ist auch mit dem Hellen Yang verbunden; die Verbindung ereignet sich durch diesen Punkt. Ma 30 wird daher verwendet, um rebellierendes Qi im Durchdringungsgefäß zu unterdrücken, das nicht nur das untere Abdomen, sondern den ganzen Verlauf dieses Gefäßes beeinflusst.
- Ni 14 unterdrückt ebenfalls rebellierendes Qi im Durchdringungsgefäß, wenn dieses das untere Abdomen beeinflusst. Der Name dieses Punktes bedeutet ‚Vierfache Fülle', was sich auf ein Völlegefühl im unteren Abdomen beziehen mag, das sich in alle 4 Richtungen ausbreitet. Dieses Völlegefühl stammt aus einer Qi-Stagnation im Durchdringungsgefäß. Eine andere Bedeutung des Punktenamens ist, dass der Punkt 4 Füllezustände aufgrund einer Stagnation von Qi, Blut, Nahrung und Feuchtigkeit behandelt.
- Ni 13 ist ein weiterer Punkt im Verlauf des Durchdringungsgefäßes und reguliert sein Qi, indem es dessen Wurzel im unteren Abdomen stärkt.
- Le 3 unterdrückt rebellierendes Qi in der Leber-Leitbahn und beruhigt die Wanderseele.
- Pe 6 unterdrückt ebenfalls rebellierendes Qi in der Leber-Leitbahn, entspannt den Thorax, beruhigt den Geist und die Wanderseele und lindert Traurigkeit.

- Bl 15 und Bl 18 regulieren das Qi von Herz- und Leber-Leitbahn, bewegen das Qi, beruhigen den Geist und die Wanderseele.
- Mi 6 unterstützt die Unterdrückung von rebellierendem Qi durch die Stärkung der Wurzel, also von Leber und Niere.

Arzneimitteltherapie

Rezeptur

Yueju wan

Pille, die das Gekrümmte überwindet

Erklärung: Diese Rezeptur ist vor allem bei einer Leber-Qi-Stagnation geeignet, obwohl sie auch Blut-Stase, Nahrungsretention, Stagnation von Schleim und Feuchtigkeit und Hitze-Verknotung behandelt. Aus diesem Grund wird sie die ‚Rezeptur für die sechs Stagnationen' genannt. Sie ist jedoch äußerst wirksam bei der Bewegung des Qi, Befriedung der Leber und Beruhigung des Geistes und vor allem beim Aufmachen der Öffnungen des Geistes und Lindern von Depressionen aufgrund einer Leber-Qi-Stagnation.

Psychisch-emotionales Muster: Diese Rezeptur behandelt die emotionalen und psychischen Manifestationen einer Leber-Qi-Stagnation, wenn sie eine Blockade des Geistes bewirkt: Stimmungsschwankungen, Depressionen, starke prämenstruelle Anspannung, Reizbarkeit, Frustration, irrationales Verhalten, Verärgerung und Ungeduld. Auf körperlicher Ebene treten ein Spannungsgefühl, Seufzen, Aufstoßen, Müdigkeit, Schmerzen im Hypochondrium, ein Engegefühl im Thorax, unregelmäßige Monatsblutungen, Unbeholfenheit, Spannungsgefühl in den Mammae und ein saitenförmiger Puls auf (der auch nur auf der linken Seite saitenförmig sein kann). In den meisten Fällen verändert sich die Zunge möglicherweise gar nicht, während sie in schweren Fällen an den Rändern leicht gerötet sein kann.

Die drei wichtigsten Anhaltspunkte für die Verwendung dieser Rezeptur sind Müdigkeit, Depressionen und ein saitenförmiger Puls.

Modifikationen:

- Gegen die Blockade des Geistes in diesem Zustand füge man *Shichangpu* Rz. Acori tatarinowii hinzu, um die Öffnungen des Geistes aufzumachen, sowie *Yujin* Rx. Curcumae, um die Öffnungen aufzumachen und das Qi zu bewegen. Insbesondere *Yujin* ist äußerst wirksam bei Depressionen, weil sein stark bewegendes Wesen für den notwendigen ‚Anstoß' sorgt, um die durch die chronische Depression verfestigten Muster zu lösen.
- Bei ausgeprägter Qi-Stagnation erhöhe man die Dosierung von *Xiangfu* und füge ggf. *Muxiang* Rx. Aucklandiae und *Foshou* Fr. Citri sarcodactylis hinzu.
- Bei ausgeprägten Depressionen füge man *Hehuanpi* Cx. Albiziae hinzu.
- Bei ausgeprägter Feuchtigkeit erhöhe man die Dosierung von *Cangzhu* und füge ggf. *Fuling* Poria, *Zexie* Rz. Alismatis und *Houpo* Cx. Magnoliae officinalis hinzu.
- Bei ausgeprägter Blut-Stase erhöhe man die Dosierung von *Chuanxiong* und füge ggf. *Honghua* Fl. Carthami tinctorii und *Taoren* Sm. Armeniacae hinzu.
- Bei ausgeprägtem Feuer erhöhe man die Dosierung von *Zhizi* und füge ggf. *Huanglian* Rz. Coptidis hinzu.
- Bei ausgeprägtem Schleim füge man *Banxia* Rz. Pinelliae praeparatum hinzu.
- Bei ausgeprägter Nahrungsretention erhöhe man die Dosierung von *Shenqu* und füge ggf. *Maiya* Fr. Hordei germinatus, *Shanzha* Fr. Crataegi und *Sharen* Fr. Amomi hinzu.
- Bei emotionaler Verwirrung füge man *Shichangpu* Rz. Acori tatarinowii hinzu.

ZUSAMMENFASSUNG

Blockierter Geist – Leber-Qi-Stagnation

Therapieprinzip

Das Qi bewegen, die Leber befrieden, die Wanderseele und den Geist beruhigen.

Akupunktur

Le 3 *taichong*, Di 4 *hegu*, Le 14 *qimen*, Pe 6 *neiguan*, 3E 6 *zhigou*, Du 24 *shenting*, Gb 13 *benshen*. Sedierende oder neutrale Nadeltechnik.

Arzneimitteltherapie

Rezeptur:

Yueju wan Pille, die das Gekrümmte überwindet

Fallbeispiel

Eine 38-jährige Frau kam zur Behandlung primärer Infertilität in die Praxis. Sie hatte 2 Jahre lang versucht, schwanger zu werden. Der Gynäkologe hatte Endometriose und Adhäsionen in den Eileitern diagnostiziert, die mit Laser behandelt worden waren. Ihre Regelblutungen waren recht normal und regelmäßig, außer dass die Blutungen etwas spärlich waren (sie dauerten drei Tage). Sie litt an einem ausgeprägtem Spannungs- und Völlegefühl im Abdomen. Sie hatte Panikattacken und verspürte ein Brustdruckgefühl und Palpitationen. Während solcher Anfälle hatte sie auch ein Erstickungsgefühl in der Kehle. Ihre Augen hatten einen unsteten Blick, als ob sie Angst habe. Ihre Zunge hatte eine rote Spitze und gerötete Ränder, aber abgesehen davon war sie normal. Ihr Puls war schlüpfrig, kurz und beweglich (der bewegliche Puls ist kurz, bohnenförmig und vibriert).

Während der Konsultation befragte ich sie über Schocks, die sie möglicherweise erlitten habe; sie sagte, dass sie mit 22 Jahren vergewaltigt worden sei.

Diagnose Dies war ein Zustand von Qi-Stagnation in der Leber-Leitbahn und im Durchdringungsgefäß, die das Herz beeinträchtigte. Ein Schock wirkt auf das Herz, aber auch auf die Niere ein; bei Frauen verursacht dies häufig Qi-Stagnationen im Durchdringungsgefäß und in der Leber-Leitbahn. Rebellierendes Qi im unteren Abdomen steigt nach oben und stört das Herz und den Geist, was in ihrem Fall zu Palpitationen, Brustdruckgefühl und Angstzuständen führte. Die Qi-Stagnation im Durchdringungsgefäß im unteren Abdomen rief das dort lokalisierte Völle- und Spannungsgefühl hervor. Ihre Augen und ihr Puls zeigten deutlich die große Wahrscheinlichkeit, dass sie in der Vergangenheit einen Schock erlitten hatte; aus diesem Grund fragte ich sie danach. Die Zunge zeigte ebenfalls die Stagnation in Leber und Herz. In diesem Fall war daher die Infertilität nicht durch eine Leere, sondern durch eine Qi-Stagnation im Durchdringungs- und Konzeptionsgefäß bedingt, was die Empfängnis verhinderte.

Akupunktur Die Patientin wurde sowohl mit Akupunktur als auch mit Arzneien behandelt. Die Akupunkturtherapie fand ziemlich unregelmäßig statt, da sie mehr als 100 Meilen entfernt lebte. Immer wenn sie zu mir kam, setzte ich die oben aufgeführte Spezialverschreibung ein, die ich mehr oder weniger unverändert ließ, nämlich Ma 30 *qichong,* Ni 14 *siman,* Ni 13 *qixue,* Le 3 *taichong,* Pe 6 *neiguan,* Bl 15 *xinshu,* Bl 18 *ganshu* sowie Mi 6 *sanyinjiao.* Diese Punktkombination wurde oben im Abschnitt ‚Leber-Qi-Stagnation' erläutert.

Arzneimitteltherapie Die verwendete Arzneimittelrezeptur war eine Variante von zwei Verschreibungen zusammen: *Yueju wan* Pille, die das Gekrümmte überwindet, und *Anshen dingzhi wan* Pille zur Beruhigung des Geistes und Stabilisierung der Willenskraft.

- *Xiangfu* Rz. Cyperi 9 g
- *Shanzhizi* Fr. Gardeniae 4 g
- *Chuanxiong* Rx. Chuanxiong 4 g
- *Shenqu* Massa medicata fermentata 4 g
- *Cangzhu* Rz. Atractylodis 4 g
- *Dangshen* Rx. Codonopsis 6 g
- *Fushen* Sclerotium Poriae cocos pararadicis 6 g
- *Yuanzhi* Rx. Polygalae 6 g
- *Shichangpu* Rz. Acori tatarinowii 4 g
- *Danggui* Rx. Angelicae sinensis 6 g
- *Chenxiang* Lignum Aquilariae 4 g
- *Suanzaoren* Sm. Ziziphi spinosae 4 g
- *Baiziren* Sm. Platycladi 6 g
- *Zhi gancao* Rx. Glycyrrhizae uralensis praeparata 3 g

Erklärung:

- Die ersten fünf Arzneien bilden die Rezeptur *Yueju wan* Pille, die das Gekrümmte überwindet, die die Leber befriedet und Stagnationen beseitigt. Der Schwerpunkt liegt auf *Xiangfu* (daher in höherer Dosierung), um die Stagnation zu beseitigen und rebellierendes Qi im Durchdringungsgefäß zu unterdrücken.
- Die nächsten vier Arzneien bilden die Rezeptur *Anshen dingzhi wan* Pille zur Beruhigung des Geistes und Stabilisierung der Willenskraft (ohne *Longchi* Fossilia Dentis Mastodi), welche das Herz stärkt und den Geist beruhigt, besonders nach einem Schock.
- *Danggui* wurde hinzugefügt, um das Durchdringungsgefäß im unteren Abdomen zu nähren und zu verwurzeln; dies unterstützt dessen Verwurzelung und unterdrückt rebellierendes Qi.
- *Chenxiang* wurde hinzugefügt, um rebellierendes Qi im Durchdringungsgefäß zu unterdrücken, eine Funktion, die Li Shizhen dieser Arznei in seinem Buch über die Außerordentlichen Gefäße zuschreibt.[5]
- *Suanzaoren* und *Baiziren* wurden hinzugefügt, um die Wanderseele und den Geist zu beruhigen.

Nach 6-monatiger Behandlung wurde die Patientin schwanger, erlitt aber leider im 2. Schwangerschaftsmonat eine Fehlgeburt. Sie begann erneut mit der Therapie und wurde nach sechs Monaten wieder schwanger. Diesmal verschrieb ich ihr ein Dekokt, das sie sofort zur Verhinderung einer Fehlgeburt einnahm.

- *Tusizi* Sm. Cuscutae 6 g
- *Duzhong* Cx. Eucommiae ulmoidis 6 g
- *Sharen* Fr. Amomi 4 g
- *Zisuye* Fo. Perillae 4 g
- *Baizhu* Rz. Atractylodis macrocephalae 6 g

All diese Arzneien verhindern eine Fehlgeburt. Diesmal konnte die Patientin das Baby austragen und zur Welt bringen. ▮▮

Herz- und Lungen-Qi-Stagnation

Therapieprinzip

Das Qi bewegen, das Absteigen des Herz- und Lungen-Qi stimulieren und den Geist und die Körperseele beruhigen.

Akupunktur

Lu 7 *lieque,* He 7 *shenmen,* Pe 6 *neiguan,* Ren 15 *jiuwei,* Ren 17 *shanzhong,* Ma 40 *fenglong,* Di 4 *hegu.* Sedierende oder neutrale Nadeltechnik, wenn der Zustand chronisch ist.

Erklärung:
- Lu 7 stimuliert das Absteigen des Lungen-Qi und beruhigt die Körperseele. Er hat eine starke psychische Wirkung und lindert Qi-Stagnationen im Thorax.
  Laut ‚Eine Erklärung der Akupunkturpunkte' (1654) wird dieser Punkt verwendet, wenn der Mensch traurig ist und viel weint.[6]
- He 7 nährt das Herz und beruhigt den Geist.
- Pe 6 stimuliert das Absteigen des Herz-Qi, öffnet den Thorax, lindert Völle und Stagnation und beruhigt den Geist.
- Ren 15 hat eine stark beruhigende Wirkung auf den Geist. Er lindert auch Völle im Thorax.
- Ren 17 stimuliert das Absteigen des Lungen-Qi und lindert Völle und Stagnation im Thorax.
- Ma 40 harmonisiert den Magen, öffnet den Thorax und beruhigt den Geist.
- Di 4 harmonisiert das Auf- und Absteigen des Qi im Mittleren Erwärmer, lindert Völle und beruhigt den Geist.

Arzneimitteltherapie

Rezeptur

Banxia houpo tang

Dekokt mit Pinellia und Magnolia

Erklärung: Diese Rezeptur, die der ‚Abhandlung über kälteverursachte Schäden' entnommen ist, wird normalerweise für das Pflaumenkern-Muster verwendet, das durch ein Blockadegefühl in der Kehle, Depressionen und Reizbarkeit charakterisiert ist. Heutzutage wird dieses Muster mit einer Leber-Qi-Stagnation in Verbindung gebracht, für welche diese Rezeptur verwendet wird. Eine Analyse der Rezeptur zeigt jedoch, dass sie keine Arzneien enthält, die das Leber-Qi bewegen; die Arzneien gehen nicht einmal zur Leber. Der Schwerpunkt dieser Rezeptur liegt darin, stagnierendes Herz- und Lungen-Qi zu bewegen.

Eine Herz- und Lungen-Qi-Stagnation entspringt lange bestehender Traurigkeit und Kummer. Diese Emotionen erschöpfen zuerst das Herz-Qi und Lungen-Qi und drücken Geist und Körperseele herab. Die Erschöpfung des Lungen-Qi aufgrund von Traurigkeit und Kummer führt zu einer flachen Atmung und schlechten Zirkulation des Qi im Thorax; schließlich ist eine Lungen-Qi-Stagnation im Thorax die Folge. Die gleichzeitige Schwäche und Stagnation des Lungen-Qi kann auch zu Schleim führen. Die Lungen-Leitbahn beeinflusst die Kehle, und ihre Stagnation kann dort ein Blockadegefühl verursachen. Weitere Manifestationen sind u. a. Seufzen, Schluckbeschwerden, leichte Atemnot, Engegefühl im Thorax, Übelkeit und Erbrechen. Der Puls ist an den beiden vorderen Positionen schwach.

Psychisch-emotionales Muster: Eine Stagnation des Herz- und Lungen-Qi entspringt langfristiger Traurigkeit und Kummer, mit daraus folgender Erschöpfung von Geist und Körperseele. Die Körperseele hat ihren Sitz in der Lunge und wirkt daher auf die Atmung ein. Der Mensch kann ängstlich, aber auch traurig sein, seufzt häufig und hat das typische Blockadegefühl in Kehle und Thorax. Dies wird durch eine Einschnürung der Körperseele in Kehle und Thorax verursacht. Die chronische Herz-Qi-Stagnation blockiert den Geist und verursacht schwere Verwirrung.

Wenn dieses Muster eine Blockade des Geistes hervorruft, fühlt sich der Patient verwirrt und erlebt eine geistige Beneblung. Er kann auch an schweren Panikattacken mit Todesangst leiden.

Modifikationen:
- Ähnlich wie bei der Leber-Qi-Stagnation sollte *Shichangpu* Rz. Acori tatarinowii hinzugefügt werden, um die Öffnungen des Geistes aufzumachen.
- Bei ausgeprägtem Brustdruckgefühl aufgrund einer Qi-Stagnation (leicht saitenförmiger Puls) füge man *Qingpi* Pericarpium Citri reticulatae viride und *Muxiang* Rx. Aucklandiae hinzu.
- Bei Erbrechen erhöhe man die Dosis von *Banxia* Rz. Pinelliae praeparatum und *Shengjiang* Rz. Zingiberis recens.
- Bei Schweregefühl unter dem Herzen füge man *Zhishi* Fr. Aurantii immaturus hinzu.
- Bei Schmerzen im Epigastrium füge man *Sharen* Fr. Amomi hinzu.
- Bei saurem Reflux mit gelbem Zungenbelag füge man *Huanglian* Rz. Coptidis hinzu.
- Bei saurem Reflex mit blasser Zunge füge man *Wuzeigu* Os Sepiae hinzu.
- Bei bitterem Mundgeschmack füge man *Huangqin* Rx. Scutellariae hinzu.
- Bei ausgeprägter psychischer Unruhe und Reizbarkeit füge man *Hehuanpi* Cx. Albiziae hinzu.

Verwandte Rezeptur:

Siqi tang

Vier-Jahreszeiten-Dekokt für die sieben Emotionen

Diese Rezeptur besteht aus *Banxia houpo tang* plus *Dazao* Fr. Ziziphi jujubae.

Diese Rezeptur hat die gleiche Anwendung und die gleichen Indikationen wie *Banxia houpo tang,* außer dass ihre Wirkung auf den Geist noch stärker ist. ‚Sieben' in dem Namen der Rezeptur steht für die sieben Emotionen, ‚vier' für die vier Jahreszeiten, was einen Zustand meint, der sich mindestens über vier Jahreszeiten erstreckt, also chronisch ist.

ZUSAMMENFASSUNG

Blockierter Geist – Herz- und Lungen-Qi-Stagnation

Therapieprinzip
Das Qi bewegen, das Absteigen des Herz- und Lungen-Qi stimulieren und den Geist und die Körperseele beruhigen.

Akupunktur
Lu 7 *lieque,* He 7 *shenmen,* Pe 6 *neiguan,* Ren 15 *jiuwei,* Ren 17 *shanzhong,* Ma 40 *fenglong,* Di 4 *hegu.* Sedierende oder neutrale Nadeltechnik, wenn der Zustand chronisch ist.

Arzneimitteltherapie
Rezeptur:
Banxia houpo tang Dekokt mit Pinellia und Magnolia
Verwandte Rezeptur:
Siqi tang Vier-Jahreszeiten-Dekokt für die sieben Emotionen

12.3.2 Blut-Stase

Herz-Blut-Stase

Therapieprinzip

Das Blut beleben, die Stase beseitigen, das Herz klären, den Geist beruhigen.

Akupunktur

Pe 6 *neiguan,* Pe 5 *jianshi,* Ren 14 *juque,* Bl 14 *jueyinshu,* Bl 15 *xinshu,* Ren 17 *shanzhong,* He 7 *shenmen,* Mi 6 *sanyinjiao,* Bl 17 *geshu,* Bl 44 *shentang,* Gb 18 *chengling.* Sedierende oder neutrale Nadeltechnik, wenn der Zustand chronisch ist.

Erklärung:

- Pe 6 belebt das Herz-Blut, öffnet den Thorax und beruhigt den Geist.
- Pe 5 macht die Öffnungen des Geistes auf.
- Ren 14, Alarm-*mu*-Punkt des Herzens, belebt das Herz-Blut und beruhigt den Geist.
- Bl 14 und Bl 15, Rücken-Transport-*shu*-Punkte von Perikard bzw. Herz, beleben das Blut und beruhigen den Geist.
- Ren 17 bewegt das Qi im Thorax; dies unterstützt die Belebung des Blutes.
- He 7 beruhigt den Geist.
- Mi 6 belebt das Blut und beruhigt den Geist.
- Bl 17, Einflussreicher-*hui*-Punkt für das Blut, belebt das Blut (bei Nadelung mit sedierender oder neutraler Technik).
- Bl 44 klärt das Herz und beruhigt den Geist.
- Gb 18 macht die Öffnungen des Geistes auf.

Arzneimitteltherapie

Rezeptur

Xuefu zhuyu tang

Dekokt, das Stasen aus dem Haus des Blutes treibt

Erklärung: Diese Rezeptur wird häufig für Blut-Stase im Oberen Erwärmer, die Thoraxschmerzen verursacht, verwendet. Die Zunge ist violett, der Puls saitenförmig oder rau.

Psychisch-emotionales Muster: Weil das Blut die Residenz des Geistes ist, kann jegliche Blut-Pathologie den Geist beeinträchtigen. Eine Blut-Stase erregt und blockiert den Geist. Sie erregt den Geist, weil Qi und Blut nicht ungehindert fließen können, was sich auf psychisch-emotionaler Ebene in Angstzuständen, psychischer Unruhe und Schlafstörungen zeigt. Die Blut-Stase blockiert den Geist, weil der gehemmte Blutfluss die Blut-Zirkulation zum Geist verzögert und daher dessen Öffnungen benebelt.

Zorn, Frustration, Groll, übermäßige Freude, Schock, Begierde und Schuldgefühle können alle zu einer Herz-Blut-Stase führen. Dies geschieht gewöhnlich nur nach einem langen Zeitraum, wobei zunächst das Stadium der Qi-Stagnation durchschritten wird.

Wenn stagnierendes Blut im Herzen den Geist beeinträchtigt, kann dies Depressionen, Angstzustände, Palpitationen, Schlafstörungen, ein Erstickungsgefühl im Thorax, Reizbarkeit, Stimmungsschwankungen und in schweren Fällen manisches Verhalten hervorrufen. Der Schlaf ist sehr gestört, der Patient wacht häufig nachts auf, wirft sich im Bett hin und her und hat Albträume.

Modifikationen:

- Man sollte *Shichangpu* Rz. Acori tatarinowii und *Yujin* Rx. Curcumae hinzufügen, um die Öffnungen des Geistes aufzumachen und das Blut zu beleben.

ZUSAMMENFASSUNG

Blockierter Geist – Herz-Blut-Stase

Therapieprinzip
Das Blut beleben, die Stase beseitigen, das Herz klären, den Geist beruhigen.

Akupunktur
Pe 6 *neiguan,* Pe 5 *jianshi,* Ren 14 *juque,* Bl 14 *jueyinshu,* Bl 15 *xinshu,* Ren 17 *shanzhong,* He 7 *shenmen,* Mi 6 *sanyinjiao,* Bl 17 *geshu,* Bl 44 *shentang,* Gb 18 *chengling.* Sedierende oder neutrale Nadeltechnik, wenn der Zustand chronisch ist.

Arzneimitteltherapie
Rezeptur:
Xuefu zhuyu tang Dekokt, das Stasen aus dem Haus des Blutes treibt

Leber-Blut-Stase

Therapieprinzip

Das Blut beleben, die Leber befrieden, den Geist und die Wanderseele beruhigen.

Akupunktur

Le 3 *taichong,* Le 14 *qimen,* Bl 18 *ganshu,* Bl 17 *geshu,* Bl 47 *hunmen,* Pe 6 *neiguan,* Pe 7 *daling,* Mi 6 *sanyinjiao,* Du 24 *shenting* und Gb 13 *benshen,* Gb 18 *chengling.* Sedierende oder neutrale Nadeltechnik, wenn der Zustand chronisch ist, außer an Bl 47, der tonisiert werden sollte.

Erklärung:

- Le 3 belebt das Leber-Blut und beruhigt den Geist und die Wanderseele.
- Le 14 und Bl 18, Alarm-*mu*- bzw. Rücken-Transport-*shu*-Punkte, beleben das Leber-Blut.
- Bl 17 belebt das Blut.
- Bl 47 beruhigt die Wanderseele und reguliert ihr Kommen und Gehen.
- Pe 6 belebt das Blut, befriedet die Leber und beruhigt den Geist.
- Pe 7 belebt das Blut, macht die Öffnungen des Geistes auf und beruhigt den Geist.
- Mi 6 belebt das Blut und beruhigt den Geist.
- Du 24 und Gb 13 beruhigen den Geist bei Leber-Mustern.
- Gb 18 macht die Öffnungen des Geistes auf.

Arzneimitteltherapie

Rezeptur

Yueju wan

Pille, die das Gekrümmte überwindet

Erklärung: Diese Rezeptur wurde bereits im Abschnitt über Leber-Qi-Stagnation besprochen. Sie kann an die Therapie von Leber-Blut-Stase angepasst werden, indem man die Dosierung von *Chuanxiong* erhöht.

Psychisch-emotionales Muster: Zorn, Groll, Frustration, Eifersucht, Schuldgefühle und Hass können alle zu einer Leber-Blut-Stase führen. Dies verursacht extreme Depressionen, starke Stimmungsschwankungen, intensive Reizbarkeit, Neigung zu heftigen Zornesausbrüchen, obsessive Eifersucht und in schweren Fällen manisches Verhalten.

Modifikationen:

- *Yujin* Rx. Curcumae sollte hinzugefügt werden, um das Leber-Blut zu beleben, die Öffnungen des Geistes aufzumachen und Depressionen zu lindern.
- In Fällen schwerer Depressionen füge man *Hehuanpi* Cx. Albiziae hinzu.
- In Fällen heftiger Zornesausbrüche füge man *Suanzaoren* Sm. Ziziphi spinosae hinzu.

ZUSAMMENFASSUNG

Blockierter Geist – Leber-Blut-Stase

Therapieprinzip

Das Blut beleben, die Leber befrieden, den Geist und die Wanderseele beruhigen.

Akupunktur

Le 3 *taichong,* Le 14 *qimen,* Bl 18 *ganshu,* Bl 17 *geshu,* Bl 47 *hunmen,* Pe 6 *neiguan,* Pe 7 *daling,* Mi 6 *sanyinjiao,* Du 24 *shenting* und Gb 13 *benshen,* Gb 18 *chengling.* Sedierende oder neutrale Nadeltechnik, wenn der Zustand chronisch ist, außer an Bl 47, der tonisiert werden sollte.

Arzneimitteltherapie

Rezeptur:

Yueju wan Pille, die das Gekrümmte überwindet

Blut-Stase im Unteren Erwärmer

Therapieprinzip

Das Blut beleben, das Durchdringungs- und das Konzeptionsgefäß harmonisieren, Stasen beseitigen und den Geist beruhigen.

Akupunktur

Mi 10 *xuehai,* Mi 6 *sanyinjiao,* Mi 4 *gongsun* und Pe 6 *neiguan,* Ren 6 *qihai,* Ni 14 *siman,* Ma 29 *guilai,* Bl 18 *ganshu,* Bl 17 *geshu,* Mi 1 *yinbai,* Du 18 *qiangjian.* Sedierende Nadeltechik.

Erklärung:

- Mi 10 belebt das Blut im Uterus.
- Mi 6 belebt das Blut und beruhigt den Geist.
- Mi 4 und Pe 6 in Kombination regulieren das Durchdringungsgefäß und beleben das Blut.
- Ren 6 bewegt das Qi, um das Blut zu beleben.
- Ni 14 ist ein Punkt des Durchdringungsgefäße, der das Blut belebt.
- Ma 29 belebt das Blut im Uterus.
- Bl 18 und Bl 17 in Kombination beleben das Blut.
- Mi 1 belebt das Blut im Uterus und beruhigt den Geist.
- Du 18 macht die Öffnungen des Geistes auf, beruhigt den Geist und reguliert das Leber-Blut. Er ist ein starker Kopf-Punkt für psychische Unruhe, manisches Verhalten und Erregtheit.

Arzneimitteltherapie

Rezeptur
Taohe chengqi tang
Persica-Dekokt, das das Qi ordnet
Erklärung: Diese Rezeptur ist für Blut-Stasen im Unteren Erwärmer geeignet. Sie stammt aus der ‚Abhandlung über kälteverursachte Schäden' und belebt das Blut im Unteren Erwärmer, indem sie mit *Dahuang* (Rz. et Rz. Rhei) und *Mangxiao* (Natrii Sulfas) nach unten bewegt.
Psychisch-emotionales Muster: Diese Rezeptur stammt aus der ‚Abhandlung über kälteverursachte Schäden' und bezieht sich auf das *Taiyang*-Organ-Muster aufgrund einer Blut-Ansammlung. Dieses besteht in einer Blut-Ansammlung im Hypogastrium nach einem Kälte-Befall. Es manifestiert sich in nächtlichem Fieber, Delirium, starken Schmerzen im unteren Abdomen, psychischer Unruhe und manischem Verhalten. Dies ist die ursprüngliche Anwendung der Rezeptur. Sie kann bei psychisch-emotionalen Störungen verwendet werden, die einer Blut-Stase im Unteren Erwärmer entspringen oder eine solche verursachen.

Zorn, Frustration, Hass, Groll und Schuldgefühle können alle über einen langen Zeitraum hinweg zu diesem Zustand führen. Schuldgefühle haben häufig eine Blut-Stase im Unteren Erwärmer zur Folge, besonders bei Frauen. Warum führen diese Emotionen in diesem Fall zu einer Blut-Stase im Unteren Erwärmer und nicht an einer anderen Stelle? Zunächst einmal kommt dies offensichtlich häufiger bei Frauen vor, die für eine Blut-Stase im Uterus anfällig sind. Es kann jedoch auch durch andere mitwirkende Krankheitsursachen bedingt sein, wie etwa schweres Tragen, was zu einer Stagnation im Unteren Erwärmer führt.

Eine spezielle Anwendung dieser Rezeptur ist diejenige für Psychosen aufgrund einer Blut-Stase im Uterus nach einer Geburt.

ZUSAMMENFASSUNG

Blockierter Geist – Blut-Stase im Unteren Erwärmer

Therapieprinzip
Das Blut beleben, das Durchdringungs- und das Konzeptionsgefäß harmonisieren, Stasen beseitigen und den Geist beruhigen.

Akupunktur
Mi 10 *xuehai,* Mi 6 *sanyinjiao,* Mi 4 *gongsun* und Pe 6 *neiguan,* Ren 6 *qihai,* Ni 14 *siman,* Ma 29 *guilai,* Bl 18 *ganshu,* Bl 17 *geshu,* Mi 1 *yinbai,* Du 18 *qiangjian.* Sedierende Nadeltechik.

Arzneimitteltherapie
Rezeptur:
Taohe chengqi tang Persica-Dekokt, das das Qi ordnet

12.3.3 Schleim benebelt den Geist

Schleim-Hitze stört den Geist

Therapieprinzip
Schleim beseitigen, die Öffnungen aufmachen und den Geist beruhigen.

Akupunktur

Ma 40 *fenglong,* Pe 7 *daling,* Pe 6 *neiguan,* Pe 5 *jianshi,* Du 14 *dazhui,* Bl 15 *xinshu,* Bl 44 *shentang,* Du 20 *baihui,* Di 4 *hegu,* Lu 7 *lieque,* Ren 12 *zhongwan,* Ma 36 *zusanli,* Bl 20 *pishu,* Di 7 *wenliu,* Ma 25 *tianshu.* Sedierende oder neutrale Nadeltechnik außer an Du 14, Du 20, Ren 12, Ma 36, Bl 20, Bl 15 und Bl 44, die tonisiert werden sollten.
Erklärung:
- Ma 40 beseitigt Schleim.
- Pe 7 beseitigt Schleim aus dem Herzen und beruhigt den Geist.
- Pe 6 macht die Öffnungen des Geistes auf.
- Pe 5 beseitigt Schleim aus dem Herzen.
- Du 14, mit sedierender Technik, klärt Herz-Hitze.
- Bl 15 und Bl 44 stärken das Herz und klären den Geist.
- Du 20 klärt den Geist.
- Di 4 und Lu 7 regulieren das Aufsteigen des klaren Qi und das Absteigen des trüben Qi im Kopf und klären daher den Geist.
- Ren 12, Ma 36 und Bl 20 stärken die Milz, um Schleim zu beseitigen.
- Di 7 macht die Öffnungen des Geistes auf. Das Werk ‚Eine Erklärung der Akupunkturpunkte' (1654) sagt, dass dieser Punkt für *„Wahnsinn und Gespenstersehen"* geeignet sei.[7]
- Ma 25 ist ein wichtiger Punkt für psychisch-emotionale Störungen aufgrund von Schleim, der den Geist benebelt. Er reguliert den Magen und macht die Öffnungen des Geistes auf. In dem Werk ‚Eine Erklärung der Akupunkturpunkte' heißt es, dass dieser Punkt verwendet wird, wenn *„Wanderseele und Körperseele keine Residenz haben."*[8]

Arzneimitteltherapie

Rezeptur
Wendan tang
Dekokt, das die Gallenblase wärmt
Erklärung: Diese interessante Rezeptur, die von 1174 datiert, hat 2 Hauptdeutungen. Ursprünglich wurde sie

für eine Gallenblasen-Schwäche nach einer schweren akuten Krankheit verwendet; die Gallenblasen-Schwäche manifestiert sich in Ängstlichkeit, Nervosität, Schlafstörungen (frühmorgendliches Aufwachen) und psychischer Unruhe. Aus dieser Sicht wird die Wirkung dieser Rezeptur exakt durch ihren Namen wiedergegeben, nämlich ‚die Gallenblase wärmen': Sie stärkt die Gallenblase und stimuliert den *physiologischen* Anstieg des Leber-Qi.

In neuerer Zeit wird die Rezeptur häufiger für Schleim-Hitze, die Magen, Herz oder Lunge beeinflusst, verwendet. Die Hauptmanifestationen, weswegen sie in diesem Zusammenhang eingesetzt wird, sind psychische Unruhe, Nervosität, Schlafstörungen, ein bitterer und klebriger Mundgeschmack, ein nervöses Gefühl in der Herzregion, geistige Verwirrung, Reizbarkeit, manisches Verhalten, Übelkeit, Erbrechen, Palpitationen, Schwindelgefühle, eine geschwollene Zunge mit einem klebrigen, gelben Belag und ein saitenförmiger oder schlüpfriger Puls.

Zwei charakteristische Puls- bzw. Zungenbefunde weisen deutlich auf die Anwendung dieser Rezeptur hin. Der eine ist eine geschwollene Zunge mit einem kombinierten Herz-Magen-Riss und einem rauen, bürstenartigen, gelben Belag im Magen-Riss. Ein kombinierter Herz-Magen-Riss erstreckt sich über die ganze Zunge bis zur Spitze, wie es auch bei einem Herz-Riss der Fall ist, aber er ist in der Mitte breit und flach, wie bei einem Magen-Riss (➤ Abb. 12.34).

Das andere Zeichen ist ein großer, schlüpfriger und saitenförmiger Puls an beiden mittleren Positionen der linken und rechten Seite.

Psychisch-emotionales Muster: Schleim-Hitze stört den Geist auf zweierlei Weise: Schleim blockiert die Öffnungen des Geistes und Hitze erregt den Geist. Die Kombination dieser beiden Faktoren verursacht psychische Unruhe, leicht ‚manisches' Verhalten, geistige Verwirrung, irrationales Verhalten, viel Reden, viel Lachen, nächtliches Aufbleiben, um zu arbeiten, und Schlafstörungen. In schweren Fällen entspricht dies einer bipolaren Störung oder Schizophrenie.

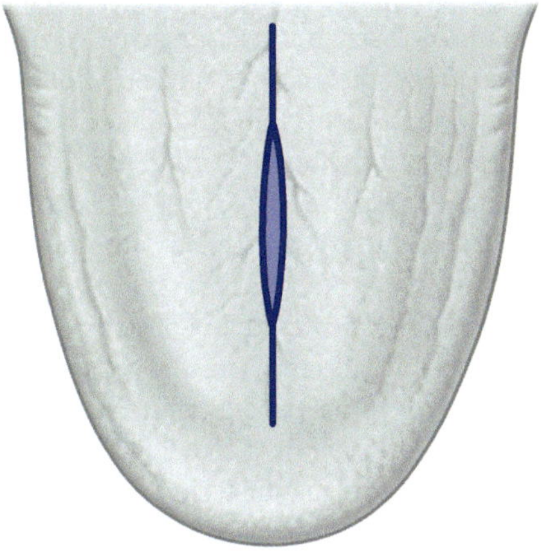

Abb. 12.34 Kombinierter Magen- und Herz-Riss

Rezeptur

Guishen tang

Dekokt, das den Geist wiederherstellt

Erklärung: Diese Rezeptur kombiniert das Aufmachen der Öffnungen des Geistes und die Beseitigung von Schleim mit der Stärkung von Milz, Herz und Niere. Sie ist daher bei chronischen Zuständen geeignet, wenn Schleim den Geist vor dem Hintergrund einer Qi-Schwäche und eines Yang-Mangels benebelt.

Psychisch-emotionales Muster: Aus psychisch-emotionalem Blickwinkel ist der Patient ruhiger als in den vorigen beiden Fällen. Er fühlt sich sehr stark geistig verwirrt, erschöpft und deprimiert. Die Blockade des Geistes durch Schleim bewirkt, in Kombination mit einer Schwäche von Herz und Niere, wodurch der Geist nicht genährt wird, Vergesslichkeit und Desorientiertheit beim Betroffenen.

ZUSAMMENFASSUNG

Blockierter Geist – Schleim-Hitze stört den Geist

Therapieprinzip

Schleim beseitigen, die Öffnungen aufmachen und den Geist beruhigen.

Akupunktur

Ma 40 *fenglong*, Pe 7 *daling*, Pe 6 *neiguan*, Pe 5 *jianshi*, Du 14 *dazhui*, Bl 15 *xinshu*, Bl 44 *shentang*, Du 20 *baihui*, Di 4 *hegu*, Lu 7 *lieque*, Ren 12 *zhongwan*, Ma 36 *zusanli*, Bl 20 *pishu*, Di 7 *wenliu*, Ma 25 *tianshu*. Sedierende oder neutrale Nadeltechnik außer an Du 14, Du 20, Ren 12, Ma 36, Bl 20, Bl 15 und Bl 44, die tonisiert werden sollten.

Arzneimitteltherapie

Rezepturen:

- *Wendan tang* Dekokt, das die Gallenblase wärmt
- *Guishen tang* Dekokt, das den Geist wiederherstellt

Fallbeispiel

Ein 39-jähriger Mann litt seit 8 Jahren an einer Krankheit, die als ‚phobische Angstzustände' klassifiziert worden war. Seine Krankengeschichte war recht komplex, und viele Faktoren trugen zu seinem Problem bei, sodass es sinnvoller erscheint, statt der vorliegenden Symptome seine Krankengeschichte von Beginn an zu beschreiben:

Seine Kindheit war sehr problembelastet, vor allem weil seine Mutter ihm gegenüber sehr lieblos war und ihn ständig tadelte. Im Alter von 28 Jahren arbeitete er zu einer politisch und militärisch sehr angespannten Zeit in Belfast, was bei ihm ein großes Ausmaß an Angst erzeugte. Er erlitt einen Schock, als er unter seinem Auto eine Bombe fand. Mit 30 hatte er einen Autounfall und erlitt eine Gehirnerschütterung. Neun Monate später zog er sich einen äußerst schweren Fall von Influenza zu, der fast tödlich verlief. Er lag einen Monat mit ständigem Fieber im Bett. Einige Monate später brach er unter hysterischem Weinen zusammen, konnte nicht sprechen, sich nicht bewegen und es nicht ertragen, ins Licht zu schauen. Sein Hausarzt dachte, dass er eine Hirnblutung erlitten hätte, was aber nicht der Fall war. Nach diesem Kollaps blieb er extrem ängstlich, verlor jegliches Selbstvertrauen, es mangelte ihm an Selbstachtung, er fühlte sich äußerst unsicher und neigte zu Weinkrämpfen. Zu dieser Zeit begann er eine Therapie bei einem Psychotherapeuten und dann bei einem Psychiater, der ihm Tranquilizer (Diazepam und Temazepam) sowie Antidepressiva vom Monoaminoxidase-Hemmer-Typus verschrieb.

Er begann mit einer Akupunkturbehandlung bei einem Kollegen, der ihn zwecks Arzneimitteltherapie zu mir schickte.

Als er zum ersten Mal in meine Praxis kam, waren seine Hauptsymptome Schmerzen im Epigastrium, Wechsel von Obstipation und Diarrhö, Gelenkschmerzen, brennende Augen und ein Hitzegefühl am Hinterkopf.

Auf psychischer Ebene waren seine Hauptmanifestationen schwere Angstzustände, Schlafstörungen, Weinkrämpfe, Gedächtnisschwäche, Konzentrationsstörungen, Depressionen und ein Mangel an Selbstvertrauen und Selbstachtung.

Seine Augen waren glanzlos und hatten einen ängstlichen Ausdruck, der Patient war übergewichtig und seine Gesichtsfarbe war sehr matt und fahl.

Seine Zunge war dunkelrot, geschwollen, mit einem Herz-Riss, ohne Belag und trocken. Die Zungenspitze war gerötet, die Wurzel hatte keinen Geist (➤ Tafel 12.2). Sein Puls war jedoch leicht schnell, recht voll und schlüpfrig.

Diagnose Es handelte sich um einen äußerst komplexen Zustand. Was die Krankheitsmuster anbelangte, lagen im Wesentlichen zwei Hauptsyndrome vor: ein schwerer Yin-Mangel von Herz und Niere (rote, belaglose Zunge mit roter Zungenspitze und Wurzel ohne Geist, psychische Unruhe, Angstzustände, Schlafstörungen, brennende Augen, Hitzegefühl am Hinterkopf, Mangel an Selbstvertrauen und Selbstachtung) und Schleim-Hitze, die den Geist benebelt (grundloses Weinen, Gedächtnisschwäche und Konzentrationsstörungen). Es waren noch einige weitere Muster präsent, aber diese konnten als sekundär gelten. Beispielsweise lagen ein Magen-Yin-Mangel vor, der Schmerzen im Epigastrium verursachte, Feuchte-Hitze, die die Gelenkschmerzen hervorrief, eine gewisse Leber-Qi-Stagnation, die für den Wechsel von Obstipation und Diarrhö verantwortlich war, sowie eine gewisse Milz-Schwäche, die sein Übergewicht und allgemeine Müdigkeit verursachte. Es war diese zugrunde liegende Milz-Schwäche, die mit den Jahren zur Bildung von Schleim geführt hatte, der sich später in Schleim-Hitze umgewandelte.

Wenn Schleim vorhanden war, warum wies dann die Zunge keinen dicken, klebrigen Zungenbelag auf? Der Grund hierfür war, dass ein zugrunde liegender schwerer Yin-Mangel vorlag, der bewirkte, dass der Zungenbelag abfiel. Auch wenn sich der Schleim nicht in der Farbe des Zungenkörpers zeigte, so manifestierte er sich doch in der Schwellung des Zungenkörpers (welcher in solch einem schweren Fall von Yin-Mangel dünn sein sollte) sowie in den Symptomen und dem Puls, der voll und schlüpfrig war.

Der Yin-Mangel stammte offensichtlich aus der Zeit seiner schweren Influenza. Eine konstant hohe Temperatur über einen Monat hinweg hatte die Körperflüssigkeiten verbrannt und das Yin verletzt. Der jahrelange Yin-Mangel führte zur Bildung von Leere-Hitze, die den Geist störte. Andererseits beraubte der Yin-Mangel selbst den Geist und die Wanderseele ihrer Wurzel und verursachte einen Mangel an Selbstvertrauen und Selbstachtung. Schleim-Hitze blockierte den Geist und rief Weinkrämpfe hervor.

Offensichtlich war all dies durch seine Kindheitserfahrungen beeinflusst, die die Grundlage für die Entwicklung seines Zustands im späteren Leben bildeten, besonders die Tatsache, dass er von seiner Mutter niemals Liebe erfahren hatte, was seinen Mangel an Selbstvertrauen und Selbstachtung verursachte. Weitere ätiologische Faktoren spielten ebenfalls eine Rolle. Die Gehirnerschütterung nach dem Autounfall hatte möglicherweise sein Gehirn beeinträchtigt und dadurch zu seiner Krankheit beigetragen.

Wir können also die Krankheitsursachen in 3 Stadien zusammenfassen (➤ Abb. 12.35).

Therapieprinzip Die Therapie konzentrierte sich auf die beiden Hauptsyndrome Yin-Mangel und Schleim-Hitze. Die Therapieprinzipien bestanden darin, das Herz- und Nieren-Yin zu nähren, Leere-Hitze zu klären, die Öffnungen des Geistes aufzumachen, den Geist zu beruhigen, die Wander- und Körperseele zu verwurzeln und die Willenskraft zu stärken.

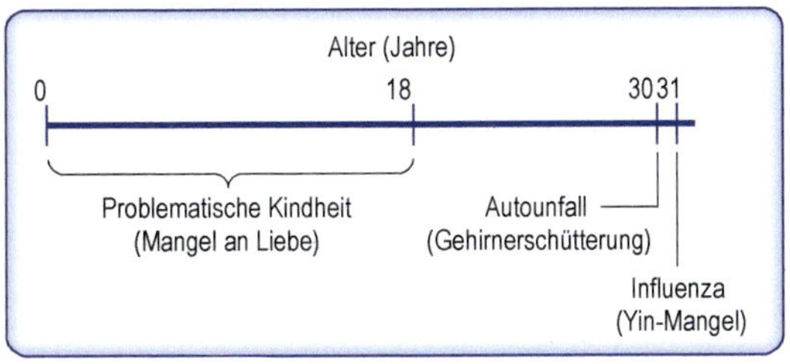

Abb. 12.35 Krankheitsursachen bei einem Patienten mit ‚phobischen Angstzuständen'

Arzneimitteltherapie Dieser Patient wurde 4 Jahre lang therapiert und befindet sich immer noch in Behandlung; daher wurde die eingesetzte Therapie viele Male modifiziert. Diejenige Rezeptur, die am häufigsten verwendet wurde, war eine Variante dreier Verschreibungen:

1. *Wendan tang* Dekokt, das die Gallenblase wärmt
2. *Tianwang buxin dan* Pille des Himmelskönigs zur Stärkung des Herzens
3. *Gan mai dazao tang* Dekokt mit Glycyrrhiza, Triticum und Ziziphus.

Hier ein Beispiel für eine verwendete Rezeptur:

- *Zhuru* Caulis Bambusae in Taeniam 6 g
- *Zhishi* Fr. Aurantii immaturus 4 g
- *Banxia* Rz. Pinelliae praeparatum 6 g
- *Fuling* Poria 6 g
- *Chenpi* Pericarpium Citri reticulatae 3 g
- *Sheng dihuang* Rx. Rehmanniae 9 g
- *Maimendong* Rx. Ophiopogonis 6 g
- *Xuanshen* Rx. Scrophulariae 4 g
- *Renshen* Rx. Ginseng 6 g
- *Baiziren* Sm. Platycladi 6 g
- *Suanzaoren* Sm. Ziziphi spinosae 6 g
- *Wuweizi* Fr. Schisandrae 4 g
- *Yuanzhi* Rx. Polygalae 9 g
- *Shichangpu* Rz. Acori tatarinowii 4 g
- *Yujin* Rx. Curcumae 4 g
- *Fuxiaomai* Fr. Tritici levis 6 g
- *Zhi gancao* Rx. Glycyrrhizae uralensis praeparata 9 g
- *Dazao* Fr. Jujubae 10 Stück

Erklärung: Dies ist eine Variante der 3 oben aufgeführten Rezepturen. *Shichangpu* und *Yujin,* die die Öffnungen des Geistes aufmachen, sind die wichtigsten Zusätze. Diese beiden Arzneien wurden nicht jedes Mal eingesetzt, da sie scharf sind und daher das Yin verletzen.

Modifikationen: Es wurden folgende Modifikationen zu verschiedenen Zeiten, je nach dem Zustand des Patienten, vorgenommen:

- *Duzhong* Cx. Eucommiae ulmoidis, um die Niere, die Willenskraft und das Selbstvertrauen und die Selbstachtung des Patienten zu stärken. Obwohl diese Arznei das Nieren-Yang stärkt, kann sie in Kombination mit den vielen Arzneien zur Nährung des Yin der Rezeptur hinzugefügt werden.
- *Hehuanpi* Cx. Albiziae, um die Öffnungen des Geistes aufzumachen und Depressionen zu lindern.
- *Baihe* Bb. Lilii, um das Lungen-Yin zu nähren und Traurigkeit und Weinen zu lindern.
- *Juhua* Fl. Chrysanthemi, um das Brennen in den Augen zu lindern.
- *Yejiaoteng* Caulis Polygoni multiflori, um den Schlaf zu fördern.
- *Muxiang* Rx. Aucklandiae, um das Qi zu bewegen und damit die Beseitigung von Schleim zu unterstützen.
- *Taizishen* Rx. Pseudostellariae und *Shanyao* Rz. Dioscoreae, um das Magen-Yin zu nähren.

Vor kurzem konsultierte dieser Patient Prof. Zhou Zhongying, einen meiner Lehrer aus Nanjing, der die Diagnose ‚Schleim-Hitze benebelt den Geist' sowie ‚Yin-Mangel' bestätigte. Er schlug eine Rezeptur vor, die die Verschreibung *Baihe zhimu tang* Dekokt mit Lilium und Anemarrhena aus den ‚Wichtigsten Rezepturen aus dem Golden Cabinet' einbezieht.[9] Ein psychischer Zustand, der demjenigen dieses Patienten ähnelt, wurde in diesem alten Klassiker beschrieben und als ‚Lilium-Syndrom' bezeichnet:

„Symptome und Zeichen [des Lilium-Syndroms] umfassen, dass der Patient essen möchte, aber abgeneigt ist, Nahrung zu schlucken, und dass er nicht sprechen kann. Er möchte im Bett liegen, kann aber nicht still liegen, da er unruhig ist. Er möchte gehen, aber ist bald müde. Ab und zu mag er das Essen genießen, kann aber den Geruch von Speisen nicht ertragen. Ihm ist kalt oder warm, aber ohne Fieber oder Frösteln, bitteren Mundgeschmack oder dunklen Harn. Die Krankheit verfolgt den Patienten. Der Puls ist schnell."[10]

Die für diesen Zustand empfohlene Therapie ist ein Dekokt aus *Baihe* Bb. Lilii und *Zhimu* Rx. Anemarrhenae asphodeloidis.

Die von Prof. Zhou vorgeschlagene Rezeptur setzte sich wie folgt zusammen:

- *Huanglian* Rz. Coptidis 4 g
- *Banxia* Rz. Pinelliae praeparatum 6 g
- *Dannanxing* Rz. Arisaematis praeparatum 4 g
- *Fuling* Poria 9 g
- *Zhi gancao* Rx. Glycyrrhizae uralensis praeparata 3 g
- *Chenpi* Pericarpium Citri reticulatae 4 g
- *Zhuru* Caulis Bambusae in Taeniam 6 g
- *Danshen* Rx. Salviae miltiorrhizae 6 g
- *Maimendong* Rx. Ophiopogonis 9 g
- *Zhimu* Rx. Anemarrhenae 9 g

- *Baige* Bb. Lilii 9 g
- *Muli* Concha Ostreae 15 g

Erklärung:

- Die ersten sieben Arzneien sind eine Variante von *Wendan tang* Dekokt, das die Gallenblase wärmt, unter Weglassung von *Zhishi* Fr. Aurantii immaturus und Hinzufügung von *Huanglian* und *Nanxing*, um Schleim-Hitze zu beseitigen.
- *Danshen* geht ins Herz und beruhigt den Geist.
- *Maimendong* nährt das Herz-Yin.
- *Zhimu* nährt das Yin und klärt Leere-Hitze.
- *Baihe* nährt das Yin und lindert Traurigkeit und Weinen.
- *Muli* nährt das Yin.

Nach vier Jahren Therapie hat sich der Zustand dieses Patienten deutlich verbessert, auch wenn noch ein langer Weg vor uns liegt. Auf körperlicher Ebene sind all seine Symptome verschwunden und seine Zunge ist deutlich weniger rot und hat nun einen dünnen Belag. In psychischer Hinsicht haben sich sein Gedächtnis und Konzentrationsvermögen verbessert und sein Selbstvertrauen und seine Selbstachtung sind gestiegen. Er ist weniger ängstlich und nimmt keine Medikamente mehr ein. ■

12.4 Unruhiger Geist

Geist *(shen)*, Wanderseele *(hun)* und Körperseele *(po)* können entweder aufgrund eines Blut-Yin-Mangels oder aufgrund der Anwesenheit eines pathogenen Faktors, der den Geist stört, in Unruhe geraten. Solche pathogenen Faktoren können eine Qi-Stagnation, Blut-Stase, Feuer, Schleim-Feuer oder Leere-Hitze sein. Die Manifestationen ähneln sich in beiden Fällen, außer dass sie milder ausfallen, wenn sie nur auf einen Mangel ohne pathogenen Faktor zurückgehen.

Die Hauptmanifestationen von unruhigem Geist sind Angstzustände, psychische Unruhe, Schlafstörungen und Erregtheit. Im Fall einer unruhigen Wanderseele treten zusätzlich Albträume, Reizbarkeit und Geistesabwesenheit auf. In Fällen von unruhiger Körperseele liegen Angstzustände mit Atemnot und einem Engegefühl im Thorax, viele Sorgen und Somatisierungen von Emotionen auf der Haut (wie juckende Hautausschläge) vor.

Das Therapieprinzip für unruhigen Geist besteht darin, das Blut oder Yin zu nähren, pathogene Faktoren zu beseitigen und den Geist zu beruhigen.

12.4.1 Blut-Mangel

Herz-Blut-Mangel

Therapieprinzip

Das Herz stärken, das Blut nähren und den Geist beruhigen.

Akupunktur

Bl 15 *xinshu*, Bl 44 *shentang*, Ren 14 *juque*, He 7 *shenmen*, Ren 4 *guanyuan*, Ma 36 *zusanli*, Mi 6 *sanyinjiao*, Pe 6 *neiguan* und Mi 4 *gongsun*. Tonsisierende Nadeltechnik, Moxibustion ist anwendbar.

Erklärung:

- Bl 15, Rücken-Transport-*shu*-Punkt des Herzens, stärkt das Herz. Er kann auch nur mit direkten Moxakegeln verwendet werden.
- Bl 44 stärkt das Herz und beruhigt den Geist.
- Ren 14, Alarm-*mu*-Punkt des Herzens, und He 7 beruhigen den Geist.
- Ren 4 nährt das Blut und beruhigt den Geist.
- Ma 36 nährt das Blut.
- Mi 6 nährt das Blut und beruhigt den Geist. Er ist bei Schlafstörungen aufgrund eines Blut-Mangels wirksam.
- Pe 6 und Mi 4 öffnen das Yin-Verbindungsgefäß *(yinweimai)*, welches das Blut nährt und den Geist beruhigt.

Arzneimitteltherapie

Rezeptur

Yangxin tang (I)

Dekokt, das das Herz nährt

Erklärung: Diese Rezeptur ist speziell zur Behandlung jeglicher psychischen und emotionalen Wirkung eines Herz-Blut-Mangels geeignet, wie etwa Schlafstörungen (Einschlafstörungen), Palpitationen, leichte Angstzustände und Gedächtnisschwäche. Weitere Manifestationen umfassen eine matt-blasse Gesichtsfarbe, eine blasse, dünne Zunge und einen rauen Puls.

Psychisch-emotionales Muster: Furcht, Traurigkeit, Kummer und Sorge können das Herz-Blut schwächen und diesen Zustand verursachen. Der Betroffene ist blass mit einem matten Teint, die Augen haben einen ängstlichen Blick und sind recht matt, und der Patient ist furchtsam, leidet an leichten Angstzuständen und einer vagen Depression. In diesem Fall treten die Manifestationen eines unruhigen Geistes (Angstzustände und Erregtheit) in einer recht milden Form auf, da nur ein Blut-Mangel ohne Leere-Hitze besteht.

Der Betroffene ist auch sehr bestrebt, anderen Menschen und Familienmitgliedern zu gefallen. Aufgrund der Anfälligkeit von Frauen für einen Blut-Mangel kommt dieser Zustand bei Frauen viel häufiger vor. Er kann auch durch einen Blutverlust bei der Geburt entstehen. Der Verlust von Blut aus dem Konzeptions- und Durchdringungsgefäß während der Entbindung kann sich auf das Herz auswirken, und zwar aufgrund seiner Verbindung mit dem Uterus über das Uterus-Gefäß *(baomai)*. Wenn das Herz-Blut geschwächt ist, wird der Geist seiner Residenz beraubt und wird furchtsam und ängstlich.

Modifikation: Bei schweren Schlafstörungen füge man *Longyanrou* Arillus Longan hinzu, welches das Herz-Blut nährt und den Geist beruhigt.

ZUSAMMENFASSUNG

Unruhiger Geist – Herz-Blut-Mangel

Therapieprinzip
Das Herz stärken, das Blut nähren und den Geist beruhigen.

Akupunktur
Bl 15 *xinshu*, Bl 44 *shentang*, Ren 14 *juque*, He 7 *shenmen*, Ren 4 *guanyuan*, Ma 36 *zusanli*, Mi 6 *sanyinjiao*, Pe 6 *neiguan* und Mi 4 *gongsun*. Tonisierende Nadeltechnik, Moxibustion ist anwendbar.

Arzneimitteltherapie
Rezeptur:
Yangxin tang (I) Dekokt, das das Herz nährt

12.4.2 Yin-Mangel

Herz-Yin-Mangel

Therapieprinzip

Das Herz stärken, das Yin nähren und den Geist beruhigen.

Akupunktur

Bl 15 *xinshu*, Bl 44 *shentang*, Ren 14 *juque*, He 7 *shenmen*, He 6 *yinxi*, Ren 15 *jiuwei*, Ren 4 *guanyuan*, Ma 36 *zusanli*, Mi 6 *sanyinjiao*. Tonisierende Nadeltechnik, keine Moxibustion.

Erklärung:

- Bl 15, Rücken-Transport-*shu*-Punkt des Herzens, stärkt das Herz.
- Bl 44 stärkt das Herz und beruhigt den Geist.
- Ren 14, Alarm-*mu*-Punkt des Herzens, und He 7 beruhigen den Geist.
- He 6 nährt das Herz-Yin.
- Ren 15 beruhigt den Geist und lindert Angstzustände.
- Ren 4 nährt das Yin und beruhigt den Geist. Er nährt das Nieren-Yin, welches oft einem Herz-Yin-Mangel zugrunde liegt.
- Ma 36 nährt das Magen-Yin.
- Mi 6 nährt das Yin und beruhigt den Geist.

Arzneimitteltherapie

Rezeptur

Baizi yangxin wan
Platycladum-Pille, die das Herz nährt

Erklärung: Diese Rezeptur ähnelt der vorigen, da sie auch das Herz-Blut nährt; sie unterscheidet sich insofern von ihr, als sie das Herz-Yin nährt. Die Konfiguration der Symptome und Zeichen ist daher unterschiedlich, da es mehr Yin-Mangel-Manifestationen gibt: Schlafstörungen (häufiges Aufwachen in der Nacht), ein Hitzegefühl am Abend, Mund- und Halstrockenheit, Nachtschweiß, ausgeprägtere Angstzustände und psychische Unruhe, Wangenrötung, Palpitationen, eine rote, belaglose Zunge mit einer geröteten Zungenspitze und ein oberflächlicher, leerer Puls.

Psychisch-emotionales Muster: Furcht, Traurigkeit, Kummer und Sorge, in Kombination mit jahrelanger Überarbeitung, können zu einem Herz-Yin-Mangel führen. Der Yin-Mangel stellt eine tiefere Ebene von Mangel als der Blut-Mangel dar; wenn er sich auf das Herz auswirkt, wird der Geist seiner Residenz beraubt. Dies macht den Menschen furchtsam, sehr ängstlich und unruhig. Diese Symptome sind stärker ausgeprägt als bei einem Herz-Blut-Mangel. Ein weiterer Unterschied ist der, dass die Symptome am Abend stärker sind. Man beachte, dass ein Yin-Mangel den Geist auch ohne Leere-Hitze unruhig macht.

Ein Mensch, der an diesem Zustand leidet, neigt zu Depressionen und Niedergeschlagenheit, Mangel an Willenskraft und Antrieb und ist vermutlich dünn.

ZUSAMMENFASSUNG

Unruhiger Geist – Herz-Yin-Mangel

Therapieprinzip
Das Herz stärken, das Yin nähren und den Geist beruhigen.

Akupunktur
Bl 15 *xinshu*, Bl 44 *shentang*, Ren 14 *juque*, He 7 *shenmen*, He 6 *yinxi*, Ren 15 *jiuwei*, Ren 4 *guanyuan*, Ma 36 *zusanli*, Mi 6 *sanyinjiao*. Tonisierende Nadeltechnik, keine Moxibustion.

Arzneimitteltherapie
Rezeptur:
Baizi yangxin wan Platycladum-Pille, die das Herz nährt

Fallbeispiel

Ein 28-jähriger Mann klagte über Nervosität mit zitternden Händen. Er sagte, er fühle sich fast immer sehr nervös, besonders bei der Arbeit, und empfand das Zittern seiner Hände als sehr störend. Er klagte auch über Mundtrockenheit, Schwitzen, Atemnot und Schlafstörungen (Durchschlafstörungen). Es mangelte ihm auch an Selbstvertrauen und er fühlte sich unsicher, besorgt und beinah immer ängstlich.

Seine Zunge war unauffällig und nur leicht geschwollen. Sein Puls war beweglich; dies ist ein schneller, kurzer, bohnenförmiger Puls, der den Eindruck vermittelt, er vibriere statt pulsiere.

Diagnose Die Symptome dieses Mannes fielen etwas aus dem Rahmen normaler Krankheitsmuster. Einige Symptome schienen auf einen Yin-Mangel hinzudeuten (nächtliches Aufwachen und Hitzegefühl), aber sie waren nicht schwer genug, um solch eine Diagnose zu rechtfertigen, und die Zunge zeigte auch keinerlei Yin-Mangel. Auf der anderen Seite gab es einige Zeichen einer Qi-Schwäche (Schwitzen, Kurzatmigkeit).

Dies war ein Zustand, der durch jahrelange Furcht und Sorge hervorgerufen worden war. Die Furcht beeinträchtigte das Herz und den Geist, und die Sorge wirkte auf die Lunge und Körperseele ein. Die Beeinträchtigung des Geistes verursachte die Schlafstörungen, die Schädigung der Körperseele rief Atemnot, Schwitzen und das Zittern der Hände hervor.

Nach seiner Kindheit befragt, antwortete er, dass sie aufgrund der Tatsache, dass sein Vater offen seine Schwester bevorzugt hatte, recht belastet und unsicher gewesen sei. Sein Vater pries ständig an seiner Schwester, dass sie in der Schule ausgezeichnet sei, und tadelte ihn, dass er nicht an die Leistungen seiner Schwester heranreiche. Der unnachgiebige Tadel seines Vaters über mehrere Jahre der kindlichen Entwicklung hinweg flößte bei ihm ein tiefes Gefühl von Unsicherheit ein, das zu Furcht und Sorge führte.

Therapieprinzip Qi und Yin von Lunge und Herz stärken, den Geist nähren und beruhigen und die Körperseele beruhigen.

Akupunktur Die folgenden Punkte wurden tonsisiert:

- He 7 *shenmen,* Mi 6 *sanyinjiao,* Bl 15 *xinshu,* Bl 44 *shentang* und Ren 15 *jiuwei,* um das Herz zu nähren und den Geist zu beruhigen.
- Lu 9 *taiyuan,* Bl 13 *feishu* und Bl 42 *pohu,* um die Lunge zu stärken und die Körperseele zu beruhigen.

Nach sechs Monaten mit wöchentlichen Behandlungen verschwanden all seine Symptome und seine Hände hörten zu zittern auf. Im Zusammenhang mit einer psychologischen Beratung, die ich empfahl, beschäftigte er sich mit den in seiner Kindheit erworbenen Verhaltensmustern und erlangte viel mehr Selbstvertrauen und Selbstbewusstsein.

Leber-Yin-Mangel

Therapieprinzip

Die Leber stärken, das Yin nähren, den Geist und die Wanderseele beruhigen.

Akupunktur

Le 8 *ququan,* Mi 6 *sanyinjiao,* Ni 3 *taixi,* Ren 4 *guanyuan,* Du 24 *shenting,* Gb 13 *benshen,* Bl 18 *ganshu,* Bl 47 *hunmen.* Tonisierende Nadeltechnik, keine Moxibustion.

Erklärung:

- Le 8 nährt das Leber-Yin.
- Mi 6 nährt das Yin und stärkt Leber, Milz und Niere.
- Ni 3 und Ren 4 nähren das Nieren-Yin. Da das Nieren-Yin die Mutter des Leber-Yin ist, stärkt dies indirekt das Leber-Yin. Ren 4 hat auch einen starken Erdungseffekt und beruhigt den Geist und die Wanderseele.
- Du 24 und Gb 13 beruhigen den Geist, besonders bei Leber-Disharmonien.
- Bl 18 und Bl 47 verwurzeln die Wanderseele.

Arzneimitteltherapie

Rezeptur

Suanzaoren tang

Ziziphus-Dekokt

Erklärung: Diese Rezeptur nährt das Leber-Yin, beruhigt den Geist und die Wanderseele. Sie hat einen süßen und sauren Geschmack, der das Yin nährt und die Wanderseele zurück ins Leber-Yin ‚absorbiert'.

Psychisch-emotionales Muster: Zorn, Frustration und Groll in Kombination mit jahrelanger Überarbeitung und/oder übermäßiger sexueller Aktivität können zu diesem Zustand führen. Bei Frauen sind ein starker Blutverlust während einer Entbindung oder ein langer, übermäßiger Blutverlust durch Hypermenorrhö ein zusätzlicher Faktor.

Ein Leber-Yin-Mangel beraubt die Wanderseele ihrer Residenz, und dies beeinträchtigt notwendigerweise auch den Geist, weil das Leber-Yin die Mutter des Herz-Yin ist. Diejenigen, die an diesem Zustand leiden, fühlen sich deprimiert, es mangelt ihnen an einem Gefühl für die Richtung in ihrem Leben und sie sind psychisch unruhig. Ihr Schlaf ist unterbrochen und sie wachen häufig nachts auf. Sie haben möglicherweise auch aufgrund des nächtlichen Umherwanderns der unverwurzelten Wanderseele unruhige Träume.

Rezeptur

Zhenzhumu wan

Pille mit Concha margaritiferae

Erklärung: Diese Rezeptur senkt das Leber-Yang und beruhigt den Geist und die Wanderseele. Man beachte, dass *Zhusha* eine toxische Substanz ist und daher aus der Rezeptur entfernt werden sollte. Die Verwendung von *Zhenzhumu* und *Longchi* ist in Europa nicht erlaubt.

Diese Rezeptur, ursprünglich für das Muster von Leber-Wind in der Blut-Schicht (innerhalb der Vier Schichten) konzipiert, nährt das Leber-Yin, unterdrückt das Leber-Yang, beruhigt den Geist und die Wanderseele. Sie hat eine ähnliche Wirkung wie die vorige Rezeptur, aber sie unterscheidet sich insofern von ihr, als der Schwerpunkt auf der Unterdrückung des Leber-Yang und der Beruhigung des Geistes liegt, während die vorige Verschreibung stärker das Yin nährt und Hitze klärt.

Die Hauptmanifestationen, die zur Verwendung dieser Rezeptur führen, sind Schwindelgefühle, Tinnitus, Kopfschmerzen, Schlafstörungen, Neigung zu Zornesausbrüchen, Gedächtnisschwäche, trockene Haare und Augen, Taubheit in den Gliedmaßen, eine Zunge mit geröteten Rändern und ein saitenförmiger, dünner Puls.

Psychisch-emotionales Muster: Zorn, Frustration, Groll und Hass können diesen Zustand hervorrufen. Insbesondere Zorn bewirkt, dass Leber-Yang oder Leber-Wind aufsteigen; für diesen Zustand ist diese Rezeptur geeignet. Der Betroffene ist daher sehr zornig und neigt zu Wutausbrüchen. Sein Schlaf ist sehr unruhig und er hat viele unangenehme Träume.

Rezeptur

Yinmei tang

Dekokt, das den Schlaf anlockt

Erklärung: Diese Rezeptur stellt das Leber-Blut und Leber-Yin wieder her, sodass die Wanderseele sich niederlassen kann und der Mensch friedlich schläft. Wenn das Leber-Yin im Mangel ist, hat die Wanderseele keine Residenz und es treten Schlafstörungen auf. Diese Rezeptur macht die Wanderseele friedlich, sodass sie nicht umherwandert. Sie stärkt das Leber- und Herz-Yin und beruhigt den Geist und die Wanderseele. Das Zungenbild, bei dem diese Rezeptur geeignet erscheint, ist ein roter Zungenkörper ohne Belag.

Im Originaltext heißt es, dass diese Rezeptur die Wanderseele friedlich macht, sodass sie nicht ‚überspringen‘ kann.

Psychisch-emotionales Muster: Frustration, Verbitterung, alter Groll und manchmal Traurigkeit können zu einem Leber-Yin-Mangel führen. Das Leber-Yin des Betroffenen wurde jahrelang durch unterdrückten Zorn verbraucht, der Patient fühlt sich sehr angespannt, ängstlich und schläft sehr schlecht, weil sein Schlaf durch unangenehme Träume gestört wird. Der Puls ist dünn, aber auf der linken Seite auch leicht saitenförmig.

In einigen Fällen erschöpft Traurigkeit das Leber-Yin. In diesem Fall fühlt sich der Mensch sehr deprimiert und traurig und schläft schlecht, hat aber nicht zu viele Träume. Der Puls ist rau oder dünn.

ZUSAMMENFASSUNG

Unruhiger Geist – Leber-Yin-Mangel

Therapieprinzip

Die Leber stärken, das Yin nähren, den Geist und die Wanderseele beruhigen.

Akupunktur

Le 8 *ququan,* Mi 6 *sanyinjiao,* Ni 3 *taixi,* Ren 4 *guanyuan,* Du 24 *shenting,* Gb 13 *benshen,* Bl 18 *ganshu,* Bl 47 *hunmen.* Tonisierende Nadeltechnik, keine Moxibustion.

Arzneimitteltherapie

Rezepturen:

- *Suanzaoren tang* Ziziphus-Dekokt
- *Zhenzhumu wan* Pille mit Concha margaritiferae
- *Yinmei tang* Dekokt, das den Schlaf anlockt

Nieren-Yin-Mangel

Therapieprinzip

Die Niere stärken, das Yin nähren, den Geist beruhigen und die Willenskraft *(zhi)* stärken.

Akupunktur

Ni 3 *taixi,* Ni 6 *zhaohai,* Ren 4 *guanyuan,* Bl 23 *shenshu,* Bl 52 *zhishi,* He 6 *yinxi,* Ren 15 *jiuwei.* Tonisierende Nadeltechnik außer an He 6, der entweder sediert oder neutral genadelt werden sollte, je nachdem, wie chronisch der Zustand ist.

Erklärung:

- Ni 3 und Ni 6 nähren das Nieren-Yin.
- Ren 4 nährt das Nieren-Yin und beruhigt den Geist.
- Bl 23 stärkt die Niere.
- Bl 52 stärkt die Willenskraft.
- He 6 klärt Leere-Hitze im Herzen.
- Ren 15 beruhigt den Geist.

Arzneimitteltherapie

Rezeptur

Guizhi gancao longgu muli tang

Dekokt mit Cinnamomum, Glycyrrhiza, Mastodi Ossis fossilia und Ostrea

Erklärung: Diese Rezeptur wärmt und stärkt das Herz, beruhigt den Geist, nährt das Nieren-Yin und stärkt die Willenskraft. *Longgu* und *Muli* helfen auch bei Ängstlichkeit. Mit ihrer zusammenziehenden Eigenschaft beenden sie auf körperlicher Ebene das Schwitzen, während sie im psychischen Bereich den Geist und die Wanderseele ins Yin ‚absorbieren'.

Die Hauptmanifestationen sind Palpitationen, psychische Unruhe, Schreckhaftigkeit, Schwitzen, kalte Gliedmaßen und eine blasse Zunge.

Obwohl die Rezeptur *Muli* enthält, das in erster Linie das Nieren-Yin stärkt, kann diese Rezeptur so angepasst werden, dass sie sowohl einen Nieren-Yin- als auch einen Nieren-Yang-Mangel behandelt. Ihr primäres Ziel ist die Stärkung des Herz-Yang mit *Guizhi* und *Zhi gancao* (daher die blasse Zunge) und die Beruhigung des Geistes mit den absenkenden Substanzen *Longgu* und *Muli.*

Man beachte, dass die Verwendung von Mineralien in Kräuterrezepturen zum jetzigen Zeitpunkt (2008) in EU-Ländern nicht erlaubt ist. Obwohl *Longgu* und *Muli* wichtige Bestandteile der Rezeptur sind, können sie ersetzt werden. Substitutionen sind in ➤ Anhang 2 aufgeführt.

Psychisch-emotionales Muster: Diese Rezeptur ist, wenn man Anpassungen vornimmt, geeignet, um psychische Unruhe aufgrund eines Nieren-Yin-Mangels und einer Herz-Schwäche zu behandeln. Furcht, Schuldgefühle und Schock, womöglich kombiniert mit Überarbeitung und/oder übermäßiger sexueller Aktivität, können zu diesem Zustand führen, wobei vor allem Schuldgefühle ihn hervorrufen. Diese Emotion schwächt, wenn sie über einen langen Zeitraum besteht, die Niere und die Willenskraft und zermürbt den Geist, sodass das Herz erschöpft wird. Solche Patienten sind sehr ängstlich, psychisch unruhig und schlafen unbeständig. Sie neigen zu einer dünnen Figur (was einen Yin-Mangel anzeigt), sind müde, depressiv und es mangelt ihnen an Willenskraft.

Rezeptur

Zhenzhong dan

Bettkantenpille

Erklärung: Diese Rezeptur nährt das Nieren-Yin, klärt Leere-Hitze, beruhigt den Geist, macht die Öffnungen des Geistes auf und harmonisiert Herz und Niere.

Diese Rezeptur unterscheidet sich insofern von der vorigen, als sie etwas mehr auf das Aufmachen der Öffnungen des Geistes und Klären des Herzens gerichtet ist, während die vorige Verschreibung das Herz stärkt.

Auf körperlicher Ebene umfassen die dieser Rezeptur entsprechenden Manifestationen Schlafstörungen, Angstzustände, Rückenschmerzen, Nachtschweiß, Schwindelgefühle, Tinnitus, Gedächtnisschwäche, eine rote, beleglose Zunge und einen oberflächlichen, leeren Puls.

Psychisch-emotionales Muster: Ein Mensch mit diesem Zustand leidet an einem verwirrten Geist und ist nicht in der Lage, klar zu erkennen, was gemacht werden müsste. Er ist auch sehr ängstlich, depressiv und es mangelt ihm an Willenskraft, er schläft schlecht und schwitzt in der Nacht. Dieser Zustand wird auch durch Furcht oder Schuldgefühle verursacht.

ZUSAMMENFASSUNG

Unruhiger Geist – Nieren-Yin-Mangel

Therapieprinzip

Die Niere stärken, das Yin nähren, den Geist beruhigen und die Willenskraft stärken.

Akupunktur

Ni 3 *taixi,* Ni 6 *zhaohai,* Ren 4 *guanyuan,* Bl 23 *shenshu,* Bl 52 *zhishi,* He 6 *yinxi,* Ren 15 *jiuwei.* Tonisierende Nadeltechnik außer an He 6, der entweder sediert oder neutral genadelt werden sollte, je nachdem, wie chronisch der Zustand ist.

Arzneimitteltherapie

Rezepturen:

- *Guizhi gancao longgu muli tang* Dekokt mit Cinnamomum, Glycyrrhiza, Mastodi Ossis fossilia und Ostrea
- *Zhenzhong dan* Bettkantenpille

12.4.3 Yin-Mangel mit Leere-Hitze

Herz- und Nieren-Yin-Mangel mit Leere-Hitze im Herzen

Therapieprinzip

Herz- und Nieren-Yin stärken, die Willenskraft stärken und den Geist beruhigen.

Akupunktur

He 7 *shenmen,* He 6 *yinxi,* Pe 7 *daling, yintang,* Ren 15 *jiuwei,* Du 19 *houding,* Ni 3 *taixi,* Ni 6 *zhaohai,* Ni 10 *yingu,* Ni 9 *zhubin,* Ren 4 *guanyuan,* Mi 6 *sanyinjiao.* Die ersten 3 Punkte mit sedierender oder neutraler Nadeltechnik; *yintang,* Ren 15 und Du 19 mit neutraler Technik, alle anderen tonisierend nadeln. Keine Moxibustion.

Erklärung:

- He 7, He 6 und Pe 7 können alle den Geist beruhigen. In Kombination mit Ni 7 *fuliu* beendet He 6 auch Nachtschweiß.
- *yintang*, Ren 15 und Du 19 beruhigen den Geist.
- Ni 3, Quell-*yuan*-Punkt, nährt die Niere.
- Ni 6 nährt das Nieren-Yin, unterstützt die Kehle, fördert die Flüssigkeiten und hilft dem Schlaf.
- Ni 10 nährt das Nieren-Yin.
- Ni 9 stärkt die Niere, beruhigt den Geist und öffnet den Thorax.
- Ren 4 nährt das Nieren-Yin und verwurzelt den Geist.
- Mi 6 nährt das Yin, beruhigt den Geist und fördert den Schlaf.

Arzneimitteltherapie

Rezeptur

Tianwang buxin dan

Pille des Himmelskönigs zur Stärkung des Herzens

Erklärung: Dies ist die meist verwendete Rezeptur zur Nährung des Herz- und Nieren-Yin (auch ‚Harmonisierung von Herz und Niere' genannt), zur Klärung von Leere-Hitze und Beruhigung des Geistes. Die Hauptmanifestationen sind Nachtschweiß, Rückenschmerzen, Schwindelgefühle, Tinnitus, Wangenrötung, Hitzegefühl am Abend, Palpitationen, Schlafstörungen, unruhiger Schlaf, Mund- und Halstrockenheit, Gedächtnisschwäche, trockener Stuhl, eine rote, belaglose Zunge mit geröteter Spitze und ein schneller, dünner Puls. Solch ein Zustand kommt in der Menopause häufig vor, sodass diese Rezeptur mit Modifikationen verwendet werden kann; man modifiziere sie auch, wenn zusätzlich zum Nieren-Yin-Mangel auch ein gewisser Nieren-Yang-Mangel vorliegt, durch Hinzufügung einer niedrigen Dosis (1,5 g) von *Rougui* (Cx. Cinnamomi).

Psychisch-emotionales Muster: Furcht, Schuldgefühle und Schock können alle diesen Zustand verursachen. Weil ein Nieren-Yin-Mangel besteht, gibt es gewöhnlich andere mitwirkende Krankheitsursachen, wie etwa Überarbeitung, Ernährungsfehler und übermäßige sexuelle Aktivität. Es ist auch ein verbreitetes Krankheitsmuster, das im Zusammenhang mit menopausalen Problemen auftritt.

Der Mensch ist sehr ängstlich, besonders am Abend, und schläft sehr schlecht, indem er mehrmals aufwacht. Vielleicht träumt er von Feuer oder vom Fliegen. Der Patient kann sich nicht entspannen und hat Palpitationen.

Rezeptur

Variante von *Liuwei dihuang wan*

Variante von Rehmannia-Pille mit sechs Bestandteilen

Erklärung: Diese Rezeptur wird bei psychischer Unruhe und Schlafstörungen aufgrund eines Yin-Mangels und Leere-Hitze eingesetzt, besonders bei älteren Menschen. Sie ist speziell zur Wiederherstellung der Verbindung zwischen Herz-Feuer und Nieren-Wasser geeignet: die Herz-Flüssigkeiten hängen von der Nährung durch die Nieren-Essenz ab. Daher muss man das Nieren-Wasser nähren, um die Leere-Hitze im Herzen zu unterdrücken.

Psychisch-emotionales Muster: Dies ist fast das gleiche wie bei der vorigen Rezeptur, außer dass der Schwerpunkt auf dem Yin-Mangel mit daraus resultierenden Depressionen und mangelnder Willenskraft liegt, zusätzlich zu Angstzuständen und Schlafstörungen. Die Rezeptur ist auch aufgrund ihrer Betonung der Leber bei psychisch-emotionalen Störungen aufgrund von jahrelang gehegtem Groll und Verbitterung geeignet.

ZUSAMMENFASSUNG

Unruhiger Geist – Herz- und Nieren-Yin-Mangel mit Leere-Hitze im Herzen

Therapieprinzip

Herz- und Nieren-Yin stärken, die Willenskraft stärken und den Geist beruhigen.

Akupunktur

He 7 *shenmen*, He 6 *yinxi*, Pe 7 *daling*, *yintang*, Ren 15 *jiuwei*, Du 19 *houding*, Ni 3 *taixi*, Ni 6 *zhaohai*, Ni 10 *yingu*, Ni 9 *zhubin*, Ren 4 *guanyuan*, Mi 6 *sanyinjiao*. Die ersten 3 mit sedierender oder neutraler Nadeltechnik; *yintang*, Ren 15 und Du 19 mit neutraler Technik, alle anderen tonisierend nadeln. Keine Moxibustion.

Arzneimitteltherapie

Rezepturen:

- *Tianwang buxin dan* Pille des Himmelskönigs zur Stärkung des Herzens
- Variante von *Liuwei dihuang wan* Variante von Rehmannia-Pille mit sechs Bestandteilen

Fallbeispiel

Eine 52-jährige Frau kam zur Behandlung von chronischem Nachtschweiß und Hitzewallungen. Sie klagte auch über ein Spannungsgefühl im Abdomen und Wasseransammlungen. Ihre Regelblutungen hatten ein Jahr zuvor aufgehört, seitdem hatte sich ihr Zustand verschlimmert. Abgesehen von den obigen Symptomen fühlte sie sich oft abends ängstlich und hatte Palpitationen. Ihr Schlaf war durch Hitzewallungen gestört, und sie fühlte sich psychisch unruhig. Sie war übergewichtig, ihre Wangenknochen waren leicht gerötet und ihre Augen hatten keinen Glanz und blickten ängstlich.

Ihre Zunge war leicht gerötet, an den Rändern geschwollen (Milz-Typus von Schwellung), rissig und wies einen wurzellosen Belag auf. Die Zunge zeigte auch einen Herz-Riss in der Mitte (➤ Tafel 12.3). Ihr Puls war an beiden hinteren Positionen schwach, die Herz-Position war schwach und kurz und der ganze Puls hatte keine Welle.

Sie war woanders mit Akupunktur behandelt worden (Stärkung der Milz und Beseitigung von Feuchtigkeit), ohne großen Erfolg. Ihr Akupunkteur überwies sie zu mir.

Diagnose Diese Patientin wies offensichtlich eine Milz-Schwäche auf, was sich in ihrem Übergewicht, Wasseransammlungen und einer Schwellung an den Zungenrändern zeigte. Es spielten jedoch noch andere Faktoren eine Rolle. Die Hitzewallungen, geröteten Wangenknochen, Schlafstörungen, psychische Unruhe, rote Zunge mit wurzellosem Belag und der schwache Puls an beiden Nieren-Positionen waren deutliche Hinweise auf einen Nieren-Yin-Mangel. Außerdem bestand auch eine Herz-Schwäche, wie sich an den Palpitationen und glanzlosen Augen zeigte, was für eine Störung des Geistes sprach.

Auf Nachfrage bestätigte sie, dass sie unter enormem Druck gestanden habe, als sie in Ostafrika lebte und nach dem plötzlichen Tod ihres Mannes zwei Jahre lang eine große Farm leiten musste. Die hauptsächlichen Krankheitsursachen waren daher Traurigkeit und Schock (durch den Trauerfall) sowie Furcht. Die Traurigkeit zeigte sich in dem mangelnden Glanz ihrer Augen, die Furcht in ihrem ängstlichen Blick.

Therapieprinzip Nieren-Yin und Herz-Yin nähren, Leere-Hitze unterdrücken, den Geist beruhigen und die Willenskraft stärken.

Arzneimitteltherapie Die Patientin wurde nur mit Kräutern behandelt. Die wichtigste Rezeptur, die zum Einsatz kam, war eine Variante von *Tianwang buxin dan* Pille des Himmelskönigs zur Stärkung des Herzens:

- *Sheng dihuang* Rx. Rehmanniae 12 g
- *Maimendong* Rx. Ophiopogonis 6 g
- *Tianmendong* Rx. Asparagi 6 g
- *Renshen* Rx. Ginseng 6 g
- *Fuling* Poria 6 g
- *Wuweizi* Fr. Schisandrae 6 g
- *Danggui* Rx. Angelicae sinensis 6 g
- *Danshen* Rx. Salviae miltiorrhizae 6 g
- *Baiziren* Sm. Platycladi 6 g
- *Suanzaoren* Sm. Ziziphi spinosae 6 g
- *Yuanzhi* Rx. Polygalae 6 g
- *Jiegeng* Rx. Platycodi 3 g
- *Zexie* Rz. Alismatis 4 g
- *Qinghao* Hb. Artemisiae annuae 3 g
- *Qinjiao* Rx. Gentianae macrophyllae 3 g
- *Zhi gancao* Rx. Glycyrrhizae uralensis praeparata 3 g

Erklärung: Die ersten 12 Arzneien bilden die Originalrezeptur, welche das Nieren- und Herz-Yin nährt, Leere-Hitze klärt und den Geist beruhigt. *Xuanshen* wurde aus der Rezeptur entfernt, weil der Yin-Mangel noch nicht so stark ausgeprägt war.

- *Zexie, Qinghao* und *Qinjiao* wurden hinzugefügt, um Leere-Hitze zu klären und Hitzewallungen zu behandeln.
- *Gancao* harmonisiert.

Diese Rezeptur, in mehreren Einnahmezyklen verwendet, bewirkte von Anfang an eine dramatische Verbesserung ihres psychischen Zustands, wobei sich die Patientin viel entspannter, ruhiger und glücklicher fühlte. Ihre Augen veränderten sich auch allmählich, indem sie mehr Glanz annahmen. ▮▮

Leber-Yin-Mangel mit Leere-Hitze

Therapieprinzip

Leber-Yin nähren, Leere-Hitze klären, den Geist und die Wanderseele beruhigen.

Akupunktur

Le 8 *ququan,* Mi 6 *sanyinjiao,* Ni 3 *taixi,* Ren 4 *guanyuan,* Du 24 *shenting,* Gb 13 *benshen,* Du 18 *qiangjian,* Bl 18 *ganshu,* Bl 47 *hunmen,* Ni 2 *rangu* und Le 3 *taichong.* Tonisierende Nadeltechnik außer an den letzten beiden Punkten, die sediert werden sollten.

Erklärung:

- Le 8 nährt das Leber-Yin.
- Mi 6 nährt das Yin und stärkt Leber, Milz und Niere.
- Ni 3 und Ren 4 nähren das Nieren-Yin. Da das Nieren-Yin die Mutter des Leber-Yin ist, nährt dies indirekt das Leber-Yin. Ren 4 hat auch einen starken Erdungseffekt und beruhigt den Geist.
- Du 24 und Gb 13 beruhigen den Geist, besonders bei Leber-Disharmonien.
- Du 18 beruhigt den Geist und die Wanderseele. Er ist bei psychischer Unruhe, Erregtheit und manischem Verhalten angezeigt.
- Bl 18 und Bl 47 verwurzeln die Wanderseele.
- Ni 2 und Le 3 werden nur bei Leere-Hitze verwendet.

Arzneimitteltherapie

Rezeptur

Suanzaoren tang

Ziziphus-Dekokt

Erklärung: Diese Rezeptur nährt das Leber-Yin, beruhigt den Geist und die Wanderseele und klärt Leere-Hitze.

Psychisch-emotionales Muster: Diese Rezeptur ist speziell bei Leber-Yin-Mangel mit seinen damit verbundenen Symptomen und Zeichen geeignet, wie etwa Schlafstörungen, häufiges Aufwachen in der Nacht, Halstrockenheit, unklares Sehen, trockene Augen, psychische Unruhe, Nachtschweiß, eine rote Zunge ohne Belag und ein oberflächlicher, leerer Puls.

Diese Situation kann auf zwei Wegen entstehen. Emotionaler Stress, wie etwa Zorn, Groll oder Frustration, kann zu aufsteigendem Minister-Feuer führen, welches das Herz und die Leber erregt. Das Feuer verletzt das Yin, sodass die Wanderseele ihrer Residenz beraubt wird. Alternativ kann dieser Zustand auch durch den umgekehrten Vorgang entstehen. Überarbeitung in Kombination mit Ernährungsfehlern und übermäßiger sexueller Aktivität (und bei Frauen zu vielen Geburten oder chronischer Menorrhagie) kann das Leber-Yin erschöpfen und daher die Wanderseele ihrer Residenz berauben.

Wie auch immer dieser Zustand entstanden ist, so ist das Endergebnis vor allem durch Schlafstörungen charakterisiert. Der Mensch kann auch depressiv sein und es mangelt ihm möglicherweise an einer Vision im Leben. Die psychische Unruhe in diesem Zustand stammt aus dem Yin-Mangel und manifestiert sich typischerweise in einem vagen Angstgefühl, Unruhe und Nervosität, die abends schlimmer wird.

Die Leber ist ein harmonisierendes Organ, ihre Harmonie entspringt der richtigen Balance zwischen ihrem Yang-Aspekt (dem freien Fluss des Leber-Qi) und ihrem Yin-Aspekt (Blut und Yin). Psychische Reizbarkeit aufgrund von emotionalem Stress wühlt das Leber-Yang auf und verletzt das Leber-Yin, sodass das Gleichgewicht zwischen Yin und Yang innerhalb der Leber verändert wird.

Diese Rezeptur ist auch bei einigen frauenspezifischen Problemen wie prämenstrueller Anspannung mit Spannungsgefühlen in den Mammae oder Brustknoten aufgrund einer Leber-Qi-Stagnation vor dem Hintergrund eines Leber-Yin-Mangels anwendbar. Bei Frauen liegt das Auftreten eines Leber-Yin-Mangels aufgrund des monatlichen Verlustes von Menstruationsblut näher, wodurch das Leber-Blut erschöpft wird. In diesen Fällen ist eine Leber-Qi-Stagnation, mit ihren entsprechenden emotionalen Folgen, sehr häufig einem Leber-Yin-Mangel nachgeordnet. Die Yin- und Yang-Aspekte der Leber müssen harmonisiert und koordiniert werden. Wenn das Leber-Yin im Mangel ist, gerät der Yang-Aspekt der Leber außer Kontrolle, was sowohl zu einer Leber-Qi-Stagnation als auch zu aufsteigendem Leber-Yang führen kann. Daher kann diese Rezeptur bei prämenstrueller Anspannung angewendet werden, wenn diese sich in der obigen Konfiguration zeigt.

Schließlich ist diese Rezeptur zwar speziell für einen Leber-Yin-Mangel mit Leere-Hitze geeignet, kann aber auch bei einem Leber-Yin-Mangel ohne Leere-Hitze eingesetzt werden. Sie ist daher auch bei unruhigem oder geschwächtem Geist aufgrund eines Yin-Mangels anwendbar.

Modifikationen:

- Wenn die Leere-Hitze-Manifestationen stark sind (Wangenrötung und Hitzegefühl), reduziere man die Dosierung von *Chuanxiong* und füge *Sheng dihuang* Rx. Rehmanniae, *Nuzhenzi* Fr. Ligustri lucidi und *Hanliancao* Hb. Ecplitae hinzu.
- Bei reichlichem Nachtschweiß füge man *Digupi* Cx. Lycii und *Wuweizi* Fr. Schisandrae hinzu.
- Wenn die Schlafstörungen schwierig zu behandeln sind, füge man *Yejiaoteng* Caulis Polygoni multiflori hinzu.
- Wenn der Betroffene sehr depressiv ist, füge man *Hehuanpi* Cx. Albiziae hinzu.

ZUSAMMENFASSUNG

Unruhiger Geist – Leber-Yin-Mangel mit Leere-Hitze

Therapieprinzip

Leber-Yin nähren, Leere-Hitze klären, den Geist und die Wanderseele beruhigen.

Akupunktur

Le 8 *ququan*, Mi 6 *sanyinjiao*, Ni 3 *taixi*, Ren 4 *guanyuan*, Du 24 *shenting*, Gb 13 *benshen*, Du 18 *qiangjian*, Bl 18 *ganshu*, Bl 47 *hunmen*, Ni 2 *rangu* und Le 3 *taichong*. Tonisierende Nadeltechnik außer an den letzten beiden Punkten, die sediert werden sollten.

Arzneimitteltherapie

Rezeptur:

Suanzaoren tang Ziziphus-Dekokt

Fallbeispiel

Eine 63-jährige Frau kam wegen Hypertonie zur Behandlung. Der systolische Wert, der zwischen 200 und 150 schwankte, war ein größeres Problem als der diastolische, der immer bei 95 lag. Ihre wichtigsten körperlichen Symptome waren u. a. Nackensteifigkeit, ein Druckgefühl im Kopf, pochende Scheitelkopfschmerzen, Schwindelgefühle, Tinnitus, unklares Sehen, trockene Augen, Schlafstörungen (häufiges Aufwachen in der Nacht) und ein Hitzegefühl am Abend.

Ihre Gesichtsfarbe war matt mit roten Flecken auf beiden Wangenknochen, ihre Augen recht stumpf und glanzlos.

Ihre Zunge war rot, an den Rändern gerötet und leicht steif, und der Belag war zu dünn. Ihr Puls war saitenförmig, aber dünn.

Diagnose Das unklare Sehen, die trockenen Augen, Schlafstörungen, der dünne Puls und die steife Zunge mit unzureichendem Zungenbelag sprachen für einen Leber-Yin-Mangel, während das Hitzegefühl am Abend, die geröteten Wangenknochen und die rote Zunge mit unzureichendem Belag auf Leere-Hitze hindeuteten.

Aufgrund des Leber-Yin-Mangels bestand auch etwas aufsteigendes Leber-Yang, wie es sich in der Nackensteifigkeit, dem pochenden Scheitelkopfschmerz, Schwindelgefühlen, Tinnitus, Druckgefühl im Kopf und dem saitenförmigen Puls manifestierte.

Ihre Hypertonie, weswegen sie zur Behandlung kam, war durch das Aufsteigen von Leber-Yang bedingt. Wenn der systolische Wert hoch, der diastolische aber fast normal ist, zeigt dies gewöhnlich aufsteigendes Leber-Yang an. Darüber hinaus sprach ein beträchtliches Schwanken des systolischen Wertes von Tag zu Tag dafür, dass eher nervöser Stress als eine Arterienverhärtung die Ursache des Problems darstellte. Dies ist normalerweise durch emotionale Anspannung bedingt, welche die Leber beeinträchtigt. Im Fall dieser Patientin zeigte sich dies sehr deutlich an der Mattheit ihrer Gesichtsfarbe (Mangel an *shen*) und der Stumpfheit ihrer Augen, was eine lang bestehende Schwächung des Geistes und/oder der Wanderseele durch emotionale Anspannung anzeigte. Danach befragt, bestätigte die Patientin, dass sie wegen der Eheprobleme ihrer Tochter unter großem Stress gestanden habe. Aufgrund von finanziellen Problemen war ihre Tochter in einer Ehe mit einem sehr grausamen Ehemann gefangen und litt stark unter dieser Situation; dies bewirkte bei der Mutter großen Zorn über ihren Schwiegersohn und rief über die Jahre einen Anstieg des Leber-Yang und einen Leber-Yin-Mangel hervor.

Therapieprinzip Leber-Yin nähren, Leere-Hitze klären, das Leber-Yang unterdrücken, den Geist beruhigen und die Wanderseele verwurzeln.

Akupunktur Tonisierung von Le 8 *ququan,* Ren 4 *guanyuan,* Mi 6 *sanyinjiao,* Ni 3 *taixi.* Neutrale Nadeltechnik an Le 3 *taichong,* Ni 2 *rangu,* Du 24 *shenting,* Gb 13 *benshen,* Pe 7 *daling.*

Erklärung:

- Le 8, Ren 4, Mi 6 und Ni 3 nähren das Leber-Yin.
- Le 3 unterdrückt das Leber-Yang.
- Ni 2, in Kombination mit Le 3, klärt Leere-Hitze aufgrund eines Leber-Yin-Mangels.
- Du 24 und Gb 13 beruhigen den Geist und verwurzeln die Wanderseele.
- Pe 7 beruhigt den Geist und unterdrückt indirekt das Leber-Yang.

Arzneimitteltherapie Es wurden keine Einzelarzneien verschrieben, sondern nur das Fertigpräparat *Suanzaoren tang pian* Ziziphus-Dekokt-Tabletten, das gut zu ihren Symptomen passte.

Nach 20-wöchiger Therapie waren die meisten ihrer Symptome verschwunden oder hatten an Intensität abgenommen; die Patientin war in der Lage, ruhiger auf die Misere ihrer Tochter zu reagieren und den Zorn nicht ihr Leben bestimmen zu lassen. ▌▌

12.4.4 Qi-Stagnation

Dies wurde bereits oben im Abschnitt über den blockierten Geist besprochen. Die Manifestationen einer Qi-Stagnation, wenn sie den Geist unruhig werden lässt, sind ähnlich. Der Hauptunterschied besteht darin, dass statt geistiger Verwirrung Angstzustände, Reizbarkeit und psychische Unruhe die vorherrschenden Manifestationen sind.

Therapieprinzip

Das Qi bewegen, die Stagnation beseitigen und den Geist beruhigen.

Bei einer Qi-Stagnation sind die gleichen Rezepturen und Akupunkturpunkte wie diejenigen, die im Abschnitt ‚Blockierter Geist' angegeben sind, anwendbar.

12.4.5 Blut-Stase

Die Manifestationen dieses Zustands sind wieder denjenigen, die im Abschnitt über blockierten Geist aufgrund von Blut-Stase besprochen wurden, ähnlich. Der Hauptunterschied ist der, dass wenn eine Blut-Stase den Geist unruhig macht, starke Angstzustände und psychische Unruhe auftreten.

Therapieprinzip

Das Blut beleben, die Stase beseitigen und den Geist beruhigen.

Es sind die gleichen Rezepturen und Akupunkturpunkte, wie sie im Abschnitt über den blockierten Geist aufgrund von Blut-Stase angegeben sind, anwendbar.

12.4.6 Feuer

Herz-Feuer

Therapieprinzip

Das Herz klären, Feuer ableiten und den Geist beruhigen.

Akupunktur

He 8 *shaofu,* He 7 *shenmen,* Pe 7 *daling,* Ren 15 *jiuwei,* Mi 6 *sanyinjiao,* Gb 15 *toulinqi.* Sedierende Nadeltechnik an allen Punkten.

Erklärung:

- He 8 klärt Herz-Feuer und beruhigt den Geist.
- He 7 beruhigt den Geist.
- Pe 7 klärt Herz-Hitze und beruhigt den Geist.
- Ren 15 beruhigt den Geist.
- Mi 6 nährt das Yin, was beim Kühlen des Feuers hilft, und beruhigt den Geist.
- Gb 15 klärt Hitze und beruhigt den Geist. Er gleicht starke Stimmungsschwankungen aus und ist besonders bei geröteten Augen angezeigt.

Arzneimitteltherapie

Rezeptur

Daochi san

Pulver, das Rotes ausleitet

Erklärung: Diese Rezeptur leitet Herz-Feuer ab, welches Symptome wie ein Hitzegefühl im Brustkorb, Durst, ein rotes Gesicht, Zungenulzera, psychische Unruhe, rote Augen, spärlichen, dunklen Harn, brennende Miktion, eine rote Zunge mit geröteter Spitze und gelbem Belag und einen überflutenden Puls verursacht.

Man beachte, dass die Rezeptur *Mutong* Caulis Akebiae trifoliatae beinhaltet, dessen Anwendung nicht erlaubt ist. Diese Arznei kann durch *Tongcao* Medulla Tetrapanacis ersetzt werden.

Psychisch-emotionales Muster: Übermäßige Freude, Sorge, Zorn, Schuldgefühle und Begierde können zu diesem Krankheitsmuster führen. Diese Emotionen erregen den Geist und bewirken eine Implosion des Qi, welche zu Feuer führt. Feuer erregt den Geist, sodass der Betroffene sehr erregt, unruhig, ungeduldig ist und schlecht schläft. Der Schlaf ist sehr unruhig und wird durch gewaltsame Träume gestört, in denen es um Fliegen, Feuer und Töten gehen kann.

Die psychische Unruhe, die aus Feuer entsteht, unterscheidet sich von derjenigen aufgrund von Leere-Hitze. Ein Mensch mit Leere-Hitze fühlt sich besonders am Abend unruhig und ängstlich, aber er erträgt dies im Großen und Ganzen ruhig. Ein Mensch mit Feuer fühlt sich die ganze Zeit unruhig und projiziert dies nach außen auf andere Menschen oder indem er zwanghaft immer in Aktion ist. Diese Menschen können recht kreativ und künstlerisch veranlagt sein.

Modifikation: Im Fall von schweren Angstzuständen füge man *Baiziren* Sm. Biotae orientalis, *Suanzaoren* Sm. Ziziphi spinosae und *Yuanzhi* Rx. Polygalae hinzu.

ZUSAMMENFASSUNG

Unruhiger Geist – Herz-Feuer

Therapieprinzip

Das Herz klären, Feuer ableiten und den Geist beruhigen.

Akupunktur

He 8 *shaofu,* He 7 *shenmen,* Pe 7 *daling,* Ren 15 *jiuwei,* Mi 6 *sanyinjiao,* Gb 15 *toulinqi.* Sedierende Nadeltechnik an allen Punkten.

Arzneimitteltherapie

Rezeptur:

Daochi san Pulver, das Rotes ausleitet

Fallbeispiel

Eine 33-jährige Frau kam zur Therapie von Infertilität. Sie hatte 8 Jahre lang versucht, schwanger zu werden, es lag keine Anomalie ihres Hormonspiegels oder der Eileiter vor. Ihre Regelblutungen kamen immer spät (in einem Zyklus von 32 bis 44 Tagen), das Menstruationsblut war hellrot, aber mit dunklen Klumpen; die Patientin litt unter Dysmenorrhö. Ihr war auch während der Regelblutung kalt und sie legte gern eine Wärmflasche auf ihren Bauch.

Die Patientin litt an Schmerzen im unteren Rücken, weichen Stühlen und allgemeiner Erschöpfung. Die Rückenschmerzen begannen nach einem Sturz vor 10 Jahren. Ihr Gedächtnis war schlecht und sie träumte jede Nacht viel. Ihre Träume waren immer unangenehm, sie träumte regelmäßig von brennenden Gebäuden und wachte häufig weinend oder lachend auf. Gelegentlich hatte sie Palpitationen.

In ihrer Teenager-Zeit, zwischen ihrem 13. und 18. Lebensjahr, war sie häufig nervös, hatte oft Palpitationen und fiel häufig in Ohnmacht.

Die Gesichtsdiagnose ließ eine unebene, fleckige Stelle auf der Stirn im Areal, das den Teenager-Jahren zwischen 16 und 19 entspricht (➤ Abb. 12.36), erkennen; die Patientin hatte auch recht stumpfe Augen.

Ihre Zunge war blass, wies aber eine rote Spitze auf. Ihr Puls war an der rechten Seite und an beiden hinteren Positionen schwach, aber der Herz-Puls war relativ überflutend und ganz leicht beweglich, d. h., er war überflutend im Verhältnis zu den anderen Pulspositionen, die schwach waren.

Diagnose Auf den ersten Blick schienen all ihre Symptome auf einen Milz- und Nieren-Yang-Mangel hinzudeuten. Während sicherlich ein Milz-Yang-Mangel bestand (Müdigkeit, weiche Stühle, blasse Zunge und schwacher Puls auf der rechten Seite), so war der Nieren-Yang-Mangel doch kaum vorhanden. Die Symptome, die auf einen Nieren-Yang-Mangel hinweisen könnten, waren ein verspäteter Menstruationszyklus, Kältegefühl während der Regelblutung, Unfruchtbarkeit, Rü-

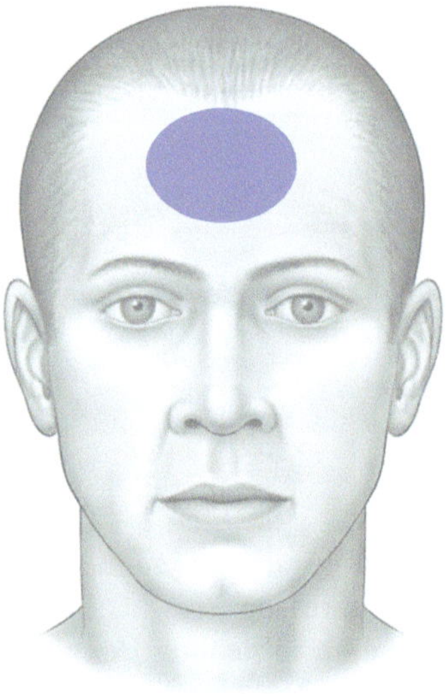

Abb. 12.36 Areal, das dem elterlichen Einfluss und dem 16. bis 19. Lebensjahr entspricht

ckenschmerzen und Gedächtnisschwäche. Bei näherer Analyse konnte man die Symptome, auch wenn ein gewisser Nieren-Yang-Mangel bestand, jedoch auch anders deuten. Zunächst einmal begannen die Rückenschmerzen erst nach dem Sturz und waren daher eher durch ein strukturelles als ein energetisches Nieren-Problem bedingt.

Was die anderen Symptome anbelangte, so waren sie auch teilweise auf den Einfluss des Herzens auf die Niere zurückzuführen. Das Feuer des Herzens (im Sinne der Fünf Elemente) muss mit dem Nieren-Wasser kommunizieren: Das Nieren-Wasser muss aufwärts fließen, um das Herz-Yin zu nähren, während das Feuer des Herzens nach unten zur Niere und zum Unteren Erwärmer fließen muss. In diesem Fall war die Patientin durch tief greifende emotionale Probleme während ihrer Teenager-Zeit beeinflusst. Hierbei handelte es sich vermutlich um eine Mischung aus Schock und Traurigkeit, was das Herz-Feuer (im pathologischen Sinne) verursachte. Dies konnte man aus dem überflutenden Herz-Puls und der beweglichen Qualität, der fleckigen Stelle auf ihrer Stirn, den stumpfen Augen und ihren Träumen erschließen. Schock und Traurigkeit hatten offensichtlich das Herz beeinträchtigt (was Träume von Feuer und lachendes Aufwachen hervorrief), aber auch die Lunge (was Träume von Gebäuden und weinendes Aufwachen verursachte). Als ich sie danach fragte, bestätigte sie dies, aber sie wollte nicht weiter darüber sprechen. Das Herz-Feuer war nach oben hin blockiert und konnte nicht nach unten mit Niere und Unterem Erwärmer kommunizieren, welcher kalt wurde. Dies war der Grund für die Infertilität, den verspäteten Menstruationszyklus, die Blutklumpen und das Kältegefühl.

Therapieprinzip Das hauptsächliche Therapieprinzip bestand darin, den Geist zu beruhigen und das Herz-Feuer nach unten zu leiten, damit es mit den Nieren kommunizieren kann.

In diesem Fall ging es nicht um das ‚Klären' von Herz-Feuer, sondern um die Herstellung einer Kommunikation zwischen dem Feuer des Herzens und der Niere. Schock ‚verschließt' das Herz und macht es kleiner, während Traurigkeit das Herz- und Lungen-Qi erschöpft. Die Rezeptur benötigte daher einige Arzneien mit scharfem Geschmack, um die Öffnungen des Herzens aufzumachen, einige mit saurem Geschmack, um das Herz zu nähren und den Geist zu beruhigen, und einige absenkende Substanzen, um den Geist zu beruhigen und das Herz-Qi zum Unteren Erwärmer absteigen zu lassen.

Arzneimitteltherapie Die Patientin erhielt bereits Akupunktur von einem anderen Therapeuten, der sie zwecks Arzneimitteltherapie zu mir geschickt hatte. Die verwendete Rezeptur war keine klassische, sondern eine Verschreibung, die ich für diesen speziellen Fall anfertigte:

- *Dangshen* Rx. Codonopsis 9 g
- *Fushen* Sclerotium Poriae cocos pararadicis 6 g
- *Yuanzhi* Rx. Polygalae 9 g
- *Baiziren* Sm. Platycladi 6 g
- *Suanzaoren* Sm. Ziziphi spinosae 3 g
- *Baihe* Bb. Lilii 6 g
- *Shichangpu* Rz. Acori tatarinowii 4 g
- *Huangqin* Rx. Scutellariae 3 g
- *Rougui* Cx. Cinnamomi cassia 1,5 g
- *Zhi gancao* Rx. Glycyrrhizae uralensis praeparata 2 g
- *Hongzao* Fr. Ziziphi jujubae 3 Stück

Erklärung:

- *Dangshen* und *Fushen* stärken die Milz. *Fushen* beruhigt auch den Geist.
- *Yuanzhi, Baiziren* und *Suanzaoren* beruhigen den Geist und nähren das Herz. *Yuanzhi* ist scharf und macht die Herz-Öffnungen auf, während *Baiziren* und *Suanzaoren* süß bzw. sauer sind und daher das Herz nähren und den Geist beruhigen.
- *Baihe* nährt die Lunge, besonders wenn sie durch Traurigkeit beeinträchtigt wird.
- *Changpu* macht die Öffnungen des Geistes auf und wirkt den Effekten von Schock entgegen.
- *Huangqin* klärt Herz-Hitze und beruhigt den Geist. Es wird in einer sehr niedrigen Dosis verwendet, mehr um ins Herz einzudringen, als es zu klären.
- *Rougui* wurde verwendet, um das Feuer des Lebenstores zu wärmen, das Feuer des Herzens nach

unten zu leiten und die Kommunikation zwischen Niere und Herz wiederherzustellen.
- *Zhi gancao* und *Hongzao* harmonisieren.

Diese Rezeptur wurde mit kleineren Modifikationen über einen Zeitraum von 4 Monaten verabreicht und brachte eine deutliche Verbesserung des psychischen Zustands der Patientin. Ihre Feuer-Träume hörten auf und ihre Menstruationsblutung normalisierte sich. ▮

Leber-Feuer

Therapieprinzip

Leber-Feuer ableiten, den Geist und die Wanderseele beruhigen.

Akupunktur

Le 2 *xingjian,* Le 3 *taichong,* Di 4 *hegu,* Bl 18 *ganshu,* Mi 6 *sanyinjiao,* Du 18 *qiangjian,* Du 24 *shenting,* Gb 13 *benshen,* Gb 15 *toulinqi,* He 7 *shenmen,* Pe 7 *daling,* Lu 3 *tianfu.* Alle Punkte mit sedierender oder neutraler Nadeltechnik.

Erklärung:
- Le 2 klärt Leber-Feuer.
- Le 3 befriedet die Leber und beruhigt den Geist. In Kombination mit Di 4 beruhigt er sehr stark den Geist und die Wanderseele.
- Bl 18, Rücken-Transport-*shu*-Punkt der Leber, klärt Leber-Feuer.
- Mi 6 nährt das Yin und beruhigt den Geist.
- Du 18 beruhigt den Geist, reguliert die Leber und beruhigt die Wanderseele.
- Du 24 und Gb 13 beruhigen den Geist und die Wanderseele bei Leber-Disharmonien. Gb 13 behandelt auch Eifersucht und Misstrauen.
- Gb 15 klärt Hitze, erhellt die Augen und beruhigt die Wanderseele.
- He 7 und Pe 7 beruhigen den Geist. Pe 7 ist über die *Jueyin*-Leitbahnen mit der Leber verknüpft.
- Lu 3 harmonisiert Leber und Lunge und ist laut ‚Eine Erklärung der Akupunkturpunkte' (1654) besonders angezeigt, wenn Leber-Feuer die Lunge blockiert und Vergesslichkeit hervorruft. In diesem Werk heißt es auch, dass dieser Punkt geeignet sei, wenn ein Mensch mit *„Geistern redet"*.[11]

Arzneimitteltherapie

Rezeptur

Xiegan anshen wan
Pille, die die Leber ausleitet und den Geist beruhigt

Erklärung: Diese Rezeptur (eine Variante von *Longdan xiegan tang* Gentiana-Dekokt, das die Leber ausleitet) leitet speziell Leber-Feuer ab und beruhigt den Geist. Sie therapiert psychische Unruhe und Reizbarkeit aufgrund von Leber-Feuer. Die Hauptmanifestationen sind Schwindelgefühle, Tinnitus, ein rotes Gesicht und rote Augen, Durst, spärlicher, dunkler Harn, trockener Stuhl, Schlafstörungen, traumgestörter Schlaf, Neigung zu Zornesausbrüchen, Kopfschmerzen, eine rote Zunge mit geröteten Rändern und gelbem Belag und ein saitenförmiger und schneller Puls.

Man beachte, dass diese Rezeptur 3 Mineralien enthält, deren Anwendung in EU-Ländern nicht erlaubt ist. In ➤ Anhang 2 sind Substitutionen aufgeführt.

Psychisch-emotionales Muster: Zorn, Frustration, Groll und Hass können alle ein Aufsteigen des Leber-Yang und über einen langen Zeitraum Leber-Feuer hervorrufen. Dies ist besonders dann der Fall, wenn der Betreffende sehr fette Speisen verzehrt und Alkohol trinkt. Diese Menschen sind sehr zornig, neigen zu Zornesausbrüchen, sind ungeduldig, psychisch unruhig und reizbar, und ihr Schlaf wird durch gewaltsame Träume von Kämpfen sehr gestört. In diesem Zustand stört Feuer die Wanderseele und macht den Menschen destruktiv und unruhig.

Zuweilen kann diese Situation zu Depressionen führen, besonders wenn der Zorn (gewöhnlich gegenüber einem Familienmitglied) viele Jahre innerlich zurückgehalten wird. In diesen Fällen kann die depressive, niedergedrückte Erscheinung und die leise Stimme der betreffenden Person den wahren Ursprung des Problems verdecken und es so aussehen lassen, als ob Traurigkeit und Kummer die Krankheitsursache seien. Die rote Zunge mit den geröteten Rändern und der saitenförmige und schnelle Puls zeigen jedoch deutlich den wahren Ursprung des Problems an, nämlich Zorn.

ZUSAMMENFASSUNG

Unruhiger Geist – Leber-Feuer

Therapieprinzip
Leber-Feuer ableiten, den Geist und die Wanderseele beruhigen.

Akupunktur
Le 2 *xingjian,* Le 3 *taichong,* Di 4 *hegu,* Bl 18 *ganshu,* Mi 6 *sanyinjiao,* Du 18 *qiangjian,* Du 24 *shenting,* Gb 13 *benshen,* Gb 15 *toulinqi,* He 7 *shenmen,* Pe 7 *daling,* Lu 3 *tianfu.* Alle Punkte mit sedierender oder neutraler Nadeltechnik.

Arzneimitteltherapie
Rezeptur:
Xiegan anshen wan Pille, die die Leber ausleitet und den Geist beruhigt

Fallbeispiel

Eine 40-jährige Frau klagte über Asthma, das mit Anfang 20 aufgrund eines ‚emotionalen Traumas', wie sie selbst sagte, eingesetzt hatte. Die Patientin verwendete täglich Inhalatoren. Die Asthma-Anfälle wurden deutlich durch emotionale Anspannung ausgelöst, das Asthma beruhte nicht auf einer Allergie.

Die Patientin fühlte sich sehr angespannt und gereizt und verspürte häufig einen Schmerz unter dem rechten Rippenbogen. Sie litt auch an prämenstrueller Anspannung.

Ihre Zunge war rot, an den Rändern stärker gerötet und wies einen gelben Belag auf (➤ Tafel 12.4). Ihr Puls war rechts schwach und links saitenförmig.

Diagnose Das Hauptproblem in diesem Fall war eine Leber-Qi-Stagnation, die zu Leber-Feuer geführt hatte. Eine lang anhaltende Qi-Stagnation führt über die Jahre häufig zu Feuer. Das Leber-Feuer kann in den Thorax überfließen und das Absteigen des Lungen-Qi blockieren, wodurch Asthma entsteht. Dieser Asthma-Typ beginnt im späteren Leben (nicht während der Kindheit) und hängt deutlich mit emotionaler Anspannung zusammen, wie dies auch hier der Fall war. Das Leber-Feuer war an den geröteten Zungenrändern ersichtlich, sonst aber an nicht vielen anderen Symptomen. Der Grund hierfür war, dass es nicht unabhängig entstanden war, sondern aufgrund einer Leber-Qi-Stagnation. Daher die Symptome einer Leber-Qi-Stagnation wie etwa Schmerzen im Hypochondrium, Reizbarkeit, prämenstruelle Anspannung und der saitenförmige Puls links.

Therapieprinzip Wenn sich Leber-Feuer aus einer Leber-Qi-Stagnation entwickelt, ist es nicht nötig, es mit bitteren, kalten Arzneien auszuleiten oder zu purgieren, sondern es reicht ein Klären mit einer Kombination von scharfen Kräutern zur Öffnung und Bewegung des Qi und einigen leicht bitteren Arzneien zum Klären.

Daher bestand das Therapieprinzip darin, das Qi zu bewegen, Leber-Feuer zu klären, das Absteigen des Lungen-Qi wiederherzustellen, den Geist und die Wanderseele zu beruhigen.

Akupunktur Lu 7 *lieque,* Lu 1 *zhongfu,* Gb 34 *yanglingquan,* Le 3 *taichong,* Le 14 *qimen,* Pe 7 *daling,* Pe 6 *neiguan,* Ma 40 *fenglong.* Alle Punkte mit neutraler Technik.

Erklärung:

- Lu 7 und Lu 1 stellen das Absteigen des Lungen-Qi wieder her.
- Gb 34, Le 3 und Le 14 bewegen das Leber-Qi. Le 14 bewegt das Leber-Qi vor allem in der Brust.
- Pe 7 und Pe 6 beruhigen den Geist und die Wanderseele, bewegen indirekt das Leber-Qi, stellen das Absteigen des Lungen-Qi wieder her und öffnen den Thorax.
- Ma 40 öffnet, besonders in Kombination mit Pe 6, den Thorax und erleichtert die Atmung.

Arzneimitteltherapie Es wurde eine Variante von *Sini san* Pulver der vier Rebellierenden verwendet:

- *Chaihu* Rx. Bupleuri 6 g
- *Baishao* Rx. Paeoniae alba 9 g
- *Zhishi* Fr. Aurantii immaturus 6 g
- *Zhi gancao* Rx. Glycyrrhizae uralensis praeparata 6 g
- *Huangqin* Rx. Scutellariae 3 g
- *Shanzhizi* Fr. Gardeniae 3 g
- *Xingren* Sm. Armeniacae 6 g
- *Suzi* Fr. Perillae 6 g
- *Suanzaoren* Sm. Ziziphi spinosae 4 g
- *Hehuanpi* Cx. Albiziae 6 g

Erklärung: Die ersten vier Arzneien bilden die Rezeptur *Sini san.*

- *Huangqin* und *Zhizi* klären leicht das Herz. In Kombination mit den scharfen Arzneien zur Bewegung des Qi klären sie Leber-Feuer aufgrund einer Leber-Qi-Stagnation.
- *Xingren* und *Suzi* stellen das Absteigen des Lungen-Qi wieder her und lindern Asthma.
- *Suanzaoren* und *Hehuanpi* beruhigen den Geist und die Wanderseele.

Die Patientin setzte nach 6-monatiger Behandlung alle Medikamente ab und fühlte sich viel weniger gereizt und deprimiert.

12.4.7 Schleim-Feuer

Magen- und Herz-Schleim-Feuer

Therapieprinzip

Schleim beseitigen, den Magen harmonisieren, die Öffnungen des Geistes aufmachen, das Herz klären und den Geist beruhigen.

Akupunktur

Ma 40 *fenglong,* Ren 12 *zhongwan,* Ren 9 *shuifen,* Ma 25 *tianshu,* Gb 13 *benshen,* Ma 8 *touwei,* Gb 18 *chengling,* Gb 15 *toulinqi,* Gb 17 *zhengying,* Bl 20 *pishu,* Bl 49 *yishe,* Pe 7 *daling,* Du 20 *baihui.* Ma 40 und Pe 7 mit sedierender Nadeltechnik, Ren 12, Bl 20 und Bl 49 mit tonisierender Technik, alle andere Punkte mit neutraler Nadelung.

Erklärung:

- Ma 40 beseitigt Schleim, harmonisiert den Magen und beruhigt den Geist.
- Ren 12 und Ren 9 stärken die Milz, um Schleim zu beseitigen.
- Ma 25 beruhigt den Geist, macht die Öffnungen des Geistes auf und beruhigt Wander- und Körperseele. Er ist ein wichtiger Punkt für psychisch-emotionale Probleme, die vor dem Hintergrund von Magen-Feuer oder Magen-Schleim-Feuer auftreten.
- Gb 13 klärt die Öffnungen des Geistes und beruhigt psychische Unruhe.
- Ma 8 ist ein Lokalpunkt, um auf den Kopf einwirkenden Schleim zu beseitigen.
- Gb 18 beruhigt den Geist, beendet Zwangsgedanken und lindert Schwindelgefühle.
- Gb 15 beruhigt den Geist und die Wanderseele und klärt Hitze.
- Gb 17 beruhigt den Geist und stimuliert die Konzentrationsfähigkeit. Er wird mit Ma 40 kombiniert, um Schleim aus dem Kopf und den Geist zu klären.
- Bl 20 stärkt die Milz, um Schleim zu beseitigen.
- Bl 49 stärkt den Intellekt und klärt den Geist.
- Pe 7 beruhigt den Geist und beseitigt Schleim-Feuer aus dem Herzen.
- Du 20 klärt den Geist.

Arzneimitteltherapie

Rezeptur

Wendan tang

Dekokt, das die Gallenblase wärmt

Erklärung: Diese Rezeptur, die oben bereits im Abschnitt ‚Blockierter Geist' besprochen wurde, beseitigt Schleim-Hitze aus Magen und Herz.

Psychisch-emotionales Muster: Sorge und Grübeln verknoten das Qi; nach langer Zeit führt die gehemmte Qi-Bewegung zur Bildung von Schleim. Andererseits wandelt sich verknotetes Qi leicht nach langem Bestehen in Feuer um, was wiederum zur Bildung von mehr Schleim führen kann, da es die Flüssigkeiten verbrennt und kondensiert.

Schleim-Feuer benebelt und erregt den Geist. Der Schleim-Aspekt dieses Musters verursacht geistige Verwirrtheit, Gedächtnisschwäche, Schwindelgefühle und in schweren Fällen gänzliche geistige Verwirrung mit einem Verlust der Einsicht. Der Feuer-Aspekt ruft Erregtheit, psychische Unruhe, Schlafstörungen, ein nervöses Gefühl im Thorax, Angstzustände und in schweren Fällen manisches Verhalten hervor. Diese Rezeptur wird heutzutage häufig für manische Depression verwendet.

Schleim-Feuer wirkt in diesem Fall auf Magen, Herz und Gallenblase ein. Im Herzen benebelt es den Geist und verursacht geistige Verwirrtheit. In der Gallenblase hindert es die Wanderseele daran, des Nachts zur Leber zurückzukehren; daher die Schlafstörungen. Eine Störung der Wanderseele verursacht auch Depressionen und eine mangelnde Orientierung im Leben.

Offensichtlich spielen Ernährungsfehler eine wichtige Rolle bei der Entwicklung dieses Krankheitsmusters. Davon Betroffene sind häufig viel beschäftigte Führungskräfte, die zu unregelmäßigen Zeiten oder in Eile, während der Arbeit oder spät abends ihre Mahlzeiten einnehmen.

Modifikationen:

- Bei deutlichem Herz-Feuer füge man *Huanglian* Rz. Coptidis hinzu.
- Bei ausgeprägter Blockade des Geistes durch Schleim füge man *Shichangpu* Rz. Acori tatarinowii und *Yuanzhi* Rx. Polygalae hinzu.
- Bei ausgeprägter psychischer Unruhe und Angstzuständen füge man *Suanzaoren* Sm. Ziziphi spinosae hinzu.
- Bei ausgeprägten Schlafstörungen füge man *Yejiaoteng* Caulis Polygoni multiflori hinzu.

ZUSAMMENFASSUNG

Unruhiger Geist – Magen- und Herz-Schleim-Feuer

Therapieprinzip

Schleim beseitigen, den Magen harmonisieren, die Öffnungen des Geistes aufmachen, das Herz klären und den Geist beruhigen.

Akupunktur

Ma 40 *fenglong*, Ren 12 *zhongwan*, Ren 9 *shuifen*, Ma 25 *tianshu*, Gb 13 *benshen*, Ma 8 *touwei*, Gb 18 *chengling*, Gb 15 *toulinqi*, Gb 17 *zhengying*, Bl 20 *pishu*, Bl 49 *yishe*, Pe 7 *daling*, Du 20 *baihui*. Ma 40 und Pe 7 mit sedierender Nadeltechnik, Ren 12, Bl 20 und Bl 49 mit tonisierender Technik, alle andere Punkte mit neutraler Nadelung.

Arzneimitteltherapie

Rezeptur:

Wendan tang Dekokt, das die Gallenblase wärmt

Fallbeispiel

II Eine 54-jährige Frau klagte über lange bestehende Depressionen und Angstzustände seit ihrem 10. Lebensjahr. Sie hatte eine sehr unglückliche Kindheit verlebt und hegte tief gehende Gefühle von Groll gegen ihren Vater. Sie nahm seit einigen Jahren trizyklische Antidepressiva und hatte gerade die Einnahme von Tranquilizern (Valium®) abgesetzt. Trotz der Antidepressiva war sie immer noch sehr depressiv und beschrieb ihren Zustand als eine ‚schwarze Wolke, die über ihr hing‘. Sie war auch extrem ängstlich und schlief sehr unruhig. Sie litt auch an starken, stechenden Stirnkopfschmerzen und neigte zu Katarrhen. Ihre Zunge war rötlich-violett, steif, geschwollen, mit einem Magen-Riss in der Mitte und einem dicken, klebrigen, gelben Belag (➤ Tafel 12.5). Ihr Puls war saitenförmig, schlüpfrig und voll.

Diagnose Diese Patientin litt an zwei Hauptzuständen: Schleim-Feuer, das auf Magen und Herz einwirkte, und Blut-Stase. Sowohl Schleim-Feuer als auch Blut-Stase erregen den Geist und die Wanderseele, was zu Depressionen und Angstzuständen führt.

Therapieprinzip Schleim beseitigen, Feuer ableiten, das Blut beleben, den Geist und die Wanderseele beruhigen.

Arzneimitteltherapie Die Patientin wurde nur mit Arzneien behandelt, und zwar mit einer Variante von *Wendan tang* Dekokt, das die Gallenblase wärmt.

- *Banxia* Rz. Pinelliae praeparatum 6 g
- *Fuling* Poria 5 g
- *Chenpi* Pericarpium Citri reticulatae 9 g
- *Zhuru* Caulis Bambusae in Taeniam 6 g
- *Zhishi* Fr. Aurantii immaturus 6 g
- *Zhi gancao* Rx. Glycyrrhizae uralensis praeparata 3 g
- *Shengjiang* Rz. Zingiberis officinalis recens 5 Scheiben
- *Dazao* Fr. Jujubae 1 Stück
- *Yuanzhi* Rx. Polygalae 6 g
- *Suanzaoren* Sm. Ziziphi spinosa 4 g
- *Hehuanpi* Cx. Albiziae 6 g
- *Yujin* Rx. Curcumae 6 g

Erklärung:

- Die ersten 8 Arzneien bilden die Grundrezeptur, welche Schleim-Hitze aus Magen und Herz beseitigt.
- *Yuanzhi* und *Suanzaoren* beruhigen den Geist und machen die Öffnungen des Geistes auf. Diese beiden Arzneien passen besonders gut zusammen, da die eine scharf, die andere sauer ist.
- *Hehuanpi* und *Yujin* beleben das Blut, machen die Öffnungen des Geistes auf und lindern Depressionen.

Die Patientin wurde 9 Monate lang mit Varianten der obigen Rezeptur behandelt; danach ging es ihr viel besser und sie konnte die Antidepressiva komplett absetzen. ▮

12.5 Geschwächter Geist

Dieses Phänomen ist durch körperliche und geistige Erschöpfung, Depressionen, Mangel an Willenskraft und Initiative, Schlafstörungen (frühes Aufwachen), leichte Angstzustände, Gedächtnisschwäche, Redeunlust und Pessimismus gekennzeichnet.

Mehr als die Zustände, die mit unruhigem oder blockiertem Geist zusammenhängen, ist der geschwächte Geist häufig die Folge, nicht die Ursache einer Disharmonie der inneren Organe und von Qi und Blut. Beispielsweise kann der Geist leicht nach einer langen chronischen Krankheit, vielen zu rasch aufeinander folgenden Geburten oder einer lebenslangen Überarbeitung, die das Qi und die Essenz stark erschöpft haben, geschwächt werden.

Die Zustände, die einen geschwächten Geist hervorrufen, sind Qi-Schwäche, Blut-Mangel oder Yin-Mangel.

Das Therapieprinzip bei geschwächtem Geist besteht darin, Qi, Blut oder Yin zu nähren, den Geist zu beruhigen und die Willenskraft zu stärken.

12.5.1 Qi-Schwäche und Blut-Mangel

Qi-Schwäche

Therapieprinzip

Das Qi und den Geist stärken.

Akupunktur

Ma 36 *zusanli,* Mi 3 *taibai,* Ren 6 *qihai,* Bl 20 *pishu,* Bl 21 *weishu,* Du 20 *baihui,* He 7 *shenmen,* Lu 3 *tianfu,* Bl 15 *xinshu,* Bl 13 *feishu,* Bl 44 *shentang* und Bl 42 *pohu.* Alle Punkte mit tonisierender Technik. Moxibustion ist anwendbar.

Erklärung:

- Ma 36, Mi 3, Bl 20 und Bl 21 stärken das Magen- und Milz-Qi. Da Magen und Milz die Quelle des nachgeburtlichen Qi darstellen, sollten sie bei einer Qi-Schwäche immer gestärkt werden.
- Ren 6 stärkt das Ursprungs-Qi.
- Du 20 klärt den Geist und hellt die Stimmung auf.
- He 7 beruhigt den Geist.
- Lu 3 stärkt das Lungen-Qi und stimuliert das Aufsteigen von klarem Qi zum Gehirn.
- Bl 15 (mit direkter Moxibustion) stärkt das Herz-Qi, klärt den Geist und hellt die Stimmung auf.
- Bl 13 stärkt das Lungen-Qi und wird ausgewählt, wenn eine Lungen-Schwäche besteht, was der Fall ist,

wenn Traurigkeit die Ursache für dieses Krankheitsmuster darstellt.

- Bl 44 stärkt das Herz und beruhigt und klärt den Geist.
- Bl 42 stärkt die Lunge und beruhigt die Körperseele, die unter Traurigkeit und Kummer leidet.

Arzneimitteltherapie

Rezeptur

Anshen dingzhi wan

Pille zur Beruhigung des Geistes und Stabilisierung der Willenskraft

Erklärung: Diese Rezeptur stärkt das Qi, stärkt das Ursprungs-Qi, beruhigt und klärt den Geist und hellt die Stimmung auf. Sie wird bei chronischer Qi-Schwäche verwendet, die sich auf den Geist auswirkt und ihn einerseits unruhig, andererseits verwirrt und deprimiert macht. Die Hauptmanifestationen sind extreme Müdigkeit, Redeunlust, leichte Atemnot, Appetitmangel, unruhiger Schlaf mit unangenehmen Träumen, Palpitationen, eine schwache Stimme, eine blasse Zunge und ein leerer oder schwacher Puls.

Man beachte, dass diese Rezeptur eine mineralische Substanz (*Longchi* Fossilia Dentis Mastodi) enthält, deren Gebrauch in EU-Ländern nicht erlaubt ist. Substitutionen sind in ➤ Anhang 2 aufgeführt.

Psychisch-emotionales Muster: Dieses Krankheitsmuster entsteht entweder aus einer Erschöpfung des Qi aufgrund einer chronischen Erkrankung oder durch emotionale Probleme, die auf das Qi einwirken. Traurigkeit, Kummer und Reue sind die wahrscheinlichsten Ursachen für diesen Zustand, da sie das Qi von Lunge und Herz erschöpfen. Der Betroffene ist sehr müde, deprimiert, schläft schlecht und es mangelt ihm an Motivation.

Rezeptur

Dingzhi wan

Pille, die die Willenskraft beruhigt

Erklärung: Diese Rezeptur ist der vorigen sehr ähnlich. Sie unterscheidet sich insofern von ihr, als sie nicht so eine starke beruhigende Wirkung auf den Geist hat, und zwar weil *Longchi* Fossilia Dens Draconis weggelassen wird. Diese Rezeptur stärkt das Qi, stärkt das Ursprungs-Qi, beruhigt und klärt den Geist und hellt die Stimmung auf. Sie wird bei chronischer Qi-Schwäche, die auf den Geist einwirkt und ihn verwirrt und depressiv macht, eingesetzt. Die Hauptmanifestationen sind extreme Müdigkeit, Redeunlust, leichte Atemnot, Appetitlosigkeit, Palpitationen, eine schwache Stimme, eine blasse Zunge und ein leerer oder schwacher Puls

Psychisch-emotionales Muster: Wie im vorigen Fall entsteht dieses Krankheitsmuster entweder durch eine Erschöpfung des Qi aufgrund einer chronischen Erkrankung oder durch emotionale Probleme, die das Qi beeinträchtigen. Traurigkeit, Kummer und Reue sind die wahrscheinlichsten Ursachen für diesen Zustand, da sie das Qi von Lunge und Herz erschöpfen. Der Betroffene ist sehr müde, deprimiert und es mangelt ihm auch an Motivation.

ZUSAMMENFASSUNG

Geschwächter Geist – Qi-Schwäche

Therapieprinzip

Das Qi und den Geist stärken.

Akupunktur

Ma 36 *zusanli*, Mi 3 *taibai*, Ren 6 *qihai*, Bl 20 *pishu*, Bl 21 *weishu*, Du 20 *baihui*, He 7 *shenmen*, Lu 3 *tianfu*, Bl 15 *xinshu*, Bl 13 *feishu*, Bl 44 *shentang* und Bl 42 *pohu*. Alle Punkte mit tonisierender Technik. Moxibustion ist anwendbar.

Arzneimitteltherapie

Rezepturen:

- *Anshen dingzhi wan* Pille zur Beruhigung des Geistes und Stabilisierung der Willenskraft
- *Dingzhi wan* Pille, die die Willenskraft beruhigt

Fallbeispiel

Eine 41-jährige Frau litt an abdominalem Spannungsgefühl, Aufstoßen, Obstipation und Schmerzen im Hypochondrium. Ihre Regelblutungen setzten zögerlich ein und waren schmerzhaft. Das Menstruationsblut war dunkel und etwas klumpig. Sie klagte auch über prämenstruelle Anspannung und Reizbarkeit.

Sie hatte ein vages Angstgefühl in der Nacht und verspürte eine Enge im Thorax. Einige Jahre zuvor hatte sie eine emotional schwierige Zeit durchlebt und große Traurigkeit verspürt. Ihre Gesichtsfarbe war blass, ihre Augen leicht stumpf. Die Farbe des Zungenkörpers war normal, er hatte allerdings Zahneindrücke. Ihr Puls war an der Lungen-Position sehr schwach und dünn und an der linken Seite leicht saitenförmig.

Diagnose Die meisten Symptome und Zeichen deuteten auf eine Leber-Qi- und Leber-Blut-Stagnation hin: abdominales Spannungsgefühl, Aufstoßen, Schmerzen im Hypochondrium, Dysmenorrhö mit dunklem Blut und prämenstruelle Anspannung. Der sehr dünne Lungen-Puls, das nächtliche Angstgefühl, die blasse Gesichtsfarbe und die Zahneindrücke auf der Zunge verwiesen jedoch auf eine Lungen-Qi-Schwäche. Dies und die Abwesenheit einer Rotfärbung der Zungenränder waren ein Hinweis darauf, dass das Hauptproblem darin bestand, dass das Lungen-Qi nicht die Leber kontrollierte (Metall verachtet Holz aus Sicht der Fünf Elemente), was zu einer

Leber-Qi-Stagnation führte. Das vage Angstgefühl in der Nacht war durch die Erregtheit der Körperseele aufgrund der Lungen-Qi-Schwäche bedingt. Die Lungen-Qi-Schwäche ging offensichtlich auf die Zeit großer Traurigkeit vor einigen Jahren zurück.

Therapieprinzip Das Lungen-Qi stärken, die Körper- und Wanderseele beruhigen und das Leber-Qi bewegen.

Arzneimitteltherapie Die verwendete Rezeptur war keine klassische, sondern eine von mir zusammengestellte Verschreibung.

- *Baihe* Bb. Lilii 9 g
- *Maimendong* Rx. Ophiopogonis 6 g
- *Beishashen* Rx. Glehniae 6 g
- *Huangqi* Rx. Astragali 6 g
- *Dangshen* Rx. Codonopsis 9 g
- *Wuweizi* Fr. Schisandrae 4 g
- *Shu dihuang* Rx. Rehmanniae praeparata 9 g
- *Baishao* Rx. Paeoniae alba 9 g
- *Yimucao* Hb. Leonuri 4 g
- *Yujin* Rx. Curcumae 6 g
- *Zhi gancao* Rx. Glycyrrhizae uralensis praeparata 6 g

Erklärung:

- *Baihe, Maimendong* und *Beishashen* nähren das Lungen-Yin. Auch wenn die Patientin nicht an einem Lungen-Yin-Mangel litt, wurden diese Arzneien zur Nährung und Beruhigung der Körperseele und Linderung von Traurigkeit verwendet.
- *Huangqi* und *Dangshen* stärken das Lungen- und Milz-Qi. Es ist notwendig, das Milz-Qi nach dem Prinzip ‚die Erde tonisieren, um das Metall zu stärken' zu kräftigen.
- *Wuweizi* stärkt das Lungen-Qi und Lungen-Yin und beruhigt die Körperseele.
- *Shu dihuang, Baishao* und *Yimucao* harmonisieren das Leber-Blut. *Baishao* ist sauer und absorbierend; in Kombination mit *Gancao* beendet es Schmerzen, beruhigt den Geist und mäßigt Drang.
- *Yujin* belebt das Leber-Blut, macht die Öffnungen des Geistes auf und lindert Depressionen.
- *Zhi gancao,* in einer höheren Dosis als normalerweise verabreicht, wird mit *Baishao* kombiniert (s. o.).

Nach 2-wöchiger Einnahme dieser Verschreibung verspürte die Patientin ein geringeres Spannungsgefühl im Abdomen, weniger Aufstoßen und keine Obstipation. Sie fühlte sich abends ruhiger und wohler in ihrer Haut, war aber auch mehr Stimmungsschwankungen und emotionalen Höhen und Tiefen unterworfen. Dies schrieb ich *Yujin* (Rx. Curcumae) in der Rezeptur zu; diese Arznei ist scharf und heiß und bewegt kräftig das Leber-Qi und Leber-Blut. Die zweite Verschreibung lautete wie folgt:

- *Baihe* Bb. Lilii 9 g
- *Beishashen* Rx. Glehniae 6 g
- *Maimendong* Rx. Ophiopogonis 6 g
- *Dangshen* Rx. Codonopsis 6 g
- *Houpo* Cx. Magnoliae officinalis 6 g
- *Banxia* Rz. Pinelliae praeparatum 6 g
- *Suye* Fo. Perillae 6 g
- *Fuling* Poria 4 g
- *Xiangfu* Rz. Cyperi 4 g
- *Suanzaoren* Sm. Ziziphi spinosae 3 g
- *Zhi gancao* Rx. Glycyrrhizae uralensis praeparata 6 g
- *Baishao* Rx. Paeoniae alba 6 g
- *Dazao* Fr. Jujubae 5 Stück

Erklärung:

- Die ersten 4 Arzneien wurden oben bereits besprochen.
- *Houpo, Banxia, Suye* und *Fuling* bilden die Rezeptur *Banxia houpo tang* Dekokt mit Pinellia und Magnolia, welche das Leber-Qi im Thorax bewegt und das Lungen- und Magen-Qi absteigen lässt. Sie lindert vor allem Depressionen, Stimmungsschwankungen und Traurigkeit, die mit der Lunge verknüpft ist.
- *Xiangfu* und *Suanzaoren* bewegen das Leber-Qi und beruhigen die Wanderseele. Sie werden kombiniert, da die eine Arznei scharf ist und bewegt, die andere hingegen sauer ist und absorbiert.
- *Zhi gancao* und *Baishao* beenden Schmerzen, harmonisieren die Leber und mäßigen Drang.
- *Dazao* harmonisiert.

Nach dreimaliger Verschreibung dieser Rezeptur fühlte sich die Patientin viel besser und ihre Regelblutungen verliefen schmerzlos. ▮▮

Qi-Schwäche und Blut-Mangel

Therapieprinzip

Das Qi stärken, das Blut nähren und den Geist beruhigen.

Akupunktur

Ma 36 *zusanli,* Mi 6 *sanyinjiao,* Ren 4 *guanyuan,* Bl 20 *pishu,* Bl 21 *weishu,* Du 20 *baihui,* He 7 *shenmen,* Ren 15 *jiuwei,* Bl 15 *xinshu* und Bl 44 *shentang.* Alle Punkte mit tonisierender Nadeltechnik. Moxibustion ist anwendbar.

Erklärung:

- Ma 36, Mi 6, Bl 20 und Bl 21 stärken das Magen- und Milz-Qi. Da Magen und Milz die Quelle des nachgeburtlichen Qi darstellen, sollten sie bei einer Qi-

Schwäche immer gestärkt werden. Mi 6 nährt auch das Blut, beruhigt den Geist und fördert den Schlaf.

- Ren 4 stärkt das Ursprungs-Qi und nährt das Blut.
- Du 20 klärt den Geist und hellt die Stimmung auf.
- He 7 beruhigt den Geist.
- Ren 15 beruhigt den Geist und nährt das Herz-Blut.
- Bl 15 (mit direkter Moxibustion) stärkt das Herz-Qi, klärt den Geist und hellt die Stimmung auf.
- Bl 44 stärkt das Herz und beruhigt und klärt den Geist.

Arzneimitteltherapie

Rezeptur

Guipi tang

Dekokt, das die Milz stärkt

Erklärung: Diese bewährte Rezeptur ist ausgezeichnet zur Stärkung des Milz-Qi und Herz-Blutes und zur Beruhigung des Geistes geeignet. Neben der Beruhigung des Geistes kann sie ihn auch klären und stimulieren, wodurch das Gedächtnis, das Denken und die Konzentration gefördert werden. Die Hauptmanifestationen sind Palpitationen, Müdigkeit, eine blasse Gesichtsfarbe, Schlafstörungen (Einschlafstörungen), Gedächtnisschwäche, Appetitmangel, Menorrhagie bei der Frau (aufgrund der Tatsache, dass das Milz-Qi das Blut nicht hält), eine blasse Zunge und ein schwacher oder rauer Puls.

Psychisch-emotionales Muster: Sorge, Grübeln oder Schamgefühle verletzen über einen langen Zeitraum Milz und Herz und führen zu einer Milz-Qi-Schwäche und einem Herz-Blut-Mangel. Dies schwächt den Geist, der seiner Residenz beraubt wird. Daher wird der Patient müde und deprimiert und hat Einschlafstörungen. Der Geist kontrolliert Gedächtnis und Denkvermögen, daher bestehen Gedächtnisschwäche, Konzentrationsstörungen und verlangsamtes Denken. Ein weiteres Merkmal dieses Krankheitsmusters sind Zwangsgedanken oder Phobien, welche auf die Milz-Schwäche und den Blut-Mangel zurückgehen. Die Milz kontrolliert das Denken, die Intelligenz und Konzentration; wenn sie in Disharmonie ist, können dieselben Qualitäten Zwangsgedanken oder Phobien erzeugen.

Modifikationen: Bei ausgeprägtem Blut-Mangel füge man *Shu dihuang* Rx. Rehmanniae praeparata hinzu. Dann heißt diese Rezeptur *Hei guipi tang* (Schwarzes Dekokt, das die Milz stärkt).

Rezeptur

Shiwei wendan tang

Zehn-Bestandteile-Dekokt, das die Gallenblase wärmt

Erklärung: Diese Rezeptur ist eine Variante von *Wendan tang* Dekokt, das die Gallenblase wärmt; wie die Originalrezeptur beseitigt sie Schleim, aber sie klärt keine Hitze. Darüber hinaus stärkt diese Verschreibung Qi und Blut. Die Hauptmanifestationen sind Müdigkeit, Appetitmangel, Gedächtnisschwäche, Ängstlichkeit, Schlafstörungen, Palpitationen, leichte Angstzustände, Schreckhaftigkeit, eine blasse Zunge und ein schwacher oder rauer Puls.

Diese Rezeptur behandelt, im Gegensatz zur vorigen, auch Schwitzen, das von Leere-Hitze aufgrund eines Blut-Mangels stammt. Dieses Phänomen ist möglich und kommt bei Frauen häufiger vor. In der Rezeptur haben *Wuweizi* und *Suanzaoren* diese Funktion.

Ein weiterer wichtiger Unterschied zur vorigen Rezeptur besteht darin, dass *Shiwei wendan tang* auch Schleim beseitigt. Sie ist daher zur Behandlung geistiger Verwirrung sowie von Angstzuständen und Unruhe geeignet.

Psychisch-emotionales Muster: Sorge, Grübeln oder Schamgefühle erschöpfen Milz und Herz, was zu einer Qi-Schwäche und einem Blut-Mangel führt. Der Geist wird seiner Residenz beraubt, sodass sich der Betroffene erschöpft, deprimiert und ängstlich fühlt. Die Milz-Qi-Schwäche führt zur Bildung von Schleim, der den Geist benebelt, was verwirrtes Denken und Zwangsgedanken hervorruft. Der Blut-Mangel verursacht Schlafstörungen, Gedächtnisschwäche, Ängstlichkeit und Schreckhaftigkeit.

Rezeptur

Gan mai dazao tang

Dekokt mit Glycyrrhiza, Triticum und Ziziphus

Erklärung: Diese interessante Rezeptur war Gegenstand vieler Mutmaßungen und verschiedener Deutungen. Im Wesentlichen stärkt sie das Herz-Qi und beruhigt den Geist. Sie kann auch für einen Herz-Yin-Mangel mit Leere-Hitze verwendet werden, wenn die Leere-Hitze nicht dergestalt ist, dass sie die Anwendung bitterer, kalter Arzneien erfordert, da diese das Qi weiter schädigen würden. Andererseits sollte die Qi-Schwäche nicht so ausgeprägt sein, dass intensiv stärkende Arzneien erforderlich wären; daher die mild stärkende Wirkung dieser drei Arzneien.

Das Bezeichnende dieser Rezeptur ist also, dass sie ausreichend stärkt, aber nicht in dem Maße, dass sie Leere-Hitze verschlimmern würde. Alle Rezepturbestandteile sind süß; dieser Geschmack besänftigt die Leber. Aus diesem Grund heißt es von dieser Rezeptur, sie behandle Leber-Qi-Stagnation, die mit einer Herz-Qi-Schwäche einhergehen kann.

Ich verwende diese Rezeptur sehr häufig, um das Herz zu nähren und das Qi zu stärken, und zwar nicht nur im Fall von geschwächtem Geist, sondern auch bei unruhigem und blockiertem Geist. Da sie nur drei Arzneien enthält, kombiniere ich diese Rezeptur häufig mit anderen zur Nährung des Herzens und Beruhigung des Geistes. Sie kann aber sowohl bei Angstzuständen als auch bei Depressionen verwendet werden.

Psychisch-emotionales Muster: Alle für diese Rezeptur normalerweise relevanten Manifestationen sind psychischer oder emotionaler Natur. Sorge, übermäßige Freude, Begierde, Liebe, Schuldgefühle und Grübeln können alle das Herz-Qi verletzen und diesen Zustand herbeiführen. Die Hauptmanifestationen sind Sorgen, Angstzustände, Traurigkeit, Weinen, Schlafstörungen, Depressionen, Unfähigkeit sich selbst zu kontrollieren, Gähnen, Stöhnen, Selbstgespräche, Desorientiertheit, ein schwacher Puls und eine blasse Zunge. Die Zunge kann rot und belaglos sein, wenn ein Herz-Yin-Mangel besteht. In schweren Fällen entspricht dies der depressiven Phase von manischer Depression.

Diese Rezeptur wird oftmals als Ganzes anderen Rezepturen hinzugefügt, um die obigen Manifestationen zu behandeln.

ZUSAMMENFASSUNG

Geschwächter Geist – Qi-Schwäche und Blut-Mangel

Therapieprinzip

Das Qi stärken, das Blut nähren, den Geist beruhigen.

Akupunktur

Ma 36 *zusanli,* Mi 6 *sanyinjiao,* Ren 4 *guanyuan,* Bl 20 *pishu,* Bl 21 *weishu,* Du 20 *baihui,* He 7 *shenmen,* Ren 15 *jiuwei,* Bl 15 *xinshu* und Bl 44 *shentang.* Alle Punkte mit tonisierender Nadeltechnik. Moxibustion ist anwendbar.

Arzneimitteltherapie

Rezepturen:

- *Guipi tang* Dekokt, das die Milz stärkt
- *Shiwei wendan tang* Zehn-Bestandteile-Dekokt, das die Gallenblase wärmt
- *Gan mai dazao tang* Dekokt mit Glycyrrhiza, Triticum und Ziziphus

12.5.2 Yang-Mangel

Nieren-Yang-Mangel

Therapieprinzip

Das Yang stärken und wärmen, die Niere stärken, den Geist beruhigen und die Stimmung aufhellen.

Akupunktur

Bl 23 *shenshu,* Bl 52 *zhishi,* Du 4 *mingmen,* Du 14 *dazhui,* Ren 4 *guanyuan,* Ni 3 *taixi,* Ni 7 *fuliu,* Ma 36 *zusanli,* Mi 6 *sanyinjiao,* Du 20 *baihui,* Bl 8 *luoque,* Bl 10 *tianzhu.* Alle Punkte mit tonisierender Nadeltechnik außer den Punkten am Kopf, die gewöhnlich mit neutraler Technik genadelt werden. Moxibustion sollte angewendet werden.

Erklärung:

- Bl 23 stärkt das Nieren-Yang.
- Bl 52 stärkt die Niere und die Willenskraft.
- Du 4, mit direkter Moxibustion, stärkt das Feuer des Lebenstores intensiv und hellt die Stimmung auf.
- Du 14, mit direkter Moxibustion, stärkt das Yang und hellt die Stimmung auf.
- Ren 4 nährt die Niere und beruhigt den Geist.
- Ni 3 und Ni 7 stärken das Nieren-Yang. Ni 7 beseitigt speziell Ödeme, eine mögliche Folge eines Nieren-Yang-Mangels.
- Ma 36 und Mi 6 stärken Magen und Milz, um allgemein die Vitalität zu steigern. Mi 6 nährt auch vor allem das Yin und ist daher in komplizierten Fällen von gleichzeitigem Yang- und Yin-Mangel der Niere angezeigt.
- Du 20 hebt das Yang, verbessert Gedächtnis und Konzentration und hellt die Stimmung auf.
- Bl 8 beruhigt den Geist, hellt die Stimmung auf und stärkt das Gedächtnis.
- Bl 10 klärt den Geist.

Arzneimitteltherapie

Rezeptur

Yougui wan

Pille, die die Rechte [Niere] wiederherstellt

Erklärung: Diese Rezeptur ist ausgezeichnet zur Stärkung des Nieren-Yang und des Feuers des Lebenstores mit den damit einhergehenden psychischen Manifestationen geeignet. Die hauptsächlichen körperlichen Manifestationen sind Schmerzen im unteren Rückenbereich, schwache Knie, Gedächtnisschwäche, Erschöpfung, kalte Beine und kalter Rücken, häufige Miktion blassen Harns, eine blasse und geschwollene Zunge und ein schwacher, tiefer Puls.

Ich ziehe diese Rezeptur der Verschreibung *Jingui shenqi wan* Nieren-Qi-Pille aus dem Golden Cabinet vor, und zwar aus zwei Gründen: Erstens nährt *Yougui wan* auch das Blut, weshalb diese Rezeptur bei Frauen geeigneter erscheint (aufgrund der Einbeziehung von *Gouqizi* Fr. Lycii chinensis und *Danggui* Rx. Angelicae sinensis); zweitens ist sie besser für die psychischen Aspekte eines Nieren-Yang-Mangels geeignet (aufgrund der Einbeziehung von *Duzhong* Cx. Eucommiae und *Lujiaojiao* Colla Cornu Cervi).

Man beachte, dass diese Rezeptur *Fuzi* (Rx. Aconiti lateralis praeparata) und *Lujiaojiao* (Colla Cornu Cervi) enthält, deren Anwendung in EU-Ländern nicht gestattet ist. *Fuzi* kann einfach aus der Rezeptur entfernt werden, indem man die Dosis von *Rougui* (Cx. Cinnamomi) erhöht; *Lujiaojiao* kann ohne substanzielle Veränderung der Rezeptur weggelassen werden.

Psychisch-emotionales Muster: Furcht, Schock und Schuldgefühle können die Niere verletzen und diesen Zustand herbeiführen. Er ist jedoch häufig eher die Folge denn die Ursache eines Nieren-Yang-Mangels. Das Nieren-Yang kann durch chronische Krankheit, Überarbeitung, übermäßige körperliche Arbeit und schweres Tragen sowie durch übermäßige sexuelle Aktivität erschöpft werden.

Der Betroffene fühlt sich psychisch und körperlich erschöpft, ist deprimiert und es mangelt ihm an Willenskraft und Initiative. Er hat beinahe alle Hoffnung aufgegeben, dass die Situation besser wird oder dass er etwas Neues in seinem Leben beginnen oder etwas verändern könnte. Alles ist zu anstrengend.

Dieser Zustand ist nicht nur durch einen Nieren-Yang-Mangel charakterisiert, sondern auch durch eine Erschöpfung der Essenz. Die Nieren-Essenz ist die materielle Basis für alle physiologischen Aktivitäten der Niere. Die Essenz hat einen Yin- und einen Yang-Aspekt; in diesem Fall befindet sich ihr Yang-Aspekt im Mangel. Weil die Essenz die Grundlage der Drei Schätze darstellt (Essenz, Qi und Geist), verursacht ein Mangel ihres Yang-Aspektes extreme Erschöpfung und Niedergeschlagenheit.

Modifikation: In Fällen von gemischten Yin- und Yang-Mangel-Symptomen der Niere (was sehr häufig vorkommt) halbiere man die Dosis von *Fuzi* und *Rougui* auf jeweils 1,5 g und ersetze *Shu dihuang* durch *Sheng dihuang* (Rx. Rehmanniae).

ZUSAMMENFASSUNG

Geschwächter Geist – Nieren-Yang-Mangel

Therapieprinzip

Das Yang stärken und wärmen, die Niere stärken, den Geist beruhigen und die Stimmung aufhellen.

Akupunktur

Bl 23 *shenshu,* Bl 52 *zhishi,* Du 4 *mingmen,* Du 14 *dazhui,* Ren 4 *guanyuan,* Ni 3 *taixi,* Ni 7 *fuliu,* Ma 36 *zusanli,* Mi 6 *sanyinjiao,* Du 20 *baihui,* Bl 8 *luoque,* Bl 10 *tianzhu.* Alle Punkte mit tonisierender Nadeltechnik außer den Punkten am Kopf, die gewöhnlich mit neutraler Technik genadelt werden. Moxibustion sollte angewendet werden.

Arzneimitteltherapie

Rezeptur:

Yougui wan Pille, die die Rechte [Niere] wiederherstellt

Fallbeispiel

■ Eine 46-jährige Frau klagte über Nykturie; sie wachte nachts bis zu 7-mal auf, um Harn zu lassen. Ihr Harn war allgemein blass, sie verspürte nachts Mundtrockenheit. Sie hatte Schmerzen im unteren Rückenbereich und ein allgemeines Kältegefühl, auch wenn sie gelegentlich Hitze im Gesicht verspürte.

Ihre Zunge war leicht blass mit einer roten Spitze und roten Pünktchen (➤ Tafel 12.6). Ihr Puls war an beiden Nieren-Positionen links und rechts schwach.

Diagnose Dies war ein klarer Fall von Nieren-Yang-Mangel. Obwohl dies der vorherrschende Zustand war, so lag auch der Beginn eines gewissen Nieren-Yin-Mangels vor, der sich in nächtlicher Mundtrockenheit und gelegentlichen Hitzewallungen äußerte.

Nach ihrem früheren Leben und dem möglichen Ursprung des Zustands befragt, sagte sie, dass sie als Kind während des Kriegs evakuiert und bei einer Familie untergebracht worden sei, die sie nicht gut behandelte. Sie lebte bei ihnen vom 4. bis zum 8. Lebensjahr. Sie war durch ihre Pflegeeltern eingeschüchtert und hatte oft Angst. Zu dieser Zeit entwickelte sie eine Enuresis nocturna, die erst in ihrem 13. Lebensjahr wieder verschwand. Dies ist ein sehr deutliches Beispiel für die Wirkung von Angst auf die Niere bei Kindern; es entsteht ein Nieren-Yang-Mangel, der das ganze Leben hindurch anhält.

Therapieprinzip Das Nieren-Yang stärken, die Essenz zusammenziehen, die Willenkraft stärken und den Geist beruhigen.

Akupunktur Die folgenden Punkte wurden tonisiert:

- Bl 23 *shenshu,* Du 4 *mingmen* (mit Moxa), Ren 4 *guanyuan* (mit Moxa) und Ni 3 *taixi,* um das Nieren-Yang und die Willenskraft zu stärken.
- Pe 7 *daling* und Ren 15 *jiuwei,* um den Geist zu beruhigen.

Arzneimitteltherapie Es wurden keine Einzelarzneien verschrieben, sondern nur das Fertigpräparat *Jinsuo gujing wan* Pille des goldenen Schlosses zur Festigung der Essenz.

- *Qianshi* Sm. Euryales
- *Lianxu* Stamen Nelumbinis
- *Longgu* Mastodi Ossis fossilia, kalziniert
- *Muli* Concha Ostreae, kalziniert
- *Lianzi* Sm. Nelumbinis
- *Shayuanjili* Sm. Astragali complanati

Dieses Präparat ist eher zusammenziehend als stärkend. Es behandelt die Manifestation durch Zusammenziehung des Harns, aber nicht die Wurzel, d. h. den Nieren-Yang-Mangel. Es ist daher in Verbindung mit der Akupunkturtherapie geeignet, welche auf die Behandlung der Wurzel abzielt. ■

12.5.3 Blut-Mangel

Therapieprinzip
Das Blut nähren, den Geist beruhigen.

Arzneimitteltherapie

Die gleichen Rezepturen, die bei unruhigem Geist für Blut-Mangel genannt wurden, sind hier anwendbar.

12.5.4 Yin-Mangel

Nieren-Yin-Mangel

Therapieprinzip
Das Yin nähren, den Geist beruhigen und die Stimmung aufhellen.

Akupunktur

Ni 3 *taixi,* Ni 6 *zhaohai,* Mi 6 *sanyinjiao,* Ren 4 *guanyuan,* Bl 23 *shenshu,* Bl 52 *zhishi,* Du 20 *baihui.* Tonisierende Nadeltechnik.

Erklärung:

- Ni 3, Ni 6, Mi 6 und Ren 4 nähren das Nieren-Yin und beruhigen den Geist.
- Bl 23 und Bl 52 stärken die Niere und die Willenskraft. Auch wenn Bl 23 besser zur Stärkung des Nieren-Yang geeignet ist, wird er hier aufgrund seiner psychischen Wirkung, die Stimmung aufzuhellen, genadelt.
- Du 20 hellt die Stimmung auf und lindert Depressionen.

Arzneimitteltherapie

Alle Rezepturen, die bei Yin-Mangel mit unruhigem Geist in der Folge aufgeführt wurden, sind auch hier anwendbar. Der Schwerpunkt dieser Rezepturen bestand jedoch darin, den Geist zu beruhigen, während bei geschwächtem Geist die Betonung auf der Klärung des Geistes und Aufhellung der Stimmung liegen sollte. Die Rezepturen sollten also durch Hinzufügung einiger das Yin nährender Arzneien angepasst werden, wie etwa *Sheng dihuang* (Rx. Rehmanniae), *Maimendong* (Rx. Ophiopogonis) oder *Tianmendong* (Rx. Asparagi).

Im Folgenden sind Rezepturen aufgeführt, die das Yin nähren, mit der Betonung auf der Aufhellung der Stimmung statt Beruhigung des Geistes.

Rezeptur
Liuwei dihuang wan
Rehmannia-Pille mit sechs Bestandteilen
Erklärung: Dies ist die bekannteste das Yin nährende Rezeptur. Furcht, Schuldgefühle und Schock können die Niere erschöpfen. Ein Schuldgefühl, besonders wenn es viele Jahre besteht, ist sehr destruktiv und kann zu einer Nieren-Schwäche führen. Die Hauptmanifestationen, die zu dieser Rezeptur passen, sind Schwindelgefühle, Tinnitus, Rückenschmerzen, Nachtschweiß, Mundtrockenheit, Fünf-Flächen-Hitze, Erschöpfung, eine dunkle Gesichtsfarbe, ein dünner Körper, trockenes Haar, eine rote Zunge ohne Belag und ein oberflächlicher, leerer Puls.
Psychisch-emotionales Muster: Auch dieser Zustand kann entweder als Folge von emotionalen Problemen aufgrund von Schock, Furcht oder Schuldgefühlen entstehen oder umgekehrt als Folge einer Erschöpfung des Nieren-Yin und der Nieren-Essenz.

Der Betroffene ist sehr erschöpft und deprimiert, es mangelt ihm an Willenskraft und Initiative. Anders als diejenigen, die an einem Nieren-Yang-Mangel mit ähnlichen psychischen Merkmalen leiden, sind Menschen mit einem Nieren-Yin-Mangel etwas unruhiger, ruheloser und nervöser. Sie neigen auch mehr zu Klagen.

Die Essenz ist die Grundlage der Drei Schätze (Essenz, Qi und Geist); wenn sie erschöpft ist, leiden der Geist und die Willenskraft, was zu Erschöpfung, Depressionen und Verzweiflung führt.

ZUSAMMENFASSUNG

Geschwächter Geist – Nieren-Yin-Mangel

Therapieprinzip
Das Yin nähren, den Geist beruhigen und die Stimmung aufhellen.

Akupunktur
Ni 3 *taixi,* Ni 6 *zhaohai,* Mi 6 *sanyinjiao,* Ren 4 *guanyuan,* Bl 23 *shenshu,* Bl 52 *zhishi,* Du 20 *baihui.* Tonisierende Nadeltechnik.

Arzneimitteltherapie
Rezeptur:
Liuwei dihuang wan Rehmannia-Pille mit sechs Bestandteilen

Lungen- und Nieren-Yin-Mangel

Therapieprinzip

Lungen- und Nieren-Yin nähren, die Willenskraft stärken und die Körperseele beruhigen.

Akupunktur

Lu 9 *taiyuan,* Lu 5 *chize,* Ni 3 *taixi,* Ren 4 *guanyuan,* Lu 7 *lieque* und Ni 6 *zhaohai,* Bl 23 *shenshu,* Bl 52 *zhishi,* Bl 42 *pohu.* Tonisierende Nadeltechnik.

Erklärung:

- Lu 9 stärkt das Lungen-Yin.
- Lu 5 nährt laut ‚Eine Erklärung der Akupunkturpunkte' (1654) das Wasser der Lunge, wenn Traurigkeit die Lunge beeinträchtigt und Trockenheit dieses Organs verursacht und der Mensch viel weint.[12]
- Ni 3 und Ren 4 nähren das Nieren-Yin und beruhigen den Geist.
- Lu 7 und NI 6 öffnen das Konzeptionsgefäß, nähren das Lungen- und Nieren-Yin und unterstützen die Kehle.
- Bl 23 und Bl 52 stärken die Niere und die Willenskraft.
- Bl 42 stärkt die Lunge und beruhigt die Körperseele.

Arzneimitteltherapie

Rezeptur

Mai wei dihuang wan

Pille mit Ophiopogon, Schisandra und Rehmannia

Erklärung: Dies ist eine Variante der vorigen Rezeptur, unter Hinzufügung von *Maimendong* Rx. Ophiopogonis und *Wuweizi* Fr. Schisandrae, die das Lungen-Yin nähren. Die hauptsächlichen körperlichen Manifestationen sind, zusätzlich zu denjenigen von *Liuwei dihuang wan,* ein trockener Husten, Halstrockenheit, leichte Atemnot und möglicherweise blutig tingiertes Sputum.

Psychisch-emotionales Muster: Alle psychisch-emotionalen Merkmale des vorigen Falles treffen auch hier zu. Der Hauptunterschied ist, dass in diesem Fall die Körperseele beeinträchtigt ist; dieser Zustand kann durch Emotionen verursacht sein, die die Lunge verletzen, wie etwa Traurigkeit, Sorge und Kummer.

Hinsichtlich der psychisch-emotionalen Manifestationen somatisiert der Betroffene seine Emotionen möglicherweise auf der Haut, die trocken ist und Ausschläge aufweist.

Der Betroffene neigt auch dazu, melancholisch und traurig zu sein und nostalgisch der Vergangenheit hinterherzuhängen.

Rezeptur

Dipo tang

Dekokt, das die Körperseele erdet

Erklärung: Diese Rezeptur nährt das Lungen-Yin, verwurzelt die Körperseele in der Lunge und unterdrückt rebellierendes Lungen-Qi.

Psychisch-emotionales Muster: Diese Rezeptur stammt aus der ‚Abhandlung über Blut-Muster' (1884) und ist bei geistiger Verwirrung und Unruhe geeignet, die sich aus einer unruhigen Körperseele entwickelt haben.

Der Patient ist leicht unruhig, deprimiert und etwas verwirrt und hat Palpitationen – Symptome, die vor dem Hintergrund von mangelndem Lungen-Yin, das die Körperseele nicht verwurzelt, auftreten.

Man beachte, dass *Muli* Concha Ostreae durch *Suanzaoren* Sm. Ziziphi spinosae ersetzt werden kann.

ZUSAMMENFASSUNG

Geschwächter Geist – Lungen- und Nieren-Yin-Mangel

Therapieprinzip

Lungen- und Nieren-Yin nähren, die Willenskraft stärken und die Körperseele beruhigen.

Akupunktur

Lu 9 *taiyuan,* Lu 5 *chize,* Ni 3 *taixi,* Ren 4 *guanyuan,* Lu 7 *lieque* und Ni 6 *zhaohai,* Bl 23 *shenshu,* Bl 52 *zhishi,* Bl 42 *pohu.* Tonisierende Nadeltechnik.

Arzneimitteltherapie

Rezepturen:

- *Mai wei dihuang wan* Pille mit Ophiopogon, Schisandra und Rehmannia
- *Dipo tang* Dekokt, das die Körperseele erdet

Fallbeispiel

Ein 35-jähriger Mann kam mit Schlafstörungen (Durchschlafstörungen), leichten Angstzuständen, Depressionen, Konzentrationsstörungen, nächtlicher Taubheit der Hände, Mundtrockenheit, einem Hitzegefühl am Abend und Palpitationen in die Praxis.

Seinen Augen mangelte es an Glanz, sein Blick war unstet, seine Zunge rot, mit einem Herz-Riss und ohne ausreichend Belag (➤ Tafel 12.7). Sein Puls war schnell und beweglich.

Diagnose Hier handelte es sich um einen Herz-Yin-Mangel; die Augen und der Puls des Patienten (bewegliche Qualität) deuteten klar auf Schock als Krankheitsursache hin. Danach befragt bestätigte er, dass er einen gewaltigen Schock erlitten hatte, als sein Bruder vor einigen Jahren ermordet worden war.

Therapieprinzip Das Herz nähren, das Yin stärken, die Öffnungen des Herzens aufmachen und den Geist beruhigen. Es ist notwendig, die Öffnungen des Herzens aufzumachen, da Schock das Herz ‚verschließt'.

Akupunktur Es wurden folgende Hauptpunkte (mit tonisierender Nadeltechnik) verwendet:

- He 7 *shenmen*, Mi 6 *sanyinjiao* und Ren 14 *juque*, um das Herz zu nähren und den Geist zu beruhigen.
- Ren 15 *jiuwei* und Bl 15 *xinshu*, um die Öffnungen des Herzens aufzumachen.
- Ren 4 *guanyuan*, um das Yin zu nähren und den Geist zu verwurzeln.

Arzneimitteltherapie Es wurde eine Variante von *Mai wei dihuang wan* Pille mit Ophiopogon, Schisandra und Rehmannia verwendet.

- *Shu dihuang* Rx. Rehmanniae praeparata 12 g
- *Renshen* Rx. Ginseng 6 g
- *Zexie* Rz. Alismatis 6 g
- *Fushen* Sclerotium Poriae cocos pararadicis 6 g
- *Maimendong* Rx. Ophiopogonis 9 g
- *Wuweizi* Fr. Schisandrae 6 g
- *Yuanzhi* Rx. Polygalae 6 g
- *Shichangpu* Rz. Acori tatarinowii 6 g
- *Zhi gancao* Rx. Glycyrrhizae uralensis praeparata 3 g

Erklärung: Die Originalrezeptur nährt das Lungen- und Nieren-Yin, aber in der obigen Modifikation kann sie das Herz-Yin nähren und den Geist beruhigen.

- *Shu dihuang* geht neben der Stärkung der Niere auch zum Herzen und beruhigt daher den Geist.
- *Shanzhuyu* und *Mudanpi* wurden weggelassen, da sie in der Originalrezeptur die Leber nähren, die in diesem Fall nicht geschwächt war.
- *Shanyao* wurde durch *Renshen* ersetzt, da dieses zum Herzen geht. In Kombination mit *Wuweizi* und *Maimendong* (s. u.) bildet es die Rezeptur *Shengmai tang*, die das Qi und das Yin des Herzens nährt.
- *Zexie* klärt in Kombination mit *Shu dihuang* jegliche Leere-Hitze.
- *Fuling* wurde durch *Fushen* ersetzt, um den Geist zu beruhigen.
- *Maimendong* und *Wuweizi* sind Bestandteil der ursprünglichen Rezeptur, sie gehen beide zum Herzen.
- *Yuanzhi* und *Changpu* machen die Öffnungen des Herzens auf. Sie sind beide scharf und daher zerstreuend; sie werden mit *Wuweizi* kombiniert, das sauer und absorbierend ist.
- *Zhi gancao* harmonisiert.

Dieser Patient wurde neun Monate lang behandelt, wobei sich seine körperlichen und psychischen Symptome alle verbesserten. ▮

Nieren- und Leber-Yin-Mangel

Therapieprinzip

Nieren- und Leber-Yin nähren, die Willenskraft stärken und die Wanderseele beruhigen.

Akupunktur

Ni 3 *taixi*, Ni 6 *zhaohai*, Mi 6 *sanyinjiao*, Ren 4 *guanyuan*, Le 8 *ququan*, Bl 23 *shenshu*, Bl 52 *zhishi*, Bl 47 *hunmen*. Tonisierende Nadeltechnik.

Erklärung:

- Ni 3, Ni 6, Ren 4 und Le 8 nähren das Nieren- und Leber-Yin.
- Bl 23 und Bl 52 stärken die Niere und die Willenskraft.
- Bl 47 beruhigt die Wanderseele. Die Kombination von Bl 47, Bl 23 und Bl 52 ist ausgezeichnet geeignet, um Depressionen aufgrund einer Leber- und Nieren-Schwäche zu lindern.

Arzneimitteltherapie

Rezeptur

Da buyin jian

Dekokt, das das Yin sehr stärkt

Erklärung: Diese Rezeptur ist bei Nieren- und Lungen-Yin-Mangel geeignet. Die Hauptmanifestationen sind Schwindelgefühle, Tinnitus, Rückenschmerzen, schwache Knie, unklares Sehen, trockene Augen, Nachtschweiß, Fünf-Flächen-Hitze, Kopfschmerzen, eine rote, belaglose Zunge und ein oberflächlicher, leerer Puls.

Psychisch-emotionales Muster: Furcht, Schock und Schuldgefühle können auf die gleiche, oben erwähnte Weise einen Nieren- und Leber-Yin-Mangel verursachen. In diesem Fall sind Geist, Wanderseele und Willenskraft alle beeinträchtigt.

Der Betroffene kann sich erschöpft und deprimiert fühlen und es mangelt ihm an Willenskraft. Da die Wanderseele ihrer Residenz beraubt ist, fühlt er sich auch ziellos und schläft schlecht.

Rezeptur

Zuogui wan

Pille, die die Linke [Niere] wiederherstellt

Erklärung: Diese Rezeptur nährt das Leber- und Nieren-Yin. Ihr Schwerpunkt liegt auf der Stärkung der Sehnen und Knochen, Gewebearten, die der Leber bzw. Niere zugeordnet sind. *Niuxi* und *Lujiao* haben in der Rezeptur diese Funktion. Es besteht eine Wechselbeziehung zwischen dem körperlichen Aspekt der Stärkung von Sehnen und Knochen mit Arzneien, die auf Leber und

Niere einwirken, sowie der Stärkung der Wanderseele und Willenskraft, die mit diesen Organen in Beziehung stehen.

Die hauptsächlichen körperlichen Manifestationen für diese Rezeptur sind, abgesehen von anderen Yin-Mangel-Symptomen (s. o.), Schwäche, Steifigkeit und Schmerzen im unteren Rücken und in den Knien, ein Kältegefühl in den Beinen, Knien und im Lumbalbereich, Schwindelgefühle und Kopfschmerzen mit Leeregefühl im Kopf.

Man beachte, dass diese Rezeptur *Lujiao* Cornu Cervi enthält, dessen Anwendung in EU-Ländern nicht erlaubt ist. Es kann aus dieser Rezeptur entfernt werden, ohne dass sie substanziell verändert wird.

Psychisch-emotionales Muster: Die gleichen Emotionen, die bei den beiden vorigen Rezepturen aufgeführt wurden, können auch zu diesem Zustand führen. Alternativ kann auch eine Schwäche von Leber und Niere aufgrund von Überarbeitung und übermäßiger sexueller Aktivität oder einfach aufgrund von hohem Alter diesen Zustand hervorrufen.

Der Betroffene fühlt sich erschöpft und deprimiert und es mangelt ihm an Willenskraft. So wie körperliche Steifheit des Rückens vorliegt, kann der Mensch auch dazu tendieren, in seiner geistigen Haltung recht rigide zu sein.

ZUSAMMENFASSUNG

Geschwächter Geist – Nieren- und Leber-Yin-Mangel

Therapieprinzip
Nieren- und Leber-Yin nähren, die Willenskraft stärken und die Wanderseele beruhigen.

Akupunktur
Ni 3 *taixi*, Ni 6 *zhaohai*, Mi 6 *sanyinjiao*, Ren 4 *guanyuan*, Le 8 *ququan*, Bl 23 *shenshu*, Bl 52 *zhishi*, Bl 47 *hunmen*. Tonisierende Nadeltechnik.

Arzneimitteltherapie
Rezepturen:
- *Da buyin jian* Dekokt, das das Yin sehr stärkt
- *Zuogui wan* Pille, die die Linke [Niere] wiederherstellt

Fallbeispiel

Eine 39-jährige Frau klagte über einen unregelmäßigen Menstruationszyklus (die Blutungen setzten immer zu spät ein) mit etwas prämenstrueller Anspannung, mangelnde Willenskraft und Schlafstörungen (Durchschlafstörungen). Ihre Augen waren oft sehr trocken. Sie fühlte sich allgemein auch sehr müde, sowohl körperlich als auch geistig. Sie hatte in der Vergangenheit aufgrund einer schwierigen Scheidung viel Stress erlebt und wusste nicht, welche Richtung sie in ihrem Leben einschlagen sollte.

Ihre Zunge war rot, mit einem Herz-Riss, und fast gänzlich ohne Zungenbelag (➤ Tafel 12.8). Ihr Puls war auf der tiefen Ebene links leer und an der rechten Seite rau. Dem Puls mangelte es auch an jeglicher Welle.

Diagnose Dies war ein klares Muster von Leber-Yin-Mangel, auch wenn es hierfür nicht viele Symptome gab. Puls und Zunge zeigten jedoch deutlich den Yin-Mangel an, und die Schlafstörungen, der verspätete Menstruationszyklus und die trockenen Augen erlaubten uns, den Yin-Mangel in der Leber zu verorten. Vor allem das Gefühl von Ziellosigkeit, die Entschlusslosigkeit und der Mangel an Richtung in ihrem Leben verwiesen deutlich darauf, dass die Wanderseele ihrer Wurzel im Leber-Yin beraubt war. Dem Leber-Yin-Mangel untergeordnet bestand auch eine gewisse Leber-Qi-Stagnation, die sich in prämenstrueller Anspannung manifestierte.

Der Mangel an Welle beim Puls verwies auf Traurigkeit als diejenige Emotion, die an der Wurzel des Problems saß. Verschiedene Menschen reagieren unterschiedlich auf Belastungen im Leben. Wenn man eine schmerzhafte und aufreibende Scheidung durchläuft, fühlen sich manche zornig, manche besorgt, manche entmutigt usw. Diese Patientin reagierte mit einer großen Traurigkeit angesichts des Zerbrechens ihrer Ehe; die Traurigkeit schwächte das Leber-Blut und Leber-Yin.

Therapieprinzip Das Yin nähren, die Leber stärken und die Wanderseele verwurzeln.

Akupunktur Diese Patientin wurde nur 4-mal behandelt, mit sehr guten Resultaten.

Die erste Behandlung bestand nur in der Anwendung der Öffnungspunkte des Yin-Verbindungsgefäßes, nämlich Pe 6 *neiguan* auf der rechten und Mi 4 *gongsun* auf der linken Seite. Dieses Außerordentliche Gefäß nährt das Yin und verwurzelt die Wanderseele.

In der zweiten Sitzung wurden wieder die Öffnungspunkte des Yin-Verbindungsgefäßes genadelt und Mi 6 *sanyinjiao* und Ren 15 *jiuwei* (beide tonisierend) hinzugefügt, um das Nähren des Yin und Verwurzeln der Wanderseele zu unterstützen.

In der dritten und vierten Sitzung wurden wieder die obigen Punkte genadelt und folgende Punkte hinzugefügt:

- Ma 36 *zusanli* und Le 8 *ququan*, um die Leber zu nähren.
- Bl 23 *shenshu*, Bl 52 *zhishi* und Bl 47 *hunmen*, um die Niere und Leber zu nähren und die Wanderseele zu verwurzeln. Die Niere wurde nicht etwa behandelt, weil eine Nieren-Schwäche bestanden hätte, sondern weil Leber und Niere eine gemeinsame Wurzel auf-

weisen und die Punkte Bl 52 und Bl 47 in Kombination mit Bl 23 die Willenskraft stärken, die Wanderseele verwurzeln und dem Menschen helfen, eine Orientierung im Leben zu finden.

Nach diesen vier Behandlungen fühlte sich die Patientin viel besser, war positiver und entschlossener, sodass sie sich entschied, ihre gegenwärtige mit Problemen belastete Beziehung abzubrechen, worüber sie sehr froh war. ◼

Fallbeispiel

◼ Eine 32-jährige Frau klagte über Erschöpfung, Schmerzen im Hypochondrium, ein Brustdruckgefühl und einen hinter den Augen lokalisierten Schmerz. Ihre Regelblutungen setzten immer zu spät ein und waren schmerzhaft, das Menstruationsblut war dunkel und klumpig. Ihr Schlaf war unruhig und durch viele Träume gestört, ihr war abends heiß und ihre Sehkraft war manchmal getrübt.

Sie fühlte sich ziellos und es mangelte ihr an einem Sinn für die Richtung in ihrem Leben. Sie stand sowohl beruflich als auch in einer persönlichen Beziehung an einem Scheideweg und glaubte oft, dass ‚sie den Sinn des Ganzen nicht erkennen könne'. Ihre Zunge war rot und belaglos. Ihr Puls war oberflächlich, leer und dünn, aber an der linken Seite auch leicht saitenförmig.

Diagnose Dies war ein weiteres deutliches Beispiel für einen Leber-Yin-Mangel, wie bei der vorigen Patientin. In diesem Fall bestand jedoch eine viel ausgeprägtere Leber-Qi- und Leber-Blut-Stagnation (Schmerzen im Hypochondrium, Brustdruckgefühl, Dysmenorrhö mit dunklem Blut). Auch in diesem Fall war die Leber-Qi-Stagnation dem Leber-Yin-Mangel nachgeordnet.

Das sich im Mangel befindende Leber-Yin versagte darin, die Wanderseele zu verwurzeln, was ein Gefühl von Ziellosigkeit in ihrem Leben und traumgestörten Schlaf verursachte.

Therapieprinzip Das Leber-Yin nähren, das Leber-Qi und Leber-Blut bewegen und die Wanderseele verwurzeln.

Akupunktur Es wurden die folgenden Hauptpunkte verwendet:

- Le 8 *ququan,* Ma 36 *zusanli,* Ren 4 *guanyuan* und Mi 6 *sanyinjiao,* tonisierend, um das Leber-Yin zu nähren.
- Le 3 *taichong* und Gb 34 *yanglingquan,* mit neutraler Nadeltechnik, um das Leber-Qi und Leber-Blut zu bewegen.
- Ren 15 *jiuwei* und Bl 47 *hunmen,* um die Wanderseele zu verwurzeln.

Arzneimitteltherapie Es wurde eine Variante von *Da buyin jian* Dekokt, das das Yin sehr stärkt, verwendet.

- *Shu dihuang* Rx. Rehmanniae praeparata 12 g
- *Shanyao* Rx. Dioscoreae 9 g
- *Shanzhuyu* Fr. Corni 4 g
- *Gouqizi* Fr. Lycii chinensis 9 g
- *Danggui* Rx. Angelicae sinensis 6 g
- *Dangshen* Rx. Codonopsis 6 g
- *Duzhong* Cx. Eucommiae 6 g
- *Zhi gancao* Rx. Glycyrrhizae uralensis praeparata 3 g
- *Chuanlianzi* Fr. Toosendan 4 g
- *Meiguihua* Fl. Rosae rugosae 3 g
- *Yimucao* Hb. Leonuri 4 g
- *Suanzaoren* Sm. Ziziphi spinosae 4 g

Erklärung: Die Rezeptur wurde unverändert übernommen, abgesehen von der Dosierung, die verringert wurde. *Duzhong* hätte man weglassen können, da keine Nieren-Schwäche bestand, aber es wurde wegen seiner psychischen Wirkung, die Willenskraft zu stärken und eine starke Grundlage für die Wanderseele zu schaffen, beibehalten.

- *Chuanlianzi* und *Meiguihua* bewegen das Leber-Qi, ohne das Yin zu schädigen.
- *Yimucao* belebt das Leber-Blut.
- *Suanzaoren,* sauer und zusammenziehend, verwurzelt die Wanderseele und beruhigt den Geist.

Abgesehen von einer Verbesserung in ihrem Menstruationszyklus fühlte sich die Patientin nach 3-monatiger Behandlung viel kräftiger, konzentrierter und entschlossener. ◼

Nieren-Essenz-Mangel

Therapieprinzip

Die Niere nähren, die Essenz und die Willenskraft stärken.

Akupunktur

Ren 4 *guanyuan,* Ren 7 *yinjiao,* Bl 23 *shenshu,* Bl 52 *zhishi,* Ni 3 *taixi,* Mi 6 *sanyinjiao,* Gb 13 *benshen,* Du 20 *baihui.* Tonisierende Nadeltechnik. Diese Punkte sind sowohl zur Behandlung eines Nieren-Yang- und als auch eines Nieren-Yin-Mangels geeignet, je nachdem, ob man Moxibustion anwendet oder nicht.

Erklärung:

- Ren 4 und Ren 7 nähren die Essenz.
- Bl 23 und Bl 52 stärken die Niere und die Willenskraft.
- Ni 3 und Mi 6 nähren das Nieren-Yin.
- Gb 13 sammelt die Essenz zum Gehirn.
- Du 20 hebt das klare Qi und lindert Depressionen.

Arzneimitteltherapie

Rezeptur

Heche dazao wan

Große Stärkungspille mit Placenta

Erklärung: Der Schwerpunkt dieser Rezeptur liegt auf der Stärkung der Essenz. *Ziheche, Wuweizi, Gouqizi* und *Suoyang* unterstützen alle die Essenz. Ihr sekundäres therapeutisches Ziel ist es, auch das Nieren-Yang zu stärken. Diese Rezeptur ist daher gut geeignet, um komplizierte Fälle von Mangel aller Aspekte der Niere zu behandeln, nämlich von Yin, Essenz und Yang.

Es sei angemerkt, dass die angegebene Dosierung für eine Anzahl von Pillen gedacht ist und keine Tagesdosis für ein Dekokt darstellt. Die Tagesdosierung eines Dekokts kann gemäß den Proportionen berechnet werden.

Die Hauptmanifestionen für diese Rezeptur sind Erschöpfung, Depressionen, Rücken- und Knieschwäche, schwache Sexualfunktion (mangelnde Libido oder Impotenz), nächtliche Samenergüsse, schwache Zähne, vorzeitiges Ergrauen oder Haarausfall, Schwindelgefühle, Tinnitus, Nachtschweiß, ein dünner Körper, eine rote, belaglose Zunge und ein oberflächlicher, leerer Puls.

Man beachte, dass die Anwendung von Placenta in EU-Ländern nicht erlaubt ist; es kann aus der Rezeptur entfernt werden.

Psychisch-emotionales Muster: Furcht, Schock und Schuldgefühle können einen Nieren-Yin- und Nieren-Essenz-Mangel verursachen oder umgekehrt die Folge von Überarbeitung und übermäßiger sexueller Aktivität sein. Bei der Frau kann es durch zu viele Geburten oder einen lang anhaltenden Blutverlust durch die Regelblutungen über viele Jahre entstehen.

Der Betroffene fühlt sich geistig und körperlich erschöpft und deprimiert, es mangelt ihm an Willenskraft und Initiative. Er kann auch an einer gewissen Schwäche der Sexualfunktion leiden, wie etwa mangelnder Libido oder Impotenz.

Modifikationen: Im Folgenden werden Modifikationen aufgeführt, die für alle oben genannten Rezepturen gelten. Es sei zunächst angemerkt, dass es beim Nähren des Nieren-Yin bei psychisch-emotionalen Störungen ratsam ist, ein oder zwei das Nieren-Yang stärkende Arzneien in einer geringen Dosis hinzuzufügen. Dies ist notwendig, um die Rezeptur stärker bewegend und dynamischer zu machen und dadurch den Geist und die Willenskraft besser zu beeinflussen.

Besonders bei chronischen Depressionen ist es ein deutliches Kennzeichen dieses Zustands, dass der Patient in einem psychisch-emotionalen Muster ‚stecken geblieben' ist, aus dem es sehr schwierig ist auszubrechen. Ein gewisser Widerstand gegen eine Behandlung, Hoffnungslosigkeit und Verzweiflung sind typisch für eine chronische Depression. In solchen Fällen ist es wichtig, auch wenn sich diese als Yin-Mangel darstellen, dass einige das Nieren-Yang stärkende Arzneien hinzugefügt werden, um das Yang zu beleben und für Bewegung in der Rezeptur zu sorgen.

Man würde vor allem solche Nieren-Yang-Tonika verwenden, die einen scharfen Geschmack aufweisen, da dieser Geschmack bewegt und belebt. Zwei Beispiele sind *Duzhong* Cx. Eucommiae ulmoidis und *Bajitian* Rx. Morinda officinalis. Selbstverständlich enthalten manche der obigen Rezepturen bereits einige Nieren-Yang-Tonika.

Eine weitere häufige Zugabe zu den obigen das Yin nährenden Verschreibungen ist *Shichangpu* Rz. Acori tatarinowii, um die Öffnungen des Geistes aufzumachen, den Geist zu klären und die Stimmung aufzuhellen. Dies wäre eine wesentliche Zugabe zu allen vier vorigen Rezepturen. Diese Arznei weist auch einen scharfen Geschmack auf und hätte daher auch eine wohltuende bewegende Wirkung, so wie die oben erwähnten Yang-Tonika.

ZUSAMMENFASSUNG

Geschwächter Geist – Nieren-Essenz-Mangel

Therapieprinzip

Die Niere nähren, die Essenz und die Willenskraft stärken.

Akupunktur

Ren 4 *guanyuan*, Ren 7 *yinjiao*, Bl 23 *shenshu*, Bl 52 *zhishi*, Ni 3 *taixi*, Mi 6 *sanyinjiao*, Gb 13 *benshen*, Du 20 *baihui*. Tonisierende Nadeltechnik. Diese Punkte sind sowohl zur Behandlung eines Nieren-Yang- und als auch eines Nieren-Yin-Mangels geeignet, je nachdem, ob man sie mit Moxibustion anwendet oder nicht.

Arzneimitteltherapie

Rezeptur:

Heche dazao wan Große Stärkungspille mit Placenta

12.6 Hinweis

Wir erinnern uns, dass es fünf hauptsächliche Therapiemethoden bei psychisch-emotionalen Störungen gibt:
1. Das Herz nähren und den Geist beruhigen
2. Pathogene Faktoren klären und den Geist beruhigen
3. Pathogene Faktoren klären, das Herz nähren und den Geist beruhigen
4. Schleim beseitigen, die Öffnungen aufmachen und den Geist beruhigen
5. Den Geist absenken und beruhigen.

Die ersten vier Methoden wurden bereits im Zusammenhang mit den verschiedenen Mustern von psychisch-emotionalen Störungen besprochen. Wir sollten nun die fünfte Therapiemethode erörtern, nämlich das Absenken und Beruhigen des Geistes. Sie besteht in der Anwendung von Mineralien und Muschelschalen, die eine hohe Dichte aufweisen und schwer sind. Die traditionelle Vorstellung ist, dass sie das Herz beschweren, damit der Geist absinkt, und dadurch Angstzustände, Erregtheit und Schlafstörungen lindern, wenn diese Zustände durch rebellierendes Qi verursacht wurden. Dies besteht normalerweise entweder in aufsteigendem Leber-Yang oder Leber-Wind oder in Leere-Hitze im Herzen.

Diese Substanzen können jeder der besprochenen Rezepturen hinzugefügt werden, um die Manifestation zu behandeln, wann immer die Symptome intensiv sind, also sehr starke Erregtheit, hartnäckige Schlafstörungen, intensive Angstzustände und in schweren Fällen gewaltsames Verhalten vorliegen.

All diese Substanzen haben Nebenwirkungen, weil sie unverdaulich sind, und daher kann eine längerfristige Einnahme Magen und Milz schädigen. Aus diesem Grund werden sie gewöhnlich mit verdauungsfördernden Arzneien kombiniert.

Man beachte, dass die Anwendung von Mineralien in EU-Ländern nicht gestattet ist.

Die hauptsächlichen absenkenden Substanzen, die den Geist beruhigen, sind:
- *Longgu* Mastodi Ossis fossilia
- *Longchi* Fossilia Dentis Mastodi
- *Muli* Concha Ostreae
- *Cishi* Magnetitum
- *Zhenzhumu* Concha margaritiferae
- *Hupo* Succinum.

Longchi, Longgu und *Muli* sind alle zusammenziehend und nähren daher auch das Yin. *Muli* ist besonders gut zur Yin-Nährung geeignet, während *Longchi* die beste der drei Arzneien ist, um den Geist abzusenken und zu beruhigen.

Cishi und *Zhenzhumu* senken beide das Leber-Yang und Leber-Wind ab.

Hupo belebt neben dem Absenken und Beruhigen des Geistes auch das Blut und geht zur Leber. Dies macht es zu einer nützlichen Arznei zur Behandlung von Depressionen und Angstzuständen aufgrund einer Leber-Qi- oder Leber-Blut-Stagnation.

Was die Rezepturen, die den Geist absenken und beruhigen, anbelangt, so wurden diese nicht früher schon erwähnt, weil viele von ihnen einige unverdauliche und häufig toxische Mineralien enthalten. Ihr Gebrauch ist oft nicht notwendig. Die meisten psychisch-emotionalen Störungen können mit den oben erörterten Rezepturen behandelt werden, unter Hinzufügung von ein oder 2 absenkenden Substanzen, wenn die Manifestationen dies erforderlich machen.

ANMERKUNGEN

1 1979. *Huangdi neijing suwen*黄帝内经素问 [The Yellow Emperor's Classic of Internal Medicine – Simple Questions]. People's Health Publishing House, Beijing, S. 168. Erstveröffentlichung ca. 100 v. Chr.
2 1981. *Lingshu jing* 灵枢经 [Spiritual Axis]. People's Health Publishing House, Beijing, S. 72. Erstveröffentlichung ca. 100 v. Chr.
3 Spiritual Axis, S. 120.
4 Simple Questions, S. 319.
5 Wang Luozhen 1985. *Qijing bamai kaojiao zhu* 奇经八脉考校注 [A Compilation of the Study of the Eight Extraordinary Vessels]. Shanghai Science Publishing House, Shanghai, S. 129. Die ‚Studie über die Acht Außerordentlichen Gefäße' wurde von Li Shizhen verfasst und erstmals im Jahr 1578 veröffentlicht.
6 Shan Changhua 1990. *Jingxue jie* 经穴解 [An Explanation of the Acupuncture Points]. People's Health Publishing House, Beijing, S. 31. Die ‚Erklärung der Akupunkturpunkte' wurde von Yue Hanzhen verfasst und erstmals im Jahr 1654 veröffentlicht.
7 An Explanation of the Acupuncture Points, S. 45.
8 An Explanation of the Acupuncture Points, S. 88.
9 1981. *Jingui yaolue fang xinjie* 金匮要略方新解 [A New Explanation of the Essential Prescriptions of the Golden Chest]. Zhejiang Scientific Publishing House, Zhejiang, S. 24. Die ‚Wichtigsten Rezepturen aus dem Golden Cabinet' wurden von Zhang Zhongjing verfasst und erstmals ca. 220 n. Chr. veröffentlicht.
10 A New Explanation of the Essential Prescriptions of the Golden Chest, S. 24.
11 An Explanation of Acupuncture Points, S. 26–27.
12 An Explanation of Acupuncture Points, S. 28.

KAPITEL

13 Akupunktur bei der Behandlung psychisch-emotionaler Probleme

针灸治疗精神情志疾病

Nach der Besprechung der Akupunktur- und Arzneimitteltherapie für jedes Muster psychisch-emotionaler Probleme (➤ Kap. 12) erscheint es nützlich, die Wirkung einiger der am häufigsten verwendeten Akupunkturpunkte bei psychisch-emotionalen Problemen zu erörtern.

Für jeden Akupunkturpunkt gebe ich die traditionelle Indikation mit Erklärung an, werde aber auch meine eigene Verwendung des Punkts bei psychisch-emotionalen Problemen ausführen. Im Lauf der Jahre habe ich die Wichtigkeit einer guten Punktkombination im Hinblick auf einen guten Therapieerfolg schätzen gelernt. Ich bin zu dem Schluss gekommen, dass eine ausgewogene Punktkombination ein wichtiger Bestandteil des therapeutischen Prozesses darstellt. Meiner Meinung nach gibt es 3 Hauptschritte bei einer erfolgreichen Punktauswahl:

1. Auswahl der angemessenen Punkte gemäß Indikationen und Wirkungen
2. Verwendung der korrekten Nadeltechnik
3. Verwendung einer ausgewogenen Punktkombination.

Aus diesem Grund werde ich am Ende dieses Kapitels einige meiner bevorzugten Punktkombinationen bei psychisch-emotionalen Problemen vorstellen.

Die Hauptpunkte, die bei Depressionen verwendet werden, werden auch in ➤ Kap. 16 besprochen. Die Erörterung der Akupunkturpunkte bei psychisch-emotionalen Problemen ist nach folgenden Themen untergliedert:

- Lungen-Leitbahn
- Dickdarm-Leitbahn
- Magen-Leitbahn
- Milz-Leitbahn
- Herz-Leitbahn
- Dünndarm-Leitbahn
- Blasen-Leitbahn
- Nieren-Leitbahn
- Perikard-Leitbahn
- Dreierwärmer-Leitbahn
- Gallenblasen-Leitbahn
- Leber-Leitbahn
- Konzeptionsgefäß *(renmai)*
- Lenkergefäß *(dumai)*
- Extrapunkte
- Punkte für psychische Probleme laut dem Nanjing Affiliated Hospital
- Beispiele für Punktkombinationen bei psychisch-emotionalen Problemen.

Wenn nicht anders angegeben, sind die psychisch-emotionalen Indikationen der Akupunkturpunkte dem Buch von Deadman und Al Khafaji entnommen.[1] Man beachte, dass viele Punkte die Indikation *diankuang* (oder nur *dian* bzw. nur *kuang*) enthalten. Ich übersetze diese Krankheit als ‚Dumpfheit und Manie', um die originale chinesische Bedeutung dieses Begriffs zu bewahren und direkte Verbindungslinien zu westlich-definierten Krankheiten wie ‚manischer Depression' oder ‚bipolarer Störung' zu vermeiden. Wie wir in ➤ Kap. 19 sehen werden, gibt es keine direkte und eindeutige Entsprechung zwischen *diankuang* und bipolarer Störung.

Wenn *kuang* allein auftritt (und daher eher als Symptom denn als Krankheit gemeint ist), übersetze ich es als ‚Manie' oder ‚manisches Verhalten'. Wird *dian* für sich genommen erwähnt (und damit eher als Symptom denn als Krankheit), übersetze ich es als ‚Dumpfheit'. Man beachte, dass ich *dian* absichtlich nicht mit ‚Depression' wiedergebe, weil sich das, was wir in einem westlichen klinischen Umfeld als ‚Depression' bezeichnen, sehr stark vom Zustand *dian* unterscheidet. Dies wird in den Kapiteln über Depressionen (➤ Kap. 16) und bipolare Störung (➤ Kap. 19) erläutert.

13.1 Lungen-Leitbahn

Die Punkte auf der Lungen-Leitbahn, die bei emotionalen Problemen anwendbar sind, werden in ➤ Abb. 13.1 dargestellt.

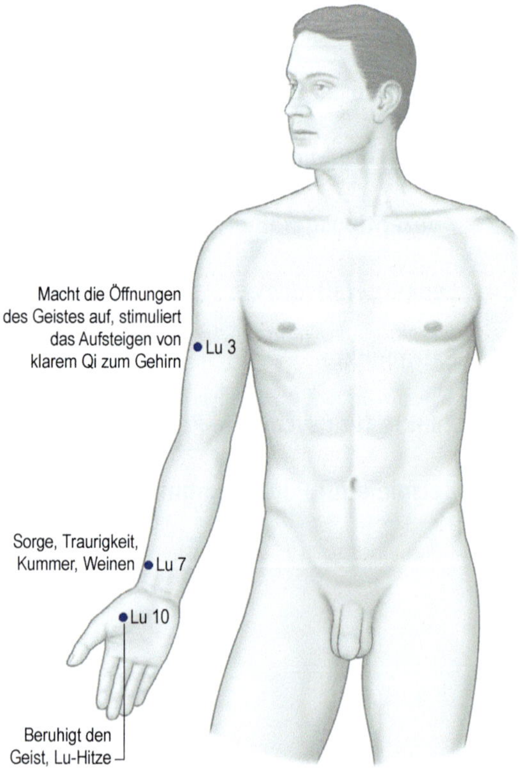

Abb. 13.1 Lungen-Leitbahn-Punkte

Lu 3 *tianfu* Himmelsresidenz

Lu 3 macht die Öffnungen des Geistes auf und besänftigt die Körperseele *(po).* Unter seinen Indikationen finden sich Somnolenz, Schlafstörungen, Traurigkeit, Weinen, Vergesslichkeit und ‚Reden mit Geistern'.

Unter den psychischen Indikationen führt das ‚Große Kompendium der Akupunktur' (*Zhenjiu dacheng,* 1601) lediglich *„Reden mit Geistern"* auf.[2] Wann immer bei den Indikationen eines Punktes auf ‚Geister' Bezug genommen wird, meint dies im Allgemeinen, wie früher bereits erwähnt, eine ernste psychische Erkrankung mit Verlust an Einsicht.

In den ‚Sammlungen von bedeutenden Akupunkteuren' (*Zhenjiu juying,* 1529) wird *„Reden mit Geistern und fliegende Leichen"* unter den Indikationen von Lu 3 aufgelistet.[3] Andere Werke erwähnen ‚fliegende Leichen' für diesen Punkt nicht. ‚Drei Leichen' bezieht sich auf den taoistischen Glauben, dass der Körper von 3 weiblichen Geistern heimgesucht werde: ein grüner weiblicher Geist attackiere den oberen Teil des Körpers, was zu Augenproblemen führt, ein weißer Geist greife den mittleren Teil an, was Störungen in den inneren Organen zur Folge hat, und ein blutfarbener Geist verletze den unteren Teil, was zum Tod führt.

Der Bezug auf ‚Leichen' sollte im Zusammenhang mit der Körperseele gesehen werden, die eine zentripetale, in Fragmentierung und Tod endende Bewegung aufweist. Daraus ergibt sich die Verbindung dieser Seele mit dem Tod. Dies wird ausführlicher bei den Punkten Bl 13 *feishu,* Bl 42 *pohu* und Du 12 *shenzhu* besprochen.

Die Wirkungen und Indikationen dieses Punktes hängen eng damit zusammen, dass er ein Himmelsfensterpunkt ist. Eines der Merkmale der Himmelsfensterpunkte ist, dass sie das Auf- und Absteigen des Qi vom Körper zum Kopf hin und vom Kopf weg regulieren. Dies tun sie in der bedeutenden Halsregion (der Schnittstelle zwischen Körper und Kopf).

Auf psychisch-emotionaler Ebene kann die Regulierung des Auf- und Absteigens von Qi zum und vom Kopf die Wirkung haben, je nach Bedarf den Geist zu beruhigen oder die Öffnungen des Geistes aufzumachen. Schlafstörungen sind zum Beispiel darauf zurückzuführen, dass das Qi zu stark zum Kopf aufsteigt (oder nicht von ihm absteigt), während Somnolenz und Vergesslichkeit dadurch bedingt sind, dass klares Qi nicht zum Kopf aufsteigt (oder trübes Qi nicht vom Kopf absteigt).

In ‚Eine Erklärung der Akupunkturpunkte' *(Zhenjiu xuejie)* heißt es, dass Lu 3 das Qi ansteigen lassen kann, um durch mangelndes Aufsteigen von klarem Qi zum Kopf bedingte Vergesslichkeit, Traurigkeit und Weinen zu behandeln.[4] Vergesslichkeit ist eine wichtige Indikation für diesen Punkt, wobei diese Form von Vergesslichkeit darauf zurückzuführen ist, dass klares Qi nicht zum Kopf aufsteigt. Laut ‚Eine Erklärung der Akupunkturpunkte' behandelt dieser Punkt Vergesslichkeit, indem er das Aufsteigen von Lungen- und Herz-Qi stimuliert.[5]

In den ‚Sammlungen bedeutender Akupunkteure' (1529) wird „unklares Sehen" unter den Indikationen von Lu 3 aufgelistet.[6] Dies bestätigt die Wirkung dieses Punktes, das Aufsteigen von klarem Qi zum Kopf zu fördern (eine Funktion der Himmelsfensterpunkte), um die Augen aufzuhellen und die Sehkraft zu fördern. Dies ist genau die gleiche Methode, wie dieser Punkt gegen Vergesslichkeit vorgeht (siehe oben).

!

Vergesslichkeit ist eine wichtige Indikation für den Punkt Lu 3 *tianfu.*

Schließlich fällt *„Reden mit Geistern"* unter den Indikationen dieses Punktes stark auf. Allgemein gesprochen bedeutet es, wenn alte Werke solche Symptome wie Reden oder Sehen von Geistern unter den Indikationen eines Punktes nennen, dass der Punkt bei relativ ernsten psychisch-emotionalen Problemen angezeigt ist, besonders wenn der Geist blockiert ist. Eine Blockade des Geistes kann potenziell schwere psychische Probleme wie eine bipolare Störung, Psychose oder Schizophrenie verursachen. Dieser Punkt kann, wie bereits erwähnt, die Öffnungen des Geistes aufmachen, d. h. den Geist durch das Regulieren des Auf- und Absteigens von Qi zum und vom Kopf de-blockieren. Er macht die Öffnungen des Geistes auf, indem er das Absteigen des trüben Qi vom Kopf und das Aufsteigen von klarem Qi zum Kopf fördert.

Es ist interessant, die Namen der Punkte Lu 3 *tianfu* und Lu 1 *zhongfu* und ihre Bedeutungen miteinander zu vergleichen. ‚*fu*' meint ‚Palast'; dies verleiht einem Punkt gewöhnlich eine größere Bedeutung, indem darauf hingewiesen wird, dass er sich im Zentrum einer wichtigen lenkenden und regierenden Struktur befindet, so wie ein Palast. Lu 1 ist ein ‚zentraler', Lu 3 ein ‚himmlischer' Palast. Lu 1 ist ein zentraler Palast, denn obwohl der Punkt im oberen Brustkorb lokalisiert ist, entspringt die Lungen-Leitbahn dem Mittleren Erwärmer und tritt an diesem Punkt hervor. Aus diesem Grund kann dieser Punkt auch das Absteigen des Magen-Qi fördern. Er hat eine gewisse Wirkung auf den Mittleren Erwärmer und nicht auf den Kopf. Im Gegensatz dazu ist Lu 3 ein ‚himmlischer' Palast, was bedeutet, dass sein Wirkbereich sehr stark im Kopf liegt (siehe oben).

Lu 7 *lieque* Sich verzweigende Spalte

Lu 7 beruhigt und öffnet die Körperseele. Zu seinen Indikationen gehören Gedächtnisschwäche, Palpitationen, Neigung zu (unangemessenem) Lachen und häufiges Gähnen.

Meiner Erfahrung nach ist Lu 7 aus psychologischer und emotionaler Sicht ein sehr wichtiger Punkt und kann bei emotionalen Problemen verwendet werden, die durch Sorge, Kummer oder Traurigkeit bedingt sind. Lu 7 ist besonders in solchen Fällen angezeigt, wenn ein Mensch seine Probleme still mit sich herumträgt und sie für sich behält. Lu 7 stimuliert ein wohltuendes Herausströmen unterdrückter Emotionen.

Weinen ist das Geräusch, das nach den Fünf Elementen mit der Lunge verbunden ist. Diejenigen, die ihre Emotionen unterdrückt haben, werden vielleicht in Tränen ausbrechen, wenn dieser Punkt genadelt wird (oder kurz danach). Interessanterweise wird in ‚Eine Erklärung der Akupunkturpunkte' (Qing-Dynastie) die *„Neigung zu weinen"* unter den hervorstechenden Indikationen von Lu 7 genannt, nicht aber in modernen Werken.[7]

Die Lunge ist der Sitz der Körperseele *(po)*. Dieser Punkt befreit die emotionalen Anspannungen der Körperseele, die sich auf körperlicher Ebene mit angespannten Schultern, flacher Atmung und einem Brustdruckgefühl manifestieren. Diese Symptome sind häufig durch übermäßige, lang anhaltende Sorgen bedingt, wodurch die freie Atmung der Körperseele eingeschränkt und die Lungen-Energie eingeschnürt wird. Lu 7 beruhigt den Geist und die Körperseele, öffnet den Thorax und befreit von Anspannung.

Lu 10 *yuji* Fischbauchgrenze

Lu 10 beruhigt den Geist und wird allgemein verwendet, wenn Geist, Körper- und Wanderseele durch Hitze erregt werden. Zu den Indikationen zählen Traurigkeit, Furcht, psychische Unruhe, Zorn, manisches Verhalten und Schock.

Er klärt Hitze aus Herz und Lunge und behandelt psychisch-emotionale Symptome, die von Herz- und Lungen-Hitze herrühren, wie etwa Furcht, psychische Unruhe, Zorn, manisches Verhalten und Schreck.

ZUSAMMENFASSUNG

Lungen-Leitbahn-Punkte bei emotionalen Problemen

- Die Lunge wird von Traurigkeit, Sorge und Kummer beeinträchtigt; viele ihrer Punkte behandeln diese Emotionen.
- Die Lunge beherrscht das Qi; ihre Punkte können reines Qi zum Gehirn bringen und daher den Geist klären.

Lu 3 *tianfu* **Himmelspalast**
Lu 3 macht die Öffnungen des Geistes auf und besänftigt die Körperseele *(po)*. Indikationen: Somnolenz, Schlafstörungen, Traurigkeit, Weinen, Vergesslichkeit und ‚Reden mit Geistern'.

Lu 7 *lieque* **Sich verzweigende Spalte**
Lu 7 beruhigt und öffnet die Körperseele. Indikationen: Gedächtnisschwäche, Palpitationen, Neigung zu (unangemessenem) Lachen und häufiges Gähnen. Dies ist aus psychologischer und emotionaler Sicht ein sehr wichtiger Punkt, der bei durch Sorge, Kummer oder Traurigkeit bedingten emotionalen Problemen angewendet werden kann.

Lu 10 *yuji* **Fischbauchgrenze**
Lu 10 beruhigt den Geist und wird allgemein verwendet, wenn Geist, Körper- und Wanderseele durch Hitze erregt werden. Indikationen: Traurigkeit, Furcht, psychische Unruhe, Zorn, manisches Verhalten und Schreck.

13.2 Dickdarm-Leitbahn

Die Punkte auf der Dickdarm-Leitbahn, die bei emotionalen Problemen geeignet sind, werden in ➤ Abb. 13.2 dargestellt.

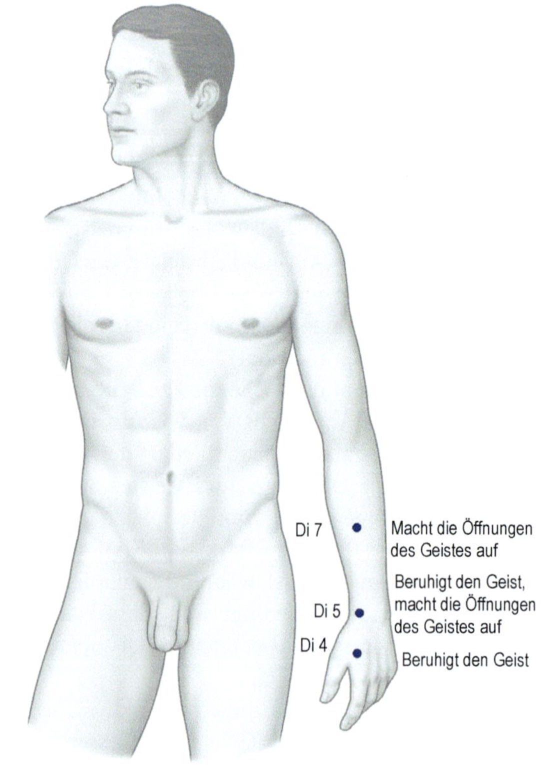

Abb. 13.2 Dickdarm-Leitbahn-Punkte

Di 4 *hegu* Talverbindung

Di 4 beruhigt den Geist und unterdrückt rebellierendes Qi aus dem Kopf. In Kombination mit Le 3 *taichong* (den ‚Vier Toren') beruhigt Di 4 den Geist und die Wanderseele.

Meiner Erfahrung nach hat Di 4 einen stark beruhigenden Einfluss auf den Geist und kann verwendet werden, um den Geist zu besänftigen und Angstzustände zu lindern, besonders in Kombination mit Le 3 *taichong* und mit Du 24 *shenting* und Gb 13 *benshen.*

Le 4 fördert auch das Absteigen des Qi vom Kopf. Diese Wirkung wird verstärkt, wenn Di 4 mit Lu 7 *lieque* kombiniert wird. Da diese beiden Punkte das Absteigen des Qi vom Kopf fördern, wird diese Kombination häufig bei der Therapie von Kopfschmerzen verwendet. Aus emotionalem Blickwinkel beruhigt die Kombination von Di 4 und Lu 7 den Geist und die Körperseele, indem sie das Absteigen des Qi fördert.

Di 5 *yangxi* Yangschlucht

Di 5 beruhigt den Geist und macht die Öffnungen des Geistes auf. Zu seinen Indikationen zählen manisches Verhalten, Neigung zu (unangemessenem) Lachen, ‚Geistersehen' und Schreck.

In den ‚Sammlungen von bedeutenden Akupunkteuren' (1529) werden unter seinen Indikationen *„manisches Sprechen, unangemessenes Lachen und Geistersehen"* aufgeführt.[8]

Dieser Punkt beruhigt den Geist und macht die Öffnungen des Geistes auf, wenn Feuer im Hellen Yang vorliegt und manisches Verhalten, Neigung zu (unangemessenem) Lachen und Erschrecken verursacht. Er ist geeignet, um manisches Verhalten zu behandeln, das von Feuer in Magen und Dickdarm ausgeht.

Di 7 *wenliu* Warme Ansammlung

Di 7 macht die Öffnungen des Geistes auf. Zu seinen Indikationen zählen *„unangemessenes Lachen, manisches Verhalten und Geistersehen"*.[9] Ähnlich wie Di 5 *yangxi* kann Di 7 eingesetzt werden, um manisches Verhalten zu behandeln, das vor dem Hintergrund von Feuer in Magen und Dickdarm auftritt.

Wann immer alte Werke ‚Geistersehen' oder ‚Reden mit Geistern' erwähnen, bedeutet es gewöhnlich, dass der Punkt bei ernsten psychischen Zuständen wie etwa Psychose angezeigt ist (siehe oben).

Im ‚Großen Kompendium der Akupunktur' (1601) wird unter den Indikationen *„unangemessenes Lachen, unzusammenhängendes Sprechen und Geistersehen"* aufgeführt.[10]

ZUSAMMENFASSUNG

Dickdarm-Leitbahn-Punkte bei emotionalen Problemen

- Die meisten Dickdarm-Punkte gegen emotionale Probleme werden bei Hitze-Mustern verwendet.
- Di 4 beruhigt den Geist.

Di 4 *hegu* Talverbindung

Di 4 beruhigt den Geist und unterdrückt rebellierendes Qi aus dem Kopf. Er ist besonders geeignet, wenn er mit Le 3 *taichong* und mit Du 24 *shenting* und Gb 13 *benshen* kombiniert wird.

Di 5 *yangxi* Yangschlucht

Di 5 beruhigt den Geist und macht die Öffnungen des Geistes auf, wenn Hitze im Hellen Yang besteht. Indikationen: manisches Verhalten, Neigung zu (unangemessenem) Lachen, ‚Geistersehen' und Schreck.

Di 7 *wenliu* Warme Ansammlung

Di 7 macht die Öffnungen des Geistes auf. Indikationen: unangemessenes Lachen, manisches Verhalten und ‚Geistersehen'. Ähnlich wie Di 5 *yangxi* kann Di 7 eingesetzt werden, um manisches Verhalten zu behandeln, das vor dem Hintergrund von Feuer in Magen und Dickdarm auftritt.

13.3 Magen-Leitbahn

Die Punkte auf der Magen-Leitbahn, die bei emotionalen Problemen geeignet sind, werden in ➤ Abb. 13.3 dargestellt.

Ma 25 *tianshu* Himmlischer Angelpunkt

Ma 25 beruhigt den Geist und macht die Öffnungen des Geistes auf. Aus psychologischem Blickwinkel ist er wirksam bei psychischer Unruhe, Angstzuständen, Schizophrenie und Manie, wenn diese Erkrankungen auf eine Magen-Disharmonie zurückgehen, besonders auf Fülle-Muster des Magens wie etwa Schleim-Feuer im Magen.

In den ‚Sammlungen von bedeutenden Akupunkteuren' (1529) wird *„manisches Sprechen"* unter den Indikationen für Ma 25 aufgeführt.[11]

In ‚Eine Erklärung der Akupunkturpunkte' (Qing-Dynastie) wird Sun Simiao zitiert, der gesagt haben soll, dass Ma 25 der Sitz von Körper- und Wanderseele sei. Dies würde die psychische Wirkung dieses Punktes erklären, die in modernen Werken nicht erwähnt

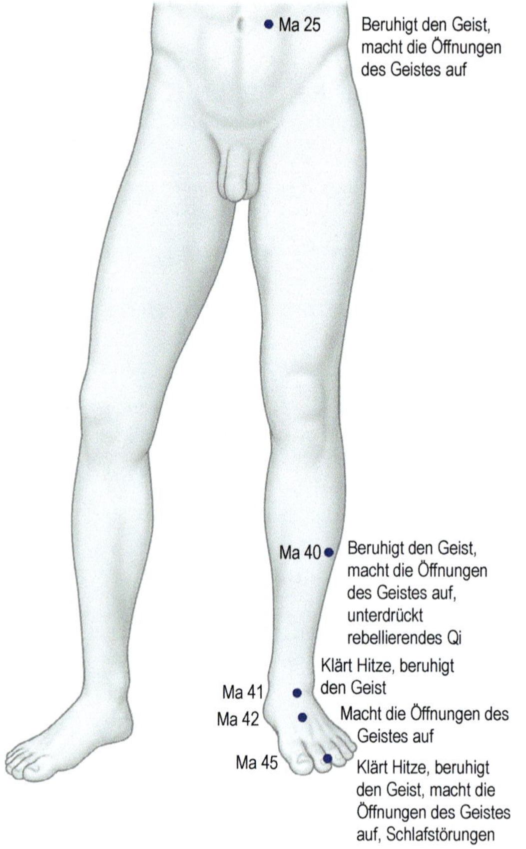

Abb. 13.3 Magen-Leitbahn-Punkte

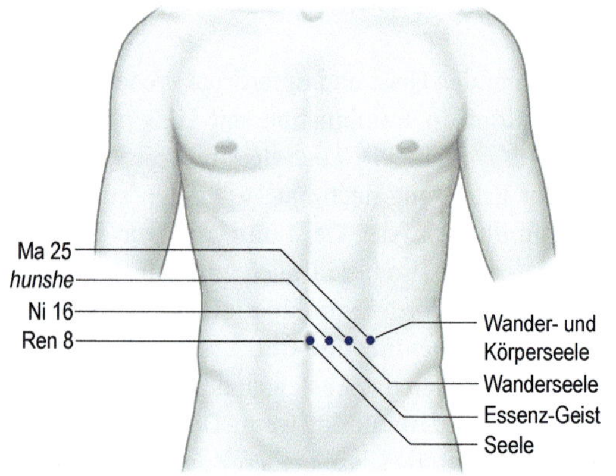

Abb. 13.4 Sich auf Bauchnabelhöhe befindende Punkte und spirituelle Aspekte

wird.[12] Es ist interessant, dass Sun Simiao Ma 25 für den Sitz von sowohl Wander- als auch Körperseele hielt. Es gibt verschiedene Gründe, warum Ma 25 als Sitz der Wanderseele gelten könnte: er befindet sich im unteren Abdomen, wo die Essenz sitzt, und ist in der Nähe des Extrapunktes *hunshe* (auf einer Höhe mit dem Bauchnabel und 1 *cun* seitlich davon) und des Punktes Ren 8 lokalisiert, wo Wanderseele und Seele residieren. Auf körperlicher Ebene ist der Magen die Wurzel der nachgeburtlichen Essenz, die den Körper nährt. Aus diesem Grund hängt er eng mit der Körperseele zusammen.

Es ist interessant, dass mehrere Punkte, die auf einer Höhe mit dem Bauchnabel oder im Bauchnabel selbst lokalisiert sind, eine tief gehende Wirkung auf den Geist und die Wanderseele haben, nämlich Ren 8 *shenque* (siehe unten), Ni 16 *huangshu* (siehe unten), Extrapunkt *hunshe* (siehe unten) und Ma 25 *tianshu.*

Ren 8 ist also der Sitz der Seele, Ni 16 verbindet die Essenz (Niere) mit dem Geist (Herz), *hunshe* ist der Sitz der Wanderseele und Ma 25 ist der Sitz von Wander- und Körperseele (➤ Abb. 13.4).

Ma 40 *fenglong* Reichliche Fülle

Ma 40 beruhigt den Geist und macht die Öffnungen des Geistes auf. Zu seinen Indikationen zählt Folgendes:

„Dumpfheit und Manie [diankuang], unangemessenes Lachen, unangemessene Hochstimmung, Verlangen, zu hoch gelegenen Orten aufzusteigen und zu singen, sich auszuziehen und umherzulaufen, psychische Unruhe und Geistersehen.“[13]

In den ‚Sammlungen von bedeutenden Akupunkteuren‘ (1529) finden sich ähnliche Indikationen: *„Steigt zu hoch gelegenen Orten auf, singt und legt seine Kleider ab, sieht Geister, unangemessenes Lachen.“*[14] Dort heißt es auch: *„Bei Fülle-Zuständen [ist Ma 40 für] Dumpfheit und Manie (diankuang) geeignet.“*[15]

Dieser Punkt beruhigt den Geist und macht die Öffnungen des Geistes auf. Er kann in allen Fällen von Angstzuständen, Furcht und Phobien verwendet werden, nicht nur, wenn sie auf eine Trübung des Geistes durch Schleim zurückgehen, sondern auch auf rebellierendes Qi.

Meiner Meinung nach wird die Schleim beseitigende Wirkung dieses Punktes überbetont. Ma 40 hat viele andere wichtige Wirkungen, abgesehen von seiner Schleimbeseitigung. Darüber hinaus gilt die Schleim beseitigende Wirkung von Ma 40 speziell bei Schleim, der den Geist benebelt. Aus psychisch-emotionaler Sicht hat Ma 40 eine stark ‚den Geist beruhigende‘ Wirkung. Ich verwende diesen Punkte sehr häufig, um den Geist zu beruhigen (ob nun Schleim vorliegt oder nicht), und zwar bei Angstzuständen, Schlafstörungen, Sorgen oder psychischer Unruhe. Interessanterweise ist die allererste Indikation, die in den ‚Sammlungen von bedeutenden Akupunkteuren‘ bei Ma 40 aufgelistet ist, *„rebellierendes Qi“.*[16]

Ma 40 unterdrückt auch rebellierendes Qi, das zu Abdomen, Thorax und Kehle aufsteigt. Im psychisch-emotionalen Bereich verursacht rebellierendes Qi Angstzustände und Panikattacken. Dieser Punkt beruhigt den Geist, wenn dieser durch rebellierendes Qi erregt wird, worunter auch rebellierendes Qi des Durchdringungsgefäßes fällt.

Ma 41 *jiexi* Abzweigender Bach

Ma 41 klärt Hitze und beruhigt den Geist. Zu seinen Indikationen zählen *„manisches Verhalten, Erregtheit, Weinen, Schreck und Geistersehen"*. Er beruhigt den Geist und leitet Hitze nach unten weg vom Kopf. In ‚Eine Erklärung der Akupunkturpunkte' (1654) werden *„psychische Unruhe und Traurigkeit"* unter seinen Indikationen aufgeführt.[17]

Ma 42 *chongyang* Durchdringendes Yang

Ma 42 macht die Öffnungen des Geistes auf. Zu seinen Indikationen gehören *„manische Depression, Verlangen, zu hoch gelegenen Orten aufzusteigen und zu singen, seine Kleider abzulegen und umherzulaufen"*. Dieser Punkt macht die Öffnungen des Geistes auf und wird bei psychischen Erkrankungen verwendet, die vor dem Hintergrund von Schleim, der den Geist blockiert, und Hitze in Magen und Dickdarm, die den Geist erregt, auftreten.

Ma 45 *lidui* Kranker Mund

Ma 45 klärt Magen-Hitze, beruhigt den Geist und macht die Öffnungen des Geistes auf. Zu seinen Indikationen zählen *„übermäßiges Träumen, Schreck, Schlafstörungen, Schwindelgefühle, Dumpfheit und Manie, Verlangen, zu hoch gelegenen Orten aufzusteigen, zu singen, seine Kleider abzulegen und umherzulaufen."*[18]

Dieser Punkt wird häufig verwendet, um den Geist zu beruhigen, wenn dieser im Zusammenhang mit Magen-Hitze-Mustern gestört wird, wie etwa Magen-Feuer, das aufs Herz übertragen wird und zu Herz-Feuer führt. Die Verwendung dieses Punktes kann gleichzeitig den Magen sedieren, den Geist beruhigen und die Öffnungen des Geistes aufmachen. In diesem Zusammenhang wird er häufig bei Schlafstörungen verwendet.

Eine spezielle Anwendung dieses Punktes ist die Ableitung von Herz-Feuer. In diesem Fall wird er mit direkten Moxakegeln verwendet.

ZUSAMMENFASSUNG

Magen-Leitbahn-Punkte bei emotionalen Problemen

- Viele Magen-Punkte werden bei psychisch-emotionalen Indikationen im Zusammenhang mit Hitze-Mustern verwendet.
- Ma 40 ist der wichtigste Punkt, um den Geist zu beruhigen und die Öffnungen des Geistes aufzumachen.

Ma 25 *tianshu* **Himmlischer Angelpunkt**
Ma 25 beruhigt den Geist und macht die Öffnungen des Geistes auf. Indikationen: psychische Unruhe, Angstzustände, Schizophrenie und Manie, wenn diese Störungen auf eine Magen-Disharmonie zurückgehen, besonders auf Fülle-Muster des Magens wie etwa Schleim-Feuer im Magen.

Ma 40 *fenglong* **Reichliche Fülle**
Ma 40 beruhigt den Geist und macht die Öffnungen des Geistes auf. Indikationen: manische Depression, unangemessenes Lachen, unangemessene Hochstimmung, Verlangen, zu hoch gelegenen Orten aufzusteigen und zu singen, sich auszuziehen und umherzulaufen, psychische Unruhe und Geistersehen.

Ma 41 *jiexi* **Abzweigender Bach**
Ma 41 klärt Hitze und beruhigt den Geist. Indikationen: manisches Verhalten, Erregtheit, Weinen, Schreck und Geistersehen. Er beruhigt den Geist und leitet Hitze nach unten weg vom Kopf.

Ma 42 *chongyang* **Durchdringendes Yang**
Ma 42 macht die Öffnungen des Geistes auf. Indikationen: manische Depression, Verlangen, zu hoch gelegenen Orten aufzusteigen und zu singen, seine Kleider abzulegen und umherzulaufen. Dieser Punkt macht die Öffnungen des Geistes auf und wird bei psychischen Erkrankungen verwendet, die vor dem Hintergrund von Schleim, der den Geist blockiert, und Hitze in Magen und Dickdarm, die den Geist erregt, auftreten.

Ma 45 *lidui* **Kranker Mund**
Ma 45 klärt Magen-Hitze, beruhigt den Geist und macht die Öffnungen des Geistes auf. Indikationen: übermäßiges Träumen, Schreck, Schlafstörungen, Schwindelgefühle, Dumpfheit und Manie, Verlangen, zu hoch gelegenen Orten aufzusteigen, zu singen, seine Kleider abzulegen und umherzulaufen.

13.4 Milz-Leitbahn

Die Punkte auf der Milz-Leitbahn, die bei emotionalen Problemen geeignet sind, werden in ➤ Abb. 13.5 dargestellt.

Mi 1 *yinbai* Verborgenes Weiß

Als einer der 13 Dämonenpunkte von Sun Simiao beruhigt Mi 1 den Geist. Zu seinen Indikationen zählen Erregung, Seufzen, Traurigkeit, manische Depression, übermäßiges Träumen und Schlafstörungen.

Dieser Punkt wird bei psychischer Unruhe und Depressionen in Fülle-Mustern verwendet, die von einer Blut-Stase ausgehen. Bei solchen Zuständen beruhigt er den Geist und beendet übermäßiges Träumen.

Mi 3 *taibai* Großes Weiß

Meiner Erfahrung nach stimuliert Mi 3 den Intellekt *(yi),* der in der Milz sitzt. Er kann daher bei Gedächtnisschwäche, Verwirrung, Benommenheit des Kopfes und Konzentrationsstörungen verwendet werden.

Mi 3 stimuliert die mentalen Fähigkeiten, die zum Intellekt *(yi)* gehören und mit der Milz verbunden sind. Er kann daher in Fällen verwendet werden, wenn das Milz-Qi durch übermäßige geistige Arbeit geschwächt worden ist. Die Verwendung von Mi 3 kann das Gehirn stimulieren, das Gedächtnis fördern und geistige Klarheit erzeugen. Dieser Punkt ist nützlich, um die geistigen Kräfte von Patienten zu stimulieren, die an einem postviralen chronischen Erschöpfungssyndrom leiden.

Obwohl die obigen Symptome in chinesischen Werken nicht erwähnt werden, heißt es in ‚Eine Erklärung der Akupunkturpunkte' (Qing-Dynastie) doch, dass Mi 3 sowohl die Milz als auch das Herz (und daher Intellekt und Geist) behandeln kann.[19]

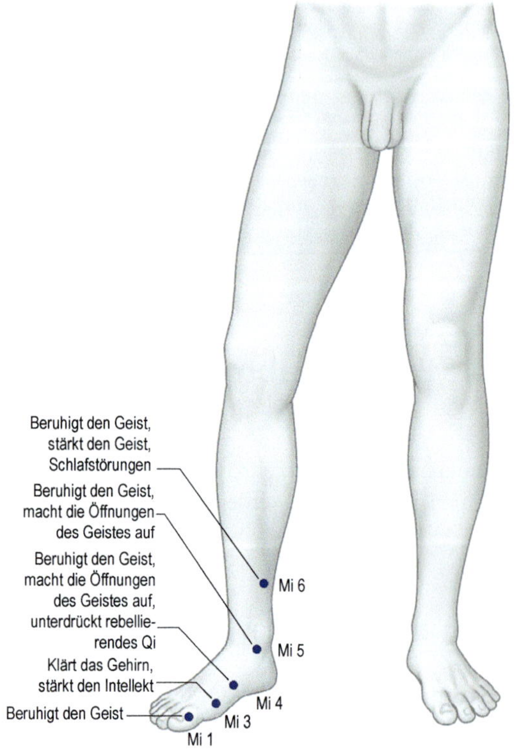

Abb. 13.5 Milz-Leitbahn-Punkte

Mi 4 *gongsun* Kleine Netzleitbahnen

Mi 4 beruhigt den Geist und macht die Öffnungen des Geistes auf. Zu seinen Indikationen zählen *„Dumpfheit und Manie, Angstzustände, Schlafstörungen und psychische Unruhe mit Thoraxschmerzen."*[20]

In den ‚Sammlungen von bedeutenden Akupunkteuren' (1529) wird unter den Indikationen von Mi 4 *„psychische Unruhe und manisches Sprechen"* aufgeführt.[21]

Das Durchdringungsgefäß *(chongmai)* geht durch das Herz; sein Syndrom von rebellierendem Qi beeinträchtigt Herz und Geist. Aus diesem Grund kann dieser Punkt bei Angstzuständen, psychischer Unruhe, Thoraxenge und -schmerzen sowie Schlafstörungen eingesetzt werden. Er ist daher speziell bei Angstzuständen geeignet, die vor dem Hintergrund von rebellierendem Qi im Durchdringungsgefäß auftreten.

Mi 5 *shangqiu* Metallhügel

Mi 5 beruhigt den Geist und macht die Öffnungen des Geistes auf. Zu seinen Indikationen zählen manische Depression, Erregung, übermäßiges Grübeln, unangemessenes Lachen, Albträume und Melancholie.

Obwohl dieser Punkt im Zusammenhang mit psychisch-emotionalen Problemen nicht häufig erwähnt wird, hat er doch eine starke Wirkung bezüglich der Beruhigung des Geistes und des Aufmachens der Öffnungen des Geistes.

Mi 5 ist ein Fluss-*jing*-Punkt; interessanterweise scheinen viele dieser Punkte eine starke psychisch-emotionale Wirkung zu haben (z. B. Di 5 *yangxi,* Dü 5 *yanggu,* Ma 41 *jiexi* usw.).

Mi 6 *sanyinjiao* Treffpunkt der drei Yin

Mi 6 bewegt das Leber-Qi und beruhigt den Geist. Zu seinen Indikationen zählen Palpitationen, Schlafstörungen und Ängstlichkeit aufgrund einer Gallenblasen-Schwäche.

Aus emotionalem Blickwinkel hilft er, um das Leber-Qi zu beruhigen. Dadurch beruhigt er den Geist und die Wanderseele und lindert Reizbarkeit. Mi 6 hat eine stark beruhigende Wirkung auf den Geist und wird häufig bei Schlafstörungen verwendet, besonders wenn diese von einem Blut- oder Yin-Mangel ausgehen.

Vor allem wird dieser Punkt bei Milz- und Herz-Blut-Mangel eingesetzt. Wenn die Milz nicht genügend Blut produziert, wird das Herz nicht mit ausreichend Blut versorgt. Dann hat der Geist keine Bleibe und schwebt nachts umher, mit Schlafstörungen in der Folge. Mi 6 ist in diesem Fall der Punkt der Wahl, da er gleichzeitig die Milz stärkt, das Blut nährt und den Geist beruhigt.

Daher beeinflusst Mi 6 auf zwei Hauptwegen Geist und Wanderseele: auf der einen Seite kann er den freien Fluss des Qi und daher die ‚Bewegung' der Wanderseele fördern – mangelnde Bewegung der Wanderseele macht einen Menschen depressiv. Auf der anderen Seite nährt Mi 6 das Blut und behandelt Angstzustände und Schlafstörungen aufgrund eines Herz-, Milz- und Leber-Blut-Mangels.

ZUSAMMENFASSUNG

Milz-Leitbahn-Punkte bei emotionalen Problemen

- Milz-Leitbahn-Punkte können den Geist klären und den Intellekt *(yi)* stimulieren.
- Mi 3 ist der beste Punkt, um den Intellekt zu stimulieren.
- Mi 6 ist der beste Punkt, um den Geist zu beruhigen und zu nähren.

Mi 1 *yinbai* **Verborgenes Weiß**
Als einer der 13 Dämonenpunkte von Sun Simiao beruhigt Mi 1 den Geist. Indikationen: Erregung, Seufzen, Traurigkeit, manische Depression, übermäßiges Träumen und Schlafstörungen.

Mi 3 *taibai* **Großes Weiß**
Mi 3 stimuliert den Intellekt *(yi)*, der in der Milz sitzt. Indikationen: Gedächtnisschwäche, Verwirrung, Benommenheit des Kopfes und Konzentrationsstörungen. Nützlich, um die geistigen Kräfte von Patienten zu stimulieren, die an einem postviralen chronischen Erschöpfungssyndrom leiden.

Mi 4 *gongsun* **Kleine Netzleitbahnen**
Mi 4 beruhigt den Geist und macht die Öffnungen des Geistes auf. Indikationen: manische Depression, Angstzustände, Schlafstörungen und psychische Unruhe mit Thoraxschmerzen. Bei Angstzuständen, die vor dem Hintergrund von rebellierendem Qi des Durchdringungsgefäßes auftreten.

Mi 5 *shangqiu* **Metallhügel**
Mi 5 beruhigt den Geist und macht die Öffnungen des Geistes auf. Indikationen: manische Depression, Erregung, übermäßiges Grübeln, unangemessenes Lachen, Albträume und Melancholie.

Mi 6 *sanyinjiao* **Treffpunkt der drei Yin**
Mi 6 bewegt das Leber-Qi und beruhigt den Geist. Indikationen: Palpitationen, Schlafstörungen und Ängstlichkeit aufgrund einer Gallenblasen-Schwäche.
Aus emotionalem Blickwinkel hilft er, um das Leber-Qi zu beruhigen. Dadurch beruhigt er den Geist und die Wanderseele und lindert Reizbarkeit. Mi 6 hat eine stark beruhigende Wirkung auf den Geist und wird häufig bei Schlafstörungen verwendet, besonders wenn diese von einem Blut- oder Yin-Mangel ausgehen.

13.5 Herz-Leitbahn

Die Punkte auf der Herz-Leitbahn, die bei emotionalen Problemen geeignet sind, werden in ➤ Abb. 13.6 dargestellt.

Offensichtlich beeinflussen alle Punkte auf der Herz-Leitbahn auf die eine oder andere Weise den Geist. Manche sind besser geeignet, um den Geist bei Leere-Mustern zu nähren (z. B. He 7 *shenmen*), andere sind geeigneter, um den Geist bei Fülle-Mustern zu beruhigen (z. B. He 8 *shaofu*). Wieder andere dienen dazu, die Öffnungen des Geistes aufzumachen (z. B. He 9 *shaochong*).

Ich werde unten die Punkte aufführen, die ich am häufigsten verwende.

He 3 *shaohai* Meer des *shaoyin*

He 3 klärt Hitze und beruhigt den Geist. Zu seinen Indikationen zählen manisches Verhalten, unangemessenes Lachen, psychische Unruhe und Angstzustände.

Dieser Punkt wird meist verwendet, um Herz-Feuer abzuleiten oder Herz-Leere-Hitze zu klären. Er hat auf

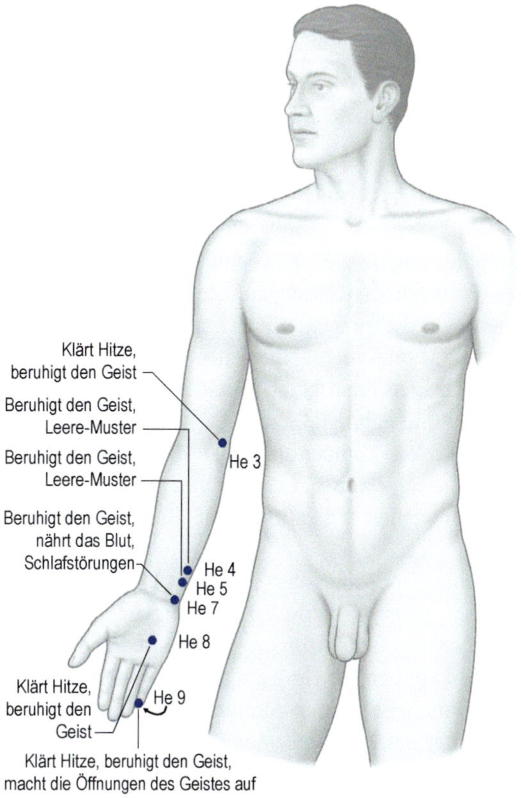

Abb. 13.6 Herz-Leitbahn-Punkte

psychischer Ebene eine wichtige beruhigende Funktion (indem er Herz-Feuer klärt) und ist bei Angstzuständen und psychischer Unruhe angezeigt.

He 4 *lingdao* Pfad des Geistes

He 4, ein Fluss-*jing*-Punkt, beruhigt den Geist und wird besonders bei Leere-Mustern des Herzens verwendet. Zu seinen Indikationen zählen Traurigkeit, Furcht, Angstzustände und psychische Unruhe.

In ‚Eine Erklärung der Akupunkturpunkte' (Qing-Dynastie) wird bekräftigt, dass dieser Punkt primär bei Leere-Mustern verwendet wird, indem es dort heißt, dass He 4 bei *„Traurigkeit und Furcht aufgrund einer Herz-Qi-Schwäche"* verwendet wird.[22]

He 5 *tongli* Innere Verbindung

He 5 beruhigt den Geist, besonders bei Leere-Mustern des Herzens. Zu seinen Indikationen gehören Traurigkeit, psychische Unruhe, Zorn, Schreck, Depression und Erregung. Ich verwende diesen Punkt häufig, um das Herz-Qi bei psychisch-emotionalen Problemen (besonders bei Depressionen) zu stärken.

Als Durchgangs-*luo*-Punkt hat dieser Punkt eine dynamische Wirkung: Er kann bei Depressionen die Bewegung der Wanderseele stimulieren.

He 7 *shenmen* Tor des Geistes

He 7 nährt das Herz-Blut, beruhigt den Geist und macht die Öffnungen des Geistes auf. Zu seinen Indikationen zählen Schlafstörungen, Gedächtnisschwäche, Dumpfheit und Manie, unangemessenes Lachen, Anschreien von Menschen, Traurigkeit, Furcht, psychische Unruhe, Erregung und Palpitationen.

Im ‚Großen Kompendium der Akupunktur' (1601) werden *„unangemessenes Lachen und geistige Verlangsamung"* unter den Indikationen für diesen Punkt aufgeführt.[23]

In ‚Eine Erklärung der Akupunkturpunkte' (1654) werden *„manisches Verhalten, Traurigkeit, unangemessenes Lachen, Gedächtnisschwäche und Furcht"* unter den Indikationen für He 7 aufgelistet.[24] In den ‚Sammlungen von bedeutenden Akupunkteuren' werden *„Manie, unangemessenes Lachen und Traurigkeit"* als Indikationen für diesen Punkt angegeben.[25]

He 7 kann praktisch bei jedem Herz-Muster verwendet werden, um den Geist zu beruhigen. Dies ist seine Hauptfunktion. Meiner Meinung nach nährt er jedoch primär das Herz-Blut und ist bei einem Herz-Blut-Mangel, der den Geist seiner ‚Residenz' beraubt (mit Angstzuständen, Schlafstörungen, Gedächtnisschwäche, Palpitationen und einer blassen Zunge in der Folge) der Punkt der Wahl.

Meiner Erfahrung nach ist dies ein ‚sanfter' Punkt und daher bei Fülle-Mustern des Herzens nicht der Punkt der Wahl (obwohl die klassischen Indikationen vermuten lassen, dass er bei psychisch-emotionalen Fülle-Mustern verwendet werden kann). Hierfür wären andere Punkte besser geeignet (wie etwa Pe 5 *jianshi* oder He 8 *shaofu*). Er ist jedoch der beste Punkt, um den Geist zu beruhigen, wenn große Angst und Sorge in stressigen Situationen bestehen.

Da das Herz die Wohnstätte des Geistes ist, der laut der chinesischen Medizin geistige Aktivität, Denken, Gedächtnis und Bewusstsein umfasst, hat dieser Punkt nicht nur bei emotionalen Problemen wie etwa Angstzuständen eine Wirkung, sondern beeinflusst auch Gedächtnis und die geistigen Fähigkeiten. Dieser Punkt kann sogar bei geistiger Retardation bei Kindern eingesetzt werden.[26]

He 7 ist ein guter Punkt, um ihn beim Syndrom der Gallenblasen-Qi-Schwäche zu verwenden, die sich in Ängstlichkeit, Furchtsamkeit, Unentschlossenheit und Depressionen äußert. Bei diesem Syndrom kombiniere ich He 7 mit Gb 40 *qiuxu*.

Interessanterweise betonen die alten Klassiker nicht immer die Verwendung dieses Punktes bei emotionalen oder psychischen Problemen. Beispielsweise heißt es im ‚ABC der Akupunktur' (*Zhenjiu jiayi jing*, 282 n. Chr.) von Huang Fumi nur, dass dieser Punkt bei kalten Händen, Bluterbrechen und rebellierendem Qi zum Einsatz komme.[27] In den ‚Verschreibungen der 1 000 Golddukaten' (652 n. Chr.) von Sun Simiao ist zu lesen, dass dieser Punkt bei Kontraktion des Arms verwendet werden kann.[28]

Ein Vergleich zwischen den Funktionen von He 7 und Pe 7 *daling* wird unten bei der Beschreibung von Pe 7 vorgenommen.

He 8 *shaofu* Residenz des *shaoyin*

He 8 leitet Herz-Feuer ab und klärt Leere-Hitze im Herzen. Er beruhigt den Geist; unter seinen Indikationen finden sich Palpitationen, Traurigkeit, Sorge, Thoraxschmerzen, Erregung und psychische Unruhe.

He 8 *shaofu* ist ein stärkerer Punkt als He 7 *shenmen*. Seine Hauptwirkung ist es, Hitze im Herzen zu klären, ob es sich nun um Fülle-Hitze, Leere-Hitze oder aber Hitze mit Schleim handelt. Sein hauptsächliches Wirkspektrum sind daher psychisch-emotionale Probleme, die vor dem Hintergrund von Fülle-Mustern des Herzens auftreten. Die Hauptsymptome sind Schlafstörungen mit unruhigen Träumen, psychische Unruhe oder manisches Verhalten.

He 9 *shaochong* Durchdringung des *shaoyin*

He 9 klärt Hitze, beruhigt den Geist und macht die Öffnungen des Geistes auf. Zu seinen Indikationen zählen manische Depression, Schreck, Traurigkeit, Erregung und psychische Unruhe.

He 9 *shaochong* wird meist bei Fülle-Mustern mit Hitze im Herzen eingesetzt. Er hat eine ähnliche Wirkung wie He 8 *shaofu*, indem er Hitze klärt.

In ➤ Tab. 13.1 werden die Herz-Leitbahn-Punkte miteinander verglichen.

Tab. 13.1 Vergleich der emotionalen Wirkung von Herz-Leitbahn-Punkten

Punkt	Muster	Symptome
He 3 *shaohai*	Hitze	Angstzustände, Schlafstörungen
He 4 *lingdao*	Leere	Traurigkeit, Furcht, Depressionen
He 5 *tongli*	Leere	Depressionen, Traurigkeit
He 7 *shenmen*	Blut-Mangel	Schlafstörungen, Depressionen
He 8 *shaofu*	Hitze	Angstzustände, psychische Unruhe, Schlafstörungen
He 9 *shaochong*	Schleim, Hitze	Erregung, psychische Unruhe, manisches Verhalten

ZUSAMMENFASSUNG

Herz-Leitbahn-Punkte bei emotionalen Problemen

- Alle Herz-Leitbahn-Punkte beeinflussen den Geist.
- He 4, He 5 und HE 7: geeigneter, um bei Leere-Mustern den Geist zu nähren.
- He 8 und He 9: geeigneter, um bei Fülle-Mustern den Geist zu beruhigen.

He 3 *shaohai* **Meer des** *shaoyin*
He 3 klärt Hitze und beruhigt den Geist. Indikationen: manisches Verhalten, unangemessenes Lachen, psychische Unruhe und Angstzustände. Dieser Punkt wird meist verwendet, um Herz-Feuer abzuleiten oder Herz-Leere-Hitze zu klären.

He 4 *lingdao* **Pfad des Geistes**
He 4 beruhigt den Geist und wird besonders bei Leere-Mustern des Herzens eingesetzt. Indikationen: Traurigkeit, Furcht, Angstzustände und psychische Unruhe.

He 5 *tongli* **Innere Verbindung**
He 5 beruhigt den Geist, besonders bei Leere-Mustern des Herzens. Indikationen: Traurigkeit, psychische Unruhe, Zorn, Schreck, Depression und Erregung.

He 7 *shenmen* **Tor des Geistes**
He 7 nährt das Herz-Blut, beruhigt den Geist und macht die Öffnungen des Geistes auf. Indikationen: Schlafstörungen, Gedächtnisschwäche, Dumpfheit und Manie, unangemessenes Lachen, Anschreien von Menschen, Traurigkeit, Furcht, psychische Unruhe, Erregung und Palpitationen.

He 8 *shaofu* **Residenz des** *shaoyin*
He 8 leitet Herz-Feuer ab und klärt Herz-Leere-Hitze. Er beruhigt den Geist. Indikationen: Palpitationen, Traurigkeit, Sorge, Thoraxschmerzen, Erregung und psychische Unruhe.

He 9 *shaochong* **Durchdringung des** *shaoyin*
He 9 klärt Hitze, beruhigt den Geist und macht die Öffnungen des Geistes auf. Indikationen: manische Depression, Schreck, Traurigkeit, Erregung und psychische Unruhe. He 9 *shaochong* wird meist bei Fülle-Mustern mit Hitze im Herzen eingesetzt.

13.6 Dünndarm-Leitbahn

Die Punkte auf der Dünndarm-Leitbahn, die bei emotionalen Problemen geeignet sind, werden in ➤ Abb. 13.7 dargestellt.

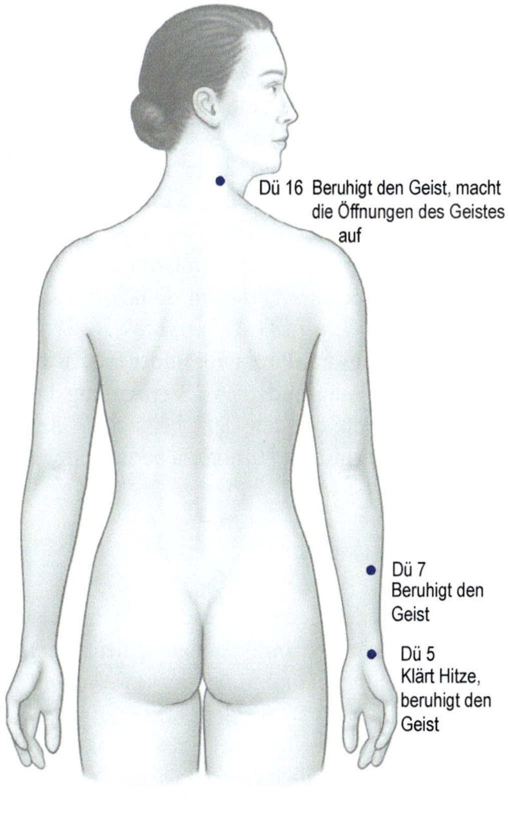

Abb. 13.7 Dünndarm-Leitbahn-Punkte

Dü 5 *yanggu* Yang-Tal

Dü 5 klärt Hitze und beruhigt den Geist. Seine Indikationen umfassen manisches Verhalten. Obwohl chinesische Werke diese Indikation als hauptsächliches psychisches Symptom von Dü 5 angeben, ist dieser Punkt meiner Erfahrung nach sehr geeignet, um ‚den Geist zu klären'. Er hilft einem Menschen, geistige Klarheit zu erlangen und den richtigen Pfad auszuwählen. Er kann einen Menschen in schwierigen Zeiten darin unterstützen, zu entscheiden, was in einem bestimmten Moment im Leben richtig ist.

Sowohl das ‚Große Kompendium der Akupunktur' (1601)[29] als auch ‚Eine Erklärung der Akupunkturpunkte' (1654)[30] führen *„Dumpfheit und Manie (diankuang) sowie unzusammenhängendes Sprechen"* unter den Indikationen für Dü 5 an.

In den ‚Sammlungen von bedeutenden Akupunkteuren' wird ebenfalls *„Dumpfheit und Manie (diankuang)"* als eine der Indikationen dieses Punktes angegeben.[31]

Dü 7 *zhizheng* Ast zur Herz-Leitbahn

Dü 7 beruhigt den Geist und macht die Öffnungen des Geistes auf. Zu seinen Indikationen zählen Dumpfheit und Manie, Schreck, Traurigkeit, Angstzustände und psychische Unruhe.

Im ‚Großen Kompendium der Akupunktur' (1601) werden *„Schock, Furcht, Traurigkeit, Sorge sowie Dumpfheit und Manie (diankuang)"* unter den Indikationen für Dü 7 aufgeführt,[32] ebenso in den ‚Sammlungen von bedeutenden Akupunkteuren'.[33]

In ‚Eine Erklärung der Akupunkturpunkte' (1654) werden u. a. *„manisches Verhalten, Traurigkeit und Sorge"* aufgezählt.[34]

Als Durchgangs-*luo*-Punkt verbindet er sich mit der Herz-Leitbahn. Aufgrund dieser Verbindung kann er verwendet werden, um den Geist bei starken Angstzuständen und psychischer Unruhe zu beruhigen.

Dü 16 *tianchuang* Himmelsfenster

Dü 16 beruhigt den Geist und macht die Öffnungen des Geistes auf. Zu seinen Indikationen zählen *„manisches Verhalten, Dumpfheit und Manie sowie Reden mit Geistern"*.[35]

Dü 16 ist einer der Himmelsfensterpunkte. Als solcher unterdrückt er rebellierendes Qi aus dem Kopf, reguliert das Auf- und Absteigen des Qi zum und vom Kopf und beruhigt den Geist.

Meiner Erfahrung nach hat dieser Punkt eine wichtige psychische Wirkung, die teils damit zusammenhängt, dass er ein Punkt auf der Dünndarm-Leitbahn ist, teils damit, dass er zu den Himmelsfensterpunkten gehört. Die psychische Entsprechung zur körperlichen Funktion des Dünndarms, die klaren von den trüben Flüssigkeiten zu trennen, ist seine Fähigkeit, zwischen verschiedenen Möglichkeiten klar zu unterscheiden. Wie wir gesehen haben, besitzt Dü 5 diese spezielle Wirkung, die Unterscheidungsfähigkeit zwischen verschiedenen Möglichkeiten zu stimulieren. Dü 16 hat die gleiche Wirkung, die aufgrund seines Wesens als Himmelsfensterpunkt sogar noch stärker ist. Daher verwende ich diesen Punkt, wenn ein Mensch angesichts der Belange des Lebens verwirrt ist, nicht den richtigen Weg erkennen kann und daher depressiv ist.

ZUSAMMENFASSUNG

Dünndarm-Leitbahn-Punkte bei emotionalen Problemen

Die wichtigste psychisch-emotionale Funktion der Dünndarm-Leitbahn-Punkte ist es, die klare Unterscheidungsfähigkeit zwischen verschiedenen Möglichkeiten zu stimulieren.

Dü 5 *yanggu* Yang-Tal
Dü 5 klärt Hitze und beruhigt den Geist. Indikation: manisches Verhalten. Dü 5 ist sehr nützlich, um den ‚Geist zu klären', und zwar in dem Sinne, dass er einem Menschen hilft, geistige Klarheit zu erlangen und den richtigen Pfad auszuwählen.

Dü 7 *zhizheng* Ast zur Herz-Leitbahn
Dü 7 beruhigt den Geist und macht die Öffnungen des Geistes auf. Indikationen: Dumpfheit und Manie, Schreck, Traurigkeit, Angstzustände und psychische Unruhe.

Dü 16 *tianchuang* Himmelsfenster
Dü 16 beruhigt den Geist und macht die Öffnungen des Geistes auf. Indikationen: manisches Verhalten, Dumpfheit und Manie sowie Reden mit Geistern. Stimuliert die klare Unterscheidungsfähigkeit zwischen verschiedenen Möglichkeiten.

13.7 Blasen-Leitbahn

Die Punkte auf der Blasen-Leitbahn, die bei emotionalen Problemen geeignet sind, werden in ➤ Abb. 13.8 dargestellt.

Bl 10 *tianzhu* Himmelspfeiler

Bl 10 klärt das Gehirn und macht die Öffnungen des Geistes auf. Seine Indikationen umfassen geistige Ver-

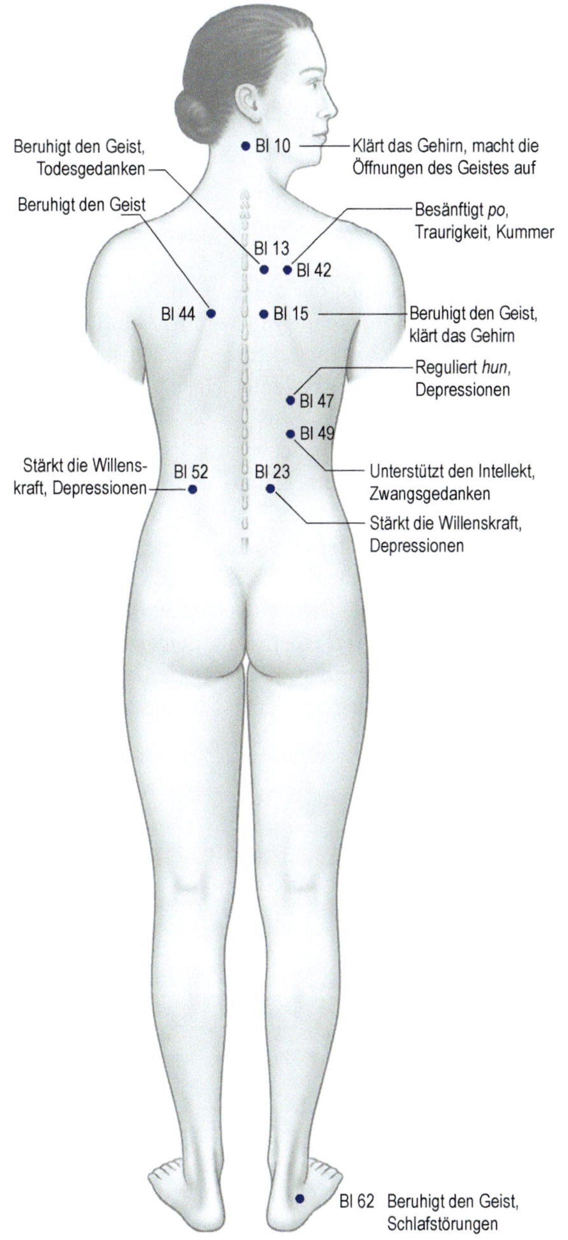

Abb. 13.8 Blasen-Leitbahn-Punkte

wirrung, Konzentrationsstörungen und Gedächtnisschwäche sowie manisches Verhalten, unaufhörliches Sprechen und ‚Geistersehen'.

Aufgrund seiner Leitbahn-Polarität und Position ist Bl 10 von seinem Wesen her Yang; deshalb behandelt er psychische Probleme aufgrund eines Yang-Exzesses (unaufhörliches Sprechen, Geistersehen, manisches Verhalten).

Als Himmelsfensterpunkt reguliert Bl 10 das Auf- und Absteigen des Qi zum und vom Kopf und unterdrückt rebellierendes Qi. Dies ist ein weiterer Grund, warum er bei psychisch-emotionalen Problemen die durch einen Yang-Exzess im Kopf charakterisiert sind, Verwendung findet.

Bl 10 kann jedoch auch die gegenteilige Wirkung haben, nämlich das Aufsteigen von klarem Qi zum Kopf fördern, um geistige Verwirrung, Konzentrationsstörungen und Gedächtnisschwäche zu behandeln.

Bl 13 *feishu* Rücken-Transport-*shu*-Punkt der Lunge

Bl 13 beruhigt den Geist. Zu seinen Indikationen zählen *„manisches Verhalten und Selbstmordverlangen"*.[36] In den ‚Sammlungen von bedeutenden Akupunkteuren' werden die gleichen Symptome angegeben.[37]

Die Indikation „Selbstmordverlangen" muss im Zusammenhang mit der Körperseele *(po)* gesehen werden, die in der Lunge sitzt. Die Körperseele ist eine körperliche Seele mit einer zentripetalen Bewegung, die sich ständig materialisiert und ständig in einzelne, verschiedene Aspekte aufspaltet. Die Körperseele hängt mit *gui* zusammen, d. h. mit Gespenstern oder Geistern (von Toten). Konfuzius sagt: *„Qi ist die Fülle des Geistes (shen); die Körperseele (po) ist die Fülle von gui."*[38]

Die zentripetalen Kräfte von *gui* innerhalb der Körperseele, die sich ständig aufspaltet, sind letztlich der Keim des Todes. Hinsichtlich der Fragmentierung besteht eine Beziehung zwischen den Schriftzeichen *gui* und *kuai* (*gui* mit dem Radikal für ‚Erde' davor). *kuai* bedeutet ‚Stücke' (➤ Kap. 7).

Aufgrund der Beziehung zwischen Körperseele und Tod sind die Punkte, die mit der Körperseele zusammenhängen (wie etwa Bl 13 *feishu*) bei Selbstmordgedanken geeignet. Wie wir unten sehen werden, ist auch Bl 42 *pohu* (der auf der äußeren Blasen-Leitbahn auf einer Höhe mit Bl 13 *feishu* lokalisiert ist) bei Selbstmordgedanken passend. Du 12 *shenzhu*, der sich auf einer Höhe mit Bl 13 und Bl 42 befindet, weist ebenfalls Indikationen auf, die mit Tod zu tun haben (‚Verlangen, Menschen zu töten').

Bl 15 *xinshu* Rücken-Transport-*shu*-Punkt des Herzens

Bl 15 beruhigt den Geist, nährt das Herz und stimuliert das Gehirn. Seine Indikationen umfassen *„Angstzustände, Weinen, Schreck, Schlafstörungen, übermäßiges Träumen sowie Dumpfheit und Manie" und „Desorientiertheit, verzögerte Sprachentwicklung, Gedächtnisschwäche, Konzentrationsstörungen, geistige Verwirrung und Herz-Qi-Schwäche bei Kindern"*.[39]

13

In den ‚Sammlungen bedeutender Akupunkteure' (1529) wird das Symptom *„Desorientiertheit aufgrund einer Zerstreuung des Herz-Qi"* für Bl 15 angeführt.[40]

Bl 15 ist ein sehr wichtiger Punkt bei vielen psychisch-emotionalen Problemen. Er beruhigt den Geist und kann bei nervösen Angstzuständen und Schlafstörungen verwendet werden, die vor allem von Fülle-Zuständen des Herzens herrühren, wie etwa Herz-Feuer oder Leere-Hitze im Herzen. In diesen Fällen wird er mit sedierender Technik genadelt.

Er beruhigt auch den Geist, indem er das Herz nährt. Aus diesem Grund wird er für Gedächtnisschwäche und Schlafstörungen eingesetzt. Gleichzeitig mit der Beruhigung des Geistes stimuliert er auch das Gehirn, wenn man ihn tonisierend nadelt oder direkte Moxibustion anwendet. Insbesondere Moxibustion hat eine gute Wirkung bezüglich der Gehirnstimulierung und ist wirksam bei Depressionen, geistiger Verwirrung und Gedächtnisschwäche bei Erwachsenen sowie bei verlangsamter Entwicklung bei Kindern.

Bl 23 *shenshu* Rücken-Transport-*shu*-Punkt der Niere

Bl 23 hat laut chinesischen Werken keinerlei psychisch-emotionalen Indikationen, aber ich verwende diesen Punkt häufig, um die Willenskraft *(zhi)* bei Patienten zu stärken, die vor dem Hintergrund einer Schwäche depressiv sind. In diesem Fall kombiniere ich diesen Punkt gewöhnlich mit Bl 52 *zhishi.* Um die Willenskraft, den Antrieb und Enthusiasmus bei Depressionen zu stärken, verwende ich diese beiden Punkte häufig, selbst wenn keine Nieren-Muster vorliegen.

Bl 42 *pohu* Fenster zur Körperseele

Bl 42 *pohu* ist der erste von fünf Punkten auf der äußeren Blasen-Leitbahn (3 *cun* von der Wirbelsäule entfernt), die auf einer Höhe mit den 5 Rücken-Transport-*shu*-Punkten der 5 Yin-Organe (Lunge, Herz, Leber, Milz und Niere, in absteigender Reihenfolge) liegen.

Jeder der fünf Punkte auf der äußeren Blasen-Leitbahn korrespondiert mit dem spirituellen Aspekt, der in dem zugeordneten Yin-Organ sitzt, und hat seinen Namen von diesen spirituellen Aspekten, nämlich von der Körperseele *(po)* für die Lunge, dem Geist *(shen)* für das Herz, der Wanderseele *(hun)* für die Leber, dem Intellekt *(yi)* für die Milz und der Willenskraft *(zhi)* für die Niere. Die Namen der Punkte sind wie folgt:

Organ	Innere Blasen-Leitbahn	Äußere Blasen-Leitbahn
Lunge	Bl 13 *feishu*	Bl 42 *pohu*
Herz	Bl 15 *xinshu*	Bl 44 *shentang*
Leber	Bl 18 *ganshu*	Bl 47 *hunmen*
Milz	Bl 20 *pishu*	Bl 49 *yishe*
Niere	Bl 23 *shenshu*	Bl 52 *zhishi*

Wenn wir die Namen der obigen fünf Punkte analysieren, erhalten wir folgendes Muster (➤ Abb. 13.9):

- Bl 42 *pohu* (*hu* bedeutet ‚Fenster') = ‚Fenster des *po*'
- Bl 44 *shentang* (*tang* bedeutet ‚Halle') = ‚Halle des *shen*'
- Bl 47 *hunmen* (*men* bedeutet ‚Tür') = ‚Tür des *hun*'
- Bl 49 *yishe* (*she* bedeutet ‚Haus') = ‚Haus des *yi*'
- Bl 52 *zhishi* (*shi* bedeutet ‚Raum') = ‚Raum des *zhi*'

Wir können ein Muster erkennen, da die Punkte mit einem Haus in Zusammenhang stehen – in Träumen einem Bild für die Psyche –, wobei Geist *(shen),* Willenskraft *(zhi)* und Intellekt *(yi)* einer ‚Halle', einem ‚Raum' bzw. einem ‚Haus' entsprechen, Wanderseele *(hun)* und Körperseele *(po)* hingegen einer ‚Tür' bzw. einem ‚Fenster'.

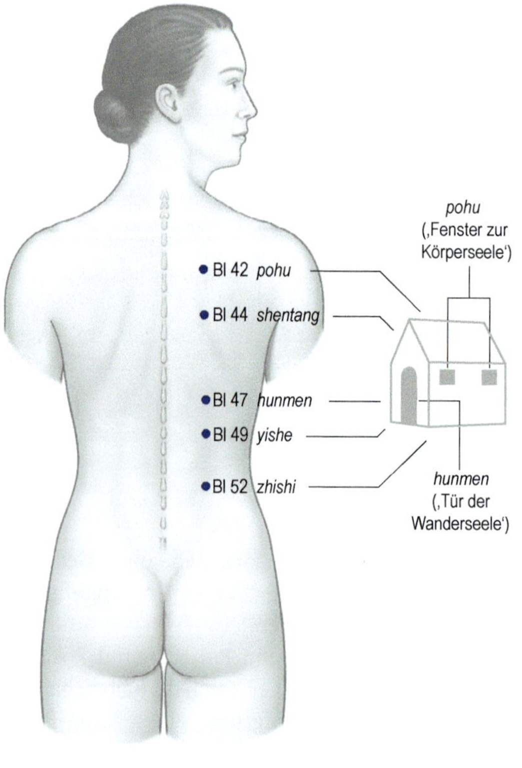

Abb. 13.9 Die Punkte für die 5 spirituellen Aspekte auf der Blasen-Leitbahn

Die Bilder von Tür und Fenster passen gut zum Wesen von Wander- und Körperseele, die der Psyche Bewegung verleihen: erstere sorgt für das ‚Kommen und Gehen des Geistes' auf einer psychischen Ebene, letztere für das ‚Ein- und Austreten der Essenz' auf einer körperlichen Ebene.

Die Entsprechung zwischen Herz und Halle passt auch zu den alten chinesischen Sitten, denen gemäß die Halle der wichtigste Raum des Hauses ist, da er Gästen einen ersten Eindruck vermittelt. Aus diesem Grund wurde er immer peinlichst sauber gehalten.

In ‚Eine Erklärung der Akupunkturpunkte' wird das Bild eines Hauses im Namen der fünf Punkte bekräftigt (auch wenn es dort statt einer ‚Halle' einen Bezug zu einem ‚Tor' gibt, das nicht Bestandteil dieser Punktenamen ist): *„Es gibt eine Tür, ein Tor [Halle, tang], ein Fenster, ein Haus und einen Raum: das Abbild eines Hauses."*[41]

Bl 42 besänftigt die Körperseele *(po)*, zu seinen Indikationen gehören *„Traurigkeit, Kummer, Brustdruckgefühl, Depressionen, Selbstmordgedanken und ‚drei schwebende Leichen'"*.[42] In den ‚Sammlungen von bedeutenden Akupunkteuren' (1529) wird ebenfalls das Symptom *„drei schwebende Leichen"* für diesen Punkt erwähnt.[43]

Auf psychischer Ebene hängt dieser Punkt mit der Körperseele *(po)* zusammen, die der psychisch-spirituelle Aspekt ist, der in der Lunge haust (➤ Kap. 4). Bl 42 stärkt und verwurzelt die Körperseele in der Lunge. Er befreit die Atmung, wenn die Körperseele von Sorge, Traurigkeit oder Kummer eingeschnürt ist. Er beruhigt den Geist und die Körperseele, damit sich der Mensch nach innen wendet und sich in seiner Haut wohl fühlt. Er wird daher bei emotionalen Problemen verwendet, die mit der Lunge zusammenhängen, speziell bei Traurigkeit, Kummer und Sorge. Er hat eine intensiv besänftigende Wirkung auf die Seele und nährt das Qi, wenn es durch eine längere Periode von Traurigkeit oder Kummer zerstreut ist.

In ‚Eine Erklärung der Akupunkturpunkte' wird die interessante Indikation ‚drei schwebende Leichen' für diesen Punkt angegeben.[44] Im ‚Großen Kompendium der Akupunktur' wird das gleiche Symptom erwähnt.[45] ‚Drei schwebende Leichen' bezieht sich auf den taoistischen Glauben, dass der Körper von drei weiblichen Geistern heimgesucht werde: einem grünen Geist, der den oberen Teil des Körpers attackiert und Augenprobleme verursacht, einem weißen Geist, der die Mitte angreift und Probleme in den inneren Organen hervorruft, sowie einem blutfarbenen Geist, der den unteren Teil des Körpers heimsucht und den Tod herbeiführt.

Die Verbindung von Bl 42 mit diesen drei Geistern ist interessant, da sie einerseits die Beziehung zwischen Körperseele und *gui* bekräftigt und andererseits das Wesen der Körperseele als Seele des Körpers unterstreicht.

Der Zusammenhang mit Leichen und dem Tod sollte so interpretiert werden, dass dieser Punkt bei Selbstmordgedanken angezeigt ist. Wie wir oben gesehen haben, als wir die Indikationen für Bl 13 *feishu* besprochen haben, hängt die Körperseele mit *gui* (Gespenster, Geister) und mit einer zentripetalen Bewegung zusammen, die schließlich im Tod endet. Aus diesem Grund sind diese beiden Punkte bei Selbstmordgedanken geeignet.

Bl 44 *shentang* Halle des Geistes

Bl 44 beruhigt den Geist. Zu seinen Indikationen zählen Depressionen, Schlafstörungen, Angstzustände, psychische Unruhe, Traurigkeit, Kummer und Sorge.

Bl 44 wird meist bei emotionalen und psychischen Problemen verwendet, die mit dem Herzen zusammenhängen. Er wird bei Angstzuständen, Schlafstörungen und Depressionen am besten zusammen mit Bl 15 *xinshu* eingesetzt. Bl 44 kann auch die Klarheit des Geistes und die Intelligenz stimulieren.

Bl 47 *hunmen* Tür der Wanderseele

Bl 47 verwurzelt die Wanderseele in der Leber, fördert den freien Fluss des Leber-Qi und reguliert das ‚Kommen und Gehen' der Wanderseele. Seine Indikationen umfassen *„Furcht, Depressionen, Schlafstörungen, übermäßiges Träumen, Mangel an Richtungssinn im Leben und ‚Besessensein von einem Toten'"*.[46]

Interessanterweise wird in den ‚Sammlungen von bedeutenden Akupunkteuren' als allererstes Symptom *„chronisches Fieber aufgrund von Sommerhitze bei Kindern, das auf rebellierendes Fließen eines Toten zurückzuführen ist"* genannt.[47]

Bl 47 wird bei emotionalen Problemen verwendet, die mit der Leber zusammenhängen, wie etwa Depressionen, Frustration und lange bestehendem Groll. Dieser Punkt beruhigt und verwurzelt die Wanderseele in der Leber. Er stärkt die Planungsfähigkeit, den Richtungssinn, Lebensträume und Projekte der Wanderseele. Er ist eine ‚Tür', sodass dieser Punkt das ‚Kommen und Gehen' der Wanderseele und des Geistes reguliert, d. h. die Beziehungen mit anderen Menschen und der Welt im Allgemeinen. Er hat eine nach außen gerichtete Bewegung, die mit der nach innen gewendeten Bewegung von Bl 42 *pohu* verglichen werden kann.

In ‚Eine Erklärung der Akupunkturpunkte' (1654) wird bestätigt, dass aufgrund des Wesens dieses Punktes als ‚Fenster', ‚Tor' oder ‚Tür' die Wanderseele durch ihn ein- und ausgeht. Dies unterstreicht das dynamische Wesen dieses Punktes in dem Sinne, dass er die Bewegung von Wanderseele und Geist stimuliert. Er kann jedoch in umgekehrter Richtung wirken, nämlich eine übermäßige Bewegung der Wanderseele beruhigen, wenn der Mensch leicht manisch ist.

Meiner Erfahrung nach hat dieser Punkt, wenn er zusammen mit Bl 18 *ganshu* eingesetzt wird, einen tief gehenden Einfluss auf die Fähigkeit eines Menschen, sein Leben zu planen, indem er die Wanderseele verwurzelt und stabilisiert. Er kann einem Menschen helfen, einen Richtungssinn und Lebenszweck zu finden. Dieser Punkt unterstützt auch die Linderung von Depressionen, die mit solchen Problemen zusammenhängen.

Da er die Wanderseele verwurzelt, kann er bei einem vagen Angstgefühl eingesetzt werden, das nachts bei Menschen mit einem schweren Yin-Mangel auftritt. Wenn dieser Punkt verwendet wird, um eine übermäßige Bewegung der Wanderseele zu beruhigen, kann er bei leicht manischem Verhalten und geistiger Verwirrung zum Einsatz kommen.

Bei Depressionen kann Bl 47 das Kommen und Gehen der Wanderseele stimulieren, um Situationen, in denen sich Menschen emotional ‚festgefahren' fühlen, aufzubrechen.

In ‚Eine Erklärung der Akupunkturpunkte' (1654) wird darauf hingewiesen, dass Bl 47 die Leber und Lunge behandelt und verwendet werden sollte, wenn das Leber-Qi (oder Leber-Yang oder Leber-Feuer) nach oben rebelliert und in die Lunge eindringt, mit Husten und Atemnot in der Folge.[48] Aus emotionalem Blickwinkel kann dieser Punkt eingesetzt werden, wenn Zorn die Leber angreift und ihr Qi nach oben zur Lunge rebellieren lässt, was Traurigkeit hervorruft. Der Patient mag dann traurig erscheinen, aber die Wurzel des Problems ist in der Leber und im Zorn. Diese Situation spiegelt sich im Puls wider, der an der Leber-Position saitenförmig und an der Lungen-Position schwach ist.

Bl 49 *yishe* Haus des Intellekts

Bl 49 unterstützt den Intellekt *(yi);* zu seinen Indikationen zählen Gedächtnisschwäche, Konzentrationsstörungen, Sorge, Grübeln und Zwangsgedanken.

Bl 49 stärkt den Intellekt *(yi),* klärt den Geist *(shen)* und stimuliert Gedächtnis und Konzentration. Er befreit auch den Geist und Intellekt von Zwangsgedanken, Grübeln und Sorge. Er kann auch bei Zwangsgedanken verwendet werden, die häufig mit einer Milz-Schwäche zusammenhängen und die pathologische Entsprechung der geistigen Aktivität der Milz sind, sich Dinge zu merken und sich zu konzentrieren.

Bl 52 *zhishi* Raum der Willenskraft

Bl 52 stärkt die Niere und die Willenskraft *(zhi).* Seine Indikationen umfassen Depressionen, mangelnde Motivation, Antriebs- und Willenskraft.

Dieser Punkt stärkt die Willenskraft und Entschlossenheit (psychisch-spirituelle Phänomene, die der Niere zugeordnet sind). Er ist auch ein sehr nützlicher Punkt bei der Behandlung bestimmter Formen von Depressionen, wenn es dem Menschen an Motivation, Antrieb, Willenskraft und der geistigen Kraft fehlt, sich selbst aus der Spirale der Depression zu befreien. Die Nadelung dieses Punktes mit tonisierender Nadeltechnik stimuliert, besonders in Kombination mit Bl 23 *shenshu,* die Willenskraft und hebt die Stimmung.

Bl 52 stärkt die Willenskraft, den Antrieb, die Entschlossenheit, die Fähigkeit, seine Ziele konzentriert zu verfolgen, den Unternehmungsgeist und die Standhaftigkeit. Ich verwende diesen Punkt häufig, wenn eine Nieren-Schwäche vorliegt, und zwar in Kombination mit einem der anderen 4 Punkte, die die spirituellen Aspekte der Yin-Organe beeinflussen, nämlich Bl 42 *pohu,* Bl 44 *shentang,* Bl 47 *hunmen* und Bl 49 *yishe.* Dies ist eine solide psychisch-emotionale Grundlage für die anderen Aspekte der Psyche.

Im Folgenden sind einige Beispiele solcher Kombinationen aufgeführt:

- Bl 23 *shenshu,* Bl 52 *zhishi* und Bl 47 *hunmen,* um die Willenskraft und den Antrieb zu stärken und einen Richtungssinn und ein Lebensziel zu entwickeln. Diese Kombination ist sehr gut geeignet, um geistige Erschöpfung, Antriebslosigkeit und Ziellosigkeit sowie Verwirrung zu behandeln, die typisch für chronische Depressionen sind.
- Bl 23 *shenshu,* Bl 52 *zhishi* und Bl 49 *yishe,* um die Willenskraft und den Antrieb zu stärken, den Geist *(shen)* und Intellekt *(yi)* von Zwangsgedanken, Sorgen und verwirrtem Denken zu befreien.
- Bl 23 *shenshu,* Bl 52 *zhishi* und Bl 42 *pohu,* um die Willenskraft und den Antrieb zu stärken, die Körperseele zu beruhigen und unterdrückte Emotionen in Thorax und Zwerchfell zu befreien.
- Bl 23 *shenshu,* Bl 52 *zhishi* und Bl 44 *shentang,* um die Willenskraft und den Antrieb zu stärken, den Geist zu beruhigen und Angstzustände, Depressionen, psychische Unruhe und Schlafstörungen zu lindern. Diese Kombination harmonisiert Niere und Herz (und daher Willenskraft und Geist) auf einer psychisch-emotionalen Ebene.

Bl 62 *shenmai* Neunte Leitbahn

Als einer der 13 Dämonenpunkte von Sun Simiao beruhigt dieser Punkt den Geist. Zu seinen Indikationen gehören Schlafstörungen und manisches Verhalten.

Bl 62 kann in Kombination mit Ni 6 *zhaohai* zur Behandlung von Schlafstörungen eingesetzt werden. In diesem Fall wird Bl 62 sediert und Ni 6 tonisiert. Bei Somnolenz gilt die umgekehrte Technik.

Bl 62 ist der Anfangs- und Öffnungspunkt des Yang-Schreit-Gefäßes *(yangqiaomai)*; eine seiner Pathologien ist ein Yang-Exzess im Kopf. Aus psychisch-emotionaler Sicht bedeutet dies, dass dieser Punkt bei Fülle-Mustern mit Schlafstörungen, Erregung, Angstzuständen und manischem Verhalten eingesetzt werden kann.

ZUSAMMENFASSUNG

Blasen-Leitbahn-Punkte bei emotionalen Problemen

- Die 5 Punkte auf der äußeren Blasen-Leitbahn, die auf einer Höhe mit den Rücken-Transport-*shu*-Punkten der 5 Yin-Organe liegen, sind bei der Behandlung psychisch-emotionaler Probleme sehr wichtig.
- Einige Blasen-Punkte sind für Fülle-Zustände (z. B. Bl 62 *shenmai*), andere für Leere-Zustände (z. B. Bl 23 *shenshu*) geeignet.

Bl 10 *tianzhu* **Himmelspfeiler**
Bl 10 klärt das Gehirn und macht die Öffnungen des Geistes auf. Indikationen: geistige Verwirrung, Konzentrationsstörungen und Gedächtnisschwäche sowie manisches Verhalten, unaufhörliches Sprechen und ‚Geistersehen'.

Bl 13 *feishu* **Rücken-Transport-*shu*-Punkte der Lunge**
Bl 13 beruhigt den Geist. Indikationen: manisches Verhalten und Selbstmordverlangen.

Bl 15 *xinshu* **Rücken-Transport-*shu*-Punkt des Herzens**
Bl 15 beruhigt den Geist, nährt das Herz und stimuliert das Gehirn. Indikationen: Angstzustände, Weinen, Schock, Schlafstörungen, übermäßiges Träumen sowie Dumpfheit und Manie und Desorientiertheit, verzögerte Sprachentwicklung, Gedächtnisschwäche, Konzentrationsstörungen, geistige Verwirrung und Herz-Qi-Schwäche bei Kindern.

Bl 23 *shenshu* **Rücken-Transport-*shu*-Punkt der Niere**
Stärkt die Willenskraft *(zhi)* bei Patienten, die vor dem Hintergrund einer Schwäche depressiv sind, wird gewöhnlich mit Bl 52 *zhishi* kombiniert.

Bl 42 *pohu* **Fenster zur Körperseele**
Bl 42 besänftigt die Körperseele *(po)*. Indikationen: Traurigkeit, Kummer, Brustdruckgefühl, Depressionen, Selbstmordgedanken und ‚drei schwebende Leichen'. Er stärkt und verwurzelt die Körperseele in der Lunge. Er befreit die Atmung, wenn die Körperseele von Sorge, Traurigkeit oder Kummer eingeschnürt ist. Er beruhigt den Geist und die Körperseele, damit sich der Mensch nach innen wendet und sich in seiner Haut wohl fühlt.

Bl 44 *shentang* **Halle des Geistes**
Bl 44 beruhigt den Geist. Indikationen: Depressionen, Schlafstörungen, Angstzustände, psychische Unruhe, Traurigkeit, Kummer und Sorge. Bl 44 wird meist bei emotionalen und psychischen Problemen verwendet, die mit dem Herzen zusammenhängen.

Bl 47 *hunmen* **Tür der Wanderseele**
Bl 47 verwurzelt die Wanderseele in der Leber, fördert den freien Fluss des Leber-Qi und reguliert das ‚Kommen und Gehen' der Wanderseele. Indikationen: Furcht, Depressionen, Schlafstörungen, übermäßiges Träumen, Mangel an Richtungssinn im Leben und ‚Besessensein von einem Toten'. Bl 47 wird bei emotionalen Problemen verwendet, die mit der Leber zusammenhängen, wie etwa Depressionen, Frustration und lange bestehendem Groll.

Bl 49 *yishe* **Haus des Intellekts**
Bl 49 unterstützt den Intellekt *(yi)*. Indikationen: Gedächtnisschwäche, Konzentrationsstörungen, Sorge, Grübeln und Zwangsgedanken. Bl 49 stärkt den Intellekt *(yi)*, klärt den Geist *(shen)* und stimuliert Gedächtnis und Konzentration.

Bl 52 *zhishi* **Raum der Willenskraft**
Bl 52 stärkt die Niere und die Willenskraft *(zhi)*. Indikationen: Depressionen, mangelnde Motivation, Antriebs- und Willenskraft.

Bl 62 *shenmai* **Neunte Leitbahn**
Als einer der 13 Dämonenpunkte von Sun Simiao beruhigt dieser Punkt den Geist. Indikationen: Schlafstörungen und manisches Verhalten.

13.8 Nieren-Leitbahn

Die Punkte auf der Nieren-Leitbahn, die bei emotionalen Problemen geeignet sind, werden in ➤ Abb. 13.10 dargestellt.

Ni 1 *yongquan* Sprudelnde Quelle

Ni 1 beruhigt den Geist und die Wanderseele. Zu seinen Indikationen zählen Erregung, Schlafstörungen, Gedächtnisschwäche, Furcht, Wut mit dem Verlangen, Menschen zu töten, sowie manisches Verhalten.

Ni 1 hat eine sehr starke beruhigende Wirkung auf den Geist und wird bei schweren Angstzuständen oder psychischen Erkrankungen wie manischem Verhalten eingesetzt. Seine beruhigende Wirkung ist teilweise auf seine Fähigkeit zurückzuführen, rebellierendes Qi vom Kopf zu unterdrücken.

Ni 1 ist besonders angezeigt, um psychische Unruhe zu behandeln, die vor dem Hintergrund eines Yin-

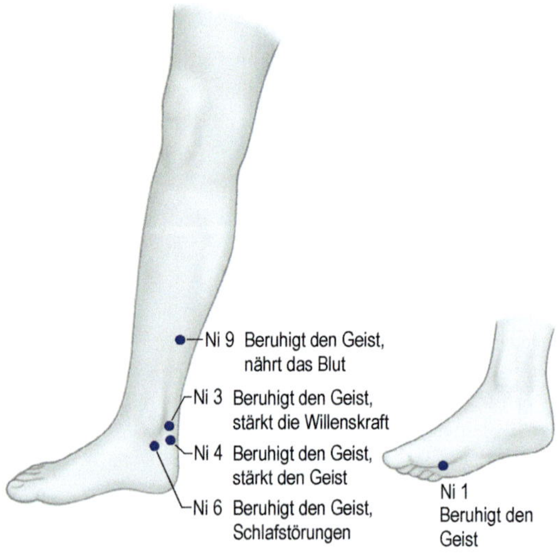

Abb. 13.10 Nieren-Leitbahn-Punkte

Mangels mit zum Kopf aufsteigender Leere-Hitze auftritt.

Ni 3 *taixi* Großer Bach

Ni 3 beruhigt den Geist. Zu seinen Indikationen zählen Schlafstörungen, übermäßiges Träumen und Gedächtnisschwäche.

Ni 3 ist ein äußerst wichtiger Punkt, der zur Stärkung der Niere und Kräftigung der Willenskraft *(zhi)* bei jeglichem Leere-Muster des Nieren-Yin oder Nieren-Yang zum Einsatz kommt. Als Quell-*yuan*-Punkt steht er im Kontakt mit dem Ursprungs-Qi *(yuanqi)* der Nieren-Leitbahn. Da die Niere die Quelle des gesamten Qi des Körpers und der Sitz des Ursprungs-Qi ist, geht dieser Punkt direkt zum Kern des Ursprungs-Qi. Da die Niere auch die Essenz speichert, kann dieser Punkt die Essenz, die Knochen und das Mark stärken.

Obwohl einige der Indikationen für Ni 3 die gleichen sind wie bei Ni 1 (z. B. Schlafstörungen), werden sie für zwei sehr unterschiedliche Zustände verwendet. Während Ni 1 bei Leere-Hitze aufgrund eines Yin-Mangels geeignet ist, wird Ni 3 eingesetzt, um die Niere (sowohl das Nieren-Yang als auch das Nieren-Yin) zu stärken.

Ich verwende Ni 3 gewöhnlich in Kombination mit Ren 4 *guanyuan* und/oder Bl 23 *shenshu.*

Ni 4 *dazhong* Große Glocke

Ni 4 beruhigt und stärkt den Geist. Seine Indikationen umfassen Palpitationen, Erregung, geistige Retardation, manisches Verhalten, Neigung zu Zorn, Somnolenz, Schreck, Traurigkeit und das Verlangen, die Türen zu schließen und zu Hause zu bleiben.

Ni 4 hat zusammen mit anderen Yin-Durchgangs-*luo*-Punkten eine ausgeprägte Wirkung auf den Geist und kann sowohl zur Beruhigung des Geistes als auch zur ‚Hebung' der Stimmung verwendet werden, wenn der Betroffene aufgrund einer chronischen Nieren-Schwäche erschöpft und depressiv ist.

Ni 6 *zhaohai* Leuchtendes Meer

Ni 6 beruhigt den Geist. Zu seinen Indikationen gehören Schlafstörungen, Traurigkeit, Schreck und Albträume.

Indem Ni 6 (der Öffnungs- und Anfangspunkt des Yin-Schreit-Gefäßes *yinqiaomai*) das Yin nährt und es zu Kopf und Augen transportiert, beruhigt er den Geist in Fällen von Angstzuständen und Unruhe, die von einem Yin-Mangel herrühren. Darüber hinaus wird er zur Therapie von Schlafstörungen verwendet, da seine Nadelung die Yin-Energie zu den Augen bringt und bewirkt, dass sich die Augen nachts schließen.

Ni 9 *zhubin* Gästehaus

Ni 9 beruhigt den Geist und macht die Öffnungen des Geistes auf. Seine Indikationen umfassen Angstzustände, Schlafstörungen, Palpitationen und manisches Verhalten. Im ‚Großen Kompendium der Akupunktur' werden *„Dumpfheit und Manie (diankuang), unzusammenhängendes Sprechen und zorniges Schreien"* unter den Indikationen dieses Punktes aufgeführt.[49] In den ‚Sammlungen von bedeutenden Akupunkteuren' (1529) werden genau die gleichen Symptome genannt.[50]

In ‚Eine Erklärung der Akupunkturpunkte' werden *„Dumpfheit und Manie (diankuang), unzusammenhängendes Sprechen und zorniges Schreien"* für Ni 9 angegeben.[51]

Ni 9 ist ein ausgezeichneter Punkt, um den Geist in Fällen von tief gehenden Angstzuständen und psychischer Unruhe aufgrund eines Nieren-Yin-Mangels zu beruhigen. Er hat eine starke beruhigende Wirkung und stärkt gleichzeitig das Nieren-Yin.

Er entspannt auch jegliche Anspannung oder Druckgefühl im Thorax, die oft mit Palpitationen einhergehen. Da er das Nieren-Yin stärkt, den Geist beruhigt und Palpitationen behandelt, ist dieser Punkt besonders bei dem Muster „Herz und Niere harmonieren nicht" angezeigt.

Der Name dieses Punktes (‚Gästehaus') bezieht sich genau auf diese Wirkung, Niere und Herz und damit Essenz und Geist zu verbinden (der ‚Gast' ist das Herz, das von der Niere empfangen wird).

Ich verwende diesen Punkt, den Spalten-*xi*-Punkt des Yin-Verbindungsgefäßes *(yinweimai),* häufig mit den Öffnungspunkten dieses Gefäßes, nämlich Pe 6 *neiguan* und Mi 4 *gongsun.*

Ni 16 *huangshu* Transportpunkt des *huang*

Ni 16 ist mit dem *gaohuang* verbunden, d. h. dem Bereich zwischen Herz und Zwerchfell. Das Nieren-Qi geht durch diesen Punkt, um sich nach oben hin mit Herz und Zwerchfell zu verbinden, daher der Name dieses Punktes. Nach ‚Eine Erklärung der Akupunkturpunkte' sollte Ni 16 *huangshu* in Verbindung mit Bl 17 *geshu* gesehen werden.[52]

Dieser Punkt, der Rücken-Transport-*shu*-Punkt des Zwerchfells, beeinflusst die *Gaohuang*-Region, die sich oberhalb des Zwerchfells befindet. Bl 17 ist an beiden Seiten des Lenkergefäßes *(dumai),* das das ganze Yang beherrscht, lokalisiert. Ni 16 befindet sich auf beiden Seiten des Konzeptionsgefäßes *(renmai),* das über das Yin regiert (➤ Abb. 13.11). Aufgrund der Verbindung zwischen Ni 16 und dem Zwerchfell kann dieser Punkt sowohl auf das Herz als auch auf die Lunge einwirken. Ich verwende Ni 16 zur Beruhigung des Herzens und zur Linderung von Angstzuständen, die auf rebellierendes Qi des Durchdringungsgefäßes zurückgehen.

Es ist erwähnenswert, dass Ni 16 *‚huangshu'* heißt, was ‚Transportpunkt für *huang*' bedeutet. *shu* ist ein Wort, das sich normalerweise auf die Punkte auf dem Körperrücken bezieht, wie die Rücken-Transport-*shu*-Punkte. Die Tatsache, dass Ni 16 als *Shu*-Punkt bezeichnet wird, bestätigt den Gedanken, dass er mit Bl 17 auf dem Rücken in Verbindung steht.

huang in dem Namen von Ni 16 bezieht sich auch auf die Membranen *(huang).* Die Membranen verlaufen im Abdomen (sie entsprechen den oberflächlichen und tiefen Faszien, dem Mesenterium und Omentum) und durchdringen nach oben hin den Thorax und das Zwerchfell. Da sich Ni 16 in der Nähe des Bauchnabels befindet, kontrolliert er den Ursprung der Membranen. Aufgrund seiner Verbindung mit den Membranen verwende ich Ni 16, um rebellierendes Qi im Durchdringungsgefäß zu unterdrücken. Dieser Punkt steht, da er sich in der Mitte des Abdomens befindet, mit den sich nach unten zur Niere und nach oben zum Herzen erstreckenden Membranen in Verbindung. Deshalb kann Ni 16 zur Harmonisierung von Niere und Herz eingesetzt werden.

Dies bedeutet, dass dieser Punkt zur Stärkung der Niere und gleichzeitig zur Stärkung des Herzens und Beruhigung des Geistes verwendet werden kann. Er ist daher bei einem Nieren-Yin-Mangel, durch den das Herz nicht genährt werden kann, von Nutzen.

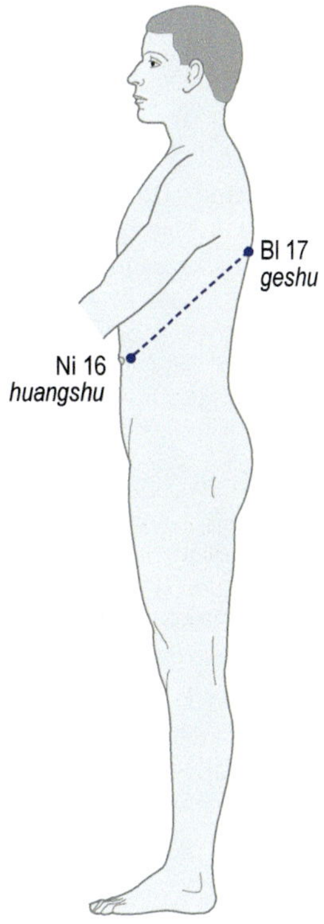

Abb. 13.11 Verbindung zwischen Ni 16 und Bl 17

Ni 16 ist ein Punkt des Durchdringungsgefäßes. Aus psychisch-emotionalem Blickwinkel ist sein wichtigstes Merkmal, dass er das Herz oben mit der Niere unten verbindet. Das Durchdringungsgefäß stammt von der Niere und fließt am Herzen vorbei. Aufgrund dieser Tatsache erleichtert dieser Punkt die Verbindung zwischen Herz und Niere. Dieses Merkmal ist auch dadurch begründet, dass Ni 16 in der Mitte des Körpers lokalisiert ist und daher die Verbindung zwischen Oben und Unten begünstigt.

Ni 16 unterdrückt rebellierendes Qi des Durchdringungsgefäßes. Dieses Muster ist durch eine Reihe von Symptomen in Abdomen, Thorax und Hals sowie durch ein Angstgefühl charakterisiert. Durch die Unterdrückung von rebellierendem Qi beruhigt Ni 16 den Geist und die Wanderseele.

Darüber hinaus befindet sich dieser Punkt in unmittelbarer Nähe zum Bauchnabel, wo die Seele sitzt. Dies ist ein weiterer Grund für seinen Einfluss auf das Herz.

ZUSAMMENFASSUNG

Nieren-Leitbahn-Punkte bei emotionalen Problemen

- Die Nieren-Leitbahn-Punkte werden bei psychisch-emotionalen Problemen meist auf zweierlei Weise eingesetzt: einige beruhigen den Geist und bringen das Qi nach unten

(z.B. Ni 1 *yongquan*), andere heben die Stimmung durch Stärkung der Niere (z.B. Ni 3 *taixi*).
- Einige Nieren-Punkte sind für Fülle-Zustände (z.B. Ni 1 *yongquan*), andere für Leere-Zustände (z.B. Ni 3 *taixi*, Ni 4 *dazhong*, Ni 6 *zhaohai*, Ni 9 *zhubin*).

Ni 1 *yongquan* **Sprudelnde Quelle**

Ni 1 beruhigt den Geist und die Wanderseele. Indikationen: Erregung, Schlafstörungen, Gedächtnisschwäche, Furcht, Wut mit dem Verlangen, Menschen zu töten, sowie manisches Verhalten. Ni 1 ist besonders angezeigt, um psychische Unruhe zu behandeln, die vor dem Hintergrund eines Yin-Mangels mit zum Kopf aufsteigender Leere-Hitze auftritt.

Ni 3 *taixi* **Großer Bach**

Ni 3 beruhigt den Geist. Indikationen: Schlafstörungen, übermäßiges Träumen und Gedächtnisschwäche.

Ni 3 ist ein äußerst wichtiger Punkt, der zur Stärkung der Niere und Kräftigung der Willenskraft *(zhi)* bei jeglichem Leere-Muster des Nieren-Yin oder Nieren-Yang zum Einsatz kommt.

Ni 4 *dazhong* **Große Glocke**

Ni 4 beruhigt und stärkt den Geist. Indikationen: Palpitationen, Erregung, geistige Retardation, manisches Verhalten, Neigung zu Zorn, Somnolenz, Schreck, Traurigkeit und das Verlangen, die Türen zu schließen und zu Hause zu bleiben.

Ni 6 *zhaohai* **Leuchtendes Meer**

Ni 6 beruhigt den Geist. Indikationen: Schlafstörungen, Traurigkeit, Schreck und Albträume.

Indem Ni 6 (der Öffnungs- und Anfangspunkt des Yin-Schreit-Gefäßes *yinqiaomai*) das Yin nährt und es zu Kopf und Augen transportiert, beruhigt er den Geist in Fällen von Angstzuständen und Unruhe, die von einem Yin-Mangel herrühren.

Ni 9 *zhubin* **Gästehaus**

Ni 9 beruhigt den Geist und macht die Öffnungen des Geistes auf. Indikationen: Angstzustände, Schlafstörungen, Palpitationen und manisches Verhalten. Ni 9 ist ein ausgezeichneter Punkt, um den Geist in Fällen von tief gehenden Angstzuständen und psychischer Unruhe aufgrund eines Nieren-Yin-Mangels zu beruhigen. Er hat eine starke beruhigende Wirkung und stärkt gleichzeitig das Nieren-Yin.

Ni 16 *huangshu* **Transportpunkt des** *huang*

Ni 16 ist mit dem Zwerchfell verbunden und wirkt sowohl auf das Herz als auch auf die Lunge ein. Ich verwende Ni 16, um das Herz zu beruhigen und Angstzustände zu lindern, die von rebellierendem Qi des Durchdringungsgefäßes ausgehen.

Da sich dieser Punkt in der Mitte des Abdomens befindet, steht er mit den Membranen in Verbindung, die sich nach unten hin zu der Niere und nach oben hin zum Herzen ausdehnen. Aufgrund dieser Tatsache kann Ni 16 verwendet werden, um Niere und Herz zu harmonisieren. Dies bedeutet, dass dieser Punkt zur Stärkung der Niere und gleichzeitig zur Stärkung des Herzens und Beruhigung des Geistes eingesetzt werden kann. Er ist daher bei einem Nieren-Yin-Mangel, durch den das Herz nicht genährt werden kann, von Nutzen. Indem er rebellierendes Qi unterdrückt, beruhigt Ni 16 den Geist und die Wanderseele.

13.9 Perikard-Leitbahn

Die Punkte auf der Perikard-Leitbahn, die bei emotionalen Problemen geeignet sind, werden in ➤ Abb. 13.12 dargestellt.

Pe 3 *quze* Sumpf an der Biegung

Pe 3 beruhigt den Geist. Zu seinen Indikationen zählen Schreck, Angstzustände und psychische Unruhe.

Pe 3 beruhigt den Geist, wenn schwere, durch Herz-Feuer bedingte Angstzustände vorliegen.

Pe 4 *ximen* Spaltentor

Pe 4 beruhigt den Geist. Seine Indikationen umfassen Erregung, Angstzustände, Schlafstörungen, psychische Unruhe, Depressionen und Schreck.

Pe 4 stärkt den Geist bei Herz-Schwäche, die zur Entstehung von Furcht, Angstzuständen, Schlafstörungen und Depressionen führen kann.

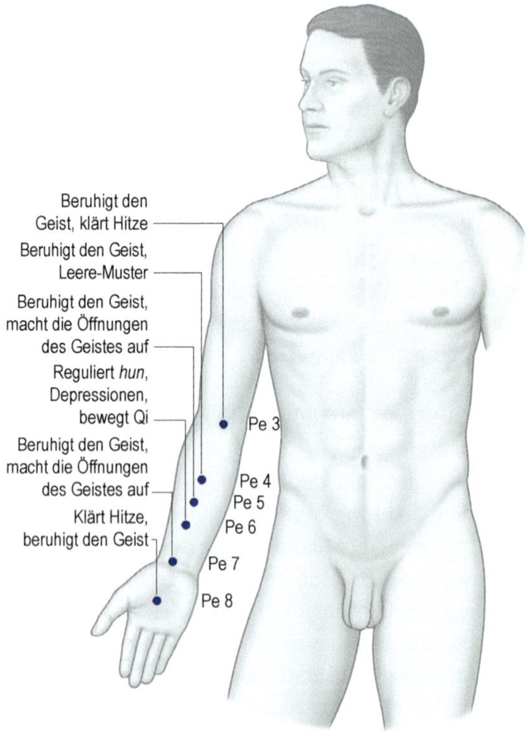

Abb. 13.12 Perikard-Leitbahn-Punkte

Pe 5 *jianshi* Vermittler

Pe 5 beruhigt den Geist, macht die Öffnungen des Geistes auf und beseitigt Schleim im Herzen. Seine Indikationen umfassen Palpitationen, Erregung, Brustdruckgefühl, manisches Verhalten, Schreck, psychische Unruhe, Gedächtnisschwäche und ‚Geistersehen'.

Pe 5 ist ein sehr wichtiger Punkt, um Schleim zu beseitigen, der die Öffnungen des Geistes blockiert. Dabei handelt es sich um nicht-substanzhaften Schleim, der das Herz blockiert und die geistigen Fähigkeiten ‚benebelt'. In chronischen Fällen kann Schleim, der das Herz blockiert, psychische Störungen hervorrufen, wie etwa manische Depression, wo sich Phasen tiefer Depression mit Phasen von manischem Verhalten mit unaufhörlichem Sprechen, unkontrollierter Aktivität und waghalsigem Verhalten abwechseln.

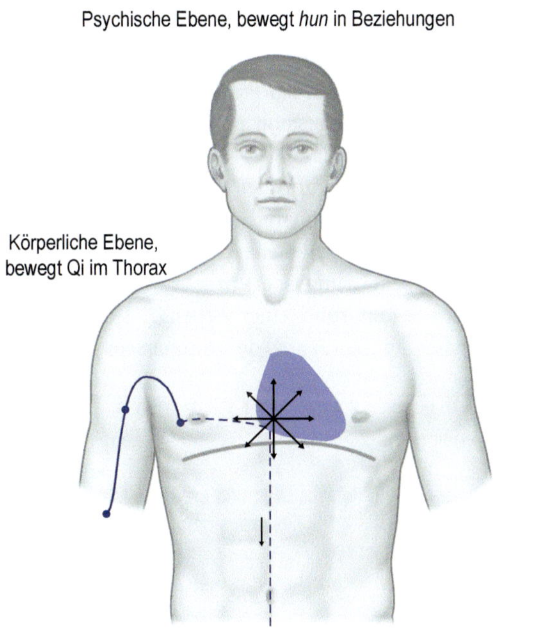

Abb. 13.13 Körperliche und emotionale Wirkung von Pe 6 *neiguan*

Pe 6 *neiguan* Inneres Tor

Pe 6 beruhigt den Geist, hebt die Stimmung, fördert den freien Fluss des Leber-Qi und stimuliert die Bewegung der Wanderseele. Zu seinen Indikationen gehören Schlafstörungen, manisches Verhalten, Gedächtnisschwäche, Angstzustände, Schreck, Traurigkeit und Depressionen.

Die Funktion des Perikards auf psychisch-emotionaler Ebene ist die psychische Entsprechung zu seiner Funktion im Thorax, Qi und Blut des Herzens und der Lunge zu bewegen. So wie das Perikard diese Funktionen auf körperlicher Ebene erfüllt, ist es im psychisch-emotionalen Bereich für die ‚Bewegung' hin zu anderen, d. h. in Beziehungen, verantwortlich.

Angesichts der Tatsache, dass das Perikard innerhalb der *Jueyin*-Leitbahnen mit der Leber verknüpft ist, hängt diese ‚Bewegung' auch mit der ‚Bewegung' der Wanderseele vom Ich hin zu anderen in sozialen Beziehungen und familiärer Interaktion zusammen. Aus diesem Grund ist das Perikard im psychisch-emotionalen Bereich besonders für eine gesunde Interaktion mit anderen Menschen in sozialen, Liebes- und Familienbeziehungen verantwortlich (➤ Abb. 13.13).

Darüber hinaus wird das ‚bewegende' Wesen des Perikards auch durch seine Beziehung mit dem Dreierwärmer als Leitbahn (innerhalb der ‚Minister-Feuer'-Leitbahnen) unterstrichen. Da der Dreierwärmer (zusammen mit der Leber) für den freien Fluss des Qi zuständig ist, erklärt die Beziehung zwischen Perikard und Dreierwärmer dessen Wirkung, das Qi und Blut zu bewegen, sowie seine psychisch-emotionale Funktion der ‚Bewegung' hin zu anderen (➤ Abb. 13.14).

Aus Sicht der Fünf Elemente gehört das Perikard (zusammen mit dem Dreierwärmer) zum Minister-Feuer, im Vergleich zum Herrscher-Feuer des Herzens, während aus Sicht der inneren Organe das Minister-Feuer das Feuer des Lebenstores *(mingmen)* ist, das zur Niere gehört (➤ Abb. 13.15, 13.16 und 13.17). Es besteht jedoch ein Zusammenhang zwischen den beiden Sichtweisen, da das Minister-Feuer zu Leber, Gallenblase und Perikard hinauffließt. In

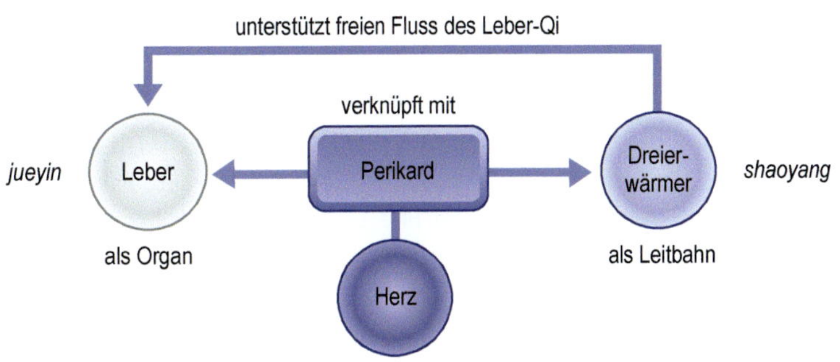

Abb. 13.14 Verbindung des Perikards mit der Leber und dem Dreierwärmer

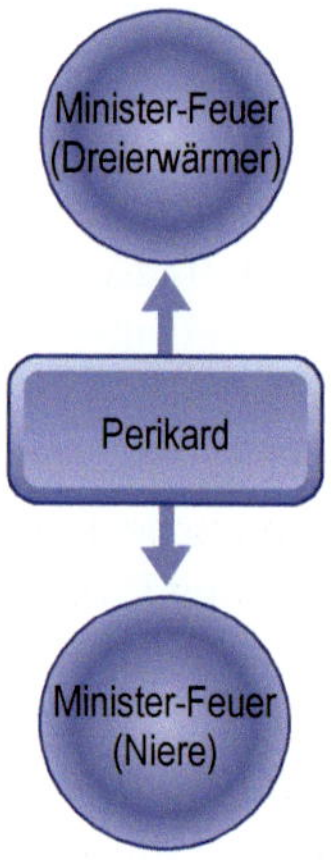

Abb. 13.15 Verbindung zwischen Perikard und Minister-Feuer

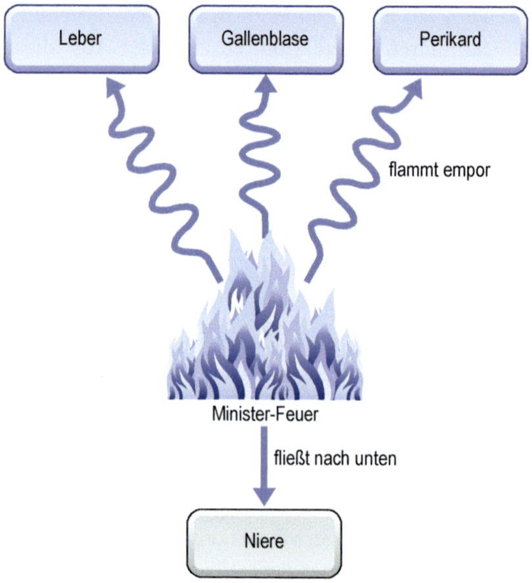

Abb. 13.16 Minister-Feuer, das nach oben zu Perikard und nach unten zur Niere fließt

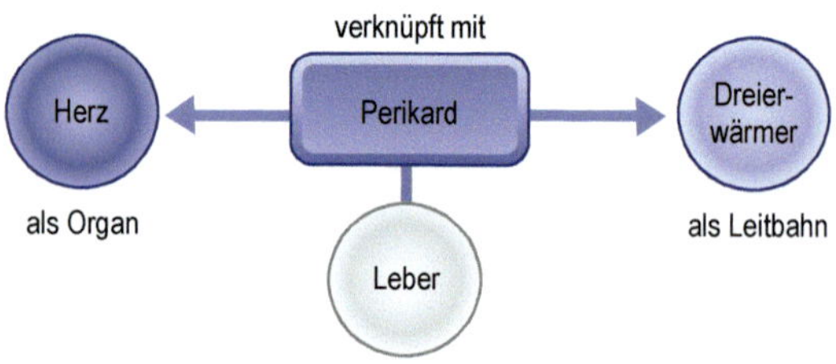

Abb. 13.17 Verbindung zwischen Perikard, Herz, Leber und Dreierwärmer

der Pathologie hat dies eine noch größere Bedeutung, da das pathologische Minister-Feuer (das von emotionalem

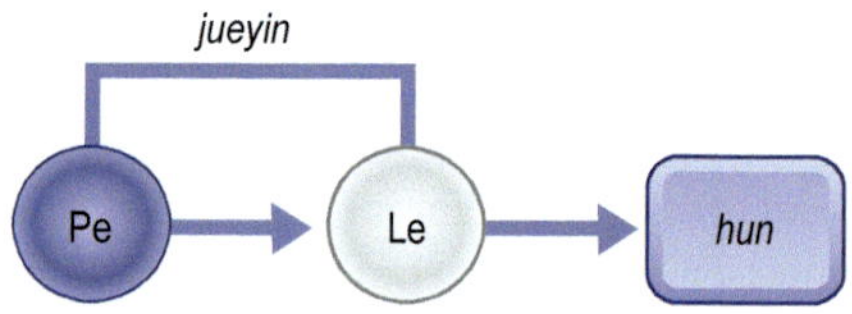

Abb. 13.18 Beziehung zwischen Perikard, Leber und Wanderseele

Stress angetrieben wird) nach oben emporflammt und das Perikard stört, mit psychischer Unruhe, Erregung, Angstzuständen und Schlafstörungen in der Folge.

Pe 6 hat eine starke beruhigende Wirkung auf den Geist und kann bei Angstzuständen verwendet werden, die durch jegliches Herz-Muster verursacht wurden. Er beruhigt den Geist auch durch seine indirekte Wirkung auf die Leber (mit der das Perikard innerhalb der *Jueyin*-Leitbahnen verbunden ist). Er kann daher bei Reizbarkeit aufgrund einer Leber-Qi-Stagnation eingesetzt werden, besonders wenn diese mit Angstzuständen aufgrund eines Herz-Musters einhergehen (➤ Abb. 13.18).

Er ist besonders wirksam bei Frauen und äußerst nützlich, um den Geist bei Frauen zu beruhigen, die an prämenstrueller Depression und Reizbarkeit leiden. Er fördert auch den Schlaf.

Neben der Beruhigung des Geistes hebt er auch die Stimmung, indem er den freien Fluss des Leber-Qi fördert und das ‚Kommen und Gehen' der Wanderseele stimuliert. Aus diesem Grund ist er ein sehr wichtiger Punkt bei Depressionen aufgrund einer Leber-Qi-Stagnation und unzureichender ‚Bewegung' der Wanderseele.

HINWEIS FÜR DIE PRAXIS

- Pe 6 *neiguan* hebt die Stimmung und behandelt Depressionen.
- Pe 7 *daling* beruhigt das *shen* und beruhigt Angstzustände.
- Pe 5 *jianshi* beseitigt Schleim aus dem Perikard, um geistige Verwirrung zu behandeln.

Pe 6 *neiguan* hat eine synergetische Wirkung auf Akupunkturpunkt-Verschreibungen. Die Hinzufügung von Pe 6 zu jeglicher Verschreibung erhöht die therapeutische Wirkung. So wie Pe 6 diese Wirkung auf körperlicher Ebene ausübt, hat es diese auch im psychisch-emotionalen Bereich, d. h., er kann die Wirkung einer Punktkombination bei psychisch-emotionalen Problemen verstärken.

Diese Wirkung von Pe 6 lässt sich durch verschiedene Faktoren erklären. Er beeinflusst den Geist *(shen)*, aber wie unterscheidet sich seine Wirkung auf den Geist von derjenigen des Herzens? Das Herz ist mehr Yin, es herrscht über das Blut, welches den Geist beherbergt. Das Perikard ist mehr Yang, es ist die äußere Umhüllung des Herzens und kontrolliert daher die Bewegung des Qi auf einer psychisch-emotionalen Ebene. Diese Wirkung auf das Qi ist auch durch seine Beziehung mit der Leber innerhalb des Umkehr-Yin *(jueyin)* bedingt.

Die bewegende Wirkung von Pe 6 lässt sich auch auf andere Faktoren zurückführen:

1. Die psychisch-emotionale ‚bewegende' Wirkung von Pe 6 ist teilweise dadurch bedingt, dass er der Durchgangs-*luo*-Punkt der Perikard-Leitbahn ist. Als Durchgangs-*luo*-Punkt beeinflusst er den Dreierwärmern in allen 3 Erwärmern, und dies hat auch eine psychisch-emotionale Wirkung.
2. Die Perikard-Leitbahn bildet innerhalb der *Jueyin*-Leitbahnen ein Paar mit der Leber-Leitbahn. Daher beeinflusst sie das Kommen und Gehen der Wanderseele. Vor allem kann Pe 6 das Kommen und der Wanderseele stimulieren und daher Depressionen behandeln.
3. Das Perikard gehört zum Umkehr-Yin, das das ‚Scharnier' der Yin-Leitbahnen darstellt (zwischen dem Großen und dem Kleinen Yin). Als Durchgangs-*luo*-Punkt und daher als Scharnier zwischen Yin und Yang bildet Pe 6 das ‚Scharnier' des Scharniers. In seiner Eigenschaft als ‚Scharnier' verbindet er Dinge. Auf psychisch-emotionaler Ebene bedeutet dies, dass er unsere Beziehungsfähigkeit reguliert. Seine Funktion als ‚Scharnier' hängt auch damit zusammen, dass er der Öffnungspunkt des Yin-Verbindungsgefäßes *(yinweimai)* ist, das alle Yin-Leitbahnen verbindet.

Der Vergleich zwischen Pe 6 und Pe 7 zeigt, dass ersterer eine ‚nach außen gerichtete', zentrifugale Bewegung aufweist; er bewegt das Qi, beseitigt Stagnationen und stimuliert das ‚Kommen und Gehen' der Wanderseele. Pe 7 hingegen hat eine ‚nach innen gerichtete', zentripetale Bewegung. Er beruhigt den Geist und zügelt die Bewegung der Wanderseele (siehe unten unter Pe 7 *daling*).

Pe 6 lässt sich mit folgenden Punkten gut kombinieren:

- Mi 4 *gongsun,* um das Yin-Verbindungsgefäß zu öffnen, das Blut zu nähren, den Thorax zu entspannen, den Geist und die Wanderseele zu beruhigen.
- Le 3 *taichong,* um bei emotionalen Problemen, die auf unterdrückten Zorn zurückgehen, seine Qi-bewegende Wirkung zu stärken.
- Gb 40 *qiuxu,* um die Bewegung der Wanderseele bei Depressionen zu stimulieren.
- Du 20 *baihui,* um die Stimmung zu heben, den Geist zu klären und Depressionen zu lindern.
- Du 26 *renzhong,* um die Stimmung zu heben, den Geist zu klären, die Öffnungen des Geistes aufzumachen und Depressionen zu lindern.
- Ma 40 *fenglong,* um den Geist zu beruhigen, den Thorax zu öffnen, damit eingeschnürte Emotionen freigesetzt werden können, und um die Öffnungen des Geistes aufzumachen.

Pe 7 *daling* Großer Hügel

Als einer von Sun Simiaos 13 Dämonenpunkten beruhigt Pe 7 den Geist und macht die Öffnungen des Geistes auf. Zu seinen Indikationen gehören Schlafstörungen, manisches Verhalten, Palpitationen, Erregung, geistige Unruhe, Traurigkeit und Schreck.

In ‚Eine Erklärung der Akupunkturpunkte' (1654) werden u. a. *„manisches, unaufhörliches Reden, unangemessenes Lachen und psychische Unruhe"* aufgeführt.[53] In den ‚Sammlungen von bedeutenden Akupunkteuren' (1529) finden sich für diesen Punkt *„manisches Reden, Traurigkeit, Schreck und Furcht"*.[54]

Pe 7 hat eine wichtige Funktion bei der Beruhigung des Geistes. In dieser Hinsicht hat er die gleichen Funktionen wie He 7 *shenmen.* Tatsächlich wurde früher Pe 7 *daling* als Quell-*yuan*-Punkt der Herz-Leitbahn eingesetzt. Im ersten Kapitel des ‚Zentrums des Wirkvermögens' wird Pe 7 als der Quell-*yuan*-Punkt des Herzens aufgeführt.[55]

Meiner Erfahrung nach ist Pe 7 besser als He 7 geeignet, um mit den emotionalen Folgen einer zerbrochenen Beziehung umzugehen.

Pe 7 klärt auch Herz-Feuer und ist besonders wichtig, wenn Herz-Feuer psychische Probleme verursacht, wie etwa starke Angstzustände und psychische Unruhe oder sogar manisches Verhalten.

Es ist nützlich, die Wirkungen von He 7 *shenmen* und Pe 7 *daling* miteinander zu vergleichen (beide können das Herz-Blut nähren und den Geist beruhigen), ebenso die Wirkungen von Pe 6 *neiguan* und Pe 7 *daling.*

He 7 *shenmen*	**Pe 7** *daling*
Mehr bei Leere-Zuständen	Mehr bei Fülle-Zuständen
Nicht bei Wärme-Erkrankungen	Wichtig bei Wärme-Erkrankungen, Hitze im Perikard (Nähr-Qi-Schicht)
Sanfte Wirkung bei der Beruhigung des Geistes	Besser bei starken Angstzuständen und Manie
Nicht so stark beim Aufmachen der Öffnungen des Geistes	Macht die Öffnungen des Geistes auf. Besonders angezeigt bei emotionalen Störungen aufgrund von zerbrochenen Beziehungen

Pe 6 *neiguan*	Pe 7 *daling*
Nach außen gerichtete, zentrifugale Bewegung	Nach innen gerichtete, zentripetale Bewegung
Bewegt das Qi	Beruhigt den Geist
Beseitigt Stagnationen	Klärt Hitze
Hebt die Stimmung	Lindert Angstzustände
Stimuliert das Kommen und Gehen der Wanderseele	Zügelt das Kommen und Gehen der Wanderseele

Pe 8 *laogong* Palast der Arbeit

Als einer von Sun Simiaos 13 Dämonenpunkte beruhigt Pe 8 den Geist. Seine Indikationen umfassen Schlafstörungen, Erregung, manisches Verhalten, Schreck, Angstzustände und psychische Unruhe.

Im ‚Großen Kompendium der Akupunktur' (1601) werden *„Zorn, Traurigkeit und unangemessenes Lachen"* unter den Indikationen für Pe 8 aufgeführt.[56]

Es folgt ein Vergleich zwischen Pe 3 *quze,* Pe 4 *ximen,* Pe 5 *jianshi,* Pe 6 *neiguan,* Pe 7 *daling* und Pe 8 *laogong,* speziell im Hinblick auf ihre psychisch-emotionale Wirkung. Sie können alle den Geist beruhigen.

- Pe 3 klärt Hitze und kühlt das Blut. Er ist bei emotionalen Problemen aufgrund von Herz-Feuer angezeigt.
- Pe 4 ist besser bei emotionalen Problemen geeignet, die vor dem Hintergrund einer Leere auftreten.
- Pe 5 beseitigt Schleim aus dem Herzen bei Schleim-Symptomen, die Herz und Geist benebeln.
- Pe 6 öffnet den Thorax, beruhigt den Geist und reguliert das Leber-Qi. Er ist der beste Punkt, um die Stimmung zu heben und das Kommen und Gehen der Wanderseele bei Depressionen zu stimulieren.
- Pe 7 beruhigt den Geist, besonders bei emotionalen Problemen aufgrund von Beziehungsschwierigkeiten.
- Pe 8 ist speziell bei psychisch-emotionalen Problemen geeignet, die von Herz-Feuer ausgehen.

ZUSAMMENFASSUNG

Perikard-Leitbahn-Punkte bei emotionalen Problemen

- Perikard-Leitbahn-Punkte sind besonders bei psychisch-emotionalen Problemen geeignet, die vor dem Hintergrund von Hitze auftreten.
- Pe 4 ist besser bei emotionalen Problemen aufgrund einer Leere geeignet.
- Pe 6 ist ein sehr wichtiger Punkt, um das Leber-Qi zu bewegen, das Kommen und Gehen der Wanderseele zu stimulieren und Depressionen aufgrund einer Leber-Qi-Stagnation zu behandeln.

Pe 3 *quze* **Sumpf an der Biegung**
Pe 3 beruhigt den Geist bei Herz-Feuer. Indikationen: Schreck, Angstzustände und psychische Unruhe.

Pe 4 *ximen* **Spaltentor**
Pe 4 beruhigt den Geist. Indikationen: Erregung, Angstzustände, Schlafstörungen, psychische Unruhe, Depressionen und Schreck. Pe 4 stärkt den Geist bei Herz-Schwäche, die zur Entstehung von Furcht, Angstzuständen, Schlafstörungen und Depressionen führen kann.

Pe 5 *jianshi* **Vermittler**
Pe 5 beruhigt den Geist, macht die Öffnungen des Geistes auf und beseitigt Schleim im Herzen. Indikationen: Palpitationen, Erregung, Brustdruckgefühl, manisches Verhalten, Schreck, psychische Unruhe, Gedächtnisschwäche und ‚Geistersehen'.

Pe 6 *neiguan* **Inneres Tor**
Pe 6 beruhigt den Geist, hebt die Stimmung, fördert den freien Fluss des Leber-Qi und stimuliert die Bewegung der Wanderseele. Indikationen: Schlafstörungen, manisches Verhalten, Gedächtnisschwäche, Angstzustände, Schreck, Traurigkeit und Depressionen.

Pe 7 *daling* **Großer Hügel**
Als einer von Sun Simiaos 13 Dämonenpunkten beruhigt Pe 7 den Geist und macht die Öffnungen des Geistes auf. Indikationen: Schlafstörungen, manisches Verhalten, Palpitationen, Erregung, geistige Unruhe, Traurigkeit und Schreck.

Pe 8 *laogong* **Palast der Arbeit**
Als einer von Sun Simiaos 13 Dämonenpunkte beruhigt Pe 8 den Geist. Indikationen: Schlafstörungen, Erregung, manisches Verhalten, Schreck, Angstzustände und psychische Unruhe.

13.10 Dreierwärmer-Leitbahn

Die Punkte auf der Dreierwärmer-Leitbahn, die bei emotionalen Problemen geeignet sind, werden in ➤ Abb. 13.19 dargestellt.

3E 3 *zhongzhu* Mittlere kleine Insel

Obwohl in chinesischen Werken keinerlei emotionale Indikation für diesen Punkt genannt wird, fördert meiner Erfahrung nach 3E 3 den freien Fluss des Qi, hebt die Stimmung und stimuliert das Kommen und Gehen der Wanderseele.

3E 10 *tianjing* Himmlischer Brunnen

3E 10 beruhigt den Geist. Zu seinen Indikationen zählen manisches Verhalten, Traurigkeit, Schreck und Palpitationen.

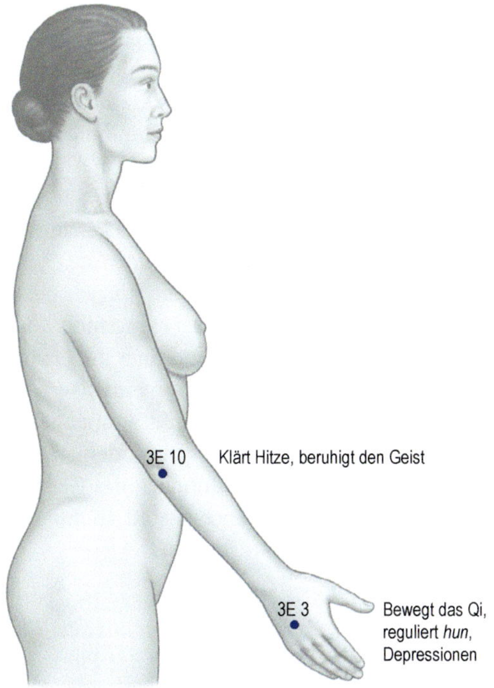

Abb. 13.19 Dreierwärmer-Leitbahn-Punkte

3E 10 beruhigt den Geist bei psychisch-emotionalen Problemen, die vor dem Hintergrund von Herz-Hitze auftreten. Er hat eine ähnliche Wirkung wie Pe 7 *daling*.

ZUSAMMENFASSUNG

Dreierwärmer-Leitbahn-Punkte bei emotionalen Problemen

3E 3 *zhongzhu* **Mittlere kleine Insel**
3E 3 fördert den freien Fluss des Qi, hebt die Stimmung und stimuliert das Kommen und Gehen der Wanderseele.

3E 10 *tianjing* **Himmlischer Brunnen**
3E 10 beruhigt den Geist bei Hitze-Mustern. Indikationen: manisches Verhalten, Traurigkeit, Schreck und Palpitationen.

13.11 Gallenblasen-Leitbahn

Die Punkte auf der Gallenblasen-Leitbahn, die bei emotionalen Problemen geeignet sind, werden in ➤ Abb. 13.20 dargestellt.

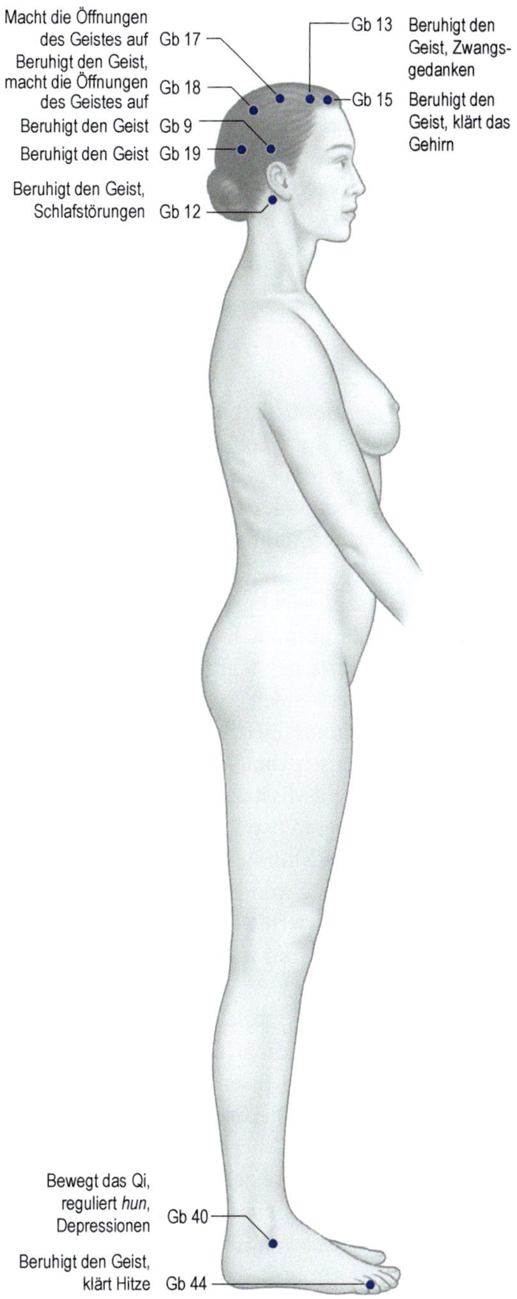

Abb. 13.20 Gallenblasen-Leitbahn-Punkte

Gb 9 *tianchong* Durchdringung des Himmels

Gb 9 beruhigt den Geist. Seine Indikationen umfassen Schreck, Furcht, Palpitationen und manisches Verhalten.

Gb 9 hat eine starke psychische Wirkung und wird zur Beruhigung des Geistes eingesetzt. Bei schweren psychischen Störungen wie etwa Hypomanie ist er eine wichtige Ergänzung zur Behandlung mit Fernpunkten.

Gb 12 *wangu* Ganzer Knochen

Gb 12 beruhigt den Geist. Zu seinen Indikationen zählen manisches Verhalten, Erregung und Schlafstörungen.

Dieser Punkt wird häufig bei Schlafstörungen verwendet, die von aufsteigendem Leber-Yang oder Leber-Feuer ausgehen. Er wird mit Bl 18 *ganshu* und Bl 19 *danshu* kombiniert.

Gb 13 *benshen* Wurzel des Geistes

Gb 13 beruhigt den Geist, klärt das Gehirn und sammelt die Essenz *(jing)* im Kopf. Seine Indikationen sind u. a. manisches Verhalten und Schreck. In den ‚Sammlungen von bedeutenden Akupunkteuren' (1529) wird *„Dumpfheit (dian)"* unter den Indikationen von Gb 13 aufgeführt.[57]

Gb 13 ist ein sehr wichtiger Punkt bei psychischen und emotionalen Problemen. Er wird sehr häufig in der psychiatrischen Praxis bei Schizophrenie und Persönlichkeitsspaltung verwendet, wobei er mit He 5 *tongli* und Gb 38 *yangfu* kombiniert wird.[58] Er ist auch angezeigt, wenn ein Mensch anhaltende und nicht gerechtfertigte Eifersucht und Misstrauen hegt.

Abgesehen von diesen psychischen Eigenschaften hat er eine starke Wirkung hinsichtlich der Beruhigung des Geistes und Linderung von Angstzuständen, die von ständiger Sorge und fixierten Gedanken herrühren. Seine Wirkung wird verstärkt, wenn er mit Du 24 *shenting* kombiniert wird.

Seine tief greifende psychische und emotionale Wirkung ist auch dadurch bedingt, dass er Essenz zum Kopf hin ‚sammelt'. Die Nieren-Essenz ist die Wurzel unseres vorgeburtlichen Qi und die Grundlage unseres psychischen und emotionalen Lebens. Eine starke Essenz ist die fundamentale Voraussetzung für einen klaren Geist *(shen)* und ein ausgewogenes Gefühlsleben. Dies ist die Bedeutung des Namens von Gb 13 ‚Wurzel des Geistes', d. h., dieser Punkt sammelt die Essenz, die die Wurzel des Geistes *(shen)* darstellt.

Die Nieren-Essenz ist die Quelle des Marks, die das Gehirn auffüllt (Meer des Marks genannt). Gb 13 ist ein Punkt, wo sich Essenz und Mark ‚sammeln'. Im ‚Großen Wörterbuch der Akupunktur' heißt es, dass dieser Punkt *„den Geist [shen] zu seiner Wurzel zurückkehren lässt"*.[59] Die ‚Wurzel' des Geistes ist die Essenz, daher ‚sammelt' dieser Punkt die Essenz zum Gehirn und beeinflusst den Geist. Da er Geist und Essenz miteinander verbindet, behandelt er sowohl Herz als auch Niere und daher den Geist *(shen)* und die Willenskraft *(zhi)*. Aus diesem Grund ist er ein wichtiger Punkt bei der Therapie von Depressionen.

Wenn Gb 13 mit anderen Punkten zur Nährung der Essenz kombiniert wird (wie etwa Ren 4 *guanyuan*), zieht er die Essenz zum Kopf und beruhigt dadurch den Geist, klärt das Gehirn und stärkt die Klarheit von Geist, Gedächtnis und Willenskraft. Die Verbindung zwischen Gb 13 und Essenz wird in dem Werk ‚Eine Recherche über chinesische Akupunktur' bestätigt, wo unter den Indikationen für diesen Punkt Folgendes genannt wird: *„Hypermenorrhö, Impotenz und Samenergüsse."*[60]

Im ‚Vollständigen Buch des Jingyue (*Jingyue quanshu*, 1624) heißt es, dass dieser Punkt bei mangelnder Klarheit des Geistes geeignet sei, die aufgrund einer Verletzung der Wanderseele durch Traurigkeit hervorgerufen werde.[61]

Schließlich beseitigt Gb 13 im Zusammenhang mit psychisch-emotionalen Störungen oder Epilepsie Schleim, d. h., er macht die Öffnungen des Geistes auf, wenn diese durch Schleim benebelt sind. In ‚Eine Erklärung der Akupunkturpunkte' heißt es:

„Die Indikationen für Gb 13 zeigen, dass er die 3 pathogenen Faktoren Wind, Feuer und Schleim aus dem Kleinen Yang beseitigt. In diesen Fällen sollte der Punkt sediert werden."[62]

Gb 13 kann mit folgenden Punkten kombiniert werden:

- Du 24 *shenting*, um die beruhigende Wirkung zu verstärken: die Kombination dieser beiden Punkte hat eine starke beruhigende Wirkung auf Geist und Wanderseele. Sie sind besonders geeignet bei Leber-Disharmonien.
- He 7 *shenmen*, um den Geist bei starken Angstzuständen zu beruhigen, die vor dem Hintergrund von Herz-Disharmonien auftreten.

Gb 15 *toullinqi* Fallende Tränen

Gb 15 beruhigt den Geist. Zu seinen Indikationen zählen Zwangsgedanken, Grübeln und Stimmungsschwankungen.

Gb 15 hat eine tief greifende Wirkung auf das psychisch-emotionale Leben und ist besonders angezeigt, um die Stimmungen auszugleichen, wenn der Mensch zwischen Phasen von Niedergeschlagenheit und Hochstimmung schwankt.[63] Meiner Erfahrung nach ist dieser Punkt wirksam, um Zwangsgedanken und Grübeln zu beenden.

Gb 17 *zhengying* Oberstes Zusammenlaufen

Gb 17 beseitigt Schleim und macht die Öffnungen des Geistes auf. Zu seinen Indikationen zählen Zwangsgedanken, Grübeln und manisches Verhalten.

Gb 17 hat eine starke psychisch-emotionale Wirkung auf das Aufmachen der Öffnungen des Geistes und Beseitigen von Schleim aus dem Kopf, wenn dieser den Geist blockiert und Zwangsgedanken, Grübeln und leichtes manisches Verhalten verursacht.

Nach ‚Eine Recherche über chinesische Akupunktur' kann Gb 17 bei Schizophrenie und Hysterie verwendet werden.[64]

Gb 18 *chengling* Empfänger der Seele

Gb 18 beruhigt den Geist und macht die Öffnungen des Geistes auf. Seine Indikationen sind u. a. Zwangsgedanken und Grübeln.

Gb 18 hat eine tiefe Wirkung auf psychische Probleme wie Zwangsgedanken und Demenz.[65]

Gb 19 *naokong* Gehirnraum

Gb 19 beruhigt den Geist. Zu seinen Indikationen gehören Dumpfheit und Manie, Schreck und Palpitationen.

Gb 40 *qiuxu* Hügelruinen

Gb 40 fördert den freien Fluss des Leber-Qi, hebt die Stimmung, stimuliert das Kommen und Gehen der Wanderseele und stärkt die Entschlossenheit. Zu seinen Indikationen zählen Depressionen und Stimmungsschwankungen.

Im ‚Großen Kompendium der Akupunktur' (1601) wird *„dian"* unter den Indikationen für Gb 40 genannt; dies würde seine Anwendung, die Bewegung der Wanderseele bei Depressionen zu stimulieren, bestätigen.[66]

Meiner Erfahrung nach kann Gb 40 verwendet werden, um den geistigen Aspekt der Gallenblase zu stärken, d. h. die Charakterstärke, die es uns erlaubt, schwierige Entscheidungen zu treffen. Er ist auch der beste Punkt, um die Gallenblase und das Herz beim Syndrom ‚Gallenblasen-Schwäche' zu stärken, das durch Ängstlichkeit, Mangel an Initiative, Schwierigkeiten bei der Entscheidungsfindung und Depressionen charakterisiert ist.

Auf psychischer Ebene kann die Gallenblasen-Leitbahn verwendet werden, um das ‚Kommen und Gehen' der Wanderseele zu stimulieren, wenn der Mensch depressiv ist und es ihm an einem Richtungssinn und Lebenszweck mangelt. Meiner Erfahrung nach ist Gb 40 der beste Punkt, um diesen Aspekt der Gallenblase zu stimulieren.

Gb 44 *zuqiaoyin* Yin-Öffnung (am Fuß)

Gb 44 beruhigt den Geist. Seine Indikationen umfassen Schlafstörungen, Albträume, Somnolenz, Erregung und Angstzustände.

Gb 44 beruhigt den Geist bei Schlafstörungen und Erregung, die von Leber-Feuer herrühren.

ZUSAMMENFASSUNG

Gallenblasen-Leitbahn-Punkte bei emotionalen Problemen

- Gallenblasen-Punkte am Kopf sind sehr wichtig bei ernsten psychisch-emotionalen Problemen.
- Die meisten Gallenblasen-Punkte machen die Öffnungen des Geistes auf.

Gb 9 *tianchong* Durchdringung des Himmels
Gb 9 beruhigt den Geist. Indikationen: Schreck, Furcht, Palpitationen und manisches Verhalten.

Gb 12 *wangu* Ganzer Knochen
Gb 12 beruhigt den Geist. Indikationen: manisches Verhalten, Erregung und Schlafstörungen. Wird häufig bei Schlafstörungen verwendet, die von aufsteigendem Leber-Yang oder Leber-Feuer ausgehen, kombiniert mit Bl 18 *ganshu* und Bl 19 *danshu.*

Gb 13 *benshen* Wurzel des Geistes
Gb 13 beruhigt den Geist, klärt das Gehirn und sammelt die Essenz *(jing)* im Kopf. Indikationen: manisches Verhalten und Schreck. Gb 13 ist ein sehr wichtiger Punkt bei psychischen und emotionalen Problemen.

Gb 15 *linqi* Fallende Tränen
Gb 15 beruhigt den Geist. Indikationen: Zwangsgedanken, Grübeln und Stimmungsschwankungen. Besonders angezeigt, um die Stimmungen auszugleichen, wenn der Mensch zwischen Phasen von Niedergeschlagenheit und Hochstimmung schwankt.

Gb 17 *zhengying* Oberstes Zusammenlaufen
Gb 17 beseitigt Schleim und macht die Öffnungen des Geistes auf. Indikationen: Zwangsgedanken, Grübeln und manisches Verhalten. Gb 17 hat eine starke psychisch-emotionale Wirkung auf das Aufmachen der Öffnungen des Geistes und Beseitigen von Schleim aus dem Kopf.

Gb 18 *chengling* Empfänger der Seele
Gb 18 beruhigt den Geist und macht die Öffnungen des Geistes auf. Indikationen: Zwangsgedanken und Grübeln.

Gb 19 *naokong* Gehirnraum
Gb 19 beruhigt den Geist. Indikationen: Dumpfheit und Manie, Schreck und Palpitationen.

Gb 40 *qiuxu* Hügelruinen
Gb 40 fördert den freien Fluss des Leber-Qi, hebt die Stimmung, stimuliert das Kommen und Gehen der Wanderseele und stärkt die Entschlossenheit. Indikationen: Depressionen und Stimmungsschwankungen. Meiner Erfahrung nach kann Gb 40 verwendet werden, um den geistigen Aspekt der Gallenblase zu stärken, d. h. die Charakterstärke, die es uns erlaubt, schwierige Entscheidungen zu treffen.

13

Gb 44 *zuqiaoyin* Yin-Öffnung (am Fuß)
Gb 44 beruhigt den Geist. Indikationen: Schlafstörungen, Albträume, Somnolenz, Erregung und Angstzustände. Gb 44 beruhigt den Geist bei Schlafstörungen und Erregung, die von Leber-Feuer herrühren.

13.12 Leber-Leitbahn

Die Punkte auf der Gallenblasen-Leitbahn, die bei emotionalen Problemen geeignet sind, werden in ➢ Abb. 13.21 dargestellt.

Le 2 *xingjian* Zeitweiliges Dazwischentreten

Le 2 beruhigt den Geist. Zu seinen Indikationen gehören Neigung zu Zornesausbrüchen, Traurigkeit, Schreck, ‚Geistersehen', manisches Verhalten, Schlafstörungen und Palpitationen.

Le 2 beruhigt den Geist und die Wanderseele, wenn diese durch Feuer erregt werden.

Le 3 *taichong* Größere Durchdringung

Le 3 beruhigt den Geist und die Wanderseele und reguliert das Kommen und Gehen der Wanderseele. Zu seinen Indikationen zählen Neigung zu Zornesausbrüchen, Reizbarkeit, Schlafstörungen und Sorgen.

Le 3 hat eine tief gehende beruhigende Wirkung auf den Geist und ist wirksam, um sehr angespannte Menschen zu beruhigen, die zu Reizbarkeit neigen oder tiefe Frustration und unterdrückten Zorn verspüren. Seine beruhigende Wirkung ist jedoch nicht auf Gefühle von Zorn beschränkt, die typisch für eine Leber-Disharmonie sind. Er ist auch allgemein wirksam bei Reizbarkeit und einer Tendenz, sich aufgrund von emotionalem Stress Sorgen zu machen. Seine beruhigende Wirkung wird verstärkt, wenn er mit Di 4 *hegu* kombiniert wird (die ‚Vier Tore').

Neben seiner beruhigenden Wirkung stimuliert Le 3 auch das Kommen und Gehen der Wanderseele, wenn diese durch eine Leber-Qi-Stagnation eingeschränkt wird und den Menschen depressiv und ziellos macht. Le 3 hat jedoch eine regulierende Wirkung auf die Wanderseele und kann auch deren Bewegung bei Menschen, die leicht manisch sind, zügeln.

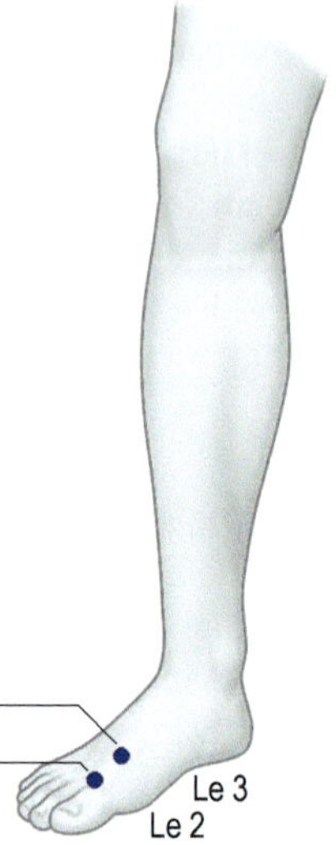

Abb. 13.21 Leber-Leitbahn-Punkte

ZUSAMMENFASSUNG
Leber-Leitbahn-Punkte bei emotionalen Problemen

Le 2 *xingjian* Zeitweiliges Dazwischentreten
Le 2 beruhigt den Geist. Indikationen: Neigung zu Zornesausbrüchen, Traurigkeit, Schreck, ‚Geistersehen', manisches Verhalten, Schlafstörungen und Palpitationen. Le 2 beruhigt den Geist und die Wanderseele, wenn diese durch Feuer erregt werden.

Le 3 *taichong* Größere Durchdringung
Le 3 beruhigt den Geist und die Wanderseele und reguliert das Kommen und Gehen der Wanderseele. Indikationen: Neigung zu Zornesausbrüchen, Reizbarkeit, Schlafstörungen und Sorgen. Neben seiner beruhigenden Wirkung stimuliert Le 3 auch das Kommen und Gehen der Wanderseele, wenn diese durch eine Leber-Qi-Stagnation eingeschränkt wird und den Menschen depressiv und ziellos macht.

13.13 Konzeptionsgefäß *(renmai)*

Die Punkte auf dem Konzeptionsgefäß, die bei emotionalen Problemen geeignet sind, werden in ➢ Abb. 13.22 dargestellt.

Ren 4 *guanyuan* Tor des Ursprungs-Qi

Ren 4 beruhigt den Geist und die Wanderseele. Zu seinen Indikationen gehören Furcht, Schreck und Schlafstörungen.

Ren 4 ist ein Kreuzungspunkt der 3 Yin-Leitbahnen am Bein, die an diesem Punkt zusammenlaufen und tief in das

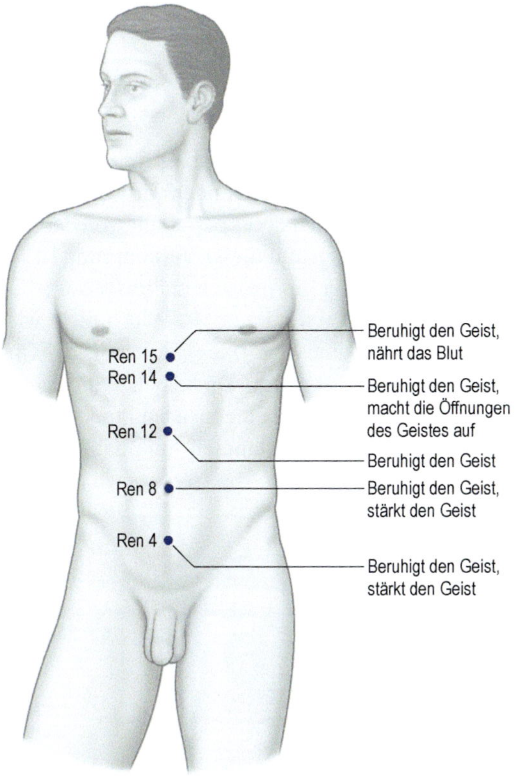

Abb. 13.22 Konzeptionsgefäß-Punkte

Konzeptionsgefäß eindringen. Dieser Punkt ist das ‚Tor', das das Qi dieser 3 Leitbahnen im Unteren Erwärmer hält. Die psychisch-emotionale Wirkung dieses Punktes geht auf diese Funktion zurück. Indem er das Qi der Yin-Leitbahnen am Bein (Leber, Milz und Niere) verwurzelt, verleiht er dem Herzen eine ‚Grundlage', sodass sein Qi nicht nach oben entweicht. Daher beruhigt Ren 4 den Geist, indem er ihn im Yin im Unteren Erwärmer verwurzelt.

Ren 4 beruhigt den Geist, indem er die Niere und das Ursprungs-Qi *(yuanqi)* stärkt und den Geist *(shen)* und die Wanderseele *(hun)* im Unteren Erwärmer ‚verwurzelt'. Ich verwende ihn speziell bei Angstzuständen, die vor dem Hintergrund einer Leere auftreten. Dieser Punkt stärkt das Qi des Unteren Erwärmers und verwurzelt so das Qi nach unten und unterdrückt das Aufsteigen des Qi zum Kopf, das sich bei schweren Angstzuständen ereignet. Auf diese Weise hat er eine starke beruhigende Wirkung.

Ren 8 *shenque* Palast der Seele

Ren 8 beruhigt den Geist und hebt die Stimmung. Obwohl seine Indikationen nicht viele psychisch-emotionale Symptome umfassen, verwende ich diesen Punkt, um den Geist zu beruhigen und die Stimmung zu heben, wenn ein Mensch vor dem Hintergrund einer Schwäche des Ursprungs-Qi *(yuanqi)* depressiv ist. Es sei daran erinnert, dass dieser Punkt nur mit Moxakegeln auf Salz angewendet und nicht genadelt wird.

Es ist nützlich, die Bedeutung dieses Punktenamens zu ergründen, da er Licht auf sein Wesen und seine Funktionen wirft. Das ‚Große Wörterbuch der chinesischen Akupunktur' gibt eine Erklärung der Bedeutung dieses Punktes aus einem alten Buch wieder:

„Ren 8 ist das Haus der Seele [shenshe]. Der Himmel ist oben, die Erde ist unten, der Mensch ist in der Mitte; an den beiden Seiten befinden sich Ni 13 qixue und Ni 16 huangshu. Oben sind Ren 9 shuifen und Ren 10 xiawan; unten sind Ren 4 guanyuan [hier baomen genannt] und Ren 3 zhongji. Der Bauchnabel ist in der Mitte wie die Öffnung einer Tür, durch die die Seele mit der Vor-Himmels-Essenz kommuniziert. Wenn Mutter und Vater sich vereinigen, wird ein Fötus gebildet, die Nabelschnur entsteht, die den Fötus wie ein Lotusstängel mit dem Tor des Lebens [mingmen] der Mutter verbindet. Die Vor-Himmels-Essenz erzeugt Wasser und die Niere: wie eine ge-

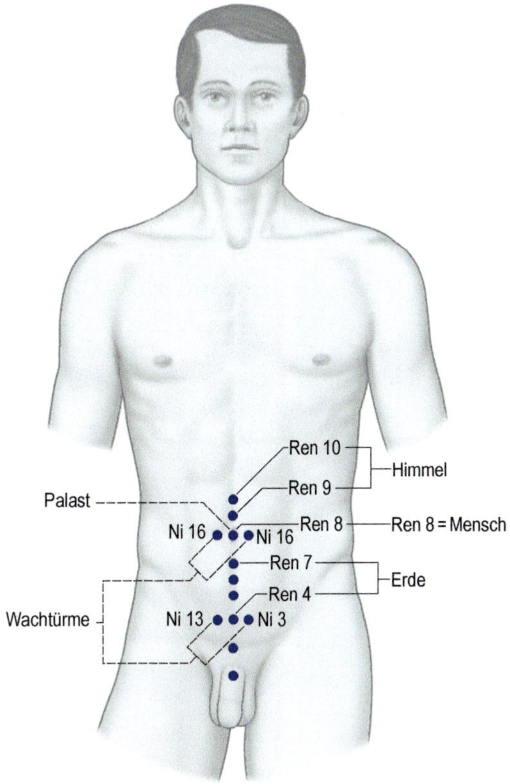

Abb. 13.23 Ren 8 *shenque*

schlossene Lotusblume werden die 5 Elemente erschaffen und das Qi der Mutter wird übertragen. Innerhalb von 10 Monaten, wenn der Fötus voll ausgebildet wird, dringt die Seele durch das Zentrum des Bauchnabels ein und schafft ein neues menschliches Wesen."[67]

Gemäß diesem Bild befindet sich Ren 8 in der Mitte des energetischen Wirbels mit 3 Ebenen: dem Himmel oben (Ren 9 und Ren 10), der Erde unten (Ren 4 und Ren 7) und dem Menschen in der Mitte (Ren 8) und mit Ni 13 und Ni 16 an jeder Seite wie Wachtürme, die den Eingang des Kaiserpalastes bewachen. Ich übersetze das Wort *que* in diesem Punktenamen als ‚Palast' (statt als ‚Tor' oder ‚Durchgang', wie dies bei den meisten Autoren der Fall ist), um auf die energetische Bedeutung dieses Punktes hinzuweisen, nämlich die eines Kaiserpalastes, der die Residenz der Seele ist (➤ Abb. 13.23 und 13.24).

Das Wort *que* beinhaltet auch die Vorstellung von einem offenen Raum, von etwas Leerem. Dies ist der Raum, durch den der Fötus mit dem Tor des Lebens *(mingmen)* der Mutter verbunden wurde, der Raum, durch den die Seele den Fötus betrat und von der Mutter genährt wurde. Aufgrund dieser Verknüpfung ist Ren 8 derjenige Punkt, der am meisten auf unser vorgeburtliches Qi einwirkt. Dieser ‚Raum' ist jedoch nicht wie ein ‚Tor' *(guan)* oder eine ‚Tür' *(men)*, durch die das Qi sich hinein- und hinausbewegt. Deshalb hat dieser Punkt nicht die Funktion, welche die meisten Punkte mit *guan* oder *men* als Namensbestandteil inne haben, nämlich

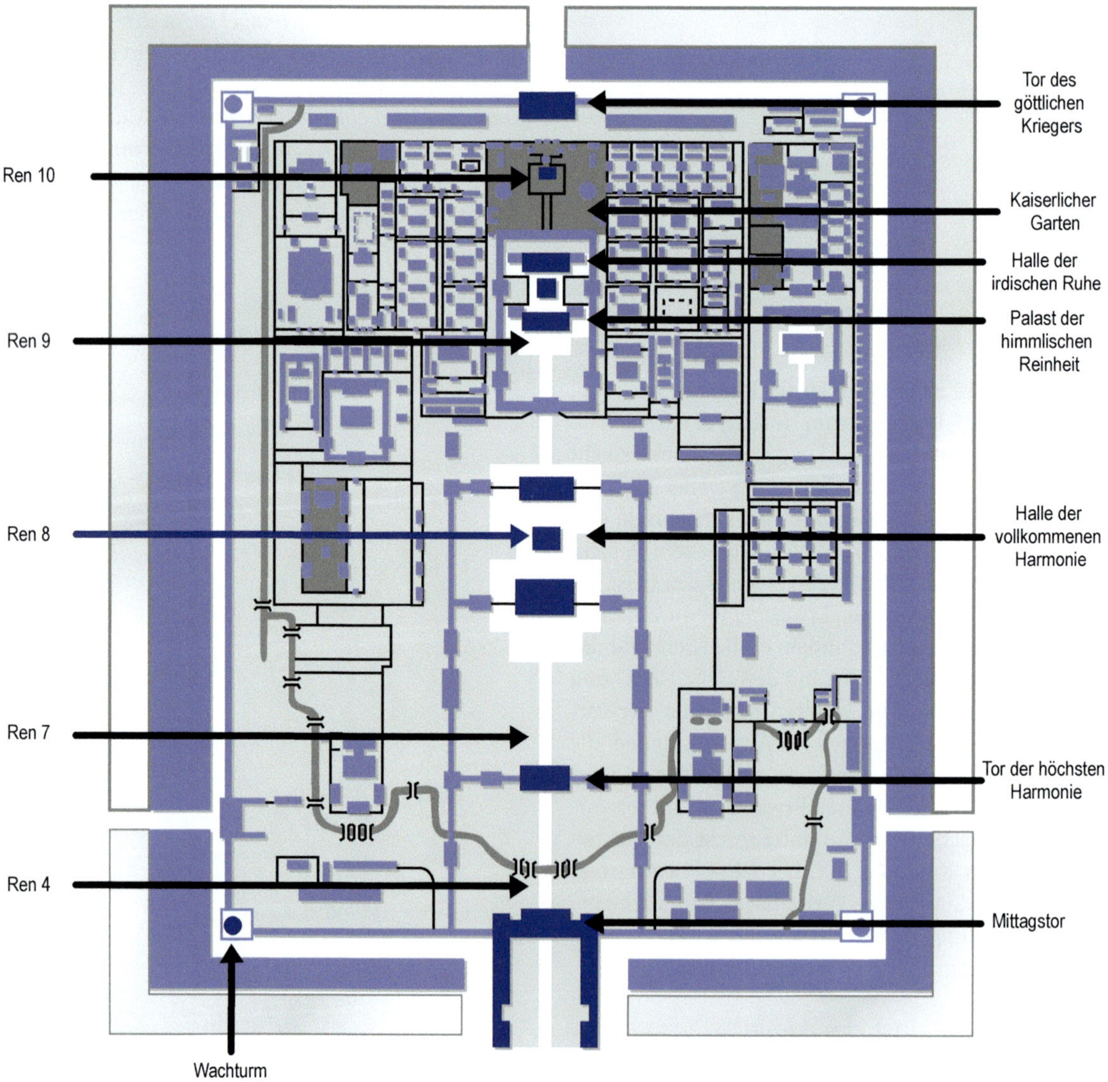

Abb. 13.24 Vergleich der Punkte des Konzeptionsgefäßes mit der Verbotenen Stadt

die, die Bewegung und das Eintreten/Austreten von Qi zu fördern. Dieser ,Raum' ist eher wie der Eingang zu einem Palast, ein ,Raum', der die Residenz der Seele ist; deshalb habe ich also das Wort *que* in diesem Punktenamen mit ,Palast' übersetzt.

Die Verbindung zwischen dem Fötus und der Mutter via Ren 8 zeigt sich auch in einem der vielen alternativen Namen für diesen Punkt, *mingdi,* was ,Stängel des Lebens' bedeutet, wobei ,Stängel' die Nabelschnur ist und ,Leben' sich auf das Tor des Lebens *(mingmen)* der Mutter bezieht.

Aus diesen Gründen verwende ich diesen Punkt bei Patienten, die depressiv sind und deren Depressionen rund um das Thema Bemutterung kreisen.

Ren 12 *zhongwan* Mitte des Epigastriums

Ren 12 beruhigt den Geist. Zu seinen Indikationen gehören Sorge, Angstzustände und Grübeln.

Es ist interessant, dass die traditionellen Indikationen für diesen Punkt „Sorge, Angstzustände und Grübeln" umfassen. Ich persönlich finde Ren 12 sehr wirksam bei der Beruhigung des Geistes bei Patienten, die an Verdauungsproblemen leiden, welche durch emotionale Anspannung verursacht wurden. Zu diesem Zweck kombiniere ich Ren 12 gewöhnlich mit Ren 15 *jiuwei* und Du 24 *shenting.*

Ich verwende Ren 12, um den Geist zu beruhigen und Grübeln zu beenden, wenn der Betroffene von Emotionen beeinträchtigt wird, die die Milz schädigen (wie etwa Grübeln, Sorge und Scham).

Ren 14 *juque* Großer Palast

Ren 14 beruhigt den Geist und macht die Öffnungen des Geistes auf. Zu seinen Indikationen zählen Angstzustände, Schlafstörungen, Dumpfheit und Manie, Schreien, Zorn, Desorientiertheit und Erregung. Im ,Großen Kompendium der Akupunktur' (1601) werden *„Desorientiertheit und manisches Verhalten"* unter den Indikationen für diesen Punkt aufgeführt.[68] In den ,Sammlungen von bedeutenden Akupunkteuren' wird auch Manie *(kuang)* angegeben.[69]

Ren 14 beruhigt den Geist und wird häufig bei Schleim-Hitze, die das Herz benebelt und zu psychischen Symptomen führt, oder bei Herz-Feuer mit Schlafstörungen, Erregung und Angstzuständen in der Folge angewendet. Dies bedeutet nicht, dass Ren 14 nicht bei psychisch-emotionalen Symptomen einsetzbar ist, die vor dem Hintergrund einer Herz-Schwäche auftreten. Im letzteren Fall tendiere ich aber dazu, eher Ren 15 *jiuwei* zu verwenden.

Das Schriftzeichen *que* im Namen dieses Punktes ist das gleiche wie in *shenque* für Ren 8. Aus diesem Grund habe ich es in Anlehnung an ,Palast des Geistes' für Ren 8 mit ,Palast' übersetzt. Es besteht daher eine Entsprechung zwischen diesen beiden Punkten. Die Seele (5 *shen)* hängt von der Nieren-Essenz als ihrer Grundlage ab. Daher beeinflusst Ren 8 die Seele über die Essenz und Ren 14 über den Geist *(shen)* des Herzens (➤ Abb. 13.25).

Ren 15 *jiuwei* Taubenschwanz

Ren 15 beruhigt den Geist und die Körperseele und macht die Öffnungen des Geistes auf. Zu seinen Indikationen gehören manische Depression, Palpitationen, Angstzustände und Schlafstörungen. Im ,Großen Kompendium der Akupunktur' werden „Manie, unaufhörliches Reden und Intoleranz gegenüber dem Sprechen anderer Menschen" aufgezählt.[70]

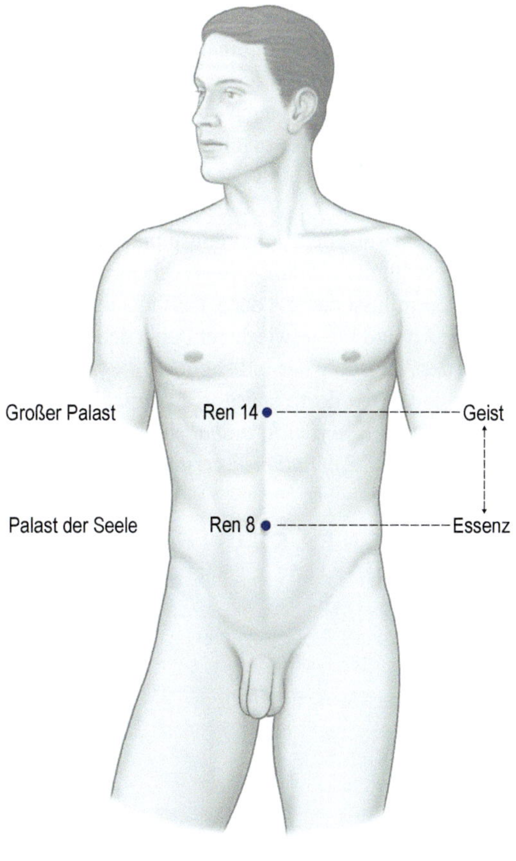

Abb. 13.25 Beziehung zwischen Ren 8 *shenque* und Ren 14 *juque*

In ‚Eine Erklärung der Akupunkturpunkte' (1654) werden ebenfalls *„unaufhörliches Reden und Intoleranz gegenüber dem Sprechen anderer Menschen"* angegeben.[71]

Ren 15 ist ein sehr wichtiger und wirkungsmächtiger Punkt, um den Geist zu beruhigen. Nach Kapitel 1 aus dem ‚Zentrum des Wirkvermögens' ist er der Quell-*yuan*-Punkt aller Yin-Organe, was bedeutet, dass er das Ursprungs-Qi *(yuanqi)* aller Yin-Organe beeinflusst.[72]

Dieser Punkt nährt alle Yin-Organe und beruhigt den Geist, vor allem bei einem Yin- und/oder Blut-Mangel. Er hat eine starke beruhigende Wirkung bei schweren Angstzuständen, Sorge, emotionalem Aufruhr, Furcht oder Obsession. Obwohl seine Indikationen zeigen, dass er verwendet werden kann, um die Öffnungen des Geistes bei schweren psychischen Störungen aufgrund eines Fülle-Zustands aufzumachen, setze ich diesen Punkt bei psychisch-emotionalen Zuständen ein, die vor dem Hintergrund eines Blut- oder Yin-Mangels auftreten.

Er ist besonders angezeigt, um Emotionen zu befreien, die die Körperseele im Thorax einschnüren und sich mit einem Druck- oder Engegefühl im Brustkorb manifestieren.

Bei emotionalen Problemen, die vor dem Hintergrund einer Nieren-Schwäche auftreten, verwende ich diesen Punkt häufig in Kombination mit Ren 4 *guanyuan* und Du 24 *shenting.*

Dieser Punkt lässt sich auch gut mit Du 19 *houding* kombinieren, um den Geist zu beruhigen und Angstzustände, Schlafstörungen und psychische Unruhe zu lindern.

In ‚Eine Erklärung der Akupunkturpunkte' (1654) heißt es, dass dieser Punkt auf Lunge, Herz, Leber und Niere einwirkt. Er beeinflusst daher 4 der 5 Yin-Organe. Dies ist eine weitere Art und Weise, wie dieser Punkt den Geist beruhigt. Bei der Auflistung der Indikationen, die zum Herzen gehören, finden wir dort *„Epilepsie, Aphasie, Druckgefühl in der Herzregion, kann nicht aushalten, andere Menschen sprechen zu hören, Palpitationen, zerstreute Seele".*

ZUSAMMENFASSUNG

Konzeptionsgefäß-Punkte bei emotionalen Problemen

Die Konzeptionsgefäß-Punkte sind besonders angezeigt, um psychisch-emotionale Probleme zu behandeln, die vor dem Hintergrund einer Leere auftreten.

Ren 4 *guanyuan* **Tor des Ursprungs-Qi**

Ren 4 beruhigt den Geist und die Wanderseele. Indikationen: Furcht, Schreck und Schlafstörungen. Ren 4 beruhigt den Geist, indem er die Niere und das Ursprungs-Qi *(yuanqi)* stärkt und den Geist *(shen)* und die Wanderseele *(hun)* im Unteren Erwärmer ‚verwurzelt'. Ich verwende ihn speziell bei Angstzuständen, die vor dem Hintergrund einer Leere auftreten.

Ren 8 *shenque* **Palast der Seele**

Ren 8 beruhigt den Geist und hebt die Stimmung. Obwohl seine Indikationen nicht viele psychisch-emotionale Symptome umfassen, verwende ich diesen Punkt, um den Geist zu beruhigen und die Stimmung zu heben, wenn ein Mensch vor dem Hintergrund einer Schwäche des Ursprungs-Qi *(yuanqi)* depressiv ist. Ren 8 ist der Raum, durch den der Fötus mit dem Tor des Lebens *(mingmen)* der Mutter verbunden wurde, der Raum, durch den die Seele den Fötus betrat und von der Mutter genährt wurde. Aufgrund dieser Verknüpfung ist Ren 8 derjenige Punkt, der am meisten auf unser vorgeburtliches Qi einwirkt.

Ren 12 *zhongwan* **Mitte des Epigastriums**

Ren 12 beruhigt den Geist. Indikationen: Sorge, Angstzustände und Grübeln.

Ren 14 *juque* **Großer Palast**

Ren 14 beruhigt den Geist und macht die Öffnungen des Geistes auf. Indikationen: Angstzustände, Schlafstörungen, Dumpfheit und Manie, Schreien, Zorn, Desorientiertheit und Erregung.

Ren 15 *jiuwei* **Taubenschwanz**

Ren 15 beruhigt den Geist und die Körperseele und macht die Öffnungen des Geistes auf. Indikationen: manische Depression, Palpitationen, Angstzustände und Schlafstörungen. Ren 15 ist ein sehr wichtiger und wirkungsmächtiger Punkt, um den Geist zu beruhigen.

13.14 Lenkergefäß *(dumai)*

Die Punkte auf dem Lenkergefäß, die bei emotionalen Problemen geeignet sind, werden in ➤ Abb. 13.26 dargestellt.

Du 4 *mingmen* Lebenstor

Du 4 klärt den Geist, hebt die Stimmung und stärkt die Willenskraft. Seine Indikationen umfassen Depressionen, Mangel an Willenskraft und geistige Verwirrung.

Das Feuer des Lebenstores *(mingmen)* ist eng mit der vorgeburtlichen Essenz verbunden. Es ist zwischen den Nieren angesiedelt und stellt das physiologische Feuer des Körpers dar, indem es die für alle physiologischen Prozesse des Körpers und für alle inneren Organe notwendige Hitze bereitstellt. Das Feuer des Lebenstores ist von Geburt an vorhanden, eigentlich sogar vom Zeitpunkt der Empfängnis an. Die vorgeburtliche Essenz ist ebenfalls von der Geburt und der Empfängnis an existent, ‚reift' aber während der Pubertät mit Hilfe der Wärme des Lebenstor-Feuers zur Nieren-Essenz heran und erzeugt Menstruationsblut bzw. Sperma.

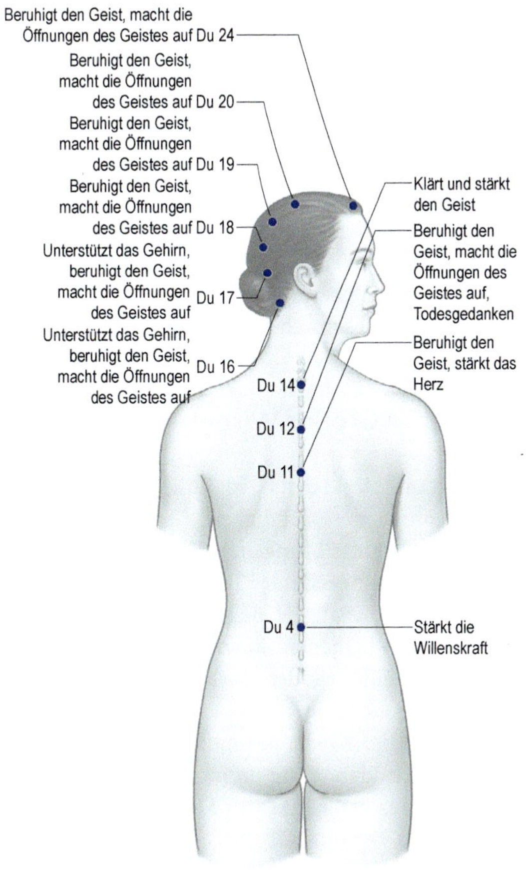

Abb. 13.26 Lenkergefäß-Punkte

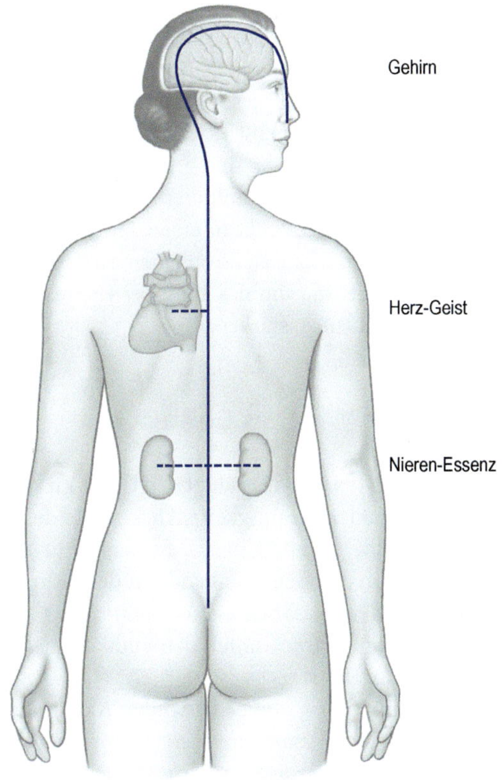

Abb. 13.27 Einfluss des Lenkergefäßes auf Essenz, Geist und Gehirn

Daher kann man sagen, dass das Feuer des Lebenstores den Yang-Aspekt der vorgeburtlichen Essenz repräsentiert, während die eigentliche vorgeburtliche Essenz, die sich während der Pubertät in Nieren-Essenz umwandelt, den Yin-Aspekt darstellt. Ein anderer Name für Du 4, *jinggong* oder ‚Palast der Essenz *[jing]*' zeigt die Verbindung zwischen Lebenstor und Essenz ganz deutlich; es ist also der Yang-Aspekt der Essenz.

Das Feuer des Lebenstores sammelt sich bei der Empfängnis am Punkt Du 4 *mingmen* an der Wirbelsäule, während sich die Vor-Himmels-Essenz ebenfalls zu diesem Zeitpunkt am Punkt Ren 4 *guanyuan* konzentriert. Dies steht mit dem Uterus der Frau, wo das Menstruationsblut gespeichert wird, bzw. mit dem Raum der Spermien beim Mann in Verbindung.[73] In Kapitel 36 des ‚Klassikers der Schwierigkeiten' lesen wir:

„Das Lebenstor ist die Residenz von Geist und Essenz und ist mit dem Ursprungs-Qi [yuanqi] verknüpft: beim Mann beherbergt es das Sperma, bei der Frau den Uterus."[74]

Das Lenkergefäß hat einen starken Einfluss auf den Geist *(shen)*, weil es auf 3 verschiedene Arten auf ihn einwirkt. Zunächst entspringt das Lenkergefäß zwischen den Nieren und hängt mit der Essenz zusammen (besonders dem Yang-Aspekt der Essenz). Die Essenz *(jing)* ist die Grundlage von Qi und Geist *(shen)* und die Residenz der Willenskraft *(zhi)*. Eine starke Essenz schafft daher die Basis für einen starken Geist und eine starke Willenskraft.

Zweitens fließt das Lenkergefäß durch das Herz und beeinflusst daher über das Herz den Geist. Drittens tritt das Lenkergefäß in das Gehirn ein, das laut einigen Ärzten die Wohnstätte des Geistes ist. Aus diesen Gründen beeinflusst das Lenkergefäß und speziell Du 4 den Geist. Er klärt den Geist und hebt die Stimmung und ist ein wichtiger Punkt, um Depressionen zu behandeln, die vor dem Hintergrund eines Nieren-Yang-Mangels auftreten (➤ Abb. 13.27).

Du 10 *lingtai* Podest des Geistes

Dieser Punkt befindet sich unterhalb des Dornfortsatzes des 6. Rückenwirbels, auf einer Höhe mit Bl 16 *dushu*. Er ist daher einen Wirbelraum unterhalb von Bl 15 *xinshu,* daher sein Name – das Podest unterhalb des Herzens.

In den ‚Sammlungen von bedeutenden Akupunkteuren' wird die Verbindung dieses Punktes mit dem Herzen unterstrichen. Dort heißt es, dass dieser Punkt die Verbindung zwischen Herz und Lenkergefäß sei und sich gut mit He 7 *shenmen* kombinieren lasse.[75]

Ich verwende diesen Punkt in erster Linie bei Leere-Zuständen, die emotionalen Problemen zugrunde liegen. Ich verwende ihn, um das Herz bei Depressionen oder Angstzuständen zu stärken.

Du 11 *shendao* Weg des Geistes

Du 11 stärkt das Herz und beruhigt den Geist. Zu seinen Indikationen zählen Traurigkeit, Angstzustände, Gedächtnisschwäche, Palpitationen, Desorientiertheit und Ängstlichkeit. Im ‚Großen Kompendium der Akupunktur' (1601) werden *„Desorientiertheit, Traurigkeit, Sorge und Gedächtnisschwäche"* unter den Indikationen für diesen Punkt angeführt.[76]

In den ‚Sammlungen von bedeutenden Akupunkteuren' (1529) werden *„Desorientiertheit, Traurigkeit, Sorge und Palpitationen aufgrund eines Schocks"* angegeben.[77]

Du 11 befindet sich auf einer Höhe mit Bl 15 *xinshu,* dem Rücken-Transport-*shu*-Punkt des Herzens. Seine Wirkung erstreckt sich vor allem zum Herzen. Er nährt das Herz und beruhigt den Geist. Daher behandelt er Depressionen, Traurigkeit und Angstzustände.

Du 12 *shenzhu* Körpersäule

Du 12 beruhigt den Geist und macht die Öffnungen des Geistes auf. Zu seinen Indikationen gehören manisches Verhalten, ‚Geistersehen' und Wut mit dem Verlangen, Menschen zu töten. Im ‚Großen Kompendium der Akupunktur' (1601) werden *„unzusammenhängendes Sprechen, Dumpfheit und Manie (diankuang), ‚Geistersehen' und das Verlangen, Menschen zu töten"* aufgelistet.[78]

Die Indikation „Verlangen, Menschen zu töten" für diesen Punkt ist interessant. Wie oben unter Bl 13 *feishu* und Bl 42 *pohu* besprochen, muss die Indikation „Selbstmordverlangen" im Zusammenhang mit der Körperseele *(po)* gesehen werden, die in der Lunge sitzt. Die Körperseele ist eine physische Seele mit einer zentripetalen Bewegung, die sich ständig materialisiert und in verschiedene Einzelaspekte trennt. Die Körperseele steht mit *gui* in Verbindung, das heißt Gespenstern oder Geistern (von Toten). Die zentripetalen Kräfte von *gui* innerhalb der Körperseele, die sich ständig fragmentiert, sind letztendlich der Keim des Todes.

Es ist daher interessant, dass die drei Punkte, die mit der Lunge zusammenhängen (welche die Körperseele beherbergt) und die alle auf dem Rücken auf einer Höhe angeordnet sind, entweder bei Selbstmord- oder bei Tötungsverlangen angezeigt sind, d. h. mit Todesgedanken zusammenhängen. Die Indikationen sind wie folgt:

- Du 12 *shenzhu:* Verlangen, Menschen zu töten
- Bl 13 *feishu:* Selbstmordverlangen
- Bl 42 *pohu:* drei schwebende Leichen.

Du 14 *dazhui* Großer Wirbel

Du 14 klärt und stärkt den Geist. Zu seinen Indikationen zählen Depressionen, Müdigkeit, Gedächtnisschwäche und Konzentrationsstörungen.

Wenn er mit tonisierender Technik genadelt und speziell direktes Moxa angewendet wird, stärkt Du 14 das Yang und kann bei jedem inneren Muster eines Yang-Mangels verwendet werden. Insbesondere stärkt er das Herz- und Nieren-Yang.

Da er auch der Kreuzungspunkt aller Yang-Leitbahnen ist, die das klare Yang nach oben zum Kopf transportieren, ist er ein Punkt des Meeres des Qi und die Stelle, wo das Lenkergefäß ins Gehirn eintritt. Du 14 kann auch den Geist klären und das Gehirn stimulieren, wenn der Mensch depressiv und verwirrt ist. Daher beeinflusst Du 14 auf 3 Arten die Seele: erstens durch Stärkung des Herz-Yang und daher des Geistes, zweitens durch Stärkung des Nieren-Yang und daher der Willenskraft *(zhi)* und drittens durch Klären des Gehirns.

Du 16 *fengfu* Windpalast

Als einer von Sun Simiaos 13 Dämonenpunkten nährt Du 16 das Mark, unterstützt das Gehirn, beruhigt den Geist und macht die Öffnungen des Geistes auf. Zu seinen Indikationen zählen manisches Verhalten, Selbstmordverlangen, Traurigkeit und Furcht. Du 16 ist ein Punkt des Meeres des Marks. Das Mark füllt das Gehirn auf, und dieser Punkt kann den Geist klären und das Gehirn stimulieren.

Du 17 *naohu* Fenster des Gehirns

Du 17 unterstützt das Gehirn, beruhigt den Geist und macht die Öffnungen des Geistes auf. Zu seinen Indikationen zählt manisches Verhalten.

Du 18 *qiangjian* Zwischenraum der Stärke

Du 18 macht die Öffnungen des Geistes auf und beruhigt den Geist. Zu seinen Indikationen zählen verrücktes Gehen, Schlafstörungen sowie Dumpfheit und Manie.

Du 18 reguliert auch das Leber-Blut und ist daher bei schwerer psychischer Unruhe, Erregung, geistiger Verwirrung und Zwangsgedanken aufgrund eines blockierten Geistes angezeigt, der vor dem Hintergrund einer Blut-Stase auftritt.

Du 19 *houding* Hinterer Scheitel

Du 19 beruhigt den Geist und macht die Öffnungen des Geistes auf. Zu seinen Indikationen zählen manisches Verhalten, Angstzustände, psychische Unruhe und Schlafstörungen.

In ‚Eine Erklärung der Akupunkturpunkte' (1654) werden *„manisches Gehen ohne Pause und Dumpfheit (dian)"* unter den Indikationen für diesen Punkt aufgeführt.[79] In den ‚Sammlungen von bedeutenden Akupunkteuren' werden die gleichen Symptome aufgelistet.[80]

Du 19 hat eine starke beruhigende Wirkung auf den Geist und wird sehr häufig bei schweren Angstzuständen angewendet, häufig in Kombination mit Ren 15 *jiuwei.*

Du 20 *baihui* Hundertfaches Zusammentreffen

Du 20 unterstützt das Gehirn, klärt den Geist und hebt die Stimmung. In ‚Eine Erklärung der Akupunkturpunkte' (1654) werden *„psychische Unruhe, Gedächtnisschwäche, Desorientiertheit, starkes Weinen und unzusammenhängendes Sprechen"* unter den Indikationen für diesen Punkt aufgeführt.[81]

In den ‚Sammlungen von bedeutenden Akupunkteuren' (1529) werden *„Schock, Palpitationen, Gedächtnisschwäche, Weinen und verwirrtes Sprechen"* angegeben.[82]

Ich verwende Du 20 in allen Fällen von Depressionen, ob sie nun vor dem Hintergrund eines Leere- oder Fülle-Musters auftreten. Er ist besonders bei Depressionen aufgrund einer Schwäche geeignet.

Die das Yang hebende Wirkung dieses Punktes hat einen psychischen Effekt, indem er das Aufsteigen des klaren Yang zu Gehirn und Geist fördert. Meiner Erfahrung nach hat Du 20 eine starke Wirkung bei der Linderung von Depressionen und beim Klären des Geistes.

Wenn man diesen Punkt mit Moxa anwendet, um das Yang zu heben, muss man Vorsicht walten lassen, um sicher zu gehen, dass keine Hitze-Symptome vorliegen. Dieser Punkt sollte auch nicht mit Moxa stimuliert werden, wenn der Betroffene an Bluthochdruck leidet.

Du 24 *shenting* Hof des Geistes

Du 24 beruhigt und hebt den Geist und macht die Öffnungen des Geistes auf. Seine Indikationen umfassen Dumpfheit und Manie, Depressionen, Angstzustände, Gedächtnisschwäche und Schlafstörungen. In ‚Eine Erklärung der Akupunkturpunkte' werden *„Träume, manisches Verhalten, Aufsteigen zu hoch gelegenen Orten, Singen und Ablegen der Kleidung"* unter seinen Indikationen aufgeführt.[83]

In den ‚Sammlungen von bedeutenden Akupunkteuren' werden *„Aufsteigen zu hoch gelegenen Orten, Singen und Ablegen der Kleidung, Schreck, Palpitationen und Schlafstörungen"* genannt.[84]

Der wichtigste Aspekt der energetischen Wirkung von Du 24 ist seine nach unten gerichtete Bewegung: er lässt das Qi absteigen und unterdrückt rebellierendes Yang. Dies ist ein sehr wichtiger und wirkungsmächtiger Punkt, um den Geist zu beruhigen. Er wird bei schweren Angstzuständen und Furcht häufig mit Gb 13 *benshen* kombiniert.

Ein weiteres wichtiges Merkmal dieses Punktes, der ihn besonders nützlich macht, ist, dass er sowohl den Geist beruhigen als auch heben kann. Daher wird er nicht nur bei Angstzuständen und Schlafstörungen, sondern auch bei Depressionen und Traurigkeit eingesetzt. Er wird auch in der psychiatrischen Praxis bei Schizophrenie und Persönlichkeitsspaltung verwendet.[85]

Der Name dieses Punktes bezieht sich auf seinen starken Einfluss auf Geist und Seele. Der Hof wurde traditionellerweise als sehr wichtiger Teil des Hauses betrachtet, da Besuchern hier ein erster Eindruck vermittelt wurde. Es handelte sich um den Eingang. Daher könnte man sagen, dass dieser Punkt der ‚Eingang' zu Geist und Seele ist. Die Tatsache, dass er ein Hof ist, unterstreicht seine Bedeutung (➤ Abb. 13.28).

ZUSAMMENFASSUNG

Lenkergefäß-Punkte bei emotionalen Problemen

- Mit Ausnahme von Du 4 sind Lenkergefäß-Punkte besonders bei psychisch-emotionalen Problemen geeignet, die vor dem Hintergrund von Fülle-Mustern auftreten.
- Lenkergefäß-Punkte auf dem Kopf sind bei der Behandlung psychisch-emotionaler Probleme sehr wichtig.

Du 4 *mingmen* Lebenstor

Du 4 klärt den Geist, hebt die Stimmung und stärkt die Willenskraft. Indikationen: Depressionen, Mangel an Willenskraft und geistige Verwirrung.

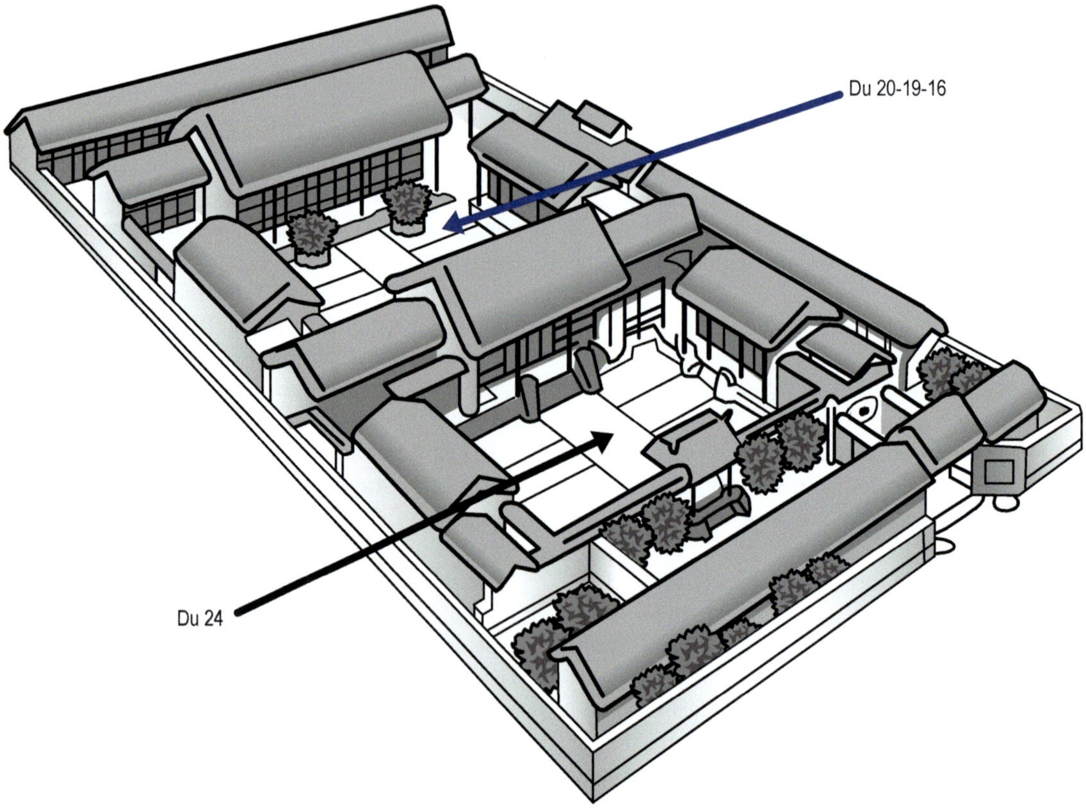

Abb. 13.28 Energetische Wirkung von Du 24 *shenting*

Du 10 *lingtai* **Podest des Geistes**
Du 10 ist die Verbindung zwischen Herz und Lenkergefäß. Ich verwende diesen Punkt in erster Linie bei Leere-Zuständen, die emotionalen Problemen zugrunde liegen.

Du 11 *shendao* **Weg des Geistes**
Du 11 stärkt das Herz und beruhigt den Geist. Indikationen: Traurigkeit, Angstzustände, Gedächtnisschwäche, Palpitationen, Desorientiertheit und Ängstlichkeit.

Du 12 *shenzhu* **Körpersäule**
Du 12 beruhigt den Geist und macht die Öffnungen des Geistes auf. Indikationen: manisches Verhalten, ‚Geistersehen' und Wut mit dem Verlangen, Menschen zu töten.

Du 14 *dazhui* **Großer Wirbel**
Du 14 klärt und stärkt den Geist. Indikationen: Depressionen, Müdigkeit, Gedächtnisschwäche und Konzentrationsstörungen.

Du 16 *fengfu* **Windpalast**
Als einer von Sun Simiaos 13 Dämonenpunkten nährt Du 16 das Mark, unterstützt das Gehirn, beruhigt den Geist und macht die Öffnungen des Geistes auf. Indikationen: manisches Verhalten, Selbstmordverlangen, Traurigkeit und Furcht.

Du 17 *naohu* **Fenster des Gehirns**
Du 17 unterstützt das Gehirn, beruhigt den Geist und macht die Öffnungen des Geistes auf. Indikation: manisches Verhalten.

Du 18 *qiangjian* **Zwischenraum der Stärke**
Du 18 macht die Öffnungen des Geistes auf und beruhigt den Geist. Indikationen: verrücktes Gehen, Schlafstörungen sowie manische Depression.

Du 19 *houding* **Hinterer Scheitel**
Du 19 beruhigt den Geist und macht die Öffnungen des Geistes auf. Indikationen: manisches Verhalten, Angstzustände, psychische Unruhe und Schlafstörungen. Häufig in Kombination mit Ren 15 *jiuwei*.

Du 20 *baihui* **Hundertfaches Zusammentreffen**
Du 20 unterstützt das Gehirn, klärt den Geist und hebt die Stimmung. Ich verwende Du 20 in allen Fällen von Depressionen, ob sie nun vor dem Hintergrund eines Leere- oder Fülle-Musters auftreten. Er ist besonders geeignet bei Depressionen aufgrund einer Schwäche.

Du 24 *shenting* **Hof des Geistes**
Du 24 beruhigt und hebt den Geist und macht die Öffnungen des Geistes auf. Indikationen: manische Depression, Depressionen, Angstzustände, Gedächtnisschwäche und Schlafstörungen.

13.15 Extrapunkte

hunshe Haus der Wanderseele

Der Extrapunkt *hunshe* befindet sich auf dem Abdomen, auf einer Höhe mit dem Bauchnabel und 1 *cun* seitlich davon. Er liegt daher zwischen der Nieren- und der Magen-Leitbahn. Der Name *hunshe* bedeutet ‚Haus der Wanderseele'.

Die Lokalisation dieses Punktes und sein Bezug zur Wanderseele sind bedeutsam. Ren 8 *shenque* bedeutet ‚Palast der Seele', und die Lokalisation des ‚Hauses der Wanderseele' daneben veranschaulicht die enge Verbindung zwischen Seele und Wanderseele. Wie wir in ➢ Kap. 3 gesehen haben, bietet die Wanderseele Geist und Seele Bewegung, und zwar in Form von Ideen, Intuition, Inspiration, Plänen, Projekten und Lebensträumen.

Moderne Werke geben nur die körperlichen Indikationen für diesen Punkt wieder, wie etwa „Diarrhö mit Eiter und Blut und Obstipation". Meiner Erfahrung nach ähneln die Wirkungen dieses Punktes denjenigen von Bl 47 *hunmen:* er reguliert die Bewegung die Wanderseele. Er kann eingesetzt werden, um die Bewegung der Wanderseele zu stimulieren, wenn der Mensch depressiv ist, oder um sie zu zügeln, wenn Manie vorliegt.

Zu diesem Zweck verwende ich diesen Punkt häufig in Kombination mit Ren 8 *shenque,* besonders wenn ich die Bewegung der Wanderseele vor dem Hintergrund eines Leere-Zustands stimulieren möchte.

yintang Siegelhalle

Dieser Extrapunkt befindet sich zwischen den Augenbrauen auf dem Lenkergefäß. Er hat eine lange Anwendungstradition bei Konvulsionen, besonders bei Kindern. Er wird jedoch auch eingesetzt, um den Geist zu beruhigen und vor allem den Schlaf bei Schlafstörungen zu fördern.

13.16 Punkte für psychische Probleme laut dem Nanjing Affiliated Hospital

Im Folgenden werden Punktkombinationen aufgeführt, die im Psychiatrischen Provinzkrankenhaus in Nanjing verwendet werden.[86]

- Traumzustand: Du 14 *dazhui,* Di 11 *quchi,* Gb 34 *yanglingquan,* Ren 8 *shenque* und Ren 4 *guanyuan.*
- Vergessen von Wörtern: Du 20 *baihui,* Bl 8 *luoque,* He 5 *tongli,* Ni 4 *dazhong.*
- Zwangsgedanken: Du 18 *qiangjian,* Di 3 *houxi,* Gb 39 *xuanzhong.*
- Eifersucht: Pe 7 *daling* und Gb 43 *xiaxi.*
- Konzentrationsstörungen: Gb 17 *zhengying,* Pe 5 *jianshi, yintang,* Ma 40 *fenglong.*
- Gedächtnisschwäche: Du 20 *baihui,* He 7 *shenmen,* Ni 3 *taixi,* Gb 18 *chengling.*
- Mangelnde Willenskraft: Du 19 *houding,* Gb 6 *xuanli,* Pe 6 *neiguan,* Mi 10 *xuehai.*
- Emotionale Höhen und Tiefen: Gb 15 *toulinqi,* Du 20 *baihui,* Pe 8 *laogong,* Ni 1 *yongquan,* Du 25 *suliao.*

13.17 Beispiele für Punktkombinationen bei psychisch-emotionalen Problemen

Im Folgenden werden Punktkombinationen bei psychisch-emotionalen Problemen aufgeführt, die ich häufig verwende. Ich setze die Punkte oft auf einer Seite und über Kreuz ein, d. h. den einen Punkt auf einer Seite und den anderen auf der gegenüberliegenden Seite.

- Lu 7 *lieque* und Le 3 *taichong:* harmonisieren Links und Rechts, beruhigen die Wander- und die Körperseele, harmonisieren Leber und Lunge, beruhigen Angstzustände, Sorge und Erregung, lindern Depressionen, regulieren das Kommen und Gehen der Wanderseele.
- Lu 7 *lieque* und Ma 40 *fenglong:* lassen das Lungen-Qi absteigen, beruhigen den Geist und die Körperseele, öffnen den Thorax, behandeln Sorge, Depressionen und Angstzustände aufgrund einer Lungen-Qi-Stagnation und Schleim.
- Lu 7 *lieque* und Pe 6 *neiguan:* lassen das Lungen- und Herz-Qi absteigen, beruhigen den Geist und die Wanderseele, stimulieren das Kommen und Gehen der Wanderseele, behandeln Probleme aufgrund von Beziehungen, Sorge und Depressionen, die vor dem Hintergrund einer Qi-Stagnation (von Lunge und/oder Leber und/oder Herz) auftreten.
- Di 4 *hegu* und Le 3 *taichong:* beruhigen den Geist und die Wanderseele, unterdrücken das Leber-Qi und Leber-Yang, behandeln Sorge, Depressionen, Reizbarkeit und Zorn.
- 3E 3 *zhongzhu* und Gb 40 *qiuxu:* bewegen das Leber-QI, regulieren den Dreierwärmer, stimulieren das

Kommen und Gehen der Wanderseele, behandeln Depressionen, Stimmungsschwankungen, Unentschlossenheit und mangelnden Mut, die vor dem Hintergrund einer Leber-Q-Stagnation auftreten.

- Pe 6 *neiguan* und Le 3 *taichong:* bewegen das Leber-Qi, stimulieren die Bewegung der Wanderseele bei Depressionen, beruhigen den Geist und die Wanderseele
- Pe 7 *daling* und Le 3 *taichong:* beruhigen den Geist und die Wanderseele, zügeln die Bewegung der Wanderseele, wenn der Mensch leicht manisch ist.
- Pe 6 *neiguan* und Gb 40 *qiuxu:* diese beiden Punkte stimulieren die Bewegung der Wanderseele, wenn der Mensch depressiv ist.
- Du 20 *baihui* und Ren 15 *jiuwei:* diese beiden Punkten heben die Stimmung bei Depressionen, beruhigen aber auch den Geist, wenn der Mensch ängstlich ist. Sie sind besonders geeignet bei Leere-Mustern.
- Du 24 *shenting* und Ren 15 *jiuwei:* beruhigen den Geist und nähren das Herz. Diese Kombination wird bei Depressionen, Angstzuständen und psychisch-emotionalen Problemen verwendet, die vor dem Hintergrund einer Schwäche auftreten. Du 24 kann sowohl die Stimmung bei Depressionen heben als auch den Geist bei Angstzuständen beruhigen. Er verbessert auch das Gedächtnis.
- Du 24 *shenting* und Ren 4 *guanyuan:* beruhigen die Seele durch das Nähren der Niere und Stärken des Ursprungs-Qi. Die Kombination ist bei schweren Angstzuständen geeignet, die vor dem Hintergrund einer Nieren-Schwäche auftreten. Sie ist besonders bei Angstzuständen angezeigt, da sie das Qi im Unteren Erwärmer verwurzelt und es nach unten zieht, weg von Kopf und Herz, wo es den Geist stört.
- Du 20 *baihui* und Ren 4 *guanyuan:* beruhigen die Seele, nähren die Niere und stärken das Ursprungs-Qi. Dies lindert Depressionen, indem die Niere genährt und das Ursprungs-Qi gestärkt wird.
- Du 19 *houding* und Ren 15 *jiuwei:* beruhigen die Seele und lindern Angstzustände. Du 19 beruhigt die Seele, Ren 15 beruhigt die Seele und nährt das Herz. Diese Kombination hat eine starke beruhigende Wirkung. Ren 15 lindert auch Angstzustände, die sich in einem Brustdruckgefühl äußern.

ANMERKUNGEN

[1] Deadman, P.; Al-Khafaji, M. 1998. A Manual of Acupuncture. Journal of Chinese Medicine Publications, Hove, England.

[2] Heilongjiang Province National Medical Research Group 1984. *Zhenjiu dacheng jiaoshi* 针灸大成校释 [An Explanation of the Great Compendium of Acupuncture]. People's Health Publishing House, Beijing, S. 716. Das ‚Große Kompendium der Akupunktur' wurde von Yang Jizhou verfasst und erstmals im Jahr 1601 veröffentlicht.

[3] 1991. *Zhenjiu juying* 针灸聚英 [Gatherings from Eminent Acupuncturists]. Shanghai Science and Technology Publishing House, Shanghai, S. 12. Die ‚Sammlungen von bedeutenden Akupunkteuren' wurden von Gao Wu verfasst und erstmals im Jahr 1529 veröffentlicht.

[4] Shan Changhua 1990. *Jingxue jie* 经穴解 [An Explanation of the Acupuncture Points]. People's Health Publishing House, Beijing, S. 26–27. ‚Eine Erklärung der Akupunkturpunkte' wurde von Yue Hanzhen verfasst und erstmals 1654 veröffentlicht.

[5] An Explanation of the Acupuncture Points, S. 27.

[6] Gatherings from Eminent Acupuncturists, S. 12.

[7] An Explanation of the Acupuncture Points, S. 31.

[8] Gatherings from Eminent Acupuncturists, S. 19.

[9] An Explanation of the Acupuncture Points, S. 50.

[10] Great Compendium of Acupuncture, S. 734.

[11] Gatherings from Eminent Acupuncturists, S. 30.

[12] An Explanation of the Acupuncture Points, S. 88.

[13] An Explanation of the Acupuncture Points, S. 102.

[14] Gatherings from Eminent Acupuncturists, S. 85.

[15] Gatherings from Eminent Acupuncturists, S. 85.

[16] Gatherings from Eminent Acupuncturists, S. 84.

[17] An Explanation of the Acupuncture Points, S. 103.

[18] An Explanation of the Acupuncture Points, S. 106.

[19] An Explanation of the Acupuncture Points, S. 116.

[20] An Explanation of the Acupuncture Points, S. 117.

[21] Gatherings from Eminent Acupuncturists, S. 40.

[22] An Explanation of the Acupuncture Points, S. 138.

[23] Great Compendium of Acupuncture, S. 808.

[24] An Explanation of the Acupuncture Points, S. 141.

[25] Gatherings from Eminent Acupuncturists, S. 47.

[26] Ji Jieyin 1984. *Taiyishen zhenjiu linzheng lu* 太乙神针灸临证录 [Clinical Records of Tai Yi Shen Acupuncture]. Shanxi Province Scientific Publishing House, Shanxi. S. 23.

[27] Zhang Shanchen 1982. *Zhenjiu jiayi jing shuxue zhongji* 针灸甲乙经腧穴重辑 [Essential Collection of Acupuncture Points from the ABC of Acupuncture]. Shandong Scientific Publishing House, Shandong. S. 112. Erstveröffentlichung 282 n. Chr.

[28] Sun Simiao 652 n. Chr. Thousand Ducat Prescriptions, zitiert nach Anwei College of Traditional Chinese Medicine-Shanghai College of Traditional Chinese Medicine 1987. *Zhenjiu xue cidian* 针灸学辞典 [Dictionary of Acupuncture]. Shanghai Scientific Publishing House, Shanghai, S. 477.

[29] Great Compendium of Acupuncture, S. 816.

[30] An Explanation of the Acupuncture Points, S. 152.

[31] Gatherings from Eminent Acupuncturists, S. 51.

[32] Great Compendium of Acupuncture, S. 817.

[33] Gatherings from Eminent Acupuncturists, S. 52.

[34] An Explanation of the Acupuncture Points, S. 153.

[35] An Explanation of the Acupuncture Points, S. 158.

[36] An Explanation of the Acupuncture Points, S. 182.

[37] Gatherings from Eminent Acupuncturists, S. 61.

[38] Eyssalet, J.-M. 1990. Le Secret de la Maison des Ancêtres. Guy Trédaniel Editeur, Paris, S. 30.

[39] An Explanation of the Acupuncture Points, S. 184.

[40] Gatherings from Eminent Acupuncturists, S. 61.

[41] An Explanation of the Acupuncture Points, S. 211.

[42] An Explanation of the Acupuncture Points, S. 206.

[43] Gatherings from Eminent Acupuncturists, S. 67.

[44] An Explanation of the Acupuncture Points, S. 207.
[45] Great Compendium of Acupuncture, S. 843.
[46] An Explanation of the Acupuncture Points, S. 211.
[47] Gatherings from Eminent Acupuncturists, S. 69.
[48] An Explanation of the Acupuncture Points, S. 211.
[49] The Great Compendium of Acupuncture, S. 871.
[50] Gatherings from Eminent Acupuncturists, S. 81.
[51] An Explanation of the Acupuncture Points, S. 259.
[52] An Explanation of the Acupuncture Points, S. 266.
[53] An Explanation of the Acupuncture Points, 287.
[54] Gatherings from Eminent Acupuncturists, S. 88.
[55] 1981. *Lingshu jing* 灵枢经 [Spiritual Axis]. People's Health Publishing House, Beijing, S. 3. Erstveröffentlichung ca. 100 v. Chr.
[56] The Great Compendium of Acupuncture, S. 886.
[57] Gatherings from Eminent Acupuncturists, S. 101.
[58] Dr. Zhang Mingjiu, persönliche Mitteilung, Nanjing 1982.
[59] Cheng Baoshu 1988. *Zhenjiu da cidian* 针灸大辞典 [Great Dictionary of Acupuncture]. Beijing Science Publishing House, Beijing, S. 11.
[60] Jiao Shunfa 1987. *Zhongguo zhenjiu xue qiuzhen* 中国针灸学求诊 [An Enquiry into Chinese Acupuncture]. Shanxi Science Publishing House, Shanxi, S. 52.
[61] Zhang Jiebin 1986. *Jingyue quanshu* 京岳全书 [The Complete Book of Jing Yue]. Shanghai Science Publishing House, Shanghai, S. 573. Erstveröffentlichung 1624.
[62] An Explanation of the Acupuncture Points, S. 334.
[63] Dr. Zhang Mingjiu, persönliche Mitteilung, Nanjing 1982.
[64] An Enquiry into Chinese Acupuncture, S. 52.
[65] Dr. Zhang Mingjiu, persönliche Mitteilung, Nanjing 1982.
[66] The Great Compendium of Acupuncture, S. 923.
[67] Great Dictionary of Chinese Acupuncture, S. 219.
[68] The Great Compendium of Acupuncture, S. 960.
[69] Gatherings from Eminent Acupuncturists, S. 129.
[70] The Great Compendium of Acupuncture, S. 961.
[71] An Explanation of the Acupuncture Points, S. 443.
[72] Spiritual Axis, S. 3.
[73] Der ‚Raum der Spermien' ist keine anatomische, physische Struktur, sondern meint einfach das Untere *dantian* beim Mann, von dem man annahm, dass die Niere dort das Sperma herstellte.
[74] Nanjing College of Traditional Chinese Medicine 1979. *Nanjing jiaoshi* 难经校释 [A Revised Explanation of the Classic of Difficulties]. People's Health Publishing House, Beijing, S. 90. Erstveröffentlichung ca. 100 n. Chr.
[75] Gatherings from Eminent Acupuncturists, S. 117.
[76] The Great Compendium of Acupuncture, S. 972.
[77] Gatherings from Eminent Acupuncturists, S. 119.
[78] The Great Compendium of Acupuncture, S. 973.
[79] An Explanation of the Acupuncture Points, S. 411.
[80] Gatherings from Eminent Acupuncturists, S. 121.
[81] An Explanation of the Acupuncture Points, S. 412.
[82] Gatherings from Eminent Acupuncturists, S. 122.
[83] An Explanation of the Acupuncture Points, S. 415.
[84] Gatherings from Eminent Acupuncturists, S. 123.
[85] Dr. Zhang Mingjiu, persönliche Mitteilung, Nanjing 1982.
[86] Unterrichtsnotizen, Akupunktur-Fortgeschrittenenkurs an der Nanjing University of Traditional Chinese Medicine, 1981–1982.

KAPITEL

14 Emotionen und das Konzept des Selbst in der westlichen Philosophie

西方哲学中的情志和自我概念

14.1 Einführung

In diesem Kapitel werde ich die westliche Sicht über Emotionen erörtern, so wie sie von verschiedenen westlichen Philosophen (alten und modernen), modernen westlichen Psychologen sowie Neurophysiologen beschrieben wurden. Meiner Auffassung nach ist dies wichtig, um die Sichtweise von Emotionen in der chinesischen Medizin derjenigen in der westlichen Kultur gegenüberzustellen. Dies ist in zweierlei Hinsicht von Bedeutung.

Erstens sollten wir nicht die Sicht der chinesischen Medizin über Emotionen als die einzig mögliche betrachten. Es steckt weit mehr in den Emotionen als nur die Tatsache, dass sie (wie in der chinesischen Medizin) als Krankheitsursachen gelten. Wie wir sehen werden, gibt es zwar auch einige westliche Philosophen, die Emotionen ebenfalls als Krankheitsursache betrachten; andere hingegen halten sie für eine grundlegende Art und Weise, wie unser Verstand arbeitet.

Zweitens ist es wichtig, die Emotionen zu ergründen, wie sie von westlichen Philosophen und Psychologen gesehen werden, weil ihre Ansichten in den westlichen Vorstellungen vom Selbst wurzeln. Wie wir im nächsten Kapitel (➤ Kap. 15) sehen werden, unterscheidet sich die Vorstellung vom Selbst in der chinesischen Gesellschaft sehr stark von derjenigen in westlichen Gesellschaften. Dies hat bedeutende Auswirkungen auf die Frage, wie man die Sichtweise von den Emotionen in der chinesischen Medizin bei westlichen Patienten anwenden kann.

Es zieht sich (mit wenigen Ausnahmen) durch die gesamte alte und moderne westliche Philosophie, dass die Emotionen (oder Leidenschaften) Faktoren sind, die die Vernunft trüben. Wie wir in ➤ Kap. 9 gesehen haben, ähnelt diese Sichtweise derjenigen der drei chinesischen Hauptphilosophien, nämlich Taoismus, Konfuzianismus und Buddhismus. Gemäß dieser Sichtweise sind Emotionen blind wirkende Kräfte, die die Vernunft hinwegfegen und uns in Schwierigkeiten bringen. Die Metapher, Emotionen als überwältigende Naturereignisse zu schildern, ist in der westlichen philosophischen Literatur sehr verbreitet. Viele westliche Philosophen betrachten Emotionen ganz ähnlich wie die chinesische Medizin als Krankheitsursachen.

James gibt die Ansicht von Autoren aus alter Zeit folgendermaßen wieder:

„Bilder eines Bürgerkriegs innerhalb der Seele werden durch eine Sichtweise von Leidenschaften als natürlichen Störungen ergänzt – als Stürme, Sturzfluten oder Orkane. Sie sind Winde, die den Verstand in einen Tumult versetzen, die uns hinwegfegen wie Schiffe im Sturm. In diesen Metaphern wird Leidenschaft als Bewegung interpretiert. Die Leidenschaften sind turbulent, sie sind wie ein heftiger Rückprall, gewaltige und ungestüme Ausbrüche. Als solche werden sie zudem häufig als Krankheiten dargestellt, pathologische Zustände, denen wir leicht unterliegen und von denen wir geheilt werden müssen. Die Leidenschaften führen zu einer Blindheit des Verstands, einer Perversion des Willens, einem Wechsel der Stimmungen.“[1]

Wie wir in ➤ Kap. 9 gesehen haben, stimmt diese Ansicht über Emotionen mit derjenigen in der chinesischen Medizin überein, in der die Wirkung von Emotionen als ‚Woge‘ (im Sinne einer Welle) beschrieben wird.

!

Die meisten westlichen Philosophen betrachteten Emotionen als Faktoren, die stören und die Vernunft trüben.

Der kartesianische Philosoph Malebranche (1638–1715) drückt seine Verachtung der Emotionen mit schärfsten Worten aus: *„Lass deine Sinne, deine Imagination und deine Leidenschaften zur Ruhe kommen und du wirst die reine Stimme der inneren Wahrheit hören.“*[2] Aus diesem Blickwinkel stellt der Intellekt genaue Informationen zur Verfügung, während Emotionen unseren Verstand mit Desinformationen trüben. Young geht sogar so weit zu behaupten, dass Emotionen keinen bewussten Zweck haben und einen *„totalen Verlust der zerebralen Kontrolle“*[3] verursachen.

Im Lauf der Jahrhunderte traten westliche Philosophen für unterschiedliche Strategien ein, wie man sich von emotionalem Aufruhr befreien könne, beispielsweise die *euthumia* von Demokrit, die *tranquillitas* von Seneca oder die *ataraxia* der Epikuräer.[4]

Es gab jedoch auch abweichende Meinungen, beispielsweise von Hume, Spinoza, Nietzsche und Sartre. In der Moderne trat Solomon sehr dafür ein, dass Emotionen Urteile seien, und widersprach dem sogenannten ‚Mythos der Leidenschaft‘, d. h. der Anschauung, Emotionen seien Faktoren, die unsere Vernunft und unseren Verstand trübten.

Greenfield ist der Ansicht, dass Emotionen die Bausteine des Bewusstseins seien: ihrer Meinung nach kann man das Bewusstsein nicht verstehen, ohne die Emotionen zu begreifen. Bewusstsein sei nicht rein rational oder kognitiv.[5]

Wie wir weiter unten sehen werden, sind Emotionen alles andere als nur psychische Faktoren, die unsere Vernunft beeinträchtigen. Tatsächlich sind sie eine essenzielle Art und Weise, wie sich unser Verstand (und unsere ‚Vernunft') entwickelt. Lewis beschreibt z. B. die emotionale Entwicklung von Babys im Alter von 3 Monaten bis zu 3 Jahren. Neugeborene weisen ein bipolares Gefühlsleben auf: einerseits Distress, gekennzeichnet durch Schreien, andererseits Wohlbefinden, gekennzeichnet durch Sättigung und Aufmerksamkeit.

Im Alter von 3 Monaten entwickelt sich Freude: Kleinkinder beginnen zu lächeln und scheinen Aufregung und Freude zu zeigen. Ebenfalls im Alter von 3 Monaten entwickelt sich Traurigkeit im Zusammenhang mit dem Entzug positiver Reizereignisse.[6] Zorn tritt zwischen 4 und 6 Monaten hervor. Er zeigt sich, wenn Kinder frustriert sind, besonders wenn ihre Hände und Füße festgehalten werden.

Angst entwickelt sich später und spiegelt einen weiteren kognitiven Entwicklungsschritt wider. Schaffer schreibt: *„Damit Kinder Angst zeigen können, müssen sie in der Lage sein, das Angst erzeugende Ereignis mit einem anderen Ereignis zu vergleichen."*[7] Kognitive Prozesse spielen eine wichtige Rolle bei der Entwicklung früher Emotionen. Wenn das Kleinkind über 2 Jahre alt ist, zeigt sich eine neue kognitive Fähigkeit: Das Hervortreten des Bewusstseins oder der objektiven Selbstwahrnehmung lässt eine neue Gruppe von Emotionen entstehen, welche als ‚selbstbewusste Emotionen' bezeichnet werden und zu denen Scham, Empathie und Neid gehören.

Die emotionale Entwicklung eines Babys spiegelt die chinesische Sichtweise wider, der zufolge der Geist *(shen)* bei Kleinkindern unreif ist und sich allmählich im Alter von 7 Jahren bis zu einer gewissen Reife entwickelt.

Moderne Neurowissenschaftler bestätigen, dass das limbische System (der Sitz der Emotionen) *wesentlich* für die Entwicklung des Cortex ist. Das heißt, Emotionen sind weit entfernt davon, die ‚Vernunft' zu stören, sondern stellen eine wichtige Art und Weise dar, wie sich die ‚Vernunft' entwickelt. Lewis, Amini und Lannon vertreten folgende Auffassung:

„Einer der physiologischen Prozesse, den die limbische Regulation steuert, ist die Entwicklung des Gehirns selbst – und das bedeutet, dass Bindungen das eigentliche Wesen der kindlichen Psyche bestimmen. Viele Subsysteme des Gehirns von Säugetieren entwickeln sich nicht durch Vorprogrammierung. Reifende Säugetiere benötigen die limbische Regulation, um der Neuroentwicklung Kohärenz zu verleihen."[8]

!

Reifende Säugetiere benötigen die limbische Regulation, um der Neuroentwicklung Kohärenz zu verleihen.

Lewis, Amini und Lannon betonen, dass Emotionen viel älter sind als die kortikale Entwicklung:

„Emotionen reichen 100 Millionen Jahre zurück, während die Kognition erst ein paar hunderttausend Jahre alt ist. Trotz ihres jungen Alters blendeten die hervorstechenden Fähigkeiten des neokortikalen Gehirns die westliche Welt und haben den stilleren limbischen Gehirnbewohner ausgeschaltet. Weil Logik und Deduktion so offensichtliche Erfolge zeigten, wurden sie als Generalschlüssel angesehen, der alle Türen öffnet."[9]

Weiter heißt es:

„Limbische Resonanz, Regulierung und Revision definieren unsere emotionale Existenz; sie sind die Wände und Türme des neuronalen Gebäudes, das die Evolution für Säugetiere errichtet hat. Unser Intellekt ist in weiten Teilen blind davor. Innerhalb des wahren Gebäudes des Herzens rennen diejenigen, die sich durch die Vernunft leiten lassen, gegen Wände und stolpern über Schwellen. Unsere Kultur wimmelt von Experten, die sich anmaßen uns zu erzählen, wie wir eine bessere Zukunft erlangen könnten – als ob dies möglich wäre. Sie machen es sich leicht, indem sie glaubwürdig verkünden, der Intellekt habe die Oberhand. Das ist jedoch nicht so. Der letzte Schritt der Vernunft – so Pascal – ist die Erkenntnis, dass eine Unendlichkeit von Dingen über ihn hinausgeht."[10]

Wir wissen, dass Emotionen eine wichtige evolutionäre Rolle in unserer Entwicklung gespielt haben. Außer der Tatsache, dass sie unter gewissen Umständen zu Krankheitsursachen werden, können sie auch positive Aufgaben erfüllen. Beispielsweise kann Traurigkeit soziale Bindungen stärken. Im Lauf der Evolution steigerte Kummer über diese Stärkung der sozialen Bindungen die Überlebenswahrscheinlichkeit.[11]

Zorn erlaubt uns, Energie auf einem hohen Niveau zu mobilisieren und aufrechtzuerhalten. Scham gewährleistet die soziale Ordnung und Stabilität, Angst lässt uns vor gefährlichen Situationen fliehen.[12]

Die Erörterung der Emotionen und der Vorstellungen vom Selbst in der modernen Philosophie umfasst folgende Aspekte:

- Ältere Theorien über Emotionen
- Frühe moderne Theorien über Emotionen
- Moderne Theorien über Emotionen
- Freud, Jung und Bowlby
- Moderne neurophysiologische Ansichten über Emotionen.

14.2 Ältere Theorien über Emotionen

Die meisten antiken Philosophen erörterten das Wesen und die Funktion der Emotionen. Solomon gibt eine Zusammenfassung darüber, was antike Philosophen über Emotionen dachten.[13] Zur Zeit von Pythagoras, Heraklit und Platon wurde der Gedanke eingeführt, dass die Seele im Gehirn hause.

Die Seele wurde auf verschiedene Weise unterteilt. In einer Version wird der Geist (spiritus naturalis), der seinen Ursprung in der Leber hat, zu Herz und Lunge gebracht und in den essenziellen Lebensgeist (spiritus vitalis) umgewandelt, der dann im Gehirn zum animalischen Geist (spiritus animalis) konzentriert wird, dem Übermittler von Gedanken, Urteil und Gedächtnis.[14] Die verkörperte Seele ist das Gehirn. Diese Anschauung weist einige interessante Ähnlichkeiten mit derjenigen der chinesischen Medizin auf, in der die Wanderseele (in der Leber) mit dem Geist des Herzens zusammenwirkt, um Urteile, Erkenntnis und Willen hervorzubringen.

14.2.1 Pythagoras

Pythagoras (570–490 v. Chr.) glaubte, dass Pflanzen Seelen haben und dass menschliche Seelen beispielsweise Pflanzen beleben können. Manche sind der Auffassung, dass der Begriff ‚Seele' (psyche ψυχη) erstmals von Pythagoras geprägt wurde. Die Philosophie des Pythagoras befasste sich mit der Weiterexistenz des Menschen (oder etwas Menschähnlichem) nach dem Tod.

Vor dem homerischen Hintergrund war ‚Seele' ein passendes Wort, um den Menschen oder Quasi-Menschen zu bezeichnen, der nach dem Tod weiter existiert. Pythagoras konzipierte danach die ‚Seelenwanderung', eine Vorstellung, die der buddhistischen Anschauung von der Reinkarnation ähnelt. Dieser Glaube wird durch eine Geschichte über Pythagoras veranschaulicht, die von Xenophanes berichtet wurde:

„Einmal, so erzählte man sich, ging er vorüber, als ein junger Hund geschlagen wurde. Er wurde von Mitleid ergriffen und sagte: ‚Hört auf, schlagt ihn nicht; es ist die Seele eines Freundes, die ich erkannte, als ich die Stimme seiner Seele hörte.'“[15]

14.2.2 Heraklit

Heraklit (535–475 v. Chr.) wird von manchen als derjenige gewürdigt, der als erster griechischer Philosoph die Seele erfasst habe.

Heraklit schreibt der Seele Weisheit zu, vorausgesetzt, dass sie im richtigen Zustand ist. Er befand ‚eine trockene Seele' für die beste. Er ist womöglich der erste Denker, der eine Verbindung zwischen Seele und motorischen Funktionen herstellte. Er meinte, dass ein betrunkener Mann einem stolpernden Jungen ähnele, der nicht wisse, wohin er gehe, und dass dies dem Umstand zuzuschreiben sei, dass die Seele ‚feucht' sei.

Heraklit dachte, dass die Seele körperlich sei, sich aber aus einer ungewöhnlich feinen oder seltenen Art von Materie zusammensetze, z. B. Luft oder Feuer. Er hielt Seele und Körper nicht für wesensmäßig sehr verschieden: ihr Unterschied bestehe lediglich in einem unterschiedlichen Grad von Eigenschaften wie Feinheit und Beweglichkeit.

Heraklits Anschauungen weisen einige Ähnlichkeiten zu den chinesischen Sichtweisen von Körper und Geist/Seele auf, da beide Manifestationen von Qi in verschiedenen Dichtezuständen sind.

14.2.3 Sokrates

Sokrates (469–399 v. Chr.) brachte Argumente für die Unsterblichkeit der Seele vor. Abgesehen von der Frage, ob es Unsterblichkeit gibt oder nicht, stellt sich die weitere Frage, ob die Seele, wenn sie denn noch in irgendeiner Form nach dem Tod eines Menschen weiter existiert, noch über Macht und Weisheit verfügt. Sokrates beantwortet beide Fragen, indem er nicht nur sagt, dass die Seele unsterblich sei, sondern auch, dass sie nach ihrer Trennung vom Körper zum Zeitpunkt des Todes über Wahrheiten nachsinne.

14.2.4 Platon

Platon (429–347 v. Chr.) schrieb der Seele kognitive und intellektuelle Eigenschaften zu. Die Seele sei vernunftbegabt, sie reguliere und kontrolliere den Körper, seine Begierden und Neigungen und weise Tugenden wie Mäßigung, Gerechtigkeit und Mut auf. Die Seele, wie Platon sie auffasst, ist nicht einfach mit Geist gleichzusetzen. Sie hat eine weiter gefasste Bedeutung, indem Platon an der traditionellen Vorstellung von der Seele festhält, die Belebtes vom Unbelebten abgrenzt.

Wie viele Philosophen nach ihm dachte Platon, dass der Mensch gut sei, wenn die Vernunft regiere, und schlecht, wenn er von seinen Begierden geleitet werde. Sich selbst zu beherrschen bedeutet, dass der höhere Teil unserer Seele über den niederen, dass die Vernunft über die Begierden herrscht.

Platon berücksichtigte auch die irrationalen Kräfte der Seele, indem er das Bild von einem Wagenlenker (die Vernunft, die rationale Seite unserer Seele) entwarf, der einen von zwei Pferden gezogenen Streitwagen fährt. Das eine Pferd steht für Zorn und Herrschaft, das andere für die niederen Begierden. Platon beschrieb das ‚Zerren' zwischen dem Wagenlenker und den Pferden – ein Bild, das Freuds Theorie vom Ich und dem Es beeinflusst hat.

Nach Platon ist die rationale Seite der Seele erst nach dem 14. Lebensjahr eines Kindes vollständig entwickelt:

„Dieses rationale Element ist zuerst klein und schwach, aber um das 14. Lebensjahr herum groß und stark. Dann ist es an der Zeit, dass es wie der Wagenlenker die Kontrolle und Herrschaft über das Pferdepaar, Begierde und Zorn, übernimmt, das natürlicherweise mit ihm verbunden ist."[16]

14.2.5 Aristoteles

Bei Aristoteles (384–322 v. Chr.) werden die Emotionen ausführlich erörtert:

„Emotion ist das, was den Zustand eines Menschen so verändert, dass seine Urteilsfähigkeit beeinträchtigt ist, und was mit Lust und Schmerz einhergeht. Beispiele für Emotionen sind u. a. Zorn, Angst, Mitleid sowie das Gegenteil davon."[17]

Für Aristoteles stellen Emotionen nicht nur Gefühle, sondern auch Urteile des Geistes dar. Eine Emotion ist demnach ein Geisteszustand, der auf ein bestimmtes Objekt ausgerichtet ist und auf bestimmten Gründen fußt. Am Beispiel des Zorns wäre dies der Wunsch nach Rache, der sich auf eine bestimmte Person richtet und darauf basiert, dass diese Person mich beleidigt hat.[18]

Ein interessanter Aspekt von Aristoteles' Gedanken über Emotionen ist ihre körperliche Manifestation, die interessante Analogien zur chinesischen Medizin aufweist. Aristoteles dachte, dass zornige Menschen am Herzen heiß seien. Weil die Hitze sich im zornigen Zustand nach oben bewege, würden zornige Menschen *„rot im Gesicht und voller Atem"*.[19] Was wichtig und interessant ist: Dies sind nicht nur Metaphern, sondern es wird ein körperlicher Prozess beschrieben, der unter dem Einfluss von Emotionen stattfindet (so wie es auch in der chinesischen Medizin der Fall ist).

Aristoteles dachte, dass das kognitive Element von Emotionen ihre ‚Form' bilde, die zugrunde liegenden körperlichen Veränderungen, die durch Gefühle bewirkt werden, hingegen ihre ‚Materie'. Diese Sichtweise eröffnet zwei verschiedene Möglichkeiten, mit Emotionen umzugehen: Emotionen können besänftigt werden, indem man entweder auf den körperlichen Prozess oder aber auf das Kognitive einwirkt.

Aristoteles glaubte, dass die Seele eher im Herzen als im Gehirn lokalisiert sei, und war der Ansicht, dass die Funktion des Gehirns darin bestehe, das Blut zu kühlen, während das Herz das primäre Organ der Seele sei. Deshalb heißt es in Shakespeares ‚Der Kaufmann von Venedig': *„Where is fancy bred, or in the heart or in the head?"* (*„Sagt, woher stammt Liebeslust? Aus den Sinnen, aus der Brust?"* In der deutschen Standardübersetzung von A. W. v. Schlegel kommt der Gegensatz zwischen ‚Herz' und ‚Kopf' nicht so deutlich zum Ausdruck wie im englischen Original, A. d. Ü.)

Interessanterweise glaubte Aristoteles an die Existenz dreier Seelen: einer vegetativen, die die Pflanzenwelt belebe, einer sensitiven, die die Tiere belebe, und einer intellektuellen, die dem Menschen Leben einhauche.[20] Menschen haben also mit der Tierwelt zwei Seelen und mit der Pflanzenwelt eine Seele gemeinsam. Diese Ansicht ähnelt der chinesischen Vorstellung von den drei Typen der Wanderseele sehr stark.

14.2.6 Stoiker

Die Stoiker hatten eine sehr negative Sichtweise von den Emotionen, indem sie sie als psychische Faktoren, die ins Unglück führen, betrachteten. Die Stoiker hielten Emotionen für Urteile über die Welt und den Platz des Menschen darin.[21] Da sie glaubten, dass die Welt außer Kontrolle geraten sei, mussten Emotionen jedoch fehlgeleitete Urteile sein. Folglich bringen Emotionen Leid und Enttäuschungen mit sich.

Die Stoiker analysierten die einzelnen Urteile, die die Emotionen beinhalten, sehr genau – die Vermessenheit des moralischen Urteils bei Zorn, die Verletzbarkeit der Liebe, das Sicherheitsdenken bei Angst.

Chrysipp (280–206 v. Chr.) entwickelte die maßgebliche stoische Sichtweise vom Wesen der Emotionen. Seiner Meinung nach bestehen alle Emotionen aus zwei Urteilen: dem Urteil, dass von einer Situation Nutzen oder Schaden ausgeht, und dem Urteil, dass es angemessen ist zu reagieren.[22] Die Stoiker unterschieden strikt zwischen den Emotionen, die ein Urteil beinhalten, und dem entsprechenden Gefühl, wo dies nicht der Fall ist. Das Gefühl kann der Emotion vorausgehen. In diesem

Fall nannten die Stoiker dies ‚erste Bewegungen'. Interessanterweise wies Chrysipp das Kommandozentrum der Seele dem Herzen zu.

Aus Sicht der Stoiker können Emotionen ‚behandelt' werden, da es sich nicht um unwillkürliche Reaktionen handelt (die Stoiker ließen die ‚ersten Bewegungen' unberücksichtigt), sondern um Urteile, die aufgehoben werden können. Es ist interessant, dass solch ein Vorgehen stark der modernen kognitiven Verhaltenstherapie ähnelt.

Seneca (4 v. Chr.–65 n. Chr.) unterschied bei Emotionen drei Stadien: das erste Stadium ist das Gefühlsstadium (das er als ‚erste Bewegungen' bezeichnete), das zweite Stadium die eigentliche Emotion, wo ein Urteil gefällt wird, und das dritte Stadium, wenn die Emotion unkontrolliert ist und unseren Geist ‚überschwemmt'.

Die Haltung der Stoiker zu Emotionen unterschied sich von derjenigen des Aristoteles. Für Aristoteles sind Emotionen im gemäßigten Zustand nützlich; dies nannte er *metriopatheia.* Die Stoiker glaubten, dass alle Emotionen verderblich seien und ausgemerzt werden sollten. Diesen Zustand bezeichneten sie als *apatheia* (von diesem Begriff ist, wenn auch mit veränderter Bedeutung, unser Wort ‚Apathie' abgeleitet).

Chrysipps beschrieb vier grundlegende Emotionen:

- Schmerz ist das Urteil, dass etwas Schlechtes geschieht und es angemessen ist, eine Kontraktion zu fühlen
- Lust ist das Urteil, dass etwas Gutes geschieht und dass es angemessen ist, eine Expansion zu fühlen
- Furcht ist das Urteil, dass etwas Schlechtes vorgeht und es am besten ist, es zu vermeiden
- Begierde ist das Urteil, dass etwas Gutes vorliegt und dass es angemessen ist, danach zu greifen.

Die Reaktion auf Furcht und Begierde ist verhaltensbezogen und willentlich. Die Reaktion auf Schmerz und Lust ist unwillkürlich und beinhaltet Kontraktion bzw. Expansion. Bei Sorabji heißt es: *„Was sich zusammenzieht und expandiert, ist wohl der Geist (animus), und der Geist ist für die stoischen Materialisten eine körperliche Seele."*[23] Dies ist sehr interessant, da es mit der chinesischen Ansicht von Expansion (*shen* genannt) und Kontraktion (*gui* genannt) von unserem Geist einhergeht (➤ Kap. 7).

Posidonius (1. Jh. v. Chr.) betrachtete auch die irrationalen Aspekte der Seele, indem er auf Platons Bild vom Wagenlenker (Vernunft) zurückgriff, welcher einen von zwei Pferden gezogenen Streitwagen lenkt, wobei das eine Pferd den jähzornigen Teil der Seele, das andere die niederen Begierden symbolisiert. Davon ausgehend zog Posidonius die Schlussfolgerung, dass zwei Arten von Übungen notwendig seien, um die Emotionen zu kontrollieren:

„Die Erziehung dieses rationalen Elements ist das Verständnis vom Wesen der Dinge, so wie der Wagenlenker es versteht, Streitwagen zu lenken. Denn Verständnis wird nicht durch die nicht-rationalen Fähigkeiten unserer Seele erzeugt, ebenso wenig wie durch die Pferde. Was diese angelangt, besteht die eigentliche Tugend in einer Art von nicht-rationaler Gewöhnung, bei den Wagenlenkern in einer rationalen Unterweisung."[24]

Die moderne Neurophysiologie untermauert Senecas Auffassung von den ‚ersten Bewegungen', denn die ‚ersten Bewegungen' sind die ersten Wallungen eines Gefühls, bevor es kognitive Eigenschaften erlangt und zu einer Emotion wird. Sie bestätigt auch Posidonius' Anschauungen über die niederen, autonomen, irrationalen Aspekte der Seele (die beiden Pferde).

Die moderne Neurophysiologie zeigt, dass bei der Wahrnehmung eines mit Gefahr einhergehenden Geräusches diese Wahrnehmung über zwei Wege ins Gehirn wandert. Der erste Weg ist über die Amygdala – eine schnelle Route, die passiert wird, bevor das Gefühl das Bewusstsein erreicht. Nachdem die Amygdala alarmiert wurde, braucht es ungefähr zweimal so lang, bis auch die kortikalen Regionen in Alarmbereitschaft versetzt werden.

Sorabji schreibt hierzu:

„Die Reaktionen des amygdalischen Systems stellen die moderne Entsprechung zu Posidonius' Pferden dar. Anders als er glauben wir nicht mehr an die räumlichen Bewegungen einer körperlichen Seele, aber Posidonius' Instinkt hat nicht getrogen. So wichtig auch Urteile in vielen Fällen von Emotionen sind, so muss doch noch ein weiterer Faktor berücksichtigt werden: die körperlichen Reaktionen der Amygdala und unsere Bewusstwerdung dieser Reaktionen."[25]

Die schnellen Reaktionen der Amygdala aufgrund von Reizen entspricht auch Senecas ‚ersten Bewegungen'.

14.2.7 Mittelalter und Christentum

Während des Mittelalters wurde das philosophische Studium der Emotionen mit der Ethik verknüpft, sodass einige Emotionen als ‚sündhaft', andere als ‚rein' und ‚höher' angesehen wurden. Die sündhaften Emotionen waren besonders Gier, Völlerei, Begierde, Zorn, Neid und Stolz. Bei den höheren Emotionen handelte es sich um Liebe, Hoffnung und Glauben; diese setzte Thomas von Aquin sogar mit der Vernunft selbst gleich.

Wie auch in früheren Jahrhunderten wurden Emotionen im Mittelalter als Faktoren angesehen, die Geist und

Seele von der göttlichen Gnade wegtreiben. Sie müssen daher streng von der Vernunft kontrolliert werden.

14.2.8 Augustinus

Das westliche Konzept vom Selbst entwickelte sich über viele Jahrhunderte. Die christliche Religion spielte eine bedeutende Rolle bei der Herausbildung dieses Konzepts. Die einflussreichsten christlichen Denker waren in dieser Hinsicht Thomas von Aquin und Augustinus (354–430 n. Chr.). Augustinus war der Ansicht, dass das Selbst nach innen gerichtet sei. Er schreibt: *„Gehe nicht nach draußen; kehre in dich selbst zurück. Im Inneren des Menschen liegt die Wahrheit.“*[26] Ihm zufolge führt diese nach innen gerichtete Bewegung zu einer Begegnung mit Gott, weil Gott im Inneren wohnt. Es ist das Licht der Seele. Gott findet sich in der Intimität der Selbstgegenwart. Taylor drückte dies folgendermaßen aus: *„Es ist kaum eine Übertreibung zu sagen, dass es Augustinus war, der die Innerlichkeit einer radikalen Reflexivität einführte und sie in der westlichen Denktradition verankerte.“*[27]

Augustinus war der erste, der den Standpunkt der ersten Person vertrat: *„Ich denke, also bin ich“* (der später von Descartes eingenommen wurde), und er war der erste, der diesen Standpunkt zur fundamentalen Grundlage unserer Suche nach Wahrheit machte. Taylor über Augustinus' Gedanken: *„Ich bin mir meiner Existenz sicher: die Sicherheit ist bedingt durch die Tatsache, dass der Wissende und das Gewusste identisch sind. Es ist eine Sicherheit der Selbstgegenwart.“*[28]

Nach Augustinus geht in der menschlichen Natur nichts über die Vernunft.

Taylor fasst dies so zusammen:

„Augustinus' Weg führt vom Äußeren zum Inneren und vom Inneren zum Höheren. Die Sprache der Innerlichkeit stellt für Augustinus eine radikal neue Doktrin moralischer Ressourcen dar, eine Sprache, bei der der Weg zum Höheren im Inneren verläuft. In dieser Doktrin gewinnt radikale Reflexivität einen neuen Status, weil dies der Bereich ist, wo wir Gott begegnen und in dem wir die Wandlung vom Niederen zum Höheren vollziehen.“[29]

Augustinus verwendet den Begriff *anima* (im femininen Genus) für ‚Seele' und *animus* (maskulin) für ‚Geist'.

14.2.9 Thomas von Aquin

Thomas von Aquin (1225–1274) war der Auffassung, dass Leidenschaften sehr stark darauf reagieren, wie ein Handelnder die Welt wahrnimmt. Er glaubte, dass Leidenschaften um eine Hauptgruppe von Wahrnehmungen kreisen, nämlich um die Frage, ob das Objekt der Leidenschaft leicht oder schwer abzuwehren oder zu erlangen sei.

Aquin unterschied Leidenschaften nach zwei sogenannten ‚Begehrungsvermögen' (appetitus), d. h. dem Streben des Individuums nach etwas. Unter genießendes Begehrungsvermögen (appetitus concupiscibilis) fallen Leidenschaften, die leicht erlangt werden können (ob sie nun gut oder böse seien). Hierzu zählt Thomas von Aquin Liebe, Begehren und Freude (positiv) sowie Hass, Abwendung und Trauer (negativ).

Wenn die Objekte schwierig zu erlangen (oder zu vermeiden) sind, werden fünf weitere Leidenschaften erzeugt. Diese nennt Thomas von Aquin ‚überwindendes Begehrungsvermogen' (appetitus irascibilis). Hierbei handelt es sich um Hoffnung, Verzweiflung, Kühnheit, Furcht und Zorn.

Thomas von Aquin setzte sich ausführlich mit Emotionen auseinander. Er ordnete die Grundemotionen wie folgt in Gegensatzpaaren an:

- Liebe und Hass
- Begehren und Abwendung
- Trauer und Freude
- Hoffnung und Verzweiflung
- Furcht und Kühnheit
- Zorn (dies ist die einzige Leidenschaft, die keinen Gegenpart hat).

Thomas von Aquin wies den Sitz von Bewusstsein und Emotionen dem Herzen zu. Interessanterweise lokalisieren sowohl das Alte als auch das Neue Testament das Bewusstsein im Herzen.[30]

Das Herz ist der Sitz von Gedächtnis, Bewusstsein, Denken, Weisheit und Intelligenz, genauso wie in der chinesischen Medizin.

14.2.10 Descartes

René Descartes (1596–1650) ging in seinen Werken ausführlich auf Emotionen ein und schrieb ein Buch mit dem Titel ‚Die Leidenschaften der Seele'. Descartes wies dem Geist eine absolute Vorrangstellung zu und verachtete die ‚animalische' Seite des Menschen. Er war der Auffassung, dass der Geist eine vom Körper unabhängige ‚Substanz' aufweise. Descartes' Philosophie ist das deutlichste Beispiel für die Trennung von Körper und Geist in der westlichen Philosophie. Solch eine Trennung führte aber für ihn zu dem Problem, wie man die Emotionen erklären könne, da bei ihnen sowohl Geist als auch Körper eine Rolle spielen (aufgrund der physiologischen Veränderungen, die Emotionen mit sich bringen).

Damasio schreibt:

„Obwohl Descartes sehr differenzierte Auffassungen von den geistigen und physiologischen Körperprozessen hatte, die er getrennt untersuchte, ging er auf die wechselseitigen Verbindungen von Geist und Körper entweder gar nicht ein oder bezeichnete sie als unwahrscheinlich.“[31]

Dies soll genauer erläutert werden: Descartes dachte, dass Körper und Geist in einer Drüse an der Gehirnbasis zusammentreffen (der Zirbeldrüse) und dass der Körper den Geist durch Erregung der ‚Lebensgeister' (*esprits animaux*, kleine Blutpartikel) beeinflusse. Die Lebensgeister sind für die Emotionen und deren körperliche Wirkungen in verschiedenen Teilen des Körpers verantwortlich.[32]

Solomon erläutert Descartes' Denkweise folgendermaßen:

„Die Emotionen umfassen nicht nur Empfindungen, die durch diese körperliche Erregung verursacht werden, sondern auch Wahrnehmungen, Wünsche und Überzeugungen. Demnach ist eine Emotion nicht nur eine Wahrnehmung des Körpers; sie kann auch, wie es Descartes ausdrückt, eine Wahrnehmung der Seele sein und einige Wahrnehmungen können Dinge betreffen, die gar nicht existieren.“[33]

Descartes definiert Leidenschaften als *„die Wahrnehmungen, Gefühle oder Emotionen der Seele, die wir besonders auf sie beziehen und die durch eine gewisse Bewegung der Lebensgeister verursacht, aufrecht erhalten und verstärkt werden.“*[34] Ihm zufolge verwirren und verschleiern die Leidenschaften unser Urteilsvermögen.

Descartes spielte im Westen eine große Rolle bei der Entwicklung der Vorstellung vom Selbst als einem Zentrum der Vernunft. *„Ich bin mir sicher, dass ich kein Wissen darüber habe, was außerhalb von mir liegt, außer mittels der Vorstellungen, die ich in mir habe.“*[35] Vorstellungen sind intrapsychische Inhalte, die mit dem Selbst verknüpft sind. Descartes setzte Kognition und Bewusstsein mit dem Geist gleich. Übrigens war Descartes der erste, der die Terminologie der westlichen Psychologie von ‚Seele' zu ‚Geist' veränderte.[36]

Nach Descartes sind Leidenschaften funktionale Instrumente, die der Schöpfer für uns entworfen hat, um die substanzielle Einheit zwischen Körper und Seele zu bewahren. Leidenschaften sind Emotionen in der Seele, die durch die Bewegung der Lebensgeister verursacht werden. Sie weisen die Funktion auf, die Reaktionsfähigkeit zu stärken, die ein Organismus in einer bestimmten Situation benötigt, um zu überleben oder sich wohl zu fühlen.

Interessanterweise schreibt Descartes einer Emotion drei Bestandteile zu: der erste ist eine Reflexreaktion, der zweite ist ein kognitiver Prozess, der ein rationales Erfassen des emotionalen Stimulus mit sich bringt, und der dritte ist die Leidenschaft, die die Wirkung hat, die Reaktion zu verstärken. Ersteres wird aus Sicht der chinesischen Medizin durch die Körperseele hervorgebracht, das zweite durch den Geist und das dritte durch die Wanderseele.

Deshalb fordert Descartes uns nicht auf, unsere Leidenschaften loszuwerden. Im Gegenteil, er bewundert die *„großen Seelen, deren Scharfsinn stark und mächtig ist, sodass sie zwar Leidenschaften haben, und häufig sogar stärkere als üblich, aber dennoch ihre Vernunft die Oberhand behält.“*[37]

Descartes war zwar der Auffassung, dass Geist und Köper sich wechselseitig beeinflussen, aber er stellte nie plausible Wege dar, wie diese Wechselbeziehungen wirksam werden. Damasio schreibt:

„Seltsamerweise sprach Descartes zwar von einer Interaktion zwischen Geist und Körper, ohne aber je genauer darauf einzugehen, abgesehen von der Behauptung, die Zirbeldrüse sei für sie verantwortlich.“[38]

Trotz Descartes' ausgefeilter Ansichten über mentale und physiologische Körperprozesse, die er als getrennt erachtete, ging er auf die Wechselbeziehungen zwischen Geist und Körper entweder nicht ein oder er bezeichnete sie als unwahrscheinlich.

14.2.11 Thomas Willis

Thomas Willis (1621–1675) war der Auffassung, dass der Mensch ein Tier mit einer Doppelseele sei, indem er eine *sensitive Seele* besitze, die sich auch bei niederen Tieren finde, und eine *rationale Seele.* Die rationale Seele, die Gott im Gehirn verortet habe, sei immateriell und unsterblich. Willis lokalisierte sie im Corpus callosum.[40]

Willis' Vorstellung von einer Doppelseele weist einige Ähnlichkeiten mit der chinesischen Sicht von drei Wanderseelen auf: die ‚sensitive' Seele entspricht der zweiten Wanderseele, die wir mit Pflanzen und Tieren gemeinsam haben, und die ‚rationale' Seele ähnelt der dritten Wanderseele, die nur der Mensch besitzt.

14.2.12 Spinoza

Baruch Spinoza (1632–1677) betrachtete Emotionen als eine Form von ‚Gedanken', die die Welt missverstehen und uns elend und frustriert machen (wie die Stoiker dachten). Spinoza war der Meinung, dass die meisten Emotionen unberechtigte Erwartungen an die Welt seien. Es gebe jedoch auch positive Emotionen, die von unserem wahren Wesen ausgehen und unser Bewusstsein erhöhen. Er hielt nur drei Emotionen für fundamental: Lust, Schmerz und Begierde. Alle anderen Emotionen können aus diesen drei Grundemotionen heraus erklärt werden.

Spinoza vermied den Dualismus von Körper und Geist, wie er von Descartes aufgestellt worden war. Er war der Auffassung, dass die ganze Substanz eins sei und dass Geist und Körper Aspekte des gleichen Wesens seien. Damasio schreibt:

„Oberflächlich betrachtet, ist Spinozas Lösung nicht mehr auf eine Integration oder Interaktion von Geist und Körper angewiesen. Geist und Körper entstehen parallel aus derselben Substanz und ahmen einander in ihren verschiedenen Manifestationen vollkommen nach. Auf diese Weise bringt der Geist nicht den Körper und der Körper nicht den Geist hervor“[41]

Spinozas Sichtweise vom menschlichen Geist weist interessante Verbindungslinien zur modernen Neurophysiologie auf. Spinoza schreibt: *„Der Gegenstand der Idee, die den menschlichen Geist ausmacht, ist der Körper.“*[42]

Spinozas größte Erkenntnis ist, dass *„Geist und Körper parallele und wechselseitig miteinander verknüpfte Prozesse sind, die einander ständig nachahmen und wie Seiten einer Medaille sind.“*[43]

14.2.13 Hume

David Hume (1711–1776) schrieb in seinem Werk ‚Ein Traktat über die menschliche Natur‘ über die Leidenschaften. Hume nimmt eine Sonderstellung unter den westlichen Philosophen ein, indem er den Emotionen eine wichtige und zentrale Rolle als wesentlicher Bestandteil unseres psychischen Lebens einräumte und sie nicht als Faktoren betrachtete, die unsere Vernunft beeinträchtigen. Hume war der Auffassung, dass Emotionen nicht nur eine Wahrnehmung und körperliche Veränderung (die ‚Lebensgeister‘ von Descartes) beinhalten, sondern auch Vorstellungen. Daher weisen Emotionen drei Dimensionen auf: die Wahrnehmung, eine körperliche Veränderung und eine Vorstellung (die wir heute als kognitiven Bestandteil bezeichnen würden).

Hume betrachtete Emotionen nicht als Faktoren, die unsere Vernunft beeinträchtigen, sondern als die Essenz der menschlichen sozialen Existenz und Moral. Sie sollten nicht zu ihren Ungunsten der Vernunft gegenübergestellt, sondern mit ihr zusammen gewürdigt und verteidigt werden.[44]

Hume argumentierte, dass emotionale Impulse alle Handlungen motivieren. Er glaubte, dass die Vernunft nichts anderes tue als Tatsachen zu berücksichtigen und Schlussfolgerungen über die Welt zu ziehen, die für das Erreichen und die Rangfolge der durch die Leidenschaften gesetzten Ziele von Relevanz seien.[45]

Hume war der Auffassung, dass alle Emotionen ihren Ursprung in Lust oder Schmerz haben. Diejenigen Emotionen, die weitere Faktoren benötigen, um sich aus Lust oder Schmerz zu entwickeln, werden als *indirekte Leidenschaften* (im Deutschen ist die Übersetzung ‚Affekte‘ üblicher, A. d. Ü.) bezeichnet. Hierbei handelt es sich um Stolz, Demut, Liebe und Hass. Stolz und sein Gegenteil, Demut, benötigen einen Sinn für das Selbst, um erfahren werden zu können.

Die *direkten Leidenschaften* entwickeln sich direkt aus Lust und Schmerz. Sie sind Begehren, Abscheu, Kummer, Freude, Hoffnung, Furcht, Verzweiflung und Gewissheit.

14.2.14 Kant

Immanuel Kant (1724–1804) war ein kompromissloser Verfechter der Vernunft. Kant unterschied zwischen Vernunft und dem, was er ‚Neigungen‘ (Emotionen, Stimmungen und Wünsche) nannte, die er als für die Moral unwesentlich verurteilte. Im besten Fall seien sie störend, im schlimmsten Fall zerstörend.[46]

Kant lehnte Emotionen jedoch nicht gänzlich ab und sagte sogar, dass *„nichts Großes jemals ohne Leidenschaft erreicht werde“*.

14.3 Frühe moderne Theorien über Emotionen

Charles Darwin, der britische Wissenschaftler, der die Theorie der natürlichen Auslese entwickelte, beschäftigte sich auch mit Emotionen. In seinem Buch ‚Der Ausdruck der Gemütsbewegungen bei dem Menschen und den Tieren‘ (1872) schrieb Darwin, dass emotionales Verhalten ursprünglich einerseits als Überlebenshilfe, andererseits als Kommunikationsmittel gedient habe. Beispielsweise zeigen zornige Menschen ihre Zähne, weil sie über angeborene Verhaltensmuster verfügen, die ihre prähistorischen Vorfahren für den Kampf benötigten. Zähneblecken signalisiert auch eine Angriffsabsicht.

Darwin zeigte, dass Emotionen zwei Zwecken dienen. Zunächst einmal setzen sie adaptives Verhalten in Gang, wie etwa Flucht (als Reaktion auf Angst) und Fortpflanzung (als Reaktion auf Begierde). Zweitens lassen Emotionen ein Signal- und Kommunikationssystem entstehen, das einer ganzen Spezies wie auch einzelnen Individuen einen bedeutenden Überlebensvorteil sichert.

Friedrich Nietzsche (1844–1900) vertrat eine Sicht von den Emotionen, die sich stark von der allgemeinen Anschauung von Emotionen als Faktoren, die die Vernunft stören und benebeln, unterschied. Nietzsche würdigte die dunkleren, instinktgesteuerten und weniger rationalen Kräfte unseres menschlichen Geistes, die er als ‚dionysisch' bezeichnete, im Gegensatz zu der rationalen, ‚apollinischen' Seite. Nietzsche pries die Leidenschaften und meinte, sie seien vernünftiger als die Vernunft.[47]

!

Nietzsche pries die Leidenschaften und meinte, sie seien vernünftiger als die Vernunft.

John B. Watson, ein amerikanischer Psychologe, der an der Gründung derjenigen Richtung der Psychologie, die Behaviorismus genannt wird, beteiligt war, glaubte, dass Emotionen psycho-physische Reaktionen auf bestimmte Ereignisse seien. Er beobachtete, dass Babys, die durch bestimmte Ereignisse stimuliert wurden, wie etwa durch Herunterfallen, Festhalten ihrer Arme oder Streicheln, drei Grundemotionen zeigten. Er bezeichnete diese Emotionen als Angst, Zorn und Liebe. Watsons These, dass es nur drei Grundemotionen gibt, wurde seit ihrem Aufkommen im Jahr 1919 immer wieder angefochten.

Im Jahr 1927 entwickelten der amerikanische Physiologe Walter B. Cannon und sein Kollege Philip Bard die Cannon-Bard-Theorie der Emotionen. Cannon und Bard waren der Ansicht, dass Emotionen nur aufkommen, wenn der Hypothalamus stimuliert wird. Sie glaubten, der Hypothalamus sei der ‚Sitz' der Emotionen. Eine Reihe von Wissenschaftlern hat seitdem gezeigt, dass eine Stimulierung verschiedener Gehirnregionen, besonders des limbischen Systems, Emotionen auslöst.

Nach Cannon und Bard werden äußere emotionale Stimuli, die vom Thalamus verarbeitet werden, gleichzeitig zum zerebralen Cortex und zum Hypothalamus weiter geleitet. Der Hypothalamus wiederum schickt Signale sowohl zu den Muskeln als auch den Organen und zum Cortex. Die Interaktion der Signale im Cortex im Bezug darauf, was der Stimulus ist und welche emotionale Bedeutung er hat, mündet in die bewusste Erfahrung einer Emotion.[48] Wie wir erkennen können, stimmt diese Sichtweise mit der chinesischen Anschauung von Emotionen als gleichzeitig körperlicher und psychischer Bewegung des Qi überein.

Nach Papez werden sensorische Informationen, die den Thalamus erreichen, zum Cortex cerebri und Hypothalamus weitergeleitet. Die Signale des Hypothalamus in Richtung Körper kontrollieren die emotionalen Reaktionen; die Signale in Richtung Cortex lassen emotionale Empfindungen entstehen. Er nennt die Wege zum Cortex ‚Denkstrom', die Wege zum Thalamus ‚Gefühlsstrom'.

Papez stellte eine Reihe von Verbindungen vom Hypothalamus zum anterioren Thalamus und dem Cortex cingularis her. Emotionale Erfahrungen treten auf, wenn der Cortex cingularis Signale vom sensorischen Cortex und vom Hypothalamus verknüpft.[49]

Die James-Lang-Theorie der Emotionen

Ich werde die James-Lange-Theorie der Emotionen ausführlicher besprechen, da sie interessante Ähnlichkeiten mit der Sichtweise der Emotionen in der chinesischen Medizin aufweist. Die James-Lange-Theorie bezieht sich auf eine These über den Ursprung und das Wesen von Emotionen, die unabhängig voneinander von zwei Ärzten im 19. Jahrhundert entwickelt wurde, nämlich von William James (1842–1910) und Carl Lange (1934 bis 1900). Die Theorie besagt, dass das autonome Nervensystem in Reaktion auf Erfahrungen in der Welt physiologische Vorgänge wie etwa muskuläre Anspannung, einen Anstieg des Herzschlags, Perspiration und Mundtrockenheit hervorbringt.

James und Lange stellten die These auf, dass Emotionen Gefühle seien, die als *Folge* dieser physiologischen Veränderungen auftreten, und weniger ihre Ursache seien. Lange behauptete sogar, dass die vasomotorischen Veränderungen, die auftreten, wenn wir eine Emotion haben, die Emotion *sind*. ➤ Abb. 14.1 zeigt oben die traditionelle Sichtweise von den Emotionen als Ursa-

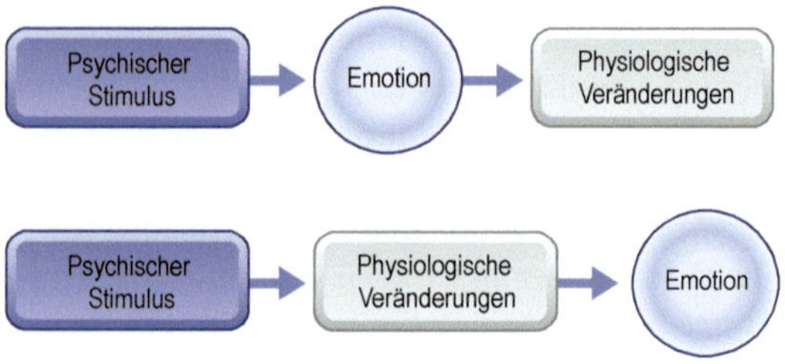

Abb. 14.1 Die traditionelle Sicht von Emotionen im Vergleich zur James-Lange-Theorie

chen für physiologische Veränderungen und unten die James-Lange-Theorie.

William James beschreibt dies so:

„Meine Theorie … ist, dass die körperlichen Veränderungen direkt der Wahrnehmung eines auslösenden Sachverhalts folgen, und dass unser Fühlen eben dieser Veränderungen im Moment ihres Auftretens die Emotion ist. Der gesunde Menschenverstand sagt, dass wir traurig sind und weinen, wenn wir unser Hab und Gut verlieren; wenn wir einem Bären begegnen, haben wir Angst und laufen davon; wenn wir von einem Rivalen beleidigt werden, sind wir zornig und schlagen zu. Die Hypothese, die hier verteidigt werden soll, besagt, dass diese Reihenfolge nicht korrekt ist … und dass die rationalere Behauptung diejenige ist, dass wir traurig sind, weil wir weinen, zornig sind, weil wir zuschlagen, ängstlich sind, weil wir zittern … Ohne die körperlichen Zustände, die der Wahrnehmung folgen, wäre die Wahrnehmung rein kognitiv, blass, farblos, ihrer emotionalen Wärme beraubt. Wir würden dann möglicherweise den Bären sehen und urteilen, dass Weglaufen am besten wäre, die Beleidigung entgegennehmen und es für richtig befinden, anzugreifen, aber wir sollten uns dann nicht tatsächlich ängstlich oder zornig fühlen.“[50]

Man könnte also sagen, dass sich ein Mensch traurig fühlt, weil er weint, nicht dass er weint, weil er traurig ist. James schreibt ja: *„Wir sind traurig, weil wir weinen, zornig, weil wir zuschlagen, ängstlich, weil wir zittern.“*[51]

James schreibt auch:

„Warum laufen wir davon, wenn wir bemerken, dass wir uns in Gefahr befinden? Weil wir Angst davor haben, was passiert, wenn wir nicht davonlaufen. Diese offensichtliche (und falsche) Antwort auf eine scheinbar triviale Frage war der zentrale Gegenstand einer jahrhundertealten Debatte über das Wesen unserer Emotionen.“[52]

James verdeutlicht seinen Ansatz, wenn er schreibt:

„Wenn wir uns irgendeine starke Emotion vorstellen und dann versuchen, aus unserem Bewusstsein alle Gefühle ihrer körperlichen Symptome zu verbannen, stellen wir fest, dass nichts mehr übrig ist, nichts ‚Geistvolles‘, woraus die Emotion gebildet werden könnte, und dass ein kalter und neutraler Zustand einer intellektuellen Wahrnehmung alles ist, was bleibt.“[53]

James unterstreicht seine Argumentation folgendermaßen:

„Welche Art von Angst würde denn übrig bleiben, wenn weder das Gefühl eines beschleunigten Herzschlags noch das einer flacheren Atmung vorhanden wäre, weder das Gefühl zitternder Lippen noch dasjenige schwacher Glieder, weder Gänsehaut noch viszerale Reaktionen. Das wäre für mich undenkbar. Kann man sich den Zustand von Wut vorstellen ohne aufwallende Brust, ohne Gesichtsrötung, ohne Aufblähen der Nasenlöcher, ohne Zusammenpressen der Zähne, ohne Impuls zu heftigen Handlungen, sondern stattdessen mit schlaffen Muskeln, ruhiger Atmung und entspannten Gesichtszügen?“[54]

William James veröffentlichte im Jahr 1884 einen Aufsatz mit dem Titel ‚Was ist eine Emotion?‘ (‚What Is An Emotion?‘). In diesem Aufsatz betrachtet er eine Emotion im Hinblick auf eine Folge von Ereignissen, die mit dem Auftreten eines erregenden Stimulus (dem sympathischen oder parasympathischen Nervensystem) beginnt und mit einem leidenschaftlichen Gefühl, einer bewussten emotionalen Erfahrung endet.[55]

James fragte: *„Laufen wir vor einem Bären davon, weil wir Angst haben, oder haben wir Angst, weil wir davonlaufen?“* Er behauptete, dass die offensichtliche Antwort, dass wir davonlaufen, weil wir Angst haben, falsch sei und plädierte stattdessen für die umgekehrte Aussage.

Unsere natürliche Denkweise über Emotionen ist, dass die geistige Wahrnehmung von Tatsachen die mentale Affektion, die Emotion genannt wird, in Gang setzt und dass dieser letztgenannte psychische Zustand sich körperlich ausdrückt. James' Theorie besagt hingegen, dass die körperlichen Veränderungen unmittelbar auf die Wahrnehmung des auslösenden Ereignisses folgen und dass unser Gefühl dieser Veränderungen im Moment ihres Auftretens die Emotion sei (dies wird von Damasio als ‚feeling‘/‚Gefühl‘ bezeichnet).

Der Wesenskern von James' Behauptung ist einfach. Sie geht von der Tatsache aus, dass Emotionen von körperlichen Reaktionen (Herzrasen, angespannter Magen, feuchte Hände, Muskelanspannung usw.) begleitet sind und dass wir genauso spüren können, was im Inneren unseres Körpers passiert, wie wir auch spüren, was in der Außenwelt abläuft. Nach James unterscheiden sich Emotionen von anderen psychischen Zuständen, weil sie diese körperlichen Reaktionen aufweisen, die zur Entstehung innerer Empfindungen führen. Verschiedene Emotionen unterscheiden sich voneinander, weil sie von unterschiedlichen körperlichen Reaktionen und Empfindungen begleitet sind.

Wenn wir beispielsweise ‚James' Bären‘ erblicken, laufen wir davon. Während dieser Flucht durchläuft der Körper einen körperlichen Aufruhr: der Blutdruck steigt, der Herzschlag beschleunigt sich, die Pupillen weiten sich, die Hände werden feucht, die Muskeln ziehen sich auf bestimmte Art zusammen. Andere Arten von emotionalen Situationen führen zu andersgearteten körperlichen Veränderungen. In jedem Fall kehren die physiologischen Reaktionen in Form von Körperempfindungen zum Gehirn zurück und das einzigartige Muster eines sensorischen Feedbacks verleiht jeder Emotion ihre einzigartige Qualität. Furcht unterscheidet sich von Zorn oder Liebe, weil sie eine andere physiologische Signatur aufweist. Der psychische Aspekt der Emotion, das Gefühl, ist ein Sklave ihrer Physiologie, nicht umgekehrt. Wir zittern nicht, weil wir Angst haben, und wir weinen nicht, weil wir traurig sind; wir haben Angst, weil wir zittern, und sind traurig, weil wir weinen.

Für James und Lange sind die physischen Veränderungen, die mit einer Emotion auftreten, ein wesentlicher Teil von ihr. Ohne sie gibt es keine Emotion. Diese Theorie weist interessante Parallelen zur chinesischen Medizin auf, die die psychische Energie einer Emotion als untrennbar und nur für eine andere Manifestation der pathologischen Veränderung des Qi erachtet (Zorn lässt das Qi ansteigen, Furcht lässt es absteigen usw.). In ➤ Abb. 14.2 ist die chinesische Sicht von Emotionen dargestellt, der zufolge eine Emotion *gleichzeitig* eine psychische und eine physische Veränderung ist.

Tatsächlich vermitteln einige Passagen von James einen Eindruck von den interessanten Verbindungslinien zur chinesischen Medizin. Beispielsweise beschreibt James in einer Passage das Herz und das Kreislaufsystem als ‚Resonanzboden' der Emotionen:

„Nicht nur das Herz, sondern das gesamte Kreislaufsystem bilden eine Art Resonanzboden, der jede Veränderung unseres Bewusstseins, wie minimal sie auch sein mag, widerhallen lässt. Kaum eine Empfindung kommt zu uns, ohne dass sie Wellen von abwechselnd Zusammenziehung und Weitung nach unten in die Arterien unserer Arme schickt."[56]

Dies zeigt eine interessante Parallele zur chinesischen Sicht des Herzens, das über das Blut herrscht und den Geist *(shen)* beherbergt.

Die gleiche Anschauung teilt auch Lange, der die Folgen von Kummer beschreibt, die dem Muster eines Herz-Blut-Mangels auf erstaunliche Weise ähneln:

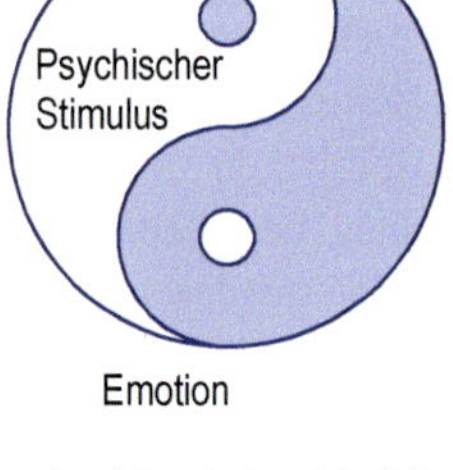

Abb. 14.2 Die Sicht der chinesischen Medizin über Emotionen

„Die unzureichende Blutversorgung zum Gehirn manifestiert sich in psychischer Mattigkeit, Dumpfheit, einem Gefühl geistiger Erschöpfung und Anstrengung, in einer Abneigung gegenüber geistiger Arbeit und häufig in Schlaflosigkeit."[57]

Selbstverständlich weist die James-Lange-Theorie der Emotionen einige Lücken auf und bietet Anlass zur Kritik. Zwar ist die James-Lange-Anschauung, dass die körperlichen Verbindungen die Emotion *sind*, interessant, aber Emotionen müssen auch ganz klar einen kognitiven Aspekt beinhalten.

14.4 Moderne Theorien über Emotionen

Im Jahr 1962 stellte der amerikanische Psychologe Stanley Schachter eine 2-Faktoren-Theorie der Emotion auf, die auf einem Experiment basierte, das er mit Jerome E. Singer durchgeführt hatte. Die beiden Faktoren, die unterschiedliche Emotionen bestimmen, sind seiner Auffassung nach physische Veränderungen im Körper eines Menschen und zusätzlich der Grund, den das Individuum für diese Veränderungen angibt. Diese Theorie besagt, dass Emotionen daraus resultieren, wie Menschen ihre Situation interpretieren, nachdem sie physiologisch stimuliert worden sind.

Die am weitesten anerkannte Anschauung ist, dass Emotionen als eine komplexe Abfolge von Ereignissen auftreten. Die Abfolge beginnt, wenn ein Mensch auf ein wichtiges Ereignis oder einen Gedanken trifft. Der Mensch interpretiert dann die Bedeutung dieser Begegnung, und die Interpretation bestimmt das Gefühl, das wahrscheinlich folgt. Beispielsweise würde jemand, der einem Grizzlybären begegnet, das Ereignis wahrscheinlich als gefährlich interpretieren. Das Empfinden der Gefahr würde bewirken, dass das Individuum Furcht verspürt. Jedem Gefühl folgt eine Reihe physischer Veränderungen und Handlungsimpulse, die Reaktionen auf das Ereignis sind, mit dem der Ablauf begann. Der Mensch, der einem Bären begegnete, würde dann also wahrscheinlich davonlaufen, um seine Überlebenschancen zu verbessern.

Izard und Ackerman behaupten, dass Emotionen soziale und humane Funktionen aufweisen. Beispielsweise sind sie der Auffassung, dass Traurigkeit soziale Bindungen stärken kann:

„Der Abbruch einer Verbindung durch den Tod erinnert uns zwingend an den Wert von Familie, Freundschaft und

Gemeinschaft. Die einzigartige Funktion von Traurigkeit ist ihre Fähigkeit, die kognitiven und motorischen Systeme zu verlangsamen. Die durch Traurigkeit herbeigeführte Verlangsamung mentaler und motorischer Aktivität kann adaptive Wirkungen aufweisen. Die Verlangsamung der kognitiven Prozesse kann eine gründlichere Suche nach der Quelle des Problems ermöglichen. Diese langsamere und bewusstere Überprüfung des Selbst und der Umstände kann dem Menschen helfen, eine neue Perspektive einzunehmen – eine Perspektive, die es erleichtert, Pläne für ein besseres Verhalten in der Zukunft zu entwickeln."[58]

Was den Zorn anbelangt, so liegt die einzigartige Funktion dieser Emotion darin, einen hohen Energiepegel zu mobilisieren und zu erhalten. Keine andere Emotion kann mit der Beständigkeit und der Kraft des Zorns mithalten, wenn es um den Anstieg und die Bewahrung extrem hoher Pegel motorischer Aktivität geht.[59]

Scham kann als eine Kraft für soziale Konformität und sozialen Zusammenhalt dienen, und die Antizipation von Scham motiviert das Individuum dazu, seinen Anteil an Verantwortung für das Wohlergehen der Gemeinschaft zu akzeptieren. Nach Izard und Ackermann ist keine andere Emotion so wirksam wie Scham, wenn es darum geht, die Aufmerksamkeit auf Fehler und Schwächen im Wirken des Selbst zu richten.[60]

Die einzigartige Funktion von Furcht ist es, Flucht aus gefährlichen Situationen zu motivieren.

14.4.1 Sartre

Jean-Paul Sartre (1905–1980) schrieb in dem ‚Entwurf einer Theorie der Emotionen' (1939) ausführlich über Emotionen. Für Sartre sind Emotionen eine besondere Art und Weise, die Welt zu verstehen und unserem Leben einen Sinn zu geben. Er meint, dass Emotionen eine ‚magische' Art und Weise seien, die Welt zu verstehen. Warnock schreibt im Vorwort des obigen Buches:

„Wenn die Hindernisse zu groß werden, tun wir so, als ob wir das, was wir brauchen, durch Magie erlangen können statt durch normale, natürliche Mittel. Diese Anstrengung, die Welt durch magische Mittel zu verändern, ist kein Objekt des Bewusstseins, sondern Teil des Bewusstseins. Die neue Weltauffassung bringt neues Verhalten hervor, aber dies ist halbherziges und pseudomagisches Verhalten. Wir wollen die Welt verändern, aber wenn wir dies nicht können, ändern wir uns selbst. In extremen Fällen fallen wir vielleicht sogar in Ohnmacht und schalten auf diese Weise die Welt für uns selbst magisch aus, indem wir unsere Verbindung mit ihr einstweilen abbrechen."[61]

Für Sartre sind Emotionen ein untrennbarer Bestandteil des Bewusstseins und keine Faktoren, die das Bewusstsein stören:

„In Emotionen können wir die ganze menschliche Realität wieder entdecken, weil Emotionen die menschliche Realität sind, die Gestalt annimmt und sich ‚emotional ausrichtet' hin zur Welt. Kann man sich Bewusstseinszustände vorstellen, die unter ihren Möglichkeiten nicht auch Emotionen beinhalten, oder müssen wir Emotionen nicht tatsächlich als unverzichtbaren Bestandteil des Bewusstseins betrachten?"[62]

Sartre fährt fort:

„Eine Emotion bedeutet auf ihre eigene Art das Ganze des Bewusstseins, oder wenn wir unseren Standpunkt auf der existenziellen Ebene einnehmen, der menschlichen Realität. Es ist diese menschliche Realität selbst, die sich selbst in Form von ‚Emotion' verwirklicht. Daher ist es unmöglich, eine Emotion als eine psycho-physische Störung zu betrachten. Sie hat ihre eigene Essenz, ihre besonderen Strukturen, ihre Gesetzmäßigkeiten des Auftretens, ihre Bedeutung. Sie kann unmöglich von außerhalb der menschlichen Realität stammen. Es ist im Gegenteil der Mensch, der seine Emotion gestaltet, und Emotion ist daher eine organisierte Form der menschlichen Existenz."[63]

Sartre sieht Emotionen als eine Art und Weise an, mit dem Leben zurechtzukommen:

„Emotionales Verhalten ist überhaupt keine Störung: es ist ein organisiertes Muster von Mitteln, die auf ein Ziel ausgerichtet sind. Und diese Mittel werden aufgeboten, um ein Verhalten zu maskieren, zu ersetzen oder abzulehnen, das man nicht verfolgen kann oder möchte. Emotionen repräsentieren, jede auf ihre Weise, eine unterschiedliche Methode, einer Schwierigkeit auszuweichen, einen besonderen Fluchtweg, einen besonderen Trick."[64]

14.4.2 Solomon

Laut Solomon (1942–2007) sind Emotionen (die er Leidenschaften nennt) ‚Werturteile' und Bewertungen. Er stimmt mit der allgemeinen Ansicht, dass Emotionen Faktoren seien, die unsere Vernunft stören, nicht überein:

„Die These meines Buches lautet kurz und bündig: Wir sollten unseren Gefühlen jene zentrale, lebensbestimmende Rolle zurückgeben, die ihnen so lange beharrlich verweigert wurde, um die Ansprüche der ‚Objektivität' und der gebieterischen Vernunft, die seit der Ära des Sokrates in der westlichen Philosophie, Religion und Wissenschaft

ihre verderbliche Alleinherrschaft ausübten, in Schranken zu weisen"[65]

Eines der zentralen Themen in Solomons Buch ist das, was er als ‚Mythos der Leidenschaften' bezeichnet, nämlich der Gedanke, der die ganze westliche Philosophie (mit wenigen Ausnahmen) geprägt hat, dass Vernunft das Oberste sei und unser wahres Selbst darstelle, und dass wenn wir nur unsere Emotionen loswerden könnten, wir unserem Wesen gemäß leben würden. Wie wir in ➤ Kap. 15 sehen werden, ist dies auch die Ansicht der 3 Hauptphilosophien Chinas: des Konfuzianismus, des Taoismus und des Buddhismus.

Die von uns benutzten Begriffe selbst scheinen die Existenz dessen, was Solomon den ‚Mythos der Leidenschaften' nennt, zu bestätigen, nämlich, dass Emotionen psychische Kräfte sind, die unseren Geist, unsere Vernunft und – in konfuzianischer Begrifflichkeit – unser menschliches Wesen trüben: wir ‚ver'lieben uns (englisch: ‚fall' in love), wir sind ‚überwältigt' von Freude, ‚aufgezehrt' durch Neid, ‚gelähmt' vor Angst, ‚außer uns' vor Zorn.

Solomon schreibt über den Mythos der Leidenschaften:

„Es ist der Mythos der Passivität; und die Halbwahrheit, die er uns zu unserer Entlastung verkündet, lautet, dass wir häufig unter unseren Passionen leiden, ihnen ausgeliefert sind, uns von ihnen hinreißen lassen und ihretwegen zum Narren machen."[66]

Die von uns verwendeten Ausdrücke untermalen die Ansicht, dass Emotionen blinde Kräfte seien, die uns hinwegfegen oder zu Sklaven machen:

„Wir verlieben uns ‚Hals über Kopf', wie man in eine Löwengrube oder in einen Sumpf fällt; sind vor Angst ‚gelähmt', als wirke ein starkes Gift in uns; erleiden ‚Gewissensbisse' wie Stiche von Mücken oder Wespen; die Eifersucht überfällt und ‚plagt' uns wie eine Dürre, während Scham uns ‚befällt' wie ein Schädling; wir werden von Kummer ‚zernagt' wie ein gesundes grünes Blatt von einer Schnecke, von Schuld werden wir ‚gepeinigt' wie von Quälgeistern; von Wut ‚getrieben', als würde jemand mit einem Stock auf uns einschlagen. Unsere reichsten, aber auch abgedroschensten poetischen Metaphern sind Bilder der Passivität. Uns ‚bricht das Herz', wir sind ‚zerschlagen', ‚vor den Kopf gestoßen', ‚überwältigt', ‚hingerissen' oder einfach ‚fix und fertig'."[67]

Wie wir in ➤ Kap. 9 festgestellt haben, ist der chinesische Ausdruck, der in den meisten chinesischen Werken verwendet wird, um durch Emotionen hervorgerufene ‚Stimulation' oder ‚Reizung' zu beschreiben, *ciji*, wobei ‚*ji*' das Radikal für ‚Wasser' enthält und ‚aufwallen, branden' wie eine Welle bedeutet. Es meint also ein Aufwallen von Emotionen wie eine Welle, die uns mitreißt.

Solomon vertritt die Auffassung, dass Emotionen alles andere als nur Faktoren seien, die mit blinder Irrationalität den Verstand stören, sondern stattdessen unserem Leben einen Sinn geben. Sie sind die Lebenskraft der Seele, und nicht der Verstand, sondern die Emotionen machen unser Selbst aus. Er schreibt, dass die Rolle des Verstands nicht darin besteht, gegen Leidenschaften anzugehen, sondern zwischen ihnen zu unterscheiden, und dass Weisheit nicht das Gegenteil der Leidenschaften ist (wie dies auch im Konfuzianismus, Buddhismus und Taoismus gesehen wird).

!

Emotionen sind alles andere als nur Faktoren, die mit blinder Irrationalität den Verstand stören, sondern sie geben unserem Leben einen Sinn. Sie sind die Lebenskraft der Seele, und nicht der Verstand, sondern die Emotionen machen unser Selbst aus.

Solomon schreibt:

„Die Leidenschaften sind das eigentliche Elixier unseres Daseins und damit nicht auf die Vorgaben und Kontrollen des Verstandes angewiesen; vielmehr sollte dieser fest in der Bodenständigkeit der Gefühle verankert sein, die keineswegs willkürlich, sondern […] durchaus ‚rational' sind."[68]

Tomkins schreibt:

„Aus der Verbindung von Verstand und Affekt geht Klarheit mit Leidenschaft hervor. Verstand ohne Affekt wäre ohnmächtig, Affekt ohne Verstand wäre blind."[69]

Solomon ist daher der Ansicht, dass Emotionen Werturteile seien:

„[Gefühle sind] die Grundstrukturen unserer (subjektiven) Welt, dank deren wir diese, das Leben und das Ich mit Sinn erfüllen. Gefühle werden nicht erlitten, sondern gemacht. Sie sind auch nicht bloß ‚in uns', denn mit ihnen strukturieren wir ja unsere ganze Welt. Mein Ärger, auch der siedende, unterdrückte, der sich nicht äußern darf, ist eine Projektion auf die Welt, ein unausgesprochenes Urteil über jemanden, der mir Unrecht getan hat, oder über Zustände, an denen ich Anstoß nehme."[70]

Solomon erklärt wie folgt, dass Emotionen Urteile seien:

„Eine Emotion ist ein Urteil, etwas, was wir tun. Eine Emotion ist ein grundlegendes Urteil über unser Selbst und über unseren Platz in der Welt, eine Projektion der Werte

und Ideen, Strukturen und Mythologien, nach denen wir uns richten und in deren Rahmen wir erleben. Ärger ist ein moralisches Urteil; mein Ärger ist jener Urteilskomplex. Meine Scham ist die Feststellung, für etwas Missliches verantwortlich zu sein. Traurigsein, Leiden oder Trauern artikulieren unterschiedlich starke Urteile über erlittene Verluste. Gefühle sind wertende Urteile: über meine Lage sowie über mich und/oder alle anderen."[71]

Laut Solomon ist das letztendliche Ziel unserer emotionalen Urteile immer unser eigenes Selbstwertgefühl und persönliche Würde.

Solomon weist auf eine weitere wichtige ‚Funktion' (wenn man dies denn so nennen kann) der Emotionen hin. Sie schaffen eine ‚Mythologie' in unserem Leben und eine Gruppe von Helden und Schurken. Die Mythologie nimmt eine zentrale Stelle in unserem Leben ein. Zorn umfasst eine Gerichtssaal-Mythologie und ein moralisches Urteil über die Person, die mir Unrecht getan hat. Scham und Schuld beinhalten ebenfalls eine Gerichtssaal-Mythologie, aber eine, in der der Mensch selbst angeklagt wird. Durch unsere Leidenschaften mythologisieren wir die Welt, was einen wesentlichen Bestandteil unseres Selbst ausmacht.

Emotionen haben eine weitere wichtige Rolle, nämlich dass sie allein, wie Hume es ausdrückt, uns ‚bewegen'. Vernunft ‚bewegt' uns nicht. Hume verwendet ‚bewegen' nicht im Sinne von bewegt werden, d. h. sich angesichts von etwas ergriffen fühlen. Er meinte, dass Emotionen die Vernunft ‚bewegen', insofern sie im Leben eine wesentliche Richtung in Form von Plänen, Ideen, Projekten und Lebensträumen bieten. Dies ist genau die gleiche Rolle der Wanderseele im Hinblick auf den Geist *(shen)* in der chinesischen Medizin.

14.4.3 Bockover

Bockover betrachtet Emotionen als psychische Ereignisse, die gleichzeitig intentional und affektiv sind:

„Ich behaupte, dass das Konzept von Emotion eine andere Art von Gefühl mit sich bringt, aber eines Gefühls, das nicht mit gefühlten körperlichen Erscheinungen gleichgesetzt werden kann (wie dies James behauptet). Anders als körperliche Gefühle ist ein ‚emotional relevantes Gefühl' [emotionally relevant feeling, ERF] von Natur aus unzweifelhaft intentional und affektiv. Emotion ist eine Art von intentionalem Ereignis, das eine unzweifelhafte Einheit bildet, die an sich affektiv ist."[72]

Sie erläutert dann den Unterschied zwischen Überzeugungen und Emotionen:

„Der Unterschied zwischen Überzeugungen und Emotionen ist, dass Emotionen deutlich affektive Wege, sich Dingen bewusst zu sein, mit sich bringen. Wir wurden konditioniert zu denken, dass alle ‚Gefühle' unintentional seien, wie gefühlte körperliche Störungen, und dass die einzigen intentionalen Ereignisse Gedanken, Überzeugungen und Urteile seien. Eine genauere Analyse der Emotionen kann ihr deutlich intentionales und affektives Wesen nicht verleugnen."[73]

Bockover stimmt nicht mit Solomons Ansicht über Emotionen als Werturteile überein. Sie ist der Meinung, dass es zu allgemein sei, Emotionen als Werturteile zu sehen und dass diese Sichtweise nicht die Unterschiede zwischen verschiedenen Emotionen erklären könne.

14.4.4 Damasio

Damasio ist ebenfalls der Ansicht, dass Emotionen alles andere als psychische Faktoren sind, die nur den Geist trüben. Stattdessen sind sie ein Bestandteil des Prozesses von logischem Denken und Entscheidungsfindung. Studien, die mit Menschen durchgeführt wurden, die Hirnläsionen im limbischen System aufweisen, bestätigen dies. Damasio schreibt:

„Diese Ergebnisse lassen darauf schließen, dass eine selektive Reduktion der Emotionen für die Vernunft mindestens genauso nachteilig ist wie allzu heftige Emotionen. Offenbar ist vernünftiges Denken ohne den Einfluss der Emotion nicht möglich. Wahrscheinlich leistet die Emotion einen wesentlichen Beitrag zum Denken, besonders wenn es um persönliche und soziale Probleme geht, die mit Risiko und Konflikt zu tun haben".[74]

Damasio geht sogar noch weiter, indem er sagt,

„dass der Emotionsmangel ein zuverlässiges Anzeichen für ein beeinträchtigtes Kernbewusstsein ist, wie umgekehrt wohl auch gilt, dass ein gewisses Maß an emotionalen Prozessen praktisch immer mit bewussten Zuständen einhergeht."[75]

Damasio stellte die ‚somatische Marker-Hypothese' auf. Gemäß dieser Theorie markieren Emotionen bestimmte Aspekte einer Situation oder bestimmte Folgen möglicher Aktionen:

„Das Gefühl [die Emotion] nimmt diese Markierung entweder offen vor, etwa als ‚Bauchgefühl', als instinktives Empfinden, oder verdeckt mittels Signalen, die unterhalb der Bewusstseinsschwelle empfangen werden [Beispiele für verdeckte Signale sind neuromodulatorische Reaktio-

nen, wie etwa von Dopamin oder Oxytocin, die das Verhalten von Neuronengruppen, welche eine bestimmte Wahl repräsentieren, verändern können]."[76, *]

[1]Damasio schreibt, dass *„die Gehirnsysteme, die gemeinsam an Gefühl [Emotion] und Entscheidungsprozessen beteiligt sind, im allgemeinen für den sozialen Kognitions- und Verhaltensstil verantwortlich sind".*[77] Anders ausgedrückt, arbeiten aus chinesischer Sichtweise Intuition und Kreativität, die von der Wanderseele stammen, mit der Aktivität des Geistes zusammen, um Denken und soziales Verhalten hervorzubringen. Salk (der Initiator der Polio-Impfung) sagt etwas, das genau auf die Beziehung zwischen Wanderseele und Geist angewendet werden könnte: *„Kreativität fuße auf einer ‚Verschmelzung von Intuition und Vernunft'."*[78]

Laut Damasio sind Emotionen ein integraler Bestandteil der Maschinerie der Vernunft. Er kam nach jahrelanger klinischer Beobachtung von Patienten zu dieser Schlussfolgerung, deren kognitive Fähigkeiten absolut intakt waren, aber die Hirnläsionen in Regionen aufwiesen, die Emotionen kontrollieren. Obwohl ihre ‚Vernunft' voll funktionstüchtig war, machten diese Patienten eine Reihe von Fehlern in ihrem Alltagsleben und verletzten wiederholt das, was als sozial angemessen und persönlich vorteilhaft angesehen wird.[79]

Damasio erkennt an, dass unter bestimmten Umständen Emotionen unsere Denkprozesse durcheinander bringen, aber seiner Meinung nach ist die *Abwesenheit* von Emotion und Gefühl nicht weniger schädlich.[80] Er schreibt:

„Im Idealfall lenken uns Gefühle in die richtige Richtung, führen uns in einem Entscheidungsraum an den Ort, wo wir die Instrumente der Logik am besten nutzen können. Ungewissheit befällt uns, wenn wir vor der Aufgabe stehen, ein moralisches Urteil zu fällen, über die weitere Entwicklung einer persönlichen Beziehung zu entscheiden […] Gefühl [Emotion] und Empfindung [Gefühl] nebst den verborgenen physiologischen Mechanismen, die ihnen zugrunde liegen, helfen uns bei der einschüchternden Aufgabe, eine ungewisse Zukunft vorherzusagen und unser Handeln entsprechend zu planen"[81]

Damasio geht noch weiter und sagt, dass Gefühle genauso kognitiv seien wie die Vernunft:

„Empfindungen [Gefühle] sind kein Luxus, sowenig wie die Gefühle [Emotionen], von denen sie sich herleiten. Sie dienen der inneren Orientierung, und sie stellen eine Verbindung zwischen uns und anderen Signalen her, die ebenfalls richtungsweisend sein können. Und Empfindungen [Gefühle] sind weder unbegreifbar noch undefinierbar. Im Gegensatz zur herkömmlichen wissenschaftlichen Auffassung sind Empfindungen [Gefühle] ebenso kognitiv wie andere Wahrnehmungsinhalte. Sie sind das Ergebnis eines höchst merkwürdigen physiologischen Arrangements, welches das Gehirn in das faszinierte Auditorium des Körpers verwandelt hat."[82]

Interessanterweise erkennt Damasio die gleiche enge Verbindung von Körper und Geist, wie sie auch in der chinesischen Medizin gesehen wird:

„dass der Körper, wie er im Gehirn repräsentiert ist, möglicherweise das unentbehrliche Bezugssystem für die neuronalen Prozesse bildet, die wir als Bewusstsein erleben; dass unser eigener Organismus und nicht irgendeine absolute äußere Realität den Orientierungsrahmen abgibt für die Konstruktionen, die wir von unserer Umgebung anfertigen, und für die Konstruktion der allgegenwärtigen Subjektivität, die wesentlicher Bestandteil unserer Erfahrung ist; dass sich unsere erhabensten Gedanken und größten Taten, unsere höchsten Freuden und tiefsten Verzweiflungen den Körper als Maßstab nehmen."[83]

Damasio ist sich der Rolle der so genannten unteren Gehirnzentren beim logischen Denken sehr bewusst:

„Der Apparat der Rationalität, herkömmlicherweise im Neocortex vermutet, scheint ohne biologische Regulation, traditionell als subkortikal eingestuft, nicht arbeiten zu können. Offenbar hat die Natur den Rationalitätsapparat nicht einfach auf den Apparat der biologischen Regulation gesetzt, sondern ersteren aus und mit letzterem geschaffen."[84]

Der Unterschied zwischen Tiefschlaf (wo das Bewusstsein vorübergehend ausgeschaltet ist) und Traumschlaf zeigt, wie Emotionen mit dem Bewusstsein einhergehen: *„Tiefschlaf ist nicht von emotionalem Ausdruck begleitet, doch im Traumschlaf, in dem das Bewusstsein auf merkwürdige Art zurückkehrt, lässt sich der Ausdruck von Emotionen bei Menschen und Tieren leicht feststellen."*[85] Weiter heißt es: *„Emotionen und Kernbewusstsein treten gewöhnlich zusammen auf, das heißt, sie sind entweder beide vorhanden oder es fehlen beide."*[86]

Die obige Aussage weist interessante Verbindungslinien zur chinesischen Medizin auf, da das Kernbewusstsein mit der Körperseele verwandt ist und die Körper-

[*] A. d. Ü.: In der deutschsprachigen Übersetzung von ‚Descartes' Error' wurde noch ‚emotion' mit ‚Gefühl' und ‚feeling' mit ‚Empfindung' übersetzt. In Übersetzungen späterer Werke von Damasio wurde ‚emotion' mit ‚Emotion' und ‚feeling' mit ‚Gefühl' wiedergegeben.

seele, wie wir wissen, alle Emotionen und Gefühle auf einer tiefen, autonomen und automatischen Ebene moduliert.

Emotionen sind alles andere als Faktoren, die nur die Vernunft trüben, sondern das Ergebnis einer langen Geschichte einer evolutionären Feinabstimmung. Emotionen sind Teil des bioregulatorischen Systems, mit dem wir ausgestattet werden, um zu überleben. Darwin studierte auf der ganzen Welt emotionale Reaktionen und fand außer einigen kulturellen Unterschieden bemerkenswerte Ähnlichkeiten.

Nach Damasio haben Emotionen zwei biologische Funktionen: (1) sie erzeugen eine bestimmte Reaktion auf eine auslösende Situation; (2) sie regulieren den inneren Zustand des Organismus, sodass er für die bestimmte Reaktion vorbereitet ist. Bei Damasio heißt es: *„Mit anderen Worten, der biologische ‚Zweck' der Emotionen ist klar, und Emotionen sind kein verzichtbarer Luxus."*[87] Damasio sagt in aller Kürze: *„Die Emotion ist – ebenso wie das Bewusstsein – dem Überleben eines Organismus verpflichtet."*[88]

Damasio definiert eine Emotion folgendermaßen:

„1. Emotionen sind komplizierte Bündel von chemischen und neuronalen Reaktionen, die ein Muster bilden; alle Emotionen haben eine regulatorische Funktion und führen in der einen oder anderen Weise zur Entstehung von Umständen, die vorteilhaft für den Organismus sind […].

2. […] Emotionen sind biologisch determinierte Prozesse, die von angeborenen Hirnstrukturen abhängen, und diese wiederum verdanken ihre Existenz einer langen evolutionären Geschichte.

3. Die Strukturen, die Emotionen hervorbringen, befinden sich in einem relativ eng begrenzten Gebiet von subcorticalen Regionen, die in der Tiefe des Hirnstamms beginnen und in immer höhere Gehirnbereiche aufsteigen. […]

4. Alle Mechanismus können automatisch, das heißt ohne bewusste Auslösung, in Gang gesetzt werden. Dass es dabei große individuelle Schwankungen gibt und die Kultur bei der Ausformung einiger Auslöser eine Rolle spielt, ändert nichts daran, dass Emotionen außerordentlich stereotyp und automatisch sind und einem regulatorischen Zweck dienen.

5. Allen Emotionen dient der Körper […] als Theater, doch Emotionen beeinflussen auch die Arbeitsweise zahlreicher Schaltkreise im Gehirn."[89]

Interessanterweise unterscheidet Damasio zwischen ‚feeling' (Gefühl) und ‚emotion' (Emotion). Er ist der Auffassung, dass Gefühle nach innen gerichtet und privat seien, Emotionen hingegen nach außen gerichtet und öffentlich. Damasio behauptet auch, dass es Gefühle gebe, deren wir uns bewusst seien, und solche, die nicht ins Bewusstsein gelangen:

„Ich meine, […] dass ein Organismus in neuronalen und mentalen Mustern den Zustand repräsentieren kann, den wir bewussten Lebewesen ein Gefühl nennen, ohne je zu wissen, dass das Fühlen stattfindet."[90]

Damasio erläutert diesen Unterscheid weiter:

„Unter anderem liegt dies daran, dass einige Empfindungen [Gefühle] zwar mit Gefühlen [Emotionen] in Verbindung stehen, dass es aber bei vielen anderen nicht der Fall ist: Alle Gefühle [Emotionen] rufen Empfindungen [Gefühle] hervor, wenn wir wach und aufmerksam sind, aber nicht alle Empfindungen [Gefühle] haben ihren Ursprung in Gefühlen [Emotionen]."[91]

Den Unterschied zwischen Emotion und Gefühl macht Damasio folgendermaßen klar:

„Doch bei unserem Versuch, die komplexe Ereigniskette zu verstehen, die mit einer Emotion beginnt und mit einem Gefühl endet, hilft uns die grundlegende Unterscheidung zwischen dem Teil des Prozesses, der gezeigt wird, und dem Teil, der verborgen bleibt. Im Rahmen meiner Arbeit nenne ich den ersten Teil Emotion und den zweiten Teil Gefühl […]."[92]

Damasio ist der Ansicht, dass Gefühle Emotionen folgen und nicht umgekehrt. Gefühle können außerhalb unseres Bewusstseinsfeldes auftreten; hierbei handelt es sich um Gefühle, die aus chinesischer Sicht aus der Körperseele stammen. Damasio schreibt: *„Wie oft stellen wir in einem bestimmten Augenblick irgendeines Tages fest, dass wir uns besonders wohl fühlen und voller Energie und Hoffnung sind, ohne den Grund dafür zu kennen? Oder dass wir niedergeschlagen und gereizt sind?"*[93] In solchen Fällen spielen sich Gefühle außerhalb unseres Bewusstseinsfeldes ab.

Dies ist Damasios Definition von Gefühl: *„Ein Gefühl ist die Wahrnehmung eines bestimmten Körperzustands in Verbindung mit der Wahrnehmung einer bestimmten Art zu denken und solcher Gedanken, die sich mit bestimmten Themen beschäftigen."*[94] Diese Ansicht klingt teilweise an James und Lange an, nach deren Theorie ein Gefühl untrennbar von seinen physischen Veränderungen ist, aus dem heraus es entsteht.

Damasio ist der Meinung, dass Gefühle nicht einfach Anhäufungen von Gedanken seien. Er misst der körperlichen Manifestation der Gefühle große Bedeutung bei:

„Meiner Meinung nach verdanken die Gefühle ihre funktionale Besonderheit den Gedanken, die den Körper in seinen reaktiven Prozessen repräsentieren. Streichen Sie diesen Kernaspekt, und der Begriff der Gefühle löst sich in Wohlgefallen auf. Streichen Sie diesen Kernaspekt, und Sie dürfen nie wieder sagen, ‚ich fühle' mich glücklich, sondern nur noch, ‚ich denke' glücklich.“[95]

Die Unterscheidung zwischen Emotionen und Gefühlen ist interessant, da sie erstaunliche Ähnlichkeiten mit der chinesischen Medizin aufweist. Wir können sogar sagen, dass Gefühle, deren wir uns nicht bewusst sein, die Körperseele *(po)* seien, während Emotionen den Geist *(shen)* und die Wanderseele *(hun)* mit einbeziehen.

14.5 Freud, Jung und Bowlby

14.5.1 Freud

Das Ende des 19. und das beginnende 20. Jahrhundert waren durch das Aufkommen der Psychoanalyse und die Theorie des Unbewussten geprägt. Freud (1856–1939) war der Erste, der die Vorstellung eines unbewussten Geistes einführte.

Das Unbewusste

Das Konzept des Unbewussten, wie es Freud entwickelte, war insofern revolutionär, als Freud behauptete, dass Bewusstsein in verschiedenen Schichten existiere und dass einige Gedanken ‚unterhalb der Oberfläche' aufträten, d. h. in einer Schicht des Geistes, deren wir uns nicht bewusst seien (das Unbewusste).

Freud kam durch die Analyse von Träumen und dem, was wir als ‚Versprecher' bezeichnen, zu der Entdeckung des Unbewussten. Freud war der Auffassung, dass Träume der symbolische Ausdruck unserer unbewussten Wünsche oder Ängste seien. Da diese per definitionem unbewusst sind, können sie nur auf symbolischem Wege an die Oberfläche treten.

Träume, die Freud als den ‚Königsweg zum Unbewussten' bezeichnete, stellten den besten Zugang zu unserem unbewussten Leben und die beste Veranschaulichung seiner ‚Logik' dar, die sich von der Logik des bewussten Denkens unterscheide. Freud entwickelte seine erste Topologie der Psyche in seinem Werk ‚Die Traumdeutung' (1899), in dem er die These aufstellt, dass das Unbewusste existiert und in dem er eine Methode beschreibt, Zugang zu ihm zu gewinnen.

Das Alltagsphänomen des ‚Versprechers' wird ebenfalls als eine Manifestation unbewusster Wünsche oder Ängste interpretiert. Dieser Gedanke ist so sehr Teil unserer Alltagssprache geworden, dass wir diese Versprecher als ‚Freudsche Fehlleistungen' bezeichnen.

Entscheidend für die Arbeit des Unbewussten ist die ‚Verdrängung'. Nach Freud erleben Menschen Gedanken und Gefühle, die so schmerzhaft sind, dass sie nicht zugegeben werden können (darunter der Ödipus-Komplex, d. h. die inzestuöse Neigung eines Sohnes zu seiner Mutter und/oder einer Tochter zu ihrem Vater). Nach Freud können solche Gedanken und Gefühle – und damit einhergehende Erinnerungen – nicht aus dem Geist, aber doch aus dem Bewusstsein verdrängt werden. So bilden sie das Unbewusste aus.

Freud beobachtete, dass der Prozess der Verdrängung selbst ein nicht-bewusster Akt ist (d. h., er kann nicht vollzogen werden, indem Menschen willentlich bestimmte Gedanken oder Gefühle ausschalten). Freud nahm an, dass das, was Menschen unterdrücken, teilweise durch ihr Unbewusstes determiniert sei. Anders ausgedrückt ist das Unbewusste laut Freud sowohl eine Ursache als auch eine Wirkung der Verdrängung.

Freud nannte seine neue Theorie der unbewussten inzestuösen Wünsche den Ödipus-Komplex, nach der berühmten griechischen Tragödie ‚König Ödipus' von Sophokles. Er machte sich den Ödipus-Konflikt zunutze, um darauf hinzuweisen, wie sehr er davon überzeugt war, dass Menschen inzestuöse Wünsche haben und diese unterdrücken müssen.

Das Es, das Ich und das Über-Ich

In seinen späteren Arbeiten behauptete Freud, dass die Psyche in 3 Teile unterteilt werden könne: das Ich, das Über-Ich und das Es. Das Es ist der kindliche Anteil der Psyche, der sehr impulsiv ist und nur das berücksichtigt, was er will, und alle Konsequenzen außer Acht lässt. Das Über-Ich ist der Moralkodex der Psyche, der allein ‚richtig' oder ‚falsch' folgt. Schließlich ist das Ich die Balance zwischen den beiden. Wenn das Über-Ich und Es ausgewogen sind, verhält sich das Ich auf eine Weise, in der sowohl Impulse als auch die Moral Berücksichtigung finden.

Die dreigeteilte Struktur von Es, Ich und Über-Ich bietet einige Ähnlichkeiten mit der chinesischen Sicht von der Psyche. Wir könnten zum Beispiel behaupten, dass die Wander- und Körperseele wie das Es seien, die Wanderseele auf psychischer, die Körperseele auf physischer Ebene. Wie wir in ➤ Kap. 3 und 4 gesehen haben, ist es ein wesentliches Merkmal der Wander- und Körperseele, dass sie *unabhängig* vom Geist (*shen* des Herzens) existieren.

Freud glaubte, dass die Menschen von 2 miteinander in Konflikt stehenden Wünschen getrieben seien: dem Lebenstrieb (Libido, verantwortlich für Überleben, Fortpflanzung, Hunger, Durst und Sexualität) und dem Todestrieb (Thanatos). Freuds Beschreibung der Libido (die er auch Kathexis nannte) umfasst nicht nur sexuelle Libido, sondern alle kreativen, lebenserzeugenden Triebe.

Der Todestrieb, dessen Energie als Anitkathexis bezeichnet wird, steht für einen Drang, der allen Lebewesen eigen ist, zu einem Ruhezustand zurückzukehren, d. h. zu einem anorganischen oder toten Zustand. Freuds Ansicht vom Todestrieb weist große Ähnlichkeiten mit der Aktivität der Körperseele auf. Wie wir in ➤ Kap. 4 gesehen haben, hat die Körperseele eine zentripetale Bewegung hin zu Fragmentierung, die letztendlich im Tod mündet.

14.5.2 Jung

Das kollektive Unbewusste

Jungs (1875–1961) analytische Psychologie unterscheidet sich in vielerlei Hinsicht von Freuds Psychologie. Ein wichtiger Unterschied ist die Vorstellung vom Unbewussten. Während Freud nur von einem persönlichen Unbewussten als Lagerstätte für alle unerwünschten (oder verdrängten) psychischen Inhalte ausging, berücksichtigte Jung auch ein universelles Unbewusstes als Aufbewahrungsort von universellen Symbolen, Ideen und Archetypen, die die gesamte Menschheit miteinander teilt. Die Symbole, die in unseren Träumen auftauchen, könnten dann Manifestationen unseres verdrängten unbewussten Materials sein, aber auch universelle Symbole oder Archetypen. Daraus folgt, dass die Jungsche Psychologie eine viel größere spirituelle Dimension hat als die Freudsche.

Das kollektive Unbewusste enthält Archetypen, die allen Menschen gemeinsam sind. Das bedeutet, dass die Selbstwerdung Symbole an die Oberfläche bringen kann, die nicht mit den Lebenserfahrungen einer einzelnen Person verknüpft sind. Diese Inhalte werden eher als Antworten auf die fundamentaleren Fragen der Menschheit wie Leben, Tod, Sinn, Glück, Angst betrachtet. Unter ihnen können spirituellere Vorstellungen entstehen und in die Persönlichkeit integriert werden.

Die Archetypen des kollektiven Unbewussten können als Ideen aufgefasst werden, die die gesamte Menschheit miteinander teilt. Alle Menschen haben angeborene psychische Prädispositionen in Form von Archetypen, die das kollektive Unbewusste bilden.

Archetypen können durch eine Untersuchung der symbolischen Kommunikation der menschlichen Psyche – in Kunst, Träumen, Religionen, Mythen – zum Vorschein kommen. Jung stellte die These auf, dass bestimmte symbolische Themen in allen Kulturen, allen Epochen und in jedem Menschen existieren.

Der Schatten

Ein wichtiger Teil der Jungschen Psychologie ist das Konzept des *Schattens*. Der Schatten ist ein unbewusster Komplex, der als die verdrängten und unterdrückten Aspekte des bewussten Selbst definiert ist. Es gibt konstruktive und destruktive Schattentypen. Auf der destruktiven Seite steht er oft für alles, was der bewusste Mensch in sich selbst nicht zugeben möchte. Beispielsweise hat jemand, der sich für freundlich hält, womöglich einen barschen, unfreundlichen Schatten. Umgekehrt kann ein brutaler Mensch einen freundlichen Schatten haben.

Jung betonte die Wichtigkeit, sich des Schattenmaterials bewusst zu sein und es in das Bewusstsein einzugliedern, um diese Eigenschaften nicht auf andere zu projizieren. Der Schatten ist in Träumen häufig als dunkle Figur, die das gleiche Geschlecht wie der Träumende hat, dargestellt. Nach Jung gehen wir mit dem Schatten auf vier Arten um: Verleugnung, Projektion, Integration und/oder Transmutation. Ich bin der Meinung, dass das Jungsche Konzept des Schattens in gewisser Hinsicht mit *gui* in der chinesischen Medizin verwandt ist. Wie in ➤ Kap. 7 erörtert, könnte das chinesische Konzept von *gui* als eine Metapher für den Schatten interpretiert werden. Er ist der ‚dunkle' Aspekt, der Teil der Wander- und Körperseele ist. Gleichzeitig ist er ein wesentlicher Teil unseres Seins, indem er diesen beiden Seelen ‚Bewegung' verleiht, der Wanderseele auf psychischer, der Körperseele auf körperlicher Ebene. Ohne *gui* gäbe es keine Bewegung von der Wander- und der Körperseele. So wie ohne Schatten würde es dem Selbst an Originalität und Bewegung mangeln.

Animus und Anima

Die Konzepte von Animus und Anima sind zwei weitere fundamentale Aspekte der Jungschen Psychologie. Jung definiert Anima als das unbewusste feminine Element in der Psyche des Mannes und Animus als das unbewusste maskuline Element in der Psyche der Frau. Dies sollte jedoch nicht wörtlich genommen werden. Viele heutige jungianische Therapeuten sind der Auffassung, dass jeder Mensch sowohl Anima als auch Animus besitzt. Jung behauptet, dass Anima und Animus als Führer zum unbewussten vereinigten Selbst dienen, und dass die Ausbildung eines Bewusstseins und einer Verbindung mit Anima oder Animus einer der schwierigsten und gewinnbringendsten Schritte im psychischen Wachstum darstelle. Jung berichtet, dass er seine Anima wahrnahm, als sie plötzlich eines Tages zu ihm sprach, wie eine innere Stimme.

Wenn Menschen Anima- oder Animus-Komplexe ignorieren, versuchen Anima oder Animus die Aufmerksamkeit zu erlangen, indem sie sich auf andere projizieren. Dies erklärt laut Jung, warum wir uns manchmal unmittelbar zu Fremden hingezogen fühlen: wir sehen unsere Anima oder unseren Animus in ihnen. Liebe auf den ersten Blick ist ein Beispiel für eine Anima- und Animus-Projektion. Darüber hinaus haben Menschen, die sich stark mit ihrer Geschlechterrolle identifizieren (z. B. ein Mann, der aggressiv handelt und niemals weint), ihre Anima oder Animus nicht aktiv anerkannt oder eingebunden.

Jung war der Auffassung, dass der Animus für das rationale Denken verantwortlich sei, während die Anima für Intuition und Kreativität sorge. Was Jung hier definiert, sind unsere unbewussten Tendenzen, da auf bewusster Ebene natürlich sowohl Männer als auch Frauen gleichermaßen fähig sind, rational zu denken und Intuition und Kreativität zu entwickeln (wenn auch bei verschiedenen Individuen in unterschiedlicher Abstufung).

Die Anima ist daher der unbewusste Teil des Mannes, der Animus der unbewusste Teil der Frau. Animus und Anima ‚beherrschen' uns oft und manifestieren sich mit ihren negativen Qualitäten. Wenn ein Mann von seiner negativen Anima beherrscht wird, wird er launisch, reizbar und unkommunikativ. Wenn eine Frau von ihrem negativen Animus beherrscht wird, wird sie übertrieben kritisch und verurteilend.

Wir könnten einige Verbindungslinien zwischen der Jungschen Ansicht von Animus und Anima und der chinesischen Medizin ziehen. Auf eine Weise ähneln die Qualitäten der Anima denjenigen der Wanderseele, die Qualitäten des Animus würden dann denjenigen von Geist *(shen)* und Intellekt *(yi)* entsprechen. Siehe hierzu auch ➤ Abb. 14.3.

Psychologische Typen

Die analytische Psychologie unterscheidet mehrere psychologische Typen oder Temperamente.

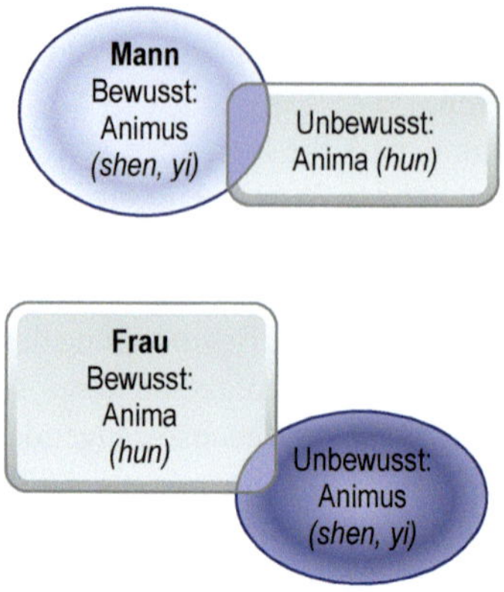

Abb. 14.3 Verbindungen zwischen Animus und Anima und Wanderseele, Geist und Intellekt

Zunächst bezieht sich ‚extravertiert'und ‚introvertiert' auf den Fluss der Libido (psychische Energie). Der Fluss des Introvertierten ist nach innen hin auf Konzepte und Ideen gerichtet, der Fluss des Extravertieren nach außen hin auf Menschen und Objekte. Jeder besitzt sowohl Introversions- als auch Extraversionsmechanismen, und der kollektiv dominante Typus entscheidet darüber, ob ein Mensch introvertiert oder extravertiert ist.

Nach Jung weist die bewusste Psyche 4 grundlegende Funktionen auf:

- Empfinden – Wahrnehmung mittels der Sinnesorgane
- Intuition – Wahrnehmung auf unbewusstem Weg oder Wahrnehmung unbewusster Inhalte
- Denken – Funktion der intellektuellen Kognition: das Ziehen logischer Schlussfolgerungen
- Fühlen – die Funktion subjektiver Einschätzung.

Denken und Fühlen sind *rationale* Funktionen, Empfinden und Intuition hingegen *irrational.* Nach Jung besteht Rationalität in bildlichen Gedanken, Gefühlen oder Handlungen, die mit Vernunft verknüpft sind – eine Sichtweise, die auf objektiven Werten beruht, welche durch praktische Erfahrungen bestimmt sind. Bei jedem Menschen kann sich der Grad der Introversion/Extraversion einer Funktion recht stark von demjenigen einer anderen Funktion unterscheiden.

Im Allgemeinen neigen wir dazu, unsere am meisten entwickelte, superiore Funktion zu bevorzugen, während wir unsere Persönlichkeit erweitern können, indem wir die anderen entwickeln. Damit zusammenhängend bemerkte Jung, dass sich das Unbewusste häufig am ehesten durch die am wenigsten entwickelte, inferiore Funktion eines Menschen zeigt. Die Begegnung mit dem Unbewussten und die Entwicklung der unterentwickelten Funktion(en) gehen also Hand in Hand.

Auch hier könnten sich wieder Parallelen zur chinesischen Medizin finden lassen. Wir können behaupten, dass die *denkende* und *fühlende* Funktion eine Funktion von Geist *(shen)*, Willenskraft *(zhi)* und Intellekt *(yi)* sei, die *empfindende* Funktion eine Funktion der Körperseele und die *intuitive* Funktion eine Funktion der Wanderseele.

14.5.3 Bowlby

Das limbische System und unser Gefühlsleben werfen ein interessantes Licht auf das Wesen der Emotionen. Wie oben erwähnt, moduliert das limbische System den Cortex und der Cortex kann sich nicht ohne das limbische System entwickeln. Daher sind Emotionen keine bloßen psychischen Faktoren, die unseren Geist ‚stören' und unser menschliches Wesen trüben (wie dies die chinesische Medizin besonders unter dem Einfluss einer konfuzianischen oder taoistischen Sichtweise der Emotionen behauptet), sondern eine wesentliche Art und Weise, wie unsere Psyche funktioniert. Ohne emotionale Bindung sterben Kinder einfach.

In den 1940er Jahren berichtete der Psychoanalytiker Spitz über das Schicksal von Waisenkindern, die in Heimen oder Anstalten aufwuchsen, sowie von Babys, die von ihren in Haft sitzenden Müttern getrennt wurden. Aus Rücksichtsnahme auf die neue Keimtheorie von Krankheiten wurden in Heimen untergebrachte Kinder mit Nahrung und Kleidern versorgt und warm und sauber gehalten, aber mit ihnen wurde nicht gespielt, sie wurden nicht in den Arm genommen oder beschäftigt. Zahlreiche Kinder wurden verschlossen, kränklich und verloren Gewicht, viele starben. Es war paradox, dass die Kinder genau an den Infektionen erkrankten, die durch ihre Isolation vermieden werden sollten. Interessanterweise starben 40 % der an Masern erkrankten und in Heimen untergebrachten Kinder, im Vergleich zu 0,5 % der Kinder, die nicht in Heimen lebten. Ein Mangel an menschlicher Interaktion (Beschäftigung, Sprechen, Streicheln, Spielen) ist ganz einfach tödlich für Kleinkinder.

Der britische Psychoanalytiker John Bowlby (1907–1990) leistete Pionierarbeit auf dem Gebiet der Bindungstheorie von Babys. Bowlby stellte die These auf, dass Kleinkinder mit einem Hirnsystem auf die Welt kommen, das durch die Etablierung eines instinktiven Bindungsverhalten mit der Mutter Sicherheit fördert. Diese Bindung führt zu Distress, wenn die Mutter nicht da ist, sowie zu dem Drang von Kleinkind und Mutter, gegenseitig Nähe zu suchen, wenn das Kind Angst oder Schmerzen hat.[97]

Obwohl Bowlbys Gedanken mittlerweile etabliert sind, waren sie in den 1950er Jahren überraschend revolutionär. Beispielsweise schreibt der Begründer des Behaviorismus, John Watson (1878–1958): *„Mutterliebe ist ein gefährliches Instrument. Umarme und küsse Kinder niemals, lasse sie niemals auf deinem Schoß sitzen. Wenn es sein muss, küsse sie auf die Stirn, wenn sie Gute Nacht sagen."*[98] Bowlby zog mit seiner Theorie den Zorn von sowohl Psychiatern als auch Psychoanalytikern auf sich.

Bowlbys Auffassung nach wird ein Kind mit wenigen motorischen Fähigkeiten geboren. Wenn seine Mutter woanders ist, kann es sie durch Weinen in der Nähe halten. Wenn das Baby Muskelkoordination entwickelt, wird das Bindungsverhalten raffinierter: das Baby streckt sich nach etwas, greift, winkt, krabbelt, um eine Nähe zur Mutter herzustellen.[99] Wie wir in ➤ Kap. 4 gesehen haben, sind diese Aktivitäten des Babys Manifestationen der Körperseele.

Es gibt eine interessante Parallele zwischen Bowlbys Mutter-Kind-Bindung und der chinesischen Sicht von der Körperseele. Wie in ➤ Kap. 4 gezeigt, steht die Körperseele der Essenz am nächsten und ist für die ersten physiologischen Prozesse nach der Geburt verantwortlich. Zhang Jiebin schreibt: *„Am Anfang des Lebens nehmen Ohren, Augen und das Herz wahr, Hände und Füße bewegen sich und die Atmung beginnt; dies alles ist durch die Schärfe der Körperseele bedingt."*[100]

Es heißt, dass besonders im ersten Lebensmonat das Baby ‚ganz Körperseele' sei. Da die Körperseele in der Lunge sitzt, ist sie verantwortlich für Berührungs- und Hautempfinden und wird über das Stillen und Berührungen von der Körperseele der Mutter genährt. Dies erklärt die Wichtigkeit von Berührungen im Leben eines Babys. Sie schaffen nicht nur eine Grundlage zwischen Mutter und Baby, sondern ernähren auch körperlich die Körperseele und daher die Lunge.

14.6 Moderne neurophysiologische Ansichten über Emotionen

14.6.1 Neurophysiologie der Emotionen

Die neurobiologische Erklärung der menschlichen Emotionen ist, dass Emotionen ein angenehmer oder unangenehmer psychischer Zustand sind, die im limbischen System des mammalischen Gehirns organisiert sind. Anders als bei Reptilien sind Emotionen mammalische Ausführungen von Gefühlen, bei denen Neurotransmitter – beispielsweise Dopamin, Noradrenalin (Norepinephrin) und Serotonin – den Aktivitätspegel des Gehirns herauf- oder herabsetzen. Dies zeigt sich in körperlichen Bewegungen, Gesten und Haltungen. Bei Säugetieren, Primaten und Menschen werden Gefühle als emotionale Zeichen nach außen getragen.

Beispielsweise wird angenommen, dass sich die menschliche Emotion der Liebe aus Paläo-Schaltkreisen des mammalischen Gehirns (speziell Modulen des Gyrus cinguli) entwickelt habe, die für die Versorgung, Ernährung und Pflege des Nachwuchses bestimmt waren.

Vor der Entwicklung des mammalischen Gehirns war das Leben automatisch, vorbewusst und vorhersagbar. Die motorischen Zentren der Reptilien reagieren auf sensorische Zeichen von Bildern, Geräuschen, Berührungen, chemischen Stoffen, Schwerkraft und Bewegung mit vorbestimmten Körperbewegungen und vorprogrammierten Haltungen. Mit dem Aufkommen der nachtaktiven Säugetiere vor etwa 180 Millionen Jahren ersetzte der Geruchs- den Sehsinn als dominanten Sinn und es entstand aus dem olfaktorischen Sinn eine andere Art der Reaktion, von der man annimmt, dass sie sich zu mammalischer Emotion und emotionalem Gedächtnis entwickelt hat.

In der Jurazeit entwickelte das mammalische Gehirn den Geruchssinn stark weiter, um nachts, wenn Reptilien schlafen, Vorteile zu haben – eine Erklärung dafür, warum die Riechlappen im mammalischen Gehirn proportional größer sind als bei Reptilien. Diese Geruchswege bildeten allmählich den neuronalen Bauplan für das, was später unser limbisches Gehirn wurde.

Emotionen hängen mit der Aktivität in Gehirnregionen zusammen, die unsere Aufmerksamkeit lenken, unser Verhalten motivieren und die Bedeutung dessen, was um uns herum vorgeht, bestimmen. Die Pionierarbeiten von Broca, Papez und MacLean ließen vermuten, dass Emotionen mit einer Gruppe von Strukturen im Gehirnzentrum, die limbisches System genannt wird, verknüpft sind. Dazu gehören Hypothalamus, Cortex cingularis, Amygdala, Hippocampus, Fornix, Septum, ventrales Striatum, Insula, perirhinale und parahippocampale Regionen sowie weitere Strukturen (➤ Abb. 14.4). Die jüngere Forschung hat gezeigt, dass einige dieser limbischen Strukturen nicht so direkt mit Emotionen zusammenhängen wie andere, während einige nicht-limbische Strukturen eine große emotionale Bedeutung aufweisen.

Von den folgenden Hirnstrukturen nimmt man gegenwärtig an, dass sie am meisten mit Emotionen zusammenhängen:

- **Amygdala:** Die Amygdala ist eine kleine, runde Struktur, die sich anterior zum Hippocampus in der Nähe der Temporalpole befindet. Die Amygdala ist daran beteiligt aufzudecken und zu lernen, welche Elemente unserer Umgebung wichtig sind und eine emotionale Bedeutung haben. Sie spielt eine entscheidende Rolle bei der Hervorbringung von Emotionen, womöglich besonders negativer Emotionen wie Angst (➤ Abb. 14.5). Die Amygdala ist beim emotionalen Lernen involviert.[101]
- **Präfrontaler Cortex:** Der Begriff präfrontaler Cortex bezieht sich auf den vorderen Bereich des Gehirns, der hinter der Stirn und über den Augen sitzt. Er scheint eine entscheidende Rolle bei der Regulierung von Emotionen und Verhalten zu spielen, indem er die Folgen unseres Handelns antizipiert. Der präfrontale Cortex könnte eine wichtige Rolle beim Belohnungsaufschub einnehmen, indem er Emotionen über längere Zeit aufrecht erhält und

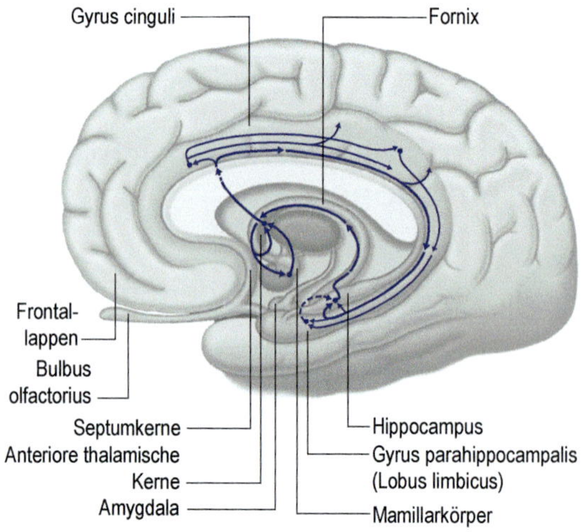

Abb. 14.4 Das limbische System

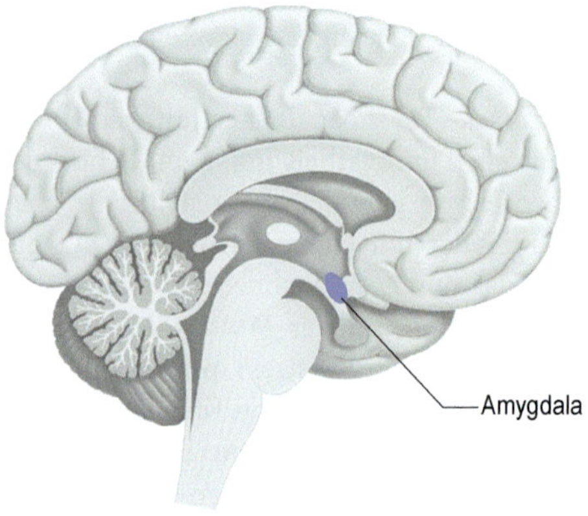

Abb. 14.5 Die Amygdala

Verhalten im Bezug auf bestimmte Ziele organisiert (➤ Abb. 14.6).

Der präfrontale Cortex ist verantwortlich für die exekutiven Funktionen, wozu die Vermittlung zwischen widerstreitenden Gedanken, Entscheidungen zwischen Richtig und Falsch oder Gut und Böse, die Vorhersage zukünftiger Ereignisse und die Ausübung sozialer Kontrolle – wie etwa die Unterdrückung emotionaler oder sexueller Triebe – gehören. Man nimmt an, dass die grundlegende Aktivität dieser Gehirnregion im harmonischen Zusammenspiel von Gedanken und Handlungen in Abstimmung mit inneren Zielen besteht. Ein interessantes Merkmal des präfrontalen Cortex ist, dass seine linke Seite aktiviert wird, wenn positive Emotionen erlebt werden, seine rechte Seite hingegen bei negativen Emotionen.[102] Eine linksseitige Verletzung des präfrontalen Cortex wie etwa durch einen Schlaganfall führt zu Depressionen.[103] Sogar bei neurologisch intakten depressiven Patienten zeigten Messungen der regionalen Hirnaktivität das Muster einer linksseitigen präfrontalen Hypoaktivierung.[104]

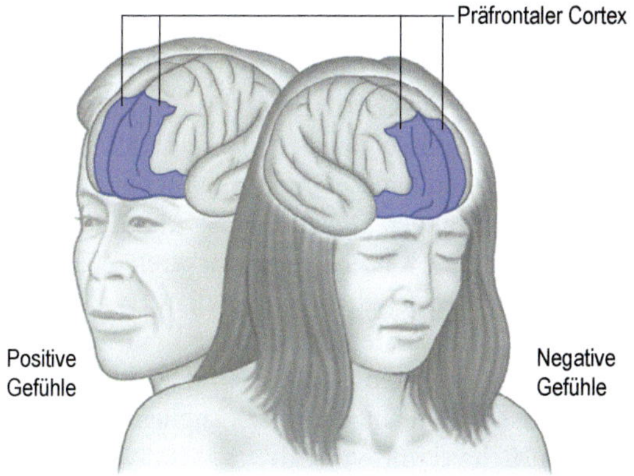

Abb. 14.6 Präfrontaler Cortex

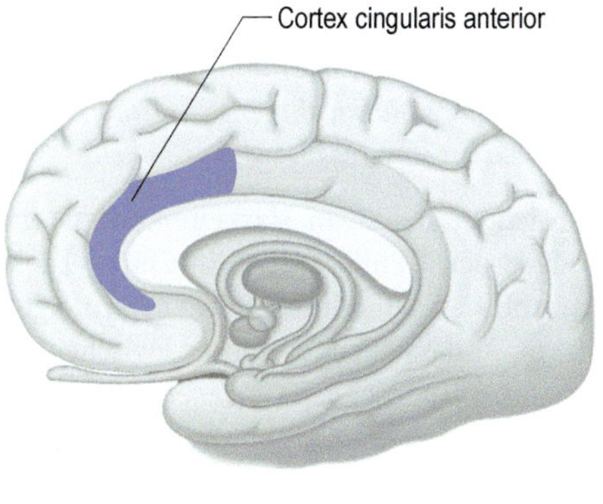

Abb. 14.7 Cortex cingularis anterior

- **Cortex cingularis anterior:** Der Cortex cingularis anterior (ACC) befindet sich im Zentrum des Gehirns, genau hinter dem präfrontalen Cortex. Man nimmt an, dass der ACC eine zentrale Rolle bei der Aufmerksamkeit spielt und im Hinblick auf bewusste, subjektive emotionale Bewusstheit besonders wichtig ist. Diese Hirnregion könnte auch eine wichtige Rolle bei der Aktivierung von motiviertem Verhalten spielen (➤ Abb. 14.7).
- **Ventrales Striatum:** Das ventrale Striatum ist eine Gruppe von subkortikalen Strukturen, von denen man annimmt, dass sie eine wichtige Rolle bei Emotionen und Verhalten spielen. Ein Teil des ventralen Striatums, der Nucleus accumbens, ist vermutlich bei der Empfindung zielgerichteter positiver Emotionen beteiligt. Menschen mit Abhängigkeiten verspüren eine erhöhte Aktivität in dieser Region, wenn sie auf das Objekt ihrer Abhängigkeit treffen (➤ Abb. 14.8).
- **Insula:** Der Cortex insularis spielt vermutlich eine entscheidende Rolle bei der körperlichen Empfindung von Emotionen, da er mit anderen Hirnstrukturen verbunden ist, die die autonomen Funktionen des Körpers (Herzschlag, Atmung, Verdauung usw.) regulieren. Diese Region verarbeitet auch Geschmacksinformationen und spielt wohl eine bedeutende Rolle bei der Empfindung von Abscheu (➤ Abb. 14.9).

Die Insula ist eine Hirnregion, die sich als entscheidend für das Verständnis des Menschseins herausgestellt hat. Sie ist der Quell sozialer Emotionen, von Lust und Abscheu, Stolz und Beschämung, Schuld und Sühne. Sie unterstützt die Entwicklung von moralischer Intuition, Empathie und der Fähigkeit,

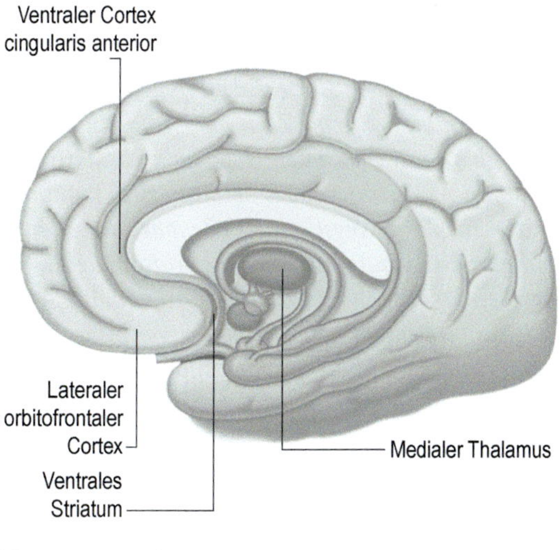

Abb. 14.8 Ventrales Striatum

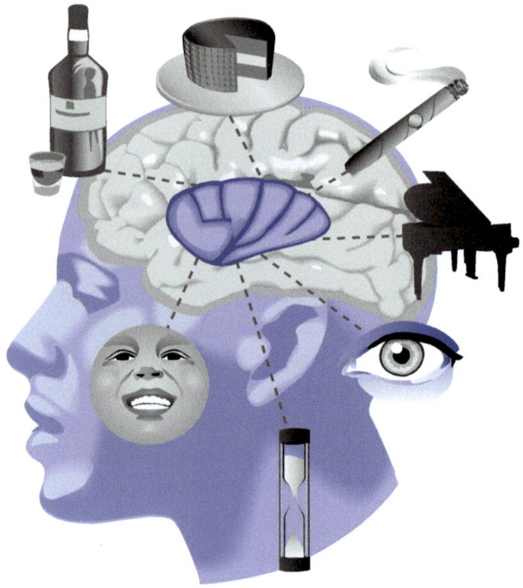

Abb. 14.9 Insula

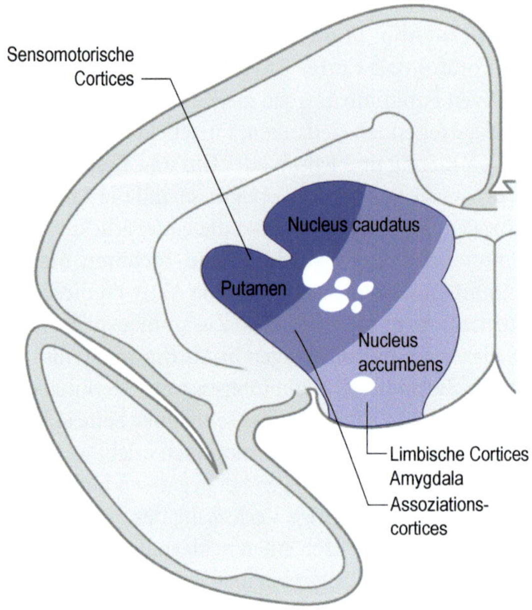

Abb. 14.10 Interaktion zwischen Basalganglien und limbischem System

emotional auf Musik zu reagieren. Ihre Anatomie und Evolution werfen ein Licht auf die tief gehenden Unterschiede zwischen Menschen und anderen Tieren. Die Insula liest auch Körperzustände wie Hunger und Begierde und spielt womöglich eine Rolle bei Abhängigkeiten.

Es gibt eine interessante Verbindung zwischen bestimmten Regionen der Gehirnschaltkreise und einer spezifischen Emotion (bis zu einem gewissen Grad). Positronenemissionstomographie (PET) und die funktionale Magnet-Resonanz-Tomographie (MRT) haben gezeigt, dass

„[…] die Induktion und Empfindung von Traurigkeit, Zorn, Angst und Glück zur Aktivierung in mehreren Gebieten führen, aber dass das Muster für jede Emotion einmalig ist. Beispielsweise aktiviert Traurigkeit den ventromedialen präfrontalen Cortex, den Hypothalamus und den Hirnstamm, während Zorn oder Angst weder den präfrontalen Cortex noch den Hypothalamus aktivieren. Hirnstamm-Aktivierung spielt bei allen drei Emotionen [Traurigkeit, Zorn, Angst] eine Rolle, aber die intensive hypothalamische und ventromediale präfrontale Aktivierung scheint spezifisch bei Traurigkeit zu sein. Die Amygdala ist unverzichtbar beim Erkennen von Angst in Gesichtsausdrücken und bei der Konditionierung, Angst zu empfinden und diese auszudrücken.“[105]

Jüngst stellte sich eine neue wichtige Erkenntnis über die Interaktion zwischen Cortex und limbischem System heraus. Bis vor Kurzem hatte man angenommen, dass der Cortex für die Kognition und das limbische System für Emotionen verantwortlich sei. Der Cortex hängt aber, wie unten beschrieben wird, im Hinblick auf seine frühe Entwicklung bei Babys vom limbischen System ab. Darüber hinaus wurde kürzlich entdeckt, dass die rostralen Anteile der Basalganglien viel mehr als nur motorische Funktionen haben, sondern tatsächlich vom limbischen System angeregt werden (➤ Abb. 14.10). Limbische Strukturen weisen einen stärkeren Zusammenhalt mit den Basalganglien als mit dem Hypothalamus auf, wodurch die Vorstellung, dass das limbische System ein abgegrenztes System sei, das dem Hypothalamus zugeordnet ist und nicht die Basalganglien beeinflussen kann, gänzlich verworfen wird.[106]

Trimble schreibt hierzu:

„Es wird immer deutlicher, dass das limbische System und daher unsere Emotionen eine Rolle bei der Kognition und persönlichem Wissen spielen. Emotion wird nicht länger als Gegenstück zur Vernunft in der menschlichen Kognition gesehen, sondern eher als ein Unterstützer und sogar Konstrukteur unseres logischen Denkens.“[107]

Solche Ansichten stehen in starkem Kontrast zu den Vorstellungen der 3 Philosophien in China (Taoismus, Konfuzianismus und Buddhismus), denen zufolge Emotionen Faktoren darstellen, die unser logisches Denken und sogar unser menschliches Wesen trüben. Gemäß diesen Vorstellungen sind Emotionen lediglich Krankheitsursachen, aber wie wir oben gesehen haben, sind Emotionen viel mehr als das, weil sie für unser Funktionieren als menschliche Wesen und sogar für unsere Kognition eine entscheidende Rolle spielen.

Die Sprache ist womöglich anfänglich eher von Emotionen als von der Vernunft ausgegangen. Sprache in ihrer frühesten Form war vermutlich ein Ausdruck von Emotionen. Rousseau schreibt: *„Es scheint, dass Bedürfnisse die ersten Gesten diktierten, während die Leidenschaften [Emotionen] die ersten Worte anregten."*[108]

Es ist sogar möglich, dass sich die Musik in Verbindung mit den ersten gutturalen Lauten, die von Emotionen diktiert waren, entwickelte.

Die Studie der körperlichen Manifestationen verschiedener Emotionen zeigt interessante Parallelen (oder manchmal Unterschiede) zur chinesischen Medizin.

- **Angst** wird als erhöhter Herzschlag, verstärkte Reaktion des Zurückweichens und höhere Muskelspannung empfunden. Diese Beschreibung ist interessant, da sie meine Ansicht bestätigt, dass chronische Angst mehr das Herz als die Niere beeinträchtigt.
- **Zorn** scheint auf der Basis von Sinnesempfindungen von Angst ununterscheidbar zu sein.
- **Glück** wird häufig als expansives oder schwellendes Gefühl im Thorax und als Empfindung von Leichtigkeit und Auftrieb wahrgenommen, als ob man unter Wasser stände. Das ‚schwellende' Gefühl scheint der chinesischen Ansicht zu entsprechen, der zufolge übermäßige Freude das Herz größer macht.
- **Traurigkeit** wird oft als ein Engegefühl in Hals und Augen sowie eine Entspannung in Armen und Beinen empfunden. Die Enge im Hals ist ein Zeichen einer Qi-Stagnation in der Lungen-Leitbahn (die durch Traurigkeit beeinträchtigt wird).
- **Scham** kann als Hitze im oberen Thorax und Gesicht gespürt werden. Dies ist ein Hinweis darauf, dass Scham das Herz beeinträchtigt.
- **Verlangen** kann mit Halstrockenheit, schwerer Atmung und einem erhöhten Herzschlag einhergehen. Dies bestätigt die chinesische Ansicht, der gemäß übermäßiges Verlangen zu Herz-Hitze führt.

14.6.2 Das dreieinige Gehirn

Nach der Theorie des dreieinigen Gehirns, die von Dr. Paul MacLean (1913–2007), dem früheren Leiter der Abteilung ‚Hirnentwicklung und Verhalten' der National Institutes of Health, entwickelt wurde, haben wir ‚drei Gehirne' (➤ Abb. 14.11).

Der Hirnstamm ist das *Reptiliengehirn*. Es ist ein Überbleibsel unserer prähistorischen Vergangenheit. Das Reptiliengehirn reagiert auf Stimulus und Response.

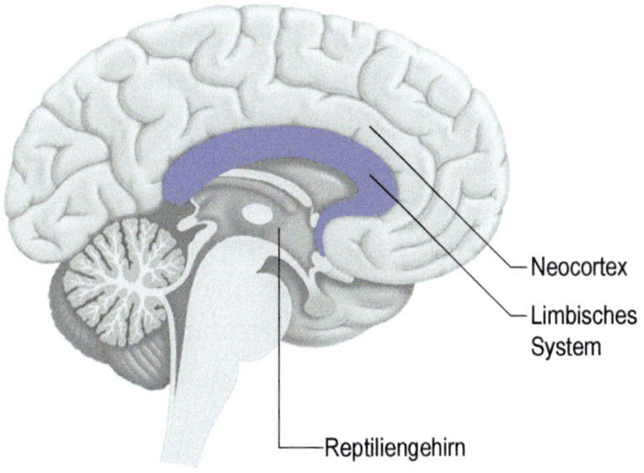

Abb. 14.11 Das dreieinige Gehirn

Dies ist nützlich, wenn schnelle Entscheidungen ohne Nachdenken erforderlich sind. Das Reptiliengehirn konzentriert sich auf das Überleben und übernimmt die Führung, wenn wir in Gefahr geraten und keine Zeit zum Überlegen haben. In einer Welt, in der der Stärkste überlebt, befasst sich das Reptiliengehirn damit, an Nahrung zu kommen und nicht selbst zur Nahrung zu werden. Das Reptiliengehirn ist angstgesteuert und übernimmt die Kontrolle, wenn man sich bedroht oder in Gefahr fühlt.

Der zweite Teil des Gehirns ist das *limbische System* oder *mammalische Gehirn.* Das limbische System ist die Wurzel von Emotionen und Gefühlen. Es beeinflusst Stimmungen und Körperfunktionen.

Der *Neocortex* ist der evolutionsgeschichtlich fortgeschrittenste Teil unseres Gehirns. Er beherrscht unsere Fähigkeit zu sprechen, zu denken und Probleme zu lösen. Der Neocortex beeinflusst unsere Kreativität und unsere Lernfähigkeit. Er macht ungefähr 80 % unseres Gehirns aus.

Der Neurologe Paul MacLean stellte die These auf, dass jedes unserer drei Gehirne eine eigene evolutionäre Schicht darstelle, die sich auf der vorigen alten Schicht gebildet habe, wie eine archäologische Stätte. MacLean nannte dies das ‚dreieinige Gehirn'. Seiner Meinung nach arbeiten die drei Gehirne wie *„3 miteinander verbundene biologische Computer, (jedes) mit seiner eigenen speziellen Intelligenz, seiner eigenen Subjektivität, seinem eigenen Raum- und Zeitempfinden und seinem eigenen Gedächtnis."* Er bezeichnet diese drei Gehirne als den Neocortex oder das neomammalische Gehirn, das limbische oder paläomammalische System und das Reptiliengehirn, das aus dem Gehirnstamm und dem Cerebellum besteht.

Jedes der drei Gehirne ist durch Nerven mit den anderen beiden verbunden, aber jedes scheint als eigenes Hirnsystem mit eigenen Fähigkeiten zu funktionieren.

Diese Hypothese hat sich zu einem sehr einflussreichen Paradigma entwickelt, das ein Umdenken über die Funktionsweise des Gehirns herausgefordert hat. Früher hatte man angenommen, dass die höchste Ebene des Gehirns, der Neocortex, die anderen niedrigeren Ebenen dominiere. MacLean hat gezeigt, dass dies nicht der Fall ist und dass das körperlich tiefer liegende limbische System, das die Emotionen bestimmt, die höheren geistigen Funktionen an sich reißen kann, wenn es erforderlich ist.

Das Reptiliengehirn

Das Reptiliengehirn umfasst den Hirnstamm und das Zerebellum (➤ Abb. 14.12). Der Hirnstamm ist die älteste und kleinste Region in dem sich entwickelnden menschlichen Gehirn. Es entwickelte sich vor hunderten Millionen von Jahren und ähnelt eher dem vollständigen Gehirn der heutigen Reptilien. Aus diesem Grund wird es häufig als ‚Reptiliengehirn' bezeichnet. Verschiedene Zellklumpen im Hirnstamm bestimmen den allgemeinen Aufmerksamkeitspegel des Gehirns und regulieren die vegetativen Prozesse des Körpers, wie etwa Atmung und Herzschlag.

Es ähnelt dem Gehirn, das zählebige Reptilien, die den Säugetieren vorausgingen, vor ungefähr 200 Millionen Jahren besaßen. Es ist ‚präverbal', kontrolliert aber Lebensfunktionen wie autonomes Gehirn, Atmung, Herzschlag und den Kampf-oder-Flucht-Mechanismus. Da es nicht über Sprache verfügt, sind seine Impulse instinkthaft und rituell. Es ist mit fundamentalen Bedürfnissen wie Überleben, Körperpflege, Horten, Dominanz, Balzen und Paarung befasst und findet sich auch in niederen Lebensformen wie etwa Eidechsen, Krokodilen und Vögeln. Vom Rückgrat ausgehend befindet es sich an der Schädelbasis.

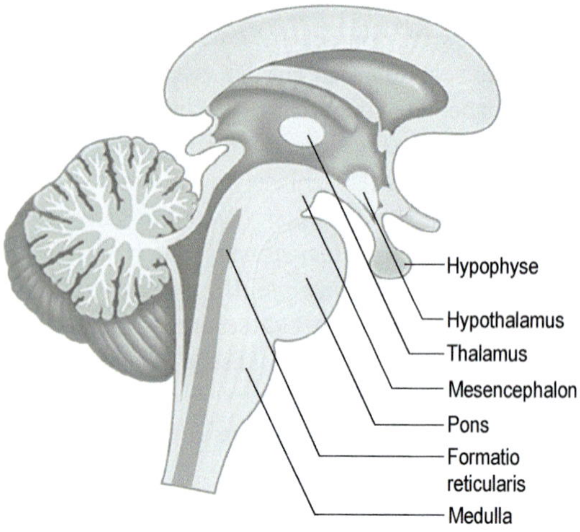

Abb. 14.12 Das Reptiliengehirn

Das Reptiliengehirn hat den gleichen Typus von archaischen Verhaltensmustern wie Schlangen und Eidechsen. Es ist stark, obsessiv, zwanghaft, rituell und paranoid; es ist „angefüllt mit Urerinnerungen". Es wiederholt immer wieder die gleichen Verhaltensweisen und lernt nie aus vergangenen Fehlern. Dieser Teil des Gehirns ist sogar im Tiefschlaf aktiv.

Der Gehirnstamm besteht aus 3 Teilen: dem Mittelhirn (Mesencephalon), der Medulla oblangata und der Brücke (Pons).

- Der Hirnstamm, der die meisten Kranialnerven enthält, ist verantwortlich für
  - Aufmerksamkeit
  - Erregung
  - Atmung
  - Blutdruck
  - Verdauung
  - Herzschlag
  - Weitergabe von Informationen von den peripheren Nerven und dem Rückenmark zu den oberen Hirnregionen
  - andere autonome Funktionen.
- Das Mittelhirn ist verantwortlich für
  - die Kontrolle von Reaktionen auf Bilder
  - Augenbewegung
  - Pupillenerweiterung
  - Körperbewegung
  - Hören.
- Die Medulla oblongata ist verantwortlich für
  - die Kontrolle der autonomen Funktionen
  - Weitergabe von Nervensignalen zwischen Hirn und Rückenmark.
- Die Brücke ist verantwortlich für
  - Erregung
  - Unterstützung der Kontrolle autonomer Funktionen
  - Weitergabe sensorischer Informationen zwischen Cerebrum und Cerebellum
  - Schlaf.

Das paläomammalische Gehirn

Das limbische Gehirn umschließt das Reptiliengehirn und besteht aus folgenden Teilen:

- Hippocampus
- Fornix
- Amygdala
- Septum
- Gyrus cinguli

- Ventrales Striatum
- Insula
- Perirhinalen und parahippocampalen Regionen (➤ Abb. 14.4).

Im Jahr 1952 prägte MacLean erstmals die Bezeichnung ‚limbisches System' für den mittleren Teil des Gehirns. Es kann auch als Paläopallium oder mittleres (altes mammalisches) Gehirn bezeichnet werden und entspricht dem Gehirn der meisten Säugetiere. Das alte mammalische Gehirn, das im limbischen System sitzt, ist mit Emotionen und Instinkten, Nahrungsaufnahme, Kämpfen, Flucht und Sexualverhalten befasst. Alles in diesem emotionalen System ist entweder ‚angenehm oder unangenehm'. Das Überleben hängt davon ab, Schmerz zu vermeiden und Wohlbefinden zu wiederholen.

Wenn dieser Teil des Gehirns leicht elektrisch stimuliert wird, werden verschiedene Emotionen (Angst, Freude, Wut, Wohlbehagen, Schmerz usw.) erzeugt. Es wurde zwar keine Emotion gefunden, die sehr lang an einem Ort bleibt. Aber das limbische System als Ganzes erscheint als der primäre Sitz von Emotionen, Aufmerksamkeit und affektiven (emotionsgeladenen) Erinnerungen.

Das limbische System hilft uns dabei, die Valenz zu bestimmen (z. B. ob wir uns gut oder schlecht bei etwas fühlen – im Buddhismus als *vedena*, ‚Gefühl', bezeichnet) sowie die Salienz (z B. was unsere Aufmerksamkeit erlangt), die Unvorhersehbarkeit und kreatives Verhalten. Das limbische System verfügt über sehr viele Querverbindungen mit dem Neocortex, sodass Hirnfunktionen nicht entweder rein limbisch oder rein kortikal sind, sondern eine Mischung von beiden.

Als sich Säugetiere von den Reptilien abspalteten, entwickelte sich eine neue neuronale Struktur. Dieses neue Gehirn wandelte die organismische Orientierung hin zum Nachwuchs um. Distanziertheit und Desinteresse kennzeichnen die elterliche Haltung des typischen Reptils, während Säugetiere in eine subtile und komplexe Interaktion mit ihren Kindern treten können. Säugetiere gebären ihren Nachwuchs lebend; sie stillen, verteidigen und ziehen ihn groß, solange er noch nicht erwachsen ist. Säugetiere kümmern sich um ihren Nachwuchs.[109] Sie bilden enge, sich gegenseitig helfende soziale Gruppen – Familien –, in denen die Mitglieder Zeit aufwenden, um sich gegenseitig zu berühren und sich um andere zu kümmern. Die emotionalen und relationalen Funktionen des limbischen Systems ähneln den Funktionen und Eigenschaften der Wanderseele.

MacLean war der Auffassung, dass drei wichtige mammalische Verhaltensweisen mit dem limbischen System zusammenhängen: Stillen und mütterliche Fürsorge, audiovokale Kommunikation zwischen Mutter und Kind sowie Spielen. MacLean behauptete weiter, dass die Ursprünge der menschlichen Sprache höchstwahrscheinlich in der Mutter-Kind-Interaktion lägen. Brabbeln, das auf Vokal-Konsonanten-Verbindungen beruht, beginnt etwa acht Wochen nach der Geburt. MacLean machte den Trennungsschrei aus – einen sich langsam verändernden Ton mit einem langen Vokalklang (aaah), ein gequälter Schrei, der mit der schmerzlichsten Emotion, der Trennung, verknüpft ist.[110]

Säugetiere können miteinander spielen, eine Aktivität, die bei Säugetieren mit limbischen Funktionen einzigartig ist. Jeder, der einmal mit einem Hund um einen alten Schuh gerungen hat und den Schuh losgelassen hat, weiß, dass der Hund zurückkommen wird. Was der Hund möchte, ist spielen, nicht den Schuh selbst.

Warum spielt der Hund? Das Spiel erfüllt ein Bedürfnis des limbischen Systems. Man kann einer Hamstermutter den ganzen Cortex entfernen und sie kann immer noch ihre Kleinen großziehen, aber selbst die kleinste limbische Schädigung vernichtet ihre mütterlichen Fähigkeiten.[111]

Limbische Läsionen bei Affen können das Bewusstsein über Andere komplett auslöschen. Nach einer limbischen Lobotomie trat ein geschädigter Affe auf seine wütenden Artgenossen, als seien sie Holzklötze, und nahm ihnen mit der Unbekümmertheit desjenigen, der ihrer Existenz gar nicht gewahr ist, das Futter aus der Hand.[112]

Kinder mit Asperger-Syndrom können aufgeweckt und intelligent sein, aber sie sind emotional unbeholfen, unfähig, soziale Feinheiten bei anderen und manchmal ihre eigenen Emotionen wahrzunehmen.

Einer der physiologischen Prozesse, die das limbische System kontrolliert, ist die Entwicklung des Gehirns selbst. Die Bedeutung des limbischen Kontakts für die normale menschliche Gehirnentwicklung zeigt sich am stärksten in den verheerenden Folgen seines Ausfalls. Wenn man ein menschliches Baby füttert und ihm Kleidung gibt, aber ihm emotionalen Kontakt vorenthält, stirbt es.

Viele Subsysteme des mammalischen Gehirns entwickeln sich nicht vorprogrammiert. Heranreifende Säugetiere benötigen die limbische Regulation, um die Neuroentwicklung zu koordinieren.

Der Cortex (neomammalisches Gehirn)

Der Neocortex, das Cerebrum, der Cortex oder das Neopallium, auch bekannt als höheres oder rationales (neomammalisches) Gehirn, umfasst beinahe die gesamten Hirnhälften (die aus einem jüngeren Typus von Cortex, dem Neocortex, bestehen) und einige subkortikale neu-

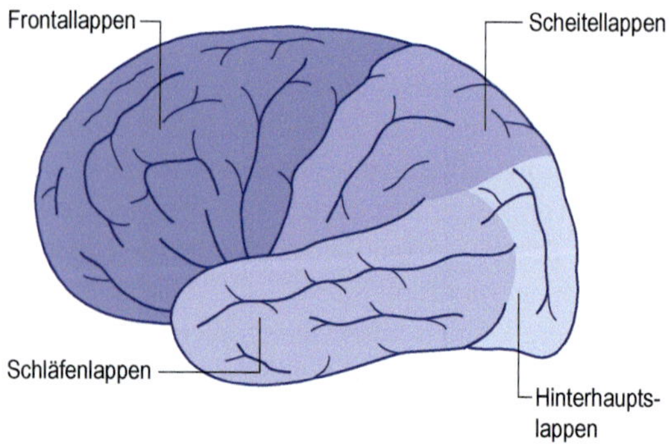

Abb. 14.13 Der Cortex des Gehirns

ronale Gruppen (➤ Abb. 14.13). Er entspricht dem Gehirn von Primaten und folglich der menschlichen Spezies. Die höheren kognitiven Funktionen, die den Menschen von anderen Säugetieren unterscheiden, befinden sich im Cortex. MacLean nennt den Cortex „die Mutter der Erfindung und den Vater abstrakten Denkens". Beim Menschen nimmt der Neocortex zwei Drittel der gesamten Gehirnmasse ein. Obwohl alle Säugetiere auch einen Neocortex aufweisen, ist er relativ klein, mit wenigen oder keinen Falten (die einen Hinweis auf die Größe der Oberfläche, Komplexität und Entwicklung geben). Eine Maus ohne Cortex kann sich recht normal verhalten (zumindest auf den ersten Blick), während ein Mensch ohne Cortex dahinvegetiert.

Der Cortex teilt sich in die linke und rechte Hemisphäre. Die linke Hemisphäre kontrolliert die rechte Körperhälfte, die rechte Hemisphäre die linke Körperhälfte. Die rechte Hemisphäre ist mehr für räumliches und abstraktes Denken, Musikalität und Künstlerisches zuständig, die linke Seite mehr für lineares, rationales Denken und die Sprache.

Zusammengefasst können wir die folgenden Entsprechungen zwischen dem dreieinigen Gehirn und der chinesischen Sichtweise der Psyche postulieren:

- Reptiliengehirn = Körperseele *(po)*
- Limbisches System = Wanderseele *(hun)* und Geist *(shen)*
- Cortex = Geist *(shen)*, Intellekt *(yi)* und Willenskraft oder Gedächtnis *(zhi)*.

14.7 Zusammenfassung

Ich halte es aus mehreren Gründen für wichtig, die westliche Theorie der Emotionen, des Selbst und des Bewusstseins zu betrachten, welche oben erläutert wurde. Im Folgenden werden die wichtigsten Schlussfolgerungen aus den obigen Erläuterungen dargestellt.

- Alle westlichen Philosophen haben die Emotionen erörtert, von den Zeiten des Sokrates und Platons bis hin zu modernen Philosophen. Was bei ihren Erörterungen deutlich wird, ist, dass Emotionen viel mehr sind als nur Krankheitsursachen, wie dies in der chinesischen Medizin gesehen wird. Emotionen haben nicht nur einen kognitiven, urteilenden Wert, sondern spielen auch eine wichtige Rolle bei der Entwicklung des Cortex.
- Einige westliche Philosophen teilen mit den alten Konfuzianern, Buddhisten und Taoisten die Ansicht, dass Emotionen die Vernunft trüben.
- Viele westliche Philosophen sind jedoch nicht der Ansicht, dass Emotionen die menschliche Vernunft trüben. Zunächst einmal halten viele Philosophen Emotionen für Werturteile, von den antiken Stoikern über Hume bis hin zu dem zeitgenössischen amerikanischen Philosophen Robert Solomon. Damasio stellte die Hypothese von den ‚somatischen Markern' auf, der zufolge Emotionen bestimmte Aspekte einer Situation oder bestimmte Folgen möglicher Handlungen markieren. Laut Damasio sind die Hirnsysteme, die gemeinsam mit Emotion und Entscheidungsfindung befasst sind, im Allgemeinen bei der Steuerung von sozialer Kognition und Verhalten beteiligt. Nach Damasio sind Emotionen ein integraler Bestandteil der Maschinerie des Denkens.
- Die Entwicklung des Cortex hängt teilweise vom limbischen System ab. Daher sind Emotionen aus neurophysiologischer Sicht alles andere als nur Faktoren, die die ‚Vernunft trüben'. Stattdessen spielen sie gemeinsam mit dem Cortex eine wichtige Rolle bei der Koordinierung unseres sozialen Lebens. Dies ist die Entsprechung zur chinesischen Sichtweise von der Beziehung zwischen Geist und Wanderseele.
- Emotionen sind ein entscheidendes Mittel, wie sich Säugetiere entwickelten. Wie die Theorie vom dreieinigen Gehirn zeigt, spielte (und spielt) das limbische System eine wesentliche Rolle bei der Evolution der Säugetiere, indem es hinsichtlich der Modulation von Gedanken und Verhalten mit dem Cortex interagiert.
- Das westliche Konzept des Selbst unterscheidet sich gänzlich von dem in der konfuzianischen Philosophie. Ich greife die konfuzianische Philosophie heraus, weil ich behaupte, dass sie einen tief greifenden Einfluss auf die chinesische Medizin hatte. Das westliche Konzept des Selbst als eines individualisierten, nach innen gewandten, autonomen Zentrum des Bewusstseins ist ganz anders als das konfuzianische Selbst, das familien- und gesellschaftsorientiert ist.

- Die Auswirkungen dieses Unterschieds sind mannigfaltig. Zunächst einmal werden Emotionen in der konfuzianischen Philosophie und in der chinesischen Medizin als Pathologien des Qi betrachtet, die sich fast außerhalb des Selbst befinden. Es handelt sich um objektive Disharmonien des Qi, die gleichzeitig körperliche und emotionale Symptome hervorbringen.
  Zweitens bedeutet die Abwesenheit eines individuellen, nach innen gerichteten Zentrums des Bewusstseins, dass die chinesische Medizin die Emotionen zwar als Krankheitsursachen betrachtet, sich aber nicht eingehend mit der Wurzel dieser Emotionen befasst, nämlich dem Einfluss der kindlichen Erfahrung mit emotionaler Fürsorge oder deren Mangel, Abwehrsystemen, Projektionen und Komplexen.
- Emotionen sind in der chinesischen Medizin objektive Disharmonien des Qi, fast wie äußere Kräfte, die unseren Geist trüben. Sie sind nicht die Leidenschaften des individuellen, nach innen gerichteten Selbst. Emotionen benötigen Heilung, nicht um das Individuum zu heilen, sondern um die ‚Harmonie' des Individuums zu gewährleisten, weil diese sich in der Familie, Gesellschaft und sogar im ganzen Staat widerspiegelt. Die Beschäftigung mit unseren Emotionen ist eine ethische, soziale Angelegenheit, weniger eine psychologische.

ANMERKUNGEN

1 James, S. 2003. Passion and Action – the Emotions in Seventeenth-Century Philosophy. Clarendon Press, Oxford, S. 13.
2 Lewis, M.; Haviland-Jones, J. M. (Hg.) 2004. Handbook of Emotions. Guilford Press, New York, S. 505.
3 Handbook of Emotions, S. 505.
4 Sorabji, R. 2002. Emotion and Peace of Mind – From Stoic Agitation to Christian Temptation. Oxford University Press, Oxford, S. 182.
5 Greenfield, S. 2000. The Private Life of the Brain. Penguin Books, London, S. 21.
6 Handbook of Emotions, S. 276.
7 Handbook of Emotions, S. 277.
8 Lewis, T.; Amini, F.; Lannon, R. 2000. A General Theory of Love. Random House, New York, S. 86.
9 A General Theory of Love, S. 228.
10 A General Theory of Love, S. 229.
11 Handbook of Emotions, S. 258.
12 Handbook of Emotions, S. 259.
13 Handbook of Emotions, S. 276.
14 Trimble, M. R. 2007. The Soul in the Brain. Johns Hopkins University Press, Baltimore, S. 26.
15 Stanford Encyclopedia of Philosophy. Online abrufbar unter http://plato.stanford.edu/entries/ancient-soul/ (aufgerufen im Jahr 2008).
16 Emotion and Peace of Mind, S. 96.
17 Handbook of Emotions, S. 4.
18 Passion and Action, S. 41.
19 Passion and Action, S. 42.
20 Crabbe, J. (Hg.) 1999. From Soul to Self. Routledge, London, S. 33–34.
21 Handbook of Emotions, S. 5.
22 Emotion and Peace of Mind, S. 2–4.
23 Emotion and Peace of Mind, S. 31.
24 Emotion and Peace of Mind, S. 96.
25 Emotion and Peace of Mind, S. 97.
26 Taylor, C. 2003. Sources of the Self – The Making of the Modern Identity. Cambridge University Press, Cambridge, S. 129.
27 Sources of the Self – The Making of the Modern Identity, S. 131.
28 Sources of the Self – The Making of the Modern Identity, S. 133.
29 Sources of the Self – The Making of the Modern Identity, S. 136.
30 Crabbe, J. (Hg.) 1999. From Soul to Self. Routledge, London, S. 56.
31 Damasio, A. 2003. Looking for Spinoza – Joy, Sorrow and the Feeling Brain. Harcourt, San Diego, S. 188. Hier wurde aus der deutschen Übersetzung von Hainer Kober zitiert: Der Spinoza-Effekt. Wie Gefühle unser Leben bestimmen. List Verlag, München 2003, S. 219.
32 Handbook of Emotions, S. 6.
33 Handbook of Emotions, S. 6.
34 Handbook of Emotions, S. 6.
35 Sources of the Self, S. 144.
36 From Soul to Self, S. 8.
37 Sources of the Self, S. 150.
38 Der Spinoza-Effekt, S. 218–219.
39 Der Spinoza-Effekt, S. 219.
40 The Soul in the Brain, S. 27.
41 Der Spinoza-Effekt, S. 244.
42 Zitiert nach Der Spinoza-Effekt, S. 246.
43 Der Spinoza-Effekt, S. 252.
44 Handbook of Emotions, S. 8.
45 Handbook of Emotions, S. 505.
46 Handbook of Emotions, S. 8.
47 Handbook of Emotions, S. 8.
48 LeDoux, J. 1996. The Emotional Brain. Simon and Schuster, New York, S. 84.
49 The Emotional Brain, S. 89.
50 Lange, C. G.; James, W. 1922. The Emotions, Vol. 1. Williams and Wilkins, Baltimore, S. 13.
51 Zitiert nach Emotion and Peace of Mind, S. 160.
52 James, W. 1884. What is an Emotion? Mind 9: 188–205.
53 Damasio, A. 1994. Descartes' Error – Emotion, Reason and the Human Brain. Penguin Books, London, S. 129.
54 Descartes' Error, S. 129.
55 Mind, S. 188–205.
56 The Emotions, S. 15.
57 The Emotion, S. 43.
58 Handbook of Emotions, S. 258–259.
59 Handbook of Emotions, S. 259.
60 Handbook of Emotions, S. 260.
61 Sartre, J. P. 2004. Sketch for a Theory of the Emotions. Routledge, London, S. xiii–xiv.
62 Sketch for a Theory of the Emotions, S. 10.
63 Sketch for a Theory of the Emotions, S. 12.
64 Sketch for a Theory of the Emotions, S. 22.
65 Solomon, R. C. 1993. The Passions – Emotions and the Meaning of Life. Hackett, Indianapolis, S. xiv. Hier wurde aus der deutschen Übersetzung von Hans Günter Holl zitiert: Gefühle und der Sinn des Lebens. 3. Aufl. Zweitausendeins, Frankfurt a. M. 2001, S. xx.

[66] Gefühle und der Sinn des Lebens, S. xxi.
[67] Gefühle und der Sinn des Lebens, S. xxii.
[68] Gefühle und der Sinn des Lebens, S. xxiv.
[69] Handbook of Emotions, S. 506.
[70] The Passions, S. 108.
[71] Gefühle und der Sinn des Lebens, S. 151.
[72] Bockover, M.1995. The concept of emotion revisited. In: Marks, J.; Ames, R. T. (Hg.). Emotions in Asian Thought. State University of New York Press, New York, S. 173.
[73] The concept of emotion revisited, S. 174.
[74] Damasio. A. 1999. The Feeling of What Happens – Body and Emotion in the Making of Consciousness. Harcourt, San Diego, S. 41. Hier wurde aus der deutschen Übersetzung von Hainer Kober zitiert: Ich fühle, also bin ich. Die Entschlüsselung des Bewusstseins. 3. Aufl. List Verlag, München 2001, S. 56–57.
[75] Ich fühle, also bin ich, S. 124.
[76] Damasio, A. 1994. Descartes' Error – Emotion, Reason and the Human Brain. Penguin Books, London, S. xii. Hier wurde aus der deutschen Übersetzung von Hainer Kober zitiert: Descartes' Irrtum. Fühlen, Denken und das menschliche Gehirn. 4. Aufl. List Taschenbuch, Berlin 2006, S. v.
[77] Descartes' Irrtum, S. vi.
[78] Descartes' Irrtum, S. 258.
[79] Descartes' Irrtum, S. 12.
[80] Descartes' Irrtum, S. 12–13.
[81] Descartes' Irrtum, S. 13.
[82] Descartes' Irrtum, S. 16.
[83] Descartes' Irrtum, S. 17.
[84] Descartes' Irrtum, S. 179.
[85] Ich fühle, also bin ich, S. 124.
[86] Ich fühle, also bin ich, S. 125.
[87] Ich fühle, also bin ich, S. 72.
[88] Ich fühle, also bin ich, S. 74.
[89] Ich fühle, also bin ich, S. 68–69.
[90] Ich fühle, also bin ich, S. 50.
[91] Descartes' Irrtum, S. 198.
[92] Der Spinoza-Effekt, S. 37.
[93] Der Spinoza-Effekt, S. 89.
[94] Der Spinoza-Effekt, S. 104.
[95] Der Spinoza-Effekt, S. 105.
[96] Looking for Spinoza, S. 69.
[97] Looking for Spinoza, S. 70.
[98] Looking for Spinoza, S. 71.
[99] Looking for Spinoza, S. 72.
[100] 1982. *Leijing* 类经 [Classic of Categories]. People's Health Publishing House, Beijing, S. 63. Der ‚Klassiker der Kategorien' wurde von Zhang Jiebin (auch Zhang Jingyue genannt) verfasst und erstmals im Jahr 1624 veröffentlicht.
[101] Davidson, R.; Harrington, A. 2002. Visions of Compassion – Western Scientists and Tibetan Buddhists Examine Human Nature. Oxford University Press, Oxford, S. 121.
[102] Visions of Compassion – Western Scientists and Tibetan Buddhists Examine Human Nature, S. 111–112.
[103] Visions of Compassion – Western Scientists and Tibetan Buddhists Examine Human Nature, S. 112.
[104] Visions of Compassion – Western Scientists and Tibetan Buddhists Examine Human Nature, S. 112.
[105] The Feeling of What Happens, S. 60–61.
[106] The Soul in the Brain, S. 46.
[107] The Soul in the Brain, S. 50.
[108] The Soul in the Brain, S. 73.
[109] A General Theory of Love, S. 25.
[110] The Soul in the Brain, S. 189.
[111] A General Theory of Love, S. 26.
[112] A General Theory of Love, S. 27.

KAPITEL

15 Der Einfluss des Konfuzianismus auf die chinesische Sicht von Geist und Seele

儒学理论对于中国人神和意志观念的影响

15.1 Einführung

In diesem Kapitel werde ich zunächst das Wesen und die Lehren des Konfuzianismus und Neokonfuzianismus untersuchen und dann die Unterschiede zwischen dem Konzept des Selbst in der westlichen und chinesischen Philosophie erörtern. Im Anschluss daran werde ich die konfuzianische Sicht der Emotionen analysieren, um zu ergründen, ob diese mit der westlichen Vorstellung des Selbst übereinstimmt.

Ich erörtere den Konfuzianismus ausführlich, weil er meiner Meinung nach den stärksten Einfluss auf die chinesische Medizin ausübt, besonders im Hinblick auf ihre Sicht von den Emotionen. Selbstverständlich gibt es noch zwei weitere wichtige philosophische Stränge, die die chinesische Medizin prägen, nämlich die Yin-Yang-Schule (und die Fünf Elemente) sowie die Schule des *dao* (oder taoistische Schule).

Es wird jedoch häufig übersehen, dass einige der Gedanken und Ideen dieser beiden Schulen erst relativ spät in die chinesische Medizin integriert wurden, nämlich durch die neokonfuzianischen Philosophen der Song- und Ming-Dynastie. Beispielsweise stammen viele Vorstellungen der chinesischen Medizin über das Qi, besonders diejenigen über seine Kondensation und Zerstreuung (wodurch gleichzeitig materielle und subtile Phänomene des Universums entstanden), von dem neokonfuzianischen Philosophen Zhang Zai (1020–1077).

Was ebenfalls oftmals nicht berücksichtigt wird, ist, dass auch die Legalistenschule einen Einfluss auf die chinesische Medizin ausübte, zumindest zu Beginn, d. h. während der Periode der Streitenden Reiche (475–221 v. Chr.) und der Qin-Dynastie (221–206 v. Chr.).

Die Legalistenschule wurde im alten China als Schule des Rechts *(fajia)* bezeichnet. Die Legalistenschule erlebte ihre Blüte während der Periode der Streitenden Reiche. Obwohl sie keine tiefen Spuren in der chinesischen Kultur hinterließ, wie dies bei Konfuzianern und Daoisten der Fall war, dominierte sie doch während der Qin-Dynastie (221–206 v. Chr.). Hierbei handelte es sich um eine kurze Dynastie, die vom ersten Kaiser Qin Shi Huangdi begründet wurde, der begeistert die von der Legalistenschule empfohlenen Prinzipien des Regierens übernahm. Der berühmteste Vertreter der Legalistenschule war Han Feizi.

Nach den Legalisten machen weder die Weisheit alter Könige noch ein ethischer Kodex (wie ihn die Konfuzianer vertraten) einen Staat stark. Stattdessen werden ‚Gut' und ‚Böse' danach definiert, was das Eigeninteresse des Herrschers verlangt. Ein System harter Strafen und Belohnungen, das durch strenge Gesetze reguliert und ausnahmslos durchgesetzt wurde, sollte gutes Verhalten innerhalb des Staates gewährleisten. Die Legalisten betrachteten den Militärdienst und die Landwirtschaft als die einzigen Beschäftigungen, die der Wohlfahrt des Staates dienten, und traten allem Gelehrtentum entgegen. Qin Shi Huangdi, der erste Kaiser, der China geeinigt hatte und ein überzeugter Anhänger der Legalistenschule war, ließ alle Bücher verbrennen (außer denjenigen über Landwirtschaft und Medizin) und viele konfuzianische Gelehrte lebendig begraben.

Der Qin-Staat im westlichen China war der erste, der legalistische Doktrinen übernahm. Die Qin waren so erfolgreich, dass sie um 221 v. Chr. die anderen chinesischen Staaten eroberten und das Reich nach jahrhundertelangen Kriegen einigten. Legalistische Gedanken über das menschliche Wesen, die Gesellschaft und Regierung könnten nicht weiter von denen des Konfuzius entfernt sein. Die Legalisten waren der Auffassung, dass das menschliche Wesen in seinem Kern ungeordnet sei und dass Ordnung in der Gesellschaft nur durch strenge Gesetze und harte Strafen, nicht durch ethisches Verhalten (wie es die Konfuzianer dachten) gehalten werden könne.

Was an der Legalistenschule aus Sicht der chinesischen Medizin interessant ist, ist die Tatsache, dass die Qin-Dynastie (die legalistisches Gedankengut übernahm) die erste war, die China einigte. Sie führte ein Bewässerungssystem ein, vereinheitlichte Gewichte, Münzen, die chinesische Schrift, Maße und anderes, wie etwa den Abstand von Radachsen in ganz China. Der erste Qin-Kaiser veranlasste auch ein gewaltiges Straßen- und Kanalbau-Programm.

Eine weitere wichtige Innovation der Qin-Dynastie war die Förderung des Handels zwischen verschiedenen Regionen Chinas in großem Maßstab.

Die Qin-Dynastie stellte also das erste Modell eines geeinigten Staates mit einem Kaiser, einer Zentralregierung, lokalen Beamten, einer vereinigten Wirtschaft und einem landesweiten Bewässerungssystem dar. Dies schuf die Grundlage für die erste Metapher der chinesischen Medizin, nach der das Herz der Kaiser ist, die anderen inneren Organe die Beamten, die Physiologie des Körpers die vereinigte Wirtschaft und die Akupunkturleitbahnen die Bewässerungskanäle.

Unschuld schreibt:

„Man kann zu dem Schluss gelangen, dass all diese strukturellen Veränderungen, die die Einigung Chinas begleiteten, genügend innovativ waren, um für die Intellektuellen dieser Zeit ein Konzept von einem integrierten komplexen System bereit zu stellen, dessen einzelne Bestandteile nur so lange funktionieren können, wie ihre Beziehungen mit

den anderen Teilen nicht gestört werden. Der symbolische Wert dieser neu strukturierten sozialen und ökonomischen Umgebung war wohl bedeutend genug, dass sie von Denkern, die sich mit Gesundheit und Krankheit befassten, auf ein Verständnis der Struktur und Funktion des menschlichen Organismus übertragen werden konnte. Daher spiegelte die physiologische und pathologische Basis der Medizin der systematischen Entsprechungen genau diese strukturellen Innovationen wider.“[1]

In einer anderen Passage schreibt Unschuld:

„Die Struktur des menschlichen Organismus und die Funktionen, die seinen individuellen Elementen zugeordnet waren, spiegeln einen komplexen sozialen Organismus wider, der auf der weiträumigen Bewegung von Gütern beruhte. Sie sind auch ein Abbild des bürokratischen Staatsapparates, in dem eine große Bandbreite von Aufgaben auf einen verantwortlichen Herrscher und seine vielen Beamten übertragen wurde. Dies ist nicht länger der kleine Feudalstaat und das Fürstentum der Zhou-Zeit, sondern das konfuzianisch-legalistische Verwaltungssystem des geeinten Reiches.“[2]

Es besteht jedoch noch ein weiterer möglicher Einfluss der Legalistenschule auf die chinesische Medizin. Wenn die chinesische Medizin primär durch den Taoismus beeinflusst worden wäre (was ich die ‚romantische‘ Sichtweise der chinesischen Medizin nenne, die der Westen oft vertritt), würde man eine Philosophie der Therapie erwarten, die derjenigen der modernen naturheilkundlichen Philosophie ähnelt, mit ihrem Glauben an die Heilwirkung einer Lebenskraft und ihrem Prinzip, der Natur ihren Lauf zu lassen.

Dies ist aber nicht der therapeutische Ansatz der chinesischen Medizin, dem gemäß pathogene Faktoren direkt ‚angegriffen‘ und vertrieben werden, bei dem Kälte durch Hitze entgegenwirkt wird (und umgekehrt) und Schwitzen, Purgieren und Erbrechen als Therapiemethoden Verwendung finden. Ein recht großer Anteil der chinesischen Medizinterminologie verwendet militärische Analogien. Beispielsweise erweckt das Schriftzeichen *wei* für Abwehr-Qi die Vorstellung von ‚patrollierenden Wachen‘; das Schriftzeichen *ying* für Nähr-Qi vermittelt die Idee von ‚Militärlager‘, die Kontroll-Sequenz der Fünf Elemente wird *ke* genannt, was ‚unterdrücken‘ bedeutet.

Man kann daher einen Einfluss der Legalistenschule auf diesen therapeutischen Ansatz sehen: So wie das menschliche Wesen nicht verlässlich ist und durch strenge Gesetze und harte Strafen ‚korrigiert‘ werden muss, ist auch das körpereigene Qi zu regulieren, indem man gegen pathogene Faktoren entschlossen vorgeht und sicherstellt, dass der ‚Herrscher‘ und die Beamten ihre Arbeit richtig machen.

!

Die Legalistenschule von Han Feizi übte einen gewissen Einfluss auf die Entwicklung einiger Vorstellungen in der chinesischen Medizin aus.

Selbstverständlich ist ein Teil der chinesischen Medizin stark durch den Taoismus beeinflusst und betont die Harmonie mit dem *dao* und den Jahreszeiten sowie die Regulierung des Lebens als Schlüssel zur Bewahrung der Gesundheit. Der taoistische Einfluss auf die chinesische Medizin spiegelt sich auch deutlich in Atemübungen und Sexualpraktiken wider.

In diesem Kapitel werden folgende Themen besprochen:
- Konfuzianismus
- Neokonfuzianismus
- Das Konzept des Selbst in der westlichen und chinesischen Philosophie
- Emotionen im Neokonfuzianismus
- Der Einfluss des Neokonfuzianismus auf die chinesische Medizin
- Schlussfolgerungen.

15.2 Konfuzianismus

15.2.1 Konfuzius

Konfuzius (551–479 v. Chr.) war ein Denker, eine politische Figur und ein Erzieher, der während der Periode der Frühlings- und Herbstannalen (770–476 v. Chr.) geboren wurde. Er war der Begründer der Ru-(Gelehrten-)Denkschule. Konfuzius ist der lateinische Name für Kongzi oder ‚Meister Kong‘. Sein Familienname war Kong, sein Vorname Jiu. Er wurde im Staat Lu im südlichen Shandong geboren. Seine Vorfahren waren Mitglieder des Herzogshauses des Staates Song, das vom königlichen Haus der Shang abstammte, der Dynastie vor der Zhou-Dynastie.

Die sechs konfuzianischen Klassiker waren das *Yijing* (Buch der Wandlungen), *Shijing* (Buch der Lieder), *Shujing* (Buch der Urkunden), *Lijing* (Buch der Riten), *Yuejing* (Buch der Musik) und *Chunqiu jing* (Frühlings- und Herbstannalen). Als sich der Feudalismus in der Periode der Streitenden Reiche aufzulösen begann, wurden die Lehrer der Aristokraten im Volk zerstreut. Sie verdienten ihren Lebensunterhalt durch das Unterrichten der

Klassiker oder durch die Tätigkeit als gelehrte ‚Assistenten', die bei Beerdigungen, Opferzeremonien, Hochzeiten usw. versiert in den Ritualen waren. Diese Klasse von Männern war unter der Bezeichnung *ru* oder Literaten bekannt, die konfuzianische Schule als Schule der Literaten *(ru).*

Diese Schule war eine der wichtigsten Denkschulen während der Periode der Streitenden Reiche (475–221 v. Chr.). Andere größere Schulen zu dieser Zeit waren die Schule des *dao* (Taoisten), die Yin-Yang-Schule und die Legalistenschule. Obwohl Konfuzius keinen Erfolg damit hatte, seine Ideen zu seinen Lebzeiten umzusetzen, wurde seine Denkschule in der Han-Dynastie (206 v. Chr.–220 n. Chr.) zur offiziellen Staatsphilosophie und blieb dies 2.000 Jahre lang.

Die ursprüngliche konfuzianische Philosophie gründete fest auf der Ethik und beschäftigte sich nicht sehr stark mit ontologischen Fragestellungen. Diese Philosophie trat für eine soziale Ordnung ein, die auf Pflichten und Verantwortlichkeiten gemäß starren, hierarchischen Regeln basierte. Dieses System wurde die Grundlage der chinesischen Gesellschaft bis zum heutigen Tag. Konfuzius betonte die Wichtigkeit von sozialer Ordnung und Würde, die auf Verantwortlichkeiten gründeten, welche den menschlichen Beziehungen in einer immer ansteigenden Pyramide innewohnten: Der jüngere Bruder respektiert den älteren Bruder, die Kinder respektieren die Eltern, die Ehefrau respektiert den Ehemann, die Schüler respektieren den Lehrer, alle Untertanen respektieren den Kaiser. Konfuzius war der Auffassung, dass der einzige Weg, Ordnung in der Gesellschaft herzustellen, darin besteht, dass jeder seinen ihm angemessenen Platz erkennt und ausfüllt. Die Starrheit der Familienbeziehungen und der hierarchischen Ordnung in einer Familie wird durch die Tatsache veranschaulicht, dass jedes Familienmitglied eine bestimmte Bezeichnung hat (➤ Abb. 15.1).

Konfuzius' Lehren, die im *Lunyu* oder den ‚Analekten' festgehalten sind, bilden die Grundlage für viele der nachfolgenden chinesischen Gedanken über Erziehung

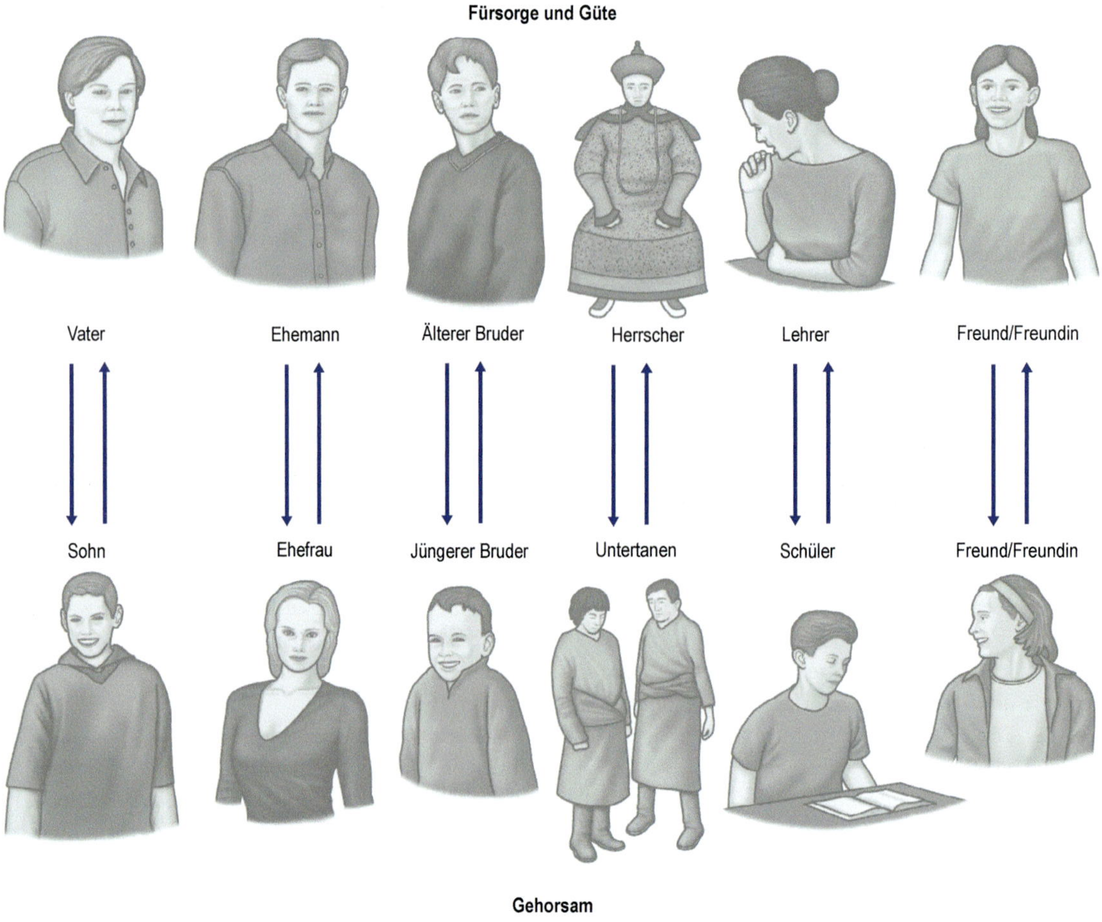

Abb. 15.1 Die 6 Beziehungen in der konfuzianischen Ethik

und Verhalten eines idealen Menschen. Die Ideen des Konfuzius formten 2.000 Jahre lang die chinesische Familie, Gesellschaft und den Staat und bildeten bis in die moderne Zeit (meiner Meinung nach sogar während der kommunistischen Ära) die Grundlage für die Ethik und eine ethische Regierung.

Mit seiner Betonung von Tradition, Ritualen, Kindespflichten und Ahnenverehrung entwickelte sich der Konfuzianismus bis zum heutigen Tag zur Seele des chinesischen Volkes. Die meisten Chinesen sind Anhänger des Konfuzianismus, auch ohne Kenntnisse der Analekten des Konfuzius aus erster Hand. Meiner Ansicht nach spiegeln sehr viele Aspekte der chinesischen Familie, Gesellschaft und Regierung keine marxistische, sondern eine konfuzianische Anschauung wider.

Der Konfuzianismus wurde während der Han-Dynastie die offizielle Doktrin der bürokratischen Gesellschaft, die fälschlicherweise von den modernen chinesischen Kommunisten als ‚Feudalgesellschaft' bezeichnet wurde. Sie war nicht feudal, weil die Herrscher ihre Macht nicht wie in einer feudalen Gesellschaft durch Geburt erlangten, sondern über Prüfungen, die auf den konfuzianischen Klassikern basierten, in ihre Position aufstiegen. So war die Gesellschaft in diesen Zeiten meritokratisch.

15.2.2 *tian* (Himmel)

Konfuzius sprach häufig über den Himmel (*tian* 天) und den Willen des Himmels. Er glaubte, dass die Menschen ihr Leben innerhalb eines Rahmens leben, der vom ‚Himmel' festgelegt ist, vertrat aber auch die Auffassung, dass die Menschen für ihre Handlungen und besonders für ihre Behandlung anderer Menschen verantwortlich seien. Auch wenn wir unser vom ‚Himmel' geformtes Schicksal nicht beeinflussen können, können wir in dieser Welt doch etwas bewegen, indem wir uns auf ethische Art und Weise, wie Konfuzius sie empfahl, verhalten.

Hall und Ames führen drei Hauptbedeutungen von *tian* an:

1. *tian* ist sowohl das, *was* unsere Welt ist, als auch, *wie* sie ist. *tian* ist sowohl der Schöpfer als auch der Bereich von Lebewesen. Es gibt keinen sichtbaren Unterschied zwischen der Ordnung selbst und dem, was sie ordnet.
2. *tian* ist ‚von-selbst-so' (*ziran,* was die meisten Menschen mit ‚Natur' übersetzen).
3. *tian* ist anthropomorph, was seine enge Beziehung mit dem Prozess des Euhemerismus nahe legte, der die Grundlage der chinesischen Ahnenverehrung bildete.

Es ist vermutlich diese gemeinsame Grundlage bei der Ahnenverehrung, die die Verschmelzung des *di* der Shang-Dynastie mit der Idee von *tian,* die von den Zhou-Stämmen eingeführt worden war, ermöglichte. *tian* spricht nicht, aber kommuniziert wirksam, wenn auch nicht immer klar, durch Orakel, Klimastörungen und Veränderungen der natürlichen Zustände der menschlichen Welt.[3]

Da der Terminus ‚Himmel' sehr häufig in der chinesischen Medizin erwähnt wird, ist es nützlich zu versuchen, seine Bedeutung zu beschreiben. Ames plädiert dafür, den chinesischen Begriff *tian* nicht zu übersetzen, da seiner Meinung nach das Wort ‚Himmel' sofort einen jüdisch-christlichen Anklang bekommen würde. Er verwirft auch die Übersetzung von *tian* als ‚Natur'.[4] Ames schreibt:

„Der Gott der Bibel, auf den häufig metonymisch als ‚Himmel' Bezug genommen wird, schuf die Welt, aber tian in klassischem Chinesisch ist die Welt. tian ist sowohl das, was unsere Welt ist, als auch, wie sie ist."[5]

Aber es gibt auch noch eine andere Bedeutung von *tian,* die aus Sicht der chinesischen Medizin sehr wichtig ist: *tian* ist auch die kollektive Gemeinschaft der Toten (deshalb geht die Wanderseele nach dem Tod zum ‚Himmel'). Ames schreibt:

„In Ermangelung einer transzendenten Schöpfergottheit als Quelle von Wahrheit, Schönheit und Güte scheint tian für ein kumulatives und kontinuierliches kulturelles Erbe zu stehen, das auf den Seelen derer, die vorher da waren, beruht. tian ist anthropomorph, was seine enge Beziehung mit dem Prozess des Euhemerismus – historische Menschen werden zu Göttern – nahe legt, der die Grundlage der chinesischen Ahnenverehrung bildet."[6]

Der taoistische Klassiker *Huainanzi,* der häufig von Zhu Xi zitiert wurde, beschreibt deutlich den Ursprung von Himmel und Erde:

„Als Himmel und Erde noch keine physische Form hatten, gab es nur undifferenzierte Formlosigkeit. Daher wird dies als der große Anfang bezeichnet. Das dao ging von der leeren Weite aus und diese leere Weite brachte das Universum hervor. Das Universum erzeugte Qi. Das Qi hatte Grenzen. Das, was klar und leicht war, trieb nach oben und wurde zum Himmel. Das, was schwer und trüb war, ballte sich zusammen und wurde zur Erde. Die Vereinigung des Klaren und Verfeinerten geht besonders leicht vonstatten, die Zusammenballung des Schweren und Trüben hingegen ist sehr schwierig. Daher wurde zuerst der Himmel gebildet und die Erde danach."[7]

15.2.3 Konfuzianische Ethik

Das konfuzianische Ideal ist ein Mensch, der *li* (Riten), *yi* (Rechtschaffenheit) und *ren* (Menschlichkeit, Güte, Mitleid) pflegt. All diese Begriffe sind sehr schwer, wenn nicht unmöglich zu übersetzen. Welchen Ausdruck wir auch immer für die Übersetzung dieser Begriffe verwenden, verleiht sie ihnen unweigerlich eine westliche kulturelle Konnotation.

Um die Philosophie des Konfuzius zu beleuchten, erläutere ich die Bedeutung der Haupteigenschaften, die ihm zufolge ein Mensch aufweisen sollte. Es handelt sich um:

- *ren* 仁
- *yi* 義
- *zhong* 忠
- *shu* 恕
- *li* 礼

ren 仁

ren kann man eigentlich nicht übersetzen. Man könnte es verschiedentlich mit ‚Güte', ‚Freundlichkeit', ‚Mitleid', ‚Menschlichkeit', ‚menschliche Warmherzigkeit', ‚Altruismus', ‚Liebe' oder ‚Gutherzigkeit' wiedergeben, aber keiner dieser Begriffe drückt die konfuzianische Sichtweise von *ren* genau aus.

Das chinesische Schriftzeichen für *ren* zeigt einen ‚Menschen' und die Zahl ‚zwei' (➤ Abb. 15.2).

Ames schreibt hierzu:

„Diese etymologische Analyse unterstreicht die konfuzianische Annahme, dass man nicht durch sich selbst ein Mensch werden kann – wir sind, von Beginn an, unweigerlich sozial. Fingarette hat diese Tatsache präzise benannt: ‚Für Konfuzius gilt, dass wenn es nicht wenigstens zwei Menschen gibt, es keinen Menschen geben kann.'“[8]

Die Übersetzung des Begriffs *ren* als ‚Güte' oder ‚Mitleid' würde ihm einen christlichen oder buddhistischen Anstrich geben. Das wesentliche Merkmal von *ren* ist, dass

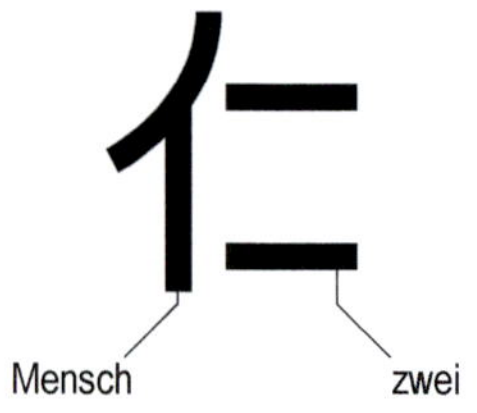

Abb. 15.2 Das chinesische Schriftzeichen für *‚ren'*

es sich nicht um die Beschreibung eines psychischen, sondern eines sozial determinierten Zustands handelt.

Ames beschreibt *ren* wie folgt:

„ren ist die ganze Persönlichkeit eines Menschen: sein entwickeltes kognitives, ästhetisches, moralisches und religiöses Empfindungsvermögen, wie es sich in seinen ritualisierten Rollen und Beziehungen ausdrückt. Es ist sein ‚Bereich des Selbst', die Summe bedeutender Beziehungen, die einen Menschen zu einer entschieden sozialen Person macht. Daher stellt die Übersetzung von ‚ren' als ‚Güte' eine Psychologisierung innerhalb einer Tradition dar, die nicht auf der Idee von Psyche als einer Art und Weise, die menschliche Erfahrung zu definieren, beruht.“[9]

Ames schreibt weiter über *ren:*

„All diese Übersetzungen von ‚ren' zeigen deutlich, dass es bei Wissenschaftlern die Tendenz gibt, ren als subjektives Gefühl zu psychologisieren, das sich in objektiven sozialen Normen oder Sitten äußert, denen wir uns unterwerfen und denen wir mit rituellem Verhalten entsprechen.“[10]

Ames war daher der Meinung, dass *ren* keine psychologische Disposition eines individuellen Selbst sei, welches in der konfuzianischen Philosophie einfach nicht existiert. Fingarette stellt sehr deutlich fest:

„ren scheint das Individuelle, Subjektive zu betonen; es scheint kurzum eine psychologische Idee zu sein. Das Problem einer derartigen Interpretation von ren wird besonders deutlich, wenn man (wie ich) zu der Auffassung kommt, dass es wesentlich für die Analekten ist, dass der darin ausgedrückte Gedanke nicht auf psychologischen Ideen beruht. Und eine der wichtigsten Ergebnisse der gegenwärtigen Analyse von ren wird es sein zu enthüllen, wie Konfuzius auf eine nicht-psychologische Weise mit grundlegenden Fragen umgehen konnte, die wir im Westen automatisch in psychologische Begriffe kleiden.“[11]

Fingarette wird noch deutlicher, wenn er die Bedeutung von *ren* erläutert:

„Ich muss betonen, dass ich nicht darauf hinaus will, dass Konfuzius' Worte darauf abzielen, jeglichen Bezug zur inneren Psyche auszuschließen. Er hätte dies tun können, wenn er solch eine grundlegende Metapher im Kopf gehabt hätte, wenn er ihre Plausibilität erkannt hätte, aber sich dann entschieden hätte, diese zu verwerfen. Aber dies ist hier nicht meine Argumentationslinie. Meine These ist, dass die ganze Idee niemals in seinen Kopf gelangt ist. Die Metapher eines inneren psychischen Lebens, die uns in all ihren Konsequenzen so vertraut ist, kommt in den Analekten einfach nicht vor, nicht einmal als verworfene

Möglichkeit. Wenn ich behaupte, dass es in den obigen Passagen über yu (dem Gegenteil von ren, das Angst, Sorge, Unglück meint) keinen Bezug zu inneren, subjektiven Zuständen gibt, meine ich daher nicht, dass diese Passagen klar und deutlich solch eine Sichtweise außen vor lassen, sondern dass sie keinen Gebrauch davon machen und sie nicht benötigen, um verständlich oder stichhaltig zu sein."[12]

!

Das Konzept eines psychologischen, individuellen Selbst fehlt in den ‚Analekten' des Konfuzius vollständig.

Daher ist *ren* ein sozial konstruiertes ethisches Verhalten, das darin besteht, seine Pflichten gemäß seinem Status in Familie und Gesellschaft zu erfüllen. Der Vater handelt so, wie sich ein Vater aus Liebe verhalten sollte. Konfuzius sagt: „*ren* besteht darin, andere zu lieben." Die Praxis von *ren* führt dazu, dass man seine Verantwortlichkeiten und Pflichten in der Gesellschaft ausübt, worin auch die Eigenschaft von *yi* (siehe unten) enthalten ist. Kindlicher Respekt und Bruderliebe waren Aspekte von *ren* und die Eckpfeiler der sozialen Struktur. Die formale Essenz von Pflichten ist *yi,* aber die materielle Essenz dieser Pflichten ist *ren,* die ‚Nächstenliebe' (➤ Abb. 15.3).

Daher hat *ren* mit Verbundenheit und sozialen Beziehungen und nichts mit dem individuellen Gefühl von ‚Mitleid' oder ‚Liebe' durch eine individuelle Psyche zu tun. In der konfuzianischen Welt gibt es keine Wesenheiten von Dingen oder Personen, sondern nur Wechselbeziehungen. Dies ist eine intrinsische Wechselbeziehung, im Gegensatz zu einer extrinsischen (➤ Abb. 15.4); ein Zusammenbruch dieser intrinsischen Wechselbeziehung schwächt beide. ➤ Abb. 15.5 versucht, den Unterschied zwischen dem Selbst im Westen (oben) und dem Selbst in China (unten) zu veranschaulichen.

Ames betont sehr stark, dass *ren* nicht von einer westlichen Idee von Selbst und ‚Altruismus' ausgeht:

„*Wenn wir ren als ‚Güte' übersetzen, psychologisieren wir einen Begriff, der ursprünglich eine ganz andere Bedeutung von soziologischem Dienst an anderen hatte, und geben ihm einen altruistischen Anklang. Aber dieses ‚Selbstopfer' impliziert eine Idee von ‚Selbst', das unabhängig von anderen existiert und das geopfert werden kann – eine Idee von Selbst, die unserer Meinung nach der Welt der Analekten fremd ist. Solch eine Lesart transformiert sogar das, was eigentlich eine Strategie der Selbstverwirklichung ist, in eine Strategie von Selbstverleugnung.*"[13]

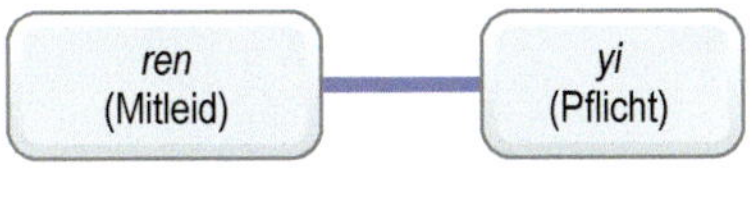

Abb. 15.3 Beziehung zwischen *yi* und *ren*

!

Wenn wir *ren* als ‚Güte' übersetzen, psychologisieren wir einen Begriff und machen ihn altruistisch, der ursprünglich eine gänzlich andere Bedeutung hatte. ‚Güte' oder ‚Mitleid' implizieren eine Idee von ‚Selbst', das unabhängig von anderen existiert und das geopfert werden kann – eine Idee von Selbst, die unserer Meinung nach der Welt des Konfuzius fremd ist. Solch eine Lesart transformiert sogar das, was eigentlich eine Strategie der Selbstverwirklichung ist, in eine Strategie von Selbstverleugnung.

Nach Cheng Hao (1032–1085) ist *ren* auch die Erkenntnis, dass Himmel, Erde und die unzähligen Dinge alle eine Substanz und alle Teil des Selbst sind. Er zieht auch eine interessante Parallele zum Taubheitsgefühl in Händen und Füßen, das in der chinesischen Medizin als *bu ren* bezeichnet wird, d.h. ‚Mangel an *ren*'. Dies ist ein weiteres Beispiel für den Einfluss des Konfuzianismus auf die chinesische Medizin.

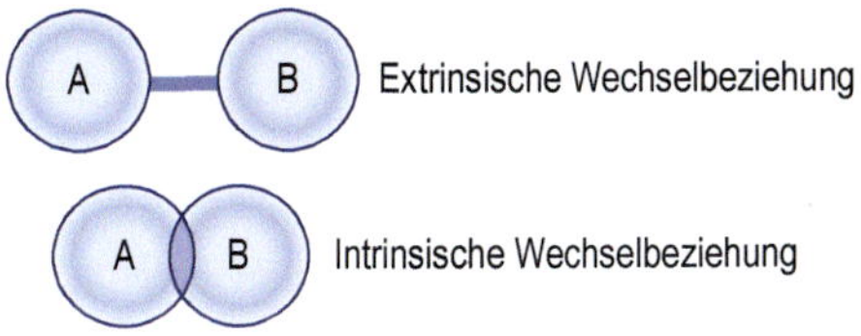

Abb. 15.4 Extrinsische und intrinsische Wechselbeziehung des Selbst

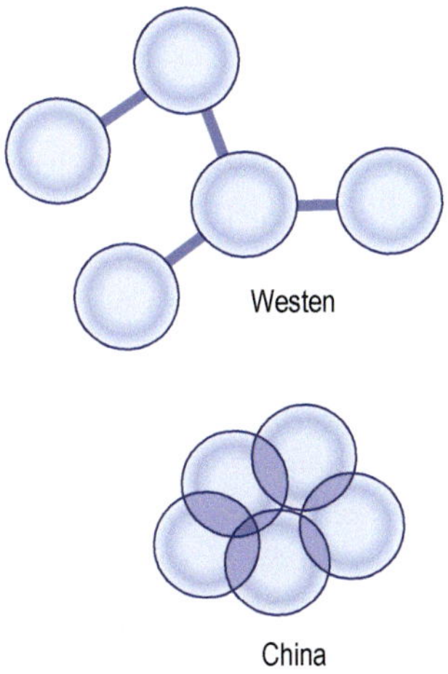

Abb. 15.5 Das Selbst im Westen und in China

Cheng Hao schreibt:

„In medizinischen Schriften wird der Terminus ‚Mangel an Menschlichkeit' [bu ren] für Taubheit in Händen und Füßen verwendet. Dies ist eine exzellente Beschreibung des Phänomens. Ein Mann von ren betrachtet Himmel, Erde und die unzähligen Dinge als eine Substanz und es gibt nichts, was nicht er selbst ist. Wenn er alle Dinge in sich selbst erkennt, gibt es dann irgendeine Grenze für ihn? Wenn Dinge nicht Bestandteile des Selbst sind, dann gibt es natürlich keine Verbindung zwischen den Dingen und ihm selbst. Wie im Fall von Taubheit der 4 Gliedmaßen zirkuliert das Qi nicht mehr durch sie hindurch und sie gehören nicht länger zum Selbst."[14]

Anders ausgedrückt ist ein Mensch von *ren* jemand, der andere als Erweiterungen von sich selbst betrachtet, wie seine Gliedmaßen. Solch ein Mensch ist natürlich empfänglich für die Bedürfnisse und Gefühle anderer, denn eine Unempfindlichkeit ihren Gefühlen gegenüber ist gleichbedeutend mit einer Unempfindlichkeit gegenüber seinen eigenen Gliedmaßen.

In praktischer Beziehung beginnt *ren* für Konfuzius in der Familie, der ersten Einheit, wo man sozialen Beziehungen ausgesetzt ist. Gardner schreibt:

„In einer Modellfamilie lernt man, wie man sich als Kind, als Elternteil, als jüngeres oder älteres Geschwister anständig verhält. Wenn wir uns außerhalb dieses familiären Kontextes zu einer größeren Gesellschaft hinbewegen, erweist das Kind einer solchen Familie mit Sicherheit Höhergestellten Respekt und Gehorsam; Eltern werden sicherlich Untergebene mit Mitleid und Empathie behandeln; das jüngere Geschwister wird sich pflichtbewusst gegenüber Älteren verhalten; das ältere Geschwisterteil wird rücksichtsvoll und fürsorglich zu Jüngeren sein."[15]

yi 義

Auch *yi* ist unmöglich zu übersetzen. Jegliche Übersetzung wie etwa ‚Pflicht' oder ‚Moral' vermittelt nicht die komplexe Bedeutung dieses Begriffs. Ames ist der Auffassung, dass ‚angemessen' oder ‚passend' eine bessere Übersetzung von *yi* sei:

„yi ist der Sinn für Angemessenheit, der es uns ermöglicht, auf eine angemessene und passende Art zu handeln, je nach der besonderen Situation. In einem weiter gefassten Kontext ist yi auch der Sinn, der durch eine kumulative Tradition in Form von ritueller Schicklichkeit, durch die yi definiert ist, verliehen wird."[16]

yi ist Rechtschaffenheit; es ist so, wie eine Situation sein ‚sollte'; es ist ein kategorischer Imperativ. Jeder in der Gesellschaft muss bestimmte Dinge um ihrer selbst willen tun, weil sie moralisch richtig sind. Wenn die Menschen sie jedoch nur aus Pflicht oder aus nicht-moralischen Überlegungen heraus tun, dann ist ihr Handeln, auch wenn sie das tun, was sie tun sollten, nicht länger rechtschaffen.

zhong 忠

zhong meint den Geisteszustand, wenn jemand sich selbst vollkommen treu ist; es bedeutet auch ‚sein Bestes tun'. Das Schriftzeichen setzt sich aus dem Radikal für ‚Herz' und ‚Zentrum' zusammen. Wenn das Herz eines Menschen im Zentrum seines Daseins ist, dann ist er ganz bei sich selbst.

shu 恕

shu meint den Geisteszustand, wenn man sich in vollkommenem Einverständnis und Empathie mit der Außenwelt und anderen Menschen befindet. Es hat die Bedeutung von ‚nach seinem Herzen' oder ‚sich in den anderen hineinversetzen', d. h. ‚sich gegenüber anderen so verhalten, wie es dir dein Herz eingibt'.

Die beiden Zustände von *zhong* und *shu* hängen miteinander zusammen. Eine Textstelle aus der ‚Doktrin von Mitte und Maß' *(Zhongyong)* verrät jedoch die soziale Bedeutung dieser beiden Verhaltensweisen:

„zhong und shu sind nicht weit entfernt vom Weg (dao). Was du selbst nicht möchtest, solltest du nicht anderen antun … Diene deinem Vater, so wie du es von deinem Sohn erwartest, wie er dir dienen soll … diene deinem Herrscher, so wie du es von deinen Untertanen erwartest, wie sie dir dienen sollen … diene deinem älteren Bruder, so wie du es von deinem älteren Bruder erwartest, wie er dir dienen soll … verhalte dich deinen Freunden gegenüber vorbildhaft, so wie du es von ihnen verlangst, wie sie sich dir gegenüber verhalten sollen."

Diese Aussage zeigt deutlich, dass das konfuzianische Konzept von ‚Altruismus' sich sehr stark vom Mitleid unterscheidet, für das Buddhisten oder Christen eintreten.

li 礼

li kann als ‚Rituale‘ übersetzt werden. Man beachte, dass dies ein anderes *li* ist als *li* (Prinzip), das unten erklärt wird – sie haben beide den gleichen Klang. Für Konfuzius sind Rituale nicht einfach formale Wiederholungen bestimmter Zeremonien, sondern Teil des Alltagslebens. Konfuzius war der Auffassung, dass Rituale das sind, was Menschen von Tieren unterscheidet. *li* kann auch mit ‚Angemessenheit‘ übersetzt werden. Wenn jeder seine ihm angemessene Rolle in Familie und Gesellschaft einnimmt, wird dies durch bestimmte Rituale ausgedrückt. Obwohl diese Idee für Menschen aus dem Westen auf den ersten Blick fremdartig erscheinen mag, haben wir doch auch Rituale in unserem Alltagsleben: das Händeschütteln, wenn wir jemanden treffen, ist ein Ritual.

li oder Rituale waren ein sehr formaler und wichtiger Bestandteil des menschlichen Lebens. *li* wird als die Essenz dessen beschrieben, in würdiger Harmonie mit anderen zu leben. Bockover schreibt hierzu: *„Ganz entscheidend ist, dass li relational ist, in dem Sinne, dass es Muster des Verhaltens gegenüber anderen vorgibt, die auch essenziell wichtig sind, um den Menschen zu definieren.“*[17]

Ames betont die soziale Dimension von ‚Ritualen‘ in der chinesischen Kultur:

„Die zentrale Rolle der rituellen Praxis im Konfuzianismus wird deutlich, wenn wir von Konfuzius‘ Prämisse ausgehen, dass ein Mensch uneingeschränkt sozial ist, was sich hinsichtlich der Qualität der Beziehungen, die jemand eingehen kann, bemisst. Es ist die rituelle Praxis in ihrem weitest gefassten Sinn, die Menschen befähigt, Rollen einzunehmen und buchstäblich den ihnen angemessenen Platz in Beziehungen mit anderen zu finden. Es ist eine soziale Syntax, die es ihnen ermöglicht, mit anderen zu kommunizieren und sich auf diese Weise als Matrix von Beziehungen zu konstituieren.“[18]

li und *ren* sind unlösbar miteinander verbunden: *li* sind die Umgangsformen, die mit dem richtigen Geist ausgeführt werden; *ren* teilt uns mit, was dieser Geist ist, nämlich auf andere mit Empathie zuzugehen.

Fingarette schreibt:

„li und ren sind also 2 Aspekte derselben Sache. li lenkt unsere Aufmerksamkeit auf das traditionelle soziale Muster von Verhalten und Beziehungen; ren lenkt unsere Aufmerksamkeit auf den Menschen als denjenigen, der dieses Verhaltensmuster einhält und daher diese Beziehungen bewahrt.“[19]

Es wäre ein Fehler zu glauben, dass Konfuzius für ein blindes und mechanisches Einhalten kodifizierter Rituale und Zeremonien eintrat – weit entfernt davon sagte Konfuzius wiederholt, dass die Bedeutung der Rituale nicht im Ritual selbst liegt, sondern in dem Gefühl und dem Sinn, den man ihnen verleiht.

15.2.4 Konfuzianische Ethik, Gesellschaft und Staat

Ein wichtiges Merkmal der konfuzianischen Ethik ist auch der Gedanke, dass ethisches persönliches Verhalten unsere Familie, Gesellschaft und den Staat beeinflusst (und umgekehrt). Wie sehr persönliches Verhalten und soziale Ordnung miteinander verknüpft sind, wird an der folgenden Textstelle von Konfuzius deutlich:

„Alte Könige regulierten zuerst die Regierung des Staates
Um dies zu tun, schufen sie zuerst Ordnung in ihrer Familie
Um dies zu tun, regulierten sie zuerst ihre eigene Persönlichkeit
Um dies zu tun, kontrollierten sie ihre Emotionen
Um dies zu tun, kontrollierten sie ihre Begierden
Um dies zu tun, schärften sie ihr Wissen
Um dies zu tun, drangen sie in das Wesen der Dinge vor.
Nachdem sie ins Wesen der Dinge vorgedrungen waren, wurde ihr Wissen geschärft.
Nachdem sie dies getan hatten, waren ihre Begierden kontrolliert.
Nachdem sie dies getan hatten, kontrollierten sie ihre Emotionen
Nachdem sie dies getan hatten, regulierten sie ihre Persönlichkeit
Nachdem sie dies getan hatten, schufen sie Ordnung in ihrer Familie
Nachdem sie dies getan hatten, wurde der Staat gut regiert
Das Kaiserreich genoss daher Frieden (taiping)
Daher muss jeder, vom Kaiser angefangen bis hinunter zum bescheidensten Gemeinen, sein Verhalten regulieren.“[20]

➤ Abb. 15.6 und 15.7 illustrieren dieses Konzept.

Mit der Zeit kodifizierte der Konfuzianismus streng alle Bereiche des menschlichen Verhaltens in der Familie, Gesellschaft und im Staat, sodass jeder Mensch sich nach strengen Regeln zu verhalten hatte und jeder seine angemessene Rolle in Familie und Gesellschaft einnehmen musste. Beispielsweise werden im folgenden Zitat die ethischen Verhaltensregeln von Zhu Xi (1130–1200) aufgeführt:

*„Zwischen Eltern und Kindern sollte Liebe herrschen
Zwischen dem Kaiser und seinen Untertanen sollte ein angemessenes Pflichtgefühl vorhanden sein
Zwischen Ehemann und Ehefrau sollte eine Arbeitsteilung herrschen
Zwischen Älteren und Jüngeren sollten Ordnung und Harmonie herrschen
Zwischen Freunden sollte gegenseitiges Vertrauen vorhanden sein."*[21]

Zhu Xi führt dann aus, wie dies erreicht werden kann:

*„Die Bindung eines Menschen zu anderen sollte auf Loyalität und Ehrlichkeit gründen
Das Verhalten eines Menschen sollte auf Ernsthaftigkeit und Wachsamkeit beruhen
Ein Mensch sollte seinen Zorn kontrollieren und seine Begierden vermindern
Ein Mensch sollte seine Fehler korrigieren und darauf achten, Gutes zu tun."*[22]

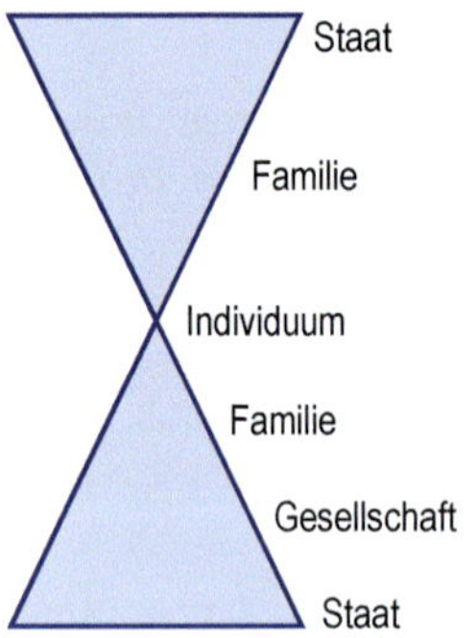

Abb. 15.6 Beziehung zwischen Individuum, Familie, Gesellschaft und Staat

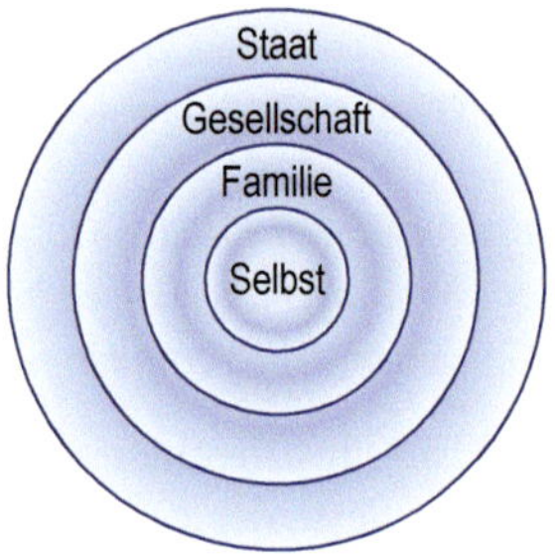

Abb. 15.7 Beziehung zwischen Selbst, Familie, Gesellschaft und Staat

Das folgende Zitat eines konfuzianischen Denkers, das von Needham wiedergegeben wird, ist vielleicht das beste Beispiel dafür, wie sehr die Theorie der chinesischen Medizin von den inneren Organen als ‚Beamte' die neokonfuzianischen Anschauungen über persönliche Ethik, über das Einnehmen angemessener Rollen und über Gesellschaft und Regierung widerspiegelt. Ko Hong in *Baopuzi:*

„Der Körper eines Menschen ist daher das Abbild eines Staates. Thorax und Abdomen entsprechen den Palästen (Yin-Organe) und den Amtszimmern (Yang-Organe). Die 4 Gliedmaßen entsprechen den Grenzen. Die Einteilungen von den Knochen und Sehnen entsprechen den funktionalen Unterscheidungen der Erbbeamten. Die Poren des Fleisches entsprechen den 4 Durchfahrtsstraßen. Die Seele [shen] entspricht dem Prinzen. Das Blut entspricht den Ministern und das Qi den Menschen. So erkennen wir, dass der, der seinen Körper beherrschen kann, ein Königtum zu kontrollieren in der Lage ist. Indem er sein Volk liebt, wird er dem Land Frieden bringen; indem er das Qi nährt, wird er seinen Körper bewahren. Wenn die Menschen entfremdet sind, ist das Land verloren; wenn das Qi erschöpft ist, stirbt der Körper."[23]

Unschuld bestätigt, dass der Konfuzianismus die chinesische Medizin sehr früh während der Han-Dynastie beeinflusst hat:

„Im Lauf der letzten 3 vorchristlichen Jahrhunderte begannen unbekannte Verfasser ein Heilungssystem zu entwickeln, dessen theoretische Prinzipien sich eng an die sozialpolitische Ordnung anlehnten, die in dieser Zeit von der konfuzianischen politischen Ideologie propagiert wurde. In der Folge hing dieses Heilungssystem durchgehend von den Interessen und vom Schicksal des Konfuzianismus selbst ab. Mit der Erhebung des Konfuzianismus zur orthodoxen politischen Doktrin durch Kaiser Wu blieben die in der Han-Zeit begründeten theoretischen Grundpfeiler dieser Ideologie für einen langen Zeitraum unverändert."[24]

!

Unter konfuzianischem Einfluss verglich die chinesische Medizin die inneren Organe mit Ministern einer Regierung und die Physiologie des Körpers mit der Führung einer Regierung.

Viele Kapitel im ‚Klassiker des Gelben Kaisers der Inneren Medizin' zeigen einen deutlichen konfuzianischen Einfluss, der aus späteren Jahrhunderten stammte, als der Konfuzianismus sich als Orthodoxie etabliert hatte. Man bedenke diese beiden Aussagen, die von Unschuld wiedergegeben werden. Die erste ist von dem konfuzianischen Gelehrten Xun Xi: *„Der wahre Herrscher beginnt damit, seinen Staat in Ordnung zu bringen, während noch Ordnung herrscht. Er wartet nicht, bis ein Aufstand schon ausgebrochen ist."* Die zweite Aussage stammt aus dem 1. Kapitel des *Neijing*: *„Die Weisen behandeln nicht diejenigen, die schon erkrankt sind, sondern diejenigen, die noch nicht krank sind. Sie bringen nicht dann ihren Staat in Ordnung, wenn sich schon Revolten ereignet haben, sondern bevor ein Aufstand ausbricht."*[25] Diese beiden Aussagen zeigen deutlich den konfuzianischen Einfluss auf die Vorstellung von Gesundheit in der chinesischen Medizin und die Allegorie der inneren Organe als Minister einer Regierung.

Eine weitere Allegorie findet sich in Kapitel 29 des ‚Zentrums des Wirkvermögens':

„Über die Menschen und seinen eigenen Körper zu herrschen, hier und dort zu herrschen, in kleinem oder großem Maßstab zu herrschen, über den Staat oder eine Familie zu herrschen, dies konnte nie gelingen, ohne sich an die Regeln zu halten [ni, rebellieren]. Nur wenn man den Regeln folgt [shun, sich konform verhalten], kann sich dieser Erfolg einstellen. ‚Den Regeln folgen' gilt nicht nur für das Folgen [shun] oder Nicht-Befolgen [ni] von Qi und den Yin-Yang-Leitbahnen, sondern auch für die ganze Bevölkerung, deren Intention [zhi] man folgen muss."[26]

Ein Kommentar aus der Sui-Dynastie mit dem Titel ‚Eine Erläuterung des Klassikers des Gelben Kaisers der Inneren Medizin', der von Yang Shangshan (581–618) verfasst wurde, kommentiert diese Passage wie folgt:

„Der Weg [dao], mit dem Staat, der Familie und dem Körper umzugehen, hat immer sein li [Prinzip]. Es ist nicht möglich, Ordnung in seinem Körper zu haben, ohne [dessen] li zu folgen. Der Grund, warum man in diesen Situationen Nachforschungen anstellen muss, ist, das li von jedem herauszufinden und sich daran anzupassen [shun]."[27]

Sowohl die Passage aus Kapitel 29 des ‚Zentrums des Wirkvermögens' als auch der Kommentar von Yang Shangshan spiegeln in mehrerer Hinsicht deutlich das konfuzianische Denken wider. Zunächst einmal findet sich das konfuzianische Konzept einer Äquivalenz zwischen Körper, Familie und dem ganzen Staat. ‚Ordnung' im Körper spiegelt Ordnung in der Familie und im ganzen Staat wider (und umgekehrt).

Zweitens werden die Vorstellungen von ‚sich anpassen' oder ‚den Regeln folgen' *(shun)* und seinem Gegenteil ‚rebellieren' und ‚nicht den Regeln folgen' *(ni)* sehr stark betont. Wie wir gesehen haben, werden diese beiden Begriffe in der chinesischen Medizin verwendet, um ‚rebellierendes Qi' *(ni)* oder Qi zu bezeichnen, das in die richtige Richtung geht *(shun)*. Drittens geben die Textpassagen die konfuzianische Idee wieder, dass der Körper wie die Familie und der Staat ‚beherrscht' werden muss. Wie wir oben gesehen haben, ist dieser Gedanke auch von legalistischen Vorstellungen beeinflusst.

Seit der Song-Dynastie förderte der Neokonfuzianismus eine strikt autoritäre Form von Regierung, wozu auch die Etablierung von Zensur, Gedankenkontrolle und andere autoritäre Merkmale gehörten. Zur Zeit der Ming- und Qing-Dynastie lieferte die Anklage auf Irrlehren *(bujing)* den Autoritäten einen bequemen Vorwand, um sich von politischen Gegnern und anderen Menschen, deren Gedanken als gefährlich für die Sicherheit des Staates eingestuft wurden, zu befreien – genau wie unter dem Kommunismus. Der Marxismus ist deshalb weit entfernt davon, eine Antithese zum Konfuzianismus zu sein. Er baute genau darauf auf, um die politische Unterwerfung der Chinesen weiterzuführen, die mit dem Neokonfuzianismus begonnen hatte. Ich würde sogar sagen, dass die marxistische Ideologie und die kommunistische sozial-politisch-administrative Struktur die logische und konsequenteste Weiterführung der neokonfuzianischen Tradition sind.

!

Der Marxismus ist weit entfernt davon, eine Antithese zum Konfuzianismus zu sein. Er baute genau darauf auf, um die politische Unterwerfung der Chinesen weiterzuführen, die mit dem Neokonfuzianismus begonnen hatte. Die marxistische Ideologie und die kommunistische sozial-politisch-administrative Struktur sind die logische und konsequenteste Weiterführung der neokonfuzianischen Tradition.

Während der Yuan-Dynastie erlebte der Buddhismus eine Wiedererweckung. Mit der Ming-Dynastie wurde jedoch der Neokonfuzianismus (und besonders die Philosophie des Zhu Xi) als die unumstritten dominante Ideologie etabliert. Die Autoritäten betrachteten jeden nicht-konfuzianischen Gedanken voller Misstrauen und übten zu verschiedenen Zeiten Zensur und Maßnahmen zur Gedankenkontrolle aus. In den späteren Jahren der Ming-Dynastie wurde der chinesische Staat stark repressiv.

Die konfuzianische Ethik und Ansichten über Familie und Gesellschaft stehen in starkem Gegensatz zu denjenigen des Taoismus. Die Taoisten glaubten nicht an die Befolgung von Regeln, sondern an Spontaneität, an das Leben nach der Natur und Ausübung von Nicht-Handeln *(wuwei)*. Graham schreibt hierzu:

„Der Taoismus steht für alles, was in der chinesischen Gesellschaft spontan, fantasievoll, privat, unkonventionell ist. Der Konfuzianismus repräsentiert alles, was kontrolliert, prosaisch, öffentlich, konventionell und respektabel ist."[28]

Die folgende Passage von Zhuangzi könnte kaum stärker die konfuzianischen ethischen Ansichten über Familie und Gesellschaft zurückweisen:

„Dein Leben ist nicht dein Besitz; es ist die Harmonie zwischen deinen Kräften, die dir eine Zeitlang von Himmel und Erde verliehen wurden. Dein Wesen und Schicksal sind nicht dein Besitz; sie sind der Weg, den Himmel und Erde für dich vorgezeichnet haben. Daher wanderst du, ohne zu wissen wohin, du bleibst, ohne zu wissen, woran du festhältst, du wirst ernährt, ohne zu wissen wie. Du bist der Atem von Himmel und Erde, der hin und her geht: wie kannst du ihn jemals besitzen?"[29]

15.3 Neokonfuzianismus

‚Neokonfuzianismus' ist ein westlicher Begriff, der zu dieser oder späteren Zeiten in China nicht verwendet wurde. Er meint grob die neuen Schulen des Konfuzianismus, die sich während der Song- und Ming-Dynastie (besonders in ersterer) entwickelten und die auf einer Einverleibung buddhistischer und taoistischer Vorstellungen in den Konfuzianismus beruhten. Zu dieser Zeit entwickelte sich der Konfuzianismus von einer Philosophie, die sich primär mit Ethik befasste, zu einer Philosophie mit ontologischen und metaphysischen Zügen. Beim Neokonfuzianismus handelt es sich eigentlich um drei Denkschulen, nämlich die Schule des Prinzips *(li)*, die Schule des Geistes *(xin)* und die Schule der Namen *(ming)*.

Um den buddhistischen Lehren von Unbeständigkeit und Leere entgegenzuwirken, mussten die Neokonfuzianer eine neue Philosophie, die auf dem Konfuzianismus basierte, entwickeln. Die Unterstützer dieser neuen Philosophie hatten ein System zu erbauen, das folgende Aspekte beinhalten sollte: eine Kosmologie, um die Erschaffung des Universums zu erklären, eine Ethik, durch die die Menschheit als Einheit dargestellt und der Wert menschlicher Bemühungen anerkannt würde, und eine Epistemologie, um die Grundlage des Wissens festzulegen.

Die Samen dieser Bewegung wurden von Han Yu in der Tang-Dynastie gesät und dann in der Song-Dynastie mit Zhou Dunyi, den Cheng-Brüdern, Zhang Zai und vor allem Zhu Xi weiter entwickelt.

Der erste kosmologische Philosoph war Zhou Dunyi (1017–1073), der Urheber des berühmten *Taiji*-Diagramms, das bei vielen späteren neokonfuzianischen Philosophen Gegenstand von Diskussionen war. Der Neokonfuzianismus erlebte dann einen Niedergang und sein Einfluss schwand während der späten Qing-Dynastie. Sie blieb jedoch unterschwellig bis 1949 (und ich würde sagen, auch darüber hinaus) Chinas dominante Ideologie. Der Neokonfuzianismus dominierte daher mehr als 1.000 Jahre lang die chinesische Denkweise, Gesellschaft, Politik, Ethik und Medizin (und der Konfuzianismus 2.200 Jahre lang).

Während der Yuan-Dynastie erlebte der Buddhismus eine Wiedererweckung und konfuzianische Philosophen waren bemüht, eine neue, allumfassende Philosophie zu erschaffen, die mit dem Buddhismus mithalten konnte. Mit der Ming-Dynastie etablierte sich der Neokonfuzianismus (und hier vor allem die Philosophie von Zhu Xi) als unangefochtene dominante Ideologie. Die Autoritäten betrachteten jeden nicht-konfuzianischen Gedanken mit Misstrauen und übten zu verschiedenen Zeiten Zensur und Gedankenkontrolle aus.

In ihren späteren Jahren wurde die Regierung während der Ming-Dynastie sehr repressiv. Geschützt durch die Regierung begannen konfuzianische Prinzipien Einzug in das Alltagsleben der Menschen zu halten. Die Trennung von Geschlechtern nahm ihren Anfang und der Ausschluss von Frauen wurde nachdrücklich praktiziert. Die Keuschheit der Frauen wurde zu einem wahren Kult, die Wiederverheiratung von Witwen wurde kritisch gesehen (und wird es heute noch), und eine Scheidung wurde als Schande für eine Frau betrachtet, aus welchem Grund auch immer sie erfolgt war.

Während Männer interessanterweise im Allgemeinen gleichermaßen an Konfuzianismus, Taoismus und Buddhismus interessiert waren, bevorzugten Frauen fast ausschließlich den Buddhismus. Das buddhistische Credo von universeller Liebe und Mitleid, durch das die Gleichheit aller Lebewesen verkündet wurde, erfüllte die spirituellen Bedürfnisse der Frauen. Glanzvolle Zeremonien, die um schöne Göttinnen kreisten, wie etwa die Göttin des Mitleids Kuan Yin, die Menschen in Notsituationen hilft und Kinderlosen Kinder schenkt, verliehen dem recht monotonen Alltagsleben ein wenig Farbe.

Der Neokonfuzianismus übte einen tief greifenden Einfluss auf die chinesische Medizin aus. Meiner Meinung nach ist dieser Einfluss stärker als derjenige des Taoismus. Wenn wir den ‚Klassiker des Gelben Kaisers der Inneren Medizin' lesen, sollten wir sehr vorsichtig mit der Annahme sein, dass eine Erwähnung des ‚*dao*' immer einen taoistischen Einfluss widerspiegelt. Wir sollten uns darüber im Klaren sein, dass alle konfuzianischen (und besonders neokonfuzianischen) Denker vom *dao* sprechen, sogar die Legalisten.

Beispielsweise schreibt der Neokonfuzianer Wang Mingshen (1722–1798), dass *„die Klassiker dazu genutzt werden, um das dao zu verstehen."*[30] Dai Zhen behauptet, dass *„die Klassiker den Weg zum dao bereiten"*.[31] Ng schreibt explizit: *„Das dao, das Wang und Dai feierten und suchten, war nicht das buddhistische oder taoistische dao; es war das gleiche konfuzianische dao, das die Konfuzianer aus der Song- und Ming-Dynastie verehrten."*[32]

Für jede Denkschule hat der Begriff ‚*dao*' verschiedene Konnotationen. Für die Taoisten bedeutet ‚*dao*' *dao*, d. h. eine unergründliche Kraft oder ein Prinzip, das im Universum mühelos und ohne Anstrengung wirkt. Für die Konfuzianer war *dao* ein Synonym für *ren*. Für die Neokonfuzianer war *dao* mit *li* (Prinzip) gleichzusetzen. Für die Legalisten war *dao* die Quelle von Gesetzen, um den Staat zu regieren. Man betrachte diese Textstelle aus einem *Mawangdui*-Text, der von Legalisten inspiriert war: *„Es geschieht aus dem dao heraus, dass das Gesetz entsteht."*[33] Eine sehr ‚untaoistische' Aussage, in der aber dennoch der Begriff ‚*dao*' verwendet wird.

Der Einfluss der neokonfuzianischen Gedanken auf den Bereich der Emotionen wird weiter unten erörtert. Abgesehen davon gibt es viele Beispiele dafür, wie alten Vorstellungen der chinesischen Medizin konfuzianische Ansichten übergestülpt wurden (siehe unten).

Wie wir wissen, war der Konfuzianismus mit der Aufstellung klarer ethischer Regeln und Verhaltensvorschriften befasst, sodass Harmonie im Individuum, in der Familie, Gesellschaft und im Staat herrschen konnte. Jedes Individuum hatte den Prinzipien von Güte *(ren)*, Rechtschaffenheit *(yi)*, Anstand *(li)*, Altruismus *(shun)*, Ehrlichkeit *(zhong)* und Weisheit *(zhi)* zu folgen, damit die Harmonie auf jeder Ebene der Gesellschaft gedeihen konnte. Sogar der Kaiser selbst (und daher die Regierungsbeamten) hatten sich an die gleichen Regeln zu halten, und ihr ethisches Verhalten beeinflusste die ganze Gesellschaft. Selbst Naturkatastrophen wurden manchmal der Tatsache zugeschrieben, dass der Kaiser nicht dem ‚Mandat des Himmels' gefolgt sei.

Diese Ansichten spiegelten sich sehr stark in der chinesischen Medizin wider, wo die inneren Organe mit Regierungsbeamten verglichen werden, wobei der Kaiser in Gestalt des Herzens herrscht. Jedes innere Organ wird einem Minister zugeordnet, und Gesundheit hängt von der guten ‚Herrschaft' durch die inneren Organe ab. Schlechte Gesundheit ist nicht so sehr ein medizinisches als vielmehr ein ethisches Problem, das daher rührt, dass man sich nicht an die Verhaltensregeln gehalten hat.

Es ist auch interessant festzustellen, dass ein Großteil des Akupunkturvokabulars von der Metapher der Bewässerungssysteme beeinflusst ist. Beispielsweise werden die Hauptleitbahnen mit Kanälen und die Acht Außerordentlichen Gefäße mit Reservoiren oder Seen verglichen, die das überschüssige Wasser bei heftigem Regen aus den Kanälen auffangen. Der Untere Erwärmer ist ein ‚Bewässerungsgraben'.

Diese Metapher spiegelt vermutlich die Tatsache wider, dass die größten Bewässerungssysteme im alten China direkt durch die Zentralregierung kontrolliert wurden. Diese Metapher setzte sich in der chinesischen Medizin fort, wo es einen Monarchen (das Herz) und 11 weitere Beamte gibt.

Dies kommt in den Schriften von Dong Zhongshu (179–104 v. Chr.) sehr deutlich zutage. Dong Zhongshu war ein konfuzianischer Gelehrter, der aktiv die vom Taoismus beeinflussten Regierungs- und Herrschaftsformen kritisierte. Wie sehr die Ansicht von Körper und Geist in der chinesischen Medizin die konfuzianische Sichtweise von Regierung widerspiegelt, wird in folgender Passage von Dong deutlich:

„Das Gesetz des Himmels wird Mandat genannt, und dies kann nur durch die Weisen eingesetzt werden. Die natürliche Eigenschaft der Menschen wird menschliches Wesen (xing 性) genannt, und dies kann nur durch moralische Erziehung und Wandlung erfüllt werden. Menschliche Bedürfnisse werden Emotionen (qing) genannt, und diese können nur durch die Institution und Regeln reguliert werden. Deshalb empfängt der menschliche Souverän sorgfältig die Intention des Himmels von oben, sodass er in Übereinstimmung mit dem Mandat handelt. Unten strebt er nach Erziehung und Umwandlung seiner Normen im Hinblick auf Gesetze und Institutionen, indem er zwischen den oberen und unteren Ordnungen der Gesellschaft unterscheidet, um Begierden vorzubeugen. Wenn er diese 3 Ziele erreicht, ist die Grundlage gelegt."[34]

Übrigens war es Dong Zhongshu, der dem Kaiser Wu (Regierungszeit 141–87 v. Chr.) im Jahr 139 v. Chr. empfahl, zugunsten des Konfuzianismus alle anderen Denkschulen (die ‚100 Schulen') aufzulösen und zu verbieten. Sein Vorschlag wurde vom Kaiser gerne aufgegriffen, jedoch bis zur Herrschaft des Kaisers Yuan (48–33 v. Chr.) nicht voll umgesetzt. Kaiser Yuan etablierte den Konfuzianismus als offizielle Ideologie des imperialen China, die bis 1911 (und ich würde sagen, noch darüber hinaus) bestand.

Es gibt Textstellen, die zeigen, wie der Konfuzianismus sogar Dingen wie Qi, Yin/Yang und den Fünf Elementen eine ethische Ausrichtung verlieh. Beispielsweise spricht Zhu Xi häufig von ‚gutem Qi' und ‚schlechtem Qi', und Qi wurde direkt mit moralischen Qualitäten in Verbindung gebracht. Er erwähnte auch ‚boshaftes Qi' und ‚böses Qi'.[35]

Was Yin und Yang anbelangt, wurden auch hier moralische Qualitäten ins Spiel gebracht, indem ‚gut', ‚Tugend' und ‚nobel' unter den Yang-Qualitäten und ‚schlecht', ‚böse' und ‚demütig' unter den entsprechenden Yin-Qualitäten aufgeführt wurden. Beispielsweise schreibt Cheng Hao: *„Alles kommt in Gegensätzen. Yin hat Yang als seinen Gegenpart. Gut hat Böse als dasjenige, was ihm entgegengesetzt ist. Wenn Yang wächst, nimmt Yin ab. Wenn das Gute wächst, nimmt das Böse ab."*[36] Natürlich war die Yin-Yang-Philosophie, die während der Periode der Streitenden Reiche von Zou Yen entwickelt wurde, eine naturalistische Philosophie, die nichts mit ethischen Belangen zu tun hatte.[37]

Zhu Xi schreibt auch den Fünf Elementen moralische Qualitäten zu und listet die ihnen zugeordneten Fünf Tugenden wie folgt auf:

- Holz: Güte *(ren)*
- Feuer: Anstand *(li)*
- Metall: Rechtschaffenheit *(yi)*
- Wasser: Weisheit *(zhi)*
- Erde: Vertrauenswürdigkeit *(xin)*.[38]

!

Unter neokonfuzianischem Einfluss wurden alten Vorstellungen der chinesischen Medizin willkürlich konfuzianische Ideen übergestülpt.

Selbstverständlich handelt es sich bei den Fünf Elementen um eine Naturphilosophie, die natürliche Phänomene erklärt. Die Überstülpung einer ethischen Dimension ist daher völlig willkürlich.

Konfuzianische Gelehrte gaben den Vorstellungen der chinesischen Medizin, die von der Yin-Yang-Schule entwickelt worden waren und von ihrem Wesen her nichts mit ethischen Überlegungen zu tun hatten, konfuzianische Deutungen. Dies geschah seit den frühen Anfängen der Geschichte der chinesischen Medizin. Beispielsweise schreibt der konfuzianische Gelehrte Lu Jia (206–180 v. Chr) über Yin/Yang:

„Yang-Qi wird durch Güte (ren) erzeugt und die Regulierung des Yin wird durch Rechtschaffenheit (yi) vollzogen. Himmel und Erde treffen sich mit Güte, die 8 Trigramme folgen einander mit Rechtschaffenheit."[39]

15.3.1 *xing* (Menschliches Wesen)

Das Konzept des menschlichen Wesens nimmt im neokonfuzianischen Denken eine zentrale Rolle ein. Für Neokonfuzianer ist das menschliche Wesen das, was uns als Menschen definiert. Es ist das reine Wesen, das Bestandteil des ‚Himmels' *(tian)* ist, wobei die essenziell immanente und nicht transzendente Natur des Himmels bedacht werden sollte.

Die Konfuzianer unterschieden zwei Typen von menschlichem Wesen: Ein Typus ist das ‚menschliche Wesen von Himmel und Erde' *(tiandi zhi xing)*, das als Manifestation des Prinzips *(li)* von Natur aus gut ist. Der andere Typus ist der menschliche Geist *(ren xin)*, der zu Fehlern neigt. Dies kommt daher, weil bei Menschen das menschliche Wesen durch die Natur des Qi beeinflusst wird und die Abweichungen der Qi-Qualität beim Menschen für Gut und Böse verantwortlich sind.

Ng nennt den ersten Typus ‚früheres menschliches Wesen' und den zweiten Typus ‚späteres menschliches Wesen':

„Einigen wird reines, klares, glänzendes Qi verliehen, während andere ein unreines, trübes und benebeltes Qi empfangen. Nur im Reich des Qi entsteht Böses. Das frühere menschliche Wesen ist immer gut; das spätere menschliche Wesen ist eine Stätte für sowohl Gut als auch Böse."[40]

Konfuzianer betrachten das menschliche Wesen als im Kern rein und makellos. Emotionen sind Faktoren, die unser menschliches Wesen stören und trüben; sie bewirken sogar, dass wir unser menschliches Wesen verlieren.

Der große neokonfuzianische Philosoph Zhang Zai (1020–1077) schreibt:

„Der Begriff xing [menschliches Wesen] stammt aus der Kombination von Leere (xu) und Qi. Wo es Form gibt, ist die physische Natur vorhanden. Man sollte zur Tugend des himmlischen Wesens zurückkehren, sodass das Wesen von Himmel und Erde bewahrt werden kann. Daher ist die physische Natur etwas, dem der Weise sich nicht anzuhaften erlaubt. Es gibt kein Böses im Wesen des Menschen. Es hängt davon ab, ob man zum himmlischen Wesen zurückkehrt oder nicht. Das Wesen des Himmels im Wesen eines Menschen ist genau wie das Wesen von Wasser in Eis. Obwohl Frieren und Tauen verschiedene Vorgänge sind, ist ihr Wesen das gleiche."[41]

Die Vorstellung von Geist hängt eng mit derjenigen vom menschlichen Wesen zusammen (auch wenn sie nicht deckungsgleich sind). Man beachte, dass ich in den folgenden Zitaten den Begriff ‚*xin*' (Herz) als Synonym für ‚Geist' verwende. Zhang Zai schreibt: *„Der Name des Geistes (xin) stammt aus der Vereinigung von Wesen (xing) und Bewusstsein."*[42] Der Geist eines Menschen befähigt ihn, sein Wesen zu entwickeln und am ‚Himmel' teilzuhaben. Wenn der Geist jedoch durch Emotionen getrübt ist, verlieren wir unser menschliches Wesen.

Sowohl Cheng Hao als auch Cheng Yi setzten das menschliche Wesen mit *li* gleich (siehe unten). Sie waren der Ansicht, dass das *li* des Menschen in seinem menschlichen Wesen liege und dass das Letztere die vier Tugenden von Güte *(ren)*, Anstand *(li)*, Rechtschaffenheit *(yi)* und Weisheit *(zhi)* enthalte. Cheng Yi:

„Was vom Himmel bestimmt wird, ist das himmlische Mandat. Was in den Dingen bestehen bleibt, ist li. Was einen Menschen ausmacht, ist sein menschliches Wesen. Was als der bestimmende Faktor in einem Menschen wirkt, ist der Geist (xin). Wenn der Geist arbeitet, können die daraus folgenden Gedanken gut oder böse sein. Nachdem der Geist seine Arbeit beendet hat, sind die Gedanken, die bleiben, eher das Werk der Emotionen statt des Geistes."[43]

15.3.2 *li* (Prinzip)

Das Konzept von *li* nimmt eine zentrale Stellung in der neokonfuzianischen Philosophie ein, speziell in den Gedanken des großen neokonfuzianischen Philosophen Zhu Xi (1130–1200). Es spielt eine zentrale Rolle in der Ontologie neokonfuzianischen Denkens. Eine der größten Errungenschaften der neokonfuzianischen Philosophie war, wie wir gesehen haben, die Ausarbeitung einer Ontologie und Epistemologie. Dies geschah vor allem, um gegen den zunehmenden buddhistischen Einfluss auf die chinesische Gesellschaft und Regierung anzukämpfen.

li 理 ist, wie immer bei chinesischen Wörtern, schwierig zu übersetzen. Es bedeutet wörtlich ‚Maserung' (von Holz), ‚Wahrheit' oder ‚Prinzip'. Die meisten westlichen Autoren übersetzen es mit ‚Prinzip' oder lassen es unübersetzt. *li* ist das Wesen, Prinzip oder die Essenz, die allem in der Welt zugrunde liegt; es hat einen metaphysischen Aspekt.

Alles ist aus Qi gemacht und jede Veränderung in der Welt ist auf Transformationen des Qi zurückzuführen. Aber wenn alles aus Qi gemacht ist, was unterscheidet dann eine Sache von einer anderen, vor allem über die Artgrenzen hinweg? Wenn alles aus Qi gemacht ist, was unterscheidet einen Menschen von einem Stein oder einem Nashorn? Es ist *li*, das die Unterschiede zwischen Arten erklärt. Trotz der endlosen Variationen bei Menschen (Variationen, die durch das Qi bedingt sind) sind alle Menschen vom menschlichen *li* geprägt, ein Nashorn hingegen durch das Nashorn-*li*.

!

Qi ist verantwortlich für alle Veränderungen in allen Dingen, während *li* für die Variationen unter den Arten verantwortlich ist. Beispielsweise erklärt Qi die endlosen Variationen unter den Individuen der menschlichen Spezies, aber das menschliche *li* ist es, was Menschen vom Affen (oder jedem anderen Tier) unterscheidet. Menschen haben das *li* eines Menschen, Affen das *li* eines Affen.

Cheng Yi (1033–1107) schreibt:

„Alle Dinge im Universum können im Licht des Prinzips (li) verstanden werden. Da es ein Ding gibt, muss es eine Regel dafür geben. Jedes einzelne Ding muss sein eigenes Prinzip haben. Alle Dinge haben Prinzipien, so wie etwa dasjenige, durch das Feuer heiß und Wasser kalt ist."[44]

In typisch konfuzianischer Manier (da der Konfuzianismus mit Ethik und sozialer Ordnung befasst war) bezieht Cheng Yi *li* dann auf soziale Beziehungen:

„Wenn es ein Ding gibt, muss es eine Regel dafür geben. Ein Vater ruht in väterlicher Zuneigung, ein Sohn in kindlicher Pietät, ein Herrscher in Güte, ein Untertan in Respekt. Jede einzelne Sache oder Aktivität hat ihren eigenen angemessenen Platz. Erreicht man diesen Platz, herrscht Frieden; verliert man ihn, entsteht Unordnung."[45]

Es heißt oft, dass die chinesische Philosophie nie eine metaphysische Sicht entwickelt hat, die so typisch für weite Bereiche der westlichen Philosophie ist. Dies stimmt jedoch nicht ganz. Beispielsweise spricht Cheng Yi von einer Welt ‚über den Formen' *(xing er shang)*, bei der es sich um eine metaphysische Welt handelt, die unabhängig von der physischen Welt besteht. Die Welt ‚unter den Formen *(xing er xia)* ist hingegen die physische Form. Er sagt, dass *li* zur Welt ‚über den Formen' und Qi zur Welt ‚unter den Formen' gehöre (➤ Abb. 15.8).

Zhu Xi (1130–1220), der größte neokonfuzianische Philosoph, schreibt:

„Was über den Formen ist, bezieht sich auf li; was unter den Formen ist, bezieht sich auf Dinge und Ereignisse. Die Dinge und Ereignisse kann man sehen, aber li ist schwer zu erkennen."[47]

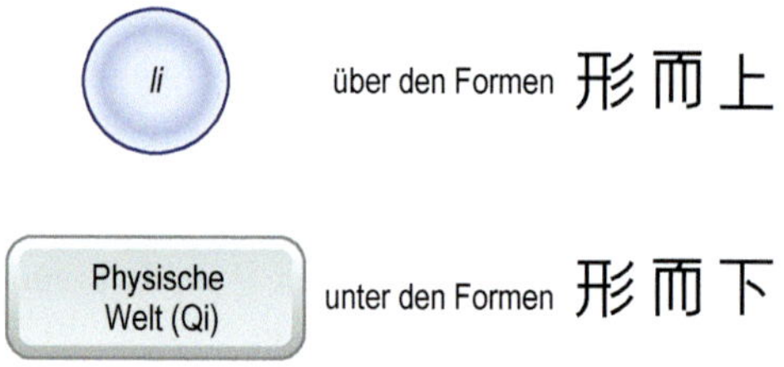

Abb. 15.8 Beziehung zwischen *li* und Qi

Ng schreibt hierzu:

„Obwohl li nicht in Abwesenheit des Qi existiert, kann nur im Reich von Qi Böses entstehen. Das Prinzip geht dem Qi voraus. Daher wird die metaphysische Welt von li und Qi durch einen Sinn für Dualität belebt."[48]

Es gab jedoch zu diesem Thema unterschiedliche Meinungen. Liu Zongzhou schreibt: *„li ist das Prinzip des Qi und ist dem Qi definitiv nicht vorgelagert oder außerhalb des Qi."*[49] Und Liu Guangdi meint hierzu: *„li ist keine getrennte Einheit, die auf dem Qi beruht, um existieren zu können, oder die dem Qi anhaftet, um zu funktionieren."*[50] Er sagt auch einfach: *„li ist Qi und Qi ist li."*[51]

!

Die chinesische Philosophie entwickelte doch eine Metaphysik mit einem Dualismus zwischen dem Metaphysischen und dem Physischen. *li* ist ‚über den Formen' und Dinge sind ‚unter den Formen'.

Zhu Xi entwickelt die Beziehung zwischen *li* und Qi weiter:

„Bevor Himmel und Erde existierten, gab es nur das Prinzip (li). Da es dieses Prinzip gab, gelangten dieser Himmel und Erde dann zur Existenz. Wenn es kein Prinzip gegeben hätte, dann gäbe es keinen Himmel und keine Erde, keine Menschen und keine Dinge. Nichts davon hätte etwas, was es umfassen würde. Da es das Prinzip gibt, ist Qi vorhanden, das überall vorherrscht und die unzähligen Dinge entwickelt und nährt."[52]

Er sagt auch:

„Erst wenn es das Prinzip gibt, gibt es Qi. Wenn es Qi gibt, dann hat das Prinzip einen Ort, um sich niederzulassen. Ob nun der Platz so groß wie Himmel und Erde oder so klein wie Ameisen ist, ist dies der Vorgang, durch den alle Dinge erzeugt werden."[53]

Man kann daher in kantschem Sinne sagen, dass *li* zur numenalen Welt und Qi zur phänomenalen Welt gehört. Dieser Dualismus hat einige Philosophen dazu verleitet, die Philosophie des Zhu Xi mit derjenigen von Platon und Aristoteles gleichzusetzen. Needham widerspricht dem aber:

„Ich glaube, dass li streng genommen nicht metaphysisch war wie die platonischen Ideen oder die aristotelischen Formen, sondern eher die unsichtbaren organisatorischen Bereiche oder Kräfte meint, die auf allen Ebenen innerhalb der natürlichen Welt existieren … man sollte Zhu Xis Philosophie wieder im Licht der Philosophie des Organismus zu würdigen versuchen."[54]

Die Dualität einer metaphysischen und einer physischen Welt scheint jedoch in der folgenden Textstelle von Zhu Xi deutlich hervor:

„Was kommt zuerst, li oder Qi? li ist untrennbar vom Qi. Aber li gehört zu dem, was über den Formen ist, während Qi dazu zählt, was unter den Formen ist. Wenn man über das spricht, was über den Formen und unter den Formen ist, wie kann es da kein Davor und Danach geben? Was ist mit deiner Aussage, dass zuerst li kommen muss und erst danach Qi sein kann? Im Wesentlichen kann darüber nicht in Begriffen von Vor- und Nachzeitigkeit gesprochen werden. Wenn es aber notwendig ist, ihren Ursprung zurückzuverfolgen, muss man zugeben, dass li Priorität hat."[55]

Daher ist nach Huang Siu-chi *li* universell, transzendent, unveränderlich und jenseits von Zeit und Raum, während Qi partikulär, immanent, sich immer verändernd ist und zeitliche und räumliche Grenzen hat.[56] Qi ist die Verwirklichung und Manifestation von *li* in individualisierten Dingen.

Andere Philosophen stimmten jedoch nicht mit dieser Ansicht überein und betrachteten das Universum als Einheit. Zum Beispiel behauptete Yang Ming (1472–1529), dass es nur eine einzige Ebene der Realität gebe, im Gegensatz zu Zhu Xis Sicht von den Welten ‚über den Formen' und ‚unter den Formen'. Wang vertrat die Auffassung, dass es keinen Unterschied zwischen dem, was oben ist, und dem, was unten ist, gebe und dass Geist und Prinzip identisch seien:

„Der Geist ist das Gleiche wie das Prinzip. Die Substanz des Geistes ist das menschliche Wesen und dies ist das Gleiche wie das Prinzip. Wenn es folglich den Geist kindlicher Pietät gibt, dann gibt es auch das Prinzip kindlicher Pietät. Wenn es keinen Geist kindlicher Pietät gibt, gibt es auch kein Prinzip kindlicher Pietät."[57]

Diese Diskussion kehrt mit Dai Dongyuan (1728–1777) aus der Qing-Dynastie zu ihrem Ausgangspunkt zurück, da dieser Philosoph eine deutlich ‚materialistische' Ansicht von *li* vertritt. Dai Dongyuan sagt, dass es keinen Unterschied zwischen *li* und Qi gebe. Er kritisiert den

Dualismus eines metaphysischen *li* und eines physischen Qi. Die Idee von *li* als äußerster kosmischer Realität, die von früheren Schulen entwickelt wurde, wird nun von Dai Dongyuan im Hinblick auf *tiaoli* interpretiert, nämlich im Hinblick auf ein ordnendes Prinzip oder Muster als Faser jeder physischen Sache.

15.4 Das Konzept des Selbst in der westlichen und chinesischen Philosophie

Die Vorstellungen vom Selbst sind in der westlichen und chinesischen Philosophie sehr unterschiedlich, was zur Frage führt, wie man die Sichtweise der chinesischen Medizin von den Emotionen interpretieren soll. Wir sollten aufpassen, der chinesischen Medizin (und Philosophie) keine psychologische Auffassung vom Selbst zuzuschreiben, die dort niemals Bestand hatte.

Lau und Ames untersuchen die Unterschiede zwischen dem Selbst in der westlichen und in der chinesischen Philosophie:

„Wenn westliche Vorstellungen vom ‚Selbst' typischerweise in Begriffe von dem Bewusstsein eines autonomen Willens oder Verstands gefasst sind, kann solch ein Selbst sich nur auf das eigene Bewusstsein in Relation zu sich selbst beziehen. Das Selbst ist, anders gesagt, sich seiner selbst bewusst. Aber Selbst-Bewusstsein erfordert es, dass man in der Lage ist, seine Gedanken, Gefühle usw. zu objektivieren. Ein übertriebenes Selbst-Bewusstsein dieser Art ist eine moderne westliche Erfindung, die in den klassischen chinesischen Überlegungen über Persönlichkeitsentwicklung keine Rolle spielt."[58]

Lau und Ames sagen in dem obigen Zitat richtig, dass ein *„übertriebenes Selbst-Bewusstsein eine moderne westliche Erfindung"* sei. Das Konzept eines individuellen, autonomen, nach innen gerichteten Selbst mit einem Innenleben ist eine Vorstellung, die sich im Westen im Lauf vieler Jahrhunderte von Platon bis zu Freud und Jung entwickelt hat. Wie Taylor sagt: *„Unser moderner Sinn für das Selbst ist verbunden mit, man könnte auch sagen, gebildet durch, einen bestimmten Sinn für Innerlichkeit."*[59]

Nach Taylor ist die westliche Vorstellung vom Selbst untrennbar mit einem Sinn für Innerlichkeit verbunden:

„In unserer Sprache des Selbstverständnisses spielt der Gegensatz Innen-Außen eine wichtige Rolle. Wir glauben, unsere Gedanken, Ideen und Gefühle seien etwas ‚in' uns. Wenn eine gegebene Konstellation von Selbst, moralischen Quellen und Stellung die unsrige ist, dann bedeutet dies, dass es diejenige ist, von der ausgehend wir unsere moralische Situation erfahren und reflektieren."[60]

Taylor führt weiter aus: *„Wir glauben, unsere Gedanken, Gefühle und Ideen seien etwas ‚in' uns, während die Objekte in der Welt, auf die sich diese psychischen Zustände beziehen, ‚draußen' seien."*[61] Wie Taylor sagt: *„Wir sind Lebewesen mit inneren Tiefen, mit teilweise unergründeten und dunklen Innenseiten."*[62]

Das westliche Konzept vom Selbst entwickelte sich über viele Jahrhunderte, mit dem Ausgangspunkt besonders bei Platon. In späteren Jahrhunderten trugen christliche Denker zur Ausbildung eines Konzepts vom Selbst bei. Taylor nennt hier insbesondere folgenden: *„Es ist kaum eine Übertreibung zu sagen, dass es Augustinus war, der die Innerlichkeit einer radikalen Reflexivität einführte und sie in der westlichen Denktradition verankerte."*[63] Christliche Denker entwickelten ein Konzept vom Selbst in Relation zu Gott. Augustinus' Bestreben war es zu zeigen, dass Gott nicht nur in der Welt zu finden ist, sondern, viel wichtiger noch, tief im Menschen selbst: Gott war in der Intimität des Beisichseins zu finden. In der christlichen Doktrin nimmt das innere Selbst einen neuen Status ein, weil es der Ort ist, wo wir Gott begegnen.

Damasios Definition des Bewusstseins und daher des Selbst ist ein gutes Beispiel für die westlichen Vorstellungen vom Selbst und dafür, wie sie sich von konfuzianischen Konzepten unterscheiden: *„Bewusstsein ist ein rein privates Phänomen, das ganz auf die Perspektive der ersten Person beschränkt bleibt, auf jenen privaten Prozess in der ersten Person, den wir Geist nennen."*[64] Der zweimalige Gebrauch des Wortes ‚privat' ist eine interessante Veranschaulichung des westlichen Konzepts von einem privaten, individuellen, nach innen gewandten Selbst. Kein konfuzianischer Philosoph würde die obige Aussage für eine Beschreibung von Bewusstsein oder Selbst halten, weil das Selbst in der konfuzianischen Philosophie ein soziales Konstrukt ist.

Damasios Definition von *Kernbewusstsein* und *erweitertem Bewusstsein* weist interessante Ähnlichkeiten mit der chinesischen Medizin auf. Er bezeichnet dasjenige Bewusstsein als Kernbewusstsein, das den Organismus mit einem Gefühl des Selbst für einen Moment – jetzt – und für einen Ort – hier – ausstattet. Der Bereich des Kernbewusstseins ist das Hier und Jetzt. Dies ähnelt der Funktion der Körperseele.

Er nennt dasjenige Bewusstsein erweitertes Bewusstsein, das *„dem Organismus einen höheren Selbst-Sinn […] verleiht und […] ihn an einem bestimmten Punkt in*

15

der individuellen historischen Zeit [verortet]. So ist er in der Lage, sich die gelebte Vergangenheit in vielen Einzelheiten zu vergegenwärtigen, die Zukunft zu antizipieren und die Welt, in der er lebt, seinem rastlosen Erkenntnisdrang zu unterwerfen.“[65] Dies ist eine Funktion des Geistes (*shen* des Herzens) in der chinesischen Medizin.

Diese beiden Typen von Bewusstsein entsprechen den beiden Typen des Selbst, dem Kernselbst und dem, was Damasio das autobiografische Selbst nennt. Dies beschreibt er wie folgt:

„Das autobiografische Selbst beruht auf den systematischen Erinnerungen an Situationen, in denen dem Kernselbst die grundlegenden Ereignisse im Leben des Organismus zur Kenntnis gelangt sind – wer Sie geboren hat, wo und wann, was Sie mögen und nicht mögen, wie Sie im Allgemeinen auf ein Problem oder einen Konflikt reagieren und so fort.“[66]

Das Kernselbst entspricht wiederum der Körperseele *(po)*, das autobiografische Selbst hingegen dem Geist des Herzens *(shen)*.

Nach Taylor basiert der moderne Individualismus auf 2 Pfeilern: der *Unabhängigkeit* des Selbst und der *Partikularität* des Selbst. Diese beiden Konzepte sind der konfuzianischen Sicht vom Selbst völlig fremd.[67]

Der Konfuzianismus betrachtet das Selbst als einen unlösbaren Bestandteil einer Gesellschaft ohne die Individualität, die für westliche Gesellschaften typisch ist. Jones schreibt hierzu:

„Die Chinesen haben traditionellerweise die Gesellschaft als Quelle für die umschriebenen Charakteristika des Individuums betrachtet. Folglich wird die Gesellschaft zu einem Aufbewahrungsort für Werte der toten Vorfahren und wird nicht als Schauplatz für eine Verwirklichung menschlichen Potenzials angesehen, wie es im Westen der Fall ist. Typischerweise stellen Menschen aus dem Westen Individualität in den Vordergrund und ihre Zugehörigkeit zu Gemeinschaften in den Hintergrund. Die Chinesen neigen eher dazu, diesen Prozess umzudrehen.“[68]

Ames behauptet:

„Im konfuzianischen Modell grundlegender Beziehungen sind wir keine Individuen, die in einer Gemeinschaft miteinander umgehen, sondern weil wir in der Gemeinschaft effektiv miteinander umgehen, zeichnen wir uns als Individuen aus.“[69]

Suleski schreibt:

„Indem Menzius (ein wichtiger konfuzianischer Philosoph) die sozialen Rollen von Individuen betont, lenkt er die Aufmerksamkeit weg von der Entwicklung des inneren, persönlichen, emotionalen Wachstums. Für Menzius war der korrekte Umgang, der in sichtbaren sozialen Rollen ausgeführt wurde, wichtig, weil es der deutlichste Weg war, wie das Individuum eine innere Reife ausdrücken konnte.“[70]

Crabbe listet neun Eigenschaften des Selbst auf. Es ist interessant, dass man anhand dieser Liste feststellen kann, dass fast alle diese Eigenschaften konfuzianischen Ansichten vom Selbst diametral entgegengesetzt sind. Crabbes neun Eigenschaften des Selbst sind folgende:

- Das Selbst ist eine Sache.
- Das Selbst ist psychisch.
- Das Selbst ist einzeln
- zu einem Zeitpunkt
- und in einem Zeitraum.
- Das Selbst unterscheidet sich ontologisch von seinen Gedanken, Erfahrungen.
- Das Selbst ist das Subjekt von Erfahrungen, ein bewusst Fühlendes, Denkendes, Entscheidendes, Wählendes.
- Das Selbst wird als Handelnder betrachtet.
- Das Selbst hat eine Persönlichkeit.[71]

Das chinesische Konzept vom Selbst unterscheidet sich stark von dem westlichen. Fingarette schreibt über Konfuzius' ‚Analekten': *„Die Metapher eines inneren psychischen Lebens, die uns in all ihren Konsequenzen so vertraut ist, kommt in den Analekten einfach nicht vor, nicht einmal als verworfene Möglichkeit.“*[72] Anders ausgedrückt unterscheidet sich das Selbst als individuelles Zentrum des Bewusstseins in der westlichen Psychologie sehr stark vom Selbst in der chinesischen Philosophie und Medizin. In China ist das Selbst ein ethisch und sozial konstruiertes Bewusstsein und das introspektive Selbst der westlichen Philosophie und Psychologie spielt in der chinesischen Philosophie keine Rolle. Persönliche Leistung ist durch die Qualität von Beziehungen messbar, die jemand zu knüpfen in der Lage ist.[73]

Lau und Ames drücken deutlich aus, wie der Weg zur Selbstverwirklichung in der chinesischen Philosophie aussieht, indem sie die Vorstellung vom Selbst in China beleuchten:

„Wenn Erregung sich nicht primär innerhalb der Seele abspielt, kann es sich nur um eine Störung der Beziehungen handeln, die das Selbst in seinen Interaktionen mit äußeren Dingen konstituieren. Anders gesagt, wenn ein Mensch nicht über eine essenzielle, abgetrennte ‚Seele' definiert ist, sondern eher als dynamisches Muster persönlicher, sozialer und natürlicher Beziehungen betrachtet wird, muss Erregung als Folge schlechter Handhabung dieser konstitutiven Rollen und Beziehungen entstehen.

Daher ist Erregung in Herz und Geist nicht eingeengt ‚psychologisch', sondern eher von breiterem ethischem Interesse."[74]

Hume sagte, dass die Vernunft der Sklave der Leidenschaften sei. Freud sah die individuelle Psyche als Schlachtfeld eines Kampfes zwischen Ich, Es und Über-Ich. Der Hauptgrund, warum das chinesische Selbst nicht innerlich in einem Konflikt steht, ist, dass das Selbst streng genommen gar nichts Innerliches an sich hat. Das taoistische Selbst ist eine Funktion seiner Beziehungen mit der Welt. Das konfuzianische Selbst wird durch ehrerbietige Handlungen *(shu)* bestimmt und durch rituell strukturierte Rollen und Beziehungen gesteuert.[75]

Man könnte argumentieren, dass das chinesische Verständnis vom Selbst keine starke Vorstellung von ‚Individualität' mit sich bringt. Die westliche Vorstellung eines gesonderten, einzelnen Individuums in seinen verschiedenen Formen ist bei den Chinesen verpönt. Hall und Ames bemerken Folgendes:

„*Im konfuzianischen Modell ist das Selbst kontextuell. Es ist ein gemeinsames Bewusstsein über die Rolle und Beziehungen eines Menschen. Das innere und das äußere Selbst sind untrennbar. In diesem Modell ist man sich seiner selbst bewusst, nicht im Sinne von ‚in der Lage sein, sein essenzielles Selbst zu isolieren und zu objektivieren', sondern im Sinne von ‚sich seiner als Gegenstand der Beobachtung durch andere bewusst sein'. Der Ort des Selbstbewusstseins liegt nicht im ‚I', das vom ‚Me' abgelöst ist, sondern im Bewusstsein des ‚Me' [‚I' meint das ‚Ich', wie es sich aus sich selbst heraus versteht, ‚Me' das Ich, wie es von Außen gesehen wird. A. d. Ü.] Dies zieht ein Bild vom Selbst nach sich, das durch die Wertschätzung bestimmt ist, mit der man in der Gemeinschaft betrachtet wird, ein Bild vom Selbst, das in der Sprache von Gesicht und Scham gefangen ist.*"[76]

Interessanterweise spricht man folglich in der chinesischen Philosophie wenig über individuelle ‚Rechte'. Wie Bockover schreibt:

„*Im Wesentlichen bedeutet das Menschsein für Konfuzius, in bedeutenden Beziehungen zu anderen zu stehen. Der Schwerpunkt seiner Philosophie liegt daher auf der interpersonalen Dimension von menschlichem Leben, die in scharfem Kontrast zu unserem stark intrapersonalen Fokus auf dem Individuum steht.*"[77]

Nach Fingarette erwähnte Konfuzius niemals in seinen Schriften die Begriffe ‚Rechte', ‚Wahl', ‚Freiheit', ‚Autonomie', ‚Individuum' oder ‚Angst'.[78]

Bockover führt weiter aus:

„*Konfuzius' Vorstellung von Individualität unterscheidet sich jedoch von der traditionell westlichen Vorstellung eines isolierten und autonomen Selbst. Laut Konfuzius ist die einzigartige Individualität eines Menschen sozial determiniert, d. h., das Selbst ist für Konfuzius ein Komplex sozialer Rollen, die man im Lauf seines Lebens idealerweise und unverwechselbar verkörpert. Ein Mensch zu sein oder sein Selbst zu kultivieren, heißt demnach, eine offene und verantwortungsvolle Haltung gegenüber allen anderen im Einklang mit seinen verschiedenen sozialen Rollen zu entwickeln.*"[79]

Fingarette schreibt:

„*Konfuzius hat gezeigt, dass das menschliche Wesen etwas Gemeinschaftliches ist. Er legte dann dar, dass dieses gemeinschaftliche Wesen ‚zeremoniell' sei. Für Konfuzius ist das Leben selbst eine heilige Zeremonie. Die zentrale westliche Metapher eines ‚inneren Dramas' auf einer ‚nach innen gerichteten Bühne' der Seele fehlt völlig.*"[80]

Rosemont macht die Unterschiede zwischen dem konfuzianischen und dem westlichen Konzept vom Selbst deutlich. Er sagt, dass in der konfuzianischen Philosophie das ‚Ich' zunächst innerhalb eines Netzes von Familienbeziehungen definiert sei. Als junger Mann ist man primär ein Sohn mit all seinen Implikationen hinsichtlich sozialer Rollen. Als älterer und verheirateter Mann ist das ‚Ich' primär ein Vater, aber auch ein Sohn gegenüber den Eltern, ein Ehemann usw.:

„*All dies ist offensichtlich, aber man beachte, wie sehr sich dies von der Konzentration auf mich als autonomes, frei wählendes individuelles Selbst unterscheidet. Für die frühen Konfuzianer kann es kein Ich in Isolation geben, das abstrakt betrachtet wird. Ich bin die Totalität von Rollen, die ich in Relation zu bestimmten anderen lebe. Es wäre irreführend zu sagen, dass ich diese Rolle ‚ausführe' oder ‚spiele'. Für Konfuzius* bin *ich meine Rollen. Wenn all diese Rollen spezifiziert und ihre Querverbindungen manifest geworden sind, dann bin ich vollständig als eine einzigartige Persönlichkeit definiert, mit wenigen erkennbaren losen Fäden, mit denen ein freies, autonomes, wählendes Selbst zusammengeknüpft werden könnte.*"[81]

Was das konfuzianische Selbst noch stärker vom westlichen Selbst abhebt, ist, dass die Gemeinschaft von sozialen und familiären Beziehungen und Rollen nicht mit dem Tod endet. Die Verbindung mit unseren Eltern endet nicht, wenn sie sterben, sodass es eine Gemeinschaft von Toten und Lebenden gibt.

Die Einzigartigkeit einer chinesischen Persönlichkeit ist immanent und in einen endlosen Prozess von sozialen, kulturellen und natürlichen Veränderungen eingebettet. Hall und Ames behaupten, dass das, was Konfuzius unter ‚Selbst' versteht, eigentlich *ren* 仁 sei, d. h. ‚Menschlichkeit' oder ‚Güte'. Dies ist ein entscheidender Unterschied zwischen dem Konzept vom ‚Selbst' in der westlichen Psychologie und dem in der chinesischen (konfuzianischen) Philosophie.

Ames betont die soziale Dimension des ‚Selbst' in der chinesischen Kultur:

„Die zentrale Rolle der rituellen Praxis im Konfuzianismus wird deutlich, wenn wir von Konfuzius' Prämisse ausgehen, dass ein Mensch uneingeschränkt sozial ist, was sich hinsichtlich der Qualität der Beziehungen, die jemand eingehen kann, bemisst. Es ist die rituelle Praxis in ihrem weitest gefassten Sinn, die Menschen befähigt, Rollen einzunehmen und buchstäblich den ihnen angemessenen Platz in Beziehungen mit anderen zu finden. Es ist eine soziale Syntax, die es ihnen ermöglicht, mit anderen zu kommunizieren und sich auf diese Weise als Matrix von Beziehungen zu konstituieren."[82]

Ames behauptet, dass *„für Konfuzius ein menschliches Wesen gar kein ‚Wesen' sei, sondern zuallererst ein menschliches ‚Tun' oder ‚Machen'."*[83] Interessanterweise war die konfuzianische ‚Selbstkultivierung' nicht so sehr nach innen als vielmehr nach ‚außen gerichtet', d. h. immer im Hinblick auf ethische Überlegungen. Die Konfuzianer befassten sich mit Selbstkontrolle und Selbstkultivierung, um so die Reibung mit der Familie, dem Dorf, dem Klan und der Gesellschaft im Großen zu minimieren und die Erfüllung der Anforderungen des Staates zu erleichtern.[84]

Es war eine Selbstkultivierung, die nicht auf individuelle Freiheit und Entwicklung abzielte, wie es im antiken Griechenland der Fall war, sondern auf soziale Harmonie und Zusammenhalt. Solch eine familiäre und soziale Harmonie wurde auch dadurch gewährleistet, dass jedes Individuum seine ihm angemessene Rolle einnahm und angemessenen ‚Riten' folgte. In China gab es keine Entsprechung zum altgriechischen Sinn für persönliche Freiheit. Individuelle Rechte waren in China der ‚Anteil' des Individuums an den Rechten der Gemeinschaft als Ganzes, kein Freibrief, das zu tun, was einem gefällt.[85] Soziale Harmonie, nicht individuelle Freiheit, war die Losung im alten (und ich würde sagen, auch im modernen) China.

Die Verschiedenheit zwischen dem westlichen und chinesischen Konzept vom Selbst kann von Beginn an beobachtet werden, nämlich vom 4. Jahrhundert v. Chr. an, als sich der Konfuzianismus entwickelte und die antike griechische Philosophie in der Blüte stand. Nisbett schreibt:

„[Antike] Griechen betrachteten sich selbst als Individuen mit bestimmten Eigenschaften, als Einheiten, die sich von anderen innerhalb der Gesellschaft unterscheiden und die selbst Kontrolle über ihr eigenes Schicksal ausüben. In gleicher Weise ging die griechische Philosophie als analytische Einheit vom individuellen Objekt aus – der Person, dem Atom, dem Haus – und beschäftigte sich mit den Eigenschaften des Objekts. Das chinesische Sozialleben war miteinander verflochten, und nicht Freiheit, sondern Harmonie war die Losung – die Harmonie von Mensch und Natur bei den Taoisten und die Harmonie eines Menschen mit anderen Menschen für die Konfuzianer. Der Weg [dao] und nicht die Entdeckung der Wahrheit war das Ziel der Philosophie. Der chinesische Philosoph würde da eine Familie mit voneinander abhängigen Mitgliedern sehen, wo die Griechen eine Ansammlung von Personen mit Eigenschaften erblickt hätten, die unabhängig von jeglichen Verbindungen mit anderen sind."[86]

Der moderne chinesische Philosoph Hu Shi sagt: *„In der konfuzianischen menschzentrierten Philosophie kann ein Mensch nicht allein existieren. Alle Handlungen müssen in Form von Interaktion zwischen Mensch und Mensch erfolgen."*[87]

Substanziell ist das Selbst in der konfuzianischen Philosophie eher ein Zentrum von Beziehungen als eine isolierbare Individualität. Tu Weiming sagt hierzu:

„Dies ist tatsächlich ein weiterer Grund, warum der Respekt vor den Eltern in der chinesischen Gesellschaft so wichtig ist. Die Konfuzianer glauben, dass unsere mitfühlenden Bindungen an unsere Eltern nicht nur biologisch natürlich, sondern auch moralisch zwingend seien, weil es unser erster Schritt im Lernprozess ist, uns selbst nicht isoliert, sondern in Kommunikation mit anderen zu sehen. Daher ist die Fähigkeit, Vertrautheit und Respekt gegenüber denjenigen zu zeigen, die uns nahe stehen, von entscheidender Bedeutung, damit das verschlossene private Ego ein Gespür für das offene kommunizierende Selbst erlangen kann."[88]

Tan und Yip bestätigen, dass das Selbst in der konfuzianischen Philosophie ein ‚Zentrum von Beziehungen' in Familie und Gesellschaft sei. Es ist die Basis eines Kultivierungsprozesses, in dem Menschen existieren und sich zum Zweck der Perfektionierung des Selbst entwickeln, um dadurch anderen besser dienen zu können.[89] Konfuzius schreibt sogar: *„Man kultiviere sich selbst, reguliere die Familie, regiere den Staat und bringe der Welt Frieden."*[90]

Das konfuzianische Selbst ist also ein relationales, kein individuelles Selbst. Die Konfuzianer betrachteten das Selbst primär als Rollen-Selbst, das sich in familiären und sozialen Beziehungen ausdrückt. Konfuzius sagt: „*Lass den Herrscher Herrscher sein, den Minister Minister, den Vater Vater und den Sohn Sohn.*"[91] Tan und Yip schreiben: „*In dieser Beziehung sind Menschen nicht völlig Individuen, sondern haben wenig individuelle Identität oder Individualität und existieren nur, um pflichtbewusst die verschiedenen, von ihnen erwarteten Rollen auszufüllen.*"[92]

Rosemont schreibt:

„*Für die frühen Konfuzianer kann es kein isoliertes Ich geben, das abstrakt betrachtet wird. Ich bin die Totalität von Rollen, die ich in Relation zu bestimmten anderen lebe … Kollektiv gesehen, schaffen sie für jeden von uns ein einzigartiges Muster einer persönlichen Identität. Wenn sich dann einige meiner Rollen verändern, werden sich die anderen auch zwangsläufig verändern und mich wörtlich zu einer anderen Person machen.*"[93]

Ein weiterer wichtiger Unterschied im Konzept vom Selbst im Osten und Westen ist die Beziehung zwischen Geist und Körper. In China existierte die Dichotomie zwischen Geist und Materie zu keiner Zeit.

Gernet schreibt:

„*Nicht nur die substanzielle Opposition zwischen Seele und Körper war etwas völlig Unbekanntes für die Chinesen, sondern auch die Unterscheidung zwischen dem Sinnlichen und dem Rationalen. Die Chinesen haben nie an die Existenz einer souveränen und unabhängigen Vernunftfähigkeit geglaubt. Das Konzept einer Seele, die mit Vernunft ausgestattet und in der Lage ist, frei zu guten oder bösen Zwecken zu handeln, das für das Christentum so grundlegend ist, war ihnen fremd.*"[94]

In der klassischen chinesischen Welt gibt es keine Entsprechung zu dem Konflikt zwischen Herz und Geist, der in der westlichen Philosophie mit Selbstverwirklichung verbunden ist. Die chinesische Philosophie sieht Geist und Körper als Einheit, während der Großteil der westlichen Philosophie (mit Ausnahmen wie etwa Hume und Spinoza) den individuellen, nach innen gerichteten Geist als vom Körper völlig getrennt ansah. Wie wir oben gesehen haben, ist der Körper ein ‚Behältnis' für den Geist.

Im Gegensatz dazu gibt es im Chinesischen 3 Begriffe, die für ‚Körper' stehen: *shen* 身, *xing* 形 und *ti* 体. Interessanterweise meint das Wort *shen* nicht immer einfach nur den Körper, sondern oft den ganzen psychosomatischen Menschen. Ames ist der Auffassung, dass es kein Zufall sei, dass *shen* als ‚Körper' und *shen* als ‚Geist' (des Herzens) phonetisch identisch sind (auch wenn sie durch verschiedene Schriftzeichen ausgedrückt werden). Er hält es für naheliegend, dass ein Mensch als Wesen mit zusammenhängenden physischen und mentalen Aspekten betrachtet wurde, die durch die obigen Fälle von *shen* ausgedrückt werden.[95]

Dass das Wort *shen* sich auf mehr bezieht als nur ‚Körper', wird auch durch die Tatsache unterstrichen, dass viele chinesische Ausdrücke mit dem Bestandteil *shen* nur ins Englische übersetzt werden können, indem man Wörter wie ‚Person', ‚sich/sein' oder ‚Leben' verwendet. Im Folgenden werden einige Beispiele hierfür angeführt (zuerst in wörtlicher, dann einer gängigen Übersetzung):

- *anshen:* seinen Körper friedlich machen = ‚im Leben Fuß fassen'
- *chushen:* seinen Körper vorbringen = ‚seine Karriere starten'
- *shenfen:* Körperstand = ‚persönlicher Status'
- *shenshi:* Welt des Körpers = ‚seine Lebenserfahrungen'
- *zhongshen:* bis zum Ende des Körpers = ‚bis zu seinem Lebensende'
- *benshen:* grundlegender Körper = ‚an sich'
- *suishen:* dem Körper folgen = ‚bei sich tragen'.[96]

15.5 Emotionen im Neokonfuzianismus

Für die Konfuzianer sind Emotionen Störfaktoren, die uns vom Pfad des *ren* und *li* abbringen. Konfuzianer glaubten, dass das menschliche Wesen ‚rein' und makellos sei wie ein stiller Teich. Emotionen trüben unser menschliches Wesen, als ob Schlamm auf dem Grund des Teichs aufgewühlt und ihn trüb machen würde. Interessanterweise sind sogar manche Sinologen der Ansicht, dass das Wort *qing*, das normalerweise als ‚Emotion' oder ‚Gefühl' übersetzt wird, erst in der Song-Dynastie unter dem Einfluss neokonfuzianischen Denkens diese Bedeutung erhielt. Zuvor bedeutete *qing* ‚Zustand', ‚Tatsache', ‚ursprünglich' oder ‚Essenz'.[97] Dies würde ein völlig anderes Licht auf alte chinesische Medizinklassiker wie den ‚Klassiker des Gelben Kaisers der Inneren Medizin' werfen. Da dieser Klassiker ein Fragment ist und uns in einer Abschrift aus der Tang-Dynastie überliefert wurde, beziehen sich einige alte Textstellen auf *qing* als ‚Essenz' und andere Passagen, die deutlich vom Konfuzianismus beeinflusst sind (die Mehrheit), beziehen sich auf *qing* als Emotion.

Hansen schreibt, dass *qing* in der Prä-Han-Literatur ‚Essenz' oder ‚Essenz der Menschlichkeit' bedeutet. Er ist der Auffassung, dass die von ihm als ‚autoritärer' Konfuzianismus bezeichnete Denkrichtung

„[…] die buddhistische Vereinnahmung förderte, gemeinsam mit den indoeuropäischen Systemen eine negative Haltung zu qing einzunehmen. Die Herrschaft des autoritären Konfuzianismus zu der Zeit, als der Buddhismus erstmals China erreichte, lässt uns erahnen, warum buddhistische Übersetzer qing anpassten, um es auf unsere vertrauten westlichen Gefühlskonzepte zu übertragen. qing bedroht für Xun Zi [einen konfuzianischen Gelehrten] die Ordnung der Rituale, so wie für Buddhisten und Griechen Leidenschaften oder Emotionen die Vernunft stören.“[98]

Neokonfuzianer verwenden das Bild eines Spiegels, wenn es um Emotionen geht. Unter Berücksichtigung der Tatsache, dass der Neokonfuzianismus taoistisches Gedankengut aufnahm, liest sich die folgende Aussage von Zhuang Zi (einem taoistischen Philosophen) wie folgt:

„Die Stille von dem Geist (xin) des Weisen ist ein Spiegel für die ganze Welt und ein Spiegel für die unzähligen Dinge.“[99]

Im *Huainanzi* heißt es:

„Der Weise ist wie ein Spiegel: weder löst er sich von den Dingen noch geht er hinaus, um sie zu treffen. Er reagiert auf alles, ohne irgendetwas zu speichern. Deshalb wird er nie durch die unzähligen Transformationen, denen er sich unterzieht, verletzt.“[100]

Der Weise hat Emotionen, ist aber nicht in sie verstrickt. Zhuangzi sagt:

„Der Geist eines perfekten Menschen ist wie ein Spiegel. Er bewegt sich nicht mit den Dingen, noch antizipiert er sie. Er reagiert auf Dinge, hält sie aber nicht fest. Daher ist der perfekte Mensch in der Lage, erfolgreich mit Dingen umzugehen, wird aber nicht von ihnen beeinflusst.“

Wang Pi setzte sich mit dem Obigen auseinander:

„Das, worin der Weise normalen Menschen überlegen ist, ist der Geist. Aber was der Weise mit den normalen Menschen gemeinsam hat, sind die Emotionen. Der Weise hat einen höheren Geist und ist daher in der Lage, mit dem Universum in Harmonie zu stehen … aber er hat gewöhnliche Emotionen und kann daher nicht ohne Freude oder Schmerz auf Dinge reagieren. Er reagiert auf Dinge, ist jedoch nicht in sie verstrickt.“[101]

Die neokonfuzianische Methode, mit Emotionen umzugehen, besteht hauptsächlich darin, sie vom Selbst abzutrennen. Man könnte sagen, dass die Sicht der chinesischen Medizin, der zufolge Emotionen Faktoren sind, die eine objektive Wirkung auf das Qi ausüben (sie können es aufsteigen und absteigen lassen usw.), den konfuzianischen Versuch widerspiegeln, das Selbst von den Emotionen abzuspalten.

!

Die neokonfuzianische Methode, mit Emotionen umzugehen, besteht hauptsächlich darin, sie vom Selbst abzutrennen. Man könnte sagen, dass die Sicht der chinesischen Medizin, der zufolge Emotionen Faktoren sind, die eine objektive Wirkung auf das Qi ausüben (sie können es aufsteigen und absteigen lassen usw.), den konfuzianischen Versuch widerspiegeln, das Selbst von den Emotionen abzuspalten.

Cheng Hao (1032–1085), ein großer neokonfuzianischer Philosoph der Song-Dynastie, schreibt:

„Die Normalität des Weisen besteht darin, dass seine Emotionen der Natur der Dinge folgen, aber über sich selbst hat er keine Emotionen. Daher ist für eine höhere Person nichts besser, als unpersönlich und unparteiisch zu sein und auf Dinge spontan zu reagieren, so wie sie kommen. Das allgemeine Problem mit Menschen ist, dass sie eigennützig und rationalistisch sind. In ihrem Eigennutz können sie keine Maßnahmen als spontane Reaktion ergreifen. In ihrer Rationalität können sie nicht die Intuition als ihren natürlichen Leitfaden einsetzen. Wenn sich der Weise freut, ist dies, weil es eine Sache gibt, die zu Recht das Objekt von Freude ist. Wenn der Weise zornig ist, geschieht dies, weil es eine Sache gibt, die zu Recht das Objekt von Zorn ist. Daher sind Freude und Zorn des Weisen nicht mit seinem Geist, sondern mit Dingen verknüpft.“[102]

Die Unpersönlichkeit, Unparteilichkeit und Spontaneität, über die Cheng Hao hier spricht, sind das Gleiche wie die Leere und Geradlinigkeit, die Zhou Tunyi thematisiert. Nach Cheng Hao ist es natürlich, dass sogar der Weise Freude oder Zorn verspürt. Aber da sein Geist eine unpersönliche, objektive und unparteiische Haltung einnimmt, sind diese Gefühle bei ihrem Auftreten einfach objektive Phänomene des Universums und nicht besonders mit dem Selbst verknüpft. Wenn der Weise Freude oder Zorn verspürt, sind es einfach die äußeren Dinge, die entweder Freude oder Zorn rechtfertigen und die das entsprechende Gefühl in seinem Geist hervorrufen. Sein Geist ist wie ein Spiegel, auf dem sich alles widerspiegeln kann. Als Folge dieser Haltung verschwindet die Emotion mit dem Objekt, das sie ausgelöst hat. Auf diese Weise hat der Weise zwar Emotionen, ist aber nicht in sie verstrickt.

Die Neokonfuzianer sagten über Yen Hui, dass er ‚seinen Zorn nicht überträgt‘. Wenn Menschen zornig sind, übertragen sie ihren Zorn häufig auf jemanden, der nicht das Objekt ihres Zornes war. Cheng Yi kommentiert dies folgendermaßen:

„Wir müssen verstehen, warum Yen Hui seinen Zorn nicht übertrug. In einem hellen Spiegel erzeugt ein schönes Objekt ein schönes Spiegelbild, ein hässliches Objekt dagegen ein hässliches Spiegelbild. Aber der Spiegel selbst hat keine Vorlieben oder Abneigungen. Es gibt Menschen, die wenn sie zu Hause beleidigt werden, ihren Zorn auf der Straße herauslassen. Aber der Zorn des Weisen agiert nur gemäß der Natur der Dinge. Es ist niemals er selbst, der den Zorn besitzt. Der höhere Mensch ist der Herrscher der Dinge; der kleine Mann ist ihr Sklave."

Den Neokonfuzianern zufolge liegt der Grund dafür, warum Yen Hui seinen Zorn nicht übertrug, also darin, dass seine Emotionen *nicht mit dem Selbst verbunden waren.* Etwas kann passieren, was in seinem Geist eine Emotion hervorruft, so wie ein Objekt im Spiegel erscheinen kann, aber sein Selbst ist nicht mit der Emotion verknüpft.

In den neokonfuzianischen Anschauungen über Emotionen reagiert der Geist des Weisen auf Dinge, und zwar in Übereinstimmung damit, was sie sind, und er drückt seine Freude angesichts jener Dinge aus, die Freude einfordern, und Zorn angesichts dessen, was Zorn rechtfertigt. Seine Freude und sein Zorn sind daher mit äußeren Dingen, nicht mit seinem Geist verknüpft.

Der große neokonfuzianische Philosoph Cheng Hao schreibt:

„Die Standhaftigkeit des Weisen besteht darin, dass seine Gefühle in Übereinstimmung mit den unzähligen Dingen stehen, ohne dass er selbst Gefühle hätte. Die Freude des Weisen ist durch das freudige Wesen von Dingen bestimmt, und der Zorn des Weisen ist durch das verhasste Wesen der Dinge determiniert. Daher sind Freude und Zorn des Weisen nicht mit seinem eigenen Geist, sondern mit Dingen verknüpft. Reagiert in diesem Sinn der Weise nicht auf Dinge? Warum sollte es als falsch gelten, äußeren Dingen zu folgen, und richtig, nach dem Inneren zu suchen? Besteht nicht ein großer Unterschied zwischen Freude und Zorn des Eigennützigen und Verschlagenen und der Korrektheit von Freude und Zorn des Weisen?"[103]

Cheng Hao schreibt auch: *„Wenn man Freude und Verdruss eines gewöhnlichen, eigennützigen Menschen mit Freude und Verdruss eines Weisen vergleicht, wird man den Unterschied erkennen."*[104]

Dies ist ein sehr wichtiger Aspekt der neokonfuzianischen Ansichten über Emotionen, der sich meiner Meinung nach in der chinesischen Medizin widerspiegelt. Die Sichtweise der chinesischen Medizin, Emotionen als Disharmonien des Qi zu betrachten (Zorn lässt das Qi ansteigen, Furcht lässt es absteigen usw.), gibt meines Erachtens die neokonfuzianische Anschauung von Emotionen als Reaktionen auf *objektive* Kräfte wieder und ist ein Mittel, die Emotionen vom Selbst zu ‚objektivieren'. Daher sind Emotionen keine psychischen Kräfte, die dem Selbst entspringen und für die Gesundheit unserer Psyche eine Rolle spielen, sondern stattdessen objektive Kräfte, auf die unsere Physiologie mit einer Qi-Disharmonie reagiert. Wenn wir das Qi korrigieren (es absteigen lassen, wenn es aufsteigt, es aufsteigen lassen, wenn es absteigt), werden Emotionen abgebaut. Wie wir in ➤ Kap. 14 gesehen haben, sind Emotionen aber viel mehr als objektive Disharmonien des Qi.

15

Es gibt sehr frühe Textstellen, etwa aus dem *Neijing*, die eine konfuzianische Sicht über Emotionen widerspiegeln. In Kapitel 5 aus ‚Einfache Fragen' heißt es:

„Zorn verletzt die Leber, Traurigkeit wirkt Zorn entgegen ... Freude verletzt das Herz, Furcht wirkt Freude entgegen ... Grübeln verletzt die Milz, Zorn wirkt Grübeln entgegen ... Sorge verletzt die Lunge, Freude wirkt Sorge entgegen ... Furcht verletzt die Niere, Grübeln wirkt Furcht entgegen."[105]

Ein interessantes Merkmal dieser Textstelle ist es, dass es von jeder Emotion heißt, dass sie nach der Kontroll-Sequenz der Fünf Elemente einer anderen entgegenwirke (➤ Abb. 9.4). Beispielsweise gehört Furcht zu Niere und Wasser. Wasser kontrolliert Feuer (Herz), die mit dem Herzen verbundene Emotion ist Freude, daher wirkt Furcht Freude entgegen.

Nach diesem Schema wirken Emotionen wie folgt einander entgegen:

- Zorn wirkt Grübeln entgegen.
- Freude wirkt Traurigkeit entgegen.
- Grübeln wirkt Furcht entgegen.
- Traurigkeit wirkt Zorn entgegen.
- Furcht wirkt Freude entgegen.

Diese Vorstellung birgt einige interessante Ideen in sich, die in der Praxis sicherlich wahr sind, z. B. dass ‚Zorn Grübeln entgegenwirkt'. Es würde jedoch sehr merkwürdig anmuten, wenn man versuchen würde, Zorn mit Traurigkeit entgegenzuwirken. Vor allem spiegelt diese eher ‚mechanische' Anschauung eine Sichtweise von den Emotionen wider, die vom Selbst abgelöst sind. Emotionen sind Pathologien des Qi, die ‚geheilt' oder ‚korrigiert' werden können, indem die entgegengesetzte Emotion nach der Kontroll-Sequenz der Fünf Elemente ausgelöst wird. Der Grund dafür ist, dass Konfuzianer kein Konzept von einem Selbst als einem individuellen, autonomen, nach innen gerichteten, psychologischen Zentrum in unserem Wesen hatten.

Emotionen werden als Störfaktoren betrachtet, die unser menschliches Wesen *(xing)* trüben. Im *Yuandao* heißt es:

„Wenn der Intellekt mit Dingen in Kontakt kommt, werden Gefühle von Anziehung und Abstoßung erzeugt. Wo diese Gefühle von Anziehung und Abstoßung Gestalt angenommen haben und der Intellekt von außen verleitet wurde, ist man nicht mehr in der Lage, zu sich selbst zurückzukehren, und die himmlischen (tian) Prinzipien in ihm werden zerstört."

Cheng Yi bekräftigt die konfuzianische Sichtweise von Emotionen als psychischen Faktoren, die die menschliche Natur trüben:

„Wenn eine physische Form zur Existenz gelangt und in Kontakt mit der äußeren Welt tritt, wird er im Inneren stimuliert. Diese Stimulation von innen weckt die sieben Emotionen, nämlich Lust, Zorn, Schmerz, Freude, Liebe, Hass und Begierde. Wenn seine Emotionen in Aufruhr geraten und zunehmend unruhig werden, wird das Wesen des Menschen verletzt. Daher kontrolliert die erleuchtete Person ihre Emotionen, um mit dem Maß in Übereinstimmung zu sein. Er begradigt seinen Geist und nährt sein menschliches Wesen. Dies nennt man ‚das menschliche Wesen die Emotionen kontrollieren lassen'. Ein dummer Mensch weiß nicht, wie man seine Emotionen kontrollieren soll, sondern lässt sie ins Extreme ausarten, bis zu dem Punkt, dass sein Wesen beeinträchtigt und zerstört wird. Dies nennt man ‚Emotionen das menschliche Wesen kontrollieren lassen.'"[107]

Cheng Yi erläutert dann die Verbindung zwischen Himmel *(tian)*, Schicksal *(ming)*, Prinzip *(li)*, menschlichem Wesen *(xing)*, Geist *(xin)* und Emotionen *(qing)*:

„Was vom Himmel empfangen wird, nennt man Schicksal. Was in Dingen liegt, ist das Prinzip. Was einem Menschen geschenkt wird, ist sein menschliches Wesen (xing). Was den Körper kontrolliert, ist der Geist. All diese sind eigentlich eins. Der Geist ist ursprünglich gut, aber wenn er sich in Gedanken ausdrückt, gibt es gut und nicht gut. Und was ausgedrückt wird, nennt man Emotionen (qing) und nicht Geist."[108]

Diese Textstelle betont einen deutlichen Dualismus zwischen Geist und Emotionen, der, wie in ➤ Kap. 14 festgestellt wurde, nicht der Realität entspricht, da Emotionen tatsächlich eine wichtige Art und Weise sind, wie unser Geist arbeitet.

Ein Dialog zwischen Cheng Yi und seinen Schülern verdeutlicht die Beziehung zwischen menschlichem Wesen und Emotionen:

„Stammen Freude, Zorn, Schmerz und Lust aus dem menschlichen Wesen? Sicherlich. Sobald es Leben und Bewusstsein gibt, gibt es das menschliche Wesen. Wenn das menschliche Wesen existiert, gibt es Emotionen. Wie könnte es ohne das menschliche Wesen Emotionen geben? Wie soll man erklären, dass Freude, Zorn, Schmerz und Lust von außen kommen? Sie kommen nicht von außen. Wenn sie unter dem Einfluss von außen stehen, werden sie von innen angefacht. Hat das menschliche Wesen Freude und Zorn, wie das Wasser Wellen hat? Ja. Es liegt in der Natur des Wassers, klar und still wie ein Spiegel zu sein. Wie können Wellen das Wesen des Wassers sein? Im menschlichen Wesen gibt es die vier Tugenden (ren, yi, li und zhi). Wie können in ihm böse Dinge sein? Aber wie kann es ohne Wasser Wellen geben? Wie kann es ohne das menschliche Wesen Emotionen geben?"[109]

Zhu Xi entwickelte eine dreigliedrige Beziehung zwischen menschlichem Wesen, Geist und Emotionen. Das menschliche Wesen ist die Substanz des Geistes, während die Emotionen die Manifestation des Geistes sind. Das menschliche Wesen (Substanz des Geistes) besteht aus Menschlichkeit *(ren)*, Rechtschaffenheit *(yi)*, Anstand *(li)* und Weisheit *(zhi)*. Die Emotionen (Manifestationen des Geistes) umfassen Mitleid, Scham, Abneigung, Demut und Richtig und Falsch.[110]

Eine wichtige neokonfuzianische Ansicht über Emotionen ist, dass sie psychische Faktoren sind, die unser menschliches Wesen trüben. Zhu Xi unterscheidet zwei Zustände des menschlichen Wesens: den ersten, bevor das menschliche Wesen durch Emotionen aufgewühlt wird, den zweiten, nachdem es durch Emotionen in Aufruhr versetzt wurde. Zhu Xi nennt den ersten Zustand das ursprüngliche menschliche Wesen, den Geist des *dao* und das Prinzip des Himmels. Den zweiten Zustand bezeichnet er als Geist eines Menschen, der sich äußerlich in Emotionen ausdrückt.[111]

Neokonfuzianer verfluchten die Begierde als Wurzel allen emotionalen Leidens. Wang Yangming (1472–1529) behauptete, dass der Weise in der Lage sei, sein ursprüngliches menschliches Wesen zu bewahren und zu nähren, während ein niederer Mensch es verloren habe, indem er eigennützigen Begierden nachgebe. Eigennützige Begierden verdunkeln das menschliche Wesen. Interessanterweise ersetzten Chang zufolge die Neokonfuzianer der Song-Dynastie den Begriff ‚Emotion' durch ‚Begierde'.[112]

Dies geschah vermutlich auch als Reaktion auf die buddhistische Betonung von Begierde als Wurzel allen Leidens, um einige der buddhistischen Gedanken in den Konfuzianismus aufzunehmen. Hansen stimmt darin überein, dass ‚Begierde' von den Neokonfuzianern unter buddhistischem Einfluss mit ‚Emotion' gleichgesetzt wurde:

„Ich akzeptiere uneingeschränkt die Möglichkeit, dass die Einführung des Buddhismus eine indoeuropäische psychologische Theorie mit sich brachte und dadurch neue theoretische Rollen für qing (Emotion) und yu (Begierde) eingeführt wurden."[113]

Eine Textstelle von Dong Zhongshu (179–104 v. Chr.) beleuchtet, wie stark Emotionen als Störfaktoren betrachtet wurden, die zu ‚regulieren' waren, so wie der Kaiser seine Herrschaft regulieren muss. Dong schreibt:

„Die natürliche Eigenschaft der Menschen wird menschliches Wesen (xing 性) genannt, und dies kann nur durch moralische Erziehung und Wandlung erfüllt werden. Menschliche Bedürfnisse werden Emotionen (qing) genannt, und diese können nur durch die Institution und Regeln reguliert werden. Deshalb empfängt der menschliche Souverän sorgfältig die Intention des Himmels von oben, sodass er in Übereinstimmung mit dem Mandat handelt. Unten strebt er nach Erziehung und Umwandlung seiner Normen im Hinblick auf Gesetze und Institutionen, indem er zwischen den oberen und unteren Ordnungen der Gesellschaft unterscheidet, um Begierden vorzubeugen. Wenn er diese 3 Ziele erreicht, ist die Grundlage gelegt."[114]

Dies ist ein weiteres deutliches Beispiel für den Einfluss der Legalistenschule auf die chinesische Medizin.

Die folgende Textstelle von Li Ao bestätigt, dass Emotionen von den Neokonfuzianern als Faktoren betrachtet wurden, die unser menschliches Wesen trüben:

„Wie kann das menschliche Wesen verdorben werden? Durch die Emotionen. Es gibt sieben Emotionen: Freude, Zorn, Kummer, Furcht, Liebe, Abscheu und Begierde. Wenn die Emotionen außer Kontrolle geraten, lebt das menschliche Wesen in Dunkelheit. Man sollte nicht das menschliche Wesen dafür verantwortlich machen. Es ist eher das abwechselnde Kommen und Gehen der sieben Emotionen, das das menschliche Wesen daran hindert, sich voll zu entwickeln. Wenn beispielsweise Wasser an seiner Quelle aufgewühlt wird, wird sein Strom unrein; wenn Feuer raucht, ist sein Licht nicht hell. Man kann nicht sagen, dass das Wasser unrein oder dass das Feuer nicht hell ist. Wenn es keinen Sand gibt, ist der Strom klar; wenn es keinen Rauch gibt, ist das Feuer hell. Wenn die Emotionen nicht aufgewühlt werden, wird sich das menschliche Wesen voll entwickeln. Aber das menschliche Wesen und die Emotionen können nicht voneinander getrennt werden. Ohne menschliches Wesen gäbe es keinen Ausdruck der Emotionen. Die Emotionen stammen aus dem menschlichen Wesen. Emotionen können nicht aus sich selbst entstehen; sie hängen vom menschlichen Wesen ab. Das menschliche Wesen kann sich nicht selbst bilden; es drückt sich durch die Emotionen aus. Das menschliche Wesen wird vom Himmel bestimmt. Emotionen sind das, was ausgedrückt wird, wenn das menschliche Wesen in Aktion ist. Wenn Menschen den Emotionen nachgeben, sind sie blind für das, was grundlegend ist. Ein Weiser ist nicht jemand, der keine Emotionen hat. Ein Weiser ist ein Mann, der Herrscher über seine Emotionen ist und Ruhe des Geistes bewahrt. Obwohl er Emotionen hat, scheint er sie nicht zu haben. Gewöhnliche Menschen haben auch ihr menschliches Wesen und es unterscheidet sich nicht von dem des Weisen. Aber sie können durch ihre Emotionen verblendet sein und wissen nicht, was das menschliche Wesen ist."[115]

Diese Textstelle ist interessant, weil sie zwar wiederholt, dass Emotionen das menschliche Wesen trüben, aber doch gleichzeitig gesagt wird, dass sie ein unausweichlicher Weg sind, wie sich das menschliche Wesen ausdrückt.

Ein wichtiger konfuzianischer Einfluss auf die Sicht der Emotionen in der chinesischen Medizin kann bei der Emotion des Zornes beobachtet werden. Meiner Ansicht nach wird Zorn als emotionale Krankheitsursache in chinesischen Werken überbetont. Ich denke, dass dies sehr stark auf den konfuzianischen Einfluss auf die chinesische Medizin zurückzuführen ist. Ein sehr wichtiger Aspekt des Konfuzianismus ist der Wert, der auf soziale Harmonie gelegt wird, der nach den Konfuzianern mit der familiären Harmonie beginnt, die wiederum auf der strengen Respektierung der Familienhierarchie beruht. Beispielsweise gehorcht der jüngere Bruder dem älteren, die Schwester gehorcht dem Bruder, alle Kinder gehorchen den Eltern, die Ehefrau gehorcht dem Ehemann usw. Wenn jedes Mitglied von Familie und Gesellschaft seinen ihm angemessenen Platz in der Familien- und Gesellschaftshierarchie einnimmt, herrscht soziale und politische Harmonie.

Es ist leicht zu erkennen, dass die Emotion, die die etablierte Ordnung am meisten bedroht, der Zorn ist, weil diese Emotion Menschen zur Rebellion treiben kann. Angesichts des konfuzianischen Einflusses auf die chinesische Medizin glaube ich, dass Zorn aus diesem Grund solch eine dominierende Rolle unter den emotionalen Krankheitsursachen spielt. Cheng Hao schreibt: *„Von allen menschlichen Emotionen ist Zorn am leichtesten zu erwecken, aber am schwierigsten zu kontrollieren."*[116] Er schreibt auch: *„Wenn man seinen Zorn in dem Moment stoppen kann, wenn er Form annimmt, und kühl an die Vernunft appellieren kann, um herauszufin-*

den, was richtig und was falsch ist, muss man sich nicht über äußere Reize Sorgen machen. Diese Art von Selbstkontrolle macht schon die Hälfte des Wegs zum dao aus!"[117]

Zorn lässt das Qi ‚rebellieren', d. h. in die falsche Richtung gehen. Es ist interessant festzustellen, dass das chinesische Schriftzeichen für ‚rebellierendes' Qi *ni* 逆 ist, was ‚rebellierend', ‚entgegengesetzt', ‚zuwiderhandeln', ‚nicht gehorchen', sich widersetzen', ‚gegen etwas angehen' bedeutet. Man kann also leicht das ‚soziale' Wesen dieser pathologischen Qi-Bewegung erkennen. Das Gegenteil von *ni* ist *shun* 顺, was in der chinesischen Medizin bedeutet, dass das Qi in die richtige, angemessene Richtung geht. Wieder lässt sich die soziale Implikation dieses Begriffs leicht verstehen, der ‚befolgen', ‚in die gleiche Richtung wie', ‚gehorchen', ‚nachgeben', ‚aus Unterwerfung handeln' bedeutet.

Die tief greifende Bedeutung und Übereinstimmung dieser beiden Begriffe *ni* (Rebellion) und *shun* (Konformität) mit der konfuzianischen Sichtweise von *li* (Prinzip) wird in den ‚Vier politischen Abhandlungen des Gelben Kaisers' deutlich, einem *Mawangdui*-Text:

„Alle Dinge haben ihre eigenen Gesetze, die Prinzip (li) genannt werden. Daran festzuhalten, wo li existiert, wird als Befolgung (shun) bezeichnet. Dinge zu tun, die nicht in Übereinstimmung mit dem dao stehen, nennt man Verlust des li. Daran festzuhalten, wo das li verloren gegangen ist, nennt man Aufsässigkeit (ni)."[118]

Wir können also sehen, welch tiefe Bedeutung ‚Aufsässigkeit' *(ni)* aus konfuzianischer Sicht hat, weil sie das Prinzip *(li)* selbst negiert, das die Grundlage des Universums bildet.

Es ist interessant festzustellen, wie oft das Wort *ni* in den ‚Vier politischen Abhandlungen des Gelben Kaisers' auftritt, um den beklagenswerten Zustand von Disharmonie und sozialer Unruhe zu beschreiben. Hier einige Beispiele:

„Wenn die 5 Arten von Regeln verkündet werden, sollten 5 Beamte anwesend sein, um dies nach dem korrekten Reglement durchzuführen und dadurch gegen rebellierende (ni) Armeen vorbereitet zu sein."[119]

„Diejenigen, die gegen Rechtschaffenheit vorgehen und ihrem Herrn nicht gehorchen (ni), werden nach dem Gesetz mit der Todesstrafe belegt."[120]

„Ich lasse ihn seine rebellierenden (ni) Bestrebungen befriedigen und töte ihn dann und setzte die 6 Minister wieder ein, um der Aufrichtigkeit genüge zu tun."[121]

„Strafe und Belohnung ernähren einander und daher wird die Unterscheidung zwischen Folgsamkeit (shun) und Aufsässigkeit (ni) gemacht."[122]

„Es muss ein geradliniger Mensch sein, der Rechtschaffenheit als Maßnahme zur Begradigung von Aufsässigkeit (ni) einsetzt."[123]

„Man nennt es einen Krieg für die Rechtschaffenheit führen, wenn eine militärische Expedition durchgeführt wird, um Unordnung (ni) zu unterdrücken."[124]

!

Die Begriffe *ni* und *shun* (in der Bedeutung ‚rebellierendes' bzw. ‚befolgendes' Qi) zeigen deutlich eine starke soziale und politische Konnotation.

Yen Hui, ein Schüler des Konfuzius, schreibt:

„Ein Mensch kommt in Kontakt mit der äußeren Welt und wird so im Inneren stimuliert. Mit dieser Stimulation werden die 7 Arten von Emotionen ausgedrückt: Freude, Zorn, Schmerz, Furcht, Liebe, Abneigung und Gier. Wenn die Emotionen aufgewühlt und stark werden, leidet das menschliche Wesen unter einem mangelnden Gleichgewicht. Die Weisen halten ihre Emotionen unter Kontrolle. Die Emotionen können so nichts weiter als ihre natürliche Rolle spielen. Aber diejenigen, die ignorant sind, wissen nicht, wie sie ihre Emotionen kontrollieren sollen. Sie geben heftigen Ausbrüchen nach und dies führt sie auf Irrwege. Sie verletzen also ihr Wesen, indem sie sozusagen eine Axt daran anlegen. Emotionen gewinnen die Überhand über das menschliche Wesen und der Mensch ist nicht länger Herr über sich selbst."[125]

15.6 Der Einfluss des Neokonfuzianismus auf die chinesische Medizin

Der Einfluss des Neokonfuzianismus auf die chinesische Medizin kann wie folgt zusammengefasst werden.

Die Neokonfuzianer waren die ersten, die taoistische und buddhistische Elemente in ein einheitliches System der chinesischen Medizin integrierten. Dies ist eine wichtige ‚Systematisierung' der chinesischen Medizin, die viel früher erfolgte als die ‚Systematisierung' der chinesischen Medizin, die die modernen Chinesen durchführten. Solche Systematisierungen, die in China nach 1949 vorgenommen wurden, werden häufig kritisiert.

Die Neokonfuzianer integrierten verschiedene Ideen unterschiedlicher Schulen in ein vereinheitliches System (siehe hierzu Zhou Dunyis *Taiji*-Diagramm, ➤ Abb. 15.9). Die folgende Textstelle ist ein Kommentar von Zhu Xi über das Diagramm vom Höchsten Äußersten von Zhou Dunyi:

„Die oberste Figur stellt das dar, was kein Äußerstes hat und doch das höchste Äußerste ist. Es ist die ursprüngliche Substanz derjenigen Bewegung, die Yang erzeugt, und derjenigen Ruhe, die Yin erzeugt. Es sollte weder als separate Form noch als identisch mit den beiden Kräften [von Yin und Yang] betrachtet werden."

Die Anfangssätze von Zhu Xis Kommentar sind im Kern die einer synthetischen Philosophie, die Ansätze von taoistischen und konfuzianischen Gedanken in sich vereinigt, weil *wuji* aus dem *Daodejing* und *taiji* aus dem *Yijing* stammt. Zhu Xi selbst bestätigt nochmals ihre Identität, indem er sagt, dass das *wuji* nichts außerhalb oder jenseits des *taiji* sei; noch sei *taiji* etwas außerhalb oder jenseits der Welt; es bildet und wohnt in den unzähligen Dingen. Das taoistische *wuji* ist eine Bestätigung dessen, dass das wahre und ganze Universum auf keinem Angelpunkt beruht, denn jeder Teil davon übernimmt der Reihe nach die Führung. Das konfuzianische *taiji* hingegen war die Erkenntnis einer immanenten Kraft, die die Ganzheit des Universums erfüllt und überall in ihm präsent ist.

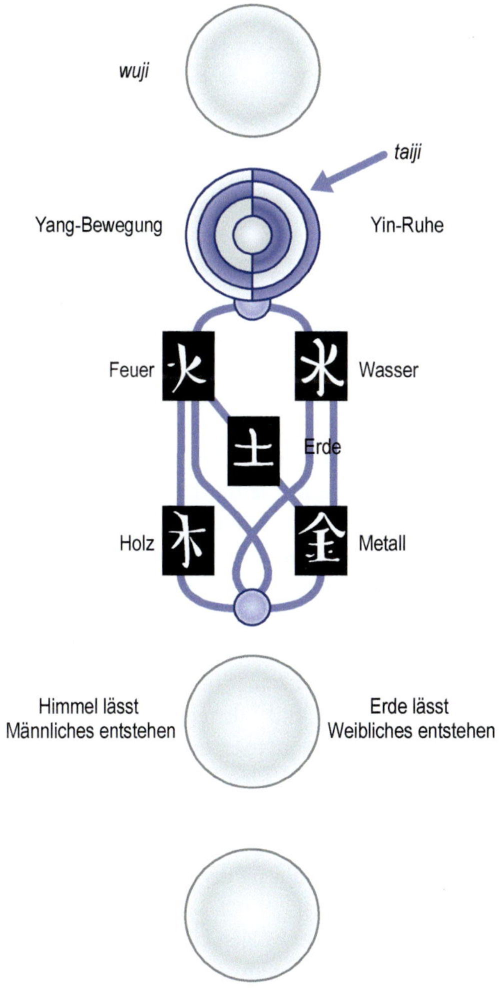

Abb. 15.9 Zhou Dunyis *Taiji*-Diagramm

Die Neokonfuzianer waren die ersten, die systematische Entsprechungen auf die Arzneimittelmedizin anwendeten, nämlich die Zuschreibung der Geschmacksrichtungen gemäß den Fünf Elementen auf die Arzneien. In der Song-Dynastie wurde auch die genaue Klassifizierung von Arzneimitteln gemäß Geschmack, Energie und beeinflusster Leitbahn vorgenommen, eine notwendige Vorbedingung für die Anwendung der Yin-Yang- und Fünf-Elemente-Theorie auf die Arzneimittelmedizin.

Es könnte sein, dass diese Systematisierung teilweise eine Gegenreaktion professioneller Ärzte auf die Versuche konfuzianischer Philosophen war, von den Gebildeten zu verlangen, sich selbst ausreichende medizinische Kenntnisse anzueignen, um sich selbst und ihre Familien zu behandeln, statt sich an professionelle Ärzte zu wenden. Das berühmte Rezepturbuch ‚Taiping-Rezepturen der kaiserlichen Gnade' *(Taiping huimin he jiju fang)* ordnete die Rezepturen nach Krankheitszuständen (statt nach Syndromen) an, die unter den Gebildeten bekannt waren und daher ohne individuelle Diagnose angewendet werden konnten.

Zhu Zhenheng (1282–1358) schrieb einen Kommentar zu diesem Buch, der dem Ursprungswerk später als Anhang beigefügt wurde:

„Diese Arzneirezepturen sind in Buchform veröffentlicht, sodass man Rezepturen nach den Krankheitszeichen erstellen kann. Dies bedeutet, dass man, um Arzneien anzuwenden, nicht zum Arzt gehen muss und nichts extra vorbereiten muss. Man kauft etwas und es stellt sich ein sofortiger Erfolg ein. Pillen und Pulver bewirken die Heilung von einer Krankheit und von Schmerzen auf einfache und effektive Art. Eine liebevolle Haltung zur Öffentlichkeit hat hier sichtbare Perfektion erlangt!"[126]

Neokonfuzianische Regierungsbeamte werteten auch die Rolle des Arztes ab, indem sie den direkten Zugang der Patienten zu Apothekern förderten. Eine direkte Folge dieser Politik ist, dass Apotheken in China seitdem häufig Ärzte beschäftigen, die als *zuotang yi*, ‚in der Apotheke sitzende Ärzte' bezeichnet werden.[127]

Die konfuzianische, moralische Sicht von der Ätiologie und oftmals auch der Diagnose begann in der Song-

Dynastie in die chinesische Medizin Einzug zu halten. Beispielsweise heißt es in einigen alten Werken, dass ein gutes *shen* der Augen ‚Güte' *(ren)*, die wichtigste konfuzianische Eigenschaft, widerspiegele.

Der negativste Einfluss des konfuzianischen Erziehungsansatzes ist (meiner Meinung nach) die sklavische Haltung und die blinde Gefolgschaft dem Lehrer gegenüber, die für die chinesische Medizin charakteristisch sind. Meines Erachtens verlangsamte solch eine bedingungslose Einstellung den Fortschritt der chinesischen Medizin in nachfolgenden Dynastien (und auch in modernen Zeiten).

Die Zurückweisung eines übernatürlichen Einflusses in der Ätiologie von Krankheiten begann nicht mit dem Marxismus, sondern war bereits ein Kennzeichen von Zhu Xis Neokonfuzianismus. Zhu Xi brachte disparate philosophische Richtungen in ein vereinheitlichtes System, in dem *li* das immaterielle Organisationsprinzip bildete, das die gesamte Genese, Existenz und Niedergang kontrolliert, und in dem Qi den materiell feinsten Einfluss darstellte, der Genese, Existenz und Niedergang umsetzt. Darüber hinaus kombinierte Zhu Xi die Doktrinen von *li* und Qi mit der von Zhou Dunyi entwickelten Kosmogononie, indem er ein organisches Modell vom Universum schuf, in dem jedes materielle Phänomen und jede ethische Kategorie erklärt werden konnten.

Für die Konfuzianer, die immer ‚beschuldigt' worden waren, nur an Ethik und nicht am Studium der Natur interessiert zu sein, wurde Letzteres nun legalisiert. Darüber hinaus verlieh Zhu Xis Konstrukt gab der menschlichen Existenz eine Bedeutung innerhalb eines metaphysischen Systems, ohne auf Gottheiten, Geister und Dämonen konkurrierender Doktrinen Bezug zu nehmen. Zhu Xi zeigte, dass die Entwicklung des Universums in Übereinstimmung mit einem alles umspannenden Organisationsprinzip zu einem angemessenen Zeitpunkt mit der Entwicklung von bestimmten Vorstellungen über Moral und tugendhaftes Verhalten einhergeht. Die Notwendigkeit für Wesenheiten jenseits von Raum und Zeit, die das Schicksal der Menschheit bestimmen und die über deren Einhaltung bestimmter moralischer Werte wachen, existiert in diesem Begriffssystem einfach nicht.

Neokonfuzianer übten einen wichtigen Einfluss auf die Unterdrückung jeglicher Manifestationen von Sexualität aus, was zahlreiche Auswirkungen auf die chinesische Medizin hatte. Unter dem neokonfuzianischen Einfluss waren während der Song-Dynastie zunehmende Prüderie und eine Unterdrückung sexueller Manifestationen zu verzeichnen. Während der Song-Dynastie entwickelte sich die Sitte, die Füße der Frauen zu binden. Eine Erklärung für diese Sitte ist, dass sie von den Konfuzianern gefördert wurde, weil sie die Bewegungsfreiheit einer Frau beschnitt und sie innerhalb des Hauses hielt. Gebundene Füße wurden daher zu einem Symbol weiblicher Bescheidenheit und Unterwürfigkeit. Interessanterweise basieren viele chinesische Wörter für negative Eigenschaften und Charakterzüge auf dem Radikal für ‚Frau' *(nu)*, beispielsweise *wang* (Absurdität), *ji* (Eifersucht), *du* (Neid), *lan* (Gier), *jian* (Lüsternheit), *mei* (Schmeichelei) und *nu* (Sklaverei), um nur einige wenige zu nennen.

Während der Tang-Dynastie war es für Frauen nicht tabu, ihren Hals und ihre Brust zu zeigen. Dies wurde erst in der Song-Dynastie tabuisiert: Zu dieser Zeit wurde die elegante chinesische hochkragige Jacke bzw. Kleid eingeführt. Während der Song-Dynastie begann die Wiederbelebung des Konfuzianismus die freie Verbindung von Männern und Frauen zu beeinflussen, und sexuelle Beziehungen wurden allmählich durch die zahlreichen strengen Regeln eingeschränkt, wie sie in den Klassikern festgehalten sind. Zhu Xi trat für eine strenge Deutung der alten Klassiker ein. Er betonte die Minderwertigkeit der Frauen und die strenge Geschlechtertrennung; darüber hinaus verbot er alle Manifestationen heterosexueller Liebe außerhalb der Intimität des Ehebetts.

Konfuzianer verdammten Frauen zur Unterwürfigkeit. Konfuzius schreibt in den ‚Analekten': *„Mit Frauen und Menschen niederer Stufen ist es schwer umzugehen. Wenn man zu freundlich zu ihnen ist, werden sie aufsässig, und wenn man sie auf Distanz hält, grollen sie."* Die konfuzianische Schule behauptete, dass eine Frau einem Mann absolut und bedingungslos unterlegen sei. Ihre erste und wichtigste Pflicht sei es, ihrem Ehemann und dessen Eltern zu dienen und zu gehorchen, sich gut um den Haushalt zu kümmern und gesunde männliche Kinder auf die Welt zu bringen. Es wird ihre biologische Funktion betont, und ihr Gefühlsleben wird erst in zweiter Linie betrachtet. Sittsamkeit wurde als Voraussetzung für ein geordnetes Familienleben und eine ungestörte Fortsetzung des Familiengeschlechts betrachtet, sodass großer Wert darauf gelegt wurde, dass Frauen ein makelloses Leben führen. Um dies zu gewährleisten, sprachen sich die Konfuzianer für eine völlige Trennung der Geschlechter aus und führten dieses Prinzip bis in die absurdesten Konsequenzen aus, wie etwa, dass Ehemann und Ehefrau ihre Kleidung nicht auf denselben Kleiderständer hängen sollten. Interessanterweise übernahm das moderne kommunistische China diese konfuzianische repressive Haltung gegenüber jeglicher Manifestation von Sexualität.

Wie oben angedeutet, zeigen viele Textstellen aus den ‚Einfachen Fragen' und dem ‚Zentrum des Wirkvermögens' deutlich die Überstülpung neokonfuzianischer Ansichten auf alte Konzepte der chinesischen Medizin.

15.7 Schlussfolgerungen

Zusammenfassend führe ich im Folgenden auf der Grundlage dessen, was in diesem und dem vorigen Kapitel besprochen wurde, meine Hauptthesen auf:

- Die chinesische Medizin wurde stark vom Konfuzianismus und Neokonfuzianismus beeinflusst, vermutlich noch stärker als vom Taoismus.
- Der konfuzianische Einfluss auf die chinesische Medizin sollte erkannt werden, um einschätzen zu können, ob einige seiner Ideen auf westliche Patienten anwendbar sind.
- Besonders im Bereich der Emotionen ist die chinesische Medizin stark vom Konfuzianismus und einer konfuzianischen Vorstellung und Praxis des Selbst beeinflusst, die sich gänzlich von der der westlichen Patienten unterscheiden. Es gibt keine Vorstellung von einem individuellen, autonomen, nach innen gerichteten Selbst mit einem individuellen psychischen Leben. Das konfuzianische Selbst ist durch seine Zugehörigkeit zu einer Familie und Gesellschaft bestimmt.
- Die Sichtweise der chinesischen Medizin, dass Emotionen gleichzeitig auf körperlicher und emotionaler Ebene Störungen des Qi seien, ist brillant und hat wichtige praktische Anwendungsbereiche. Sie spiegelt aber auch den konfuzianischen Versuch wider, die Emotionen als etwas außerhalb unseres Selbst zu ‚objektivieren': etwas macht uns zornig, was das Qi ansteigen lässt, und wir behandeln es durch Unterdrückung des Qi. Wie wir in ➤ Kap. 14 gesehen haben, sind Emotionen aber Werturteile und eine wichtige Art und Weise, wie unser Geist arbeitet.
- Aus philosophischer Sicht habe ich auch versucht, einige legalistische Einflüsse auf die chinesische Medizin aufzuzeigen, die sonst bisher nicht beachtet wurden.

ANMERKUNGEN

1 Unschuld, P. 1985. Medicine in China – A History of Ideas. University of California Press, Berkeley, S. 80.
2 Medicine in China – A History of Ideas, S. 100.
3 Hall, D.; Ames, R. 1998. Thinking from the Han. State University of New York Press, New York, S. 242–243.
4 Ames, R. T.; Rosemont, H. 1999. The Analects of Confucius – A Philosophical Translation. Ballantine Books, New York, S. 46.
5 The Analects of Confucius – A Philosophical Translation, S. 46–47.
6 The Analects of Confucius – A Philosophical Translation, S. 47.
7 Kim Yung Sik 2000. The Natural Philosophy of Chu Hsi. American Philosophical Society, Philadelphia, S. 135.
8 The Analects of Confucius – A Philosophical Translation, S. 48.
9 The Analects of Confucius – A Philosophical Translation, S. 49.
10 Kasulis, T. P.; Ames, R. T.; Dissanayke, W. 1993. Self as Body in Asian Theory and Practice. State University of New York Press, New York, S. 164.
11 Fingarette, H. 1972. Confucius – The Secular as Sacred. Waveland Press, Prospect Heights, Illinois, S. 37.
12 Confucius – The Secular as Sacred, S. 45.
13 The Analects of Confucius – A Philosophical Translation, S. 312.
14 Huang Siu-chi 1999. Essentials of Neo-Confucianism. Greenwood Press, Westport, Connecticut, S. 93.
15 Gardner, D. K. 2003. Zhu Xi's Reading of the Analects. Columbia University Press, New York, S. 70.
16 The Analects of Confucius – A Philosophical Translation, S. 54.
17 Marks, J.; Ames, R. T. 1995. Emotions in Asian Thought. State University of New York Press, New York, S. 168.
18 Self as Body in Asian Theory and Practice, S. 152.
19 Confucius – The Secular as Sacred, S. 43.
20 Self as Body in Asian Theory and Practice, S. 115.
21 Chang, C. 1977. The Development of Neo-Confucian Thought. Greenwood Press, Westport, Connecticut, S. 66.
22 The Development of Neo-Confucian Thought, S. 67.
23 Needham, J. 1977. Science and Civilization in China, Bd. 2. Cambridge University Press, Cambridge, S. 300–301.
24 Medicine in China – A History of Ideas, S. 67.
25 Medicine in China – A History of Ideas, S. 63.
26 Tian Daihua 2005. *Lingshu jing* 灵枢经 (Spiritual Axis). People's Health Publishing House, Beijing, S. 73. Erstveröffentlichung ca. 100 v. Chr.
27 1981. *Huangdi neijing taisu* 黄帝内经太素 (An Elucidation of the Yellow Emperor's Classic of Internal Medicine). People's Health Publishing House, Beijing, S. 2. ‚Eine Erläuterung des Klassikers des Gelben Kaisers der Inneren Medizin' wurde von Yang Shangshan verfasst und erstmals 581–618 n. Chr. veröffentlicht.
28 Graham, A. C. 1999. The Book of Lieh-Tzu – A Classic of Tao. Columbia University Press, New York, S. 9.
29 The Book of Lieh-Tzu – A Classic of Tao, S. 13.
30 Ng On-cho 2001. Cheng-Zhu Confucianism in the Early Qing. State University of New York Press, New York, S. 4.
31 Cheng-Zhu Confucianism in the Early Qing, S. 4.
32 Cheng-Zhu Confucianism in the Early Qing, S. 4.
33 Chang, L. S.; Feng, Y. 1998. The Four Political Treatises of the Yellow Emperor. University of Hawai'i Press, Honolulu, S. 37.
34 Wang Ai He 1999. Cosmology and Political Culture in Early China. Cambridge University Press, Cambridge, S. 193.
35 The Natural Philosophy of Chu Hsi, S. 35.
36 The Development of Neo-Confucian Thought, S. 190.
37 The Natural Philosophy of Chu Hsi, S. 45.
38 The Natural Philosophy of Chu Hsi, S. 48.
39 Cosmology and Political Culture in Early China, S. 146.
40 Cheng-Zhu Confucianism in the Early Qing, S. 39.
41 Essentials of Neo-Confucianism, S. 73.
42 Essentials of Neo-Confucianism, S. 76.
43 The Development of Neo-Confucian Thought, S. 191.
44 The Development of Neo-Confucian Thought, S. 104.
45 The Development of Neo-Confucian Thought, S. 104.

[46] The Development of Neo-Confucian Thought, S. 130.
[47] The Natural Philosophy of Chu Hsi, S. 5.
[48] Cheng-Zhu Confucianism in the Early Qing, S. 39.
[49] Cheng-Zhu Confucianism in the Early Qing, S. 44.
[50] Cheng-Zhu Confucianism in the Early Qing, S. 72.
[51] Cheng-Zhu Confucianism in the Early Qing, S. 73.
[52] Essentials of Neo-Confucianism, S. 131.
[53] Essentials of Neo-Confucianism, S. 131.
[54] Science and Civilization in China, S. 475.
[55] Essentials of Neo-Confucianism, S. 133.
[56] Essentials of Neo-Confucianism, S. 133.
[57] Essentials of Neo-Confucianism, S. 194.
[58] Lau, D. C.; Ames, R. T. 1998. Yuan Dao – Tracing Dao to its Source. Ballantine Books, New York, S. 47–48.
[59] Taylor, C. 2003. Sources of the Self – The Making of Modern Identity. Cambridge University Press, Cambridge, S. 111.
[60] Sources of the Self, S. 111.
[61] Sources of the Self, S. 111.
[62] Sources of the Self, S. 111.
[63] Sources of the Self, S. 131.
[64] Damasio, A. 2000. The Feeling of What Happens – Body and Emotion in the Making of Consciousness. Harcourt, San Diego, S. 12. Hier wurde aus der deutschen Übersetzung von Hainer Kober zitiert: Ich fühle, also bin ich. Die Entschlüsselung des Bewusstseins. 3. Aufl. List Verlag, München 2001, S. 27.
[65] Ich fühle, also bin ich, S. 29.
[66] Ich fühle, also bin ich, S. 30.
[67] Sources of the Self, S. 185.
[68] Jones, D. (Hg.) 2008. Confucius Now. Open Court, Chicago, S. 18–19.
[69] Confucius Now, S. 46.
[70] Confucius Now, S. 261.
[71] Crabbe, J. 1999. From Soul to Self. Routledge, London, S. 132.
[72] Confucius – The Secular as Sacred, S. 45.
[73] Thinking from the Han, S. 32.
[74] Yuan Dao – Tracing Dao to its Source, S. 48.
[75] Thinking from the Han, S. 47.
[76] Thinking from the Han, S. 26.
[77] Bockover, M. (Hg.) 1991. Rules, Ritual and Responsibility – Essays Dedicated to Herbert Fingarette. Open Court, La Salle, Illinois, S. xvii.
[78] Rules, Ritual and Responsibility, S. xxv.
[79] Rules, Ritual and Responsibility, S. xviii.
[80] Rules, Ritual and Responsibility, S. xxvi.
[81] Rules, Ritual and Responsibility, S. 90.
[82] Self as Body in Asian Theory and Practice, S. 152.
[83] Self as Body in Asian Theory and Practice, S. 154.
[84] Nisbett, R. E. 2003. The Geography of Thought – How Asians and Westerners Think Differently and Why. Free Press, New York, S. 5.
[85] The Geography of Thought – How Asians and Westerners Think Differently and Why, S. 6.
[86] The Geography of Thought – How Asians and Westerners Think Differently and Why, S. 19.
[87] The Geography of Thought – How Asians and Westerners Think Differently and Why, S. 50.
[88] Ames, R. T. (Hg.) 1994. Self as Person in Asian Theory and Practice. State University of New York Press, New York, S. 181.
[89] Ames, R. T.; Kasulis, T. P.; Dissanayake, W. 1998. Self as Image in Asian Theory and Practice. State University of New York Press, New York, S. 200.
[90] Self as Image in Asian Theory and Practice, S. 200.
[91] Self as Image in Asian Theory and Practice, S. 200.
[92] Self as Image in Asian Theory and Practice, S. 200.
[93] The Geography of Thought – How Asians and Westerners Think Differently and Why, S. 5.
[94] Gernet, J. 1983. China and the Christian Impact: a Conflict of Cultures. Cambridge University Press, Cambridge, S. 147.
[95] Self as Image in Asian Theory and Practice, S. 165.
[96] Self as Image in Asian Theory and Practice, S. 219–220.
[97] Emotions in Asian Thought, S. 182–183.
[98] Emotions in Asian Thought, S. 203.
[99] Thinking from the Han, S. 49.
[100] Thinking from the Han, S. 49.
[101] Emotions in Asian Thought, S. 216.
[102] The Four Political Treatises of the Yellow Emperor, S. 90.
[103] Essentials of Neo-Confucianism, S. 90–91.
[104] The Development of Neo-Confucian Thought, S. 201.
[105] 1979. *Huangdi neijing suwen* 黄帝内经素问 (The Yellow Emperor's Classic of Internal Medicine – Simple Questions). People's Health Publishing House, Beijing, S. 37. Erstveröffentlichung ca. 100 v. Chr.
[106] Yuan Dao – Tracing Dao to its Source, S. 51.
[107] Essentials of Neo-Confucianism, S. 108–109.
[108] Essentials of Neo-Confucianism, S. 112.
[109] Essentials of Neo-Confucianism, S. 114.
[110] Essentials of Neo-Confucianism, S. 152.
[111] Essentials of Neo-Confucianism, S. 153.
[112] The Development of Neo-Confucian Thought, S. 106.
[113] Emotions in Asian Thought, S. 183.
[114] Cosmology and Political Culture in Early China, S. 193.
[115] The Development of Neo-Confucian Thought, S. 105–106.
[116] Essentials of Neo-Confucianism, S. 91.
[117] The Development of Neo-Confucian Thought, S. 201.
[118] The Four Political Treatises of the Yellow Emperor, S. 31.
[119] The Four Political Treatises of the Yellow Emperor, S. 152–153.
[120] The Four Political Treatises of the Yellow Emperor, S. 154.
[121] The Four Political Treatises of the Yellow Emperor, S. 158.
[122] The Four Political Treatises of the Yellow Emperor, S. 161.
[123] The Four Political Treatises of the Yellow Emperor, S. 169.
[124] The Four Political Treatises of the Yellow Emperor, S. 172.
[125] The Development of Neo-Confucian Thought, S. 225–226.
[126] Unschuld, P. 2000. Medicine in China – Historical Artefacts and Images. Prestel, Munich, S. 28.
[127] Unschuld, P., persönliche Mitteilung.

KAPITEL

16 Depressionen

郁证

- Leber-Qi-Stagnation
- Herz- und Lungen-Qi-Stagnation
- Stagnierendes Leber-Qi wandelt sich in Hitze um
- Schleim-Hitze stört den Geist
- Blut-Stase blockiert den Geist
- Qi-Stagnation mit Schleim
- Hitze im Diaphragma
- Sorge verletzt den Geist
- Herz- und Milz-Schwäche
- Herz-Yang-Mangel
- Nieren- und Herz-Yin-Mangel, lodernde Leere-Hitze
- Nieren-Yang-Mangel

16.1 Einführung

Der Symptomenkomplex, den wir im Westen als ‚Depression' bezeichnen, entspricht nicht einer, sondern mindestens fünf Hauptkategorien psychischer Störungen, die in den Klassikern erwähnt werden:

- *yuzheng* 郁证 Depression
- *baihebing* 百合病 Lilium-Syndrom; dies wird in den ‚Wichtigsten Rezepturen aus dem Golden Cabinet' (*Jingui yaolue,* ca. 220 n. Chr.), Kapitel 3–1 (Verfasser: Zhang Zhongjing) erwähnt.[1]
- *meiheqi* 梅核气 Pflaumenkern-Syndrom; dies wird im Kapitel ‚Puls, Syndrome und Therapie verschiedener gynäkologischer Erkrankungen' in den ‚Wichtigsten Rezepturen aus dem Golden Cabinet' *(Jingui yaolue)* erörtert.
- *zangzao* 脏躁 Erregung; dies findet sich ebenfalls in den ‚Wichtigsten Rezepturen aus dem Golden Cabinet' *(Jingui yaolue)* (Kapitel 22 über Frauenkrankheiten).
- *xinji zhengchong* 心悸怔忡 Palpitationen und Angstzustände (➤ Abb. 16.1).

Bei der Erörterung von Depressionen werden folgende Gesichtspunkte angesprochen:

- Definition und Sichtweise in der westlichen Medizin
- Pathologie der Depression in der chinesischen Medizin
- Ätiologie
- Pathologie
- Identifikation von Krankheitsmustern und Therapie
- Akupunkturpunkte gegen Depressionen
- Arzneimittel gegen Depressionen
- Moderne chinesische Literatur
- Studien zum Thema
- Kasuistiken
- Patienten-Statistik
- Therapie mit westlichen Medikamenten.

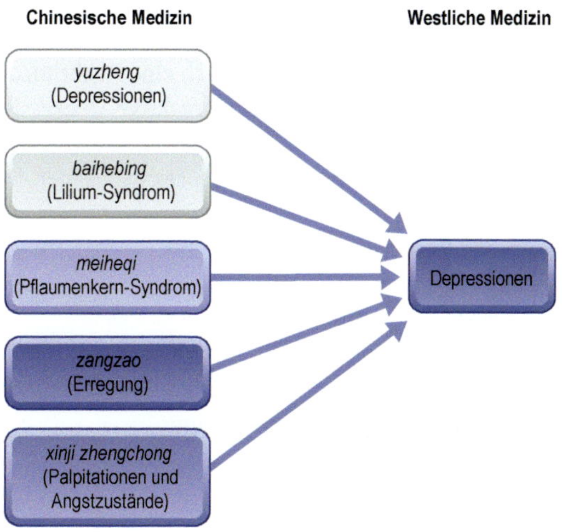

Abb. 16.1 Entsprechungen zwischen psychisch-emotionalen Störungen gemäß der chinesischen Medizin und Depressionen in der westlichen Medizin

16.2 Definition und Sichtweise in der westlichen Medizin

Eine depressive Erkrankung ist in erster Linie durch einen Stimmungswandel charakterisiert, der in einem von leichter Niedergeschlagenheit bis zu abgrundtiefer Verzweiflung reichenden Gefühl von Traurigkeit besteht. Der Stimmungswandel ist relativ starr und hält über einen Zeitraum von Tagen, Wochen, Monaten oder Jahren an. Mit dem Stimmungswandel gehen charakteristische Veränderungen im Hinblick auf Verhalten, Einstellung, Denkweise, Leistungsfähigkeit und physiologische Funktionen einher.

Um eine normale Reaktion von pathologischer Depression abgrenzen zu können, muss ein quantitatives Urteil gefällt werden. Wenn der Auslöser unangemessen erscheint, die Depression zu stark ist oder zu lange anhält, wird der Zustand als abnorm betrachtet. Darüber hinaus unterscheiden sich die Schwere und die Handlungsunfähigkeit bei einer depressiven Erkrankung qualitativ und quantitativ von deprimierten Gefühlen, die Teil der normalen Erfahrung sind.

Depressionen machen 35–40 % aller psychiatrischen Erkrankungen aus. Sie kommen bei Frauen doppelt so häufig vor wie bei Männern. Der Ausbruch von Depressionen nimmt im mittleren Lebensalter zu, mit einem Maximum in der Altersgruppe zwischen 55 und 60 Jahren.

Eine depressive Erkrankung, die vorherrschend von genetisch-konstitutionellen Faktoren bestimmt wird, nennt man endogene Depression. Sie ist durch eine Verschlimmerung am Morgen gekennzeichnet. Eine depressive Erkrankung, die vornehmlich eine Reaktion auf äußere Einflüsse darstellt, wird als reaktive Depression bezeichnet.

Die wichtigsten Symptome und Zeichen einer Depression sind:

- Quälende Gedanken
- Gefühl von Traurigkeit
- Angstzustände und Erregtheit
- Verlust des Interesses
- Verlust der Selbstachtung
- Derealisation und Depersonalisation
- Hypochondrie
- Wahrnehmungsstörungen
- Schlafstörungen
- Appetitmangel
- Veränderungen in Abhängigkeit von der Tageszeit (morgens schlimmer).

Forscher an der Mayo Clinic liefern eine detaillierte Beschreibung der klinischen Manifestationen einer Depression.[2] Sie halten zwei Hauptsymptome für die wichtigsten Kennzeichen einer Depression:

- Verlust des Interesses an normalen Alltagsaktivitäten
- Deprimierte Stimmung, Gefühl von Traurigkeit, Hilflosigkeit, Hoffnungslosigkeit, Weinen.

Die Mayo Clinic hält außerdem die folgenden Zeichen und Symptome (die mindestens zwei Wochen lang vorhanden sein müssen) für essenziell wichtig, um die Diagnose ‚Depression' stellen zu können:

- Schlafstörungen
- Denk- und Konzentrationsstörungen
- Veränderungen des Körpergewichts
- Erregtheit
- Müdigkeit oder Verlangsamung der Körperbewegungen
- Niedrige Selbstachtung
- Schuldgefühle
- Abnahme des Interesses an sexueller Aktivität
- Todesgedanken.

Die Mayo Clinic unterscheidet die folgenden Formen von Depression:

- **Major-Depression:** Diese Form von Stimmungsstörung dauert mehr als zwei Wochen an. Zu den Symptomen können überwältigende Gefühle von Traurigkeit und Kummer, Verlust des Interesses oder der Freude an Aktivitäten, die man früher gern gemacht hat, Gefühle der Wertlosigkeit oder Schuld zählen. Diese Form von Depression kann zu schlechtem Schlaf, Veränderungen des Appetits, schwerer Müdigkeit und Konzentrationsstörungen führen. Schwere Depressionen können das Suizidrisiko erhöhen.
- **Dysthymie:** Dysthymie ist eine weniger schwere, aber chronischere Form von Depressionen. Die Zeichen und Symptome stellen normalerweise keine Behinderung des Alltagslebens dar. Phasen von Dysthymie können mit kurzen Phasen, in denen man sich normal fühlt, abwechseln.
- **Anpassungsstörungen:** Hierbei handelt es sich um ein Gefühl von Depressionen, das von äußeren Ereignissen, meist im Zusammenhang mit einem Verlust, ausgelöst wird, z. B. der Tod eines geliebten Menschen, Verlust der Arbeit, eine Krebsdiagnose. Menschen, die sich nicht an einen solchen Verlust anpassen können, leiden an einem Gefühl der Depression, das man ‚Anpassungstörung' nennt.
- **Saisonale affektive Störung:** Dies ist ein Muster von Depression, das mit den Veränderungen der Jahreszeiten und dem Mangel an Sonnenlicht zusammenhängt. Diese Störung kann zu Kopfschmerzen, Reizbarkeit und einem niedrigen Energiepegel führen.

16.2.1 Major-Depression

Das Syndrom einer Major-Depression weist 4 Hauptaspekte auf:

1. Eine bestimmte Gruppe von Symptomen.
2. Es liegt kein organischer Faktor vor und es ist nicht die normale Reaktion auf den Tod eines Familienmitglieds.
3. Es bestehen keine stimmungsinkongruenten Wahnvorstellungen oder Halluzinationen.
4. Die Depression überlagert nicht Schizophrenie, Wahnstörungen oder psychotische Störungen.

Die Hauptsymptome einer Major-Depression sind:

- Fast den ganzen Tag und beinah täglich depressive Verstimmung
- Fast den ganzen Tag und beinah täglich deutlich vermindertes Interesse oder Freude an allen oder fast allen Aktivitäten
- Signifikanter Gewichtsverlust oder Gewichtszunahme, Abnahme oder Anstieg des Appetits
- Schlaflosigkeit oder vermehrter Schlaf
- Täglich psychomotorische Unruhe oder Verlangsamung
- Beinah täglich Erschöpfung
- Fast jeden Tag Gefühle von Wertlosigkeit oder Schuld (die wahnhaft sein können und nicht nur in Selbstanklagen oder Schuldgefühlen angesichts der eigenen Krankheit bestehen)
- Fast jeden Tag verminderte Denk- oder Konzentrationsfähigkeit, verringerte Entscheidungsfähigkeit

- Wiederkehrende Todesgedanken, wiederkehrende Selbsttötungsgedanken ohne bestimmten Plan, Suizidversuch oder genaue Planung eines Suizids.

Nach Bowlby sind Depressionen eine Stimmung, die die meisten Menschen gelegentlich verspüren, und eine unausweichliche Begleiterscheinung von jedem Zustand, in dem das Verhalten desorganisiert ist, wie z. B. nach einem Verlust.[3]

So lange es einen aktiven Austausch zwischen uns selbst und der äußeren Welt, entweder in Gedanken oder in Form von Handlungen, gibt, ist unser subjektives Erleben keines, das durch eine Depression gekennzeichnet wäre: Hoffnung, Angst, Zorn, Zufriedenheit, Frustration oder eine Kombination von diesen Gefühlen können erlebt werden. Erst wenn der Austausch zum Erliegen gekommen ist, tritt eine Depression auf, bis sich neue Muster des Austausches auf ein neues Objekt oder Ziel gerichtet haben. Es ist kennzeichnend für einen psychisch gesunden Menschen, dass er diese Phase der Depression und Desorganisation ertragen kann und nach einer nicht allzu langen Zeit mit Verhaltensweisen, Gedanken und Gefühlen wieder daraus hervorgeht, in denen sich neuartige Interaktionen zu reorganisieren beginnen. Ein für Depressionen anfälliger Mensch ist nicht in der Lage, neue Interaktionsmuster zwischen sich und der äußeren Welt zu reorganisieren.

Nach Seligman ist die Depression durch ein Gefühl von Hilflosigkeit charakterisiert.[4] Prinzipiell ist der Aspekt, weswegen sich ein Mensch hilflos fühlt, seine Fähigkeit, gefühlsmäßige Beziehungen aufzunehmen und zu pflegen. Das Gefühl der Hilflosigkeit kann auf Erfahrungen in der Familie, die von der Kindheit bis zur Adoleszenz reichen, zurückgeführt werden.

- Der Betreffende hat vielleicht die bittere Erfahrung gemacht, niemals eine stabile und sichere Beziehung zu seinen Eltern entwickelt zu haben, trotz wiederholter Bemühungen, eine solche Beziehung herzustellen. Diese Kindheitserfahrungen führen zur Entwicklung einer starken Neigung, jeden später erlittenen Verlust als weiteres Versagen, eine stabile Gefühlsbeziehung zu knüpfen und zu bewahren, zu interpretieren.
- Dem Betreffenden wurde vielleicht wiederholt zu verstehen gegeben, wie unliebenswert, unzulänglich und/oder inkompetent er ist. Diese Erfahrungen führen dazu, ein Modell von sich selbst als einer nicht liebenswerten und unerwünschten Person zu entwickeln und Bezugspersonen als unerreichbar, ablehnend oder bestrafend zu erleben. Wann immer solch ein Mensch Widerstände erleidet, ist er weit davon entfernt, von anderen Hilfe zu erwarten, sondern rechnet damit, dass andere feindselig und abweisend sind.
- Bei dem Betreffenden liegt eine höhere Wahrscheinlichkeit als bei anderen Menschen vor, dass er einen tatsächlichen Verlust eines Elternteils während der Kindheit erlitten hat.

Das spezielle Muster depressiver Erkrankung, das ein Mensch entwickelt, hat also mit dem jeweiligen Muster von Kindheitserfahrungen zu tun, das der Betreffende erlebt hat.

Die Exposition gegenüber solchen Erfahrungen in der Kindheit erklärt auch, warum bei Individuen, die für Depressionen anfällig sind, eine starke Tendenz besteht, die Traurigkeit, die Sehnsüchte und vielleicht den durch einen Verlust entfachten Zorn von der auslösenden Situation abzukoppeln.

16.3 Pathologie der Depression in der chinesischen Medizin

Der chinesische Begriff für Depression lautet *yu* 郁. *yu* hat die doppelte Bedeutung von ‚Depression' und ‚Stagnation'.

16.3.1 *yu* als Stagnation

In Kapitel 71 der ‚Einfachen Fragen' werden die fünf Stagnationen von Holz, Feuer, Erde, Metall und Wasser erörtert:

„Wenn Holz stagniert, dehnt es sich aus; wenn Feuer stagniert, steigt es auf; wenn Erde stagniert, ergreift sie; wenn Metall stagniert, leitet es ab; wenn Wasser stagniert, strömt es."[5]

In den ‚Wesentlichen Methoden des Danxi' (*Danxi xinfa*, 1347) ist von sechs Stagnationen die Rede, nämlich der Stagnation von Qi, Blut, Feuchtigkeit, Schleim, Hitze und Nahrung:

„Wenn Qi und Blut in Harmonie sind, entsteht keine Krankheit. Wenn sie stagnieren, entstehen Krankheiten. Viele Erkrankungen sind durch eine Stagnation bedingt … Stagnationen bewirken, dass sich Dinge ansammeln, sodass sie gern absteigen würden, aber dies nicht können, sie würden sich gern umwandeln, können es aber nicht … dadurch entstehen die sechs Stagnationen."[6]

Zhu Danxi entwickelte eine Rezeptur gegen diese sechs Stagnationen mit der Bezeichnung *Yueju wan* Pille, die das Gekrümmte überwindet. Sie stellt eine wichtige Verschreibung gegen Depressionen aufgrund einer Qi-Stagnation dar. Von den sechs oben erwähnten Stagnationen ist eine Qi-Stagnation der primäre Faktor.

Das ‚Vollständige Buch des Jingyue' (*Jingyue quanshu*, 1624) liefert eine emotionale Deutung der Stagnation und erörtert die sechs Stagnationen auf andere Weise als Zhu Danxi: Es ist dort von der Stagnation des Zorns, des Grübelns, der Sorge, der Traurigkeit, des Schocks und der Furcht die Rede. Diese Aussage bestätigt, dass alle Emotionen zu einer Qi-Stagnation führen können, selbst solche wie Traurigkeit, die anfänglich das Qi erschöpfen. Bei Zhang Jingyue lesen wir: „*Bei den sechs Stagnationen ist die Stagnation die Krankheitsursache. Bei emotionaler Stagnation ist die Krankheit [d. h. die Emotion] die Ursache für die Stagnation.*"[7]

16

ZUSAMMENFASSUNG

Die sechs Stagnationen laut Zhu Danxi (1347)

1. Qi
2. Blut
3. Feuchtigkeit
4. Schleim
5. Hitze
6. Nahrung

ZUSAMMENFASSUNG

Die sechs Stagnationen laut Zhang Jingyue (1624)

1. Zorn
2. Grübeln
3. Sorge
4. Traurigkeit
5. Schock
6. Furcht

16.3.2 *yu* als Depression

Außer ‚Stagnation' bedeutet *yu* auch ‚Depression'. Einige chinesische Ärzte sind der Meinung, dass *yu* im weit gefassten Sinne eine Stagnation bezeichnet und die pathologische Grundlage für sehr viele Krankheiten darstellt. Im engeren Sinne bezieht sich *yu* auf die Krankheitskategorie von ‚Depression'.

Die Verbindung zwischen ‚Stagnation' und ‚Depression' ist keine zufällige, weil emotionaler Stress, wie wir in ➤ Kap. 9 gesehen haben, zuerst das Qi beeinflusst, indem er gewöhnlich eine Qi-Stagnation erzeugt (welche in Verbindung mit einer Erschöpfung des Qi auftreten kann). Obwohl die Anfangsstadien einer Depression normalerweise durch eine Qi-Stagnation gekennzeichnet sind, bedeutet dies nicht, dass alle Fälle von Depression ausschließlich durch eine Qi-Stagnation bedingt seien. Wie wir sehen werden, spielen viele andere pathologische Faktoren eine Rolle, wenn die Krankheit fortschreitet, welche sowohl durch Fülle- als auch durch Leere-Muster charakterisiert sein können.

Chinesische Werke schreiben einer Depression immer Fülle-Ursachen zu, zumindest in ihren Anfangsstadien, wobei eine Leber-Qi-Stagnation die wichtigste und fundamentale Pathologie ist, die dieser Krankheit zugrunde liegt. Andere Fülle-Pathologien umfassen Qi-Stagnation, die sich in Hitze umwandelt, Schleim und Blut-Stase. Die Leber-Qi-Stagnation wird in den Vordergrund gestellt, wenigstens in den Anfangsphasen einer Depression.

In späteren Stadien kann sich die Fülle in Leere umwandeln und zu Leere-Typen von Depressionen führen. Hitze kann das Yin verletzen und einen Yin-Mangel zur Folge haben. Andererseits kann Schleim die Milz-Funktion beeinträchtigen und zu einer Milz-Schwäche führen. Die wichtigsten, der Depression zugrunde liegenden Leere-Zustände sind Milz- und Herz-Blut-Mangel, Qi-Schwäche und Yin-Mangel von Herz und Lunge sowie ein Leber- und Nieren-Yin-Mangel.

In der chinesischen Medizin sind Stagnation und Depression also fast gleich bedeutend, was impliziert, dass alle Formen von Depressionen zumindest anfänglich durch eine Stagnation bedingt sind.

Bei der Erörterung der Qi-Stagnation ist es wichtig zu betonen, dass diese nicht nur die Leber beeinträchtigt, sondern – besonders bei emotionalem Stress – auch Herz, Lunge und Milz. Meiner Ansicht nach wird der Leber-Qi-Stagnation als Hauptursache von Depressionen sowohl im alten als auch im modernen China zu viel Wert beigemessen.

!

In der chinesischen Medizin sind Stagnation und Depression fast gleich bedeutend, was impliziert, dass alle Formen von Depressionen (zumindest anfänglich) durch eine Stagnation bedingt sind.

ZUSAMMENFASSUNG

***yu* als Depression**

- Außer ‚Stagnation' bedeutet *yu* auch ‚Depression'.
- Emotionaler Stress beeinflusst zuerst das Qi, indem er gewöhnlich eine Qi-Stagnation verursacht.
- Nicht alle Fälle von Depressionen sind ausschließlich auf eine Qi-Stagnation zurückzuführen.
- Depressionen sind zumindest in ihren Anfangsstadien durch Fülle-Ursachen bedingt.
- In späteren Phasen kann die Fülle sich in eine Leere umwandeln, was zu Leere-Typen von Depressionen führt.
- Bei Depressionen wirkt eine Qi-Stagnation auch auf Herz, Lunge und Milz ein.

16.3.3 Depressionen und die Beziehung zwischen Geist *(shen)* und Wanderseele *(hun)*

Die Beziehung zwischen Geist *(shen)* des Herzens und Wanderseele *(hun)* der Leber wurde bereits in ➤ Kap. 3 erörtert. Wie wir gesehen haben, verleiht die Wanderseele dem Geist Inspiration, Kreativität, Ideen, Pläne, Lebensträume und Sehnsüchte; diese psychische Energie ist die Folge des ‚Kommens und Gehens' der Wanderseele und die psychische Manifestation des freien Leber-Qi-Flusses (besonders des physiologischen Aufsteigens des Leber-Qi).

Andererseits muss der Geist die Wanderseele etwas kontrollieren und das von ihr stammende psychische Material einbinden. Es liegt in der Natur der Wanderseele, ‚zu kommen und zu gehen', d. h., sie ist immer auf der Suche und entwickelt Ideen, Inspiration, Ziele, Lebensträume usw. Wir erinnern uns, dass die Wanderseele das *gui* unserer menschlichen Natur ist und ihre eigene unabhängige Existenz führt.

Der Geist muss das von der Wanderseele stammende Material in die allgemeine Psyche integrieren. Die Wanderseele ist die Quelle vieler gleichzeitig auftauchender Ideen; der Geist kann sich aber nur mit einer zugleich beschäftigen. Deshalb sind ‚Kontrolle' und ‚Integration' die Schlüsselwörter, die die Funktion des Geistes im Verhältnis zur Wanderseele beschreiben (➤ Abb. 3.13).

Wenn das ‚Kommen und Gehen' der Wanderseele unzureichend ist, entsteht ein Mangel an Inspiration, Kreativität, Ideen, Plänen, Lebensträumen und Sehnsüchten. Dies ist ein wichtiges Kennzeichen einer Depression. Es ist wichtig festzustellen, dass das psychische ‚Kommen und Gehen' der Wanderseele entweder deshalb unzulänglich sein kann, weil sie selbst geschwächt ist, oder weil der Geist sie überkontrolliert. Letzteres ist bei Menschen mit starken, starren Glaubensvorstellungen (‚religiös' im weitesten Sinne) verbreitet, was den Geist dazu verleitet, die psychischen, von der Wanderseele stammenden Ideen zu unterdrücken. Diese Situation kann auch als Folge von Schuldgefühlen entstehen.

Bei starken Depressionen ist eine Trennung zwischen Geist (*shen* des Herzens) und Wanderseele *(hun)* feststellbar: Der Wanderseele mangelt es an ihrer normalen ‚Bewegung' und dem Menschen fehlen Kreativität, Ideen, Vorstellungskraft und vor allem Pläne, Projekte, Lebensziele und Inspiration, sodass Depressionen die Folge sind.

!

Bei starken Depressionen ist eine Trennung zwischen Geist (*shen* des Herzens) und Wanderseele *(hun)* feststellbar: Der Wanderseele mangelt es an ihrer normalen ‚Bewegung' und dem Menschen fehlen Kreativität, Ideen, Vorstellungskraft und vor allem Pläne, Projekte, Lebensziele und Inspiration, sodass Depressionen die Folge sind.

ZUSAMMENFASSUNG

Depressionen und die Beziehung zwischen Geist *(shen)* **und Wanderseele** *(hun)*

- Die Wanderseele verleiht dem Geist Inspiration, Kreativität, Ideen, Pläne, Lebensträume und Sehnsüchte.
- Der Geist muss die Wanderseele etwas kontrollieren und das von ihr stammende psychische Material einbinden.
- Wenn das ‚Kommen und Gehen' der Wanderseele unzureichend ist, entsteht ein Mangel an Inspiration, Kreativität, Ideen, Plänen, Lebensträumen und Sehnsüchten. Dies ist ein wichtiges Kennzeichen einer Depression.

16.3.4 Willenskraft *(zhi)* der Niere bei Depressionen

Das *zhi* der Niere hat mehrere verschiedene Bedeutungen; z. B. kann es ‚Gedächtnis' bedeuten, was den Einfluss der Niere auf das Meer des Marks und das Gehirn und damit das Gedächtnis widerspiegelt. *zhi* kann auch ‚Willenskraft' bedeuten; in diesem Zusammenhang spielt es eine wichtige Rolle bei Depressionen. ‚Willenskraft' als Übersetzung von *zhi* umfasst die Willenskraft selbst, Antrieb, Entschlossenheit, Beharrlichkeit, Enthusiasmus sowie körperliche und geistige Kraft.

HINWEIS FÜR DIE PRAXIS

Willenskraft *(zhi)* **der Niere**

‚Willenskraft' als Übersetzung von *zhi* umfasst die Willenskraft selbst, Antrieb, Entschlossenheit, Beharrlichkeit, Enthusiasmus sowie körperliche und geistige Kraft.

Meiner Erfahrung nach beinhalten Depressionen immer eine Schwächung der ‚Willenskraft' im oben beschriebenen weiten Sinne (Antrieb, Entschlossenheit, Beharrlichkeit, Enthusiasmus sowie körperliche und geistige Kraft umfassend). Dies sind alles Qualitäten, die einem depressiven Menschen fehlen; aus diesem Grund stärke ich bei Depressionen immer die Niere, selbst wenn keine spezifischen Symptome und Zeichen einer Nieren-Schwäche vorliegen. Der Grund für mein Vorgehen ist, dass der psychisch-emotionale Mangel an Antrieb und Willenskraft, den wir bei Depressionen antreffen, tatsächlich an sich ein Nieren-Schwäche-Symptom ist.

Zur Stärkung der von der Niere stammenden Willenskraft und des Antriebs verwende ich im Allgemeinen Bl 23 *shenshu* und Bl 52 *zhishi*.

HINWEIS FÜR DIE PRAXIS

Willenskraft ***(zhi)*** **der Niere**

Eine Schwächung der von der Niere stammenden ‚Willenskraft' *(zhi)* ist fast immer ein Kennzeichen einer Depression; aus diesem Grund stärke ich bei Depressionen die Willenskraft mit Bl 23 *shenshu* und Bl 52 *zhishi*.

16.3.5 Unterscheidung zwischen Depressionen beim *Yu-* und *Dian-*Syndrom

Viele moderne chinesische Werke erörtern häufig das Depressions-Syndrom *(yuzheng)*, als entspräche es der depressiven Phase von Dumpfheit und Manie (*dian* von *diankuang* 癲狂). In vielen chinesischen Büchern werden daher bei Angabe der Symptome einer ‚Depression' die Zeichen von *dian* aufgeführt. Ich bin der Meinung, dass dies nicht hilfreich ist und nicht der klinischen Praxis entspricht. Die ‚Depression' bei einer klinischen Depression unterscheidet sich aus Sicht der westlichen und der chinesischen Medizin recht stark von der ‚Depression' bei einer bipolaren Störung (Dumpfheit und Manie).

Aus Sicht der chinesischen Medizin sind die depressiven und manischen Phasen einer bipolaren Störung *(diankuang)* zwei Pole eines pathologischen Spektrums mit der gleichen Pathologie. Im Zentrum der Pathologie von *diankuang* steht Schleim, der den Geist *(shen)* blockiert; dies erklärt sowohl die depressiven als auch die manischen Phasen der Krankheit. Schleim blockiert den Geist *(shen)*, aber auch die Wanderseele *(hun)*, sodass er ihr ‚Kommen und Gehen' beeinflusst, was zu Depressionen führt, wenn sie nicht genug ‚kommt und geht', und zu Manie, wenn sie zu stark ‚kommt und geht' (➤ Abb. 16.2).

Da Schleim, der die Öffnungen des Geistes blockiert, bei der Pathologie von *diankuang* eine zentrale Rolle spielt, ist diese Krankheit immer ein Fall von blockiertem Geist. In schweren und chronischen Fällen von Depressionen kann der Geist auch blockiert sein, aber dies ist eher selten. Der blockierte Geist wurde in ➤ Kap. 12 besprochen.

Im Gegensatz dazu ist Schleim bei Depressionen *(yuzheng)* nicht immer vorhanden und das ‚Kommen und Gehen' der Wanderseele ist ständig beeinträchtigt (ohne manische Phase), was zu einer depressiven Stimmung, Mangel an Inspiration, an Richtungssinn im Leben, Lebensträumen, Plänen usw. führt. *diankuang* wird in ➤ Kap. 19 behandelt.

Wenn wir uns einige Symptome von *dian* anschauen (Zurückgezogenheit, Reaktionslosigkeit, unzusammenhängendes Sprechen, unangemessenes Lachen oder Weinen, Schweigsamkeit) können wir erkennen, dass sie nicht dem entsprechen, was wir als ‚Depression' bezeichnen.

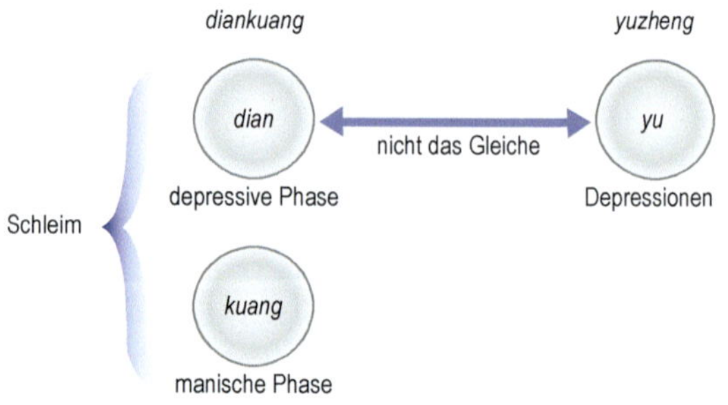

Abb. 16.2 Unterschied zwischen *diankuang* (bipolarer Störung) und *yuzheng* (Depression)

ZUSAMMENFASSUNG

Unterscheidung zwischen Depressionen beim ***Yu-*** **und** ***Dian-*****Syndrom**

- Viele moderne chinesische Werke erörtern häufig das Depressions-Syndrom *(yuzheng)*, als entspräche es der depressiven Phase von Dumpfheit und Manie (*dian* von *diankuang*).
- Die ‚Depression' bei einer klinischen Depression unterscheidet sich aus Sicht der westlichen und der chinesischen Medizin recht stark von der ‚Depression' bei einer bipolaren Störung (Dumpfheit und Manie).
- Aus Sicht der chinesischen Medizin sind die depressiven und manischen Phasen einer bipolaren Störung *(diankuang)* 2 Pole eines pathologischen Spektrums mit der gleichen Pathologie.
- Im Zentrum der Pathologie von *diankuang* steht Schleim, der den Geist *(shen)* blockiert; dies erklärt sowohl die depressiven als auch die manischen Phasen der Krankheit.
- Bei Depressionen *(yuzheng)* ist Schleim nicht immer vorhanden und das ‚Kommen und Gehen' der Wanderseele ist ständig beeinträchtigt (ohne manische Phase), was zu einer depressiven Stimmung führt.

16.3.6 Lilium-Syndrom *(baihebing)*

Das Lilium-Syndrom *(baihebing)* wird in den ‚Wichtigsten Rezepturen aus dem Golden Cabinet' *Jingui yaolue*, ca. 220 n. Chr. im Kapitel 3–1 beschrieben. Dieses Syndrom klingt der Beschreibung eines depressiven Patienten bemerkenswert ähnlich:

„Der Patient möchte essen, aber ist abgeneigt, Nahrung zu schlucken, und will nicht sprechen. Er möchte im Bett liegen, kann aber nicht still liegen, da er unruhig ist. Er möchte gehen, aber ist bald müde. Ab und zu mag er das Essen genießen, kann aber den Geruch von Speisen nicht ertragen. Ihm ist kalt oder warm, aber ohne Fieber oder Frös-

teln, bitteren Geschmack oder dunklen Harn [d. h., es handelt sich nicht um äußeren Wind oder innere Hitze]. Keine Medikamente können dieses Syndrom heilen. Nach der Einnahme von Medizin kann der Patient erbrechen oder Diarrhö bekommen. Die Krankheit verfolgt den Patienten (huhuo) [hu bedeutet ‚Fuchs' und huo bedeutet ‚verstört']; er sieht normal aus, leidet aber. Der Puls ist schnell."[8]

Siehe ➤ Abb. 16.3.

In modernen Werken wird das Syndrom mit den folgenden Symptomen beschrieben: ‚tranceartig' oder ‚geistesabwesend' *(huanghu)*, psychische Unruhe, bitterer Mundgeschmack, dunkler Harn, Angstzustände, Depressionen, rote Zunge (möglicherweise ohne Belag) und schneller Puls.

Das von modernen Ärzten empfohlene Therapieprinzip besteht darin, Herz und Lunge zu befeuchten und zu nähren, das Qi zu stärken, das Yin zu nähren, Hitze (oder Leere-Hitze) zu klären, den Geist zu beruhigen und die Willenskraft *(zhi)* zu stärken.

Die in dem Buch ‚Chinesische Akupunkturtherapie' *(Zhongguo zhenjiu liaoxue)* vorgeschlagenen Akupunkturpunkte sind:

- He 7 *shenmen*, Ni 3 *taixi*, Lu 9 *taiyuan*
- He 5 *tongli*, Lu 7 *lieque*, Ni 4 *dazhong*, Mi 6 *sanyinjiao*
- He 9 *shaochong*, Pe 9 *zhongchong*, Ni 7 *fuliu*
- Bl 15 *xinshu*, Bl 13 *feishu*, Bl 23 *shenshu*
- Lu 7 *lieque*, Ni 6 *zhaohai*, Le 3 *taichong*.[9]

In der Arzneimittelmedizin wird dieses Syndrom mit Hilfe der Rezeptur *Baihe zhimu tang* Dekokt mit Lilium und Anemarrhena behandelt, welche nur aus den beiden Kräutern *Baihe* Bb. Lilii und *Zhimu* Rx. Anemarrhenae besteht. Ich verwende diese beiden Arzneien in allen Situationen, wenn ein Patient vor dem Hintergrund eines Lungen- und Herz-Syndroms depressiv ist, besonders aber bei Qi-Schwäche und Yin-Mangel dieser beiden Organe oder Herz-Hitze. Die Kombination dieser beiden Arzneien ist besonders gut geeignet, um Traurigkeit und Kummer zu behandeln. In solchen Fällen füge ich häufig diese beiden Arzneien jeglicher Rezeptur, die ich einsetze, hinzu.

HINWEIS FÜR DIE PRAXIS

***Baihe* Bb. Lilii und *Zhimu* Rx. Anemarrhenae**

Ich verwende die Kombination von *Baihe* Bb. Lilii und *Zhimu* Rx. Anemarrhenae, um das Lilium-Syndrom *(baihebing)* zu behandeln. Ich verwende diese beiden Arzneien in allen Situationen, wenn ein Patient vor dem Hintergrund eines Lungen- und Herz-Syndroms depressiv ist, aber besonders bei Qi-Schwäche und Yin-Mangel dieser beiden Organe oder Herz-Hitze. Die Kombination dieser beiden Arzneien ist besonders gut geeignet, um Traurigkeit und Kummer zu behandeln. In solchen Fällen füge ich häufig diese beiden Arzneien jeglicher Rezeptur, die ich einsetze, hinzu.

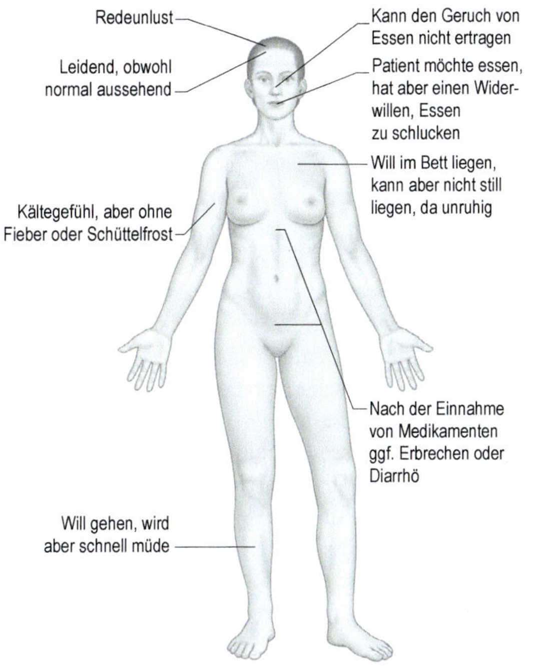

Abb. 16.3 Lilium-Syndrom

ZUSAMMENFASSUNG

Lilium-Syndrom *(baihebing)*

- Patient möchte essen, hat aber eine Abneigung, Nahrung zu schlucken.
- Redeunlust.
- Will im Bett liegen, kann aber nicht still liegen, da er oder sie unruhig ist.
- Will gehen, ist aber schnell müde.
- Kann den Geruch von Speisen nicht ertragen.
- Ihm/ihr ist kalt oder heiß.
- Schneller Puls.

16.3.7 Erregung *(zangzao)*

zangzao, was wörtlich ‚Unruhe in den Organen' bedeutet, wird erstmals im Kapitel ‚Puls, Syndrome und Therapie verschiedener gynäkologischer Erkrankungen' in den ‚Wichtigsten Rezepturen aus dem Golden Cabinet' *(Jingui yaolue*, ca. 220 n. Chr.) speziell im Zusammenhang mit Frauen erwähnt. Dort heißt es:

„*Die Patientin leidet an Erregung [zangzao], fühlt sich traurig und neigt dazu, fortwährend zu weinen, als ob sie verhext sei. Sie dehnt sich häufig und gähnt wiederholt. Das Dekokt aus Fuxiaomai, Zhi gancao und Dazao kann die Patientin beruhigen.«*[10]

Siehe hierzu ➤ Abb. 16.4.

Die Rezeptur für Erregung *(zangzao)* ist *Gan mai dazao tang* Dekokt mit Glycyrrhiza, Triticum und Jujuba. In vielen modernen chinesischen Werken heißt es, dass diese Rezeptur bei einer Leber-Qi-Stagnation geeignet sei und durch ihren süßen Geschmack die Leber besänftige (umgekehrte Kontroll-Sequenz der Fünf Elemente). Ich stimme dieser Deutung nicht zu, die durch einen meiner Meinung nach zu starken Fokus auf Leber-Qi-Stagnation motiviert ist.

Ich verwende diese Rezeptur nicht nur bei Erregung, sondern auch bei Depressionen vor dem Hintergrund einer Qi-Schwäche und eines Blut-Mangels. Da sich die Rezeptur aus nur drei Arzneien zusammensetzt (die bezüglich Geschmack und Wirkung alle recht mild sind), füge ich sie häufig anderen Rezepturen hinzu, die ich einsetze, wenn ich den Verdacht habe, dass das Problem einen emotionalen Ursprung hat und eine Qi-Schwäche sowie ein Blut-Mangel bestehen.

Das Syndrom, das in den ‚Wichtigsten Rezepturen aus dem Golden Cabinet' beschrieben wird, entspricht demjenigen eines Patienten, der sowohl depressiv als auch ängstlich ist. Natürlich können sowohl Männer als auch Frauen an diesem Syndrom leiden, auch wenn es in einem Kapitel über Gynäkologie abgehandelt wird.

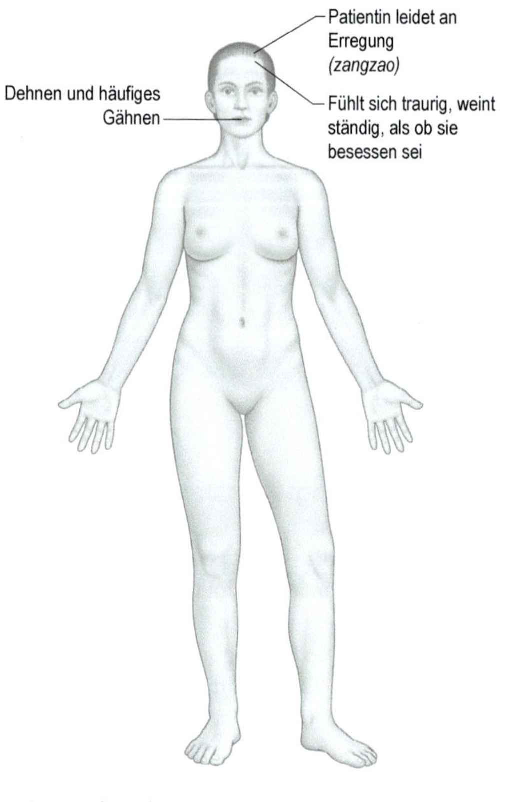

Abb. 16.4 Syndrom der Erregung

ZUSAMMENFASSUNG

Erregung *(zangzao)*

- *zangzao,* was wörtlich ‚Unruhe in den Organen' bedeutet, wird erstmals in den ‚Wichtigsten Rezepturen aus dem Golden Cabinet' (*Jingui yaolue,* ca. 220 n. Chr.) erwähnt.
- Die Rezeptur für Erregung *(zangzao)* ist *Gan mai dazao tang* Dekokt mit Glycyrrhiza, Triticum und Jujuba.
- In vielen modernen chinesischen Werken heißt es, dass diese Rezeptur bei einer Leber-Qi-Stagnation geeignet sei und durch ihren süßen Geschmack die Leber besänftige.
- Ich verwende diese Rezeptur nicht nur für Erregung, sondern auch bei Depressionen vor dem Hintergrund einer Qi-Schwäche und eines Blut-Mangels.

16.3.8 Pflaumenkern-Syndrom *(meiheqi)*

Das Pflaumenkern-Syndrom kommt erstmals im Kapitel ‚Puls, Syndrome und Therapie verschiedener gynäkologischer Erkrankungen' in den ‚Wichtigsten Rezepturen aus dem Golden Cabinet' (*Jingui yaolue,* ca. 220 n. Chr.) zur Sprache. Dort heißt es: *„Die Patientin hat ein Erstickungsgefühl, als ob ein Stück Braten im Hals stecken geblieben sei. Man verwende Banxia houpo tang.«*[11] Siehe hierzu ➤ Abb. 16.5.

Wie wir der obigen Aussage entnehmen können, wurde das Symptom des Pflaumenkern-Syndroms ursprünglich mit dem Gefühl, dass ein Stück Fleisch im Hals stecke (statt eines Pflaumenkerns), verglichen. Die Ätiologie dieses Syndroms ist emotional bedingt und auf Depressionen zurückzuführen.

Nachfolgende chinesische Werke schreiben dieses Syndrom der Kombination von Qi-Stagnation und Schleim, der den Hals blockiert, zu. Dieser Typus von Schleim wird Qi-Schleim genannt und ist eine nichtsubstanzhafte Art von Schleim.

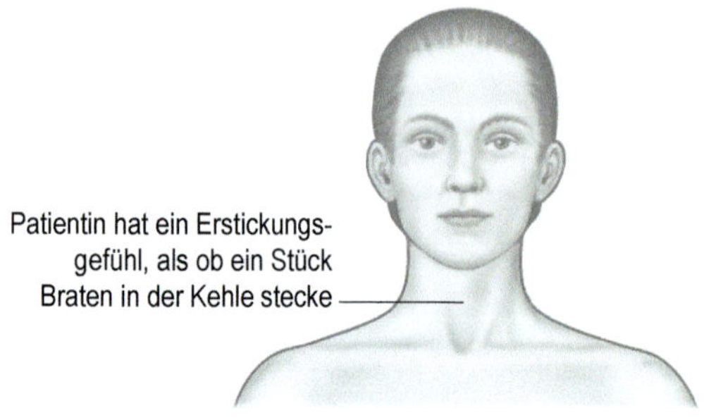

Abb. 16.5 Pflaumenkern-Syndrom

Obwohl alle modernen chinesischen Werke das Pflaumenkern-Syndrom einer Leber-Qi-Stagnation zuschreiben, wirkt die Rezeptur *Banxia houpo tang* Dekokt mit Pinellia und Magnolia tatsächlich auf das Lungen- und Magen-Qi ein. Daher verwende ich sie in erster Linie für eine Qi-Stagnation von Herz und Lunge im Thoraxbereich, die der Traurigkeit, dem Kummer und der Sorge entspringt.

HINWEIS FÜR DIE PRAXIS

Pflaumenkern-Syndrom

Obwohl alle modernen chinesischen Werke das Pflaumenkern-Syndrom einer Leber-Qi-Stagnation zuschreiben, wirkt die Rezeptur *Banxia houpo tang* Dekokt mit Pinellia und Magnolia tatsächlich auf das Lungen- und Magen-Qi ein. Daher verwende ich sie in erster Linie für eine Qi-Stagnation von Herz und Lunge im Thoraxbereich, die der Traurigkeit, dem Kummer und der Sorge entspringt.

ZUSAMMENFASSUNG

Pflaumenkern-Syndrom *(meiheqi)*

- Das Pflaumenkern-Syndrom wird erstmals in den ‚Wichtigsten Rezepturen aus dem Golden Cabinet' (*Jingui yaolue,* ca. 220 n. Chr.) beschrieben.
- Die Ätiologie dieses Syndroms ist emotional bedingt und auf Depressionen zurückzuführen.
- Nachfolgende chinesische Werke schreiben dieses Syndrom der Kombination von Qi-Stagnation und Schleim, der den Hals blockiert, zu.
- Die Rezeptur *Banxia houpo tang* Dekokt mit Pinellia und Magnolia wirkt eigentlich auf das Lungen- und Magen-Qi ein.

16.3.9 Palpitationen und Angstzustände *(xinji zhengchong)*

Was ich mit ‚Palpitationen und Angstzustände' übersetze, entspricht in der chinesischen Medizin zwei verschiedenen Zuständen: der erste ist *xinji* (‚Angst und Palpitationen'), der zweite *zhengchong* (‚panisches Pochen'). In der modernen chinesischen Medizin wird *xinji* häufiger als *jingji* bezeichnet.

Beide Zustände beinhalten Furcht, Sorge und Angstzustände, im ersten Fall mit Palpitationen, im zweiten Fall mit einem pochenden Gefühl im Thorax und unterhalb des Bauchnabels. ‚Angst und Palpitationen' wird normalerweise durch äußere Ereignisse wie etwa Schreck oder Schock verursacht und kommt und geht. Es handelt sich häufiger um einen Fülle-Zustand. ‚Panisches Pochen' wird nicht durch äußere Ereignisse ausgelöst und hält beständig an. Dieser Zustand besteht gewöhnlich in einer Leere und ist ernster als der erste. In chronischen Fällen kann sich ‚Angst und Palpitationen' in ‚panisches Pochen' umwandeln. Trotz des Namens ‚Angst und Palpitationen' können diese Furcht- und Angstzustände auch ohne Palpitationen auftreten.

Bei Zhu Danxi (1281–1358) heißt es:

„Bei Angst und Palpitationen wie auch bei panischem Pochen besteht ein Blut-Mangel. Angst und Palpitationen treten anfallsartig auf. Panisches Pochen ist konstant. Panisches Pochen ist durch Sorge und Grübeln bedingt, die das Innere aufwühlen und eine Schwäche sowie Schleim-Hitze verursachen."[12]

Siehe hierzu ➤ Abb. 16.6.

Zhang Jingyue schreibt im ‚Vollständigen Buch des Jingyue' (*Jingyue quanshu,* 1624):

„Bei panischem Pochen zittert das Herz in der Brust, der Patient spürt Furcht und Angst. Es bestehen ein Yin-Mangel und Erschöpfung. Der Yin-Mangel ist unten lokalisiert, sodass das Sammel-Qi [zongqi] keine Wurzel hat und das Qi nicht zu seinem Ursprung zurückkehren kann. Aus diesem Grund stellen sich ein Zittern [oder Pochen] des Thorax oben und auch ein Pochen an den Seiten des Bauchnabels ein."[13]

Sowohl ‚Angst und Palpitationen' als auch ‚panisches Pochen' können Depressionen begleiten. Daher bezeichne ich diese beiden Zustände zusammengefasst als ‚Palpitationen und Angstzustände'.

ZUSAMMENFASSUNG

Palpitationen und Angstzustände *(xinji zhengchong)*

- Was ich mit ‚Palpitationen und Angstzustände' übersetze, entspricht in der chinesischen Medizin 2 verschiedenen Zuständen: der erste ist *xinji* (‚Angst und Palpitationen'), der zweite *zhengchong* (‚panisches Pochen').

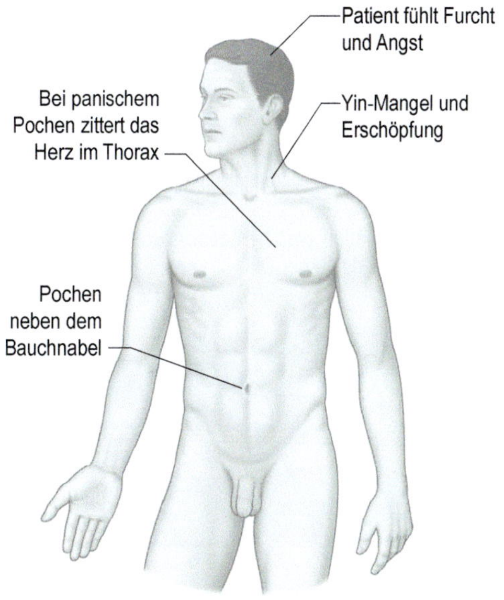

Abb. 16.6 Palpitationen und Angstzustände

- Beide Zustände beinhalten Furcht, Sorge und Angstzustände, im ersten Fall mit Palpitationen, im zweiten Fall mit einem pochenden Gefühl im Thorax und unterhalb des Bauchnabels.
- Sowohl ‚Angst und Palpitationen' als auch ‚panisches Pochen' können Depressionen begleiten. Daher bezeichne ich diese beiden Zustände zusammengefasst als ‚Palpitationen und Angstzustände'.

16.3.10 Leber-Qi-Schwäche

Es heißt häufig, dass zwar das Leber-Blut im Mangel sein kann, nicht aber das Leber-Qi. Dies stimmt nicht ganz, da das Leber-Qi tatsächlich doch geschwächt werden kann. Um die Pathologie der Leber-Qi-Schwäche zu verstehen, müssen wir uns noch einmal die physiologischen und pathologischen Bewegungen des Leber-Qi vor Augen führen. Der freie Fluss des Leber-Qi ist allbekannt. In der Physiologie fließt das Leber-Qi sanft in alle Richtungen und hilft besonders dem Magen-Qi beim Ab- und dem Milz-Qi beim Aufsteigen. Indem das Leber-Qi diese beiden Bewegungen unterstützt, hilft es dem Magen dabei, die Nahrung zu vergären, und der Milz, die Nahrungsessenzen aufzutrennen, zu transformieren und zu transportieren.

Wir wissen auch, dass in der Pathologie das Leber-Qi häufig zu stark aufsteigt und dass diese Situation zu ‚aufsteigendem Leber-Yang' führt. In der Physiologie muss das Leber-Qi jedoch bis zu einem bestimmten Maß aufsteigen; dieses Aufsteigen ist mit dem Absteigen des Lungen-Qi abgestimmt.

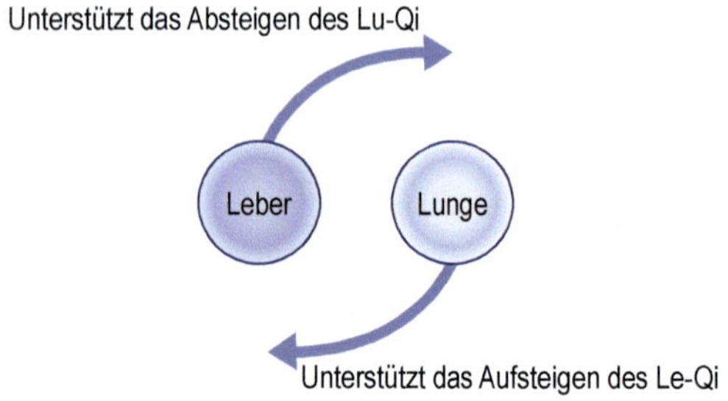

Abb. 16.7 Koordination zwischen dem Absteigen des Lungen-Qi und dem Aufsteigen des Leber-Qi

Die Lunge herrscht über das Qi und das Qi reguliert die Funktionen der inneren Organe. Die Lunge hat die Funktion von *jiezhi*, was regieren, kontrollieren, überprüfen, mäßigen bedeutet. Die Lungen-Funktion, die Aufgaben aller inneren Organe zu ‚bändigen', zu regulieren und auszugleichen, hängt vom Absteigen des Lungen-Qi ab. Das Absteigen des Lungen-Qi ist wiederum teilweise vom Aufsteigen des Leber-Qi abhängig.

Das Leber-Qi steigt normalerweise auf. Dies bewirkt, dass der Qi-Mechanismus glatt abläuft, sodass Qi und Blut in Harmonie sind und frei fließen. Es gibt hierzu eine Redewendung: *„Das Aufsteigen des Qi stammt von der Leber."* Ye Tianshi schreibt auch: *„Die Leber ist auf der linken Seite und ihr Qi steigt auf; die Lunge ist auf der rechten Seite und ihr Qi steigt ab."*

Selbstverständlich sollte diese Aussage nicht im anatomischen Sinn interpretiert werden (da die Leber ja auf der rechten Seite lokalisiert ist), sondern auf energetische Weise. Wenn wir uns das Diagramm der Fünf Elemente anschauen, befindet sich die Erde in der Mitte, die Leber auf der linken und die Lunge auf der rechten Seite.

Bei Ye Tianshi heißt es auch: *„Der Qi-Mechanismus unseres Körpers spiegelt sich in Himmel und Erde in der Natur wider. Die Leber ist auf der linken Seite und ihr Qi steigt auf; die Lunge ist auf der rechten Seite und ihr Qi steigt ab. Wenn das Lungen-Qi nicht absteigt, rebelliert das Leber-Qi horizontal."*

Daher sind das Aufsteigen des Leber-Qi und das Absteigen des Lungen-Qi für das einwandfreie Funktionieren des Auf- und Absteigens des Qi im Qi-Mechanismus von entscheidender Bedeutung (➤ Abb. 16.7).

Eine Leber-Qi-Schwäche impliziert, dass das Leber-Qi nicht aufsteigen kann. Wohin steigt das Leber-Qi denn normalerweise auf? Abgesehen davon, dass das Leber-Qi mit dem Absteigen des Lungen-Qi koordiniert ist (siehe oben), steigt es zum Herzen auf. Die Bewegung

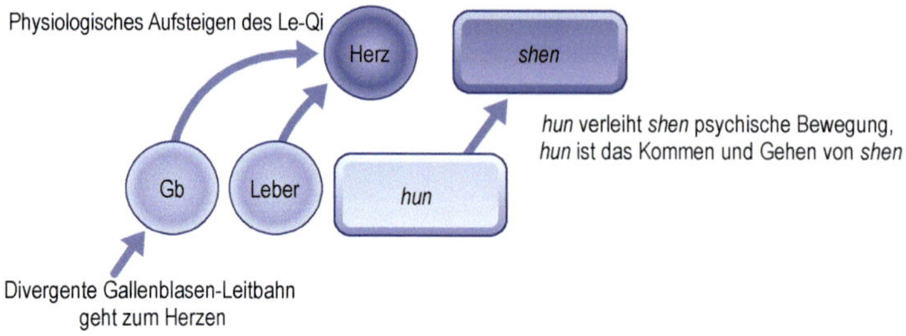

Abb. 16.8 Das Aufsteigen des Leber-Qi zum Herzen

von Holz zu Feuer in der Nähr- (oder Hervorbringungs-) Sequenz der Fünf Elemente ist ein Aspekt der Bewegung des Leber-Qi in Richtung Herz (➤ Abb. 16.8).

Eine Leber-Qi-Schwäche tritt gewöhnlich in Verbindung mit einem Leber-Blut-Mangel auf; daher umfassen die klinischen Manifestationen einer Leber-Qi-Schwäche all diejenigen eines Leber-Blut-Mangels. Zusätzlich kommen noch Depressionen hinzu. Das heißt, dass eine Depression bei gleichzeitigem Vorhandensein von Symptomen eines Leber-Blut-Mangels das charakteristische Zeichen ist, das auf eine Leber-Qi-Schwäche hinweist. Selbstverständlich bedeutet dies nicht, dass alle Depressionen auf eine Leber-Qi-Schwäche zurückgehen, da auch eine Leber-Qi-Stagnation eine häufige Ursache hierfür ist. Es ist aber so, dass vor dem Hintergrund von Leere-Mustern Depressionen oft durch eine Leber-Schwäche und mangelndes Aufsteigen von Leber-Qi bedingt sind.

Ein Leber-Blut-Mangel und eine Leber-Qi-Schwäche führen zu einer unzureichenden Bewegung der Wanderseele und daher zu Depressionen, einem Mangel an Inspiration und Lebensträumen sowie zu einer Verwirrung hinsichtlich des Richtungssinns im Leben.

Eine Leber-Qi-Schwäche impliziert auch eine Schwäche der Gallenblase, da die Fehlfunktion hinsichtlich des Aufsteigens ein Yang-Mangel (Aufsteigen = Yang-Bewegung) und die Gallenblase ja der Yang-Aspekt der Leber ist. Eine Schwäche der Gallenblase kann zu Ängstlichkeit, Depressionen, Mangel an Entschlossenheit und Unfähigkeit, Entscheidungen zu treffen, führen (➤ Abb. 16.9).

Bei Depressionen, die vor dem Hintergrund von Leere-Mustern und einer Schwäche des Leber-Qi auftreten, stärke ich das Leber-Qi mit Akupunktur, indem ich die Gallenblase tonisiere. Hierfür verwende ich speziell den

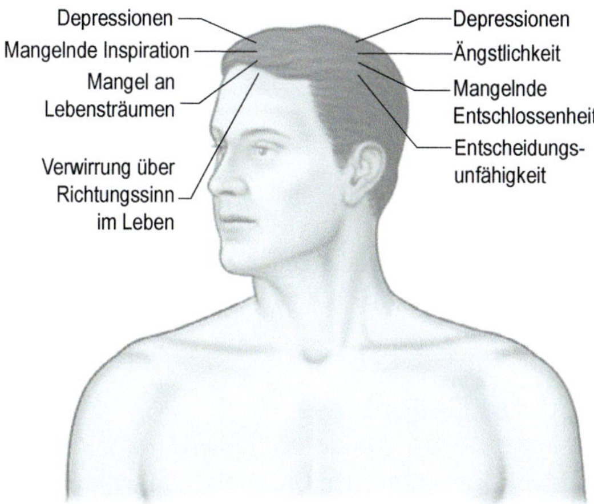

Abb. 16.9 Leber-Qi-Schwäche

Punkt Gb 40 *qiuxu*. Was die Arzneimitteltherapie anbelangt, heben die meisten Qi-Tonika das Leber-Qi, z. B. *Huangqi* (Rx. Astragali) oder *Renshen* (Rx. Ginseng).

ZUSAMMENFASSUNG

Leber-Qi-Schwäche

- Das Leber-Qi kann geschwächt sein.
- In der Physiologie steigt das Leber-Qi in Abstimmung mit dem Absteigen des Lungen-Qi auf.
- Das Absteigen des Lungen-Qi hängt teilweise vom Aufsteigen des Leber-Qi ab.
- Ye Tianshi: *„Die Leber ist auf der linken Seite und ihr Qi steigt auf; die Lunge ist auf der rechten Seite und ihr Qi steigt ab."*
- Das Leber-Qi steigt zum Herzen auf.
- Eine Leber-Qi-Schwäche tritt gewöhnlich in Verbindung mit einem Leber-Blut-Mangel auf; die klinischen Manifestationen einer Leber-Qi-Schwäche umfassen all diejenigen eines Leber-Blut-Mangels und zusätzlich Depressionen.
- Ein Leber-Blut-Mangel und eine Leber-Qi-Schwäche führen zu einer unzureichenden Bewegung der Wanderseele und daher zu Depressionen, einem Mangel an Inspiration und Lebensträumen sowie zu einer Verwirrung hinsichtlich des Richtungssinns im Leben.
- Eine Leber-Qi-Schwäche impliziert auch eine Schwäche der Gallenblase, was zu Ängstlichkeit, Depressionen, Mangel an Entschlossenheit und Entscheidungsunfähigkeit führt.

16.3.11 ‚Neurasthenie' und Depressionen

Der Begriff ‚Neurasthenie' wurde in der konventionellen Medizin des 19. Jahrhunderts häufig verwendet, ist aber heute nicht mehr gebräuchlich. ‚Neurasthenie' ist in der westlichen Medizin keine Diagnose mehr. Einige chinesische Werke benutzen diesen Begriff aber immer noch, um einen Zustand von emotionalem, psychischem und körperlichem Defizit zu bezeichnen. Der chinesische Terminus lautet *jingshen shuairuo* 精神衰弱, was wörtlich ‚nervöse Schwäche' bedeutet. Einige Aspekte der Neurasthenie, besonders diejenigen, die bei Leere-Zuständen auftreten, entsprechen einer leichten Depression (➤ Abb. 16.10).

‚Neurasthenie' war eine westliche Krankheitskategorie; in chinesischen Werken heißt es, dass sie verschiedenen chinesischen Krankheitseinheiten entsprechen kann, z. B. ‚Depressionen' *(yuzheng)*, ‚Kopfschmerzen', ‚Schlafstörungen', ‚Palpitationen und Angstzuständen' *(jingji)*, ‚Gedächtnisschwäche' oder ‚Erschöpfung' *(xulao)*.

Moderne chinesische Werke listen die folgenden, Neurasthenie verursachenden Krankheitsmuster auf:

- Herz- und Milz-Schwäche
- Herz und Niere harmonieren nicht

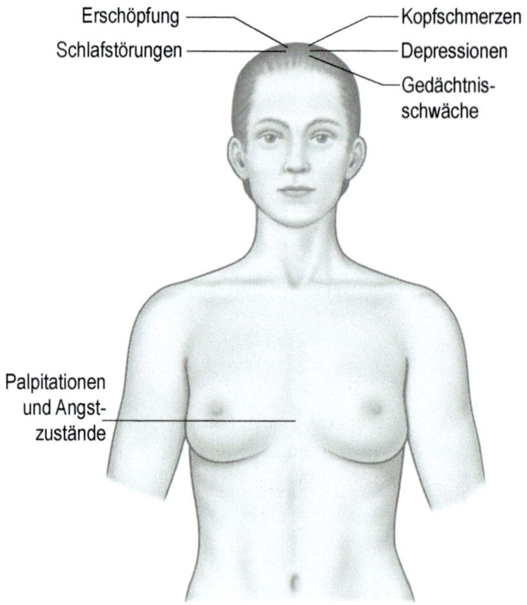

Abb. 16.10 Neurasthenie und Depressionen

- Herz- und Gallenblasen-Schwäche
- Leber- und Nieren-Yin-Mangel mit aufsteigendem Leber-Yang
- Nieren-Essenz-Mangel
- Yin-Mangel mit Leere-Hitze
- Schleim-Hitze stört nach oben hin
- Leber-Qi-Stagnation
- Qi-Stagnation, die zu Hitze führt
- Herz-Feuer
- Blut-Stase
- Disharmonisches Magen-Qi.

Wie wir der obigen Liste entnehmen können, sind viele bei Neurasthenie vorkommende Krankheitsmuster die gleichen wie bei einer Depression. Ich glaube sogar, dass der Begriff ‚Neurasthenie' im modernen China als Diagnose verwendet wird, durch die man den Gebrauch des Wortes ‚Depression' vermeidet. Der Grund hierfür liegt darin, dass Depressionen in China immer noch mit einem gewissen sozialen Stigma behaftet sind.

Der Begriff ‚Neurasthenie' ist zwar mehr oder weniger bedeutungslos, entspricht aber klinischen Situationen, in denen der Patient an einer Schwäche leidet, die ihn sowohl auf körperlicher als auch auf psychisch-emotionaler Ebene beeinflusst. Dies ist bei Patienten der Fall, deren gedrückter psychisch-emotionaler Zustand noch unterhalb der Schwelle liegt, ab der wir die Diagnose ‚Depressionen' stellen würden.

16.3.12 Elemente der Pathologie von Depressionen

Man kann zusammenfassend sagen, dass die Pathologie von Depressionen viele Facetten aufweist. Diese werden im Folgenden mit den jeweils empfohlenen Akupunkturpunkten aufgelistet:

Willenskraft *(zhi)*

Die Willenskraft *(zhi)* ist beeinträchtigt; es liegt ein Mangel an Willenskraft, Antrieb, Initiative und dem Impuls vor, aus der Depression auszubrechen: Bl 23 *shenshu*, Bl 52 *zhishi*, Ni 3 *taixi*.

Wanderseele *(hun)*

Die Wanderseele kommt und geht nicht genügend (aufgrund einer Stagnation oder einer Schwäche); es besteht ein Mangel an Plänen, Ideen, Träumen, Hoffnungen, Inspiration und Richtungssinn: Gb 40 *qiuxu*, Bl 47 *hunmen*.

Geist *(shen)*

Geist (und Seele im Allgemeinen) werden durch Existenzangst, Angstzustände, Verzweiflung und Traurigkeit beeinträchtigt: Du 24 *shenting*, Ren 15 *jiuwei*, He 7 *shenmen*.

Körperseele *(po)*

Die Einschnürung der Körperseele führt zu morbiden Todesgedanken: Du 24 *shenting*, Bl 13 *feishu* (‚Selbstmord'), Du 12 *shenzhu* (‚Mordgelüste'), Bl 42 *pohu* (‚drei schwebende Leichen').

Intellekt *(yi)*

Der Intellekt wird durch zu viel Nachdenken beeinträchtigt, was zu Zwangsgedanken, Grübeln, Brüten führt: Gb 15 *toulinqi*, Bl 49 *yishe*.

‚Mut' der Gallenblase

Ein Mangel an ‚Mut' der Gallenblase führt zu Unentschlossenheit und Ängstlichkeit: Gb 40 *qiuxu*, Du 20 *baihui*.

Perikard und Dreierwärmer

Beeinträchtigungen des Perikards und Dreierwärmers führen zu Problemen beim Eingehen und Aufrechterhalten von Beziehungen: 3E 5 *waiguan,* Pe 7 *daling,* Pe 6 *neiguan,* Ren 17 *shanzhong.*

Die obigen Phänomene sind keine alternativen Pathologien von Depressionen, sondern Aspekte ihrer Pathologie. Auch wenn nicht alle gleichzeitig auftreten müssen, sind die meisten normalerweise vorhanden.

ZUSAMMENFASSUNG

Elemente der Pathologie von Depressionen

- Willenskraft *(zhi):* Bl 23 *shenshu,* Bl 52 *zhishi,* Ni 3 *taixi*
- Wanderseele *(hun):* Gb 40 *qiuxu,* Bl 47 *hunmen*
- Geist *(shen):* Du 24 *shenting,* Ren 15 *jiuwei,* He 7 *shenmen*
- Körperseele *(po):* Du 24 *shenting,* Bl 13 *feishu,* Du 12 *shenzhu,* Bl 42 *pohu*
- Intellekt *(yi):* Gb 15 *toulinqi,* Bl 49 *yishe*
- ‚Mut' der Gallenblase: Gb 40 *qiuxu,* Du 20 *baihui*
- Perikard und Dreierwärmer: 3E 5 *waiguan,* Pe 7 *daling,* Pe 6 *neiguan,* Ren 17 *shanzhong*

ZUSAMMENFASSUNG

Pathologie der Depression in der chinesischen Medizin

- *yu* als Stagnation
- *yu* als Depression
- Depressionen und die Beziehung zwischen Geist und Wanderseele
- Willenskraft *(zhi)* der Niere bei Depressionen
- Unterscheidung zwischen Depressionen beim *Yu*- und beim *Dian*-Syndrom
- Lilium-Syndrom *(baihebing)*
- Erregung *(zangzao)*
- Pflaumenkern-Syndrom *(meiheqi)*
- Palpitationen und Angstzustände *(xinji zhengzhong)*
- ‚Neurasthenie' und Depressionen
- Elemente der Pathologie von Depressionen

16.4 Ätiologie

Die Ätiologie von Depressionen umfasst folgende Faktoren:

- Emotionalen Stress
- Konstitutionelle Merkmale
- Ernährungsfehler
- Überarbeitung.

Emotionaler Stress

Emotionaler Stress ist der wichtigste ätiologische Faktor bei Depressionen. Die hauptsächlichen Emotionen, die zu Depressionen führen können, sind Zorn, Traurigkeit, Kummer, Sorge und Schuldgefühle.

Zorn

Zorn (im weit gefassten Sinne unter Einbeziehung von Frustration, Groll und Hass) verursacht entweder eine Leber-Qi-Stagnation oder aufsteigendes Leber-Yang. Wenn der Zorn unterdrückt wird, ist die Wahrscheinlichkeit höher, dass eine Leber-Qi-Stagnation und Depressionen hervorgerufen werden. Eine Leber-Qi-Stagnation ist eine häufige Ursache für Depressionen, besonders in ihren Anfangsstadien.

Eine Leber-Qi-Stagnation verursacht Depressionen, indem sie das ‚Kommen und Gehen' der Wanderseele einschränkt, was zu einem Mangel an Ideen, Projekten, Zielen, Inspiration und einem allgemein fehlenden Sinn für die Richtung im Leben führt.

Eines der signifikantesten und wichtigsten Zeichen einer Leber-Qi-Stagnation ist ein saitenförmiger Puls. Wenn der Puls allgemein an allen Taststellen saitenförmig ist, ist dies immer ein sicheres Zeichen, dass die Depression durch eine Leber-Qi-Stagnation und meist durch Zorn bedingt ist. Das Pulsbild widerspricht häufig dem ersten Eindruck, den der Patient erweckt. Der Patient kann depressiv wirken, langsam in seinen Bewegungen und blass sein und eine schwache Stimme haben – alle Zeichen deuten auf eine Leere als Ursache der Störung hin, aber der Puls ist an jeder Position voll und saitenförmig. Dies ist ein sicheres Zeichen, dass die Depression auf eine Qi-Stagnation und Zorn zurückgeht. In einigen Fällen kann es vorkommen (meiner Erfahrung nach besonders bei Männern), dass der Betreffende zur Therapie von Müdigkeit als Hauptbeschwerde in die Praxis kommt. Wenn aber der Puls an jeder Position voll und saitenförmig ist, zeigt dies fast mit Sicherheit, dass der Mensch depressiv ist, wobei eine Leber-Qi-Stagnation die Hauptursache darstellt.

Ich würde so weit gehen zu behaupten, dass wenn der Puls nicht saitenförmig ist, Zorn nicht die Ursache der Depression darstellt.

Traurigkeit und Kummer

Traurigkeit und Kummer erschöpfen anfangs das Qi und führen daher zu einer Qi-Schwäche von Milz, Herz und Lunge. Nach einiger Zeit beeinträchtigt diese Qi-Schwäche die Qi-Zirkulation und führt zu einer gewissen Qi-Stagnation; dies ist eine Art von Qi-Stagnation, die nicht auf die Leber, sondern auf Herz und Lunge einwirkt.

Die Herz- und/oder Lungen-Qi-Stagnation beeinflusst auch die Wanderseele und schränkt deren ‚Kommen und Gehen' ein, was in einem Mangel an Ideen, Projekten, Zielen, Inspiration und einem allgemein fehlenden Sinn für die Richtung im Leben resultieren kann.

Traurigkeit und Kummer sind häufige Ursachen für Depressionen aufgrund des Verlusts eines Familienmitglieds oder Partners durch Tod oder Trennung. Dies nennt man in der westlichen Psychiatrie reaktive Depression.

Wenn Traurigkeit und Kummer die Ursache von Depressionen sind, ist der Puls allgemein schwach, besonders an der Lungen-Position.

Sorge

Sorge ‚verknotet' das Qi, was bedeutet, dass sie eine Qi-Stagnation verursacht. Sorge ruft eine Stagnation des Qi von Milz, Lunge und Herz hervor. Meiner Erfahrung nach wirkt Sorge auch auf die Leber ein und kann entweder eine Leber-Qi-Stagnation oder aufsteigendes Leber-Yang verursachen.

Die Herz- und/oder Lungen-Qi-Stagnation beeinflusst auch die Wanderseele und schränkt deren ‚Kommen und Gehen' ein, was in einem Mangel an Ideen, Projekten, Zielen, Inspiration und einem allgemein fehlenden Sinn für die Richtung im Leben resultieren kann.

Wenn Sorge die Ursache von Depressionen ist, ist der Puls an der Lungen-Position straff.

Schuldgefühle

Schuldgefühle sind meiner Erfahrung nach eine verbreitete Ursache für eine Qi-Stagnation; sie beeinträchtigen vor allem Herz und Niere.

Die Herz-Qi-Stagnation beeinflusst auch die Wanderseele und schränkt deren ‚Kommen und Gehen' ein, was zu einem Mangel an Ideen, Projekten, Zielen, Inspiration und einem allgemein fehlenden Sinn für die Richtung im Leben führen kann.

Da Schuldgefühle auch auf die Niere einwirken, schwächen sie die Willenskraft *(zhi)*, deren Schwäche ein wichtiges Merkmal einer Depression darstellt.

HINWEIS FÜR DIE PRAXIS

Emotionen und Qi-Stagnation

- Alle Emotionen führen anfänglich zu einer gewissen Qi-Stagnation (auch solche, die das Qi erschöpfen, wie Traurigkeit und Kummer).
- Nicht jede Form von Qi-Stagnation ist auf die Leber bezogen.
- Bei emotionalen Störungen können auch andere Organe unter einer Qi-Stagnation leiden, besonders Lunge und Herz.
- Man beachte, dass eine Leber-Qi-Stagnation auch von anderen Emotionen als ‚Zorn' herrühren kann (z. B. Sorge und Schuldgefühlen).

Konstitutionelle Merkmale

Meiner Erfahrung nach spielen konstitutionelle Merkmale eine wichtige Rolle bei der Ätiologie von Depressionen. Beispielsweise ist eine konstitutionelle Nieren-Schwäche mit daraus resultierender Schwäche der Willenskraft *(zhi)* ein häufiger zugrunde liegender Faktor für die Entwicklung von Depressionen.

Eine konstitutionelle Tendenz zu Herz-Mustern trägt ebenfalls zur Entwicklung von Depressionen bei. Das wichtigste und verlässlichste Zeichen einer Tendenz zu emotionalen Störungen ist der Herz-Riss auf der Mittellinie der Zunge (➤ Abb. 11.6 sowie ➤ Tafel 11.2).

Ernährungsfehler

Die Ernährung spielt eine sekundäre Rolle bei der Ätiologie von Depressionen. Meiner Erfahrung nach trägt sie bei Vorhandensein von emotionalem Stress zur Entwicklung von Depressionen bei.

Übermäßiger Verzehr von Milchprodukten, Süßigkeiten, Zucker und Brot kann zur Bildung von Schleim führen. Dieses pathologische Element kann zu Depressionen beitragen, weil Schleim zunächst einmal das Qi beeinträchtigt und daher jegliche Schwäche und Stagnation des Qi verschlimmert. Er hat auch eine blockierende Eigenschaft und ist schwer, weswegen er den Geist benebelt. Dies führt zu geistiger Verwirrung; dieser Zustand verschlimmert die Zügelung der Wanderseele, sodass deren Bewegung beeinträchtigt ist.

Meiner Erfahrung nach ist eine nährstoffarme Ernährung ein Ernährungsfaktor, der zur Entwicklung von Depressionen beiträgt. Diese Situation tritt auf, wenn Patienten strenge Diäten befolgen oder sich unausgewogen vegetarisch ernähren. Dies führt zu Qi-Schwäche und Blut-Mangel, welches Zustände sind, die Leere-Typen von Depressionen zugrunde liegen.

Überarbeitung

Überarbeitung, im Sinne von jahrelangem Leisten von Überstunden ohne angemessene Ruhepausen, führt zu einem Nieren-Yin-Mangel, der häufig den Hintergrund für Depressionen bei älteren Menschen darstellt.

ZUSAMMENFASSUNG

Ätiologie und Pathologie

- Emotionaler Stress
  - Zorn
  - Traurigkeit und Kummer
  - Sorge
  - Schuldgefühle
- Konstitutionelle Merkmale
- Ernährungsfehler
- Überarbeitung

16.5 Pathologie

Die Pathologie von Depressionen beginnt gewöhnlich entweder mit einer Qi-Stagnation oder einer Kombination aus Qi-Stagnation und Qi-Schwäche. Wie in ➤ Kap. 9 und ➤ Kap. 10 erörtert, bringt emotionaler Stress meist zuerst den Qi-Mechanismus durcheinander und verursacht eine Qi-Stagnation und/oder Qi-Schwäche. Zorn, Sorge und Schuldgefühle verursachen anfänglich eine Qi-Stagnation, während Traurigkeit und Kummer eine Kombination aus Qi-Schwäche und Qi-Stagnation zur Folge haben.

Es ist wichtig sich daran zu erinnern, dass eine Qi-Stagnation nicht nur auf die Leber einwirkt, sondern (vor allem bei Depressionen) auch auf die Lunge und/oder das Herz. Die Krankheitsmuster von Lungen- und Herz-Qi-Stagnation wurden in ➤ Kap. 12 besprochen. Eine Qi-Stagnation beeinträchtigt die Bewegung der Wanderseele und führt zu Depressionen (➤ Kap. 3).

Wie oben angedeutet, meint der Begriff *yu* sowohl ‚Stagnation' als auch ‚Depression'. Dies bedeutet aber nicht, dass bei Depressionen immer eine Qi-Stagnation vorliegt, da anfänglich auch nur eine Qi-Schwäche vorhanden sein kann. Darüber hinaus können in späteren Stadien viele weitere Krankheitsmuster auftreten.

Wenn die Qi-Stagnation persistiert, führt sie zu Hitze. Diese manifestiert sich in einer leichten Rötung an den Rändern der Zunge, wenn die Hitze in der Leber lokalisiert ist, an den Rändern im Thorax-Areal, wenn sie sich in der Lunge befindet, und an der Zungenspitze, wenn sie im Herzen sitzt. Die Hitze erregt Geist und Wanderseele und kann zu Angstzuständen führen, welche sehr häufig eine Depression begleiten.

Schleim ist ein sehr verbreiteter pathogener Faktor bei Depressionen. Man berücksichtige, dass sich Schleim nicht nur dann bildet, wenn eine Schwäche des Qi (von Lunge, Milz oder Niere) besteht, sondern auch von einer Qi-Stagnation ausgehen kann. Dr. Ma Peizhi (Qing-Dynastie) war der Auffassung, dass Schleim bei Depressionen drei möglichen Zuständen entspringen kann: einer Herz- und Milz-Schwäche mit Stagnation in Magen und Leber, einem Zustand von geschwächtem, nicht aufsteigendem Milz-Qi und einer Disharmonie von Milz und Leber.[14]

Eine langfristige Qi-Stagnation kann zu einer Blut-Stase führen. In diesem Fall ist die Zunge violett. Auch hier gilt wieder, dass eine Blut-Stase nicht nur die Leber, sondern auch die Lunge und/oder das Herz beeinflusst. Eine Blut-Stase tritt umso wahrscheinlicher auf, wenn der emotionale Stress mit Schuldgefühlen zusammenhängt. Eine Blut-Stase verschlimmert immer Depressionen und verursacht ein ‚dunkles' Gefühl von Niedergeschlagenheit und Verzweiflung.

Wenn die Hitze über einen langen Zeitraum persistiert, kann sie das Yin verletzen und zu einem Yin-Mangel folgender Organe führen: Herz, Lunge, Magen/Milz, Leber und Niere. Wenn ein Yin-Mangel besteht, fehlt der Zungenbelag. Man denke daran, dass ein Yin-Mangel nicht im Widerspruch zu Schleim steht, da ersterer ein Mangel an physiologischen Flüssigkeiten, letzterer eine Ansammlung pathologischer Flüssigkeiten ist. Eine Kombination aus Schleim und Yin-Mangel kommt sogar recht häufig bei älteren Menschen vor, bei denen dann die Zunge geschwollen ist (ein Hinweis auf Schleim) und keinen Belag aufweist (ein Hinweis auf Yin-Mangel).

Wenn der Yin-Mangel über einen langen Zeitraum anhält, wird Leere-Hitze erzeugt. In diesem Fall ist die Zunge rot und belaglos. Leere-Hitze erregt den Geist und die Wanderseele (so wie es bei Hitze der Fall ist) und kann Angstzustände und Schlafstörungen zur Folge haben.

➤ Abb. 16.11 veranschaulicht die Pathologie von Depressionen.

ZUSAMMENFASSUNG

Pathologie

- Die Pathologie von Depressionen beginnt gewöhnlich entweder mit einer Qi-Stagnation oder einer Kombination aus Qi-Stagnation und Qi-Schwäche.
- Eine Qi-Stagnation wirkt nicht nur auf die Leber ein, sondern (vor allem bei Depressionen) auch auf die Lunge und/oder das Herz.

16

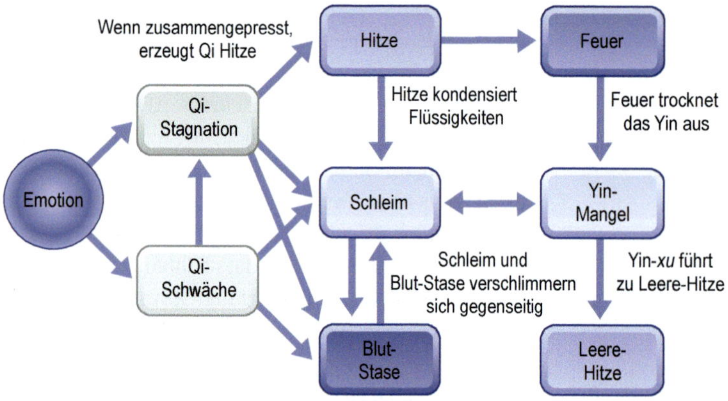

Abb. 16.11 Pathologie von Depressionen

- Obwohl der Begriff *yu* sowohl ‚Stagnation' als auch ‚Depression' meint, bedeutet dies nicht, dass bei Depressionen immer eine Qi-Stagnation vorliegt, da anfänglich auch nur eine Qi-Schwäche vorhanden sein kann.
- Wenn die Qi-Stagnation persistiert, führt sie zu Hitze. Diese manifestiert sich in einer leichten Rötung an den Rändern der Zunge, wenn die Hitze in der Leber lokalisiert ist, an den Rändern im Thorax-Areal, wenn sie sich in der Lunge befindet, und an der Zungenspitze, wenn sie im Herzen sitzt.
- Schleim ist ein sehr verbreiteter pathogener Faktor bei Depressionen. Man berücksichtige, dass sich Schleim nicht nur dann bildet, wenn eine Schwäche des Qi (von Lunge, Milz oder Niere) besteht, sondern auch von einer Qi-Stagnation ausgehen kann.
- Eine langfristige Qi-Stagnation kann zu einer Blut-Stase führen. In diesem Fall ist die Zunge violett.
- Wenn die Hitze über einen langen Zeitraum persistiert, kann sie das Yin verletzen und zu einem Yin-Mangel folgender Organe führen: Herz, Lunge, Magen/Milz, Leber oder Niere.
- Wenn der Yin-Mangel über einen langen Zeitraum anhält, wird Leere-Hitze erzeugt. In diesem Fall ist die Zunge rot und belaglos.

16.6 Identifikation von Krankheitsmustern und Therapie

Es werden folgende Krankheitsmuster besprochen:

- Leber-Qi-Stagnation
- Herz- und Lungen-Qi-Stagnation
- Stagnierendes Leber-Qi wandelt sich in Hitze um
- Schleim-Hitze stört den Geist
- Blut-Stase blockiert den Geist
- Qi-Stagnation mit Schleim
- Hitze im Diaphragma
- Sorge verletzt den Geist
- Herz- und Milz-Schwäche
- Herz-Yang-Mangel
- Nieren- und Herz-Yin-Mangel, lodernde Leere-Hitze
- Nieren-Yang-Mangel.

Leber-Qi-Stagnation

Klinische Manifestationen

Depressionen, Stimmungsschwankungen, Sorge, Frustration, Ver- und Anspannungsgefühl, Schmerzen und Spannungsgefühl im Hypochondrium, Muskelanspannung und -schmerzen in Nacken und Schulterspitze, Spannungsgefühl im Abdomen, unregelmäßiger Stuhlgang, unregelmäßige Regelblutungen, prämenstruelle Anspannung (➤ Abb. 16.12).

- **Zunge:** die Farbe des Zungenkörpers kann normal oder an den Rändern leicht gerötet sein
- **Puls:** saitenförmig.

Pathologie und psychisch-emotionales Muster

Depressionen sind durch ein unzulängliches ‚Kommen und Gehen' der Wanderseele gekennzeichnet, was zu einem Mangel an Lebensträumen, Hoffnungen, Plänen, Ideen und Inspiration führt. Eine Leber-Qi-Stagnation ist eine der häufigsten Ursachen für eine eingeschränkte Bewegung der Wanderseele.

Eine Leber-Qi-Stagnation kann durch Zorn im weit gefassten Sinne (Frustration und Groll mit eingeschlossen) bedingt sein. Bei unterdrücktem Zorn besteht sogar eine noch größere Tendenz, dass eine Leber-Qi-Stagnation verursacht wird. Meiner Erfahrung nach kann eine Leber-Qi-Stagnation jedoch auch durch Sorge und Schuldgefühle entstehen.

Der vor dem Hintergrund einer Leber-Qi-Stagnation an Depressionen leidende Mensch ist nicht nur depres-

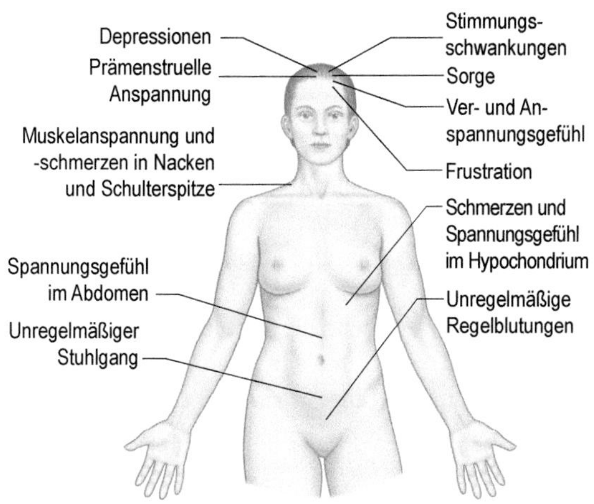

Abb. 16.12 Leber-Qi-Stagnation

siv, sondern unterliegt auch Stimmungsschwankungen und neigt zu Zornesausbrüchen. Er leidet auch an Reizbarkeit und einem starken Frustrationsgefühl.

Ein wichtiges Zeichen einer Leber-Qi-Stagnation als Grund für Depressionen ist ein saitenförmiger Puls.

Patientenprofil

Eine Leber-Qi-Stagnation ist eine verbreitete Ursache für Depressionen bei jungen Menschen, ungefähr vom Teenager-Alter bis ca. 35. Auch wenn die Leber-Qi-Stagnation offensichtlich auch bei älteren Menschen vorkommt, sind dann wahrscheinlich auch andere Krankheitsmuster präsent. Die Leber-Qi-Stagnation ist gewöhnlich durch unterdrückten Zorn, Frustration, Groll oder Sorge bedingt.

Therapieprinzip

Die Leber besänftigen, das Qi bewegen, die Stagnation beseitigen.

Akupunktur

Pe 6 *neiguan,* Le 3 *taichong,* Gb 34 *yanglingquan,* 3E 3 *zhongzhu,* Gb 13 *benshen,* Bl 47 *hunmen,* Du 20 *baihui.* Sedierende oder neutrale Nadeltechnik an allen Punkten außer an Du 20, der tonisiert werden sollte.

Erklärung:

- Pe 6 ist ein wichtiger Punkt für Depressionen aufgrund einer Leber-Qi-Stagnation. Er bewegt das Leber-Qi dank der Verknüpfung zwischen der Perikard- und Leber-Leitbahn innerhalb des Umkehr-Yin *(jueyin).* Dieser Punkt wirkt auf die Leber ein und hat eine ‚zentrifugale' Bewegung; daher stimuliert er bei Depressionen aufgrund einer Leber-Qi-Stagnation das ‚Kommen und Gehen' der Wanderseele. Da er sich auf der Perikard-Leitbahn befindet, beeinflusst Pe 6 auch das Herz, indem er die Stimmung aufhellt. Er wird heutzutage in China häufig zu diesem Zweck eingesetzt.
- Le 3 und Gb 34 bewegen das Leber-Qi und stimulieren daher das ‚Kommen und Gehen' der Wanderseele, um Depressionen zu lindern. Le 3 hat auch einen beruhigenden Effekt und ist gut geeignet, wenn der Patient gleichzeitig an Angstzuständen leidet.
- 3E 3 hellt die Stimmung auf und stimuliert das ‚Kommen und Gehen' der Wanderseele, um Depressionen zu lindern.
- Gb 13 hellt die Stimmung auf, beruhigt den Geist und stimuliert das ‚Kommen und Gehen' der Wanderseele.
- Bl 47 reguliert das ‚Kommen und Gehen' der Wanderseele; er kann sie entweder bei Vorliegen einer Schwäche stimulieren oder bei einem Exzess beruhigen.
- Du 20 hellt die Stimmung auf und lindert die Depression.

HINWEIS FÜR DIE PRAXIS

Pe 6 *neiguan*

Pe 6 ist ein wichtiger Punkt bei Depressionen aufgrund einer Leber-Qi-Stagnation. Er kombiniert dank der Verbindung zwischen Perikard- und Leber-Leitbahnen innerhalb des Umkehr-Yin *(jueyin)* die Funktion der Leber-Qi-Bewegung mit der Funktion, das Herz zu nähren und das Herz-Qi zu bewegen, die aufgrund der engen Beziehung zwischen Herz und Perikard besteht. Dieser Punkt wirkt auf die Leber ein und hat eine ‚zentrifugale' Bewegung; er stimuliert daher bei Depressionen aufgrund einer Leber-Qi-Stagnation das ‚Kommen und Gehen' der Wanderseele. Da er sich auf der Perikard-Leitbahn befindet, beeinflusst Pe 6 auch das Herz, indem er die Stimmung aufhellt.

Arzneimitteltherapie

Rezeptur

Yueju wan

Pille, die das Gekrümmte überwindet

Erklärung: *Yueju wan* ist die Rezeptur der Wahl bei Depressionen aufgrund einer Leber-Qi-Stagnation. Sie wurde von Zhu Danxi für die sechs Stagnationen von Qi, Blut, Feuchtigkeit, Schleim, Hitze und Nahrung erstellt. Sie enthält fünf Arzneien für sechs Stagnationen, weil *Cangzhu* sowohl Stagnationen aufgrund von Feuchtigkeit als auch solche aufgrund von Schleim behandelt. Obwohl diese Rezeptur für die sechs Stagnationen gedacht ist, wendet man sie in erster Linie für Qi-Stagnationen an; daher ist *Xiangfu* das Kaiserkraut.

Dies ist eine faszinierende Rezeptur, da keine ihrer Zutaten einzeln betrachtet eine besonders starke psychi-

16

sche Wirkung aufweist (eine Arznei, *Shenqu,* ist sogar ein Digestivum). Zusammen bilden sie jedoch eine Rezeptur, die zweifellos eine psychische Wirkung bei der Linderung von Depressionen hat.

Wenn man diese Rezeptur als eine selbst zusammengestellte Verschreibung und nicht als Fertigpräparat verwendet, kann die Dosierung der Zutaten verändert werden, um dem vorliegenden Muster gerecht zu werden. Wenn z. B. Schleim dominiert, wird die Dosierung von *Cangzhu* erhöht; wenn eine Blut-Stase vorhanden ist, wird die Dosis von *Chuanxiong* erhöht usw.

Ein wichtiges Zeichen für den Einsatz dieser Rezeptur ist ein saitenförmiger Puls.

HINWEIS FÜR DIE PRAXIS

Yueju wan

Ich halte die Rezeptur *Yueju wan* für ausgezeichnet geeignet, um Depressionen aufgrund einer Leber-Qi-Stagnation zu behandeln. Wenn der Puls bei einem depressiven Menschen an jeder Position voll und saitenförmig ist, ist dies die erste Rezeptur, die ich in Betracht ziehe.

Rezeptur
Variante von Chaihu shugan tang
Variante von Bupleurum-Dekokt, das die Leber besänftigt

Erklärung: Diese Rezeptur ist eine sehr bekannte und vielfach eingesetzte Verschreibung bei Leber-Qi-Stagnation. Sie wirkt vor allem auf den Unteren Erwärmer ein und ist daher geeignet, wenn sich die Beschwerden des Patienten im unteren Abdomen mit Verdauungsproblemen wie Spannungsgefühl und Schmerzen im Abdomen und unregelmäßigem Stuhlgang äußern.

Qingpi stärkt den Qi bewegenden Effekt und lenkt ihn zum oberen Teil des Körpers und zum Kopf; *Yujin* bewegt das Qi und belebt das Blut und macht die Öffnungen des Geistes auf. Es hat eine besondere Wirkung auf Depressionen aufgrund von Qi-Stagnationen.

Rezeptur
Xiaoyao san
Umherstreifen-Pulver

Erklärung: Diese Rezeptur wird ausgewählt, wenn die Leber-Qi-Stagnation vor dem Hintergrund eines Leber-Blut-Mangels auftritt, was eher bei Frauen der Fall ist. Die Zunge könnte daher blass sein und der Puls nicht an allen Positionen saitenförmig (wie bei *Yueju wan*), sondern nur leicht saitenförmig an der linken Taststelle und allgemein dünn (was den Blut-Mangel anzeigt). Diese Situation ist bei Frauen stärker verbreitet, sodass diese Rezeptur besonders bei Frauen geeignet ist.

Diese Rezeptur wird ausgewählt, wenn die Leber-Qi-Stagnation aus einem Leber-Blut-Mangel oder aber einer Milz-Qi-Schwäche entstanden ist oder vor diesem Hintergrund auftritt.

Meiner Erfahrung nach wird von dieser Rezeptur zur Therapie von Depressionen aufgrund einer Leber-Qi-Stagnation wahrscheinlich übermäßiger Gebrauch gemacht. Sie ist speziell für Leber-Qi-Stagnationen, die aus einem Leber-Blut-Mangel entstehen oder vor diesem Hintergrund auftreten, gedacht. Bei ‚reiner' Leber-Qi-Stagnation mit einem vollen und saitenförmigen Puls an allen Positionen sollte man eher *Yueju wan* den Vorzug geben.

➤ Tab. 16.1 stellt die Unterschiede zwischen *Xiaoyao san* und *Yueju wan* dar.

Rezeptur
Wuge kuanzhong san
Pulver der fünf Diaphragmen zur Entspannung der Mitte

Erklärung: Diese Rezeptur ist besonders bei Depressionen aufgrund einer Qi-Stagnation geeignet. Sie hat einen größeren Wirkungsbereich als die vorigen Rezepturen und ist besonders dann angezeigt, wenn die Qi-Stagnation sich im Mittleren Erwärmer manifestiert.

Sie wird ‚Pulver der fünf Diaphragmen zur Entspannung der Mitte' genannt, weil sie fünf verschiedene pathologische Zustände des Diaphragmas behandelt, bei denen jeweils eine Qi-Stagnation zugrunde liegt. Die fünf Zustände sind:

- Sorge-Diaphragma
- Zorn-Diaphragma
- Qi-Diaphragma
- Kälte-Diaphragma
- Hitze-Diaphragma.

Tab. 16.1 Unterschiede zwischen *Xiaoyao san* und *Yueju wan*

	Xiaoyao san	*Yueju wan*
Krankheitsmuster	Leber-Qi-Stagnation, Leber-Blut-Mangel, Milz-Qi-Schwäche	Leber-Qi-Stagnation
Ätiologie	Emotionaler Stress in Kombination mit Überarbeitung und Ernährungsfehlern	Emotionaler Stress
Puls	Dünn und leicht saitenförmig; allgemein schwach und leicht saitenförmig an der linken Seite	Voll und saitenförmig an allen Positionen
Zunge	Zungenfarbe kann normal oder blass sein	Leicht gerötete Ränder
Emotionale Symptome	Depressionen, Traurigkeit, Weinen	Depressionen, unterdrückter Zorn

Die jeweiligen Symptome dieser fünf Zustände sind wie folgt:

Sorge-Diaphragma Qi-Stagnation im Thorax, Flüssigkeiten werden nicht umgeformt, Nahrung geht nicht nach unten, Kurzatmigkeit.

Zorn-Diaphragma Völlegefühl unter dem Herzen, Nahrung wird nicht verdaut, schwierige Miktion und Defäkation.

Qi-Diaphragma Völlegefühl in Thorax und Hypochondrium, Erstickungsgefühl.

Kälte-Diaphragma Spannungs- und Völlegefühl in der abdominalen und Herzregion, Husten, Keuchatmung, Kältegefühl im Abdomen, Flatulenz, Nabelschmerzen, Fettunverdaulichkeit.

Hitze-Diaphragma Fünf-Flächen-Hitze, Mundulzera, Brennen und Schwere der Gliedmaßen, trockene Lippen und trockener Mund, Hitzegefühl im Körper, Schmerzen im unteren Rücken, Thoraxschmerzen mit Ausstrahlung in den oberen Rücken, Patient kann nicht viel essen.

In ➤ Tab. 16.2 werden *Yuejuwan, Chaihu shugan tang, Xiaoyao wan* und *Wuge kuanzhong san* miteinander verglichen.

ZUSAMMENFASSUNG

Leber-Qi-Stagnation

Akupunktur

Pe 6 *neiguan,* Le 3 *taichong,* Gb 34 *yanglingquan,* 3E 3 *zhongzhu,* Gb 13 *benshen,* Bl 47 *hunmen,* Du 20 *baihui.* Sedierende oder neutrale Nadeltechnik an allen Punkten außer an Du 20, der tonisiert werden sollte.

Arzneimitteltherapie

- *Yueju wan* Pille, die das Gekrümmte überwindet
- Variante von *Chaihu shugan tang* Bupleurum-Dekokt, das die Leber besänftigt
- *Xiaoyao san* Umherstreifen-Pulver
- *Wuge kuanzhong san* Pulver der fünf Diaphragmen zur Entspannung der Mitte

Herz- und Lungen-Qi-Stagnation

Klinische Manifestationen

Depressionen, Traurigkeit, leichte Angstzustände, Palpitationen, Spannungs- oder Druckgefühl im Thorax, leichtes Globusgefühl in der Kehle, leichte Kurzatmigkeit, Seufzen, Appetitmangel, Spannungsgefühl in Thorax und oberem Epigastrium, Abneigung sich hinzulegen, schwache und kalte Gliedmaßen, blasse Gesichtsfarbe (➤ Abb. 16.13).

- **Zunge:** leicht gerötete Ränder in den Thorax-Arealen
- **Puls:** leer, aber ganz leicht überflutend an der linken vorderen Position und sehr leicht straff an der rechten vorderen Position.

!

Merke: Eine Qi-Stagnation tritt nicht nur in der Leber auf, sondern vor allem bei emotionalen Problemen auch in Lunge und Herz.

Pathologie und psychisch-emotionales Muster

Traurigkeit, Kummer und Sorge wirken auf Herz und Lunge ein; während Traurigkeit und Kummer anfänglich das Qi erschöpfen und Sorge das Qi verknotet, führen alle drei Emotionen nach einer gewissen Zeit zu einer Qi-Stagnation im Thoraxbereich. Die Lunge wird besonders durch Traurigkeit und Kummer aufgrund

Tab. 16.2 Vergleich von *Yueju wan, Chaihu shugan tang, Xiaoyao san* und *Wuge kuanzhong san*

	Krankheitsmuster	Puls	Zunge	Emotionale Symptome
Yueju wan	Leber-Qi-Stagnation	Voll und saitenförmig an allen Positionen	Leicht gerötete Ränder	Depressionen, unterdrückter Zorn
Chaihu shugan tang	Leber-Qi-Stagnation im Unteren Erwärmer	Saitenförmig, möglicherweise auch nur an der linken Seite saitenförmig	Leicht gerötete Ränder	Depressionen, Zorn
Xiaoyao san	Leber-Qi-Stagnation, Leber-Blut-Mangel, Milz-Qi-Schwäche	Dünn und leicht saitenförmig; allgemein schwach und leicht saitenförmig an der linken Seite	Farbe des Zungenkörpers normal oder blass	Depressionen, Traurigkeit, Weinen
Wuge kuanzhong san	Leber-Qi-Stagnation im Mittleren und Unteren Erwärmer	Saitenförmig an den Magen- und Lungen-Positionen	Leicht gerötete Ränder	Depressionen, Sorge

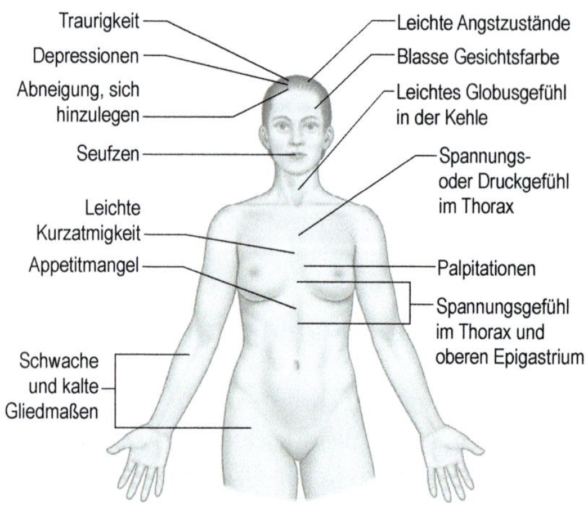

Abb. 16.13 Herz- und Lungen-Qi-Stagnation

von Trennung und Verlust beeinträchtigt; dies ist ein sehr häufiger Grund für Depressionen.

Die Qi-Stagnation aufgrund der obigen Emotionen beeinträchtigt die Zirkulation des Herz- und Lungen-Qi im Thorax und schnürt die Körperseele ein; auf körperlicher Ebene verursacht dies ein Spannungs- oder Engegefühl im Thorax und Seufzen. Auf psychisch-emotionaler Ebene ist der Mensch traurig, depressiv und neigt dazu, viel zu weinen.

Patientenprofil

Herz- und Lungen-Qi-Stagnation sind bei jungen Menschen (etwa bis zum 35. Lebensjahr) verbreitet. Sie ist fast immer durch Traurigkeit und Kummer aufgrund eines Verlustes bedingt.

Therapieprinzip

Herz- und Lungen-Qi bewegen, den Geist beruhigen, die Stimmung aufhellen, die Körperseele beruhigen.

Akupunktur

He 5 *tongli,* He 7 *shenmen,* Pe 6 *neiguan,* Ren 15 *jiuwei,* Ren 17 *shanzhong,* Lu 7 *lieque,* Ma 40 *fenglong,* Di 4 *hegu.* Alle Punkte mit neutraler Nadeltechnik.

Erklärung:

- He 5, He 7 und Pe 6 bewegen das Herz-Qi, hellen die Stimmung auf und beruhigen den Geist.
- Ren 15 beruhigt den Geist und nährt das Herz.
- Ren 17 und Lu 7 bewegen das Lungen-Qi.
- Ma 40 und Di 4 stimulieren das Auf- und Absteigen des Qi. Ma 40 wird hier nicht gegen Schleim eingesetzt, sondern um das Absteigen des Qi wiederherzustellen und den Thorax zu öffnen.

Arzneimitteltherapie

Rezeptur

Muxiang liuqi yin

Trank mit Aucklandia, der das Qi fließen lässt

Erklärung: Diese Rezeptur bewegt das Qi in Herz und Lunge, unterdrückt rebellierendes Qi im Thorax und stärkt Qi und Yin.

Rezeptur

Banxia houpo tang

Dekokt mit Pinellia und Magnolia

Erklärung: Diese Rezeptur bewegt das Qi in Herz und Lunge und lindert Depressionen. Sie wird eingesetzt, wenn sich die körperlichen Symptome im Thoraxbereich konzentrieren, mit einem Druck- und Spannungsgefühl im Thorax und Seufzen.

ZUSAMMENFASSUNG

Herz- und Lungen-Qi-Stagnation

Akupunktur

He 5 *tongli,* He 7 *shenmen,* Pe 6 *neiguan,* Ren 15 *jiuwei,* Ren 17 *shanzhong,* Lu 7 *lieque,* Ma 40 *fenglong,* Di 4 *hegu.* Alle Punkte mit neutraler Nadeltechnik.

Arzneimitteltherapie

- *Muxiang liuqi yin* Trank mit Aucklandia, der das Qi fließen lässt
- *Banxia houpo tang* Dekokt mit Pinellia und Magnolia

Stagnierendes Leber-Qi wandelt sich in Hitze um

Klinische Manifestationen

Depressionen, Stimmungsschwankungen, Sorge, Frustration, Verspannungs- und Anspannungsgefühl, Angstzustände, Erregtheit, Aufbrausen, Mundtrockenheit, bitterer Mundgeschmack, Obstipation, Kopfschmerzen, rotes Gesicht und rote Augen, Schmerzen und Spannungsgefühl im Hypochondrium, Muskelanspannung und -schmerzen in Nacken und Schulterspitze, Spannungsgefühl im Abdomen, unregelmäßiger Stuhlgang, unregelmäßige Regelblutungen, prämenstruelle Anspannung (➤ Abb. 16.14).

- **Zunge:** roter Zungenkörper mit geröteten Rändern oder normal gefärbter Zungenkörper mit roten Rändern
- **Puls:** saitenförmig, schnell.

Pathologie und psychisch-emotionales Muster

Bei einer Leber-Qi-Stagnation sind die klinischen Manifestationen in erster Linie auf das Hypochondrium und

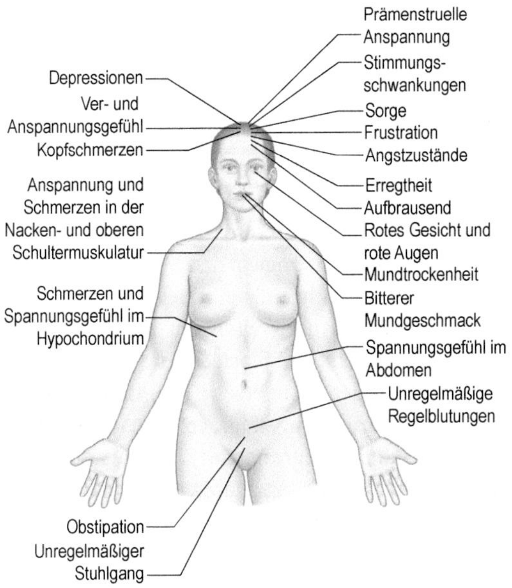

Abb. 16.14 Stagnierendes Leber-Qi-wandelt sich in Hitze um

Abdomen konzentriert, während bei stagnierendem Leber-Qi, das sich in Hitze umwandelt, auch Manifestationen im Kopf vorliegen, wie etwa Kopfschmerzen, Mundtrockenheit, gerötete Augen und rotes Gesicht sowie ein bitterer Mundgeschmack.

Eine Leber-Qi-Stagnation beeinträchtigt das ‚Kommen und Gehen' der Wanderseele, was auf die gleiche Weise zu Depressionen führt, wie wir es oben unter dem Muster einer ‚Leber-Qi-Stagnation' beschrieben haben. Die Hitze, die aus der lang anhaltenden Qi-Stagnation entsteht, erregt andererseits den Geist und führt zu Angstzuständen.

Patientenprofil

Stagnierendes Leber-Qi, das sich in Hitze umwandelt, ist eher bei Menschen jenseits des 35. Lebensjahres verbreitet.

Die Ätiologie dieses Musters besteht normalerweise in unterdrücktem Zorn in Kombination mit Überarbeitung und übermäßigem Alkoholkonsum.

Therapieprinzip

Die Leber besänftigen, das Qi bewegen, die Stagnation beseitigen, Leber-Hitze klären.

Akupunktur

Pe 6 *neiguan,* Le 3 *taichong,* Le 2 *xingjian,* Gb 34 *yanglingquan,* 3E 3 *zhongzhu,* Gb 43 *xiaxi,* Gb 13 *benshen, taiyang,* Bl 47 *hunmen,* Du 20 *baihui.* Sedierende oder neutrale Nadeltechnik an allen Punkten außer an Du 20, der tonisiert werden sollte.

Erklärung:

- Pe 6, Le 3, Gb 34, 3E 3, Gb 13, Bl 47 und Du 20 wurden bereits oben unter dem Muster der Leber-Qi-Stagnation erläutert. Da die Hitze hier von einer Qi-Stagnation stammt, muss diese vornehmlich durch Bewegung des Qi und Beseitigung der Stagnation geklärt werden.
- Le 2 klärt Leber-Hitze.
- Gb 43 klärt Leber-Hitze und behandelt Kopfschmerzen. Er klärt Hitze aus der Kopfregion. Er wird der Punktkombination hinzugefügt, weil die Hitze in der Leber (im Gegensatz zu reiner Leber-Qi-Stagnation) einige Symptome verursacht, die sich im Kopf bemerkbar machen (Kopfschmerzen, Mundtrockenheit, bitterer Mundgeschmack, rotes Gesicht und gerötete Augen).
- *taiyang* beruhigt den Geist.

Arzneimitteltherapie

Rezeptur

Danzhi xiaoyao san

Umherstreifen-Pulver mit Moutan und Gardenia

Erklärung: Dies ist die maßgebliche Rezeptur zur Klärung von Leber-Hitze, die einer Leber-Qi-Stagnation entstammt. Sie basiert auf *Xiaoyao san* zur Bewegung des Leber-Qi und Beseitigung von Stagnationen, unter Hinzufügung von *Mudanpi* und *Shanzhizi,* um Leber-Hitze zu klären.

Rezeptur

Xiaoyao san mit *Zuojin wan*

Umherstreifen-Pulver mit Linke-Metall-Pille

Erklärung: Wenn Hitze aus einer Qi-Stagnation entsteht, ist das primäre Therapieprinzip, das Qi zu bewegen und Stagnationen zu beseitigen; wenn sie beseitigt sind, haben wir auch automatisch die Hitze geklärt. Es werden jedoch auch einige Arzneien zum Klären von Hitze hinzugefügt, deshalb der Zusatz von *Zuojin wan* (das Leber-Hitze klärt) zu *Xiaoyao san* (welches das Leber-Qi bewegt).

HINWEIS FÜR DIE PRAXIS

Wenn Hitze aus einer Qi-Stagnation entsteht, muss das primäre Therapieprinzip der Arzneimitteltherapie darin bestehen, das Qi zu bewegen und Stagnationen zu beseitigen.

Rezeptur

Jieyu qingxin tang

Dekokt, das Stagnationen beseitigt und das Herz klärt

Erklärung: Diese Rezeptur bewegt das Leber-Qi, klärt Herz-Hitze und beruhigt die Seele. Sie wird verwendet, wenn stagnierendes Leber-Qi zur Entstehung von Herz-Hitze geführt hat.

ZUSAMMENFASSUNG

Stagnierendes Leber-Qi wandelt sich in Hitze um

Akupunktur

Pe 6 *neiguan,* Le 3 *taichong,* Le 2 *xingjian,* Gb 34 *yanglingquan,* 3E 3 *zhongzhu,* Gb 43 *xiaxi,* Gb 13 *benshen, taiyang,* Bl 47 *hunmen,* Du 20 *baihui.* Sedierende oder neutrale Nadeltechnik an allen Punkten außer an Du 20, der tonisiert werden sollte.

Arzneimitteltherapie

- *Danzhi xiaoyao san* Umherstreifen-Pulver mit Moutan und Gardenia
- *Xiaoyao san* Umherstreifen-Pulver mit *Zuojinwan* Linke-Metall-Pille
- *Jieyu qingxin tang* Dekokt, das Stagnationen beseitigt und das Herz klärt

Schleim-Hitze stört den Geist

Klinische Manifestationen

Depressionen, psychische Unruhe, Angstzustände, Erregtheit, unruhiger Schlaf, übermäßiges Träumen, Schlafstörungen, Palpitationen, Schweregefühl im Kopf, Schwindelgefühle, Brustdruckgefühl, Expektoration von Schleim, Übelkeit, bitterer Mundgeschmack, klebriger Mundgeschmack (➤ Abb. 16.15).

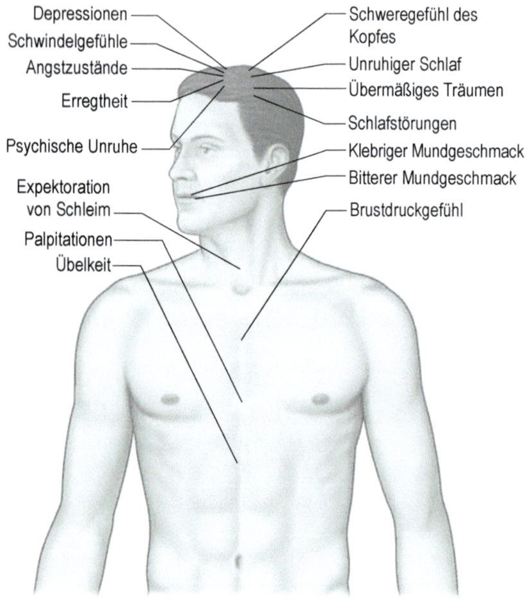

Abb. 16.15 Schleim-Hitze stört den Geist

- **Zunge:** rot, geschwollen, klebriger Zungenbelag, möglicherweise Herz-Riss
- **Puls:** schlüpfrig, schnell.

Pathologie und psychisch-emotionales Muster

Schleim blockiert den Geist, während Hitze ihn unruhig macht. Schleim, der den Geist blockiert, verursacht geistige Verwirrung und in schweren Fällen einen gewissen Verlust an Einsicht; Hitze macht den Menschen aufgeregt, unruhig und ängstlich. In einigen Fällen kann der Mensch zwischen depressiven und verwirrten Phasen (aufgrund des Schleims, der den Geist blockiert und auch das ‚Kommen und Gehen' der Wanderseele beeinträchtigt) sowie Phasen unnormalen Hochgefühls, von Erregtheit und manischem Verhalten (aufgrund des Feuers) wechseln. In schweren Fällen führt dies zu manischer Depression.

HINWEIS FÜR DIE PRAXIS

Schleim blockiert den Geist (und verursacht einen gewissen Verlust an Einsicht) und Hitze regt ihn auf (was Angstzustände und psychische Unruhe hervorruft).

Patientenprofil

Das Muster von Schleim-Hitze, die den Geist stört, ist mehr bei Menschen über 45 und einer Tendenz zu Übergewicht verbreitet. Die Ätiologie besteht gewöhnlich in lang andauerndem emotionalem Stress (besonders Sorge, Schuldgefühlen und Zorn) in Kombination mit Ernährungsfehlern und übermäßigem Genuss von fetten Speisen und Alkohol.

Therapieprinzip

Schleim beseitigen, Hitze klären, die Öffnungen des Geistes aufmachen.

Akupunktur

Ren 12 *zhongwan,* Bl 20 *pishu,* Ma 40 *fenglong,* Mi 9 *yinlingquan,* Mi 6 *sanyinjiao,* Pe 5 *jianshi,* Pe 7 *daling,* Ma 8 *touwei,* Du 24 *shenting,* Gb 13 *benshen,* Gb 17 *zhengying,* Gb 18 *chengling,* Du 20 *baihui.* Alle Punkte mit sedierender oder neutraler Nadeltechnik außer an Ren 12 und Bl 20, die tonisiert werden sollten.

Erklärung:

- Ren 12, Bl 20, Ma 40, Mi 9 und Mi 6 beseitigen Schleim. Insbesondere Ma 40 beseitigt Schleim und beruhigt den Geist; Mi 6 beruhigt ebenfalls den Geist.
- Pe 5 und Pe 7 beruhigen den Geist und machen die Öffnungen des Geistes auf.
- Ma 8 beseitigt Schleim aus dem Kopf.
- Du 24 und Gb 13 beruhigen den Geist und hellen die Stimmung auf.

- Gb 17 und Gb 18 machen die Öffnungen des Geistes auf.
- Du 20 hellt die Stimmung auf.

Arzneimitteltherapie

Rezeptur
Wendan tang
Dekokt, das die Gallenblase wärmt
Erklärung: Für diese interessante Rezeptur gibt es zwei Hauptdeutungen. Ursprünglich wurde sie für eine Gallenblasen-Schwäche nach einer schweren akuten Erkrankung eingesetzt, wobei sich die Gallenblasen-Schwäche in Ängstlichkeit, Nervosität, Schlafstörungen (Aufwachen am frühen Morgen) und psychischer Unruhe manifestiert. Seit einiger Zeit wird sie häufiger für Schleim-Hitze, die auf Magen, Herz oder Lunge einwirkt, verwendet. Die Hauptmanifestationen, weswegen die Rezeptur in diesem Zusammenhang eingesetzt wird, sind psychische Unruhe, Nervosität, Schlafstörungen, bitterer und klebriger Mundgeschmack, ein Gefühl von Nervosität in der Herzregion, Brustdruckgefühl, Übelkeit, Erbrechen, Palpitationen, Schwindelgefühle, eine geschwollene Zunge mit einem klebrig-gelben Belag und ein saitenförmiger oder schlüpfriger Puls.

Eine charakteristische Konfiguration von Zungenzeichen ist ein starker Indikator für den Einsatz dieser Rezeptur. Hierbei handelt es sich um eine geschwollene Zunge mit einem kombinierten Herz- und Magen-Riss mit einem rauen, bürstenförmigen gelben Belag im Magen-Riss. Ein kombinierter Herz- und Magen-Riss erstreckt sich über die ganze Zunge bis zur Spitze, wie dies auch bei einem Herz-Riss der Fall ist, aber er ist in der Mitte breiter und flach, wie bei einem Magen-Riss (➤ Abb. 11.6).

Wendan tang ist eine ausgezeichnete Rezeptur für Schleim-Hitze, die den Geist aufregt und blockiert und Depressionen verursacht. Ich modifiziere sie gewöhnlich, indem ich *Yuanzhi* Rx. Polygalae und *Suanzaoren* Sm. Ziziphi spinosae hinzufüge.

ZUSAMMENFASSUNG

Schleim-Hitze stört den Geist

Akupunktur
Ren 12 *zhongwan*, Bl 20 *pishu*, Ma 40 *fenglong*, Mi 9 *yinlingquan*, Mi 6 *sanyinjiao*, Pe 5 *jianshi*, Pe 7 *daling*, Ma 8 *touwei*, Du 24 *shenting*, Gb 13 *benshen*, Gb 17 *zhengying*, Gb 18 *chengling*, Du 20 *baihui*. Alle Punkte mit sedierender oder neutraler Nadeltechnik außer an Ren 12 und Bl 20, die tonisiert werden sollten.

Arzneimitteltherapie
Wendan tang Dekokt, das die Gallenblase wärmt

Blut-Stase blockiert den Geist

Klinische Manifestationen
Depressionen, psychische Unruhe, nächtliche Unruhe, Aufbrausen, unruhiger Schlaf, viele Träume, Schmerzen im Thorax (➤ Abb. 16.16).

- **Zunge:** violett
- **Puls:** saitenförmig.

Pathologie und psychisch-emotionales Muster
Das Blut ist die ‚Residenz' des Geistes *(shen)* und der Wanderseele; ein Blut-Mangel beeinträchtigt häufig sowohl den Geist als auch die Wanderseele, indem er sie ihrer ‚Wohnstätte' beraubt. Es ist jedoch wichtig, dass auch eine Blut-Stase den Geist und die Wanderseele beeinflusst. Insbesondere besteht bei einer Blut-Stase die Tendenz, den Geist auf die gleiche Weise zu blockieren, wie dies bei Schleim der Fall ist; in schweren Fällen kann dies zu einem gewissen Verlust an Einsicht führen.

Der Patient ist depressiv, aber auch ängstlich und aufgeregt und träumt womöglich viel, da eine Blut-Stase häufig eine Verschlimmerung der Symptome in der Nacht verursacht.

!
Merke: Nicht nur ein Blut-Mangel, sondern auch eine Blut-Stase beeinträchtigt den Geist *(shen)* und die Wanderseele *(hun)*.

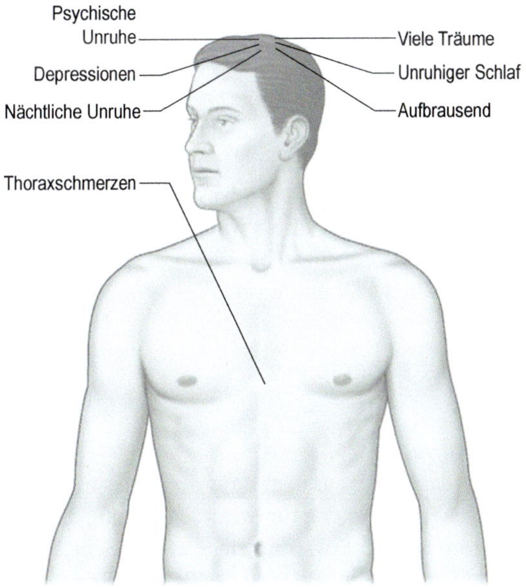

Abb. 16.16 Blut-Stase blockiert den Geist

16

Patientenprofil

Eine Blut-Stase, die den Geist blockiert, ist mehr bei Menschen über 40 verbreitet sowie bei Frauen. Das Krankheitsmuster ist normalerweise durch lange unterdrückten Zorn, Sorge oder Schuldgefühle bedingt.

Therapieprinzip

Das Blut beleben, den Geist beruhigen, die Stase beseitigen.

Akupunktur

Pe 6 *neiguan,* Bl 17 *geshu,* Mi 10 *xuehai,* Ren 14 *juque,* He 5 *tongli,* Mi 6 *sanyinjiao,* Le 3 *taichong,* Gb 15 *toulinqi,* Du 20 *baihui.* Alle Punkte mit sedierender oder neutraler Nadeltechnik außer an Du 20, der tonisiert werden sollte.

Erklärung:

- Pe 6 belebt das Blut und wirkt auf den Oberen Erwärmer und damit auf den Kopf ein. Er beruhigt den Geist und reguliert das ‚Kommen und Gehen' der Wanderseele.
- Bl 17 und Mi 10 beleben das Blut und werden häufig zusammen verwendet, da Bl 17 das Blut im Oberen Erwärmer und Mi 10 das Blut im Unteren Erwärmer belebt.
- Ren 14 und He 5 beleben das Blut im Herzen und beruhigen daher den Geist, wenn dieser durch eine Blut-Stase aufgewühlt ist. He 5 belebt das Blut dank der Tatsache, dass er der Durchgangs-*luo*-Punkt ist.
- Mi 6 und Le 3 beruhigen den Geist und beleben das Blut.
- Gb 15 hat eine tief greifende Wirkung auf das Gefühlsleben und ist besonders geeignet, um die Stimmung eines Menschen auszugleichen, wenn der Betreffende zwischen Phasen der Niedergeschlagenheit und der Hochstimmung schwankt.[15] Meiner Erfahrung nach ist dieser Punkt wirksam, um Zwangsgedanken und Grübeln zu beenden.
- Du 20 hellt die Stimmung auf.

Arzneimitteltherapie

Rezeptur

Xuefu zhuyu tang

Dekokt, das Stasen aus dem Haus des Blutes treibt

Erklärung: Diese Rezeptur wird sehr häufig bei Blut-Stasen im Oberen Erwärmer eingesetzt, welche Thoraxschmerzen verursachen. Weil das Blut die Residenz des Geistes ist, kann jegliche Blut-Pathologie den Geist beeinträchtigen. Eine Blut-Stase erregt und blockiert den Geist. Sie wühlt den Geist auf, weil Qi und Blut nicht geschmeidig fließen können, was sich auf der psychisch-emotionalen Ebene widerspiegelt. Sie blockiert den Geist, weil der eingeschränkte Blut-Fluss die Zirkulation des Blutes zum Geist verzögert und dadurch dessen Öffnungen benebelt.

Zorn, Frustration, Groll, Schock und Schuldgefühle können alle zu einer Herz-Blut-Stase führen. Dies geschieht gewöhnlich nur nach einem langen Zeitraum, wobei zunächst das Stadium der Qi-Stagnation durchlaufen wird.

Wenn das stagnierende Blut im Herzen den Geist beeinträchtigt, kann dies Depressionen, Palpitationen, Schlafstörungen, ein Erstickungsgefühl im Thorax, Reizbarkeit, Stimmungsschwankungen und in schweren Fällen eine Psychose verursachen. Es treten schwere Schlafstörungen auf, die sich dadurch äußern, dass der Patient nachts häufig aufwacht und sich bei Albträumen im Bett hin und her wälzt.

Shichangpu Rz. Acori graminei und *Yujin* Rx. Curcumae sollten hinzugefügt werden, um die Öffnungen des Geistes aufzumachen und das Blut zu beleben.

ZUSAMMENFASSUNG

Blut-Stase blockiert den Geist

Akupunktur

Pe 6 *neiguan,* Bl 17 *geshu,* Mi 10 *xuehai,* Ren 14 *juque,* He 5 *tongli,* Mi 6 *sanyinjiao,* Le 3 *taichong,* Gb 15 *toulinqi,* Du 20 *baihui.* Alle Punkte mit sedierender oder neutraler Nadeltechnik außer an Du 20, der tonisiert werden sollte.

Arzneimitteltherapie

Xuefu zhuyu tang Dekokt, das Stasen aus dem Haus des Blutes treibt

Qi-Stagnation mit Schleim

Klinische Manifestationen

Depressionen, Stimmungsschwankungen, Unbehagen in der Kehle, als sei ein Fremdkörper darin, der nicht heraufgehustet oder hinuntergeschluckt werden kann, Schluckbeschwerden, Seufzen, Brustdruckgefühl, Schmerzen im Hypochondrium, prämenstruelle Anspannung (➤ Abb. 16.17).

- **Zunge:** geschwollener Zungenkörper, möglicherweise gerötete Ränder, klebriger Belag
- **Puls:** saitenförmig oder schlüpfrig.

Pathologie und psychisch-emotionales Muster

Die Wanderseele, die in der Leber sitzt, ist für Ideen, Projekte, Lebensträume, Ziele, Kreativität usw. verantwortlich. Die Wanderseele stellt diese ‚Bewegung' auf einer geistigen und psychischen Ebene dem Geist *(shen)*

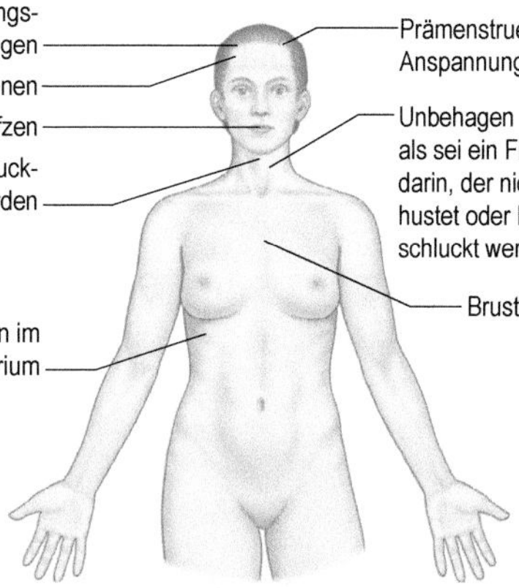

Abb. 16.17 Qi-Stagnation mit Schleim

zur Verfügung; aus diesem Grund heißt es, die Wanderseele sei ‚das Kommen und Gehen' des Geistes.

Wenn die Wanderseele nicht genug ‚kommt und geht', mangelt es dem Menschen an Lebensträumen, Zielen, Projekten, Inspiration und Kreativität, der Betreffende hat das Gefühl für die Richtung im Leben verloren und fühlt sich frustriert. Diese Menschen befinden sich häufig an Scheidewegen in ihrem Leben (die mit Beziehungen oder mit der Arbeit zu tun haben können) und es mangelt ihnen an einem Richtungssinn. Kurz gesagt, ist der Mensch depressiv.

Wenn das Qi über einen langen Zeitraum stagniert, wird der freie Qi-Fluss im Dreierwärmer beeinträchtigt, was zu einer Störung des Flüssigkeitenstoffwechsels führt. Nach einiger Zeit kann es zur Bildung von Schleim kommen.

Das ‚Kommen und Gehen' der Wanderseele kann sowohl durch eine Qi-Stagnation als auch durch Schleim eingeschränkt werden, daher ist der Patient depressiv und es mangelt ihm an einem Richtungssinn im Leben.

Wenn zusätzlich zur Qi-Stagnation Schleim besteht, benebelt dieser die Öffnungen des Geistes, was einen gewissen Verlust an Einsicht bewirkt. Der Mensch ist verwirrt und verstört, ohne dass er das Problem verorten könnte.

Auf körperlicher Ebene konzentrieren sich die klinischen Manifestationen auf die Kehle und den Thorax, mit einem Blockadegefühl in der Kehle (das kommt und geht) und einem Gefühl der Anspannung im Thorax.

Patientenprofil

Das Muster der Qi-Stagnation mit Schleim kommt häufiger bei Patienten zwischen 35 und 45 Jahren vor und ist normalerweise durch Traurigkeit, Kummer, Sorge oder Scham bedingt.

Therapieprinzip

Schleim beseitigen, das Qi bewegen, die Stagnation beseitigen.

Akupunktur

Ma 40 *fenglong*, Ren 12 *zhongwan*, Bl 20 *pishu*, Mi 9 *yinlingquan*, Mi 6 *sanyinjiao*, Pe 5 *jianshi*, 3E 6 *zhigou*, Pe 6 *neiguan*, Le 3 *taichong*, Ren 17 *shanzhong*, Ren 15 *jiuwei*, Du 21 *qianding*, Du 20 *baihui*. Alle Punkte mit sedierender oder neutraler Nadeltechnik außer an Ren 12 und Bl 20, die zum Zweck der Milz-Stärkung tonisiert werden sollten.

Erklärung:

- Ma 40, Ren 12, Bl 20, Mi 9 und Mi 6 beseitigen Schleim. Insbesondere Ma 40 beseitigt Schleim und beruhigt den Geist; Mi 6 beruhigt ebenfalls den Geist.
- Pe 5 beseitigt Schleim aus dem Geist und macht die Öffnungen des Geistes auf.
- 3E 6, Pe 6, Le 3 und Ren 17 bewegen das Qi und beruhigen den Geist. 3E 6 ist besonders angezeigt, wenn Schmerzen im Hypochondrium bestehen.
- Ren 15 und Du 21 machen die Öffnungen des Geistes auf und beruhigen den Geist.
- Du 20 hellt die Stimmung auf.

Arzneimitteltherapie

Rezeptur

Banxia houpo tang

Dekokt mit Pinellia und Magnolia

Erklärung: Diese Rezeptur aus der ‚Abhandlung über kälteverursachte Schäden' wird normalerweise für das Pflaumenkern-Muster verwendet, das durch ein Blockadegefühl in der Kehle, Depressionen und Reizbarkeit gekennzeichnet ist. In modernen Zeiten wird dieses Muster mit einer Leber-Qi-Stagnation in Verbindung gebracht, wofür diese Rezeptur eingesetzt wird. Eine Analyse der Rezeptur zeigt jedoch, dass sie keine Arzneien enthält, die das Leber-Qi bewegen oder überhaupt zur Leber gehen. Der Hauptschwerpunkt dieser Rezeptur liegt darin, das stagnierende Herz- und Lungen-Qi zu bewegen.

Die Stagnation des Herz- und Lungen-Qi entsteht aus lang anhaltender Traurigkeit und Kummer. Diese Emotionen erschöpfen zunächst das Herz- und Lungen-Qi und drücken den Geist und die Körperseele herab. Die Erschöpfung des Lungen-Qi durch Traurigkeit und Kummer führt zu einer flachen Atmung, einer schlechten Qi-Zirkulation im Thorax und schließlich zu einer Lungen-Qi-Stagnation dort. Die gleichzeitige Schwäche und Stagnation des Lungen-Qi kann auch Schleim hervorrufen. Die Lungen-Leitbahn beeinflusst die Kehle, und eine Stagnation in der Lungen-Leitbahn kann zu einem Blockadegefühl in der Kehle führen.

Der Mensch wird depressiv, ängstlich und traurig, seufzt häufig und hat das typische Blockadegefühl in Kehle und Thorax. Dies wird durch die Einschnürung der Körperseele in Kehle und Thorax verursacht. Die chronische Stagnation des Herz-Qi blockiert den Geist und verursacht starke Verwirrung.

Modifikationen:

- So wie bei der Leber-Qi-Stagnation sollten *Shichangpu* Rz. Acori tatarinowii und *Yuanzhi* Rx. Polygalae hinzugefügt werden, um die Öffnungen des Geistes aufzumachen, sowie *Hehuanpi* Cx. Albiziae, um die Depression zu behandeln.
- Bei einem ausgeprägten Brustdruckgefühl aufgrund der Qi-Stagnation (leicht saitenförmiger Puls) füge man *Qingpi* Pericarpium Citri reticulatae viride und *Muxiang* Rx. Aucklandiae hinzu.
- Bei Schweregefühl unter dem Herzen füge man *Zhishi* Fr. Aurantii immaturus hinzu.
- Bei ausgeprägter psychischer Unruhe und Reizbarkeit füge man *Suanzaoren* Sm. Ziziphi spinosae hinzu.

Rezeptur

Variante von *Shiwei wendan tang*

Variante von Zehn-Bestandteile-Dekokt, das die Gallenblase wärmt

Erklärung: Diese Rezeptur ist eine Variante von *Wendan tang* Dekokt, das die Gallenblase wärmt. Von der Originalverschreibung bewahrt sie das Element der Schleim-Beseitigung, aber im Gegensatz zu ihr klärt sie keine Hitze. Sie bewegt das Qi, beseitigt die Stagnation, macht die Öffnungen des Geistes auf, beruhigt den Geist und lindert Depressionen.

Rezeptur

Variante von *Shunqi daotan tang*

Variante von Dekokt, das das Qi gerade richtet und Schleim beseitigt

Erklärung: Diese Rezeptur beseitigt Schleim, bewegt das Qi und unterdrückt rebellierendes Qi; sie beseitigt Schleim nicht nur durch Verwendung von Kräutern, die den Schleim austrocknen, sondern auch durch Arzneien, die das Qi in die richtige Richtung fließen lassen. *Shichangpu* Rz. Acori tatarinowii und *Yuanzhi* Rx. Polygalae werden hinzugefügt, um die Öffnungen des Geistes aufzumachen.

Rezeptur

Yishen ning

Rezeptur, um die Seelenruhe zu unterstützen

Erklärung: Diese Rezeptur bewegt das Leber-Qi, beseitigt Schleim, klärt Hitze und beruhigt die Seele. Nach ihrem aus unserer Zeit stammenden Verfasser Dr. Hu Ximing ist sie speziell für menopausale Depressionen geeignet.[16]

ZUSAMMENFASSUNG

Qi-Stagnation mit Schleim

Akupunktur

Ma 40 *fenglong*, Ren 12 *zhongwan*, Bl 20 *pishu*, Mi 9 *yinlingquan*, Mi 6 *sanyinjiao*, Pe 5 *jianshi*, 3E 6 *zhigou*, Pe 6 *neiguan*, Le 3 *taichong*, Ren 17 *shanzhong*, Ren 15 *jiuwei*, Du 21 *qianding*, Du 20 *baihui*. Alle Punkte mit sedierender oder neutraler Nadeltechnik außer an Ren 12 und Bl 20, die zum Zweck der Milz-Stärkung tonisiert werden sollten.

Arzneimitteltherapie

- *Banxia houpo tang* Dekokt mit Pinellia und Magnolia
- Variante von *Shiwei wendan tang* Zehn-Bestandteile-Dekokt, das die Gallenblase wärmt
- Variante von *Shunqi daotan tang* Dekokt, das das Qi gerade richtet und Schleim beseitigt
- *Yishen ning* Rezeptur, um die Seelenruhe zu unterstützen

Hitze im Diaphragma

Klinische Manifestationen

Depressionen, psychische Unruhe, Beklemmungsgefühl unterhalb des Herzens, Schlafstörungen, Brustdruckgefühl, Erbrechen (> Abb. 16.18).

- **Zunge:** gelber Belag
- **Puls:** schnell und leicht saitenförmig.

Pathologie und psychisch-emotionales Muster

Dieses Muster tritt in Folge eines Befalls durch äußere Wind-Hitze auf; die äußere Wind-Hitze bewegt sich ins Innere und wandelt sich in Hitze um. Wenn der Patient

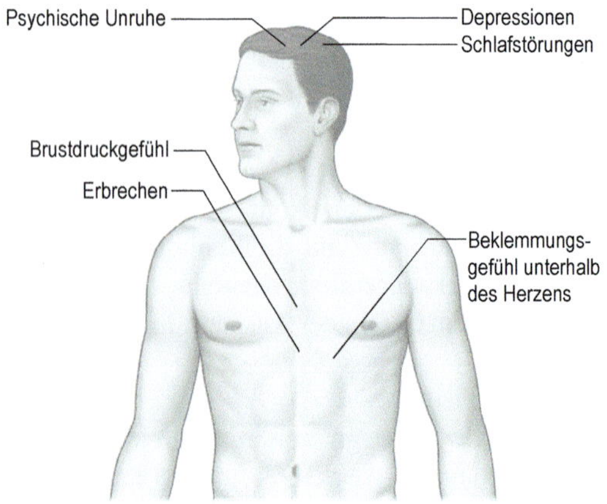

Abb. 16.18 Hitze im Diaphragma

nicht Acht gibt, kann dies zu Rest-Hitze im Diaphragma führen, wodurch Depressionen und andere oben aufgeführte körperliche Symptome verursacht werden.

Hitze erregt den Geist und der Betroffene leidet auch an Angstzuständen und Schlafstörungen. Dieses Muster tritt nur nach einem Befall durch äußeren Wind auf; es handelt sich normalerweise um einen kurzfristigen Zustand. Wenn die Rest-Hitze jedoch nicht geklärt wird, kann dies auch langfristige Folgen mit sich bringen und der Patient leidet dann möglicherweise jahrelang unter Depressionen. Dieses chronische Muster einer Depression kommt bei Patienten vor, die am postviralen Erschöpfungssyndrom leiden. Interessanterweise berührt die Ansicht der chinesischen Medizin über diesen Typus von Depression (der von äußerer, ins Diaphragma eingedrungender Hitze stammt) genau die sich in der westlichen Medizin stellende Frage, ob das chronische Erschöpfungssyndrom ‚psychischer Natur' sei oder nicht.

Patientenprofil

Hitze im Diaphragma als Ursache für Depressionen kommt eher bei Teenagern und jungen Menschen vor. Sie geht auf Rest-Hitze nach einer fiebrigen Erkrankung zurück, tritt aber vor dem bereits existierenden Hintergrund von emotionalem Stress, besonders unterdrücktem Zorn oder Schuldgefühlen, auf.

HINWEIS FÜR DIE PRAXIS

Depressionen aufgrund von Hitze im Diaphragma haben einen recht akuten Beginn und sind eher bei jungen Menschen und Teenagern verbreitet. Dieser Zustand ist relativ einfach zu behandeln, indem man Rest-Hitze klärt, den Geist beruhigt und die Stimmung aufhellt.

Therapieprinzip

Das Diaphragma klären, Lungen-Hitze klären, den Geist beruhigen.

Akupunktur

3E 5 *waiguan,* Di 11 *quchi,* Ren 15 *jiuwei,* Bl 17 *geshu,* Du 9 *zhiyang,* Pe 6 *neiguan,* Lu 5 *chize.* Alle Punkte mit sedierender Nadeltechnik außer an Pe 6 und Lu 5, die mit neutraler Technik genadelt werden sollten.

Erklärung:

- 3E 5 und Di 11 klären Rest-Hitze.
- Ren 15, Bl 17 und Du 9 klären Hitze aus dem Diaphragma.
- Pe 6 hellt die Stimmung auf und klärt das Diaphragma.
- Lu 5 klärt Lungen-Hitze.

Arzneimitteltherapie

Rezeptur

Zhizi chi tang

Dekokt mit Gardenia und Soja

Erklärung: Dies ist die Standardrezeptur zur Beseitigung von Rest-Hitze nach einem Wind-Hitze-Befall. Sie wird häufig unter Hinzufügung von *Zhishi* Fr. Immaturus Citri aurantii modifiziert.

Modifikationen: Um Depressionen zu behandeln, sollte die Rezeptur unter Hinzufügung von *Yuanzhi* Rx. Polygalae und *Hehuanpi* Cx. Albiziae modifiziert werden.

ZUSAMMENFASSUNG

Hitze im Diaphragma

Akupunktur

3E 5 *waiguan,* Di 11 *quchi,* Ren 15 *jiuwei,* Bl 17 *geshu,* Du 9 *zhiyang,* Pe 6 *neiguan,* Lu 5 *chize.* Alle Punkte mit sedierender Nadeltechnik außer an Pe 6 und Lu 5, die mit neutraler Technik genadelt werden sollten.

Arzneimitteltherapie

Zhizi chi tang Dekokt mit Gardenia und Soja

Sorge verletzt den Geist

Klinische Manifestationen

Depressionen, geistige Verwirrung, Geistesabwesenheit, Angstzustände, keine Lust zu irgendetwas, Schlafstörungen, Traurigkeit, Sorge, Weinen, Dehnen und Gähnen (➤ Abb. 16.19).

- **Zunge:** blass, klebrig-weißer Belag
- **Puls:** dünn und sehr leicht saitenförmig.

Pathologie und psychisch-emotionales Muster

Das Muster ‚Sorge verletzt den Geist' ist ein Leere-Syndrom, das zur Entstehung von Depressionen führt. Es wird in erster Linie durch Sorge, die das Qi verknotet, verursacht, aber die Sorge führt auf lange Sicht auch zu einer Erschöpfung von Qi und Blut. Das Herz-Blut ist die Residenz des Geistes, und wenn es im Mangel ist, wird der Geist seiner Wohnstätte beraubt, was in Depressionen, Angstzuständen und Schlafstörungen mündet.

Der Patient weist charakteristische Leere-Manifestationen auf, nämlich Blässe, einen langsamen Gang, verlangsamtes Sprechen, einen traurigen Gesichtsausdruck und einen schwachen Puls. Die Leere bewirkt, dass es dem Patienten an Antrieb mangelt, sodass er nicht willens oder nicht in der Lage ist, irgendetwas zu tun.

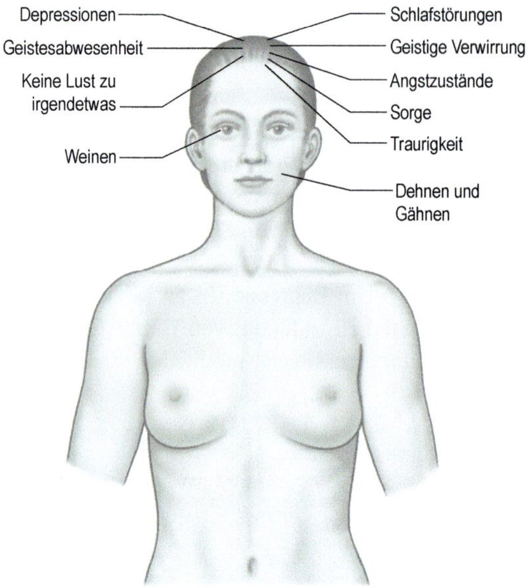

Abb. 16.19 Sorge verletzt den Geist

Patientenprofil

Das Muster ‚Sorge verletzt den Geist' kommt eher bei jungen Frauen vor.

Therapieprinzip

Das Herz nähren, den Geist beruhigen.

Akupunktur

Lu 9 *taiyuan,* Lu 3 *tianfu,* Bl 13 *feishu,* Du 12 *shenzhu,* Ren 6 *qihai,* He 5 *tongli,* Ma 36 *zusanli,* Bl 20 *pishu,* Bl 49 *yishe,* Bl 47 *hunmen,* Du 20 *baihui.*

- Bei Weinen: Du 20 und Du 26 (alte Verschreibung).
- Bei geistiger Dumpfheit aufgrund von Sorge, Grübeln, Schock, Furcht: Ren 12 *zhongwan,* 50 Moxakegel (alte Verschreibung).

Alle Punkte werden tonisierend genadelt.

Erklärung:

- Lu 9, Lu 3, Bl 13 und Du 12 stärken das Lungen-Qi und hellen die Stimmung auf. Lu 3 ist ein Himmelsfensterpunkt.
- Ren 6 stärkt allgemein das Qi.
- He 5 stärkt das Herz-Qi.
- Ma 36 und Bl 20 stärken das Milz-Qi.
- Bl 49 stärkt den Intellekt *(yi),* der in der Milz seinen Sitz hat. Er wird zur Aufhellung des Geistes verwendet.
- Bl 47 stimuliert das ‚Kommen und Gehen' der Wanderseele.
- Du 20 hellt die Stimmung auf.

Arzneimitteltherapie

Rezeptur

Gan mai dazao tang

Dekokt mit Glycyrrhiza, Triticum und Jujuba

Erklärung: Diese alte Rezeptur aus ‚Wichtigste Rezepturen aus dem Golden Cabinet' ist besonders für Depressionen und Verwirrung vor dem Hintergrund einer Qi-Schwäche geeignet. Es ist eine faszinierende Rezeptur, da sie einen tief greifenden psychischen Effekt hat und sich doch nur aus drei anscheinend milden Arzneien zusammensetzt, von denen zwei sowohl zu den Nahrungs- als auch Arzneimitteln zählen, nämlich Weizenspelze *(Fuxiaomai)* und schwarze Datteln *(Dazao).*

In modernen chinesischen Werken, die immer dazu neigen, die Leber-Qi-Stagnation bei psychisch-emotionalen Störungen zu betonen, heißt es, dass diese Rezeptur durch ihren süßen Geschmack das Milz-Qi stärke, das Herz nähre, den Geist beruhige und die Leber befriede. Die Argumentation ist, dass der süße Geschmack (des Elements Erde) die Leber (Holz-Element) befriede. Ich finde diese Erklärung nicht überzeugend und meine, dass diese Rezeptur nicht bei Qi-Stagnation, sondern in erster Linie bei Qi-Schwäche und Blut-Mangel geeignet ist.

Ich halte diese Rezeptur für ausgezeichnet geeignet, wenn der Patient nicht nur depressiv, sondern auch geistig verwirrt und irgendwie ‚abwesend' wirkt. Häufig kann dies die Folge von starkem Cannabis-Konsum in der Vergangenheit sein. Ich verwende diese Rezeptur, wenn diese psychisch-emotionalen Symptome vor dem Hintergrund einer Qi-Schwäche von Milz, Herz und Lunge und einem Herz-Blut-Mangel auftreten.

Diese Rezeptur kann auch bei der Behandlung des ADS-Syndroms und Hyperaktivität bei Kindern wirksam sein.

Modifikation: Um Depressionen zu behandeln, sollte die Rezeptur unter Hinzufügung von *Yuanzhi* Rx. Polygalae und *Hehuanpi* Cx. Albiziae modifiziert werden.

ZUSAMMENFASSUNG

Sorge verletzt den Geist

Akupunktur

Lu 9 *taiyuan,* Lu 3 *tianfu,* Bl 13 *feishu,* Du 12 *shenzhu,* Ren 6 *qihai,* He 5 *tongli,* Ma 36 *zusanli,* Bl 20 *pishu,* Bl 49 *yishe,* Bl 47 *hunmen,* Du 20 *baihui.* Alle Punkte werden tonisierend genadelt.

Arzneimitteltherapie

Gan mai dazao tang Dekokt mit Glycyrrhiza, Triticum und Jujuba

Herz- und Milz-Schwäche

Klinische Manifestationen

Depressionen, Grübeln, ständiges Nachdenken, Palpitationen, Ängstlichkeit, Einschlafstörungen, blasses Gesicht, Schwindelgefühle, Appetitmangel (➤ Abb. 16.20).

- **Zunge:** blass
- **Puls:** schwach oder rau.

Pathologie und psychisch-emotionales Muster

Das Herz-Blut ist die Residenz des Geistes, und wenn dieses im Mangel ist, wird der Geist seiner Wohnstätte beraubt, was zu Depressionen, Angstzuständen und Schlafstörungen führt.

Dieses Muster ist durch Qi-Schwäche und Blut-Mangel charakterisiert, wobei letzterer drei Organe beeinträchtigt, nämlich Herz, Milz und Leber. Das Herz-Blut beherbergt den Geist; sein Mangel verursacht Depressionen, Angstzustände und Schlafstörungen. Das Leber-Blut beherbergt die Wanderseele; ist es im Mangel, ruft dies Schlafstörungen und traumgestörten Schlaf hervor.

Patientenprofil

Eine Herz- und Milz-Schwäche kommt eher bei jungen Frauen vor und wird gewöhnlich durch Traurigkeit und Kummer verursacht.

Therapieprinzip

Milz-Qi stärken, Herz-Blut nähren, den Geist beruhigen.

Akupunktur

Ma 36 *zusanli,* Mi 6 *sanyinjiao,* Bl 20 *pishu,* Bl 21 *weishu,* Ren 15 *jiuwei,* Pe 6 *neiguan,* Bl 15 *xinshu,* He 7 *shenmen,* Du 14 *dazhui* mit Moxakegeln, Du 20 *baihui.* Alle Punkte mit tonisierender Nadeltechnik.

Erklärung:

- Ma 36, Mi 6, Bl 20 und Bl 21 stärken Magen und Milz sowie Qi und Blut im Allgemeinen.
- Ren 15, Pe 6, Bl 15 und He 7 nähren das Herz-Blut, beruhigen den Geist und hellen die Stimmung auf.

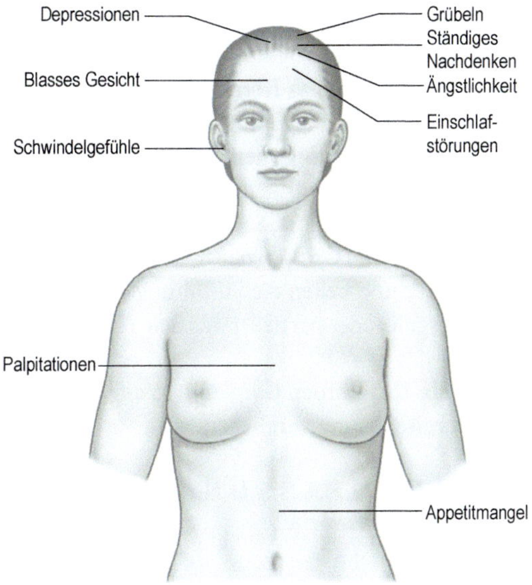

Abb. 16.20 Herz- und Milz-Schwäche

- Du 14 stärkt das Herz-Yang (mit direkten Moxakegeln).
- Du 20 hellt die Stimmung auf.

Arzneimitteltherapie

Rezeptur

Guipi tang

Dekokt, das die Milz stärkt

Erklärung: Dies ist eine häufig verwendete Rezeptur, die das Milz-Qi stärkt, das Herz-Blut nährt und den Geist beruhigt. Da sie ein Tonikum ist, kann sie auch die Stimmung aufhellen und eingesetzt werden, wenn der Patient depressiv und ängstlich ist. Die Zunge ist blass, der Puls rau oder dünn.

Rezeptur

Yangxin tang (I)

Dekokt, das das Herz nährt

Erklärung: Diese Rezeptur ähnelt *Guipi tang,* unterscheidet sich aber davon, indem sie das Yang stärkt (da sie *Rougui* enthält).

Tab. 16.3 Vergleich von *Guipi tang, Yangxin tang* und *Buxin dan*

	Guipi tang	*Yangxin tang*	*Buxin dan*
Krankheitsmuster	Qi-Schwäche und Blut-Mangel von Milz, Leber und Herz	Qi-Schwäche, Blut- und Yang-Mangel von Milz und Herz	Blut- und Yin-Mangel von Leber und Herz
Emotionale Symptome	Depressionen, Schlafstörungen	Depressionen	Depressionen, Angstzustände, Schlafstörungen, psychische Unruhe
Zunge	Blass, Zahneindrücke	Blass	Blass oder normal gefärbt ohne Belag
Puls	Rau oder dünn	Rau, dünn, tief, langsam	Dünn

Rezeptur

Variante von Buxin dan

Variante von Pille, die das Herz stärkt

Erklärung: Die Originalrezeptur stärkt das Qi, nährt das Blut und Yin und beruhigt den Geist. Sie unterscheidet sich von den beiden vorigen Verschreibungen darin, dass sie auch das Yin nährt. *Shichangpu* Rz. Acori tatarinowii und *Hehuanpi* Cx. Albiziae machen die Öffnungen des Geistes auf und hellen die Stimmung auf. Die Zunge ist belaglos (ganz oder partiell), was den Yin-Mangel anzeigt.

In ➤ Tab. 16.3 werden *Guipi tang, Yangxin tang* und *Buxin dan* miteinander verglichen.

ZUSAMMENFASSUNG

Herz- und Milz-Schwäche

Akupunktur

Ma 36 *zusanli,* Mi 6 *sanyinjiao,* Bl 20 *pishu,* Bl 21 *weishu,* Ren 15 *jiuwei,* Pe 6 *neiguan,* Bl 15 *xinshu,* He 7 *shenmen,* Du 14 *dazhui*
mit Moxakegeln, Du 20 *baihui.* Alle Punkte mit tonisierender Nadeltechnik.

Arzneimitteltherapie

- *Guipi tang* Dekokt, das die Milz stärkt
- *Yangxin tang* (I) Dekokt, das das Herz nährt
- Variante von *Buxin dan* Pille, die das Herz stärkt

Herz-Yang-Mangel

Klinische Manifestationen

Depressionen, Kältegefühl mit dem Bedürfnis, sich zusammenzurollen, keine Lust zu irgendetwas, Palpitationen, Müdigkeit, Schreckhaftigkeit (➤ Abb. 16.21).

- **Zunge:** blass
- **Puls:** schwach oder knotig.

Pathologie und psychisch-emotionales Muster

Das Herz beherbergt den Geist, und ein Yang-Mangel des Herzens wirkt sich auf den Geist aus, mit Depressionen in der Folge. Da ein Yang-Mangel besteht, mangelt es besonders an Aktivität und Antrieb, sodass der Patient nichts tun möchte und alles mühsam findet.

Man beachte, dass weil eher ein Yang- als ein Blut-Mangel des Herzens besteht, keine Angstzustände oder Schlafstörungen auftreten, sondern Schreckhaftigkeit.

Patientenprofil

Das Muster eines Herz-Yang-Mangels ist bei Menschen im mittleren Lebensalter oder bei älteren Patienten häufiger.

Therapieprinzip

Das Herz wärmen und stärken, den Geist beruhigen, die Stimmung aufhellen.

Akupunktur

He 5 *tongli,* Du 14 *dazhui* mit Moxakegeln, Bl 15 *xinshu,* Ren 6 *qihai,* Ma 36 *zusanli,* Mi 6 *sanyinjiao,* Du 20. Alle Punkte mit tonisierender Nadeltechnik, Moxibustion sollte angewendet werden.

Erklärung:

- He 5, Du 14 und Bl 15 stärken das Herz-Qi und Herz-Yang.
- Ren 6 stärkt das Qi und Yang im Allgemeinen.
- Ma 36 und Mi 6 stärken das Milz-Qi.
- Du 20 hellt die Stimmung auf.

Arzneimitteltherapie

Rezeptur

Roufu baoyuan tang

Dekokt mit Cinnamomum und Aconitum, das die Quelle bewahrt

Erklärung: Diese Rezeptur stärkt und wärmt intensiv das Herz-Yang; verglichen mit der nächsten Rezeptur hat sie eine intensivere Wirkung bei der Stärkung und Wärmung des Herz-Yang und eine schwächere Wirkung bei der Beruhigung des Geistes. Die Zunge ist sehr blass und nass, der Puls ist schwach, tief und langsam.

Rezeptur

Guizhi gancao longgu muli tang

Dekokt mit Cinnamomum, Glycyrrhiza, Mastodi Ossis fossilia und Concha Ostreae

Erklärung: Diese Rezeptur stärkt das Herz-Yang und beruhigt intensiv den Geist.

ZUSAMMENFASSUNG

Herz-Yang-Mangel

Akupunktur

He 5 *tongli,* Du 14 *dazhui* mit Moxakegeln, Bl 15 *xinshu,* Ren 6 *qihai,* Ma 36 *zusanli,* Mi 6 *sanyinjiao,* Du 20 *baihui.* Alle Punkte mit tonisierender Nadeltechnik, Moxibustion sollte angewendet werden.

Arzneimitteltherapie

- *Roufu baoyuan tang* Dekokt mit Cinnamomum und Aconitum, das die Quelle bewahrt
- *Guizhi gancao longgu muli tang* Dekokt mit Cinnamomum, Glycyrrhiza, Mastodi Ossis fossilia und Concha Ostreae

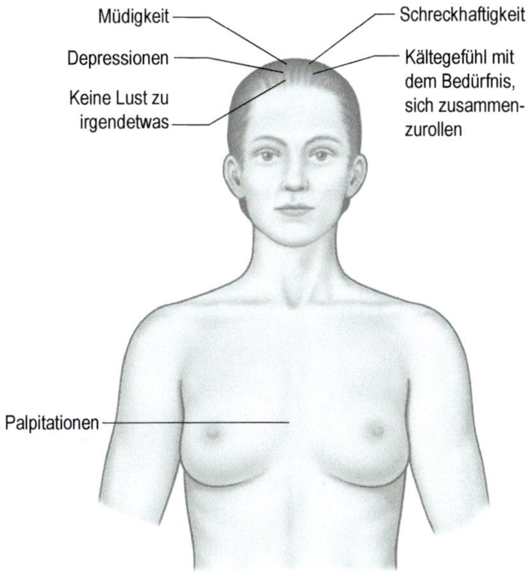

Abb. 16.21 Herz-Yang-Mangel

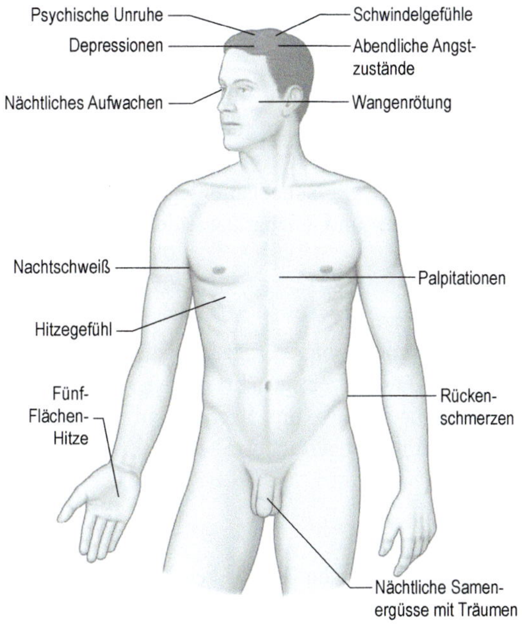

Abb. 16.22 Nieren- und Herz-Yin-Mangel, lodernde Leere-Hitze

Nieren- und Herz-Yin-Mangel, lodernde Leere-Hitze

Klinische Manifestationen

Depressionen, abendliche Angstzustände, Hitzegefühl, Wangenrötung, Schwindelgefühle, Palpitationen, Aufwachen in der Nacht, Fünf-Flächen-Hitze, Nachtschweiß, psychische Unruhe, nächtliche Samenergüsse mit Träumen, Rückenschmerzen (➤ Abb. 16.22).

- **Zunge:** rot ohne Belag
- **Puls:** oberflächlich-leer oder dünn und sehr leicht saitenförmig.

Pathologie und psychisch-emotionales Muster

Dieses Muster ist durch einen Yin-Mangel von Niere und Herz und durch Leere-Hitze des Herzens gekennzeichnet. Der Nieren-Yin-Mangel führt zu Leere-Hitze, welche emporlodert und das Herz in Mitleidenschaft zieht.

Diese Kombination von Krankheitsmustern kommt häufiger bei Menschen mittleren Lebensalters oder älteren Patienten vor. Der Yin-Mangel selbst lässt den Patienten depressiv werden, während die Leere-Hitze den Geist und die Wanderseele stört und den Betroffenen ängstlich und unruhig macht.

Ein wichtiges Zeichen für diese Kombination von Krankheitsmustern ist eine rote, belaglose Zunge.

!

Merke: Es ist der fehlende Zungenbelag (nicht der gerötete Zungenkörper), der einen Yin-Mangel anzeigt. Eine belaglose Zunge spricht für einen Yin-Mangel; ein roter Zungenkörper ohne Belag weist auf einen Yin-Mangel mit Leere-Hitze hin.

Patientenprofil

Ein Herz- und Nieren-Yin-Mangel mit Leere-Hitze im Herzen kommt eher bei Menschen mittleren Lebensalters oder älteren Patienten vor. Er ist gewöhnlich durch Sorge, Angst, Traurigkeit, Schuldgefühle oder Kummer bedingt.

Therapieprinzip

Nieren- und Herz-Yin nähren, Leere-Hitze im Herzen klären, den Geist beruhigen, die Stimmung aufhellen.

Akupunktur

Ni 3 *taixi,* Ni 6 *zhaohai,* Mi 6 *sanyinjiao,* Ni 2 *rangu,* Ni 9 *zhubin,* Bl 52 *zhishi,* He 6 *yinxi,* Pe 7 *daling,* Du 24 *shenting,* Du 19 *houding,* Ren 15 *jiuwei.* Tonisierende Nadeltechnik an allen Punkten außer an Ni 2, He 6 und Pe 7, die neutral genadelt werden sollten.

Erklärung:

- Ni 3, Ni 6 und Mi 6 nähren das Nieren-Yin.
- Ni 2 klärt Leere-Hitze.
- Ni 9 nährt das Nieren-Yin und beruhigt den Geist.
- Bl 52 stärkt die Willenskraft
- He 6 und Pe 7 klären Leere-Hitze im Herzen.
- Du 24, Du 19 und Ren 15 beruhigen den Geist.

16

Arzneimitteltherapie

Rezeptur
Zishui qinggan yin
Trank, der das Wasser nährt und die Leber klärt
Erklärung: Diese Rezeptur nährt das Nieren-Yin und klärt Leber-Hitze. Sie ist bei Patienten angezeigt, die unter Depressionen und Reizbarkeit leiden.

Rezeptur
Tianwang buxin dan
Pille des Himmelskönigs zur Stärkung des Herzens
Erklärung: Diese Rezeptur nährt das Nieren- und Herz-Yin, klärt Leere-Hitze im Herzen und beruhigt den Geist. Die Zunge ist gerötet und belaglos.

Rezeptur
Jiefan yixin tang
Dekokt, das psychische Unruhe beruhigt und dem Herzen wohltut
Erklärung: Diese Rezeptur nährt das Yin und beruhigt den Geist, stärkt aber auch das Qi.

ZUSAMMENFASSUNG

Nieren- und Herz-Yin-Mangel, lodernde Leere-Hitze

Akupunktur
Ni 3 *taixi*, Ni 6 *zhaohai*, Mi 6 *sanyinjiao*, Ni 2 *rangu*, Ni 9 *zhubin*, Bl 52 *zhishi*, He 6 *yinxi*, Pe 7 *daling*, Du 24 *shenting*, Du 19 *houding*, Ren 15 *jiuwei*. Tonisierende Nadeltechnik an allen Punkten außer an Ni 2, He 6 und Pe 7, die neutral genadelt werden sollten.

Arzneimitteltherapie
- *Zishui qinggan yin* Trank, der das Wasser nährt und die Leber klärt
- *Tianwang buxin dan* Pille des Himmelskönigs zur Stärkung des Herzens
- *Jiefan yixin tang* Dekokt, das psychische Unruhe beruhigt und dem Herzen wohltut

Nieren-Yang-Mangel

Klinische Manifestationen

Depressionen, Erschöpfung, Patient will nichts tun oder nicht ausgehen, Müdigkeit, Frösteln mit dem Bedürfnis, sich zusammenzurollen, Rückenschmerzen, häufige Miktion, blasser Harn, keine Willenskraft, keine Initiative, mangelnder Antrieb und mangelnde Entschlossenheit (➤ Abb. 16.23).

- **Zunge:** sehr blass, nass
- **Puls:** schwach, tief, langsam.

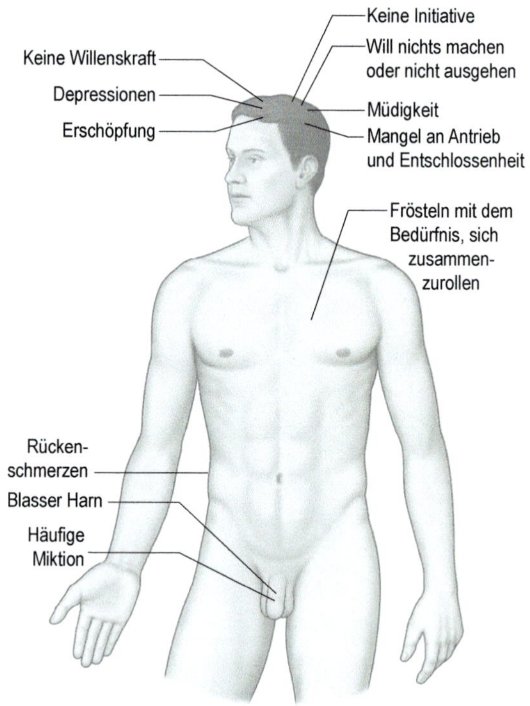

Abb. 16.23 Nieren-Yang-Mangel

Pathologie und psychisch-emotionales Muster

Die Niere beherbergt die Willenskraft *(zhi)*. ‚Willenskraft' als Übersetzung von *zhi* umfasst die Willenskraft selbst, Antrieb, Entschlossenheit, Beharrlichkeit sowie körperliche und geistige Kraft. Da Yang Aktivität und Bewegungen in Richtung auf das Außen impliziert, besteht bei einem Nieren-Yang-Mangel ein Mangel an Antrieb, Entschlossenheit und Initiative. Der Mensch ist stark depressiv, es mangelt ihm an Begeisterungsfähigkeit und er ist nicht in der Lage, sich zu irgendetwas anzutreiben.

HINWEIS FÜR DIE PRAXIS

Eine Depression, die vor dem Hintergrund eines Nieren-Yang-Mangels auftritt, ist besonders durch eine Schwäche der Nieren-Willenskraft *(zhi)* und daher durch einen Mangel an Antrieb und Initiative gekennzeichnet.

Patientenprofil

Ein Nieren-Yang-Mangel kommt eher bei Menschen mittleren Lebensalters vor und ist durch Sorge, Traurigkeit, Kummer oder Angst bedingt.

Therapieprinzip

Die Niere stärken und wärmen.

Akupunktur

Ni 7 *fuliu,* Ni 3 *taixi,* Ren 4 *guanyuan* mit Moxakegeln, Du 4 *mingmen,* Bl 23 *shenshu,* Bl 52 *zhishi,* Bl 47 *hunmen,* Du 20 *baihui.* Alle Punkte mit tonisierender Nadeltechnik. Moxibustion sollte angewendet werden.

Erklärung:

- Ni 7 stärkt das Nieren-Yang.
- Ni 3, Quell-*yuan*-Punkt, stärkt die Niere.
- Ren 4, mit Moxakegeln, stärkt das Nieren-Yang und das Ursprungs-Qi.
- Du 4 stärkt das Nieren-Yang und wärmt das Feuer des Lebenstores.
- Bl 23 stärkt das Nieren-Yang.
- Bl 52 und Bl 47 stärken in Kombination den Antrieb, die Entschlossenheit und Willenskraft und stimulieren das ‚Kommen und Gehen' der Wanderseele.
- Du 20 hellt die Stimmung auf.

Arzneimitteltherapie

Rezeptur

Yougui wan

Pille, die die Rechte [Niere] wiederherstellt

Erklärung: Diese Rezeptur von Zhang Jingyue (1624) stärkt das Nieren-Yang. Dies ist die von mir bevorzugte Rezeptur zur Stärkung des Nieren-Yang, weil sie durch das Vorhandensein von Nieren-Yin-Tonika (*Gouqizi* Fr. Lycii chinensis und *Shanzhuyu* Fr. Corni) ausgewogen ist.

Rezeptur

Jingui shenqi wan

Nieren-Qi-Pille aus dem Golden Cabinet

Erklärung: Diese bekannte Rezeptur von Zhang Zhongjing (ca. 200 n. Chr.) stärkt das Nieren-Yang.

Rezeptur

Nangeng tang

Dekokt für die männliche Menopause

Erklärung: Diese Rezeptur stärkt das Nieren-Yang, nährt die Nieren-Essenz und klärt Leere-Hitze. Sie kann modifiziert werden, um ihre Yang- oder Yin-stärkende Wirkung zu betonen. Sie wird in dem modernen Werk ‚Große Abhandlung über Geheimrezepturen in der chinesischen Medizin' als spezielle Rezeptur bei Depressionen älterer Männer wiedergegeben.[17]

Modifikationen:

- Um eine Leber-Qi-Stagnation zu behandeln, füge man *Xiangfu* Rz. Cyperi und *Chaihu* Rx. Bupleuri hinzu.
- Um die Tonisierung des Nieren-Yang zu verstärken, füge man *Lujiao* Cornu Cervi hinzu.
- Um die Tonisierung des Nieren-Yin zu verstärken, füge man *Gouqizi* Fr. Lycii chinensis hinzu.
- Um Schlafstörungen zu behandeln, füge man *Suanzaoren* Sm. Ziziphi spinosae und *Yejiaoteng* Caulis Polygoni multiflori hinzu.

ZUSAMMENFASSUNG

Nieren-Yang-Mangel

Akupunktur

Ni 7 *fuliu,* Ni 3 *taixi,* Ren 4 *guanyuan* mit Moxakegeln, Du 4 *mingmen,* Bl 23 *shenshu,* Bl 52 *zhishi,* Bl 47 *hunmen,* Du 20 *baihui.* Alle Punkte mit tonisierender Nadeltechnik. Moxibustion sollte angewendet werden.

Arzneimitteltherapie

- *Yougui wan* Pille, die die Rechte [Niere] wiederherstellt
- *Jingui shenqi wan* Nieren-Qi-Pille aus dem Golden Cabinet
- *Nangeng tang* Dekokt für die männliche Menopause

16.7 Akupunkturpunkte gegen Depressionen

Ich bespreche hier verschiedene Akupunkturpunkte, die ich bei Depressionen einsetzen kann, ohne sie gemäß einem Krankheitsmuster zu kategorisieren, wie wir es bei Arzneien oder Rezepturen tun würden. Es gibt wichtige Unterschiede zwischen der Wirkungsweise von Akupunktur und der von Arzneimittelmedizin. Beispielsweise verwendet man zur Therapie von Depressionen aufgrund einer Leber-Qi-Stagnation ganz selbstverständlich eine Rezeptur aus der Kategorie von Verschreibungen gegen Qi-Stagnation; zur Therapie von Depressionen aufgrund eines Milz- und Herz-Blut-Mangels setzt man automatisch eine Verschreibung aus der Kategorie von Blut-Mangel-Rezepturen ein.

Obwohl diese Herangehensweise auch im Hinblick auf Akupunkturpunkte und Punktverschreibungen befolgt werden kann, funktioniert Akupunktur doch auf andere Weise als Arzneimittelmedizin. Akupunkturpunkte sind nicht so eng mit Krankheitsmustern verbunden, wie dies bei Kräutern der Fall ist. Beispielsweise kann eine Arznei aus der Kategorie Qi bewegender Kräuter (z. B. *Xiangfu* Rz. Cyperi) nicht das Blut nähren. Im Gegensatz dazu kann ein Akupunkturpunkt wie etwa Le 3 *taichong* zur Bewegung des Leber-Qi eingesetzt werden, aber er nährt auch das Leber-Blut (da er der Quell-*yuan*-Punkt ist).

Was die Qi-Stagnation anbelangt, so vertrete ich in der Tat die Auffassung, dass **jeder** Akupunkturpunkt das Qi bewegt; dank des ureigensten Wesens von Qi und den Leitbahnen kann man nicht eine Nadel in eine Leitbahn einführen, **ohne** das Qi (und das Blut) zu bewegen. Dies ist im Vergleich zur Arzneimittelmedizin ein sehr nützliches Merkmal der Akupunktur. Wenn wir in der Arzneimitteltherapie eine Rezeptur zum Nähren des Blutes verwenden, so enthält sie Kräuter, die von Natur aus ‚klebrig' sind und die die Tendenz haben, eine gewisse Qi-Stagnation hervorzurufen. Aus diesem Grund kann es eine gute Idee sein, ein oder zwei Qi bewegende Kräuter hinzuzufügen (deshalb enthält *Guipi tang* Dekokt, das die Milz stärkt, *Muxiang* Rx. Aucklandiae). Wenn wir im Gegensatz dazu Akupunktur einsetzen, um mit Punkten wie Ma 36 *zusanli,* Mi 6 *sanyinjiao* und Le 8 *ququan* das Blut zu nähren, besteht keine Gefahr, dass diese Punkte zu einer Qi-Stagnation führen können, weil sie automatisch auch das Qi bewegen.

Schließlich verwende ich, wie in ➤ Kap. 8 erläutert, Akupunkturpunkte, um allgemein ‚den Geist zu nähren'. In diesem Fall verwende ich den Ausdruck ‚den Geist nähren' in einem allgemeinen Sinne und nicht als spezielle Therapiemethode. Das heißt, dass der Geist ‚genährt' werden kann, ob nun ein Herz-Blut-Mangel (Leere-Zustand) oder Herz-Feuer (Fülle-Zustand) vorliegt. Das Nähren des Geistes ist notwendig, weil der Geist eine vereinigende, kontrollierende und integrierende Funktion auf die anderen ‚4 *shen*' (Wanderseele, Körperseele, Intellekt und Willenskraft) ausübt.

16.7.1 Lungen-Leitbahn

Lu 3 *tianfu*

Die Wirkungen und Indikationen dieses Punktes stehen in engem Zusammenhang mit der Tatsache, dass er ein Himmelsfensterpunkt ist. Eines der Merkmale dieser Punkte ist es, dass sie das Auf- und Absteigen des Qi vom Körper zum Kopf hin bzw. vom Kopf weg regulieren; dies bewerkstelligen sie im entscheidenden Halsareal (dem Übergang zwischen Körper und Kopf). Daher können sie sowohl rebellierendes Qi unterdrücken als auch das Aufsteigen von klarem Qi zum Kopf fördern (➤ Abb. 16.24).

Auf psychischer Ebene hat die Wirkung dieses Punktes, das Auf- und Absteigen des Qi zum bzw. vom Kopf zu regulieren, einen psychisch-emotionalen Effekt. Beispielsweise sind Schlafstörungen dadurch bedingt, dass das Qi zu sehr zum Kopf aufsteigt (oder nicht von dort absteigt), während Schläfrigkeit und Vergesslichkeit darauf zurückzuführen sind, dass klares Qi nicht zum Kopf aufsteigt.

In ‚Eine Erklärung der Akupunkturpunkte' heißt es, dass Lu 3 das Qi ansteigen lassen kann, um Vergesslichkeit, Traurigkeit und Weinen durch nicht zum Kopf aufsteigendes Qi zu behandeln.[18] Vergesslichkeit ist eine wichtige Indikation für diesen Punkt; dabei handelt es sich um Vergesslichkeit, die dadurch bedingt ist, dass klares Qi nicht zum Kopf aufsteigen kann. Laut ‚Eine Erklärung der Akupunkturpunkte' behandelt dieser Punkt Vergesslichkeit, indem er das Aufsteigen des Qi zu sowohl Lunge als auch Herz fördert.[19]

Schließlich ist ‚Reden mit Geistern' eine wichtige Indikation dieses Punktes. Wenn alte Bücher solche Symptome wie Reden mit oder Sehen von Geistern unter den Indikationen eines Punktes erwähnen, bedeutet dies im Allgemeinen, dass der Punkt für relativ ernste psychisch-emotionale Probleme angezeigt ist, besonders wenn der Geist blockiert ist. Eine Blockade des Geistes kann möglicherweise ernste psychische Störungen wie Depressionen oder Psychosen verursachen.

Dieser Punkt kann die Öffnungen des Geistes aufmachen, d. h. den Geist deblockieren, indem er das Absteigen des trüben Qi vom Kopf und das Aufsteigen von klarem Qi zum Kopf fördert.

Lu 7 *lieque*

Lu 7 bringt klares Qi nach oben zum Kopf und fördert das Absteigen von trübem Qi vom Kopf (➤ Abb. 16.24). Auf körperlicher Ebene bedeutet dies, dass Lu 7 Nasen- und Nasennebenhöhlenprobleme behandeln kann. Auf psychischer Ebene klärt er den Geist und hellt die Stimmung auf. Ich verwende ihn für die meisten Arten von Depressionen, welches Krankheitsmuster auch immer involviert ist, besonders aber bei einer Lungen-Qi-Stagnation.

16.7.2 Dickdarm-Leitbahn

Di 4 *hegu*

Meiner Erfahrung nach hat Di 4 einen starken Einfluss auf den Geist und kann zur Besänftigung des Geistes und Linderung von Angstzuständen verwendet werden, besonders in Kombination mit Le 3 *taichong* sowie mit Du 24 *shenting* und Gb 13 *benshen.* Ich verwende diese Kombination bei Depressionen, die von Angstzuständen begleitet sind.

16.7.3 Magen-Leitbahn

Ma 36 *zusanli*

Ma 36 hat eine stark tonisierende Wirkung und hellt auf psychischer Ebene die Stimmung bei Patienten auf, die vor dem Hintergrund einer Qi-Schwäche und eines Blut-Mangels depressiv sind.

Ma 40 *fenglong*

Ma 40 hat eine lange Tradition bezüglich der Verwendung bei psychisch-emotionalen Zuständen. Er ist besonders indiziert, um bei Menschen mit einer Tendenz zu manischem Verhalten die Öffnungen des Geistes aufzumachen.

Dieser Punkt hat eine tief gehende ‚den Geist beruhigende' Wirkung, und ich verwende ihn häufig bei Patienten mit Depressionen und Angstzuständen.

Die Schleim beseitigende Wirkung dieses Punktes sollte nicht überbetont werden, um nicht seine anderen Funktionen zu übersehen. Abgesehen von seiner Verwendung zur Schleim-Beseitigung kann Ma 40 auch eingesetzt werden, um rebellierendes Qi von Magen und Lunge zu unterdrücken, wenn der Mensch sehr ängstlich ist und sich die Angstzustände in der Magen-Funktion niederschlagen, mit Symptomen wie Anspannung im Epigastrium, Knotengefühl im Magen und, wie einige Menschen sagen, ‚Flattern im Magen' (➤ Abb. 16.25).

Abgesehen vom Epigastrium hat Ma 40 auch eine Wirkung auf den Thorax: er entspannt und ‚öffnet' den Brustkorb sowohl aus körperlicher Sicht, wenn er durch Schleim blockiert ist, als auch aus psychischem Blickwinkel, wenn das Qi im Thorax aufgrund emotionaler Probleme stagniert.

HINWEIS FÜR DIE PRAXIS

Ma 40 *fenglong*

Die Schleim beseitigende Wirkung von Ma 40 sollte nicht überbetont werden. Dieser Punkt hat viele andere Wirkungen:
- Er beruhigt den Geist.
- Er macht die Öffnungen des Geistes auf.
- Er behandelt alle Fülle-Zustände des Magens.
- Er unterdrückt rebellierendes Magen-Qi.
- Er behandelt das Epigastrium.
- Er öffnet den Thorax und lässt das Lungen-Qi absteigen, wenn der Brustkorb durch Schleim blockiert ist.
- Er entspannt und öffnet den Thorax, wenn das Qi aufgrund emotionaler Probleme dort stagniert.

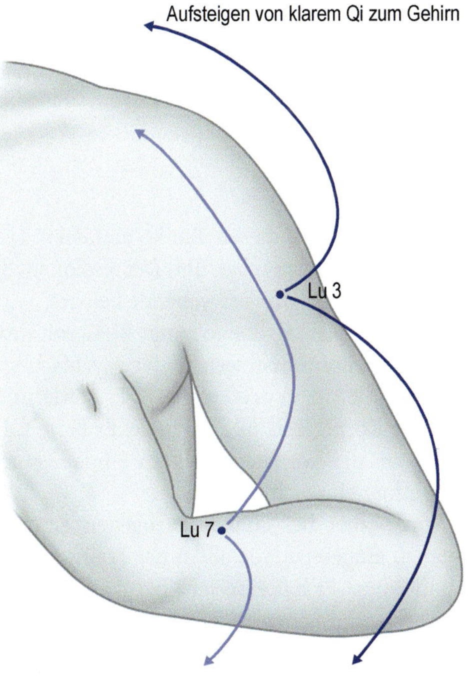

Abb. 16.24 Wirkung von Lu 7 *lieque* und Lu 3 *tianfu*

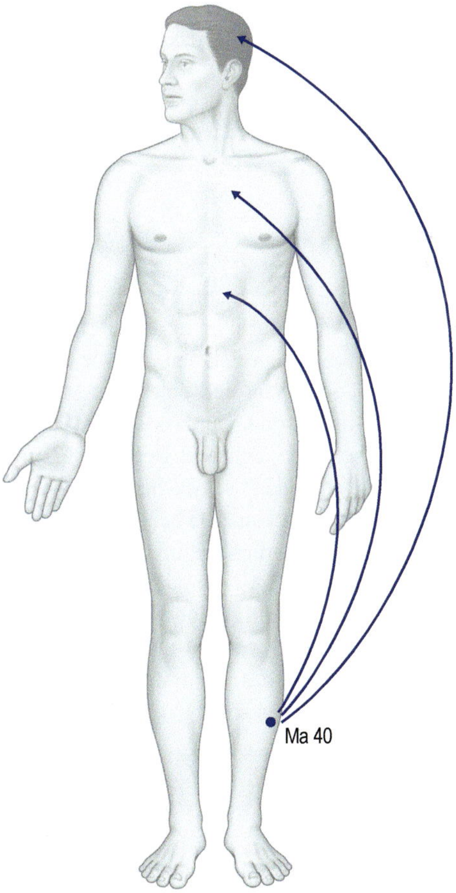

Abb. 16.25 Wirkung von Ma 40 *fenglong*

16.7.4 Milz-Leitbahn

Mi 6 *sanyinjiao*

Aus emotionalem Blickwinkel hilft dieser Punkt, das Leber-Qi zu besänftigen, um den Geist zu beruhigen und Reizbarkeit zu lindern. Er kann daher bei Depressionen, die vor dem Hintergrund einer Leber-Qi-Stagnation auftreten, verwendet werden.

Aus psychisch-emotionaler Sicht hat Mi 6 jedoch ein breites Wirkspektrum. Er kann den Geist beruhigen und wird häufig bei Schlafstörungen eingesetzt, besonders wenn diese durch einen Blut- oder Yin-Mangel bedingt sind. Vor allem wird er bei einem Milz- und Herz-Blut-Mangel verwendet, wenn die Milz nicht genügend Blut bildet, das Herz nicht mit ausreichend Blut versorgt wird und es dem Geist an einer Wohnstätte mangelt, sodass er des Nachts umhertreibt und Schlafstörungen verursacht.

Mi 6 ist in diesem Fall der Punkt der Wahl, da er gleichzeitig die Milz stärkt, das Blut nährt und den Geist beruhigt. Wenn man einen Vergleich zur Arzneimitteltherapie ziehen wollte, wäre seine Wirkung mit derjenigen von *Guipi tang* Dekokt, das die Milz stärkt, vergleichbar.

16.7.5 Herz-Leitbahn

He 5 *tongli*

Ich verwende He 5 als Hauptpunkt zur Stärkung des Herz-Qi und Herz-Blutes. Er ist daher für mich der Punkt der Wahl bei Depressionen, die vor dem Hintergrund einer Qi-Schwäche und eines Blut-Mangels auftreten. Seine Indikationen umfassen Traurigkeit, psychische Unruhe, Zorn, Schreck, Depressionen, Erregtheit, Palpitationen und ein schwaches Herz-Qi.

Meine Verwendung von He 5 bei Depressionen hängt auch mit dem Wesen dieses Punktes als Durchgangs-*luo*-Punkt zusammen. Als Durchgangs-*luo*-Punkt bewegt er das Qi und beseitigt Blockaden in der Leitbahn; auf psychischer Ebene bedeutet dies, dass er die Stimmung aufhellen und das ‚Kommen und Gehen' der Wanderseele stimulieren kann.

He 7 *shenmen*

Ich verwende He 7 als einen Punkt, der sowohl die Stimmung bei Depressionen aufhellen als auch bei Angstzuständen den Geist beruhigen kann. Seine Indikationen umfassen Schlafstörungen, Gedächtnisschwäche, manische Depression, unangemessenes Lachen, das Anschreien von Menschen, Traurigkeit, Angst, psychische Unruhe, Erregtheit und Palpitationen.

He 7 nährt in erster Linie das Herz-Blut und ist der Punkt der Wahl bei Herz-Blut-Mangel, der den Geist seiner ‚Residenz' beraubt, was sich in Angstzuständen, Schlafstörungen, Gedächtnisschwäche, Palpitationen und einer blassen Zunge äußert. Diese Wirkung könnte wieder mit derjenigen von *Guipi tang* Dekokt, das die Milz stärkt, verglichen werden. Die Kombination der beiden Punkte Mi 6 (s. o.) und He 7 ähnelt tatsächlich sehr stark der Wirkung von *Guipi tang.*

Ich verwende He 7 häufig, um den Geist im oben ausgeführten allgemeinen Sinne zu ‚nähren', unabhängig von den Krankheitsmustern (z. B. Herz-Blut-Mangel, Herz-Hitze).

16.7.6 Blasen-Leitbahn

Bl 15 *xinshu*

Indikationen für diesen Punkt umfassen Angstzustände, Weinen, Schreck, Schlafstörungen, übermäßiges Träumen, manische Depression, Desorientiertheit, verzögerte Sprachentwicklung, Gedächtnis- und Konzentrationsschwäche und geistige Verwirrung.

Ich verwende Bl 15 zur Stärkung des Herz-Qi und Herz-Blutes bei Depressionen, die vor dem Hintergrund einer Qi-Schwäche und eines Blut-Mangels auftreten.

Bl 42 *pohu*

Die Indikationen für diesen Punkt umfassen Traurigkeit, Kummer, Brustdruckgefühl, Depressionen, Selbstmordgedanken und ‚drei schwebende Leichen'.

Auf psychologischer Ebene hängt Bl 42 mit der Körperseele *(po)* zusammen, welche der psychisch-spirituelle Aspekt mit Sitz in der Lunge ist. Er stärkt und verwurzelt die Körperseele in der Lunge. Er befreit die Atmung, wenn die Körperseele durch Sorge, Traurigkeit oder Kummer eingeschnürt ist.

Er wird daher bei Lungen-bezogenen emotionalen Problemen eingesetzt, vor allem bei Traurigkeit, Kummer und Sorge. Er hat eine sehr beruhigende Wirkung auf die Seele und nährt das Qi, wenn dieses durch eine lang anhaltende Phase von Depressionen, Traurigkeit oder Kummer zerstreut ist.

In ‚Eine Erklärung der Akupunkturpunkte' findet sich die interessante Indikation ‚drei schwebende Leichen' für diesen Punkt.[20] Die Verknüpfung mit Leichen und Tod sollte in der Weise interpretiert werden, dass dieser Punkt bei Selbstmordgedanken angezeigt ist.

Aufgrund der Verbindung zwischen Körperseele und Tod sind Punkte, die mit der Körperseele zusammenhängen (wie etwa Bl 13 *feishu* und Bl 42 *pohu*), bei Selbstmordgedanken angezeigt.

Bl 44 *shentang*

Indikationen für diesen Punkt umfassen Depressionen, Schlafstörungen, Angstzustände, psychische Unruhe, Traurigkeit, Kummer und Sorge.

Bl 44 wird meist bei emotionalen und psychischen Problemen, die mit dem Herzen verbunden sind, eingesetzt. Er wird am besten in Kombination mit Bl 15 *xinshu* bei Angstzuständen, Schlafstörungen und Depressionen verwendet. Bl 44 stärkt und beruhigt den Geist. Er stimuliert die Klarheit und Intelligenz des Geistes.

Bl 47 *hunmen*

Indikationen für diesen Punkt umfassen Angst, Depressionen, Schlafstörungen, übermäßiges Träumen, Mangel an Richtungssinn im Leben und ‚Besessensein von einem Toten'.[21]

Bl 47 wird bei Leber-bezogenen emotionalen Störungen eingesetzt, wie etwa bei Depressionen, Frustration und lang anhaltendem Groll. Dieser Punkt beruhigt und verwurzelt die Wanderseele in der Leber. Er stärkt die Fähigkeit der Wanderseele, zu planen, ein Ziel im Leben, Lebensträume und Projekte zu entwickeln. Er ist eine ‚Tür', sodass dieser Punkt das ‚Kommen und Gehen' der Wanderseele und des Geistes reguliert, also die Beziehungen mit anderen Menschen und der Welt im Allgemeinen. Er hat eine nach außen gerichtete Bewegung, die der nach innen gewandten Bewegung von Bl 42 *pohu* gegenübergestellt werden könnte.

In ‚Eine Erklärung der Akupunkturpunkte' (1624) wird bekräftigt, dass durch das Wesen dieses Punktes als ‚Fenster', ‚Tor' oder ‚Tür' die Wanderseele durch ihn ein- und ausgeht. Dies bestätigt die dynamische Natur dieses Punktes bei der Stimulierung der Bewegung der Wanderseele und des Geistes; er kann jedoch auch umgekehrt wirken, nämlich eine übermäßige Bewegung der Wanderseele beruhigen.

Meiner Erfahrung nach hat er in Verbindung mit Bl 18 *ganshu* einen tief greifenden Einfluss auf die Fähigkeit eines Menschen, sein Leben zu planen, indem er die Wanderseele verwurzelt und festigt. Er kann einem Menschen helfen, einen Sinn für die Richtung und den Sinn im Leben zu finden. Dieser Punkt unterstützt auch die Linderung von Depressionen, die mit solchen Schwierigkeiten einhergehen.

Bl 52 *zhishi*

Indikationen für diesen Punkt umfassen Depressionen, Mangel an Motivation, an Antrieb und Willenskraft.

Dieser Punkt stärkt die Willenskraft und Entschlossenheit, welche die zur Niere gehörenden psychisch-spirituellen Phänomene darstellen. Er ist ein sehr nützlicher Punkt bei der Therapie bestimmter Arten von Depressionen, wenn es dem Menschen an Motivation, Antrieb, Willenskraft und psychischer Stärke mangelt, um der Spirale der Depression zu entkommen. Wenn man diesen Punkt mit tonisierender Technik nadelt, stimuliert er, besonders in Kombination mit Bl 23, die Willenskraft und hellt die Stimmung auf.

Bl 52 stärkt Willenskraft, Antrieb, Entschlossenheit, die Fähigkeit, Ziele konzentriert zu verfolgen, Initiative und Beharrlichkeit. Ich verwende diesen Punkt häufig, wenn eine Nieren-Schwäche besteht, und zwar in Kombination mit einem der anderen vier Punkte, die die spirituellen Aspekte der Yin-Organe betreffen, nämlich Bl 42 *pohu*, Bl 44 *shentang*, Bl 47 *hunmen* und Bl 49 *yishe*. Er ist eine solide psychisch-emotionale Grundlage für die anderen Aspekte der Psyche.

Insbesondere verwende ich bei Depressionen folgende Kombination:

- Bl 23 *shenshu*, Bl 52 *zhishi* und Bl 47 *hunmen*, um die Willenskraft und den Antrieb zu stärken und einen Sinn für die Richtung und das Ziel im Leben zu entwickeln. Diese Kombination ist ausgezeichnet geeignet, um psychische Erschöpfung, Antriebslosigkeit, Ziellosigkeit und Verwirrung zu behandeln, die typisch sind für eine chronische Depression.

Wenn wir die Namen der obigen fünf Punkte analysieren, erhalten wir folgendes Muster:

- Bl 42 *pohu* (*hu* bedeutet ‚Fenster'): ‚Fenster zur Körperseele'
- Bl 44 *shentang* (*tang* bedeutet ‚Halle'): ‚Halle des Geistes'
- Bl 47 *hunmen* (*men* bedeutet ‚Tür'): ‚Tür der Wanderseele'
- Bl 49 *yishe* (*she* bedeutet ‚Haus'): ‚Haus des Intellekts'
- Bl 52 *zhishi* (*shi* bedeutet ‚Raum'): ‚Raum der Willenskraft (➤ Abb. 13.9).

Wir können hier ein Muster erkennen, da die Punkte einem Haus entsprechen – einem Bild für die Psyche. Geist *(shen)*, Willenskraft *(zhi)* und Intellekt *(yi)* sind einer ‚Halle', einem ‚Raum' bzw. ‚Haus' zugeordnet, und Wander- und Körperseele entsprechen einer ‚Tür' bzw. einem ‚Fenster'.

Die Bilder von Tür und Fenster passen gut zum Wesen der Wanderseele und der Körperseele, welche der Psyche Bewegung verleihen, wobei die Wanderseele für das ‚Kommen und Gehen' des Geistes sorgt, die Körperseele für das ‚Ein- und Austreten' der Essenz. Aus diesem Grund ist Bl 47 *hunmen* besonders wichtig für die Behandlung von Depressionen.

16.7.7 Nieren-Leitbahn

Ni 3 *taixi*

Ni 3 ist der Quell-*yuan*-Punkt der Nieren-Leitbahn und der beste Punkt zur Stärkung der Niere. Ich verwende ihn bei Depressionen aufgrund einer Nieren-Schwäche, um Willenskraft, Antrieb und Initiative zu stärken.

Ni 9 *zhubin*

Indikationen für diesen Punkt umfassen Angstzustände, Schlafstörungen, Palpitationen und manisches Verhalten. Ni 9 ist ein ausgezeichneter Punkt, um den Geist in Fällen starker Angstzustände und psychischer Unruhe aufgrund eines Nieren-Yin-Mangels zu beruhigen.

Er entspannt auch jegliche Anspannung oder ein im Thorax verspürtes Druckgefühl, das oft mit Palpitationen einhergeht. Weil er das Nieren-Yin stärkt, den Geist beruhigt und Palpitationen behandelt, ist dieser Punkt besonders beim Krankheitsmuster ‚Herz und Niere harmonieren nicht' angezeigt.

Er ist der Anfangspunkt des Yin-Verbindungsgefäßes *(yinweimai)*, und seine psychisch-emotionale Wirkung geht größtenteils darauf zurück. Das Yin-Verbindungsgefäß nährt das Herz-Blut und beruhigt den Geist.

16.7.8 Perikard-Leitbahn

Pe 6 *neiguan*

Pe 6 ist ein äußerst wichtiger Punkt bei Depressionen. Er wird heutzutage in China immer bei Depressionen eingesetzt.

Pe 6 hilft auf verschiedenen Wegen, die mit seinen unterschiedlichen Verbindungen zusammenhängen, gegen Depressionen. Zunächst wirkt Pe 6 auf den Geist und daher auf das Herz ein. Das Herz ist mehr Yin und beherrscht das Blut, das den Geist beherbergt. Das Perikard ist mehr Yang und kontrolliert die Qi-Bewegung auf psychisch-emotionaler Ebene. Diese Wirkung auf das Qi ist auch durch seine Beziehung mit der Leber innerhalb des Umkehr-Yin *(jueyin)* bedingt.

Pe 6 behandelt vor allem Depressionen, die einer Leber-Qi-Stagnation entspringen; dies auf zweierlei Weise. Erstens bewegt er aufgrund seiner Verbindung mit der Leber-Leitbahn innerhalb der *Jueyin*-Leitbahnen das Leber-Qi. Da Pe 6 mit der Leber verbunden ist und das Qi bewegt, ist er ein wichtiger Punkt, um die Bewegung der Wanderseele zu stimulieren. Zweitens behandelt er aufgrund seiner engen Verbindung mit dem Herzen den Geist *(shen)*. Schließlich hat Pe 6 eine synergetische Wirkung auf Akupunkturverschreibungen. Die Hinzufügung von Pe 6 zu jeglicher Verschreibung erhöht die therapeutische Wirkung.

Indikationen für diesen Punkt umfassen Schlafstörungen, manisches Verhalten, Gedächtnisschwäche, Angstzustände, Schreck, Traurigkeit und Depressionen.

16.7.9 Dreierwärmer-Leitbahn

3E 3 *zhongzhu*

Meiner Erfahrung nach bewegt 3E 3 das Qi und beseitigt Stagnationen. Aufgrund seiner Beziehung zur Gallenblase (innerhalb des Kleinen Yang) und zwischen Gallenblase und Leber wirkt 3E 3 indirekt auf die Leber ein, sodass er zur Beseitigung einer Leber-Qi-Stagnation, die sich in Schmerzen im Hypochondrium, Depressionen und Stimmungsschwankungen äußert, verwendet werden kann.

Auf psychischer Ebene bewegt er das Qi und lindert Depressionen aufgrund einer Leber-Qi-Stagnation, besonders in Kombination mit Du 20 *baihui*. Er ist äußerst wirksam beim Aufhellen des Geistes, wenn der Betreffende depressiv ist.

16.7.10 Gallenblasen-Leitbahn

Gb 13 *benshen*

Gb 13 ist ein sehr wichtiger Punkt bei psychischen und emotionalen Störungen. Er wird sehr häufig in der psychiatrischen Praxis bei Schizophrenie und Persönlichkeitsspaltung verwendet, und zwar in Kombination mit He 5 *tongli* und Gb 38 *yangfu*.[22] Er ist auch angezeigt, wenn der Betreffende anhaltende und unbegründete Gefühle von Eifersucht und Misstrauen hegt.

Abgesehen von diesen psychischen Zügen hat er eine starke Wirkung hinsichtlich der Beruhigung des Geistes und Linderung von Angstzuständen aufgrund konstanter Sorge und fixer Gedanken. Seine Wirkung wird verstärkt, wenn er mit Du 24 *shenting* kombiniert wird.

Abgesehen von Angstzuständen kann Gb 13 auch bei Depressionen eingesetzt werden. Sein tief gehender psychischer und emotionaler Effekt ist auch auf seine Funktion, die Essenz zum Kopf hin zu ‚sammeln', zurückzuführen. Die Nieren-Essenz ist die Wurzel unseres vorgeburtlichen Qi und die Grundlage für unser psychisches und emotionales Leben. Eine starke Essenz ist die Grundvoraussetzung für einen klaren Geist *(shen)* und ein ausgewogenes Gefühlsleben. Dies ist mit dem Namen des Punktes, ‚Wurzel des Geistes' gemeint: dass dieser Punkt die Essenz, die die Wurzel des Geistes *(shen)* ist, sammeln kann. Die Nieren-Essenz ist die Quelle des Marks, das das Gehirn auffüllt (Meer des Marks genannt). Gb 13 ist ein Punkt, wo sich Essenz und Mark ‚sammeln'.

Im ‚Großen Wörterbuch der Akupunktur' heißt es, dass dieser Punkt *„den Geist [shen] zu seiner Wurzel zurückkehren lässt"*[23], wobei die ‚Wurzel' des Geistes die Essenz ist. Daher ‚sammelt' dieser Punkt die Essenz zum Gehirn hin und wirkt auf den Geist ein. Da er Geist und Essenz miteinander verbindet, behandelt er sowohl das Herz als auch die Niere und daher den Geist *(shen)* und die Willenskraft *(zhi)*. Aus diesem Grund ist er ein wichtiger Punkt bei der Behandlung von Depressionen.

Wenn er mit anderen Punkten zur Nährung der Essenz kombiniert wird (wie etwa Ren 4 *guanyuan*), zieht Gb 13 die Essenz zum Kopf, mit dem Effekt, dass der Geist beruhigt und die Klarheit von Geist, Gedächtnis und Willenskraft gestärkt werden. Die Verbindung zwischen Gb 13 und der Essenz wird in der Schrift ‚Eine Recherche über chinesische Akupunktur' bestätigt, wo zu den Indikationen dieses Punktes *„übermäßige Menstruationsblutung, Impotenz und Samenergüsse"*[24] gezählt werden.

16.7.11 Leber-Leitbahn

Le 3 *taichong*

Le 3 ist ein Hauptpunkt bei Depressionen aufgrund einer Leber-Qi-Stagnation. Er bewegt das Leber-Qi, stimuliert das ‚Kommen und Gehen' der Wanderseele bei Depressionen und beruhigt auch den Geist.

Er hat eine besonders beruhigende Wirkung, wenn er mit Di 4 *hegu* kombiniert wird.

16.7.12 Lenkergefäß

Du 4 *mingmen*

Du 4 stärkt das Feuer des Lebenstores *(mingmen)* und das Nieren-Yang. Da dieses das Meer der Willenskraft *(zhi)* darstellt, stärkt der Punkt bei Patienten mit Depressionen intensiv die Willenskraft, den Antrieb und die Entschlossenheit. Man beachte jedoch, dass dieser Punkt nur bei Vorliegen eines Nieren-Yang-Mangels verwendet werden sollte.

Du 11 *shendao*

Indikationen für diesen Punkt umfassen Traurigkeit, Angstzustände, Gedächtnisschwäche, Palpitationen, Desorientiertheit und Ängstlichkeit.

Du 11 befindet sich auf einer Höhe mit Bl 15 *xinshu*, dem Rücken-Transport-*shu*-Punkt des Herzens, und seine Wirkung erstreckt sich vor allem auf das Herz. Er nährt das Herz und beruhigt den Geist und behandelt daher Depressionen, Traurigkeit und Angstzustände.

Du 12 *shenzhu*

Indikationen für diesen Punkt umfassen Erregtheit, verrücktes Gehen, deliriöse Tobsucht, Gespenstersehen und Wut mit Mordgelüsten.

Dieser Punkt ist bei manischem Verhalten und morbiden Todesgedanken angezeigt, bei Zuständen, in denen die Wanderseele zu sehr kommt und geht. Er beruhigt die Körperseele. Dieser Punkt sollte in Verbindung mit Bl 13 *feishu* und Bl 42 *pohu* gesehen werden.

Man beachte, dass das *shen* in diesem Punktenamen ‚Körper' bedeutet und es sich nicht um das *shen* in der Bedeutung von ‚Geist' handelt wie beim vorigen Punkt *shendao*.

Du 14 *dazhui*

Dieser Punkt stärkt das Herz, das Yang, die Willenskraft *(zhi)* sowie das Herz- und Nieren-Yang. Er ist sehr wirksam bei Depressionen und einem Mangel an Willenskraft und Antrieb, wenn die Wanderseele nicht ausreichend kommt und geht.

Du 16 *fengfu*

Indikationen für diesen Punkt umfassen manisches Verhalten, unaufhörliches Reden, verrücktes Gehen, Selbstmordverlangen, Traurigkeit und Angst.

Ich verwende diesen Punkt bei Depressionen und Angstzuständen mit morbiden Todesgedanken.

Du 19 *houding*

Indikationen für diesen Punkt umfassen verrücktes Gehen und Schlafstörungen. Dieser Punkt beruhigt den Geist und nährt das Herz und ist gut bei Traurigkeit und Depressionen geeignet. Er wird sinnvoll mit Ren 15 *jiuwei* kombiniert.

Du 20 *baihui*

Ich verwende Du 20 in vielen Fällen von Depressionen, die von verschiedenen Krankheitsmustern (Fülle oder Leere) ausgehen, um das Qi anzuheben. Auf psychischer Ebene hat das Anheben des Qi die Wirkung, die Stimmung aufzuhellen.

Die das Yang hebende Wirkung dieses Punktes hat einen psychischen Effekt, indem er den Anstieg des klaren Yang zum Gehirn und Geist fördert. Meiner Erfahrung nach hat Du 20 eine starke Wirkung, Depressionen zu lindern und den Geist aufzuklaren.

Die einzige Situation, wo die Verwendung von Du 20 womöglich kontraindiziert ist, ist bei Vorhandensein von (Fülle- oder Leere-)Hitze, die nach oben lodert.

Du 24 *shenting*

Ein wichtiges Merkmal dieses Punktes, der ihn als besonders nützlich bei psychisch-emotionalen Störungen erscheinen lässt, besteht darin, dass er den Geist sowohl beruhigen als auch aufhellen kann. Daher wird er nicht nur bei Angstzuständen und Schlafstörungen, sondern auch bei Depressionen und Traurigkeit eingesetzt. Er wird auch in der psychiatrischen Praxis für Schizophrenie und Gedankenspaltung verwendet.[25]

Der Name dieses Punktes bezieht sich auf den starken Einfluss auf Geist und Seele. Der Hof wurde in der Tradition als sehr wichtiger Teil des Hauses angesehen, da er dem Besucher einen ersten Eindruck vermittelte; er ist der Eingang. Daher könnte man sagen, dass dieser Punkt der ‚Eingang' zu Geist und Seele ist; dass er einen Hof darstellt, unterstreicht seine Bedeutung.

Indikationen für diesen Punkt umfassen manische Depression, Depressionen, Angstzustände, Gedächtnisschwäche und Schlafstörungen.

16.7.13 Konzeptionsgefäß

Ren 4 *guanyuan*

Ich verwende Ren 4 häufig, um bei Patienten mit Depressionen die Niere und die Willenskraft zu stärken. Bei einer Nieren-Schwäche neige ich dazu, eher Ren 4 als Du 4 einzusetzen, da Ren 4 eine ausgewogenere Wirkung aufweist. Er kann das Nieren-Yang mit direkten Moxakegeln stärken, aber genadelt kann er das Blut nähren und das Ursprungs-Qi *(yuanqi)* stärken.

Ren 4 beruhigt den Geist *(shen)* und die Wanderseele *(hun)*, indem er das Blut und Yin nährt. Er kann den Unteren Erwärmer bei sehr ängstlichen Menschen stärken, besonders wenn die Angstzustände von einem Yin-Mangel herrühren. Dieser Punkt stärkt das Qi des Unteren Erwärmers, dadurch verwurzelt er das Qi nach unten und unterdrückt das Ansteigen des Qi zum Kopf, was bei sehr starken Angstzuständen geschieht. Auf diese Weise hat er eine starke beruhigende Wirkung.

Ren 4 kann die Wanderseele verwurzeln und bei einem vagen Angstgefühl in der Nacht eingesetzt werden, von dem es heißt, es sei durch das Umhertreiben der Wanderseele bedingt.

Ren 15 *jiuwei*

Ich verwende Ren 15 *jiuwei* sehr häufig, um das Herz zu nähren, den Geist zu beruhigen und die Stimmung aufzuhellen. Ich bevorzuge diesen Punkt gegenüber Ren 14 *juque*. Dieser Punkt nährt alle Yin-Organe und beruhigt den Geist, besonders bei einem Yin- und/oder Blut-Mangel. Er hat eine sehr starke beruhigende Wirkung bei schweren Angstzuständen, Sorge, emotionalem Aufruhr, Ängsten und Obsessionen. Obwohl seine Indikationen zeigen, dass er zum Aufmachen der Öffnungen des Geistes bei schweren psychischen Störungen durch Fülle-Zustände verwendet werden kann, benutze ich diesen Punkt bei psychisch-emotionalen Zuständen, die vor dem Hintergrund eines Blut- oder Yin-Mangels auftreten.

Indikationen für diesen Punkt umfassen manische Depression, Palpitationen, Angstzustände und Schlafstörungen.

ZUSAMMENFASSUNG

Akupunkturpunkte gegen Depressionen

- Lu 3 *tianfu:* reguliert das Auf- und Absteigen von Qi zum Kopf hin bzw. vom Kopf weg (Vergesslichkeit, Traurigkeit und Weinen aufgrund der Tatsache, dass das Qi nicht zum Kopf aufsteigt, ‚Reden mit Geistern'), macht die Öffnungen des Geistes auf.
- Lu 7 *lieque:* bringt klares Qi zum Kopf und fördert das Absteigen von trübem Qi vom Kopf.
- Di 4 *hegu:* besänftigt den Geist und lindert Angstzustände.
- Ma 36 *zusanli:* hellt die Stimmung bei Patienten auf, die vor dem Hintergrund einer Qi-Schwäche und eines Blut-Mangels depressiv sind.
- Ma 40 *fenglong:* macht die Öffnungen des Geistes auf, beruhigt den Geist, beseitigt Schleim, stellt das Absteigen des Qi wieder her, macht den Thorax auf.
- Mi 6 *sanyinjiao:* besänftigt das Leber-Qi, um den Geist zu beruhigen und Reizbarkeit zu lindern, nährt Blut und Yin, um Schlafstörungen zu therapieren.
- He 5 *tongli:* stärkt das Herz-Qi und Herz-Blut und lindert Depressionen, stimuliert die Bewegung der Wanderseele.
- He 7 *shenmen:* nährt das Herz-Blut und beruhigt den Geist.
- Bl 15 *xinshu:* stärkt das Herz-Qi und Herz-Blut bei Depressionen, die vor dem Hintergrund einer Qi-Schwäche und eines Blut-Mangels auftreten.
- Bl 42 *pohu:* stärkt und verwurzelt die Körperseele in der Lunge, befreit die Atmung, wenn die Körperseele durch Sorge, Traurigkeit oder Kummer eingeschnürt ist.
- Bl 44 *shentang:* wird bei emotionalen und psychischen Problemen eingesetzt, die mit dem Herzen zusammenhängen. Er wird am besten in Verbindung mit Bl 15 *xinshu* gegen Angstzustände, Schlafstörungen und Depressionen verwendet. Bl 44 stärkt und beruhigt den Geist. Er stimuliert die Klarheit des Geistes und die Intelligenz.
- Bl 47 *hunmen:* wird bei emotionalen Problemen verwendet, die mit der Leber zusammenhängen, wie etwa Depressionen, Frustration und lang gehegtem Groll. Dieser Punkt beruhigt und verwurzelt die Wanderseele in der Leber. Er stärkt die Planungsfähigkeit, den Richtungssinn im Leben, Lebensträume und Projekte der Wanderseele. Er ist eine ‚Tür', sodass dieser Punkt das ‚Kommen und Gehen' der Wanderseele und des Geistes reguliert.
- Bl 52 *zhishi:* stärkt die Willenskraft und Entschlossenheit bei Depressionen.
- Ni 3 *taixi:* tonisiert die Niere, um die Willenskraft, den Antrieb und die Initiative zu stärken
- Ni 9 *zhubin:* stärkt das Nieren-Yin, beruhigt den Geist und behandelt Palpitationen.
- Pe 6 *neiguan:* bewegt das Leber-Qi, stimuliert die Bewegung der Wanderseele.
- 3E 3 *zhongzhu:* bewegt das Qi und beseitigt Stagnationen.
- Gb 13 *benshen:* bei psychischen und emotionalen Störungen, die mit einer Leber-Disharmonie zusammenhängen. Beruhigt den Geist und die Wanderseele, sammelt Essenz zum Gehirn und Geist, verbindet Herz und Niere.
- Le 3 *taichong:* bewegt das Leber-Qi, stimuliert das ‚Kommen und Gehen' der Wanderseele bei Depressionen und beruhigt den Geist.
- Du 4 *mingmen:* stärkt das Feuer des Lebenstores *(mingmen)* und das Nieren-Yang und stärkt die Willenskraft bei Depressionen.
- Du 11 *shendao:* nährt das Herz und beruhigt den Geist, behandelt daher Depressionen, Traurigkeit und Angstzustände.
- Du 12 *shenzhu:* bei manischem Verhalten und morbiden Todesgedanken, bei Zuständen, in denen die Wanderseele zu sehr kommt und geht. Beruhigt die Körperseele.
- Du 14 *dazhui:* stärkt Herz, Yang, Willenskraft *(zhi),* Herz- und Nieren-Yang. Ist sehr wirksam bei Depressionen und einem Mangel an Willenskraft und Antrieb, wenn die Wanderseele nicht genug kommt und geht.
- Du 16 *fengfu:* bei Depressionen und Angstzuständen mit morbiden Todesgedanken.
- Du 19 *houding:* beruhigt den Geist und nährt das Herz, ist bei Traurigkeit und Depressionen wirksam.
- Du 20 *baihui:* stärkt und hebt das Qi und Yang, lindert Depressionen, klärt den Geist.
- Du 24 *shenting:* beruhigt und hellt den Geist auf, wird daher nicht nur bei Angstzuständen und Schlafstörungen, sondern auch bei Depressionen und Traurigkeit verwendet.
- Ren 4 *guanyuan:* stärkt Niere und Willenskraft bei Patienten, die an Depressionen leiden, beruhigt den Geist *(shen)* und die Wanderseele *(hun),* indem er Blut und Yin nährt.
- Ren 15 *jiuwei:* nährt das Herz, beruhigt den Geist und hellt die Stimmung auf.

16.8 Arzneien gegen Depressionen

Xiangyuan Fr. Citri medicae

Kategorie: Qi bewegend.
Beeinflusste Leitbahnen: Leber, Milz, Lunge.
Geschmack und Energie: scharf, leicht bitter, sauer, warm.

Xiangyuan bewegt das Qi, beseitigt Stagnationen, lindert Depressionen, beseitigt Schleim und unterstützt das Diaphragma.

Es handelt sich um eine sehr wichtige Arznei bei Depressionen aufgrund einer Leber-Qi-Stagnation, da sie Stagnationen beseitigt und besonders Depressionen lindert. Sie ist besonders nützlich, da sie auch Schleim beseitigt, der häufig eine Qi-Stagnation begleitet. *Xiangyuan* kann gut mit *Foshou* Fr. Citri sarcodactylis kombiniert werden.

Foshou Fr. Citri sarcodactylis

Kategorie: Qi bewegend.
Beeinflusste Leitbahnen: Leber, Lunge, Magen, Milz.
Geschmack und Energie: scharf, bitter, warm.

Foshou ist eine sehr wichtige Arznei bei Depressionen aufgrund einer Leber-Qi-Stagnation. Ich verwende häufig 1 oder 2 das Qi bewegende Kräuter in einer Rezeptur, selbst bei Zuständen ohne Leber-Qi-Stagnation. Der Grund für mein Vorgehen ist, dass die Qi-bewegende Wirkung dieser Arzneien das ‚Kommen und Gehen' der Wanderseele stimuliert, welches bei einer Depression immer unzulänglich ist.

Foshou bewegt das Qi, harmonisiert Magen und Milz und beseitigt Schleim. Wie bei *Xiangshou* ist die letztgenannte Wirkung nützlich, da Schleim oft eine Qi-Stagnation begleitet (weil das stagnierende Qi sich nicht richtig in den Wasserwegen des Dreierwärmers bewegen kann, was zur Bildung von Schleim führt).

Schließlich hat *Foshou* innerhalb der Qi-bewegenden Kräuter eine besonders starke psychische Wirkung bezüglich der Linderung von Depressionen, und ich füge es häufig einer Rezeptur hinzu, um das ‚Kommen und Gehen' der Wanderseele zu stimulieren.

Qingpi Pericarpium Citri reticulatae viride

Kategorie: Qi bewegend.
Beeinflusste Leitbahnen: Gallenblase, Leber, Magen.
Geschmack und Energie: scharf, bitter, warm.

Qingpi hat eine starke Qi-bewegende Wirkung und wirkt in erster Linie auf den Oberen Erwärmer ein. Aus diesem Grund geht es zu Thorax und Kopf, was es für die Behandlung von Depressionen besonders geeignet erscheinen lässt. *Qingpi* hat eine stärkere Wirkung als andere Qi-bewegende Kräuter; dies ist ein weiterer Grund, warum ich es oft in Rezepturen zur Behandlung von Depressionen verwende, da es intensiv das ‚Kommen und Gehen' der Wanderseele stimuliert.

Meiguihua Fl. Rosae rugosae

Kategorie: Qi bewegend.
Beeinflusste Leitbahnen: Leber, Milz.
Geschmack und Energie: süß, leicht bitter, warm.

Meiguihua wird häufig bei Depressionen eingesetzt, die vor dem Hintergrund einer Leber-Qi-Stagnation auftreten. Ich verwende diese Arznei häufig bei Depressionen aufgrund einer Qi-Stagnation. Verglichen mit den anderen Qi-bewegenden Arzneien, vor allem *Qingpi* (s. o.), hat es aufgrund seines eher süßen denn scharfen Geschmacks eine sanfte Qi-bewegende Wirkung.

Ein weiteres Merkmal, das es für die Behandlung von Depressionen geeignet erscheinen lässt, ist darin zu sehen, dass es sich um eine Blume handelt. Als solche ist es leicht und wirkt daher auf den oberen Teil des Körpers und den Kopf ein. Obwohl es nicht scharf ist, ist es doch stark aromatisch; dies ist ein weiteres Kennzeichen, weswegen es für die Therapie von Depressionen geeignet ist.

Hehuanhua Fl. Albiziae

Kategorie: den Geist beruhigend.
Beeinflusste Leitbahnen: Leber, Magen.
Geschmack und Energie: süß, neutral.

Obwohl *Hehuanhua* zu der Kategorie von Kräutern, die den Geist beruhigen, gezählt wird, bewegt es auch das Qi und beseitigt Stagnationen. Diese beiden Wirkungen machen es zu einer sehr nützlichen Arznei zur Behandlung von Depressionen, die von Angstzuständen und Schlafstörungen begleitet werden.

Wie bei *Meiguihua* besteht ein weiteres Merkmal, das *Hehuanhua* zur Behandlung von Depressionen geeignet erscheinen lässt, darin, dass es leicht ist und daher den oberen Teil des Körpers und den Kopf beeinflusst. Obwohl es nicht scharf ist, so ist es doch stark aromatisch; dies ist ein weiteres Merkmal, warum es für die Behandlung von Depressionen geeignet ist.

Hehuanpi Cx. Albiziae

Kategorie: den Geist beruhigend.
Beeinflusste Leitbahnen: Herz, Leber.
Geschmack und Energie: süß, neutral.

Hehuanpi ist eine wichtige Arznei zur Behandlung von Depressionen. Es verbindet die beiden Wirkungen, das Qi zu bewegen und Stagnationen zu beseitigen, mit derjenigen, den Geist zu beruhigen (es geht ja zu Leber und Herz).

Es hat eine alte Verwendungstradition für Depressionen, und seine Indikationen umfassen Depressionen, schlechte Laune, Schlafstörungen und Reizbarkeit. Im ‚Schatz von Worten über die Materia Medica' heißt es: *„Hehuanpi lässt die 5 Seelen [shen, hun, po, yi und zhi] sich öffnen und nach außen streben und beseitigt die Extreme der 5 Emotionen."*[26]

Yuanzhi Rx. Polygalae

Kategorie: den Geist beruhigend.
Beeinflusste Leitbahnen: Herz, Lunge.
Geschmack und Energie: bitter, scharf, leicht warm.

Yuanzhi beruhigt den Geist, macht die Öffnungen des Geistes auf und beseitigt Schleim. ‚Beruhigung des Geistes' innerhalb der Kategorie von Arzneien, die den Geist beruhigen, sollte nicht wörtlich interpretiert werden. Die den Geist beruhigende Arzneikategorie umfasst auch Kräuter, die vom Geschmack her scharf sind und den Geist ‚stimulieren' und die Öffnungen des Geistes aufmachen.

Die Kategorie von Arzneien, die ‚den Geist beruhigen', besteht aus zwei Unterkategorien: einer Unterkategorie von Kräutern, die ‚schwer' sind und daher den Geist verankern, ‚absenken' und beruhigen (viele davon sind Mineralien), und einer weiteren Unterkategorie von Kräutern, die ‚das Herz nähren und den Geist beruhigen'.

Innerhalb dieser Unterkategorie gibt es zwei recht verschiedene Arzneigruppen: einige Arzneien sind süß und sauer und beruhigen speziell den Geist (wie etwa *Suanzaoren* Sm. Ziziphi spinosae und *Baiziren* Sm. Platycladi), andere sind scharf und machen die Öffnungen des Geistes auf (wie *Yuanzhi*) oder bewegen das Qi (wie *Hehuanpi*) (➤ Abb. 16.26).

Yuanzhi gehört zur letztgenannten Gruppe. Es handelt sich um eine sehr wichtige Arznei, um die Öffnungen des Geistes aufzumachen und das ‚Kommen und Gehen' der Wanderseele mit seinem scharfen und bitteren Geschmack zu stimulieren. Es ist eine äußerst wichtige Arznei für Depressionen.

Yuanzhi wird häufig mit *Suanzaoren* kombiniert, da sich diese beiden Kräuter sehr gut ergänzen: das eine ist scharf, das andere sauer; sie regulieren das Kommen und Gehen der Wanderseele (da der scharfe Geschmack ihr Kommen und Gehen stimuliert und der saure Geschmack es zügelt).

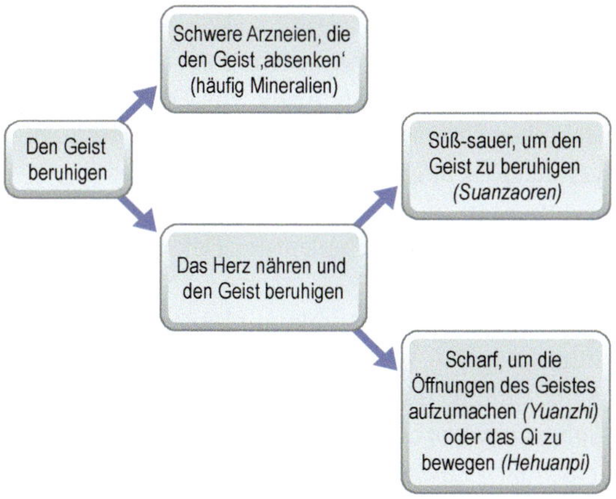

Abb. 16.26 Kategorien von Arzneien, die ‚den Geist beruhigen'

Yujin Rx. Curcumae

Kategorie: Blut belebend.
Beinflusste Leitbahnen: Herz, Lunge, Leber.
Geschmack und Energie: scharf, bitter, kalt.

Yujin bewegt das Qi, belebt das Blut, kühlt das Blut, macht die Öffnungen des Geistes auf und beseitigt Schleim. Es vereinigt mehrere Funktionen, die auf den Geist und die Wanderseele einwirken. Indem es das Qi bewegt und das Blut belebt, stimuliert es das ‚Kommen und Gehen' der Wanderseele, wenn dies durch eine Qi- und/oder Blut-Stagnation eingeschränkt wird. Durch das Kühlen des Blutes beruhigt es den Geist, wenn dieser durch Hitze beeinträchtigt wird. Indem *Yujin* Schleim beseitigt und die Öffnungen des Geistes aufmacht, klärt es den Geist, wenn dieser durch Schleim benebelt ist, und stimuliert auch das ‚Kommen und Gehen' der Wanderseele, wenn dies durch Schleim eingeengt wird.

Ich verwende diese Arznei in Kombination mit *Yuanzhi* Rx. Polygalae sehr häufig bei Depressionen.

Shichangpu Rz. Acori tatarinowii

Kategorie: die Öffnungen aufmachend.
Beeinflusste Leitbahnen: Herz, Magen.
Geschmack und Energie: scharf, bitter, warm, aromatisch.

Shichangpu macht die Öffnungen, auch diejenigen des Geistes, auf, beseitigt Schleim und beruhigt den Geist. Ich verwende diese Arznei häufig in Kombination mit *Yuanzhi* Rx. Polygalae, um die Öffnungen des Geistes aufzumachen und das ‚Kommen und Gehen' der Wanderseele zu stimulieren, wenn dieses durch Schleim eingeschränkt wird. *Shichangpu* geht zum Herzen und ist scharf, bitter und aromatisch; diese Eigenschaften machen es so wertvoll, um die Öffnungen des Geistes aufzumachen und das Qi zu bewegen, wenn der Mensch depressiv ist.

ZUSAMMENFASSUNG

Arzneien gegen Depressionen

Xiangyuan **Fr. Citri medicae**
Kategorie: Qi bewegend.
Beeinflusste Leitbahnen: Leber, Milz, Lunge.
Geschmack und Energie: scharf, leicht bitter, sauer, warm.
Xiangyuan bewegt das Qi, beseitigt Stagnationen, lindert Depressionen, beseitigt Schleim und unterstützt das Diaphragma.

Foshou **Fr. Citri sarcodactylis**
Kategorie: Qi bewegend.
Beeinflusste Leitbahnen: Leber, Lunge, Magen, Milz.
Geschmack und Energie: scharf, bitter, warm.
Foshou ist eine sehr wichtige Arznei bei Depressionen aufgrund einer Leber-Qi-Stagnation.

Qingpi **Pericarpium Citri reticulatae viride**
Kategorie: Qi bewegend.
Beeinflusste Leitbahnen: Gallenblase, Leber, Magen.
Geschmack und Energie: scharf, bitter, warm.
Qingpi hat eine starke Qi-bewegende Wirkung und wirkt in erster Linie auf den Oberen Erwärmer ein. Aus diesem Grund geht es zu Thorax und Kopf, was es für die Behandlung von Depressionen besonders geeignet erscheinen lässt.

Meiguihua **Fl. Rosae rugosae**
Kategorie: Qi bewegend.
Beeinflusste Leitbahnen: Leber, Milz.
Geschmack und Energie: süß, leicht bitter, warm.
Meiguihua wird häufig bei Depressionen eingesetzt, die vor dem Hintergrund einer Leber-Qi-Stagnation auftreten.

Hehuanhua **Fl. Albiziae**
Kategorie: den Geist beruhigend.
Beeinflusste Leitbahnen: Leber, Magen.
Geschmack und Energie: süß, neutral.
Hehuanhua beruhigt den Geist, bewegt das Qi und beseitigt Stagnationen.

Hehuanpi **Cx. Albiziae**
Kategorie: den Geist beruhigend.
Beeinflusste Leitbahnen: Herz, Leber.
Geschmack und Energie: süß, neutral.
Hehuanpi ist eine wichtige Arznei zur Behandlung von Depressionen. Es verbindet die beiden Wirkungen, das Qi zu bewegen und Stagnationen zu beseitigen, mit derjenigen, den Geist zu beruhigen (es geht ja zu Leber und Herz).

Yuanzhi **Rx. Polygalae**
Kategorie: den Geist beruhigend.
Beeinflusste Leitbahnen: Herz, Lunge.
Geschmack und Energie: bitter, scharf, leicht warm.
Yuanzhi beruhigt den Geist, macht die Öffnungen des Geistes auf und beseitigt Schleim.

Yujin **Rx. Curcumae**
Kategorie: Blut belebend.
Beinflusste Leitbahnen: Herz, Lunge, Leber.
Geschmack und Energie: scharf, bitter, kalt.
Yujin bewegt das Qi, belebt das Blut, kühlt das Blut, macht die Öffnungen des Geistes auf und beseitigt Schleim.

Shichangpu **Rz. Acori tatarinowii**
Kategorie: die Öffnungen aufmachend.
Beeinflusste Leitbahnen: Herz, Magen.
Geschmack und Energie: scharf, bitter, warm, aromatisch.
Shichangpu macht die Öffnungen, auch diejenigen des Geistes, auf, beseitigt Schleim und beruhigt den Geist.

16.9 Moderne chinesische Literatur

Journal of Chinese Medicine (*Zhongyi zazhi* 中医杂志), Bd. 32, Nr. 5, 1991, S. 36

Liu Guangzhi et al., „Clinical observations on the treatment of depression in the elderly with electroacupuncture"

30 ältere Patienten mit Depressionen wurden mit Elektroakupunktur behandelt. Die Patienten hatten ein Lebensalter zwischen 50 und 74, die Gruppe bestand aus 16 Männern und 14 Frauen (durchschnittliches Alter 57,4). Die mittlere Krankheitsdauer betrug 5,5 Jahre.

Es wurden der Punkt Du 20 *baihui* und der Extrapunkt *yintang* verwendet. An den Punkten wurde Elektroakupunktur mit hoch-/niedrigfrequenter Welle zwischen 6 V und 1,5 V, 8–9 mA, Hz 8 × 100 angewendet. Die Behandlung erfolgte täglich 6-mal die Woche mit einer Gesamtzahl von 30 Sitzungen.

Keine therapeutischen Ergebnisse zeigten 5 Patienten. 13 Patienten wurden vollständig geheilt, der Rest verspürte eine Besserung in verschiedenen Abstufungen.

Journal of Chinese Medicine (*Zhongyi zazhi*), Bd. 24, Nr. 12, 1983, S. 55

Jiang Keming, „A brief discussion of herbal prescriptions for depression (Yu Zheng)"

Dr. Jiang betont die Doppelnatur von *yuzheng* als ‚Depression' und als ‚Stagnation'. Der Aussage von Zhang Jingyue folgend, die zu Beginn dieses Kapitels zitiert wurde, sagt Dr. Jiang dass *„eine Stagnation Depressionen verursachen kann; umgekehrt können Depressionen Stagnationen hervorrufen."*

Wie die meisten chinesischen Ärzte ist Dr. Jiang der Meinung, dass die meisten Fälle von Depressionen mit einer Leber-Qi-Stagnation beginnen. Er bevorzugt die folgenden Rezepturen:

- *Xiaoyao san* Umherstreifen-Pulver
- *Chaihu shugan tang* Bupleurum-Dekokt, das die Leber besänftigt
- *Xuanfu daizhe tang* Dekokt mit Inula und Haematitum
- *Banxia houpo tang* Dekokt mit Pinellia und Magnolia
- *Suhexiang wan* Styrax-Pille
- *Yueju wan* Pille, die das Gekrümmte überwindet.

Was die Pathologie betrifft, so vertritt Dr. Jiang die Auffassung, dass diese mit einer Leber-Qi-Stagnation einsetzt, die später zu einer Leber-Blut-Stase führen kann. Die Leber kann in den Magen eindringen und das Magen-Qi nach oben rebellieren lassen. Die Dysfunktion des Magens kann zu Feuchtigkeit oder Schleim führen.

In den Spätstadien kann die Milz geschwächt werden und es kann eine Blut-Stase vorliegen, die bei der Frau die Menstruation beeinflusst.

Journal of Chinese Medicine *(Zhongyi zazhi)*, Bd. 24, Nr. 4, 1983, S. 58

Tan Jiaming, „A brief account on the treatment of depression"

Dr. Tan ist der Auffassung, dass Depressionen mit einer Qi-Stagnation beginnen, die zu einer Blut-Stase, Schleim-Ansammlung, Nahrungsansammlung, Hitze-Ansammlung und in Spätstadien zu einer Herz- und Milz-Schwäche sowie zu einem Leber- und Nieren-Yin-Mangel führen können.

Dr. Tan fasst daher die Pathologie von Depressionen wie folgt zusammen:

- Qi-Stagnation
- Blut(-Stase)
- Feuchtigkeit
- Schleim
- Hitze
- (Ansammlung von) Nahrung.

Im Hinblick auf die Ätiologie von Depressionen meint Dr. Tan, dass drei Emotionen die wichtigsten seien, nämlich Grübeln, Sorge und Zorn. Dr. Tans Beitrag ist interessant, da er anders als die meisten anderen chinesischen Ärzte Zorn nicht an die Spitze der Liste der emotionalen Ursachen für Depressionen stellt, sondern als Hauptgründe Grübeln und Sorge angibt. Angesichts meiner Erfahrung mit westlichen Patienten stimme ich völlig mit ihm überein und würde diese Liste um Traurigkeit, Kummer und Schuldgefühle ergänzen.

Was die Pathologie anbelangt, sagt Dr. Tan, dass diese mit einer Leber-Qi-Stagnation beginnt. Stagnierendes Qi kann sich in Hitze umwandeln, oder eine langfristige Qi-Stagnation kann zu einer Blut-Stase führen. Entweder dringt das Leber-Qi in die Milz ein oder diese wird direkt durch Grübeln und Sorge in Mitleidenschaft gezogen, sodass sich eine Milz-Qi-Schwäche entwickelt.

Die Milz-Qi-Schwäche kann zu Feuchtigkeit, Schleim und Nahrungsansammlung führen. Feuchtigkeit und Schleim können mit Hitze einhergehen. Lang anhaltende Depressionen verletzen das Herz-Qi und Herz-Blut, welches den Geist nicht richtig beherbergen kann. Dies führt zu Schlafstörungen und Angstzuständen.

Daher besteht in chronischen Fällen von Depression eine Milz- und Herz-Schwäche. Wenn Hitze vorliegt, kann diese das Yin verletzen und einen Yin-Mangel hervorrufen.

Dr. Tan schlägt einige Arzneimittelrezepturen für Fülle- und Leere-Zustände vor:

Fülle

Qi-Stagnation:

- *Chaihu shugan tang* Bupleurum-Dekokt, das die Leber besänftigt
- *Yueju wan* Pille, die das Gekrümmte überwindet

Hitze:

- *Danzhi xiaoyao san* Umherstreifen-Pulver mit Moutan und Gardenia

Schleim:

- *Banxia houpo tang* Dekokt mit Pinellia und Magnolia
- *Tanyu tang* Dekokt gegen Schleim-Stagnation

Feuchtigkeit:

- *Shiyu tang* Dekokt gegen Feuchtigkeitsstagnation
- Blut(-Stase):
- *Xueyu tang* Dekokt gegen Blut-Stagnation
- (Ansammlung von) Nahrung:
- *Shiyu tang* Dekokt gegen Nahrungsstagnation

Leere

- Sorge verletzt den Geist:
- *Gan mai dazao tang* Dekokt mit Glycyrrhiza, Triticum und Jujuba

Herz- und Milz-Schwäche:

- *Guipi tang* Dekokt, das die Milz stärkt

Yin-Mangel mit Leere-Hitze:

- *Zishui qinggan yin* Trank, der das Wasser nährt und die Leber klärt.

Journal of Chinese Medicine *(Zhongyi zazhi)*, Bd. 41, Nr. 11, 2000, S. 654

Zhang Peng, „The experience of Zhang Tai Kang in the treatment of depression"

Dr. Zhang sagt, dass in den Anfangsstadien eine Depression durch eine Qi-Stagnation und Schleim charakterisiert sei und normalerweise vor dem Hintergrund von Fülle-Zuständen auftrete; in den Spätstadien sei sie durch einen Blut- und Yin-Mangel gekennzeichnet und trete gewöhnlich vor dem Hintergrund von Leere-Zuständen auf.

Dr. Zhang unterscheidet nur zwei wichtige Typen der Pathologie: Der erste Typus ist durch eine Leber-Qi-Stagnation, Disharmonie von Leber und Milz, Schleim und eine ‚Blockade des Gehirns' charakterisiert, der zweite durch eine Qi-Schwäche und einen Blut-Mangel, eine Schwäche des Marks und eine Schwäche des Gehirns.

Leber-Qi-Stagnation, Disharmonie von Leber und Milz, Schleim und Blockade des Gehirns
Grübeln, Traurigkeit, depressive Verstimmung, Spannungsgefühl im Hypochondrium, saitenförmiger Puls.

Dr. Zhang setzt die Verschreibung *Kaiyu yueshen tang* Dekokt, das Stagnationen öffnet und den Geist aufmuntert, ein.

Qi-Schwäche und Blut-Mangel, Schwäche des Marks, Schwäche des Gehirns
Depressionen, Traurigkeit, verminderte Geisteskraft, Gedächtnisschwäche, verminderte Arbeits- und Lernfähigkeit.

Dieser Zustand kommt bei älteren Patienten häufiger vor.

Dr. Zhang unterscheidet zwei Zustände: Der erste ist durch eine Herz- und Milz-Schwäche bedingt, wofür er *Yangxin jianpi tang* Dekokt, das das Herz nährt und die Milz stärkt, einsetzt; der andere Zustand ist durch eine Leber- und Nieren-Schwäche gekennzeichnet, wofür er *Busui rongnao tang* Dekokt, das das Mark stärkt und das Gehirn nährt, verwendet.

Dr. Zhangs Arbeit ist insofern interessant, als er die Pathologie von Depressionen auf zwei Hauptkategorien eingrenzt, von denen die eine ein Fülle-, die andere ein Leere-Zustand ist. Er verknüpft den Fülle-Zustand mit dem, was er als ‚Blockade des Gehirns' bezeichnet, den Leere-Zustand mit einer ‚Schwäche des Gehirns'.

Journal of Chinese Medicine *(Zhongyi zazhi)*, Bd. 30, Nr. 2, 1989, S. 10–12

Xu Jingfan, „Academic thoughts on Ye Tian Shi's diagnosis and treatment of depression"

Dr. Xu Jingfang bestätigt die beiden Anschauungen über das Syndrom *yu*, die zu Beginn dieses Kapitels erwähnt wurden. Dr. Xu sagt, dass in einem weit gefassten Sinne *yu* ‚Stagnation' meine und viele verschiedene Zustände umfasse; in einem engeren Sinne bedeute *yu* ‚Depression'.

Bei der Erörterung der Pathologie von Depressionen stimmt Dr. Xu mit vielen anderen chinesischen Ärzten darin überein, dass die Krankheit zu Beginn die Leber beeinträchtigt und sich in der Qi-Schicht befindet, es sich also um eine Leber-Qi-Stagnation handelt. Er sagt, dass die Leber-Qi-Stagnation auch auf die Gallenblase einwirke und zu körperlichen Symptomen führe, die mit diesem Organ in Zusammenhang stehen, sowie zu Ängstlichkeit und mangelnder Initiative, die mit einer Disharmonie der Gallenblase verbunden sind.

Laut Dr. Xu sagte Ye Tianshi: *„Eine langfristige Stagnation verursacht eine Stagnation von Herz und Milz."* Diese Aussage ist interessant, da sie bestätigt, dass eine Qi-Stagnation besonders bei emotionalen Problemen tatsächlich auf das Herz einwirkt (und auch auf andere Organe wie die Milz). Die Milz wird auch direkt durch die Qi-Stagnation in der Leber beeinträchtigt.

Dr. Xu meint daher, dass bei Depressionen eine Qi-Stagnation die Leber und das Herz beeinträchtige und dass die Qi-Stagnation im Herzen den Geist *(shen)* in Mitleidenschaft ziehe, da er seiner normalen ‚Residenz' beraubt sei. Dies ist ein weiteres interessantes Konzept, demgemäß der Geist nicht nur seiner Wohnstätte beraubt ist, wenn das Herz-Blut im Mangel ist, sondern auch, wenn das Herz-Qi stagniert.

Aus der Qi-Stagnation entstehen zwei pathologische Folgen: erstens kann das stagnierende Qi zur Entstehung von Hitze führen; zweitens beeinträchtigt die Qi-Stagnation in den Wegen des Dreierwärmers die Umwandlung, den Transport und die Ausscheidung von Körperflüssigkeiten, welche sich daher in Form von Schleim ansammeln.

Ye Tianshi war der Auffassung, dass sich *„das kleine Feuer in üppiges Feuer umwandelt"*, wenn sich pathologische Hitze bildet. ‚Kleines Feuer' *(shaohuo)* ist ein anderer Name für die physiologische Hitze des Minister-Feuers, und bei ‚üppigem Feuer' *(zhuanghuo)* handelt es sich um die pathologische Hitze, die unter dem Einfluss von emotionalem Stress gebildet wird.

Ye Tianshi meinte, dass Depressionen bei älteren Menschen häufig vor dem Hintergrund eines Yin-Mangels auftreten, bei jungen Menschen hingegen auf der Grundlage einer Qi-Stagnation und Hitze.

Die Pathologie von Depressionen aufgrund einer Qi-Stagnation wird durch mehrere pathologische Folgen der Qi-Stagnation komplizierter. Zunächst einmal kann sich Schleim bilden (s. o.); zweitens kann die Qi-Stagnation zu einer Blut-Stase führen, welche dann mit dem Schleim interagiert, wobei die beiden Faktoren sich gegenseitig verstärken.

Die Pathologie von Depressionen in Spätstadien kann daher mit Hilfe der drei Begriffe Qi-Stagnation, Schleim und Stase (des Blutes) zusammengefasst werden. In chronischen Fällen führen diese 3 pathogenen Faktoren normalerweise zu einer Schwäche bzw. einem Mangel von Qi, Yang, Blut oder Yin.

Da Qi-Stagnation, Schleim und Blut-Stase die Öffnungen blockieren können, betonte Ye Tianshi in der Therapie das Aufhellen der Öffnungen (welche die Öffnungen des Geistes beinhalten). Er hob auch bewegende, Blockaden klärende und ausleitende Therapiemethoden hervor.

Die Schlüsselwörter, die Ye Tianshi zur Bezeichnung der Behandlungsmethoden bei Depressionen verwendete, sind:

- *da* 达: ‚ausdehnen', ‚entspannen'
- *xuan* 宣: ‚verteilen', ‚ausleiten'
- *chang* 畅: ‚befreien'
- *tong* 通: ‚Blockaden beseitigen'.

Bei einer Qi-Stagnation sollte man vor allem bewegen, befreien und entspannen, bei einer Blut-Stase Blockaden aus den Blut-Netzleitbahnen *(luo)* beseitigen, bei Hitze (die aus der Qi-Stagnation entsteht) mit bitteren und kühlen Arzneien kühlen und mit Hilfe von Qi-bewegenden Kräutern Blockaden beseitigen.

Wenn die obigen pathogenen Faktoren mit einer Schwäche einhergehen, sollte man das Stärken mit Bewegen und Beseitigen von Blockaden kombinieren.

Journal of Chinese Medicine *(Zhongyi zazhi)*, Bd. 42, Nr. 9, 2001, S. 566

Li Baoling, „Development of herbal medicine research in Depression"

Die von Dr. Li erörterte Pathologie und Therapie unterscheiden sich etwas von der Auffassung anderer chinesischer Ärzte. Dr. Li bespricht fünf hauptsächliche pathologische Zustände von Depressionen.

1. Leber-Qi-Stagnation, die zu Hitze führt: Dieser Zustand ist durch Depression und Reizbarkeit charakterisiert. Dr. Li empfiehlt die Anwendung von *Xiao chaihu tang* Kleines Bupleurum-Dekokt oder von *Xiaoyao san* Umherstreifen-Pulver.
2. Das Herz beherbergt den Geist nicht: Dies ist durch Depressionen, Schlafstörungen, übermäßiges Träumen und psychische Unruhe gekennzeichnet. Dr. Li schlägt die Verwendung von *Gan mai dazao tang* Dekokt mit Glycyrrhiza, Triticum und Jujuba vor.
3. Gallenblasen-Schwäche: Diese zeichnet sich durch Depressionen, Ängstlichkeit, Mangel an Initiative, Schwierigkeiten bei der Entscheidungsfindung und Aufwachen am frühen Morgen aus. Hier empfiehlt Dr. Li den Einsatz von *Yilukang jiaonang* (Kapseln zur Linderung von Depressionen und Sorgen).
4. Herz- und Lungen-Yin-Mangel: Die Merkmale dieses Zustands sind Depressionen, geistige Verwirrung und Redeunlust. Dr. Li rät zur Rezeptur *Baihe dihuang tang* Dekokt mit Lilium und Rehmannia.
5. Magen- und Milz-Schwäche: Diese ist durch Depressionen, Müdigkeit, Bedürfnis sich hinzulegen, Abneigung auszugehen und Verdauungsprobleme charakterisiert. Dr. Li empfiehlt eine Variante von *Erchen tang* Dekokt aus den zwei Abgestandenen.

Dr. Li schlägt verschiedene Rezepturen für Depressionen vor, die nach dem beteiligten Organ klassifiziert sind, wobei es sich um Leber, Herz, Herz und Lunge sowie Milz handeln kann.

Leber

- *Xiao chaihu tang* Kleines Bupleurum-Dekokt
- *Xiaoyao san* Umherstreifen-Pulver
- *Gan mai dazao tang* Dekokt mit Glycyrrhiza, Triticum und Jujuba
- *Yilukang jiaonang* Kapseln zur Linderung von Depressionen und Sorgen
- *Pingxin wangyou tang* Dekokt, das das Herz beruhigt und Sorgen vergessen lässt

Herz

- *Baonao ning jiaonang* Kapseln, die die Ruhe des Gehirns bewahren
- *Huanglian wendan tang* Dekokt mit Coptis, das die Gallenblase wärmt

Herz und Lunge

- *Baihe dihuang tang* Dekokt mit Lilium und Rehmannia

Milz

- Variante von *Erchen tang* Dekokt aus den zwei Abgestandenen.

Dr. Li schlägt auch die folgenden Akupunkturpunkte gegen Depressionen vor: He 7 *shenmen,* Pe 7 *daling,* Le 3 *taichong,* Ma 40 *fenglong,* Ma 36 *zusanli,* Mi 6 *sanyinjiao,* Pe 5 *jianshi,* Bl 15 *xinshu* und Bl 18 *ganshu.*

Journal of Chinese Medicine *(Zhongyi zazhi)*, Bd. 46, Nr. 1, 2005, S. 47

Chen Zeqi et al., „Research into the criteria for commonly seen patterns in Depression"

Dieser Beitrag bestätigt eine meiner Meinung nach von chinesischen Ärzten vorgenommene Überbetonung der Leber-Qi-Stagnation als Hauptmuster bei Depressionen.

Die Verfasser führten eine multizentrische Untersuchung und Klassifizierung der bei Depressionen diagnostizierten Hauptmuster durch. Unter 1.731 Fällen wurden die folgenden 5 Hauptmuster diagnostiziert:

- Leber-Qi-Stagnation: 588 (34 %)
- Leber-Qi-Stagnation mit Milz-Schwäche: 487 (28 %)
- Leber-Qi-Stagnation mit Schleim: 264 (15 %)
- Herz- und Milz-Schwäche: 254 (15 %)
- Leber- und Nieren-Yin-Mangel: 138 (8 %).

Damit machte bei einer Gesamtzahl von 1.731 Fällen die Leber-Qi-Stagnation in all ihren Varianten 77 % der Fälle aus.

Der Beitrag zeigt eine interessante Korrelation zwischen den häufigsten Symptomen und Krankheitsmustern auf (➤ Tab. 16.4).

Tab. 16.4 Korrelation zwischen Symptomen und Krankheitsmustern bei Depressionen

Symptom	Leber-Qi-Stagnation (%)	Leber-Qi-Stagnation und Milz-Qi-Schwäche (%)	Leber-Qi-Stagnation mit Schleim (%)	Herz- und Milz-Schwäche (%)	Leber- und Nieren-Yin-Mangel (%)
Depressive Verstimmung	99,7	99,6	99,6	99,6	96,4
Traurigkeit und pessimistische Stimmung	89,1	88,5	91,7	88,6	92,0
Affektive Störung	95,6	97,1	96,6	98,8	91,3
Müdigkeit	90,6	95,7	97,7	94,6	98,6
Angstzustände	92,3	88,9	87,5	92,5	93,5
Psychische Unruhe	90,6	83,9	84,5	85,8	91,3
Sorge	81,5	91,8	84,8	85,8	86,2
Niedergeschlagenheit	81,6	86,5	92,8	90,2	88,4
Lustlosigkeit	81,3	94,0	89,8	91,7	88,4
Schlafstörungen	84,3	93,2	89,0	96,9	94,2
Übermäßiges Träumen	81,0	85,2	86,0	88,6	97,1

16.10 Studien zum Thema

➤ „Plus im Web“ (vordere Buchumschlagseite)

16.11 Kasuistiken

Fallbeispiel

Eine 43-jährige Frau litt seit mehreren Jahren an Depressionen. Dies zeigte sich sehr deutlich, sobald sie zu sprechen begann. Sie wirkte sehr unglücklich und gequält und brach häufig in Tränen aus. Sie hatte sehr unter einer zerbrochenen Beziehung gelitten und war sehr depressiv. Sie fühlte sich auch hinsichtlich ihrer Lebensziele sowohl im Beruf als auch in Beziehungen verwirrt. Ganz offensichtlich hatte sie ein sehr geringes Selbstwertgefühl und hegte Selbstmordgedanken.

Während des ersten Gesprächs erwähnte sie nur ihre Depressionen und den Schock nach dem Zerbrechen ihrer Beziehung. Eine Woche danach erhielt ich eine E-Mail von ihr. Darin beschrieb sie, wie sie 9 Monate lang im Alter von 10 Jahren von ihrem Lehrer sexuell missbraucht worden war. Um sie zum Schweigen zu bringen, hatte er ihr gesagt, dass sie böse sei, dass sie ihn dazu verführt habe und dass sie es niemals zu etwas bringen würde außer zu einer Prostituierten oder ähnlichem. Er hatte ihr auch gesagt, dass sie dumm sei. Er hatte sie gezwungen, Stillschweigen zu bewahren, und ihr gedroht, dass falls sie sich nicht daran halten würde, die Leute dann wüssten, was für ein Mensch sie sei, nämlich eine ‚böse, verdorbene, dumme Schlampe, die es verdient, missbraucht zu werden.‘

An ihrem 16. Geburtstag war sie noch Jungfrau gewesen und hatte es auch bleiben wollen. Ihr Freund hatte sie jedoch vergewaltigt.

Sie hatte mit diesen Erlebnissen 32 Jahre lang gekämpft. Sie hatte die Universität besucht, um sich selbst zu beweisen, dass sie nicht dumm sei, aber sie sagte, dass sie immer noch mit ihrem Selbstwertgefühl kämpfe. Sie setzte sich selbst immer herab und beschuldigte sich fortwährend. Ihr Freund, mit dem sie 11 Jahre lang zusammen gewesen war, hatte sie wegen einer jüngeren Frau verlassen, wobei er ihr aber gesagt hatte, dass es keine andere Frau gäbe und dass es alles ihre Schuld sei. Viereinhalb Jahre später versuchte sie immer noch, damit fertig zu werden. Bei den Worten ihres Freundes kam der Missbrauch wieder hoch. Es war, als habe er die gleichen Schamgefühle bei ihr ausgelöst, die sie während des Missbrauchs verspürt hatte. Sie sagte, dass sie sich wie ein Kind fühle, gänzlich unfähig, damit fertig zu werden. Als sie dann 18 Monate vor der Konsultation arbeitslos wurde, fühlte sie sich wirklich nutzlos und unerwünscht.

Ihr Schreiben war sehr eloquent und enthüllte sehr deutlich die Wurzeln ihrer emotionalen Probleme. Ihre Augen hatten einen gequälten Ausdruck, als ob sie um Hilfe schrien. Die Menstruation war regelmäßig, die Blutungen hielten aber 9 Tage an und sie litt kurz nach der Ovulation bis zum Einsetzen der Regelblutung an prämenstrueller Anspannung.

Die Zunge war rot, an den Rändern stärker gerötet und hatte einen klebrigen, gelben Belag. Der Puls war überall an jeder Position saitenförmig.

Diagnose Offensichtlich hatte der im Alter von 10 Jahren erlittene Missbrauch sie sehr tief emotional verletzt. Er hatte tief gehende Gefühle von Wertlosigkeit und Scham verursacht. Das grausame Verhalten ihres Freundes brachte die damaligen Gefühle wieder zum Vorschein und löste ihre Depressionen aus.

Der emotionale Stress hatte eine Qi-Stagnation verursacht; dies zeigte sich an Zunge und Puls, welche eine sehr wichtige Rolle bei der Diagnose spielen. Nach der Zunge und dem Puls zu urteilen, befand sich diese Patientin zweifellos in einem Fülle-Zustand. Die geröteten Zungenränder, der saitenförmige Puls und die prämenstruelle Anspannung wiesen auf eine Leber-Qi-Stagnation als Hauptpathologie hin.

Die Rötung der Zunge zeigte jedoch deutlich, dass das stagnierende Qi auch zur Entstehung von Hitze geführt hatte.

Was die emotionale Ätiologie anbelangt, halte ich es für falsch, sie einfach ‚Zorn' zuzuschreiben, nur weil eine Leber-Qi-Stagnation vorliegt. Ich bin der Meinung, dass die Leber auch durch andere Emotionen beeinträchtigt werden kann, in ihrem Fall durch Scham, Frustration und durch das Gefühl, wertlos zu sein.

Die Leber-Qi-Stagnation zügelt das ‚Kommen und Gehen' der Wanderseele, was zu den Depressionen und der Verwirrung hinsichtlich ihrer Lebensziele führte.

Arzneimitteltherapie Ich begann mit einer Variante von *Yueju wan* Pille, die das Gekrümmte überwindet, und zwar in erster Linie auf der Grundlage des Pulses. Bei Patienten, die aufgrund einer Leber-Qi-Stagnation depressiv sind und einen saitenförmigen Puls aufweisen, verwende ich fast immer *Yueju wan,* Zhu Danxis Rezeptur für die ‚sechs Stagnationen'. Danach wechselte meine Behandlung zwischen der Anwendung dieser Rezeptur und *Danzhi xiaoyao san* Umherstreifen-Pulver mit Moutan und Gardenia.

Meine Variante von *Yueju wan* (in Form von Pulverkonzentrat) war wie folgt:

- *Xiangfu* Rz. Cyperi 15 g
- *Shenqu* Massa medicata fermentata 10 g
- *Chuanxiong* Rz. Chuanxiong 8 g
- *Cangzhu* Rz. Atractylodis 10 g
- *Shanzhizi* Fr. Gardeniae 10 g
- *Mudanpi* Cx. Moutan 10 g
- *Suanzaoren* Sm. Ziziphi spinosae 10 g
- *Yuanzhi* Rx. Polygalae 15 g
- *Zhi gancao* Rx. Glycyrrhizae praeparata 10 g
- *Fuxiaomai* Fr. Tritici levis 10 g
- *Dazao* Fr. Jujubae 10 g

Erklärung: Die obigen Dosierungen sind für eine konzentrierte Pulvermischung gedacht, von der 3-mal pro Tag ein Teelöffel voll eingenommen werden soll.

Die ersten fünf Arzneien bilden die Ursprungsrezeptur *Yueju wan* Pille, die das Gekrümmte überwindet.

- *Mudanpi* wurde hinzugefügt, um Hitze zu klären, da die Zunge und die Zungenränder gerötet waren.
- *Suanzaoren* und *Yuanzhi* arbeiten zusammen, um das ‚Kommen und Gehen' der Wanderseele zu regulieren und Depressionen zu behandeln. *Suanzaoren* ist sauer und adstringierend und ‚absorbiert' daher die Wanderseele in die Leber, während *Yuanzhi* scharf ist und die Bewegung der Wanderseele stimuliert.
- *Zhi gancao, Fuxiaomai* und *Dazao* bilden die Rezeptur *Gan mai dazao tang* Dekokt mit Glycyrrhiza, Triticum und Jujuba. Obwohl ich diese Rezeptur normalerweise bei Leere-Zuständen von Depressionen verwende, füge ich sie zuweilen anderen Verschreibungen hinzu, wenn der Patient sehr unglücklich und gequält ist, und zwar aus dem einfachen Grund, um das Herz, den Geist und die Wanderseele zu nähren.

Nach zwei Behandlungszyklen mit dieser Rezeptur ging es der Patientin etwas besser. Die Zunge war deutlich weniger gerötet, aber die prämenstruelle Anspannung war sehr unangenehm, mit ausgeprägten Spannungsgefühlen und Schmerzen in den Mammae. Ich entschied mich daher, die Rezeptur *Danzhi xiaoyao san* Umherstreifen-Pulver mit Moutan und Gardenia zu verwenden. Ich verschrieb ihr die folgende Variante dieser Rezeptur:

- *Bohe* Hb. Menthae 5 g
- *Chaihu* Rx. Bupleuri 6 g
- *Danggui* Rx. Angelicae sinensis 10 g
- *Baishao* Rx. Paeoniae alba 10 g
- *Baizhu* Rz. Atractylodis macrocephalae 10 g
- *Fuling* Poria 10 g
- *Gancao* Rx. Glycyrrhizae 5 g
- *Mudanpi* Cx. Moutan 10 g
- *Shanzhizi* Fr. Gardeniae10 g
- *Yuanzhi* Rx. Polygalae 10 g
- *Suanzaoren* Sm. Ziziphi spinosae 10 g
- *Meiguihua* Fl. Rosae rugosae 10 g
- *Hehuanpi* Cx. Albiziae 10 g

Erklärung: Die ersten neun Arzneien bilden die Originalrezeptur.

- Die Gründe für die Hinzufügung von *Yuanzhi* und *Suanzaoren* wurden oben bereits erläutert.
- *Meiguihua* wurde hinzugefügt, um das Leber-Qi zu bewegen und die Stimmung aufzuhellen.
- *Hehuanpi* nährt das Herz und hellt die Stimmung auf.

Ich verschrieb ihr zwei Behandlungszyklen dieser Rezeptur und kehrte dann wieder zu der Variante von *Yueju wan* zurück, weil der Puls sich saitenförmiger anzufühlen begann. Sie nahm fünf Durchgänge dieser Rezeptur ein, danach fühlte sie sich viel besser. Sie fand eine neue Arbeit, war viel zuversichtlicher, weinte nicht mehr so viel und hatte eine viel optimistischere Einstellung zu ihrer Zukunft. Die Zunge hatte nun eine normale Farbe, der Puls war deutlich weniger saitenförmig. Die Augen verloren den gequälten Ausdruck. ❚❚

Fallbeispiel

❚❚ Eine 38-jährige Frau litt seit mehreren Jahren an Depressionen. Gemäß ihrer eigenen Aussage hatte dies anscheinend keine offensichtliche Ursache, da sie glücklich verheiratet war und keine finanziellen oder beruflichen Probleme hatte.

Anfänglich kam sie nicht wegen der Depressionen zu mir in die Praxis, sondern sie wollte gegen Frostbeulen, sehr kalte Hände, blaue Lippen und Müdigkeit behandelt werden. Ihr war ständig kalt. Bei der Befragung kam heraus, dass sie auch an Schwindelgefühlen, Schmerzen im unteren Rücken, häufiger Miktion und Nykturie litt. Die Zunge war blass und im vorderen Bereich (Lungen-Areal) geschwollen, der Puls war allgemein schwach, besonders an den beiden hinteren Positionen, aber links ganz leicht saitenförmig.

Diagnose Nach dem Puls zu urteilen, war ihr Zustand in erster Linie eine Leere. Es bestand ein deutlicher Nieren-Yang-Mangel, wie an dem Kältegefühl, den kalten Gliedmaßen, der Müdigkeit, den Schwindelgefühlen, den Rückenschmerzen, der häufigen Miktion, der Nykturie, der blassen Zunge und dem schwachen Puls an beiden hinteren Positionen ersichtlich war.

Es gab jedoch zwei Fülle-Zustände, für die sie keine Symptome zeigte. Zunächst einmal lag etwas Schleim vor; dies zeigte sich an der Schwellung im vorderen Bereich der Zunge. Zweitens bestand eine gewisse Qi-Stagnation, was sich an der leicht saitenförmigen Qualität des Pulses an der linken Seite zeigte.

Daher hatte die Depression in ihrem Fall zwei Ursachen, nämlich Leere und Fülle, mit einer Dominanz der Leere. Durch den Nieren-Yang-Mangel konnte das ‚Kommen und Gehen' der Wanderseele nicht stimuliert werden, mit Depressionen in der Folge. Andererseits implizierte dieser Mangel auch eine Schwäche der Willenskraft der Niere und daher einen Mangel an Antrieb, Entschlossenheit und Initiative. Dies trug zu ihren Depressionen bei.

Arzneimitteltherapie Bei meiner Behandlung konzentrierte ich mich auf die Therapie der Leere mit einer Rezeptur zur Stärkung des Nieren-Yang, nämlich *You-gui wan* Pille, die die Rechte [Niere] wiederherstellt. Ich verwendete folgende, zum Zweck der Therapie von Qi-Stagnation und Schleim abgewandelte Variante:

- *Rougui* Cx. Cinnamomi 5 g
- *Duzhong* Cx. Eucommiae ulmoidis 10 g
- *Shanzhuyu* Fr. Corni 10 g
- *Tusizi* Sm. Cuscutae 10 g
- *Lujiaojiao* Gelatinum Cornu Cervi 10 g
- *Shu dihuang* Rx. Rehmanniae praeparata 10 g
- *Shanyao* Rz. Dioscoreae 10 g
- *Gouqizi* Fr. Lycii chinensis 10 g
- *Danggui* Rx. Angelicae sinensis 5 g
- *Xuduan* Rx. Dipsaci 10 g
- *Guizhi* Ra. Cinnamomi cassiae 10 g
- *Yuanzhi* Rx. Polygalae 10 g
- *Xiangfu* Rz. Cyperi 10 g
- *Banxia* Rz. Pinelliae praeparatum 10 g

Erklärung: Die ersten neun Arzneien bilden die Ursprungsrezeptur ohne *Fuzi,* welches ich nicht verwende.

- *Xuduan* wurde hinzugefügt, um das Nieren-Yang zu stärken.
- *Guizhi* wurde hinzugefügt, um das Yang zu stärken und die Zirkulation des Yang in den Gliedmaßen zu stimulieren.
- *Yuanzhi* wurde hinzugefügt, um das ‚Kommen und Gehen' der Wanderseele zu stimulieren und die Stimmung aufzuhellen.
- *Xiangfu* wurde hinzugefügt, um das Leber-Qi zu bewegen.
- *Banxia* wurde hinzugefügt, um Schleim zu beseitigen.

Ich verschrieb der Patientin einen Behandlungszyklus der obigen Rezeptur in Form von Pulverkonzentrat, wovon sie 2-mal täglich einen Teelöffel voll einnahm. Im zweiten Behandlungszyklus nahm ich einige Veränderungen vor, um die Schleim beseitigende Wirkung zu verstärken:

- *Rougui* Cx. Cinnamomi 5 g
- *Duzhong* Cx. Eucommiae ulmoidis 10 g
- *Shanzhuyu* Fr. Corni 10 g
- *Tusizi* Sm. Cuscutae 10 g
- *Lujiaojiao* Gelatinum Cornu Cervi 10 g
- *Shu dihuang* Rx. Rehmanniae praeparata 10 g
- *Shanyao* Rz. Dioscoreae 10 g
- *Gouqizi* Fr. Lycii chinensis 10 g
- *Danggui* Rx. Angelicae sinensis 5 g
- *Guizhi* Ra. Cinnamomi cassiae 10 g
- *Yuanzhi* Rx. Polygalae 10 g
- *Xiangfu* Rz. Cyperi 10 g
- *Banxia* Rz. Pinelliae praeparatum 10 g
- *Chenpi* Pericarpium Citri reticulatae 10 g
- *Fuling* Poria 10 g

Nach diesem zweiten Behandlungszyklus sagte die Patientin, dass nicht nur ihre Gliedmaßen weniger kalt und ohne Frostbeulen seien (sie wurde im Winter behandelt), sondern dass ihre Depressionen auch völlig verschwunden seien. Sie ging aus, um sich neue Kleidung zu kaufen, und sagte, sie fühle sich, als ob sie ‚unter der Wirkung von Antidepressiva' stehe. ▌▌

Fallbeispiel

▌▌ Ein 48-jähriger Mann litt seit über 10 Jahren an Depressionen. Er war in seinem Beruf erfolgreich, fühlte sich aber in den letzten 10 Jahren zunehmend unzufrieden und zweifelte am Sinn des Lebens. Er war glücklich verheiratet und hatte keine finanziellen Sorgen.

Die Depression manifestierte sich in einer gedrückten Stimmung, Frustration und Reizbarkeit, einem Mangel an Antrieb und Pessimismus. In körperlicher Hinsicht hatte er wenig Probleme, litt aber an Schmerzen im unteren Rücken und niedriger Libido.

Der Puls war saitenförmig, aber auf der tiefen Ebene leer. Die Zunge war an den Rändern rötlich-violett und wies einen tiefen Herz-Riss auf.

Nachdem ich den tiefen Herz-Riss auf seiner Zunge entdeckt hatte, stellte ich ihm einige weitere Fragen über seine Depression und seine persönliche Geschichte. Ein tiefer Herz-Riss auf der Zunge zeigt immer an, dass der Mensch entweder seit vielen Jahren starkem emotionalem Stress unterworfen ist oder dass seine Familiengeschichte psychisch-emotionale Probleme aufweist.

Als ich diesen Patienten über seinen familiären und persönlichen Hintergrund befragte, sagte er, dass sein Vater jahrelang unter Depressionen gelitten habe, als er selbst sich im Kindes- und Jugendalter befand. In seinen Erinnerungen war sein Vater ein Mann, der in einer Major-Depression gefangen war und kaum jemals sein Schlafzimmer verließ. Dies hatte den Patienten stark beeinflusst (obwohl er selbst dies nicht erkannte). Daher spiegelte der tiefe Herz-Riss diese Situation wider. Die klinische Bedeutung des tiefen Herz-Risses betrifft auch die Prognose; solch ein Riss zeigt nämlich immer an, dass sich Therapieerfolge langsamer einstellen.

Diagnose Der saitenförmige Puls und das Gefühl von Frustration und Reizbarkeit zeigten eine Leber-Qi-Stagnation an. Da die Zungenränder violett waren, bedeutete dies, dass die Qi-Stagnation zu einer Blut-Stase geführt hatte. Die Stagnation von Leber-Qi und Leber-Blut trugen zur Depression bei, da sie das ‚Kommen und Gehen' der Wanderseele beschränkten.

Die Leere des Pulses auf der tiefen Ebene, die Schmerzen im unteren Rücken und die niedrige Libido wiesen auf eine Nieren-Schwäche hin. Die Nieren-Schwäche führte zu einer Schwäche der Willenskraft *(zhi)* und daher zu einem Mangel an Antrieb und Begeisterungsfähigkeit, der zu den Depressionen beitrug.

Therapieprinzip Das Qi bewegen, die Leber besänftigen, das Blut beleben und die Niere stärken. Ich setzte primär Akupunktur und einige Drei-Schätze-Heilmittel ein (hierbei handelt es sich um Fertigpräparate, die vom Verfasser entwickelt wurden, A.d.Ü.).

Akupunktur Bei der Akupunktur traf ich eine Auswahl aus den folgenden Punkten:

- Bl 23 *shenshu,* Ren 4 *guanyuan* und Bl 52 *zhishi,* um die Niere und die Willenskraft zu stärken
- Le 3 *taichong* und Bl 47 *hunmen,* um das Leber-Qi zu bewegen, das Leber-Blut zu beleben und das ‚Kommen und Gehen' der Wanderseele zu stimulieren
- He 7 *shenmen,* He 5 *tongli* und Ren 15 *jiuwei,* um das Herz zu nähren
- Du 20 *baihui* und Du 24 *shenting,* um die Stimmung aufzuhellen.

Arzneimitteltherapie Ich verwendete das Drei-Schätze-Heilmittel ‚Release Constraint', das auf Zhu Danxis *Yueju wan* Pille, die das Gekrümmte überwindet, für die 6 Stagnationen beruht. Dieses Präparat passte sehr gut, da der Patient an einer Leber-Qi- und Leber-Blut-Stagnation litt.

Ich behandelte diesen Patienten nur einmal im Monat mit Akupunktur, da er weit entfernt wohnte. Es begann ihm nach drei Monaten Behandlung mit Akupunktur und Arzneipräparat besser zu gehen. Nach 18 Monaten fühlte er sich viel wohler in seiner Haut, er war nicht mehr so frustriert und niedergeschlagen. Er verspürte viel mehr Lebenslust, sogar so sehr, dass er den psychischen Antrieb fand, eine radikale Veränderung in seinem Berufsleben vorzunehmen. Ein tiefer Herz-Riss, wie ihn dieser Patient hatte, kann nicht gänzlich verschwinden, aber er wurde immerhin flacher. ▌▌

Fallbeispiel

▌▌ Eine 51-jährige Patientin litt seit 3 Jahren an Depressionen. Dies fiel mit dem Beginn der Menopause zusammen. Sie fühlte sich sehr niedergeschlagen, unzufrieden mit dem Leben, traurig und weinte viel. Sie fühlte sich auch sehr verwundbar und brach bei dem kleinsten negativen Kommentar ihrer Familie in Tränen aus. Ihr mangelte es auch an Antrieb und Begeisterungsfähigkeit.

Bei der Befragung trat zutage, dass sie an Schmerzen im unteren Rücken und häufiger Miktion litt. Ihr war immer kalt. Gelegentlich verspürte sie etwas Schleim in der Kehle, den sie aushusten musste.

Der Puls war saitenförmig, schlüpfrig und schwach an beiden hinteren Positionen. Die Zunge war blass, geschwollen, mit Zahneindrücken und einem klebrigen Zungenbelag.

Diagnose Der saitenförmige Puls zeigte an, dass eine Leber-Qi-Stagnation bestand. Diese beschränkte das ‚Kommen und Gehen' der Wanderseele und führte zu Depressionen. Der schwache Puls an beiden hinteren Positionen, der Rückenschmerz und die häufige Miktion wiesen auf eine Nieren-Schwäche hin, die den mangelnden Antrieb und Enthusiasmus erklärte.

Es bestand auch etwas Schleim, wie sich an der schlüpfrigen Pulsqualität, der geschwollenen Zunge und der gelegentlichen Expektoration von Schleim zeigte. Schleim schränkt ebenfalls das ‚Kommen und Gehen' der Wanderseele ein, was zu den Depressionen beitrug.

Arzneimitteltherapie Da die Patientin weit entfernt wohnte, behandelte ich sie nur mit Arzneimitteln und verschrieb ihr das Drei-Schätze-Heilmittel ‚Release Constraint' gegen Leber-Qi-Stagnation und Depressionen. Neben der Bewegung des Qi beseitigt dieses Präparat auch Schleim, an dem diese Patientin ebenfalls litt.

Ich kombinierte dieses Präparat mit der Rezeptur *Gan mai dazao tang* Dekokt mit Glycyrrhiza, Triticum und Jujuba in Pulverform. Ich verschrieb diese Rezeptur, um das Herz zu nähren und die Stimmung aufzuhellen. Meine Entscheidung für diese Rezeptur war durch ihre emotionalen Symptome beeinflusst, die durch Verwundbarkeit, Traurigkeit und Weinen charakterisiert waren. In solchen Fällen bin ich der Auffassung, dass der Geist *(shen)* genährt werden muss; die Rezeptur *Gan mai dazao tang* ist meiner Meinung nach ideal dafür.

Nach 2-jähriger Therapie fühlte sie sich völlig verändert und ihre Depressionen waren gänzlich verschwunden. ▮▮

Fallbeispiel

▮▮ Eine 48-jährige Frau litt seit 12 Jahren an Depressionen. Außer einem Gefühl von Depression, Niedergeschlagenheit und Traurigkeit verspürte sie auch Angst und schlief schlecht. Wie sie es selbst beschrieb, befand sich ihr Geist in ständigem ‚Aufruhr'.

Sie verspürte auch ein Brustdruckgefühl und Palpitationen. Die Zunge war an den Rändern leicht gerötet und geschwollen, mit einem Magen-Herz-Riss und einem klebrigen Belag. Der Puls war schlüpfrig, schwach an beiden hinteren Positionen und leicht überflutend an beiden vorderen Positionen.

Diagnose Zunge und Puls waren in diesem Fall von ganz entscheidender Bedeutung. Die Rötung der Zunge zeigte Hitze an, während die Schwellung und der klebrige Belag für Schleim sprachen. Dies bestätigte sich durch das Brustdruckgefühl. Der Magen-Herz-Riss ist ein Riss auf der Mittellinie, der lang und schmal ist wie ein Herz-Riss, aber sich in der Mitte, im Magen-Areal, verbreitert. Die Schwellung, Rötung und der Riss zeigten alle die Anwesenheit von Schleim-Hitze in Herz und Lunge an. Dies wurde durch die leicht überflutende Pulsqualität an beiden vorderen Positionen (Herz und Lunge) bestätigt. Solch eine überflutende Qualität hängt oft mit emotionalem Stress zusammen, der diese beiden Organe beeinträchtigt. Schließlich zeigte die Schwäche des Pulses an beiden hinteren Positionen, dass auch eine Nieren-Schwäche bestand.

Arzneimitteltherapie Ich behandelte diese Patientin nur mit Arzneimitteln, da sie weit entfernt wohnte. Ich verwendete drei Rezepturen in Pulverform:

- *Wendan tang* Dekokt, das die Gallenblase wärmt, um Schleim zu beseitigen, Hitze aus Herz und Lunge zu klären und den Geist zu beruhigen.
- *Baihe zhimu tang* Dekokt mit Lilium und Anemarrhena, um das Herz- und Lungen-Yin und den Geist zu nähren.
- *Gan mai dazao tang* Dekokt mit Glycyrrhiza, Triticum und Jujuba, um das Herz zu nähren und die Stimmung aufzuhellen.

Ich fügte den obigen Rezepturen folgende Arzneien hinzu:

- *Yuanzhi* Rx. Polygalae und *Shichangpu* Rz. Acori tatarinowii, um das ‚Kommen und Gehen' der Wanderseele zu stimulieren und die Öffnungen des Geistes aufzumachen.
- *Tusizi* Sm. Cuscutae und *Gouqizi* Fr. Lycii chinensis, um die Niere zu stärken.

Sie nahm diese Verschreibungen über ein Jahr lang, und die Zunge wurde allmählich weniger rot und geschwollen. Der Puls wurde an den hinteren Positionen stärker. Nach 18 Monaten fühlte sie sich viel wohler in ihrer Haut, weniger depressiv und traurig, aber immer noch recht ängstlich. ▮▮

Fallbeispiel

▮▮ Ein 73-jähriger Mann litt seit vielen Jahren an Depressionen. Er klagte darüber, dass er sich depressiv, gereizt und frustriert fühle. Er gab zu, dass eine bestimmte familiäre Situation bei ihm starke Frustrationen und Groll verursachten, aber er war nicht willens, dies näher auszuführen oder darüber zu sprechen.

Körperlich war er in einem bemerkenswert guten Gesundheitszustand, er klagte nur über leichte Obstipation und Bauchschmerzen. Er nahm keinerlei Medikamente ein.

Die Zunge war recht normal, außer dass sie an den Rändern gerötet war. Der Puls war an allen Positionen saitenförmig.

Diagnose Dies war ein sehr eindeutiges Beispiel für Depressionen, die vor dem Hintergrund einer Leber-Qi-Stagnation auftraten und aus unterdrücktem Zorn, Frustration und Groll entstanden sind. Die Rötung der Zungenränder spiegelte die durch die Leber-Qi-Stagnation hervorgerufene Hitze wider, während die saitenförmige Pulsqualität an allen Positionen ein deutlicher Indikator für eine Leber-Qi-Stagnation war.

Die Leber-Qi-Stagnation beschränkte das ‚Kommen und Gehen' der Wanderseele und verursachte bei ihm Depressionen.

Arzneimitteltherapie Ich behandelte den Patienten nur mit einem Drei-Schätze-Heilmittel namens ‚Release Constraint', weil sein Zustand sehr gut zu demjenigen passte, der mit *Yueju wan* Pille, die das Gekrümmte überwindet, behandelt wird; ‚Release Constraint' ist eine Variante davon.

Der Patient spürte in den ersten beiden Monaten keine Veränderung (er nahm 2-mal täglich 2 Tabletten ein), aber bemerkte im dritten Monat eine Verbesserung. Es ging ihm allmählich besser und er fühlte sich weniger depressiv. Am wichtigsten aber war, dass er den unterdrückten Zorn als Ursache für seine Depression erkannte und sich einer Psychotherapie unterzog.

Nach 18 Monaten fühlte er sich viel wohler in seiner Haut und seine Depression war völlig verschwunden. ▮▮

Fallbeispiel

▮▮ Eine 35-jährige Frau litt seit 7 Jahren an Depressionen. Sie fühlte sich ständig sehr depressiv, war traurig und weinte häufig. Ihr Problem hatte nach einer vor 8 Jahren in die Brüche gegangenen Beziehung begonnen. Sie empfand diese Trennung als sehr schmerzhaft und hatte starke Gefühle von Zurückweisung und Verlust. Sie hatte sich von dieser Trennung nie erholt und war seitdem keine neue Beziehung eingegangen.

Sie war blass, hatte einen traurigen Gesichtsausdruck und sprach mit einer sehr leisen Stimme. Sie verspürte manchmal einen trockenen Mund, Palpitationen und eine leichte Atemnot.

Die Zunge war blass, der Belag fehlte stellenweise. Der Puls war an der rechten vorderen Position sehr schwach und oberflächlich-leer auf der linken Seite.

Diagnose Die Symptome, Puls- und Zungenbefund zeigten alle deutlich eine Lungen-Qi-Schwäche und einen Lungen-Yin-Mangel an. Die Lungen-Schwäche-Symptome waren Weinen, blasses Gesicht, Traurigkeit, schwache Stimme und eine leichte Atemnot. Der stellenweise fehlende Zungenbelag sprach für einen Yin-Mangel.

Es bestand auch eine Herz-Schwäche, wie sich an den Palpitationen zeigte. Zusammengefasst lagen also eine Qi-Schwäche und ein Yin-Mangel sowohl von Herz als auch von Lunge vor.

Arzneimitteltherapie Ich verwendete die Rezeptur *Guipi tang* Dekokt, das die Milz stärkt, um das Herz-Blut und Herz-Yin zu nähren und die Stimmung aufzuhellen, in Kombination mit der aus nur 2 Arzneien bestehenden Rezeptur *Baihe zhimu tang* Dekokt mit Lilium und Anemarrhena, um das Herz- und Lungen-Yin zu nähren.

Diese beiden Rezepturen wurden in konzentrierter Pulverform eingesetzt. Die Patientin nahm 2-mal täglich einen Teelöffel davon ein. Ihr ging es nach nur einer Woche besser. Nach 6 Monaten fühlte sie sich viel besser und ließ sich bemerkenswerterweise auf eine neue Beziehung ein. ▮▮

Fallbeispiel

▮▮ Eine 37-jährige Frau litt seit 2 Jahren nach der Geburt ihres vierten Kindes an Depressionen. Sie hatte in kurzen Abständen 4 Kinder geboren. Sie fühlte sich depressiv und es mangelte ihr an jeglichem Antrieb. Sie fühlte sich hinsichtlich ihrer Lebensziele verwirrt und hin- und hergerissen zwischen dem Wunsch, ihre Arbeit wieder aufzunehmen, und dem Verlangen, die ganze Zeit zu Hause zu verbringen, um sich um ihre Kinder zu kümmern. Sie fühlte sich ständig erschöpft und hatte das Bedürfnis, sich hinzulegen.

Die Menstruation war regelmäßig und nicht schmerzhaft, aber die Patientin litt an prämenstrueller Anspannung, die sich in einer ausgeprägten Reizbarkeit und einer Verschlimmerung der Depressionen äußerte.

Die Zunge war an den Rändern leicht gerötet, sonst aber blass. Der Puls war schwach und rau.

Diagnose Wieder einmal waren Zungen- und Pulsbefund für die Diagnose ausschlaggebend. Die raue Pulsqualität und die blasse Farbe der Zunge zeigten einen Blut-Mangel an. Die Rötung an den Zungenrändern wies auf eine Leber-Qi-Stagnation hin. Es bestand auch eine Milz-Schwäche, wie sich an der Müdigkeit und dem Bedürfnis, sich hinzulegen, zeigte.

Arzneimitteltherapie Ich behandelte diese Patientin nur mit zwei Drei-Schätze-Heilmitteln. Ich gab ihr ‚Freeing the Moon', das sie nur 10 Tage lang vor Beginn der Regelblutung einnehmen sollte, sowie täglich einzunehmendes ‚Breaking Clouds'. Das erste Präparat ist eine Variante von *Xiaoyao san* Umherstreifen-Pulver, das das Leber-Blut nährt und das Leber-Qi bewegt. Letzteres ist eine Variante von *Buzhong yiqi tang* Dekokt, das die Mitte stärkt und das Qi vermehrt, welches das Milz-Qi stärkt und anhebt. Diese zweite Rezeptur wurde modifiziert, um die Stimmung aufzuhellen und Depressionen zu behandeln.

Nach 2-monatiger Einnahme dieser beiden Präparate fühlte sie sich viel energiegeladener und positiver. Nach 12 Monaten ging es ihr sehr gut und der Puls war viel stärker. ▮▮

Fallbeispiel

▮▮ Eine 48-jährige Frau litt seit über 10 Jahren an Depressionen. Ihr Leben war während dieser Zeit sehr schwierig, sie hatte den Verlust eines Kindes und eine Scheidung zu verkraften. Sie fühlte sich depressiv, sehr müde und traurig und neigte zum Weinen.

Sie war blass und sprach mit einer schwachen Stimme. Sie litt auch an Rückenschmerzen. Bei der Befragung trat zutage, dass ihr leicht heiß war und sie in der Nacht Mundtrockenheit verspürte. Sie hatte ein Einschnürungsgefühl in der Brust.

Die Zunge war blass, hatte aber eine rote Zungenspitze. Der Belag war wurzellos. Der Puls war schwach an der rechten vorderen Position und allgemein leer auf der tiefen Ebene.

Diagnose Es lagen Symptome einer Lungen-Qi-Schwäche vor: blasses Gesicht, schwache Stimme, Neigung zum Weinen und ein schwacher Puls an der rechten vorderen Position. Das Einschnürungsgefühl im Thorax wies auf eine gewisse Lungen-Qi-Stagnation hin. Bei emotionalen Problemen geht dies häufig mit einer Lungen-Qi-Schwäche einher.

Andere Symptome zeigten einen Nieren-Yin-Mangel an: Schmerzen im unteren Rücken, nächtliche Mundtrockenheit, leerer Puls auf der tiefen Ebene und ein wurzelloser Zungenbelag.

Die Traurigkeit und der Kummer aufgrund ihres Verlustes und der Trennung hatten das Lungen-Qi und Nieren-Yin verletzt, was zu Depressionen und einer Einschränkung des ‚Kommens und Gehens' der Wanderseele führte.

Die Nieren-Schwäche beinhaltete eine Schwäche der Willenskraft *(zhi)*, was einen Mangel an Antrieb und Begeisterungsfähigkeit zur Folge hatte.

Arzneimitteltherapie Ich gab der Patientin das Drei-Schätze-Heilmittel ‚Nourish the Root', eine Variante von *Zuogui wan* Pille, die die Linke [Niere] wiederherstellt, um das Nieren-Yin zu nähren (am Abend), sowie ‚Breaking Clouds', eine Variante von *Buzhong yiqi tang* Dekokt, das die Mitte stärkt und das Qi vermehrt, um das Lungen-Qi zu stärken und die Stimmung aufzuhellen (am Morgen).

Akupunktur Bei der Akupunktur verwendete ich Punkte aus den folgenden Gruppen:

- Lu 9 *taiyuan*, Lu 3 *tianfu*, Bl 13 *feishu* und Bl 42 *pohu*, um die Lunge zu stärken, die Körperseele zu besänftigen und die Stimmung aufzuhellen
- Ren 4 *guanyuan*, Mi 6 *sanyinjiao* und Ni 3 *taixi*, um das Nieren-Yin zu nähren
- Bl 23 *shenshu* und Bl 52 *zhishi*, um die Willenskraft zu stärken
- Du 20 *baihui*, um die Stimmung aufzuhellen.

Die Kombination von Akupunktur und Arzneimitteln brachte innerhalb einer relativ kurzen Zeit ausgezeichnete Ergebnisse hervor. Nach 15-monatiger Behandlung fühlte sich die Patientin viel positiver, weinte nicht mehr und sah ihrer Zukunft erwartungsvoll entgegen. ▮▮

Fallbeispiel

▮▮ Eine 48-jährige Frau litt seit einigen Jahren an Depressionen und mangelnder Motivation. 2 Jahre zuvor hatte sie eine radikale berufliche Veränderung vorgenommen und eine Ausbildung in jungianischer Psychotherapie begonnen. Sie fand diese Ausbildung faszinierend, aber auch sehr anstrengend. Im Rahmen der Ausbildung machte sie selbst eine Therapie.

Auf körperlicher Ebene litt sie an Schmerzen im unteren Rücken, leichtem Tinnitus, leichtem Nachtschweiß, Müdigkeit und Mundtrockenheit. Die Zunge war recht normal, wies aber eine rote Zungenspitze auf. Der Puls war an beiden hinteren Positionen sehr schwach und die linke mittlere (Leber-)Position war relativ voll und leicht saitenförmig.

Diagnose Meine Hauptdiagnose war ein Nieren-Yang-Mangel und eine Leber-Qi-Stgnation. Die Nieren-Schwäche beinhaltete eine Schwäche der Willenskraft *(zhi)*, die für die Depressionen und die mangelnde Motivation verantwortlich war. Die Leber-Qi-Stagnation trug zu den Depressionen bei, indem sie die Bewegung der Wanderseele einschränkte.

Arzneimitteltherapie Ich behandelte diese Patientin nur mit Arzneimittelmedizin und begann die Therapie, indem ich mit einer Variante von *Yougui wan* Pille, die die Rechte [Niere] wiederherstellt, die Niere stärkte.

- *Shu dihuang* Rx. Rehmanniae praeparata
- *Shanyao* Rz. Dioscoreae
- *Shanzhuyu* Fr. Corni
- *Tusizi* Sm. Cuscutae
- *Gouqizi* Fr. Lycii chinensis
- *Danggui* Rx. Angelicae sinensis
- *Yuanzhi* Rx. Polygalae

Ich behandelte sie über mehrere Monate mit Varianten der obigen Rezeptur (in konzentrierter Pulverform). Ihr ging es im Allgemeinen besser, aber zu einem Zeitpunkt, als ihre Ausbildung besonders anstrengend war, mangelte es ihr an Motivation und Zuversicht. Zu dieser Zeit wechselte ich die Rezeptur zu einer Variante von *Gan mai dazao tang* Dekokt mit Glycyrrhiza, Triticum und Jujuba:

- *Zhi gancao* Rx. Glycyrrhizae uralensis
- *Fuxiaomai* Fr. Tritici levis
- *Dazao* Fr. Jujubae
- *Baihe* Bb. Lilii
- *Zhimu* Rx. Anemarrhenae
- *Yuanzhi* Rx. Polygalae
- *Lianzixin* Plumula Nelumbinis
- *Duzhong* Cx. Eucommiae ulmoidis

Ich verwende die Rezeptur *Gan mai dazao tang* bei Depressionen, die vor dem Hintergrund einer Qi-Schwäche und eines Blut-Mangels auftreten. Diese Rezeptur kombiniere ich häufig mit *Baihe* und *Zhimu*, um die Lunge zu besänftigen und Traurigkeit zu lindern. *Yuanzhi* wurde verwendet, um mit Hilfe seines scharfen Geschmacks das Leber-Qi zu heben. *Lianzixin* wurde eingesetzt, um den Geist zu beruhigen und Herz-Hitze zu beruhigen. *Duzhong* stärkt die Niere, die Willenskraft und die Motivation.

Ich verwendete mehrere Monate lang Varianten dieser Rezeptur. Insgesamt behandelte ich sie über einen Zeitraum von zwei Jahren, nach dem die Patientin über eine große Verbesserung ihres psychischen und emotionalen Zustands berichtete und sie in der Lage war, ihre Ausbildung erfolgreich abzuschließen. ▮▮

16.12 Patienten-Statistik

Ich habe Daten von 68 Patienten mit Depressionen aus meiner Praxis zusammengetragen. Es handelte sich um 47 Frauen (69 %) und 21 Männer (31 %); dies stimmt beinahe völlig mit dem Gesamtanteil von Frauen in meiner Praxis überein (67 %). Die Altersverteilung war wie folgt:

1. 21–30: 1 (1 %)
2. 31–40: 4 (6 %)
3. 41–50: 28 (41 %)
4. 51–60: 13 (19 %)
5. 61–70: 10 (15 %)
6. 71–80: 8 (12 %)
7. 81–90: 3 (4 %)
8. 91–100: 1 (1 %).

Das höchste Vorkommen von Depressionen ist also in der Altersgruppe von 41–50 Jahren zu finden, das zweithöchste in der Altersgruppe von 51–60 Jahren. Wenn wir diese beiden Gruppen zusammennehmen, macht dies 60 % der Fälle von Depressionen aus. Dieser Befund steht im Einklang mit der Ätiologie von Depressionen und ihrem Auftreten im mittleren Lebensalter. Während der mittleren Lebensjahre ist der in den früheren Jahren entwickelte Persönlichkeitsentwurf nicht mehr befriedigend und die Bedürfnisse der Seele werden spürbar. Aus jungianischer Sicht sind Depressionen im mittleren Lebensabschnitt ein Weg für die Seele, ihre Bedürfnisse im Individuum spürbar werden zu lassen.

Hinsichtlich der Krankheitsmuster wiesen 33 % der Patienten einen reinen Fülle-Zustand, 40 % der Patienten einen reinen Leere-Zustand und 27 % einen gemischten Fülle-Leere-Zustand auf. Die Zahl von 33 % für einen reinen Fülle-Zustand ist interessant, da sie zeigt, dass ein substanzieller Anteil von Patienten mit Depressionen an einem reinen Fülle-Zustand leidet; angesichts der Manifestationen von Depressionen (langsame Bewegung, schwache Stimme, Traurigkeit usw.) könnte man leicht den falschen Schluss ziehen, dass sie immer durch einen Leere-Zustand verursacht seien.

Eine recht hohe Prozentzahl (30 %) litt entweder an einer Leber-Qi-Stagnation oder einer Leber-Blut-Stase, was beweist, dass eine Stagnation ein wichtiges Kennzeichen der Pathologie von Depressionen darstellt.

Im Hinblick auf die beteiligten inneren Organe gab es folgende Zuordnungen:

- Leber 29 (42,6 %)
- Niere: 26 (38,2 %)
- Milz: 17 (25 %)
- Herz: 13 (19,1 %)
- Lunge: 9 (13,2 %).

Man beachte, dass die Gesamtsumme der obigen Zahlen nicht 68 ergibt (die Gesamtzahl der Patienten) und dass die Prozentzahlen sich nicht auf 100 summieren, weil viele Patienten an Krankheitsmustern von mehr als einem Organ leiden (z. B. Leber-Qi-Stagnation mit Nieren-Schwäche).

Die Leber-Muster waren in überwältigender Anzahl vom Fülle-Typus, mit folgender Aufgliederung:

- Leber insgesamt: 29 (42 %)
- Leber-Blut-Mangel: 6 (21 %)
- Leber-Blut-Stase: 8 (27 %)
- Leber-Feuer: 5 (17 %)
- Leber-Wind: 2 (7 %)
- Leber-Qi-Stagnation: 12 (41 %)
- Aufsteigendes Leber-Yang: 1 (3 %)
- Leber-Yin-Mangel: 1 (3 %).

Man beachte, dass weder die Zahlen links 29 ergeben, noch die Prozentangaben sich auf 100 summieren, weil ein Patient mehr als ein Krankheitsmuster aufweisen kann (z. B. Leber-Qi-Stagnation mit Leber-Blut-Mangel). Anders ausgedrückt, erscheinen einige Patienten mehr als einmal in dieser Aufstellung.

Hinsichtlich pathogener Faktoren waren diejenigen die wichtigsten, die mit der Leber verbunden sind, vor allem Leber-Qi-Stagnation, Leber-Blut-Stase und Leber-Feuer. Der andere wichtige pathogene Faktor war Schleim, was bei 26 Patienten der Fall war (39 %); dies korreliert mit dem Auftreten einer geschwollenen Zunge in 24 Fällen (36 %).

Was die Zunge betrifft, waren viel mehr Zungen rot statt blass, nämlich 42 (63 %) gegenüber 14 (21 %). Dies zeigt, wie verbreitet Hitze bei Depressionen ist; dies ist offensichtlich durch die Qi-Stagnation aufgrund von emotionalem Stress, der zu Hitze führt, bedingt.

Eine recht hohe Prozentzahl von Zungen war violett (17 oder 25 %), was beweist, dass eine Blut-Stase ein häufiger pathogener Faktor bei Depressionen ist. Ein interessanter Befund ist die Prozentzahl von Patienten mit einem Herz-Riss. Diese lag bei 9 Patienten bzw. 13 %, was sich oberhalb der Norm bewegt, die bei allen Patienten bei 7 % angesiedelt ist.

16.13 Therapie mit westlichen Medikamenten

In diesem Abschnitt werde ich den Ansatz der westlichen Medizin bei der Therapie von Depressionen und die wichtigsten Kategorien von Antidepressiva beschreiben. Ich erörtere auch die Integration von chinesischer und westlicher Medizin bei der Behandlung von Depressionen.

Die Erörterung berücksichtigt folgende Gesichtspunkte:

- Einführung und Pharmakologie
- Klinische Anwendung

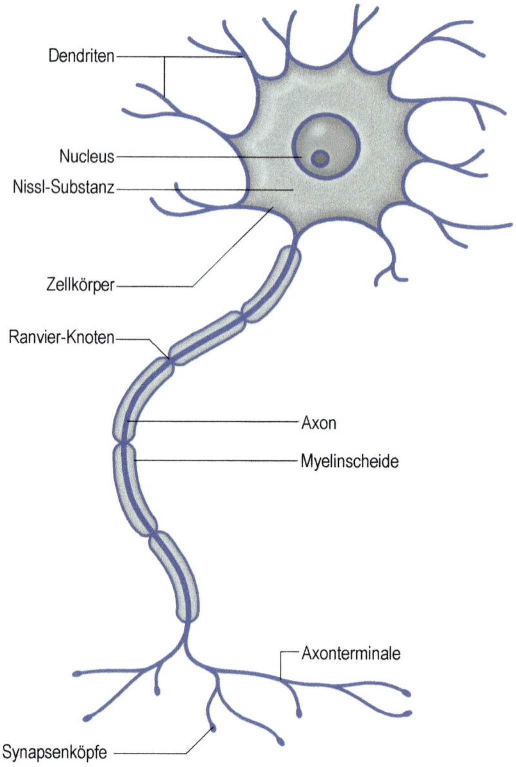

Abb. 16.27 Anatomie eines Neurons

- Typen von Antidepressiva
- Kombination von westlicher und chinesischer Medizin.

16.13.1 Einführung und Pharmakologie

Die Therapie von Depressionen in der westlichen Psychiatrie wird seit den 1960er Jahren von der pharmakologischen Therapie mit Antidepressiva dominiert. Die erste Gruppe von eingesetzten Antidepressiva waren die trizyklischen (siehe unten). Seit den 1980er Jahren werden meist selektive Serotonin-Wiederaufnahmehemmer (SSRIs) verwendet.

Um zu verstehen, wie diese Antidepressiva wirken, sollten wir kurz einen Blick auf die Nervenleitung bei Neuronen und die Rolle der Neurotransmitter werfen. Neuronen kommunizieren über elektrische Impulse, aber diese können nicht die Spalten (Synapsen) zwischen den Neuronen überwinden. Der Spalt wird durch Neurotransmitter überbrückt. ➤ Abb. 16.27 veranschaulicht die Anatomie eines Neurons.

Neuronen setzen Neurotransmitter frei, um mit anderen Neuronen über die Synapsen hinweg zu kommuni-

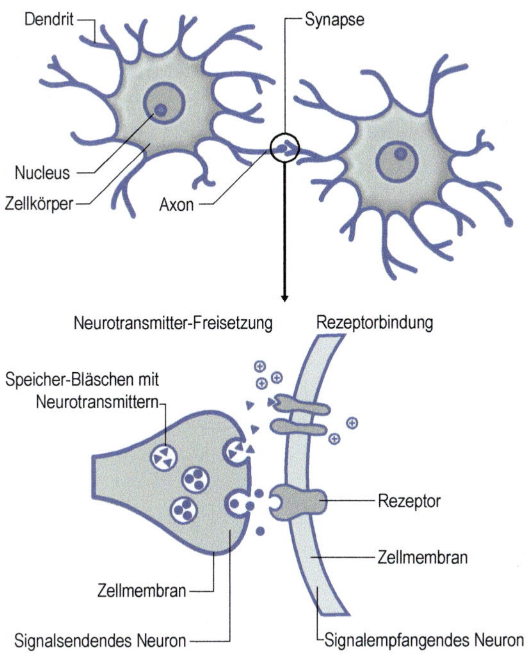

Abb. 16.28 Wiederaufnahme von Neurotransmittern

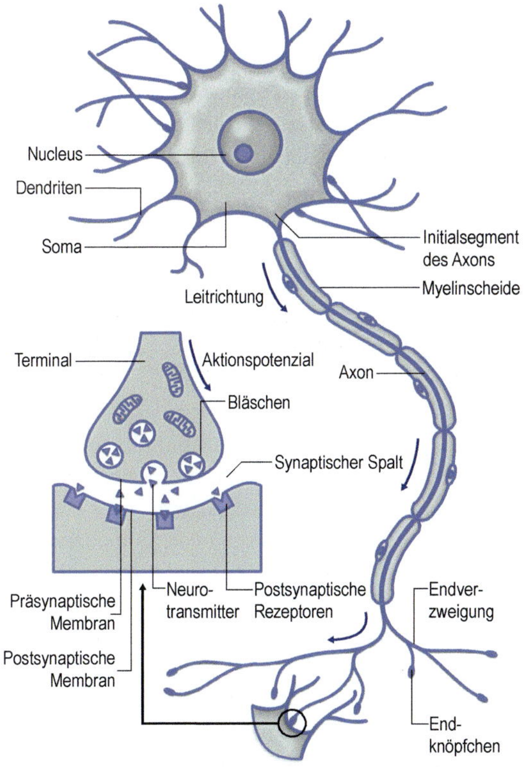

Abb. 16.29 Synapse bei der Wiederaufnahme von Neurotransmittern

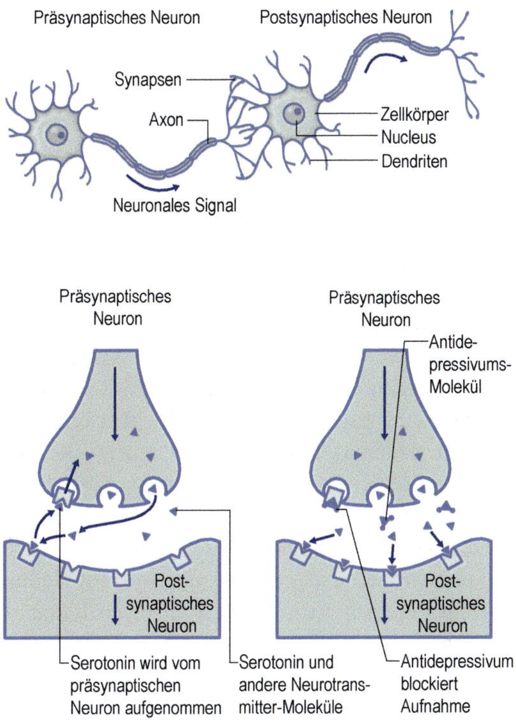

Abb. 16.30 Die Wirkung von Antidepressiva auf die Wiederaufnahme von Neurotransmittern

zieren. Neurotransmitter senden Signale über einen Spalt (Synapse) zwischen den Nervenzellen hinweg. Neuronen senden ein Signal und resorbieren dann die Neurotransmitter, nachdem sie mit einem anderen Neuron kommuniziert haben. Der Prozess der Resorption wird Wiederaufnahme genannt (➤ Abb. 16.28 und ➤ 16.29).

Bei Depressionen besteht ein Mangel an bestimmten Neurotransmittern. Neurotransmitter, die mit Depressionen in Zusammenhang stehen, sind Serotonin, Noradrenalin (Norepinephrin) und möglicherweise Dopamin. Die Forschung legt nahe, dass Menschen mit Depressionen niedrigere Pegel von einem oder mehreren dieser Neurotransmitter aufweisen.

Antidepressiva setzen bei der Wiederaufnahme von Neurotransmittern über die Synapse hinweg an. Dies führt zu höheren Pegeln bestimmter Neurotransmitter in der Synapse (➤ Abb. 16.30) und kann die Aktivität bestimmter Nervenzellen verändern sowie die Gehirnaktivität beeinflussen. Die Aufrechterhaltung eines höheren Pegels von Neurotransmittern verbessert die Neurotransmission, was wiederum eine bessere Stimmung zur Folge hat.

Trizyklische und tetrazyklische Antidepressiva funktionieren so, dass sie Neurotransmitter daran hindern, sich mit bestimmten Nervenzellenrezeptoren zu verbinden. Dies erhöht indirekt die Pegel von Noradrenalin (Norepinephrin) und Serotonin im Gehirn. Das Endergebnis ist das gleiche, wie wenn selektive Serotonin-Wiederaufnahmehemmer eingesetzt werden, nämlich erhöhte Pegel eines bestimmten Neurotransmitters.

Monoaminoxidase-Hemmer (MAOIs) hemmen die Wirkung von Monoaminoxidase. Diese chemische Verbindung baut Neurotransmitter wie Serotonin und Dopamin ab und reduziert daher deren Pegel. MAOIs werden aufgrund ihrer Nebenwirkungen und Ernährungseinschränkungen, die während der Einnahme erforderlich sind, nicht so häufig eingesetzt wie SSRIs. Es gibt jedoch eine neue Generation von selektiven MAOIs, die solche Ernährungseinschränkungen nicht erfordern. Im Gegensatz zu den nicht-selektiven Hemmern, die in den Jahren von 1957 bis 1970 verwendet wurden, binden und blockieren die selektiven Hemmer nur eines der beiden Isoenzyme, nämlich MAO-A oder MAO-B. Die MAO-A-Hemmer und ein Teil der MAO-B-Hemmer unterscheiden sich auch durch ihre Reversibilität von den klassischen Medikamenten.

Die Hemmung von MAO-A verursacht einen Anstieg von Noradrenalin (Norepinephrin), Dopamin und Serotonin im synaptischen Spalt, die Hemmung von MAO-B nur einen Anstieg von Dopamin. Die neuen Hemmer verringern auch in einem gewissen Ausmaß die Wiederaufnahme von Monoaminen. Die selektive Blockade von einem der beiden Isoenzyme stoppt den Abbau von Tyramin (das z. B. in Käse und Rotwein enthalten ist) nicht. Dies bedeutet, dass der Patient nicht auf den Verzehr tyraminhaltiger Lebensmittel verzichten muss.

Die verschiedenen Wirkungsweisen der 3 Hauptkategorien von Antidepressiva können wie folgt zusammengefasst werden:

- Monoaminoxidase-Hemmer (MAOIs) reduzieren den Abbau von Serotonin und Noradrenalin (Norepinephrin) und erhöhen daher die Pegel dieser Neurotransmitter, indem sie Monoaminoxidase hemmen.
- Trizyklische Antidepressiva hemmen die Wiederaufnahme von Serotonin und Noradrenalin (Norepinephrin) über die Synapsen hinweg. Da diese Neurotransmitter nicht in die Neuronen zurückgeführt werden, bleiben höhere Pegel davon in den Synapsen. Trizyklische Antidepressiva verändern auch die Sensitivität einiger Serotonin- und Noradreanlin-(Norepinephrin-)Rezeptoren.
- Selektive Serotonin-Wiederaufnahmehemmer (SSRIs) blockieren die Wiederaufnahme-Pumpen für Serotonin, sodass es nicht in das Neuron zurückgeführt werden kann.

16.13.2 Klinische Anwendung

Nach 3-monatiger Therapie beträgt der Anteil der depressiven Menschen, deren Zustand sich bei Einnahme eines Antidepressivums stark verbessert hat, 50–65 %, verglichen mit 25–30 % bei Gabe eines inaktiven Placebos.[27]

Antidepressiva machen im Allgemeinen nicht abhängig. Sie verursachen nur selten die Abhängigkeiten, die bei Tranquilizern, Alkohol oder Nikotin entstehen. Es gibt jedoch Diskussionen über dieses Thema. Obwohl keine Symptome der oben genannten Abhängigkeiten auftreten, weist bis zu einem Drittel der Menschen, die die Einnahme von SSRI sowie Serotonin- und Noradrenalin-Wiederaufnahmehemmern (SNRIs) beenden, Entzugserscheinungen auf. Diese können folgende Symptome umfassen:

- Magenverstimmungen
- Grippeähnliche Symptome
- Angstzustände
- Schwindelgefühle
- Rege Träume in der Nacht
- Körperempfindungen, die sich wie Elektroschocks anfühlen.[28]

Bei den meisten Menschen sind diese Entzugserscheinungen nur leicht, aber für eine kleine Gruppe von Menschen können sie recht intensiv ausfallen. Die Symptome treten am wahrscheinlichsten bei Einnahme von Paroxetin und Venlafaxin auf. Es ist allgemein am besten, die Dosis eines Antidepressivums langsam herabzusetzen, statt die Einnahme plötzlich zu beenden.

Das Committee of Safety of Medicines in Großbritannien prüfte die Sachlage im Jahr 2004 und kam zu folgendem Schluss:

„Es gibt keine eindeutigen Beweise, dass die SSRIs und verwandte Antidepressiva ein signifikantes Abhängigkeitsrisiko aufweisen oder die Entwicklung eines Abhängigkeitssyndroms gemäß international anerkannten Kriterien zeigen.“[29]

Alle Antidepressiva können eine Komplikation verursachen, die als ‚Serotonin-Syndrom‘ bezeichnet wird. Hierbei handelt es sich um eine seltene, aber potenziell lebensbedrohliche Nebenwirkung von SSRIs. Dieser Zustand, der durch gefährlich hohe Serotonin-Pegel im Gehirn gekennzeichnet ist, kann sich einstellen, wenn ein SSRI mit MAOIs interagiert. Das Serotonin-Syndrom kann auch auftreten, wenn SSRIs zusammen mit anderen Medikamenten oder Präparaten eingenommen werden, die auf die Serotonin-Pegel einwirken, wie etwa Hypericum (Johanniskraut). Das Serotonin-Syndrom erfordert eine sofortige medizinische Behandlung.

Zeichen und Symptome des Serotonin-Syndroms:
- Verwirrung
- Unruhe
- Halluzinationen
- Extreme Erregung
- Fluktuierender Blutdruck
- Erhöhter Herzschlag
- Übelkeit und Erbrechen
- Fieber
- Krampfanfälle
- Koma.[30]

16.13.3 Typen von Antidepressiva

Ich bespreche im Folgenden die sieben Hauptgruppen von Antidepressiva, nämlich:
- Selektive Serotonin-Wiederaufnahmehemmer (SSRIs)
- Noradrenalin-(Norepinephrin-)/Dopamin-Wiederaufnahmehemmer (NDRIs)
- Serotonin-/Noradrenalin-(Norepinephrin-)Wiederaufnahmehemmer (SNRIs)
- Trizyklische Antidepressiva (TCAs)
- Tetrazyklische Antidepressiva
- Kombinierte Wiederaufnahmehemmer und Rezeptorblocker
- Monoaminoxidase-Hemmer (MAOIs).

Diese Antidepressiva werden nach ihrem Gattungsnamen aufgeführt, in Klammern gefolgt von ihrem Handelsnamen. Nach dem Handelsnamen stehen die Bezeichnungen [US] oder [UK], je nachdem, ob sie unter diesem Namen in den USA oder in Großbritannien vertrieben werden. Wenn keine Länderbezeichnung dabei steht, haben die Medikamente den gleichen Handelsnamen in den USA und in Großbritannien.

➕ ➤ „Plus im Web" (vorderer Buchumschlag). Online findet sich eine erweiterte Liste mit deutschen Handelsnamen.

Selektive Serotonin-Wiederaufnahmehemmer (SSRIs)

SSRI-Antidepressiva wirken, indem sie die Wiederaufnahme von Serotonin über die Synapsen hinweg hemmen, was in höheren Pegeln dieses Neurotransmitters resultiert. Die wichtigsten SSRI-Antidepressiva haben folgenden Gattungs- bzw. Handelsnamen in Klammern:
- Citalopram (Celexa® [US], Cipramil® [UK])
- Escitalopram (Lexapro® [US], Cipralex® [UK])
- Fluoxetin (Prozac®)
- Paroxetin (Paxil®, Pexeva® [US], Seroxat® [UK])
- Sertralin (Zoloft® [US], Lustral® [UK]).

Nebenwirkungen von SSRIs

SSRIs gelten im Allgemeinen als sicherer als die anderen Gruppen von Antidepressiva. Sie haben weniger Wechselwirkungen mit anderen Medikamenten und sind weniger gefährlich, wenn man eine Überdosis einnimmt.[31] Die einzelnen SSRIs haben unterschiedliche pharmakologische Charakteristika. Deshalb können Patienten verschieden auf ein Antidepressivum, verglichen mit einem anderen, reagieren.

Zu den Nebenwirkungen von SSRIs zählen:
- Übelkeit
- Sexuelle Dysfunktion, u. a. reduzierte Libido oder Orgasmusprobleme
- Kopfschmerzen
- Diarrhö
- Nervosität
- Hautausschlag
- Erregung
- Unruhe
- Vermehrtes Schwitzen
- Gewichtszunahme
- Schläfrigkeit
- Schlafstörungen.[32]

ZUSAMMENFASSUNG

Selektive Serotonin-Wiederaufnahmehemmer (SSRIs)
- Citalopram (Celexa® [US], Cipramil® [UK])
- Escitalopram (Lexapro® [US], Cipralex® [UK])
- Fluoxetin (Prozac®)
- Paroxetin (Paxil®, Pexeva® [US], Seroxat® [UK])
- Sertralin (Zoloft® [US], Lustral® [UK])

Nebenwirkungen von SSRIs
- Übelkeit
- Sexuelle Dysfunktion, u. a. reduzierte Libido oder Orgasmusprobleme
- Kopfschmerzen
- Diarrhö
- Nervosität
- Hautausschlag
- Erregung
- Unruhe
- Vermehrtes Schwitzen
- Gewichtszunahme
- Schläfrigkeit
- Schlafstörungen

Noradrenalin-(Norepinephrin)-/Dopamin-Wiederaufnahmehemmer (NDRIs)

Noradrenalin-(Norepinephrin)-/Dopamin-Wiederaufnahmehemmer (NDRIs) sind ein Typus von Antidepressiva, der die Pegel von sowohl Noradrenalin (Norepinephrin) als auch Dopamin erhöht, indem er deren Resorption in die Zellen hemmt.

Das wichtigste NDRI ist Bupropion (Wellbutrin®, Zyban®). Zyban® ist ein NDRI-Antidepressivum, wird aber hauptsächlich als Mittel zur Raucherentwöhnung eingesetzt.

Nebenwirkungen von NDRIs

Zu den Nebenwirkungen von NDRIs gehören:
- Appetitverlust
- Gewichtsverlust
- Kopfschmerzen
- Mundtrockenheit
- Hautausschlag
- Schwitzen
- Ohrgeräusche
- Unsicherheit und Nervosität
- Magenschmerzen
- Erregung
- Obstipation
- Angstzustände
- Schwindelgefühle
- Schlafstörungen
- Muskelschmerzen
- Übelkeit und Erbrechen
- Schneller Herzschlag
- Halsschmerzen
- Häufigere Miktion.[33]

Sicherheitsbedenken bei NDRIs

Bupropion kann bei manchen Menschen den Blutdruck erhöhen, sodass eine regelmäßige Überprüfung wichtig ist. Das Risiko, Bluthochdruck zu entwickeln, kann ansteigen, wenn man auch eine Nikotinersatztherapie (wie Nikotinpflaster) anwendet, um sich das Rauchen abzugewöhnen.

Es besteht ein gewisses Risiko, dass die Einnahme von Bupropion zu Krampfanfällen führen kann, wenn eine Vorgeschichte früherer Krampfanfälle, eine Kopfverletzung oder ein Tumor im Nervensystem vorliegen oder aber der Patient früher an Bulimie oder Anorexie gelitten hat.

ZUSAMMENFASSUNG

Noradrenalin-(Norepinephrin)-/Dopamin-Wiederaufnahmehemmer (NDRIs)
- Bupropion (Wellbutrin®, Zyban®).

Nebenwirkungen von NRDIs
- Appetitverlust
- Gewichtsverlust
- Kopfschmerzen
- Mundtrockenheit
- Hautausschlag
- Schwitzen
- Ohrgeräusche
- Unsicherheit und Nervosität
- Magenschmerzen
- Erregung
- Obstipation
- Angstzustände
- Schwindelgefühle
- Schlafstörungen
- Muskelschmerzen
- Übelkeit und Erbrechen
- Schneller Herzschlag
- Halsschmerzen
- Häufigere Miktion

Serotonin-/Noradrenalin-(Norepinephrin-) Wiederaufnahmehemmer (SNRIs)

Serotonin-/Noradrenalin-(Norepinephrin-)Wiederaufnahmehemmer (SNRIs) sind ein Typus von Antidepressiva, der die Pegel von sowohl Serotonin als auch Noradrenalin (Norepinephrin) erhöht, indem er deren Resorption in die Gehirnzellen hemmt. Medikamente in dieser Gruppe von Antidepressiva werden auch manchmal als duale Wiederaufnahmehemmer bezeichnet.

Die wichtigsten SNRIs sind:
- Duloxetin (Cymbalta®, Yentreve® [UK])
- Venlafaxin (Efexor® [UK], Effexor® [US]).

Nebenwirkungen von SNRIs

Zu den Nebenwirkungen von SNRIs zählen:
- Übelkeit
- Erbrechen
- Schwindelgefühle
- Schlafstörungen
- Schläfrigkeit
- Abnorme Träume
- Obstipation
- Schwitzen
- Mundtrockenheit
- Gähnen
- Tremor
- Flatulenz
- Angstzustände
- Erregung
- Sehstörungen, wie etwa unklares Sehen oder Doppelbilder
- Kopfschmerzen
- Sexuelle Dysfunktion.[34]

ZUSAMMENFASSUNG

Serotonin-/Noradrenalin-(Norepinephrin-)Wiederaufnahmehemmer (SNRIs)

- Duloxetin (Cymbalta®, Yentreve® [UK])
- Venlafaxin (Efexor®)

Nebenwirkungen von SSRIs

- Übelkeit
- Erbrechen
- Schwindelgefühle
- Schlafstörungen
- Schläfrigkeit
- Abnorme Träume
- Obstipation
- Schwitzen
- Mundtrockenheit
- Gähnen
- Tremor
- Flatulenz
- Angstzustände
- Erregung
- Sehstörungen, wie etwa unklares Sehen oder Doppelbilder
- Kopfschmerzen
- Sexuelle Dysfunktion

Trizyklische Antidepressive (TCAs)

TCAs hemmen die Resorption (Wiederaufnahme) von Serotonin und Noradrenalin (Norepinephrin). Wie oben erläutert, wirken tri- und tetrazyklische Antidepressiva, indem sie die Neurotransmitter daran hindern, sich mit bestimmten Nervenzellenrezeptoren zu verbinden. In einem geringeren Ausmaß hemmen TCAs auch die Resorption von Dopamin. Diese Antidepressiva blockieren auch andere Zellrezeptoren, was dazu führt, dass diese Gruppe von Antidepressiva mehr Nebenwirkungen als andere mit sich bringt. TCAs gehörten zu den ersten Antidepressiva: sie wurden in den 1960er-Jahren eingeführt und blieben bis in die 1980er-Jahre hinein das Mittel der ersten Wahl, bis neuere Antidepressiva auf den Markt kamen.

Die wichtigsten trizyklischen Antidepressiva sind:

- Clomipramin (Anafranil®)
- Dosulepin (Prothiaden® [UK])
- Doxepin (Sinequan® [US])
- Nortriptylin (Aventyl®, Pamelor® [US], Allegron® [UK])
- Trazodon (Molipaxin® [UK])
- Trimipramin (Surmontil® [UK]).

Nebenwirkungen von TCAs

Weil TCAs bei ihrer Beeinflussung von Zellen weniger selektiv sind, haben sie typischerweise mehr Nebenwirkungen als andere Antidepressiva.

Zu den Nebenwirkungen von TCAs gehören:

- Schläfrigkeit
- Mundtrockenheit
- Unklares Sehen
- Obstipation
- Harnverhalt
- Schwindelgefühle
- Sexualfunktionsstörungen
- Erhöhter Herzschlag
- Desorientiertheit oder Verwirrung
- Kopfschmerzen
- Niedriger Blutdruck
- Empfindlichkeit gegenüber Sonnenlicht
- Vermehrter Appetit
- Gewichtszunahme
- Übelkeit
- Schwäche.[35]

ZUSAMMENFASSUNG

Trizyklische Antidepressiva (TCAs)

- Clomipramin (Anafranil® [UK])
- Dosulepin (Prothiaden® [UK])
- Doxepin (Sinequan® [US])
- Nortriptylin (Aventyl®, Pamelor® [US], Allegron® [UK])
- Trazodon (Molipaxin® [UK])
- Trimipramin (Surmontil® [UK]).

Nebenwirkungen von SSRIs

- Schläfrigkeit
- Mundtrockenheit
- Unklares Sehen
- Obstipation
- Harnverhalt
- Schwindelgefühle
- Sexualfunktionsstörungen
- Erhöhter Herzschlag
- Desorientiertheit oder Verwirrung
- Kopfschmerzen
- Niedriger Blutdruck
- Empfindlichkeit gegenüber Sonnenlicht
- Vermehrter Appetit
- Gewichtszunahme
- Übelkeit
- Schwäche

Tetrazyklische Antidepressiva

Anstatt die Resorption bestimmter Neurotransmitter zu hemmen, wie dies bei anderen Antidepressiva der Fall ist, hindern tetrazyklische Antidepressiva Neurotransmitter daran, sich mit Rezeptoren an Nervenzellen, die Alpha-2-Rezeptoren genannt werden, zu verbinden. Dadurch werden indirekt die Pegel von Noradrenalin (Norepinephrin) und Serotonin im Gehirn erhöht.

Das wichtigste tetrazyklische Antidepressivum ist Mirtazapin (Zispin® [UK]).

Nebenwirkungen von tetrazyklischen Antidepressiva

Zu den Nebenwirkungen tetrazyklischer Antidepressiva zählen:

- Schläfrigkeit
- Gewichtszunahme
- Mundtrockenheit
- Schwindelgefühle
- Benommenheit
- Durst
- Muskel- oder Gelenkschmerzen
- Obstipation
- Vermehrter Appetit
- Erhöhte Cholesterinwerte.[36]

ZUSAMMENFASSUNG

Tetrazyklische Antidepressiva

- Mirtazapin (Zispin® [UK])

Nebenwirkungen von SSRIs

- Schläfrigkeit
- Gewichtszunahme
- Mundtrockenheit
- Schwindelgefühle
- Benommenheit
- Durst
- Muskel- oder Gelenkschmerzen
- Obstipation
- Vermehrter Appetit
- Erhöhte Cholesterinwerte

Kombinierte Wiederaufnahmehemmer und Rezeptorblocker

Kombinierte Wiederaufnahmehemmer und Rezeptorblocker sind duale Antidepressiva, d. h., sie hemmen einerseits die Resorption (Wiederaufnahme) von Neurotransmittern in die Nervenzellen (wie dies bei SSRIs der Fall ist) und blockieren gleichzeitig die Rezeptoren an Nervenzellen (wie bei tetrazyklischen Antidepressiva).

Die wichtigsten kombinierten Wiederaufnahmehemmer- und Rezeptorblocker-Antidepressiva sind:

- Trazodon (Desyrel® [US])
- Maprotilin (Ludiomil® [UK])
- Mirtazapin.

Nebenwirkungen von kombinierten Wiederaufnahmehemmern und Rezeptorblockern

Zu den Nebenwirkungen von kombinierten Wiederaufnahmehemmern und Rezeptorblockern gehören:

- Mundtrockenheit
- Schwindelgefühle
- Schläfrigkeit
- Benommenheit
- Nervosität
- Übelkeit
- Obstipation
- Schwäche
- Sehstörungen
- Verwirrung
- Kopfschmerzen.[37]

ZUSAMMENFASSUNG

Kombinierte Wiederaufnahmehemmer und Rezeptorblocker

- Trazodon (Desyrel® [US])
- Maprotilin (Ludiomil® [UK])
- Mirtazapin

Nebenwirkungen von SSRIs

- Mundtrockenheit
- Schwindelgefühle
- Schläfrigkeit
- Benommenheit
- Nervosität
- Übelkeit
- Obstipation
- Schwäche
- Sehstörungen
- Verwirrung
- Kopfschmerzen

Monoaminoxidase-Hemmer (MAOIs)

MAOIs lindern Depressionen, indem sie das Enzym Monoaminoxidase daran hindern, die Neurotransmitter Noradrenalin (Norepinephrin), Serotonin und Dopamin im Gehirn abzubauen.

Die wichtigsten MAOIs sind:
- Moclobemid (Manerix® [UK])
- Phenelzin (Nardil® [UK])
- Tranylcypromin (Parnate® [US])
- Isocarboxazid (Marplan® [US])
- Selegilin (Emsam® [US], Eldepryl® [UK]).

Nebenwirkungen von MAOIs

Da MAOIs schwere Nebenwirkungen verursachen können, werden sie gewöhnlich nur Menschen verabreicht, deren Depression sich nicht durch Einnahme anderer Antidepressiva bessert.

Zu den Nebenwirkungen von MAOIs zählen:
- Schläfrigkeit
- Obstipation
- Übelkeit
- Diarrhö
- Magenverstimmung
- Erschöpfung
- Mundtrockenheit
- Schwindelgefühle
- Niedriger Blutdruck
- Benommenheit, besonders beim Aufstehen aus einer liegenden oder sitzenden Position
- Verminderte Harnmenge
- Herabgesetzte Sexualfunktion
- Schlafstörungen
- Muskelzucken
- Gewichtszunahme
- Unklares Sehen
- Kopfschmerzen
- Vermehrter Appetit
- Unruhe
- Unsicherheit
- Zittern
- Schwäche
- Vermehrtes Schwitzen.[38]

ZUSAMMENFASSUNG

Monoaminoxidase-Hemmer (MAOIs)
- Moclobemid (Manerix® [UK])
- Phenelzin (Nardil® [UK])
- Tranylcypromin (Parnate® [US])
- Isocarboxazid (Marplan® [US])
- Selegilin (Emsam® [US], Eldepryl® [UK])

Nebenwirkungen von MAOIs
- Schläfrigkeit
- Obstipation
- Übelkeit
- Diarrhö
- Magenverstimmung
- Erschöpfung
- Mundtrockenheit
- Schwindelgefühle
- Niedriger Blutdruck
- Benommenheit, besonders beim Aufstehen aus einer liegenden oder sitzenden Position
- Verminderte Harnmenge
- Herabgesetzte Sexualfunktion
- Schlafstörungen
- Muskelzucken
- Gewichtszunahme
- Unklares Sehen
- Kopfschmerzen
- Vermehrter Appetit
- Unruhe
- Unsicherheit
- Zittern
- Schwäche
- Vermehrtes Schwitzen

16.13.4 Kombination von chinesischer und westlicher Medizin

Zunächst einmal bin ich der Auffassung, dass Antidepressiva die klinischen Manifestationen nicht substanziell verändern. Die meisten Antidepressiva haben einen Einfluss auf den Puls und verleihen ihm eine Qualität, die sich nicht mit Hilfe der traditionellen Pulsqualitäten beschreiben lässt. Ich nenne diesen Puls ‚stagnierend' und ‚zögerlich'. Der Puls fühlt sich an, als ob er nicht richtig fließe und keine ‚Welle' habe. Es mangelt ihm aber nicht in der gleichen Weise an einer Welle wie der ‚traurige' Puls, welcher recht schwach und rau ist. Der Puls bei Einnahme von Antidepressiva ist nicht schwach.

Was Wechselwirkungen anbelangt, so habe ich in meiner Praxis nie irgendwelche negativen Wechselwirkungen zwischen Antidepressiva und Akupunktur bzw. chinesischen Arzneien beobachtet. Besonders Akupunktur hat ganz sicher keine negativen Wechselwirkungen mit Antidepressiva.

Wenn ein Patient Antidepressiva einnimmt, fordere ich ihn nicht auf, die Medikamente vor Beginn der Therapie abzusetzen. Dies ist sehr wichtig, besonders bei Patienten, die extrem depressiv sind. Ich beginne normalerweise die Therapie (mit Akupunktur und Arzneien) und behalte ca. zwei Monate lang die gleiche Medikamentendosis bei. Danach bitte ich die Patienten, die Dosis zu reduzieren. Selbstverständlich muss dies mit dem Wissen des behandelnden Arztes oder Psychiaters geschehen, der das Medikament verschrieben hat.

ANMERKUNGEN

1 1981. *Jingui yaolue fang xinjie* 金匮要略方新解 [A New Explanation of the Essential Prescriptions of the Golden Chest]. Zhejiang Scientific Publishing House, Zhejiang, S. 24–26. Die ‚Wichtigsten Rezepturen aus dem Golden Cabinet' wurden von Zhang Zhongjing verfasst und erstmals ca. 220 n. Chr. veröffentlicht.

2 Mayo Clinic Internetseite: http://www.mayoclinic.com/health/depression/DS00175 (aufgerufen im Jahr 2008).

3 Bowlby, J. 1980. Loss, Sadness and Depression. Hogarth Press, London, S. 246.

4 Seligman, M. E. P. 1975. Helplessness. W. H. Freeman, San Francisco, S. 21–40.

5 1979. *Huangdi neijing suwen* 黄帝内经素问 [The Yellow Emperor's Classic of Internal Medicine – Simple Questions]. People's Health Publishing House, Beijing, S. 501–502. Erstveröffentlichung ca. 100 v. Chr.

6 Zitiert nach Zhang Boyu 1986. *Zhongyi neike xue* 中医内科学 [Chinese Internal Medicine]. Shanghai Science Publishing House, Shanghai, S. 121.

7 Chinese Internal Medicine, S. 121.

8 A New Explanation of the Essential Prescriptions of the Golden Chest, S. 26.

9 Chen Youbang 1990. *Zhongguo zhenjiu zhiliao xue* 中国针灸治疗学 [Chinese Acupuncture Therapy]. China Science Publishing House, Shanghai, S. 511–512.

10 A New Explanation of the Essential Prescriptions of the Golden Chest, S. 185.

11 A New Explanation of the Essential Prescriptions of the Golden Chest, S. 185.

12 Zitiert nach Wang Yongyan 2004. *Zhongyi neike xue* 中医内科学 [Chinese Internal Medicine]. People's Health Publishing House, Beijing, S. 265.

13 Zitiert nach Zhang Boyu 1986, Chinese Internal Medicine, S. 107

14 Qin Bowei 1991. *Qingdai mingyi yi'an jinghua* 清代名医医案精华 [The Essence of Medical Records of Famous Doctors of the Qing Dynasty]. Shanghai Science and Technology Press, Shanghai, S. 233.

15 Dr. Zhang Mingjiu, persönliche Mitteilung, Nanjing, 1982.

16 Hu Ximing 1989. *Zhongguo zhongyi mifang daquan* 中国中医秘方大全 [Great Treatise of Secret Formulae in Chinese Medicine]. Literary Publishing House, Shanghai, S. 773.

17 Great Treatise of Secret Formulae in Chinese Medicine, S. 772.

18 Shan Changhua 1990. *Jingxue jie* 经穴解 [An Explanation of the Acupuncture Points]. People's Health Publishing House, Beijing, S. 26–27. ‚Eine Erklärung der Akupunkturpunkte' wurde von Yue Hanzhen verfasst und erstmals im Jahr 1654 veröffentlicht.

19 An Explanation of the Acupuncture Points, S. 27.

20 An Explanation of the Acupuncture Points, S. 207.

21 An Explanation of the Acupuncture Points, S. 211.

22 Dr. Zhang Mingjiu, persönliche Mitteilung, Nanjing, 1982.

23 Cheng Baoshu 1988. *Zhenjiu da cidian* 针灸大辞典 [Great Dictionary of Acupuncture]. Beijing Science Publishing House, Beijing, S. 11.

24 Jiao Shunfa 1987. *Zhongguo zhenjiu xue qiuzhen* 中国针灸学求诊 [An Enquiry into Chinese Acupuncture]. Shanxi Science Publishing House, S. 52.

25 Dr. Zhang Mingjiu, persönliche Mitteilung, Nanjing, 1982.

26 Zitiert nach Bensky, D.; Clavey, S.; Stöger, E. 2004. Materia Medica, 3. Auflage. Eastland Press, Seattle, S. 936.

27 Royal College of Psychiatrists Internetseite: http://www.rcpsych.ac.uk/mentalhealthinformation/mentalhealthproblems/depression/antidepressants.aspx (aufgerufen im Jahr 2008).

28 Royal College of Psychiatrists Internetseite.

29 Royal College of Psychiatrists Internetseite.

30 Mayo Clinic Internetseite: http://www.mayoclinic.com/health/antidepressants/HQ01069 (aufgerufen im Jahr 2008).

31 Mayo Clinic Internetseite.

32 Mayo Clinic Internetseite.

33 Mayo Clinic Internetseite.

34 Mayo Clinic Internetseite.

35 Mayo Clinic Internetseite.

36 Mayo Clinic Internetseite.

37 Mayo Clinic Internetseite.

38 Mayo Clinic Internetseite.

KAPITEL

17 Angstzustände

惊悸怔忡

- Herz- und Gallenblasen-Schwäche
- Herz-Blut-Mangel
- Nieren- und Herz-Yin-Mangel mit Leere-Hitze
- Herz-Yang-Mangel
- Lungen- und Herz-Qi-Schwäche
- Lungen- und Herz-Qi-Stagnation
- Lungen- und Herz-Yin-Mangel
- Herz-Blut-Stase
- Schleim-Hitze stört das Herz

17.1 Einführung

Angst ist eine normale Reaktion auf Stress. Im Allgemeinen hilft sie uns, Situationen zu bewältigen. Aber wenn Angst zu einer übermäßigen, irrationalen Furcht vor Alltagssituationen wird, hat sie sich zu einer beeinträchtigenden Störung entwickelt.

Bei der Erörterung von Angstzuständen werden die folgenden Gesichtspunkte berücksichtigt:

- Angstzustände in der westlichen Medizin
- Angstzustände in der chinesischen Medizin
- Ätiologie
- Pathologie und Therapieprinzipien
- Akupunkturtherapie von Angstzuständen
- Identifikation von Krankheitsmustern und Therapie
- Moderne chinesische Literatur
- Studien zum Thema
- Kasuistiken.

17.2 Angstzustände in der westlichen Medizin

Die in der westlichen Medizin erörterten Angststörungen sind:

- Generalisierte Angststörung
- Panikstörung
- Zwangsstörung
- Posttraumatische Stressstörung (PTSD)
- Sozialphobie (oder soziale Angststörung)
- Spezielle Phobien.

Jede Angststörung hat ihre eigenen besonderen Kennzeichen, aber ihnen allen sind übermäßige, irrationale Angst, Sorge und Furcht gemeinsam.

Ein chronischer Angstzustand wird normalerweise als generalisierte Angststörung bezeichnet. Das wichtigste Merkmal einer generalisierten Angststörung (GAD) ist eine übermäßige, unkontrollierbare Sorge wegen Alltagsdingen. Diese ständige Sorge beeinträchtigt die alltägliche Leistungsfähigkeit und kann körperliche Symptome hervorrufen.

Eine generalisierte Angststörung kann mit anderen Angststörungen, Depressionen und Drogenmissbrauch einhergehen. Sie ist häufig schwierig zu diagnostizieren, weil ihr einige der dramatischen Symptome fehlen, wie etwa grundlose Panikattacken, die bei anderen Angststörungen auftreten. Um die Diagnose ‚Generalisierte Angststörung' zu stellen, muss es mindestens in den letzten sechs Monaten mehr sorgenvolle als sorgenfreie Tage gegeben haben.

Zu den körperlichen Symptomen gehören:

- Muskelanspannung
- Schwitzen
- Übelkeit
- Kalte, klamme Hände
- Schluckbeschwerden
- Schreckhaftigkeit
- Gastroinstinales Unbehagen oder Diarrhö
- Reizbarkeit, Nervosität
- Müdigkeit
- Schlafstörungen.

Eine Panikattacke ist definiert als plötzliches Einsetzen einer Episode von intensiver Angst und Unbehagen, welche innerhalb von ca. 10 Minuten ihren Höhepunkt erreicht und mindestens vier der folgenden Symptome umfasst:

- Gefühl von unmittelbar bevorstehender Gefahr oder drohendem Unheil
- Bedürfnis zu fliehen
- Palpitationen
- Schwitzen
- Zittern
- Kurzatmigkeit oder Erstickungsgefühl
- Würgegefühl
- Thoraxschmerzen oder -unbehagen
- Übelkeit oder Unbehagen im Abdomen
- Schwindelgefühle oder Benommenheit
- Gefühl, als seien die Dinge irreal, Depersonalisation
- Angst vor Kontrollverlust
- Todesangst
- Kribbeln
- Frösteln oder Hitzewallungen.

Eine Panikstörung wird diagnostiziert, wenn ein Mensch mindestens zwei unerwartete Panikattacken erlitten hat, gefolgt von mindestens einem Monat der Besorgnis, dass weitere Attacken auftreten könnten. Menschen, die unter Panikattacken leiden, neigen auch zu situationsbedingt prädisponierten Attacken. Die Häufigkeit und Schwere der Anfälle unterscheidet sich von Mensch zu

Mensch: Ein Mensch kann wochenlang wiederholte Attacken erleiden, während ein anderer kurze Ausbrüche sehr schwerer Anfälle erlebt.

Panikstörungen betreffen ca. 2,4 Millionen erwachsene Amerikaner[1] und kommen bei Frauen doppelt so häufig vor wie bei Männern.[2] Interessanterweise sind menschliche Phobien viel schwieriger auszulöschen und viel irrationaler als konditionierte Angst bei Tieren.

Arne Öhman, der führende Wissenschaftler im Gebiet der menschlichen Furcht und Angst, hat sich kürzlich folgendermaßen geäußert:

„Wenn man die physiologischen Reaktionen phobischer Menschen, die mit ihren angstauslösenden Objekten konfrontiert werden, mit den Reaktionen von Menschen mit posttraumatischer Stressstörung, welche den jeweils für die Störung verantwortlichen traumatischen Szenen ausgesetzt sind, sowie mit den physiologischen Reaktionen bei Panikattacken vergleicht, fallen die Ähnlichkeiten viel stärker ins Auge als die Unterschiede."[3]

Er führt weiter aus, dass Panik, Phobien und die posttraumatische Stressstörung die Aktivierung ein und derselben zugrunde liegenden Angstreaktion widerspiegeln.

ZUSAMMENFASSUNG

Angstzustände in der westlichen Medizin

Die in der westlichen Medizin erörterten Angststörungen sind:
- Generalisierte Angststörung
- Panikstörung
- Zwangsstörung
- Posttraumatische Stressstörung
- Sozialphobie (oder soziale Angststörung)
- Spezielle Phobien.

Alle Angststörungen beinhalten übermäßige, irrationale Angst, Sorge oder Furcht.

17.3 Angstzustände in der chinesischen Medizin

‚Angstzustände' ist ein moderner Begriff, der in der chinesischen Medizin keine genaue Entsprechung hat. Die chinesische Medizin schreibt der ‚Furcht' eine recht wichtige Rolle unter den Emotionen zu. Es gibt jedoch Unterschiede zwischen Furcht und Angst. Manche Wissenschaftler differenzieren Furcht und Angst gemäß dem Stimulus: Furcht ist ‚post-stimulus', d. h., ein Stimulus erzeugt ein Gefühl von Furcht; Angst ist hingegen ‚prä-stimulus', d. h., der Mensch hat Angst, ohne dass ein Stimulus vorliegt.

Andere unterscheiden Furcht und Angst auf andere Weise. Epstein sagt, dass Furcht mit Bewältigungsverhalten, vor allem Flucht oder Vermeidung, verknüpft sei. Wenn die Bewältigungsversuche fehlschlagen (weil die Situation unkontrollierbar ist), schlägt Furcht in Angst um.[4] Angst kann als ungelöste Furcht definiert werden. Nach LeDoux sind Angst und Furcht insoweit eng miteinander verbunden, als sie beide Reaktionen auf schadenbringende oder potenziell schadenbringende Situationen darstellen. Angst wird normalerweise von Furcht durch das Fehlen eines äußeren Stimulus abgegrenzt, der die Reaktion auslöst. Angst kommt von innen, Furcht von außen.[5]

Ich werde die Ansichten über Angstzustände in der chinesischen Medizin unter den folgenden Gesichtspunkten erörtern:
- Chinesische Krankheitskategorien, die Angstzuständen entsprechen
- Rebellierendes Qi des Durchdringungsgefäßes *(chongmai)*
- ‚Palpitationen' in der chinesischen Diagnostik
- Unterschied zwischen unruhigem Geist und blockiertem Geist im Zusammenhang mit Angststörungen.

17.3.1 Chinesische Krankheitskategorien, die Angstzuständen entsprechen

Es gibt keinen Begriff in der chinesischen Medizin, der genau dem entspricht, was wir ‚Angstzustände' nennen, aber mehrere altchinesische Krankheitskategorien sind dem sehr ähnlich. Die drei hauptsächlichen Krankheitskategorien, die Angstzuständen entsprechen, sind
- ‚Angst und Palpitationen' *(jingji)*
- ‚Panisches Pochen' *(zhengchong).*
- ‚Erregung' *(zangzao).*

Die beiden ersten Kategorien beinhalten einen Zustand von Furcht, Sorge und Angst, wobei der erste mit Palpitationen, der zweite mit einem pochenden Gefühl im Thorax und unterhalb des Bauchnabels einhergeht. ‚Angst und Palpitationen' wird gewöhnlich durch äußere Ereignisse wie Schreck oder Schock verursacht, der Zustand kommt und geht und ist häufiger vom Fülle-Typus.

‚Panisches Pochen' wird nicht durch äußere Ereignisse hervorgerufen und hält ständig an; dieser Zustand ist normalerweise vom Leere-Typus und ernster als ‚Angst und Palpitationen'. In chronischen Fällen kann ‚Angst und Palpitationen' in ‚panisches Pochen' umschlagen. In schweren Fällen kann ‚panisches Pochen' Panikattacken entsprechen. Trotz der Bezeichnung ‚Angst und Palpitationen' können solche Zustände von Furcht und Angst auch ohne Palpitationen auftreten.

Zhu Danxi (1281–1358) schreibt:

„Bei Angst und Palpitationen wie auch bei panischem Pochen besteht ein Blut-Mangel. Angst und Palpitationen treten anfallsartig auf. Panisches Pochen ist konstant. Panisches Pochen ist durch Sorge und Grübeln bedingt, die das Innere aufwühlen und eine Schwäche sowie Schleim-Hitze verursachen."[6]

Zhang Jingyue bemerkt in seinem ‚Vollständigen Buch des Jingyue' (*Jingyue quanshu,* 1624) zu ‚panischem Pochen':

„Bei panischem Pochen zittert das Herz in der Brust, der Patient spürt Furcht und Angst. Es bestehen ein Yin-Mangel und Erschöpfung. Der Yin-Mangel ist unten lokalisiert, sodass das Sammel-Qi [zongqi] keine Wurzel hat und das Qi nicht zu seinem Ursprung zurückkehren kann. Aus diesem Grund stellen sich ein Zittern [oder Pochen] des Thorax oben und auch ein Pochen an den Seiten des Bauchnabels ein."[7]

‚Erregung' *(zangzao)* wurde erstmals in Kapitel 22 aus den ‚Wichtigsten Rezepturen aus dem Golden Cabinet' (*Jingui yaolue,* 220 n. Chr.) von Zhang Zhongjing erwähnt. Obwohl in diesem Buch Erregung im Kapitel ‚Verschiedene gynäkologische Erkrankungen' behandelt wird, kann sie auch Männer betreffen. Im Ursprungstext heißt es über Erregung: *„Sie ist traurig und weint viel, sie sieht verfolgt aus [wörtlich: sie sieht aus wie eine verlorene Seele], sie dehnt sich häufig und gähnt wiederholt; man verwende Gan mai dazao tang."*[8]

ZUSAMMENFASSUNG

Chinesische Krankheitskategorien, die ‚Angstzuständen' entsprechen

- ‚Angst und Palpitationen' *(jingji)*
- ‚Panisches Pochen' *(zhengchong)*
- ‚Erregung' *(zangzao)*
- Rebellierendes Qi des Durchdringungsgefäßes *(liji)* (s. u.).

17.3.2 Rebellierendes Qi des Durchdringungsgefäßes *(chongmai)*

Es gibt eine vierte chinesische Erkrankung, die Angstzuständen, besonders Panikattacken, entsprechen kann. Es handelt sich um den Zustand von rebellierendem Qi des Durchdringungsgefäßes *(chongmai),* das das Symptom von ‚innerem Drang' *(liji)* hervorruft.

Eine der häufigsten Pathologien des Durchdringungsgefäßes ist rebellierendes Qi und ‚innerer Drang' *(liji);* dies hat man schon zu Zeiten des ‚Klassikers der Schwierigkeiten' *(Nanjing)* erkannt. Dort heißt es in Kapitel 29: *„Die Pathologie des Durchdringungsgefäßes ist rebellierendes Qi mit innerem Drang [liji]."*[9]

‚Innerer Drang' meint ein Gefühl von Angst und Unruhe; in schweren Fällen können Panikattacken mit Palpitationen auftreten. Auf körperlicher Ebene kann man dies auch als ein unbehagliches, angespanntes Gefühl, das vom unteren Abdomen nach oben in Richtung Herz ausstrahlt, beschreiben.

Palpitationen sind häufig mit Angstzuständen oder Panikattacken verknüpft, die von rebellierendem Qi des Durchdringungsgefäßes ausgehen, weil dieses Gefäß durch das Herz fließt. Diese Art von Angstzuständen oder Panikattacken kann auch mit einem pochenden Gefühl im Abdomen einhergehen, welches auch auf rebellierendes Qi des Durchdringungsgefäßes im Abdomen zurückzuführen ist. Aus diesem Blickwinkel könnte man rebellierendes Qi des Durchdringungsgefäßes als eine Form von ‚panischem Pochen' *(zhengchong)* interpretieren.

Li Shizhen schreibt: *„Wenn das Qi nach oben rebelliert, treten ein innerer Drang [liji] und ein Hitzegefühl auf; dies ist rebellierendes Qi des Durchdringungsgefäßes."*[10]

Rebellierendes Qi des Durchdringungsgefäßes verursacht verschiedene Symptome in unterschiedlichen Ebenen von Bauch und Brust. Es ruft in erster Linie Völle, Spannung oder Schmerzen in diesen Bereichen hervor. Indem wir den Verlauf des Durchdringungsgefäßes nachzeichnen, können wir die möglichen Symptome von rebellierendem Qi des Durchdringungsgefäßes auflisten (von unten beginnend; ➤ Abb. 17.1):

- Kalte Füße
- Völle, Spannung oder Schmerzen im unteren Abdomen
- Völle, Spannung oder Schmerzen im Hypogastrium
- Dysmenorrhö, unregelmäßige Regelblutungen
- Völle, Spannung oder Schmerzen im Nabelbereich
- Völle, Spannung oder Schmerzen im Epigastrium
- Engegefühl unterhalb des Processus xiphoideus
- Engegefühl im Thorax
- Palpitationen
- Spannungsgefühl in den Mammae
- Leichte Atemnot
- Seufzen
- Globusgefühl in der Kehle
- Hitzegefühl im Gesicht
- Kopfschmerzen
- Angstzustände, psychische Unruhe, ‚innerer Drang' *(liji)* (➤ Abb. 17.2).

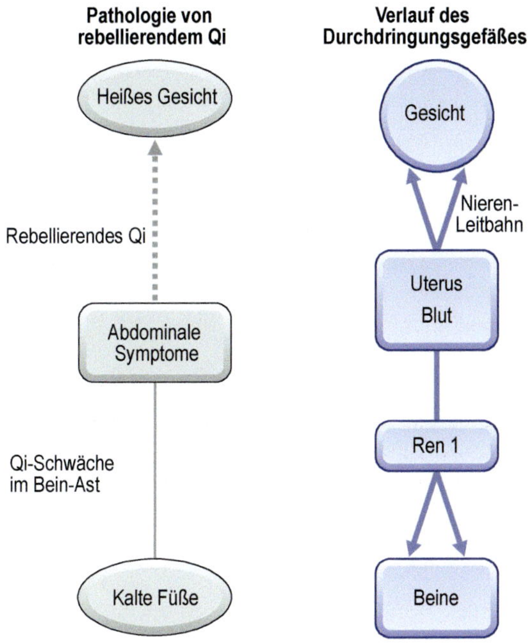

Abb. 17.1 Rebellierendes Qi des Durchdringungsgefäßes

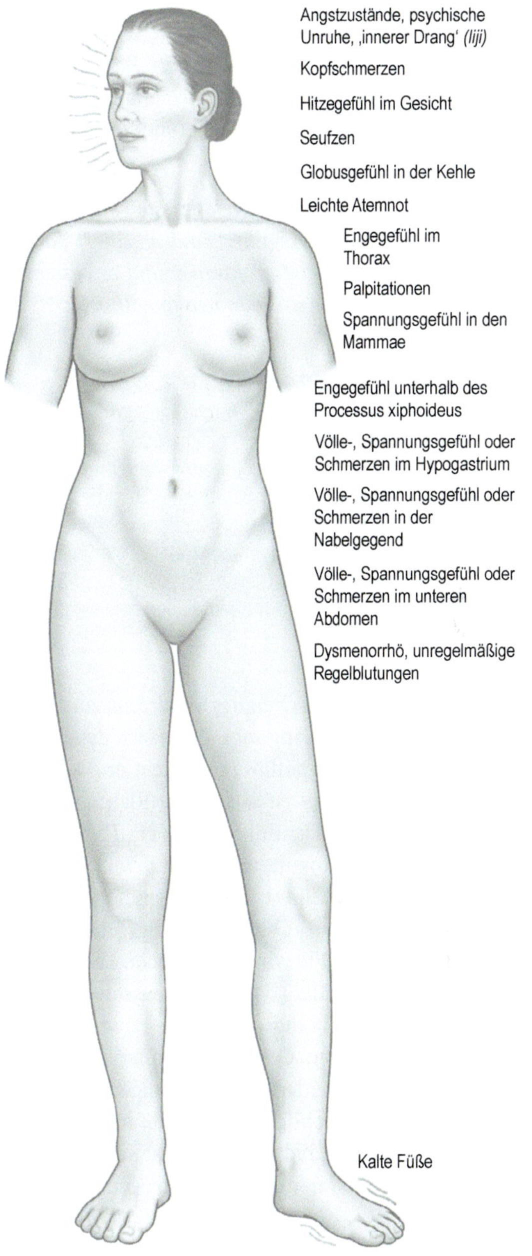

Abb. 17.2 Symptome von rebellierendem Qi des Durchdringungsgefäßes

Selbstverständlich müssen nicht all diese Symptome gleichzeitig auftreten, um die Diagnose ‚rebellierendes Qi des Durchdringungsgefäßes' stellen zu können. Aber es ist notwendig, dass wenigstens drei oder vier Symptome in verschiedenen Ebenen (z. B. unteres Abdomen, Epigastrium, Thorax oder Kehle) vorliegen. Wenn z. B. jemand an Völle, Spannung oder Schmerzen im unteren Abdomen leidet, wäre dies nicht ausreichend, um den Zustand ‚rebellierendes Qi des Durchdringungsgefäßes' zu diagnostizieren. Ein Gefühl von Energie, die vom unteren Abdomen in Richtung Kehle aufsteigt, wäre ein deutlicher Hinweis auf rebellierendes Qi des Durchdringungsgefäßes.

Was lässt das Qi des Durchdringungsgefäßes nach oben rebellieren? Meiner Erfahrung nach kann dies aus zwei Gründen geschehen, die sich in zwei unterschiedlichen Zuständen manifestieren, nämlich einem Fülle- und einem gemischten Fülle-Leere-Zustand. Zunächst kann das Qi des Durchdringungsgefäßes von selbst nach oben rebellieren, und zwar aufgrund von emotionalem Stress, der das Qi ansteigen oder stagnieren lässt (z. B. Zorn, unterdrückter Zorn, Sorge, Frustration oder Groll). In diesem Fall rebelliert das Qi von selbst und es handelt sich um einen Fülle-Zustand; dies nenne ich ‚primär' rebellierendes Qi des Durchdringungsgefäßes.

Das Qi des Durchdringungsgefäßes kann aber auch in Folge einer im unteren Abdomen lokalisierten Schwäche in diesem Gefäß nach oben rebellieren. In solchen Fällen ist das Qi im Unteren *dantian* geschwächt und das Qi des Durchdringungsgefäßes ‚flieht' nach oben; dies ist daher ein gemischter Fülle-Leere-Zustand, was ich als ‚sekundär' rebellierendes Qi des Durchdringungsgefäßes bezeichne. Bei dem Leere-Zustand handelt es sich um einen Blut-Mangel und/oder eine Nieren-Schwäche (die Yin oder Yang betreffen kann). Dieser zweite Zustand kommt bei Frauen häufiger vor.

Li Shizhen erwähnt die Möglichkeit dieses Musters, wenn er schreibt: *„Wenn ein Blut-Mangel besteht, der zu innerem Drang führt, verwende man Danggui."*[11] Der ‚Klassiker der Kategorien' deutet ebenfalls einen Blut-Mangel als Hintergrund für rebellierendes Qi des Durchdringungsgefäßes an:

„Das Qi des Durchdringungsgefäßes steigt zum Thorax empor, das Qi ist nicht reguliert und rebelliert daher im Diaphragma, das Blut ist im Mangel und es besteht deshalb ein innerer Drang in Abdomen und Thorax."[12]

HINWEIS FÜR DIE PRAXIS

- ‚Primär' rebellierendes Qi des Durchdringungsgefäßes: das Qi des Durchdringungsgefäßes rebelliert von selbst nach oben, und zwar aufgrund von emotionalem Stress, der das Qi ansteigen oder stagnieren lässt; Fülle-Zustand.
- ‚Sekundär' rebellierendes Qi des Durchdringungsgefäßes: das Qi des Durchdringungsgefäßes rebelliert in Folge einer im unteren Abdomen lokalisierten Schwäche (von Blut und Niere) in diesem Gefäß nach oben; Fülle-Leere-Zustand.

Ein besonderes Kennzeichen des Syndroms von rebellierendem Qi des Durchdringungsgefäßes ist, dass es durch ein gleichzeitiges Hitzegefühl im Gesicht und kalte Füße charakterisiert ist. Dies ist auf das in Richtung Gesicht rebellierende Qi zurückzuführen, das ein Hitzegefühl in diesem Bereich hervorruft; auf der anderen Seite ist, da das Qi nach oben rebelliert, verhältnismäßig weniger Qi im absteigenden Ast des Durchdringungsgefäßes, was zu kalten Füßen führt. Wie wir oben gesehen haben, weisen die alten Texte besonders darauf hin, dass der absteigende Ast des Durchdringungsgefäßes die Füße wärmt.

Das Hitzegefühl im Gesicht ist daher weder Fülle- noch Leere-Hitze, sondern nur die Folge einer Disharmonie des Qi im Durchdringungsgefäß, und zwar rebelliert das Qi in seinem abdominalen und Kopf-Ast und ist im absteigenden Ast in den Beinen im Mangel.

HINWEIS FÜR DIE PRAXIS

Das Hitzegefühl im Gesicht, das durch rebellierendes Qi des Durchdringungsgefäßes hervorgerufen wird, ist weder Fülle- noch Leere-Hitze: Es handelt sich einfach um ein Ungleichgewicht innerhalb des Durchdringungsgefäßes. Dies geht mit kalten Füßen einher, weil das Qi des Durchdringungsgefäßes nach oben flieht und nicht genug Qi in seinen absteigenden Ast fließt. Dieses scheinbar widersprüchliche Bild von Hitzegefühl im Gesicht und kalten Füßen kommt besonders häufig bei Frauen vor.

ZUSAMMENFASSUNG

Rebellierendes Qi des Durchdringungsgefäßes *(chongmai)*

- Kalte Füße
- Völle, Spannung oder Schmerzen im unteren Abdomen
- Völle, Spannung oder Schmerzen im Hypogastrium
- Dysmenorrhö, unregelmäßige Regelblutungen
- Völle, Spannung oder Schmerzen im Nabelbereich
- Völle, Spannung oder Schmerzen im Epigastrium
- Engegefühl unterhalb des Processus xiphoideus
- Engegefühl im Thorax
- Palpitationen
- Spannungsgefühl in den Mammae
- Leichte Atemnot
- Seufzen
- Globusgefühl in der Kehle
- Hitzegefühl im Gesicht
- Kopfschmerzen
- Angstzustände, psychische Unruhe, ‚innerer Drang' *(liji)*

17.3.3 Palpitationen in der chinesischen Diagnostik

Im Zusammenhang mit dem Thema ‚Palpitationen' ist es wichtig zu erläutern, was dieser Begriff meint. Wenn wir westliche Patienten fragen, ob sie ‚Palpitationen' haben, werden die meisten von ihnen dies verneinen, weil sie denken, dass wir unter ‚Palpitationen' ‚Tachykardie' verstehen, also einen schnellen Herzschlag.

Tatsächlich meint ‚Palpitationen' aber einfach ein unangenehmes, subjektives Gefühl des Herzschlags im Thorax; es hat nichts mit der Geschwindigkeit oder Frequenz des Herzschlags zu tun. Wenn ich daher einen westlichen Patienten nach diesem Symptom befrage, formuliere ich die Frage nicht so: ‚Haben Sie Palpitationen?', sondern stattdessen so: ‚Bemerken Sie zuweilen, dass Ihr Herz auf unangenehme Weise schlägt?' Wenn wir auf diese Weise fragen, werden wir sehen, dass Palpitationen ein häufigeres Symptom darstellen, als wir denken.

HINWEIS FÜR DIE PRAXIS

‚Palpitationen' meint einfach ein unangenehmes, subjektives Gefühl des Herzschlags im Thorax; es hat nichts mit der Geschwindigkeit oder Frequenz des Herzschlags zu tun. Wenn ich daher einen westlichen Patienten nach diesem Symptom befrage, formuliere ich die Frage nicht so: ‚Haben Sie Palpitationen?', sondern stattdessen so: ‚Bemerken Sie zuweilen, dass Ihr Herz auf unangenehme Weise schlägt?'

17.3.4 Unterschied zwischen unruhigem Geist und blockiertem Geist im Zusammenhang mit Angstzuständen

Der Unterschied zwischen Angst und Panikattacken ist ein gutes Beispiel für den Unterschied zwischen unruhigem Geist und blockiertem Geist. Bei Angstzuständen ist der Geist des Betroffenen entweder durch einen Fülle-Zustand (wie etwa Herz-Hitze) oder einen Leere-Zustand (z. B. Herz-Blut-Mangel) in Unruhe. Der Mensch ist ängstlich und unruhig, aber der Geist ist nicht blockiert und die Einsicht nicht beeinträchtigt. Bei Zwangsstörungen und in einigen Fällen von Panikattacken ist der Geist auch blockiert.

Wenn der Geist blockiert ist, tritt ein gewisser Verlust an Einsicht und rationalem Denken auf, wie es bei schweren Panikattacken geschehen kann, wenn der Mensch womöglich irrationale Todesangst verspürt. Die wichtigsten pathogenen Faktoren, die den Geist blockieren, sind Schleim und Blut-Stase. Eine schwere Qi-Stagnation kann ebenfalls zu einer leichten Blockade des Geistes führen.

Wir können daher sagen, dass bei ‚Angst und Palpitationen' *(jingji)* der Geist unruhig ist, während bei schweren Panikattacken, die eher dem ‚panischen Pochen' *(zhengchong)* entsprechen, der Geist unruhig, aber auch leicht blockiert ist.

17.4 Ätiologie

Der wichtigste ätiologische Faktor bei Angstzuständen ist offensichtlich emotionaler Stress. Andere Faktoren spielen aber auch eine Rolle, und die Konstitution und die Ernährung stellen wichtige ätiologische Faktoren dar.

Emotionaler Stress

‚Angstzustände' ist ein allgemeiner Begriff, der einen chronischen Zustand von Angst und Unbehagen bezeichnet. Dies heißt jedoch nicht, dass unter den Emotionen nur Furcht zu Angstzuständen führt. Ein chronischer Zustand von Angstzuständen kann durch viele Emotionen bedingt sein, besonders durch Sorge, Furcht, übermäßige Freude, Schock, Schuldgefühle, Scham oder Grübeln.

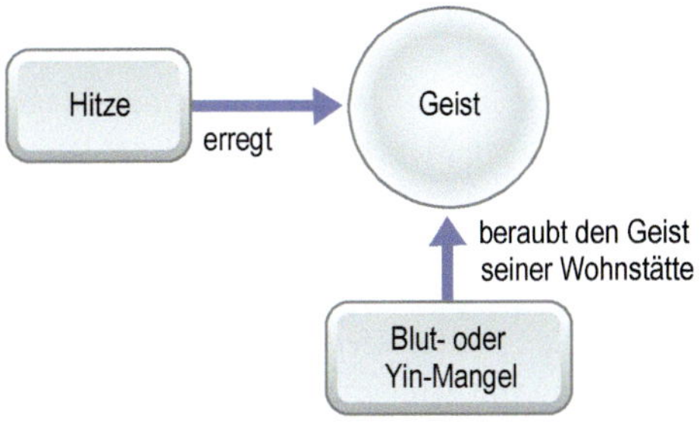

Abb. 17.3 Folgen von emotionalem Stress

Jede der obigen Emotionen kann anfänglich zu einer gewissen Qi-Stagnation führen. Nach einiger Zeit erzeugt stagnierendes Qi Hitze, die wiederum mit der Zeit das Blut und Yin verletzt, was zu einem Blut- und/oder Yin-Mangel führt. Hitze kann den Geist erregen und Angstzustände hervorrufen; außerdem berauben ein Blut- und Yin-Mangel den Geist seiner Residenz, was ebenfalls zu Angstzuständen führt (➤ Abb. 17.3).

Qi-Stagnation und Qi-Schwäche, die von emotionalem Stress herrühren, können auch zur Bildung von Schleim führen, der den Geist blockieren und zu schwereren Angstzuständen oder Panikattacken führen kann.

In Kapitel 39 der ‚Einfachen Fragen' heißt es: „*Wenn Schock das Herz beeinträchtigt, beraubt er es seiner Residenz, der Geist hat keinen Ort, wohin er zurückkehren könnte, Gedanken kommen unentwegt [d. h. Angstzustände] und das Qi wird chaotisch.*"[13]

Konstitution

Meiner Erfahrung nach ist eine konstitutionelle Neigung ein wichtiger und häufiger ätiologischer Faktor bei chronischen Angstzuständen. Es gibt viele Menschen, die einfach eine konstitutionell bedingte Tendenz zu Sorgen und Angstzuständen aufweisen, ohne dass offensichtliche äußere Gründe vorlägen. Ich habe auch bemerkt, dass oft eine familiäre Häufung vorliegt, wenn ich mehrere Familienmitglieder und sogar Generationen einer Familie behandle.

Ein wichtiges Zeichen, das eine konstitutionelle Neigung zu emotionalem Stress und Angstzuständen anzeigt, ist ein Herz-Riss auf der Zunge (➤ Abb. 11.6).

Gemäß dem National Institute of Mental Health scheint das Risiko, eine Panikstörung zu entwickeln, angeboren zu sein.[14] Dies bestätigt die Bedeutung der Konstitution bei der Ätiologie von chronischen Angstzuständen und Panikstörungen.

Ernährungsfehler

Unregelmäßiges Essen verursacht eine Magen-Qi-Schwäche und einen Magen-Yin-Mangel; auf lange Sicht kann dies das Herz beeinträchtigen und zu einem Herz-Yin-Mangel sowie zu Angstzuständen führen.

Unregelmäßiges Essen und der übermäßige Verzehr von Feuchtigkeit produzierenden Nahrungsmitteln führen zur Bildung von Schleim. Dieser kann den Geist blockieren und Angstzustände und Panikstörungen verschlimmern.

Blutverlust

Ein schwerer Blutverlust, wie etwa der, den eine Frau während der Entbindung erleidet, führt zu einem Blut-Mangel. Das Herz regiert das Blut; es kann daher zu einem Herz-Blut-Mangel und Angstzuständen kommen.

Überarbeitung

Überarbeitung im Sinne von Überstunden ohne angemessenes Ausruhen über einen Zeitraum von vielen Jahren hinweg erschöpft das Nieren-Yin ernsthaft. Ein Nieren-Yin-Mangel beeinträchtigt letzten Endes das Herz und kann chronische Angstzustände verursachen. Ein Nieren-Yin-Mangel kann auch selbst chronische Angstzustände hervorrufen, ohne das Herz zu beeinträchtigen.

ZUSAMMENFASSUNG

Ätiologie

- Emotionaler Stress
- Konstitution
- Ernährungsfehler
- Blutverlust
- Überarbeitung

17.5 Pathologie und Therapieprinzipien

In chinesischen Werken wird die Pathologie von ‚Angst und Palpitationen' *(jingji)* und ‚panischem Pochen' *(zhengchong)* immer primär auf das Herz und sekundär auf Leber und Niere bezogen. Diese beiden Zustände stehen vor allem deshalb mit dem Herzen in Zusammenhang, weil sie eng mit dem Symptom ‚Palpitationen' verknüpft sind. Alle modernen chinesischen Werke fassen ‚Angst und Palpitationen' und ‚panisches Pochen' unter der Krankheitskategorie ‚Palpitationen' *(xinji)* zusammen.

Obwohl das wesentliche Merkmal von Angstzuständen die Sorge ist, erwähnt die chinesische Literatur im Zusammenhang mit den obigen beiden Krankheiten merkwürdigerweise keine Lungen-Muster. Ich habe daher gemäß meiner klinischen Erfahrung Lungen-Muster mit berücksichtigt.

In chinesischen Werken wird die Pathologie von Angstzuständen in erster Linie auf Herz-Muster bezogen, die jegliche Leere-Muster (von Qi, Yang, Blut und Yin) sowie auch Fülle-Muster wie Herz-Hitze oder Herz-Blut-Stase umfassen können.

Meiner Erfahrung nach sind außer dem Herzen auch Lunge und Niere sehr stark an der Pathologie von Angstzuständen beteiligt: die Lunge, weil sie durch Sorge in Mitleidenschaft gezogen wird, und die Niere, weil sie durch Furcht beeinträchtigt wird.

Zhu Danxi empfiehlt bei ‚Angst und Palpitationen' die Beseitigung von Schleim, bei ‚panischem Pochen' die Umwandlung von Wasser.

Zhang Jingyue schreibt in seinem ‚Vollständigen Buch des Jingyue (*Jingyue quanshu,* 1624):

„Bei Angst und Palpitationen sind Herz, Milz, Leber und Niere beteiligt. Yang ist mit dem Yin verbunden und das Herz mit der Niere. [Bei dieser Krankheit] ist der obere Teil des Körpers unruhig, weil er sich nicht mit dem unteren Teil verbinden kann; das Herz-Qi ist geschwächt und kann sich nicht mit der Essenz [der Niere] verbinden. Bei Angst und Palpitationen sind die wichtigsten Therapieprinzipien, das Herz und den Geist [shen] zu nähren, die Leber und Gallenblase zu ergänzen und das Ursprungs-Qi zu stärken."[15]

Die obige Aussage von Zhang Jingyue ist interessant, weil sie meine klinische Erfahrung bestätigt, der gemäß Furcht das Qi oft ansteigen (statt absteigen) lässt. Tatsächlich sagt Zhang Jingyue in der obigen Textstelle ja, dass bei ‚Angst und Palpitationen' eine Unruhe oben sowie eine Trennung von Herz und Niere mit aufsteigendem Qi vorliegen.

Schreck lässt das Qi ansteigen, und es ist notwendig, das Qi mit absenkenden Substanzen wie etwa *Longgu* Mastodi Ossis fossilia oder *Zhenzhumu* Concha Margaritiferae usta absteigen zu lassen. Da Feuer das Blut austrocknet, ist es auch notwendig, das Yin zu nähren, Herz-Hitze zu klären und das Blut zu nähren. Schreck beraubt auch den Geist seiner Residenz im Herzen; die Flüssigkeiten wandeln sich in Schleim um und dringen in den verlassenen leeren Ort ein, sodass der Geist nicht dorthin zurückkehren kann. Daher muss man Schleim mit Rezepturen wie *Shiwei wendan tang* Zehn-Bestandteile-Dekokt, das die Gallenblase wärmt, beseitigen.[16]

17

Wang Qingren (späte Qing-Dynastie) war der Auffassung, dass der Hauptgrund für Angstzustände eine Blut-Stase sei. Er meinte, dass das Nähren das Blutes und Beruhigen des Geistes bei Angstzuständen keine guten Ergebnisse erziele und empfahl die Anwendung seiner eigenen Rezeptur *Xuefu zhuyu tang* Dekokt, das Stasen aus dem Haus des Blutes treibt, um das Blut zu beleben und Stasen zu beseitigen.[17]

Lin Peiqin (späte Qing-Dynastie) vertrat die Meinung, dass bei Angst und Palpitationen, die durch Schreck verursacht sind, der Geist chaotisch sei und man ihn mit einer Rezeptur wie *Da buyin jian* Dekokt, das das Yin sehr stärkt, stärken und nähren sollte. Bei einem Yin-Mangel sprach er sich für die Verwendung von *Zuogui yin* Trank, der die Linke [Niere] wiederherstellt, aus, bei einem Yang-Mangel für *Yougui yin* Trank, der die Rechte [Niere] wiederherstellt.[18]

Meiner Erfahrung nach besteht, unabhängig von den beteiligten Krankheitsmustern, bei chronischen Angstzuständen immer eine mangelnde Verbindung zwischen Herz und Niere. In der Physiologie kommunizieren das Herz- und Nieren-Qi miteinander, wobei das Herz-Qi zur Niere absteigt, das Nieren-Qi zum Herzen aufsteigt. Chronische Angstzustände lassen das Qi zum Herzen aufsteigen und ‚verkrampfen' es. Das Herz-Qi kann nicht zur Niere absteigen und die Niere kann es nicht verwurzeln (➤ Abb. 17.4).

Abgesehen von den Krankheitsmustern, in denen die sich Angstzustände äußern können, ist es nützlich, die Pathologie und Symptome von Angstzuständen aus Sicht der inneren Organe zu differenzieren. Dieser An-

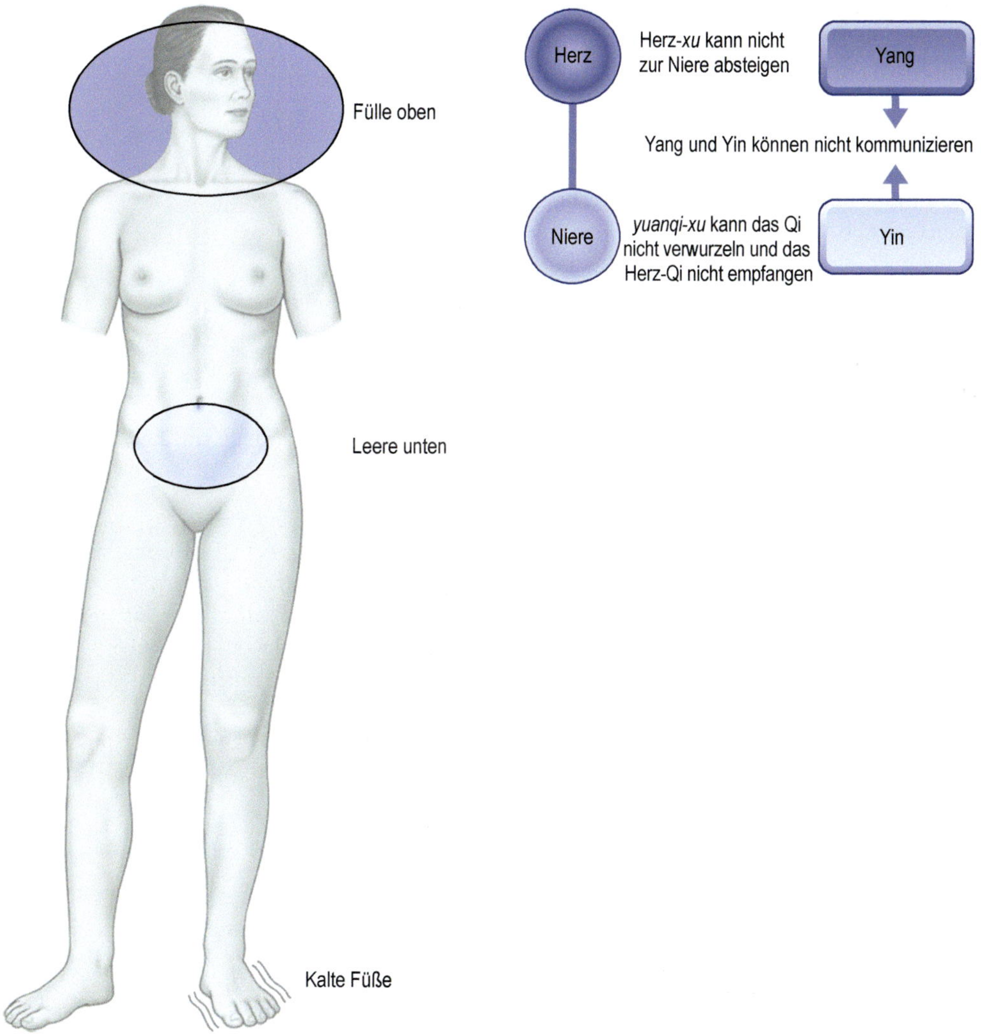

Abb. 17.4 Mangelnde Verbindung zwischen Herz und Niere bei chronischen Angstzuständen

satz ist auch für die Akupunkturtherapie von Angstzuständen von größerer Relevanz.

Meiner Erfahrung nach sind die wichtigsten Organe, die bei Angstzuständen beteiligt sind, Herz, Lunge, Leber und Niere. Die Symptome und Charakteristika von Angstzuständen werden unten für jedes Organ aufgeführt.

Herz

Das Hauptsymptom eines Herz-Musters sind Palpitationen (s. o.); wenn Palpitationen vorliegen, handelt es sich um ein Herz-Muster.

Der Patient, der an Angstzuständen aufgrund einer Herz-Disharmonie leidet, hat Palpitationen, und er verspürt die Angstzustände im Thorax. Es kann sich um ein Gefühl von Anspannung, Unbehagen oder Druck im Thorax handeln. Bei Fülle-Zuständen kann ein Spannungsgefühl im Thorax vorliegen, bei Leere-Zuständen ein Gefühl, als ob das Herz ‚aussetze'.

Derjenige, der an Angstzuständen mit einer Herz-Disharmonie leidet, wirkt nervös und irgendwie ‚verfolgt'. Er ist unruhig und zappelig und neigt zu schnellen Bewegungen (➤ Abb. 17.5).

Es können auch Schlafstörungen vorliegen; weitere Symptome hängen davon ab, ob es sich um einen Fülle- oder Leere-Zustand des Herzens handelt. Ein Herz-Blut-Mangel kommt bei Frauen häufiger vor, die außer zu Angstzuständen auch zu Traurigkeit und Weinen neigen.

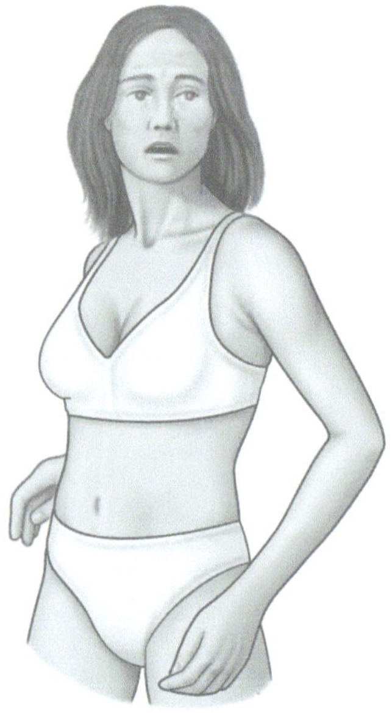

Abb. 17.5 Angstzustände vom Herz-Typus

Lunge

Die Lunge wird durch Traurigkeit und Kummer, die gewöhnlich von einem Verlust herrühren, beeinträchtigt. Der Patient ist daher traurig und neigt zum Weinen. Seufzen ist ebenfalls ein charakteristisches Symptom psychisch-emotionaler Krankheitsmuster der Lunge. Der Betroffene ist auch eher blass und spricht mit einer schwachen Stimme (➤ Abb. 17.6).

Traurigkeit und Kummer erschöpfen das Qi und führen daher zu einer Qi-Schwäche, besonders von Lunge und Herz. Dies macht den Puls schwach oder leer. Nach einiger Zeit kann jedoch die Qi-Schwäche im Thorax

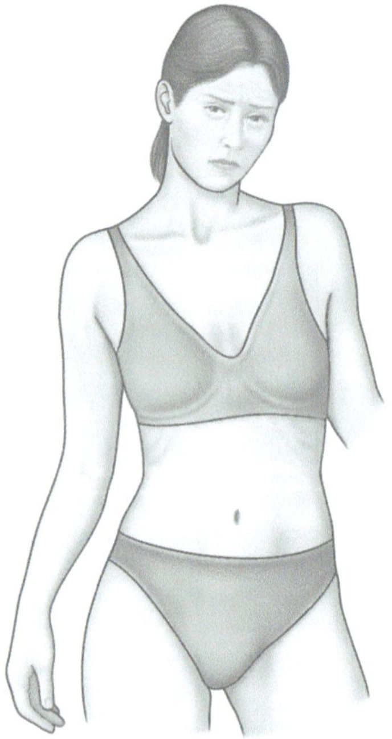

Abb. 17.6 Angstzustände vom Lungen-Typus

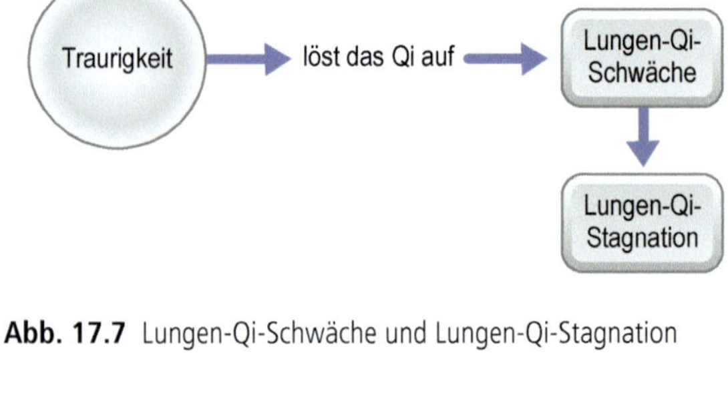

Abb. 17.7 Lungen-Qi-Schwäche und Lungen-Qi-Stagnation

auch zur Entstehung einer gewissen Qi-Stagnation in diesem Bereich führen, die das Herz und die Lunge beeinträchtigt. Dies kann den Lungen-Puls ganz leicht straff erscheinen lassen. Wenn die Lunge durch eine Qi-Stagnation beeinflusst wird, können nach anfänglicher Traurigkeit leichte Angstzustände folgen (➢ Abb. 17.7).

Die Angstzustände der Lunge kreisen oft um spirituelle Dinge, den Sinn des Lebens und existenzielles Leiden.

Niere

Die Emotion der Niere ist Furcht; diese Emotion, zusammen mit Sorge, ist diejenige, die am engsten mit Angstzuständen verknüpft ist. Der Patient wirkt eingefallen und ängstlich und hat einen fast panischen Blick in den Augen. Er kann eine dunkle Gesichtsfarbe aufweisen. Der Betroffene befürchtet in jeder Situation immer das schlimmste (➢ Abb. 17.8).

Die Furcht der Niere weist eine ‚dunkle' Qualität auf und unterscheidet sich von den mit anderen Organen verbundenen Angstzuständen. Die Angstzustände der Niere kreisen gewöhnlich um Lebenssituationen; der Mensch ist stark pessimistisch und die Angstzustände entstehen aus solch einem Pessimismus. Die Nieren-bezogenen Angstzustände sind häufig durch Schuldgefühle bedingt.

Obwohl es heißt, dass Furcht das Qi absteigen lässt, bewirken meiner Erfahrung nach chronische Furcht und Angstzustände der Niere, dass das Qi zum Kopf aufsteigt, sodass der Betroffene Hitze im Gesicht spürt und sich leicht schwindelig und ängstlich fühlt.

Meiner Erfahrung nach wird die Niere auch durch Schuldgefühle in Mitleidenschaft gezogen, welche sinkendes oder stagnierendes Nieren-Qi verursachen können. In beiden Fällen kann der Mensch ängstlich werden und ständig von einem Schuldgefühl verfolgt sein.

Milz

Die mit der Milz verknüpfte Emotion ist das Grübeln; dies ist mit der Sorge verwandt. Grübeln trifft man bei Menschen an, deren Gedanken ‚sich im Kreis drehen' und die im Geiste ‚Auseinandersetzungen austragen'; in schweren Fällen kann Grübeln obsessiv werden. In chronischen Fällen kann Grübeln Angstzustände verursachen, da der Mensch ständig wegen seiner eigenen geistigen Auseinandersetzungen in Unruhe ist (➢ Abb. 17.9).

Die Milz-Angstzustände können mit Bereichen verknüpft sein, die um das Nähren der Erde kreisen, wie etwa, wenn man sich gegenüber seinen Kindern überfürsorglich verhält, seine eigenen Bedürfnisse ignoriert

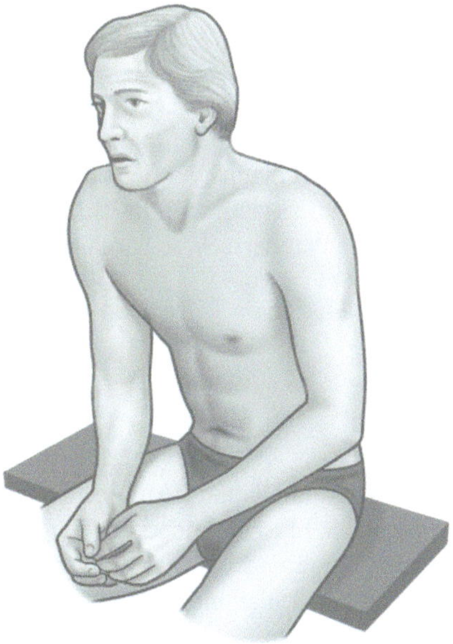

Abb. 17.8 Angstzustände vom Nieren-Typus

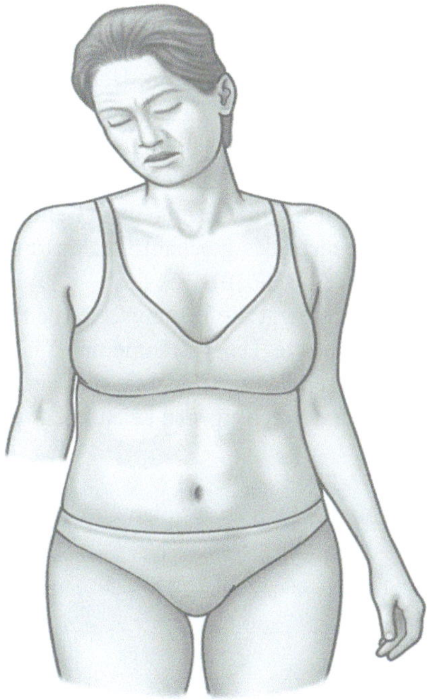

Abb. 17.9 Angstzustände vom Milz-Typus

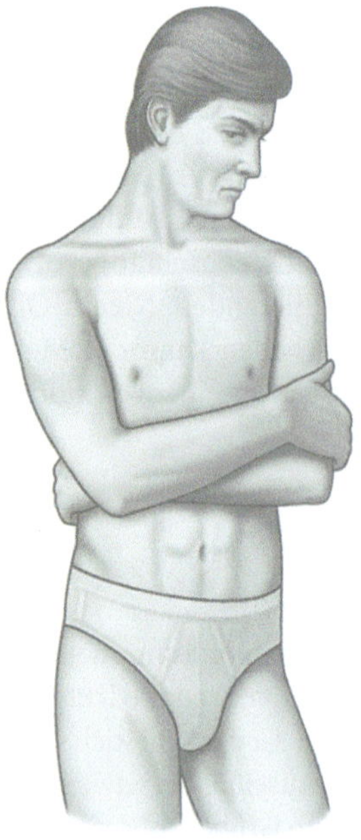

Abb. 17.10 Angstzustände vom Leber-Typus

und die Bedürfnisse anderer an erste Stelle setzt, oder an mangelnder Bemutterung leidet.

Leber

Die mit der Leber verknüpften Angstzustände sind der Sorge verwandt. Menschen vom Holz-Typus neigen leicht zur Sorge; sie sind häufig angespannt und manchmal perfektionistisch veranlagt. Ihre Angstzustände entstehen durch die hohen Anforderungen, die sie an sich selbst stellen, und sind daher mit einem Gefühl verbunden, dass man nicht das geschafft hat, was man erreichen wollte (➤ Abb. 17.10).

Die Leber beherbergt die Wanderseele, die für unsere Ideen, Pläne, Projekte, Lebensträume und Visionen zuständig ist. Die Leber-Angstzustände sind auch mit der Unzufriedenheit mit den eigenen Leistungen verknüpft.

ZUSAMMENFASSUNG

Pathologie und Therapieprinzipien

Die Pathologie von ‚Angst und Palpitationen' *(jingji)* und ‚panischem Pochen' *(zhengchong)* ist primär mit dem Herzen und sekundär mit Leber, Lunge und Niere verbunden.

17.6 Akupunkturtherapie von Angstzuständen

17.6.1 Fernpunkte gemäß der Leitbahn

Ich werde die Fernpunkte gemäß den Leitbahnen besprechen, wobei ich mit den Yin-Organen beginne.

Herz

He 7 *shenmen*

He 7 ist der Hauptpunkt auf der Herz-Leitbahn, um den Geist zu beruhigen und Angstzustände zu lindern. Er ist sowohl bei Fülle- als auch bei Leere-Zuständen wirksam, aber ich verwende ihn mehr bei Leere-Zuständen, wenn Angstzustände von einem Herz-Blut- oder Herz-Yin-Mangel ausgehen.

He 7 kann man gut mit Ren 15 *jiuwei* kombinieren.

He 8 *shaofu*

Ich verwende He 8, um den Geist zu beruhigen und Angstzustände vor allem bei Fülle-Zuständen wie Herz-Feuer zu lindern.

Leber

Le 3 *taichong*

Le 3 ist der Hauptpunkt auf der Leber-Leitbahn, um den Geist und die Wanderseele zu beruhigen. Er lässt sich gut mit Di 4 *hegu* zur Beruhigung des Geistes kombinieren.

Er wirkt auch gut zusammen mit Gb 13 *benshen,* um den Geist und die Wanderseele zu beruhigen.

Milz

Mi 6 *sanyinjiao*

Mi 6 ist der Hauptpunkt auf der Milz-Leitbahn, um den Geist zu beruhigen. Er ist besonders angezeigt, wenn der Mensch durch Sorge und Grübeln beeinträchtigt wird. Er fördert auch den Schlaf und kann gut mit He 7 *shenmen* kombiniert werden.

Lunge

Lu 7 *lieque*

Ich verwende Lu 7, um den Geist zu beruhigen, besonders wenn der Betroffene durch Sorge, Traurigkeit oder Kummer beeinträchtigt wird. Lu 7 hat eine ‚zentrifugale' Bewegung, sodass er das Hervortreten von Emotionen fördert, die unterdrückt wurden oder deren Existenz man nicht zugibt.

Niere

Ni 4 *dazhong*

Ich verwende Ni 4, um die Niere zu nähren und Angstzustände aufgrund einer Nieren-Schwäche zu lindern.

Ni 9 *zhubin*

Ich verwende Ni 9, um den Geist zu beruhigen und Angstzustände zu lindern, vor allem bei Frauen, die an einer Nieren-Schwäche und einem Blut-Mangel leiden. Ich kombiniere diesen Punkt häufig mit den Öffnungspunkten des Yin-Verbindungsgefäßes *(yinweimai)*, also mit Pe 6 *neiguan* und Mi 4 *gongsun*.

Perikard

Pe 6 *neiguan*

Pe 6 beruhigt den Geist und lindert Angstzustände. Ich verwende ihn besonders bei Angstzuständen vor dem Hintergrund einer Qi-Stagnation (von Leber, Herz oder Lunge) oder eines Herz-Blut-Mangels.

Pe 7 *daling*

Ich verwende Pe 7, um den Geist und die Wanderseele zu beruhigen und um eher bei Fülle-Zuständen wie Herz-Feuer oder Leber-Feuer Angstzustände zu lindern.

Dickdarm

Di 4 *hegu*

Di 4 hat eine stark beruhigende Wirkung mit oder ohne Le 3 *taichong*. Er reguliert das Auf- und Absteigen des Qi zum und vom Kopf und drückt daher das Qi im Kopf herunter, wenn der Mensch unter Angstzuständen leidet.

Magen

Ma 40 *fenglong*

Ma 40 hat eine starke Wirkung hinsichtlich der Beruhigung des Geistes und der Linderung von Angstzuständen. Er wirkt speziell auf den Thorax ein und ist daher besonders bei Angstzuständen geeignet, die auf Herz und/oder Lunge mit einem Enge- oder Druckgefühl im Thorax bezogen sind.

17.6.2 Kopf-Punkte

Um den Geist zu beruhigen und Angstzustände zu lindern, ist es wichtig, Fernpunkte mit Punkten auf dem Kopf zu kombinieren. Im Folgenden die wichtigsten Kopf-Punkte, die ich bei Angstzuständen einsetze.

Du 24 *shenting*

Zu den traditionellen Indikationen von Du 24 gehören manische Depression, Depressionen, Angstzustände, Gedächtnisschwäche und Schlafstörungen.

Der wichtigste Aspekt der energetischen Wirkung von Du 24 ist seine abwärtsgerichtete Bewegung; er lässt das Qi absteigen und unterdrückt rebellierendes Yang. Dies ist ein sehr wichtiger und starker Punkt, um den Geist zu beruhigen. Er wird häufig mit Gb 13 *benshen* für schwere Angstzustände und Phobien vor dem Hintergrund von Leber-Mustern kombiniert.

Um bei psychisch-emotionalen Problemen, die vor dem Hintergrund einer Leere auftreten, den Geist zu beruhigen und das Herz zu nähren, kombiniere ich Du 24 häufig mit Ren 15.

Ein wichtiges Merkmal dieses Punktes, das ihn besonders nützlich erscheinen lässt, ist, dass er sowohl den Geist beruhigen als auch aufhellen kann. Daher wird er nicht nur bei Angstzuständen und Schlafstörungen, sondern auch bei Depressionen und Traurigkeit eingesetzt. Er wird auch in der psychiatrischen Praxis für Schizophrenie und Persönlichkeitsspaltung verwendet.[19]

Der Name dieses Punktes bezieht sich auf seinen starken Einfluss auf Geist und Seele. Der Hof wurde traditionell als sehr wichtig erachtet, da er derjenige Teil des Hauses war, der dem Besucher einen ersten Eindruck vermittelte; er ist der Eingang. Daher könnte man sagen, dass dieser Punkt der ‚Eingang' zu Geist und Seele ist; seine Bezeichnung als Hof unterstreicht seine Bedeutung.

Gb 13 *benshen*

Gb 13 beruhigt den Geist *(shen)* und unterdrückt das Leber-Yang. Er beseitigt auch Wind und Schleim, sammelt Essenz *(jing)* zum Kopf hin und klärt das Gehirn. Seine klassischen Indikationen beinhalten manisches Verhalten und Schreck.

Gb 13 ist ein sehr wichtiger Punkt bei psychischen und emotionalen Problemen und bei Angstzuständen, vor allem bei solchen, die vor dem Hintergrund von Leber-Mustern auftreten. Er wird in der psychiatrischen Praxis häufig bei Schizophrenie und Persönlichkeitsspaltung verwendet, und zwar in Kombination mit He 5 *tongli* und Gb 38 *yangfu.*[20] Er ist auch angezeigt, wenn der Mensch anhaltende und unbegründete Gefühle von Eifersucht und Misstrauen hegt.

Abgesehen von diesen psychischen Aspekten hat er eine starke Wirkung hinsichtlich der Beruhigung des Geistes und Linderung von Angstzuständen aufgrund ständiger Sorge und fixer Gedanken. Seine Wirkung wird verstärkt, wenn man ihn mit Du 24 *shenting* kombiniert.

Seine tief greifende psychische und emotionale Wirkung ist auch darauf zurückzuführen, dass er Essenz zum Kopf hin ‚sammelt'. Die Nieren-Essenz ist die Wurzel unseres vorgeburtlichen Qi und die Grundlage für unser psychisches und emotionales Leben. Eine starke Essenz ist die Grundvoraussetzung für einen klaren Geist *(shen)* und ein ausgewogenes Gefühlsleben. Dies ist die Bedeutung des Namens für diesen Punkt ‚Wurzel des Geistes': d. h., dieser Punkt sammelt die Essenz, die die Wurzel des Geistes *(shen)* darstellt.

Die Nieren-Essenz ist die Quelle des Marks, welches das Gehirn auffüllt (Meer des Marks genannt). Gb 13 ist ein Punkt, wo sich Essenz und Mark ‚sammeln'. Im ‚Großen Wörterbuch der Akupunktur' heißt es, dass dieser Punkt *„den Geist [shen] zu seiner Wurzel zurückkehren lässt"*.[21] Die ‚Wurzel' des Geistes ist die Essenz, daher ‚sammelt' dieser Punkt die Essenz im Gehirn, beruhigt den Geist und lindert Angstzustände.

In Kombination mit anderen Punkten zur Nährung der Essenz (wie etwa Ren 4 *guanyuan*) zieht Gb 13 die Essenz zum Kopf, mit dem Effekt, dass der Geist beruhigt und die Klarheit des Geistes, des Gedächtnisses und der Willenskraft gestärkt werden. Die Verbindung zwischen Gb 13 und der Essenz wird in der Schrift ‚Eine Recherche über chinesische Akupunktur' bestätigt, wo zu den Indikationen dieses *Punktes „übermäßige Menstruationsblutung, Impotenz und Samenergüsse"*[22] gezählt werden.

Schließlich beseitigt Gb 13 im Zusammenhang mit psychisch-emotionalen Störungen oder Epilepsie Schleim, d. h., er macht die Öffnungen des Geistes auf, wenn diese durch Schleim benebelt sind. In ‚Eine Erklärung der Akupunkturpunkte' heißt es: *„Die Indikationen von Gb 13 zeigen, dass er die 3 pathogenen Faktoren Wind, Feuer und Schleim aus dem Kleinen Yang beseitigt; in diesen Fällen sollte der Punkt sediert werden."*[23]

Du 19 *houding*

Du 19 beruhigt den Geist und macht die Öffnungen des Geistes auf. Seine klassischen Indikationen umfassen manisches Verhalten, Angstzustände, psychische Unruhe und Schlafstörungen.

Du 19 hat eine starke Wirkung auf den Geist und wird sehr häufig bei schweren Angstzuständen eingesetzt, besonders in Kombination mit Ren 15 *jiuwei*.

ZUSAMMENFASSUNG

Akupunkturtherapie bei Angstzuständen

Fernpunkte gemäß der Leitbahn

Herz
- He 7 *shenmen*
- He 8 *shaofu*

Leber
- Le 3 *taichong*

Milz
- Mi 6 *sanyinjiao*

Lunge
- Lu 7 *lieque*

Niere
- Ni 4 *dazhong*
- Ni 9 *zhubin*

Perikard
- Pe 6 *neiguan*
- Pe 7 *daling*

Dickdarm
- Di 4 *hegu*

Magen
- Ma 40 *fenglong*

Kopf-Punkte
- Du 24 *shenting*
- Gb 13 *benshen*
- Du 19 *houding*

17.7 Identifikation von Krankheitsmustern und Therapie

Herz- und Gallenblasen-Schwäche

Klinische Manifestationen

Palpitationen, Angstzustände, Ängstlichkeit, Schreckhaftigkeit, Mangel an Selbstbewusstsein, leicht entmutigt, kann sich nicht hinsetzen oder hinlegen, Schlafstörungen, frühmorgendliches Aufwachen (➤ Abb. 17.11).

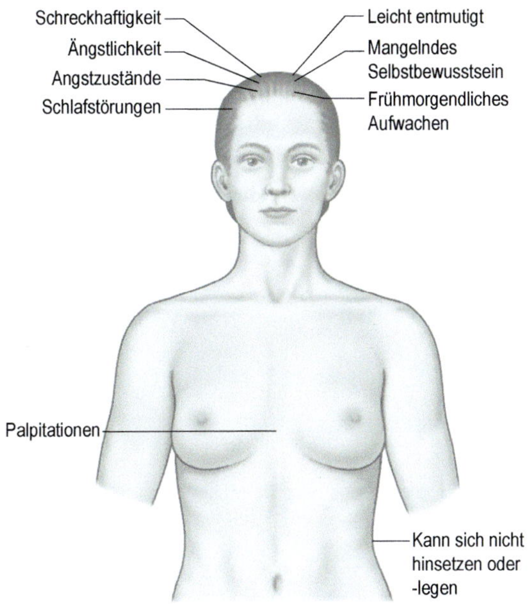

Abb. 17.11 Herz- und Gallenblasen-Schwäche

- **Zunge:** blass
- **Puls:** schwach.

Psychisch-emotionales Profil

Dieser Mensch ist ängstlich, scheu und es mangelt ihm an Antrieb. Er lässt sich leicht entmutigen und es fällt ihm schwer, Entscheidungen zu treffen. Die Angstzustände sind schwach ausgeprägt.

Therapieprinzip

Herz und Gallenblase stärken, den Geist beruhigen.

Akupunktur

He 7 *shenmen,* He 5 *tongli,* Bl 15 *xinshu,* Ren 14 *juque,* Gb 40 *qiuxu,* Ma 36 *zusanli.* Alle Punkte mit tonisierender Nadeltechnik. Moxibustion ist anwendbar, wenn die Zunge blass ist.

Erklärung:

- He 7, He 5, Bl 15 und Ren 14 stärken das Herz und beruhigen den Geist.
- Gb 40 stärkt die Gallenblase. Ich verwende diesen Punkt insbesondere, um den psychischen Aspekt der Gallenblase zu stärken, also Mut und Selbstbewusstsein.
- Ma 36 wird zur Stärkung des Herzens eingesetzt.

Arzneimitteltherapie

Rezeptur

Variante von *Anshen dingzhi wan*

Variante von Pille zur Beruhigung des Geistes und Stabilisierung der Willenskraft

Erklärung: Die Originalrezeptur stärkt das Herz und beruhigt den Geist. Sie wurde unter Hinzufügung absenkender Substanzen, die die Seele beruhigen, modifiziert. Man beachte, dass die Verwendung von Mineralien in Arzneimittelrezepturen in EU-Ländern nicht erlaubt ist.

Rezeptur

Variante von *Pingbu zhenxin dan*

Variante von Pille, die das Herz beruhigt und stärkt

Erklärung: Diese Rezeptur unterscheidet sich von der vorigen darin, dass sie eine allgemeinere Stärkung des Herzens bietet, da sie das Qi stärkt und das Blut nährt.

Rezeptur

Variante von *Wuweizi tang*

Variante von Schisandra-Dekokt

Erklärung: Diese Rezeptur stärkt das Herz und beruhigt den Geist, wobei sie vor allem das Yin nährt.

ZUSAMMENFASSUNG

Herz- und Gallenblasen-Schwäche

Akupunktur

He 7 *shenmen,* He 5 *tongli,* Bl 15 *xinshu,* Ren 14 *juque,* Gb 40 *qiuxu,* Ma 36 *zusanli.* Alle Punkte mit tonisierender Nadeltechnik. Moxibustion ist anwendbar, wenn die Zunge blass ist.

Arzneimitteltherapie

- Variante von *Anshen dingzhi wan* Pille zur Beruhigung des Geistes und Stabilisierung der Willenskraft
- Variante von *Pingbu zhenxin dan* Pille, die das Herz beruhigt und stärkt
- Variante von *Wuweizi tang* Schisandra-Dekokt

Herz-Blut-Mangel

Klinische Manifestationen

Palpitationen, Angstzustände, Schwindelgefühle, blasses Gesicht, Schlafstörungen, Gedächtnisschwäche, Müdigkeit (> Abb. 17.12).

- **Zunge:** blass und dünn
- **Puls:** rau oder dünn.

Psychisch-emotionales Profil

Dieser Mensch ist höchstwahrscheinlich weiblichen Geschlechts, blass, depressiv und ängstlich. Die Angstzu-

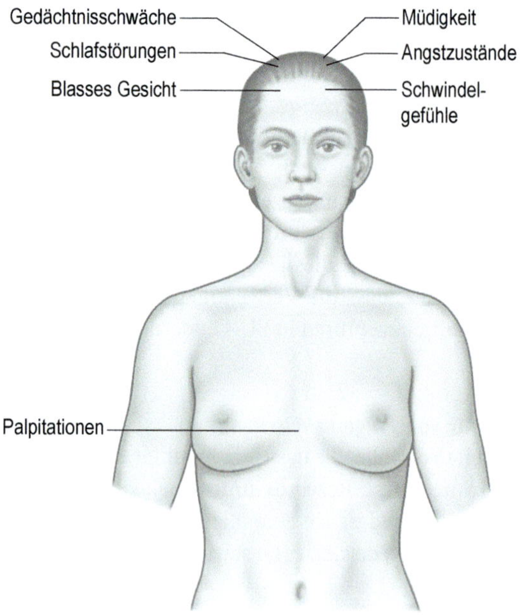

Abb. 17.12 Herz-Blut-Mangel

stände sind mild ausgeprägt und womöglich abends oder nach der Regelblutung schlimmer.

Therapieprinzip
Herz-Blut nähren, den Geist beruhigen.

Akupunktur

He 7 *shenmen,* Ren 14 *juque,* Ma 36 *zusanli,* Mi 6 *sanyinjiao.* Alle Punkte mit tonisierender Nadeltechnik. Moxibustion kann angewendet werden.
Erklärung:
- He 7 und Ren 14 nähren das Herz-Blut und beruhigen den Geist.
- Ma 36 und Mi 6 werden verwendet, um das Blut im Allgemeinen zu nähren.

Arzneimitteltherapie

Rezeptur
Variante von *Guipi tang*
Variante von Dekokt, das die Milz stärkt
Erklärung: Die Orginalrezeptur nährt Qi und Blut des Herzens, der Milz und der Leber und beruhigt den Geist. Sie wurde nur leicht modifiziert, indem *Muxiang* Rx. Aucklandiae weggelassen und *Baiziren* Sm. Platycladi hinzugefügt wurde.

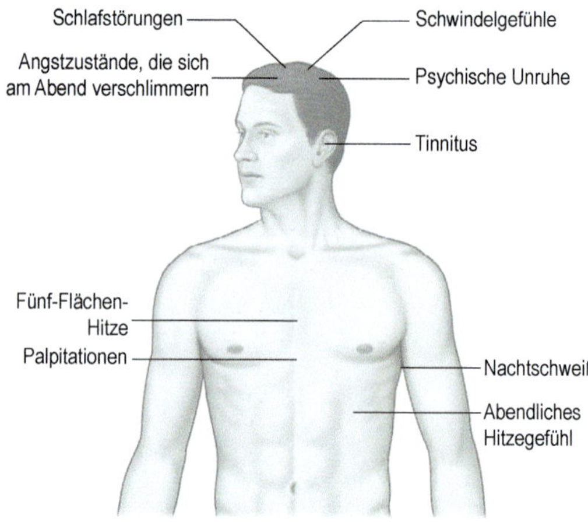

Abb. 17.13 Nieren- und Herz-Yin-Mangel

ZUSAMMENFASSUNG

Herz-Blut-Mangel

Akupunktur
He 7 *shenmen,* Ren 14 *juque,* Ma 36 *zusanli,* Mi 6 *sanyinjiao.* Alle Punkte mit tonisierender Nadeltechnik. Moxibustion kann angewendet werden.

Arzneimitteltherapie
Variante von *Guipi tang* Dekokt, das die Milz stärkt

Nieren- und Herz-Yin-Mangel mit Leere-Hitze

Klinische Manifestationen
Palpitationen, Angstzustände, die sich am Abend verschlimmern, psychische Unruhe, Schlafstörungen, Nachtschweiß, Hitzegefühl am Abend, Fünf-Flächen-Hitze, Schwindelgefühle, Tinnitus (➤ Abb. 17.13).
- **Zunge:** rot ohne Belag
- **Puls:** oberflächlich, leer und schnell.

Psychisch-emotionales Profil
Dieser Mensch befindet sich wahrscheinlich im mittleren Lebensalter. Die Angstzustände sind ausgeprägt und werden eher am Abend verspürt. Bei Frauen verschlimmert sich diese Art von Angstzuständen deutlich mit Beginn der Menopause. Es bestehen eine charakteristische Unruhe und Nervosität.

Therapieprinzip
Herz- und Nieren-Yin nähren, Leere-Hitze klären, den Geist beruhigen.

Akupunktur

He 7 *shenmen,* Ren 14 *juque,* Ni 3 *taixi,* Ren 4 *guanyuan,* Mi 6 *sanyinjiao,* He 6 *yinxi,* Ni 7 *fuliu.* Tonisierende Nadeltechnik.

Erklärung:

- He 7 und Ren 14 nähren das Herz-Yin.
- Ni 3, Ren 4 und Mi 6 nähren das Nieren-Yin.
- He 6 klärt Leere-Hitze im Herzen; zusammen mit Ni 7 behandelt er Nachtschweiß.

Arzneimitteltherapie

Rezeptur

Tianwang buxin dan

Pille des Himmelskönigs zur Stärkung des Herzens

Erklärung: Diese Rezeptur nährt das Herz- und Nieren-Yin, klärt Leere-Hitze und beruhigt den Geist.

ZUSAMMENFASSUNG

Nieren- und Herz-Yin-Mangel mit Leere Hitze

Akupunktur

He 7 *shenmen,* Re 14 *juque,* Ni 3 *taixi,* Ren 4 *guanyuan,* Mi 6 *sanyinjiao,* He 6 *yinxi,* Ni 7 *fuliu.* Tonisierende Nadeltechnik.

Arzneimitteltherapie

Tianwang buxin dan Pille des Himmelskönigs zur Stärkung des Herzens

Herz-Yang-Mangel

Klinische Manifestationen

Palpitationen, Angstzustände, blasses Gesicht, Kältegefühl, kalte Hände, leichte Atemnot, Unbehagen im Thorax (➤ Abb. 17.14).

- **Zunge:** blass, nass
- **Puls:** tief, schwach.

Psychisch-emotionales Profil

Dieser Mensch ist ängstlich, aber auch depressiv und lustlos. Alles bereitet ihm Mühe und das Sprechen fällt ihm schwer.

Therapieprinzip

Herz-Yang nähren, den Geist beruhigen.

Akupunktur

He 5 *tongli,* Bl 15 *xinshu,* Du 14 *dazhui,* Ren 6 *qihai,* Ma 36 *zusanli.* Tonisierende Nadeltechnik; Moxibustion kann angewendet werden.

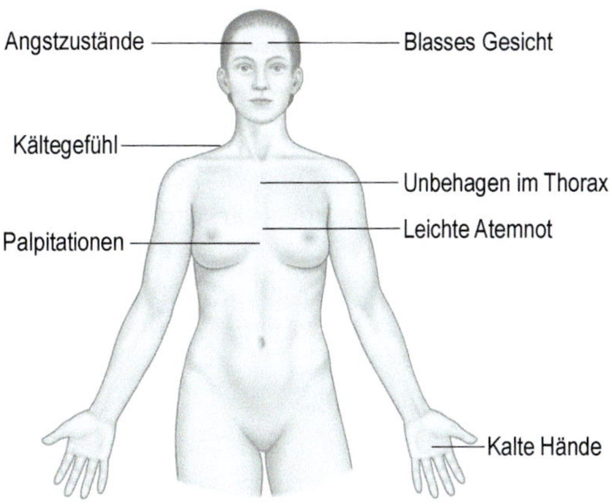

Abb. 17.14 Herz-Yang-Mangel

Erklärung:

- He 5, Bl 15 und Du 14 stärken das Herz-Yang und beruhigen den Geist.
- Ren 6 und Ma 36 (mit Moxa) stärken das Yang im Allgemeinen.

Arzneimitteltherapie

Rezeptur

Variante von *Guizhi gancao longgu muli tang*

Variante von Dekokt mit Cinnamomum, Glycyrrhiza, Mastodi Ossis fossilia und Concha Ostreae

Erklärung: Diese Rezeptur stärkt das Herz-Yang und beruhigt den Geist. Sie beendet auch Schwitzen aufgrund eines Herz-Yang-Mangels.

Rezeptur

Yangxin tang (I) oder (II)

Dekokt, das das Herz nährt

Erklärung: Diese Rezeptur stärkt das Herz-Qi und beruhigt den Geist. Seine den Geist beruhigende Wirkung ist stärker als bei der vorigen Rezeptur. Es kann entweder die Rezeptur (I) oder (II) verwendet werden; wenn der Yang-Mangel jedoch stärker ausgeprägt ist, setze man (I) ein.

ZUSAMMENFASSUNG

Herz-Yang-Mangel

Akupunktur

He 5 *tongli,* Bl 15 *xinshu,* Du 14 *dazhui,* Ren 6 *qihai,* Ma 36 *zusanli.* Tonisierende Nadeltechnik; Moxibustion kann angewendet werden.

Arzneimitteltherapie

- Variante von *Guizhi gancao longgu muli tang* Dekokt mit Cinnamomum, Glycyrrhiza, Mastodi Ossis fossilia und Concha Ostreae
- *Yangxin tang* (I) oder (II) Dekokt, das das Herz nährt

Lungen- und Herz-Qi-Schwäche

Klinische Manifestationen

Palpitationen, Angstzustände, Ängstlichkeit, Schreckhaftigkeit, Traurigkeit, Neigung zu weinen, schwache Stimme, leichte Atemnot, Erkältungsanfälligkeit (➤ Abb. 17.15).

- **Zunge:** blass
- **Puls:** schwach an beiden vorderen Positionen.

Psychisch-emotionales Profil

Dieser Mensch ist ängstlich, aber auch traurig. Er ist häufig durch Kummer nach einem Verlust angegriffen. Er neigt zur Blässe und spricht mit einer schwachen Stimme. Die Angstzustände verspürt er im Thorax.

Therapieprinzip

Herz- und Lungen-Qi stärken, den Geist beruhigen.

Akupunktur

He 5 *tongli,* He 7 *shenmen,* Bl 15 *xinshu,* Ren 14 *juque,* Lu 9 *taiyuan,* Lu 7 *lieque,* Bl 13 *feishu,* Du 12 *shenzhu,* Ren 12 *zhongwan,* Ren 6 *qihai,* Ma 36 *zusanli.* Tonisierende Nadeltechnik.

Erklärung:

- He 5, He 7, Bl 15 und Ren 14 stärken das Herz und beruhigen den Geist.
- Lu 9, Lu 7, Bl 13 und Du 12 stärken das Lungen-Qi.
- Ren 12, Ren 6 und Ma 36 stärken das Qi im Allgemeinen.

Arzneimitteltherapie

Rezeptur

Yangxin tang (I)

Dekokt, das das Herz nährt

Erklärung: Diese Rezeptur stärkt das Herz- und Lungen-Qi und beruhigt den Geist.

Rezeptur

Variante von *Bufei tang*

Variante von Dekokt, das die Lunge stärkt

ZUSAMMENFASSUNG

Lungen- und Herz-Qi-Schwäche

Akupunktur

He 5 *tongli,* He 7 *shenmen,* Bl 15 *xinshu,* Ren 14 *juque,* Lu 9 *taiyuan,* Lu 7 *lieque,* Bl 13 *feishu,* Du 12 *shenzhu,* Ren 12 *zhongwan,* Ren 6 *qihai,* Ma 36 *zusanli.* Tonisierende Nadeltechnik.

Arzneimitteltherapie

- *Yangxin tang* (I) Dekokt, das das Herz nährt
- Variante von *Bufei tang* Dekokt, das die Lunge stärkt

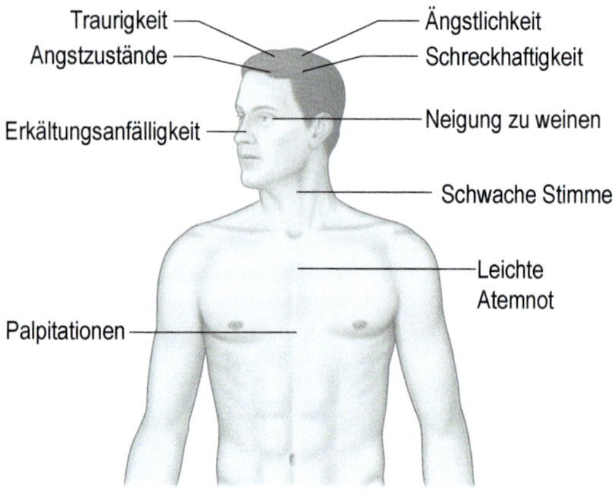

Abb. 17.15 Lungen- und Herz-Qi-Schwäche

Lungen- und Herz-Qi-Stagnation

Klinische Manifestationen

Palpitationen, Angstzustände, Spannungs- oder Druckgefühl im Thorax, Depressionen, leichtes Globusgefühl in der Kehle, leichte Kurzatmigkeit, Seufzen, Traurigkeit, Spannungsgefühl im Thorax und oberen Epigastrium, leicht violette Lippen, blasse Gesichtsfarbe (➤ Abb. 17.16).

- **Zunge:** leicht blass-violett an den Rändern im Thorax-Areal
- **Puls:** leer, aber ganz leicht überflutend an den beiden vorderen Positionen.

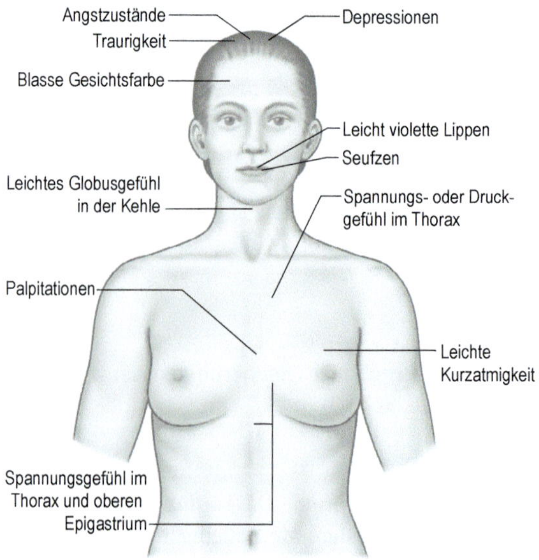

Abb. 17.16 Lungen- und Herz-Qi-Stagnation

Psychisch-emotionales Profil

Dieser Mensch ist ängstlich, aber auch sorgenvoll und traurig. Er neigt zur Blässe und spricht mit einer schwachen Stimme. Die Angstzustände verspürt er im Thorax.

Therapieprinzip

Das Qi in Herz und Lunge bewegen, den Thorax entspannen, den Geist beruhigen.

Akupunktur

He 5 *tongli,* He 7 *shenmen,* Pe 6 *neiguan,* Ren 15 *jiuwei,* Ren 17 *shanzhong,* Lu 7 *lieque,* Ma 40 *fenglong.* Neutrale Nadeltechnik.

Erklärung:

- He 5, He 7 und Pe 6 bewegen das Herz-Qi und beruhigen den Geist.
- Ren 15 und Ren 17 entspannen den Thorax und beruhigen den Geist.
- Lu 7 bewegt das Lungen-Qi.
- Ma 40 entspannt in Kombination mit Lu 7 und Pe 6 den Thorax und beruhigt den Geist.

Arzneimitteltherapie

Rezeptur

Banxia houpo tang

Dekokt mit Pinellia und Magnolia

ZUSAMMENFASSUNG

Lungen- und Herz-Qi-Stagnation

Akupunktur

He 5 *tongli,* He 7 *shenmen,* Pe 6 *neiguan,* Ren 15 *jiuwei,* Ren 17 *shanzhong,* Lu 7 *lieque,* Ma 40 *fenglong.* Neutrale Nadeltechnik.

Arzneimitteltherapie

Banxia houpo tang Dekokt mit Pinellia und Magnolia

Lungen- und Herz-Yin-Mangel

Klinische Manifestationen

Angstzustände, trockener Husten oder Husten mit spärlichem, klebrigem Sputum, schwache und heisere Stimme, Mund- und Halstrockenheit, Halskitzeln, Palpitationen, Schlafstörungen, traumgestörter Schlaf, Gedächtnisschwäche, Schreckhaftigkeit, psychische Unruhe, Unbehagen, Mund- und Halstrockenheit am Nachmittag oder Abend, Müdigkeit, Redeunlust, dünner Körper oder dünner Brustkorb, Nachtschweiß (➤ Abb. 17.17).

- **Zunge:** normal gefärbt, trocken ohne Belag (oder mit wurzellosem Belag) im vorderen Bereich
- **Puls:** oberflächlich, leer.

Therapieprinzip

Lungen- und Herz-Yin nähren und den Geist beruhigen.

Akupunktur

Lu 9 *taiyuan,* Ren 17 *shanzhong,* Bl 43 *gaohuangshu,* Bl 13 *feishu,* Ren 4 *guanyuan,* Ren 12 *zhongwan,* Mi 6 *sanyinjiao,* He 7 *shenmen,* Ren 14 *juque,* Ren 15 *jiuwei.* Tonisierende Nadeltechnik.

Erklärung:

- Lu 9, Ren 17, Bl 43 und Bl 13 nähren das Lungen-Yin.
- Ren 4, Ren 12 und Mi 6 nähren das Yin im Allgemeinen.
- He 7, Ren 14 und Ren 15 nähren das Herz-Yin und beruhigen den Geist.

Arzneimitteltherapie

Rezeptur

Variante von *Baihe gujin tang*

Variante von Lilium-Dekokt, das das Metall festigt

Erklärung: Diese Rezepturvariante nährt das Lungen- und Herz-Yin und beruhigt den Geist.

ZUSAMMENFASSUNG

Lungen- und Herz-Yin-Mangel

Akupunktur

Lu 9 *taiyuan,* Ren 17 *shanzhong,* Bl 43 *gaohuangshu,* Bl 13 *feishu,* Ren 4 *guanyuan,* Ren 12 *zhongwan,* Mi 6 *sanyinjiao,* He 7 *shenmen,* Ren 14 *juque,* Ren 15 *jiuwei.* Tonisierende Nadeltechnik.

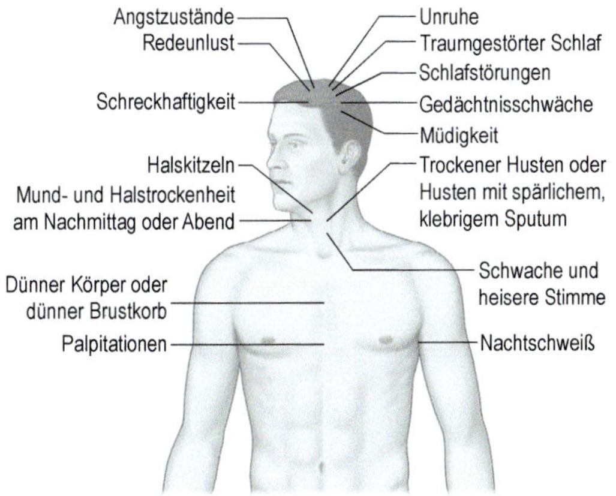

Abb. 17.17 Lungen- und Herz-Yin-Mangel

Arzneimitteltherapie
Variante von *Baihe gujin tang* Lilium-Dekokt, das das Metall festigt

Herz-Blut-Stase

Klinische Manifestationen

Palpitationen, Angstzustände, Schlafstörungen, Erregtheit, Gedächtnisschwäche, Thoraxschmerzen (➤ Abb. 17.18).

- **Zunge:** violett an den Rändern (Thorax-Areal)
- **Puls:** saitenförmig, rau oder fixiert.

Psychisch-emotionales Profil

Dieser Mensch ist wahrscheinlich im mittleren Lebensalter. Die Angstzustände werden eher am Abend und häufig auch mitten in der Nacht verspürt, wenn der Betroffene mit einem panikartigen Gefühl aufwacht.

Therapieprinzip

Herz-Blut beleben, Stase beseitigen, den Geist beruhigen.

Akupunktur

He 5 *tongli,* Pe 6 *neiguan,* Ren 14 *juque,* Ren 15 *jiuwei,* Le 3 *taichong,* Mi 6 *sanyinjiao.* Neutrale Nadeltechnik.

Erklärung:

- He 5, Pe 6, Ren 14 und Ren 15 beleben das Herz-Blut und beruhigen den Geist.
- Le 3 belebt das Blut im Allgemeinen.
- Mi 6 belebt das Blut und beruhigt den Geist.

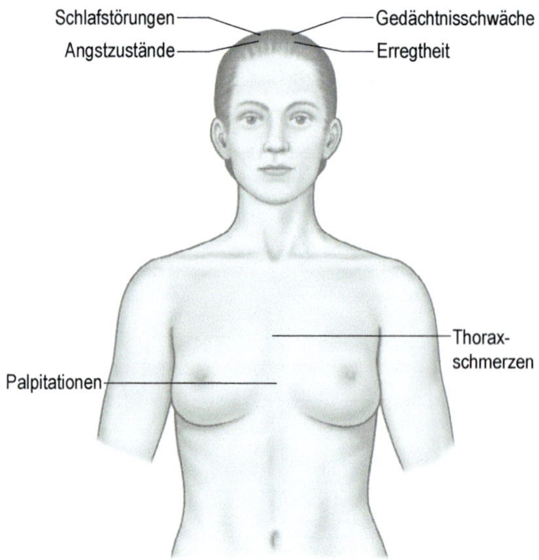

Abb. 17.18 Herz-Blut-Stase

Arzneimitteltherapie

Rezeptur
Taoren honghua jian
Dekokt mit Persica und Carthamus
Erklärung: Diese Rezeptur belebt das Herz-Blut und beruhigt den Geist.

ZUSAMMENFASSUNG

Herz-Blut-Stase

Akupunktur
He 5 *tongli,* Pe 6 *neiguan,* Ren 14 *juque,* Ren 15 *jiuwei,* Le 3 *taichong,* Mi 6 *sanyinjiao.* Neutrale Nadeltechnik.

Arzneimitteltherapie
Taoren honghua jian Dekokt mit Persica und Carthamus

Schleim-Hitze stört das Herz

Klinische Manifestationen

Palpitationen, Angstzustände, Schlafstörungen, viele Träume, Brustdruckgefühl, Sputum in der Kehle, leicht ‚manisches' Verhalten (➤ Abb. 17.19).

- **Zunge:** rot, geschwollen mit klebrigem, gelbem Belag
- **Puls:** schlüpfrig, schnell.

Psychisch-emotionales Profil

In diesem Fall sind die Angstzustände deutlich ausgeprägt, bis hin zur Erregtheit. Der Mensch kann hyperaktiv und leicht chaotisch sein, weil der Geist nicht nur unruhig, sondern auch blockiert ist.

Therapieprinzip

Schleim beseitigen, Herz-Hitze klären, den Geist beruhigen, die Öffnungen des Geistes aufmachen.

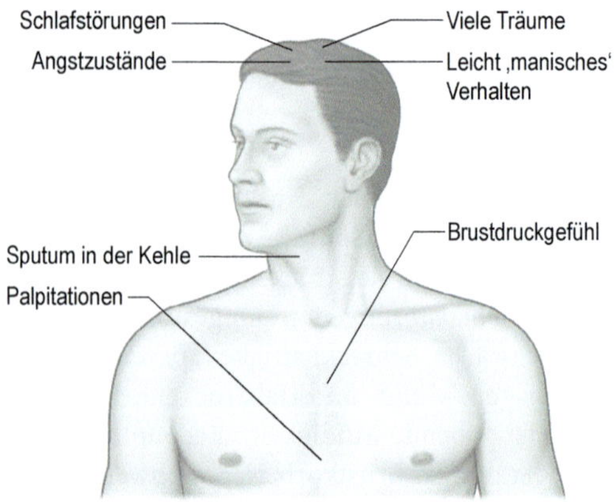

Abb. 17.19 Schleim-Hitze stört das Herz

Akupunktur

Pe 5 *jianshi*, He 8 *shaofu*, Ren 12 *zhongwan*, Ma 40 *fenglong*, Ma 8 *touwei*, Gb 13 *benshen*, Ren 15 *jiuwei*, Du 24 *shenting*. Neutrale Nadeltechnik an allen Punkten außer an Ren 12, der tonisiert werden sollte.

Erklärung:
- Pe 5 und He 8 klären Herz-Hitze und beseitigen Schleim aus dem Herzen.
- Ren 12 und Ma 40 beseitigen Schleim.
- Ma 8 beseitigt Schleim aus dem Gehirn
- Gb 13, Ren 15 und Du 24 beruhigen den Geist und beseitigen Schleim aus dem Kopf.

Arzneimitteltherapie

Rezeptur
Wendan tang
Dekokt, das die Gallenblase wärmt
Erklärung: Diese Rezeptur klärt Herz-Hitze, beseitigt Schleim und beruhigt den Geist.

Rezeptur
Guishen tang
Dekokt, das den Geist wiederherstellt
Erklärung: Diese Rezeptur macht die Öffnungen des Geistes auf, stärkt das Herz, beseitigt Schleim und beruhigt den Geist. Seine Hitze klärende Wirkung ist nicht stark.

Man beachte, dass die Originalrezeptur *Ziheche* Placenta hominis und *Zhusha* Cinnabaris enthält, welche weggelassen werden sollten, da ihre Anwendung nicht erlaubt ist.

ZUSAMMENFASSUNG

Schleim-Hitze stört das Herz

Akupunktur
Pe 5 *jianshi*, He 8 *shaofu*, Ren 12 *zhongwan*, Ma 40 *fenglong*, Ma 8 *touwei*, Gb 13 *benshen*, Ren 15 *jiuwei*, Du 24 *shenting*. Neutrale Nadeltechnik an allen Punkten außer an Ren 12, der tonisiert werden sollte.

Arzneimitteltherapie
- *Wendan tang* Dekokt, das die Gallenblase wärmt
- *Guishen tang* Dekokt, das den Geist wiederherstellt

17.8 Moderne chinesische Literatur

Journal of Chinese Medicine (*Zhongyi zazhi* 中医杂志), Bd. 41, Nr. 2, 2000, S. 95

Sun Song, „The treatment of generalized anxiety disorder with a variation of Chai Hu Long Gu Mu Li Tang Bupleurum-Mastodi Ossis fossilia-Concha Ostreae decoction"

72 Fälle von generalisierter Angststörung wurden mit einer Variante der Rezeptur *Chaihu longgu muli tang* Dekokt mit Bupleurum, Mastodi Ossis fossilia und Concha Ostreae behandelt.

Die Altersverteilung der Patienten war wie folgt:
- 16–20: 2 Fälle
- 21–40: 38 Fälle
- 41–60: 24 Fälle
- über 60: 8 Fälle.

Es waren 29 Männer und 43 Frauen. Die verwendete Rezeptur war wie folgt:
- *Chaihu* Rx. Bupleuri 10 g
- *Huangqin* Rx. Scutellariae 10 g
- *Banxia* Rz. Pinelliae praeparatum 10 g
- *Guizhi* Ra. Cinnamomi cassiae 10 g
- *Dahuang* Rx. et Rz. Rhei 10 g
- *Longgu* Mastodi Ossis fossilia 30 g
- *Muli* Concha Ostreae 30 g
- *Zhenzhumu* Concha Margaritiferae usta 30 g
- *Fuxiaomai* Fr. Tritici levis 30 g
- *Dazao* Fr. Jujubae 5 Stück
- *Zhi gancao* Rx. Glycyrrhizae uralensis praeparata 10 g
- *Shu dihuang* Rx. Rehmanniae praeparata 10 g

Modifikationen:
- Im Fall von Schleim füge man *Dannanxing* Rz. Arisaematis praeparatum und *Zhuru* Caulis Bambusae in Taeniam hinzu.
- Im Fall von Leber-Feuer füge man *Longdancao* Rx. Gentianae und *Shanzhizi* Fr. Gardeniae hinzu.
- Im Fall von Leere-Hitze aufgrund von Yin-Mangel entferne man *Guizhi* Ra. Cinnamomi cassiae und füge *Zhimu* Rx. Anemarrhenae und *Huangbo* Cx. Phellodendri hinzu.
- Im Fall von Magen- und Leber-Yin-Mangel entferne man *Guizhi* Ra. Cinnamomi cassiae und füge *Beishashen* Rx. Glehniae und *Maimendong* Rx. Ophiopogonis hinzu.

Die Ergebnisse waren wie folgt:
- Vollständige Heilung: 48 Fälle (68,6 %)
- Deutliche Besserung: 13 Fälle (18,05 %)
- Leichte Besserung: 7 Fälle (9,72 %)
- Keine Besserung: 3 Fälle (4,17 %).

17.9 Studien zum Thema

➢ „Plus im Web" (vordere Buchumschlagseite)

17.10 Kasuistiken

Fallbeispiel

Eine 40-jährige Frau litt seit vielen Jahren an schweren Angstzuständen. Sie war ständig in Angst und hatte ein Panikgefühl, das sie im Thorax verspürte. Sie hatte einen verschreckten und unruhigen Blick in ihren Augen. Ihre starke Angst verursachte bei ihr große Qualen.

Obwohl sie einige Probleme mit ihrer Arbeit und ihren Finanzen hatte, waren diese doch nicht ernst genug, um diesen Grad von Angstzuständen zu rechtfertigen. Bei der Befragung trat zutage, dass sie seit ihrer Teenager-Zeit jemand war, der sich immer Sorgen machte.

Sie litt auch an Schwindelgefühlen, gelegentlichem Tinnitus und Nachtschweiß. Wenn sie von Angst befallen war, litt sie auch an Palpitationen und Schwitzen. Das Gesicht war rot, die Zunge ebenfalls rot mit einem tiefen Herz-Riss und fast gänzlich ohne Belag. Der Puls war dünn und schnell.

Diagnose Zunge und Puls zeigten deutlich einen Yin-Mangel (belaglose Zunge) mit Leere-Hitze (rote Zunge) an. Der Herz-Riss, die Palpitationen und Angstzustände waren ein Hinweis darauf, dass der Yin-Mangel das Herz beeinträchtigt hatte. Die Schwindelgefühle, der Tinnitus und Nachtschweiß deuteten darauf hin, dass auch die Niere in Mitleidenschaft gezogen war.

In ihrem Fall waren die Angstzustände daher nicht nur auf das Herz, sondern auch auf die Niere (Furcht) zurückzuführen. Nach meinem Gefühl waren ihre Angstzustände vor allem konstitutioneller Natur; der tiefe Herz-Riss führte mich zu diesem Schluss. Solche Patienten sind sehr schwer zu behandeln, da die Angstzustände in ihrer psychisch-emotionalen Konstitution tief verwurzelt sind. Der Blick in ihren Augen ließ mich vermuten, dass ihre Angstzustände auch auf Schuldgefühle zurückzuführen sein könnten, aber sie war nicht willens, dies zu erörtern.

Arzneimitteltherapie Ich wählte die Rezeptur *Tianwang buxin dan* Pille des Himmelskönigs zur Stärkung des Herzens aus, da sie perfekt zu ihrer Muster-Zusammensetzung passte, nämlich Herz- und Nieren-Yin-Mangel mit Leere-Hitze im Herzen.

Ich verwendete folgende Variante dieser Rezeptur:

- *Sheng dihuang* Rx. Rehmanniae 6 g
- *Maimendong* Rx. Ophiopogonis 6 g
- *Tianmendong* Rx. Asparagi 6 g
- *Renshen* Rx. Ginseng 6 g
- *Fuling* Poria 9 g
- *Wuweizi* Fr. Schisandrae 4 g
- *Danggui* Rx. Angelicae sinensis 6 g
- *Danshen* Rx. Salviae miltiorrhizae 6 g
- *Suanzaoren* Sm. Ziziphi spinosae 6 g
- *Baiziren* Sm. Platycladi 6 g
- *Yuanzhi* Rx. Polygalae 6 g
- *Lianzixin* Plumula Nelumbinis 6 g
- *Jiegeng* Rx. Platycodi 3 g

Akupunktur Ich behandelte diese Patientin auch mit Akupunktur und wählte Punkte aus dem folgenden Punktevorrat aus:

He 7 *shenmen*, Pe 7 *daling*, Du 24 *shenting*, Ren 15 *jiuwei*, Ma 36 *zusanli*, Mi 6 *sanyinjiao*, Ren 4 *guanyuan* und Ni 3 *taixi*.

Diese Patientin wurde über ein Jahr lang sowohl mit Akupunktur als auch mit Arzneimitteln behandelt. Sie erfuhr eine bemerkenswerte Verbesserung ihrer Beschwerden mit einer deutlichen Verminderung ihres Grades von Angst. Sie konnte sich jedoch nie gänzlich davon befreien. Dies ist vermutlich durch die Tatsache bedingt, dass die Angstzustände konstitutionellen Ursprungs waren. Ich beendete die Therapie, riet ihr aber, alle 3–4 Monate zu einigen Behandlungen wiederzukommen, was sie auch tat.

Fallbeispiel

Eine 42-jährige Frau litt seit der Geburt ihres zweiten Kindes vor 5 Jahren an Angstzuständen. Ihre Angst war leicht, aber konstant und beeinträchtigend. Sie hatte ein vages Angstgefühl, ohne in der Lage zu sein, den Grund oder das Objekt der Angst irgendwo festzumachen. Sie schlief auch schlecht.

Ihr Gesundheitszustand war ansonsten gut, abgesehen von Palpitationen, unklarem Sehen und Kribbeln in den Gliedmaßen. Die Zunge war blass, der Puls rau.

Diagnose Dies war ein sehr deutliches Beispiel für Angstzustände aufgrund eines Herz-Blut-Mangels, wie sich an den Angstzuständen, den Schlafstörungen und den Palpitationen zeigte. Es bestand ein gewisser Leber-Blut-Mangel, was an dem unklaren Sehen und Kribbeln ersichtlich war. Zunge und Puls bestätigten den Blut-Mangel.

In ihrem Fall entstand der Blut-Mangel nach der Geburt ihres zweiten Kindes; dies ist eine häufige Ursache für einen Blut-Mangel bei Frauen, der auch zu postnatalen Depressionen führen kann.

Akupunktur Die Punkte wurden aus der folgenden Liste ausgewählt:

- Ren 4 *guanyuan,* Ma 36 *zusanli,* Le 8 *ququan* und Mi 6 *sanyinjiao,* um das Leber-Blut zu nähren
- He 7 *shenmen,* um das Herz-Blut zu nähren
- Du 24 *shenting* und Ren 15 *jiuwei,* um den Geist zu beruhigen.

Arzneimitteltherapie Zusätzlich zur Akupunktur verwendete ich das Drei-Schätze-Heilmittel ‚Calm the Shen', welches das Leber- und Herz-Blut nährt und den Geist beruhigt.

Ich behandelte die Patientin neun Monate lang. Danach waren ihre Angstzustände völlig verschwunden. ■

Fallbeispiel

■ Eine 50-jährige Frau litt seit langem an Angstzuständen. Sie verspürte ihre Angst eher tagsüber, der Schlaf war gut. Sie sorgte sich leicht wegen der kleinsten Dinge.

Sie war recht übergewichtig und ihr war leicht kalt. Sie litt an Schmerzen im unteren Rücken und an Schwindelgefühlen, die Miktion war häufig und der Harn blass.

Ich befragte sie nach ihrem Berufsleben. Sie hatte viele Jahre lang Überstunden gemacht, verließ am frühen Morgen das Haus und kehrte abends zurück. Die Zunge war blass, der Puls schwach und tief, besonders an den beiden hinteren Positionen.

Diagnose In diesem Fall waren die Angstzustände deutlich auf eine Nieren-Schwäche zurückzuführen, genauer auf einen Nieren-Yang-Mangel. Furcht ist die Emotion, die zur Niere gehört.

Akupunktur Die Akupunkturpunkte wurden aus folgender Liste ausgewählt:

- Ren 4 *guanyuan* mit Moxibustion, Bl 23 *shenshu,* Ni 7 *fuliu,* Ni 3 *taixi,* um das Nieren-Yang zu stärken
- Du 24 *shenting* und Ren 15 *jiuwei,* um den Geist zu beruhigen.

Arzneimitteltherapie Ich verwendete auch das Drei-Schätze-Heilmittel ‚Strengthen the Root', das eine Variante von *Yougui wan* Pille, die die Rechte [Niere] wiederherstellt, ist und das Nieren-Yang stärkt. ■

Fallbeispiel

■ Eine 59-jährige Frau klagte über Palpitationen. Es kommt nicht so häufig vor, dass ein westlicher Patient mit ‚Palpitationen' als Hauptproblem in die Praxis kommt. Neben den Palpitationen litt sie auch an Angstzuständen und Schlafstörungen (Einschlaf- und Durchschlafstörungen). Sie klagte auch über ein Kältegefühl und kalte Hände. Außerdem litt sie an Katarrhen.

Aus Sicht der westlichen Medizin war die Diagnose Hashimoto-Thyreoiditis gestellt worden. Die Patientin nahm seit 7 Jahren Thyroxin ein.

Die Zunge war leicht blass, mit blassen Rändern, war allgemein geschwollen und wies einen Herz-Riss auf. Der Puls war schlüpfrig und etwas langsam; er war an der rechten mittleren Position (Magen und Milz) schwach.

Diagnose Ich war der Meinung, dass die Patientin an einer komplexen Kombination von Krankheitsmustern litt. Zunächst einmal bestand ein Milz-Yang-Mangel (Müdigkeit, Kältegefühl, blasse Zunge mit blassen Rändern und schwachem Magen-/Milz-Puls). Dies hatte offensichtlich zur Entstehung von Schleim geführt (geschwollene Zunge, Katarrh, schlüpfriger Puls). Der Milz-Yang-Mangel hatte auch das Herz-Yang in Mitleidenschaft gezogen und Palpitationen sowie ein Kältegefühl in den Händen hervorgerufen. Die Palpitationen waren auch durch die Retention von Schleim im Thorax verursacht worden.

Daher war der Zustand durch Leere (Milz- und Herz-Yang-Mangel) und Fülle (Schleim und Kälte) charakterisiert.

Arzneimitteltherapie Ich entschloss mich, die Therapie damit zu beginnen, Schleim zu beseitigen und Kälte zu vertreiben. So gehe ich häufig vor, wenn chronische Fülle-Leere-Zustände vorliegen. Ich verwendete eine Variante von *Wendan tang* Dekokt, das die Gallenblase wärmt.

- *Zhuru* Caulis Bambuase in Taeniam
- *Zhishi* Fr. Aurantii immaturus
- *Banxia* Rz. Pinelliae praeparatum
- *Fuling* Poria
- *Chenpi* Pericarpium Citri reticulatae
- *Guizhi* Ra. Cinnamomi cassiae
- *Yuanzhi* Rx. Polygalae
- *Suanzaoren* Sm. Ziziphi spinosae
- *Baiziren* Sm. Platycladi
- *Baizhu* Rz. Atractylodis macrocephalae

Die Hauptrezeptur beseitigt Schleim aus Lunge, Herz und Thorax. Ich modifizierte sie unter Hinzufügung von *Guizhi,* um sie wärmer zu machen, sowie von Arzneien, die den Geist beruhigen, um die Schlafstörungen und Angstzustände zu behandeln. Ich fügte *Baizhu* hinzu, um die Milz zu stärken.

Ich behandelte die Patientin sechs Monate lang mit Varianten dieser Rezeptur. Während dieser Zeit verschwanden die Palpitationen und ihr Schlaf wurde allmählich besser, auch wenn es hier immer noch Probleme gab. Nach sechs Monaten gab ich ihr weiter Varianten der obigen Rezeptur, aber ich modifizierte sie, indem ich mehr Milz-Tonika hinzufügte:

- *Zhuru* Caulis Bambusae in Taeniam
- *Zhishi* Fr. Aurantii immaturus
- *Banxia* Rz. Pinelliae praeparatum
- *Fuling* Poria
- *Chenpi* Pericarpium Citri reticulatae
- *Guizhi* Ra. Cinnamomi cassiae
- *Yuanzhi* Rx. Polygalae
- *Suanzaoren* Sm. Ziziphi spinosae
- *Baiziren* Sm. Platycladi
- *Baizhu* Rz. Atractylodis macrocephalae
- *Huangqi* Rx. Astragali
- *Danggui* Rx. Angelicae sinensis

Nach weiteren vier Monaten der Therapie mit der obigen Rezeptur verbesserte sich ihr Schlaf weiter und ich entschied mich daher, meine Aufmerksamkeit auf die Behandlung der Wurzel *(ben)* zu lenken, d. h. das Milz-Yang mit der folgenden Rezeptur zu stärken:

- *Renshen* Rx. Ginseng
- *Huangqi* Rx. Astragali
- *Baizhu* Rz. Atractylodis macrocephalae
- *Chenpi* Pericarpium Citri reticulatae
- *Fuling* Poria
- *Banxia* Rz. Pinelliae praeparatum
- *Guizhi* Ra. Cinnamomi cassiae
- *Ganjiang* Rz. Zingiberis
- *Danggui* Rx. Angelicae sinensis
- *Baiziren* Sm. Platycladi

Obwohl die Hauptwirkung dieser Rezeptur darin besteht, das Milz-Yang zu stärken, enthält sie auch einige Arzneien zum Beseitigen von Schleim. Der Patientin ging es mit Hilfe dieser Rezeptur stetig besser. Zum gegenwärtigen Zeitpunkt befindet sie sich noch in Behandlung. ▮▮

ANMERKUNGEN

1 National Institute of Mental Health 2005. Online abrufbar unter http://www.nimh.nih.gov (aufgerufen im Jahr 2008).

2 Robins, L. N.; Regier, D. A. (Hg.) 1991. Psychiatric Disorders in America: the Epidemiologic Catchment Area Study. Free Press, New York.

3 LeDoux, J. 1996. The Emotional Brain. Simon and Schuster, New York, S. 229–230.

4 Zitiert nach Lewis, M.; Haviland-Jones, J. M. (Hg.) 2004. Handbook of Emotions. Guilford Press, New York, S. 574.

5 The Emotional Brain, S. 228.

6 Zitiert nach Wang Yongyan 2004. *Zhongyi neike xue* 中医内科 [Chinese Internal Medicine]. People's Health Publishing House, Beijing, S. 265.

7 Zitiert nach Zhang Boyu 1986. *Zhongyi neike xue* 中医内科 [Internal Medicine in Chinese Medicine]. Shanghai Science Publishing House, Shanghai, S. 107.

8 He Ren 2005. *Jingui yaolue tongsu jianghua* 金匮要略通俗讲话 [A Popular Guide to the Essential Prescriptions of the Golden Chest]. Shanghai Science Publishing House, Shanghai. Die ‚Wichtigsten Rezepturen aus dem Golden Cabinet' wurden von Zhang Zhongjing verfasst und erstmals ca. 220 n. Chr. veröffentlicht.

9 Nanjing College of Traditional Chinese Medicine 1979. *Nanjing jiaoshi* 难经校释 [A Revised Explanation of the Classic of Difficulties]. People's Health Publishing House, Beijing, S. 73–74. Erstveröffentlichung ca. 100 n. Chr.

10 Wang Luozhen 1985. *Qijing bamai kaojiaozhu* 奇经八脉考校注 [A Compilation of the Study of the Eight Extraordinary Vessels]. Shanghai Science Publishing House, Shanghai, S. 60. Die ‚Studie über die Acht Außergewöhnlichen Gefäße' wurde von Li Shizhen verfasst und erstmals im Jahr 1578 veröffentlicht.

11 A Compilation of the Study of the Eight Extraordinary Vessels, S. 61.

12 1982. *Leijing* 类经 [Classic of Categories]. People's Health Publishing House, Beijing, S. 281. Der ‚Klassiker der Kategorien' wurde von Zhang Jiebin verfasst und erstmals im Jahr 1624 veröffentlicht.

13 1979. *Huangdi neijing suwen* 黄帝内经素问 [The Yellow Emperor's Classic of Internal Medicine – Simple Questions]. People's Health Publishing House, Beijing, S. 222. Erstveröffentlichung ca. 100 v. Chr.

14 National Institute of Mental Health Genetics Workgroup 1998. Genetics and mental disorders. National Institutes of Health, Rockville, MD. NIH Publication Nr. 98–4.268.

15 Zitiert nach Zhang Boyu 1986, Chinese Internal Medicine, S. 270.

16 Zitiert nach Zhang Boyu 1986, Chinese Internal Medicine, S. 270.

17 Zitiert nach Zhang Boyu 1986, Chinese Internal Medicine, S. 270.

18 Zitiert nach Zhang Boyu 1986, Chinese Internal Medicine, S. 270.

19 Dr. Zhang Mingjiu, persönliche Mitteilung, Nanjing, 1982.

20 Dr. Zhang Mingjiu, persönliche Mitteilung, Nanjing, 1982.

21 Cheng Baoshu 1988. *Zhenjiu da cidian* 针灸大辞典 [Great Dictionary of Acupuncture]. Beijing Science Publishing House, Beijing, S. 11.

22 Jiao Shunfa 1987. *Zhongguo zhenjiu qiuzhen* 中国针灸求诊 [An Enquiry into Chinese Acupuncture]. Shanxi Science Publishing House, S. 52.

23 Shan Changhua 1990. *Jingxue jie* 经穴解 [An Explanation of the Acupuncture Points]. People's Health Publishing House, Beijing, S. 334. ‚Eine Erklärung der Akupunkturpunkte' wurde von Yue Hanzhen verfasst und erstmals im Jahr 1654 veröffentlicht.

KAPITEL

18 Schlafstörungen, übermäßiges Träumen, Somnolenz, Gedächtnisschwäche

失眠

Schlafstörungen

Fülle
- Loderndes Leber-Feuer
- Loderndes Herz-Feuer
- Schleim-Hitze stört den Geist
- Herz-Qi-Stagnation
- Herz-Blut-Stase
- Rest-Hitze im Diaphragma
- Nahrungsretention
- Leber-Qi-Stagnation

Leere
- Herz- und Milz-Blut-Mangel
- Herz-Yin-Mangel
- Herz und Niere harmonieren nicht
- Herz- und Gallenblasen-Schwäche
- Leber-Yin-Mangel
- Leber- und Nieren-Yin-Mangel

Übermäßiges Träumen
- Schleim-Hitze
- Leber-Feuer
- Herz- und Gallenblasen-Qi-Schwäche
- Herz- und Lungen-Qi-Schwäche
- Herz- und Milz-Schwäche
- Herz und Milz harmonieren nich

Somnolenz
- Feuchtigkeit blockiert das Gehirn
- Schleim benebelt das Gehirn
- Milz-Schwäche
- Nieren-Yang-Mangel (Schwäche des Meeres des Marks)

Gedächtnisschwäche
- Milz-Schwäche
- Nieren-Essenz-Mangel
- Herz-Schwäche

18.1 Einführung

Der Begriff ‚Schlafstörungen' deckt eine Reihe verschiedener Probleme ab, wie Einschlafstörungen, Durchschlafstörungen, unruhigen Schlaf, frühmorgendliches Aufwachen und traumgestörten Schlaf.

Länge und Qualität des Schlafs hängen selbstverständlich vom Zustand des Geistes *(shen)* ab. Der Geist ist im Herzen verwurzelt, vor allem im Herz-Blut und Herz-Yin. Wenn das Herz gesund und das Blut ausreichend vorhanden ist, ist der Geist richtig verwurzelt und man hat einen gesunden Schlaf. Ist das Herz hingegen geschwächt oder durch pathogene Faktoren wie Feuer erregt, fehlt es dem Geist an einer richtigen Verankerung, sodass der Schlaf beeinträchtigt wird (➤ Abb. 18.1).

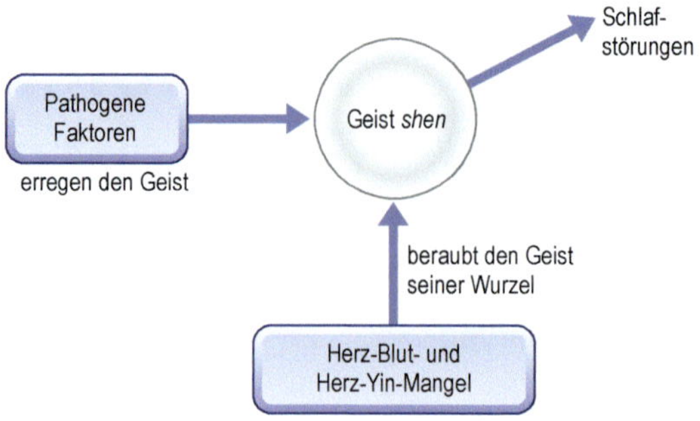

Abb. 18.1 Pathologie von Schlafstörungen

Wie immer in der chinesischen Medizin besteht eine Wechselbeziehung zwischen Körper und Geist. Auf der einen Seite kann ein Blut-Mangel oder ein pathogener Faktor wie etwa Feuer den Geist beeinträchtigen; auf der anderen Seite kann emotionaler Stress, der auf den Geist einwirkt, eine Disharmonie der inneren Organe verursachen.

Wenn die Disharmonie der inneren Organe, sei es eine Leere oder eine Fülle, das Blut und die Essenz beeinträchtigt, wird auch der Geist in Mitleidenschaft gezogen. Weil Essenz und Qi die Wurzel des Geistes darstellen (die ‚Drei Schätze'), hat der Geist in diesem Fall keine Wohnstätte mehr, woraus Schlafstörungen resultieren können. In ‚Einfache Fragen' heißt es in Kapitel 46:

„Wenn ein Mensch sich hinlegt und nicht schlafen kann, [bedeutet dies], dass die Yin-Organe verletzt sind, [sodass] die Essenz keine Residenz hat und nicht ruhig ist und der Mensch nicht schlafen kann."[1]

(➤ Abb. 18.2)

Was den Schlaf anbelangt, ist der Geist nicht der einzige beteiligte psychisch-spirituelle Aspekt. Die Wanderseele *(hun)* spielt ebenfalls eine wichtige Rolle bei der Physiologie und Pathologie des Schlafs, und die Schlafdauer und -qualität sind mit ihrem Zustand verknüpft (➤ Kap. 3). Insbesondere kontrolliert die Wanderseele das Träumen, sodass ein traumgestörter Schlaf oftmals auf eine Disharmonie der Wanderseele zurückzuführen ist.

Wenn die Wanderseele gut in der Leber (Leber-Blut oder Leber-Yin) verwurzelt ist, ist der Schlaf normal, tief und ohne zu viele Träume. Wenn Leber-Yin oder Leber-Blut im Mangel sind, ist die Wanderseele ihrer Residenz beraubt und wandert nachts umher, was einen ruhelosen Schlaf mit vielen ermüdenden Träumen hervorbringt. Tang Zonghai schreibt: *„Nachts, wenn man schläft, kehrt die Wanderseele zur Leber zurück; wenn die Wanderseele nicht friedvoll ist, träumt man viel."*[2]

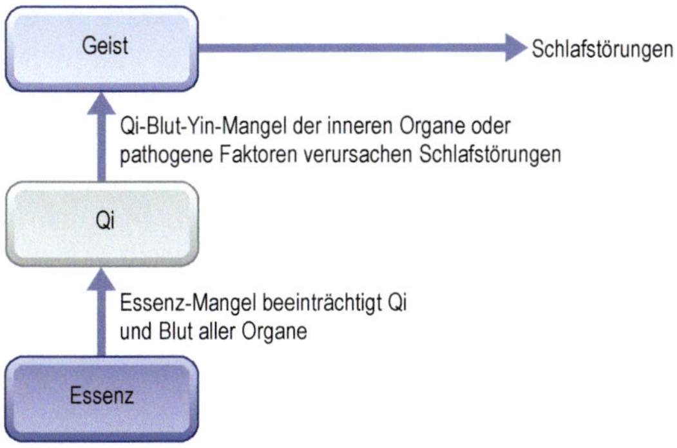

Abb. 18.2 Die ‚Drei Schätze' (*jing* – Qi – *shen*) und der Schlaf

Die Wanderseele wird nicht nur durch eine Leber-Schwäche beeinträchtigt, sondern durch jeglichen pathogenen Faktor (wie Feuer oder Wind), der die Leber erregt. Im ‚Vollständigen Buch des Jingyue' (1624) von Zhang Jingyue heißt es: *„Überanstrengung, Sorgen und übermäßiges Denken verletzen das Blut und die Flüssigkeiten, sodass Geist und Wanderseele ihrer Residenz beraubt werden und Schlafstörungen die Folge sind."*[3] Es steht dort auch: *„Sorge und übermäßiges Denken verletzen die Milz, sodass sie nicht genügend Blut bilden kann, woraus Schlafstörungen resultieren."*[4]

Ein weiteres Organ und ein anderer psychisch-spiritueller Aspekt, die den Schlaf beeinflussen, sind die Niere und die Willenskraft *(zhi)*. Ich übersetze *zhi* als ‚Willenskraft', wobei *zhi* aber auch andere Aspekte der Psyche umfasst. *zhi* ist die Wurzel des Geistes *(shen)*, es kontrolliert Gedächtnis und Schlaf. Daher kann der Mensch schlecht schlafen, wenn Niere und *zhi* geschwächt sind; insbesondere wacht der Betroffene häufig nachts auf.

HINWEIS FÜR DIE PRAXIS

Schlaf hängt von folgenden Organen und psychisch-spirituellen Aspekten ab:
- Herz und Geist *(shen)*: Bl 44 *shentang*
- Leber und Wanderseele *(hun)*: Bl 47 *hunmen*
- Niere und Willenskraft *(zhi)*: Bl 52 *zhishi*.

Wenn ein Patient über schlechten Schlaf klagt, müssen wir uns vergewissern, dass es sich bei seinem Zustand um echte Schlafstörungen handelt und nicht darum, dass er aufgrund anderer äußerer oder vorübergehender Ursachen nicht gut schlafen kann. Beispielsweise können ein plötzlicher Wetterwechsel, Jetlag, ein zu warmes oder zu kaltes Schlafzimmer, übermäßiger Tee- oder Kaffeekonsum, emotionale Erschütterung oder Sorgen über ein bestimmtes Problem dazu führen, dass ein Mensch schlecht schläft, aber dies kann man nicht als ‚Schlafstörungen' definieren. Sobald die obigen Ursachen abgestellt wurden, schläft der Mensch wieder gut. Man kann ebenfalls nicht die Diagnose ‚Schlafstörungen' stellen, wenn der Schlaf durch andere medizinische Störungen wie Asthma, Schmerzen (z. B. Schulter-, Hüft- oder Rückenschmerzen) oder Juckreiz aufgrund einer Hauterkrankung gestört wird; in solchen Fällen stellt sich der gesunde Schlaf wieder ein, sobald die jeweilige Krankheit erfolgreich behandelt wurde.

Es sei daran erinnert, dass aufgrund einer physiologischen Abnahme von Qi und Blut ältere Menschen normalerweise weniger Schlaf benötigen als junge Menschen. In Kapitel 18 des ‚Zentrums des Wirkvermögens' heißt es:

„Junge Menschen haben reichlich Qi und Blut … [sodass] sie tagsüber voller Energie sind und nachts gut schlafen. Bei alten Menschen nehmen Qi und Blut ab … [sodass] sie tagsüber weniger aktiv sind und nachts nicht schlafen können."[5]

Selbstverständlich hängt die normale Schlafdauer vom Alter ab. In ‚Psychologie der chinesischen Medizin' wird die normale Schlafdauer in Bezug auf das Alter folgendermaßen definiert:
- Von der Geburt bis zu 6 Monaten: 16 Stunden
- Von 6 Monaten bis zu 2 Jahren: 13 Stunden
- Von 2 bis 12 Jahren: 10–12 Stunden
- Von 12–18 Jahren: 9–10 Stunden
- Junge Erwachsene: 7–8 Stunden
- Über 60 Jahre: 5–7 Stunden.[6]

Schließlich ist gemäß traditioneller chinesischer Anschauung die beste Schlafposition folgendermaßen: Man liegt auf der rechten Seite, mit leicht angezogenen Beinen, der rechte Arm ist abgewinkelt und ruht vor dem Kissen, der linke Arm liegt auf dem linken Oberschenkel. Nach dieser Sichtweise befindet sich in dieser Lage das Herz in einer hohen Position, sodass das Blut frei zirkulieren kann. Die Leber ist in einer niedrigen Position, sodass das Blut sich hier sammeln und die Wanderseele verwurzeln kann, um den Schlaf zu fördern. Magen und Duodenum sind in einer Position, die die Abwärtsbewegung der Nahrung begünstigt.

Schlafstörungen werden gemäß den folgenden Gesichtspunkten erörtert:
- Ätiologie
- Pathologie
- Diagnose
- Identifikation von Krankheitsmustern und Therapie
- Moderne chinesische Literatur
- Studien zum Thema
- Patienten-Statistik.

18

18.2 Ätiologie

Emotionaler Stress

Sorge und Grübeln

Wenn man sich viele Sorgen macht und grübelt, verletzt dies Milz, Lunge und Herz. Wenn die Milz geschwächt ist, kann sie nicht ausreichend Blut produzieren; dieser Mangel beeinträchtigt das Herz, und der Geist wird seiner Residenz beraubt.

Sorge kann auch direkt das Herz-Blut verletzen, was auch dazu führt, dass der Geist seine Wohnstätte verliert, mit Schlafstörungen in der Folge. In einigen Fällen kann Sorge (über eine Herz-Qi-Stagnation) zu Herz-Hitze führen; diese stört den Geist und kann Schlafstörungen verursachen.

Sorge hat eine Herz-Qi-Stagnation zur Folge, woraus mit der Zeit eine Herz-Blut-Stase entstehen kann. Das stagnierende Herz-Blut stört den Geist und kann zu Schlafstörungen führen (➤ Abb. 18.3).

18

Zorn

Zorn, im weit gefassten Sinne auch Frustration, Groll und Reizbarkeit umfassend, führt entweder zu aufsteigendem Leber-Yang oder Leber-Feuer. Leber-Yang oder Leber-Feuer erregen die Wanderseele, sodass diese nachts nicht in der Leber verwurzelt ist. Dies verursacht Schlafstörungen und traumgestörten Schlaf.

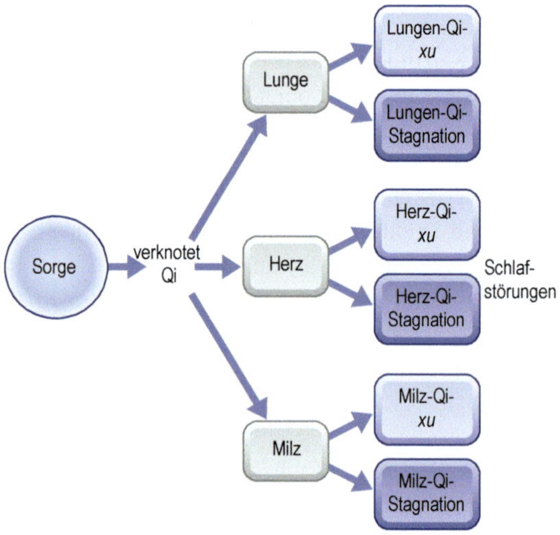

Abb. 18.3 Sorge und Schlafstörungen

Schuldgefühle

Schuldgefühle verursachen eine Qi-Stagnation und ziehen häufig die Niere (wie auch das Herz) in Mitleidenschaft. Indem sie auf die Niere einwirken, verletzen sie das *zhi* und die Essenz, sodass der Geist nicht in der Niere verwurzelt werden kann. Dies verursacht Schlafstörungen.

Überarbeitung

Das Ableisten vieler Überstunden ohne angemessenes Ausruhen und Arbeiten unter extrem stressigen Bedingungen in Kombination mit Ernährungsfehlern schwächen das Nieren-Yin. Wenn das Nieren-Yin über einen langen Zeitraum im Mangel ist, kann es das Herz-Yin nicht nähren, sodass sich Leere-Hitze im Herzen entwickelt. Dies geschieht besonders dann, wenn der Mensch zu vielen Sorgen neigt.

Das gleiche Muster kann sich auch aus dem umgekehrten Prozess ergeben. Starke emotionale Anspannung über einen langen Zeitraum hinweg kann zur Bildung von Herz-Feuer führen, welches emporflammt und sich nicht nach unten mit der Niere verbinden kann. Außerdem verletzt Feuer das Yin und kann zu einem Nieren-Yin-Mangel führen. Das Endergebnis ist das gleiche: Herz und Niere harmonieren nicht. Dies ist eine häufige Ursache für Schlafstörungen bei älteren Menschen.

‚Ängstliche Gallenblase'

Eine konstitutionelle Schwäche von sowohl Herz als auch Gallenblase kann zur Herausbildung eines ängstlichen Charakters führen. Die Gallenblase ist die Mutter des Herzens, und ein Mensch mit schwacher Gallenblase ist ängstlich, furchtsam, unentschlossen und es mangelt ihm an Selbstbewusstsein. Die chinesische Sprache drückt diese Verbindung zwischen Gallenblase und Ängstlichkeit so aus: ‚große Gallenblase' bedeutet ‚mutig', ‚kleine Gallenblase' hingegen ‚ängstlich' oder ‚feige'.

Diese konstitutionelle Schwäche von Herz und Gallenblase verursacht Schlafstörungen, besonders frühmorgendliches Aufwachen.

Ernährungsfehler

Unregelmäßige Mahlzeiten, zu viel Essen oder der Verzehr von zu fetten und scharfen Speisen kann zur Bildung von Schleim im Magen führen, was den Geist stört und zu Schlafstörungen führt.

Wenn man zu viel isst, führt dies zu einer Nahrungsretention im Magen, die Herz und Geist stört und in Schlafstörungen resultiert. Dies ist eine häufige Ursache für schlechten Schlaf bei Kindern.

Der übermäßige Verzehr von energetisch heißen Nahrungs- und Genussmitteln (rotes Fleisch, Gewürze und Alkohol) fördert die Bildung von Hitze, die Herz und Leber und damit Geist und Wanderseele stört. Dies führt zu Schlafstörungen.

Entbindung

Ein starker Blutverlust während einer Entbindung kann zu einem Leber-Blut-Mangel führen. Dies kann auch der Fall sein, wenn der Blutverlust zwar nicht substanziell ist, aber ein vorbestehender Blut-Mangel vorliegt. In beiden Fällen wird ein ziemlich plötzlicher und starker Leber-Blut-Mangel verursacht. Die Wanderseele treibt ihrer Existenz beraubt nachts umher und verursacht Schlafstörungen und übermäßige Träume.

Auf der anderen Seite kann ein Leber-Blut-Mangel einen Herz-Blut-Mangel hervorrufen, da die Leber die Mutter des Herzens ist. Der Geist wird seiner Wohnstätte beraubt und schwebt nachts umher, was Schlafstörungen zur Folge hat.

Rest-Hitze

Während eines Wind-Hitze-Befalls kann der pathogene Faktor ins Innere vordringen und zur Entstehung von innerer Hitze führen. Wird diese nicht richtig beseitigt, so mag sich der Betroffene zwar wieder regeneriert haben, aber es bleibt Rest-Hitze in seinem Körper zurück. Man sagt, dass sie sich im Diaphragma niederlässt, wo sie das Herz stört und zu Schlafstörungen führt.

Diese Rest-Hitze im Diaphragma ist häufig die Ursache von Schlafstörungen und psychischer Unruhe bei Patienten, die am chronischen Erschöpfungssyndrom leiden.

Übermäßige sexuelle Aktivität

Übermäßige sexuelle Aktivität trifft eher auf Männer als auf Frauen zu. Das Sperma (eine Form von *tiangui* beim Mann) ist eine direkte Manifestation der Nieren-Essenz. Wenn die sexuelle Aktivität so häufig ist, dass die Nieren-Essenz das Sperma nicht schnell genug wieder auffüllen kann, wird dies als ‚übermäßige sexuelle Aktivität' definiert. Dies führt zu einer Nieren-Schwäche (von Yin oder Yang) und einer geschwächten Willenskraft *(zhi)*. *zhi* kann den Geist nicht verwurzeln, sodass Schlafstörungen entstehen können.

Übermäßige sexuelle Aktivität ist selten eine Krankheitsursache bei Frauen, da das *tiangui* (eine Manifestation der Essenz) bei ihnen das Menstruationsblut und die Eizellen meint, und diese gehen während der sexuellen Aktivität nicht in der gleichen Weise verloren wie das Sperma beim Mann.

ZUSAMMENFASSUNG

Ätiologie

- Emotionaler Stress
  - Sorge
  - Zorn
  - Schuldgefühle
- Überarbeitung
- ‚Ängstliche Gallenblase'
- Ernährungsfehler
- Entbindung
- Rest-Hitze
- Übermäßige sexuelle Aktivität

18.3 Pathologie

Die Pathologie von Schlafstörungen kreist (wie bei vielen anderen Erkrankungen auch) um Fülle und Leere. Leere-Zustände umfassen normalerweise einen Mangel von Blut oder Yin, welcher den Geist und/oder die Wanderseele ihrer Residenz beraubt; bei Fülle-Zuständen ist ein pathogener Faktor (gewöhnlich Hitze/Feuer oder Blut-Stase) involviert, der den Geist und/oder die Wanderseele erregt. Anders ausgedrückt, können Geist und Wanderseele entweder unruhig sein, weil sie nicht im Herz- und Leber-Blut bzw. -Yin verankert sind, oder weil ein pathogener Faktor sie erregt. Die verschiedenen ätiologischen Faktoren und Pathologien sind in ➤ Abb. 18.4 zusammengefasst.

Wie man anhand der Abbildung sehen kann, treten Schlafstörungen verursachende Leere-Zustände vor allem in Herz, Milz, Leber und Niere auf, Fülle-Zustände hingegen in Leber oder Magen.

Sorge und Grübeln können das Herz-Blut schwächen, sodass der Geist seiner Wohnstätte beraubt wird und der Mensch nicht schlafen kann. Bei manchen Menschen führen Sorge, Angstzustände und Grübeln nicht zu einem Herz-Blut-Mangel, sondern zu Herz-Feuer. Dies ist durch eine konstitutionelle Tendenz zu Yang-

18

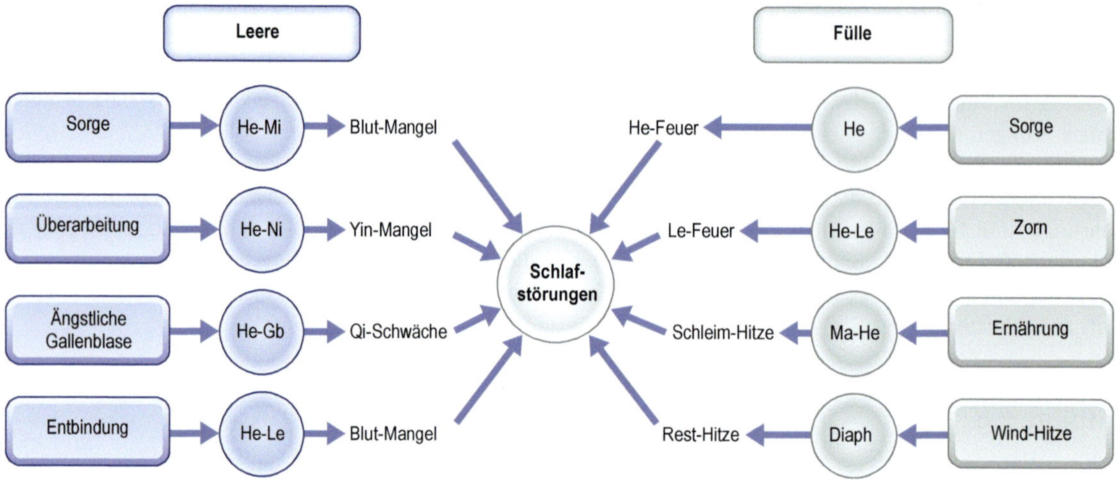

Abb. 18.4 Ätiologie und Pathologie von Schlafstörungen

Exzessen bedingt. Das Herz-Feuer flammt empor und erregt den Geist, woraus Schlafstörungen resultieren.

Sorge, Grübeln, Traurigkeit, Kummer und Schuldgefühle können zu einer Herz-Qi-Stagnation führen. Die Qi-Stagnation blockiert das Herz, sodass dieses nicht den Geist beherbergen kann, mit Schlafstörungen in der Folge. Die gleichen Emotionen können auf lange Sicht zu einer Herz-Blut-Stase führen: Das stagnierende Blut im Herzen hindert es daran, den Geist zu beherbergen, was ebenfalls zu Schlafstörungen führt.

Wenn das Nieren-Yin über einen langen Zeitraum im Mangel ist, kann es das Herz-Yin nicht nähren, sodass sich Leere-Hitze im Herzen entwickelt. Dies ist vor allem dann der Fall, wenn sich der Mensch viele Sorgen macht. Dieses Muster nennt man auch ‚Herz und Niere harmonieren nicht'.

Das gleiche Krankheitsmuster kann auch die Folge des umgekehrten Prozesses sein. Starke emotionale Anspannung über lange Zeiträume hinweg kann zur Bildung von Herz-Feuer führen, welches emporflammt und sich nicht nach unten mit der Niere verbinden kann. Feuer verletzt außerdem das Yin und kann zu einem Nieren-Yin-Mangel führen. Das Endergebnis ist das gleiche: Herz und Niere harmonieren nicht. Dies ist eine häufige Ursache von Schlafstörungen bei älteren Menschen.

Aufsteigendes Leber-Yang oder Leber-Feuer können beide Schlafstörungen verursachen, besonders bei jungen oder mittelaltrigen Menschen. Eine konstitutionelle Schwäche von Herz und Gallenblase kann Schlafstörungen hervorrufen, besonders frühes Aufwachen.

Schleim-Hitze im Magen stört den Geist, was zu Schlafstörungen führt. Ein Blutverlust verursacht einen ziemlich plötzlichen und starken Leber-Blut-Mangel. Die Wanderseele treibt ihrer Residenz beraubt nachts umher, was Schlafstörungen und übermäßiges Träumen hervorruft. Ein Leber-Blut-Mangel führt häufig zu einem Herz-Blut-Mangel, der ebenfalls den Geist seiner Wohnstätte beraubt und zu Schlafstörungen führt.

Rest-Hitze lässt sich im Diaphragma nieder, wo sie das Herz stört und zu Schlafstörungen führen kann.

Nahrungsretention im Magen kann das Herz beeinflussen, und zwar aufgrund der engen Verbindung zwischen diesen beiden Organen, mit Schlafstörungen in der Folge. Dies ist eine häufige Ursache von Schlafstörungen, besonders bei Kindern.

Akupunktur

Aus der Sicht des Leitbahn-Systems sind Schlafstörungen durch einen Zusammenbruch der Wechselbeziehung zwischen Yin und Yang bedingt. Yang-Qi und Yin-Qi müssen in Harmonie sein und in einem Tageszyklus ineinander fließen. Das Abwehr-Qi fließt tagsüber in das Yang und nachts in das Yin. Wenn es nachts genauso wie tagsüber im Yang verbleibt, kann der Mensch nicht schlafen. Im ‚Zentrum des Wirkvermögens' heißt es im 80. Kapitel:

„Wenn das Abwehr-Qi nachts nicht ins Yin eintritt und im Yang verbleibt, gerät das Yang-Qi in Fülle und das Yang-Schreit-Gefäß (yangqiaomai) in einen Exzess; das Yin gerät in einen Mangel und die Augen können sich nicht schließen."[7]

In Kapitel 21 des gleichen Werkes lesen wir:

„Yin und Yang des Yin- und des Yang-Schreit-Gefäßes verbinden sich miteinander. Das Yang betritt das Yin, das Yin tritt zum Yang heraus und die beiden treffen sich

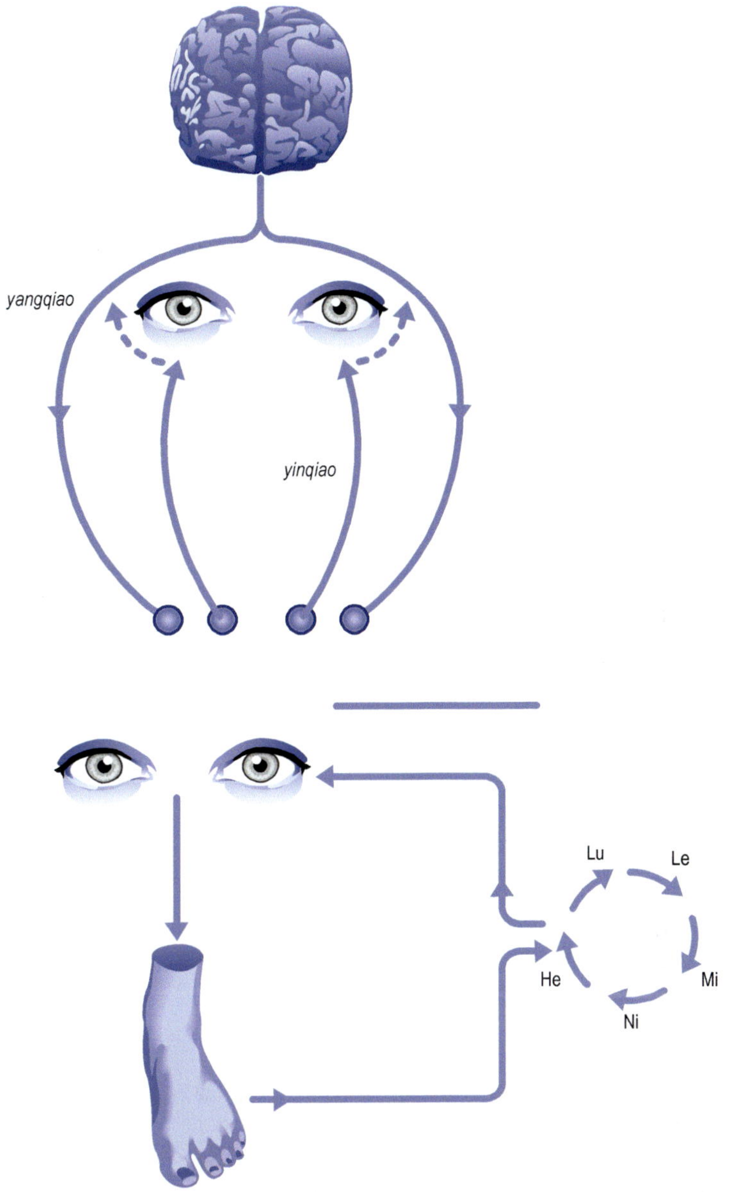

Abb. 18.5 Zirkulation des Abwehr-Qi

am Augenwinkel. Wenn das Yang-Qi im Exzess ist, bleiben die Augen geöffnet; wenn das Yin-Qi im Exzess ist, bleiben sie geschlossen."[8]

Aus diesem Grund können bei Schlafstörungen die Anfangspunkte des Yang- und des Yin-Schreit-Gefäßes *(yangqiaomai, yinqiaomai)* verwendet werden, d.h. Bl 62 *shenmai* bzw. Ni 6 *zhaohai*, zusammen mit Bl 1 *jingming* (s.u.). Siehe hierzu auch ➤ Abb. 18.5.

Diese Kombination kann für jede Form von Schlafstörungen zusätzlich zu den Punkten für das jeweils vorliegende Krankheitsmuster verwendet werden.

ZUSAMMENFASSUNG

Pathologie

- Die Pathologie von Schlafstörungen kreist (wie bei vielen anderen Erkrankungen auch) um Fülle und Leere.
- Leere-Zustände umfassen einen Mangel von Blut oder Yin.
- Bei Fülle-Zuständen ist ein pathogener Faktor involviert (gewöhnlich Hitze/Feuer oder Blut-Stase).
- Leere-Zustände treten meist in Herz, Milz, Leber oder Niere auf.
- Fülle-Zustände treten in Leber oder Magen auf.
- Ein Herz-Blut-Mangel beraubt den Geist seiner Residenz und der Mensch kann nicht schlafen.
- Eine Qi-Stagnation oder Blut-Stase des Herzens kann Schlafstörungen hervorrufen.

- Herz-Feuer erregt den Geist und führt zu Schlafstörungen.
- Sich im Mangel befindendes Nieren-Yin kann das Herz-Yin nicht nähren, sodass sich Leere-Hitze im Herzen entwickelt.
- Aufsteigendes Leber-Yang oder Leber-Feuer können Schlafstörungen hervorrufen, besonders bei jungen oder mittelaltrigen Menschen.
- Eine konstitutionelle Herz- und Gallenblasen-Schwäche verursacht Schlafstörungen, besonders frühes Aufwachen.
- Schleim-Hitze im Magen stört den Geist, was zu Schlafstörungen führt.
- Ein Blutverlust ruft einen ziemlich plötzlichen und starken Leber-Blut-Mangel und Schlafstörungen hervor.
- Rest-Hitze lässt sich im Diaphragma nieder, wo sie das Herz stört und zu Schlafstörungen führen kann.
- Eine Nahrungsretention blockiert den Magen und wirkt auf Herz und Geist ein, wodurch Schlafstörungen verursacht werden.

18.4 Diagnose

Schlaf

Wenn man einen Patienten hinsichtlich Schlafstörungen befragt, ist es wichtig, Klarheit darüber zu erlangen, worin das Hauptproblem besteht.

Einschlafschwierigkeiten deuten gewöhnlich auf einen Blut-Mangel hin. Schläft man leicht ein, wacht aber häufig nachts auf, bedeutet dies oftmals einen Yin-Mangel. Dies ist jedoch keine absolute Regel. Selbstverständlich können diese beiden Zustände gleichzeitig bestehen; in diesem Fall hat der Mensch sowohl Einschlaf- als auch Durchschlafstörungen.

Aufwachen am frühen Morgen deutet auf eine Herz- und Gallenblasen-Schwäche hin. Unruhiger Schlaf kann durch Hitze oder Feuer, die den Geist und/oder die Wanderseele erregen, bedingt sein. Gelegentlich ist auch eine Nahrungsretention dafür verantwortlich.

Träume

Was Träume anbelangt, sind sie durch das nächtliche Umherwandern von Geist und/oder Wanderseele bedingt. Ein gewisses Ausmaß an Träumen ist daher normal. Altchinesische Werke definieren nicht, was man unter ‚normalem' Träumen versteht. Ich würde sagen, dass ‚übermäßiges Träumen' sicherlich Albträume umfasst, meiner Ansicht nach auch Angstträume oder solche Träume, in denen man zornig ist. Schließlich ist das Träumen auch als übermäßig anzusehen, wenn der Betroffene die ganze Nacht so viel träumt, dass er erschöpft aufwacht.

Träume, die den Schlaf nicht unruhig machen, nicht furchteinflößend sind, nicht den Geist am Morgen danach stören und den Menschen am nächsten Morgen nicht müde aufwachen lassen, können als normal bezeichnet werden und stellen keinen pathologischen Zustand dar.

Die alten Klassiker beschreiben verschiedene Arten von unangenehmen Träumen, wie Albträume, Aufwachen mit Schreien, Schlafwandeln und Reden im Schlaf. Sie beziehen das Träumen auf das nächtliche Umherwandern der Wanderseele:

„Wenn der physische Körper eines Menschen etwas erhält, ist es real; wenn der Geist etwas erhält, bringt er Träume hervor. Wenn der Geist der Sklave von Dingen ist [d. h. nach Dingen strebt], werden die Wander- und Körperseele unruhig, sie fliegen umher und sammeln sich an den Augen, sie produzieren Träume. Ergreifen [d. h. übermäßige Begierde] tagsüber ruft nächtliche Träume hervor."

Übermäßiges Träumen kann auf einen Blut- oder Yin-Mangel zurückgehen. Furchteinflößende Träume, die den Menschen aufwachen lassen, sprechen für eine Gallenblasen- und Herz-Schwäche. Unruhige Träume sind häufig durch Hitze, die Magen und Herz beeinträchtigt, bedingt. Im Folgenden eine Liste von Träumen aus ‚Einfache Fragen' und dem ‚Zentrum des Wirkvermögens':

- Fliegen: Leere im Unteren Erwärmer[9]
- Fallen: Fülle im Unteren Erwärmer[10]
- Fluten und Angst: Yin-Exzess[11]
- Feuer: Yang-Exzess[12]
- Töten und Zerstörung: Yin- und Yang-Exzess[13]
- Dinge weggeben: Exzess[14]
- Dinge bekommen: Leere[15]
- Zornig sein: Leber-Fülle[16]
- Weinen: Lungen-Fülle[17]
- Menschenansammlungen: Rundwürmer im Darm[18]
- Angriff und Zerstörung: Bandwürmer im Darm[19]
- Feuer: Herz-Schwäche[20]
- Vulkanausbrüche (wenn sich der Traum im Sommer ereignet): Herz-Schwäche[21]
- Lachen: Herz-Fülle[22]
- Berge, Feuer und Rauch: Herz-Schwäche[23]
- Sehr stark duftende Pilze: Leber-Schwäche[24]
- Unter einem Baum liegen und nicht aufstehen können (wenn sich der Traum im Frühling ereignet): Leber-Schwäche[25]
- Wälder auf Bergen: Leber-Schwäche[26]
- Weiße Gegenstände oder blutige Morde: Lungen-Schwäche[27]

- Schlachten und Krieg (wenn sich der Traum im Herbst ereignet): Lungen-Schwäche[28]
- Sorge, Angst, Weinen, Fliegen: Lungen-Fülle[29]
- Fliegen und Sehen von seltsamen Gegenständen aus Gold oder Eisen: Lungen-Schwäche[30]
- Hunger: Milz-Schwäche[31]
- Ein Haus bauen (wenn sich der Traum im Spätsommer ereignet): Milz-Schwäche[32]
- Singen und sich sehr schwer fühlen: Milz-Fülle[33]
- Bergschluchten und Sümpfe: Milz-Schwäche[34]
- Schwimmen nach einem Schiffbruch: Nieren-Schwäche[35]
- Ins Wasser tauchen und Angst haben (wenn sich der Traum im Winter ereignet): Nieren-Schwäche[36]
- Die Wirbelsäule ist vom Körper abgelöst: Nieren-Fülle (d. h. Feuchtigkeit in der Niere)[37]
- Ins Wasser eingetaucht werden: Nieren-Schwäche[38]
- Eine üppige Mahlzeit einnehmen: Magen-Schwäche[39]
- Große Städte: Dünndarm-Schwäche[40]
- Offene Felder: Dickdarm-Schwäche[41]
- Kämpfe, Erprobungen, Selbstmord: Gallenblasen-Schwäche[42]
- Reisen: Blasen-Schwäche[43]
- Das Meer überqueren und Angst haben: Yin-Exzess[44]

Schlafposition

Wenn ein Mensch nicht auf dem Rücken schlafen kann, spricht dies für einen Fülle-Zustand, oftmals von Lunge oder Herz. In Kapitel 46 von ‚Einfache Fragen' lesen wir:

„Die Lunge ist der ‚Deckel' der anderen Organe; wenn das Lungen-Qi im Exzess ist [d. h. durch einen pathogenen Faktor blockiert wird], sind die Leitbahnen und Blutgefäße voll und der Mensch kann nicht auf dem Rücken liegen."[45]

Dies ist oft bei Asthma der Fall, z. B. wenn die Lunge durch Schleim blockiert ist.

Wenn ein Mensch nur auf dem Rücken mit ausgestreckten Armen schlafen kann, deutet dies auf einen Hitze-Zustand hin. Schläft jemand immer in Bauchlage, ist dies ein Hinweis auf einen Schwäche-Zustand, oftmals des Magens.

Wenn ein Mensch nur auf einer Seite schlafen kann, zeigt dies entweder Qi-Schwäche und Blut-Mangel auf dieser Körperseite oder eine Fülle auf der gegenüberliegenden Seite an. Dies gilt besonders für Herz oder Lunge und kann am Puls überprüft werden. Indem man den Finger auf der Lungen-Position nach medial und lateral rollt, kann man den Zustand des Qi im rechten (lateral) und linken (medial) Lungenflügel tasten. Fühlt man ein Ungleichgewicht, so kann der Patient nur auf der Leere-Seite schlafen.

Schnarchen

Schnarchen ist normalerweise durch Schleim, der die Magen-Leitbahn beeinträchtigt, und rebellierendes Qi in den 3 Yang-Leitbahnen am Bein bedingt. In Kapitel 34 der ‚Einfachen Fragen' heißt es:

„Diejenigen, die an rebellierendem Qi leiden, können nicht gut schlafen und atmen laut [schnarchen]; dies ist durch rebellierendes Qi in den Yangming-Leitbahnen bedingt. Wenn das Qi der 3 Yang-Leitbahnen am Bein nicht nach unten fließen kann und nach oben rebelliert, ruft dies Schlafstörungen und Schnarchen hervor."[46]

ZUSAMMENFASSUNG

Diagnose

Schlaf
- Einschlafstörungen deuten gewöhnlich auf einen Blut-Mangel hin.
- Durchschlafstörungen bedeuten einen Yin-Mangel.
- Frühmorgendliches Aufwachen spricht für eine Herz- und Gallenblasen-Schwäche.

Träume
- Träume sind durch das Umherwandern von Geist und/oder Wanderseele in der Nacht bedingt.
- Übermäßiges Träumen kann auf einen Leber-Blut-/Yin-Mangel, Leber-Feuer oder Herz-Feuer zurückgeführt werden.
- Furchteinflößende Träume, die den Menschen aufwachen lassen, bedeuten eine Gallenblasen- und Herz-Schwäche.
- Unruhige Träume sind häufig durch Schleim-Hitze, die Magen und Herz beeinträchtigt, bedingt.

Schlafposition
- Unfähigkeit, in Rückenlage zu schlafen: Fülle-Zustand.
- Schlafen in Rückenlage mit ausgestreckten Armen: Hitze-Zustand.
- Schlafen in Bauchlage: Schwäche-Zustand, oftmals des Magens.
- Kann nur auf einer Seite schlafen: entweder Qi-Schwäche und Blut-Mangel auf dieser Körperseite oder ein Fülle-Zustand auf der gegenüberliegenden Seite.

Schnarchen
Schnarchen ist normalerweise durch Schleim, der die Magen-Leitbahn beeinträchtigt, und rebellierendes Qi in den 3 Yang-Leitbahnen am Bein bedingt.

18.5 Identifikation von Krankheitsmustern und Therapie

Die wichtigste Unterscheidung ist diejenige zwischen Fülle- und Leere-Typen von Schlafstörungen. Die wichtigsten Krankheitsmuster sind:

Fülle
- Loderndes Leber-Feuer
- Loderndes Herz-Feuer
- Schleim-Hitze stört den Geist
- Herz-Qi-Stagnation
- Herz-Blut-Stase
- Rest-Hitze im Diaphragma
- Nahrungsretention
- Leber-Qi-Stagnation

Leere
- Herz- und Milz-Blut-Mangel
- Herz-Yin-Mangel
- Herz und Niere harmonieren nicht
- Herz- und Gallenblasen-Schwäche
- Leber-Yin-Mangel
- Leber- und Nieren-Yin-Mangel.

Loderndes Leber-Feuer

Klinische Manifestationen

Unruhiger Schlaf, unangenehme Träume, Albträume, Träume von Feuer, Reizbarkeit, Neigung zu Zornesausbrüchen, bitterer Mundgeschmack, Kopfschmerzen, Schwindelgefühle, rotes Gesicht, Durst, dunkler Harn und trockener Stuhl (➤ Abb. 18.6).

- **Zunge:** rot, an den Rändern stärker gerötet mit einem trockenen, gelben Belag
- **Puls:** saitenförmig und schnell.

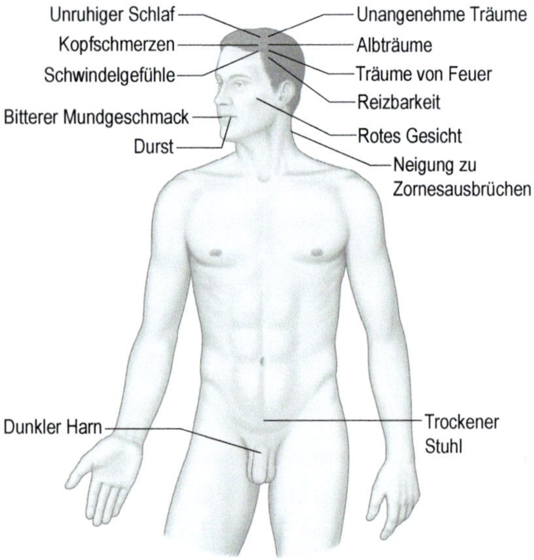

Abb. 18.6 Loderndes Leber-Feuer

Therapieprinzip

Leber-Feuer ausleiten, den Geist und die Wanderseele beruhigen.

Akupunktur

Le 2 *xingjian,* Le 3 *taichong,* Gb 44 *zuqiaoyin,* Gb 12 *wangu,* Gb 20 *fengchi,* Mi 6 *sanyinjiao,* Bl 18 *ganshu,* Du 24 *shenting,* Gb 13 *benshen,* Gb 15 *toulinqi,* Bl 47 *hunmen,* Bl 62 *shenmai* (sediert), Bl 1 *jingming* (neutral) und Ni 6 *zhaohai* (tonisiert). Sedierende Nadeltechnik, keine Moxibustion.

Erklärung:
- Le 2 ist der Hauptpunkt, um Leber-Feuer abzuleiten.
- Le 3 wird hinzugefügt, weil er eine bessere den Geist beruhigende Wirkung aufweist als Le 2.
- Gb 44 klärt Leber- und Gallenblasen-Hitze und ist speziell bei traumgestörtem Schlaf geeignet.
- Gb 12 und Gb 20 unterdrücken rebellierendes Leber-Qi und fördern den Schlaf.
- Mi 6 kühlt das Blut und beruhigt den Geist.
- Bl 18 reguliert die Leber und leitet Leber-Feuer ab.
- Du 24 und Gb 13 haben in Kombination eine starke den Geist und die Wanderseele beruhigende Wirkung bei Leber-Mustern.
- Gb 15 wird statt Gb 13 verwendet, wenn der Geist überaktiv ist und der Mensch Zwangsgedanken nicht abstellen kann.
- Bl 47 verwurzelt die Wanderseele nachts im Leber-Yin und fördert dadurch den Schlaf.
- Bl 62 (sediert), Bl 1 (neutral) und Ni 6 (in Kombination) harmonisieren den Fluss der Yin- und Yang-Schreit-Gefäße *(yinqiaomai, yangqiaomai)* zu den Augen und fördern den Schlaf. Das Yin-Schreit-Gefäß transportiert Yin-Qi, das Yang-Schreit-Gefäß Yang-Qi zu den Augen. Wenn das Yang im Exzess ist, kann das Yang-Qi nachts nicht zurück ins Yin fließen, die Augen bleiben nachts geöffnet und es treten Schlafstörungen auf. Das Gegenteil würde Somnolenz verursachen. In Kapitel 21 von ‚Das Zentrum des Wirkvermögens' heißt es: *„Yin und Yang des Yin- und des Yang-Schreit-Gefäßes verbinden sich miteinander. Das Yang betritt das Yin, das Yin tritt zum Yang heraus und die beiden treffen sich am Augenwinkel. Wenn das Yang-Qi im Exzess ist, bleiben die Augen geöffnet; wenn das Yin-Qi im Exzess ist, bleiben sie geschlossen."*[45]

Diese Punkte können bei jedem anderen Fülle-Typus von Schlafstörungen verwendet werden.

Arzneimitteltherapie

Rezeptur
Variante von *Longdan xiegan tang*
Variante von Gentiana-Dekokt, das die Leber ausleitet
Modifikationen:

- Wenn die Feuer-Symptome und -Zeichen nicht so stark ausgeprägt sind (kein Durst, kein bitterer Mundgeschmack, kein dunkler Harn, kein trockener Stuhl), lasse man *Huangqin* und *Shanzhizi* weg.
- Bei Symptomen von aufsteigendem Leber-Yang (häufige Kopfschmerzen, Schwindelgefühle, Tinnitus) füge man *Tianma* Rz. Gastrodiae hinzu.

Rezeptur
Variante von *Xieqing wan*
Variante von Pille, die das Grüne ableitet
Erklärung: Diese Rezeptur leitet Leber-Feuer ab, indem sie nach unten bewegt. Sie ist daher bei Obstipation oder trockenem Stuhl besonders geeignet.

ZUSAMMENFASSUNG

Loderndes Leber-Feuer

Akupunktur
Le 2 *xingjian*, Le 3 *taichong*, Gb 44 *zuqiaoyin*, Gb 12 *wangu*, Gb 20 *fengchi*, Mi 6 *sanyinjiao*, Bl 18 *ganshu*, Du 24 *shenting*, Gb 13 *benshen*, Gb 15 *toulinqi*, Bl 47 *hunmen*, Bl 62 *shenmai* (sediert), Bl 1 *jingming* (neutral) und Ni 6 *zhaohai* (tonisiert). Sedierende Nadeltechnik, keine Moxibustion.

Arzneimitteltherapie
- Variante von *Longdan xiegan tang* Gentiana-Dekokt, das die Leber ausleitet
- Variante von *Xieqing wan* Pille, die das Grüne ableitet

Loderndes Herz-Feuer

Klinische Manifestationen
Nächtliches Aufwachen, Albträume, Träume vom Fliegen, psychische Unruhe, bitterer Mundgeschmack, Durst, Zungenulzera und Palpitationen (➤ Abb. 18.7).

- **Zunge:** rot, gerötete Zungenspitze mit roten Pünktchen, gelber Zungenbelag
- **Puls:** schnell und überflutend an der linken vorderen Position.

Therapieprinzip
Herz-Feuer ausleiten, den Geist beruhigen.

Akupunktur

He 8 *shaofu*, He 7 *shenmen*, Mi 6 *sanyinjiao*, Di 11 *quchi*, Ren 15 *jiuwei*, Du 19 *houding*, Bl 15 *xinshu*, Bl 44 *shentang*. Sedierende Nadeltechnik, keine Moxibustion.
Erklärung:

- He 8 leitet Herz-Feuer ab.
- He 7 beruhigt den Geist und fördert den Schlaf.
- Mi 6 kühlt das Blut und beruhigt den Geist.
- Di 11 wird bei ausgeprägten allgemeinen Feuer-Zeichen verwendet.
- Ren 15 klärt das Herz, beruhigt den Geist und fördert den Schlaf.
- Du 19 beruhigt in Kombination mit Ren 15 den Geist und fördert den Schlaf.
- Bl 15 leitet Herz-Feuer ab.
- Bl 44 beruhigt den Geist und fördert den Schlaf.

Arzneimitteltherapie

Rezeptur
Xiexin tang
Dekokt, das das Herz ausleitet
Erklärung: Diese Rezeptur leitet Herz-Feuer aus, indem sie nach unten bewegt. Sie ist nur anwendbar, wenn ein Fülle-Feuer ohne jegliche Zeichen eines Yin-Mangels besteht. Ein wichtiger Umstand für die Anwendung dieser Rezeptur ist ein dicker, trockener und gelber Zungenbelag.

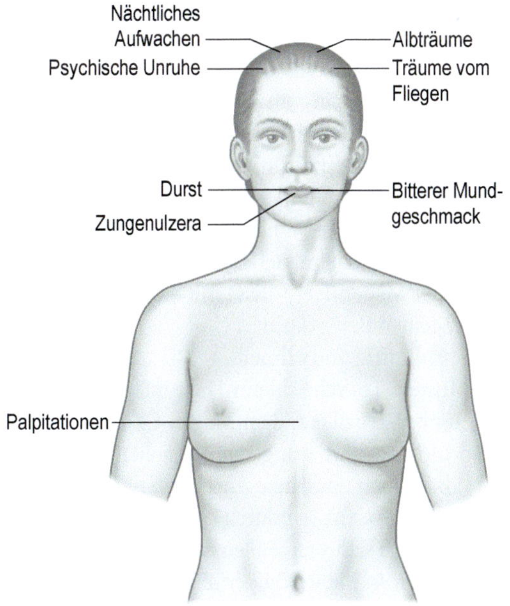

Abb. 18.7 Loderndes Herz-Feuer

18

Rezeptur

Daochi san

Pulver, das Rotes ausleitet

Erklärung: Diese Rezeptur unterscheidet sich insofern von der vorigen, als sie zusätzlich zum Ausleiten von Herz-Feuer auch das Blut kühlt und das Yin nährt (weil sie *Sheng dihuang* enthält). Sie ist daher in Fällen geeignet, wenn das Feuer begonnen hat, das Yin zu verletzen. Die Zunge ist dann rot mit einem gelben Belag, wobei er wurzellos sein oder stellenweise fehlen kann.

Modifikationen:

- Andere Versionen dieser Rezeptur beinhalten *Dengxincao* Medulla Junci, um Herz-Hitze zu klären und den Geist zu beruhigen.
- Um die schlaffördernde Wirkung von dieser und der vorigen Rezeptur zu verstärken, füge man *Yejiaoteng* Caulis Polygoni multiflori, *Fushen* Sclerotium Poriae pararadicis und *Yuanzhi* Rx. Polygalae hinzu.

ZUSAMMENFASSUNG

Loderndes Herz-Feuer

Akupunktur

He 8 *shaofu,* He 7 *shenmen,* Mi 6 *sanyinjiao,* Di 11 *quchi,* Ren 15 *jiuwei,* Du 19 *houding,* Bl 15 *xinshu,* Bl 44 *shentang.* Sedierende Nadeltechnik, keine Moxibustion.

Arzneimitteltherapie

- *Xiexin tang* Dekokt, das das Herz ausleitet
- *Daochi san* Pulver, das Rotes ausleitet

Schleim-Hitze stört den Geist

Klinische Manifestationen

Unruhiger Schlaf, Hin- und Herwälzen, unangenehme Träume, Albträume, Schnarchen, Schweregefühl, Schwindelgefühle, Brustdruckgefühl, Übelkeit, Appetitlosigkeit, Palpitationen, Hitzegefühl, Sputum in der Kehle, psychische Unruhe, klebriger Mundgeschmack (➤ Abb. 18.8).

- **Zunge:** rot mit einem klebrigen, gelben Belag. Herz-Riss (oder Magen-Herz-Riss) mit einem klebrigen, rauen, gelben Belag darin
- **Puls:** schlüpfrig und schnell.

Dieses Muster ist durch Schleim-Hitze in Magen und Herz mit nach oben rebellierendem Magen-Qi bedingt. Wenn Schleim vorhanden ist, bringt das nach oben rebellierende Magen-Qi Schleim und Hitze zum Oberen Erwärmer und stört Herz und Geist, wodurch Schlafstörungen verursacht werden. In schweren Fällen ruft dies psychische Störungen hervor. In Kapitel 34 der ‚Einfachen Fragen' heißt es: *„Der Magen ist das Meer der fünf Yin- und sechs Yang-Organe; sein Qi muss nach unten gehen; wenn das Magen-Qi nach oben rebelliert ..., kann man nicht schlafen."*[48]

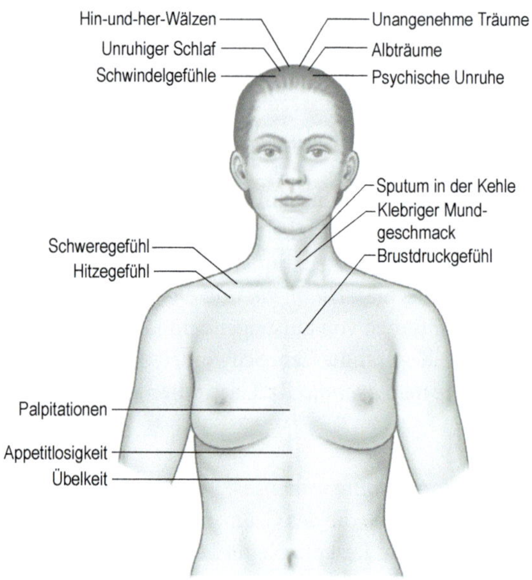

Abb. 18.8 Schleim-Hitze stört den Geist

Therapieprinzip

Hitze klären, Schleim beseitigen und den Geist beruhigen.

Akupunktur

Ma 40 *fenglong,* Ren 12 *zhongwan,* Ren 9 *shuifen,* Mi 9 *yinlingquan,* Bl 20 *pishu,* Di 11 *quchi,* Ma 8 *touwei,* Gb 12 *wangu,* Mi 6 *sanyinjiao,* Ma 45 *lidui,* Mi 1 *yinbai.* Sedierende Nadeltechnik außer an Ren 12 und Bl 20, die tonisiert werden sollten; keine Moxibustion außer an Ma 45 (s. u.).

Erklärung:

- Ma 40 beseitigt Schleim und beruhigt den Geist.
- Ren 12, Ren 9 und Bl 20 stärken die Milz, um Schleim zu beseitigen.
- Mi 9 und Mi 6 beseitigen Feuchtigkeit, was die Beseitigung von Schleim unterstützt. Mi 6 beruhigt auch den Geist.
- Di 11 beseitigt Schleim und klärt Hitze.
- Ma 8 ist der hauptsächliche Lokalpunkt zur Beseitigung von Schleim aus dem Kopf und fördert den Schlaf.
- Gb 12 fördert den Schlaf.
- Ma 45 lindert Nahrungsretentionen, beruhigt den Geist und fördert den Schlaf. Nach dem Nadeln können sehr kleine Moxakegel verwendet werden, um das Feuer nach unten zu leiten. Dies ist einer der wenigen Fälle, wo Moxibustion gegen Hitze eingesetzt wird.
- Mi 1, häufig in Kombination mit Ma 44, klärt Hitze in Magen und Milz, beruhigt den Geist und fördert

den Schlaf. Die Punkte Ma 44 und Mi 1 sind auch speziell für übermäßiges und unangenehmes Träumen geeignet.

Arzneimitteltherapie

Rezeptur

Shiwei wendan tang

Zehn-Bestandteile-Dekokt, das die Gallenblase wärmt

Erklärung: Diese Rezeptur wird bei Schleim-Hitze in Magen und Herz mit etwas Qi-Schwäche und Blut-Mangel verwendet, was eine sehr häufig vorkommende Situation ist.

Rezeptur

Huanglian wendan tang

Coptis-Dekokt, das die Gallenblase wärmt

Erklärung: Dieser Rezeptur wird gegenüber der erstgenannten der Vorzug gegeben, wenn die Hitze-Symptome und -Zeichen ausgeprägter sind und die Zunge eindeutig rot mit einem dicken, gelben Belag ist.

Modifikationen: Diese Rezepturen haben eine starke Wirkung hinsichtlich der Beruhigung des Geistes und Förderung des Schlafes und benötigen wenig Abänderungen oder Hinzufügungen.

- Um die schlaffördernde Wirkung zu verstärken, füge man *Yejiaoteng* Caulis Polygoni multiflori und *Yuanzhi* Rx. Polygalae hinzu.
- Bei Symptomen einer Nahrungsretention füge man *Shenqu* Massa medicata fermentata und *Laifuzi* Sm. Raphani hinzu.
- Wenn mehr Symptome einer Nahrungsretention als von Schleim-Hitze vorliegen, verwende man stattdessen *Baohe wan* Pille, die die Harmonie bewahrt.
- Bei Obstipation füge man *Dahuang* Rx. et Rz. Rhei hinzu.

ZUSAMMENFASSUNG

Schleim-Hitze stört den Geist

Akupunktur

Ma 40 *fenglong*, Ren 12 *zhongwan*, Ren 9 *shuifen*, Mi 9 *yinlingquan*, Bl 20 *pishu*, Di 11 *quchi*, Ma 8 *touwei*, Gb 12 *wangu*, Mi 6 *sanyinjiao*, Ma 45 *lidui*, Mi 1 *yinbai*. Sedierende Nadeltechnik außer an Ren 12 und Bl 20, die tonisiert werden sollten; keine Moxibustion außer an Ma 45.

Arzneimitteltherapie

- *Shiwei wendan tang* Zehn-Bestandteile-Dekokt, das die Gallenblase wärmt
- *Huanglian wendan tang* Coptis-Dekokt, das die Gallenblase wärmt

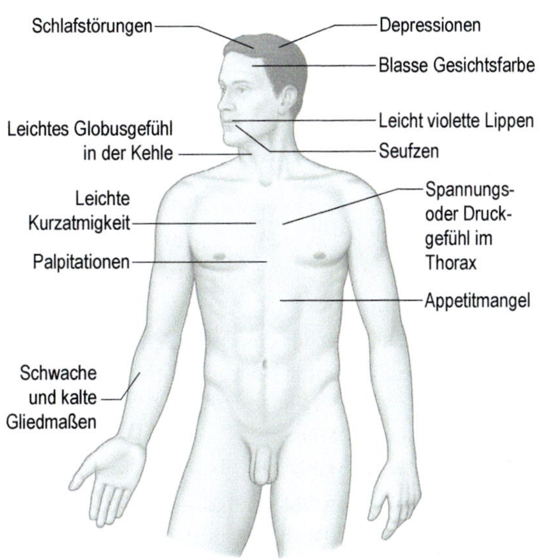

Abb. 18.9 Herz-Qi-Stagnation

Herz-Qi-Stagnation

Klinische Manifestationen

Schlafstörungen, Palpitationen, Spannungs- oder Druckgefühl im Thorax, Depressionen, leichtes Globusgefühl in der Kehle, leichte Kurzatmigkeit, Seufzen, Appetitmangel, schwache und kalte Gliedmaßen, leicht violette Lippen, blasse Gesichtsfarbe (➤ Abb. 18.9).

- **Zunge:** leicht blass-violett an den Rändern im Thorax-Areal
- **Puls:** leer, aber ganz leicht überflutend an der linken vorderen Position.

Therapieprinzip

Herz-Qi bewegen, den Thorax öffnen, den Geist beruhigen.

Akupunktur

Pe 6 *neiguan*, He 5 *tongli*, He 7 *shenmen*, Ren 15 *jiuwei*, Ren 17 *shanzhong*, Lu 7 *lieque*, Ma 40 *fenglong*, Di 4 *hegu*. An allen Punkten sedierende oder neutrale Nadeltechnik.

Erklärung:

- Pe 6 öffnet den Thorax, bewegt das Qi und beruhigt den Geist.
- He 5 und He 7 bewegen das Herz-Qi und beruhigen den Geist.
- Ren 15 öffnet den Thorax und beruhigt den Geist.
- Ren 17 bewegt das Qi im Thorax.
- Lu 7 bewegt das Qi im Thorax.

18

- Ma 40 wird hier nicht zur Beseitigung von Schleim, sondern zum Öffnen des Brustkorbs und Bewegen des Qi im Thorax verwendet.
- Di 4 reguliert das Auf- und Absteigen des Qi und bewegt daher das Qi.

Arzneimitteltherapie

Rezeptur
Muxiang liuqi yin
Trank mit Aucklandia, der das Qi fließen lässt
Erklärung: Diese Rezeptur bewegt das Herz-Qi.

Rezeptur
Banxia houpo tang
Dekokt mit Pinellia und Magnolia
Erklärung: Diese Rezeptur bewegt das Qi von Herz und Lunge und befreit Kehle und Thorax.

Rezeptur
Yueju wan mit *Sini san*
Pille, die das Gekrümmte überwindet, mit Pulver der vier Rebellierenden
Erklärung: Diese beiden Rezepturen bewegen das Leber- und Herz-Qi, lindern Depressionen, beruhigen den Geist und die Wanderseele. Sie sollten ausgewählt werden, wenn die Herz-Qi-Stagnation von einer Leber-Qi-Stagnation begleitet ist.
Modifikation: Diese Rezepturen sollten unter Hinzufügung schlaffördernder Arzneien modifiziert werden, wie etwa *Yejiaoteng* Caulis Polygoni multiflori und *Suanzaoren* Sm. Ziziphi spinosae.

ZUSAMMENFASSUNG

Herz-Qi-Stagnation

Akupunktur
Pe 6 *neiguan,* He 5 *tongli,* He 7 *shenmen,* Ren 15 *jiuwei,* Ren 17 *shanzhong,* Lu 7 *lieque,* Ma 40 *fenglong,* Di 4 *hegu.* An allen Punkten sedierende oder neutrale Nadeltechnik.

Arzneimitteltherapie
- *Muxiang liuqi yin* Trank mit Aucklandia, der das Qi fließen lässt
- *Banxia houpo tang* Dekokt mit Pinellia und Magnolia
- *Yueju wan* mit *Sini san* Pille, die das Gekrümmte überwindet, mit Pulver der vier Rebellierenden

Herz-Blut-Stase

Klinische Manifestationen
Schlafstörungen, traumgestörter Schlaf, nächtliches Hin- und Herwälzen im Bett, Palpitationen, Thoraxschmerzen, psychische Unruhe, Angstzustände (➤ Abb. 18.10).
- **Zunge:** violett (möglicherweise nur im Thorax-Areal, ➤ Abb. 18.11)
- **Puls:** rau oder fixiert.

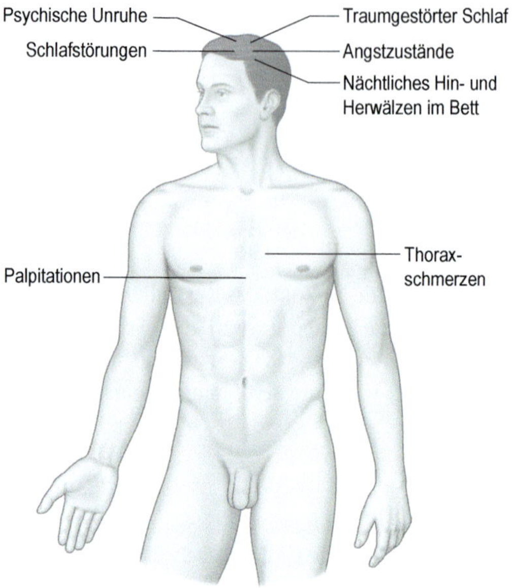

Abb. 18.10 Herz-Blut-Stase

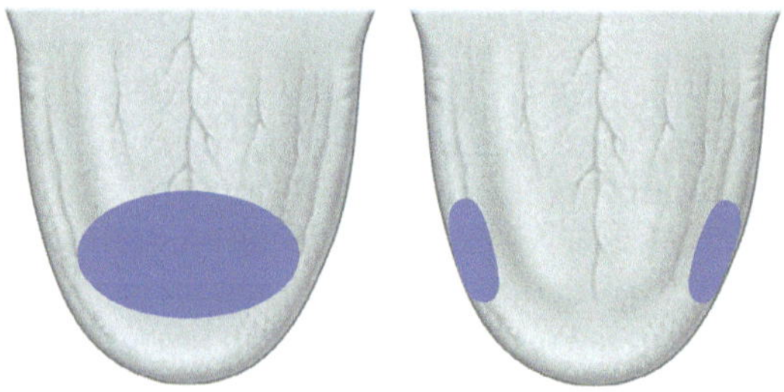

Abb. 18.11 Thorax-Areal auf der Zunge

Therapieprinzip
Das Blut beleben, den Geist beruhigen.

Akupunktur

He 7 *shenmen,* He 5 *tongli,* Pe 6 *neiguan,* Ren 15 *jiuwei,* Ren 17 *shanzhong,* Bl 17 *geshu,* Bl 44 *shentang.* Neutrale Nadeltechnik an allen Punkten.
Erklärung:
- He 7, He 5, Pe 6 und Ren 15 beleben das Herz-Blut und beruhigen den Geist.
- Ren 17 belebt das Herz-Blut und öffnet den Thorax.

- Bl 17 belebt das Blut im Oberen Erwärmer.
- Bl 44 beruhigt den Geist.

Arzneimitteltherapie

Rezeptur
Variante von Xuefu zhuyu tang
Variante von Dekokt, das Stasen aus dem Haus des Blutes treibt
Erklärung: Die Originalrezeptur *Xuefu zhuyu tang* belebt das Blut im Oberen Erwärmer. Sie wurde unter Hinzufügung von Arzneien, die den Geist beruhigen, modifiziert (*Yejiaoteng* Caulis Polygoni multiflori und *Suanzaoren* Sm. Ziziphi spinosae).

Rezeptur
Tongqiao huoxue tang
Dekokt zum Aufmachen der Öffnungen und Beleben des Blutes
Erklärung: Diese Rezeptur ist speziell zur Beseitigung von Blut-Stasen aus dem Kopf geeignet. Man ersetze *Shexiang* Moschus durch *Shichangpu* Rz. Acori tatarinowii.

ZUSAMMENFASSUNG

Herz-Blut-Stase

Akupunktur
He 7 *shenmen*, He 5 *tongli*, Pe 6 *neiguan*, Ren 17 *shanzhong*, Bl 17 *geshu*, Bl 44 *shentang*. Neutrale Nadeltechnik an allen Punkten.

Arzneimitteltherapie
- Variante von *Xuefu zhuyu tang* Dekokt, das Stasen aus dem Haus des Blutes treibt
- *Tongqiao huoxue tang* Dekokt zum Aufmachen der Öffnungen und Beleben des Blutes

Rest-Hitze im Diaphragma

Klinische Manifestationen
Unruhiger Schlaf, Aufwachen während der Nacht, psychische Unruhe, Patient kann sich nicht hinlegen oder -setzen, Engegefühl im Thorax, Unbehagen im Epigastrium und saurer Reflux (➤ Abb. 18.12).
- **Zunge:** im vorderen Bereich rot oder rote Pünktchen rund um die Zungenmitte
- **Puls:** tief und leicht schnell.

Dieser Zustand entsteht nach dem Eindringen von Wind-Hitze, die sich in innere Hitze umgewandelt hat und nicht richtig beseitigt wurde, oftmals durch falsche Verschreibung von Antibiotika. Etwas Rest-Hitze verbleibt im Körper und setzt sich im Bereich des Diaphragmas fest. Von hier aus rebelliert sie nach oben und stört Herz und Geist.

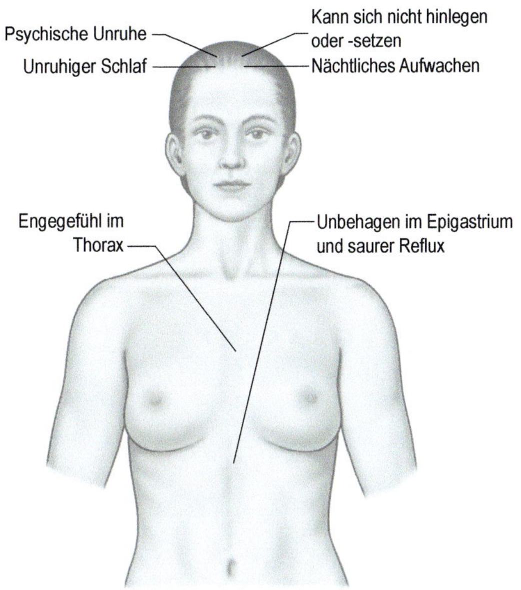

Abb. 18.12 Rest-Hitze im Diaphragma

Therapieprinzip
Rest-Hitze klären, Reizbarkeit beruhigen und den Geist beruhigen.

Akupunktur

Lu 10 *yuji*, He 8 *shaofu*, Bl 17 *geshu*, Ma 40 *fenglong*, Di 11 *quchi*, Mi 6 *sanyinjiao*, Ren 15 *jiuwei*. Sedierende Nadeltechnik, keine Moxibustion.
Erklärung:
- Lu 10 und He 8 klären Lungen-Hitze bzw. Herz-Hitze. Sie werden ausgewählt, weil aus Sicht der Leitbahnen Rest-Hitze im Diaphragma in Lunge und Herz lokalisiert ist. Daneben beruhigt He 8 auch den Geist.
- Bl 17 entspannt das Diaphragma.
- Ma 40 entspannt das Diaphragma, unterdrückt rebellierendes Qi und beruhigt den Geist.
- Di 11 klärt Hitze.
- Mi 6 beruhigt den Geist und schützt das Yin vor einer Hitze-Schädigung.
- Ren 15 entspannt das Diaphragma, klärt das Herz und beruhigt den Geist.

Arzneimitteltherapie

Rezeptur
Zhuye shigao tang
Dekokt mit Phyllostachys und Gypsum
Erklärung: Dies ist eine der Rezepturen zur Klärung von Rest-Hitze, besonders aus dem Bereich des Diaphragmas.

Rezeptur
Zhizi chi tang
Dekokt mit Gardenia und Soja
Erklärung: Diese Rezeptur klärt leicht Hitze und wird häufig zum Klären von Rest-Hitze verwendet.
Modifikation: Um die schlaffördernde Wirkung zu verstärken, füge man *Fushen* Sclerotium Poriae pararadicis, *Dengxincao* Medulla Junci und *Yejiaoteng* Caulis Polygoni multiflori hinzu.

ZUSAMMENFASSUNG

Rest-Hitze im Diaphragma

Akupunktur
Lu 10 *yuji,* He 8 *shaofu,* Bl 17 *geshu,* Ma 40 *fenglong,* Di 11 *quchi,* Mi 6 *sanyinjiao,* Ren 15 *jiuwei.* Sedierende Nadeltechnik, keine Moxibustion.

Arzneimitteltherapie
- *Zhuye shigao tang* Dekokt mit Phyllostachys und Gypsum
- *Zhizi chi tang* Dekokt mit Gardenia und Soja

Nahrungsretention

Klinische Manifestationen
Schlafstörungen, unruhiger Schlaf, übermäßiges Träumen, Völlegefühl, Schmerzen und Spannungsgefühl im Epigastrium (nach Erbrechen gelindert), Übelkeit, Erbrechen saurer Flüssigkeiten, Mundgeruch, saurer Reflux, Aufstoßen, weiche Stühle oder Obstipation, Appetitmangel (➤ Abb. 18.13).

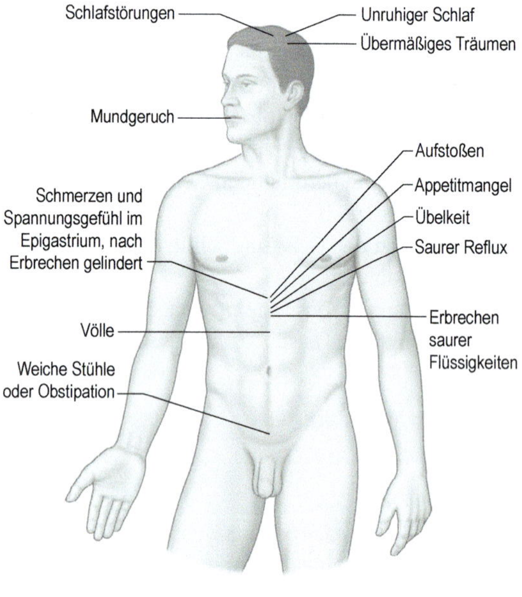

Abb. 18.13 Nahrungsretention

- **Zunge:** dicker Belag (weiß oder gelb)
- **Puls:** voll, schlüpfrig.

Therapieprinzip
Nahrungsretention beseitigen, das Absteigen des Magen-Qi stimulieren, den Geist beruhigen.

Akupunktur

Du 24 *shenting,* Ren 15 *jiuwei,* Ren 13 *shangwan,* Ren 10 *xiawan,* Ma 21 *liangmen,* Ma 44 *neiting,* Ma 45 *lidui,* Mi 4 *gongsun,* Pe 6 *neiguan,* Ma 40 *fenglong,* Ma 19 *burong,* Ni 21 *youmen,* Ren 12 *zhongwan.* Sedierende oder neutrale Nadeltechnik.
Erklärung:
- Du 24 und Ren 15 beruhigen den Geist.
- Ren 13 unterdrückt rebellierendes Magen-Qi.
- Ren 10 stimuliert das Absteigen des Magen-Qi.
- Ma 21 stimuliert das Absteigen des Magen-Qi und beseitigt Nahrungsstagnationen.
- Ma 44 beseitigt Nahrungsstagnationen und klärt Hitze.
- Ma 45 beseitigt Nahrungsstagnationen und beruhigt den Geist (bei Schlafstörungen).
- Mi 4 beseitigt Nahrungsstagnationen.
- Pe 6 stimuliert das Absteigen des Magen-Qi.
- Ma 40 stellt das Absteigen des Magen-Qi wieder her.
- Ma 19 und Ni 21 stellen das Absteigen des Magen-Qi wieder her. Ma 19 ist speziell zur Beseitigung von Nahrungsretentionen geeignet.
- Ren 12 beseitigt Nahrungsretentionen.

Arzneimitteltherapie

Rezeptur
Banxia shumi tang
Dekokt mit Pinellia und Sorghum
Erklärung: Diese Rezeptur beseitigt Nahrungsretentionen. Sie sollte unter Hinzufügung von *Yejiaoteng* Caulis Polygoni multiflori modifiziert werden, um den Schlaf zu fördern.

Rezeptur
Zhishi daozhi wan
Pille mit Citrus aurantium zur Beseitigung von Stagnationen
Erklärung: Diese Rezeptur lindert Nahrungsretentionen und fördert das Absteigen des Magen-Qi. Sie ist angezeigt, wenn die Nahrungsretention von Hitze oder Feuchte-Hitze begleitet ist.
Modifikation: Beide Rezepturen sollten unter Hinzufügung von schlaffördernden Arzneien wie etwa *Yejiao-*

teng Caulis Polygoni multiflori und *Suanzaoren* Sm. Ziziphi spinosae modifiziert werden.

ZUSAMMENFASSUNG

Nahrungsretention

Akupunktur

Du 24 *shenting*, Ren 15 *jiuwei*, Ren 13 *shangwan*, Ren 10 *xiawan*, Ma 21 *liangmen*, Ma 44 *neiting*, Ma 45 *lidui*, Mi 4 *gongsun*, Pe 6 *neiguan*, Ma 40 *fenglong*, Ma 19 *burong*, Ni 21 *youmen*, Ren 12 *zhongwan*. Sedierende oder neutrale Nadeltechnik.

Arzneimitteltherapie

- *Banxia shumi tang* Dekokt mit Pinellia und Sorghum
- *Zhishi daozhi wan* Pille mit Citrus aurantium zur Beseitigung von Stagnationen

Leber-Qi-Stagnation

Klinische Manifestationen

Schlafstörungen, unruhiger Schlaf, Träume von Sorge oder Zorn, Spannungsgefühl im Hypochondrium und Epigastrium, Stimmungsschwankungen, Neigung zu Depressionen, prämenstruelle Anspannung mit Spannungsgefühl in den Mammae (➤ Abb. 18.14).

- **Zunge:** normal oder mit leicht geröteten Rändern
- **Puls:** saitenförmig.

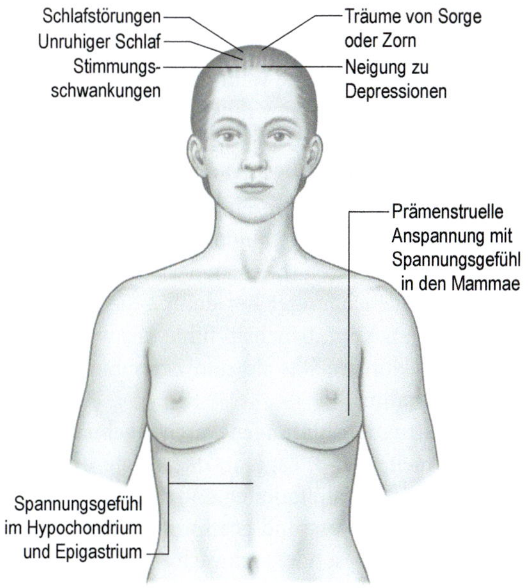

Abb. 18.14 Leber-Qi-Stagnation

Therapieprinzip

Die Leber regulieren, das Qi bewegen, Stagnationen beseitigen, die Wanderseele regulieren, den Geist beruhigen.

Akupunktur

3E 6 *zhigou*, Pe 6 *neiguan*, Le 3 *taichong*, Gb 34 *yanglingquan*, Gb 13 *benshen*, Du 24 *shenting*, Bl 47 *hunmen*. Sedierende oder neutrale Nadeltechnik.

Erklärung:

- 3E 6, Pe 6, Le 3 und Gb 34 regulieren die Leber, bewegen das Qi und beseitigen Stagnationen.
- Gb 13 und Du 24 beruhigen den Geist und die Wanderseele. Sie sind besonders wirksam bei der Beruhigung des Geistes, wenn Leber-Muster vorliegen.
- Bl 47 reguliert das Kommen und Gehen der Wanderseele.

Arzneimitteltherapie

Rezeptur

Yueju wan mit Variante von *Sini san*

Pille, die das Gekrümmte überwindet, mit Variante von Pulver der vier Rebellierenden

Erklärung: Diese beiden Rezepturen regulieren die Leber, bewegen das Qi, beseitigen Stagnationen, regulieren die Wanderseele und beruhigen den Geist. Sie sind besonders angezeigt, wenn der Patient depressiv ist.

ZUSAMMENFASSUNG

Leber-Qi-Stagnation

Akupunktur

3E 6 *zhigou*, Pe 6 *neiguan*, Le 3 *taichong*, Gb 34 *yanglingquan*, Gb 13 *benshen*, Du 24 *shenting*, Bl 47 *hunmen*. Sedierende oder neutrale Nadeltechnik.

Arzneimitteltherapie

Yueju wan mit Variante von *Sini san* Pille, die das Gekrümmte überwindet, mit Variante von Pulver der vier Rebellierenden

Herz- und Milz-Blut-Mangel

Klinische Manifestationen

Schlafstörungen, Einschlafstörungen, Palpitationen, Müdigkeit, Appetitmangel, leichte Angstzustände, unklares Sehen, Schwindelgefühle, Gedächtnisschwäche, blasses Gesicht (➤ Abb. 18.15).

- **Zunge:** blass
- **Puls:** rau.

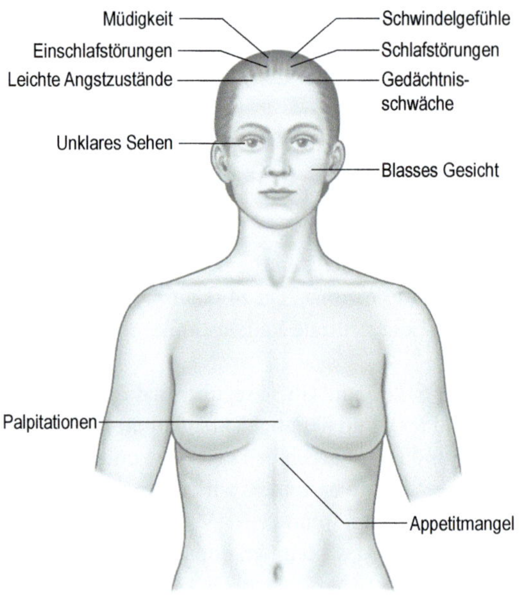

Abb. 18.15 Herz- und Milz-Blut-Mangel

Dies ist ein sehr verbreiteter Typus von Schlafstörungen, der durch einen Herz- und Milz-Blut-Mangel bedingt ist. Weil das Blut im Mangel ist, kann der Mensch nur schwer einschlafen. Ist er aber einmal eingeschlafen, schläft er auch durch, da genügend Yin vorhanden ist. Dieses Muster kommt häufiger bei Frauen vor.

Therapieprinzip

Die Milz stärken, das Blut nähren, das Herz stärken und den Geist beruhigen.

Akupunktur

Ma 36 *zusanli,* Mi 6 *sanyinjiao,* He 7 *shenmen,* Ren 14 *juque,* Ren 15 *jiuwei,* Bl 20 *pishu,* Bl 15 *xinshu, yintang,* Pe 6 *neiguan* und Mi 4 *gongsun* in Kombination mit Ni 9 *zhubin.* Tonisierende Nadeltechnik, Moxibustion kann angewendet werden.

Erklärung:

- Ma 36, Mi 6 und Bl 20 stärken die Milz, um Blut zu produzieren. Mi 6 beruhigt auch den Geist.
- He 7, Ren 14 und Ren 15 nähren das Herz-Blut und beruhigen den Geist.
- Bl 15 nährt das Herz-Blut und beruhigt den Geist.
- *yintang* beruhigt den Geist und fördert den Schlaf, besonders bei Leere-Zuständen. Der Patient kann auch angewiesen werden, jeden Abend eine sanfte Moxibustion mit einer Moxazigarre an diesem Punkt anzuwenden.
- Pe 6 und Mi 4 öffnen in Kombination das Yin-Verbindungsgefäß *(yinweimai);* Ni 9 ist der Anfangspunkt dieses Gefäßes. Ich verwende diese 3 Punkte, um das Blut zu nähren und den Geist zu beruhigen, besonders bei Frauen.

Arzneimitteltherapie

Rezeptur

Guipi tang

Dekokt, das die Milz stärkt

Erklärung: Diese Rezeptur stärkt das Milz- und Herz-Qi, nährt das Herz-Blut und beruhigt den Geist. Sie ist speziell bei diesem Krankheitsmuster geeignet und fördert den Schlaf, daher sind keine Modifikationen notwendig.

ZUSAMMENFASSUNG

Herz- und Milz-Blut-Mangel

Akupunktur

Ma 36 *zusanli,* Mi 6 *sanyinjiao,* He 7 *shenmen,* Ren 14 *juque,* Ren 15 *jiuwei,* Bl 20 *pishu,* Bl 15 *xinshu, yintang,* Pe 6 *neiguan* und Mi 4 *gongsun* in Kombination mit Ni 9 *zhubin.* Tonisierende Nadeltechnik, Moxibustion kann angewendet werden.

Arzneimitteltherapie

Guipi tang Dekokt, das die Milz stärkt

Fallbeispiel

Eine 42-jährige Frau litt seit mehreren Jahren an Schlafstörungen. Das Problem hatte sich nach der Geburt ihrer Zwillinge 8 Jahre zuvor stark verschlimmert. Sie war auch sehr ängstlich und ließ erkennen, dass sie aufgrund einer bipolaren Störung ihrer Mutter ihr ganzes Leben lang gewaltigem emotionalem Druck ausgesetzt gewesen sei. Sie sagte während der ersten Konsultation im Hinblick auf die Krankheit ihrer Mutter: ‚Sie [die Krankheit] hat mich zerstört.' Sie verwendete Zopiclon gegen ihre Schlafstörungen.

Sie litt auch an wiederkehrenden Kopfschmerzen, die sich ebenfalls nach der Entbindung verschlimmert hatten. Die Kopfschmerzen traten an der Stirn auf und waren vom Schmerzcharakter her dumpf. Sie sagte auch, dass sie sich im Kopf ‚benebelt' fühle. Ihr war Prozac® verschrieben worden, was sie zum Zeitpunkt der Konsultation einnahm.

Die Menstruationsblutungen waren regelmäßig, aber stark und hielten 7–8 Tage an. Sie klagte auch über Schwindelgefühle, Palpitationen und unklares Sehen.

Die Zunge war blass und geschwollen; der Puls war schwach und tief, besonders schwach an den beiden hinteren Positionen (Niere).

Diagnose Die Schlafstörungen waren durch einen Blut-Mangel von Milz, Leber und Herz bedingt (Palpitationen, unklares Sehen, Schwindelgefühle, blasse Zunge). Es waren jedoch noch andere Faktoren beteiligt. Zunächst einmal lag ein ausgeprägter Nieren-Yang-Mangel vor (sehr schwacher Puls an beiden hinteren Positionen). Dies war an der Verschlimmerung der Schlafstörungen und der Kopfschmerzen nach der Entbindung ersichtlich.

Die Kopfschmerzen waren teils durch einen Blut-Mangel, teils durch Schleim im Kopf (‚benebeltes' Gefühl, geschwollene Zunge) bedingt.

Arzneimitteltherapie Diese Patientin wurde nur mit Arzneimitteln behandelt. Ich konzentrierte mich zunächst auf die Behandlung der Schlafstörungen und der Kopfschmerzen. Zu diesem Zweck nährte ich das Herz-Blut und beruhigte den Geist mit einer Variante von *Guipi tang* Dekokt, das die Milz stärkt:

- *Baizhu* Rz. Atractylodis macrocephalae
- *Huangqi* Rx. Astragali
- *Danggui* Rx. Angelicae sinensis
- *Baishao* Rx. Paeoniae alba
- *Gouteng* Ra. cum Uncis Uncariae
- *Yuanzhi* Rx. Polygalae
- *Suanzaoren* Sm. Ziziphi spinosae
- *Baiziren* Sm. Platycladi
- *Longyanrou* Arillus Longan
- *Yejiaoteng* Caulis Polygoni multiflori
- *Danshen* Rx. Salviae milthiorrizae
- *Tusizi* Sm. Cuscutae

Nach dem ersten Behandlungszyklus der Kräutereinnahme (in konzentrierter Pulverform) berichtete die Patientin, sie fühle sich schon viel wohler in ihrer Haut. Sie gab auch an, dass sie in ihrer Psychotherapie einen Durchbruch erzielt habe und sie sich fühle, als sei sie ‚eine schwere Last losgeworden'.

Ich führte ca. acht Monate lang ihre Behandlung mit ähnlichen Rezepturen weiter. Während dieser Zeit erfuhren all ihre Probleme (Schlafstörungen, Kopfschmerzen, Hypermenorrhö) eine bemerkenswerte Verbesserung. Sie konnte auch die Einnahme von Zopiclon und Prozac® absetzen.

Nach ca. acht Monaten lenkte ich meine Aufmerksamkeit auf die Stärkung der Niere und wechselte die Rezeptur, indem ich eine Variante von *Yougui wan* Pille, die die Rechte [Niere] wiederherstellt, einsetzte, modifiziert unter Hinzufügung von Arzneien, die den Geist beruhigen, da der Schlaf immer noch ein Problem darstellte.

- *Shu dihuang* Rx. Rehmanniae praeparata
- *Shanyao* Rz. Dioscoreae
- *Shanzhuyu* Fr. Corni
- *Tusizi* Sm. Cuscutae
- *Gouqizi* Fr. Lycii chinensis
- *Danggui* Rx. Angelicae sinensis
- *Danshen* Rx. Salviae milthiorrizae
- *Suanzaoren* Sm. Ziziphi spinosae
- *Baiziren* Sm. Platycladi
- *Yejiaoteng* Caulis Polygoni multiflori
- *Baizhu* Rz. Atractylodis macrocephalae
- *Duzhong* Cx. Eucommiae ulmoidis
- *Sheng dihuang* Rx. Rehmanniae
- *Xuduan* Rx. Dipsaci

Nach drei Monaten der Therapie mit dieser Rezeptur berichtete die Patientin von einer vollständigen Besserung all ihrer Hauptsymptome, d. h. der Schlafstörungen, Kopfschmerzen und Hypermenorrhö. ▮

Herz-Yin-Mangel

Klinische Manifestationen

Schlafstörungen, häufiges Aufwachen während der Nacht, Halstrockenheit, psychische Unruhe, Palpitationen, Nachtschweiß, Gedächtnisschwäche (➤ Abb. 18.16).

- **Zunge:** belaglos, Herz-Riss, rote Zungenspitze. Bei Leere-Hitze ist der Zungenkörper gerötet.
- **Puls:** oberflächlich, leer.

Therapieprinzip

Herz-Yin nähren und den Geist beruhigen.

Akupunktur

He 7 *shenmen,* Bl 15 *xinshu,* Ren 14 *juque,* Mi 6 *sanyinjiao,* Ma 36 *zusanli,* Ren 4 *guanyuan.* Tonisierende Nadeltechnik.

Erklärung:

- He 7 nährt das Herz, beruhigt den Geist und fördert den Schlaf.

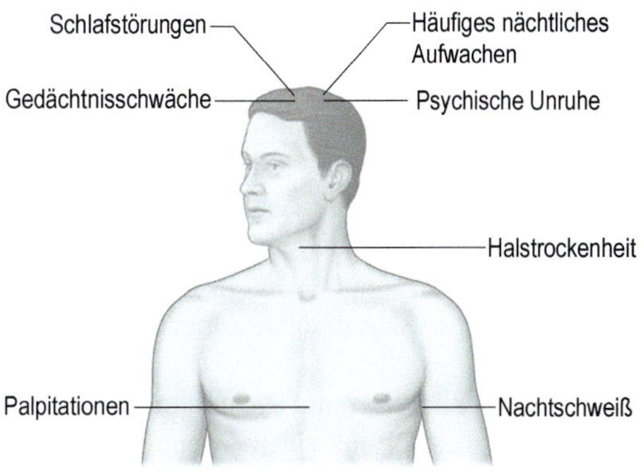

Abb. 18.16 Herz-Yin-Mangel

18

- Bl 15 und Ren 14, Rücken-Transport-*shu*-Punkt bzw. Alarm-*mu*-Punkt des Herzens, nähren das Herz und beruhigen den Geist.
- Mi 6 und Ma 36 nähren das Qi und Yin im Allgemeinen.
- Ren 4 nährt das Yin im Allgemeinen und beruhigt den Geist.

Arzneimitteltherapie

Rezeptur
Yangxin tang (II)
Dekokt, das das Herz nährt
Erklärung: Diese Rezeptur stärkt das Herz-Qi, Herz-Blut und Herz-Yin. Sie hat den gleichen Namen wie eine andere Rezeptur (*Yangxin tang* I), die das Herz-Qi und Herz-Blut stärkt. Wenn sie für das Herz-Yin eingesetzt wird, kann sie durch Reduzierung der Dosis der Qi-Tonika und Erhöhung der Dosis der Yin-Tonika modifiziert werden.
Modifikationen:
- Wenn die Symptome des Yin-Mangels ausgeprägt sind, füge man *Tianmendong* Rx. Asparagi und *Sheng dihuang* Rx. Rehmanniae hinzu.
- Bei ausgeprägten Symptomen von Leere-Hitze füge man *Qinghao* Hb. Artemisiae annuae und *Muli* Concha Ostreae hinzu.

ZUSAMMENFASSUNG
Herz-Yin-Mangel
Akupunktur
He 7 *shenmen*, Bl 15 *xinshu*, Ren 14 *juque*, Mi 6 *sanyinjiao*, Ma 36 *zusanli*, Ren 4 *guanyuan*. Tonisierende Nadeltechnik.
Arzneimitteltherapie
Yangxin tang (II) Dekokt, das das Herz nährt

Herz und Niere harmonieren nicht

Klinische Manifestationen
Schlafstörungen, häufiges Aufwachen während der Nacht, Einschlafstörungen, Halstrockenheit, Nachtschweiß, Fünf-Flächen-Hitze, Gedächtnisschwäche, Palpitationen, Schwindelgefühle, psychische Unruhe, Tinnitus, Rückenschmerzen (> Abb. 18.17).
- **Zunge:** rot ohne Belag, gerötete Zungenspitze, Herz-Riss, trocken
- **Puls:** oberflächlich, leer und leicht schnell.

Dieses Muster besteht aus einem Nieren-Yin-Mangel, Herz-Yin-Mangel und Leere-Hitze im Herzen.

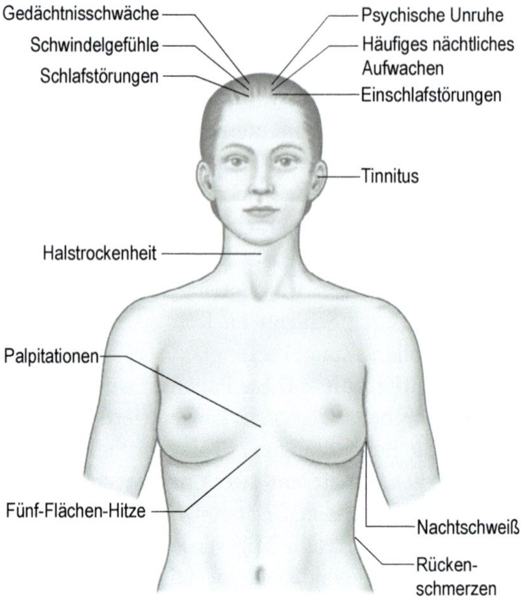

Abb. 18.17 Herz und Niere harmonieren nicht

Therapieprinzip
Das Yin nähren, Niere und Herz stärken, Leere-Hitze klären und den Geist beruhigen.

Akupunktur

He 7 *shenmen*, He 6 *yinxi*, Pe 7 *daling*, Ren 4 *guanyuan*, Mi 6 *sanyinjiao*, Ni 3 *taixi*, Ni 6 *zhaohai*, Ren 15 *jiuwei*, Bl 15 *xinshu*, Bl 23 *shenshu*, Bl 44 *shentang*, Bl 52 *zhishi*. Tonisierende Nadeltechnik an allen Punkten außer an He 6, der sediert werden sollte.
Erklärung:
- He 7 beruhigt den Geist und fördert den Schlaf.
- He 6 klärt Leere-Hitze im Herzen.
- Pe 7 beruhigt den Geist.
- Ren 4 nährt das Nieren-Yin und beruhigt den Geist.
- Mi 6, Ni 3 und Ni 6 nähren das Nieren-Yin.
- Ren 15 nährt das Herz und beruhigt den Geist.
- Bl 15 und Bl 23 harmonisieren Herz und Niere.
- Bl 44 und Bl 52 harmonisieren den Geist und die Willenskraft.

Arzneimitteltherapie

Rezeptur
Tianwang buxin dan
Pille des Himmelskönigs zur Stärkung des Herzens
Erklärung: Diese Rezeptur nährt das Nieren- und Herz-Yin, klärt Leere-Hitze und beruhigt den Geist.

Rezeptur

Variante von *Jiaotai wan*
Variante von Pille der großen Kommunikation
Erklärung: Diese Rezeptur wird bei Herz-Hitze oben und Nieren-Yang-Mangel unten eingesetzt.
Modifikationen:

- Um die schlaffördernde Wirkung zu verstärken, füge man *Yejiaoteng* Caulis Polygoni multiflori hinzu.
- Bei ausgeprägten Leere-Hitze-Symptomen füge man *Muli* Concha Ostreae und *Qinghao* Hb. Artemisiae annuae hinzu.

ZUSAMMENFASSUNG

Herz und Niere harmonieren nicht

Akupunktur

He 7 *shenmen*, He 6 *yinxi*, Pe 7 *daling*, Ren 4 *guanyuan*, Mi 6 *sanyinjiao*, Ni 3 *taixi*, Ni 6 *zhaohai*, Ren 15 *jiuwei*, Bl 15 *xinshu*, Bl 23 *shenshu*, Bl 44 *shentang*, Bl 52 *zhishi*. Tonisierende Nadeltechnik an allen Punkten außer an He 6, der sediert werden sollte.

Arzneimitteltherapie

- *Tianwang buxin dan* Pille des Himmelskönigs zur Stärkung des Herzens
- Variante von *Jiaotai wan* Pille der großen Kommunikation

Fallbeispiel

Ein 58-jähriger Mann litt seit 2 Jahren an Schlafstörungen. Er konnte gut einschlafen, aber wachte mehrmals in der Nacht mit einem Gefühl von Trockenheit im Hals auf. Er litt auch seit 3 Jahren an Impotenz.

Die Zunge war rot, der Belag zu dünn und die Zunge hatte einen Herz-Riss. Der Puls war leer auf der tiefen Ebene und extrem schwach und dünn an der linken hinteren und mittleren Position. Der Patient war mit nur einer Niere auf die Welt gekommen.

Diagnose Die Schlafstörungen waren in diesem Fall durch einen Nieren-Yin-Mangel und das Muster ‚Niere und Herz harmonieren nicht' bedingt. Obwohl er vergleichsweise wenig Symptome aufwies, war nach dem Puls zu urteilen die Nieren-Schwäche sehr stark. Dies hatte offensichtlich mit seiner angeborenen anatomischen Abnormität zu tun.

Therapieprinzip Nieren- und Herz-Yin nähren und den Geist beruhigen.

Akupunktur Folgende Hauptpunkte wurden verwendet:

- Di 3 *houxi* und Bl 62 *shenmai* öffnen das Lenkergefäß und stärken die Niere. Obwohl diese Kombination mehr das Nieren-Yang als das Nieren-Yin stärkt, wurde sie gegen die Impotenz eingesetzt, welche dem Patienten mehr Sorgen bereitete als die Schlafstörungen.
- Ren 4 *guanyuan*, Mi 6 *sanyinjiao* und Ni 3 *taixi* nähren das Nieren-Yin.
- Bl 23 *shenshu* stärkt die Niere.
- He 7 *shenmen*, Ren 15 *jiuwei* und Du 19 *houding* beruhigen den Geist.
- Gb 12 *wangu* und *yintang* fördern den Schlaf.

Arzneimitteltherapie Es wurden keine Kräuter verschrieben, sondern lediglich das Fertigpräparat *Tianwang buxin dan* Pille des Himmelskönigs zur Stärkung des Herzens, um das Nieren- und Herz-Yin zu nähren und den Geist zu beruhigen.

Der Schlaf des Patienten normalisierte sich nach 6 Therapiemonaten, während seine Impotenz sich zu ca. 50 % verbesserte.

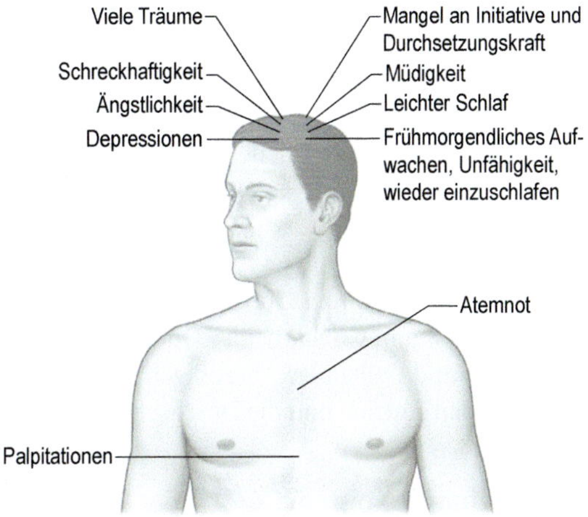

Abb. 18.18 Herz- und Gallenblasen-Schwäche

Herz- und Gallenblasen-Schwäche

Klinische Manifestationen

Aufwachen sehr früh am Morgen und Unfähigkeit, wieder einzuschlafen, leichter Schlaf, viele Träume, Schreckhaftigkeit, Ängstlichkeit, Mangel an Initiative und Durchsetzungskraft, Palpitationen, Atemnot, Müdigkeit, Depressionen (➤ Abb. 18.18).

- **Zunge:** blass, Herz-Riss
- **Puls:** leer.

Dies beschreibt mehr den Charaktertypus eines Menschen als ein Krankheitsmuster. Solch ein Charakter kann konstitutionell bedingt sein oder sich in Folge einer langwierigen Erkrankung entwickeln, z. B. Pfeiffer-Drüsenfieber (Mononukleose). Ursprünglich war die Rezeptur *Wendan tang* Dekokt, das die Gallenblase wärmt, für diesen Zustand gedacht, aber heutzutage wird sie häufiger für Schleim-Hitze verwendet.

Therapieprinzip

Herz und Gallenblase stärken, den Geist beruhigen.

Akupunktur

He 7 *shenmen,* Gb 40 *qiuxu.* Tonisierende Nadeltechnik.
Erklärung: He 7 und Gb 40, beides Quell-*yuan*-Punkte, stärken Herz und Gallenblase, beruhigen den Geist und stimulieren den Antrieb und die Durchsetzungskraft.

Arzneimitteltherapie

Rezeptur

Anshen dingzhi wan

Pille zur Beruhigung des Geistes und Stabilisierung der Willenskraft

Erklärung: Diese Rezeptur stärkt das Herz-Qi und beruhigt den Geist.

Rezeptur

Variante von *Dingzhi wan*

Variante von Pille, die die Willenskraft beruhigt

Erklärung: Diese Rezeptur stärkt das Herz-Qi und Herz-Blut und beruhigt den Geist.

ZUSAMMENFASSUNG

Herz- und Gallenblasen-Schwäche

Akupunktur

He 7 *shenmen,* Gb 40 *qiuxu.* Tonisierende Nadeltechnik.

Arzneimitteltherapie

- *Anshen dingzhi wan* Pille zur Beruhigung des Geistes und Stabilisierung der Willenskraft
- Variante von *Dingzhi wan* Pille, die die Willenskraft beruhigt

Leber-Yin-Mangel

Klinische Manifestationen

Aufwachen während der Nacht, viele Träume, Reden im Schlaf, in schweren Fällen Schlafwandeln, Halstrockenheit, Reizbarkeit, unklares Sehen, Hitzegefühl, schmerzende und trockene Augen, trockene Haut und trockenes Haar, Schwindelgefühle (> Abb. 18.19).

- **Zunge:** ohne Belag
- **Puls:** oberflächlich, leer, besonders an der linken Seite.

Der Leber-Yin-Mangel bewirkt, dass die Wanderseele ihrer Wurzel beraubt ist und nachts während des Schlafs ‚umherwandert'. Dies verursacht Schlafstörungen, über-

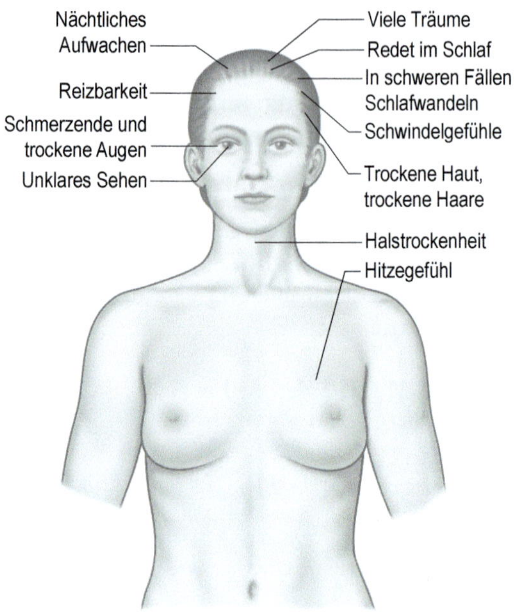

Abb. 18.19 Leber-Yin-Mangel

mäßiges Träumen und in manchen Fällen sogar Schlafwandeln.

Therapieprinzip

Leber-Yin nähren, die Wanderseele verwurzeln und den Geist beruhigen.

Akupunktur

Le 8 *ququan,* Ren 4 *guanyuan,* Extrapunkt *hunshe,* Mi 6 *sanyinjiao,* Pe 7 *daling,* Du 24 *shenting* und Gb 13 *benshen,* Bl 47 *hunmen, anmian.* Tonisierende Nadeltechnik, keine Moxibustion.

Erklärung:

- Le 8 nährt das Leber-Blut und Leber-Yin.
- Ren 4 nährt das Leber- und Nieren-Yin und beruhigt den Geist.
- *hunshe* (der auf einer Höhe mit Ren 8 *shenque* und 1 *cun* seitlich von ihm lokalisiert ist) verwurzelt die Wanderseele in der Leber.
- Mi 6 nährt das Leber-Yin, beruhigt den Geist und die Wanderseele.
- Pe 7 harmonisiert die Leber (aufgrund der Beziehung zwischen Perikard und Leber innerhalb des Umkehr-Yin), beruhigt den Geist und die Wanderseele.
- Du 24 und Gb 13 beruhigen den Geist, besonders bei Leber-Mustern.
- Bl 47, ‚Tür der Wanderseele' genannt, verankert die Wanderseele nachts in der Leber. Einige alte Bücher

nennen Schlafwandeln als Indikation für diesen Punkt.
- *anmian* beruhigt die Wanderseele und den Geist und fördert den Schlaf bei Leber-Mustern.

Arzneimitteltherapie

Rezeptur
Suanzaoren tang
Ziziphus-Dekokt
Erklärung: Dies ist eine ausgezeichnete Rezeptur für diesen Zustand mit einer sehr zuverlässigen schlaffördernden Wirkung.
Modifikationen:
- Bei Leere-Hitze, die aus einem Leber-Yin-Mangel entsteht, füge man *Hanliancao* Hb. Ecliptae und *Muli* Concha Ostreae hinzu.
- Bei Symptomen von aufsteigendem Leber-Yang füge man *Tianma* Rz. Gastrodiae und *Gouteng* Ra. cum Uncis Uncariae hinzu.

Rezeptur
Yinmei tang
Dekokt, das den Schlaf anlockt
Erklärung: Diese Rezeptur ist speziell zur Nährung des Leber-Yin und Förderung des Schlafes geeignet, indem sie die Wanderseele in der Leber verwurzelt. Verglichen mit der vorigen Rezeptur wird sie verwendet, wenn der Mensch viele unangenehme Träume hat.
Modifikation: Diese Modifikation gilt für die beiden obigen Rezepturen. Wenn Leere-Hitze besteht (die Zunge ist in diesem Fall rot und belaglos), füge man *Zhimu* Rx. Anemarrhenae und *Mudanpi* Cx. Moutan hinzu.

ZUSAMMENFASSUNG
Leber-Yin-Mangel
Akupunktur
Le 8 *ququan*, Ren 4 *guanyuan*, Extrapunkt *hunshe*, Mi 6 *sanyinjiao*, Pe 7 *daling*, Du 24 *shenting* und Gb 13 *benshen*, Bl 47 *hunmen*, *anmian*. Tonisierende Nadeltechnik, keine Moxibustion.
Arzneimitteltherapie
- *Suanzaoren tang* Ziziphus-Dekokt
- *Yinmei tang* Dekokt, das den Schlaf anlockt

Fallbeispiel

II Ein 61-jähriger Mann litt seit dem Tod seiner Frau 2 Jahre zuvor ständig an Schlafstörungen. Er hatte Einschlafschwierigkeiten und wachte häufig nachts auf. Er war sehr traurig über den Tod seiner Frau und hatte große Schwierigkeiten, damit klar zu kommen.

Seine Sehkraft war manchmal unklar und sein Gedächtnis beeinträchtigt. Die Zunge war rot, trocken und der Zungenbelag war zu dünn (➤ Tafel 18.1). Der Puls war oberflächlich-leer und ganz leicht saitenförmig an der linken Seite.
Diagnose In diesem Fall wirkte die Traurigkeit eher auf Leber und Herz als auf Lunge und Herz ein. Insbesondere hatte die Traurigkeit das Leber-Yin geschwächt, sodass die Wanderseele ihrer Wurzel beraubt war. Wenn dies geschieht, wandert sie des Nachts umher und verursacht Schlafstörungen.

Im ‚Zentrum des Wirkvermögens', Kapitel 8, wird deutlich gesagt, dass Traurigkeit die Leber beeinflussen kann: *„Traurigkeit und Schock der Leber verletzen die Wanderseele …"* sowie

„Wenn Traurigkeit die Leber beeinträchtigt, verletzt sie die Wanderseele; dies verursacht geistige Verwirrung … das Yin ist geschädigt, die Sehnen kontrahieren und es besteht ein Unwohlsein im Hypochondrium."[49]

Dieses Zitat zeigt deutlich, dass das Leber-Yin durch Traurigkeit geschädigt werden kann.

Das unklare Sehen bestätigte den Leber-Yin-Mangel.
Therapieprinzip Leber-Yin nähren, die Wanderseele verwurzeln und den Geist beruhigen.
Akupunktur Es wurden folgende Punkte verwendet:
- Le 8 *ququan*, Mi 6 *sanyinjiao* und Ren 4 *guanyuan*, um das Leber-Yin zu nähren
- He 7 *shenmen* und Ren 15 *jiuwei*, um den Geist zu beruhigen
- Du 24 *shenting* und Gb 13 *benshen*, um den Geist zu beruhigen und die Wanderseele zu verwurzeln.

Arzneimitteltherapie Es wurden keine Kräuter verschrieben, sondern nur die Fertigarznei *Suanzaoren tang pian* Tabletten des Ziziphus-Dekokts, welche speziell Schlafstörungen aufgrund eines Leber-Yin-Mangels behandelt.

Das Schlafmuster des Patienten verbesserte sich zuerst, indem er leicht einschlafen konnte, auch wenn er nachts noch immer aufwachte. Vermutlich war dies dadurch zu erklären, dass sich durch die Therapie das Leber-Blut, das für das Einschlafen verantwortlich ist, vor dem Leber-Yin verbesserte. Nach ca. sechs Monaten mit einer alle 14 Tage stattfindenden Behandlung konnte er nachts durchschlafen. **II**

Fallbeispiel

II Eine 53-jährige Frau litt seit über 10 Jahren an Schlafstörungen. Sie hatten begonnen, nachdem die Patientin 2 Jahre zuvor 2 Schocks erlitten hatte. Ihr Problem bestand nicht so sehr darin, einzuschlafen, als vielmehr durchzuschlafen. Gelegentlich schwitzte sie in der Nacht.

Sie hatte einen roten Ausschlag auf Gesicht und Hals und die Augen waren oft trocken. Die Zunge war leicht gerötet und ohne Belag mit einem flachen Herz-Riss. Der Puls war auf der tiefen Ebene leer und ganz leicht überflutend an der Leber-Position.

Diagnose Dies war ein klarer Fall von Leber-Yin-Mangel mit etwas Leere-Hitze. Der Yin-Mangel zeigte sich am fehlenden Zungenbelag, am leeren Puls auf der tiefen Ebene und dem Nachtschweiß. Die Leber-Beteiligung war an den Schlafstörungen, den trockenen Augen und dem roten Ausschlag ersichtlich.

Arzneimitteltherapie Ich behandelte diese Patientin nur mit 2 Drei-Schätze-Heilmitteln. Das erste war ‚Nourish the Soul', welches eine Variante von *Suanzaoren tang* Ziziphus-Dekokt ist; diese Rezeptur nährt das Leber-Yin, klärt Leere-Hitze, beruhigt den Geist und die Wanderseele. Ich verschrieb von diesem Heilmittel 3 Tabletten 2-mal täglich.

Das zweite Fertigpräparat war ‚Female Treasure', welches das Leber-Yang unterdrückt, Leere-Hitze klärt und das Leber-Yin nährt. Ich verschrieb lediglich 2 Tabletten pro Tag, die abends eingenommen werden sollten.

Die Kombination dieser beiden Präparate hatte eine sehr gute Wirkung auf den Schlaf, und sie schlief allmählich besser. Die Patientin befindet sich zum gegenwärtigen Zeitpunkt immer noch in Behandlung. ▮

18

Leber- und Nieren-Yin-Mangel

Klinische Manifestationen

Aufwachen während der Nacht, viele Träume, Reden im Schlaf, in schweren Fällen Schlafwandeln, Halstrockenheit, Reizbarkeit, unklares Sehen, Hitzegefühl, schmerzende und trockene Augen, trockene Haut und trockenes Haar, Schwindelgefühle, Tinnitus, Schmerzen im unteren Rücken, Nachtschweiß (> Abb. 18.20).

- **Zunge:** ohne Belag
- **Puls:** oberflächlich, leer, besonders auf der linken Seite.

Der Leber-Yin-Mangel bewirkt, dass die Wanderseele ihrer Wurzel beraubt ist und nachts während des Schlafs ‚umherwandert'. Dies verursacht Schlafstörungen, übermäßiges Träumen und in einigen Fällen sogar Schlafwandeln. Der Nieren-Yin-Mangel schwächt die Willenskraft *(zhi)* und führt dazu, dass der Geist *(shen)* nicht verankert ist, mit Schlafstörungen in der Folge. Ein Nieren-Yin-Mangel führt auch deshalb zu Schlafstörungen, weil das unzureichende Nieren-Yin nicht in der Lage ist, das Leber-Yin zu nähren, welches dadurch die Wanderseele nicht verankern kann. Dieser Typus von Schlafstörungen kommt bei älteren Menschen häufiger vor.

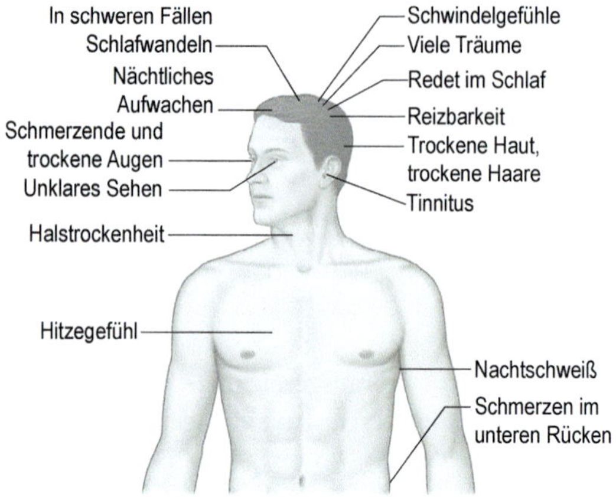

Abb. 18.20 Leber- und Nieren-Yin-Mangel

Therapieprinzip

Leber- und Nieren-Yin nähren, die Willenskraft stärken, die Wanderseele verwurzeln und den Geist beruhigen.

Akupunktur

Le 8 *ququan,* Ren 4 *guanyuan,* Extrapunkt *hunshe,* Mi 6 *sanyinjiao,* Pe 7 *daling,* Du 24 *shenting* und Gb 13 *benshen,* Bl 47 *hunmen, anmian,* Ni 3 *taixi.* Tonisierende Nadeltechnik, keine Moxibustion.

Erklärung:

- Le 8 nährt das Leber-Blut und Leber-Yin.
- Ren 4 nährt das Leber- und Nieren-Yin und beruhigt den Geist
- *hunshe* (der auf einer Höhe mit Ren 8 *shenque* und 1 *cun* seitlich von ihm lokalisiert ist) verwurzelt die Wanderseele in der Leber.
- Mi 6 nährt das Leber-Yin, beruhigt den Geist und die Wanderseele.
- Pe 7 harmonisiert die Leber (aufgrund der Beziehung zwischen Perikard und Leber innerhalb des Umkehr-Yin), beruhigt den Geist und die Wanderseele.
- Du 24 und Gb 13 beruhigen den Geist, besonders bei Leber-Mustern.
- Bl 47, ‚Tür der Wanderseele' genannt, verankert die Wanderseele nachts in der Leber. Einige alte Bücher nennen Schlafwandeln als Indikation für diesen Punkt.
- *anmian* beruhigt die Wanderseele und den Geist und fördert den Schlaf bei Leber-Mustern.
- Ni 3 stärkt die Niere und die Willenskraft.

Arzneimitteltherapie

Rezeptur

Variante von *Erzhi wan*

Variante von Zwei-Sonnenwenden-Pille
Erklärung: Diese Rezeptur nährt das Leber- und Nieren-Yin, beruhigt die Wanderseele und den Geist.

Rezeptur
Variante von *Zuogui wan*
Variante von Pille, die die Linke [Niere] wiederherstellt
Erklärung: Diese Rezeptur nährt das Leber- und Nieren-Yin, stärkt die Willenskraft, beruhigt die Wanderseele und den Geist. Verglichen mit der vorigen Rezeptur hat sie eine umfassendere Wirkung bei der Nährung des Leber- und Nieren-Yin.
Modifikation: Diese Modifikation gilt für die beiden obigen Rezepturen. Wenn Leere-Hitze besteht (die Zunge ist in diesem Fall rot und belaglos), füge man *Zhimu* Rx. Anemarrhenae und *Mudanpi* Cx. Moutan hinzu.

ZUSAMMENFASSUNG
Leber- und Nieren-Yin-Mangel
Akupunktur
Le 8 *ququan,* Ren 4 *guanyuan,* Extrapunkt *hunshe,* Mi 6 *sanyinjiao,* Pe 7 *daling,* Du 24 *shenting* und Gb 13 *benshen,* Bl 47 *hunmen, anmian,* Ni 3 *taixi.* Tonisierende Nadeltechnik, keine Moxibustion.
Arzneimitteltherapie
- Variante von *Erzhi wan* Zwei-Sonnenwenden-Pille
- Variante von *Zuogui wan* Pille, die die Linke [Niere] wiederherstellt

18.6 Moderne chinesische Literatur

Journal of Chinese Medicine *(Zhongyi zazhi* 中医杂志), Bd. 35, Nr. 3, 1994, S. 180

Anwei Province Hospital of Chinese Medicine, „What to do when Suan Zao Ren and Ye Jiao Teng fail in the treatment of insomnia"
Die Autoren dieses Artikels sind der Auffassung, dass es bei Schlafstörungen wichtig sei, zwischen einem Zustand mit einem pathogenen Faktor (Fülle) und einem Zustand ohne pathogenen Faktor (Leere) zu unterscheiden.

Leere-Zustände ohne pathogenen Faktor sind durch Sorge, Grübeln und Überarbeitung bedingt, die Milz und Herz verletzen, was zu Schlafstörungen, Angstzuständen und Palpitationen führt. Die in diesem Fall einzusetzende Rezeptur ist *Shoupi jian* Milz-Langlebigkeitsdekokt.
- *Dangshen* Rx. Codonopsitis
- *Baizhu* Rz. Atractylodis macrocephalae
- *Shanyao* Rz. Dioscoreae
- *Zhi gancao* Rx. Glycyrrhizae uralensis praeparata
- *Suanzaoren* Sm. Ziziphi spinosae
- *Yuanzhi* Rx. Polygalae
- *Ganjiang* Rz. Zingiberis
- *Lianrou* Fr. Nelumbinis

Wenn Furcht die Niere und Gallenblase verletzt, werden Geist und Wanderseele ihrer Residenz beraubt, Yin und Essenz geraten in einen Mangel, sodass Schlafstörungen die Folge sind. Die zu verwendende Rezeptur ist *Da buyuan jian* Dekokt, das den Ursprung sehr stärkt.
- *Shu dihuang* Rx. Rehmanniae praeparata 15 g
- *Shanyao* Rz. Dioscoreae 12 g
- *Shanzhuyu* Fr. Corni 9 g
- *Gouqizi* Fr. Lycii chinensis 12 g
- *Danggui* Rx. Angelicae sinensis 9 g
- *Renshen* Rx. Ginseng 12 g
- *Duzhong* Cx. Eucommiae ulmoidis 9 g
- *Zhi gancao* Rx. Glycyrrhizae uralensis praeparata 6 g

Wenn Überarbeitung das Herz schädigt, gerät das Herz-Yin in einen Mangel und Leere-Hitze stört den Geist. Die Zunge hat keinen Belag und ist rissig. In diesem Fall verwende man *Tianwang buxin dan* Pille des Himmelskönigs zur Stärkung des Herzens.

Wenn eine Leber-Qi-Stagnation die Wanderseele erregt, werden Herz und Gallenblase geschwächt. In diesem Fall setze man *Wendan tang* Dekokt, das die Gallenblase wärmt, ein. Man beachte, dass die Verfasser diese Rezeptur zu dem Zweck einsetzen, für den sie ursprünglich gedacht war, nämlich um ‚die Gallenblase zu wärmen' und die Entschlossenheit und Entscheidungsfreudigkeit zu stärken sowie Schlafstörungen und Angstzustände zu behandeln.

Was Fülle-Zustände von Schlafstörungen anbelangt, empfehlen die Verfasser *Da hezhong yin* Trank, der die Mitte sehr stärkt, wenn der Magen an einer Nahrungsretention leidet.
- *Xingren* Sm. Armeniacae
- *Baijiezi* Sm. Sinapis albae
- *Shengjiang* Rz. Zingiberis recens

Wenn Schleim Schlafstörungen verursacht, raten die Verfasser zu *Daotan tang* Dekokt, das Schleim ausleitet. Wenn Schleim mit Hitze vorliegt, empfehlen sie *Ditan tang* Dekokt, das Schleim wegspült.

Die Verfasser betonen zusammenfassend die Wichtigkeit der Muster-Identifikation bei der Behandlung von Schlafstörungen und geben die Empfehlung, sich nicht einfach auf die Verwendung von *Suanzaoren* und *Yejiaoteng* zu stützen. Diese Arzneien werden nach Ansicht der Verfasser nur verwendet, wenn die Schlafstörungen den speziellen Mustern entspringen, die diese Kräuter behandeln, nämlich bei Leber-Blut-Mangel *Suanzaoren* und bei Leber-Yin-Mangel *Yejiaoteng*.

Journal of Chinese Medicine *(Zhongyi zazhi)*, Bd. 39, Nr. 11, 1998, S. 658

Qian Yanfang, „The treatment of stubborn insomnia based on identification of patterns"

Dr. Qian erörtert die seiner Meinung nach wichtigsten Krankheitsmuster, die hartnäckige Schlafstörungen verursachen.

Disharmonie von Nähr- und Abwehr-Qi

Das erste Krankheitsmuster ist eine Disharmonie zwischen Nähr-Qi *(yingqi)* und Abwehr-Qi *(weiqi)*. Das Abwehr-Qi sollte nachts ins Yin eintreten; wenn es dies nicht tut, verbleibt es im Yang, an der Oberfläche des Körpers und in den Augen, das Yang-Schreit-Gefäß *(yangqiaomai)* ist voll, die Augen können sich nicht schließen, mit Schlafstörungen in der Folge.

Die Symptome von diesem Typus von Schlafstörungen sind Einschlaf- oder Durchschlafstörungen, Unfähigkeit, die Augen zu schließen, übermäßiges Träumen, Kopfschmerzen, eine vom Thorax zum Kopf aufsteigende Empfindung, Windabneigung und saitenförmiger Puls.

Dr. Qian schlägt die Rezeptur *Guizhi jia longgu muli tang* Dekokt mit Cinnamomum, Mastodi Ossis fossilia und Concha Ostreae vor. *Guizhi tang* harmonisiert das Nähr- und Abwehr-Qi, während *Longgu* und *Muli* den Geist und die Wanderseele beruhigen.

Qi-Schwäche und Yin-Mangel, Disharmonie von Herz und Niere

Das zweite erörterte Muster ist Qi-Schwäche und Yin-Mangel sowie eine Disharmonie zwischen Herz und Niere. Überarbeitung und Grübeln verletzen Milz und Herz, was zu einem Blut-Mangel führt, oder Hitze kann das Yin schädigen und zu einem Nieren-Yin-Mangel führen. Dies hat einen Herz-Yin-Mangel und Leere-Hitze im Herzen zur Folge.

Die zu verwendende Rezeptur ist *Shengmai san* Pulver, das den Puls erzeugt, zusammen mit *Huanglian ejiao tang* Dekokt mit Coptis und Colla Corii Asini.

Schleim-Hitze

Das dritte Krankheitsmuster ist Schleim-Hitze. Dr. Qian hält chronische Schlafstörungen, Palpitationen, übermäßiges Träumen, Schweregefühl im Kopf, Angstzustände, Expektoration von Sputum, bitteren Mundgeschmack, Tinnitus, Aufstoßen, Übelkeit, weiche Stühle, klebrigen Zungenbelag und einen schlüpfrigen, saitenförmigen Puls für die Hauptsymptome von Schleim-Hitze, die Schlafstörungen verursacht.

Die empfohlene Rezeptur ist *Huanglian wendan tang* Coptis-Dekokt, das die Gallenblase wärmt.

Herz-Blut-Stase

Das vierte Krankheitsmuster ist Blut-Stase des Herzens. Die wichtigsten Manifestationen sind Unfähigkeit, nachts die Augen zu schließen, Erschrecken, sobald sich die Augen schließen, Kopfschmerzen, unklares Sehen, Gedächtnisschwäche, Taubheit der Gliedmaßen, Thoraxschmerzen, violette Zunge und ein saitenförmiger oder rauer Puls.

Die empfohlene Rezeptur ist *Tongqiao huoxue tang* Dekokt zum Aufmachen der Öffnungen und Beleben des Blutes.

Journal of Chinese Medicine *(Zhongyi zazhi)*, Bd. 34, Nr. 2, 1993, S. 117

Zhou Jingming, „Clinical significance of Zhang Jing Yue's treatment principle of insomnia according to the differentiation between that with and that without pathogenic factors"

Dieser Beitrag erörtert Zhang Jingyues Therapie von Schlafstörungen (1624). Dr. Zhang unterschied klar zwischen Schlafstörungen mit und ohne pathogenen Faktor. Der Verfasser spricht zwei Hauptmuster mit pathogenem Faktor an: Leber- und Herz-Feuer und Schleim-Hitze.

Krankheitsmuster mit pathogenen Faktoren

Leber- und Herz-Feuer Bei Leber- und Herz-Feuer verwendete Dr. Zhang *Qinghuo anshen tang* Dekokt, das Feuer klärt und den Geist beruhigt.

- *Sheng dihuang* Rx. Rehmanniae 12 g
- *Huanglian* Rz. Coptidis 3 g
- *Huangqin* Rx. Scutellariae 6 g
- *Shanzhizi* Fr. Gardeniae 9 g
- *Longgu* Mastodi Ossis fossilia 15 g
- *Muli* Concha Ostreae 15 g
- *Longdancao* Rx. Gentianae 3 g
- *Lianqiao* Fr. Forsythiae suspensae 6 g
- *Gancao* Rx. Glycyrrhizae uralensis 3 g

Schleim-Hitze Bei Schlafstörungen durch Schleim-Hitze verwendete Dr. Zhang *Hezhong anshen tang* Dekokt, das die Mitte harmonisiert und den Geist beruhigt.

- *Banxia* Rz. Pinelliae praeparatum 6 g
- *Fuling* Poria 9 g

- *Chenpi* Pericarpium Citri reticulatae 6 g
- *Zhishi* Fr. Aurantii immaturus 9 g
- *Huanglian* Rz. Coptidis 3 g
- *Zhuru* Caulis Bambusae in Taeniam 6 g
- *Beishumi* Sorghum 9 g
- *Gancao* Rx. Glycyrrhizae uralensis 3 g

Krankheitsmuster ohne pathogene Faktoren
Die drei wichtigsten Muster ohne pathogene Faktoren, die Schlafstörungen verursachen, sind Herz- und Milz-Schwäche, Herz- und Gallenblasen-Schwäche sowie Leber- und Nieren-Yin-Mangel.

Herz- und Milz-Schwäche Bei einer Schwäche von Herz und Milz verwendete Dr. Zhang *Yangxin anshen tang* Dekokt, das das Herz nährt und den Geist beruhigt.

- *Dangshen* Rx. Codonopsitis 9 g
- *Baizhu* Rz. Atractylodis macrocephalae 9 g
- *Huangqi* Rx. Astragali 12 g
- *Danggui* Rx. Angelicae sinensis 12 g
- *Fushen* Sclerotium Poriae pararadicis 9 g
- *Yuanzhi* Rx. Polygalae 3 g
- *Longyanrou* Arillus Longan 12 g
- *Suanzaoren* Sm. Ziziphi spinosae 9 g
- *Baiziren* Sm. Platycladi 10 g
- *Baishao* Rx. Paeoniae alba 12 g
- *Muxiang* Rx. Aucklandiae 3 g
- *Zhi gancao* Rx. Glycyrrhizae uralensis praeparata 4,5 g

Herz- und Gallenblasen-Schwäche Das zweite Leere-Muster ist eine Schwäche von Herz und Gallenblase mit folgenden Manifestationen: Angstzuständen, Unruhe von Geist *(shen)* und Wanderseele *(hun),* Neigung zu Traurigkeit, übermäßigem Träumen, nächtlichem Aufwachen, Palpitationen, Kurzatmigkeit und Müdigkeit.

Die für dieses Muster empfohlene Rezeptur ist *Dingzhi anshen tang* Dekokt, das die Willenskraft stabilisiert und den Geist beruhigt.

- *Dangshen* Rx. Codonopsitis 6 g
- *Fuling* Poria 9 g
- *Yuanzhi* Rx. Polygalae 3 g
- *Suanzaoren* Sm. Ziziphi spinosae 9 g
- *Shichangpu* Rz. Acori tatarinowii 3 g
- *Longchi* Fossilia Dentis Mastodi 15 g
- *Zhenzhumu* Concha Margaritiferae usta 15 g
- *Fuxiaomai* Fr. Tritici levis 15 g
- *Zhi gancao* Rx. Glycyrrhizae uralensis praeparata 3 g

Leber- und Nieren-Yin-Mangel Das dritte Leere-Muster bei Schlafstörungen ist ein Leber- und Nieren-Yin-Mangel, gegen den Dr. Zhang *Ziyin anshen tang* Dekokt, das das Yin nährt und den Geist beruhigt, einsetzte.

- *Sheng dihuang* Rx. Rehmanniae 9 g
- *Shanzhuyu* Fr. Corni 9 g
- *Shanyao* Rz. Dioscoreae 9 g
- *Fuling* Poria 10 g
- *Huanglian* Rz. Coptidis 3 g
- *Mudanpi* Cx. Moutan 6 g
- *Baishao* Rx. Paeoniae alba 9 g
- *Ejiao* Colla Corii Asini 9 g
- *Zexie* Rz. Alismatis 9 g

Besonders interessant an diesem Beitrag ist auch die geringe Dosierung der Arzneien, die sich von der heutigen Anwendung unterscheidet.

Journal of Chinese Medicine *(Zhongyi zazhi)*, Bd. 45, Nr. 11, 2004, S. 843

Hong Yongbo et al., „Clinical observation on the treatment of 31 cases of insomnia with Jie Yu Wan"
53 Patienten mit Schlafstörungen wurden nach dem Zufallsprinzip in eine Therapiegruppe (31 Personen), die mit *Jieyu wan* Pille, die Stagnationen beseitigt, behandelt wurde, und eine Kontrollgruppe (22 Personen), die Trazodon erhielt, eingeteilt. Die Patienten wurden vor der Therapie und am 14. und 28. Tag der Therapie mit Hilfe des Schlaf-Fragebogens (Sleeping Questionnaire, SQ), der Selbsteinschätzungsdepressionsskala (Self-Rating Depression Scale, SDS) und der Selbsteinschätzungs-Angst-Skala (Self-Rating Anxiety Scale, SAS) eingeschätzt. Nebenwirkungen und der Wirksamkeitsindex wurden durch die Methode des klinischen Gesamteindrucks bewertet.

Die Quote einer deutlichen Verbesserung lag bei 54,9 % in der Therapie- und bei 59,1 % in der Kontrollgruppe, ohne signifikanten Unterschied zwischen den Gruppen ($P > 0{,}05$). Nach der Behandlung sanken die Werte des SQ, SDS und SAS in beiden Gruppen signifikant, ohne signifikanten Unterschied zwischen den Gruppen, wobei die Patienten in der Therapiegruppe allerdings über weniger Nebenwirkungen berichteten.

Die Rezeptur *Jieyu wan* Pille, die Stagnationen beseitigt, enthielt folgende Arzneien (Dosierung für eine Charge von Pillen):

- *Baishao* Rx. Paeoniae alba 270 g
- *Chaihu* Rx. Bupleuri 190 g
- *Yujin* Rx. Curcumae 140 g
- *Fuling* Poria 170 g
- *Baihe* Bb. Lilii 170 g
- *Hehuanpi* Cx. Albiziae 170 g
- *Gancao* Rx. Glycyrrhizae uralensis 85 g
- *Fuxiaomai* Fr. Tritici levis 210 g
- *Dazao* Fr. Jujubae 140 g

Diese Studie wird hier angeführt, da sie ein typisches Beispiel für eine schlecht konzipierte Studie aus Sicht der chinesischen Medizin darstellt. Zunächst einmal werden alle Patienten mit Schlafstörungen mit der gleichen Rezeptur behandelt, was wir in der Praxis nie tun würden. Da das Hauptziel der Rezeptur darin besteht, das Qi zu bewegen und Stagnationen zu beseitigen, wird angenommen, dass all diese Schlafstörungspatienten an einer Qi-Stagnation leiden, was offensichtlich falsch ist.

Zweitens scheint die Rezeptur mehr darauf abzuzielen, Depressionen statt Schlafstörungen zu behandeln (siehe die Verwendung von *Yujin* und *Hehuanpi*), sodass dieser Studie ein fundamentales Missverständnis zugrunde liegt, da ein Unterschied zwischen Schlafstörungen besteht, die in Folge einer Depression entstehen, sowie Schlafstörungen, die von selbst auftreten.

Chinese Acupuncture and Moxibustion (*Zhongguo zhenjiu* 中国针灸), Bd. 20, Nr. 2, 2000, S. 90

Ren Jianjun, „38 cases of insomnia treated with moxibustion on KI-1 Yongquan"

Dr. Ren berichtet über die Anwendung von Moxibustion an Ni 1 *yongquan* zur Behandlung von Schlafstörungen. Der Akupunkturpunkt wurde einmal täglich jeweils 15–20 Minuten mit einer Moxazigarre erhitzt. Die Therapie erfolgte in Zyklen von sieben Tagen.

Dr. Ren gibt einen 100-prozentigen Erfolg bei der Therapie von 38 Fällen von Schlafstörungen an.

18

18.7 Studien zum Thema

„Plus im Web" (vordere Buchumschlagseite)

18.8 Patienten-Statistik

Ich habe eine Statistik von 73 Patienten mit Schlafstörungen in meiner Praxis erstellt. Es handelte sich um 45 Frauen (62 %) und 28 Männer (38 %). Die Altersverteilung war wie folgt:

- 0–10: 3 (4 %)
- 11–20: 0 (0 %)
- 21–30: 6 (8 %)
- 31–40: 20 (27 %)
- 41–50: 14 (19 %)
- 51–60: 23 (32 %)
- 61–70: 7 (10 %).

Wie man erkennen kann, tritt das höchste Vorkommen von Schlafstörungen in der Altersgruppe zwischen 51 und 60 Jahren auf; die überwältigende Mehrheit fällt in die Altersgruppe zwischen 31 und 60 Jahren.

Es lagen folgende Krankheitsmuster vor:

- Reine Leere-Muster: 20 (27 %)
- Reine Fülle-Muster: 18 (25 %)
- Kombinierte Fülle-Leere-Muster: 35 (48 %).

Die Aufschlüsselung der hauptsächlichen Leere-Muster ist folgendermaßen:

- Blut-Mangel (von Leber und/oder Herz): 22 (30 %)
- Nieren-Schwäche: 33 (45 %)
- Herz-Schwäche (von Blut, Qi oder Yin): 9 (12 %).

Interessanterweise ist eine Nieren-Schwäche ein häufigeres Leere-Muster von Schlafstörungen als ein Blut-Mangel.

Die wichtigsten Fülle-Muster sind folgende:

- Schleim: 28 (38 %)
- Blut-Stase: 8 (11 %)
- Feuer (von Leber und/oder Herz): 8 (11 %)
- Qi-Stagnation: 6 (8 %).

Hier ist es wiederum interessant, dass Schleim (statt Feuer) der häufigste pathogene Faktor bei Schlafstörungen ist. Schleim ist ein pathogener Faktor bei Schlafstörungen, besonders bei älteren Menschen.

Die häufigsten Pulsqualitäten sind:

- Saitenförmig: 18 (25 %)
- Schlüpfrig: 24 (34 %)
- Schwach: 25 (35 %)
- Rau: 9 (13 %)
- Tief: 12 (17 %)
- Dünn: 12 (17 %).

Die Haupttypen des Zungenbildes bei Schlafstörungen sind:

- Blass: 21 (29 %)
- Rot: 29 (40 %)
- Violett: 10 (14 %)
- Geschwollen: 37 (51 %)
- Belaglos: 13 (18 %)
- Rote Zungenspitze: 9 (12 %).

Ein interessantes Merkmal der Zungenbilder bei Schlafstörungen ist die hohe Prozentzahl der Zungen mit roter Zungenspitze (12 %); in meiner Datensammlung von 2.786 Patienten haben 1,8 % eine rote Zungenspitze.

Übermäßiges Träumen

Dr. Fang Wenxian stellt in seinem Buch ‚Chinesische Innere Medizin' eine Differenzierung von übermäßigem Träumen dar, die im Folgenden wiedergegeben wird.[50]

Schlafstörungen, die mit übermäßigem Träumen verknüpft sind, hängen besonders mit der Wanderseele zusammen. Da das ‚Umherwandern' im Wesen der Wanderseele liegt, wandert sie nachts umher und lässt Träume entstehen. Tang Zonghai schreibt: *„In der Nacht während des Schlafens kehrt die Wanderseele zur Leber zurück; wenn die Wanderseele nicht friedlich ist, hat man viele Träume."*[51]

In Kapitel 2 aus ‚Geheimnis der goldenen Blume' heißt es: *„Tagsüber ist die Wanderseele in den Augen, nachts in der Leber. Wenn sie sich in den Augen befindet, können wir sehen; ist sie in der Leber, träumen wir."*[52] Dort steht auch: *„Träume stellen das Wandern der Wanderseele in den neun Himmeln und neun Erden dar. Wenn man aufwacht, ist man verworren und durcheinander, [weil] man durch die Körperseele eingeengt wird."*[53]

Unter Berufung auf ein altes Zitat heißt es in ‚Psychologie der chinesischen Medizin':

„Die Wanderseele geht zu den Augen und nachts zur Leber. Wenn sie in den Augen ist, können wir sehen; wenn sie in der Leber ist, lässt sie uns träumen. Wenn wir viel träumen, engt die Körperseele das hun ein; wenn wir aufwachen, ist die Wanderseele siegreich über die Körperseele."[54]

Wie oben besprochen, erläutern nur wenige chinesische Bücher, was mit ‚übermäßigem Träumen' gemeint ist. Meiner Erfahrung nach kann Träumen als übermäßig definiert werden, wenn der Schläfer Albträume oder aber die ganze Nacht über unangenehme bzw. angsteinflößende Träume hat, die ihn morgens erschöpft aufwachen lassen.

‚Übermäßiges Träumen' beinhaltet zweifellos Albträume. Meiner Ansicht nach umfasst es auch Angstträume oder wenn man davon träumt, zornig zu sein. Träumen ist auch übermäßig zu nennen, wenn ein Mensch die ganze Nacht über so viel träumt, dass er morgens ganz erschöpft aufwacht.

Träumen, das den Schlaf nicht unruhig werden lässt, nicht furchteinflößend ist, den Geist nicht am Morgen danach stört und den Menschen am Morgen nicht sehr müde erscheinen lässt, kann als normal beschrieben werden und ist kein pathologischer Zustand.

Dr. Wang Keqin definiert ‚normales' Träumen so, dass es durch kurze, angenehme und nicht zu viele Träume charakterisiert ist. Seiner Ansicht nach ist ‚übermäßiges' Träumen durch Albträume, zu viele und zu lange Träume gekennzeichnet.[55]

Einige Ärzte unterteilen Träume in ‚chaotische Träume', Angstträume, Schockträume, merkwürde Träume, ‚absurde Träume'. Sie gelten als pathologisch und sind darauf zurückzuführen, dass Geist und Wanderseele unruhig sind und die ‚Wanderseele den Körper verlässt'.

Im ‚Klassiker der Kategorien' unterscheidet Zhang Jiebin 6 Traumtypen:

- Normale Träume
- Schockträume
- Sorgenträume
- Schlafträume
- Angenehme Träume
- Angstträume.

Normale Träume sind nicht mit einer bestimmten Emotion verknüpft. Der zweite Typus, ‚Schockträume', ist durch ein Gefühl von Furcht charakterisiert. Der dritte Typus, ‚Sorgenträume', zeichnet sich durch ein Gefühl der Sorge angesichts der Ereignisse des Tages aus. Der vierte Typus sind ‚Schlafträume', bei denen man zum Zeitpunkt des Aufwachens noch immer träumt. Der fünfte Typus besteht aus angenehmen Träumen. Der sechste Typus sind ‚Angstträume', die durch Träume voller Furcht und Angst charakterisiert sind.[56]

Andere moderne Ärzte definieren übermäßiges Träumen so, dass die Träume durch Furcht und Angst charakterisiert sind; zu übermäßigem Träumen gehören auch sexuelle Träume und nächtliche Samenergüsse.[57]

Sexuelle Träume und nächtliche Samenergüsse als pathologisch aufzufassen, ist typisch für die chinesische Kultur. Wir müssen hier nicht unbedingt den gleichen Standpunkt einnehmen. Bücher über chinesische Medizin erörtern häufig die Symptome von sexuellen Träumen und nächtlichen Samenergüssen und führen eine ausgeklügelte Differenzierung nächtlicher Samenergüsse mit oder ohne Träume an.

Beispielsweise diskutiert Dr. Ren Yingqiu die Pathologie und Therapie von nächtlichen Samenergüssen und die Schlafqualität:

„Bei nächtlichen Samenergüssen muss [man] unterscheiden, ob sie mit oder ohne Träume und im Zusammenhang mit Feuchte-Hitze auftreten. Bei der Therapie beruhige man zuerst shen und festige zhi, dann konsolidiere man jing."

Dr. Ren sagt, dass die Essenz in der Niere gespeichert sei, aber durch das Herz gelenkt (regiert) werde. Bei nächtlichen Samenergüssen muss man unterscheiden, ob Träume vorliegen oder nicht und ob Feuchte-Hitze besteht. Im Allgemeinen sind nächtliche Samenergüsse mit Träumen nicht so stark ausgeprägt, ohne Träume aber intensiv; nächtliche Samenergüsse aufgrund von Feuchte-Hitze sind wiederum nicht so intensiv.

Bei der Therapie ist die hauptsächliche Methode, den Geist (*shen* des Herzens) zu stärken und die Willenskraft (*zhi* der Niere) zu beruhigen; die Konsolidierung der Essenz steht erst an zweiter Stelle.

Nächtliche Samenergüsse mit Träumen sind auf das Herz, besonders auf einen Herz-Blut-Mangel oder Herz-Feuer bezogen. Beide Pathologien erregen den Geist. Dr. Ren beschreibt vier Unterkategorien von diesem Typus von Samenergüssen, für die er folgende Rezepturen angibt:

- Viele Träume: *Fushen tang* Dekokt mit Sclerotium Poriae pararadicis
- Junger Mann mit Herz-Feuer: *Qingxin wan* Pille, die das Herz klärt
- Depressionen, Reizbarkeit: *Siqi tang* Vier-Jahreszeiten-Dekokt für die sieben Emotionen
- Angst, Herz-Schwäche: *Yuanzhi wan* Polygala-Pille.

Nächtliche Samenergüsse ohne Träume sind durch die Niere bedingt. Die Niere speichert die Essenz. Wenn das Nieren-Qi nicht fest ist *(bugu)*, kann die Essenz austreten. Es gibt vier Unterkategorien, bei denen folgende Rezepturen verwendet werden:

- Nieren-Yin-Mangel mit Leere-Hitze: *Sancai fengsui dan* Pille der drei Fähigkeiten, die das Mark speichert
- Nieren-Qi nicht fest, Essenz nicht konsolidiert: *Sangpiaoxiao san* Pulver mit Ootheca Mantidis
- Ängstliches Herz, Herz-Qi-Schwäche: *Zhenzhufen wan* Perlen-Pille (einfach Perlenpulver) zusammen mit *Dingzhi wan* Pille, die die Willenskraft beruhigt
- Übermäßiges sexuelles Verlangen, Ursprungs-Qi-Schwäche: *Jinggong shaxiang san* Aromatisches Pulver des Palastes der Essenz mit Cinnabaris.

Nächtliche Samenergüsse aufgrund von Feuchte-Hitze haben zwei Unterkategorien:

- Feuchte-Hitze ergießt sich nach unten: dunkler Harn, Schwitzen an den Genitalien, nächtliche Samenergüsse mit oder ohne Träume: *Erhuang san* Pulver der zwei Gelben
- Intensive Feuchte-Hitze, Schwellung der Genitalien, reichliche nächtliche Samenergüsse: Variante von *Cangbai erchen tang* Dekokt aus den zwei Abgestandenen mit grauem und weißem Atractylodes.

Identifikation von Krankheitsmustern und Therapie

Schleim-Hitze

Klinische Manifestationen

Übermäßiges Träumen, Träume von Sorgen, Schwindelgefühle, Palpitationen, Brustdruckgefühl, Expektoration von Schleim.

- **Zunge:** rot, geschwollen, klebriger, gelber Belag
- **Puls:** schlüpfrig, schnell.

Therapieprinzip

Schleim beseitigen, Hitze klären, den Geist beruhigen.

Akupunktur

Pe 5 *jianshi,* Lu 5 *chize,* Ma 40 *fenglong,* Mi 6 *sanyinjiao,* Ren 9 *shuifen,* Di 11 *quchi,* He 7 *shenmen,* Du 24 *shenting,* Ren 15 *jiuwei.* Alle Punkte mit sedierender oder neutraler Nadeltechnik.

Erklärung:

- Pe 5 beseitigt Schleim aus dem Geist.
- Lu 5, Ma 40, Mi 6 und Ren 9 beseitigen Schleim.
- Di 11 klärt Hitze
- He 7, Du 24 und Ren 15 beruhigen den Geist.

Arzneimitteltherapie

Rezeptur

Variante von *Huanglian wendan tang*

Variante von Dekokt mit Coptis, das die Gallenblase wärmt

Erklärung: Diese Rezeptur beseitigt Schleim, klärt Hitze und macht die Öffnungen des Geistes auf.

ZUSAMMENFASSUNG

Akupunktur

Schleim-Hitze

Pe 5 *jianshi,* Lu 5 *chize,* Ma 40 *fenglong,* Mi 6 *sanyinjiao,* Ren 9 *shuifen,* Di 11 *quchi,* He 7 *shenmen,* Du 24 *shenting,* Ren 15 *jiuwei.* Alle Punkte mit sedierender oder neutraler Nadeltechnik.

Arzneimitteltherapie

Variante von *Huanglian wendan tang* Dekokt mit Coptis, das die Gallenblase wärmt

Leber-Feuer

Klinische Manifestationen

Übermäßiges Träumen, Reizbarkeit, Kopfschmerzen, rote Augen, bitterer Mundgeschmack, Schwindelgefühle, Tinnitus.

- **Zunge:** rot, gerötete Ränder
- **Puls:** saitenförmig, schnell.

Therapieprinzip
Leber- und Gallenblase klären, Feuer ausleiten, den Geist und die Wanderseele beruhigen.

Akupunktur

Le 2 *xingjian*, Gb 44 *zuqiaoyin*, Di 11 *quchi*, Pe 8 *laogong*, He 8 *shaofu*, Bl 44 *shentang*, Bl 47 *hunmen*. Sedierende oder neutrale Nadeltechnik.
Erklärung:
- Le 2 und Gb 44 leiten Leber- und Gallenblasen-Feuer aus.
- Di 11 klärt Hitze.
- Pe 8 und He 8 leiten Herz-Feuer aus.
- Bl 44 beruhigt den Geist.
- Bl 47 reguliert die Bewegung der Wanderseele.

Arzneimitteltherapie

Rezeptur
Variante von *Longdan xiegan tang*
Variante von Gentiana-Dekokt, das die Leber ausleitet
Erklärung: Diese Rezeptur leitet Leber-Feuer aus und beruhigt Wanderseele und Geist.

ZUSAMMENFASSUNG
Akupunktur
Leber-Feuer
Le 2 *xingjian*, Gb 44 *zuqiaoyin*, Di 11 *quchi*, Pe 8 *laogong*, He 8 *shaofu*, Bl 44 *shentang*, Bl 47 *hunmen*. Sedierende oder neutrale Nadeltechnik.
Arzneimitteltherapie
Variante von *Longdan xiegan tang* Variante von Gentiana-Dekokt, das die Leber ausleitet

Herz- und Gallenblasen-Qi-Schwäche

Klinische Manifestationen
Übermäßiges Träumen, Angstzustände, Schreckhaftigkeit, kann nicht in Ruhe sein, Verwirrung, Palpitationen, setzt sich hin, ist aber unruhig.
- **Zunge:** blass
- **Puls:** schwach.

Therapieprinzip
Das Qi unterstützen, das Herz beruhigen, Schleim beseitigen, den Geist beruhigen.

Akupunktur

He 7 *shenmen*, He 5 *tongli*, Gb 40 *qiuxu*, Ma 36 *zusanli*, Mi 6 *sanyinjiao*. Alle Punkte mit tonisierender Nadeltechnik.
Erklärung:
- He 7 beruhigt den Geist
- He 5 stärkt das Herz.
- Gb 40 stärkt die Gallenblase.
- Ma 36 und Mi 6 stärken das Qi im Allgemeinen.

Arzneimitteltherapie

Rezeptur
Variante von *Shiwei wendan tang*
Variante von Zehn-Bestandteile-Dekokt, das die Gallenblase wärmt
Erklärung: Diese Rezeptur wird für die traditionelle Anwendung von *Wendan tang* Dekokt, das die Gallenblase wärmt, eingesetzt, d. h. wörtlich für das Wärmen der Gallenblase und die Stärkung von Entschlossenheit und ‚Mut', die mit diesem Organ verknüpft sind.

ZUSAMMENFASSUNG
Herz- und Gallenblasen-Qi-Schwäche
Akupunktur
He 7 *shenmen*, He 5 *tongli*, Gb 40 *qiuxu*, Ma 36 *zusanli*, Mi 6 *sanyinjiao*. Alle Punkte mit tonisierender Nadeltechnik.
Arzneimitteltherapie
Variante von *Shiwei wendan tang* Zehn-Bestandteile-Dekokt, das die Gallenblase wärmt

Herz- und Lungen-Qi-Schwäche

Klinische Manifestationen
Übermäßiges Träumen, Palpitationen, blasse Gesichtsfarbe, Kurzatmigkeit.
- **Zunge:** blass
- **Puls:** schwach an beiden vorderen Positionen.

Therapieprinzip
Herz und Lunge stärken, den Geist beruhigen.

Akupunktur

He 7 *shenmen*, He 5 *tongli*, Bl 15 *xinshu*, Ren 15 *jiuwei*, Lu 9 *taiyuan*, Lu 3 *tianfu*. Alle Punkte mit tonisierender Nadeltechnik.

Erklärung:

- He 7, He 5, Bl 15 und Ren 15 stärken das Herz und beruhigen den Geist.
- Lu 9 stärkt das Lungen-Qi.
- Lu 3 stimuliert das Aufsteigen von klarem Qi zum Geist und das Absteigen von trübem Qi vom Geist.

Arzneimitteltherapie

Rezeptur

Variante von *Bufei tang*

Variante von Dekokt, das die Lunge stärkt

Erklärung: Diese Rezeptur stärkt das Herz- und Lungen-Qi und beruhigt den Geist.

ZUSAMMENFASSUNG

Herz- und Lungen-Qi-Schwäche

Akupunktur

He 7 *shenmen,* He 5 *tongli,* Bl 15 *xinshu,* Ren 15 *jiuwei,* Lu 9 *taiyuan,* Lu 3 *tianfu.* Alle Punkte mit tonisierender Nadeltechnik.

Arzneimitteltherapie

Variante von *Bufei tang* Dekokt, das die Lunge stärkt

Herz- und Milz-Schwäche

Klinische Manifestationen

Übermäßiges Träumen, Aufwachen während der Nacht, Schlafstörungen, Gedächtnisschwäche, Palpitationen, Appetitmangel, Müdigkeit, blasse Gesichtsfarbe.

- **Zunge:** blass, blassere Ränder
- **Puls:** schwach oder rau.

Therapieprinzip

Das Qi stärken, das Blut nähren, die Milz stärken, das Herz nähren.

Akupunktur

He 7 *shenmen,* Du 24 *shenting,* Ren 15 *jiuwei,* He 5 *tongli,* Ma 36 *zusanli,* Mi 6 *sanyinjiao.* Alle Punkte mit tonisierender Nadeltechnik.

Erklärung:

- He 7, Du 24 und Ren 15 beruhigen den Geist.
- He 5 stärkt das Herz.
- Ma 36 und Mi 6 stärken die Milz.

Arzneimitteltherapie

Rezeptur

Variante von *Guipi tang*

Variante von Dekokt, das die Milz stärkt

Erklärung: Diese Variante von *Guipi tang* stärkt Qi und Blut von Milz und Herz und beruhigt Geist und Wanderseele.

ZUSAMMENFASSUNG

Herz- und Milz-Schwäche

Akupunktur

He 7 *shenmen,* Du 24 *shenting,* Ren 15 *jiuwei,* He 5 *tongli,* Ma 36 *zusanli,* Mi 6 *sanyinjiao.* Alle Punkte mit tonisierender Nadeltechnik.

Arzneimitteltherapie

Variante von *Guipi tang* Dekokt, das die Milz stärkt

Herz und Niere harmonieren nicht

Klinische Manifestationen

Übermäßiges Träumen, Schlafstörungen, Angstzustände, Palpitationen, Mundtrockenheit, nächtliche Samenergüsse mit Träumen, Fünf-Flächen-Hitze.

- **Zunge:** rot, gerötete Zungenspitze, belaglos
- **Puls:** oberflächlich, leer und schnell.

Therapieprinzip

Nieren- und Herz-Yin nähren, Leere-Hitze im Herzen klären, Herz und Niere harmonisieren, den Geist beruhigen.

Akupunktur

He 7 *shenmen,* He 6 *yinxi,* Pe 7 *daling,* Ren 4 *guanyuan,* Mi 6 *sanyinjiao,* Ni 3 *taixi,* Ni 6 *zhaohai,* Ren 15 *jiuwei,* Bl 15 *xinshu,* Bl 23 *shenshu,* Bl 44 *shentang,* Bl 52 *zhishi.* Tonisierende Nadeltechnik an allen Punkten außer an He 6, der sediert werden sollte.

Erklärung:

- He 7 beruhigt den Geist und fördert den Schlaf.
- He 6 klärt Leere-Hitze im Herzen.
- Pe 7 beruhigt den Geist.
- Ren 4 nährt das Nieren-Yin und beruhigt den Geist.
- Mi 6, Ni 3 und Ni 6 nähren das Nieren-Yin.
- Ren 15 nährt das Herz und beruhigt den Geist.
- Bl 15 und Bl 23 harmonisieren Herz und Niere.
- Bl 44 und Bl 52 harmonisieren Geist und Willenskraft.

Arzneimitteltherapie

Rezeptur

Variante von *Huanglian ejiao tang*

Variante von Dekokt mit Coptis und Colla Corii Asini

Erklärung: Diese Rezeptur nährt das Herz- und Nieren-Yin und beruhigt den Geist.

Rezeptur
Tianwang buxin dan
Pille des Himmelskönigs zur Stärkung des Herzens
Erklärung: Diese Rezeptur ist besonders geeignet, um das Nieren- und Herz-Yin zu nähren, Leere-Hitze im Herzen zu klären und den Geist zu beruhigen.

ZUSAMMENFASSUNG

Herz und Niere harmonieren nicht

Akupunktur
He 7 *shenmen,* He 6 *yinxi,* Pe 7 *daling,* Ren 4 *guanyuan,* Mi 6 *sanyinjiao,* Ni 3 *taixi,* Ni 6 *zhaohai,* Ren 15 *jiuwei,* Bl 15 *xinshu,* Bl 23 *shenshu,* Bl 44 *shentang,* Bl 52 *zhishi.* Tonisierende Nadeltechnik an allen Punkten außer an He 6, der sediert werden sollte.

Arzneimitteltherapie
- Variante von *Huanglian ejiao tang* Dekokt mit Coptis und Colla Corii Asini
- *Tianwang buxin dan* Pille des Himmelskönigs zur Stärkung des Herzens

Somnolenz

Unter Somnolenz versteht man die Neigung, immer recht schläfrig und lethargisch zu sein. Wie bei Schlafstörungen ist dies entweder durch einen pathogenen Faktor, der den Geist blockiert, oder durch eine Schwäche von Qi und Blut bedingt, die den Geist *(shen)* nicht erreichen und nähren.

Identifikation von Krankheitsmustern und Therapie

Feuchtigkeit blockiert das Gehirn

Klinische Manifestationen
Schläfrigkeit nach dem Mittagessen, Schweregefühl des Kopfes, Benommenheit des Kopfes, als ob er mit Watte gefüllt sei, Völlegefühl in Epigastrium und Thorax.
- **Zunge:** dicker, klebriger Belag
- **Puls:** schlüpfrig oder sanft.

Dieses Krankheitsmuster ist auf Feuchtigkeit zurückzuführen, die den Kopf und das Gehirn blockiert und das klare Qi am Aufsteigen und am Aufhellen der oberen Öffnungen hindert. Eine andere Erklärung für Somnolenz aufgrund von Feuchtigkeit ist, dass dieser pathogene Faktor den Zwischenraum zwischen Haut und Muskeln blockiert, wo das Abwehr-Qi fließt. Weil dieser Zwischenraum blockiert ist, kann das Abwehr-Qi (von Natur aus Yang) dort nicht fließen, sodass es im Yin bleibt und der Patient sich immer schläfrig fühlt.

Im 80. Kapitel des ‚Zentrums des Wirkvermögens' heißt es:

„Das Abwehr-Qi fließt tagsüber im Yang und nachts im Yin; wenn das Yang sich verlangsamt, ist man müde; wenn sich das Yin verlangsamt, ist man wach. Wenn Magen und Darm groß sind, bleibt das Abwehr-Qi dort lange Zeit, die Haut ist durch Feuchtigkeit blockiert … Das Abwehr-Qi verlangsamt sich, es bleibt lange Zeit im Yin, das Qi ist nicht klar und Somnolenz ist die Folge."[58]

Therapieprinzip
Feuchtigkeit beseitigen und die Milz stärken.

Akupunktur

Ren 12 *zhongwan,* Bl 20 *pishu,* Ma 36 *zusanli,* Ren 9 *shuifen,* Mi 6 *sanyinjiao,* Bl 22 *sanjiaoshu,* Lu 7 *lieque,* Ma 8 *touwei,* Du 20 *baihui,* Du 24 *shenting.* Tonisierende Nadeltechnik an Ren 12, Bl 20 und Ma 36, sedierende Nadeltechnik an Ren 9, Mi 6 und Bl 22, neutrale Technik an Lu 7, Ma 8, Du 20 und Du 24.
Erklärung:
- Ren 12, Bl 20 und Ma 36 stärken die Milz, um Feuchtigkeit zu beseitigen.
- Ren 9, Mi 6 und Bl 22 leiten Feuchtigkeit aus.
- Lu 7 beseitigt Blockaden aus den Leitbahnen im Kopf und begünstigt das Aufsteigen von klarem Qi zum Kopf.
- Ma 8 und Du 20 sind Lokalpunkte, um Feuchtigkeit aus dem Kopf zu vertreiben und das Aufsteigen des klaren Yang zum Kopf zu erleichtern.
- Du 24 klärt das Gehirn und verbessert das Gedächtnis.

Arzneimitteltherapie

Rezeptur
Variante von *Pingwei san*
Variante von Pulver, das den Magen beruhigt
Erklärung: Die ersten sechs Arzneien bilden die Rezeptur *Pingwei san,* welche Feuchtigkeit aus dem Mittleren Erwärmer ausleitet. *Huoxiang* Hb. Pogostemonis und *Peilan* Hb. Eupatorii beseitigen Feuchtigkeit im Kopf (da sie aromatisch sind und ihr Duft nach oben reicht).

Yiyiren Sm. Coicis leitet Feuchtigkeit durch den Unteren Erwärmer ab.

ZUSAMMENFASSUNG

Feuchtigkeit blockiert das Gehirn

Akupunktur

Ren 12 *zhongwan,* Bl 20 *pishu,* Ma 36 *zusanli,* Ren 9 *shuifen,* Mi 6 *sanyinjiao,* Bl 22 *sanjiaoshu,* Lu 7 *lieque,* Ma 8 *touwei,* Du 20 *baihui,* Du 24 *shenting.* Tonisierende Nadeltechnik an Ren 12, Bl 20 und Ma 36, sedierende Nadeltechnik an Ren 9, Mi 6 und Bl 22, neutrale Technik an Lu 7, Ma 8, Du 20 und Du 24.

Arzneimitteltherapie

Variante von *Pingwei san* Pulver, das den Magen beruhigt

Schleim benebelt das Gehirn

Klinische Manifestationen

Schläfrigkeit nach dem Mittagessen, Schweregefühl, Benommenheit des Kopfes, als ob er mit Watte gefüllt sei, Brustdruckgefühl, Schwindelgefühle, unklares Sehen, Sputum in der Kehle.

- **Zunge:** geschwollen, mit einem klebrigen Belag
- **Puls:** schlüpfrig.

Dieses Muster ist darauf zurückzuführen, dass Schleim den Kopf blockiert und das klare Qi am Aufsteigen und Aufhellen der oberen Öffnungen hindert. Schleim blockiert stärker als Feuchtigkeit, und dies verursacht Schwindelgefühle und unklares Sehen (da Schleim die Öffnungen des Kopfes blockiert).

Therapieprinzip

Schleim beseitigen und die Milz stärken.

Akupunktur

Ren 12 *zhongwan,* Bl 20 *pishu,* Ma 36 *zusanli,* Ren 9 *shuifen,* Mi 6 *sanyinjiao,* Bl 22 *sanjiaoshu,* Ma 40 *fenglong,* Lu 7 *lieque,* Ma 8 *touwei,* Du 20 *baihui,* Du 24 *shenting.* Tonisierende Nadeltechnik an Ren 12, Bl 20 und Ma 36, sedierende Nadeltechnik an Ren 9, Mi 6, Bl 22 und Ma 40, neutrale Technik an Lu 7, Ma 8, Du 20 und Du 24.

Erklärung:

- Ren 12, Bl 20 und Ma 36 stärken die Milz, um Schleim zu beseitigen.
- Ren 9, Mi 6 und Bl 22 beseitigen Feuchtigkeit.
- Ma 40 beseitigt Schleim.
- Lu 7 beseitigt Blockaden aus den Leitbahnen im Kopf und begünstigt das Aufsteigen von klarem Qi zum Kopf.
- Ma 8 und Du 20 sind Lokalpunkte, um Schleim aus dem Kopf zu vertreiben und das Aufsteigen des klaren Yang zum Kopf zu erleichtern.
- Du 24 klärt das Gehirn und fördert das Gedächtnis.

Arzneimitteltherapie

Rezeptur

Wendan tang mit *Banxia shumi tang*

Dekokt, das die Gallenblase wärmt, mit Dekokt mit Pinellia und Sorghum

Erklärung: Diese beiden Rezepturen zusammen beseitigen Schleim aus dem Kopf. Um ihre Wirkung zu verstärken, füge man *Shichangpu* Rz. Acori tatarinowii hinzu, um die Öffnungen des Kopfes aufzumachen.

Modifikationen:

- Um das Benommenheitsgefühl im Kopf zu lindern, füge man *Shichangpu* Rz. Acori tatarinowii hinzu.
- Bei Zeichen einer Milz-Schwäche füge man *Baizhu* Rz. Atractylodis macrocephalae und *Huangqi* Rx. Astragali hinzu.

ZUSAMMENFASSUNG

Schleim benebelt das Gehirn

Akupunktur

Ren 12 *zhongwan,* Bl 20 *pishu,* Ma 36 *zusanli,* Ren 9 *shuifen,* Mi 6 *sanyinjiao,* Bl 22 *sanjiaoshu,* Ma 40 *fenglong,* Lu 7 *lieque,* Ma 8 *touwei,* Du 20 *baihui,* Du 24 *shenting.* Tonisierende Nadeltechnik an Ren 12, Bl 20 und Ma 36, sedierende Nadeltechnik an Ren 9, Mi 6, Bl 22 und Ma 40, neutrale Technik an Lu 7, Ma 8, Du 20 und Du 24.

Arzneimitteltherapie

Wendan tang Dekokt, das die Gallenblase wärmt, mit *Banxia shumi tang* Dekokt mit Pinellia und Sorghum

Milz-Schwäche

Klinische Manifestationen

Somnolenz, Lethargie, Müdigkeit, Schweregefühl, leichtes Spannungs- und Völlegefühl im Abdomen, Appetitmangel, weiche Stühle.

- **Zunge:** blass, klebriger Belag
- **Puls:** schwach oder sanft.

Obwohl dieses Muster in erster Linie ein Leere-Syndrom ist, liegt auch etwas Feuchtigkeit vor.

Therapieprinzip

Die Milz stärken und Feuchtigkeit beseitigen.

Akupunktur

Ma 36 *zusanli,* Mi 3 *taibai,* Ren 12 *zhongwan,* Bl 20 *pishu,* Mi 6 *sanyinjiao,* Bl 22 *sanjiaoshu,* Ma 8 *touwei,* Du 20 *baihui.* Tonisierende Nadeltechnik an den ersten 4 Punkten und neutrale Technik an den anderen Punkten. Moxibustion kann angewendet werden.

Erklärung:
- Ma 36, Mi 3, Ren 12 und Bl 20 stärken die Milz.
- Mi 6 und Bl 22 beseitigen Feuchtigkeit.
- Ma 8 und Du 20 leiten Feuchtigkeit aus dem Kopf aus und begünstigen das Aufsteigen des klaren Yang zum Kopf.

Arzneimitteltherapie

Rezeptur

Variante von *Liu junzi tang*

Variante von Dekokt der sechs Edlen

Erklärung: Diese Rezeptur stärkt die Milz, beseitigt Feuchtigkeit und macht die Öffnungen des Kopfes auf.

Rezeptur

Variante von *Buzhong yiqi tang*

Variante von Dekokt, das die Mitte stärkt und das Qi vermehrt

Erklärung: Diese Rezeptur wird bei einem Milz-Yang-Mangel verwendet. Die Originalrezeptur stärkt die Milz und hebt das Qi.

ZUSAMMENFASSUNG

Milz-Schwäche

Akupunktur

Ma 36 *zusanli,* Mi 3 *taibai,* Ren 12 *zhongwan,* Bl 20 *pishu,* Mi 6 *sanyinjiao,* Bl 22 *sanjiaoshu,* Ma 8 *touwei,* Du 20 *baihui.* Tonisierende Nadeltechnik an den ersten 4 Punkten und neutrale Technik an den anderen Punkten. Moxibustion kann angewendet werden.

Arzneimitteltherapie
- Variante von *Liujunzi tang* Dekokt der sechs Edlen
- Variante von *Buzhong yiqi tang* Dekokt, das die Mitte stärkt und das Qi vermehrt

Nieren-Yang-Mangel (Schwäche des Meeres des Marks)

Klinische Manifestationen

Lethargie, Müdigkeit, Apathie, mangelnde Willenskraft, Gedächtnisschwäche, mangelnde Initiative, Depressionen, Frösteln, Schmerzen im unteren Rücken, Schwindelgefühle, Tinnitus, häufige Miktion blassen Harns.

- **Zunge:** blass
- **Puls:** tief und schwach.

Therapieprinzip

Nieren-Yang stärken, das Meer des Marks nähren und das Aufsteigen des Qi stimulieren.

Akupunktur

Ni 3 *taixi,* Bl 23 *shenshu,* Bl 52 *zhishi,* Du 20 *baihui,* Du 24 *shenting,* Ren 6 *qihai,* Du 16 *fengfu.* Tonisierende Nadeltechnik.

Erklärung:
- Ni 3, Bl 23 und Bl 52 stärken die Niere und die Willenskraft, fördern das Gedächtnis und nähren das Mark.
- Du 20 und Du 24 begünstigen das Aufsteigen des klaren Yang zum Kopf.
- Ren 6 mit direkter Moxibustion stärkt das Yang.
- Du 16, Punkt des Meeres des Marks, nährt das Mark.

Arzneimitteltherapie

Rezeptur

Shibu wan

Stärkungspille mit 10 Zutaten

Erklärung: Diese Rezeptur stärkt die Niere und nährt das Mark.

ZUSAMMENFASSUNG

Nieren-Yang-Mangel (Schwäche des Meeres des Marks)

Akupunktur

Ni 3 *taixi,* Bl 23 *shenshu,* Bl 52 *zhishi,* Du 20 *baihui,* Du 24 *shenting,* Ren 6 *qihai,* Du 16 *fengfu.* Tonisierende Nadeltechnik.

Arzneimitteltherapie

Shibu wan Stärkungspille mit 10 Zutaten

Gedächtnisschwäche

Gemäß der chinesischen Medizin hängt das Gedächtnis vom Zustand der Milz, Niere und des Herzens ab. Es besteht eine beträchtliche Überlappung zwischen den Funktionen dieser 3 Organe.

Die Milz beherbergt den Intellekt und beeinflusst das Gedächtnis im Sinne von Merkfähigkeit, Lernen und Konzentration. Ihr entsprechender pathologischer Aspekt ist übermäßiges Denken und Grübeln.

Die Niere beherbergt die Willenskraft *(zhi)* und beeinflusst das Gehirn, weil die Nieren-Essenz das Mark produziert, welches das Gehirn nährt. Wie oben erwähnt, bedeutet *zhi* außer ‚Willenskraft' auch ‚Gedächtnis'. Die Niere ist verantwortlich für das Gedächtnis im Sinne von Erinnerung an sowohl kürzlich geschehene als auch lang zurückliegende Ereignisse.

Das Herz kontrolliert das Gedächtnis, weil es den Geist *(shen)* beherbergt. Es besteht eine beträchtliche Überschneidung zwischen Niere und Herz hinsichtlich des Gedächtnisses, aber das Herz ist eher für die Erinnerung an kürzlich geschehene Ereignisse (jedoch nicht ausschließlich) und für die Merkfähigkeit von Gesichtern, Namen usw. zuständig. Das Herz ist auch für Geistesabwesenheit verantwortlich und wenn man nicht mehr weiß, wo man seinen Schlüssel hat liegen lassen, oder vergisst, die Haustür abzuschließen.

Das Gedächtnis hängt in erster Linie von der *Kommunikation* zwischen Herz und Niere ab. Das Herz ist oben und beherbergt den Geist *(shen)*, und die Niere ist unten und beherbergt Essenz *(jing)* und Gedächtnis *(zhi)*. Eine der Funktionen vom Geist des Herzens ist das Gedächtnis und das Bewusstsein, und diese Fähigkeit muss zur Niere absteigen. Auf der anderen Seite müssen die Nieren-Essenz und *zhi* zu Herz und Gehirn aufsteigen. Wenn diese Kommunikation stattfindet, kann die Essenz Qi erzeugen und das Qi kann wiederum den Geist hervorbringen, sodass das Gedächtnis gut ist.

Die Niere kontrolliert also das Gedächtnis auf zweierlei Wegen: indem ihr *zhi* Herz und Geist erreicht, und indem ihre Essenz zum Gehirn gelangt.

Neben Herz und Niere beruht das Gedächtnis auch auf der Milz und ihrem Intellekt *(yi)*. Das Herz kontrolliert das Erinnerungsvermögen an kürzlich geschehene Ereignisse, die Niere die Erinnerung an kürzlich geschehene sowie lang zurückliegende Ereignisse und die Milz die Merkfähigkeit im Laufe des Lernprozesses.

In Kapitel 8 des ‚Zentrums des Wirkvermögens' wird deutlich auf die Beziehung zwischen Herz, Milz und Niere bezüglich des Gedächtnisses Bezug genommen: *„Die Erinnerung des Herzens wird Intellekt genannt (yi – Milz); die Gedächtnisspeicherung durch den Intellekt nennen wir zhi (der Niere).“*[59] Im *Yixue jicheng* heißt es:

„Im Hinblick auf Gedächtnisschwäche trocknet bei älteren Menschen die Essenz aus; bei jungen Menschen schwächen Sorge, Grübeln und Überarbeitung das Herz. [Um das Gedächtnis zu stärken,] muss man die Kommunikation zwischen Herz und Niere fördern, die Milz stärken und Qi und Blut harmonisieren.“[60]

Ätiologie

Sorge und Grübeln

Sorge und Grübeln beeinträchtigen Lunge, Milz und Herz, und sie beeinflussen das Gedächtnis einfach, weil die geistige Fähigkeit von Milz und Herz durch Sorge und Zwangsgedanken in Anspruch genommen wird und daher nicht für die Merkfähigkeit genutzt werden kann.

Überarbeitung und übermäßige sexuelle Aktivität

Überarbeitug und exzessive sexuelle Aktivität schwächen (vor allem beim Mann) das Nieren-Yin und die Nieren-Essenz, wodurch Geisteskraft und Gedächtnis abnehmen.

Entbindung

Übermäßige Blutungen bei der Entbindung schwächen das Blut und beeinträchtigen das Herz. Das im Mangel befindliche Herz-Blut kann Gehirn und Geist nicht nähren, sodass Gedächtnisschwäche die Folge ist.

Traurigkeit

Traurigkeit erschöpft das Herz-Qi, sodass dieses nicht den Geist aufhellen kann und Gedächtnisschwäche daraus folgt.

Drogen

Ein langer und kontinuierlicher Konsum von Cannabis und anderen Drogen ist eine wichtige Ursache für Gedächtnis- und Konzentrationsstörungen. Es scheint so, dass die Umwandlung von Kurz- zu Langzeitgedächtnisinhalten durch den anhaltenden Konsum von Cannabis gehemmt ist, und zwar aufgrund einer Störung durch einen Strom sensorischer Eindrücke.[61] Darüber hinaus gibt es auch Berichte über den Verlust an Hirnsubstanz bei starkem Cannabis-Konsum.[62] In meiner klinischen Praxis habe ich die Beziehung zwischen starkem Langzeitkonsum von Cannabis und Gedächtnisschwäche eindeutig bestätigt gefunden.

ZUSAMMENFASSUNG

Ätiologie von Gedächtnisschwäche

- Sorge und Grübeln
- Überarbeitung und übermäßige sexuelle Aktivität
- Entbindung
- Traurigkeit
- Drogen

Identifikation von Krankheitsmustern und Therapie

Milz-Schwäche

Klinische Manifestationen

Unfähigkeit, sich zu konzentrieren und zu lernen, Gedächtnisschwäche, Müdigkeit, Appetitmangel.

- **Zunge:** blass
- **Puls:** schwach.

Therapieprinzip

Die Milz und den Intellekt *(yi)* stärken.

Akupunktur

Ma 36 *zusanli,* Mi 3 *taibai,* Du 20 *baihui,* Bl 15 *xinshu,* Du 14 *dazhui* mit Moxa, Bl 20 *pishu,* Bl 49 *yishe.* Tonisierende Nadeltechnik.

Erklärung:

- Ma 36 und Mi 3 stärken die Milz und den Intellekt.
- Du 20 hebt das klare Yang zum Kopf, um den Geist und Intellekt aufzuhellen.
- Bl 15, Rücken-Transport-*shu*-Punkt des Herzens, stärkt den Geist und Intellekt.
- Du 14 (mit Moxa) begünstigt auch das Aufsteigen des klaren Yang zum Gehirn.
- Bl 20 und Bl 49 stärken die Milz, den Intellekt und das Gedächtnis.

Arzneimitteltherapie

Rezeptur

Guipi tang Dekokt, das die Milz stärkt

Erklärung: Diese Rezeptur stärkt das Herz-Qi und Herz-Blut und daher den Geist und das Gedächtnis.

ZUSAMMENFASSUNG

Milz-Schwäche

Akupunktur

Ma 36 *zusanli,* Mi 3 *taibai,* Du 20 *baihui,* Bl 15 *xinshu,* Du 14 *dazhui* mit Moxa, Bl 20 *pishu,* Bl 49 *yishe.* Tonisierende Nadeltechnik.

Arzneimitteltherapie

Guipi tang Dekokt, das die Milz stärkt

Nieren-Essenz-Mangel

Klinische Manifestationen

Gedächtnisschwäche im Hinblick auf kürzlich geschehene und zurückliegende Ereignisse, Schwindelgefühle, Tinnitus, Knie- und Rückenschwäche.

- **Zunge:** bei Nieren-Yang-Mangel blass; bei Nieren-Yin-Mangel ohne Belag
- **Puls:** tief und schwach.

Therapieprinzip

Die Niere stärken, Essenz und Mark nähren und das Gedächtnis stärken.

Akupunktur

Ni 3 *taixi,* Ren 4 *guanyuan,* Bl 23 *shenshu,* Bl 52 *zhishi,* Bl 15 *xinshu,* Du 20 *baihui.* Tonisierende Nadeltechnik.

Erklärung:

- Ni 3, Ren 4 und Bl 23 stärken die Niere.
- Bl 52 stärkt die Willenskraft und das Gedächtnis.
- Bl 15 stärkt den Geist und das Gedächtnis.
- Du 20 begünstigt das Aufsteigen des klaren Yang zum Kopf.

18

Arzneimitteltherapie

Rezeptur

Variante von *Liuwei dihuang wan*

Variante von Rehmannia-Pille mit sechs Bestandteilen

Erklärung: Diese Rezepturvariante stärkt die Niere und das Mark und fördert das Gedächtnis.

Modifikation: Bei Yin- und Yang-Mangel füge man *Lujiaojiao* Gelatinum Cornu Cervi, *Bajitian* Rx. Morindae officinalis und *Ziheche* Placenta hominis hinzu.

ZUSAMMENFASSUNG

Nieren-Essenz-Mangel

Akupunktur

Ni 3 *taixi,* Ren 4 *guanyuan,* Bl 23 *shenshu,* Bl 52 *zhishi,* Bl 15 *xinshu,* Du 20 *baihui.* Tonisierende Nadeltechnik.

Arzneimitteltherapie

Variante von *Liuwei dihuang wan* Rehmannia-Pille mit sechs Bestandteilen.

Herz-Schwäche

Klinische Manifestationen

Gedächtnisschwäche im Hinblick auf kürzlich geschehene oder zurückliegende Ereignisse, Vergesslichkeit in Bezug auf Namen, Geistesabwesenheit, Palpitationen, leichte Belastungsdyspnoe, Müdigkeit.

- **Zunge:** blass oder rot, je nachdem, ob ein Yang- oder Yin-Mangel vorliegt
- **Puls:** schwach.

Therapieprinzip

Das Herz, den Geist und das Gedächtnis stärken.

Akupunktur

He 5 *tongli*, Bl 15 *xinshu*, Bl 44 *shentang*, Ren 6 *qihai* und Du 14 *dazhui* mit tonisierender Nadeltechnik. Wenn Schleim das Herz blockiert, verwende man Ma 40 *fenglong* und Ren 14 *juque* mit sedierender Technik.

Erklärung:

- He 5 und Bl 15 stärken das Herz-Qi und den Geist.
- Bl 44 stärkt den Geist und das Gedächtnis.
- Ren 6 mit Moxa stärkt das Qi im Allgemeinen.
- Du 14 mit Moxa stärkt das Herz und erhellt den Geist. Er arbeitet mit Ren 6 zusammen: Ren 6 befindet sich auf dem Konzeptionsgefäß *(renmai)*, Du 14 auf dem Lenkergefäß *(dumai)*, beide fließen durch das Herz.
- Ma 40 und Ren 14 beseitigen Schleim aus dem Herzen.

Arzneimitteltherapie

Rezeptur

Zhenzhong dan

Bettkantenpille

Erklärung: Diese Rezeptur könnte auch für Gedächtnisschwäche aufgrund anderer Herz-Muster, wie etwa Leere-Hitze im Herzen, verwendet werden.

ZUSAMMENFASSUNG

Herz-Schwäche

Akupunktur

He 5 *tongli*, Bl 15 *xinshu*, Bl 44 *shentang*, Ren 6 *qihai* und Du 14 *dazhui* mit tonisierender Nadeltechnik. Wenn Schleim das Herz blockiert, verwende man Ma 40 *fenglong* und Ren 14 *juque* mit sedierender Technik.

Arzneimitteltherapie

Zhenzhong dan Bettkantenpille

ANMERKUNGEN

1 1979. *Huangdi neijing suwen* 黄帝内经素问 [The Yellow Emperor's Classic of Internal Medicine – Simple Questions]. People's Health Publishing House, Beijing, S. 256. Erstveröffentlichung ca. 100 v. Chr.

2 Tang Zonghai 1892. *Zhongxi huitong yijing jingyi* [The Essence of the Convergence between Chinese and Western Medicine], zitiert nach Wang Keqin 1988. *Zhongyi shenzhu xueshuo* 中医神主学说 [Theory of the Mind in Chinese Medicine]. Ancient Chinese Medical Texts Publishing House, S. 36.

3 1986. *Jingyue quan shu* 京岳全书 [The Complete Book of Jing Yue]. Shanghai Scientific Publishing House, Shanghai, S. 329. Das ‚Vollständige Buch des Jingyue' wurde von Zhang Jingyue verfasst und erstmals im Jahr 1624 veröffentlicht.

4 The Complete Book of Jingyue, S. 329.

5 1981. *Lingshu jing* 灵枢经 [Spiritual Axis]. People's Health Publishing House, Beijing, S. 51. Erstveröffentlichung ca. 100 v. Chr.

6 Gu Yuqi 2005. *Zhongyi xinli xue* 中医心理学 [Chinese Medicine Psychology]. Chinese Medicine Science and Technology Publishing House, Beijing, S. 46.

7 Spiritual Axis, S. 152.

8 Spiritual Axis, S. 56.

9 Simple Questions, S. 102.

10 Simple Questions, S. 102.

11 Simple Questions, S. 102.

12 Simple Questions, S. 102.

13 Simple Questions, S. 102.

14 Simple Questions, S. 102.

15 Simple Questions, S. 102.

16 Simple Questions, S. 102.

17 Simple Questions, S. 102.

18 Simple Questions, S. 102.

19 Simple Questions, S. 103.

20 Simple Questions, S. 569.

21 Simple Questions, S. 569.

22 Spiritual Axis, S. 84.

23 Spiritual Axis, S. 84.

24 Simple Questions, S. 569.

25 Simple Questions, S. 569.

26 Spiritual Axis, S. 85.

27 Simple Questions, S. 569.

28 Simple Questions, S. 569.

29 Spiritual Axis, S. 85.

30 Spiritual Axis, S. 85.

31 Simple Questions, S. 569.

32 Simple Questions, S. 569.

33 Spiritual Axis, S. 85.

34 Spiritual Axis, S. 85.

35 Simple Questions, S. 569.

36 Simple Questions, S. 569.

37 Spiritual Axis, S. 85.

38 Spiritual Axis, S. 85.

39 Spiritual Axis, S. 85.

40 Spiritual Axis, S. 85.

41 Spiritual Axis, S. 85.

42 Spiritual Axis, S. 85.

43 Spiritual Axis, S. 85.

44 Spiritual Axis, S. 85.

45 Simple Questions, S. 256.

[46] Simple Questions, S. 199.
[47] Spiritual Axis, S. 56.
[48] Simple Questions, S. 199.
[49] Spiritual Axis, S. 24.
[50] Fang Wenxian 1989. *Zhongyi neike zhengzhuang bianzhi shouce* 中医内科证状辨治手册 [A Manual of New Treatment of Internal Medicine Diseases in Chinese Medicine]. Standard China Publishing House, Beijing, S. 75
[51] 1979. *Xuezheng lun* 血证论 [Discussion on Blood Patterns]. People's Health Publishing House, Beijing, S. 29. Die ‚Abhandlung über Blut-Muster' wurde von Tang Zonghai verfasst und erstmals im Jahr 1884 veröffentlicht.
[52] Wilhelm, R. (Übersetzer) 1962. The Secret of the Golden Flower. Harcourt, Brace & World, New York, S. 26.
[53] The Secret of the Golden Flower, S. 26.
[54] Chinese Medicine Psychology, S. 35.
[55] Theory of the Mind in Chinese Medicine, S. 94–95.
[56] Chinese Medicine Psychology, S. 48.
[57] Chinese Medicine Psychology, S. 51.
[58] Spiritual Axis, S. 152.
[59] Spiritual Axis, S. 23.
[60] Zitiert nach Zhou Chaofan 2000. *Lidai zhongyi zhize jinghua* 历带中医治则精华 [Essential Chinese Medicine Treatment Principles in Successive Dynasties]. Chinese Herbal Medicine Publishing House, Beijing, S. 456.
[61] Laurence, D. R. 1973. Clinical Pharmacology. Churchill Livingstone, Edinburgh, S. 14.29.
[62] Clinical Pharmacology, S. 14.30.

KAPITEL

19 Bipolare Störung (manische Depression, Dumpfheit und Manie, *diankuang*)

癫狂

- *dian*
  - Qi-Stagnation und Schleim
  - Herz- und Milz-Schwäche mit Schleim
  - Qi-Schwäche mit Schleim
  - Hitze-Verknotung in der Herz-Leitbahn
  - Schleim blockiert die Herz-Öffnungen
- *kuang*
  - Schleim-Feuer stört nach oben hin
  - Feuer im Hellen Yang
  - Gallenblasen- und Leber-Feuer
  - Feuer verletzt das Yin, mit Schleim
  - Qi-Stagnation, Blut-Stase, Schleim
  - Yin-Mangel mit Leere-Hitze

19.1 Einführung

Bei der bipolaren Störung, auch manische Depression genannt, handelt es sich um eine ernste psychische Erkrankung. Folgende Aspekte dieser Krankheit werden hier erörtert:

- Bipolare Störung in der westlichen Medizin
- Bipolare Störung in der chinesischen Medizin
- Ätiologie von *diankuang*
- Pathologie und Therapieprinzipien von *diankuang*
- Akupunkturtherapie
- Identifikation von Krankheitsmustern und Therapie
- Moderne chinesische Literatur
- Studien zum Thema.

19.2 Bipolare Störung in der westlichen Medizin

Die bipolare Störung, auch unter der Bezeichnung manisch-depressive Erkrankung bekannt, ist eine ernste Krankheit, die bei einem Menschen Veränderungen in der Stimmung, Energie und Funktionsfähigkeit verursacht.

Mehr als 2 Millionen amerikanische Erwachsene bzw. 1 % der Bevölkerung über 18 Jahren leiden pro Jahr an dieser Störung.[1] Die bipolare Störung entwickelt sich typischerweise in der späten Adoleszenzphase oder im frühen Erwachsenenalter.

19.2.1 Symptome der bipolaren Störung

Die bipolare Störung verursacht dramatische Stimmungsumschwünge – von übermäßiger Hochstimmung und/oder Reizbarkeit hin zu Traurigkeit und Hoffnungslosigkeit und wieder umgekehrt, wobei oftmals Phasen normaler Stimmung dazwischen liegen. Damit einher gehen auffällige Veränderungen im Hinblick auf den Energiepegel und das Verhalten. Die Hoch- bzw. Tiefphasen werden manische bzw. depressive Episoden genannt. Diese Krankheit, die früher als manische Depression bezeichnet wurde, wird nun bipolare Störung genannt.

Zeichen und Symptome einer Manie (oder einer manischen Episode) umfassen:

- Gehobene und überschwängliche Stimmung (auch paranoid oder gereizt)
- Gesteigerte Energie, Aktivität und Unruhe
- Extrem euphorische Stimmung
- Extreme Reizbarkeit
- Gedankenrasen und sehr schnelles Sprechen, Gedankensprünge
- Zerstreutheit, Unfähigkeit, sich zu konzentrieren
- Extreme Ungeduld
- Geringes Schlafbedürfnis
- Schnelles, aufgeregtes und zudringliches Sprechen
- Schnelles Denken, schnelle Themenwechsel
- Unrealistische Vorstellungen von seinen Fähigkeiten und Kräften
- Größenwahn
- Chaotische Muster der Persönlichkeit und beruflichen Beziehungen
- Impulsive Beteiligung an fragwürdigen Unternehmungen
- Waghalsiger Fahrstil, übermäßige Risikofreudigkeit
- Überzeugte Gewissheit über die Richtigkeit und Wichtigkeit seiner Ideen
- Schlechtes Urteilsvermögen
- Kaufrausch
- Eine anhaltende Phase von Verhalten, das sich vom gewöhnlichen unterscheidet
- Intensive und impulsive romantische oder sexuelle Beziehungen
- Gesteigerter Sexualtrieb
- Drogenmissbrauch, besonders von Kokain, Alkohol und Schlafmitteln
- Provokatives, aufdringliches oder aggressives Verhalten
- Abstreiten, dass irgendetwas nicht in Ordnung ist
- In extremen Fällen gewalttätige Erregung, bizarres Verhalten, Wahnvorstellungen, visuelle und auditive Halluzinationen.

Eine manische Episode wird diagnostiziert, wenn eine Hochstimmung zusammen mit drei oder mehr der anderen Symptome auftritt, und zwar den ganzen Tag lang fast jeden Tag über einen Zeitraum von mindestens einer Woche. Wenn die Stimmung gereizt ist, müssen vier weitere Symptome vorhanden sein.

ZUSAMMENFASSUNG

Symptome einer Manie

- Gehobene und überschwängliche Stimmung (auch paranoid oder gereizt)
- Gesteigerte Energie, Aktivität und Unruhe
- Extrem euphorische Stimmung
- Extreme Reizbarkeit
- Gedankenrasen und sehr schnelles Sprechen, Gedankensprünge
- Zerstreutheit, Unfähigkeit, sich zu konzentrieren
- Extreme Ungeduld
- Geringes Schlafbedürfnis
- Schnelles, aufgeregtes und zudringliches Sprechen
- Schnelles Denken, schnelle Themenwechsel
- Unrealistische Vorstellungen von seinen Fähigkeiten
- Größenwahn
- Chaotische Muster der Persönlichkeit und beruflichen Beziehungen
- Impulsive Beteiligung an fragwürdigen Unternehmungen
- Waghalsiger Fahrstil, übermäßige Risikofreudigkeit
- Überzeugte Gewissheit über die Richtigkeit und Wichtigkeit seiner Ideen
- Schlechtes Urteilsvermögen
- Kaufrausch
- Eine anhaltende Phase von Verhalten, das sich vom gewöhnlichen unterscheidet
- Intensive und impulsive romantische oder sexuelle Beziehungen
- Gesteigerter Sexualtrieb
- Drogenmissbrauch, besonders von Kokain, Alkohol und Schlafmitteln
- Provokatives, aufdringliches oder aggressives Verhalten
- Abstreiten, dass irgendetwas nicht in Ordnung ist
- In extremen Fällen gewalttätige Erregung, bizarres Verhalten, Wahnvorstellungen, visuelle und auditive Halluzinationen.

Zu den Zeichen und Symptomen einer Depression (oder depressiven Episode) zählen:

- Apathie, Lethargie
- Anhaltend traurige, ängstliche oder leere Stimmung
- Verlangsamte Körperbewegung
- Gefühle von Hoffnungslosigkeit oder Pessimismus
- Gefühle von Schuld, Wertlosigkeit oder Hilflosigkeit
- Verlust des Interesses oder der Freude an Aktivitäten, die man früher gern gemacht hat, darunter Sex
- Verminderte Energie, Gefühl der Erschöpfung oder des Gebremstseins
- Schwierigkeiten sich zu konzentrieren, sich an Dinge zu erinnern oder Entscheidungen zu treffen
- Unruhe oder Reizbarkeit
- Zu viel Schlaf oder Schlafstörungen
- Veränderungen bezüglich des Appetits und/oder unbeabsichtigte Gewichtsab- bzw. zunahme
- Chronische Schmerzen oder andere persistierende körperliche Symptome, die nicht durch eine physische Erkrankung oder Verletzung hervorgerufen sind
- Todes- oder Selbsttötungsgedanken, Suizidversuche.

Eine depressive Episode wird diagnostiziert, wenn mindestens fünf dieser Symptome mindestens zwei Wochen lang fast jeden Tag und den größten Teil des Tages über andauern.

ZUSAMMENFASSUNG

Symptome einer depressiven Phase der bipolaren Störung

- Apathie, Lethargie
- Anhaltend traurige, ängstliche oder leere Stimmung
- Verlangsamte Körperbewegung
- Gefühle von Hoffnungslosigkeit oder Pessimismus
- Gefühle von Schuld, Wertlosigkeit oder Hilflosigkeit
- Verlust des Interesses oder der Freude an Aktivitäten, die man früher gern gemacht hat, darunter Sex
- Verminderte Energie, Gefühl der Erschöpfung oder des Gebremstseins
- Schwierigkeiten sich zu konzentrieren, sich an Dinge zu erinnern oder Entscheidungen zu treffen
- Unruhe oder Reizbarkeit
- Zu viel Schlaf oder Schlafstörungen
- Veränderungen bezüglich des Appetits und/oder unbeabsichtigte Gewichtsab- bzw. zunahme
- Chronische Schmerzen oder andere persistierende körperliche Symptome, die nicht durch eine physische Erkrankung oder Verletzung hervorgerufen sind
- Todes- oder Selbsttötungsgedanken, Suizidversuche.

Ein leichter bis gemäßigter Grad von Manie wird als Hypomanie bezeichnet. Eine Hypomanie mag sich für denjenigen, der sie verspürt, gut anfühlen und sogar mit guter Funktionsfähigkeit und verstärkter Produktivität assoziiert werden. Selbst wenn die Familie und Freunde die Stimmungsumschwünge allmählich als mögliche bipolare Störung erkennen, streitet der Betroffene womöglich ab, dass irgendetwas nicht in Ordnung ist. Ohne angemessene Therapie entwickelt sich die Hypomanie aber bei manchen Menschen zu einer schweren Manie oder kann von einer Depression abgelöst werden.

Gelegentlich beinhalten schwere Episoden von Manie oder Depressionen auch Symptome einer Psychose (oder psychotische Symptome). Dazu zählen (auditive oder visuelle) Halluzinationen und Wahrvorstellungen.

Psychotische Symptome innerhalb einer bipolaren Störung spiegeln den extremen Gemütszustand zu dieser Zeit wider. Beispielsweise kann Größenwahn wie etwa die Vorstellung, man sei Jesus Christus oder habe besondere Kräfte oder Reichtümer, während einer manischen Phase auftreten. Wahnhafte Gefühle von Schuld oder Wertlosigkeit, wie etwa der Glaube, man sei ruiniert und mittellos oder habe ein schreckliches Verbrechen begangen, können sich während der depressiven Phase einstellen. Menschen mit bipolarer Störung, die diese Symptome aufweisen, werden manchmal fälschlicherweise mit Schizophrenie diagnostiziert.

Redfield Jamison führt sechs Kriterien für die Diagnose einer manischen Episode an:

1. Eine ausgeprägte Periode von abnormer und anhaltend gehobener, überschwänglicher oder gereizter Stimmung.
2. Mindestens drei der folgenden Symptome:
   - Übertriebenes Selbstbewusstsein oder Größenwahn
   - Verringertes Schlafbedürfnis
   - Gesprächiger als üblich
   - Ideenflucht oder Gedankenrasen
   - Zerstreutheit
   - Zunahme zielgerichteter Aktivitäten (sozial, am Arbeitsplatz, in der Schule, sexuell), psychomotorische Unruhe
   - Exzessive Beschäftigung mit angenehmen Tätigkeiten (z. B. Kaufrausch, sexuelle Taktlosigkeiten oder törichte geschäftliche Investitionen).
3. Stimmungsstörungen (schwer).
4. Keine Wahnvorstellungen oder Halluzinationen.
5. Nicht einer Schizophrenie, wahnhaften oder psychotischen Störung überlagert.
6. Kein organischer Faktor.

Die Kombination aus 1, 2 und 3 stellt ein manisches Syndrom dar, die Kombination aus 1 und 2 hingegen Hypomanie.[2]

Es ist vielleicht hilfreich, sich die verschiedenen Stimmungsstadien bei der bipolaren Störung als Spektrum oder fortlaufende Bandbreite vorzustellen. Bei der depressiven Phase befindet sich an dem einen Ende die schwere Depression, darunter die gemäßigte Depression und dann die leicht niedergeschlagene Stimmung, die ‚Dysthymie' genannt wird, wenn sie chronisch ist. Bei der manischen Phase gibt es die normale oder ausgewogene Stimmung, darüber Hypomanie (leichte bis gemäßigte Manie) und dann die schwere Manie (➤ Abb. 19.1).

Bei einigen Menschen können jedoch die Symptome von Manie und Depression gleichzeitig auftreten; dies nennt man einen bipolaren Mischzustand. Symptome eines Mischzustands umfassen häufig Erregung, Schlafstörungen, signifikante Veränderung bezüglich des Appetits, Psychose und Suizidgedanken. Ein Mensch kann sich in einer sehr traurigen, hoffnungslosen Stimmung befinden und sich gleichzeitig extrem energiegeladen fühlen.

Zyklothymie ist eine leichtere Form von manischer Depression, mit Wechsel zwischen Depression und Hypomanie. Ein zyklothymisches Temperament kann sich

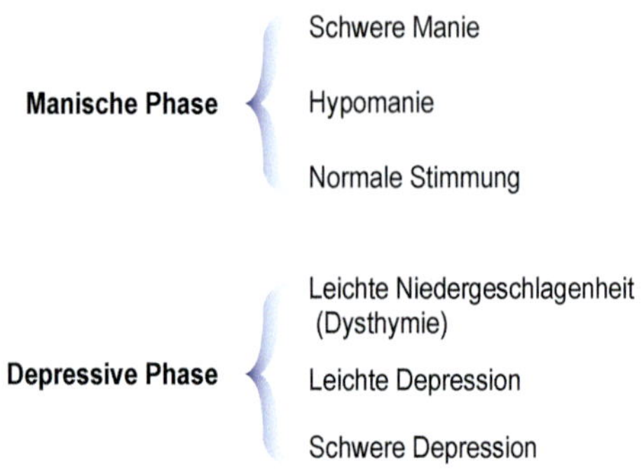

Abb. 19.1 Bandbreite psychischer Störungen zwischen schwerer Manie und schwerer Depression

auf verschiedene Weise äußern, nämlich als vorherrschend depressiv, manisch, hypomanisch oder gereizt. Es gibt Wechsel zwischen Heiterkeit und Traurigkeit. Nicht alle Menschen mit einer Zyklothymie entwickeln später eine voll ausgebildete manische Depression, aber bei vielen (einem Drittel) ist dies der Fall.

Redfield Jamison führt fünf Kriterien für die Diagnose von Zyklothymie auf:

1. Zahlreiche hypomanische Episoden innerhalb von zwei Jahren und zahlreiche Phasen depressiver Stimmung, die nicht die Kriterien für eine majore depressive Episode erfüllten.
2. In einem Zeitraum von zwei Jahren nie mehr als jeweils 2 Monate ohne hypomanische oder depressive Symptome.
3. Keine majore depressive oder manische Episode.
4. Nicht einer psychotischen Störung überlagert.
5. Kein organischer Faktor.[3]

19.2.2 Diagnose der bipolaren Störung

Die bipolare Störung wird auf der Grundlage der Symptome, des Krankheitsverlaufs und ggf. der Familienanamnese diagnostiziert. Die diagnostischen Kriterien für die bipolare Störung werden im ‚Diagnostic and Statistical Manual for Mental Disorders', 4. Auflage (DSM-IV) beschrieben.[4]

Beschreibungen von Patienten mit bipolarer Störung gewähren einen wertvollen Einblick in die verschiedenen Stimmungszustände, die mit dieser Krankheit einhergehen.

Depressionen

„Ich zweifle völlig an meiner Fähigkeit, irgendetwas gut zu machen. Es scheint, als ob mein Verstand verlangsamt und praktisch bis zur Nutzlosigkeit ausgebrannt sei … [Ich werde] von dem totalen, verzweifelten Gefühl, dass alles hoffnungslos sei, heimgesucht. Die anderen sagen: ‚Das ist nur vorübergehend, das geht vorbei, du schaffst das', aber sie haben natürlich überhaupt keine Ahnung, wie ich mich fühle, auch wenn sie sicher meinen, sie wüssten es. Wenn ich nicht fühlen, mich bewegen, denken oder etwas empfinden kann, was soll dann das Ganze noch?"

Hypomanie

„Zuerst, wenn ich in Hochstimmung bin, ist es toll … die Gedanken kommen schnell … wie Sternschnuppen, denen du folgst, bis noch hellere Sterne auftauchen … Alle Schüchternheit verschwindet, die richtigen Worte und Gesten sind plötzlich da … uninteressante Menschen und Dinge werden unheimlich interessant. Die Sinnlichkeit ist durchdringend, der Wunsch zu verführen und verführt zu werden unwiderstehlich. Du bist bis ins Mark durchtränkt mit unglaublichen Gefühlen von Behaglichkeit, Kraft, Wohlbefinden, Allmacht, Euphorie … du kannst alles schaffen … aber an einem bestimmten Punkt verändert sich das."

Manie

„Die schnellen Gedanken werden zu schnell und es sind viel zu viele … überwältigende Verwirrung ersetzt Klarheit … du kannst nicht mehr mithalten – das Gedächtnis verschwindet. Ansteckender Humor ist nicht mehr lustig. Deine Freunde bekommen einen Schreck … alles läuft jetzt aus dem Ruder … du bist gereizt, wütend, verängstigt, unkontrollierbar und sitzt in der Falle."[5]

Im Folgenden eine von Redfield Jamison wiedergegebene Beschreibung eines manischen Anfalls: „Zuerst schien alles so einfach zu sein. Ich rannte herum wie ein aufgescheuchtes Wiesel, schäumte über vor Plänen und Enthusiasmus, ging ganz in sportlichen Aktivitäten auf, blieb Nacht für Nacht auf und ging mit Freunden aus, las alles, was mir unter die Finger kam, füllte Notizhefte mit Gedichten und Fragmenten von Theaterstücken und machte überschwängliche, total unrealistische Zukunftspläne."[6]

Es folgt eine Beschreibung einer depressiven Phase: „Dann wurde meinem Leben und meinem Verstand der Boden unter den Füßen weggezogen. Mein Denken war auf einmal nicht mehr kristallklar, sondern qualvoll. Ich las die gleiche Textstelle immer wieder und konnte mich gar nicht an das erinnern, was ich gerade gelesen hatte. Mit jedem Buch oder Gedicht, das ich in die Hand nahm, war es das gleiche. Alles war unverständlich, nichts ergab einen Sinn."[7]

19.2.3 Verlauf der bipolaren Störung

Manische und depressive Episoden kehren im Lauf des Lebens typischerweise wieder. Zwischen den Episoden sind die meisten Menschen mit bipolarer Störung symptomfrei, aber etwa ein Drittel der Betroffenen leidet an einigen Restsymptomen. Ein kleiner Prozentsatz hat trotz Therapie chronische, nicht nachlassende Symptome.

Die klassische Form der Erkrankung, die wiederkehrende Episoden von Manie und Depressionen umfasst, wird Bipolar-I-Störung genannt. Einige Menschen entwickeln jedoch nie eine schwere Manie, sondern erleben stattdessen leichtere Phasen einer Hypomanie, die mit Depressionen abwechseln. Diese Form von Erkrankung wird als Bipolar-II-Störung bezeichnet. Wenn innerhalb eines Jahres mindestens vier Krankheitsepisoden auftreten, wird dies als Rapid Cycling bezeichnet. Einige Menschen haben innerhalb einer einzigen Woche oder sogar im Lauf eines Tages mehrere Episoden. Rapid Cycling entwickelt sich später im Krankheitsverlauf und ist bei Frauen stärker verbreitet als bei Männern.

Menschen mit bipolarer Störung können ein gesundes und produktives Leben führen, wenn die Krankheit wirksam behandelt wird. Ohne Therapie verschlimmert sich der natürliche Verlauf der bipolaren Störung. Mit der Zeit kann ein Mensch häufigere (mehr Rapid Cycling) und schwerere manische und depressive Episoden als in der Anfangsphase erleiden. In den meisten Fällen kann jedoch eine adäquate Therapie die Häufigkeit und Schwere der Episoden lindern und den Menschen mit bipolarer Störung zu einer guten Lebensqualität zu verhelfen.

19.2.4 Therapie der bipolaren Störung

Die meisten Menschen mit bipolarer Störung – selbst diejenigen mit den schwersten Formen – können mit einer adäquaten Therapie eine substanzielle Stabilisierung ihrer Stimmungsumschwünge und der damit zusammenhängenden Symptome erzielen. Da die bipolare Störung eine wiederkehrende Erkrankung ist, ist eine langfristige präventive Therapie nachdrücklich zu empfehlen und fast immer angebracht. Eine Strategie, die eine medikamentöse und psychosoziale Therapie miteinander verbindet, ist optimal, um die Störung mit der Zeit in den Griff zu bekommen.

Medikamentöse Therapie

Es werden normalerweise Medikamente, die unter der Bezeichnung ‚Stimmungsstabilisierer' bekannt sind, verschrieben, um die bipolare Störung zu kontrollieren. Mehrere verschiedene Typen von Stimmungsstabilisierern sind erhältlich. Im Allgemeinen führen Menschen mit bipolarer Störung die Therapie mit Stimmungsstabilisierern über längere Zeitabschnitte (Jahre) durch. Andere Medikamente werden ggf. hinzugefügt, typischerweise für kürzere Zeiträume, um manische oder depressive Episoden zu behandeln, die trotz der Stimmungsstabilisierer auftreten. Zu den Medikamenten, die bei bipolarer Störung verschrieben werden, gehören:

- Lithium, das erste stimmungsstabilisierende Medikament, das von der FDA (US Food and Drug Administration) zur Therapie von Manie zugelassen wurde, ist häufig sehr wirksam bei der Kontrolle von Manie und um der Wiederkehr von manischen und depressiven Episoden vorzubeugen.
- Antiepileptika wie etwa Valproat (Depakote®) oder Carbamazepin (Tegretol®) können auch stimmungsstabilisierende Wirkungen aufweisen und besonders nützlich bei schwierig zu behandelnden bipolaren Episoden sein.
- Neuere Antiepileptika wie Lamotrigin (Lamictal®), Gabapentin (Neurontin®) und Topimarat (Topamax®) werden zurzeit daraufhin geprüft, wie wirksam sie bei der Stabilisierung von Stimmungszyklen sind.

Normalerweise werden Kinder und Heranwachsende, die an der bipolaren Störung leiden, mit Lithium behandelt, aber auch Valproat und Carbamazepin werden eingesetzt. Es gibt einige Belege dafür, dass Valproat zu nachteiligen Hormonveränderungen bei jungen Mädchen und zum polyzystischen Ovarialsyndrom bei Frauen, die das Medikament vor ihrem 20. Lebensjahr eingenommen haben, führen kann.[8] Daher sollte die Einnahme von Valproat bei jungen Patientinnen sorgfältig ärztlich überwacht werden.

Die Forschung hat gezeigt, dass Menschen mit bipolarer Störung während der Therapie mit Antidepressiva einem Risiko ausgesetzt sind, auf Manie oder Hypomanie umzuschalten oder Rapid Cycling zu entwickeln. Daher sind ‚Stimmungsstabilisierer', allein oder in Kombination mit Antidepressiva, erforderlich, um Menschen mit bipolarer Störung vor diesem Umschalten zu schützen. Lithium und Valproat sind die heutzutage am häufigsten verwendeten Stimmungsstabilisierer.

Atypische Antipsychotika, darunter Clozapin (Clozaril®), Olanzapin (Zyprexa®), Risperidon (Risperdal®), Quetiapin (Seroquel®) und Ziprasidon (Geodon®) werden derzeit als mögliche Therapien für die bipolare Störung geprüft.

Psychosoziale Therapien

Zusätzlich zur medikamentösen Behandlung sind psychosoziale Therapien – darunter bestimmte Formen der Psychotherapie – hilfreich, um Menschen mit bipolarer Störung und ihren Familien Unterstützung, Unterweisung und Orientierung zu bieten. Studien haben gezeigt, dass psychosoziale Interventionen zu einer erhöhten Stimmungsstabilität, weniger Klinikaufenthalten und verbesserter Funktion in verschiedenen Bereichen führen kann.

Ein approbierter Psychologe, Sozialarbeiter oder Berater bietet normalerweise diese Therapien an und arbeitet häufig mit einem Psychiater zusammen, um die Fortschritte des Patienten zu überwachen. Die Zahl, Häufigkeit und Art der Sitzungen sollte auf den therapeutischen Bedürfnissen der jeweiligen Person basieren. Psychosoziale Interventionen, die häufig bei bipolarer Störung eingesetzt werden, sind die kognitive Verhaltenstherapie, Psychoedukation, Familientherapie und eine neuere Technik, die interpersonelle und soziale Rhythmustherapie.

- Die kognitive Verhaltenstherapie hilft Menschen mit bipolarer Störung bei dem Lernprozess, unangemessene oder negative Denkmuster und mit der Krankheit einhergehende Verhaltensweisen zu ändern.
- Die Psychoedukation unterrichtet Menschen mit bipolarer Störung über die Krankheit und ihre Therapien und zeigt, wie man Rückfallzeichen erkennt, sodass früh interveniert werden kann, bevor eine ausgewachsene Krankheitsepisode auftritt. Die Psychoedukation kann auch für Familienmitglieder hilfreich sein.
- Die Familientherapie setzt Strategien zur Reduzierung des Stresspegels innerhalb der Familie ein, der entweder zu den Symptomen der erkrankten Person beitragen oder aus ihnen resultieren kann.
- Die interpersonelle und soziale Rhythmustherapie hilft Menschen mit bipolarer Störung, ihre interpersonellen Beziehungen zu verbessern und ihre tägliche Routine zu regulieren. Ein regelmäßiger Tagesablauf und ein Schlafzeitplan können vor manischen Episoden schützen.

19.2.5 Geschichte

Aretaios von Kappadokien (2. Jahrhundert n. Chr.) war vermutlich der erste Arzt, der Melancholie mit Manie in

Verbindung brachte: *„Melancholie ist zweifellos der Beginn und sogar Bestandteil der Störung, die Manie genannt wird."*[9]

Alexander von Tralleis (6. Jahrhundert n. Chr.) schreibt: *„Manie ist nichts anderes als Melancholie in schwererer Form."*[10]

Jason Pratensis (16. Jahrhundert) schreibt: *„Die meisten Ärzte betrachten Manie und Melancholie als eine Störung."*[11] Er unterscheidet Manie und Melancholie nur durch *Abstufungen* und *Manifestationen.*

Bei Dr. Thomas Willis (17. Jahrhundert) lesen wir:

„Beim Melancholiker … waren die Lebensgeister düster und matt, sie warfen ihre Schatten auf die Bilder von Dingen und bildeten eine Art dunklen Strom. Beim Maniker hingegen brodelten die Lebensgeister in immer währenden Gärstoffen, sie wurden durch eine unnormale Bewegung erzeugt und ständig wiederholt, eine Bewegung, die hervorbrach und konsumierte und selbst ohne Fieber ihre Hitze aussandte. Zwischen Manie und Melancholie ist die Ähnlichkeit offenkundig, nicht die Ähnlichkeit von Symptomen, die der Erfahrung nach miteinander verbunden sind, sondern die Ähnlichkeit – die in den Landschaften der Vorstellungskraft mächtiger und um so vieles offenkundiger ist –, die im gleichen Feuer Rauch und Flamme vereinigt."[12]

Richard Mead (1751) schreibt:

„Es gibt 2 Arten von Wahnsinn … die eine hat mit Kühnheit und Raserei zu tun, die andere mit Traurigkeit und Furcht. Man nennt die eine Manie, die andere Melancholie. Aber diese unterscheiden sich allgemein nur im Schweregrad. Denn die Melancholie wandelt sich sehr häufig früher oder später in manischen Wahnsinn um, und wenn die Raserei abebbt, kehrt die Traurigkeit normalerweise in schwererer Form als zuvor wieder."[13]

Jean-Pierre Falret und Jules Baillarger (Mitte des 19. Jahrhunderts) stellten offiziell fest, dass Manie und Depression verschiedene Manifestationen einer einzigen Krankheit darstellen könnten.[14]

19.3 Bipolare Störung in der chinesischen Medizin

Die bipolare Störung ähnelt stark den Symptomen der altchinesischen Krankheit *diankuang*, was mit ‚Dumpfheit und Toben' oder ‚Dumpfheit und Manie' wiedergegeben werden kann.

Die chinesischen Schriftzeichen für *diankuang* sind 癫狂.

Das Schriftzeichen *dian* setzt sich aus folgenden Teilen zusammen:

- *zhen* 真 meint das taoistische Ideal des ‚Edelmannes'
- *ye* 页 ist die Spitze des Kopfes, durch die die Seele des ‚Edelmannes' entschwindet
- *bing* 疒 ist das Schriftzeichen für ‚Krankheit'. Dieses ‚Krankheits'-Schriftzeichen sagt uns, dass es sich um einen pathologischen Zustand handelt, wenn die Seele durch die Spitze des Kopfes entschwindet.

Das Schriftzeichen *kuang* 狂 steht für das Wüten eines verrückten Hundes.

dian meint einen depressiven Zustand, Gleichgültigkeit, Zurückgezogensein, Sorge, Reaktionslosigkeit, unzusammenhängendes Sprechen, ruhiges, unangemessenes Lachen und Schweigsamkeit. *kuang* steht dagegen für Erregung, Schreien, Beschimpfen und Schlagen von Menschen, Reizbarkeit, aggressives Verhalten, Aussprechen von Beleidigungen, unangemessenes Lachen, Singen, Hinaufsteigen zu hoch gelegenen Orten, wildes Verhalten, Zertrümmern von Gegenständen, ungewöhnliche Körperkraft und die Ablehnung von Schlaf und Speisen.

19.3.1 Historische Entwicklung von *diankuang* in der chinesischen Medizin

Die früheste Erwähnung des Begriffs *kuang* (Manie) findet sich in einem nicht-medizinischen Text. In ‚Riten der Zhou' (1100 v. Chr.) heißt es:

„Einige Menschen verhalten sich merkwürdig auf manische [kuang] Weise. Diese Krankheit wird Manie [kuang] genannt."[15]

Die Zustände von *dian* und *kuang* traten schon zu Zeiten des ‚Klassikers des Gelben Kaisers der Inneren Medizin' auf. In Kapitel 74 der ‚Einfachen Fragen' heißt es: *„Das Syndrom von gereiztem Toben [kuang] ist durch Feuer bedingt."*[16] In Kapitel 46 des gleichen Werkes steht: *„Gereiztes Toben wird durch [übermäßiges] Yang verursacht … und mit der Rezeptur Shengtie luoyin behandelt."*[17]

Im ‚Zentrum des Wirkvermögens' lesen wir in Kapitel 22:

„Wenn dian zuerst auftritt, bestehen Mangel an Freude, ein schwerer und schmerzender Kopf, rote Augen, nach oben schauende Augen. Wenn kuang erstmals auftritt, hat man wenig Schlaf, keinen Hunger, glorifiziert sich selbst, als ob man der wissendste Mensch sei, schreit Menschen an und kennt Tag und Nacht keine Ruhe."[18]

In Kapitel 59 des ‚Klassikers der Schwierigkeiten' wird *dian* von *kuang* unterschieden:

„kuang hat einen plötzlichen Beginn, der Betroffene mag sich nicht hinlegen oder essen, hat eine hohe Meinung von sich selbst, denkt, er sei weise und entstamme einer noblen Familie, ist arrogant, lacht und singt unangemessen, ist unruhig und kann nicht aufhören. Bei dian ist der Betroffene unglücklich, legt sich hin und starrt geradeaus."[19]

Im gleichen Werk heißt es in Kapitel 20: *„Ein Yin-Übermaß verursacht dian, ein Yang-Übermaß verursacht kuang."*[20]

In den ‚Wichtigsten Rezepturen aus dem Golden Cabinet' (220 n. Chr.) lesen wir:

„Übermäßiges Weinen macht die Wander- und Körperseele unruhig, Blut und Qi werden erschöpft. Wenn diese erschöpft sind, gerät das Herz in Mitleidenschaft, das Herz-Qi wird geschwächt, der Patient wird ängstlich, die Augen schließen sich und wollen schlafen, es treten übermäßige Träume auf, die die Seele zerstreuen, und Wander- und Körperseele sind erregt. Bei einem Yin-Mangel entwickelt sich eine Depression [dian], bei einem Yang-Mangel eine Manie [kuang]."[21]

Sun Simiao beschreibt *diankuang* in seinen ‚Verschreibungen der 1 000 Golddukaten' (652 n. Chr.):

„Bei Dumpfheit und Manie [diankuang] kann der Patient ruhig sein und keinen Ton von sich geben, unaufhörlich sprechen, singen und weinen, singen oder lachen, schlafend im Graben sitzen, seine eigenen Fäkalien essen, seine Kleidung ausziehen, um nackt zu sein, schlafwandeln, zornig sein und schreien. Dies sind Symptome von Dumpfheit und Manie [diankuang]. Dies muss mit Akupunktur und Kräutern behandelt werden."[22]

Ein Text aus der Yuan-Dynastie schreibt die Entwicklung von *kuang* übermäßigem Feuer und einer gestörten Verbindung zwischen Herz und Niere zu: *„Das Nieren-Wasser kontrolliert die Willenskraft [zhi] und steht im Gegensatz zum Feuer. Wenn das Herz-Feuer übermäßig ist, wird das Nieren-Wasser erschöpft, mit Verlust der Willenskraft und Entwicklung von Manie [kuang] in der Folge."*[23] Dort heißt es auch: *„Wenn das Herz Hitze aufweist, lacht der Patient und hat dian; wenn die Leber Hitze aufweist, ist der Patient zornig und es besteht kuang."*[24]

In den ‚Wesentlichen Methoden des Danxi' (*Danxi xinfa*, 1347) heißt es: *„dian gehört zu Yin und kuang zu Yang … alle Fälle sind durch Schleim bedingt, der im Bereich zwischen Herz und Thorax stagniert."*[25] Zhu Danxi war der erste Arzt, der die Pathogenese von *diankuang* mit Schleim in Verbindung brachte. In einer anderen Textstelle bezieht er die Entwicklung von manischer Depression deutlich auf Stagnation, Schleim und Feuer: *„Das Feuer der 5 Seelen [nämlich Geist, Wanderseele, Körperseele, Intellekt und Willenskraft] ist durch die Erregung der sieben Emotionen bedingt, und Stagnation führt zu Schleim."*[26]

In ‚Korrekte Übermittlung der Medizin' *(Yixue zhengchuan)* aus der Ming-Dynastie wird die Verbindung von Manie *(kuang)* mit Schleim und Feuer bestätigt:

„Manie [kuang] ist ein Fülle-Zustand, der durch Schleim und Feuer bedingt ist. Dumpfheit [dian] wird durch eine Herz-Schwäche verursacht. Um Manie zu behandeln, verwende man die Methode, nach unten zu bewegen. Um Dumpfheit zu behandeln, beruhige man den Geist und nähre das Blut. In beiden Fällen eliminiere man Schleim-Feuer."[27]

Die letzte Aussage ist interessant, da sie bekräftigt, dass Schleim bei der Pathologie von manischer Depression eine zentrale Rolle spielt und sowohl in manischen als auch in depressiven Phasen vorhanden ist.

In der alten Literatur ist die Unterscheidung zwischen *diankuang* und Epilepsie häufig nicht klar. Wang Kendang (Ming-Dynastie) war der erste, der *diankuang* klar von Epilepsie abgrenzte.

Im ‚Vollständigen Buch des Jingyue' (*Jingyue quanshu*, 1624) heißt es: *„Bei kuang ist der Patient immer aktiv und zornig, bei dian ist der Patient ruhig und zurückgezogen, als ob er bewusstlos sei."*[28] Bei der Therapie spricht sich Zhang Jingyue dafür aus, zuallererst als hauptsächliche Therapiemethode Feuer auszuleiten. In zweiter Linie müsse man Schleim beseitigen und das Qi bewegen.[29]

Wang Qingren schreibt in ‚Korrekturen von Fehlern in medizinischen Kreisen' *(Yilin gaicuo)* die Pathologie von *diankuang* einer Blut-Stase zu:

„Bei diankuang weint, lacht, schreit, flucht, singt der Patient. Dies ist durch eine Qi- und Blut-Stagnation im Gehirn und eine Stagnation in den inneren Organen bedingt."[30]

19.3.2 Entsprechungen und Unterschiede zwischen bipolarer Störung und *diankuang*

Obwohl die Symptome von *diankuang* denjenigen der bipolaren Störung stark ähneln, müssen wir immer Vorsicht walten lassen, wenn wir direkte Verbindungslinien zwischen der westlichen und chinesischen Medizin herstellen. Wie wir bei der Erörterung der Muster von *dian* und *kuang* sehen werden, entspricht *dian* nicht genau der Depression und *kuang* nicht genau der Manie. Beispielsweise fallen einige Manifestationen von *kuang* unter die Kategorie einer generalisierten Angststörung.

Insbesondere entsprechen die Symptome von *dian* nicht notwendigerweise genau der depressiven Phase einer bipolaren Störung. Darüber hinaus sind die Symptome von *dian* nicht mit dem, was wir in der westlichen Psychiatrie ‚Depression' nennen, gleichzusetzen. Moderne chinesische Werke setzen die Symptome von *dian* mit Depression gleich, aber ich halte dies nicht für hilfreich. Ich behaupte erstens, dass sich die Pathologie von Depressionen recht stark von derjenigen der depressiven Phase einer bipolaren Störung unterscheidet. Zweitens sind die Symptome von *dian* nicht notwendigerweise oder immer diejenigen der depressiven Phase einer manischen Depression. Besonders *dian* kann sogar einigen Fällen von Schizophrenie entsprechen.

HINWEIS FÜR DIE PRAXIS

Man beachte, dass *diankuang* nicht notwendigerweise genau der bipolaren Störung entspricht. Besonders *dian* kann sogar einigen Fällen von Schizophrenie entsprechen.

Darüber hinaus vermischen einige moderne Werke bei der Besprechung der bipolaren Störung einfach die Krankheitsmuster von Depression *(yuzheng)* mit denjenigen von *kuang*, um eine Differenzierung und Therapie für diese Krankheit anzubieten.[31] Ich halte dies nicht für hilfreich.

Es sei darauf hingewiesen, dass Epilepsie (*dianxian* genannt, wobei ‚*dian*' das gleiche Schriftzeichen ist wie bei *diankuang*) fälschlicherweise in der alten chinesischen Medizin den Geisteskrankheiten zugeordnet wurde. Ein bestimmter moderner chinesischer Arzt behauptet tatsächlich, dass das Wort *dian* in Kapitel 22 des ‚Zentrums des Wirkvermögens' sich auf Epilepsie und nicht auf *diankuang* bezieht.[32]

In der Tat klingt die Beschreibung der Symptome von *dian* in diesem Kapitel (das mit *diankuang* betitelt ist) viel mehr nach Epilepsie als nach denjenigen der psychischen Störung *dian:*

„In den Anfangsstadien von dian fühlt sich der Patient unglücklich. Er verspürt eine Schwere und Schmerzen im Kopf, wobei die Augen nach oben schauen … in späteren Stadien zuckt der Patient am Mund, schreit auf, keucht und hat Palpitationen … dann wird der Körper steif und ist in die falsche Richtung gebogen, und es bestehen Schmerzen in der Wirbelsäule."[33]

Im weiteren Verlauf scheint das Kapitel zu bestätigen, dass es das Thema Tremor abhandelt, da drei Typen von *dian* unterschieden werden, nämlich Knochen-*dian*, Sehnen-*dian* und Blutgefäße-*dian*. Dr. Zhang ist der Ansicht, dass im Gegensatz dazu der Begriff *kuang* in Kapitel 22 des ‚Zentrums des Wirkvermögens' beide psychischen Erkrankungen von *dian* und *kuang* umfasse.

HINWEIS FÜR DIE PRAXIS

Ein moderner chinesischer Arzt behauptet, dass das Wort *dian* in Kapitel 22 des ‚Zentrums des Wirkvermögens' sich auf Epilepsie und nicht auf *diankuang* bezieht.

Was die Sache noch komplizierter macht, ist, dass die Krankheitskategorie von *diankuang* in einigen Fällen sogar der Schizophrenie in der westlichen Medizin entsprechen kann. In einer modernen chinesischen klinischen Studie waren 16 von 30 therapierten Patienten, die an *diankuang* litten, mit Schizophrenie diagnostiziert worden.[34] Das moderne Werk ‚Chinesische Innere Medizin' bestätigt diese Möglichkeit, da unter der Kapitelüberschrift *dian* über die Therapie von vier Schizophreniefällen berichtet wird.[35]

Menschen mit Schizophrenie hören womöglich ‚Stimmen' oder glauben, dass andere ihre Gedanken lesen, ihr Denken kontrollieren oder Pläne schmieden, um ihnen zu schaden. Diese Erfahrungen sind furchteinflößend und können Ängstlichkeit, Zurückgezogenheit oder extreme Erregung verursachen. Menschen mit Schizophrenie reden eventuell sinnloses Zeug, können stundenlang dasitzen, ohne sich zu bewegen oder viel zu sprechen, oder sie können ganz normal erscheinen, bis sie darüber reden, was sie wirklich denken. Wie wir sehen, können einige Manifestationen denjenigen von *dian* entsprechen, nämlich Ängstlichkeit, Zurückgezogenheit, stundenlanges Dasitzen, ohne zu sprechen oder sich zu bewegen.

Die Symptome von Schizophrenie lassen sich in drei große Kategorien einordnen:

- Positivsymptome sind ungewöhnliche Gedanken oder Wahrnehmungen, zu denen Halluzinationen, Wahnvorstellungen und Denkstörungen gehören.
- Negativsymptome umfassen einen Verlust oder eine Abnahme der Fähigkeit, Pläne zu entwickeln, zu sprechen, Emotionen auszudrücken oder Freude im Alltagsleben zu empfinden. Diese Symptome sind schwieriger als Teil der Störung zu erkennen und können mit Faulheit oder Depressionen verwechselt werden. Diese Symptome können denjenigen von *dian* ähneln.
- Kognitive Symptome (oder kognitive Defizite) sind Probleme, die sich auf die Aufmerksamkeit, bestimmte Gedächtnisformen und die exekutiven Funktionen beziehen, die es uns ermöglichen, etwas zu planen und zu organisieren.

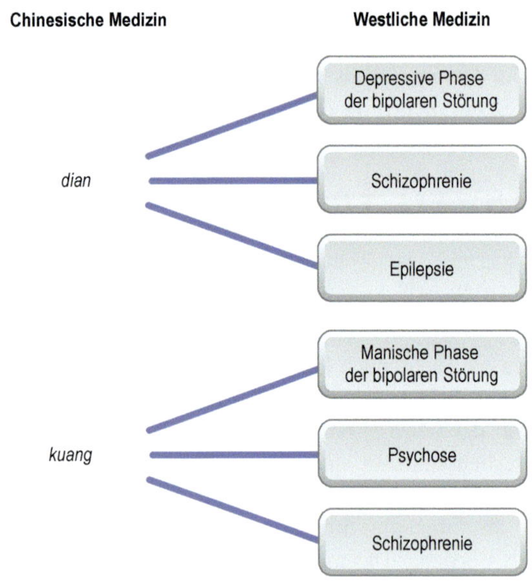

Abb. 19.2 Beziehungen zwischen *diankuang* und westlichen psychiatrischen Störungen

Der Begriff ‚Negativsymptome' meint die Reduzierung von normalen emotionalen und verhaltensbezogenen Zuständen. Hierzu gehören:

- Flacher Affekt (unbewegter Gesichtsausdruck, monotone Stimme)
- Mangel an Freude im Alltagsleben
- Reduzierte Fähigkeit, Planungsaktivitäten zu entwickeln und durchzuführen
- Seltenes Sprechen, selbst wenn Interaktion erzwungen wird.

Man kann erkennen, dass die obigen ‚Negativsymptome' von Schizophrenie denjenigen von *dian* ähneln. In ➤ Abb. 19.2 werden die Beziehungen zwischen *diankuang* und westlichen psychiatrischen Störungen zusammengefasst.

Obwohl wir also vorsichtig sein müssen, wenn wir direkte Verbindungslinien zwischen westlichen und chinesischen Krankheitsgrößen ziehen, können die Rezepturen, die zur Behandlung von *diankuang* eingesetzt werden, an die Therapie der bipolaren Störung angepasst werden.

ZUSAMMENFASSUNG

Entsprechungen und Unterschiede zwischen bipolarer Störung und *diankuang*

Ich fasse die Hauptpunkte hinsichtlich der Entsprechung zwischen *diankuang* und psychiatrischen Erkrankungen wie folgt zusammen:

1. *diankuang* entspricht nicht notwendigerweise genau der bipolaren Störung.
2. *dian* ist nicht mit Depression gleichzusetzen, wie wir sie in der westlichen Psychiatrie verstehen.
3. *dian* kann ggf. Schizophrenie entsprechen.
4. Epilepsie wurde in der Vergangenheit häufig mit *dian* von *diankuang* verwechselt.
5. *diankuang* selbst kann Schizophrenie entsprechen.

19.3.3 Pathologie von *diankuang*

Disharmonie von Yin und Yang

Bei *diankuang* besteht immer eine Disharmonie von Yin und Yang. In Kapitel 3 von ‚Einfache Fragen' heißt es: *„Wenn Yin nicht das Yang bezwingt, ist der Puls überflutend und es besteht kuang."*[36] In Kapitel 23 des gleichen Werkes steht: *„Wenn pathogene Faktoren das Yang betreten, besteht kuang; wenn sie das Yin betreten, entwickelt sich ein Schmerzhaftes Blockade-Syndrom."*[37]

In Kapitel 20 des ‚Klassikers der Schwierigkeiten' lesen wir: *„Bei einem Yang-Exzess besteht kuang; bei einem Yin-Exzess dian."*[38] In der ‚Abhandlung über den Ursprung von Symptomen bei Krankheiten' (*Zhubing yuanhou lun*, 610 n. Chr.) heißt es: *„Wenn das Qi mit Yang verschmilzt, entwickelt sich kuang."*[39]

Stark verallgemeinert können wir also sagen, dass bei Manie ein Yang-Exzess wie etwa Feuer besteht. Bei diesem Zustand ist mit Yang-Exzess auch gemeint, dass Yang zur Spitze des Körpers aufsteigt.

Bei Dumpfheit besteht grob gesprochen ein Yin-Exzess in Form von Schleim und Qi-Stagnation. Natürlich heißt dies nicht, dass es bei Manie keinen Schleim gibt, wie es unzweifelhaft der Fall ist, aber er tritt dann gewöhnlich in Kombination mit Feuer auf.

Schleim

Bei der Pathologie von *diankuang* spielt Schleim eine zentrale Rolle. Sowohl die depressive als auch die manische Phase sind auf eine Blockade des Geistes durch Schleim zurückzuführen. Dies ist ein wichtiger Unterschied zwischen der depressiven Phase einer bipolaren Störung (oder *diankuang*) – Dumpfheit – und ‚Depressionen' (*yuzheng*, ➤ Kap. 16). Bei Depressionen (*yuzheng*) gibt es viele Krankheitsmuster ohne Schleim. Darüber hinaus sind die depressiven und manischen Phasen der bipolaren Störung trotz aller Unterschiede hinsichtlich ihrer Manifestationen in Wirklichkeit zwei Seiten der gleichen Medaille. Ich stimme daher nicht mit modernen chinesischen Werken überein, in denen bei der Beschreibung der Symptome von Depressionen (*yuzheng*) die Symptome der depressiven Phase *(dian)* von *diankuang* aufgelistet werden.

HINWEIS FÜR DIE PRAXIS

Schleim spielt eine zentrale Rolle bei der bipolaren Störung (und bei *diankuang*), und zwar sowohl in den manischen als auch den depressiven Phasen.

Da Schleim besteht, handelt es sich bei der bipolaren Störung per definitionem um einen Fall von blockiertem Geist, während Depressionen *(yuzheng)* selten unter diese Kategorie fallen.

HINWEIS FÜR DIE PRAXIS

Die ‚Depression' der depressiven Phase einer bipolaren Störung unterscheidet sich von derjenigen bei ‚Depressionen'. Bei der bipolaren Störung ist der Geist per definitionem blockiert, bei Depressionen ist dies selten der Fall.

Nach oben hin störendes Feuer

Die Zusammenschnürung von Qi-induziertem emotionalem Stress führt gewöhnlich zu Hitze und Feuer. Bei manischer Depression besteht fast immer Feuer, das zusammen mit Schleim für das ungestüme Verhalten während der manischen Phase verantwortlich ist. Wie wir oben gesehen haben, schreiben alle alten Werke *kuang* Feuer und einem Yang-Exzess zu. Feuer geht mit Schleim einher und stört nach oben hin, was den Geist erregt, während Schleim den Geist blockiert.

Nach oben hin störendes Feuer entstammt in erster Linie der Leber und dem Herzen.

Qi-Stagnation und Blut-Stase

Die Qi-Stagnation, die durch emotionalen Stress verursacht wird, führt mit der Zeit zu einer Blut-Stase. Dies ist ein Merkmal von chronischen Fällen manischer Depression und eines, das den Zustand von Schleim und Feuer verkompliziert.

Disharmonie des ‚Kommens und Gehens' der Wanderseele *(hun)*

Ich bin auch der Auffassung, dass bei einer bipolaren Störung (und bei *diankuang*) der primäre Aspekt die manische Phase ist, und dass die depressive Phase nur eine Reaktion darauf darstellt.[40] Dies bedeutet, dass im Gegensatz zu dem, was bei Depressionen *(yuzheng)* geschieht, bei der bipolaren Störung (und *diankuang*) die Hauptpathologie in dem übermäßigen ‚Kommen und Gehen' der Wanderseele besteht, selbst in der depressiven Phase (siehe unten).

Wie in ➤ Kap. 3 und ➤ Kap. 16 beschrieben, verleiht die Wanderseele dem Geist Inspiration, Kreativität, Ideen, Pläne, Lebensträume und Ziele. Diese psychische Energie ist das Ergebnis des ‚Kommens und Gehens der Wanderseele' und die psychische Manifestation des freien Leber-Qi-Flusses (besonders des physiologischen Aufsteigens des Leber-Qi).

Andererseits muss der Geist die Wanderseele in gewisser Weise kontrollieren und das aus ihr stammende psychische Material integrieren. Es liegt im Wesen der Wanderseele, ‚zu kommen und zu gehen', d. h., sie ist immer auf der Suche, hat Ideen, Inspiration, Ziele usw. Der Geist muss das aus der Wanderseele stammende Material in die Gesamtpsyche integrieren. Die Wanderseele ist die Quelle vieler gleichzeitig auftauchender Ideen, aber der Geist kann nur mit jeweils einer Idee umgehen. Daher sind ‚Kontrolle' und ‚Integration' die Schlüsselwörter, die die Funktion des Geistes im Verhältnis zur Wanderseele beschreiben (➤ Abb. 3.15).

Wenn das ‚Kommen und Gehen' der Wanderseele nicht ausreicht, besteht ein Mangel an Inspiration, Kreativität, Ideen, Plänen, Lebensträumen und Zielen. Dies ist ein wichtiges Kennzeichen einer psychischen Depression. Bei schweren Depressionen ist die Verbindung zwischen Geist (*shen* des Herzens) und Wanderseele *(hun)* unterbrochen. Der Wanderseele mangelt es an ihrer normalen ‚Bewegung' und dem Betroffenen fehlt es an Kreativität, Ideen, Vorstellungskraft und vor allem an Plänen, Projekten, Lebenszielen und Inspiration, was Depressionen zur Folge hat.

Wenn die Bewegung der Wanderseele aus sich heraus übermäßig ist oder aber weil der Geist schwach ist und sie nicht zügeln und kontrollieren kann, dann kann diese zu unruhig und ihre ‚Bewegung' übermäßig werden. Dies bringt für den Geist Verwirrung und Chaos mit sich und macht den Betroffenen zerstreut, unruhig und leicht manisch. Dies kann bei solchen Menschen beobachtet werden, die immer voller Ideen, Träume und Projekte sind, von denen niemals etwas zur Durchführung gelangt, weil der Zustand des Geistes chaotisch ist und er daher nicht die Wanderseele zügeln kann. In ➤ Abb. 3.15 werden die beiden Situationen veranschaulicht, wenn das ‚Kommen und Gehen' der Wanderseele entweder aus sich heraus übermäßig ist (linke Seite) oder weil der Geist sie nicht genügend kontrolliert (rechte Seite).

Wenn die Bewegung der Wanderseele übermäßig ist, können die von der Wanderseele durchbrechenden Inhal-

19

te nicht durch den Geist integriert werden. Der Geist sollte die Wanderseele integrieren, sodass aus ihr stammende Bilder, Symbole und Träume assimiliert werden können. Wenn das ‚Kommen und Gehen' der Wanderseele übermäßig ist, gibt es einen stetigen und übermäßigen Strom an Ideen, Inspiration und Plänen, die den Geist überfluten. In schweren Fällen kann dies zu Manie führen.

Abstufungen von ‚Manie'

Es ist wichtig zu erkennen, dass Manie und manisches Verhalten in vielen verschiedenen Schweregraden auftreten können, d. h., dass die Grenze zwischen ‚psychischer Erkrankung' und ‚Normalität' keine eindeutige Trennlinie aufweist. Es gibt jedoch ein breites Spektrum von Verhaltensweisen, die zwar nicht normal sind, aber auch keine ‚psychische Erkrankung' darstellen. Anders ausgedrückt sind ‚Manie' und ‚manisches Verhalten' in ihren milderen Formen recht verbreitet. Dabei handelt es sich um Zustände von ‚Manie', die sich sogar unterhalb dessen, was man Hypomanie nennt, befinden. Wann immer das ‚Kommen und Gehen' der Wanderseele übermäßig ist, besteht die Möglichkeit von ‚manischem' Verhalten.

Bei Manie liegt also immer eine übermäßige Bewegung der Wanderseele vor.

19

HINWEIS FÜR DIE PRAXIS

Manie und manisches Verhalten können in vielen verschiedenen Schweregraden auftreten, d. h. es existiert keine klare Trennlinie zwischen ‚psychischer Erkrankung' und ‚Normalität'. Es gibt jedoch ein breites Spektrum von Verhaltensweisen, die zwar nicht normal sind, aber auch keine ‚psychische Erkrankung' darstellen. Anders ausgedrückt sind ‚Manie' und ‚manisches Verhalten' in ihren milderen Formen recht verbreitet. Wann immer das ‚Kommen und Gehen' der Wanderseele übermäßig ist, besteht die Möglichkeit von ‚manischem' Verhalten.

Meine eigenen Kriterien für die Diagnose einer leichten ‚Manie' (d. h. bei normalen Menschen, die nicht psychisch krank sind und noch unterhalb einer Hypomanie einzuordnen sind) sind wie folgt:

- Psychische Unruhe, Erregung
- Hyperaktivität
- Nächtliches Arbeiten und Aktivsein
- Viele Geldausgaben
- Viele gleichzeitige Projekte, von denen keines zur Durchführung gelangt
- Geistige Verwirrung
- Zwangsgedanken
- Häufiges Lachen
- Häufiges Sprechen
- Risikofreudigkeit
- Häufig künstlerische Veranlagung.

ZUSAMMENFASSUNG

Symptome von milder ‚Manie' bei normalen Individuen

- Psychische Unruhe, Erregung
- Hyperaktivität
- Nächtliches Arbeiten und Aktivsein
- Viele Geldausgaben
- Viele gleichzeitige Projekte, von denen keines zur Durchführung gelangt
- Geistige Verwirrung
- Zwangsgedanken
- Häufiges Lachen
- Häufiges Sprechen
- Risikofreudigkeit
- Häufig künstlerische Veranlagung

Es ist interessant festzustellen, dass Menschen, die an einer bipolaren Störung leiden, häufig künstlerisch veranlagt sind. Anders ausgedrückt gibt es unter berühmten Künstlern ein unverhältnismäßig hohes Vorkommen von bipolarer Störung.[41] Dies ist auf die Tatsache zurückzuführen, dass die künstlerische Inspiration von der Wanderseele stammt. Daher kann die gleiche psychische Energie der Wanderseele, die jemanden zum Künstler macht, in pathologischen Situationen zu psychischen Störungen führen.

Während manischer Episoden schäumt der bipolare Patient über vor Ideen, er ist inspiriert, die Gefühle intensivieren sich, die Wahrnehmung ist geschärft und er schreibt häufig Gedichte.[42]

ZUSAMMENFASSUNG

Pathologie von *diankuang*

Zusammengefasst sind die Hauptelemente der Pathologie von manischer Depression:

- Disharmonie von Yin und Yang
- Schleim
- Nach oben hin störendes Feuer
- Qi-Stagnation und Blut-Stase
- Disharmonie der Wanderseele

19.4 Ätiologie von *diankuang*

Emotionaler Stress

Emotionaler Stress ist der wichtigste ätiologische Faktor bei der bipolaren Störung. Zorn, Sorge, übermäßige

Freude und Schuldgefühle können alle die Anfangsursache dieser Krankheit sein. Die anfängliche Qi-Stagnation, die aus emotionalem Stress resultiert, erzeugt Hitze, die den Geist stört. Die Qi-Stagnation im Dreierwärmer führt zu einer Beeinträchtigung der Flüssigkeitenumwandlung und daher zu Schleim. Dies wird auch durch die kondensierende Wirkung von Hitze auf Flüssigkeiten verschlimmert.

Zorn, Schock und Furcht verletzen Leber und Niere. Diese werden geschwächt und verlieren die Nährung des Wassers, mit *dian* in der Folge. Übermäßige Freude und Zorn verletzen das Herz-Yin, was zu Herz-Feuer und *kuang* führt. Grübeln und Sorge schädigen Herz und Milz, das Herz verliert seine Nährung, die Milz kann nicht umwandeln. Dies bringt *dian* mit sich.

Sorge und Grübeln verletzen Herz und Milz; die Milz kann nicht umformen und transportieren, woraus sich Schleim entwickelt.

Im ‚Vollständigen Buch des Jingyue' *(Jingyue quanshu)* heißt es: *„kuang ist durch Feuer bedingt, das aus Sorge, Grübeln und Zorn entsteht."*[43]

Zhang Jingyue *schreibt:*

„kuang ist durch Feuer bedingt, das aus Sorge und Zorn entsteht. Das Qi von Leber und Gallenblase rebelliert nach oben, Holz und Feuer verbinden sich, der Zustand ist eine Fülle, pathogene Faktoren befallen das Herz, sodass Geist und Wanderseele unruhig werden."[44]

Interessanterweise zählt Dr. Zhang Farong Schock zu den emotionalen Krankheitsursachen von *diankuang.* Er ist der Meinung, dass ein großer Schock die Niere schädige.[45]

Ernährung

Da Schleim eine zentrale Rolle bei der Pathologie der bipolaren Störung spielt, sind Ernährungsfehler ein wichtiger zusätzlicher Faktor bei ihrer Ätiologie. Übermäßiger Verzehr von Milchprodukten, gebratenen, fetten Speisen, Kohlenhydraten und Zucker führt zur Bildung von Schleim.

Schleim bildet sich auch, wenn der Mensch unregelmäßig und auf chaotische Weise isst, d. h. spätabends, in Eile, während der Arbeit etc.

Konstitution

Eine konstitutionelle Tendenz zu psychisch-emotionalen Problemen spielt eine Rolle bei der Entwicklung der bipolaren Störung. Sowohl Kinder als auch Heranwachsende können eine bipolare Störung entwickeln, wobei Kindern von Eltern, die diese Krankheit haben, leichter erkranken.[46]

Interessanterweise wussten chinesische Ärzte bereits zu der Zeit, als der ‚Klassiker des Gelben Kaisers der Inneren Medizin' (ca. 100 v. Chr.) verfasst wurde, dass Vererbung eine Rolle bei der Entwicklung von manischer Depression spielt. In den ‚Einfachen Fragen', Kapitel 47, heißt es:

„Die Krankheit von dian entsteht im Mutterleib während der Schwangerschaft und ist dadurch bedingt, dass die Mutter einen großen Schock erlitten hat, sodass das Qi ansteigt und nicht zur Wohnstätte der Essenz [jing] absteigen kann. Dies führt zur Entwicklung von dian im Fötus."[47]

Weil die bipolare Störung in Familien gehäuft auftritt, haben Forscher nach bestimmten Genen gesucht, die von Generation zu Generation weitergegeben werden und die die Wahrscheinlichkeit erhöhen, dass jemand diese Krankheit entwickelt. Aber Gene scheinen nicht alles zu sein. Studien mit eineiigen Zwillingen, die die gleichen Gene aufweisen, zeigen, dass sowohl Gene als auch andere Faktoren bei der bipolaren Störung eine Rolle spielen. Wäre die bipolare Störung allein durch Gene verursacht, dann müsste der eineiige Zwilling von jemandem, der an dieser Krankheit leidet, *immer* auch eine bipolare Störung entwickeln. Aber die Forschung hat gezeigt, dass dies nicht der Fall ist. Wenn jedoch ein Zwilling die bipolare Störung aufweist, hat der andere Zwilling im Vergleich zu Nicht-Zwillingsgeschwistern eine höhere Wahrscheinlichkeit, die Krankheit zu entwickeln.[48]

Aus Sicht der chinesischen Medizin zeigt eine Zunge mit einem tiefen Herz-Riss die Tendenz zu psychisch-emotionalen Problemen (➤ Abb. 11.6).

In ➤ Abb. 19.3 wird die Ätiologie von *diankuang* zusammengefasst.

ZUSAMMENFASSUNG

Ätiologie von *diankuang*

- Emotionaler stress
- Ernährung
- Konstitution

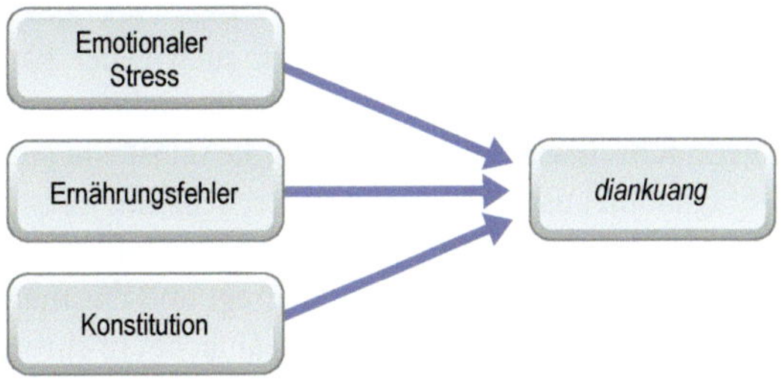

Abb. 19.3 Ätiologie von *diankuang*

19

19.5 Pathologie und Therapieprinzipien von *diankuang*

19.5.1 Pathologie von *diankuang*

Die Pathologie der bipolaren Störung ist komplex, besonders bei chronischen Zuständen. In den Anfangsstadien bestehen eine Qi-Stagnation, Feuer und Schleim, während in späteren Stadien auch eine Schwäche bzw. Mangel (von Qi, Blut oder Yin) hinzukommt. Das manische Stadium ist durch mehr Fülle charakterisiert, das depressive Stadium hingegen durch eine Mischung aus Fülle- und Leere-Zuständen. Mit vier Wörtern können wir die Pathologie der bipolaren Störung zusammenfassen: Qi(-Stagnation), Feuer, Schleim und (Blut-)Stase.

HINWEIS FÜR DIE PRAXIS

Mit vier Wörtern können wir die Pathologie der bipolaren Störung zusammenfassen:
- Qi(-Stagnation)
- Feuer
- Schleim
- (Blut-)Stase.

19

Schleim spielt bei der Pathologie der bipolaren Störung (und *diankuang*) eine zentrale Rolle. Eine bipolare Störung ist eine ernste psychische Erkrankung, die durch einen Verlust an Einsicht gekennzeichnet ist, der in der Begrifflichkeit der chinesischen Medizin von einer Blockade der Öffnungen des Geistes ausgeht. Die Öffnungen des Geistes können durch Schleim oder durch eine schwere Blut-Stase blockiert sein. Bei einer bipolaren Störung (und *diankuang*) sind die Öffnungen des Geistes in erster Linie durch Schleim blockiert, obwohl in späteren Stadien auch eine Blut-Stase zu der Blockade beitragen kann. Die Blockade des Geistes durch Schleim erklärt die manischen und depressiven Phasen der bipolaren Störung.

Man beachte, dass Schleim nicht nur von einer Milz-Schwäche ausgeht. Eine Qi-Stagnation kann zur Entstehung von Schleim führen, indem der freie Fluss des Qi in den 3 Erwärmern blockiert wird; auch Feuer kann durch Kondensierung der Körperflüssigkeiten zu Schleim führen, und eine Blut-Stase (die selbst von einer Qi-Stagnation ausgeht) verschlimmert Schleim.

Bei einer bipolaren Störung besteht gewöhnlich auch Feuer, das Geist und Wanderseele erregt und das manische Verhalten bei einem Menschen ‚anfacht'. In chronischen Fällen verletzt Feuer das Yin. Die resultierende Leere-Hitze erregt den Geist weiter.

Darüber hinaus kann die Qi-Stagnation, die normalerweise in den Anfangsstadien einer bipolaren Störung präsent ist, zu einer Blut-Stase führen. Diese trübt weiter die Öffnungen des Geistes.

Bei *dian* liegt häufig Schleim mit einer Qi-Stagnation und einer Herz- und Milz-Schwäche vor. Bei *kuang* findet man häufig Schleim-Feuer, das den Geist erregt und blockiert und letztlich zu einem Yin-Mangel führt. In chronischen Fällen kann sich aus der Qi-Stagnation und dem Schleim auch eine Blut-Stase entwickeln.

In den ‚Medizinischen Aufzeichnungen des Leitfadens zur klinischen Praxis' *(Linzheng zhinan yi'an)* wird die Ätiologie und Pathologie von *diankuang* wie folgt zusammengefasst:

„Manie [kuang] ist durch einen großen Schock und heftigen Zorn bedingt. Die Krankheit ist in der Leber-, Gallenblasen- und Magen-Leitbahn. Die 3 Yang steigen auf, Feuer brennt und Schleim wallt auf, die Öffnungen des Herzens werden blockiert. Dumpfheit [dian] ist auf Sorge zurückzuführen. Die Krankheit ist in der Milz-, Herz- und Perikard-Leitbahn. Die 3 Yin können sich nicht verteilen, das Qi stagniert und es bildet sich Schleim, sodass der Geist verwirrt ist."[49]

Zusammengefasst ist die Pathologie der manischen Phase einer bipolaren Störung in den Anfangsstadien durch Qi-Stagnation gekennzeichnet. Die Qi-Stagnation in den 3 Erwärmern führt zur Bildung von Schleim, der die Öffnungen des Geistes trübt. Andererseits führt die Qi-Stagnation auch zu Feuer, das den Geist stört und Manie hervorruft. In chronischen Fällen hat die Qi-Stagnation auch eine Blut-Stase zur Folge, die die Öffnungen des Geistes weiter blockiert. In chronischen Fällen verletzt Feuer das Yin und bringt einen Yin-Mangel mit sich. Die beteiligten Hauptorgane sind Herz, Leber und Milz.

HINWEIS FÜR DIE PRAXIS

Pathologie der manischen Phase

Die Pathologie der manischen Phase einer bipolaren Störung ist gekennzeichnet durch:
- Qi-Stagnation
- Schleim, der die Öffnungen des Geistes trübt
- Feuer, das nach oben hin den Geist stört und Manie verursacht
- Blut-Stase, die die Öffnungen des Geistes weiter blockiert
- Yin-Mangel.

Die beteiligten Hauptorgane sind Herz, Leber und Milz.

Ein weiteres wichtiges Merkmal der Pathologie der bipolaren Störung in ihrer manischen Phase ist das übermäßige ‚Kommen und Gehen' der Wanderseele, wodurch der Geist mit Ideen, Projekten, Plänen, Inspiration usw. auf chaotische Weise überflutet wird, mit Manie in der Folge. Dies wurde bereits oben erörtert.

Der Geist muss das von der Wanderseele stammende psychische Material kontrollieren und integrieren. Der Geist kann aber immer nur mit jeweils einer Sache gleichzeitig umgehen. Die Überflutung des Geistes durch das von der Wanderseele stammende psychische Material führt dazu, dass der Geist total in der Wanderseele aufgeht und sich eine psychische Erkrankung wie bei der bipolaren Störung entwickelt. Diese Situation wird in ➤ Abb. 3.21 dargestellt.

Die Pathologie der depressiven Phase ist durch eine Mischung aus Fülle- und Leere-Zuständen gekennzeichnet. In den Anfangsstadien bestehen eine Qi-Stagnation und Schleim, der die Öffnungen des Geistes blockiert. In chronischen Fällen liegt eine Herz- und Milz-Schwäche vor.

Die wichtigsten, an der Pathologie der bipolaren Störung beteiligten Organe sind daher Herz, Leber, Lunge und Milz. Die Pathologie, die diese Organe beeinflusst, wird in ➤ Abb. 19.4 zusammengefasst.

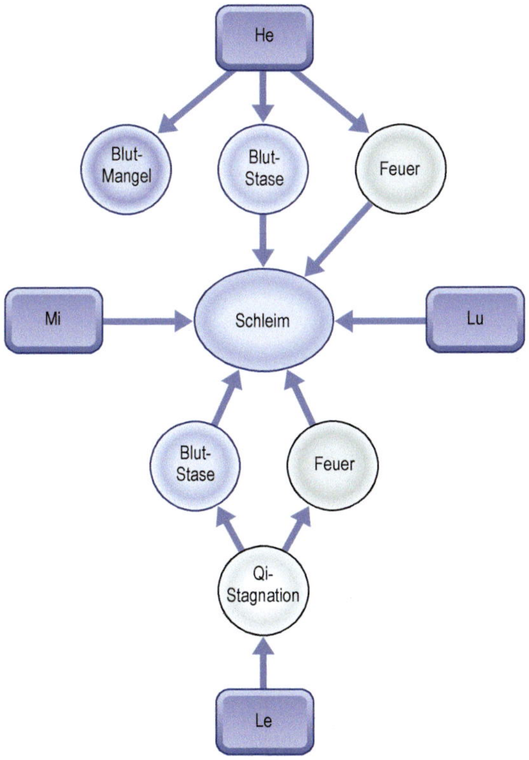

Abb. 19.4 Pathologie von *diankuang*

ZUSAMMENFASSUNG

Pathologie von *diankuang*

Die Pathologie von manischer Depression *(diankuang)* kann wie folgt zusammengefasst werden:
- Schleim
- Feuer
- Qi-Stagnation
- Blut-Stase
- Schwäche bzw. Mangel (von Qi, Blut oder Yin)

19.5.2 Therapieprinzipien bei *diankuang*

Angesichts der Pathologie der bipolaren Störung sind die wichtigsten Therapieprinzipien wie folgt:
- Qi bewegen
- Schleim beseitigen
- Herz und Milz nähren
- Feuer ausleiten
- Blut nähren
- Gegebenenfalls Yin nähren
- Blut beleben
- Geist beruhigen
- Öffnungen des Geistes aufmachen.

Der alte Pekinger Arzt Zhang Lisheng behandelte hunderte von *Diankuang*-Fällen. Er empfiehlt die folgenden Therapieprinzipien:
- Das Herz nähren und den Geist beruhigen: *Yuanzhi* Rx. Polygalae, *Baiziren* Sm. Platycladi, *Suanzaoren* Sm. Ziziphi spinosae, *Fuling* Poria, *Hupo* Succinum
- Das Herz klären und die Öffnungen des Geistes aufmachen: *Shichangpu* Rz. Acori tatarinowii, *Yujin* Rx. Curcumae, *Gouteng* Ra. cum Uncis Uncariae, *Lianzixin* Plumula Nelumbinis nuciferae.
- Das Leber-Qi bewegen: *Xiangfu* Rz. Cyperi, *Houpo* Cx. Magnoliae officinalis.
- Schleim beseitigen: Im Fall von Schleim füge man *Tianzhuhuang* Concretio Silicea Bambusae und *Dannanxing* Rz. Arisaematis praeparatum hinzu.[50]

Die Ärzte Shen Quanwu, Wu Yuhua und Shen Liling treten für folgende Therapieprinzipien ein. Sie sind der Meinung, dass der Zustand, der Dumpfheit *(dian)* verursacht, vom Wesen her Yin und Leere ist und dass die wichtigsten pathogenen Faktoren Schleim und Qi-Stagnation sind. Das Therapieprinzip ist daher, Schleim zu beseitigen, Qi zu bewegen, die Stagnation zu beseitigen, das Herz und den Geist zu beruhigen, Qi zu stärken und das Blut zu nähren.

Der Zustand, der zu Manie *(kuang)* führt, ist vom Wesen her Yang und Fülle; die wichtigsten pathogenen Faktoren sind Feuer, Schleim und Blut-Stasis. Das Therapieprinzip besteht also darin, Feuer auszuleiten, Schleim

Tab. 19.1 Therapieprinzipien bei *dian* und *kuang*

	Akutes Stadium (Therapie der Manifestation)	Zwischen den Anfällen (Therapie der Wurzel)
Depression *(dian)*	Schleim beseitigen, die Öffnungen des Geistes aufmachen	Herz und Milz stärken, Schleim beseitigen, Qi bewegen
Manie *(kuang)*	Schleim beseitigen, die Öffnungen des Geistes aufmachen	Yin und Yang regulieren, Yin oder Blut nähren, Leere-Hitze klären

zu beseitigen, das Blut zu beleben und die Stase zu beseitigen. In späteren Stadien kommt noch hinzu, das Yin zu nähren und Leere-Hitze zu klären.

Das Therapieprinzip bei Dumpfheit im akuten Stadium muss auf die Manifestation ausgerichtet sein, Schleim beseitigen und die Öffnungen des Geistes aufmachen. Zwischen den Anfällen muss man Herz und Milz stärken, Schleim beseitigen, Qi bewegen und die Stagnation beseitigen, d. h. die Wurzel behandeln.

Das Therapieprinzip von Manie im akuten Stadium muss die Manifestation ansprechen, indem Schleim beseitigt und die Öffnungen des Geistes aufgemacht werden. Zwischen den Anfällen muss man Yin und Yang regulieren, Yin nähren und Leere-Hitze klären, d. h. die Wurzel behandeln. Siehe hierzu auch ➤ Tab. 19.1.

Die obigen Ärzte empfehlen die folgenden Therapiemethoden und anwendbaren Arzneien.

- Qi bewegen: *Xiangfu* Rz. Cyperi, *Muxiang* Rx. Aucklandiae, *Yujin* Rx. Curcumae.
- Schleim beseitigen und die Öffnungen des Geistes aufmachen: *Dannanxing* Rz. Arisaematis praeparatum, *Banxia* Rz. Pinelliae praeparatum, *Fuling* Poria, *Shichangpu* Rz. Acori tatarinowii, *Yujin* Rx. Curcumae.
- Das Herz nähren und den Geist beruhigen: *Danggui* Rx. Angelicae sinensis, *Baiziren* Sm. Platycladi, *Yuanzhi* Rx. Polygalae, *Suanzaoren* Sm. Ziziphi spinosae, *Wuweizi* Fr. Schisandrae.
- Intensiv Schleim beseitigen: *Shengtieluo* Frusta Ferri, *Daizheshi* Haematitum, *Zhebeimu* Bb. Fritillariae thunbergii, *Danhuang* Rx. et Rz. Rhei, *Dannanxing* Rz. Arisaematis praeparatum.
- Feuer ausleiten und Schleim beseitigen: *Dahuang* Rx. et Rz. Rhei, *Longdancao* Rx. Gentianae, *Huanglian* Rz. Coptidis, *Shigao* Gypsum fibrosum, *Zhimu* Rx. Anemarrhenae.
- Schleim beseitigen mit attackierender Methode: *Mengshi* Lapis Chloriti seu Micae, *Banxia* Rz. Pinelliae (nicht zubereitet), *Dahuang* Rx. et Rz. Rhei, *Huangqin* Rx. Scutellariae.
- Feuer ausleiten: *Shigao* Gypsum fibrosum, *Zhimu* Rx. Anemarrhenae, *Huanglian* Rz. Coptidis, *Dahuang* Rx. et Rz. Rhei, *Huangqin* Rx. Scutellariae.
- Yin nähren und Leere-Hitze klären: *Sheng dihuang* Rx. Rehmanniae, *Maimendong* Rx. Ophiopogonis, *Xuanshen* Rx. Scrophulariae, *Huanglian* Rz. Coptidis, *Mutong* Caulis Akebiae trifoliatae, *Gancao* Rx. Glycyrrhizae uralensis.
- Leber-Feuer ausleiten: *Longdancao* Rx. Gentianae, *Luhui* Aloe, *Shanzhizi* Fr. Gardeniae.
- Das Blut beleben: *Danggui* Rx. Angelicae sinensis, *Chishao* Rx. Paeoniae rubra, *Taoren* Sm. Persicae, *Honghua* Fl. Carthami tinctorii, *Yujin* Rx. Curcumae.
- Erbrechen: *Guadi* Cucumis melo, *Lilu* Rx. et Rz. Veratri.

Dr. Zhang Farong erörtert die Therapieprinzipien von manischer Depression in seinem Buch ‚Chinesische Innere Medizin‘.[51] Er plädiert für die folgenden Therapieprinzipien:

- Yin und Yang regulieren
- Den Geist beruhigen
- Die Willenskraft stabilisieren *(dingzhi)*
- Schleim beseitigen
- Die Öffnungen des Geistes aufmachen
- Das Blut beleben.

Er unterscheidet darüber hinaus *dian* von *kuang*, indem er das Therapieprinzip festlegt. Bei *dian* spricht er sich dafür aus, Qi zu bewegen, Schleim zu beseitigen, die Öffnungen des Geistes aufzumachen, das Qi zu korrigieren, im Fall von Herz- und Milz-Schwäche Herz und Milz zu stärken, das Herz zu nähren und den Geist zu beruhigen.

Bei *kuang* tritt er dafür ein, Schleim zu beseitigen, Feuer auszuleiten, Herz-Qi abzusenken und die Leber zu klären. Wenn Feuer das Yin verletzt hat, soll man das Yin nähren, Leere-Hitze klären und den Geist beruhigen.

Interessanterweise sagt Dr. Zhang, dass bis zur Yuan-Dynastie *diankuang* häufig mit *dianxian* (Epilepsie) verwechselt wurde und dass Epilepsie fälschlicherweise als psychische Erkrankung klassifiziert wurde. Wang Kendang (Ming-Dynastie) war der erste, der *diankuang* von *dianxian* (Epilepsie) abgrenzte.

Der berühmte Gynäkologe Fu Qingzhu (Qing-Dynastie) schrieb ein Kapitel über *diankuang* bei Männern und Frauen. Er wandte sich gegen die vorherrschende Meinung, dass Manie immer durch Feuer bedingt und vom Wesen her Yang sei. Er behauptete, dass es auch Kälte-Typen von Manie aufgrund einer Milz-Qi-Schwäche und Kälte-Schleim, der die Öffnungen des Geistes blockiert, gebe.[52] Er plädierte daher für die Behandlung der Wurzel *(ben)* wie auch der Manifestation *(biao)*. Dies bedeutet, dass es bei der Therapie von *kuang* auf-

Tab. 19.2 Differenzierung von *dian* und *kuang*

	dian	*kuang*
Pathologie	Qi-Stagnation und Schleim	Schleim-Feuer stört das Herz
Stimmungssymptome	Unglücklich, dumpfes Denken	Erregung, Manie, Zorn, Angst
Sprachsymptome	Schweigsam, unzusammenhängendes Sprechen, holpriges Sprechen	Unaufhörliches Sprechen, Ausstoßen von Beschimpfungen, Fluchen
Bewegungssymptome	Singen, Weinen, ist gern allein, Traurigkeit, sprunghaftes Verhalten	Manie, Zorn, steigt zu hoch gelegenen Orten auf und singt, wirft seine Kleidung ab, schlägt Menschen, ist risikofreudig
Besondere Merkmale	Ruhe und Depressionen	Viel Bewegung und häufige Veränderungen
Yin-Yang-Charakter	Yin	Yang

grund von Kälte-Schleim wichtig ist, nicht nur Schleim zu beseitigen, sondern auch die Milz zu stärken und zu wärmen, vor allem mit hohen Dosierungen (über 30 g) von *Renshen* Rx. Ginseng und *Baizhu* Rz. Atractylodis macrocephalae.

In ➤ Tab. 19.2 wird Depression *(dian)* mit Manie *(kuang)* verglichen.

ZUSAMMENFASSUNG

Therapieprinzipien bei *diankuang*

Die wichtigsten Therapieprinzipien sind wie folgt:
- Qi bewegen
- Schleim beseitigen
- Herz und Milz nähren
- Feuer ausleiten
- Blut nähren
- Gegebenenfalls Yin nähren
- Blut beleben
- Geist beruhigen
- Öffnungen des Geistes aufmachen.

19.5.3 Wie man die Krankheitsmuster und Therapie von *diankuang* an die Therapie der bipolaren Störung anpasst

In der folgenden Erörterung folge ich der separaten Besprechung von *dian* und *kuang* als zwei eigenen Krankheiten, wie man sie in chinesischen Werken findet. Eines der Merkmale der bipolaren Störung ist aber genau

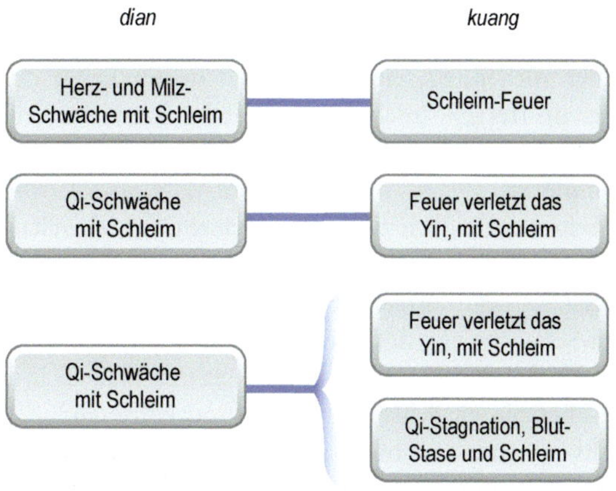

Abb. 19.5 Mögliche Kombinationen von Mustern von *dian* und von *kuang* bei bipolarer Störung

der Wechsel von Phasen abnormer freudiger und abnormer depressiver Stimmung bei ein und demselben Patienten.

Daher können die Krankheitsmuster von *dian* und *kuang* beim gleichen Patienten auftreten und nicht notwendigerweise nur in der depressiven bzw. manischen Phase. Anders ausgedrückt: wenn z. B. ein Patient das Krankheitsmuster Herz- und Milz-Schwäche während der depressiven Phase zeigt, verschwindet dieses Muster nicht während der manischen Phase, auch wenn es von einem Fülle-Muster wie etwa Schleim-Feuer überlagert sein kann. In den meisten Fällen wird jeder Patient eine Kombination von Krankheitsmustern aufweisen, und es ist überhaupt nicht unüblich, ein *Dian*-Syndrom (z. B. Milz- und Herz-Schwäche) und ein *Kuang*-Syndrom (z. B. nach oben hin störendes Schleim-Feuer) zu haben.

In ➤ Abb. 19.5 werden drei Beispiele für Muster-Kombinationen von *dian* und *kuang* bei der bipolaren Störung gegeben. Man beachte, dass dies nur Beispiele sind; andere Kombinationen sind möglich. Die in ➤ Abb. 19.5 dargestellten Kombinationen sind:
- Herz- und Milz-Schwäche mit Schleim *(dian)* plus Schleim-Feuer *(kuang)*
- Qi-Schwäche mit Schleim *(dian)* plus Feuer, das das Yin verletzt, mit Schleim *(kuang)*
- Qi-Schwäche mit Schleim *(dian)* plus Feuer, das das Yin verletzt, mit Schleim *(kuang)* plus Qi-Stagnation, Blut-Stase und Schleim *(kuang)*.

Ich bin der Auffassung, dass wir bei der Therapie der bipolaren Störung den Schwerpunkt eher auf die manische als die depressive Seite der Erkrankung legen müssen, weil die depressive Seite gewöhnlich eine Reaktion auf die manische Phase darstellt und in Wirklichkeit die andere Seite der Medaille von der gleichen Krankheit ist.

19

Bei der bipolaren Störung liegt immer Schleim vor, und in der manischen Phase muss auch ein gewisses Feuer vorhanden sein, gewöhnlich in der Leber und/oder im Herzen. In chronischen Fällen kann das Feuer das Yin verletzen und das klinische Bild wird dann noch komplexer.

Selbstverständlich muss, damit Schleim entstehen kann, auch eine Schwäche (und/oder eine Stagnation) des Qi vorliegen. Es liegt normalerweise eine Milz- und/oder Lungen-Schwäche vor, die zu Schleim führt. Diese Schwäche muss behandelt werden und wir sollten uns nicht allein auf die Therapie von Schleim und Feuer konzentrieren.

Es ist äußerst wichtig, dass wir einem Patienten unter keinen Umständen dazu raten sollen, mit der Einnahme von Lithium oder anderen Medikamenten, die von einem Psychiater verschrieben wurden, aufzuhören. Jegliche Veränderung bei der Dosierung von Lithium muss mit dem Psychiater des Patienten abgestimmt werden. Angesichts der Möglichkeit eines Suizids in der depressiven Phase ist dies sehr wichtig.

HINWEIS FÜR DIE PRAXIS

Es ist äußerst wichtig, dass wir einem Patienten unter keinen Umständen dazu raten sollen, mit der Einnahme von Lithium oder anderen Medikamenten, die von einem Psychiater verschrieben wurden, aufzuhören. Jegliche Veränderung bei der Dosierung von Lithium muss mit dem Psychiater des Patienten abgestimmt werden. Angesichts der Möglichkeit eines Suizids in der depressiven Phase ist dies sehr wichtig.

19

ZUSAMMENFASSUNG

Wie man die Krankheitsmuster und Therapie von *diankuang* an die Therapie der bipolaren Störung anpasst

- Krankheitsmuster von *dian* und *kuang* können beim gleichen Patienten auftreten und nicht notwendigerweise nur in der depressiven bzw. manischen Phase.
- Wenn z. B. ein Patient das Krankheitsmuster Herz- und Milz-Schwäche während der depressiven Phase zeigt, verschwindet dieses Muster nicht während der manischen Phase, auch wenn es von einem Fülle-Muster wie etwa Schleim-Feuer überlagert sein kann.
- Jeder Patient wird eine Kombination von Krankheitsmustern aufweisen, und es ist überhaupt nicht unüblich, ein *Dian*-Syndrom (z. B. Milz- und Herz-Schwäche) und ein *Kuang*-Syndrom (z. B. nach oben hin störendes Schleim-Feuer) zu haben.
- Bei der Therapie der bipolaren Störung müssen wir den Schwerpunkt eher auf die manische als die depressive Seite der Erkrankung legen.
- Bei der bipolaren Störung liegt immer Schleim vor, und in der manischen Phase muss auch ein gewisses Feuer vorhanden sein, gewöhnlich in der Leber und/oder im Herzen. In chronischen Fällen kann das Feuer das Yin verletzen und das klinische Bild wird dann noch komplexer.
- Es liegt auch eine Schwäche (und/oder eine Stagnation) des Qi vor; normalerweise besteht eine Milz- und/oder Lungen-Schwäche, die zu Schleim führt.
- Es ist äußerst wichtig, dass wir einem Patienten unter keinen Umständen dazu raten sollen, mit der Einnahme von Lithium oder anderen Medikamenten, die von einem Psychiater verschrieben wurden, aufzuhören.

19.6 Akupunkturtherapie

Punkte, die die Öffnungen des Geistes aufmachen

Bei der Therapie der bipolaren Störung ist es wichtig, Punkte zu verwenden, die die Öffnungen des Geistes aufmachen. Dazu gehören:

- Lu 3 *tianfu:* bei Somnolenz, Schlafstörungen, Traurigkeit, Weinen, Vergesslichkeit und ‚Reden mit Geistern'.
- Di 5 *yangxi:* bei manischem Verhalten, Neigung zu unangemessenem Lachen, ‚Geistersehen' und Schreck.
- Di 7 *wenliu:* bei unangemessenem Lachen, manischem Verhalten und ‚Geistersehen'.
- Ma 25 *tianshu:* bei geistiger Unruhe, Angstzuständen, Schizophrenie und Manie. In ‚Eine Erklärung der Akupunkturpunkte' (Qing-Dynastie) wird Sun Simiao zitiert, der sagte, dass Ma 25 der Sitz der Körper- und Wanderseele sei. Dies würde die psychische Wirkung dieses Punktes erklären, die in modernen Werken nicht vorkommt.[53]
- Ma 40 *fenglong:* bei *diankuang,* unangemessenem Lachen, unangemessener Hochstimmung, Verlangen, zu hoch gelegenen Orten aufzusteigen und zu singen, seine Kleidung abzulegen und umherzulaufen, psychischer Unruhe und ‚Geistersehen'.
- Ma 42 *chongyang:* bei *diankuang,* Verlangen, zu hoch gelegenen Orten aufzusteigen und zu singen, seine Kleidung abzulegen und umherzulaufen.
- Ma 45 *lidui:* bei übermäßigem Träumen, Schreck, Schlafstörungen, Schwindelgefühlen, *diankuang,* Verlangen, zu hoch gelegenen Orten aufzusteigen, zu singen, seine Kleidung abzulegen und umherzulaufen.
- Dü 16 *tianchuang:* bei manischem Verhalten, *diankuang* und ‚Reden mit Geistern'.
- Bl 10 *tianzhu:* bei manischem Verhalten, unaufhörlichem Reden und ‚Geistersehen'.
- Pe 5 *jianshi:* bei Palpitationen, Erregung, Brustdruckgefühl, manischem Verhalten, Schreck, psychischer Unruhe, Gedächtnisschwäche und ‚Geistersehen'.

- Gb 13 *benshen:* bei manischem Verhalten und Schreck.
- Gb 17 *zhengying:* bei Zwangsgedanken, Grübeln und manischem Verhalten.
- Gb 18 *chengling:* bei Zwangsgedanken und Grübeln, Demenz.[54]
- Du 16 *fengfu:* bei manischem Verhalten, Selbstmordverlangen, Traurigkeit und Angst.
- Du 19 *houding:* bei manischem Verhalten, Angstzuständen, psychischer Unruhe und Schlafstörungen.
- Du 20 *baihui:* bei Desorientiertheit, Traurigkeit und Weinen mit Todeswunsch, Manie.
- Du 26 *renzhong:* bei *diankuang.*
- Alle Brunnen-*jing*-Punkte.

In dem modernen Werk ‚Chinesische Akupunkturtherapie' werden folgende Punkte für *dian* und *kuang* aufgelistet:

dian (2 Gruppen von Punkten)

- Bl 15 *xinshu,* Bl 18 *ganshu,* Bl 20 *pishu,* Ma 40 *fenglong,* He 7 *shenmen,* Le 3 *taichong.*
- Bl 15 *xinshu,* Ren 14 *juque,* Pe 6 *neiguan,* He 7 *shenmen,* Mi 6 *sanyinjiao.*

kuang (2 Gruppen von Punkten)

- Du 26 *renzhong,* Du 16 *fengfu,* Di 1 *shangyang,* Pe 7 *daling,* Di 11 *quchi,* Ma 40 *fenglong,* Mi 1 *yinbai.*
- Du 26 *renzhong,* Du 23 *shangxing, yintang,* He 7 *shenmen,* Pe 6 *neiguan,* Pe 7 *daling,* Bl 62 *shenmai.*[55]

In dem modernen Werk ‚Eine Studie über Akupunktur' werden die folgenden Punkte für *dian* und *kuang* angeführt:

dian

- *He 7 shenmen,* Pe 7 *daling,* Le 3 *taichong,* Ma 40 *fenglong,* Mi 6 *sanyinjiao,* Du 20 *baihui.*

kuang

- Du 26 *renzhong,* Pe 8 *laogong,* He 8 *shaofu,* Le 2 *xingjian,* Ma 40 *fenglong.*[56]

In dem modernen Werk ‚Eine Sammlung von chinesischen Akupunkturverschreibungen' werden die folgenden Therapieprinzipien und Punkte für *dian* und *kuang* empfohlen:

dian

- Therapieprinzip: Stagnation beseitigen, Schleim beseitigen, die Öffnungen des Geistes aufmachen, Qi regulieren.
- Punkte: Du 15 *yamen,* He 4 *lingdao,* Du 14 *dazhui,* Du 26 *renzhong,* He 7 *shenmen,* Pe 6 *neiguan,* Bl 15 *xinshu,* Ma 36 *zusanli.*

kuang

- Therapieprinzip: Leber-Qi bewegen, Schleim beseitigen, Feuer ausleiten, den Geist beruhigen, den Schwerpunkt auf Punkte des Lenkergefäßes setzen.
- Punkte: Du 16 *fengfu,* Du 14 *dazhui,* He 4 *lingdao,* Du 12 *shenzhu,* Du 20 *baihui,* Du 26 *renzhong, yintang.*[57]

Sun Simiaos 13 Dämonenpunkte

Sun Simiao führte 13 Punkte für die Behandlung von *diankuang* an. In der folgenden Liste ist der erstgenannte Name der verbreitetste, der zweite der Alternativname. Wie wir sehen, enthalten alle Alternativnamen das Wort *gui,* also ‚Dämon'. Dies ist durch die Tatsache begründet, dass einige Arten von psychischen Störungen auf das Eindringen von ‚Dämonen' zurückgeführt wurden.

Du 26	*renzhong*	*guigong*	‚Dämonenpalast'
Lu 11	*shaoshang*	*guixin*	‚Dämonenbotschaft'
Mi 1	*yinbai*	*guiyan*	‚Dämonenauge'
Pe 7	*daling*	*guixin*	‚Dämonenherz'
Bl 62	*shenmai*	*guilu*	‚Dämonenweg'
Du 16	*fengfu*	*guizhen*	‚Dämonenkissen'
Ma 6	*jiache*	*guichuang*	‚Dämonenbett'
Ren 24	*chengjiang*	*guishi*	‚Dämonenmarkt'
Pe 8	*laogong*	*guiku*	‚Dämonenhöhle'
Du 23	*shangxing*	*guitang*	‚Dämonenhalle'
Ren 1	*huiyin*	*guicang*	‚Dämonenversteck'
Extrapunkt	*yumen*	*guicang*	‚Dämonenversteck'
Di 11	*quchi*	*guichen*	‚Dämonenminister'
Extrapunkt	*haiquan*	*guifeng*	‚Dämonensiegel'

Sun Simiaos Anweisungen

Ren 1 wird bei Männern mit Moxakegeln und *yumen* (in der anterioren Falte der Vagina) bei Frauen mit einem Moxastäbchen verwendet. *haiquan* ist ein Punkt in den sublingualen Venen.

Die Punkte wurden bei Wahnsinn aufgrund von einem Befall durch böse Geister eingesetzt. Man verwende die Punkte bilateral, beginne aber bei Männern auf der linken und bei Frauen auf der rechten Seite und ziehe die Nadeln in umgekehrter Reihenfolge heraus.

Moderne Anwendung

Angstzustände, unkontrolliertes Weinen, Furcht, Schreck, Desorientiertheit, Delirium, Krampfanfälle, Depressionen, Hysterie und Manie.

Die Perikard-Leitbahn bei manischer Depression

Bei der Akupunkturtherapie von manischer Depression ist es wichtig, den Schwerpunkt auf die Perikard-Leitbahn zu legen, vielleicht sogar noch wichtiger als die Konzentration auf die Herz-Leitbahn. Der Grund hierfür: die Perikard-Punkte haben eine stärkere Wirkung beim Aufmachen der Öffnungen des Geistes als die Herz-Punkte.

In den ‚Medizinischen Aufzeichnungen des Leitfadens zur klinischen Praxis' *(Linzheng zhinan yi'an)* wird die Ätiologie und Pathologie von *dian* wie folgt zusammengefasst:

„Depression [dian] ist auf Sorge zurückzuführen. Die Krankheit ist in der Milz-, Herz- und Perikard-Leitbahn. Die 3 Yin können sich nicht verteilen, das Qi stagniert und es bildet sich Schleim, sodass der Geist verwirrt ist.“[58]

Nach dieser Aussage ist daher der Einsatz der Perikard-Leitbahn bei der Therapie von *dian* besonders wichtig.

Der moderne Arzt Dr. Liang Jianbo betont die Bedeutung des Einsatzes der Perikard-Leitbahn bei der Therapie sowohl von *dian* als auch von *kuang*. Dr. Liang ist der Auffassung, dass bei *kuang* Leber, Herz, Magen und Perikard betroffen sind, mit Feuer in Leber, Herz und Magen. Das Feuer befällt auch das Perikard und dies bewirkt, dass die Wanderseele unruhig wird.[59]

Dr. Liang sagt, dass in einigen Fällen von *dian* die Hauptmanifestationen zwar in Depressionen und Zurückgezogenheit bestehen, aber manche Patienten eine gewisse Unruhe aufweisen können. Dies zeigt Hitze in Herz, Milz und Perikard an; es besteht also innerhalb der Leere eine gewisse Fülle.

Die Hauptpunkte von der Perikard-Leitbahn zum Aufmachen der Öffnungen des Geistes sind Pe 7 *daling*, Pe 8 *laogong* und Pe 5 *jianshi*. Pe 7 wird bei schwerer Manie ausgewählt, um den Geist und die Wanderseele zu beruhigen; Pe 8 kommt bei Feuer zum Einsatz und Pe 5 beseitigt Schleim aus dem Geist.

ZUSAMMENFASSUNG

Die Perikard-Leitbahn bei manischer Depression

- Bei der Akupunkturtherapie von manischer Depression ist es wichtig, den Schwerpunkt auf die Perikard-Leitbahn zu legen, um die Öffnungen des Geistes aufzumachen.
- In den ‚Medizinischen Aufzeichnungen des Leitfadens zur klinischen Praxis' *(Linzheng zhinan yi'an)* heißt es: *„Depression [dian] ist auf Sorge zurückzuführen. Die Krankheit ist in der Milz-, Herz- und Perikard-Leitbahn.“*
- Der moderne Arzt Dr. Liang Jianbo betont die Bedeutung des Einsatzes der Perikard-Leitbahn bei der Therapie sowohl von *dian* als auch von *kuang*.
- Die Hauptpunkte von der Perikard-Leitbahn zum Aufmachen der Öffnungen des Geistes sind Pe 7 *daling*, Pe 8 *laogong* und Pe 5 *jianshi*:
  - Pe 7 wird bei schwerer Manie ausgewählt, um den Geist und die Wanderseele zu beruhigen
  - Pe 8 kommt bei Feuer zum Einsatz
  - Pe 5 beseitigt Schleim aus dem Geist.

19.7 Identifikation von Krankheitsmustern und Therapie

19.7.1 *dian*

Qi-Stagnation und Schleim

Klinische Manifestationen

Depressionen, Apathie, dumpfes Denken, unzusammenhängendes Sprechen, Selbstgespräche, unangemessenes Lachen, das Essen wird vergessen, emotionale Abgestumpftheit, grundloser Wechsel von Zorn und Lachen.

- **Zunge:** geschwollen, klebriger Belag
- **Puls:** saitenförmig und schlüpfrig.

Therapieprinzip

Das Qi bewegen, Stagnation beseitigen, Schleim beseitigen, die Öffnungen des Geistes aufmachen.

Akupunktur

Pe 6 *neiguan*, Le 3 *taichong*, 3E 6 *zhigou*, Pe 5 *jianshi*, Ma 40 *fenglong*, Ren 12 *zhongwan*, Ren 9 *shuifen*, Mi 6 *sanyinjiao*, Du 20 *baihui*. Alle Punkte mit sedierender oder neutraler Nadeltechnik.

Erklärung:

- Pe 6, Le 3 und 3E 6 bewegen das Qi und lindern Depressionen.
- Pe 5 beseitigt Schleim aus Herz und Geist und macht die Öffnungen des Geistes auf.

- Ma 40, Ren 12, Ren 9 und Mi 6 beseitigen Schleim.
- Du 20 hellt die Stimmung auf und macht die Öffnungen des Geistes auf.

Arzneimitteltherapie

Rezeptur

Variante von *Shunqi daotan tang*

Variante von Dekokt, das das Qi gerade richtet und Schleim beseitigt

Erklärung: Diese Rezeptur fördert das Absteigen von Qi im Dreierwärmer, um Schleim zu beseitigen. Sie wurde durch Hinzufügung von *Huanglian* Rz. Coptidis, *Huangqin* Rx. Scutellariae, *Yuanzhi* Rx. Polygalae, *Shichangpu* Rz. Acori tatarinowii und *Chenxiang* Lignum Aquilariae resinatum modifiziert.

Rezeptur

Variante von *Wendan tang*

Variante von Dekokt, das die Gallenblase wärmt

Erklärung: Diese Rezeptur beseitigt Schleim-Hitze aus Lunge und Herz und beruhigt den Geist. Sie wird verwendet, wenn Schleim mit Hitze einhergeht und der Patient zusätzlich zu seiner Depression ängstlich und besorgt ist. Sie ist besonders angezeigt, wenn ein Brustdruckgefühl besteht.

Rezeptur

Variante von *Siqi tang*

Variante von Vier-Jahreszeiten-Dekokt für die sieben Emotionen

Erklärung: Diese Rezeptur bewegt das Lungen- und Herz-Qi im Thorax und lindert Sorge und Angstzustände. Diese Rezeptur wird verwendet, wenn die Symptome der Blockade des Geistes durch Schleim sehr ausgeprägt sind (psychische Dumpfheit, unzusammenhängendes Sprechen, starrer Blick ohne zu blinzeln, stark geschwollene Zunge mit sehr klebrigem Belag).

Sie wurde durch die Hinzufügung von Arzneien, die Schleim beseitigen und die Öffnungen des Geistes aufmachen, modifiziert, wie etwa *Yuanzhi* Rx. Polygalae, *Dannanxing* Rz. Arisaematis praeparatum, *Yujin* Rx. Curcumae und *Shichangpu* Rz. Acori tatarinowii.

Rezeptur

Suhexiang wan mit Variante von *Siqi tang*

Styrax-Pille mit Variante von Vier-Jahreszeiten-Dekokt für die sieben Emotionen

Erklärung: Diese Rezeptur wird verwendet, wenn der Schleim stark ausgeprägt ist und die Symptome der Blockade des Geistes sehr schwer sind. Diese Rezeptur hat eine sehr starke Wirkung beim Aufmachen der Öffnungen des Geistes. Man beachte, dass ich einige verbotene Substanzen aus der Rezeptur *Suhexiang wan* entfernt habe.

Diese beiden Rezepturen zusammen haben die stärkste Wirkung beim Aufmachen der Öffnungen des Geistes.

In ➤ Tab. 19.3 werden die Rezepturen für das Krankheitsmuster ‚Qi-Stagnation und Schleim bei *dian*' einander gegenübergestellt.

Tab. 19.3 Differenzierung von Rezepturen für das Krankheitsmuster ‚Qi-Stagnation und Schleim bei *dian*'

	Wirkung	Zunge
Shunqi daotan tang	Stellt das Absteigen des Qi wieder her, beseitigt Schleim	Geschwollen, klebriger Belag
Wendan tang	Beseitigt Schleim, klärt Hitze	Geschwollen, klebrig-gelber Belag
Siqi tang	Stellt das Absteigen des Herz- und Lungen-Qi wieder her, beseitigt Schleim	Geschwollen, sehr klebriger Belag
Suhexiang wan plus *Siqi tang*	Beseitigt Schleim, macht die Öffnungen des Geistes auf	Sehr geschwollen, sehr klebriger Belag

ZUSAMMENFASSUNG

Qi-Stagnation und Schleim

Akupunktur

Pe 6 *neiguan*, Le 3 *taichong*, 3E 6 *zhigou*, Pe 5 *jianshi*, Ma 40 *fenglong*, Ren 12 *zhongwan*, Ren 9 *shuifen*, Mi 6 *sanyinjiao*, Du 20 *baihui*. Alle Punkte mit sedierender oder neutraler Nadeltechnik.

Arzneimitteltherapie

- Variante von *Shunqi daotan tang* Dekokt, das das Qi gerade richtet und Schleim beseitigt
- Variante von *Wendan tang* Dekokt, das die Gallenblase wärmt
- Variante von *Siqi tang* Vier-Jahreszeiten-Dekokt für die sieben Emotionen
- *Suhexiang wan* plus Variante von *Siqi tang* Styrax-Pille plus Variante von Vier-Jahreszeiten-Dekokt für die sieben Emotionen

Herz- und Milz-Schwäche mit Schleim

Klinische Manifestationen

Depressionen, übermäßiges Träumen, Schlafstörungen, geistige Verwirrung, Schreckhaftigkeit, Fassungslosigkeit, Traurigkeit, Weinen, Schließen der Fenster, Selbstgespräche, visuelle oder auditive Halluzinationen, Palpitationen, dumpf-blasse Gesichtsfarbe, langsame Bewegungen, Abneigung zu sprechen, weicher

Stuhl, Müdigkeit, schwache Gliedmaßen, Appetitmangel.

- **Zunge:** blass, geschwollen mit klebrigem Belag
- **Puls:** sanft.

Therapieprinzip

Die Milz stärken, das Herz nähren, das Qi unterstützen, den Geist beruhigen, Schleim beseitigen, die Öffnungen des Geistes aufmachen.

Akupunktur

He 7 *shenmen,* He 5 *tongli,* Pe 5 *jianshi,* Ma 36 *zusanli,* Ren 12 *zhongwan,* Bl 20 *pishu,* Du 24 *shenting,* Du 20 *baihui,* Ma 40 *fenglong,* Ren 9 *shuifen,* Mi 6 *sanyinjiao.* He 7, He 5, Ma 36, Ren 12 and Bl 20 mit tonisierender Nadeltechnik, alle anderen neutral nadeln.

Erklärung:

- He 7 und He 5 stärken das Herz.
- Pe 5 macht die Öffnungen des Geistes auf und beseitigt Schleim aus dem Geist.
- Ma 36, Ren 12 und Bl 20 (mit tonisierender Nadeltechnik) stärken die Milz.
- Du 24 und Du 20 heben die Stimmung und machen die Öffnungen des Geistes auf.
- Ma 40, Ren 9 und Mi 6 beseitigen Schleim.

Arzneimitteltherapie

Rezeptur

Yangxin tang (I) oder (II)

Dekokt, das das Herz nährt

Erklärung: Diese Rezeptur nährt das Herz- und Milz-Blut. Um die bipolare Störung zu behandeln, sollte sie mit zusätzlichen Arzneien zur Beseitigung von Schleim und zum Aufmachen der Öffnungen des Geistes modifiziert werden, wie etwa *Yuanzhi* Rx. Polygalae, *Banxia* Rz. Pinelliae praeparatum und *Shichangpu* Rz. Acori tatarinowii. Entweder (I) oder (II) können verwendet werden; bei ausgeprägtem Yang-Mangel setzte man aber (I) ein.

Rezeptur

Gan mai dazao tang

Dekokt mit Glycyrrhiza, Triticum und Jujuba

Erklärung: Diese Rezeptur wird bei Traurigkeit, starkem Weinen, Desorientiertheit und Verwirrung verwendet.

Rezeptur

Variante von *Jisheng shenqi tang*

Variante von Nieren-Qi-Dekokt aus ‚Rezepturen, die den Lebenden helfen'

Erklärung: Diese Rezeptur wird verwendet, wenn eine Milz-Schwäche und eine konstitutionelle Nieren-Schwäche mit Schleim (geistige Dumpfheit, unzusammenhängendes Sprechen, Müdigkeit, Schwäche) vorliegen.

In ➤ Tab. 19.4 werden die Rezepturen für Herz- und Milz-Schwäche mit Schleim bei *dian* gegenübergestellt.

ZUSAMMENFASSUNG

Herz- und Milz-Schwäche mit Schleim

Akupunktur

He 7 *shenmen,* He 5 *tongli,* Pe 5 *jianshi,* Ma 36 *zusanli,* Ren 12 *zhongwan,* Bl 20 *pishu,* Du 24 *shenting,* Du 20 *baihui,* Ma 40 *fenglong,* Ren 9 *shuifen,* Mi 6 *sanyinjiao.* He 7, He 5, Ma 36, Ren 12 and Bl 20 mit tonisierender Nadeltechnik, alle anderen neutral nadeln.

Arzneimitteltherapie

- *Yangxin tang* (I) oder (II) Dekokt, das das Herz nährt
- *Gan mai dazao tang* Dekokt mit Glycyrrhiza, Triticum und Jujuba
- Variante von *Jisheng shenqi tang* Nieren-Qi-Dekokt aus ‚Rezepturen, die den Lebenden helfen'

Qi-Schwäche mit Schleim

Klinische Manifestationen

Chronischer Zustand, emotionale Abgestumpftheit, Abneigung sich zu bewegen oder zu sprechen, starrer Blick, unangemessenes Lachen, Selbstgespräche, unzusammenhängendes Denken, visuelle und auditive Halluzinationen, Selbstvorwürfe, Schuldgefühle, geistige Dumpfheit, weicher Stuhl, blasse Gesichtsfarbe, Müdigkeit, Kurzatmigkeit, Appetitlosigkeit.

Tab. 19.4 Differenzierung von Rezepturen für das Krankheitsmuster ‚Herz- und Milz-Schwäche mit Schleim bei *dian*'

	Wirkung	Symptome	Zunge
Yangxin tang	Nährt das Herz- und Milz-Blut	Schlafstörungen	Blass, trocken, dünn
Gan mai dazao tang	Stärkt die Milz, nährt das Herz-Blut	Traurigkeit, Weinen, Desorientiertheit	Blass
Jisheng shenqi tang	Stärkt Milz und Niere, stärkt die Willenskraft, beseitigt Schleim	Geistige Dumpfheit, mangelnde Willenskraft	Blass, geschwollen, nass

- **Zunge:** blass
- **Puls:** sanft.

Therapieprinzip

Lungen-, Magen- und Milz-Qi stärken, Schleim beseitigen, die Öffnungen des Geistes aufmachen.

Akupunktur

Lu 9 *taiyuan,* Bl 13 *feishu,* Ren 12 *zhongwan,* Bl 20 *pishu,* Bl 21 *weishu,* Ma 36 *zusanli,* Ren 9 *shuifen,* Mi 6 *sanyinjiao,* Ma 40 *fenglong,* Pe 5 *jianshi,* Pe 6 *neiguan,* Du 20 *baihui,* Du 26 *renzhong.* Lu 9, Bl 13, Ren 12, Bl 20, Bl 21 and Ma 36 mit tonisierender Nadeltechnik, alle anderen neutral nadeln.

Erklärung:

- Lu 9 und Bl 13 stärken das Lungen-Qi.
- Ren 12, Bl 20, Bl 21 und Ma 36 stärken das Magen- und Milz-Qi.
- Ren 9, Mi 6 und Ma 40 beseitigen Schleim.
- Pe 5 und Pe 6 machen die Öffnungen des Geistes auf.
- Du 20 und Du 26 machen die Öffnungen des Geistes auf und klären das Gehirn.

Arzneimitteltherapie

Rezeptur

Ditan tang

Dekokt, das Schleim wegspült

Erklärung: Diese Rezeptur beseitigt Schleim und stärkt das Qi. Sie sollte durch Hinzufügung von *Yuanzhi* Rx. Polygalae modifiziert werden, um die Öffnungen des Geistes aufzumachen.

Rezeptur

Variante von *Shiwei wendan tang*

Variante von Zehn-Bestandteile-Dekokt, das die Gallenblase wärmt

Erklärung: Die Variante dieser Rezeptur beseitigt Schleim, stärkt das Qi und macht die Öffnungen des Geistes auf.

ZUSAMMENFASSUNG

Qi-Schwäche mit Schleim

Akupunktur

Lu 9 *taiyuan,* Bl 13 *feishu,* Ren 12 *zhongwan,* Bl 20 *pishu,* Bl 21 *weishu,* Ma 36 *zusanli,* Ren 9 *shuifen,* Mi 6 *sanyinjiao,* Ma 40 *fenglong,* Pe 5 *jianshi,* Pe 6 *neiguan,* Du 20 *baihui,* Du 26 *renzhong.* Lu 9, Bl 13, Ren 12, Bl 20, Bl 21 and Ma 36 mit tonisierender Nadeltechnik, alle anderen neutral nadeln.

Arzneimitteltherapie

- *Ditan tang* Dekokt, das Schleim wegspült
- Variante von *Shiwei wendan tang* Zehn-Bestandteile-Dekokt, das die Gallenblase wärmt

Hitze-Verknotung in der Herz-Leitbahn

Klinische Manifestationen

Depressionen mit plötzlichem Beginn, nervöses Gefühl in der Herzregion, grundloses Lachen, Schlafstörungen, Hitzegefühl in Nase und Augen, Durst, Mundulzera.

- **Zunge:** rot, gerötete Spitze, gelber Belag
- **Puls:** überflutend, schnell.

Therapieprinzip

Herz-Feuer ausleiten, die Öffnungen des Geistes aufmachen, den Geist beruhigen.

Akupunktur

He 8 *shaofu,* He 7 *shenmen,* Du 24 *shenting,* Ren 15 *jiuwei,* Bl 44 *shentang,* Pe 8 *laogong,* Pe 5 *jianshi.* Alle Punkte mit sedierender oder neutraler Nadeltechnik.

Erklärung:

- He 8 leitet Herz-Feuer aus.
- He 7, Du 24, Ren 15 und Bl 44 klären Herz-Hitze und beruhigen den Geist.
- Pe 8 leitet Herz-Feuer aus und macht die Öffnungen des Geistes auf.
- Pe 5 beseitigt Schleim aus dem Geist.

Arzneimitteltherapie

Rezeptur

Variante von *Daochi san*

Variante von Pulver, das Rotes ausleitet

Erklärung: Diese Rezeptur leitet Herz-Feuer aus und beruhigt den Geist.

Modifikationen:

- Bei Erregung füge man *Dandouchi* Sm. Sojae praeparatum und *Shanzhizi* Fr. Gardeniae hinzu.
- Bei Hitze-Gefühl in Augen und Nase füge man *Longdancao* Rx. Gentianae, *Shijueming* Concha Haliotidis und *Huangqin* Rx. Scutellariae hinzu.
- Bei Epistaxis füge man *Daji* Rx. Euphorbiae seu Knoxiae, *Xiaoji* Hb. Cirsii, *Mudanpi* Cx. Moutan und *Zicao* Hb. Lithospermi hinzu.
- Wenn der Patient an Schlafstörungen leidet, füge man *Suanzaoren* Sm. Ziziphi spinosae, *Yejiaoteng* Caulis Polgygoni multiflori und *Zhenzhumu* Concha Margaritiferae usta hinzu.

ZUSAMMENFASSUNG

Hitze-Verknotung in der Herz-Leitbahn

Akupunktur
He 8 *shaofu*, He 7 *shenmen*, Du 24 *shenting*, Ren 15 *jiuwei*, Bl 44 *shentang*, Pe 8 *laogong*, Pe 5 *jianshi*. Alle Punkte mit sedierender oder neutraler Nadeltechnik.

Arzneimitteltherapie
Variante von *Daochi san* Pulver, das Rotes ausleitet

Schleim blockiert die Herz-Öffnungen

Klinische Manifestationen

Depressionen, geistige Dumpfheit, Zurückgebliebenheit, emotionale Abgestumpftheit, Selbstgespräche, unzusammenhängendes Sprechen, starrer Blick, kein Blinzeln.

- **Zunge:** geschwollen mit klebrigem Belag
- **Puls:** schlüpfrig.

Therapieprinzip

Schleim beseitigen, die Öffnungen des Geistes aufmachen.

Akupunktur

Pe 5 *jianshi*, Du 20 *baihui*, Du 24 *shenting*, Ma 40 *fenglong*, Mi 6 *sanyinjiao*, Ren 9 *shuifen*. Alle Punkte mit sedierender oder neutraler Nadeltechnik.

Erklärung:

- Pe 5, Du 20 und Du 24 machen die Öffnungen des Geistes auf.
- Ma 40, Mi 6 und Ren 9 beseitigen Schleim.

Arzneimitteltherapie

Rezeptur

Ditan tang

Dekokt, das Schleim wegspült

Erklärung: Diese Rezeptur beseitigt Schleim und macht die Öffnungen des Geistes auf.

ZUSAMMENFASSUNG

Schleim blockiert die Herz-Öffnungen

Akupunktur
Pe 5 *jianshi*, Du 20 *baihui*, Du 24 *shenting*, Ma 40 *fenglong*, Mi 6 *sanyinjiao*, Ren 9 *shuifen*. Alle Punkte mit sedierender oder neutraler Nadeltechnik.

Arzneimitteltherapie
Ditan tang Dekokt, das Schleim wegspült

19.7.2 *kuang*

Schleim-Feuer stört nach oben hin

Klinische Manifestationen

Manisches Verhalten mit plötzlichem Beginn, emotionale Störungen, Anschreien, Beschimpfen oder Schlagen von Menschen, außergewöhnliche Körperkraft, kein Essen oder kein Schlaf, Erregung, zorniger Blick, Ausstoßen von Beschimpfungen, Verlangen, zu hoch gelegenen Orten aufzusteigen, Reizbarkeit, Unfähigkeit sich auszuruhen, Zerstörung von Sachen, unbesonnenes/impulsives Verhalten, schnelle Bewegungen, Verstopfung, Kopfschmerzen, Schlafstörungen, rotes Gesicht und rote Augen, Zorn.

- **Zunge:** rot, dicker, klebriger, gelber Belag, Magen-Herz-Riss mit rauem, klebrigem, trockenem, gelbem Belag darin
- **Puls:** schnell, saitenförmig, überflutend, schlüpfrig.

Therapieprinzip

Das Herz beruhigen, Schleim beseitigen, Leber-Feuer ausleiten, Herz-Feuer ausleiten, die Öffnungen des Geistes aufmachen.

Akupunktur

Pe 7 *daling*, Pe 5 *jianshi*, Le 2 *xingjian*, He 8 *shaofu*, Pe 8 *laogong*, Du 19 *houding*, Gb 17 *zhengying*, Gb 18 *chengling*, Ma 40 *fenglong*, Ren 12 *zhongwan*, Ren 9 *shuifen*, Mi 6 *sanyinjiao*. Alle Punkte mit sedierender oder neutraler Nadeltechnik.

Erklärung:

- Pe 7 und Pe 5 machen die Öffnungen des Geistes auf.
- Le 2 und He 8 leiten Leber- bzw. Herz-Feuer aus
- Pe 8 leitet Herz-Feuer aus und macht die Öffnungen des Geistes auf.
- Du 19, Gb 17 und Gb 18 beruhigen den Geist und machen die Öffnungen des Geistes auf.
- Ma 40, Ren 12, Ren 9 und Mi 6 beseitigen Schleim.

Arzneimitteltherapie

Rezeptur

Shengtieluo yin

Frusta-Ferri-Trank

Erklärung: Diese Rezeptur beseitigt Schleim, beruhigt den Geist und macht die Öffnungen des Geistes auf. Die Originalrezeptur enthält *Zhusha* Cinnabaris, das aufgrund seiner Toxizität entfernt werden sollte.

Die Rezeptur enthält offensichtlich Eisen, welches ihr Kaiserkraut ist. Die Verwendung von Mineralien in Arzneimittelrezepturen ist in EU-Ländern nicht erlaubt.

Rezeptur
Wendan tang
Dekokt, das die Gallenblase wärmt
Erklärung: Diese Rezeptur beseitigt Schleim-Hitze aus Herz und Lunge, beruhigt den Geist und macht die Öffnungen des Geistes auf. Die Rezeptur sollte unter Hinzufügung von Arzneien, die Schleim beseitigen und die Öffnungen des Geistes aufmachen, modifiziert werden, wie etwa *Shichangpu* Rz. Acori tatarinowii und *Yuanzhi* Rx. Polygalae.

Rezeptur
Danggui long hui wan
Pille mit Angelica, Gentiana und Aloe
Erklärung: Diese Rezeptur leitet Leber-Feuer aus und beruhigt den Geist. Sie enthält *Shexiang*, das aus der Rezeptur entfernt werden sollte.

Der Rezeptur sollten Arzneien, die Schleim beseitigen und die Öffnungen des Geistes aufmachen, hinzugefügt werden, wie etwa *Banxia* Rz. Pinelliae praeparatum, *Shichangpu* Rz. Acori tatarinowii und *Yuanzhi* Rx. Polygalae.

Rezeptur
Wendan tang mit *Zhusha anshen wan*
Dekokt, das die Gallenblase wärmt, mit Zinnabaris-Pille, die den Geist beruhigt
Erklärung: Diese beiden Rezepturen werden verwendet, wenn die Symptome der Blockade des Geistes ausgeprägt sind (geistige Verwirrung, unzusammenhängendes Sprechen, Verlust an Einsicht).

Man beachte, dass die Anwendung von *Zhusha* nicht erlaubt ist und *Zhusha* daher aus der Rezeptur entfernt werden sollte.

Rezeptur
Mengshi guntan wan
Chloritum-Pille, die den Schleim vertreibt
Erklärung: Diese Rezeptur beseitigt intensiv Schleim, indem sie nach unten bewegt. Sie wird bei Obstipation oder trockenem Stuhl eingesetzt.

Rezeptur
Variante von *Xiexin tang*
Variante von Dekokt, das das Herz ausleitet
Erklärung: Diese Rezeptur wird bei ausgeprägten Herz-Feuer-Manifestationen eingesetzt.

In ➤ Tab. 19.5 werden die Rezepturen für Schleim-Feuer, das bei *kuang* nach oben hin stört, einander gegenübergestellt.

ZUSAMMENFASSUNG

Schleim-Feuer stört nach oben hin

Akupunktur

Pe 7 *daling*, Pe 5 *jianshi*, Le 2 *xingjian*, He 8 *shaofu*, Pe 8 *laogong*, Du 19 *houding*, Gb 17 *zhengying*, Gb 18 *chengling*, Ma 40 *fenglong*, Ren 12 *zhongwan*, Ren 9 *shuifen*, Mi 6 *sanyinjiao*. Alle Punkte mit sedierender oder neutraler Nadeltechnik.

Arzneimitteltherapie

- *Shengtieluo yin* Frusta-Ferri-Trank
- *Wendan tang* Dekokt, das die Gallenblase wärmt
- *Danggui long hui wan* Pille mit Angelica, Gentiana und Aloe
- *Wendan tang* mit *Zhusha anshen wan* Dekokt, das die Gallenblase wärmt, mit Zinnabaris-Pille, die den Geist beruhigt
- *Mengshi guntan wan* Chloritum-Pille, die den Schleim vertreibt
- Variante von *Xiexin tang* Dekokt, das das Herz ausleitet

Tab. 19.5 Differenzierung von Rezepturen für das Krankheitsmuster ‚Schleim-Feuer, das nach oben hin stört, bei *kuang*'

	Wirkung	Symptome	Zunge
Shengtieluo yin	Beseitigt Schleim, senkt den Geist, macht die Öffnungen des Geistes auf	Geistige Verwirrung, Reizbarkeit	Geschwollen, klebriger Belag
Wendan tang	Beseitigt Schleim, klärt Hitze, stellt das Absteigen des Lungen-Qi wieder her	Angstzustände	Rot, geschwollen, klebrig-gelber Belag
Danggui long hui wan	Leitet Leber-Feuer aus, beruhigt den Geist, bewegt nach unten	Obstipation, trockener Stuhl	Rot, gerötete Ränder
Wendan tang mit *Zhusha anshen wan*	Beseitigt Schleim, klärt Hitze, macht die Öffnungen des Geistes auf	Geistige Verwirrung	Rote Zungenspitze, geschwollen, klebriger Belag
Mengshi guntan wan	Beseitigt Schleim, senkt den Geist, bewegt nach unten	Geistige Verwirrung, Obstipation, trockener Stuhl	Geschwollen
Xiexin tang	Leitet Herz-Feuer aus, beruhigt den Geist	Schlafstörungen	Rot, gerötete Spitze

Fallbeispiel

Ein 52-jähriger Mann litt seit mindestens 20 Jahren an manischer Depression. Seine Frau bestätigte, dass es schwierig sei, den Beginn der Krankheit festzumachen, da die Abgrenzung pathologischer Merkmale von seinem normalen ungestümen Verhalten schwer zu vollziehen sei.

Er war klein und übergewichtig, sprach mit einer lauten Stimme und sein Reden war häufig mit Lachen durchsetzt. Seine Gesichtsfarbe war rötlich. Er sprach viel und schweifte oft ab, indem er eine Geschichte über sein buntes und interessantes Leben erzählte. Seine Familie kam ursprünglich aus Italien, musste aber zu Beginn der Judenverfolgung während des Faschismus Italien verlassen. Sie fuhren mit dem Schiff nach Ägypten, als mein Patient 3 Jahre alt war. Er lebte in vielen verschiedenen Ländern und war einer der wenigen Menschen, der an allen 3 israelisch-arabischen Kriegen teilgenommen hatte. Er war ein Panzerkommandant und ein mit Orden ausgezeichneter Kriegsheld. Ich war erstaunt über die Art und Weise, wie er über seine Kriegserlebnisse sprach: als ob es sich dabei um spannende Abenteuer von Schuljungen gehandelt habe.

Er hatte ein buntes Sexualleben mit einer Serie von Seitensprüngen, sehr zum Kummer seiner leidgeprüften Frau. Wenn er sprach, schrie er fast und war schwer zu stoppen.

Er war nach einer Phase intensiver, pausenloser Aktivität und Schlafstörungen mit bipolarer Störung diagnostiziert worden. Seinen Phasen hoher Energie folgten immer Phasen tiefster Depression, die jedoch nicht lange anhielten: die manischen Phasen waren länger als die depressiven.

Ich fragte ihn nach seinem allgemeinen Geusndheitszustand, der recht gut war. Er hatte wenige körperliche Symptome. Aber zu denen, die aus Sicht der chinesischen Medizin bedeutsam waren, gehörten ein Brustdruckgefühl, Palpitationen und Sputum in der Kehle.

Die Zunge war recht typisch: rot, geschwollen, mit einem tiefen Herz-Riss und einem klebrig-gelben Belag. Der Puls war schlüpfrig, saitenförmig und schnell.

Diagnose Die wenigen Symptome (Brustdruckgefühl, Palpitationen und Sputum in der Kehle) deuteten zusammen mit dem Zungen- und Pulsbefund unmissverständlich auf Schleim-Feuer im Herzen als Ursache seiner manischen Depression hin. Sein Übergewicht bestätigte ebenfalls das Vorhandensein von Schleim.

Akupunktur Ich behandelte den Patienten in erster Linie mit Akupunktur und wählte aus folgenden Punkten aus:

- He 7 *shenmen* und Pe 5 *jianshi*, um den Geist zu beruhigen und die Öffnungen des Geistes aufzumachen
- Du 19 *houding* und Ren 15 *jiuwei*, um den Geist zu beruhigen und die Öffnungen des Geistes aufzumachen
- Ren 12 *zhongwan*, Ma 40 *fenglong*, Ren 9 *shuifen*, Mi 6 *sanyinjiao* und Ni 7 *fuliu*, um Schleim zu beseitigen.
- He 8 *shaofu*, um Herz-Hitze zu klären.

Ich behandelte ihn wöchentlich über einen langen Zeitraum (mindestens 2 Jahre) hinweg und begann dann, die Zeitabstände zwischen den Therapien zu vergrößern. Der Patient erlebte dramatische Verbesserungen und berichtete, seine manischen Phasen hätten sich verringert, er fühle sich viel ruhiger und schlafe besser. Bezeichnenderweise hörte er auch mit seinen Affären auf. Abgesehen von einer fortschreitenden Verbesserung seiner Symptome spürte er auch während jeder Therapiesitzung einen sofortigen Nutzen.

Diesem Patienten geht es zum jetzigen Zeitpunkt (15 Jahre später) immer noch gut und ich behandle ihn nur 4 oder 5 Mal pro Jahr.

Feuer im Hellen Yang

Klinische Manifestationen

Manisches Verhalten, tobendes Gehen, Schreien, Beschimpfen von Menschen, Aufsteigen zu hoch gelegenen Orten, Singen, Ablegen der Kleidung, ungewöhnliche Körperkraft, Mundgeruch, rotes Gesicht, Obstipation.

- **Zunge:** rot mit dunkelgelbem oder schwarzem, trockenem Belag
- **Puls:** tief und saitenförmig.

Therapieprinzip

Magen-Feuer durch Bewegen nach unten ausleiten, den Geist beruhigen, die Öffnungen des Geistes aufmachen, Schleim beseitigen.

Akupunktur

Ma 44 *neiting*, Di 11 *quchi*, Ma 40 *fenglong*, Pe 8 *laogong*, He 8 *shaofu*, Ma 25 *tianshu*, Mi 15 *daheng*, Pe 5 *jianshi*. Alle Punkte mit sedierender oder neutraler Nadeltechnik.

Erklärung:

- Ma 44 und Di 11 leiten Magen-Feuer aus.
- Ma 40 unterstützt die Ausleitung des Magen-Feuers.
- Pe 8 und He 8 leiten Herz-Feuer aus und beruhigen den Geist.
- Ma 25 stabilisiert die Wander- und die Körperseele.
- Mi 15 bewegt nach unten und fördert den Stuhlgang.
- Pe 5 beseitigt Schleim aus dem Geist.

Arzneimitteltherapie

Rezeptur
Variante von *Da chengqi tang*
Variante von Großes Dekokt, das das Qi ordnet
Erklärung: Diese Rezeptur leitet Magen-Feuer durch Bewegen nach unten aus, beseitigt Schleim und macht die Öffnungen des Geistes auf.

ZUSAMMENFASSUNG

Feuer im Hellen Yang

Akupunktur
Ma 44 *neiting,* Di 11 *quchi,* Ma 40 *fenglong,* Pe 8 *laogong,* He 8 *shaofu,* Ma 25 *tianshu,* Mi 15 *daheng,* Pe 5 *jianshi.* Alle Punkte mit sedierender oder neutraler Nadeltechnik.

Arzneimitteltherapie
Variante von *Da chengqi tang* Großes Dekokt, das das Qi ordnet

Gallenblasen- und Leber-Feuer

Klinische Manifestationen
Manisches Verhalten, Reizbarkeit, Neigung zu Zornesausbrüchen, rotes Gesicht und rote Augen, bitterer Mundgeschmack, unangemessenes Lachen, Schreien, Schmerzen im Hypochondrium und Thorax, Palpitationen.
- **Zunge:** rot mit dunkelgelbem Belag
- **Puls:** schnell, saitenförmig, schlüpfrig.

Therapieprinzip
Leber-Feuer ausleiten, Schleim beseitigen, den Geist beruhigen.

Akupunktur

Le 2 *xingjian,* Gb 44 *zuqiaoyin,* Di 11 *quchi,* Ma 40 *fenglong,* Mi 6 *sanyinjiao,* Ren 9 *shuifen,* He 7 *shenmen,* Pe 5 *jianshi.* Alle Punkte mit sedierender oder neutraler Nadeltechnik.
Erklärung:
- Le 2 und Gb 44 leiten Leber- und Gallenblasen-Feuer aus.
- Di 11 klärt Hitze und kühlt das Blut im Allgemeinen.
- Ma 40, Mi 6 und Ren 9 beseitigen Schleim.
- He 7 beruhigt den Geist.
- Pe 5 jianshi beseitigt Schleim aus dem Geist.

Arzneimitteltherapie

Rezeptur
Variante von *Longdan xiegan tang*
Variante von Gentiana-Dekokt, das die Leber ausleitet
Erklärung: Diese Variante von *Longdan xiegan tang* leitet Leber-Feuer aus, beseitigt Schleim und beruhigt den Geist.

ZUSAMMENFASSUNG

Gallenblasen- und Leber-Feuer

Akupunktur
Le 2 *xingjian,* Gb 44 *zuqiaoyin,* Di 11 *quchi,* Ma 40 *fenglong,* Mi 6 *sanyinjiao,* Ren 9 *shuifen,* He 7 *shenmen,* Pe 5 *jianshi.* Alle Punkte mit sedierender oder neutraler Nadeltechnik.

Arzneimitteltherapie
Variante von *Longdan xiegan tang* Gentiana-Dekokt, das die Leber ausleitet

Feuer verletzt das Yin, mit Schleim

Klinische Manifestationen
Chronisches *kuang,* viel Sprechen, Schreckhaftigkeit, psychische Unruhe, dünner Körper (Gewichtsverlust), rotes Gesicht, Rötung der Wangenknochen, Hitzegefühl am Abend.
- **Zunge:** rot, geschwollen, ohne Belag
- **Puls:** dünn, schnell.

Therapieprinzip
Das Yin nähren, Leere-Hitze klären, den Geist beruhigen, Schleim beseitigen, die Öffnungen des Geistes aufmachen.

Akupunktur

He 7 *shenmen,* He 6 *yinxi,* Pe 7 *daling,* Ni 3 *taixi,* Ren 4 *guanyuan,* Mi 6 *sanyinjiao,* Ma 40 *fenglong,* Ren 12 *zhongwan,* Ren 9 *shuifen,* Du 24 *shenting,* Du 19 *houding,* Pe 5 *jianshi.* Ni 3, Ren 4 und Mi 6 mit tonisierender Nadeltechnik, alle anderen Punkte neutral nadeln.
Erklärung:
- He 7, He 6 und Pe 7 beruhigen den Geist und machen die Öffnungen des Geistes auf.
- Ni 3, Ren 4 und Mi 6 nähren das Yin.
- Ma 40, Ren 12 und Ren 9 beseitigen Schleim.
- Du 24 und Du 19 beruhigen den Geist und machen die Öffnungen des Geistes auf.
- Pe 5 beseitigt Schleim aus dem Geist.

Arzneimitteltherapie

Rezeptur
Eryin jian
Zwei-Yin-Dekokt

19

Erklärung: Diese Rezeptur nährt das Yin und beruhigt den Geist. Um die bipolare Störung zu behandeln, sollten einige Arzneien hinzugefügt werden, um Schleim zu beseitigen und die Öffnungen des Geistes aufzumachen, wie etwa *Banxia* Rz. Pinelliae praeparatum, *Yuanzhi* Rx. Polygalae und *Shichangpu* Rz. Acori tatarinowii.

Man beachte, dass die Originalrezeptur *Mutong* enthält, das aufgrund seiner potenziellen Toxizität entfernt werden sollte.

Rezeptur

Variante von *Eryin jian*

Variante von Zwei-Yin-Dekokt

Erklärung: Diese Rezeptur nährt das Yin und beruhigt Wanderseele und den Geist.

ZUSAMMENFASSUNG

Feuer verletzt das Yin mit Schleim

Akupunktur

He 7 *shenmen*, He 6 *yinxi*, Pe 7 *daling*, Ni 3 *taixi*, Ren 4 *guanyuan*, Mi 6 *sanyinjiao*, Ma 40 *fenglong*, Ren 12 *zhongwan*, Ren 9 *shuifen*, Du 24 *shenting*, Du 19 *houding*, Pe 5 *jianshi*. Ni 3, Ren 4 und Mi 6 mit tonisierender Nadeltechnik, alle anderen Punkte neutral nadeln.

Arzneimitteltherapie

- *Eryin jian* Zwei-Yin-Dekokt
- Variante von *Eryin jian* Zwei-Yin-Dekokt

19

Fallbeispiel

Eine 45-jährige Frau litt seit 10 Jahren an bipolarer Störung. Ihre Krankheit schien nach der Geburt ihres dritten Kindes begonnen zu haben. Ihre Symptome während der manischen Phasen waren schwer und beinhalteten einen stark erhöhten Energie- und Aktivitätspegel, psychische Unruhe, übermäßige euphorische Stimmung, viel und schnelles Sprechen, nächtliches Aufbleiben, Kaufrausch und Wahnvorstellungen. Ihr Zustand war recht schwer, da er an eine Psychose grenzte. Beispielsweise brachte sie einmal viel Zeit damit zu, mir zu erzählen, wie der KGB sie vor Jahren beschattet habe.

Sie nahm Medikamente (Lithium) ein, aber die Einnahme war nicht durchgehend erfolgt und die Krankheit war daher außer Kontrolle geraten. Die Patientin war dünn, hatte einen finsteren, verfolgten Blick und ihre Gesichtsfarbe war an den Wangenknochen gerötet.

Die Zunge war rot, an den Rändern stärker gerötet, geschwollen und hatte einen klebrigen, aber wurzellosen gelben Belag. Der Puls war dünn und schnell.

Diagnose Da die Patientin deutliche Symptome einer Blockade des Geistes zeigte, musste sie Schleim haben, was durch die Schwellung der Zunge und die Klebrigkeit des Belags bestätigt wurde. Ihre dünne Figur, die geröteten Wangenknochen, der wurzellose Zungenbelag und der Puls deuteten auf einen Yin-Mangel hin. Es handelte sich also um einen Fall von Feuer, der die Yin-Flüssigkeiten verletzt hatte, sowie Schleim-Feuer, das das Herz blockierte. Das Feuer wirkte auch auf die Leber ein, wie sich an den geröteten Zungenrändern zeigte.

Arzneimitteltherapie Ich behandelte sie mit einer Variante von *Eryin jian:*

- *Banxia* Rz. Pinelliae praeparatum 6 g
- *Zhuru* Caulis Bambusae in Taeniam 6 g
- *Yuanzhi* Rx. Polygalae 6 g
- *Shichangpu* Rz. Acori tatarinowii 6 g
- *Sheng dihuang* Rx. Rehmanniae 10 g
- *Maimendong* Rx. Ophiopogonis 9 g
- *Suanzaoren* Sm. Ziziphi spinosae 15 g
- *Huanglian* Rz. Coptidis 3 g
- *Mudanpi* Cx. Moutan 6 g
- *Fuling* Poria 9 g
- *Dengxincao* Medulla Junci 6 g
- *Gancao* Rx. Glycyrrhizae uralensis 3 g

Akupunktur Ich behandelte die Patientin auch mit Akupunktur, wobei ich aus den folgenden Punkten auswählte:

- He 7 *shenmen* und Pe 5 *jianshi,* um den Geist zu beruhigen und die Öffnungen des Geistes aufzumachen.
- Gb 13 *benshen* und Gb 18 *chengling,* um die Öffnungen des Geistes aufzumachen.
- Du 19 *houding* und Ren 15 *jiuwei,* um den Geist zu beruhigen.
- Le 2 *xingjian* und He 8 *shaofu,* um Leber- und Herz-Feuer auszuleiten.
- Ren 12 *zhongwan,* Ren 9 *shuifen,* Ma 40 *fenglong* und Mi 6 *sanyinjiao,* um Schleim zu beseitigen.
- Ren 4 *guanyuan,* Ni 3 *taixi* und Mi 6 *sanyinjiao,* um das Yin zu nähren.

Die Kombination aus Arzneimittelmedizin und Akupunktur half der Patientin enorm, ihre Stimmung zu stabilisieren und die richtige Dosierung von Lithium herauszufinden. Aufgrund der Schwere ihres Zustands wird sie weiter Lithium einnehmen müssen und wird derzeit immer noch mit chinesischer Arzneimittelmedizin behandelt.

Qi-Stagnation, Blut-Stase, Schleim

Klinische Manifestationen

Chronisches *kuang,* viel Sprechen, Schreckhaftigkeit, psychische Unruhe, Bauchschmerzen, dunkle Gesichtsfarbe, Schlafstörungen, nächtliche Erregung.

- **Zunge:** rötlich-violett, geschwollen
- **Puls:** saitenförmig, schlüpfrig.

Therapieprinzip

Das Qi bewegen, das Blut beleben, Stasen beseitigen, Schleim beseitigen, den Geist beruhigen, die Öffnungen des Geistes aufmachen.

Akupunktur

Pe 6 *neiguan,* He 7 *shenmen,* Le 3 *taichong,* Mi 10 *xuehai,* Bl 17 *geshu,* Ma 40 *fenglong,* Ren 12 *zhongwan,* Ren 9 *shuifen,* Du 24 *shenting,* Du 19 *houding,* Gb 17 *zhengying,* Gb 18 *chengling,* Pe 5 *jianshi.* Alle Punkte mit sedierender oder neutraler Nadeltechnik.

Erklärung:

- Pe 6 und He 7 beruhigen den Geist und beleben das Blut.
- Le 3, Mi 10 und Bl 17 beleben das Blut und beseitigen Stasen.
- Ma 40, Ren 12 und Ren 9 beseitigen Schleim.
- Du 24 und Du 19 beruhigen den Geist und machen die Öffnungen des Geistes auf.
- Gb 17 und Gb 18 machen die Öffnungen des Geistes auf.
- Pe 5 beseitigen Schleim aus dem Geist.

Arzneimitteltherapie

Rezeptur

Diankuang mengxing tang

Dekokt gegen manische Depressionen, mit dem man nach einem Traum das Bewusstsein wieder erlangt

Erklärung: Diese Rezeptur bewegt das Qi, belebt das Blut, beseitigt Schleim und macht die Öffnungen des Geistes auf. Sie ist bei einer Blut-Stase geeignet.

Man beachte, dass die Originalrezeptur *Mutong* enthält, das aufgrund seiner potenziellen Toxizität entfernt werden sollte.

Rezeptur

Dingkuang zhuyu tang

Dekokt, das Manie beruhigt und Stasen beseitigt

Erklärung: Diese Rezeptur belebt das Blut, beruhigt den Geist und macht die Öffnungen des Geistes auf. Sie sollte durch Hinzufügung von Arzneien, die die Öffnungen des Geistes aufmachen, modifiziert werden, wie etwa *Yuanzhi* Rx. Polygalae und *Banxia* Rz. Pinelliae praeparatum.

ZUSAMMENFASSUNG

Qi-Stagnation, Blut-Stase und Schleim

Akupunktur

Pe 6 *neiguan,* He 7 *shenmen,* Le 3 *taichong,* Mi 10 *xuehai,* Bl 17 *geshu,* Ma 40 *fenglong,* Ren 12 *zhongwan,* Ren 9 *shuifen,* Du 24 *shenting,* Du 19 *houding,* Gb 17 *zhengying,* Gb 18 *chengling,* Pe 5 *jianshi.* Alle Punkte mit sedierender oder neutraler Nadeltechnik.

Arzneimitteltherapie

- *Diankuang mengxing tang* Dekokt gegen manische Depressionen, mit dem man nach einem Traum das Bewusstsein wieder erlangt
- *Dingkuang zhuyu tang* Dekokt, das Manie beruhigt und Stasen beseitigt

Yin-Mangel mit Leere-Hitze

Klinische Manifestationen

Chronisches manisches Verhalten, Antriebslosigkeit, unaufhörliches Sprechen, Schreckhaftigkeit, psychische Unruhe, Schlafstörungen.

- **Zunge:** rot ohne Belag
- **Puls:** dünn, schnell.

Therapieprinzip

Das Yin nähren, Leere-Hitze klären, den Geist beruhigen.

Akupunktur

Ni 3 *taixi,* Le 8 *ququan,* Mi 6 *sanyinjiao,* Ren 4 *guanyuan,* He 7 *shenmen,* Ren 15 *jiuwei,* He 6 *yinxi,* Pe 7 *daling,* Ma 40 *fenglong,* Ren 9 *shuifen,* Pe 5 *jianshi.* Ni 3, Le 8, Mi 6 und Ren 4 mit tonisierender Nadeltechnik, alle anderen Punkte neutral nadeln.

Erklärung:

- Ni 3, Le 8, Mi 6 und Ren 4 nähren das Leber- und Nieren-Yin.
- He 7, Ren 15, He 6 und Pe 7 beruhigen den Geist und klären Leere-Hitze.
- Ma 40 und Ren 9 beseitigen Schleim.
- Pe 5 beseitigt Schleim aus dem Geist.

Arzneimitteltherapie

Rezeptur

Variante von *Eryin jian*

Variante von Zwei-Yin-Trank

ZUSAMMENFASSUNG

Yin-Mangel mit Leere-Hitze

Akupunktur

Ni 3 *taixi,* Le 8 *ququan,* Mi 6 *sanyinjiao,* Ren 4 *guanyuan,* He 7 *shenmen,* Ren 15 *jiuwei,* He 6 *yinxi,* Pe 7 *daling,* Ma 40 *fenglong,* Ren 9 *shuifen,* Pe 5 *jianshi.* Ni 3, Le 8, Mi 6 und Ren 4 mit tonisierender Nadeltechnik, alle anderen Punkte neutral nadeln.

19

Arzneimitteltherapie
Variante von *Eryin jian* Zwei-Yin-Trank

19.8 Moderne chinesische Literatur

Journal of Chinese Medicine (*Zhongyi zazhi* 中医杂志), Bd. 25, Nr. 11, 1984, S. 31

Chen Chao, „Clinical observations on the use of a variation of Wen Dan Tang to treat 30 cases of Dian Kuang"

Es wurden 30 Patienten mit *diankuang* (8 Männer und 22 Frauen im Alter zwischen 14 und 49 Jahren) behandelt. 16 Patienten waren mit Schizophrenie diagnostiziert worden. Von der Gesamtzahl fielen 26 Patienten unter die Kategorie *dian* und 4 unter die Kategorie *kuang*.

Es wurde folgende Variante von *Wendan tang* Dekokt, das die Gallenblase wärmt, eingesetzt:

- *Zhuru* Caulis Bambusae in Taeniam
- *Chenpi* Pericarpium Citri reticulatae
- *Banxia* Rz. Pinelliae praeparatum
- *Fuling* Poria
- *Zhike* Fr. Aurantii
- *Yuanzhi* Rx. Polygalae
- *Shichangpu* Rz. Acori tatarinowii
- *Suanzaoren* Sm. Ziziphi spinosae
- *Longgu* Mastodi Ossis fossilia
- *Muli* Concha Ostreae
- *Zhenzhumu* Concha Margaritiferae usta
- *Maimendong* Rx. Ophiopogonis

Die Autoren berichten, dass 13 Patienten (43 %) geheilt wurden, 5 (17 %) Besserungen verspürten, 8 (27 %) eine leichte Besserung verzeichneten und bei 4 Patienten (13 %) sich keine Besserung einstellte.

Chen Jinguang 1992. Complete Textbook of Chinese Patterns in Contemporary Chinese Medicine

(*Xiandai zhongyi linzheng quanshu* 现代中医临证全书). Beijing Publishing House, Beijing, S. 109.

Dr. Wang Ningni behandelte 310 Manie-Patienten (*kuang*) mit *Mengxia chengqi tang* Chlorit-Pinellia-Dekokt, das das Qi ordnet. Die Patienten (216 Männer und 94 Frauen) befanden sich im Alter zwischen 15 und 59. Hier die Ergebnisse:

- Geheilt: 165
- Besserung: 129
- Keine Besserung: 16.

Es wurde folgende Rezeptur verwendet:

- *Mengshi* Lapis Chloriti seu Micae 20 g
- *Huangqin* Rx. Scutellariae 20 g
- *Banxia* Rz. Pinelliae praeparatum 10 g
- *Zhishi* Fr. Aurantii immaturus 10 g
- *Shichangpu* Rz. Acori tatarinowii 10 g
- *Lianqiao* Fr. Forsythiae 10 g
- *Yujin* Rx. Curcumae 15 g
- *Houpo* Cx. Magnoliae officinalis 12 g
- *Dahuang* Rx. et Rz. Rhei 10 g
- *Mangxiao* Natrii Sulfas 10 g

Modifikationen:

- Herz-Feuer: *Huanglian* Rz. Coptidis, *Zhuye* Fo. Phyllostachys nigrae.
- Leber-Feuer: *Longdancao* Rx. Gentianae, *Xiakucao* Spica Prunellae.
- Magen-Hitze: *Shigao* Gypsum fibrosum, *Zhimu* Rx. Anemarrhenae.

Dr. Ma Minglei behandelte 75 Patienten, die an manischer Depression litten. Die verwendete Rezeptur war eine Variante von *Ditan tang* Dekokt, das Schleim wegspült.

- *Longchi* Fossilia Dentis Mastodi 30 g
- *Shigao* Gypsum fibrosum 15 g
- *Dannanxing* Rz. Arisaematis praeparatum 10 g
- *Shichangpu* Rz. Acori tatarinowii 10 g
- *Zhishi* Fr. Aurantii immaturus 10 g
- *Fuling* Poria 10 g
- *Chenpi* Pericarpium Citri reticulatae 10 g
- *Banxia* Rz. Pinelliae praeparatum 10 g
- *Gancao* Rx. Glycyrrhizae uralensis 10 g
- *Dangshen* Rx. Codonopsis 10 g
- *Zhuru* Caulis Bambusae in Taeniam 6 g
- *Wugong* Scolopendra 2 Stück
- *Shengjiang* Rz. Zingiberis recens 3 Scheiben
- *Dazao* Fr. Jujubae 7 Stück.

Liang Jianbo, „To treat Dian, settle the Heart, eliminate Stagnation, calm the Mind and resolve Phlegm; to treat Kuang, clear the Stomach, drain Fire and resolve Phlegm"

In: Shi Yuguang 1992. *Dangdai mingyi linzheng jinghua* 当代名医临证精华 [Essential Clinical Experience of Famous Contemporary Doctors – Manic-Depression and Epilepsy]. Ancient Chinese Medicine Texts Publishing House, Beijing, S. 14–18.

Dr. Liang sagt, dass bei *dian* eine Schwäche von Herz, Leber und Milz besteht, sodass der Geist gestört und das Leber-Qi chaotisch wird.

Er ist der Auffassung, dass *kuang* auf Traurigkeit, Zorn, Empörung und Verdruss zurückgeht, die bewirken, dass die Leber Feuer entwickelt. Dieses gelangt in den Magen und stört das Herz, die Herz-Öffnungen werden getrübt und das Herz-Qi rebelliert nach oben. Bei *kuang* sind Leber, Herz, Magen und Perikard betroffen, mit Feuer in Leber, Herz und Magen. Feuer dringt auch ins Perikard ein, was die Wanderseele unruhig macht. Als allgemeine Richtschnur gibt Dr. Liang an, dass bei *dian* eine Schwäche der Yin-Organe besteht, bei *kuang* hingegen ein Exzess der Yang-Organe.

Interessanterweise beschreibt Dr. Liang die mit *dian* und *kuang* verknüpften Pulsqualitäten. Er sagt, dass bei *dian* der Puls tief und dünn sei, bei *kuang* dagegen überflutend und voll. Der Puls bei *kuang* fühle sich oberflächlich, groß, schlüpfrig, schnell und lang an, der Puls bei *dian* leer, weich, sanft und schwach.

Dr. Liang macht dann die interessante Beobachtung, dass wenn der Puls bei *dian* sich von der hinteren zur vorderen Position in gerader Linie oberflächlich anfühle, dies das Vorhandensein von Schleim anzeige.

Was *dian* anbelangt, empfiehlt Dr. Liang, das Herz-Qi zu regulieren, Stagnationen zu beseitigen, den Geist zu beruhigen und Schleim zu beseitigen. Er verwendet die folgende Variante der Rezeptur *Daotan tang* Dekokt, das Schleim ausleitet:

- *Banxia* Rz. Pinelliae praeparatum
- *Chenpi* Pericarpium Citri reticulatae
- *Fuling* Poria
- *Gancao* Rx. Glycyrrhizae uralensis
- *Dannanxing* Rz. Arisaematis praeparatum
- *Zhishi* Fr. Aurantii immaturus
- *Muxiang* Rx. Aucklandiae
- *Shichangpu* Rz. Acori tatarinowii
- *Fuzi* Rx. Aconiti lateralis praeparata
- *Shengjiang* Rz. Zingiberis recens
- *Dazao* Fr. Jujubae

Wenn bei *dian* ein komplizierter Zustand von Herz-Qi-Stagnation, Schleim im Inneren und Leber-Feuer mit Schleim vorliegt, empfiehlt Dr. Liang die obige Rezeptur *Daotan tang* Dekokt, das Schleim ausleitet, plus:

- *Huanglian* Rz. Coptidis
- *Huangqin* Rx. Scutellariae
- *Yuanzhi* Rx. Polygalae
- *Zhusha* Cinnabaris (Anwendung bei uns nicht erlaubt)
- *Chenxiang* Lignum Aquilariae resinatum.

Dr. Liang sagt, dass in einigen Fällen von *dian* die Hauptmanifestationen zwar in Depressionen und Zurückgezogenheit bestehen, aber einige Patienten eine gewisse Unruhe aufweisen können. Dies ist ein Hinweis auf Hitze in Herz, Milz und Perikard und darauf, dass eine gewisse Fülle innerhalb der Leere besteht.

In diesen Fällen verwendet Dr. Liang zuerst *Ditan tang* Dekokt, das Schleim wegspült, dann *Niuhuang qingxin wan* Calculus-Bovis-Pille, die das Herz klärt. Danach nährt er das Herz mit *Guipi tang* Dekokt, das die Milz stärkt, unter Hinzufügung von:

- *Longgu* Mastodi Ossis fossilia
- *Muli* Concha Ostreae
- *Shichangpu* Rz. Acori tatarinowii
- *Wuweizi* Fr. Schisandrae.

Alternativ kann man auch *Shenzhong dan* Kissen-Pille verwenden.

Bei chronischem *dian* besteht eine Herz-Schwäche, die den Geist seiner Wohnstätte beraubt. Es besteht daher eine Herz-Schwäche, der Geist wird zerstreut und das Ursprungs-Qi geschwächt. In solchen Fällen verwendet Dr. Liang *Guishen dan* Pille, die die Seele stärkt.

- *Suanzaoren* Sm. Ziziphi spinosae 9 g
- *Fuling* Poria 9 g
- *Renshen* Rx. Ginseng 9 g
- *Zhusha* Cinnabaris 9 g (Anwendung bei uns nicht erlaubt)
- *Danggui* Rx. Angelicae sinensis 6 g

Was *kuang* anbelangt, meint Dr. Liang, dass dies durch Feuer im Magen aufgrund von emotionalem Stress wie Zorn, Traurigkeit und Empörung bedingt sei. Diese Emotionen verursachen die Entwicklung von Feuer in Leber und Perikard. Als Therapie empfiehlt Dr. Liang das Ausleiten des Magen-Feuers und die Beseitigung von Schleim mit der Rezeptur *Eryang jian* Zwei-Yang-Dekokt.

- *Huanglian* Rz. Coptidis
- *Mengshi* Lapis Chloriti seu Micae
- *Dahuang* Rx. et Rz. Rhei
- *Longdancao* Rx. Gentianae
- *Shanzhizi* Fr. Gardeniae
- *Qingdai* Indigo naturalis
- *Mangxiao* Natrii Sulfas
- *Dannanxing* Rz. Arisaematis praeparatum
- *Dilong* Pheretima
- *Shichangpu* Rz. Acori tatarinowii
- *Yuanzhi* Rx. Polygalae
- *Shijueming* Concha Haliotidis

Dr. Liang sagt, er habe diese Rezeptur seit vielen Jahren bei bipolarer Störung (manische Phase) mit guten Ergebnissen eingesetzt.

Was chronisches *kuang* anbelangt, meint Dr. Liang, dass zusätzlich zu Feuer und Schleim (Fülle-Zustände) auch ein Herz-Blut- oder Yin-Mangel bestehe, der wiederum zu Leere-Hitze führe. In schweren Fällen von chronischem *kuang* empfiehlt er auch die Therapiemethode des Erbrechens.

Wenn Feuer im Oberen Erwärmer vorliegt, verwendet Dr. Liang *Shengtieluo yin* Frusta-Ferri-Trank, bei Feuer im Hellen Yang verwendet er *Danggui chengqi tang* Angelica-Dekokt, das das Qi ordnet (*Danggui* Rx. Angelicae sinensis, *Dahuang* Rx. et Rz. Rhei, *Mangxiao* Natrii Sulfas und *Gancao* Rx. Glycyrrhizae uralensis).

Bei Feuer im Mittleren Erwärmer verwendet Dr. Liang *Liangge san* Pulver, das das Zwerchfell kühlt. Bei Herz-Yin-Mangel setzt er *Longchi qinghun san* Pulver mit Fossilia Dentis Mastodi, das die Wanderseele klärt, ein:

- *Longchi* Fossilia Dentis Mastodi
- *Yuanzhi* Rx. Polygalae
- *Suanzaoren* Sm. Ziziphi spinosae
- *Shanyao* Rz. Dioscoreae
- *Renshen* Rx. Ginseng
- *Sheng dihuang* Rx. Rehmanniae
- *Fuling* Poria
- *Shichangpu* Rz. Acori tatarinowii
- *Wuweizi* Fr. Schisandrae
- *Maimendong* Rx. Ophiopogonis
- *Gancao* Rx. Glycyrrhizae uralensis

Dr. Liang verwendet diese Rezeptur, um die Wanderseele zu regulieren, wenn diese durch Traurigkeit verletzt ist. Wenn die Körperseele durch übermäßige Freude geschädigt wird, setzt Dr. Liang *Qingshen tang* Dekokt, das die Seele klärt, ein:

- *Huanglian* Rz. Coptidis
- *Fuling* Poria
- *Baiziren* Sm. Platycladi
- *Yuanzhi* Rx. Polygalae
- *Shichangpu* Rz. Acori tatarinowii
- *Gancao* Rx. Glycyrrhizae uralensis
- *Suanzaoren* Sm. Ziziphi spinosae
- *Zhuli* Succus Bambusae

Bei Lungen-Qi-Schwäche füge man *Beishashen* Rx. Glehniae hinzu, bei Magen-Schwäche *Renshen* Rx. Ginseng, bei Leber-Schwäche *Lingyangjiao* Cornu Saigae tataricae.

Wang Jiru, „The disease [Dian Kuang] is due to Phlegm, Fire and Stagnation; treat it by resolving Phlegm and clearing Heat"

In: Shi Yuguang 1992. *Dangdai mingyi linzheng jinghua* [Essential Clinical Experience of Famous Contemporary Doctors – Manic-Depression and Epilepsy]. Ancient Chinese Medicine Texts Publishing House, Beijing, S. 20–22.

Dr. Wang behandelt Manie *(kuang)* mit 2 Hauptrezepturen, die Schleim beseitigen und Feuer ausleiten. Die erste ist *Huotan dingkuang tang* Dekokt, das Schleim bricht und Manie stoppt:

- *Longchi* Fossilia Dentis Mastodi 30 g
- *Muli* Concha Ostreae 30 g
- *Shijueming* Concha Haliotidis 30 g
- *Zhenzhumu* Concha Margaritiferae usta 30 g
- *Longdancao* Rx. Gentianae 10 g
- *Tianzhuhuang* Concretio Silicea Bambusae 10 g
- *Shichangpu* Rz. Acori tatarinowii 10 g
- *Yujin* Rx. Curcumae 10 g
- *Xuanfuhua* Fl. Inulae 10 g
- *Daizheshi* Haematitum 10 g
- *Mengshi* Lapis Chloriti seu Micae 30 g
- *Chenxiang* Lignum Aquilariae resinatum 3 g
- *Huangqin* Rx. Scutellariae 10 g
- *Dahuang* Rx. et Rz. Rhei 6 g

Der Schwerpunkt dieser Rezeptur liegt sehr stark auf dem Senken des Qi, um den Geist zu beruhigen. Die andere Rezeptur, die Dr. Wang bei *kuang* verwendet, ist *Jiawei wendan tang* Erweitertes Dekokt, das die Gallenblase wärmt:

- *Banxia* Rz. Pinelliae praeparatum 10 g
- *Chenpi* Pericarpium Citri reticulatae 10 g
- *Fushen* Sclerotium Poriae pararadicis 12 g
- *Yuanzhi* Rx. Polygalae 10 g
- *Zhuru* Caulis Bambusae in Taeniam 12 g
- *Zhishi* Fr. Aurantii immaturus 10 g
- *Shichangpu* Rz. Acori tatarinowii 10 g
- *Yujin* Rx. Curcumae 10 g
- *Tianzhuhuang* Concretio Silicea Bambusae 10 g
- *Mengshi* Lapis Chloriti seu Micae 30 g
- *Longchi* Fossilia Dentis Mastodi 15 g
- *Muli* Concha Ostreae 15 g
- *Longdancao* Rx. Gentianae 10 g
- *Zhusha* Cinnabaris 1,5 g (Anwendung bei uns nicht erlaubt).

Ban Xiuwen, „To treat Dian Kuang distinguish Emptiness from Fullness; in Full conditions, drain Liver and Stomach, in Empty conditions, tonify Heart and Spleen"

In: Shi Yuguang 1992. *Dangdai mingyi linzheng jinghua* [Essential Clinical Experience of Famous Contemporary Doctors – Manic-Depression and Epilepsy]. Ancient Chinese Medicine Texts Publishing House, Beijing, S. 20–22.

Dieser Artikel bietet nützliche Richtlinien, um bei manischen Depressionen Fülle- von Leere-Zuständen abzugrenzen. Dr. Ban sagt, dass wenn die Krankheit mit

Depressionen beginnt und dann weiter zur Manie fortschreitet, sie wahrscheinlich vom Wesen her ein Fülle-Zustand ist, mit Feuer in Leber und Magen. Wenn sie mit Manie beginnt und sich weiter zur Depression entwickelt, handelt es sich wahrscheinlich um einen Leere-Zustand mit Herz- und Milz-Schwäche.

Bei der Therapie von Manie aufgrund von Feuer in Leber und Magen verwendet Dr. Ban eine Variante von *Tiaowei chengqi tang* Dekokt, das den Magen reguliert und das Qi ordnet, unter Hinzufügung folgender Arzneien:

- *Longdancao* Rx. Gentianae
- *Shanzhizi* Fr. Gardeniae
- *Zhebeimu* Bb. Fritillariae thunbergii
- *Tianhuafen* Rx. Trichosanthis
- *Gualou* Fr. Trichosanthis
- *Huanglian* Rz. Coptidis.

Bei Depressionen aufgrund einer Herz- und Milz-Schwäche setzt Dr. Ban eine Variante von *Guipi tang* Dekokt, das die Milz stärkt, ein und fügt folgende Arzneien hinzu:

- *Zhebeimu* Bb. Fritillariae thunbergii
- *Haifushi* Pumice
- *Tianzhuhuang* Concretio Silicea Bambusae.

Wenn der Puls dünn ist und die Zunge keinen Belag hat, was auf Herz-Yin-Mangel hinweist, verwendet Dr. Ban eine Variante von *Gan mai dazao tang* Dekokt mit Glycyrrhiza, Triticum und Jujuba in Kombination mit *Baihe dihuang tang* Dekokt mit Lilium und Rehmannia und fügt folgende Arzneien hinzu:

- *Heshouwu* Rx. Polygoni multiflori praeparata
- *Hehuanpi* Cx. Albiziae
- *Gouqizi* Fr. Lycii chinensis
- *Yejiaoteng* Caulis Polygoni multiflori
- *Muli* Concha Ostreae
- *Longgu* Mastodi Ossis fossilia.

Ma Ruiting, „An outline of patterns and treatment of Manic-Depression (Dian Kuang)"

In: Shi Yuguang 1992. *Dangdai mingyi linzheng jinghua* [Essential Clinical Experience of Famous Contemporary Doctors – Manic-Depression and Epilepsy]. Ancient Chinese Medicine Texts Publishing House, Beijing, S. 20–22.

Dr. Ma Ruiting hat aus zwei Gründen eine interessante Sichtweise auf manische Depressionen. Erstens sagt er, dass innerhalb der Depression Aspekte von Manie vorhanden sein können und umgekehrt; zweitens behandelt Dr. Ma auch die Lunge, was andere Ärzte nicht hervorheben.

Bei Manie bewegt Dr. Ma das Leber-Qi, stellt das Absteigen des Lungen-Qi wieder her, unterdrückt rebellierendes Qi und beseitigt Schleim. Dr. Ma verwendet die folgende Rezeptur:

- *Fuling* Poria 9 g
- *Gancao* Rx. Glycyrrhizae uralensis 6 g
- *Huangqin* Rx. Scutellariae 9 g
- *Baishao* Rx. Paeoniae alba 12 g
- *Mudanpi* Cx. Moutan 9 g
- *Chenpi* Pericarpium Citri reticulatae 12 g
- *Gualou* Fr. Trichosanthis 12 g
- *Banxia* Rz. Pinelliae praeparatum 9 g
- *Yujin* Rx. Curcumae 9 g
- *Tianmendong* Rx. Asparagi 9 g
- *Shuqi* Lacca 3 g
- *Zhusha* Cinnabaris 3 g (Anwendung bei uns nicht erlaubt)

Im Fall von depressiven Symptomen fügt Dr. Ma *Longgu* Mastodi Ossis fossilia und *Muli* Concha Ostreae hinzu. Um Depressionen zu behandeln, stärkt Dr. Ma die Milz, harmonisiert den Magen, klärt die Lunge und stellt das Absteigen des Qi wieder her, unterdrückt rebellierendes Qi, beruhigt den Geist und beseitigt Schleim. Dr. Ma verwendet die folgende empirische Rezeptur:

- *Fuling* Poria 9 g
- *Gancao* Rx. Glycyrrhizae uralensis 6 g
- *Baishao* Rx. Paeoniae alba 9 g
- *Mudanpi* Cx. Moutan 9 g
- *Heshouwu* Rx. Polygoni multiflori praeparata 9 g
- *Chenpi* Pericarpium Citri reticulatae 9 g
- *Xingren* Sm. Armeniacae 9 g
- *Banxia* Rz. Pinelliae praeparatum 9 g
- *Yujin* Rx. Curcumae 9 g
- *Longgu* Mastodi Ossis fossilia 12 g
- *Muli* Concha Ostreae 15 g
- *Shenjiang* Rz. Zingiberis recens 6 g
- *Caoguo* Fr. Tsaoko 5 g
- *Shichangpu* Rz. Acori tatarinowii 12 g
- *Zhusha* Cinnabaris 1,5 g (Anwendung bei uns nicht erlaubt)

Im Fall von manischen Symptomen fügt Dr. Ma *Shuqi* Lacca hinzu.

19.9 Studien zum Thema

„Plus im Web" (vordere Buchumschlagseite)

ANMERKUNGEN

[1] Regier, D. A.; Narrow, W. E.; Rae, D. S. et al. 1993. The de facto mental and addictive disorders service system. Epidemiologic Catchment Area prospective 1-year prevalence rates of disorders and services. Archives of General Psychiatry 50(2): 85–94.

[2] Redfield, Jamison K. 1993. Touched with Fire – Manic-depressive Illness and the Artistic Temperament. Free Press, New York, S. 262–263.
[3] Touched with Fire – Manic-depressive Illness and the Artistic Temperament, S. 263.
[4] American Psychiatric Association 1994. Diagnostic and Statistical Manual for Mental Disorders, 4. Aufl. (DSM-IV). American Psychiatric Press, Washington, DC.
[5] National Institute of Mental Health Internetseite: www.nimh.nih.gov [aufgerufen im Jahr 2008].
[6] Redfield, Jamison K. 1995. An Unquiet Mind. Picador, London, S. 36.
[7] An Unquiet Mind, S. 37.
[8] Vainionpaa, L. K.; Rattya, J.; Knip; M. et al. 1999. Valproate-induced hyperandrogenism during pubertal maturation in girls with epilepsy. Annals of Neurology 45(4): 444–450.
[9] Touched with Fire – Manic-depressive Illness and the Artistic Temperament, S. 34.
[10] Touched with Fire – Manic-depressive Illness and the Artistic Temperament, S. 34.
[11] Touched with Fire – Manic-depressive Illness and the Artistic Temperament, S. 34.
[12] Touched with Fire – Manic-depressive Illness and the Artistic Temperament, S. 35.
[13] Touched with Fire – Manic-depressive Illness and the Artistic Temperament, S. 35.
[14] Touched with Fire – Manic-depressive Illness and the Artistic Temperament, S. 35.
[15] Shen Quanyu, Wu Yuhua, Shen Liling 1989. *Diankuang xianzheng zhi* 癫狂痫证治 [The Treatment of Manic-Depression and Epilepsy]. Ancient Chinese Medicine Texts Publishing House, Beijing, S. 1.
[16] 1979. *Huangdi neijing suwen* 黄帝内经素问 [The Yellow Emperor's Classic of Internal Medicine – Simple Questions]. People's Health Publishing House, Beijing, S. 539. Erstveröffentlichung ca. 100 v. Chr.
[17] Simple Questions, S. 257–258.
[18] 1981. *Lingshu jing* 灵枢经 [Spiritual Axis]. People's Health Publishing House, Beijing, S. 57. Erstveröffentlichung ca. 100 v. Chr.
[19] Nanjing College of Traditional Chinese Medicine 1979. *Nanjing jiaoshi* 难经校释 [A Revised Explanation of the Classic of Difficulties]. People's Health Publishing House, Beijing, S. 132. Erstveröffentlichung ca. 100 n. Chr.
[20] Revised Explanation of the Classic of Difficulties, S. 52.
[21] He Ren 2005. *Jingui yaolue* 金匮要略 [Essential Prescriptions of the Golden Chest]. People's Health Publishing House, Beijing, S. 42. Die ‚Wichtigsten Rezepturen aus dem Golden Cabinet' wurden von Zhang Zhongjing verfasst und erstmals ca. 220 n. Chr. veröffentlicht.
[22] Zitiert nach The Treatment of Manic-Depression and Epilepsy, S. 3.
[23] Zitiert nach The Treatment of Manic-Depression and Epilepsy, S. 3.
[24] Zitiert nach The Treatment of Manic-Depression and Epilepsy , S. 3.
[25] Zitiert nach Zhang Boyu 1986. *Zhongyi neike xue* 中医内科学 [Chinese Internal Medicine]. Shanghai Science Publishing House, Shanghai, S. 125.
[26] Zitiert nach The Treatment of Manic-Depression and Epilepsy, S. 4.
[27] Zitiert nach The Treatment of Manic-Depression and Epilepsy, S. 4.
[28] Zhang Jingyue 1986. *Jingyue quanshu* 京岳全书 [Complete Book of Jing Yue]. Shanghai Scientific Publishing House, Shanghai, S. 574. Erstveröffentlichung im Jahr 1624.
[29] Zitiert nach The Treatment of Manic-Depression and Epilepsy, S. 4.
[30] Zitiert nach The Treatment of Manic-Depression and Epilepsy, S. 5.
[31] Huang Taitang 2001. *Neikeyi nanbing zhongyi zhiliao xue* 内科医难病中医治疗学 [The Treatment of Difficult Diseases in Chinese Internal Medicine]. Chinese Herbal Medicine Science Publishing House, Beijing, S. 761–774.
[32] Zhang Gang 1986. [Differentiating terminology and reality of Dian Kuang in the Yellow Emperor's Classic of Internal Medicine]. Journal of Chinese Medicine (*Zhongyi zazhi* 中医杂志) 27(5): 56.
[33] Spiritual Axis, S. 57.
[34] Chen Chao 1984. [Clinical observations on the use of a variation of Wen Dan Tang to treat 30 Cases of Dian Kuang]. Journal of Chinese Medicine 25(11): 31.
[35] Wang Yongyan 2004. *Zhongyi neike xue* 中医内科学 [Chinese Internal Medicine]. People's Health Publishing House, Beijing, S. 354.
[36] Tian Daihua 2005. *Huangdi neijing suwen*黄帝内经素问 [The Yellow Emperor's Classic of Internal Medicine – Simple Questions]. People's Health Publishing House, Beijing, S. 6. Erstveröffentlichung ca.100 v. Chr.
[37] Tian Daihua 2005. The Yellow Emperor's Classic of Internal Medicine – Simple Questions, S. 49.
[38] Qin Yueren 2004. *Nanjing jiaoshi* 难经校释 [Classic of Difficulties]. Scientific and Technical Documents Publishing House, Beijing, S. 13. Erstveröffentlichung ca. 100 n. Chr.
[39] Zhang Boyu 1986. Chinese Internal Medicine, S. 125.
[40] An Unquiet Mind, S. 92–93 und S. 120.
[41] Touched with Fire – Manic-depressive Illness and the Artistic Temperament.
[42] Trimble, M. R. 2007. The Soul in the Brain. Johns Hopkins University Press, Baltimore, S. 105.
[43] Zitiert nach The Treatment of Manic-Depression and Epilepsy, S. 6.
[44] Zitiert nach The Treatment of Manic-Depression and Epilepsy, S. 6.
[45] Zhang Farong 1989. *Zhongyi neike xue* 中医内科学 [Chinese Internal Medicine]. Sichuan Science Publishing House, Chengdu, S. 103.
[46] National Institute of Mental Health Internetseite: www.nimh.nih.gov (aufgerufen im Jahr 2008).
[47] Tian Daihua 2005. The Yellow Emperor's Classic of Internal Medicine – Simple Questions, S. 94.
[48] The NIMH Genetics Workgroup 1998. Genetics and mental disorders. National Institute of Mental Health, Rockville, MD. NIH Publication Nr. 98: 4.268.
[49] Zitiert nach The Treatment of Manic-Depression and Epilepsy, S. 6.
[50] Liu Xiuzhen 1994. [The experience of Dr Zhang Li Sheng in the treatment of Dian Kuang and epilepsy]. Journal of Chinese Medicine 35(2): 77.
[51] Zhang Farong 1989. Chinese Internal Medicine, S. 103–105.
[52] Yang Taide et al. 2001. [Fu Shan's views on Dian Kuang]. Journal of Chinese Medicine 42(9): 571.

[53] Shan Changhua 1990. *Jingxue jie* 经穴解 [An Explanation of the Acupuncture Points]. People's Health Publishing House, Beijing, S. 88. ‚Eine Erklärung der Akupunkturpunkte' wurde von Yue Hanzhen verfasst und erstmals 1654 veröffentlicht.

[54] Dr Zhang Mingjiu, persönliche Mitteilung, Nanjing 1982.

[55] Chen Youbang 1990. *Zhongguo zhenjiu zhiliao xue* 中国针灸治疗学 [Chinese Acupuncture Therapy]. China Science Publishing House, Shanghai, S. 501.

[56] Yang Jiasan 1989. Zhenjiu xue 针灸学 [A Study of Acupuncture]. Beijing Science Publishing House, Beijing, S. 632.

[57] Wang Licao 1997. *Zhongguo zhenjiu chufang dacheng* 中国针灸处方大成 [A Collection of Chinese Acupuncture Prescriptions]. Shanxi Science Publishing House, Taiyuan, S. 446.

[58] Zitiert nach The Treatment of Manic-Depression and Epilepsy, S. 6.

[59] Liang Jianbo 1992. To treat Dian, settle the Heart, eliminate Stagnation, calm the Mind and resolve Phlegm; to treat Kuang, clear the Stomach, drain Fire and resolve Phlegm. In: Shi Yuguang 1992. *Dangdai mingyi linzheng jinghua* 当代名医临证精华 [Essential Clinical Experience of Famous Contemporary Doctors – Manic-Depression and Epilepsy]. Ancient Chinese Medicine Texts Publishing House, Beijing, S. 14–18.

KAPITEL

20 Nachtangst (Pavor nocturnus)

夜惊

- Leber- und Herz-Feuer
- Schleim-Hitze stört Wanderseele und Geist
- Leber- und Herz-Blut-Mangel
- Leber- und Herz-Yin-Mangel
- Schock vertreibt den Geist

20.1 Einführung

Nachtangst (Pavor nocturnus) beschreibt einen Zustand, bei dem ein Mensch plötzlich im Schlaf schreit. Die Augen können geöffnet sein, aber der Betroffene ist nicht wach; er setzt sich womöglich von Angst oder Schreck ergriffen plötzlich auf. Es können Schwitzen, Verwirrung, schneller Herzschlag und Palpitationen auftreten. Dieser Zustand kann 5–20 Minuten anhalten. Wenn der Betroffene aufwacht, hat er keinerlei Erinnerung an einen Albtraum.

Nachtangst ist nicht das gleiche wie Albträume. Diese treten während der Schlaftraumphase, die man als REM-Schlaf (rapid eye movement) bezeichnet, auf. Die meisten Menschen treten irgendwann 90 Minuten nach dem Einschlafen in diese Phase ein. Albträume erschrecken den Schläfer, er wacht mit einer lebendigen Erinnerung an einen schlechten Traum auf. Nachtangst tritt jedoch während einer Phase von Tiefschlaf auf, bei der es sich nicht um eine REM-Phase handelt, und ereignet sich gewöhnlich innerhalb einer Stunde nach dem Einschlafen. Dies wird auch als Phase 4 bezeichnet. Nachtangst geht manchmal mit Schlafwandeln einher.

Obwohl es wichtig ist, die obige Unterscheidung zwischen Albträumen und Nachtangst zu treffen, heißt dies jedoch nicht, dass Patienten, die an Nachtangst (in der Nicht-REM-Phase des Schlafs) leiden, nicht auch gelegentlich Albträume (in der REM-Schlaf-Phase) haben können.

Nachtangst entspricht der chinesischen Krankheit ‚Angstschrei' (*jingti* 惊啼). In der ‚Abhandlung über den Ursprung von Symptomen bei Krankheiten' (*Zhubing yuanhou lun*) heißt es:

„Der Angstschrei bei Kindern tritt während des Schlafs auf, wenn sie plötzlich weinend und mit einem Angstgefühl aufwachen. Er ist durch Wind-Hitze, der das Herz befällt, bedingt. Dies führt zu Herz-Hitze, die Seele ist unruhig und der Angstschrei tritt auf."[1]

Zhang Jingyue bezieht den Angstschrei auf eine Pathologie der Wanderseele *(hun)*, die nachts unruhig ist. Da die Wanderseele dem Geist *(shen)* folgt, verliert der Geist das Bewusstsein und die Wanderseele wird hinweggefegt.[2]

Es werden folgende Aspekte der Nachtangst besprochen:

- Ätiologie
- Pathologie
- Identifikation von Krankheitsmustern und Therapie.

20.2 Ätiologie

Emotionaler Stress

Zorn, Groll, Frustration, Schuldgefühle und Sorge wirken alle auf die Leber ein und verursachen eine Leber-Qi-Stagnation, was häufig zu Leber-Feuer führt. Die Wanderseele sitzt in der Leber; Leber-Feuer rührt die Wanderseele auf, sodass sie nachts unruhig wird. Dies hat Nachtangst zur Folge.

Traurigkeit und Kummer können zu einer Qi-Schwäche und einem Blut-Mangel von Herz und Leber führen. Dadurch werden Geist und Wanderseele ihrer Wohnstätte beraubt. Geist und Wanderseele sind dann nachts nicht in Herz bzw. Leber verankert, sodass sie erregt sind. Dies führt zu Nachtangst.

Schock vertreibt den Geist aus seiner Wohnstätte im Herzen. Da der Geist dann nicht im Herzen verankert ist, wird er nachts unruhig, was Nachtangst mit sich bringen kann.

Bei Kindern besteht der emotionale Stress, der zu Nachtangst führt, eher in Angst oder Unsicherheit, die durch die familiäre Situation bedingt sind.

Überarbeitung

Überarbeitung (im Sinne von langen Arbeitszeiten ohne angemessene Ruhephasen über Jahre hinweg) schwächt das Leber- und Nieren-Yin. Das geschwächte Leber-Qi kann die Wanderseele des Nachts nicht verankern, sodass das Yang umherschwebt, was zu Nachtangst führt. Dies ist die Ursache von Nachtangst bei Menschen im mittleren und höheren Lebensalter.

Ernährungsfehler

Eine Ernährung mit zu vielen Kohlenhydraten, Fetten, Zucker, Milchprodukten und gebackenen/gebratenen Speisen führt häufig zur Bildung von Schleim. Schleim geht oft mit Hitze einher und wirkt auf Herz, Lunge und Leber ein. Schleim blockiert die Öffnungen des Geistes und Hitze erregt Geist und Wanderseele. Dies kann Nachtangst zur Folge haben.

Blutverlust bei der Entbindung

Ein schwerer Blutverlust während einer Entbindung schwächt das Leber-Blut. Da die Leber die Mutter des Herzens ist, bewirkt dies auch einen Herz-Blut-Mangel. Herz- und Leber-Blut sind die Wohnstätte von Geist bzw. Wanderseele, sodass diese beiden nachts unruhig werden. Dies kann zu Nachtangst führen.

ZUSAMMENFASSUNG

Ätiologie

- Emotionaler Stress
- Überarbeitung
- Ernährungsfehler
- Blutverlust bei der Entbindung

20.3 Pathologie

Die Pathologie von Nachtangst ist entweder durch Fülle oder Leere charakterisiert. Bei Nachtangst sind Geist und Wanderseele des Nachts erregt, was auf zwei grundlegenden Ursachen basieren kann: entweder gibt es einen pathogenen Faktor, der Geist und Wanderseele erregt (Fülle-Zustand), oder es besteht eine Schwäche, die sie nachts ihrer Wohnstätte beraubt (Leere-Zustand) (➤ Abb. 18.1).

Die häufigsten Fülle-Zustände sind Feuer oder Schleim-Hitze, die häufigsten Leere-Zustände Blut- oder Yin-Mangel.

Leber- und Herz-Feuer erregen nachts die Wanderseele und den Geist, was zu Nachtangst führt. Bei Menschen im mittleren oder höheren Lebensalter besteht oft Schleim, der häufig mit Hitze einhergeht. Schleim blockiert die Öffnungen des Geistes und Hitze erregt Geist und Wanderseele. Wenn Nachtangst durch Schleim-Hitze verursacht wird, ist der Zustand ernster, als wenn sie nur durch Hitze oder Feuer bedingt ist, weil die Blockade des Geistes durch Schleim die Wahrnehmung stärker verzerrt.

Wenn Blut oder Yin von Herz und Leber im Mangel sind, werden Geist und Wanderseele nachts ihrer Wohnstätte beraubt. Sie können dann nicht in ihrem jeweiligen Organ verankert werden, mit Nachtangst in der Folge.

Wie auch immer die Pathologie genau geartet ist, sind bei Nachtangst in der Hauptsache Geist und Wanderseele beteiligt.

ZUSAMMENFASSUNG

Pathologie

- Die Pathologie von Nachtangst ist entweder durch Fülle oder Leere charakterisiert.
- Die häufigsten Fülle-Zustände sind Feuer oder Schleim-Hitze.
- Die häufigsten Leere-Zustände sind Blut- oder Yin-Mangel.
- Bei Menschen im mittleren oder höheren Lebensalter besteht häufig Schleim, der oft mit Hitze einhergeht.
- Wie auch immer die Pathologie genau geartet ist, sind bei Nachtangst in der Hauptsache Geist und Wanderseele beteiligt.

20.4 Identifikation von Krankheitsmustern und Therapie

Leber- und Herz-Feuer

Klinische Manifestationen

Nachtangst, Weinen mitten in der Nacht, Schreien, rotes Gesicht, rote Augen, Durst, bitterer Mundgeschmack, Kopfschmerzen (➤ Abb. 20.1).

- **Zunge:** rot, an den Rändern und der Spitze stärker gerötet, dicker, trockener, gelber Belag
- **Puls:** saitenförmig, überflutend, schnell.

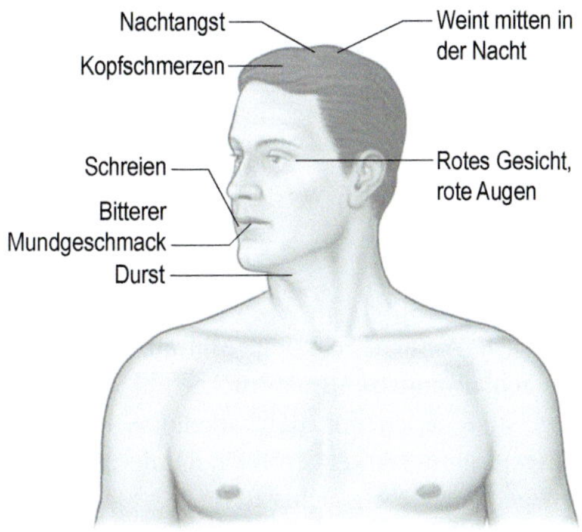

Abb. 20.1 Leber- und Herz-Feuer

Therapieprinzip
Herz- und Leber-Feuer ausleiten, den Geist und die Wanderseele beruhigen.

Akupunktur

Le 2 *xingjian,* He 8 *shaofu,* Pe 8 *laogong,* Di 11 *quchi,* Du 24 *shenting,* Gb 13 *benshen,* Ren 15 *jiuwei,* Bl 47 *hunmen.* Alle Punkte mit sedierender Nadeltechnik außer an den Punkten auf dem Kopf, die neutral genadelt werden sollten.
Erklärung:
- Le 2 leitet Leber-Feuer aus.
- He 8 und Pe 8 leiten Herz-Feuer aus.
- Di 11 klärt Hitze.
- Du 24, Gb 13 und Ren 15 beruhigen den Geist und die Wanderseele.
- Bl 47 reguliert die Bewegung der Wanderseele.

Arzneimitteltherapie

Rezeptur
Variante von *Longdan xie gan tang*
Variante von Gentiana-Dekokt, das die Leber ausleitet
Erklärung: Diese Variante von *Longdan xiegan tang* leitet Leber- und Herz-Feuer aus, beruhigt die Wanderseele und den Geist.

ZUSAMMENFASSUNG

Leber- und Herz-Feuer

Akupunktur
Le 2 *xingjian,* He 8 *shaofu,* Pe 8 *laogong,* Di 11 *quchi,* Du 24 *shenting,* Gb 13 *benshen,* Ren 15 *jiuwei,* Bl 47 *hunmen.* Alle Punkte mit sedierender Nadeltechnik außer an den Punkten auf dem Kopf, die neutral genadelt werden sollten.

Arzneimitteltherapie
Variante von *Longdan xiegan tang* Gentiana-Dekokt, das die Leber ausleitet

Schleim-Hitze stört Wanderseele und Geist

Klinische Manifestationen
Nachtangst, Weinen, Schreien, Albträume, möglicherweise Schlafwandeln, Brustdruckgefühl, Sputum im Hals, geistige Verwirrung, Reizbarkeit (➤ Abb. 20.2).
- **Zunge:** rot mit stärker geröteten Rändern und Spitze, geschwollen, klebrig-gelber Belag
- **Puls:** schlüpfrig, schnell.

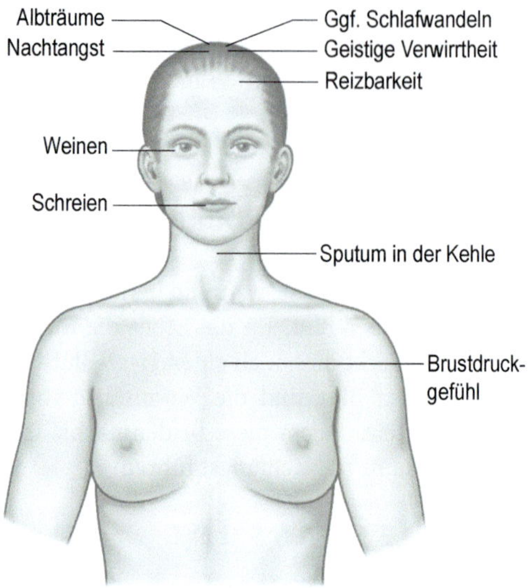

Abb. 20.2 Schleim-Hitze stört Wanderseele und Geist

Therapieprinzip
Hitze klären, Schleim beseitigen, die Öffnungen des Geistes aufmachen, den Geist und die Wanderseele beruhigen.

Akupunktur

Di 11 *quchi,* Le 2 *xiangjian,* He 8 *shaofu,* Pe 8 *laogong,* Ma 40 *fenglong,* Ren 9 *shuifen,* Mi 6 *sanyinjiao,* Gb 17 *zhengying,* Du 24 *shenting,* Gb 13 *benshen,* Ren 15 *jiuwei,* Bl 47 *hunmen.* Alle Punkte mit sedierender Nadeltechnik, außer an den Punkten am Kopf, die neutral genadelt werden sollten.
Erklärung:
- Di 11 klärt Hitze.
- Le 2, He 8 und Pe 8 leiten Leber- und Herz-Feuer aus.
- Ma 40, Ren 9 und Mi 6 beseitigen Schleim.
- Gb 17 beseitigt Schleim und macht die Öffnungen des Geistes auf. Zu seinen Indikationen zählen ‚Zwangsgedanken, Grübeln und manisches Verhalten'.
- Du 24, Gb 13 und Ren 15 beruhigen Geist und Wanderseele.
- Bl 47 reguliert die Bewegung der Wanderseele.

Arzneimitteltherapie

Rezeptur
Variante von *Wendan tang*
Variante von Dekokt, das die Gallenblase wärmt
Erklärung: Diese Rezeptur beseitigt Schleim, klärt Hitze, macht die Öffnungen des Geistes auf, beruhigt den Geist und die Wanderseele.

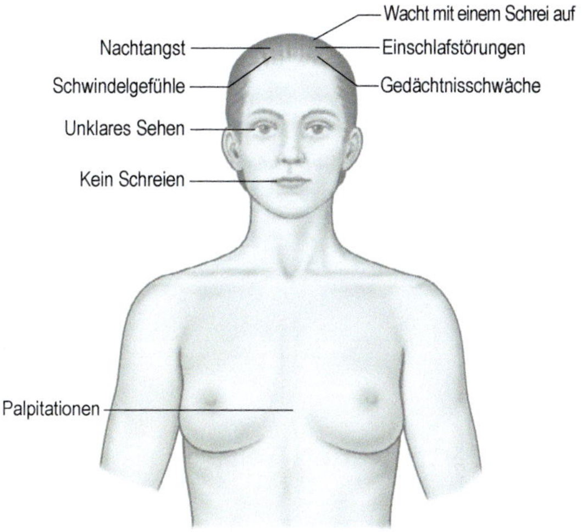

Abb. 20.3 Leber- und Herz-Blut-Mangel

ZUSAMMENFASSUNG

Schleim-Hitze stört Wanderseele und Geist

Akupunktur

Di 11 *quchi*, Le 2 *xiangjian*, He 8 *shaofu*, Pe 8 *laogong*, Ma 40 *fenglong*, Ren 9 *shuifen*, Mi 6 *sanyinjiao*, Gb 17 *zhengying*, Du 24 *shenting*, Gb 13 *benshen*, Ren 15 *jiuwei*, Bl 47 *hunmen*. Alle Punkte mit sedierender Nadeltechnik, außer an den Punkten am Kopf, die neutral genadelt werden sollten.

Arzneimitteltherapie

Variante von *Wendan tang* Dekokt, das die Gallenblase wärmt

Leber- und Herz-Blut-Mangel

Klinische Manifestationen

Nachtangst, kein Schreien, Aufwachen mit leisem Schrei, Einschlafstörungen, Palpitationen, Gedächtnisschwäche, Schwindelgefühle, unklares Sehen (➤ Abb. 20.3).

- **Zunge:** blass, leicht trocken, möglicherweise dünn
- **Puls:** rau oder dünn.

Therapieprinzip

Leber- und Herz-Yin nähren, den Geist und die Wanderseele beruhigen.

Akupunktur

Le 8 *ququan*, Mi 6 *sanyinjiao*, Ma 36 *zusanli*, Ren 4 *guanyuan*, He 7 *shenmen*, Ren 15 *jiuwei*, Du 24 *shenting*, Bl 47 *hunmen*. Alle Punkte mit tonisierender Nadeltechnik.

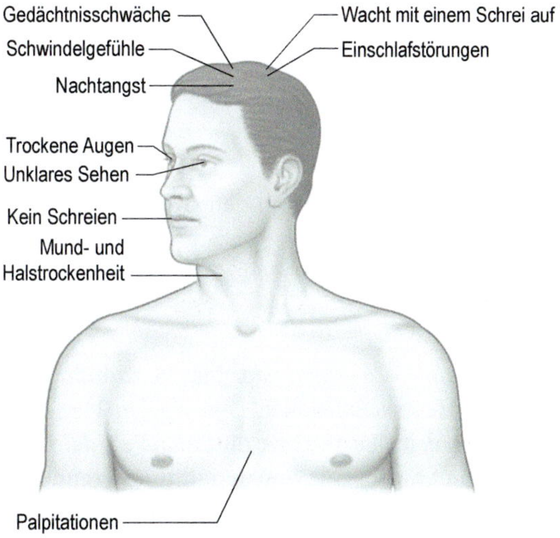

Abb. 20.4 Leber- und Herz-Yin-Mangel

Erklärung:

- Le 8, Mi 6, Ma 36 und Ren 4 nähren das Leber-Blut.
- He 7 und Ren 15 nähren das Herz-Blut und beruhigen den Geist.
- Du 24 und Ren 15 beruhigen den Geist.
- Bl 47 reguliert die Bewegung der Wanderseele.

Arzneimitteltherapie

Rezeptur

Variante von *Guipi tang*

Variante von Dekokt, das die Milz stärkt

Erklärung: Diese Rezeptur nährt das Leber- und Herz-Blut, beruhigt den Geist und die Wanderseele.

ZUSAMMENFASSUNG

Leber- und Herz-Blut-Mangel

Akupunktur

Le 8 *ququan*, Mi 6 *sanyinjiao*, Ma 36 *zusanli*, Ren 4 *guanyuan*, He 7 *shenmen*, Ren 15 *jiuwei*, Du 24 *shenting*, Bl 47 *hunmen*. Alle Punkte mit tonisierender Nadeltechnik.

Arzneimitteltherapie

Variante von *Guipi tang* Dekokt, das die Milz stärkt

Leber- und Herz-Yin-Mangel

Klinische Manifestationen

Nachtangst, kein Schreien, Aufwachen mit leisem Schrei, Einschlafstörungen, Palpitationen, Gedächtnisschwäche, Schwindelgefühle, unklares Sehen, Mund- und Halstrockenheit, trockene Augen (➤ Abb. 20.4).

- **Zunge:** normale Farbe, leicht trocken, möglicherweise dünn, kein Belag; bei Leere-Hitze roter Zungenkörper
- **Puls:** dünn oder oberflächlich und leer.

Therapieprinzip

Leber- und Herz-Yin nähren, den Geist und die Wanderseele beruhigen.

Akupunktur

Le 8 *ququan,* Mi 6 *sanyinjiao,* Ma 36 *zusanli,* Ren 4 *guanyuan,* He 7 *shenmen,* Ren 15 *jiuwei,* Du 24 *shenting,* Bl 47 *hunmen;* bei Leere-Hitze füge man Pe 7 *daling* und Le 2 *xingjian* hinzu. Alle Punkte mit tonisierender Nadeltechnik, außer an Pe 7 und Le 2, die neutral genadelt werden sollten.

Erklärung:

- Le 8, Mi 6, Ma 36 und Ren 4 nähren das Leber-Blut und Leber-Yin.
- He 7 und Ren 15 nähren das Herz-Blut und Herz-Yin und beruhigen den Geist.
- Du 24 und Ren 15 beruhigen den Geist.
- Bl 47 reguliert die Bewegung der Wanderseele.
- Pe 7 und Le 2 klären Leere-Hitze aus Herz und Leber.

Arzneimitteltherapie

Rezeptur

Variante von *Suanzaoren tang*
Variante von Ziziphus-Dekokt
Erklärung: Diese Rezeptur nährt das Leber-Yin und beruhigt die Wanderseele.

Rezeptur

Variante von *Yinmei tang*
Variante von Dekokt, das den Schlaf anlockt
Erklärung: Diese Rezeptur ist speziell zur Nährung des Leber-Yin geeignet und fördert den Schlaf durch Verwurzelung der Wanderseele in der Leber. Verglichen mit der vorigen Rezeptur wird sie verwendet, wenn der Patient viele unangenehme Träume hat.
Modifikationen: Diese Modifikationen gelten für die beiden obigen Rezepturen.

- Bei Leere-Hitze (bei der die Zunge rot und belaglos ist) füge man *Zhimu* Rx. Anemarrhenae und *Mudanpi* Cx. Moutan hinzu.
- Bei aufsteigendem Leber-Yang füge man *Tianma* Rz. Gastrodiae und *Gouteng* Ra. cum Uncis Uncariae hinzu.

ZUSAMMENFASSUNG

Leber- und Herz-Yin-Mangel

Akupunktur

Le 8 *ququan,* Mi 6 *sanyinjiao,* Ma 36 *zusanli,* Ren 4 *guanyuan,* He 7 *shenmen,* Ren 15 *jiuwei,* Du 24 *shenting,* Bl 47 *hunmen;* bei Leere-Hitze füge man Pe 7 *daling* und Le 2 *xingjian* hinzu. Alle Punkte mit tonisierender Nadeltechnik, außer an Pe 7 und Le 2, die neutral genadelt werden sollten.

Arzneimitteltherapie

- Variante von *Suanzaoren tang* Ziziphus-Dekokt
- Variante von *Yinmei tang* Dekokt, das den Schlaf anlockt

Schock vertreibt den Geist

Klinische Manifestationen

Nachtangst mit plötzlichem Beginn, nächtliches Weinen, Schreien, Panikgefühl, möglicherweise Schlafwandeln, blasses Gesicht, Palpitationen (➤ Abb. 20.5).

- **Zunge:** blass oder unverändert
- **Puls:** beweglich und schnell, an der Herz-Position überflutend.

Therapieprinzip

Den Geist beruhigen, das Herz nähren.

Akupunktur

He 7 *shenmen,* Ren 15 *jiuwei,* Du 24 *shenting,* Ren 4 *guanyuan.* Alle Punkte mit tonisierender Nadeltechnik.
Erklärung:

- He 7 und Ren 15 nähren das Herz und beruhigen den Geist.

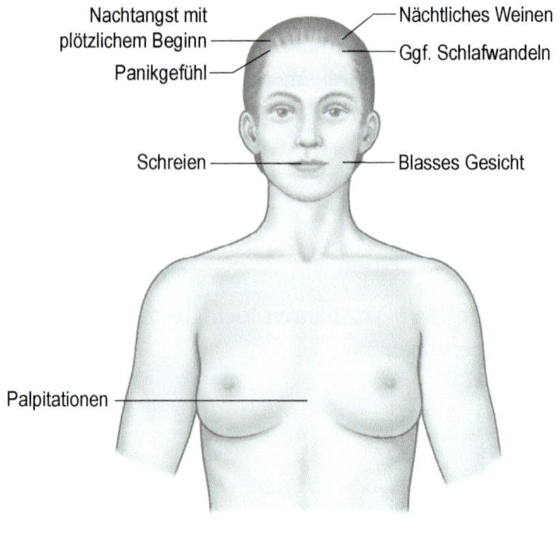

Abb. 20.5 Schock vertreibt den Geist

- Du 24 beruhigt den Geist.
- Ren 4 beruhigt den Geist durch Verwurzelung des Qi im Unteren *dantian.*

Arzneimitteltherapie

Rezeptur

Variante von *Gan mai dazao tang*

Variante von Dekokt mit Glycyrrhiza, Triticum und Jujuba

Erklärung: Diese Rezeptur beruhigt den Geist, nährt das Herz und stärkt die Milz. Die hier verwendete Variante senkt Geist und Wanderseele intensiv.

ZUSAMMENFASSUNG

Schock vertreibt den Geist

Akupunktur

He 7 *shenmen,* Ren 15 *jiuwei,* Du 24 *shenting,* Ren 4 *guanyuan.* Alle Punkte mit tonisierender Nadeltechnik.

Arzneimitteltherapie

Variante von *Gan mai dazao tang* Dekokt mit Glycyrrhiza, Triticum und Jujuba

ANMERKUNGEN

1 Zitiert nach Zeng Shizu 1992. *Zhiliao dianxian, yibing xiaofang anmo shiliao* 治疗癫痫癔病效方按摩食疗 [Dietary Treatment, Massage and Herbal Treatment for Epilepsy and Hysteria]. Shanxi Science and Technology Publishing House, Xian, S. 98.

2 Dietary Treatment, S. 98.

KAPITEL

21 Aufmerksamkeitsdefizitstörung (ADS) und Aufmerksamkeitsdefizit-Hyperaktivitätsstörung (ADHS)

- Herz- und Milz-Blut-Mangel
- Herz- und Nieren-Yin-Mangel
- Nieren- und Leber-Yin-Mangel mit aufsteigendem Leber-Yang
- Herz- und Milz-Qi-Schwäche
- Leber- und Herz-Feuer
- Herz- und Milz-Schwäche mit Schleim

21.1 Einführung

Die Aufmerksamkeitsstörung ist durch Unaufmerksamkeit, Konzentrationsstörungen und impulsives Verhalten gekennzeichnet. Wenn diese Symptome bei Kindern mit Hyperaktivität einhergehen, nennt man dies Aufmerksamkeitsdefizit-Hyperaktivitätsstörung (ADHS). Es ist die am häufigsten diagnostizierte Störung bei Kindern. Laut National Institute of Mental Health haben 3–5 % aller Kinder (in den USA) ADHS.[1]

Obwohl ADS/ADHS eine Verhaltensstörung ist, die meist bei Kindern diagnostiziert wird, können Symptome bis ins Erwachsenenalter andauern. ADHS verursacht schlechte Leistungen in der Schule, Unbeständigkeit bei der Arbeit, emotionale Unreife und soziale Schwierigkeiten.

Gehirnkarten, die auf quantitativen elektroenzephalografischen Messungen (QEEG) der Hirnwellenaktivität in den verschiedenen Hirnregionen beruhen, können ADS und ADHS abbilden. Im Frontallappen, wo fokussiertes analytisches Denken stattfindet, wird bei ADS-/ADHS-Patienten eine abnorm hohe Menge von Alpha- und/oder Theta-Wellen erzeugt, die normalerweise mit traumgleichen Zuständen bei geschlossenen Augen verknüpft sind, sowie weniger Beta-Wellen (die mit fokussiertem analytischem Denken zusammenhängen).

Wenn wir eine Herausforderung erleben, bei der die Augen geöffnet sind und die fokussierte geistige Aktivitäten wie Rechnen oder Lesen erfordert, produzieren die meisten Menschen weniger Alpha-(oder Theta-) Wellen und mehr Beta-Wellen. Dieser Zustand der Hirnaktivität scheint für die optimale Aufmerksamkeitsfokussierung und die lineare Problemlösung notwendig zu sein. Wenn ADHS-Patienten mit der gleichen Herausforderung konfrontiert werden, sind sie anscheinend nicht in der Lage, einen angemessenen Wechsel in diesen fokussierten Typus von Hirnaktivität zu vollziehen.

Es werden folgende Aspekte von ADS und ADHS erörtert:

- Aufmerksamkeitsdefizitstörung in der westlichen Medizin
  - Symptome
  - Mögliche Ursachen für ADHS und ADS
  - Therapie von ADHS und ADS
  - Aufmerksamkeitsdefizit-Hyperaktivitätsstörung bei Erwachsenen
- Aufmerksamkeitsdefizitstörung in der chinesischen Medizin
  - Pathologie
  - Ätiologie
  - Akupunkturtherapie
  - Identifikation von Krankheitsmustern und Therapie
  - Studien zum Thema.

21.2 Aufmerksamkeitsdefizitstörung in der westlichen Medizin

21.2.1 Symptome

Die Hauptmerkmale von ADHS sind Unaufmerksamkeit, Hyperaktivität und impulsives Verhalten. Bei Kindern entwickeln sich die Symptome von ADHS über einen Zeitraum von vielen Monaten, wobei die Symptome der Impulsivität und Hyperaktivität denjenigen der Unaufmerksamkeit häufig vorausgehen. Die Unaufmerksamkeit tritt möglicherweise erst nach einem Jahr oder nach einer noch längeren Zeitspanne auf.

Wenn die Hyperaktivität, Ablenkbarkeit, Konzentrationsschwäche oder Impulsivität des Kindes die Leistungen in der Schule, die sozialen Beziehungen mit anderen Kindern oder das Verhalten zu Hause zu beeinflussen beginnen, besteht der Verdacht auf ADHS.

Nach der neuesten Version des Diagnostischen und Statistischen Leitfadens für psychische Störungen gibt es drei Verhaltensmuster, die auf ADHS hinweisen. Dabei handelt es sich um Unaufmerksamkeit, Hyperaktivität und impulsives Verhalten.[2] Daraus ergeben sich drei Unterformen von ADHS (➤ Tab. 21.1):

- Der vorwiegend hyperaktiv-impulsive Typ (der keine signifikante Unaufmerksamkeit zeigt)

Tab. 21.1 Unterformen von ADHS

Symptome	Hyperaktiver Typ	Unaufmerksamer Typ
Vorwiegend hyperaktiv	+	–
Vorwiegend unaufmerksam	–	+
Misch-Typ	+	+

21

- Der vorwiegend unaufmerksame Typ (der kein signifikantes hyperaktiv-impulsives Verhalten zeigt), manchmal als ADS bezeichnet
- Der Misch-Typ, der sowohl Unaufmerksamkeits- als auch Hyperaktivitäts-Impulsivitätssymptome aufweist.

Hyperaktivität-Impulsivität

Hyperaktive Kinder scheinen immer aktiv oder ständig in Bewegung zu sein. Sie flitzen umher und fassen alles an, was in Sichtweite ist, spielen damit oder reden unaufhörlich. Sie können beim Essen, während des Unterrichts oder beim Anhören einer Geschichte nicht still sitzen. Sie laufen im Zimmer herum, fassen alles an oder zappeln ständig herum. Hyperaktive Teenager oder Erwachsene fühlen sich womöglich innerlich unruhig. Sie müssen immer beschäftigt sein und machen womöglich mehrere Dinge gleichzeitig.

Impulsive Kinder platzen mit unangemessenen Kommentaren heraus, zeigen unkontrolliert ihre Emotionen und handeln ohne Rücksicht auf spätere Folgen ihres Verhaltens. Ihre Impulsivität macht es ihnen schwer, auf Dinge zu warten, die sie haben wollen, oder zu warten, bis sie bei einem Spiel an der Reihe sind. Sie reißen anderen Kindern ein Spielzeug aus der Hand oder schlagen sie, wenn sie unzufrieden sind.

Unaufmerksamkeit

Unaufmerksame Kinder haben Schwierigkeiten, sich auf eine Sache zu konzentrieren und langweilen sich schon nach wenigen Minuten bei einer Aufgabe. Die Fokussierung und die bewusste Hinwendung der Aufmerksamkeit darauf, eine Aufgabe zu organisieren und fertigzustellen oder etwas Neues zu lernen, fallen ihnen schwer.

Kinder, die mit dem vorwiegend unaufmerksamen ADHS-Typ diagnostiziert wurden, sind selten impulsiv oder hyperaktiv, haben aber deutliche Probleme hinsichtlich ihrer Aufmerksamkeit. Sie scheinen Tagträume zu haben, leicht in Verwirrung zu geraten, sich langsam zu bewegen und lethargisch zu sein. Sie können Schwierigkeiten haben, Informationen so schnell und genau zu verarbeiten wie andere Kinder.

ZUSAMMENFASSUNG

ADS in der westlichen Medizin – Symptome

- Hyperaktivität
- Impulsivität
- Unaufmerksamkeit

21.2.2 Mögliche Ursachen für ADHS und ADS

Die gesichertsten Ursachen fallen wohl in den Bereich der Neurobiologie und Genetik. Aber auch Umweltfaktoren beeinflussen die Schwere der Störung, vor allem den Grad der Beeinträchtigung und des Leidens, die das Kind verspürt.

Umweltfaktoren

Studien haben eine mögliche Korrelation zwischen Zigaretten- und Alkoholkonsum während der Schwangerschaft und dem ADHS-Risiko für den Nachwuchs gezeigt.

Ein weiterer Umweltfaktor, der mit einem höheren ADHS-Risiko in Verbindung gebracht werden kann, ist ein hoher Bleiwert im Körper von Vorschulkindern. Da Blei nicht länger in Farben erlaubt ist und sich gewöhnlich nur in älteren Gebäuden befindet, ist die Exposition gegenüber toxischen Pegeln nicht so verbreitet wie es einmal war. Kinder, die in alten Gebäuden leben, in denen noch Blei im Rohrsystem oder in der mittlerweile übergestrichenen Farbe vorhanden ist, können einem erhöhten Risiko ausgesetzt sein.

Hirnverletzung

Eine frühe Theorie behauptete, dass Aufmerksamkeitsstörungen durch Hirnverletzungen verursacht seien. Einige Kinder, die Unfälle mit Hirnverletzungen erlitten haben, mögen Verhaltensmerkmale aufweisen, die denjenigen von ADHS ähneln, aber bei nur einem geringen Prozentsatz von Kindern mit ADHS wurde eine traumatische Hirnverletzung festgestellt.

Lebensmittelzusatzstoffe und Zucker

Es wurde behauptet, dass Aufmerksamkeitsstörungen durch raffinierten Zucker oder Lebensmittelzusatzstoffe verursacht oder dass ADHS-Symptome durch Zucker oder Lebensmittelzusatzstoffe verschlimmert würden. Im Jahr 1982 veranstaltete das National Institute of Health eine wissenschaftliche Konsensuskonferenz zu diesem Thema. Man fand heraus, dass Ernährungseinschränkungen ca. 5 % der Kinder mit ADHS halfen, meist kleinen Kindern mit Nahrungsmittelallergien.[3]

Eine neuere Studie über die Wirkung von Zucker auf Kinder, bei der abwechselnd an einem Tag Zucker und an einem Tag ein Zuckerersatz gegeben wurde (wobei weder die Eltern, noch die Kinder oder die Mitarbeiter wussten, welche Substanz verwendet wurde), zeigte keine signifikanten Wirkungen von Zucker auf das Verhalten oder die Lernfähigkeit.[4]

Eine Studie von Forschern an der University of Southampton hat erhöhte Hyperaktivität bei kleinen Kindern nachgewiesen, die eine Mischung aus künstlichen Farbstoffen und dem Konservierungsmittel Natriumbenzoat konsumiert hatten.[5]

Genetische Faktoren

Aufmerksamkeitsstörungen kommen oft in Familien gehäuft vor, sodass es nahe liegt, dass genetische Einflüsse eine Rolle spielen. Studien zeigen, dass 25 % der engen Familienmitglieder von ADHS-Kindern ebenfalls an ADHS leiden, während der Anteil in der allgemeinen Bevölkerung ca. 5 % beträgt.[6] Viele Zwillingsstudien weisen nun nach, dass bei dieser Störung ein starker genetischer Einfluss existiert.[7]

ZUSAMMENFASSUNG

ADS in der westlichen Medizin – mögliche Ursachen von ADHS und ADS

- Umweltfaktoren
- Hirnverletzung
- Lebensmittelzusatzstoffe und Zucker
- Genetische Faktoren

21.2.3 Therapie von ADHS und ADS

Das National Institute of Mental Health (NIMH) hat viele Studien zu Therapiemöglichkeiten bei ADHS gefördert und die intensivste Studie durchgeführt, die jemals zur Evaluation von Therapien für diese Störung in Angriff genommen wurde. Diese Studie ist unter der Bezeichnung Multimodale Therapiestudie über Kinder mit Aufmerksamkeitsdefizit-Hyperaktivitätsstörung (MTA) bekannt.[8]

Die MTA-Studie bezog 579 Grundschulkinder mit ADHS ein (95–98 an jeder der 6 Therapiestätten), die nach dem Zufallsprinzip einem von vier Therapieprogrammen zugeordnet wurden:

1. Alleinige medikamentöse Therapie
2. Alleinige Verhaltenstherapie
3. Kombination von beiden Therapien
4. Routinetherapie vor Ort.

Die Ergebnisse der Studie zeigten, dass die langfristige Kombinationstherapie und alleinige medikamentöse Therapie gegenüber intensiver Verhaltenstherapie sowie der Routinetherapie überlegen waren. Ein weiterer Vorteil der kombinierten Therapie war, dass diese Kinder im Vergleich zu der Gruppe, die nur Medikamente erhielt, erfolgreich mit einer geringeren Medikamentendosis behandelt werden konnten.

Über Jahrzehnte hinweg wurden Medikamente verwendet, um die ADHS-Symptome zu behandeln. Die Medikamente, die am wirkungsvollsten erscheinen, sind Stimulanzien. In ➤ Tab. 21.2 ist eine Liste von Stimulanzien aufgeführt (mit ihrem Handels- und Gattungsnamen), die in den USA verwendet werden. ‚Zugelassenes Alter' bedeutet, dass das Medikament bei Kindern dieser Altersgruppe getestet und für sicher und wirksam befunden wurde.

Die US-amerikanische Food and Drug Administration (FDA) ließ kürzlich ein ADSH-Medikament zu, das nicht zu den Stimulanzien zählt. Das Medikament – Atomoxetin (Strattera®) – wirkt auf den Neurotransmitter Noradrenalin (Norepinephrin) ein, während die Stimulanzien in erster Linie auf Dopamin einwirken. Beide Neurotransmitter spielen vermutlich eine Rolle bei ADHS. Die bisherige Forschung zeigt, dass über 70 % der Kinder mit ADHS, denen Atomoxetin verabreicht wurde, eine signifikante Verbesserung ihrer Symptome aufweisen.

Die Stimulanzien gelten als recht sicher, wenn sie unter medizinischer Beobachtung eingenommen werden. Stimulanzien machen das Kind nicht ‚high', obwohl einige Kinder sagen, dass sie sich anders oder komisch fühlen. Bis jetzt gibt es keinen Beleg dafür, dass zur Therapie von ADHS eingenommene Stimulanzien Medikamentenmissbrauch oder -abhängigkeit verursachen.

Tab. 21.2 Medikamente für ADHS und ADS

Handelsname	Gattungsname	Zugelassenes Alter
Concerta®, Ritalin LA®	Methylphenidat (lang wirksam)	6 Jahre und älter
Ritalin®	Methylphenidat	6 Jahre und älter
Ritalin SR®	Methylphenidat (veränderte Freisetzung)	6 Jahre und älter

21

Ein Bericht über alle Langzeitstudien zu Stimulanzien und Drogenmissbrauch, der von Forschern am Massachusetts General Hospital und der Harvard Medical School erstellt wurde, hat gezeigt, dass Jugendliche mit ADHS, die während ihrer Teenager-Zeit bei ihrer Medikation geblieben waren, mit einer geringeren Wahrscheinlichkeit zu Drogenkonsum oder Missbrauch neigen als ADHS-Heranwachsende, die keine Medikamente einnahmen.[9]

Nebenwirkungen von Stimulanzien sind gering und hängen gewöhnlich mit der Dosierung zusammen. Die häufigsten Nebenwirkungen sind Appetitmangel, Schlafstörungen, erhöhte Angst und/oder Reizbarkeit. Einige Kinder berichten über leichte Magen- oder Kopfschmerzen.

Eine Verhaltenstherapie, emotionale Beratung und praktische Unterstützung helfen ADSH-Kindern, mit den alltäglichen Schwierigkeiten fertig zu werden und sich in ihrer Haut wohler zu fühlen.

ZUSAMMENFASSUNG

ADS in der westlichen Medizin – Therapie von ADHS und ADS

- Langfristige Kombinationstherapie und alleinige medikamentöse Therapie sind gegenüber intensiver Verhaltenstherapie sowie Routinetherapie überlegen.
- Die Medikation, die am wirksamsten zu sein scheint, sind Stimulanzien.
- Atomoxetin (Strattera®) ist kein Stimulanz und wirkt auf den Neurotransmitter Noradrenalin (Norepinephrin) ein, während Stimulanzien in erster Linie auf Dopamin einwirken.
- Zu den Nebenwirkungen von Stimulanzien zählen Appetitmangel, Schlafstörungen, erhöhte Angst und/oder Reizbarkeit, leichte Magen- und Kopfschmerzen.

21.2.4 Aufmerksamkeitsdefizit-Hyperaktivitätsstörung bei Erwachsenen

Mehrere Studien, die in den letzten Jahren durchgeführt wurden, schätzen, dass 30 bis 70 % der Kinder mit ADHS noch in der Erwachsenenzeit Symptome aufweisen.[10]

Typischerweise sind sich Erwachsene mit ADHS nicht der Tatsache bewusst, dass sie diese Störung haben, und schreiben ihre Probleme einem Mangel an Organisiertheit zu. Ein Erwachsener, der an ADHS oder ADS leidet, hat Schwierigkeiten, die einfachsten Alltagsaufgaben auszuführen, wie etwa aufzustehen, den Tag zu strukturieren und pünktlich zu sein.

Diagnose

Einen Erwachsenen mit ADHS oder ADS zu diagnostizieren, bringt viele Schwierigkeiten mit sich. Viele Erwachsene mit ADHS oder ADS suchen professionelle Hilfe gegen Depressionen oder Angstzustände. Sie haben möglicherweise in der Vergangenheit Schulversagen oder Probleme am Arbeitsplatz erlebt.

Um mit ADHS diagnostiziert zu werden, muss ADHS bereits in der Kindheit begonnen haben und es müssen persistierende und momentane Symptome vorliegen.[11] Für eine genaue Diagnose ist eine Anamnese des Kindheitsverhaltens des Patienten erforderlich, in Kombination mit einem Gespräch mit dem Lebenspartner, einem Elternteil, engen Freund oder anderen engen Bekannten.

Therapie

Wie bei Kindern beginnen auch Erwachsene, wenn sie Medikamente gegen ADHS oder ADS einnehmen, häufig mit Stimulanzien. Die Stimulanzien wirken auf die Regulierung der beiden Neurotransmitter Norepinephrin (Noradrenalin) und Dopamin ein. Das neueste, bei ADHS von der FDA zugelassene Medikament, Atomoxetin (Strattera®) wurde in kontrollierten Studien sowohl bei Kindern als auch bei Erwachsenen getestet und für wirksam befunden.[12]

Antidepressiva stellen bei der Behandlung von ADHS- oder ADS-Erwachsenen eine zweite Therapiemöglichkeit dar. Die älteren Antidepressiva (die trizyklischen) werden manchmal eingesetzt, weil sie wie die Stimulanzien auf Noradrenalin (Norepinephrin) und Dopamin einwirken. Venlafaxin (Efexor®), ein neueres Antidepressivum, wird auch aufgrund seiner Wirkung auf Noradrenalin (Norpinephrin) eingesetzt. Bupropion (Wellbutrin®), ein Antidepressivum mit indirekter Wirkung auf den Neurotransmitter Dopamin, wurde in klinischen Studien über die Therapie von ADHS bei Kindern und Erwachsenen für wirksam befunden.

Bei der Verschreibung von Medikamenten für Erwachsene werden besondere Überlegungen angestellt. Ein Erwachsener benötigt eventuell eine geringere Dosis, gemessen an seinem Körpergewicht, da Medikamente bei Erwachsenen eine längere ‚Halbwertszeit‘ haben können.

Koffein, das im Kaffee und anderen pflanzlichen Stimulanzien enthalten ist, wurde als Alternative zu medikamentösen Stimulanzien bei der Therapie von ADS/ADHS vorgeschlagen. Der Nutzen von Koffein-Stimulation (bzw. sein mangelnder Nutzen) war Gegenstand mehrerer Studien, von denen einige im ➤ ‚Plus im Web' zu finden sind. Im Allgemeinen haben diese Studien einen signifikanten Nutzen bei der Verabreichung von Koffein an Kinder mit ADS/ADHS gezeigt. Der Nutzen ging jedoch zu Lasten von Nebenwirkungen und konnte die Wirkung, die mit konventioneller Stimulanzien-Therapie erzielt wurde, nicht erreichen oder überbieten.

ZUSAMMENFASSUNG

ADS in der westlichen Medizin – Aufmerksamkeitsdefizit-Hyperaktivitätsstörung bei Erwachsenen

- Zwischen 30 und 70 % der Kinder mit ADHS zeigen auch im Erwachsenenalter ADHS-Symptome.
- Ein Erwachsener, der an ADHS oder ADS leidet, hat Schwierigkeiten, die einfachsten Alltagsaufgaben auszuführen, wie etwa aufzustehen, den Tag zu strukturieren und pünktlich zu sein.

Diagnose

- Um als Erwachsener mit ADHS diagnostiziert zu werden, muss ADHS bereits in der Kindheit begonnen haben und es müssen persistierende und momentane Symptome vorliegen.

Therapie

- Wie bei Kindern beginnen auch Erwachsene, wenn sie Medikamente gegen ADHS oder ADS einnehmen, häufig mit Stimulanzien. Die Stimulanzien wirken auf die Regulierung der beiden Neurotransmitter Norepinephrin (Noradrenalin) und Dopamin ein.
- Antidepressiva stellen bei der Behandlung von ADHS- oder ADS-Erwachsenen eine zweite Therapiemöglichkeit dar.
- Koffein wurde als Alternative zu medikamentösen Stimulanzien bei der Therapie von ADS/ADHS vorgeschlagen.

21.3 Aufmerksamkeitsdefizitstörung in der chinesischen Medizin

Die chinesische Literatur über ADS und ADHS ist spärlich. Die folgenden Gedanken hierzu stammen teils aus chinesischen Werken, teils aus meiner eigenen Erfahrung. Im Unterschied zu anderen Kapiteln werde ich hier zuerst die Pathologie und danach erst die Ätiologie besprechen.

21.3.1 Pathologie

Meiner Meinung nach kreist die Pathologie von ADS um Herz, Leber und Milz sowie ihre jeweiligen emotional-psychisch-spirituellen Fähigkeiten, nämlich Geist *(shen)*, Wanderseele *(hun)* und Intellekt *(yi)*.

Im Allgemeinen können wir sagen, dass sowohl ADS als auch ADHS durch eine Pathologie von Intellekt *(yi)* und Wanderseele *(hun)* gekennzeichnet sind. Bei ADS herrscht jedoch eine Pathologie des Intellekts *(yi)* vor, bei ADHS hingegen mehr eine Pathologie der Wanderseele *(hun)*. Der Geist *(shen)* spielt sowohl bei ADS als auch bei ADHS eine Rolle (➤ Abb. 21.1).

Geist *(shen)*

Der Geist ist verantwortlich für Denken, Gedächtnis, Gefühlsleben, Kognition, Intelligenz, Weisheit und Ideen. Daher ist es offensichtlich, dass der Geist bei der Pathologie von ADS und ADHS (besonders aber bei ADS) eine Rolle spielt. Bei dieser Störung ist der Geist geschwächt, und Denken, Gedächtnis und Konzentration sind in Mitleidenschaft gezogen.

Wanderseele *(hun)*

Ich glaube, dass die Wanderseele eine Schlüsselrolle bei der Pathologie von ADS und ADHS (besonders bei Letzterem) spielt. Wie wir in ➤ Kap. 3 gesehen haben, ist die Wanderseele für Ideen, Pläne, Projekte, Inspiration und Kreativität verantwortlich. Die Wanderseele sucht und ‚bewegt' sich ständig, und ich bin der Auffassung, dass bei ADS und ADHS (besonders bei Letzterem) ein Übermaß an solcher ‚Bewegung' der Wanderseele besteht. Kinder und Erwachsene, die an dieser Störung leiden, haben Schwierigkeiten, sich jeweils auf eine Sache

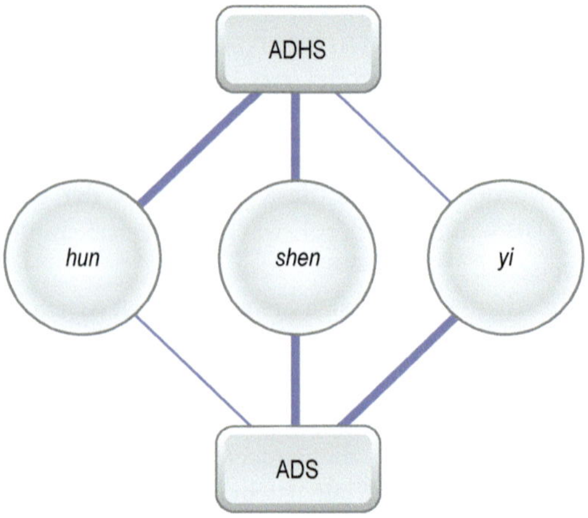

Abb. 21.1 Jeweilige Beteiligung von Geist, Wanderseele und Intellekt bei ADHS und ADS

zu konzentrieren, weil die Bewegung der Wanderseele übermäßig ist.

Entscheidend bei dieser Pathologie ist die Beziehung zwischen Geist und Wanderseele. Bei ADS und ADHS ist die Bewegung der Wanderseele übermäßig und der Geist kommt nicht angemessen seiner Kontroll- und Integrationsfunktion nach (➤ Abb. 3.13 und 3.15).

In ➤ Kap. 3 haben wir uns auf manisches Verhalten als Folge von einer pathologischen, übermäßigen Bewegung der Wanderseele konzentriert. Nun können wir noch eine weitere Pathologie solch einer übermäßigen Bewegung erkennen, nämlich ADHS und ADS. Interessanterweise ist die Wanderseele für künstlerische Inspiration zuständig; Kinder, die an ADHS leiden, sind häufig künstlerisch veranlagt.

Intellekt *(yi)*

Der Intellekt der Milz ist für die Konzentration und die Fähigkeit zuständig, sich der jeweils vorliegenden Aufgabe zu widmen. Diese Eigenschaften fehlen bei denjenigen, die an ADS und ADHS (besonders an Ersterem) leiden. Deshalb ist eine Pathologie des Intellekts (und daher der Milz) ein eindeutiges Kennzeichen der Pathologie von ADS.

Man beachte, dass der Intellekt nicht nur durch eine Milz-Schwäche, sondern auch durch Fülle-Zustände wie Feuchtigkeit und/oder Schleim, die die Milz (und daher den Intellekt) blockieren, beeinträchtigt werden kann.

Organ-Pathologie

Wie es immer bei der Pathologie der Fall ist, kann sich eine Störung in Fülle- oder Leere-Zuständen manifestieren. Ich werde die häufigsten Zustände nach dem beteiligten Organ auflisten, wobei man bedenken sollte, dass in der Praxis mehrere Krankheitsmuster gleichzeitig auftreten können.

Herz

Bei ADS und ADHS ist fast immer eine Herz-Schwäche vorhanden. Herz-Hitze kann vor allem ADHS verursachen, aber diese geht häufig mit einer Herz-Schwäche einher. Diese Schwäche kann das Qi, Blut oder Yin betreffen. Man beachte, dass Herz-Hitze auch die übermäßige Bewegung der Wanderseele stimulieren kann.

Eine Blockade des Herzens durch Schleim (mit oder ohne Hitze) kann ebenfalls bei ADS vorhanden sein. Bei Hitze verursacht dieser Zustand eher ADHS (➤ Abb. 21.2).

Leber

Die Bewegung der Wanderseele kann entweder aufgrund eines Leber-Blut- und/oder Leber-Yin-Mangels oder aufgrund von Hitze oder Feuer in der Leber übermäßig sein. Bei ADHS liegt wahrscheinlich eher Hitze oder Feuer vor (➤ Abb. 21.3). Der ADHS-Patient mit Leber-Feuer ist streitsüchtig und besonders schwierig.

Ich erläutere unten das Krankheitsmuster von kombiniertem Leber- und Herz-Feuer, das sich in der Praxis in verschiedenen Manifestationen äußern kann, je nachdem, ob das Leber- oder Herz-Feuer dominiert.

Milz

Eine Schwäche der Milz (gewöhnlich von Qi oder Yang) schwächt den Intellekt und ist ein Kennzeichen von ADS. Das Denk- und Konzentrationsvermögen des Intellekts kann aber auch durch Feuchtigkeit und/oder Schleim, die auf die Milz einwirken, beeinträchtigt sein (➤ Abb. 21.4).

Schleim

Schleim im Gehirn ist ein verbreiteter Faktor bei ADS und ADHS. Man muss dabei berücksichtigen, dass

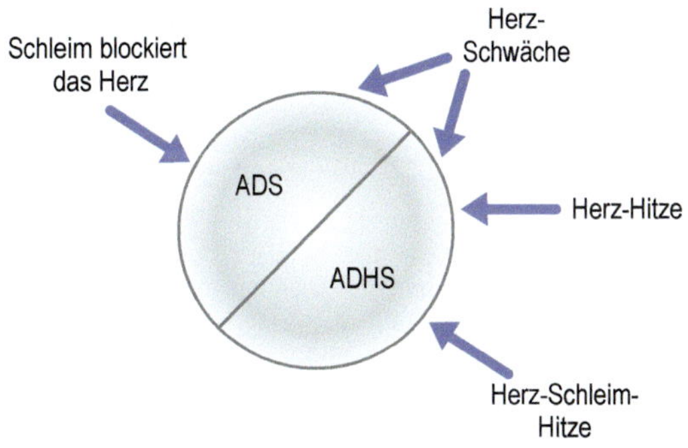

Abb. 21.2 Herz-Pathologie bei ADS und ADHS

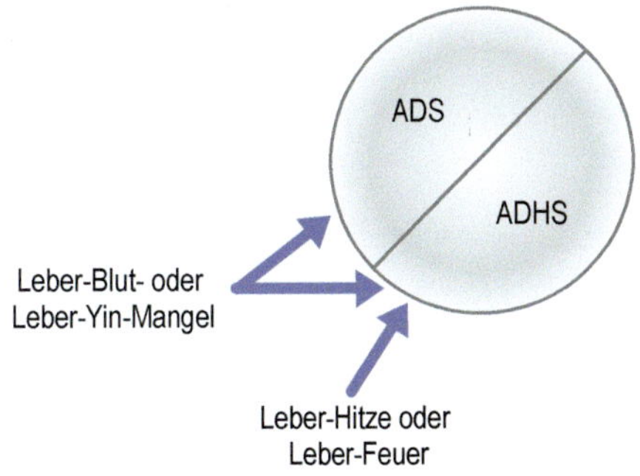

Abb. 21.3 Leber-Pathologie bei ADS und ADHS

21

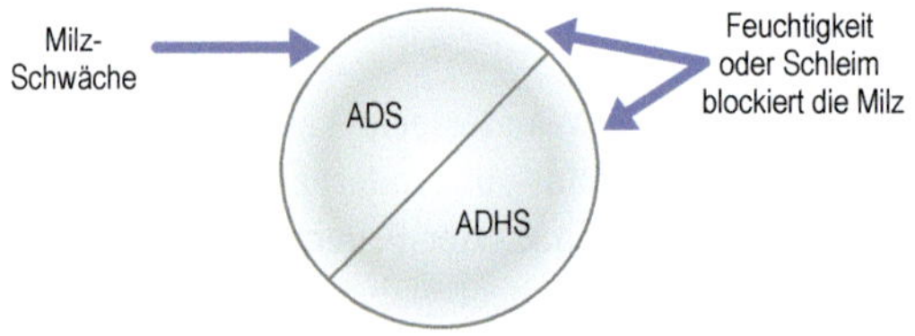

Abb. 21.4 Milz-Pathologie bei ADS und ADHS

Schleim sowohl Fülle- als auch Leere-Muster begleiten kann, z. B. bei Leber- und Herz-Feuer mit Schleim oder bei Milz- und Herz-Blut-Mangel mit Schleim.

ZUSAMMENFASSUNG

ADS in der chinesischen Medizin – Pathologie

Die Pathologie von ADS kreist um Herz, Leber und Milz sowie ihre jeweiligen emotional-psychisch-spirituellen Fähigkeiten, nämlich Geist *(shen)*, Wanderseele *(hun)* und Intellekt *(yi)*.

Geist *(shen)*

Der Geist ist verantwortlich für Denken, Gedächtnis, Gefühlsleben, Kognition, Intelligenz, Weisheit und Ideen. Daher ist es offensichtlich, dass der Geist bei der Pathologie von ADS und ADHS (besonders aber bei ADS) eine Rolle spielt.

Wanderseele *(hun)*

Die Wanderseele spielt eine Schlüsselrolle bei der Pathologie von ADS und ADHS (besonders bei Letzterem). Die Wanderseele sucht und ‚bewegt' sich ständig, und bei ADS und ADHS (besonders bei Letzterem) besteht ein Übermaß an solcher ‚Bewegung' der Wanderseele. Kinder und Erwachsene, die an dieser Störung leiden, haben Schwierigkeiten, sich jeweils auf eine Sache zu konzentrieren, weil die Bewegung der Wanderseele übermäßig ist.

Intellekt *(yi)*

Der Intellekt der Milz ist für die Konzentration und die Fähigkeit zuständig, sich der jeweils vorliegenden Aufgabe zu widmen. Diese Eigenschaften fehlen bei denjenigen, die an ADS und ADHS (besonders an Ersterem) leiden. Deshalb ist eine Pathologie des Intellekts (und daher der Milz) ein eindeutiges Kennzeichen der Pathologie von ADS.

Organ-Pathologie

- Herz
  - Herz-Schwäche
  - Herz-Hitze
  - Blockade des Herzens durch Schleim
- Leber
  - Leber-Blut- und/oder Leber-Yin-Mangel
  - Leber-Hitze oder Leber-Feuer
- Milz
  - Milz-Schwäche
  - Feuchtigkeit
  - Schleim

Schleim

21

21.3.2 Ätiologie

Vererbung

Eine angeborene Schwäche von Herz, Leber und Milz (und daher von Geist, Wanderseele und Intellekt) ist eine mögliche Ursache von ADS und ADHS.

Ernährung

Offensichtlich basieren alte Ernährungsprinzipien der chinesischen Medizin auf Nahrungmitteln, die gänzlich frei von Pestiziden, Farb-, Konservierungs- und Geschmacksstoffen war. Diese werden daher natürlich nicht in chinesischen Werken thematisiert.

Die wichtigste Art und Weise, wie die Ernährung ADS und ADHS bei westlichen Patienten beeinflussen kann, ist der übermäßige Verzehr von Nahrungsmitteln, die zu Feuchtigkeit und/oder Schleim führen, nämlich Milchprodukten, Fetten, Zucker und Brot. Feuchtigkeit und Schleim können Herz und Milz und daher Geist und Intellekt blockieren, was zu ADS führt.

Eine Studie von Forschern an der University of Southampton hat erhöhte Werte von Hyperaktivität bei kleinen Kindern gezeigt, die Mischungen aus künstlichen Farbstoffen und dem Konservierungsstoff Natriumbenzoat verzehrten. Das Forschungsprojekt bezog sich darauf, die Hyperaktivitätspegel von 153 3-Jährigen und 144 8-Jährigen, die in der Stadt Southampton wohnten, zu messen. Die Kinder wurden aus der Allgemeinbevölkerung ausgewählt, um das ganze Spektrum von Verhaltensweisen – von normal bis hin zu hyperaktiv – zu repräsentieren. Die Auswahl erfolgte also nicht aufgrund vorbestehender Verhaltensprobleme oder bekannter Unverträglichkeiten gegenüber speziellen Nahrungsmitteln.

Die Familien der Kinder wurden gebeten, bei der Ernährung auf die Zusatzstoffe, die in der Studie verwendet wurden, zu verzichten. Über einen Zeitraum von 6 Wochen bekamen die Kinder jeden Tag ein Getränk, das entweder eine von zwei Mischungen aus Lebensmittelfarbstoffen und Benzoat-Konservierungsmittel enthielt oder einfach ein Fruchtsaft war. Alle Getränke waren hinsichtlich Aussehen und Geschmack identisch.

Die Ergebnisse der Southampton-Studie waren, dass wenn die Kinder die Getränke mit den Test-Mischungen erhielten, ihr Verhalten in einigen Fällen signifikant hyperaktiver war.

Das Forscherteam stützte sich auf eine Kombination von Berichten über das Verhalten der Kinder, welche von Lehrern und Eltern erstellt wurden, und Aufzeichnungen eines Beobachters über das Verhalten der Kinder im Unterricht. Ältere Kinder nahmen zusätzlich an einem computerbasierten Aufmerksamkeitstest teil. Keiner der Teilnehmer, weder Lehrer, Eltern, der Beobachter oder die Kinder, wusste, welches Getränk jedes Kind jeweils getrunken hatte.[13]

Emotionaler Stress

Emotionaler Stress in der frühen Kindheit kann ADS oder ADHS verursachen. Dieser Stress ist gewöhnlich durch Angst, Schreck oder Schock bedingt, die auf das Baby oder Kleinkind einwirken. Diese Emotionen schwächen Herz und Milz und daher Geist und Intellekt.

Bei anderen Kindern spielt Zorn eine Rolle bei der Ätiologie dieser Störung. Bei kleinen Kindern kann Zorn von der Konkurrenz mit den Geschwistern oder von der Wut auf ein Elternteil herrühren, z. B. ein Elternteil, das übermäßig ernst und streng ist oder, schlimmer noch, das Kind körperlich missbraucht.

Traurigkeit und Kummer können ebenfalls bei der Ätiologie von ADHS und ADS eine Rolle spielen. Diese Emotionen stammen normalerweise aus einem Mangel an Zuneigung und Berührungen der Eltern.

Schwangerschaft und Entbindung

Ereignisse, die die Schwangerschaft und Niederkunft der Mutter beeinträchtigen, können zur Entwicklung von ADS oder ADHS beitragen. Der Konsum von Alkohol und Zigaretten sowie Schocks während der Schwangerschaft sind Umstände, die sich negativ auf das Gehirn des Babys im Mutterleib auswirken können.

Eine traumatische und sich lang hinziehende Entbindung kann ebenfalls negative Folgen für das Gehirn das Neugeborenen haben.

ZUSAMMENFASSUNG

ADS in der chinesischen Medizin – Ätiologie

- Vererbung
- Ernährung
- Emotionaler Stress
- Schwangerschaft und Entbindung

21.3.3 Akupunkturtherapie

Bevor die einzelnen Krankheitsmuster besprochen werden, erörtere ich hier die allgemeinen Prinzipien der Akupunkturtherapie bei dieser Störung. Obwohl die Akupunkturtherapie bei jedem Krankheitsmuster angegeben wird, gibt es einige allgemeine Prinzipien, die für alle Muster gelten.

Da die Therapie sich auf Geist *(shen)*, Intellekt *(yi)* und Wanderseele *(hun)* konzentrieren sollte, stützt sich die Akupunkturtherapie auf Herz, Milz und Leber. Aber auch die Therapie des Lenkergefäßes und anderer Punkte am Kopf ist wichtig. Ich bespreche daher die relevanten Punkte der Herz-, Milz- und Leber-Leitbahn, dann die Lenkergefäß-Punkte und zum Schluss Akupunkturpunkte anderer Leitbahnen.

Herz

He 5 *tongli*

Ich verwende diesen Punkt als Hauptpunkt, um das Herz und den Geist bei ADS zu stärken. In diesem Fall kombiniere ich ihn mit allgemeinen Punkten, die das Qi stärken, wie etwa Ma 36 *zusanli* und Ren 6 *qihai.* Ich kombiniere He 5 häufig auch mit Bl 15 *xinshu.*

He 7 *shenmen*

Ich verwende diesen Punkt vor allem, um das Herz-Blut zu nähren und den Geist zu beruhigen. Neben der ‚Beruhigung des Geistes' stimuliert er aber auch Geist und Gedächtnis und ist deshalb ein wichtiger Punkt bei ADS. Zu seinen Indikationen zählen Gedächtnisschwäche, psychische Unruhe und Erregung.

Bl 15 *xinshu*

Dies ist ein wichtiger Punkt, um Herz und Geist bei ADS zu stärken. Ich kombiniere ihn häufig mit He 5 *tongli.* Bl 15 nährt das Herz und stimuliert das Gehirn.

Zu seinen Indikationen zählen Angst, Desorientiertheit, verzögerte Sprachentwicklung, Gedächtnisschwäche, Konzentrationsstörungen, geistige Verwirrung und Herz-Qi-Schwäche bei Kindern.

Gleichzeitig mit der Beruhigung des Geistes stimuliert Bl 15 auch das Gehirn, wenn er tonisiert oder mit direkter Moxibustion verwendet wird. Besonders bei Anwendung direkter Moxibustion hat er eine gute Wirkung hinsichtlich der Stimulierung des Gehirns und ist bei geistiger Verwirrung und Konzentrationsstörungen bei Erwachsenen und verlangsamter Entwicklung bei Kindern wirksam.

Milz

Mi 3 *taibai*

Ich verwende diesen Punkt als Hauptpunkt der Milz-Leitbahn, um den Intellekt *(yi)* bei ADS zu stimulieren. Zu seinen Indikationen zählen Gedächtnisschwäche, verwirrtes Denken, Benommenheit des Kopfes und Konzentrationsstörungen.

Eine weitere wichtige Funktion dieses Punktes ist es, Feuchtigkeit zu beseitigen. Dies ist ein Hauptaspekt seiner Funktionen. Meiner Erfahrung nach ist Mi 3 besonders nützlich, um Feuchtigkeit aus dem Kopf zu beseitigen, wo sie ein Schwere- und Benommenheitsgefühl sowie Konzentrationsstörungen hervorruft.

Mi 6 *sanyinjiao*

Mi 6 hat eine stark beruhigende Wirkung auf den Geist und ist daher besonders bei der Therapie von ADHS angezeigt, vor allem, wenn sie vor dem Hintergrund eines Blut- oder Yin-Mangels auftritt. Mi 6 wird vor allem bei einem Milz- und Herz-Blut-Mangel verwendet. Wenn die Milz nicht genügend Blut erzeugt, wird das Herz nicht mit ausreichend Blut versorgt, sodass der Geist keine ‚Wohnstätte' hat. Dies hat Hyperaktivität und Konzentrationsstörungen zur Folge. Mi 6 ist in diesem Fall der Punkt der Wahl, da er gleichzeitig die Milz stärkt, das Blut nährt und den Geist beruhigt.

Bl 20 *pishu*

Bl 20 ist der Rücken-Transport-*shu*-Punkt der Milz. Er stärkt die Milz und den Intellekt *(yi)* und beseitigt Feuchtigkeit. Im Kontext von ADS stimuliert er Gedächtnis und Konzentration. Um diese Wirkung zu erzielen, kombiniere ich Bl 20 häufig mit dem Punkt daneben auf der äußeren Blasen-Leitbahn-Linie, nämlich Bl 49 *yishe.*

Leber

Bl 47 *hunmen*

Bl 47 *hunmen* reguliert die Bewegung der Wanderseele. Er kann sie stimulieren oder zügeln. Bei der Therapie von ADS und ADHS verwende ich ihn, um die Bewegung der Wanderseele zu zügeln. Die Indikationen dieses Punktes umfassen Angst, Depressionen, Schlafstörungen, übermäßiges Träumen, mangelnden Richtungssinn im Leben und ‚Besessensein von einer Leiche'.[14]

Dieser Punkt beruhigt und verwurzelt die Wanderseele in der Leber. Er ist eine ‚Tür', sodass dieser Punkt das ‚Kommen und Gehen' der Wanderseele reguliert.

In ‚Eine Erklärung der Akupunkturpunkte' (1654) wird bekräftigt, dass aufgrund des Wesens dieses Punktes als ‚Fenster', ‚Tor' oder ‚Tür' die Wanderseele durch ihn ein- und ausgeht. Dies bestätigt das dynamische Wesen dieses Punktes bei der Stimulierung der Bewegung von Wanderseele und Geist. Er kann jedoch auch in die andere Richtung wirken, nämlich die übermäßige Bewegung der Wanderseele herunterschrauben.

Le 3 *taichong*

Le 3 hat eine tief gehende beruhigende Wirkung auf Geist und Wanderseele und ist bei der Beruhigung der Hyperaktivität bei ADHS wirksam. Seine beruhigende Wirkung wird verstärkt, wenn man ihn mit Di 4 *hegu* kombiniert (die ‚Vier Tore').

Die Indikationen dieses Punktes umfassen Neigung zu Zornesausbrüchen, Reizbarkeit, Schlafstörungen und Sorgen.

Lenkergefäß

Du 16 *fengfu*

Du 16 *fengfu* hat einen tief greifenden Einfluss auf das Gehirn und den psychisch-emotionalen Zustand, der durch seine 3 Eigenschaften bestimmt wird: er ist ein Punkt des Meeres des Marks, ein Himmelsfensterpunkt und einer von Sun Simiaos 13 Dämonenpunkten. Dies sind seine wichtigsten Charakteristika im Zusammenhang mit ADS.

Du 16 nährt das Mark und unterstützt das Gehirn, beruhigt den Geist und macht die Öffnungen des Geistes auf. Zu seinen Indikationen zählen manisches Verhalten, Selbstmordverlangen, Traurigkeit und Angst.

Im Zusammenhang mit ADS klärt Du 16 den Geist und stimuliert das Gehirn, da er ein Punkt des Meeres des Marks ist. Als Himmelsfensterpunkt fördert er das Aufsteigen des klaren Qi und das Absteigen von trübem Qi zum bzw. vom Kopf. Dies trägt zur Stimulierung von Gedächtnis und Konzentration bei.

Du 17 *naohu*

Der Name von Du 17 bedeutet ‚Fenster des Gehirns'. Dieser Punkt nährt das Gehirn und stimuliert Gedächtnis und Konzentration. Zu seinen Indikationen gehören ein Schweregefühl des Kopfes, Schwindelgefühle und manisches Verhalten. Dass ‚Schweregefühl des Kopfes' und ‚Schwindelgefühle' unter seine Indikationen fallen, zeigt, dass dieser Punkt Schleim aus dem Gehirn beseitigt.

Du 17 ist daher bei der Therapie von ADS angezeigt, sowohl um das Gehirn bei Leere-Zuständen zu nähren als auch um bei Fülle-Zuständen Schleim aus dem Gehirn zu beseitigen.

Du 19 *houding*

Du 19 beruhigt den Geist und macht die Öffnungen des Geistes auf. Dieser Punkt ist vor allem angezeigt, um den Geist bei ADHS zu beruhigen. Zu seinen Indikationen zählen manisches Verhalten, Angstzustände, psychische Unruhe und Schlafstörungen. Um den Geist zu beruhigen, kombiniere ich diesen Punkt häufig mit Ren 15 *jiuwei.*

Du 20 *baihui*

Du 20 ist ein Punkt des Meeres des Marks. Er unterstützt das Gehirn und die Sinnesorgane und klärt den Geist. Zu seinen Indikationen zählen Schwindelgefühle, ‚Gehirnsausen', Tinnitus und Gedächtnisschwäche.

Du 20 ist ein Kreuzungspunkt vieler Yang-Leitbahnen, die das klare Yang zum Kopf transportieren. Er hat daher eine intensive Wirkung bei der Stimulierung des Aufsteigens von Yang. Bei Anwendung direkter Moxibustion stimuliert er das Aufsteigen von klarem Qi zum Kopf. Die Qi-hebende Wirkung dieses Punktes hat insoweit eine psychische Wirkung, dass er das Aufsteigen von klarem Yang zum Gehirn und Geist fördert. Aus diesem Grund verwende ich Du 20 häufig, um die Konzentration bei ADS zu stimulieren.

Du 24 *shenting*

Du 24 beruhigt und hebt den Geist und macht die Öffnungen des Geistes auf. Zu seinen Indikationen zählen manische Depression, Depressionen, Angstzustände, Gedächtnisschwäche und Schlafstörungen.

Dies ist ein sehr wichtiger und starker Punkt, um den Geist zu beruhigen. Er wird bei schweren Angstzuständen und Phobien häufig mit Gb 13 *benshen* kombiniert. Ein wichtiges Merkmal dieses Punktes, das ihn besonders nützlich erscheinen lässt, ist, dass er sowohl den Geist beruhigen als auch heben kann. Daher wird er nicht nur bei Angstzuständen und Schlafstörungen, sondern auch bei Depressionen und Traurigkeit verwendet. Dies bedeutet, dass Du 24 sowohl bei ADS als auch bei ADHS eingesetzt werden kann.

Der Name dieses Punktes (‚Hof des Geistes') bezieht sich auf seinen starken Einfluss auf Geist und Seele. Der Hof wurde traditionell als sehr wichtiger Teil des Hauses betrachtet, da er dem Besucher einen ersten Eindruck vermittelte; er war der Eingang. Daher könnte man sagen, dass dieser Punkt der ‚Eingang' zu Geist und Seele ist; dass er ein Hof ist, betont seine Bedeutung.

Weitere Punkte

Gb 13 *benshen*

Gb 13 beruhigt den Geist *(shen),* beseitigt Schleim aus dem Gehirn, sammelt die Essenz *(jing)* zum Kopf und klärt das Gehirn. Zu seinen Indikationen zählen manisches Verhalten, Schreck und Schwindelgefühle.

Gb 13 ist ein sehr wichtiger Punkt bei psychischen und emotionalen Problemen. Er hat eine intensive Wirkung bei der Beruhigung von Geist und Wanderseele, wenn jemand hyperaktiv ist. Seine Wirkung wird in Kombination mit Du 24 *shenting* verstärkt.

Seine tief greifende psychische und emotionale Wirkung ist auch durch seine Funktion bedingt, Essenz zum Kopf hin zu ‚sammeln'. Die Nieren-Essenz ist die Wurzel unseres vorgeburtlichen Qi und die Grundlage für unser psychisches und emotionales Leben. Eine starke Essenz ist die grundlegende Voraussetzung für einen klaren Geist *(shen)* und ein ausgewogenes Gefühlsleben. Dies ist die Bedeutung des Namens für diesen Punkt, ‚Wurzel des Geistes', d. h. dieser Punkt sammelt die Essenz, welche die Wurzel des Geistes *(shen)* darstellt.

Die Nieren-Essenz ist die Quelle des Marks, das das Gehirn auffüllt (welches Meer des Marks genannt wird). Gb 13 ist ein Punkt, wo Essenz und Mark ‚zusammentreffen'. Im ‚Großen Wörterbuch der Akupunktur' heißt es, dass dieser Punkt *„den Geist [shen] zu seiner Wurzel zurückkehren lässt".*[15] Die ‚Wurzel' des Geistes ist die Essenz. Daher ‚sammelt' dieser Punkt die Essenz zum Gehirn und wirkt auf den Geist ein. Da er Geist und Essenz miteinander verbindet, behandelt er sowohl das Herz als auch die Niere und daher Geist *(shen)* und Willenskraft *(zhi).* Unter Berücksichtigung der Tatsache, dass *zhi* der Niere auch das Gedächtnis umfasst, stimuliert dieser Punkt Gedächtnis und Konzentration, indem er auf Leber und Niere einwirkt.

In Kombination mit anderen Punkten, die die Essenz nähren (wie etwa Ren 4 *guanyuan*), zieht Gb 13 die Essenz zum Kopf, mit dem Effekt, dass der Geist beruhigt und die Klarheit des Geistes, das Gedächtnis und die Konzentration gestärkt werden. Die Verbindung zwischen Gb 13 und der Essenz wird in dem Werk ‚Eine Recherche über chinesische Akupunktur‘ bestätigt, in dem unter den Indikationen dieses Punktes *„Hypermenorrhö, Impotenz und Samenergüsse“* aufgelistet werden.[16]

Schließlich beseitigt Gb 13 Schleim aus dem Gehirn. Im Zusammenhang mit ADS macht er die Öffnungen des Geistes auf, wenn diese durch Schleim getrübt sind. Dies stimuliert das Gedächtnis und die Konzentration.

Gb 17 *zhengying*

Gb 17 beseitigt Schleim und macht die Öffnungen des Geistes auf. Zu seinen Indikationen zählen Schwindelgefühle, unklares Sehen aufgrund von Schleim, Zwangsgedanken, Grübeln und manisches Verhalten.

Gb 17 hat eine starke psychisch-emotionale Wirkung, indem er die Öffnungen des Geistes aufmacht und Schleim beseitigt. Meiner Erfahrung nach beseitigt er wirksam Schleim aus dem Kopf, wenn dieser den Geist blockiert und Zwangsgedanken, Grübeln und leichtes manisches Verhalten verursacht.

Im Zusammenhang mit ADS verwende ich diesen Punkt, um Gedächtnis und Konzentration zu stimulieren, wenn das Gehirn durch Schleim blockiert ist.

Gb 18 *chengling*

Gb 18 beruhigt den Geist und macht die Öffnungen des Geistes auf. Zu seinen Indikationen gehören Schwindelgefühle, Zwangsgedanken und Grübeln.

Gb 18 hat eine tief gehende Wirkung auf psychische Probleme wie Zwangsgedanken und Demenz.[17] Ich verwende diesen Punkt, um Schleim aus dem Gehirn zu beseitigen und den Geist bei ADHS zu beruhigen.

Gb 19 *naokong*

Gb 19 beruhigt den Geist. Unter seine Indikationen fallen Schwindelgefühle, unklares Sehen, manische Depression, Schreck und Palpitationen.

Ich verwende Gb 19, um den Geist bei ADHS zu beruhigen.

Ma 8 *touwei*

Ich verwende Ma 8 in erster Linie, um bei ADS Schleim aus dem Gehirn zu beseitigen.

Bl 10 *tianzhu*

Bl 10 ist ein Himmelsfensterpunkt. Seine Wirkung bei ADS hängt z. T. mit diesem Merkmal zusammen. Er klärt das Gehirn und macht die Öffnungen des Geistes auf. Zu seinen Indikationen gehören Schwindelgefühle, Schweregefühl des Kopfes, geistige Verwirrung, Konzentrationsstörungen, Gedächtnisschwäche, unaufhörliches Reden, ‚Geistersehen‘ und manisches Verhalten.

Da dieser Punkt aufgrund seiner Leitbahnpolarität und Position von Natur aus Yang ist, behandelt er Yang-Exzesse, die psychische Probleme verursachen (unaufhörliches Reden, ‚Geistersehen‘, manisches Verhalten).

Im Zusammenhang mit ADS kann Bl 10 als Himmelsfensterpunkt das Aufsteigen von klarem Qi zum Kopf und das Absteigen von trübem Qi vom Kopf stimulieren. Dies klärt das Gehirn und stimuliert Gedächtnis und Konzentration.

Bl 23 *shenshu*

Bl 23 ist der Rücken-Transport-*shu*-Punkt der Niere. Die Niere speichert die Essenz, die das Mark und Gehirn nährt. Durch die Tonisierung von Bl 23 können das Mark gestärkt und das Gehirn genährt werden, um Gedächtnis und Konzentration bei ADS zu stimulieren.

Erfahrungen der Lehrer von der Nanjing University of Traditional Chinese Medicine

Professor Wang Lingling der Nanjing University of Traditional Chinese Medicine stützt sich auf das Lenkergefäß, um ADS zu behandeln. Sie verwendet eine allgemeine Verschreibung, die auf folgenden Punkten basiert: Du 14 *dazhui,* Di 4 *hegu,* Le 3 *taichong,* He 7 *shenmen* und Mi 6 *sanyinjiao.*

Zusätzlich zu diesen Punkten verwendet sie im Wechsel eine der folgenden Punktgruppen: (1) Du 20 *baihui,* Du 24 *shenting* und *yintang* und (2) *sishencong.*[18]

Dr. Shen Canrou des Jiangsu Province Hospital of Traditional Chinese Medicine in Nanjing stützt sich bei der Behandlung von ADS bei Kindern auf die Stärkung der Milz und Unterdrückung der Leber, indem er folgende Punkte einsetzt: Gb 20 *fengchi,* He 7 *shenmen,* Ma 36 *zusanli,* Mi 6 *sanyinjiao,* Le 3 *taichong* und *yintang.*[19]

Dr. Tao Kun führt die folgenden Krankheitsmuster an, die seiner Erfahrung nach ADHS verursachen:

1. Nieren-Yin-Mangel, Wasser kann das Holz nicht nähren.
2. Herz- und Leber-Feuer.
3. Herz-Feuer mit Schleim.
4. Mangelernährung der Leitbahnen aufgrund einer Qi-Stagnation und Blut-Stase.
5. Disharmonie von Yin und Yang zwischen Leber, Herz, Niere und Milz.

Das von Dr. Tao angewendete Therapieprinzip besteht darin, das zugrunde liegende Muster zu behandeln und den normalen Qi- und Blut-Fluss wiederherzustellen. Darüber hinaus reguliert er das Konzeptions- und Lenkergefäß, um Yin und Yang zu harmonisieren.

Dr. Tao wählt Punkte aus der folgenden Liste aus: Du 14 *dazhui,* Ren 8 *shenque,* Du 20 *baihui, sishencong,* Di 4 *hegu,* He 7 *shenmen,* Ni 3 *taixi* und Le 3 *taichong.*[20]

ZUSAMMENFASSUNG

ADS in der chinesischen Medizin – Akupunkturtherapie

Herz

- He 5 *tongli*
- He 7 *shenmen*
- Bl 15 *xinshu*

Milz

- Mi 3 *taibai*
- Mi 6 *sanyinjiao*
- Bl 20 *pishu*

Leber

- Bl 47 *hunmen*
- Le 3 *taichong*

Lenkergefäß

- Du 16 *fengfu*
- Du 17 *naohu*
- Du 19 *houding*
- Du 20 *baihui*
- Du 24 *shenting*

Weitere Punkte

- Gb 13 *benshen*
- Gb 17 *zhengying*
- Gb 18 *chengling*
- Gb 19 *naokong*
- Ma 8 *touwei*
- Bl 10 *tianzhu*
- Bl 23 *shenshu*

Erfahrungen der Lehrer von der Nanjing University of Traditional Chinese Medicine

- Professor Wang Lingling: Du 14 *dazhui,* Di 4 *hegu,* Le 3 *taichong,* He 7 *shenmen* und Mi 6 *sanyinjiao.* Zusätzlich zu diesen Punkten verwendet sie im Wechsel eine der folgenden Punktgruppen: (1) Du 20 *baihui,* Du 24 *shenting* und *yintang* und (2) *sishencong.*
- Dr. Shen Canrou: Gb 20 *fengchi,* He 7 *shenmen,* Ma 36 *zusanli,* Mi 6 *sanyinjiao,* Le 3 *taichong* und *yintang.*
- Dr. Tao Kun: Du 14 *dazhui,* Ren 8 *shenque,* Du 20 *baihui, sishencong,* Di 4 *hegu,* He 7 *shenmen,* Ni 3 *taixi* und Le 3 *taichong.*

21.4 Identifikation von Krankheitsmustern und Therapie

Die chinesische Literatur über die Therapie von ADHS und ADS ist spärlich. Einige der existierenden Studien werden im ➕ ➤ ‚Plus im Web' vorgestellt. Wie es häufig der Fall ist, haben chinesische Studien ein schlechtes Design, aber sie werden dennoch wiedergegeben, um dem Leser zumindest einen Hinweis auf die in China verwendeten Therapiestrategien zu vermitteln.

Herz- und Milz-Blut-Mangel

Klinische Manifestationen

Aufmerksamkeitsstörung, Gedächtnisschwäche und Konzentrationsstörungen, Schwierigkeiten, an der jeweiligen Aufgabe festzuhalten, Schwierigkeiten, die Zeit einzuhalten, Tendenz zu Tagträumen, Mangel an Aufmerksamkeit, Müdigkeit, Schlafstörungen, Angstzustände, Appetitmangel, weiche Stühle, Palpitationen.

- **Zunge:** blass, dünn
- **Puls:** rau oder dünn.

Therapieprinzip

Herz- und Milz-Blut nähren, den Geist *(shen)* und Intellekt *(yi)* stärken.

Akupunktur

He 7 *shenmen,* Ren 15 *jiuwei,* Du 24 *shenting,* Mi 6 *sanyinjiao,* Ren 12 *zhongwan,* Bl 20 *pishu,* Du 20 *baihui.* Alle Punkte mit tonisierender Nadeltechnik.

Erklärung:

- He 7 und Ren 15 nähren das Herz-Blut und stärken den Geist.
- Du 24 stärkt den Geist und verbessert Gedächtnis und Konzentration.
- Mi 6, Ren 12 und Bl 20 stärken das Milz-Qi und Milz-Blut.
- Du 20 verbessert Gedächtnis und Konzentration.

Arzneimitteltherapie

Rezeptur

Variante von *Guipi tang*

Variante von Dekokt, das die Milz stärkt

Erklärung: Diese Rezeptur stärkt Qi und Blut von Herz und Milz und stimuliert das Gehirn.

21

ZUSAMMENFASSUNG

Herz- und Milz-Blut-Mangel

Akupunktur

He 7 *shenmen,* Ren 15 *jiuwei,* Du 24 *shenting,* Mi 6 *sanyinjiao,* Ren 12 *zhongwan,* Bl 20 *pishu,* Du 20 *baihui.* Alle Punkte mit tonisierender Nadeltechnik.

Arzneimitteltherapie

Variante von *Guipi tang* Dekokt, das die Milz stärkt

Herz- und Nieren-Yin-Mangel

Klinische Manifestationen

Hyperaktives Kind oder Erwachsener mit ADHS, Schlafstörungen, trockener Mund, Tinnitus, Nachtschweiß, Gedächtnisschwäche und Konzentrationsstörungen.

- **Zunge:** ohne Belag
- **Puls:** oberflächlich-leer.

Therapieprinzip

Herz- und Nieren-Yin nähren, den Geist *(shen)* stärken.

Akupunktur

Mi 6 *sanyinjiao,* Ni 3 *taixi,* Ren 4 *guanyuan,* He 7 *shenmen,* Du 24 *shenting,* Ren 15 *jiuwei.* Alle Punkte mit tonisierender Nadeltechnik.

Erklärung:

- Mi 6, Ni 3 und Ren 4 nähren das Nieren-Yin.
- He 7 nährt das Herz-Yin.
- Du 24 und Ren 15 nähren das Herz, stärken den Geist und stimulieren Gedächtnis und Konzentration.

Arzneimitteltherapie

Rezeptur

Kongsheng zhenzhong dan

Meister Kongs Bettkanten-Pille

Erklärung: Diese Rezeptur nährt das Herz- und Nieren-Yin, stärkt Mark und Gehirn und beruhigt die Seele.

ZUSAMMENFASSUNG

Herz- und Nieren-Yin-Mangel

Akupunktur

Mi 6 *sanyinjiao,* Ni 3 *taixi,* Ren 4 *guanyuan,* He 7 *shenmen,* Du 24 *shenting,* Ren 15 *jiuwei.* Alle Punkte mit tonisierender Nadeltechnik.

Arzneimitteltherapie

Kongsheng zhenzhong dan Meister Kongs Bettkanten-Pille

Nieren- und Leber-Yin-Mangel mit aufsteigendem Leber-Yang

Klinische Manifestationen

Hyperaktives Kind oder Erwachsener mit ADHS, Nachtschweiß, trockener Mund, Tinnitus, Reizbarkeit, Neigung zu Zornesausbrüchen.

- **Zunge:** ohne Belag, gerötete Ränder
- **Puls:** oberflächlich, leer und leicht saitenförmig.

Therapieprinzip

Leber- und Nieren-Yin nähren, Leber-Yang unterdrücken.

Akupunktur

Mi 6 *sanyinjiao,* Le 8 *ququan,* Ni 3 *taixi,* Ren 4 *guanyuan,* He 7 *shenmen,* Le 3 *taichong,* Gb 13 *benshen,* Du 24 *shenting.*

Erklärung:

- Mi 6, Le 8, Ni 3 und Ren 4 nähren das Leber- und Nieren-Yin.
- He 7 beruhigt den Geist
- Le 3 unterdrückt das Leber-Yang.
- Gb 13 und Du 24 unterdrücken das Leber-Yang, beruhigen den Geist und stimulieren Gedächtnis und Konzentration.

Arzneimitteltherapie

Rezeptur

Variante von *Qi ju dihuang wan*

Variante von Pille mit Lycium, Chrysanthemum und Rehmannia

Erklärung: Diese Rezeptur nährt das Leber- und Nieren-Yin, unterdrückt das Leber-Yang und beruhigt die Seele.

ZUSAMMENFASSUNG

Nieren- und Leber-Yin-Mangel mit aufsteigendem Leber-Yang

Akupunktur

Mi 6 *sanyinjiao,* Le 8 *ququan,* Ni 3 *taixi,* Ren 4 *guanyuan,* He 7 *shenmen,* Le 3 *taichong,* Gb 13 *benshen,* Du 24 *shenting.*

Arzneimitteltherapie

Variante von *Qi ju dihuang wan* Pille mit Lycium, Chrysanthemum und Rehmannia

Herz- und Milz-Qi-Schwäche

Klinische Manifestationen

Kind oder Erwachsener mit ADS, das Kind lebt in seiner eigenen Welt, Konzentrationsstörungen, Tagträume, ruhige, langsame Bewegungen, leichter Schlaf, Spontanschweiß, wählerisch beim Essen.

- **Zunge:** blass
- **Puls:** schwach.

Therapieprinzip

Herz- und Milz-Qi stärken, das Gehirn stärken.

Akupunktur

He 5 *tongli,* Bl 15 *xinshu,* Ren 15 *jiuwei,* Du 24 *shenting,* Du 20 *baihui,* Ren 12 *zhongwan,* Ma 36 *zusanli,* Bl 20 *pishu,* Bl 49 *yishe.*

Erklärung:

- He 5 und Bl 15 stärken das Herz.
- Ren 15 und Du 24 beruhigen die Seele.
- Du 20 stimuliert das Aufsteigen von klarem Qi zum Gehirn.
- Ren 12, Ma 36 und Bl 20 stärken die Milz.
- Bl 49 stimuliert den Intellekt.

Arzneimitteltherapie

Rezeptur

Guipi tang mit *Gan mai dazao tang* Dekokt, das die Milz stärkt, mit Dekokt mit Glycyrrhiza, Triticum und Jujuba

Erklärung: *Guipi tang* stärkt Qi und Blut von Milz, Leber und Herz, wohingegen *Gan mai dazao tang* das Herz stärkt und die Seele beruhigt.

ZUSAMMENFASSUNG

Herz- und Milz-Qi-Schwäche

Akupunktur

He 5 *tongli,* Bl 15 *xinshu,* Ren 15 *jiuwei,* Du 24 *shenting,* Du 20 *baihui,* Ren 12 *zhongwan,* Ma 36 *zusanli,* Bl 20 *pishu,* Bl 49 *yishe.*

Arzneimitteltherapie

Guipi tang mit *Gan mai dazao tang* Dekokt, das die Milz stärkt, mit Dekokt mit Glycyrrhiza, Triticum und Jujuba

Leber- und Herz-Feuer

Klinische Manifestationen

Kind mit ADHS, unruhiges und reizbares Kind, Neigung zu Zornesausbrüchen, Konzentrationsstörungen, Unfähigkeit, sich auf eine Aufgabe zu konzentrieren, Durst, trockener Mund, Schlafstörungen, unangenehme Träume, Kopfschmerzen, bitterer Mundgeschmack. Oftmals ein künstlerisch veranlagtes Kind.

- **Zunge:** rot mit stärker geröteten Rändern, trockener, gelber Belag
- **Puls:** saitenförmig, schnell.

Therapieprinzip

Herz- und Leber-Feuer ausleiten, den Geist und die Wanderseele beruhigen.

Akupunktur

Le 2 *xingjian,* Le 3 *taichong,* Du 24 *shenting,* Gb 13 *benshen,* Ren 15 *jiuwei.* Alle Punkte mit sedierender Nadeltechnik.

Erklärung:

- Le 2 leitet Leber-Feuer aus.
- Le 3 beruhigt die Seele und die Wanderseele.
- Du 24, Gb 13 und Ren 15 beruhigen die Seele und die Wanderseele.

Arzneimitteltherapie

Rezeptur

Variante von *Longdan xiegan tang*

Variante von Gentiana-Dekokt, das die Leber ausleitet

Erklärung: Diese Variante von *Longdan xiegan tang* leitet Leber- und Herz-Feuer aus, beruhigt die Seele und die Wanderseele.

ZUSAMMENFASSUNG

Leber- und Herz-Feuer

Akupunktur

Le 2 *xingjian,* Le 3 *taichong,* Du 24 *shenting,* Gb 13 *benshen,* Ren 15 *jiuwei.* Alle Punkte mit sedierender Nadeltechnik.

Arzneimitteltherapie

Variante von *Longdan xiegan tang* Gentiana-Dekokt, das die Leber ausleitet

Herz- und Milz-Schwäche mit Schleim

Klinische Manifestationen

Kind oder Erwachsener mit ADS, das Kind lebt in seiner eigenen Welt, Konzentrationsstörungen, Tagräume, ruhige, langsame Bewegungen, Schläfrigkeit, Spontanschweiß, wählerisch beim Essen, Katarrh, Brustdruckgefühl, Expektoration von Schleim.

- **Zunge:** blass und geschwollen mit klebrigem Belag.
- **Puls:** sanft oder schlüpfrig.

Therapieprinzip

Die Milz stärken, den Intellekt stärken, Schleim beseitigen.

Akupunktur

Ren 12 *zhongwan*, Ren 9 *shuifen*, Mi 6 *sanyinjiao*, Ma 40 *fenglong*, He 5 *tongli*, Bl 15 *xinshu*, Du 24 *shenting*, Ren 15 *jiuwei*, Ma 36 *zusanli*, Bl 20 *pishu*, Bl 49 *yishe*. Ren 9, Mi 6 and Ma 40 mit sedierender oder neutraler Nadeltechnik, alle anderen tonisierend nadeln.

Erklärung:

- Ren 12, Ren 9, Mi 6 und Ma 40 beseitigen Schleim.
- He 5 und Bl 15 stärken das Herz.
- Du 24 und Ren 15 beruhigen die Seele.
- Ma 36, Ren 12 und Bl 20 stärken die Milz.
- Bl 49 stimuliert den Intellekt.

Arzneimitteltherapie

Guipi tang mit Variante von *Gan mai dazao tang*
Dekokt, das die Milz stärkt, mit Variante von Dekokt mit Glycyrrhiza, Triticum und Jujuba

Erklärung: Diese Variante dieser beiden Rezepturen stärkt Herz und Milz, beruhigt Seele und Wanderseele und beseitigt Schleim.

ZUSAMMENFASSUNG

Herz- und Milz-Schwäche mit Schleim

Akupunktur

Ren 12 *zhongwan*, Ren 9 *shuifen*, Mi 6 *sanyinjiao*, Ma 40 *fenglong*, He 5 *tongli*, Bl 15 *xinshu*, Du 24 *shenting*, Ren 15 *jiuwei*, Ma 36 *zusanli*, Bl 20 *pishu*, Bl 49 *yishe*. Ren 9, Mi 6 and Ma 40 mit sedierender oder neutraler Nadeltechnik, alle anderen tonisierend nadeln.

Arzneimitteltherapie

Guipi tang mit Variante von *Gan mai dazao tang* Dekokt, das die Milz stärkt, mit Variante von Dekokt mit Glycyrrhiza, Triticum und Jujuba

21.5 Studien zum Thema

„Plus im Web“ (vordere Buchumschlagseite)

ANMERKUNGEN

1 National Institute of Mental Health Internetseite http://www.nimh.nih.gov/healthinformation/adhdmenu.cfm (aufgerufen im Jahr 2008).

2 Diagnostic and Statistical Manual of Mental Disorders, 4. Aufl. Text-Revision. American Psychiatric Association, Washington, DC.

3 Consensus Development Panel 1982. Defined Diets and Childhood Hyperactivity. National Institutes of Health Consensus Development Conference Summary, Bd. 4, Nr. 3.

4 Wolraich, M.; Milic, R.; Stumbo, P.; Schultz, F. 1985. The effects of sucrose ingestion on the behavior of hyperactive boys. Pediatrics 106: 657–682.

5 McCann, D.; Barrett, A.; Cooper, A. et al. 2007. Food additives and hyperactive behaviour in 3-year-old and 8/9-year-old children in the community: a randomised, double-blinded, placebo-controlled trial. Lancet 370(9598): 1.560–1.567.

6 Biederman, J.; Faraone, S. V.; Keenan, K.; Knee, D.; Tsuang, M. F. 1990. Family-genetic and psychosocial risk factors in DSM-III attention deficit disorder. Journal of the American Academy of Child and Adolescent Psychiatry 29(4): 526–533.

7 Faraone, S. V.; Biederman, J. 1998. Neurobiology of attention-deficit hyperactivity disorder. Biological Psychiatry 44: 951–958.

8 The MTA Cooperative Group 1999. A 14-month randomized clinical trial of treatment strategies for attention-deficit hyperactivity disorder (ADHD). Archives of General Psychiatry 56: 1.073–1.086.

9 Wilens, T. E.; Faraone, S. V.; Biederman, J.; Gunawardene, S. 2003. Does stimulant therapy of attention-deficit/hyperactivity disorder beget later substance abuse? A meta-analytic review of the literature. Pediatrics 111(1): 179–185.

10 Silver, L. B. 2000. Attention-deficit hyperactivity disorder in adult life. Child and Adolescent Psychiatric Clinics of North America 9(3): 511–523.

11 Wilens, T. E.; Biederman, J.; Spencer, T. J. 2002. Attention deficit/hyperactivity disorder across the lifespan. Annual Review of Medicine 53:113–131.

12 Attention deficit disorder in adults. Harvard Mental Health Letter 2002; 19(5): 36.

13 McCann, D.; Barrett, A.; Cooper, A. et al. 2007. Food additives and hyperactive behaviour in 3-year-old and 8/9-year-old children in the community: a randomised, double-blinded, placebo-controlled trial. Lancet 370(9598): 1.560–1.567.

14 Shan Changhua 1990. *Jingxue jie* 经穴解 [An Explanation of the Acupuncture Points]. People's Health Publishing House, Beijing, S. 211. ‚Eine Erklärung der Akupunkturpunkte' wurde von Yue Hanzhen verfasst und erstmals 1654 veröffentlicht

15 Cheng Baoshu 1988. *Zhenjiu da cidian* 针灸大辞典 [Great Dictionary of Acupuncture]. Beijing Science Publishing House, Beijing, S. 11.

16 Jiao Shunfa 1987. *Zhongguo zhenjiu xue qiuzhen* 中国针灸学求诊 [An Enquiry into Chinese Acupuncture]. Shanxi Science Publishing House, S. 52.

17 Dr. Zhang Mingjiu, persönliche Mitteilung, Nanjing 1982.

18 Professor Wang Lingling, persönliche Mitteilung, Oktober 2007.

19 Dr. Shen Canruo, persönliche Mitteilung, Oktober 2007.

20 Dr. Tao Kun, persönliche Mitteilung, Oktober 2007.

KAPITEL

22 Epilog: Die Rolle der chinesischen Medizin bei psychischen Störungen

Ich war sehr jung (28), als ich Akupunktur zu praktizieren begann, und wusste nichts über psychologische Beratung oder Psychotherapie. In diesen frühen Zeiten unterrichteten Hochschulen der chinesischen Medizin nicht den ‚Umgang mit Patienten', wie dies heute der Fall ist. Ich musste daher in der Praxis allein mit den psychisch-emotionalen Problemen meiner Patienten zurechtkommen. Ich erkannte schnell, dass die meisten meiner Patienten in irgendeiner Weise emotional litten, ob dies nun der Hauptgrund für ihre körperlichen Probleme war oder nicht.

Da ich mir selbst überlassen war, mit solchem emotionalen Leiden umzugehen, versuchte ich mein Bestes, um mit den emotionalen und psychischen Problemen meiner Patienten fertig zu werden. Was sollte der Therapeut z. B. tun, wenn ein Patient einige Minuten, nachdem die Nadeln eingeführt worden waren, zu weinen begann (etwas, was in meiner Praxis recht häufig vorkam und was ich übrigens niemals in China gesehen habe)? Sollte ich dies ignorieren und so tun, als ob nichts geschehen sei? Sollte ich den Patienten beruhigen? Wie viel Körperkontakt (z. B. über den Kopf streichen) würde als professionell eingestuft? Sollte ich tiefer in das Gefühlsleben der Patienten eindringen oder nicht? War es meine Aufgabe, dies zu tun? Da ich ja keine Ausbildung in psychologischer Beratung oder Psychotherapie hatte, war ich dafür überhaupt qualifiziert? Und wenn der Patient sein Herz ausschüttete, wie sollte ich dann solche Informationen nutzen? Wenn ein Patient an Kummer und Traurigkeit leidet, sollte die Therapie darauf ausgerichtet werden, ob die Traurigkeit durch einen Verlust oder durch eine allgemeine Depression verursacht wird? Was ist, wenn hinter der Traurigkeit eigentlich Schuldgefühle stecken? Wie würde sich die Therapie dann unterscheiden?

Während meiner Studien der chinesischen Medizin hatte ich viele Bücher über Taoismus und Buddhismus gelesen und auch Buddhismus und buddhistische Meditation praktiziert. Ich frage mich, wie ich diese Lehren auf die Therapie der emotionalen Leiden meiner Patienten anwenden könnte. Ich fand bald heraus, dass wenn ein Patient von einer Emotion überwältigt wird, es nicht hilft, ihn davon zu überzeugen, dass sein emotionales Leiden nur eine Illusion sei, weil es in Wirklichkeit kein Selbst gebe (*anatta,* Sanskrit für ‚kein Selbst') und dieses lediglich ein Fluss der *5 skandhas* sei.

Übrigens fanden es einige meiner Patienten doch nützlich, wenn ich die buddhistische Sichtweise von Geist und Emotionen mit ihnen besprach, allerdings nicht, wenn z. B. der Ehemann die Familie verlassen hatte und die Patientin gerade mitten in einem großen emotionalen Aufruhr war. Ich führte mit interessierten Patienten viele Male lange Diskussionen über das Thema Taoismus und Buddhismus.

Eine andere Frage, die häufig aufkam, ist folgende: Wenn eine Patientin mit einem relativ trivialen Problem wie etwa einer Sehnenscheidenentzündung am Handgelenk zu uns in die Praxis kommt und sich während einer der Sitzungen herausstellt, dass sie in ihrer Jugend sexuell missbraucht worden ist, wie benutzen wir dann diese Information? Sollten wir ihr *shen* behandeln? Ist es angemessen, dies in jedem Fall zu tun oder nur, wenn sie uns darum bittet? Greift es in die Privatsphäre ein, das *shen* einer Patientin behandeln zu wollen, wenn sie nur wegen eines oberflächlichen tendino-muskulären Problems zu uns gekommen ist? Sollten wir das *shen* behandeln, auch ohne es ihr zu sagen, oder sollten wir ihr dies mitteilen?

Auf der Basis meiner Erfahrung ist meine Antwort auf die obige Frage nunmehr ‚ja', es ist immer wichtig, das *shen* zu behandeln, wenn der Patient eine Vorgeschichte tiefen emotionalen Leidens aus der Vergangenheit hat. Mein Ansatz ist flexibel und hängt gänzlich von der Disposition des Patienten ab. Ich respektiere immer den Wunsch des Patienten. Manche möchten sich gern von ihrer vergangenen emotionalen Vorgeschichte befreien und sich behandeln lassen, manche möchten dies vielleicht nicht. Im letztgenannten Fall würde ich dies immer respektieren und die Sache nicht erzwingen.

Dies heißt jedoch nicht, dass ich dies bei meiner Therapie nicht berücksichtigen würde. Im obigen Beispiel würde ich offensichtlich das vorliegende Problem der Sehnenscheidenentzündung behandeln, aber ich würde auch sehr sanft das *shen* nähren, vielleicht einfach mit He 7 *shenmen* und Ren 15 *jiuwei.* Meiner Erfahrung nach hilft das Nähren des *shen immer,* wenn dieses durch vergangenes emotionales Leiden verwundet ist, welches Problem auch immer der Patient aufweist. Im Übrigen hat He 7 *shenmen* auch eine analgetische Wirkung.

Ich war also auf mich gestellt, so gut ich konnte auf der Grundlage meiner eigenen selbst gestrickten Beratungsfähigkeiten mit der Situation fertig zu werden. Heute, nach 35-jähriger Praxiserfahrung, habe ich auf einige der oben gestellten Fragen immer noch keine Antwort, auch wenn ich denke, dass ich nun viel mehr Erfahrung habe zu wissen, wie ich mit den emotionalen Krisen meiner Patienten umgehen soll. Dieses Wissen stammt aber, wie ich zugeben muss, nicht von der chinesischen Medizin, sondern aus meiner Lektüre von Freud, (vor allem) Jung, Psychotherapie und psychologischer Beratung im Allgemeinen und vielen anderen Büchern über Emotionen in der westlichen Philosophie und der modernen Neurophysiologie.

Meine neuen Fertigkeiten entwickelten sich auch einfach aus der Erfahrung heraus und indem ich einen pragmatischen und flexiblen Ansatz wählte, mit den emotionalen Ausbrüchen der Patienten umzugehen. Mir wurde schnell klar, dass es keine ‚Standardmethode' gibt, mit den Krisen fertig zu werden, und wir unseren Ansatz nach der Persönlichkeit des Patienten ausrichten müssen (und auch oft nach dem Geschlecht, da Frauen im Allgemeinen viel besser darin sind, ihr emotionales Leiden zu kommunizieren).

Was mache ich, wenn ein Patient mir etwas über seine Kindheitserfahrungen zu erzählen beginnt, die die Wurzel seines Leidens bilden? Meine Ausbildung in der chinesischen Medizin hat mich nicht darauf vorbereitet und hatte mir in dieser Beziehung auch nichts anzubieten. Ich denke, dass die Situation immer noch die gleiche ist, auch nach viel intensiverer Lektüre chinesischer Bücher zum Thema psychisch-emotionale Probleme.

Wie ich viele Male im Lauf der vorigen Kapitel betont habe, bin ich der Auffassung, dass die Sicht der chinesischen Medizin über Emotionen vom Konfuzianismus geprägt ist und dass das Konzept vom Selbst im Konfuzianismus völlig anders ist als das im Westen. Als Folge werden die Emotionen als objektive Disharmonien des Qi betrachtet, die fast vom Selbst abgelöst sind und die allein zum Wohl der sozialen Harmonie wieder ins Gleichgewicht gebracht werden müssen. Emotionen sind soziale, ethische Angelegenheiten, nicht die intensiven, persönlichen Leidenschaften des westlichen individuellen, autonomen, nach innen schauenden Selbst. In der chinesischen Medizin ist das ‚Geraderichten' der Disharmonien, welche durch Emotionen geschaffen wurden, eher eine ethische als eine psychologische Angelegenheit. Aus diesem Grund hat die chinesische Medizin nichts dazu zu sagen, wie unsere Kindheitserfahrungen die Wurzel unserer Emotionen, Komplexe und Projektionen im späteren Leben darstellen.

Was hat die chinesische Medizin dann bei der Therapie emotionalen Leidens westlicher Patienten anzubieten? Wie wir alle wissen, eine ganze Menge. Auch wenn die Sicht der chinesischen Medizin über Emotionen durch den Konfuzianismus überdeckt ist und das Konzept vom Selbst ganz anders ist als im Westen, hat sie doch einen tief gehenden, heilenden Einfluss auf Geist und Seele, wenn diese durch emotionales Leiden in Mitleidenschaft gezogen sind.

Die chinesische Medizin lindert auf viele Arten emotionales Leiden. Die Sicht der chinesischen Medizin über Emotionen (im Sinne von Krankheitsursachen) als Disharmonien des Qi, die gleichzeitig und untrennbar körperlich, emotional und psychisch sind, ist einfach brillant.

Zunächst einmal löst die chinesische Medizin, indem sie einfach das Qi bewegt, die Stagnation, die häufig bei emotionalem Leiden präsent ist. Zweitens hilft sie durch die Qi-Bewegung dem Patienten dabei, seine Emotionen auszudrücken, wenn diese unterdrückt sind. Drittens (und am wichtigsten) ‚nähren' Akupunktur und Arzneien das *shen* (im Sinne von Geist des Herzens und Seele), unabhängig von der Pathologie und von Krankheitsmustern. Dadurch haben Akupunktur und Arzneien eine tief gehende beruhigende Wirkung auf den Patienten. Viertens bewirken Akupunktur und Arzneien, indem sie das *shen* nähren, dass der Patient eine größere Sensibilität gegenüber seinen Emotionen entwickelt und sich besser auf sie einstellt.

Eine Frage, die ich mir unzählige Male gestellt habe, ist die jeweilige Rolle der chinesischen Medizin und Psychotherapie bei der Behandlung psychisch-emotionaler Leiden. Wie weit kann die chinesische Medizin gehen, wenn ein Patient eine komplexe Vorgeschichte emotionalen Leidens aufweist, die viele Jahre zurückreicht? Was sind die Grenzen der chinesischen Medizin, wenn es denn welche gibt? Inwieweit sollten wir den Patienten zu beraten versuchen, wenn wir keine psychotherapeutische Ausbildung haben?

Meine Gedanken zu diesen Fragen haben sich im Lauf der Jahre herausgebildet. Ich bin definitiv der Ansicht, dass die chinesische Medizin ihre Grenzen hat, wenn man Patienten mit einer komplexen emotionalen Vorgeschichte vor sich hat, und zwar einfach aus dem Grund, weil die chinesische Medizin kein Gerüst anbietet, mit Hilfe dessen man das emotionale Leiden von Patienten mit komplexer, weit in die Kindheit zurückreichender emotionaler Vorgeschichte deuten könnte.

Die chinesische Medizin weiß nichts zu sagen über das emotionale Heranwachsen während unserer Kindheit, die Frage von Anhaftung, Bindung und Verlust, unsere Komplexe, Projektionen und Abwehrsysteme, die in der Kindheit entwickelt wurden. Einer der Gründe hierfür ist, dass – wie ich hier bereits mehrfach gesagt habe – das konfuzianische Konzept vom Selbst kein individuelles, autonomes, nach innen schauendes Zentrum des Bewusstseins im Visier hat, das sich während unserer Kindheitserfahrungen herausgebildet hat und unser Erwachsenenleben beeinflusst.

Daher deute ich zunächst, wenn ich einen Patienten mit einer komplexen und weit zurückreichenden emotionalen Vorgeschichte behandle, vorsichtig an, dass er von einer Psychotherapie profitieren könnte. Dies muss sehr taktvoll geschehen, da ein solcher Vorschlag in einigen Ländern fast als Beleidigung aufgefasst werden kann. Wann immer einer meiner Patienten parallel zur chinesischen Behandlung auch eine Psychotherapie machte, empfand ich dies als große ‚Erleichterung'. Ich konnte meine Aufgabe erfüllen, das emotionale Leiden meines Patienten aus chinesischer Sicht zu deuten und zu behandeln, im sicheren Wissen, dass die tiefer gehenden emotionalen Belange des Patienten mit Hilfe eines Psychotherapeuten ergründet wurden.

Dies hieß jedoch nicht, dass ich nicht mehr mit den Patienten über ihre emotionalen Angelegenheiten sprach und einfach nur meine chinesische Therapie durchführte. Wenn ich einen Patienten, der an emotionalem Aufruhr leidet, behandle, stelle ich mir im Geist vor, ich trüge ‚zwei Hüte': der eine ist der Hut der chinesischen Medizin, der andere der Psychotherapeuten-Hut (auch wenn ich schnell dazusagen muss, dass ich kein ausgebildeter Psychotherapeut bin). Ich fühle mich besonders zur jungianischen Psychologie hingezogen, weil ich sie für diejenige Richtung halte, die die erhellendste Erklärung der menschlichen Psyche anbietet. Wenn ich sage, dass ich den ‚Psychotherapeuten-Hut' trage, meine ich damit nicht, dass ich die Patienten als Psychotherapeut berate, sondern dass ich versuche, ihr emotionales Leiden im Sinne der jungianischen Psychotherapie zu deuten, um dadurch ein Verständnis für ihre Situation zu erlangen.

Die verzwickte und interessante Frage ist: können die beiden Ansätze integriert werden und wenn ja, wie? Anders gesagt: wenn wir (aus jungianischer Perspektive) meinen, dass eine Patientin womöglich von ihrem negativen Animus dominiert wird, wie passt das dann zur chinesischen Medizin? Gibt es eine Deutung der chinesischen Medizin (und daher eine Behandlung) dafür? Ich meine, dass dies möglich sein könnte, aber diese Fragen können nur durch die gesammelte Erfahrung vieler Therapeuten über mehrere Generationen hinweg beantwortet werden.

Ich werde nun meine eigenen, sich im Embryonalstadium befindenden Ideen formulieren. Wenn wir noch einmal auf das obige Beispiel zurückkommen, denke ich, dass die Wanderseele der Anima sehr ähnlich ist, während der Animus dem Geist (*shen* des Herzens) und dem Intellekt (*yi* der Milz) entspricht. Wenn daher eine Frau von ihrem negativen Animus besessen ist, wird ihre Wanderseele eingeschränkt und Geist und Intellekt arbeiten auf negative statt positive Weise. Es könnte der Frau also helfen, die Leber (für die Wanderseele), das Herz (für den Geist) und die Milz (für den Intellekt) zu behandeln, um ihren negativen Animus zu überwinden und die positiven Qualitäten von Geist und Intellekt hervorzubringen.

Dies ist zugegebenermaßen recht spekulativ, aber meine Erfahrung scheint die obige Herangehensweise zu bestätigen. Ist dies ein Ersatz für eine Psychotherapie? Keinesfalls! Wir können unser psychisch-emotionales Leiden nur wirklich überwinden, wenn wir unseren Geist aktiv daran beteiligen, unsere unbewussten Triebe zu verstehen. Dies kann uns nicht abgenommen werden. Daher habe ich die chinesische Medizin nie als Ersatz für eine Psychotherapie betrachtet.

Chinesische Medizin und Psychotherapie lassen sich aber exzellent miteinander kombinieren. Die beiden arbeiten einträchtig zusammen und die chinesische Medizin kann den Verlauf der Psychotherapie abkürzen. Ich habe dies vielmals in meiner Praxis erlebt. Meine Patienten, die regelmäßig einen Psychotherapeuten aufsuchten, berichteten, dass sie nach der Therapie mit chinesischer Medizin viele klare Einsichten hatten, durch die sie auf ihrer psychotherapeutischen Reise viel schnellere Fortschritte machten, als es sonst der Fall gewesen wäre.

Eine interessante Textstelle von Xu Chunfu (1570) thematisiert die Kombination von Arzneimitteltherapie durch einen Arzt mit Beschwörungsformeln eines Schamanen. Xu schreibt, dass eine vorbestehende Qi-Schwäche eines Menschen einen Angriff durch einen bösen Geist ermögliche, und spricht sich für eine Kombination von Arzneimitteltherapie und Beschwörungsformeln eines Schamanen aus (diese aufschlussreiche Textstelle wurde im ➤ Vorwort zitiert). Seine Empfehlung, die Methoden eines Arzneimitteltherapeuten und eines Schamenen miteinander zu kombinieren, ist bedeutsam; man ist versucht, ‚Psychotherapeut' durch ‚Exorzist' zu ersetzen und die Schlussfolgerung zu ziehen, dass Xu Chunfu sich für die Kombination einer auf den Körper gerichteten Therapie wie der Arzneimittelmedizin mit Psychotherapie aussprach.

Dies will aber nicht heißen, dass sich jeder Patient einer Psychotherapie unterziehen sollte. Wenn der Patient nicht bereits ist, eine Psychotherapie zu beginnen, hilft die chinesische Medizin trotzdem sehr dabei, das emotionale Leiden zu lindern. Sie schafft einen Raum, in dem das Qi fließt, der Geist *(shen)* und die Wanderseele *(hun)* in ihren Aktivitäten besser aufeinander abgestimmt sind, die Körperseele *(po)* den Körper mehr belebt und die Willenskraft *(zhi)* stark ist.

Aus diesem Grund habe ich meinen Ansatz bei der Therapie psychisch-emotionaler Leiden in den letzten 10 Jahren leicht verändert. Im Lauf der Jahre bin ich zu der Auffassung gelangt, dass die Therapie gemäß Krankheitsmustern zwar sehr wichtig ist, aber die simple Behandlung von Geist, Wanderseele, Körperseele, Intellekt und Willenskraft tief greifende psychische Veränderungen hervorrufen kann.

Das heißt, dass ich zwar immer die Krankheitsmuster diagnostiziere, aber auch eine allgemeine Diagnose der Pathologie von Geist *(shen),* Wanderseele *(hun),* Körperseele *(po)*, Intellekt *(yi)* oder Willenskraft *(zhi)* stelle. Ich meine, dass wenn diese 5 *shen* im weit gefassten Sinn ‚genährt' werden, dies tief greifende psychisch-emotionale Veränderungen mit sich bringt, unabhängig von den Krankheitsmustern. Dies gilt besonders für die Akupunktur. Ich neige dazu, die Akupunktur einzusetzen, um die 5 *shen* zu ‚nähren', und die Arzneimitteltherapie, um die Krankheitsmuster zu behandeln.

Beispielsweise betrachte ich Depressionen, unabhängig von den beteiligten Krankheitsmustern, als eine Manifestation einer unzureichenden Bewegung der Wanderseele, was wiederum durch eine übermäßige Kontrolle des Geistes über die Wanderseele bedingt sein kann. Wenn die Bewegung der Wanderseele aus sich selbst heraus geschwächt ist, behandle ich Leber und Gallenblase. Ist die Bewegung der Wanderseele aufgrund einer Überkontrolle durch den Geist unzureichend, behandle ich Leber, Gallenblase und Herz.

Wenn umgekehrt ein Mensch leicht manisch ist, geht dies auf eine übermäßige Bewegung der Wanderseele zurück, unabhängig vom Krankheitsmuster. Deshalb behandle ich die Leber. Im Fall von Autismus liegen ebenfalls eine unzulängliche Bewegung der Wanderseele und eine Verletzung des Geistes vor, weswegen ich Leber und Herz behandle. Bei ADHS bestehen umgekehrt eine übermäßige Bewegung der Wanderseele, mangelnde Kontrolle des Geistes und eine Schwäche des Intellekts. Daher behandle ich Leber, Herz und Milz.

Ich verwende den Begriff ‚das *shen* nähren' nicht unbedingt im speziellen Sinn von Tonisieren (als Behandlungsmethode), sondern wende einfach Akupunktur an, um auf Geist, Wanderseele, Körperseele, Intellekt und Willenskraft einzuwirken. In diesem Sinn wird z. B. He 7 *shenmen* den Geist ‚nähren', selbst wenn der Punkt aus dem strengen Blickwinkel der Krankheitsmuster Herz-Feuer ausleiten oder das Herz-Blut nähren mag. Bei beiden Krankheitsmustern wird dieser Punkt den Geist ‚nähren'.

Wie im ➢ Vorwort erläutert, habe ich mich in den letzten 10 Jahren in das Studium der konfuzianischen und neokonfuzianischen Philosophie vertieft, um ihren Einfluss auf die chinesische Medizin zu untersuchen. Meine Schlussfolgerung ist, dass diese einen tief gehenden Einfluss auf die chinesische Medizin, speziell auf die Sicht der chinesischen Medizin von den Emotionen, ausgeübt hat. Wie ich bereits im ➢ Vorwort erwähnt habe, ist das konfuzianische Konzept vom Selbst von der Familie und Gesellschaft bestimmt und unterscheidet sich gänzlich von der westlichen Vorstellung des Selbst. Alle 3 Philosophien Chinas, nämlich Taoismus, Buddhismus und Konfuzianismus, betrachten Emotionen auch als Faktoren, die unseren Geist trüben.

Interessanterweise wenden wir uns als westliche Therapeuten, obwohl wir chinesische Medizin studiert haben, an unser westliches Konzept vom Selbst, wenn wir mit einem Patienten in tiefem emotionalem Aufruhr konfrontiert sind, und nicht an das konfuzianische. Wenn wir einen Patienten vor uns haben, der sich die Augen ausweint, sagen wir ihm nicht, dass Emotionen ‚unser menschliches Wesen trüben' (Konfuzianismus) und vermieden werden sollten, oder dass Emotionen uns davon ablenken, dem *dao* zu folgen (Taoismus), bzw. dass Emotionen eine Illusion seien, weil das Selbst in Wirklichkeit gar nicht existiert (Buddhismus).

Wir gehen nicht so vor, sondern sagen dem Patienten, dass es normal sei, solche Emotionen zu fühlen, dass es gut sei, sie zu zeigen, dass das Herauslassen der Emotionen eine kathartische Wirkung haben kann, dass solche Emotionen Teil unseres Menschseins sind. Wir beraten also den Patienten instinktiv nach unserem westlichen, nicht nach dem konfuzianischen Konzept vom Selbst.

Eine weitere wichtige Frage, die bei der Therapie psychisch-emotionaler Leiden immer aufkommt, ist die Integration unserer Therapie mit der westlichen pharmazeutischen Behandlung. Im Allgemeinen halte ich persönlich den Neurotransmitter-Therapieansatz trotz der großen Fortschritte der pharmakologischen Herangehensweise bei emotionalem und psychischem Leiden für sehr plump.

Der Einsatz von Neurotransmittern (z. B. Serotonin und Noradrenalin) bei der Therapie von Depressionen ist nun mindestens 30, wenn nicht sogar schon 40 Jahre alt. Er hinkt daher den spannenden Fortschritten hinterher, die in den letzten 10–15 Jahren in der Neurophysiologie mit Hilfe der Anwendung bildgebender Verfahren wie PET und fMRT erzielt wurden.

Neurotransmitter sind eher die Symptome als die Ursache eines psychisch-emotionalen Ungleichgewichts. Die moderne Neurophysiologie bestätigt dies, und jede Woche werden mit Hilfe von PET- und fMRT-Gehirnscans viele aufregende Neuentdeckungen gemacht.

Wie in ➢ Kap. 14 besprochen, arbeiten die Gefühlszentren des Gehirns auf sehr komplexe Weise und interagieren bei jedem Schritt mit den kortikalen Zentren. Zu glauben, dass wir unser psychisch-emotionales Leben einfach durch Manipulation eines Neurotransmitters beeinflussen können, ist plump und mechanistisch.

Man muss jedoch auch sagen, dass es Situationen gibt, wenn die kurzzeitige Verwendung von Antidepressiva bei sehr starken Depressionen von Nutzen ist, um den Teufelskreis und die Spirale von Depressionen, in der sich der Patient befindet, zu durchbrechen. Ich habe im Übrigen nie irgendwelche negativen Wechselwirkungen zwischen chinesischen Arzneien und der Anwendung von Antidepressiva bemerkt. Die beiden können definitiv miteinander kombiniert werden, und das Gleiche gilt für die Akupunktur.

In den letzten 10 Jahren habe ich 3 Forschungsstränge verfolgt, die mir eine unterschiedliche Perspektive auf die chinesische Medizin und besonders darauf, wie die chinesische Medizin die Emotionen sieht, ermöglicht haben. Diese Forschungsstränge waren die Emotionen in der westlichen Philosophie, die Philosophie des Neokonfuzianismus und die Emotionen in der modernen Neurophysiologie. Ich war erstaunt zu entdecken, dass sich praktisch alle westlichen Philosophen, von Platon bis hin zu Sartre, mit der Frage der Emotionen beschäftigt haben.

Ich fand bald heraus, dass die antiken Griechen bereits eine sehr ausgefeilte Theorie von den Emotionen besaßen. Im Vergleich dazu erscheint die chinesische Sicht von den Emotionen recht simpel. Beispielsweise stellte sich Platon eine dreigeteilte Seele mit einem vernunftbegabten Seelenteil *(logistikon)*, einem muthaften Seelenteil *(thymoeides)* und einem begehrlichen Seelenteil *(epithymetikon)* vor. Diese Ansicht inspirierte Freuds Konzept vom Es. Die antiken Stoiker entwickelten sehr ausgeklügelte Techniken, um Emotionen zu überwinden; dies sind die Vorläufer unserer modernen Verhaltenstherapie. Die Stoiker konzipierten sogar eine Musiktherapie, die Kinder im frühen Alter beeinflussen sollte, um sie von emotionalem Aufruhr im späteren Leben zu befreien.

Mein Studium der Emotionen in der westlichen Philosophie und der modernen Neurophysiologie führte zu der Erkenntnis, dass Emotionen viel mehr als nur Krankheitsursachen sind, wie es sich die chinesische Medizin vorstellt. Sie sind weit entfernt davon, unser menschliches Wesen zu trüben, wie dies die Neokonfuzianer behaupten, sondern definieren unser menschliches Wesen und verleihen unserem Leben einen Sinn.

Anhang

ANHANG

1 Rezepturen

Anshen dingzhi wan
Pille zur Beruhigung des Geistes und Stabilisierung der Willenskraft

Renshen Rx. Ginseng 9 g
Fuling Poria 12 g
Fushen Sclerotium Poriae pararadicis 9 g
Longchi Fossilia Dentis Mastodi 15 g
Yuanzhi Rx. Polygalae 6 g
Shichangpu Rz. Acori tatarinowii 8 g

Anshen dingzhi wan Variante
Variante von Pille zur Beruhigung des Geistes und Stabilisierung der Willenskraft

(➤ Kap. 17, Angstzustände, Herz- und Gallenblasen-Schwäche)
Renshen Rx. Ginseng 9 g
Fuling Poria 12 g
Fushen Sclerotium Poriae pararadicis 9 g
Longchi Fossilia Dentis Mastodi 15 g
Yuanzhi Rx. Polygalae 6 g
Shichangpu Rz. Acori tatarinowii 8 g
Cishi Magnetitum 15 g
Hopo Succinum 9 g
Suanzaoren Sm. Ziziphi spinosae 6 g
Baiziren Sm. Platycladi 9 g

Baihe dihuang tang
Dekokt mit Lilium und Rehmannia

Baihe Bb. Lilii 9 g
Sheng dihuang Rx. Rehmanniae 9 g
Maimendong Rx. Ophiopogonis 6 g
Wuweizi Fr. Schisandrae 6 g
Gancao Rx. Glycyrrhizae uralensis 3 g

Baihe gujin tang
Lilium-Dekokt, das das Metall festigt

Baihe Bb. Lilii 15 g
Maimendong Rx. Ophiopogonis 9 g
Xuanshen Rx. Scrophulariae 9 g
Sheng dihuang Rx. Rehmanniae 9 g
Shu dihuang Rx. Rehmanniae praeparata 9 g
Danggui Rx. Angelicae sinensis 6 g
Baishao Rx. Paeoniae alba 9 g
Jiegeng Rx. Platycodi 6 g
Chuanbeimu Bb. Fritillariae cirrhosae 6 g
Gancao Rx. Glycyrrhizae uralensis 3 g

Baihe gujin tang Variante
Variante von Lilium-Dekokt, das das Metall festigt

(➤ Kap. 17, Angstzustände, Lungen- und Herz-Yin-Mangel)
Baihe Bb. Lilii 15 g
Maimendong Rx. Ophiopogonis 9 g
Sheng dihuang Rx. Rehmanniae 9 g
Danggui Rx. Angelicae sinensis 6 g
Baishao Rx. Paeoniae alba 9 g
Jiegeng Rx. Platycodi 6 g
Chuanbeimu Bb. Fritillariae cirrhosae 6 g
Suanzaoren Sm. Ziziphi spinosae 6 g
Baiziren Sm. Platycladi 6 g
Wuweizi Fr. Schisandrae 6 g
Zhimu Rx. Anemarrhenae 6 g
Gancao Rx. Glycyrrhizae uralensis 3 g

Baihe zhimu tang
Dekokt mit Lilium und Anemarrhena

Baihe Bb. Lilii 9 g
Zhimu Rz. Anemarrhenae 6 g

Baizi yangxin wan
Platycladum-Pille, die das Herz nährt

Baiziren Sm. Platycladi 120 g
Fushen Sclerotium Poriae pararadicis 30 g
Gouqizi Fr. Lycii chinensis 90 g
Shu dihuang Rx. Rehmanniae praeparata 60 g
Danggui Rx. Angelicae sinensis 30 g
Xuanshen Rx. Scrophulariae 60 g
Maimendong Rx. Ophiopogonis 30 g
Shichangpu Rz. Acori tatarinowii 30 g
Gancao Rx. Glycyrrhizae uralensis 15 g

Banxia houpo tang
Dekokt mit Pinellia und Magnolia

Banxia Rz. Pinelliae praeparatum 12 g
Houpo Cx. Magnoliae officinalis 9 g
Zisuye Fo. Perillae 6 g
Fuling Poria 12 g
Shengjiang Rz. Zingiberis recens 9 g

Banxia shumi tang
Dekokt mit Pinellia und Sorghum

Banxia Rz. Pinelliae praeparatum 10 g
Fuling Poria 10 g
Shanzha Fr. Crataegi 6 g
Maiya Fr. Hordei germinatus 6 g
Shenqu Massa medicata fermentata 6 g
Cangzhu Rz. Atractylodis 6 g
Shanyao Rz. Dioscoreae 6 g
Shumi Sorghum-Hülsen 5 g

Baonaoning jiaonang
Kapseln, die die Ruhe des Gehirns bewahren

Dannanxing Rz. Arisaematis praeparatum 6 g
Hupo Succinum 6 g
Fushen Sclerotium Poriae pararadicis 6 g
Shichangpu Rz. Acori tatarinowii 6 g
Huangqin Rx. Scutellariae 6 g
Dangshen Rx. Codonopsis 6 g

Bufei tang
Dekokt, das die Lunge stärkt

Renshen Rx. Ginseng 9 g
Huangqi Rx. Astragali 12 g
Shu dihuang Rx. Rehmanniae praeparata 12 g
Wuweizi Fr. Schisandrae 6 g
Ziwan Rx. Asteris 9 g
Sangbaipi Cx. Mori 6 g

Bufei tang Variante
Variante von Dekokt, das die Lunge stärkt

(➤ Kap. 17, Angstzustände, Lungen- und Herz-Qi-Schwäche)
Renshen Rx. Ginseng 9 g
Huangqi Rx. Astragali 12 g
Shu dihuang Rx. Rehmanniae praeparata 12 g
Wuweizi Fr. Schisandrae 6 g
Sangbaipi Cx. Mori 6 g
Baihe Bb. Lilii 6 g
Baiziren Sm. Platycladi 6 g
Suanzaoren Sm. Ziziphi spinosae 6 g

Bufei tang Variante
Variante von Dekokt, das die Lunge stärkt

(➤ Kap. 18, Schlafstörungen, Übermäßiges Träumen, Herz- und Lungen-Qi-Schwäche)
Dangshen Rx. Codonopsis 15 g
Huangqi Rx. Astragali 15 g
Shu dihuang Rx. Rehmanniae praeparata 10 g
Wuweizi Fr. Schisandrae 10 g
Ziwan Rx. Asteris 9 g
Sangbaipi Cx. Mori 6 g
Fushen Sclerotium Poriae cocos pararadicis 10 g
Suanzaoren Semen Ziziphi spinosae 10 g
Longchi Fossilia Dentis Mastodi 10 g
Hupo Succinum 3 g

Busui rongnao tang
Dekokt, das das Mark stärkt und das Gehirn nährt

Shu dihuang Rx. Rehmanniae praeparata 9 g
Danggui Rx. Angelicae sinensis 6 g
Baishao Rx. Paeoniae alba 9 g
Nuzhenzi Fr. Ligustri lucidi 6 g
Gouqizi Fr. Lycii chinensis 6 g
Wuweizi Fr. Schisandrae 6 g
Sangshen Fr. Mori 6 g

Buxin dan
Pille, die das Herz stärkt

Sheng dihuang Rx. Rehmanniae 9 g
Wuweizi Fr. Schisandrae 6 g
Danggui Rx. Angelicae sinensis 6 g
Tianmendong Rx. Asparagi 6 g
Maimendong Rx. Ophiopogonis 6 g
Baiziren Sm. Platycladi 6 g
Suanzaoren Sm. Ziziphi spinosae 6 g
Dangshen Rx. Codonopsis 6 g
Xuanshen Rx. Scrophulariae 6 g
Danshen Rx. Salviae miltiorrhizae 6 g
Fuling Poria 6 g
Yuanzhi Rx. Polygalae 6 g
Jiegeng Rx. Platycodi 3 g

Buxin dan Variante
Variante von Pille, die das Herz stärkt

(➤ Kap. 16, Depressionen, Herz- und Milz-Schwäche)
Sheng dihuang Rx. Rehmanniae 6 g

Wuweizi Fr. Schisandrae 6 g
Danggui Rx. Angelicae sinensis 6 g
Tianmendong Rx. Asparagi 6 g
Maimendong Rx. Ophiopogonis 6 g
Baiziren Sm. Platycladi 6 g
Suanzaoren Sm. Ziziphi spinosae 6 g
Dangshen Rx. Codonopsis 6 g
Xuanshen Rx. Scrophulariae 6 g
Danshen Rx. Salviae miltiorrhizae 6 g
Fuling Poria 6 g
Yuanzhi Rx. Polygalae 6 g
Jiegeng Rx. Platycodi 3 g
Shichangpu Rz. Acori tatarinowi 6 g
Hehuanpi Cx. Albiziae 6 g

Buzhong yiqi tang
Dekokt, das die Mitte stärkt und das Qi vermehrt

Huangqi Rx. Astragali 12 g
Renshen Rx. Ginseng 9 g
Baizhu Rz. Atractylodis macrocephalae 9 g
Danggui Rx. Angelicae sinensis 6 g
Chenpi Pericarpium Citri reticulatae 6 g
Shengma Rz. Cimicifugae 3 g
Chaihu Rx. Bupleuri 3 g

Buzhong yiqi tang Variante
Variante von Dekokt, das die Mitte stärkt und das Qi vermehrt

(➢ Kap. 18, Schlafstörungen, Somnolenz, Milz-Schwäche)
Huangqi Rx. Astragali 12 g
Renshen Rx. Ginseng 9 g
Baizhu Rz. Atractylodis macrocephalae 9 g
Danggui Rx. Angelicae sinensis 6 g
Chenpi Pericarpium Citri reticulatae 6 g
Shengma Rz. Cimicifugae 3 g
Chaihu Rx. Bupleuri 3 g
Zhi gancao Rx. Glycyrrhizae uralensis praeparata 3 g
Ganjiang Rz. Zingiberis 3 g

Cangbai erchen tang
Dekokt aus den zwei Abgestandenen mit grauem und weißem Atractylodes

Cangzhu Rz. Atractylodis 6 g
Baizhu Rz. Atractylodis macrocephalae 6 g
Chenpi Pericarpium Citri reticulatae 4,5 g
Banxia Rz. Pinelliae praeparatum 9 g
Fuling Poria 6 g
Zhi gancao Rx. Glycyrrhizae uralensis praeparata 3 g
Shengjiang Rz. Zingiberis recens 3 Scheiben

Chaihu longgu muli tang
Dekokt mit Bupleurum, Mastodi Ossis fossilia und Concha Ostreae

Chaihu Rx. Bupleuri 12 g
Huangqin Rx. Scutellariae 9 g
Banxia Rz. Pinelliae praeparatum 9 g
Renshen Rx. Ginseng 6 g
Zhi gancao Rx. Glycyrrhizae uralensis praeparata 5 g
Shengjiang Rhizoma Zingiberis recens 9 g
Dazao Fr. Jujubae 4 Stück
Guizhi Ra. Cinnamomi cassiae 4,5 g
Fuling Poria 4,5 g
Longgu Mastodi Ossis fossilia 4,5 g
Muli Concha Ostreae 4,5 g
Dahuang Rx. et Rz. Rhei 6 g
Qiandan Minium 4,5 g

Chaihu shugan tang
Bupleurum-Dekokt, das die Leber besänftigt

Chaihu Rx. Bupleuri 6 g
Baishao Rx. Paeoniae alba 4,5 g
Zhike Fr. Aurantii 4,5 g
Zhi gancao Rx. Glycyrrhizae uralensis praeparata 1,5 g
Chenpi Pericarpium Citri reticulatae 6 g
Xiangfu Rz. Cyperi 4,5 g
Chuanxiong Rz. Chuanxiong 4,5 g

Chaihu shugan tang Variante
Variante von Bupleurum-Dekokt, das die Leber besänftigt

(➢ Kap. 16, Depressionen, Leber-Qi-Stagnation)
Chaihu Rx. Bupleuri 6 g
Baishao Rx. Paeoniae alba 4,5 g
Zhike Fr. Aurantii 4,5 g
Zhi gancao Rx. Glycyrrhizae uralensis praeparata 1,5 g
Chenpi Pericarpium Citri reticulatae 6 g
Xiangfu Rz. Cyperi 4,5 g
Chuanxiong Rz. Chuanxiong 4,5 g
Yujin Rx. Curcumae 6 g
Qingpi Pericarpium Citri reticulatae viride 6 g

Da buyin wan
Pille, die das Yin sehr stärkt

Zhimu Rx. Anemarrhenae 9 g
Huangbo Cx. Phellodendri 9 g

Shu dihuang Rx. Rehmanniae praeparata 12 g
Guiban Plastrum Testudinis 9 g
Knochenmark vom Schwein 20 g

Da buyuan jian
Dekokt, das den Ursprung sehr stärkt

Shu dihuang Rx. Rehmanniae praeparata 15 g
Shanyao Rz. Dioscoreae 12 g
Shanzhuyu Fr. Corni 9 g
Gouqizi Fr. Lycii chinensis 12 g
Danggui Rx. Angelicae sinensis 9 g
Renshen Rx. Ginseng 12 g
Duzhong Cx. Eucommiae ulmoidis 9 g
Zhi gancao Rx. Glycyrrhizae uralensis praeparata 6 g

Da chengqi tang
Großes Dekokt, das das Qi ordnet

Dahuang Rx. et Rz. Rhei 12 g
Mangxiao Natrii Sulfas 9 g
Houpo Cx. Magnoliae officinalis 15 g
Zhishi Fr. Aurantii immaturus 12 g

Da chengqi tang Variante
Variante von Großes Dekokt, das das Qi ordnet

(➤ Kap. 19, Bipolare Störung, *kuang*, Feuer im Hellen Yang)
Dahuang Rx. et Rz. Rhei 15 g
Mangxiao Natrii Sulfas 10 g
Mengshi Lapis Chloriti seu Micae 10 g
Zhishi Fr. Aurantii immaturus 10 g
Zaojiao Spina Gleditsiae sinensis 3 g
Zhudanye Gallenflüssigkeit vom Schwein 3 g
Essig 5 g

Danzhi xiaoyao san
Umherstreifen-Pulver mit Moutan und Gardenia

Bohe Hb. Menthae haplocalycis 3 g
Chaihu Rx. Bupleuri 9 g
Danggui Rx. Angelicae sinensis 9 g
Baishao Rx. Paeoniae alba 12 g
Baizhu Rz. Atractylodis macrocephalae 9 g
Fuling Poria 15 g
Gancao Rx. Glycyrrhizae uralensis 6 g
Shengjiang Rz. Zingiberis recens 3 Scheiben
Mudanpi Cx. Moutan 6 g
Shanzhizi Fr. Gardeniae 6 g

Danggui long hui wan
Pille mit Angelica, Gentiana und Aloe

Danggui Rx. Angelicae sinensis 30 g
Longdancao Rx. Gentianae 15 g
Luhui Aloe 15 g
Shanzhizi Fr. Gardeniae 6 g
Huanglian Rz. Coptidis 4 g
Huangbo Cx. Phellodendri 6 g
Huangqin Rx. Scutellariae 6 g
Dahuang Rx. et Rz. Rhei 9 g
Muxiang Rx. Aucklandiae 5 g
Shexiang Moschus 1,5 g
Qingdai Indigo naturalis 6 g

Daochi san
Pulver, das Rotes ausleitet

Sheng dihuang Rx. Rehmanniae 15 g
Mutong Caulis Akebiae 3 g
Gancao Rx. Glycyrrhizae uralensis 6 g
Zhuye Fo. Phyllostachys nigrae 3 g

Daochi san Variante
Variante von Pulver, das Rotes ausleitet

(➤ Kap. 19, Bipolare Störung, *dian*, Hitze-Verknotung in der Herz-Leitbahn)
Huanglian Rz. Coptidis 10 g
Mutong Caulis Akebiae trifoliatae 10 g
Sheng dihuang Rx. Rehmanniae 10 g
Gancao Rx. Glycyrrhizae uralensis 5 g
Dahuang Rx. et Rz. Rhei 10 g
Shigao Gypsum fibrosum 30 g
Fushen Sclerotium Poriae cocos pararadicis 10 g
Hehuanpi Fl. Albiziae 15 g

Daotan tang
Dekokt, das Schleim ausleitet

Banxia Rz. Pinelliae praeparatum 6 g
Dannanxing Rz. Arisaematis praeparatum 3 g
Zhishi Fr. Aurantii immaturus 3 g
Fuling Poria 3 g
Chenpi Pericarpium Citri reticulatae 3 g
Zhi gancao Rx. Glycyrrhizae uralensis praeparata 2 g
Shengjiang Rz. Zingiberis recens 3 g

Dipo tang
Dekokt, das die Körperseele erdet

Maimendong Rx. Ophiopogonis 9 g
Baishao Rx. Paeoniae alba 9 g
Wuweizi Fr. Schisandrae 3 g
Xuanshen Rx. Scrophulariae 9 g
Muli Concha Ostreae 9 g
Banxia Rz. Pinelliae praeparatum 9 g
Gancao Rx. Glycyrrhizae uralensis 3 g

Ditan tang
Dekokt, das Schleim wegspült

Banxia Rz. Pinelliae praeparatum 8 g
Dannanxing Rz. Arisaematis praeparatum 8 g
Zhuru Caulis Bambusae in Taeniam 2 g
Chenpi Pericarpium Citri reticulatae 6 g
Fuling Poria 6 g
Zhishi Fr. Aurantii immaturus 6 g
Shichangpu Rz. Acori tatarinowii 3 g
Renshen (Dangshen) Rx. Ginseng (Rx. Codonopsis) 3 g
Zhi gancao Rx. Glycyrrhizae uralensis praeparata 2 g
Shengjiang Rz. Zingiberis recens 3 Scheiben
Dazao Fr. Jujubae 3 Stück

Diankuang mengxing tang
Dekokt gegen manische Depressionen, mit dem man nach einem Traum das Bewusstsein wieder erlangt

Taoren Sm. Persicae 6 g
Chaihu Rx. Bupleuri 6 g
Xiangfu Rz. Cyperi 9 g
Mutong Caulis Akebiae trifoliatae 3 g
Chishao Rx. Paeoniae rubra 6 g
Banxia Rz. Pinelliae praeparatum 9 g
Dafupi Pericarpium Arecae 6 g
Qingpi Pericarpium Citri reticulatae viride 6 g
Chenpi Pericarpium Citri reticulatae 6 g
Sangbaipi Cx. Mori 6 g
Suzi Fr. Perillae 6 g
Gancao Rx. Glycyrrhizae uralensis 3 g

Dingkuang zhuyu tang
Dekokt, das Manie beruhigt und Stasen beseitigt

Danshen Rx. Salviae milthiorrizae 9 g
Chishao Rx. Paeoniae rubra 6 g
Taoren Sm. Persicae 6 g
Honghua Fl. Carthami tinctorii 6 g
Chaihu Rx. Bupleuri 6 g
Xiangfu Rz. Cyperi 6 g
Shichangpu Rz. Acori tatarinowii 6 g
Yujin Rx. Curcumae 6 g
Hupo Succinum 6 g
Dahuang Rx. et Rz. Rhei 6 g
Zhi gancao Rx. Glycyrrhizae uralensis praeparata 3 g

Dingzhi wan
Pille, die die Willenskraft beruhigt

Renshen Rx. Ginseng 9 g
Fuling Poria 6 g
Shichangpu Rz. Acori tatarinowii 6 g
Yuanzhi Rx. Polygalae 6 g

Dingzhi wan Variante
Variante von Pille, die die Willenskraft beruhigt

(➤ Kap. 18, Schlafstörungen, Herz- und Gallenblasen-Schwäche)
Dangshen Rx. Codonopsis 10 g
Fuling Poria 10 g
Fushen Sclerotium Poriae cocos pararadicis 10 g
Shichangpu Rz. Acori tatarinowii 9 g
Yuanzhi Rx. Polygalae 6 g
Suanzaoren Sm. Ziziphi spinosae 15 g

Erchen tang
Dekokt aus den zwei Abgestandenen

Banxia Rz. Pinelliae praeparatum 15 g
Chenpi Pericarpium Citri reticulatae 15 g
Fuling Poria 9 g
Zhi gancao Rx. Glycyrrhizae uralensis praeparata 5 g
Shengjiang Rz. Zingiberis recens 3 g
Wumei Fr. Pruni mume 1 Stück

Erchen tang Variante
Variante von Dekokt aus den zwei Abgestandenen

(➤ Kap. 16, Depressionen, Erfahrung von Dr. Li Baoling, Magen- und Milz-Schwäche)
Banxia Rz. Pinelliae praeparatum 15 g
Chenpi Pericarpium Citri reticulatae 15 g
Fuling Poria 9 g
Zhi gancao Rx. Glycyrrhizae uralensis praeparata 5 g
Shengjiang Rz. Zingiberis recens 3 g
Wumei Fr. Pruni Mume 1 Stück
Zisugeng Caulis Perillae 4 g
Xiangfu Rz. Cyperi 6 g
Huangqi Rx. Astragali 6 g
Danggui Rx. Angelicae sinensis 6 g
Baizhu Rz. Atractylodis macrocephalae 6 g

Tianma Rz. Gastrodiae 6 g
Yuanzhi Rx. Polygalae 6 g
Shichangpu Rz. Acori tatarinowii 6 g
Yejiaoteng Caulis Polygoni multiflori 6 g

Erhuang san
Pulver der zwei Gelben

Huangbo Cx. Phellodendri 9 g
Huanglian Rz. Coptidis 6 g

Eryin jian
Zwei-Yin-Dekokt

Sheng dihuang Rx. Rehmanniae 15 g
Maimendong Rx. Ophiopogonis 12 g
Suanzaoren Sm. Ziziphi spinosae 9 g
Xuanshen Rx. Scrophulariae 6 g
Huanglian Rz. Coptidis 3 g
Fuling Poria 9 g
Mutong Caulis Akebiae trifoliatae 3 g
Dengxincao Medulla Junci 6 g
Gancao Rx. Glycyrrhizae uralensis 3 g

Eryin jian Variante
Variante von Zwei-Yin-Dekokt

(➢ Kap. 19, Bipolare Störung, *kuang*, Feuer verletzt das Yin, mit Schleim)
Sheng dihuang Rx. Rehmanniae 10 g
Maimendong Rx. Ophiopogonis 10 g
Xuanshen Rx. Scrophulariae 15 g
Huanglian Rz. Coptidis 6 g
Mutong Caulis Akebiae trifoliatae 10 g
Fushen Sclerotium Poriae cocos pararadicis 10 g
Suanzaoren Sm. Ziziphi spinosae 10 g
Gancao Rx. Glycyrrhizae uralensis 5 g

Eryin jian Variante
Variante von Zwei-Yin-Dekokt

(➢ Kap. 19, Bipolare Störung, *kuang*, Yin-Mangel mit Leere-Hitze)
Sheng dihuang Rx. Rehmanniae 10 g
Maimendong Rx. Ophiopogonis 10 g
Suanzaoren Sm. Ziziphi spinosae 10 g
Xuanshen Rx. Scrophulariae 10 g
Fuling Poria 10 g
Huanglian Rz. Coptidis 5 g
Mutong Caulis Akebiae trifoliatae 10 g
Dengxincao Medulla Junci 6 g
Zhuye Fo. Phyllostachys nigrae 9 g
Shichangpu Rz. Acori tatarinowii 9 g
Yuanzhi Rx. Polygalae 9 g

Erzhi wan
Zwei-Sonnenwenden-Pille

Nuzhenzi Fr. Ligustri lucidi 12 g
Hanliancao Hb. Ecliptae 9 g

Erzhi wan Variante
Variante von Zwei-Sonnenwenden-Pille

(➢ Kap. 18, Schlafstörungen, Leber- und Nieren-Yin-Mangel)
Nuzhenzi Fr. Ligustri lucidi 15 g
Hanliancao Hb. Ecliptae 15 g
Sangjisheng Hb. Taxilli 15 g

Fushen tang
Dekokt mit Sclerotium Poriae

Fushen Sclerotium Poriae cocos pararadicis 9 g
Longgu Mastodi Ossis fossilia 15 g
Ganjiang Rz. Zingiberis 3 g
Xixin Hb. Asari 1,5 g
Baizhu Rz. Atractylodis macrocephalae 6 g
Renshen Rx. Ginseng 6 g
Yuanzhi Rx. Polygalae 9 g
Zhi gancao Rx. Glycyrrhizae uralensis praeparata 3 g
Rougui Cx. Cinnamomi 3 g
Duhuo Rx. Angelicae pubescentis 6 g
Suanzaoren Sm. Ziziphi spinosae 9 g
Fangfeng Rx. Saposhnikoviae 4,5 g

Gan mai dazao tang
Dekokt mit Glycyrrhiza, Triticum und Jujuba

Fuxiaomai Fr. Tritici levis 15 g
Gancao Rx. Glycyrrhizae uralensis 9 g
Dazao Fr. Jujubae 7 Stück

Gan mai dazao tang Variante
Variante von Dekokt mit Glycyrrhiza, Triticum und Jujuba

(➢ Kap. 20, Nachtangst, Schock vertreibt den Geist)
Fuxiaomai Fr. Tritici levis 30 g
Gancao Rx. Glycyrrhizae uralensis 9 g
Dazao Fr. Jujubae 7 Stück
Fushen Sclerotium Poriae cocos pararadicis 6 g
Longgu Mastodi Ossis fossilia 15 g

Muli Concha Ostreae 15 g
Gouteng Ra. cum Uncis Uncariae 6 g

Guipi tang
Dekokt, das die Milz stärkt

Renshen Rx. Ginseng 6 g
Huangqi Rx. Astragali 15 g
Baizhu Rz. Atractylodis macrocephalae 12 g
Danggui Rx. Angelicae sinensis 6 g
Fushen Sclerotium Poriae pararadicis 9 g
Suanzaoren Sm. Ziziphi spinosae 9 g
Longyanrou Arillus Longan 12 g
Yuanzhi Rx. Polygalae 9 g
Muxiang Rx. Aucklandiae 3 g
Zhi gancao Rx. Glycyrrhizae uralensis praeparata 4 g
Shengjiang Rz. Zingiberis recens 3 Scheiben
Hongzao Fr. Jujubae 5 Stück

Guipi tang Variante
Variante von Dekokt, das die Milz stärkt

(➢ Kap. 17, Angstzustände, Herz-Blut-Mangel)
Renshen Rx. Ginseng 6 g
Huangqi Rx. Astragali 15 g
Baizhu Rz. Atractylodis macrocephalae 12 g
Danggui Rx. Angelicae sinensis 6 g
Fushen Sclerotium Poriae pararadicis 9 g
Suanzaoren Sm. Ziziphi spinosae 9 g
Longyanrou Arillus Longan 12 g
Yuanzhi Rx. Polygalae 9 g
Baiziren Sm. Platycladi 9 g
Zhi gancao Rx. Glycyrrhizae uralensis praeparata 4 g
Shengjiang Rz. Zingiberis recens 3 Scheiben
Hongzao Fr. Jujubae 5 Stück

Guipi tang Variante
Variante von Dekokt, das die Milz stärkt

(➢ Kap. 18, Schlafstörungen, Übermäßiges Träumen, Herz- und Milz-Schwäche)
Baizhu Rz. Atractylodis macrocephalae 10 g
Fushen Sclerotium Poriae pararadicis 10 g
Huangqi Rx. Astragali 10 g
Longyanrou Arillus Longan 10 g
Suanzaoren Sm. Ziziphi spinosae 10 g
Dangshen Rx. Codonopsis 10 g
Muxiang Rx. Aucklandiae 5 g
Zhi gancao Rx. Glycyrrhizae uralensis praeparata 6 g
Danggui Rx. Angelicae sinensis 10 g
Yuanzhi Rx. Polygalae 9 g
Shichangpu Rz. Acori tatarinowii 10 g
Hupo Succinum 3 g

Guipi tang Variante
Variante von Dekokt, das die Milz stärkt

(➢ Kap. 20, Nachtangst, Leber- und Herz-Blut-Mangel)
Baizhu Rz. Atractylodis macrocephalae 10 g
Fushen Sclerotium Poriae pararadicis 10 g
Huangqi Rx. Astragali 10 g
Longyanrou Arillus Longan 10 g
Suanzaoren Sm. Ziziphi spinosae 10 g
Dangshen Rx. Codonopsis 10 g
Muxiang Rx. Aucklandiae 5 g
Zhi gancao Rx. Glycyrrhizae uralensis praeparata 6 g
Danggui Rx. Angelicae sinensis 10 g
Yuanzhi Rx. Polygalae 9 g
Longgu Mastodi Ossis fossilia 15 g
Muli Concha Ostreae 15 g

Guipi tang Variante
Variante von Dekokt, das die Milz stärkt

(➢ Kap. 21, Aufmerksamkeitsdefizitstörung, Herz- und Milz-Blut-Mangel)
Baizhu Rz. Atractylodis macrocephalae 10 g
Fushen Sclerotium Poriae pararadicis 10 g
Huangqi Rx. Astragali 10 g
Longyanrou Arillus Longan 10 g
Suanzaoren Sm. Ziziphi spinosae 10 g
Dangshen Rx. Codonopsis 10 g
Muxiang Rx. Aucklandiae 5 g
Zhi gancao Rx. Glycyrrhizae uralensis praeparata 6 g
Danggui Rx. Angelicae sinensis 10 g
Yuanzhi Rx. Polygalae 9 g
Shichangpu Rz. Acori tatarinowii 6 g
Baiziren Sm. Platycladi 6 g

Guipi tang mit Gan mai dazao tang
Dekokt, das die Milz stärkt, mit Dekokt mit Glycyrrhiza, Triticum und Jujuba

Baizhu Rz. Atractylodis macrocephalae 10 g
Fushen Sclerotium Poriae pararadicis 10 g
Huangqi Rx. Astragali 10 g
Longyanrou Arillus Longan 10 g
Suanzaoren Sm. Ziziphi spinosae 10 g
Dangshen Rx. Codonopsis 10 g
Muxiang Rx. Aucklandiae 5 g
Danggui Rx. Angelicae sinensis 10 g
Yuanzhi Rx. Polygalae 6 g
Shichangpu Rz. Acori tatarinowii 6 g

Baiziren Sm. Platycladi 6 g
Zhi gancao Rx. Glycyrrhizae uralensis praeparata 9 g
Dazao Fr. Jujubae 6 g
Fuxiaomai Fr. Tritici levis 12 g
Banxia Rz. Pinelliae praeparatum 6 g
Chenpi Pericarpium Citri reticulatae 3 g
Gualou Fr. Trichosanthis 6 g
Zhuru Caulis Bambusae in Taeniam 6 g

Guishen tang
Dekokt, das den Geist wiederherstellt

Renshen Rx. Ginseng 15 g
Baizhu Rz. Atractylodis macrocephalae 30 g
Bajitian Rx. Morindae officinalis 30 g
Fushen Sclerotium Poriae pararadicis 15 g
Ziheche Placenta Hominis 6 g
Banxia Rz. Pinelliae praeparatum 9 g
Chenpi Pericarpium Citri reticulatae 3 g
Baijiezi Sm. Sinapis albae 9 g
Shichangpu Rz. Acori tatarinowii 3 g
Zhusha Cinnabaris 3 g
Maimendong Rx. Ophiopogonis 6 g
Baiziren Sm. Platycladi 6 g
Zhi gancao Rx. Glycyrrhizae uralensis praeparata 3 g

Guizhi gancao longgu muli tang
Dekokt mit Cinnamomum, Glycyrrhiza, Mastodi Ossis fossilia und Concha Ostrea

Guizhi Ra. Cinnamomi cassiae 9 g
Zhi gancao Rx. Glycyrrhizae uralensis praeparata 18 g
Longgu Mastodi Ossis fossilia 30 g
Muli Concha Ostreae 30 g

Guizhi gancao longgu muli tang Variante
Variante von Dekokt mit Cinnamomum, Glycyrrhiza, Mastodi Ossis fossilia und Concha Ostrea

➢ (Kap. 17, Angstzustände, Herz-Yang-Mangel)
Guizhi Ra. Cinnamomi cassiae 9 g
Zhi gancao Rx. Glycyrrhizae uralensis praeparata 18 g
Longgu Mastodi Ossis fossilia 30 g
Muli Concha Ostreae 30 g
Rougui Cx. Cinnamomi 3 g
Renshen Rx. Ginseng 9 g
Baiziren Sm. Platycladi 6 g

Guizhi jia longgu muli tang
Dekokt mit Cinnamomum, Mastodi Ossis fossilia und Concha Ostreae

Guizhi Ra. Cinnamomi cassiae 9 g
Baishao Rx. Paeoniae alba 9 g
Shengjiang Rz. Zingiberis recens 9 g
Dazao Fr. Jujubae 3 Stück
Zhi gancao Rx. Glycyrrhizae uralensis praeparata 6 g
Longgu Mastodi Ossis fossilia 18 g
Muli Concha Ostreae 18 g

Heche dazao wan
Große Stärkungspille mit Placenta

Ziheche Placenta Hominis 1 Placenta
Shu dihuang Rx. Rehmanniae praeparata 60 g
Sheng dihuang Rx. Rehmanniae 45 g
Gouqizi Fr. Lycii chinensis 45 g
Tianmendong Rx. Asparagi 20 g
Wuweizi Fr. Schisandrae 20 g
Danggui Rx. Angelicae sinensis 20 g
Niuxi Rx. Achyranthis bidentatae 20 g
Duzhong Cx. Eucommiae ulmoidis 30 g
Suoyang Hb. Cynomorii 20 g
Roucongrong Hb. Cistanches 20 g
Huangbo Cx. Phellodendri 20 g

Huanglian ejiao tang
Dekokt mit Coptis und Colla Corii Asini

Huanglian Rz. Coptidis 3 g
Huangqin Rx. Scutellariae 9 g
Baishao Rx. Paeoniae alba 9 g
Jizihuang 2 Eigelb
Ejiao Colla Corii Asini 9 g

Huanglian ejiao tang Variante
Variante von Dekokt mit Coptis und Colla Corii Asini

(➢ Kap. 18, Schlafstörungen, Übermäßiges Träumen, Herz und Niere harmonieren nicht)
Huanglian Rz. Coptidis 6 g
Ejiao Colla Corii Asini 6 g
Huangqin Rx. Scutellariae 10 g
Baishao Rx. Paeoniae alba 10 g
Jizihuang 1 Eigelb
Yuanzhi Rx. Polygalae 6 g
Fushen Sclerotium Poriae cocos pararadicis 10 g
Tianmendong Rx. Asparagi 10 g

Huanglian wendan tang
Dekokt mit Coptis, das die Gallenblase wärmt

Huanglian Rz. Coptidis 4,5 g
Banxia Rz. Pinelliae praeparatum 6 g
Fuling Poria 5 g
Chenpi Pericarpium Citri reticulatae 9 g
Zhuru Caulis Bambusae in Taeniam 6 g
Zhishi Fr. Aurantii immaturus 6 g
Zhi gancao Rx. Glycyrrhizae uralensis praeparata 3 g
Shengjiang Rz. Zingiberis recens 5 Scheiben
Dazao Fr. Jujubae 1 Stück

Huanglian wendan tang Variante
Variante von Dekokt mit Coptis, das die Gallenblase wärmt

(➤ Kap. 18, Schlafstörungen, Übermäßiges Träumen, Schleim-Hitze)
Huanglian Rz. Coptidis 5 g
Huangqin Rx. Scutellariae 12 g
Banxia Rz. Pinelliae praeparatum 9 g
Zhuru Caulis Bambusae in Taeniam 6 g
Zhishi Fr. Aurantii immaturus 6 g
Chenpi Pericarpium Citri reticulatae 10 g
Fuling Poria 10 g
Dannanxing Rz. Arisaematis praeparatum 6 g
Hehuanpi Cx. Albiziae 9 g
Zhi gancao Rx. Glycyrrhizae uralensis praeparata 3 g

Jisheng shenqi tang
Nieren-Qi-Dekokt aus ‚Rezepturen, die den Lebenden helfen'

Fuzi Rx. Aconiti lateralis praeparata 3 g
Guizhi Ra. Cinnamomi cassiae 4 g
Ganjiang Rz. Zingiberis 4 g
Huangqi Rx. Astragali 6 g
Shu dihuang Rx. Rehmanniae praeparata 6 g
Sharen Fr. Amomi 3 g
Yinyanghuo Hb. Epimedii 6 g
Tusizi Sm. Cuscutae 6 g
Zexie Rz. Alismatis 6 g

Jisheng shenqi tang Variante
Variante von Nieren-Qi-Dekokt aus ‚Rezepturen, die den Lebenden helfen'

(➤ Kap. 19, Bipolare Störung, *dian*, Herz- und Milz-Schwäche mit Schleim)
Yinyanghuo Hb. Epimedii 15 g
Shichangpu Rz. Acori tatarinowii 10 g
Yujin Rx. Curcumae 10 g
Shu dihuang Rx. Rehmanniae praeparata 10 g
Shanyao Rz. Dioscoreae 10 g
Shanzhuyu Fr. Corni 10 g
Mudanpi Cx. Moutan 10 g
Zexie Rz. Alismatis 10 g
Huainiuxi Rx. Achyranthis bidentatae 10 g
Rougui Cx. Cinnamomi 3 g

Jiaotai wan Variante
Variante von Pille der großen Kommunikation

(➤ Kap. 18, Schlafstörungen, Herz und Niere harmonieren nicht)
Huanglian Rz. Coptidis 5 g
Rougui Cx. Cinnamomi 5 g
Fushen Sclerotium Poriae cocos pararadicis 10 g
Suanzaoren Sm. Ziziphi spinosae 10 g

Jiefan yixin tang
Dekokt, das psychische Unruhe beruhigt und dem Herzen wohltut

Renshen Rx. Ginseng 6 g
Huanglian Rz. Coptidis 3 g
Suanzaoren Sm. Ziziphi spinosae 9 g
Baizhu Rz. Atractylodis macrocephalae 3 g
Fushen Sclerotium Poriae pararadicis 6 g
Xuanshen Rx. Scrophulariae 15 g
Gancao Rx. Glycyrrhizae uralensis 3 g
Zhike Fr. Aurantii 0,5 g
Tianhuafen Rx. Trichosanthis 6 g

Jieyu qingxin tang
Dekokt, das Stagnationen beseitigt und das Herz klärt

Chaihu Rx. Bupleuri 10 g
Xiangfu Rz. Cyperi 10 g
Longgu Mastodi Ossis fossilia 20 g
Muli Concha Ostreae 20 g
Shichangpu Rz. Acori tatarinowii 10 g
Yujin Rx. Curcumae 10 g
Sheng dihuang Rx. Rehmanniae 15 g
Huanglian Rz. Coptidis 5 g
Zhuye Fo. Phyllostachys nigrae 6 g

Jingui shenqi wan
Nieren-Qi-Pille aus dem Golden Cabinet

Fuzi Rx. Aconiti lateralis praeparata 3 g
Guizhi Ra. Cinnamomi cassiae 3 g
Shu dihuang Rx. Rehmanniae praeparata 24 g

Shanzhuyu Fr. Corni 12 g
Shanyao Rz. Dioscoreae 12 g
Zexie Rz. Alismatis 9 g
Mudanpi Cx. Moutan 9 g
Fuling Poria 9 g

Jinsuo gujing wan
Pille des goldenen Schlosses zur Festigung der Essenz

Shayuanjili Sm. Astragali complanati 60 g
Qianshi Sm. Euryales ferocis 60 g
Lianxu Stamen Nelumbinis nuciferae 60 g
Longgu Os Draconis 30 g
Muli Concha Ostreae 30 g
Lianzi Sm. Nelumbinis nuciferae 120 g

Jinggong shaxiang san
Aromatisches Pulver des Palastes der Essenz mit Cinnabaris

Zhusha Cinnabaris 1,5 g
Longgu Mastodi Ossis fossilia 12 g
Sharen Fr. Amomi 4,5 g
Jiuzi Sm. Allii tuberosi 6 g

Kaiyu yueshen tang
Dekokt, das Stagnationen öffnet und den Geist aufmuntert

Chaihu Rx. Bupleuri 6 g
Xiangfu Rz. Cyperi 9 g
Qingpi Pericarpium Citri reticulatae viride 6 g
Danshen Rx. Salviae miltiorrhizae 6 g
Chishao Rx. Paeoniae rubra 6 g
Chenpi Pericarpium Citri reticulatae 3 g
Banxia Rz. Pinelliae praeparatum 6 g
Shichangpu Rz. Acori tatarinowii 6 g
Yuanzhi Rx. Polygalae 6 g
Huangqin Rx. Scutellariae 6 g
Huanglian Rz. Coptidis 3 g
Shanzhizi Fr. Gardeniae 6 g
Suanzaoren Sm. Ziziphi spinosae 6 g
Fuling Poria 6 g
Hehuanpi Cx. Albiziae 6 g
Zhenzhumu Concha Margaritiferae usta 12 g

Kongsheng zhenzhong dan
Meister Kongs Bettkanten-Pille

Guiban Plastrum Testudinis 10 g
Longgu Mastodi Ossis fossilia 10 g
Yuanzhi Rx. Polygalae 10 g
Shichangpu Rz. Acori tatarinowii 10 g
Gouqizi Fr. Lycii chinensis 10 g
Muli Concha Ostrae 15 g
Baiziren Sm. Platycladi 9 g
Suanzaoren Sm. Ziziphi spinosae 6 g

Liangge san[1]
Pulver, das das Zwerchfell kühlt

Dahuang Rx. et Rz. Rhei 600 g
Mangxiao Mirabilitum 600 g
Gancao Rx. Glycyrrhizae uralensis 600 g
Huangqin Rx. Scutellariae 300 g
Shanzhizi Fr. Gardeniae 300 g
Lianqiao Fr. Forsythiae 1.200 g
Bohe Hb. Menthae haplocalycis 300 g

Lingjiao gouteng tang
Dekokt mit Cornu Saigae und Uncaria

Lingyangjiao Cornu Saigae tataricae 4,5 g
Gouteng Ra. cum Uncis Uncariae 9 g
Sangye Fo. Mori 6 g
Juhua Fl. Chrysanthemi 9 g
Baishao Rx. Paeoniae alba 9 g
Sheng dihuang Rx. Rehmanniae 15 g
Fushen Sclerotium Poriae pararadicis 9 g
Chuanbeimu Bb. Fritillariae cirrhosae 12 g
Zhuru Caulis Bambusae in Taeniam 15 g
Gancao Rx. Glycyrrhizae uralensis 2,5 g

Liu junzi tang
Dekokt der sechs Edlen

Renshen Rx. Ginseng 10 g
Baizhu Rz. Atractylodis macrocephalae 9 g
Fuling Poria 9 g
Zhi gancao Rx. Glycyrrhizae uralensis praeparata 6 g
Chenpi Pericarpium Citri reticulatae 9 g
Banxia Rz. Pinelliae praeparatum 12 g

Liu junzi tang Variante
Variante von Dekokt der sechs Edlen

(➤ Kap. 18, Schlafstörungen, Somnolenz, Milz-Schwäche)
Renshen Rx. Ginseng 10 g
Baizhu Rz. Atractylodis macrocephalae 9 g

[1] Man beachte, dass sich die Dosierungen auf eine Charge Pillen beziehen.

Fuling Poria 9 g
Zhi gancao Rx. Glycyrrhizae uralensis praeparata 6 g
Chenpi Pericarpium Citri reticulatae 9 g
Fabanxia Rz. Pinelliae praeparatum 12 g
Maiya Fr. Hordei Vulgaris germinatus 9 g
Shenqu Massa medicata fermentata 9 g
Shanzha Fr. Crataegi 6 g
Shichangpu Rz. Acori tatarinowii 6 g

Liuwei dihuang wan
Rehmannia-Pille mit sechs Bestandteilen

Shu dihuang Rx. Rehmanniae praeparata 24 g
Shanzhuyu Fr. Corni 12 g
Shanyao Rz. Dioscoreae 12 g
Zexie Rz. Alismatis 9 g
Mudanpi Cx. Moutan 9 g
Fuling Poria 9 g

Liuwei dihuang wan Variante
Variante von Rehmannia-Pille mit sechs Bestandteilen

(➤ Kap. 12, Krankheitsmuster bei psychisch-emotionalen Störungen, Herz- und Nieren-Yin-Mangel mt Leere-Hitze im Herzen)
Shu dihuang Rx. Rehmanniae praeparata 24 g
Shanzhuyu Fr. Corni 12 g
Shanyao Rz. Dioscoreae 12 g
Zexie Rz. Alismatis 9 g
Mudanpi Cx. Moutan 9 g
Fuling Poria 9 g
Baishao Rx. Paeoniae alba 15 g
Chaihu Rx. Bupleuri 1,5 g
Maimendong Rx. Ophiopogonis 15 g
Wuweizi Fr. Schisandrae 3 g
Suanzaoren Sm. Ziziphi spinosae 15 g
Juhua Fl. Chrysanthemi 9 g

Liuwei dihuang wan Variante
Variante von Rehmannia-Pille mit sechs Bestandteilen

(➤ Kap. 18, Schlafstörungen, Gedächtnisschwäche, Nieren-Schwäche)
Shu dihuang Rx. Rehmanniae praeparata 24 g
Shanzhuyu Fr. Corni 12 g
Shanyao Rz. Dioscoreae 12 g
Zexie Rz. Alismatis 9 g
Mudanpi Cx. Moutan 9 g
Fuling Poria 9 g
Baishao Rx. Paeoniae alba 15 g
Chaihu Rx. Bupleuri 1,5 g
Maimendong Rx. Ophiopogonis 15 g
Wuweizi Fr. Schisandrae 3 g
Suanzaoren Sm. Ziziphi spinosae 15 g
Juhua Fl. Chrysanthemi 9 g

Longdan xiegan tang
Gentiana-Dekokt, das die Leber ausleitet

Longdancao Rx. Gentianae 6 g
Huangqin Rx. Scutellariae 9 g
Shanzhizi Fr. Gardeniae 9 g
Zexie Rz. Alismatis 9 g
Mutong Caulis Akebiae trifoliatae 9 g
Cheqianzi Sm. Plantaginis 9 g
Sheng dihuang Rx. Rehmanniae 12 g
Danggui Rx. Angelicae sinensis 9 g
Chaihu Rx. Bupleuri 9 g
Gancao Rx. Glycyrrhizae uralensis 3 g

Longdan xiegan tang Variante
Variante von Gentiana-Dekokt, das die Leber ausleitet

(➤ Kap. 18, Schlafstörungen, Loderndes Leber-Feuer)
Longdancao Rx. Gentianae 6 g
Huangqin Rx. Scutellariae 9 g
Shanzhizi Fr. Gardeniae 9 g
Zexie Rz. Alismatis 9 g
Mutong Caulis Akebiae trifoliatae 9 g
Cheqianzi Sm. Plantaginis 9 g
Sheng dihuang Rx. Rehmanniae 12 g
Danggui Rx. Angelicae sinensis 9 g
Chaihu Rx. Bupleuri 9 g
Gancao Rx. Glycyrrhizae uralensis 3 g
Fushen Sclerotium Poriae pararadicis 6 g
Yejiaoteng Caulis Polygoni multiflori 9 g
Longchi Fossilia Dentis Mastodi 15 g

Longdan xiegan tang Variante
Variante von Gentiana-Dekokt, das die Leber ausleitet

(➤ Kap. 18, Schlafstörungen, Übermäßiges Träumen, Leber-Feuer)
Longdancao Rx. Gentianae 9 g
Huangqin Rx. Scutellariae 9 g
Shanzhizi Fr. Gardeniae 9 g
Danggui Rx. Angelicae sinensis 10 g
Sheng dihuang Rx. Rehmanniae 10 g
Chaihu Rx. Bupleuri 6 g
Baishao Rx. Paeoniae alba 10 g
Chuanxiong Rz. Chuanxiong 3 g
Zhimu Rx. Anemarrhenae 6 g
Gancao Rx. Glycyrrhizae uralensis 6 g

Longdan xiegan tang Variante
Variante von Gentiana-Dekokt, das die Leber ausleitet

(➤ Kap. 19, Bipolare Störung, *kuang*, Gallenblasen- und Leber-Feuer)
Longdancao Rx. Gentianae 6 g
Huangqin Rx. Scutellariae 9 g
Shanzhizi Fr. Gardeniae 9 g
Zexie Rz. Alismatis 9 g
Mutong Caulis Akebiae trifoliatae 9 g
Cheqianzi Sm. Plantaginis 9 g
Sheng dihuang Rx. Rehmanniae 12 g
Danggui Rx. Angelicae sinensis 9 g
Chaihu Rx. Bupleuri 9 g
Gancao Rx. Glycyrrhizae uralensis 3 g
Fushen Sclerotium Poriae cocos pararadicis 6 g
Zhuru Caulis Bambusae in Taeniam 10 g
Longchi Fossilia Dentis Mastodi 15 g

Longdan xiegan tang Variante
Variante von Gentiana-Dekokt, das die Leber ausleitet

(➤ Kap. 20, Nachtangst, Leber- und Herz-Feuer)
Longdancao Rx. Gentianae 6 g
Huangqin Rx. Scutellariae 6 g
Sheng dihuang Rx. Rehmanniae 9 g
Shanzhizi Fr. Gardeniae 6 g
Chaihu Rx. Bupleuri 4,5 g
Chequianzi Sm. Plantaginis 6 g
Danggui Rx. Angelicae sinensis 6 g
Zexie Rz. Alismatis 6 g
Gouteng Ra. cum Uncis Uncariae 10 g
Shijueming Concha Haliotidis 12 g
Hehuanpi Cx. Albiziae 6 g

Longdan xiegan tang Variante
Variante von Gentiana-Dekokt, das die Leber ausleitet

(➤ Kap. 21, Aufmerksamkeitsdefizit-Hyperaktivitätsstörung, Leber- und Herz-Feuer)
Longdancao Rx. Gentianae 9 g
Huangqin Rx. Scutellariae 9 g
Shanzhizi Fr. Gardeniae 9 g
Danggui Rx. Angelicae sinensis 10 g
Sheng dihuang Rx. Rehmanniae 10 g
Chaihu Rx. Bupleuri 6 g
Baishao Rx. Paeoniae alba 10 g
Chuanxiong Rz. Chuanxiong 3 g
Zhimu Rx. Anemarrhenae 6 g
Gancao Rx. Glycyrrhizae uralensis 6 g
Lianzixin Plumula Nelumbinis nuciferae 6 g
Zhuye Fo. Phyllostachys nigrae 6 g

Mai wei dihuang wan (Baxian changshou wan)
Rehmannia-Pille mit Ophiopogon und Schisandra (Langlebigkeits-Pille der acht Unsterblichen)

Shu dihuang Rx. Rehmanniae praeparata 24 g
Shanzhuyu Fr. Corni 12 g
Shanyao Rz. Dioscoreae 12 g
Zexie Rz. Alismatis 9 g
Mudanpi Cx. Moutan 9 g
Fuling Poria 9 g
Maimendong Rx. Ophiopogonis 6 g
Wuweizi Fr. Schisandrae 6 g

Mengshi guntan wan
Chloritum-Pille, die den Schleim vertreibt

Dahuang Rx. et Rz. Rhei 15 g
Mangxiao Natrii Sulfas 3 g
Huangqin Rx. Scutellariae 15 g
Chenxiang Lignum Aquilariae resinatum 3 g
Mengshi Chloritum 6 g

Muxiang liuqi yin
Trank mit Aucklandia, der das Qi fließen lässt

Muxiang Rx. Aucklandiae 6 g
Banxia Rz. Pinelliae praeparatum 6 g
Chenpi Pericarpium Citri reticulatae 3 g
Houpo Cx. Magnoliae officinalis 4,5 g
Qingpi Pericarpium Citri reticulatae viride 3 g
Gancao Rx. Glycyrrhizae uralensis 3 g
Xiangfu Rz. Cyperi rotundi 6 g
Zisuye Fo. Perillae 3 g
Renshen Rx. Ginseng 6 g
Fuling Poria 6 g
Mugua Fr. Chaenomelis lagenariae 3 g
Shichangpu Rz. Acori tatarinowii 3 g
Baizhu Rz. Atractylodis macrocephalae 4,5 g
Baizhi Rx. Angelicae dahuricae 3 g
Maimendong Rx. Ophiopogonis 6 g
Caoguo Fr. Amomi Tsaoko 3 g
Rougui Cx. Cinnamomi cassiae 1,5 g
Ezhu Rz. Curcumae zedoariae 3 g
Dafupi Pericarpium Arecae catechu 3 g
Dingxiang Fl. Caryophylli 3 g
Binglang Sm. Arecae catechu 3 g
Huoxiang Hb. Pogostemonis 3 g
Mutong Caulis Akebiae trifoliatae 1,5 g

Nangeng tang
Dekokt für die männliche Menopause

Yinyanghuo Hb. Epimedii 9 g
Xianmao Rz. Curculiginis 9 g
Bajitian Rx. Morindae officinalis 9 g
Danggui Rx. Angelicae sinensis 9 g
Zhimu Rx. Anemarrhenae 9 g
Huangbo Cx. Phellodendri 6 g

Niuhuang qingxin wan
Calculus-Bovis-Pille, die das Herz klärt

Huanglian Rz. Coptidis 9 g
Huangqin Rx. Scutellariae 6 g
Shanzhizi Fr. Gardeniae 6 g
Yujin Rx. Curcumae 6 g
Zhusha Cinnabaris 4 g
Niuhuang Calculus Bovis 1 g

Pingbu zhenxin dan
Pille, die das Herz beruhigt und stärkt

Renshen Rx. Ginseng 9 g
Maimendong Rx. Ophiopogonis 6 g
Wuweizi Fr. Schisandrae 6 g
Shanyao Rz. Dioscoreae 6 g
Sheng dihuang Rx. Rehmanniae 6 g
Shu dihuang Rx. Rehmanniae praeparata 9 g
Rougui Cx. Cinnamomi 3 g
Yuanzhi Rx. Polygalae 6 g
Longchi Fossilia Dentis Mastodi 9 g
Suanzaoren Sm. Ziziphi spinosae 6 g
Fuling Poria 6 g
Fushen Sclerotium Poriae pararadicis 6 g
Zhusha Cinnabaris 0,5 g
Cheqianzi Sm. Plantaginis 6 g
Tianmendong Rx. Asparagi 6 g
Zhi gancao Rx. Glycyrrhizae uralensis praeparata 3 g

Pingbu zhenxin dan Variante
Variante von Pille, die das Herz beruhigt und stärkt

(➢ Kap. 17, Angstzustände, Herz- und Gallenblasen-Schwäche)
Renshen Rx. Ginseng 9 g
Maimendong Rx. Ophiopogonis 6 g
Wuweizi Fr. Schisandrae 6 g
Shanyao Rz. Dioscoreae 6 g
Sheng dihuang Rx. Rehmanniae 6 g
Shu dihuang Rx. Rehmanniae praeparata 9 g
Rougui Cx. Cinnamomi 3 g
Yuanzhi Rx. Polygalae 6 g
Longgu Mastodi Ossis fossilia 9 g
Muli Concha Ostreae 9 g
Suanzaoren Sm. Ziziphi spinosae 6 g
Fushen Sclerotium Poriae pararadicis 6 g
Zhi gancao Rx. Glycyrrhizae uralensis praeparata 3 g

Pingwei san
Pulver, das den Magen beruhigt

Cangzhu Rz. Atractylodis 9 g
Chenpi Pericarpium Citri reticulatae 6 g
Houpo Cx. Magnoliae officinalis 6 g
Zhi gancao Rx. Glycyrrhizae uralensis praeparata 3 g
Shengjiang Rz. Zingiberis recens 3 g
Dazao Fr. Jujubae 3 Stück

Pingwei san Variante
Variante von Pulver, das den Magen beruhigt

(➢ Kap. 18, Schlafstörungen, Somnolenz, Feuchtigkeit blockiert das Gehirn)
Cangzhu Rz. Atractylodis 9 g
Chenpi Pericarpium Citri reticulatae 6 g
Houpo Cx. Magnoliae officinalis 6 g
Zhi gancao Rx. Glycyrrhizae uralensis praeparata 3 g
Shengjiang Rz. Zingiberis recens 3 g
Dazao Fr. Ziziphi jujubae 3 Stück
Huoxiang Hb. Pogostemonis 4,5 g
Peilan Hb. Eupatorii fortunei 4,5 g
Yiyiren Sm. Coicis 15 g

Pingxin wangyou tang
Dekokt, das das Herz beruhigt und Sorgen vergessen lässt

Cishi Magnetitum 9 g
Qingmengshi Lapis Chloriti 9 g
Zhishi Fr. Aurantii immaturus 6 g
Huangbo Cx. Phellodendri 6 g
Banxia Rz. Pinelliae praeparatum 6 g
Houpo Cx. Magnoliae officinalis 6 g
Fuling Poria 6 g
Shenqu Massa medicata fermentata 6 g
Rougui Cx. Cinnamomi 3 g
Zisuye Fo. Perillae 6 g
Shichangpu Rz. Acori tatarinowii 6 g
Shengjiang Rz. Zingiberis recens 3 Scheiben

Qi ju dihuang wan
Pille mit Lycium, Chrysanthemum und Rehmannia

Gouqizi Fr. Lycii chinensis 9 g
Juhua Fl. Chrysanthemi 6 g
Shu dihuang Rx. Rehmanniae praeparata 24 g
Shanzhuyu Fr. Corni 12 g
Shanyao Rz. Dioscoreae 12 g
Zexie Rz. Alismatis 9 g
Mudanpi Cx. Moutan 9 g
Fuling Poria 9 g

Qi ju dihuang wan Variante
Variante von Pille mit Lycium, Chrysanthemum und Rehmannia

(➤ Kap. 21, Aufmerksamkeitsdefizitstörung, Nieren-Schwäche mit aufsteigendem Leber-Yang)
Gouqizi Fr. Lycii chinensis 9 g
Juhua Fl. Chrysanthemi 6 g
Shu dihuang Rx. Rehmanniae praeparata 24 g
Shanzhuyu Fr. Corni 12 g
Shanyao Rz. Dioscoreae 12 g
Zexie Rz. Alismatis 9 g
Mudanpi Cx. Moutan 9 g
Fuling Poria 9 g
Longgu Mastodi Ossis fossilia 12 g
Muli Concha Ostreae 12 g

Qingxin tang
Dekokt, das das Herz klärt

Fushen Sclerotium Poriae cocos pararadicis 9 g
Huanglian Rz. Coptidis 3 g
Suanzaoren Sm. Ziziphi spinosae 6 g
Shichangpu Rz. Acori tatarinowii 6 g
Yuanzhi Rx. Polygalae 9 g
Baiziren Sm. Platycladi 6 g
Gancao Rx. Glycyrrhizae uralensis 3 g

Roufu baoyuan tang
Dekokt mit Cinnamomum und Aconitum, das die Quelle bewahrt

Rougui Cx. Cinnamomi 1,5 g
Fuzi Rx. Aconiti lateralis praeparata 3 g
Huangqi Rx. Astragali 6 g
Renshen Rx. Ginseng 6 g
Zhi gancao Rx. Glycyrrhizae uralensis praeparata 3 g

Sancai fengsui dan
Pille der drei Fähigkeiten, die das Mark speichert

Tianmendong Rx. Asparagi 6 g
Shu dihuang Rx. Rehmanniae praeparata 6 g
Renshen Rx. Ginseng 6 g

Sangdan xiebai san
Pulver mit Morus und Moutan, das das Weiße ableitet

Sangye Fo. Mori 6 g
Mudanpi Cx. Moutan 6 g
Digupi Cx. Lycii 9 g
Sangbaipi Cx. Mori 9 g
Zhi gancao Rx. Glycyrrhizae uralensis praeparata 3 g
Gengmi Sm. Oryzae sativae 6 g

Sangdan xiebai san Variante
Variante von Pulver mit Morus und Moutan, das das Weiße ableitet

(➤ Kap. 4, Körperseele, Kontraktion der Körperseele)
Digupi Cx. Lycii 9 g
Sangbaipi Cx. Mori 9 g
Zhi gancao Rx. Glycyrrhizae uralensis praeparata 3 g
Gengmi Sm. Oryzae sativae 6 g
Sangye Fo. Mori 6 g
Zhuru Caulis Bambusae in Taeniam 6 g
Chuanbeimu Bb. Fritillariae cirrhosae 6 g
Dazao Fr. Jujubae 3 Stück
Baixianpi Cx. Dictamni 9 g
Zhuye Fo. Phyllostachys nigrae 6 g

Sangpiaoxiao san
Pulver mit Ootheca Mantidis

Sangpiaoxiao Ootheca Mantidis 9 g
Longgu Mastodi Ossis fossilia 15 g
Guiban Plastrum Testudinis 15 g
Danggui Rx. Angelicae sinensis 9 g
Renshen Rx. Ginseng 9 g
Fushen Sclerotium Poriae pararadicis 6 g
Yuanzhi Rx. Polygalae 6 g
Shichangpu Rz. Acori tatarinowii 6 g

Shenzhong dan
Kissen-Pille

(Zhi) guiban Plastrum Testudinis (zubereitet) 15 g
(Duan) longgu Mastodi Ossis fossilia (kalziniert) 15 g
Yuanzhi Rx. Polygalae 9 g
Shichangpu Rz. Acori tatarinowii 6 g

Shengmai san
Pulver, das den Puls erzeugt

Renshen Rx. Ginseng 9 g
Maimendong Rx. Ophiopogonis 9 g
Wuweizi Fr. Schisandrae 3 g

Shengtieluo yin
Frusta-Ferri-Trank

Shengtieluo Frusta Ferri 60 g
Dannanxing Rz. Arisaematis praeparatum 9 g
Zhebeimu Bb. Fritillariae thunbergii 9 g
Xuanshen Rx. Scrophulariae 9 g
Tianmendong Rx. Asparagi 9 g
Maimendong Rx. Ophiopogonis 9 g
Lianqiao Fr. Forsythiae 9 g
Danshen Rx. Salviae miltiorrhizae 12 g
Fuling Poria 12 g
Chenpi Pericarpium Citri reticulatae 6 g
Shichangpu Rz. Acori tatarinowii 6 g
Yuanzhi Rx. Polygalae 6 g
Zhusha Cinnabaris 1,8 g

Shibu wan
Stärkungspille mit 10 Zutaten

Fuzi Rx. Aconiti lateralis praeparata 3 g
Guizhi Ra. Cinnamomi cassiae 3 g
Shu dihuang Rx. Rehmanniae praeparata 24 g
Shanzhuyu Fr. Corni officinalis 12 g
Shanyao Rx. Dioscoreae oppositae 12 g
Zexie Rz. Alismatis 9 g
Mudanpi Cx. Moutan 9 g
Fuling Poria 9 g
Lurong Cornu Cervi parvum 6 g
Wuweizi Fr. Schisandrae chinensis 6 g

Shiwei wendan tang
Zehn-Bestandteile-Dekokt, das die Gallenblase wärmt

Banxia Rz. Pinelliae praeparatum 6 g
Chenpi Pericarpium Citri reticulatae 6 g
Fuling Poria 4,5 g
Zhishi Fr. Aurantii immaturus 6 g
Renshen Rx. Ginseng 3 g
Shu dihuang Rx. Rehmanniae praeparata 9 g
Suanzaoren Sm. Ziziphi spinosae 3 g
Yuanzhi Rx. Polygalae 3 g
Zhi gancao Rx. Glycyrrhizae uralensis praeparata 1,5 g
Shengjiang Rz. Zingiberis recens 5 Scheiben
Hongzao Fr. Jujubae 1 Stück

Shiwei wendan tang Variante
Variante von Zehn-Bestandteile-Dekokt, das die Gallenblase wärmt

(➤ Kap. 16, Depressionen, Qi-Stagnation mit Schleim)
Chenpi Pericarpium Citri reticulatae 3 g
Banxia Rz. Pinelliae praeparatum 9 g
Fuling Poria 9 g
Zhike Fr. Aurantii 6 g
Qianhu Rx. Peucedani 6 g
Zhuru Caulis Bambusae in Taeniam 6 g
Gancao Rx. Glycyrrhizae uralensis 3 g
Yuanzhi Rx. Polygalae 6 g
Shichangpu Rz. Acori tatarinowii 6 g
Yujin Rx. Curcumae 6 g
Gualou Fr. Trichosanthis 6 g
Dannanxing Rz. Arisaematis praeparatum 6 g
Shanzhizi Fr. Gardeniae 6 g
Hehuanpi Cx. Albiziae 6 g

Shiwei wendan tang Variante
Variante von Zehn-Bestandteile-Dekokt, das die Gallenblase wärmt

(➤ Kap. 18, Schlafstörungen, Übermäßiges Träumen, Herz- und Gallenblasen-Qi-Schwäche)
Banxia Rz. Pinelliae praeparatum 10 g
Zhishi Fr. Aurantii immaturus 6 g
Chenpi Pericarpium Citri reticulatae 6 g
Fuling Poria 10 g
Suanzaoren Sm. Ziziphi spinosae 15 g
Yuanzhi Rx. Polygalae 6 g
Wuweizi Fr. Schisandrae 10 g
Shu dihuang Rx. Rehmanniae praeparata 10 g
Dangshen Rx. Codonopsis 10 g
Zhi gancao Rx. Glycyrrhizae uralensis praeparata 6 g
Longchi Fossilia Dentis Mastodi 10 g
Mengshi Lapis Chloriti 10 g

Shiwei wendan tang Variante
Variante von Zehn-Bestandteile-Dekokt, das die Gallenblase wärmt

(➤ Kap. 19, Bipolare Störung, *dian*, Qi-Schwäche mit Schleim)
Banxia Rz. Pinelliae praeparatum 9 g
Zhishi Fr. Aurantii immaturus 10 g
Chenpi Pericarpium Citri reticulatae 9 g
Fuling Poria 10 g
Renshen Rx. Ginseng 5 g
Shu dihuang Rx. Rehmanniae praeparata 9 g
Suanzaoren Sm. Ziziphi spinosae 10 g

Yuanzhi Rx. Polygalae 9 g
Wuweizi Fr. Schisandrae 10 g
Zhi gancao Rx. Glycyrrhizae uralensis praeparata 6 g
Shichangpu Rz. Acori tatarinowwii 10 g
Fushen Sclerotium Poriae cocos pararadicis 10 g

Shiyu tang
Dekokt gegen Feuchtigkeits-Stagnation

Cangzhu Rz. Atractylodis 9 g
Baizhu Rz. Atractylodis macrocephalae 9 g
Xiangfu Rz. Cyperi 6 g
Chenpi Pericarpium Citri reticulatae 3 g
Qianghuo Rz. seu Rx. Notopterygii 3 g
Duhuo Rx. Angelicae pubescentis 6 g
Chuanxiong Rz. Chuanxiong 6 g
Banxia Rz. Pinelliae praeparatum 6 g
Houpo Cx. Magnoliae officinalis 6 g
Fuling Poria 6 g
Shengjiang Rz. Zingiberis recens 3 Scheiben
Gancao Rx. Glycyrrhizae uralensis 3 g

Shiyu tang
Dekokt gegen Nahrungsstagnation

Cangzhu Rz. Atractylodis 9 g
Houpo Cx. Magnoliae officinalis 6 g
Chuanxiong Rz. Chuanxiong 6 g
Chenpi Pericarpium Citri reticulatae 3 g
Shenqu Massa medicata fermentata 6 g
Shanzhizi Fr. Gardeniae 6 g
Zhike Fr. Aurantii 6 g
Zhi gancao Rx. Glycyrrhizae uralensis praeparata 3 g
Xiangfu Rz. Cyperi 6 g
Sharen Fr. Amomi 3 g

Shunqi daotan tang
Dekokt, das das Qi gerade richtet und Schleim beseitigt

Chenpi Pericarpium Citri reticulatae 3 g
Fuling Poria 3 g
Banxia Rz. Pinelliae praeparatum 6 g
Gancao Rx. Glycyrrhizae uralensis 1,5 g
Dannanxing Rz. Arisaematis praeparatum 6 g
Muxiang Rx. Aucklandiae 3 g
Xiangfu Rz. Cyperi 6 g
Zhishi Fr. Aurantii immaturus 6 g

Shunqi daotan tang Variante
Variante von Dekokt, das das Qi gerade richtet und Schleim beseitigt

(➤ Kap. 16, Depressionen, Qi-Stagnation mit Schleim)
Chenpi Pericarpium Citri reticulatae 3 g
Fuling Poria 3 g
Banxia Rz. Pinelliae praeparatum 6 g
Gancao Rx. Glycyrrhizae uralensis 1,5 g
Dannanxing Rz. Arisaematis praeparatum 6 g
Muxiang Rx. Aucklandiae 3 g
Xiangfu Rz. Cyperi 6 g
Zhishi Fr. Aurantii immaturus 6 g
Shichangpu Rz. Acori tatarinowii 6 g
Yuanzhi Rx. Polygalae 9 g

Shunqi daotan tang Variante
Variante von Dekokt, das das Qi gerade richtet und Schleim beseitigt

(➤ Kap. 19 , Bipolorare Störung, *dian*, Qi-Stagnation und Schleim)
Chenpi Pericarpium Citri reticulatae 3 g
Fuling Poria 3 g
Banxia Rz. Pinelliae praeparatum 6 g
Gancao Rx. Glycyrrhizae uralensis 1,5 g
Dannanxing Rz. Arisaematis praeparatum 6 g
Muxiang Rx. Aucklandiae 3 g
Xiangfu Rz. Cyperi 6 g
Zhishi Fr. Aurantii immaturus 6 g
Huanglian Rz. Coptidis 3 g
Yuanzhi Rx. Polygalae 6 g
Shichangpu Rz. Acori tatarinowii 6 g
Chenxiang Lignum Aquilariae resinatum 6 g

Sini san
Pulver der vier Rebellierenden

Chaihu Rx. Bupleuri 6 g
Baishao Rx. Paeoniae alba 9 g
Zhishi Fr. Aurantii immaturus 6 g
Zhi gancao Rx. Glycyrrhizae uralensis praeparata 6 g

Siqi tang
Vier-Jahreszeiten-Dekokt für die sieben Emotionen

Houpo Cx. Magnoliae officinalis 9 g
Banxia Rz. Pinelliae praeparatum 9 g
Fuling Poria 12 g
Shengjiang Rz. Zingiberis recens 15 g
Zisuye Fo. Perillae 6 g
Dazao Fr. Jujubae 5 Stück

Siqi tang Variante
Variante von Vier-Jahreszeiten-Dekokt für die sieben Emotionen

(➤ Kap. 19, Bipolare Störung, *dian,* Qi-Stagnation und Schleim)
Houpo Cx. Magnoliae officinalis 9 g
Banxia Rz. Pinelliae praeparatum 9 g
Fuling Poria 12 g
Shengjiang Rz. Zingiberis recens 15 g
Zisuye Fo. Perillae 6 g
Dazao Fr. Jujubae 5 Stück
Yuanzhi Rx. Polygalae 6 g
Dannanxing Rz. Arisaematis praeparatum 6 g
Yujin Rx. Curcumae 6 g
Shichangpu Rz. Acori tatarinowii 6 g

Suhexiang wan
Styrax-Pille

Suhexiang Styrax 30 g
Shexiang Moschus 60 g
Bingpian Borneolum 30 g
Anxixiang Benzoinum 60 g
Muxiang Rx. Aucklandiae 60 g
Tanxiang Lignum Santali albi 60 g
Chenxiang Lignum Aquilariae resinatum 60 g
Ruxiang Olibanum 30 g
Dingxiang Fl. Caryophylli 60 g
Xiangfu Rz. Cyperi 60 g
Biba Fr. Piperis longi 60 g
Shuiniujiao Cornu Bubali 60 g
Zhusha Cinnabaris 60 g
Baizhu Rz. Atractylodis macrocephalae 60 g
Hezi Fr. Chebulae 60 g

Suhexiang wan mit Variante von *Siqi tang*
Styrax-Pille mit Variante von Vier-Jahreszeiten-Dekokt für die sieben Emotionen

Suhexiang Styrax 30 g
Bingpian Borneolum 30 g
Muxiang Rx. Aucklandiae 60 g
Tanxiang Lignum Santali albi 60 g
Chenxiang Lignum Aquilariae resinatum 60 g
Ruxiang Olibanum 30 g
Dingxiang Fl. Caryophylli 60 g
Xiangfu Rz. Cyperi 60 g
Biba Fr. Piperis longi 60 g
Baizhu Rz. Atractylodis macrocephalae 60 g
Hezi Fr. Chebulae 60 g
Houpo Cx. Magnoliae officinalis 9 g
Banxia Rz. Pinelliae praeparatum 9 g
Fuling Poria 12 g
Shengjiang Rz. Zingiberis recens 15 g
Zisuye Fo. Perillae 6 g
Dazao Fr. Jujubae 5 Stück
Dannanxing Rz. Arisaematis praeparatum 30 g
Yuanzhi Rx. Polygalae 30 g
Shichangpu Rz. Acori tatarinowii 30 g
Yujin Rx. Curcumae 30 g

Suanzaoren tang
Ziziphus-Dekokt

Suanzaoren Sm. Ziziphi spinosae 18 g
Chuanxiong Rz. Chuanxiong 6 g
Fuling Poria 12 g
Zhimu Rz. Anemarrhenae 9 g
Gancao Rx. Glycyrrhizae uralensis 3 g

Suanzaoren tang Variante
Variante von Ziziphus-Dekokt

(➤ Kap. 20, Nachtangst, Leber- und Herz-Yin-Mangel)
Suanzaoren Sm. Ziziphi spinosae 18 g
Chuanxiong Rz. Chuanxiong 6 g
Fuling Poria 12 g
Zhimu Rz. Anemarrhenae 9 g
Gancao Rx. Glycyrrhizae uralensis 3 g
Longchi Fossilia Dentis Mastodi 15 g
Muli Concha Ostreae 15 g

Tanyu tang
Dekokt gegen Schleim-Stagnation

Suzi Fr. Perillae 9 g
Banxia Rz. Pinelliae praeparatum 9 g
Qianhu Rx. Peucedani 6 g
Zhi gancao Rx. Glycyrrhizae uralensis praeparata 3 g
Danggui Rx. Angelicae sinensis 6 g
Chenpi Pericarpium Citri reticulatae 3 g
Chenxiang Lignum Aquilariae resinatum 6 g
Gualou Fr. Trichosanthis 9 g
Dannanxing Rz. Arisaematis praeparatum 6 g
Zhishi Fr. Aurantii immaturus 6 g
Xiangfu Rz. Cyperi 6 g
Huashi Talcum 6 g

Taohe chengqi tang
Persica-Dekokt, das das Qi ordnet

Taoren Sm. Persicae 12 g
Dahuang Rx. et Rz. Rhei 12 g

Guizhi Ra. Cinnamomi cassiae 6 g
Mangxiao Natrii Sulfas 6 g
Zhi gancao Rx. Glycyrrhizae uralensis praeparata 6 g

Taoren honghua jian
Dekokt mit Persica und Carthamus

Taoren Sm. Persicae 6 g
Honghua Fl. Carthami tinctorii 6 g
Chuanxiong Rz. Chuanxiong 9 g
Yanhusuo Rz. Corydalis 6 g
Gualou Fr. Trichosanthis 6 g
Qingpi Pericarpium Citri reticulatae viride 6 g
Tanxiang Lignum Santali albi 3 g
Danggui Rx. Angelicae sinensis 6 g
Longchi Fossilia Dentis Mastodi 9 g
Guizhi Ra. Cinnamomi cassiae 6 g

Tianwang buxin dan
Pille des Himmelskönigs zur Stärkung des Herzens

Sheng dihuang Rx. Rehmanniae 6 g
Xuanshen Rx. Scrophulariae 6 g
Maimendong Rx. Ophiopogonis 6 g
Tianmendong Rx. Asparagi 6 g
Renshen Rx. Ginseng 6 g
Fuling Poria 9 g
Wuweizi Fr. Schisandrae 4 g
Danggui Rx. Angelicae sinensis 6 g
Danshen Rx. Salviae miltiorrhizae 6 g
Suanzaoren Sm. Ziziphi spinosae 6 g
Baiziren Sm. Platycladi 6 g
Yuanzhi Rx. Polygalae 6 g
Jiegeng Rx. Platycodi 3 g

Tiaowei chengqi tang
Dekokt, das den Magen reguliert und das Qi ordnet

Dahuang Rx. et Rz. Rhei 12 g
Mangxiao Natrii Sulfas 9 g
Zhi gancao Rx. Glycyrrhizae uralensis praeparata 6 g

Tongqiao huoxue tang
Dekokt zum Aufmachen der Öffnungen und Beleben des Blutes

Chishao Rx. Paeoniae rubra 3 g
Chuanxiong Rz. Chuanxiong 3 g
Taoren Sm. Persicae 9 g
Honghua Fl. Carthami tinctorii 9 g
Shexiang Moschus 15 g
Congbai Bb. Allii fistulosi 3 g
Hongzao Fr. Jujubae 7 Stück
Shengjiang Rz. Zingiberis recens 3 Scheiben
Reiswein

Wendan tang
Dekokt, das die Gallenblase wärmt

Banxia Rz. Pinelliae praeparatum 6 g
Fuling Poria 5 g
Chenpi Pericarpium Citri reticulatae 9 g
Zhuru Caulis Bambusae in Taeniam 6 g
Zhishi Fr. Aurantii immaturus 6 g
Zhi gancao Rx. Glycyrrhizae uralensis praeparata 3 g
Shengjiang Rz. Zingiberis recens 5 Scheiben
Dazao Fr. Jujubae 1 Stück

Wendan tang Variante
Variante von Dekokt, das die Gallenblase wärmt

(➤ Kap. 19, Bipolare Störung, *dian*, Qi-Stagnation und Schleim)
Banxia Rz. Pinelliae praeparatum 10 g
Chenpi Pericarpium Citri reticulatae 10 g
Zhishi Fr. Aurantii immaturus 10 g
Zhuru Caulis Bambusae in Taeniam 6 g
Fuling Poria 9 g
Huanglian Rz. Coptidis 6 g
Dannanxing Rz. Arisaematis praeparatum 6 g
Yujin Rx. Curcumae 10 g
Baifan Alumen 6 g

Wendan tang Variante
Variante von Dekokt, das die Gallenblase wärmt

(➤ Kap. 20, Nachtangst, Schleim-Hitze stört die Wanderseele und den Geist)
Banxia Rz. Pinelliae praeparatum 10 g
Chenpi Pericarpium Citri reticulatae 10 g
Zhishi Fr. Aurantii immaturus 10 g
Fuling Poria 9 g
Dannanxing Rz. Arisaematis praeparatum 6 g
Shichangpu Rz. Acori tatarinowii 6 g
Yuanzhi Rx. Polygalae 9 g

Wuge kuanzhong san
Pulver der fünf Diaphragmen zur Entspannung der Mitte

Baidoukou Fr. Amomi rotundus 1,5 g
Houpo Cx. Magnoliae officinalis 9 g
Sharen Fr. Amomi 4,5 g
Muxiang Rx. Aucklandiae 3 g

Xiangfu Rz. Cyperi 9 g
Qingpi Pericarpium Citri reticulatae viride 4,5 g
Chenpi Pericarpium Citri reticulatae 4,5 g
Dingxiang Fl. Caryophylli 3 g
Zhi gancao Rx. Glycyrrhizae uralensis praeparata 6 g
Shengjiang Rz. Zingiberis recens 3 Scheiben

Wuweizi tang
Schisandra-Dekokt

Wuweizi Fr. Schisandrae 9 g
Huangqi Rx. Astragali 6 g
Renshen Rx. Ginseng 9 g
Maimendong Rx. Ophiopogonis 6 g
Zhi gancao Rx. Glycyrrhizae uralensis praeparata 3 g

Wuweizi tang Variante
Variante von Schisandra-Dekokt

(➤ Kap. 17, Angstzustände, Herz- und Gallenblasen-Schwäche)
Wuweizi Fr. Schisandrae 9 g
Huangqi Rx. Astragali 6 g
Renshen Rx. Ginseng 9 g
Maimendong Rx. Ophiopogonis 6 g
Yuzhu Rz. Polygonati odorati 6 g
Beishashen Rx. Glehniae 6 g
Suanzaoren Sm. Ziziphi spinosae 6 g
Baiziren Sm. Platycladi 6 g
Hehuanpi Cx. Albiziae 6 g
Zhi gancao Rx. Glycyrrhizae uralensis praeparata 3 g

Xiao chaihu tang
Kleines Bupleurum-Dekokt

Chaihu Rx. Bupleuri 12 g
Huangqin Rx. Scutellariae 9 g
Banxia Rz. Pinelliae praeparatum 9 g
Renshen Rx. Ginseng 6 g
Zhi gancao Rx. Glycyrrhizae uralensis praeparata 5 g
Shengjiang Rz. Zingiberis recens 9 g
Dazao Fr. Jujubae 4 Stück

Xiaofeng san aus den ‚Rezepturen der kaiserlichen Gnade'
Pulver, das Wind klärt, aus den ‚Rezepturen der kaiserlichen Gnade'

Jingjie Hb. Schizonepetae 6 g
Bohe Hb. Menthae haplocalycis 6 g
Qianghuo Rz. seu Rx. Notopterygii 6 g
Fangfeng Rx. Saposhnikoviae 6 g
Chuanxiong Rz. Chuanxiong 6 g
Chantui Periostracum Cicadae 6 g
Jiangcan Bombyx batryticatus 6 g
Fuling Poria 6 g
Chenpi Pericarpium Citri reticulatae 3 g
Houpo Cx. Magnoliae officinalis 3 g
Renshen Rx. Ginseng 6 g

Xiaoyao san
Umherstreifen-Pulver

Bohe Hb. Menthae haplocalycis 3 g
Chaihu Rx. Bupleuri 9 g
Danggui Rx. Angelicae sinensis 9 g
Baishao Rx. Paeoniae alba 12 g
Baizhu Rz. Atractylodis macrocephalae 9 g
Fuling Poria 15 g
Gancao Rx. Glycyrrhizae uralensis 6 g
Shengjiang Rz. Zingiberis recens 3 Scheiben

Xiegan anshen wan
Pille, die die Leber ausleitet und den Geist beruhigt

Longdancao Rx. Gentianae 9 g
Shanzhizi Fr. Gardeniae 6 g
Huangqin Rx. Scutellariae 6 g
Baijili Fr. Tribuli 4 g
Shijueming Concha Haliotidis 12 g
Zexie Rz. Alismatis 6 g
Cheqianzi Sm. Plantaginis 6 g
Danggui Rx. Angelicae sinensis 6 g
Sheng dihuang Rx. Rehmanniae 9 g
Maimendong Rx. Ophiopogonis 6 g
Zhenzhumu Concha Margaritiferae usta 12 g
Longgu Mastodi Ossis fossilia 12 g
Muli Concha Ostreae 12 g
Fushen Sclerotium Poriae pararadicis 6 g
Yuanzhi Rx. Polygalae 6 g
Baiziren Sm. Platycladi 6 g
Suanzaoren Sm. Ziziphi spinosae 6 g
Gancao Rx. Glycyrrhizae uralensis 3 g

Xieqing wan
Pille, die das Grüne ableitet

Fangfeng Rx. Saposhnikoviae 6 g
Qianghuo Rz. seu Rx. Notopterygii 6 g
Chuanxiong Rz. Chuanxiong 6 g
Danggui Rx. Angelicae sinensis 6 g
Longdancao Rx. Gentianae 9 g
Shanzhizi Fr. Gardeniae 6 g
Dahuang Rx. et Rz. Rhei 6 g

Xieqing wan Variante
Variante von Pille, die das Grüne ableitet

(➤ Kap. 18, Schlafstörungen, Leber-Feuer)
Danggui Rx. Angelicae sinensis 10 g
Longdancao Rx. Gentianae 12 g
Chuanxiong Rz. Chuanxiong 5 g
Huangqin Rx. Scutellariae 10 g
Shanzhizi Fr. Gardeniae 9 g
Dahuang Rx. et Rz. Rhei 6 g
Fangfeng Rx. Saposhnikoviae 3 g
Chaihu Rx. Bupleuri 3 g
Gancao Rx. Glycyrrhizae uralensis 6 g

Xiexin tang
Dekokt, das das Herz ausleitet

Dahuang Rx. et Rz. Rhei 9 g
Huanglian Rz. Coptidis 6 g
Huangqin Rx. Scutellariae 9 g

Xiexin tang Variante
Variante von Dekokt, das das Herz ausleitet

(➤ Kap. 19, Bipolare Störung, *kuang*, Schleim-Feuer stört nach oben hin)
Dahuang Rx. et Rz. Rhei 10 g
Huangqin Rx. Scutellariae 10 g
Huanglian Rz. Coptidis 10 g
Shengtieluo Frusta Ferri 9 g
Zhimu Rx. Anemarrhenae 9 g

Xuanfu daizhe tang
Dekokt mit Inula und Haematitum

Xuanfuhua Fl. Inulae 9 g
Daizheshi Haematitum 9 g
Banxia Rz. Pinelliae praeparatum 9 g
Shengjiang Rz. Zingiberis recens 6 g
Renshen Rx. Ginseng 6 g
Zhi gancao Rx. Glycyrrhizae uralensis praeparata 3 g
Dazao Fr. Jujubae 4 Stück

Xuefu zhuyu tang
Dekokt, das Stasen aus dem Haus des Blutes treibt

Danggui Rx. Angelicae sinensis 9 g
Sheng dihuang Rx. Rehmanniae 9 g
Chishao Rx. Paeoniae rubra 6 g
Chuanxiong Rz. Chuanxiong 5 g
Taoren Sm. Persicae 12 g
Honghua Fl. Carthami tinctorii 9 g
Chaihu Rx. Bupleuri 3 g
Zhike Fr. Aurantii 6 g
Huainiuxi Rx. Achyranthis bidentatae 9 g
Jiegeng Rx. Platycodi 5 g
Gancao Rx. Glycyrrhizae uralensis 3 g

Xuefu zhuyu tang Variante
Variante von Dekokt, das Stasen aus dem Haus des Blutes treibt

(➤ Kap. 18, Schlafstörungen, Herz-Blut-Stase)
Danggui Rx. Angelicae sinensis 9 g
Sheng dihuang Rx. Rehmanniae 9 g
Chishao Rx. Paeoniae rubra 6 g
Chuanxiong Rz. Chuanxiong 5 g
Taoren Sm. Persicae 12 g
Honghua Fl. Carthami tinctorii 9 g
Chaihu Rx. Bupleuri 3 g
Zhike Fr. Aurantii 6 g
Niuxi Rx. Achyranthis bidentatae 9 g
Jiegeng Rx. Platycodi 5 g
Yejiaoteng Caulis Polygoni multiflori 9 g
Suanzaoren Sm. Ziziphi spinosae 6 g
Gancao Rx. Glycyrrhizae uralensis 3 g

Xueyu tang
Dekokt gegen Blut-Stagnation

Xiangfu Rz. Cyperi 9 g
Mudanpi Cx. Moutan 9 g
Sumu Lignum Sappan 6 g
Shanzha Fr. Crataegi 6 g
Taoren Sm. Persicae 6 g
Shenqu Massa medicata fermentata 6 g
Chuanshanjia Squama Manitis Pentadactylae 6 g
Chenxiang Lignum Aquilariae resinatum 6 g
Tongcao Medulla Tetrapanacis 3 g
Maiya Fr. Hordei germinatus 6 g

Yangxin jianpi tang
Dekokt, das das Herz nährt und die Milz stärkt

Huangqi Rx. Astragali 6 g
Suanzaoren Sm. Ziziphi spinosae 6 g
Baiziren Sm. Platycladi 6 g
Yejiaoteng Caulis Polygoni multiflori 6 g
Hehuanpi Cx. Albiziae 6 g
Wuweizi Fr. Schisandrae 6 g
Longgu Mastodi Ossis fossilia 9 g
Muli Concha Ostreae 9 g
Guizhi Ra. Cinnamomi cassiae 4 g
Gancao Rx. Glycyrrhizae uralensis 3 g

Shichangpu Rz. Acori tatarinowii 6 g
Yuanzhi Rx. Polygalae 6 g

Yangxin tang (I)
Dekokt, das das Herz nährt

Renshen Rx. Ginseng 6 g
Huangqi Rx. Astragali 9 g
Fuling Poria 6 g
Zhi gancao Rx. Glycyrrhizae uralensis praeparata 4,5 g
Danggui Rx. Angelicae sinensis 6 g
Chuanxiong Rz. Chuanxiong 4,5 g
Wuweizi Fr. Schisandrae 4,5 g
Baiziren Sm. Platycladi 6 g
Suanzaoren Sm. Ziziphi spinosae 4,5 g
Yuanzhi Rx. Polygalae 6 g
Rougui Cx. Cinnamomi 1,5 g
Banxia Rz. Pinelliae praeparatum 4,5 g

Yangxin tang (II)
Dekokt, das das Herz nährt

Huangqi Rx. Astragali 6 g
Renshen Rx. Ginseng 6 g
Baiziren Sm. Platycladi 9 g
Fushen Sclerotium Poriae pararadicis 6 g
Chuanxiong Rz. Chuanxiong 3 g
Yuanzhi Rx. Polygalae 6 g
Maimendong Rx. Ophiopogonis 6 g
Wuweizi Fr. Schisandrae 6 g
Zhi gancao Rx. Glycyrrhizae uralensis praeparata 3 g
Shengjiang Rz. Zingiberis recens 1 Scheibe

Yilukang jiaonang
Kapseln zur Linderung von Depressionen und Sorgen

Chenxiang Lignum Aquilariae resinatum 6 g
Muxiang Rx. Aucklandiae 6 g
Foshou Fr. Citri sarcodactylis 6 g
Shanyao Rz. Dioscoreae 6 g
Shichangpu Rz. Acori tatarinowii 6 g
Niuhuang Calculus Bovis 3 g
Zhusha Cinnabaris 2 g
Hupo Succinum 6 g
Yujin Rx. Curcumae 6 g
Chaihu Rx. Bupleuri 3 g
Suanzaoren Sm. Ziziphi spinosae 6 g
Yuanzhi Rx. Polygalae 6 g

Yishen ning
Rezeptur, um die Seelenruhe zu unterstützen

Chaihu Rx. Bupleuri 6 g
Longgu Mastodi Ossis fossilia 30 g
Muli Concha Ostreae 30 g
Dahuang Rx. et Rz. Rhei 9 g
Huangqi Rx. Astragali 9 g
Guizhi Ra. Cinnamomi cassiae 9 g
Banxia Rz. Pinelliae praeparatum 9 g
Zhi gancao Rx. Glycyrrhizae uralensis praeparata 3 g

Yinmei tang
Dekokt, das den Schlaf anlockt

Baishao Rx. Paeoniae alba 30 g
Danggui Rx. Angelicae sinensis 15 g
Longchi Fossilia Dentis Mastodi 6 g
Tusizi Sm. Cuscutae 9 g
Maimendong Rx. Ophiopogonis 15 g
Baiziren Sm. Platycladi 6 g
Suanzaoren Sm. Ziziphi spinosae 9 g
Fushen Sclerotium Poriae pararadicis 9 g

Yinmei tang Variante
Variante von Dekokt, das den Schlaf anlockt

(➤ Kap. 20, Nachtangst, Leber- und Herz-Yin-Mangel)
Baishao Rx. Paeoniae alba 30 g
Danggui Rx. Angelicae sinensis 15 g
Longchi Fossilia Dentis Mastodi 6 g
Tusizi Sm. Cuscutae 9 g
Maimendong Rx. Ophiopogonis 15 g
Baiziren Sm. Platycladi 6 g
Suanzaoren Sm. Ziziphi spinosae 9 g
Fushen Sclerotium Poriae pararadicis 9 g
Muli Concha Ostreae 15 g

Yougui wan
Pille, die die Rechte [Niere] wiederherstellt

Fuzi Rx. Aconiti lateralis praeparata 3 g
Rougui Cx. Cinnamomi 3 g
Duzhong Cx. Eucommiae ulmoidis 6 g
Shanzhuyu Fr. Corni 4,5 g
Tusizi Sm. Cuscutae 6 g
Lujiaojiao Gelatinum Cornu Cervi 6 g
Shu dihuang Rx. Rehmanniae praeparata 12 g
Shanyao Rz. Dioscoreae 6 g
Gouqizi Fr. Lycii chinensis 6 g
Danggui Rx. Angelicae sinensis 4,5 g

Yougui yin
Trank, der die Rechte [Niere] wiederherstellt

Shu dihuang Rx. Rehmanniae praeparata 15 g
Shanzhuyu Fr. Corni 3 g
Shanyao Rz. Dioscoreae 6 g
Duzhong Cx. Eucommiae ulmoidis 6 g
Rougui Cx. Cinnamomi 3 g
Fuzi Rx. Aconiti lateralis praeparata 3 g
Gouqizi Fr. Lycii chinensis 6 g
Zhi gancao Rx. Glycyrrhizae uralensis praeparata 3 g

Yuanzhi wan
Polygala-Pille

Yuanzhi Rx. Polygalae 9 g
Maimendong Rx. Ophiopogonis 6 g
Chishizhi Halloysitum rubrum 9 g
Shu dihuang Rx. Rehmanniae praeparata 9 g
Renshen Rx. Ginseng 6 g
Fushen Sclerotium Poriae cocos pararadicis 6 g
Baizhu Rx. Rehmanniae praeparata 6 g
Gancao Rx. Glycyrrhizae uralensis 3 g

Yueju wan
Pille, die das Gekrümmte überwindet

Cangzhu Rz. Atractylodis 6 g
Chuanxiong Rz. Chuanxiong 6 g
Xiangfu Rz. Cyperi 6 g
Shanzhizi Fr. Gardeniae 6 g
Shenqu Massa medicata fermentata 6 g

Yueju wan mit *Sini san* Variante
Pille, die das Gekrümmte überwindet, mit Variante von Pulver der vier Rebellierenden

(➤ Kap. 18, Schlafstörungen, Leber-Qi-Stagnation)
Xiangfu Rz. Cyperi 10 g
Chaihu Rx. Bupleuri 9 g
Shenqu Massa medicata fermentata 10 g
Shanzhizi Fr. Gardeniae 6 g
Baishao Rx. Paeoniae alba 10 g
Chuanxiong Rz. Chuanxiong 6 g
Zhike Fr. Aurantii 6 g
Banxia Rz. Pinelliae praeparatum 6 g
Gancao Rx. Glycyrrhizae uralensis 6 g

Zhenzhong dan
Bettkanten-Pille

Guiban Plastrum Testudinis 10 g
Longgu Mastodi Ossis fossilia 10 g
Yuanzhi Rx. Polygalae 10 g
Shichangpu Rz. Acori tatarinowii 10 g

Zhenzhumu wan
Pille mit Concha Margaritiferae

Zhenzhumu Concha Margaritiferae usta 30 g
Longchi Fossilia Dentis Mastodi 18 g
Chenxiang Lignum Aquilariae resinatum 3 g
Zhusha Cinnabaris 1,5 g
Shu dihuang Rx. Rehmanniae praeparata 12 g
Danggui Rx. Angelicae sinensis 6 g
Renshen Rx. Ginseng 6 g
Suanzaoren Sm. Ziziphi spinosae 6 g
Baiziren Sm. Platycladi 6 g
Fushen Sclerotium Poriae pararadicis 6 g
Shuiniujiao Cornu Bubali 6 g

Zhishi daozhi wan
Pille mit Citrus aurantium zur Beseitigung von Stagnationen

Dahuang Rx. et Rz. Rhei 15 g
Zhishi Fr. Aurantii immaturus 12 g
Huanglian Rz. Coptidis 6 g
Huangqin Rx. Scutellariae 6 g
Fuling Poria 6 g
Zexie Rz. Alismatis 6 g
Baizhu Rz. Atractylodis macrocephalae 6 g
Shenqu Massa medicata fermentata 12 g

Zhizi chi tang
Dekokt mit Gardenia und Sm. Sojae

Shanzhizi Fr. Gardeniae 9 g
Dandouchi Sm. Sojae praeparatum 9 g

Zhusha anshen wan
Cinnabaris-Pille, die den Geist beruhigt

Huanglian Rz. Coptidis 3 g
Sheng dihuang Rx. Rehmanniae 12 g
Danggui Rx. Angelicae sinensis 6 g
Fuling Poria 6 g
Suanzaoren Sm. Ziziphi spinosae 6 g
Zhusha Cinnabaris 3 g

Yuanzhi Rx. Polygalae 6 g
Gancao Rx. Glycyrrhizae uralensis 3 g

Zhuye shigao tang
Dekokt mit Phyllostachys und Gypsum

Zhuye Fo. Phyllostachys nigrae 15 g
Shigao Gypsum fibrosum 30 g
Banxia Rz. Pinelliae praeparatum 9 g
Maimendong Rx. Ophiopogonis 15 g
Renshen Rx. Ginseng 5 g
Gancao Rx. Glycyrrhizae uralensis 3 g
Gengmi Sm. Oryzae sativae 15 g

Zishui qinggan yin
Trank, der das Wasser nährt und die Leber klärt

Sheng dihuang Rx. Rehmanniae 6 g
Shanzhuyu Fr. Corni 6 g
Shanyao Rz. Dioscoreae 6 g
Fuling Poria 6 g
Mudanpi Cx. Moutan 6 g
Zexie Rz. Alismatis 6 g
Danggui Rx. Angelicae sinensis 6 g
Baishao Rx. Paeoniae alba 6 g
Chaihu Rx. Bupleuri 6 g
Shanzhizi Fr. Gardeniae 6 g
Suanzaoren Sm. Ziziphi spinosae 6 g

Zuogui wan
Pille, die die Linke [Niere] wiederherstellt

Shu dihuang Rx. Rehmanniae praeparata 15 g
Shanyao Rz. Dioscoreae 9 g
Shanzhuyu Fr. Corni 9 g
Gouqizi Fr. Lycii chinensis 9 g
Chuanniuxi Rx. Cyathulae 6 g
Tusizi Sm. Cuscutae 9 g
Lujiao Cornu Cervi 9 g
Guibanjiao Colla Plastri Testudinis 9 g

Zuogui wan Variante
Variante von Pille, die die Linke [Niere] wiederherstellt

(➤ Kap. 18, Schlafstörungen, Leber- und Nieren-Yin-Mangel)
Shu dihuang Rx. Rehmanniae praeparata 15 g
Shanyao Rz. Dioscoreae 9 g
Shanzhuyu Fr. Corni 9 g
Gouqizi Fr. Lycii chinensis 9 g
Chuanniuxi Rx. Cyathulae 6 g
Tusizi Sm. Cuscutae 9 g
Lujiao Cornu Cervi 9 g
Guibanjiao Colla Plastri Testudinis 9 g
Yejiaoteng Caulis Polygoni multiflori 9 g
Suanzaoren Sm. Ziziphi spinosae 9 g

Zuogui yin
Trank, der die Linke [Niere] wiederherstellt

Shu dihuang Rx. Rehmanniae praeparata 12 g
Shanzhuyu Fr. Corni 6 g
Gouqizi Fr. Lycii chinensis 6 g
Shanyao Rz. Dioscoreae 6 g
Fuling Poria 6 g
Zhi gancao Rx. Glycyrrhizae uralensis praeparata 3 g

Zuojin wan
Linke-Metall-Pille

Huanglian Rz. Coptidis 15 g
Wuzhuyu Fr. Evodiae 2 g

Empirische Rezepturen

Empirische Rezeptur von Dr. Chen Jiaxu

(➤ Kap. 3, Die Wanderseele)
Huangqi Rx. Astragali 6 g
Dangshen Rx. Codonopsis 6 g
Baizhu Rz. Atractylodis macrocephalae 6 g
Danggui Rx. Angelicae sinensis 9 g
Chaihu Rx. Bupleuri 3 g
Guizhi Ra. Cinnamomi cassiae 4 g
Fuling Poria 6 g
Baishao Rx. Paeoniae alba 9 g
Wuweizi Fr. Schisandrae 3 g
Baiziren Sm. Platycladi 6 g
Zhi gancao Rx. Glycyrrhizae uralensis praeparata 3 g

ANHANG

2 Empfohlene Substitutionen chinesischer Arzneien

Im Folgenden findet sich eine unvollständige Liste empfohlener Substitutionen für chinesische Arzneien, deren Verwendung in westlichen Ländern nicht erlaubt ist, weil es sich um tierische oder mineralische Substanzen handelt, sie toxisch sind oder von geschützten Arten stammen.

Man beachte, dass einige Arzneien in bestimmten Ländern verboten sind, in anderen nicht. Man beachte auch, dass bestimmte chinesische Arzneien fälschlicherweise für toxisch gehalten werden; dass sie in der folgenden Liste aufgeführt sind, bedeutet nicht, dass ich mit dieser Sichtweise übereinstimme. In einigen Fällen sind manche Arzneien (z. B. *Fangji* Rx. Stephaniae tetrandrae) nicht etwa verboten, weil sie tatsächlich toxisch sind, sondern weil die Möglichkeit einer Verwechslung dieser Arznei besteht. *(Han) Fangji* Rx. Stephaniae tetrandrae ist in der Tat nicht toxisch, aber weil es bei der Bestellung mit *(Guang) Fangji* Rx. Aristolochiae Fangchi, das potenziell toxisch ist, verwechselt werden kann, ist *(Han) Fangji* ebenfalls verboten.

Viele chinesische Arzneien haben mehr als eine Wirkung, weshalb es unmöglich ist, in solchen Fällen eine einzige Ersatzsubstanz zu empfehlen. Beispielsweise kann *Chuanshanjia* Squama Manitis Pentadactylae zur Belebung des Blutes oder Aufweichung von Ansammlungen verwendet werden. In einigen Fällen kann daher eine Arznei nicht durch eine einzelne Substanz ersetzt werden, sondern es sind zwei Arzneien erforderlich, um die Wirkung der zu ersetzenden Arznei zu replizieren.

Toxizität

- *Fangji* Rx. Stephaniae tetrandrae (siehe oben)
- *Fuzi* Rx. Aconiti lateralis praeparata
- *Huangyaozi* Rx. Dioscoreae bulbiferae
- *Mutong* Caulis Akebiae trifoliatae

Tierische Substanzen

- *Biejia* Carapax Trionycis
- *Chuanshanjia* Squama Manitits Pentadactylae
- *Guiban* Plastrum Testudinis
- *Longchi* Fossilia Dentis Mastodi
- *Longgu* Mastodi Ossis fossilia
- *Shexiang* Moschus
- *Xijiao* Cornu Rhinoceri

Mineralische Substanzen

- *Cishi* Magnetitum
- *Muli* Concha Ostreae
- *Shijueming* Concha Haliotidis
- *Zhenzhumu* Concha Margaritiferae usta

Geschützte Arten

- *Baiji* Rz. Bletillae
- *Gouji* Rz. Cibotii
- *Shihu* Hb. Dendrobii
- *Tianma* Rz. Gastrodiae

In ➤ Tab. A2.1 sind die obigen Arzneien und ihre Substitutionen in der gleichen Reihenfolge wie oben aufgeführt.

Tab. A2.1 Substitutionen von Arzneien

Arznei	Substitution Wirkung 1	Substitution Wirkung 2
Fangji Rx. Stephaniae tetrandrae	*Fuling* Poria mit *Huangbo* Cx. Phellodendri (um Feuchte-Hitze im Unteren Erwärmer zu beseitigen)	*Yiyiren* Sm. Coicis mit *Cangzhu* Rz. Atractylodis (um bei *Bi*-Syndrom Feuchtigkeit zu beseitigen und Blockaden aus den Leitbahnen zu entfernen)
Fuzi Rx. Aconiti lateralis praeparata	*Rougui* Cx. Cinnamomi (um das Yang und das Feuer des Lebenstores zu stärken)	*Guizhi* Ra. Cinnamomi cassiae (um bei *Bi*-Syndrom die Leitbahnen zu wärmen)
Huangyaozi Rx. Dioscoreae bulbiferae	*Banxia* Rz. Pinelliae praeparatum mit *Baihuasheshecao* Hb. Hedyotidis diffusae	
Mutong Caulis Akebiae trifoliatae	*Tongcao* Medulla Tetrapanacis (um Blockaden aus den Netzleitbahnen zu beseitigen)	*Fuling* Poria mit *Huangbo* Cx. Phellodendri (um Feuchte-Hitze zu beseitigen)
Biejia Carapax Trionycis	*Huangjing* Rz. Polygonati mit *Gouqizi* Fr. Lycii chinensis (um das Yin zu nähren)	*Yiyiren* Sm. Coicis (um Ansammlungen aufzuweichen)
Chuanshanjia Squama Manitis Pentadactylae	*Wangbuliuxing* Sm. Vaccariae (um das Blut zu beleben)	*Yiyiren* Sm. Coicis (um Ansammlungen aufzuweichen)
Guiban Plastrum Testudinis	*Huangjing* Rz. Polygonati mit *Gouqizi* Fr. Lycii chinensis	
Longchi Fossilia Dentis Mastodi	*Suanzaoren* Sm. Ziziphi spinosae	
Longgu Mastodi Ossis fossilia	*Suanzaoren* Sm. Ziziphi spinosae (um den Geist zu beruhigen)	*Yiyiren* Sm. Coicis (um Ansammlungen aufzuweichen)
Shexiang Moschus	*Shichangpu* Rz. Acori tatarinowii	
Xijiao Cornu Rhinoceri	*Shuiniujiao* Cornu Bubali	
Cishi Magnetitum	*Suanzaoren* Sm. Ziziphi spinosae	
Muli Concha Ostreae	*Suanzaoren* Sm. Ziziphi spinosae (um den Geist zu beruhigen)	*Yiyiren* Sm. Coicis (um Ansammlungen aufzuweichen)
Shijueming Concha Haliotidis	*Gouteng* Ra. cum Uncis Uncariae	
Zhenzhumu Concha Margaritiferae usta	*Gouteng* Ra. cum Uncis Uncariae (um das Leber-Yang zu unterdrücken)	*Suanzaoren* Sm. Ziziphi spinosae (um den Geist zu beruhigen)
Baiji Rz. Bletillae	*Xianhecao* Hb. Agrimoniae	
Gouji Rz. Cibotii	*Duzhong* Cx. Eucommiae ulmoidis	
Shihu Hb. Dendrobii	*Yuzhu* Rz. Polygonati odorati	
Tianma Rz. Gastrodiae	*Gouteng* Ra. cum Uncis Uncariae	

3 Die Klassiker der chinesischen Medizin

Dieser Anhang enthält eine kurze Beschreibung derjenigen Klassiker der chinesischen Medizin, die ich am häufigsten im vorliegenden Buch erwähne. Da ich einige von ihnen sehr oft zitiere, ist es dem Leser vielleicht eine Hilfe, sie in ihrem historischen Kontext zu betrachten. Dies ist keine vollständige Liste der Klassiker der chinesischen Medizin (die viel länger ausgefallen wäre), sondern nur eine Zusammenstellung derjenigen Werke, die ich am häufigsten erwähne. Bei jedem Klassiker gebe ich auch die Gründe an, warum ich sie häufig zitiere, und was sie zu unserer klinischen Praxis im 21. Jahrhundert beitragen können.

‚Klassiker des Gelben Kaisers der Inneren Medizin' (zwischen 300 und 100 v. Chr., Periode der Streitenden Reiche, Qin- und Han-Dynastie) *Huangdi neijing*

Die Autorschaft und Datierung des ‚Klassikers des Gelben Kaisers der Inneren Medizin' ist Gegenstand vieler Spekulationen. Die beste Sekundärliteratur, in der diese Themen besprochen werden, ist Unschulds ‚Huang Di Nei Jing Su Wen: Nature, Knowledge, Imagery in an Ancient Chinese Medical Text'.[1]

Es gilt als sicher, dass der ‚Klassiker des Gelben Kaisers der Inneren Medizin' zwischen 300 und 100 v. Chr. geschrieben und über die Jahrhunderte hinweg von vielen verschiedenen Autoren verändert wurde. Meine chinesischen Lehrer in Nanjing waren der Auffassung, dass dieser Klassiker nicht älter als die Zeit sein könne, in der Zou Yan (ca. 350–270 v. Chr.) lebte. Zou Yan war derjenige, der die wichtige Theorie der Fünf Elemente formulierte.

Dass dieser Klassiker Ergänzungen und Veränderungen durch viele verschiedene Autoren erfahren hat, ist an der Vielzahl der abgehandelten Themen und vor allem an der offensichtlich fehlenden Abgestimmtheit der Themen untereinander ersichtlich. Es ist ebenfalls allgemein anerkannt, dass der Großteil des Textes, den wir heutzutage benutzen, von Wang Bing während der Tang-Dynastie (762 n. Chr.) zusammengestellt wurde.

Der ‚Klassiker des Gelben Kaisers der Inneren Medizin' besteht aus 2 Teilen, nämlich den ‚Einfachen Fragen' *(Suwen)* und dem ‚Zentrum des Wirkvermögens' *(Lingshu)*. Jeder Teil weist 81 Kapitel auf. Grob gesprochen beschäftigen sich die ‚Einfachen Fragen' eher mit der allgemeinen Theorie der chinesischen Medizin, das ‚Zentrum des Wirkvermögens' hingegen mehr mit Akupunktur.

Die Bedeutung des ‚Klassikers des Gelben Kaisers der Inneren Medizin' innerhalb der Geschichte der chinesischen Medizin kann nicht genug betont werden. Es handelt sich um die früheste Quelle zur Physiologie, Pathologie, Diagnose und Therapie in der chinesischen Medizin. Neben der Medizin enthält dieser Klassiker auch Theorien über Meteorologie, Astrologie und den Kalender. Es folgt eine unvollständige Liste der bedeutendsten Themen im ‚Klassiker des Gelben Kaisers der Inneren Medizin':

1. Er stellt eine systematische Theorie der Leitbahnen auf.
2. Er beschäftigt sich eingehend mit den Theorien von Yin und Yang und den Fünf Elementen.
3. Er bespricht das Wesen und den Ursprung verschiedener Qi-Arten.
4. Er beschreibt die Physiologie und Pathologie der inneren Organe.
5. Er legt die Lokalisierung von 160 Akupunkturpunkten und deren Namen fest.
6. Er beschreibt die verschiedenen Nadeltypen und deren Anwendung.
7. Er definiert die Funktion von Akupunkturpunkten und deren Kontraindikationen.
8. Er erörtert viele Nadeltechniken, darunter die tonisierende und sedierende Technik.
9. Er beschreibt die Diagnose, Identifikation von Krankheitsmustern sowie Therapie vieler Krankheiten.

Aus philosophischer Sicht ist es offensichtlich, dass der ‚Klassiker des Gelben Kaisers der Inneren Medizin' von vielen verschiedenen philosophischen Richtungen beeinflusst wurde, die während der Periode der Streitenden Reiche (475–221 v. Chr.) aufkamen. Insbesondere

[1] Unschuld, P. 2003. Huang Di Nei Jing Su Wen: Nature, Knowledge, Imagery in an Ancient Chinese Medical Text. University of California Press, Berkeley.

zeigt dieses Werk den Einfluss der konfuzianischen, taoistischen, legalistischen und naturalistischen Denkschule. Der Einfluss dieser Denkschulen wurde in ➤ Kap. 15 besprochen.

Der Einfluss der naturalistischen Schule (‚Yin-Yang-Schule' genannt) spiegelt sich im ganzen Werk wider, weil die Theorie von Yin und Yang und von den Fünf Elementen das gesamte Buch durchzieht.

Der Einfluss der taoistischen Denkschule zeigt sich an der häufigen Erörterung von Methoden, ‚das Leben zu nähren' *(yangsheng)*, d. h. Ratschlägen zur Atmung, körperlichen Bewegung, Ernährung und Lebensstil zur Lebensverlängerung und Vermeidung von Krankheiten.

Der Einfluss der konfuzianischen Schule drückt sich in der Vorstellung aus, dass die inneren Organe wie Minister einer Regierung seien. Dies wurde ausführlich in ➤ Kap. 15 besprochen. Die politischen Ansichten des Konfuzianismus spiegeln sich sehr deutlich in der chinesischen Medizin wider, indem die inneren Organe mit Regierungsbeamten verglichen werden und es einen Herrscher in Form des Herzens gibt. Jedes innere Organ wird mit einem Minister gleichgesetzt. Gesundheit hängt von der guten ‚Regierung' durch die inneren Organe ab. Krankheit ist nicht so sehr ein medizinisches, als vielmehr ein ethisches Problem, das daher rührt, dass man sich nicht an die Verhaltensregeln gehalten hat.

Schließlich weist der ‚Klassiker des Gelben Kaisers der Inneren Medizin' auch Einflüsse der Legalistenschule auf. Die Legalistenschule wurde im alten China als Schule des Rechts bezeichnet. Diese Denkschule erlebte während der Periode der Streitenden Reiche ihre Blütezeit und dominierte während der Qin-Dynastie (221–206 v. Chr.), einer kurzen Dynastie, die von dem ersten Kaiser Qin Shi Huangdi begründet wurde. Qin Shi Huangdi hatte die von der Legalistenschule befürworteten Regierungsprinzipien begeistert übernommen.

Der Staat der Qin im westlichen China war der erste, der legalistische Doktrinen annahm. Die Qin waren so erfolgreich, dass sie um 221 v. Chr. die anderen chinesischen Staaten erobert und das Reich nach jahrhundertelangen Kriegen geeinigt hatten. Die legalistischen Gedanken über das menschliche Wesen, Gesellschaft und Regierung unterscheiden sich sehr stark von denjenigen des Konfuzius. Die Legalisten waren der Auffassung, dass das menschliche Wesen im Grunde unbeherrschbar sei und dass die Ordnung in der Gesellschaft nur durch strenge Gesetze und harte Strafen aufrechterhalten werden könne, nicht durch ethisches Verhalten, wie es die Konfuzianer dachten.

Was an der Legalistenschule aus Sicht der chinesischen Medizin interessant ist, ist die Tatsache, dass die Qin-Dynastie (die legalistisches Gedankengut übernahm) die erste war, die China einigte. Sie führte in ganz China ein Bewässerungssystem ein, vereinheitlichte Gewichte, Münzen, die chinesische Schrift, Maße und anderes, wie etwa den Abstand von Radachsen. Der erste Qin-Kaiser veranlasste auch ein gewaltiges Straßen- und Kanalbau-Programm. Eine weitere wichtige Innovation der Qin-Dynastie war die Förderung des Handels zwischen verschiedenen Regionen Chinas in großem Maßstab.

Die Qin-Dynastie stellte also das erste Modell eines geeinigten Staates mit einem Kaiser, einer Zentralregierung, einem einheitlichen Wirtschaftssystem, lokalen Beamten und einem landesweiten Bewässerungssystem dar. Dies schuf die Grundlage für die erste Metapher der chinesischen Medizin, nach der das Herz der Kaiser ist, die anderen inneren Organe die Beamten und die Akupunkturleitbahnen die Bewässerungskanäle darstellen.

Man kann den Einfluss der Legalistenschule auch am therapeutischen Ansatz des ‚Klassikers des Gelben Kaisers der Inneren Medizin' ablesen: so wie das menschliche Wesen nicht verlässlich sei und durch strenge Gesetze und harte Strafen ‚korrigiert' werden müsse, sei auch das körpereigene Qi zu regulieren, indem man gegen pathogene Faktoren entschlossen vorgeht und sicherstellt, dass der ‚Herrscher' und die Beamten ihre Arbeit richtig machen.

‚Klassiker der Schwierigkeiten' (ca. 100 v. Chr., Han-Dynastie)
Nanjing

Der ‚Klassiker der Schwierigkeiten' wurde etwa 100 v. Chr. von Qin Yueren verfasst, der den Namen eines alten, mythischen Arztes namens Bian Que als Pseudonym benutzte. Aber wie auch beim ‚Klassiker des Gelben Kaisers der Inneren Medizin' ist der Zeitpunkt, wann der ‚Klassikers der Schwierigkeiten' zusammengestellt wurde, Gegenstand von Kontroversen. Von manchen Autoren wird er auf eine viel spätere Zeit, bis 600 n. Chr., datiert. Die beste Darstellung über den Ursprung des ‚Klassikers der Schwierigkeiten' ist Unschulds Werk ‚Nan-ching – The Classic of Difficult Issues'.[2]

Der ‚Klassiker der Schwierigkeiten' ist ein wahres Juwel. In der chinesischen Ausgabe ist es ein sehr dünnes und kleines Buch voller klinischer Erkenntnisse. Die Faszination, die dieses Buch auf mich ausübt, liegt darin, dass es – anders als der ‚Klassiker des Gelben Kaisers' – ganz klar von ein und demselben Autor verfasst wurde, weil die Kapitel recht logisch aufeinander folgen.

---

2 Unschuld, P. 1986. Nan-ching – The Classic of Difficult Issues. University of California Press, Berkeley.

Der ‚Klassiker der Schwierigkeiten' besteht aus 81 kurzen Kapiteln. Die Bedeutung dieses Werkes innerhalb der Geschichte der chinesischen Medizin kann nicht genug gewürdigt werden. Beispielsweise war der ‚Klassiker der Schwierigkeiten' das erste Buch, das dafür eintrat, den Puls an der Radialarterie zu tasten. Zuvor war der Puls an 9 verschiedenen Körperpositionen an den Armen, Beinen und am Hals gemessen worden. Dieser Klassiker war auch der erste, der eine Theorie des Ursprungs-Qi *(yuanqi)* und der Rolle des Dreierwärmers im Verhältnis zum Ursprungs-Qi entwickelte.

Es folgt eine unvollständige Liste der Gründe, warum der ‚Klassiker der Schwierigkeiten' so bedeutsam ist:

1. Er bringt neue Erkenntnisse über die Acht Außerordentlichen Gefäße, die über das, was im ‚Klassiker des Gelben Kaisers' darüber gesagt wurde, hinausgehen.
2. Er entwickelt die Theorie der 5 Transport-*shu*-Punkte aus dem ‚Klassiker des Gelben Kaisers' weiter.
3. Er bringt zum ersten Mal die Technik zur Sprache, Akupunkturpunkte gemäß der Mutter-Kind-Beziehungen innerhalb der Theorie der Fünf Elemente zu tonisieren bzw. zu sedieren (d. h., der Holz-Punkt tonisiert die Herz-Leitbahn, weil er zum Element Holz gehört, das Herz hingegen zum Element Feuer und Holz die Mutter des Feuers ist).
4. Er führt die Praxis ein, den Puls an der Radialarterie zu tasten.
5. Er entwickelt die Theorie vom Ursprungs-Qi *(yuanqi)* und Lebenstor *(mingmen)* weiter.

‚Wichtigste Rezepturen aus dem Golden Cabinet' (200 n. Chr., Han-Dynastie)
Jingui yaolue

Diesen Klassiker, der von Zhang Zhongjing verfasst wurde, zitiere ich ebenfalls häufig. Im Bereich psychisch-emotionaler Probleme ist er die Quelle dreier wichtiger Rezepturen: *Banxia houpo tang* Dekokt mit Pinellia und Magnolia, *Gan mai dazao tang* Dekokt mit Glycyrrhiza, Triticum und Jujuba sowie *Baihe tang* Lilium-Dekokt.

‚Klassiker des Pulses' (280 n. Chr., Periode der drei Reiche)
Maijing

Der ‚Klassiker des Pulses', der von Wang Shuhe stammt, ist hinsichtlich der Entwicklung der Pulsdiagnostik sehr bedeutend. Dieser Klassiker konsolidierte die Zuweisung der 3 Pulspositionen zu den Organen, die erstmals im ‚Klassiker der Schwierigkeiten' vorgenommen worden war, und entwickelte sie weiter. Der ‚Klassiker des Pulses' beschreibt systematisch 24 Pulsqualitäten und deren klinische Bedeutung.

‚Abhandlung über den Ursprung von Symptomen bei Krankheiten' (610 n. Chr., Sui-Dynastie)
Zhubing yuanhou lun

Dieses Buch, das von Chao Yuanfang verfasst wurde, ist eines der ersten, das die Symptome, Krankheitsmuster und Therapie von Krankheiten systematisch beschreibt. Ich ziehe dieses Buch zurate, wenn ich die Pathologie und Therapie eines bestimmten Zustands erforsche.

‚Verschreibungen der 1 000 Golddukaten' (652 n. Chr., Tang-Dynastie)
Qianjin yaofang

Dieses Werk, dessen Autor Sun Simiao ist, ist eines der wenigen, das einen buddhistischen Einfluss aufweist. Sun Simiao war ein Experte hinsichtlich Ernährung und Sexualität. Er war einer der ersten Ärzte, die die Struma beschrieben, und führte sie korrekterweise auf ein Leben in Bergregionen zurück (wo das Wasser zu wenig Jod hat). Er verschrieb richtig die Anwendung von Meeresalgen, um diesen Zustand zu behandeln.

Meiner Meinung nach ist der Name Sun Simiao für alle Ewigkeiten mit der Erstellung der Rezeptur *Wendan tang* Dekokt, das die Gallenblase wärmt, verknüpft, die ich bei der Therapie psychisch-emotionaler Störungen sehr häufig verwende.

‚Abhandlung über Milz und Magen' (1249, Song-Dynastie)
Piwei lun

Die ‚Abhandlung über Milz und Magen', die von Li Dongyuan verfasst wurde, ist ein sehr wichtiger Klassiker innerhalb der Geschichte der chinesischen Medizin. Li Dongyuan ist der Begründer der Schule von Milz und Magen, welche diesen beiden Organen eine zentrale Bedeutung bei der Pathologie und Therapie beimisst.

Meiner Meinung nach liegt die Bedeutung dieses Klassikers vor allem in der Erstellung der Rezeptur *Buzhong yiqi tang* Dekokt, das die Mitte stärkt und das Qi vermehrt. Dies ist eine sehr wichtige Rezeptur für viele verschiedene Zustände. Im Zusammenhang mit psychisch-emotionalen Problemen verwende ich sie bei Depressionen.

Li Dongyuan war der erste, der die Theorie des ‚Yin-Feuers' formulierte, eines Zustands, der durch Hitze im oberen Teil des Körpers gekennzeichnet ist, welche von einer Magen- und Milz-Schwäche und einer Schwäche des Ursprungs-Qi *(yuanqi)* herrührt. Meiner Ansicht nach ist das Yin-Feuer eine häufige Pathologie bei vielen modernen westlichen Erkrankungen wie etwa dem chronischen Erschöpfungssyndrom.

‚Studie über die Acht Außerordentlichen Gefäße' (1578, Ming-Dynastie)
Qijing bamai kao

Die Bedeutung dieses Werkes, das von Li Shizhen stammt, kann nicht genug gewürdigt werden. Für jeden, der die Acht Außerordentlichen Gefäße verwendet, ist dieses Buch ein Muss. Es ist das erste Buch, dass die Verläufe der Außerordentlichen Gefäße detailliert, Punkt für Punkt, beschreibt. Es bespricht auch die Pathologie von rebellierendem Qi im Durchdringungsgefäß *(chongmai)*, die so häufig in der Praxis vorkommt.

Ich habe dieses Werk häufig zurate gezogen und daraus zitiert, als ich mein Buch ‚Die Leitbahnen der Akupunktur' schrieb.

‚Studie über den Puls vom Pinhu-See-Meister' (1578, Ming-Dynastie)
Pinhu maixue

Auch dieses Buch wurde von Li Shizhen verfasst. Es ist ein weiteres Muss, um die Pulsdiagnostik zu verstehen. Li Shizhen lieferte die beste Beschreibung der Pulsqualitäten und ihrer klinischen Bedeutung.

‚Großes Kompendium der Akupunktur' (1601, Ming-Dynastie)
Zhenjiu dacheng

Dieses Buch, das von Yang Jizhou geschrieben wurde, ist ein Muss für Akupunkteure. Es nimmt aus einer Reihe von Gründen einen zentralen Platz innerhalb der Akupunktur-Literatur ein:

1. Es fasst die Akupunktur-Erfahrungen vergangener Jahrhunderte zusammen.
2. Es beschreibt zahlreiche verschiedene Nadeltechniken, von denen viele auch heute noch benutzt werden.
3. Es befasst sich mit innerer Medizin, Gynäkologie und Pädiatrie.
4. Es enthält viele Fallbeispiele mit Punktverschreibungen.
5. Es verwendet die Identifikation von Krankheitsmustern mit Punktverschreibungen.
6. Es führt die Massage-Therapie für Kinder ein.

Ich habe dieses Buch sehr häufig verwendet, als ich ‚Die Leitbahnen der Akupunktur' schrieb.

‚Klassiker der Kategorien' (1624, Ming-Dynastie)
Leijing

Dies ist ein sehr wichtiges Werk innerhalb der Geschichte der chinesischen Medizin und stammt von Zhang Jingyue (der auch Zhang Jiebin genannt wird). Seine Bedeutung liegt darin, dass es Theorien aus dem ‚Klassiker des Gelben Kaisers' nach Themen geordnet bespricht. Es verbindet also verstreute Textstellen aus dem ‚Klassiker des Gelben Kaisers' gemäß Themen und Krankheiten.

‚Vollständiges Buch des Jingyue' (1624, Ming-Dynastie)
Jingyue quanshu

Auch dieses Werk wurde von Zhang Jingyue (auch Zhang Jiebin genannt) verfasst. Es erörtert die Diagnose, Pathologie und Therapie vieler verschiedener Zustände. Zhang Jingyue erstellte die Rezepturen *Zuogui wan* Pille, die die Linke [Niere] wiederherstellt, sowie *Yougui wan* Pille, die die Rechte [Niere] wiederherstellt. Diese beiden Rezepturen stärken das Nieren-Yin bzw. Nieren-Yang. Ich verwende sie zur Stärkung der Niere viel häufiger als *Liuwei dihuang wan* Rehmannia-Pille mit sechs Bestandteilen und *Jingui shenqi wan* Nieren-Qi-Pille aus dem Golden Cabinet.

‚Eine Erklärung der Akupunkturpunkte' (1654, Qing-Dynastie)
Jingxue jie

Dieses Werk, das von Yue Hanzhen stammt, ist kein berühmter Klassiker, aber doch ein Juwel, das ich häufig verwende, um die Wirkungen und Funktionen von Akupunkturpunkten nachzuschlagen. Das Buch erläutert die Bedeutung der Punktenamen und bespricht die Wirkungen und Funktionen von Akupunkturpunkten gemäß den betroffenen Leitbahnen, was sehr nützlich ist. Ich finde dieses Buch auch deswegen interessant, weil es die Wirkung von Punkten angibt (z. B. dass Mi 12 das Qi bewegt), eine Vorgehensweise, von der viele meinen, dies sei erst eine moderne Adaptierung der chinesischen Akupunktur.

‚Goldener Spiegel der Medizin' (1742, Qing-Dynastie)
Yizong jinjian

Dieses Buch, das von Wu Qian geschrieben wurde, erörtert die Diagnose, Pathologie und Therapie vieler verschiedener Krankheiten im Bereich der inneren Medizin, Gynäkologie und Pädiatrie. Es ist eine Goldgrube voller Informationen und ein Werk, das ich beim Schreiben meiner Bücher häufig zurate ziehe.

‚Abhandlung über Blut-Muster' (1884, Qing-Dynastie)
Xuezheng lun

Dieses Werk, das von Tang Zonghai stammt, ist hinsichtlich der Therapie von Blutungsstörungen sehr bedeutsam. Es entwirft einen viersträngigen Ansatz bei der Therapie von Blutungen.

4 Terminologie der Therapieprinzipien

In diesem Anhang erläutere ich die Terminologie einiger weniger gebräuchlicher Therapiemethoden im Bereich emotionaler und psychischer Störungen. Ich verzichte auf eine Erläuterung derjenigen Therapiemethoden, die sich von selbst verstehen, beispielsweise ‚das Milz-Qi stärken' oder ‚das Blut nähren'. Ich werde aber auch bei verbreiteten Therapiemethoden einige terminologische Besonderheiten aufzeigen.

Den Geist beruhigen

Ich verwende ‚den Geist beruhigen' in einem anderen Sinne als dem traditionellen. ‚Beruhigung des Geistes' meint normalerweise die Anwendung von Rezepturen aus der Kategorie, die ‚den Geist beruhigt'. In meiner Verwendungsweise ist es aber ein allgemeiner Terminus, der auch das Therapieprinzip beinhaltet, den Geist durch Absenkung des Qi (beispielsweise durch *Chaihu longgu muli tang* Dekokt mit Bupleurum, Mastodi Ossis fossilia und Concha Ostreae) oder durch Nähren des Geistes (etwa mit *Guipi tang* Dekokt, das die Milz stärkt) zu beruhigen.

Ich verwende den Terminus ‚den Geist beruhigen' auch im spezifischeren Sinne von ‚Angstzustände lindern'.

Hitze klären

Ich verwende diesen Begriff als Übersetzung für den chinesischen Terminus *xie re* 泄热. Dies meint die Anwendung von Rezepturen mit scharf-kaltem Geschmack, der die Hitze nach außen treibt. Hitze ist energetisch oberflächlicher als Feuer und kann mit dem scharf-kalten Geschmack nach außen getrieben werden (siehe unten ‚Feuer ausleiten').

Ein Beispiel für eine Rezeptur, die Hitze klärt, ist *Baihu tang* Weißer-Tiger-Dekokt.

Feuer ausleiten

Ich verwende diesen Begriff als Übersetzung für den chinesischen Ausdruck *xie huo* 泻火. Darunter ist die Anwendung von Rezepturen mit bitter-kaltem Geschmack zu verstehen, die Feuer nach unten ausleiten (normalerweise auch durch Stimulierung des Stuhlgangs). Feuer sitzt energetisch gesehen tiefer als Hitze und kann nicht mit scharf-kalten Arzneien nach außen getrieben werden. Es kann nur mit Hilfe von bitter-kalten Arzneien nach unten ausgeleitet werden. Ein Beispiel für eine Feuer ausleitende Rezeptur ist *Longdan xiegan tang* Gentiana-Dekokt, das die Leber ausleitet.

Stagnation beseitigen

Diesen Begriff verwende ich für Qi-Stagnationen (bei Blut-Stasen benutze ich ‚Stasen beseitigen').

Das Blut beleben

Ich verwende diesen Begriff im Sinne von ‚das Blut bewegen' (*huo xue* 活血), was buchstäblich ‚das Blut beleben' bedeutet. Ich verwende den Begriff ‚das Blut beleben' als Therapieprinzip, das bei Blut-Stasen angewendet wird.

Die Stimmung aufhellen

Dieser Begriff findet sich nicht unter den traditionellen Therapiemethoden. Ich verstehe darunter die Verwendung von Akupunkturpunkten, die die Stimmung aufhellen, wie etwa Du 20 *baihui.* Diese Therapiemethode wird natürlich bei Depressionen eingesetzt; ich stelle sie dem Therapieprinzip ‚den Geist beruhigen' gegenüber, das bei Angstzuständen Verwendung findet.

Das Qi bewegen

Dies bezieht sich besonders auf die Anwendung von Rezepturen aus der Qi-bewegenden Kategorie. Jeder Akupunkturpunkt bewegt das Qi.

Das Blut nähren

Diesen Begriff verwende ich vor allem im Zusammenhang mit Rezepturen oder Akupunkturpunkten, die das Blut nähren. Dies wird dem Begriff ‚das Qi stärken' gegenübergestellt, wo im Fall von Qi der Begriff ‚stärken' benutzt wird.

Das Herz nähren

Ich verwende diesen Begriff im Zusammenhang mit der Therapiemethode, das Herz-Blut zu nähren.

Den Thorax öffnen

Dieser Begriff meint die Wirkung von Akupunkturpunkten auf den Thorax, dort das Qi und Blut zu bewegen. Er impliziert auch, dass diese Methode eingesetzt wird, wenn sich emotionaler Stress im Thorax somatisiert. Beispiele für Akupunkturpunkte mit dieser Wirkung sind Lu 7 *lieque,* Pe 6 *neiguan,* Ma 40 *fenglong* und Ni 9 *zhubin.*

Die Öffnungen des Geistes aufmachen

Dieser Begriff bezieht sich auf die Therapiemethode, Schleim oder Blut-Stasen aus dem Geist zu beseitigen und dadurch die Öffnungen des Herzens aufzumachen. Ich verwende diesen Begriff in einem spezifischen Sinne in allen Fällen von blockiertem Geist (➤ Kap. 12).

Die Körperseele beruhigen

Dies ist kein traditioneller Begriff für eine Therapiemethode. Mit ‚die Körperseele beruhigen' meine ich die Anwendung von Rezepturen oder Akupunkturpunkten, die die Lunge besänftigen und Lungen-bezogene Emotionen behandeln, wie etwa Kummer, Traurigkeit und Sorge. Ich verwende diese Therapiemethode bei Lungen-Mustern, die mit Traurigkeit, Kummer oder Sorge einhergehen. Beispielsweise beruhigen Lu 7 *lieque* und Lu 3 *tianfu* oder die Rezeptur *Banxia houpo tang* Dekokt mit Pinellia und Magnolia die Körperseele.

Die Wanderseele beruhigen

Auch dies ist kein traditioneller Therapiebegriff. Mit ‚die Wanderseele beruhigen' meine ich die Anwendung von Rezepturen oder Akupunkturpunkten, die die Seele beruhigen und das Qi nach unten gehen lassen, wodurch die Bewegung der Wanderseele gezügelt wird. Ein Beispiel für eine Rezeptur, die die Wanderseele beruhigt, ist *Suanzaoren tang* Ziziphus-Dekokt. Beispiele für Akupunkturpunkte mit dieser Wirkung sind Le 3 *taichong* und Gb 13 *benshen.*

Die Leber besänftigen, das Qi bewegen

Dies bedeutet im Wesentlichen die Bewegung des Leber-Qi und die Stimulierung seiner freien Ausbreitung. In der Arzneimittelmedizin meint dies die Anwendung von Arzneien aus der Qi-bewegenden Kategorie.

Die Willenskraft stärken

Dieser Begriff entstammt nicht den traditionellen Therapieprinzipien. Mit ‚die Willenskraft stärken' meine ich die Tonisierung der Niere, um das *zhi* zu stärken. Beispiele für Akupunkturpunkte, die die Willenskraft stärken, sind Bl 23 *shenshu* und Bl 62 *zhishi.*

ANHANG

5 Glossar chinesischer Begriffe: Deutsch-*Pinyin*

Allgemeines

Acht Bollwerke	*ba kuo* 八廓
Ahnenmuskel	*zongjin* 宗筋
Augen-System	*muxi* 目系
Bild	*xiang* 象
cun (Maßeinheit in der Akupunktur)	*cun* 寸
Emotion	*qing* 情
Feld des Elixiers	*dantian* 丹田
Fett und Muskeln	*fenrou* 分肉
Fettgewebe	*gao* 膏
Fünf Räder	*wu lun* 无轮
Gebiet des mittleren/unteren Abdomens	*xiaofu* 小腹
Gebiet des seitlichen/unteren Abdomens	*shaofu* 少腹
Gebiet unterhalb des Processus xiphoideus	*xinxia* 心下
Gegenüberliegende Nadelung	*juci* 巨刺
Geradläufiges Qi	*shunqi* 顺气
Große Netzleitbahn des Magens (sich in einem apikalen Puls manifestierend)	*xuli* 虚里
Himmel (oder himmlisch)	*tian* 天
Hypochondrium	*xielei* 胁肋
Identifikation der Krankheit	*bianbing* 辩病
Identifikation von Krankheitsmustern	*bianzheng* 辩证
Kleines Feuer	*shaohuo* 少火
Konträre Nadelung	*miuci* 缪刺
Manifestation	*biao* 标
Membranen	*huang* 肓
Mitte des Thorax	*shanzhong* 膻中
Muskeln oder Fleisch	*rou* 肉
Oberflächliche Hautschicht	*fu* 肤
Palast der Spermien (oder Palast der Essenz)	*jinggong* 精宫
Pathogener Faktor	*xie* 邪
Pathogener Faktor	*xieqi* 邪气
Penis	*yinjing* 阴茎
Poren (inklusive Talgdrüsen)	*xuanfu* 玄府
Qi-Mechanismus	*qiji* 气机
Raum der Spermien (oder Essenz)	*jingshi* 精室
Rebellierendes Qi	*ni (qi)* 逆气
Sechs Exzesse (übermäßige Klimata)	*liu yin* 六淫
Sechs Klimata	*liu qi* 六气
Sechs Übel (äußere pathogene Faktoren)	*liu xie* 六邪
Sehnen	*jin* 筋
‚Straßen', ‚Zufahrten', ‚Kreuzungen' (Symbole für die Leitbahnen des Abdomens, die vom Durchdringungsgefäß kontrolliert werden)	*jie* 街
Straßen des Qi	*qijie* 气街
Subkutane Muskeln	*ji* 肌
Tiefe Hautschicht	*ge* 革
Tor der Spermien	*jingguan* 精关
Umwandlung und Transport (der Milz)	*yunhua* 运化
Üppiges Feuer	*zhuanghuo* 壮火
Uterus	*zibao* (manchmal auch ‚*bao*') 子胞
Uterus-Gefäß	*baomai* 胞脉
Uterus-Leitbahn	*baoluo* 胞络
Verteilung (des Lungen-Qi)	*xuanfa* 宣发
Wurzel	*ben* 本
Zwischenräume und Textur (auch Zwischenraum zwischen Haut und Muskeln)	*couli* 腠理

Symptome und Zeichen

Abneigung gegen Nahrung	*yanshi* 厌食
Angst und Palpitationen	*jingji* 惊悸

Angst vor Kälte (bei äußerem Wind-Befall)	*weihan* 畏寒
Angstzustände (im Zusammenhang mit rebellierendem Qi des Durchdringungsgefäßes)	*liji* 里急
Ansammlung (oder Knoten)	*jie* 结
Atemnot	*chuan* 喘
Augensekret	*yanchi* 眼眵
Ausschlag	*zhen* 疹
Bein-Qi	*jiaoqi* 脚气
Bläschen	*pao* 泡
Bläschen	*shuipao* 水泡
Bläulich-grünlich (Farbe)	*qing* 青
Blut-Ansammlungen	*ji* 积
Blut-Ansammlungen	*zheng* 癥
Depressionen	*yuzheng* 郁证
Deviation von Auge und Mund	*kouyan waixie* 口眼歪斜
Diarrhö	*xiexie*泄泻
Druckgefühl	*men* 闷
Ekzem	*shizhen* 湿疹
Engegefühl	*pi* 痞
Erbrechen	*outu* 呕吐
Erbrechen (mit Geräusch)	*ou* 呕
Erbrechen (ohne Geräusch)	*tu* 吐
Ergrauen des Haars	*toufa bianbai* 头发变白
Exzess	*shi* 实
Fötus-Qi rebelliert nach oben	*taiqi shangni* 胎气上逆
Fülle	*shi* 实
Fünf Schlaffheiten	*wu ruan* 五软
Fünf Verlangsamungen	*wu chi* 五迟
Fünf-Flächen-Hitze	*wuxin fare* 五心发热
Gegenläufige Menstruation	*nijing* 逆经
Gehirnsausen	*naoming* 脑鸣
(Gleichzeitige) Kälteabneigung und Fieber	*wuhan fare* 恶寒发热
Haarausfall	*toufa tuoluo* 头发脱落
Harninkontinenz	*yiniao* 遗尿
Harter Belag (geschwollene Tonsillen)	*shi e* 石蛾
Hemiplegie	*banshen busui* 半身不遂
Herabhängender Kopf	*touqing* 头倾
Herz fühlt sich gestört	*xinzhong aonong* 心中懊憹
Hitze-Abgabe, Fieber	*fare* 发热
Husten	*kesou* 咳嗽
Innerer Drang	*liji* 里急
Kälteabneigung	*wuhan* 恶寒
Keuchatmung	*xiao* 哮
Kollaps	*tuo* 脱
Kontraktion der Finger	*shouzhi luan* 手指挛
Kurzatmigkeit	*duanqi* 短气
Kurzes Würgen mit leisem Geräusch	*ganou* 干呕
Langes Würgen mit lautem Geräusch	*yue* 哕
Leer	*xu* 虚
Leere	*xu* 虚
Macula (bei der Zungendiagnose, rote Flecken)	*ban* 斑
Manifestation	*biao* 标
Masern	*mazhen* 麻疹
Mouches volantes	*muhua* 目花
Mundulzera	*kouchuang* 口疮
Nachtschweiß	*daohan* 盗汗
Nagender Hunger	*caoza* 嘈杂
‚Nasenteich' (Sinusitis)	*biyuan* 鼻渊
Ödem	*shuizhong* 水肿
Palpitationen	*xinji* 心悸
Panisches Pochen	*zhengchong* 怔忡
Papeln	*qiuzhen* 丘疹
Periodisches Fieber	*hure* 湖热
Psychische Unruhe	*xinfan* 心烦
Psychische Unruhe und Erregtheit (Unruhe der Extremitäten)	*fanzao* 烦燥
Pusteln	*nongpao* 脓泡
Qi-Ansammlungen	*jia* 瘕
Qi-Ansammlungen	*ju* 聚
Qi-Ödem	*qizhong* 气肿
Qi-Raub (sehr schwache Stimme mit unterbrochenem Sprechen)	*duoqi* 夺气
Quaddeln	*fengtuan* 风团
Rebellierendes-Qi-Atmung	*shangqi* 上气

Reflux von Nahrung	*fanwei* 反胃
Samenergüsse	*yijing* 遗精
Schleim-Flüssigkeiten (oder Schleim-Flüssigkeiten in Magen und Darm)	*tanyin* 痰饮
Schleim-Flüssigkeiten im Hypochondrium	*xuanyin* 悬饮
Schleim-Flüssigkeiten in den Gliedmaßen	*yiyin* 溢饮
Schleim-Flüssigkeiten oberhalb des Diaphragmas	*zhiyin* 支饮
Schleim-Knötchen	*tanhe* 痰核
Schluckauf	*eni* 呃逆
Schmerzen im Hypochondrium	*xietong* 胁痛
Schüttelfrost	*hanzhan* 寒战
Schüttelfrost mit Schweißsekretion	*zhanhan* 战汗
Schwache Atmung	*qishao* 气少
Schwäche, Mangel	*xu* 虚
Schweregefühl	*zhong* 重
Schweregefühl des Kopfes	*touzhong* 头重
Schweregefühl des Körpers	*shenzhong* 身重
Schwierige Defäkation	*liji houzhong* 里急后重
Schwindelgefühl	*touyun* 头晕
Schwindelgefühl	*xuanyun* 眩晕
Schwitzen aufgrund von Zusammenbruch	*jue han* 厥汗
Spannungsgefühl	*zhang* 胀
Taubheitsgefühl und/oder Kribbeln	*mamu* 麻木
Toxische Hitze	*redu* 热毒
Tränende Augen	*liulei* 流泪
Tremor der Füße	*zuchan* 足颤
Tremor der Hände	*shouchan* 手颤
Trübes Sehen	*muhun* 目昏
Übelkeit	*exin* 恶心
Unklares Sehen	*muyun* 目晕
Unklares Sehen und Mouches volantes	*muhua* 目花
Verborgener Wind-Ausschlag (Urtikaria)	*fengyinzhen* 风瘾疹
Vier Rebellierende	*si ni* 四逆
Voll	*shi* 实
Völlegefühl	*man* 满
Wasserpocken (Windpocken)	*shuidou* 水痘
Wechsel von Frösteln und Fieber	*hanre wanglai* 寒热往来
Weicher Belag (geschwollene Tonsillen)	*ru e* 乳蛾
Windabneigung	*wufeng* 恶风
Wind-Ausschlag (Röteln)	*fengzhen* 风疹
Zitternder Augapfel	*muchan* 目颤
Zusammenbruch	*jue* 厥

Symptom-Krankheiten

Abdominale Ansammlungen	*jiju* 积聚
Abdominale Ansammlungen (bei der Frau)	*zhengjia* 癥瘕
Amenorrhö	*bijing* 闭经
Angst und Palpitationen	*jingji* 惊悸
Angstschrei	*jingti* 惊啼
Ansammlungsstörung (bei Kindern)	*jizhi* 积滞
Atrophie-Syndrom	*weizheng* 痿证
Blut-Harnwegssyndrom	*xuelin* 血淋
Brustknoten	*rupi* 乳癖
Depressionen	*yuzheng* 郁证
Diarrhö	*xiexie* 泄泻
Dumpfheit und Manie	*diankuang* 癫狂
Dysenterie	*liji* 痢疾
Dysphagie und Blockade	*yege* 噎膈
Echte Herzschmerzen	*zhenxintong* 真心痛
Ekzem (Dermatitis)	*shizhen* 湿疹
Epilepsie	*dianxian* 癫痫
Erektile Dysfunktion	*yangwei* 阳痿
Erregung	*zangzao* 脏躁
Erschöpfung	*xulao* 虚劳
Erschöpfung	*xusun* 虚损
Erschöpfungs-Harnwegssyndrom	*laolin* 劳淋
Essenz-Trübheit	*jingzhuo* 精浊
Fazialisparese	*miantan* 面瘫
Frühzeitig einsetzende Regelblutung	*yuejing xianqi* 月经先其
Fünf Schlaffheiten	*wu ruan* 五软
Fünf Verlangsamungen	*wu chi* 五迟

Harninkontinenz	*yiniao* 遗尿
Harnverhalt	*longbi* 癃闭
Harnwegssyndrom	*linzheng* 淋证
Harnwegssyndrom in der Schwangerschaft	*zilin* 子淋
Hartnäckiges Schmerzhaftes Blockade-Syndrom	*wanbi* 顽痹
Hernien- und Urogenitalstörungen	*shan* 疝
Herzschmerzen	*xintong* 心痛
Hirnsekret	*naolou* 脑漏
Hitze-Harnwegssyndrom	*relin* 热淋
Husten	*kesou* 咳嗽
Hypermenorrhö	*yuejing guoduo* 月经过多
Hypomenorrhö	*yuejing guoshao* 月经过少
Hysterie	*yi* 癔
Impotenz (erektile Dysfunktion)	*yangwei* 阳痿
Kindliche Ernährungsstörungen	*gan* 疳
Klebriges Harnwegssyndrom	*gaolin* 膏淋
Konvulsionen	*jingbing* 痉病
Kretinismus	*chidai* 痴呆
Laufende-Ferkel-Syndrom	*bentun* 奔豚
Lilium-Syndrom	*baihebing* 百合病
Lungen-Erschöpfung	*fei xulao* 肺虚劳
Malaria	*nueji* 疟疾
Masern	*mazhen* 麻疹
Multiple Gelenke (Wind)	*lijie (feng)* 历节（风）
Nagender Hunger	*caoza* 嘈杂
‚Nasenteich' (Sinusitis)	*biyuan* 鼻渊
Ödem	*shuizhong* 水肿
Palpitationen	*xinji* 心悸
Palpitationen und Angstzustände	*xinji zhengchong* 心悸怔忡
Panikbedingte Palpitationen	*zhengchong* 怔忡
Paralyse	*tanhuan* 瘫缓
Pi-Ansammlungen	*pikuai* 痞块
Pflaumenkern-Syndrom	*meiheqi* 梅核气
Qi-Harnwegssyndrom	*qilin* 气淋
Qi-Ödem	*qizhong* 气肿
Reflux von Nahrung	*fanwei* 反胃
Röteln	*fengzhen* 风疹
Rote Trübheit	*chizhuo* 赤浊
Samenergüsse	*yijing* 遗精
Saurer Reflux	*tunsuan* 吞酸
Saures Erbrechen	*tusuan* 吐酸
Schleim-Knötchen	*tanhe* 痰核
Schluckauf	*eni* 呃逆
Schmerzen im Hypochondrium	*xietong* 胁痛
Schmerzhaftes Blockade-Syndrom	*bizheng* 痹证
Schwangerschaftsödeme	*zizhong* 子肿
Schwindelgefühl während der Schwangerschaft	*ziyun* 子晕
Stille Skrofeln	*yinluo* 瘾瘰
Skrofeln	*luoli* 瘰疬
Spermatorrhö	*baiyin* 白淫
Stein-Harnwegssyndrom	*shilin* 石淋
Struma	*ying* 瘿
Tremor	*chanzheng* 颤证
Trübheit	*zhuo* 浊
Unregelmäßige Regelblutungen	*yuejing xianhou wu dingqi* 月经先后无定期
Überfluten und Sickern	*benglou* 崩漏
Verspätet einsetzende Regelblutungen	*yuejing houqi* 月经后期
Verstopfte Nase	*biqiu* 鼻鼽
Verstopfte Nase und Niesen	*qiuti* 鼽嚏
Wärme-Erkrankung	*wenbing* 温病
Warmer epidemischer pathogener Faktor	*wenyi* 温疫
Weiße Trübheit	*baizhuo* 白浊
Windpocken	*shuidou* 水痘
Wind-Schlaganfall	*zhongfeng* 中风
Zusammenbruch-Herzschmerzen	*juexintong* 厥心痛
Zusammenbruch-Syndrom	*juezheng* 厥证
Zwischenblutungen	*jingjianqi chuxue* 经间期出血

Vitale Substanzen

Abwehr-Qi	*weiqi* 卫气
Aufrechtes Qi	*zhengqi* 正气
Dünnflüssiger Speichel	*tuo* 唾
Essenz	*jing* 精

Feuer des Lebenstores	*mingmen huo* 命门火
Geist (das *shen* des Herzens)	*shen* 神
Geist, Seele eines Toten	*gui* 鬼
Herrscher-Feuer	*junhuo* 君火
Himmlisches *gui*	*tiangui* 天癸
Intellekt	*yi* 意
Körperseele	*po* 魄
Lebenstor	*mingmen* 命门
Leitbahn-Qi	*jingqi* 经气
Mark	*sui* 髓
Minister-Feuer	*xianghuo* 相火
Nachgeburtliches Qi	*houtian zhiqi* 后天之气
Nähr-Qi	*yingqi* 营气
Physiologisches Feuer des Körpers	*shaohuo* 少火
Qi der Mitte	*zhongqi* 中气
Sammel-Qi (des Brustkorbs)	*zongqi* 宗气
Seele (ein Oberbegriff für Herz-*shen*, Körperseele, Wanderseele, Intellekt und Willenskraft)	*shen* 神
Speichel	*xian* 涎
Üppiges Feuer (pathologisch)	*zhuanghuo* 壮火
Ursprungs-Qi	*yuanqi* 原气
Vorgeburtliches Qi	*xiantian zhiqi* 先天之气
Wahres Qi	*zhenqi* 真气
Wanderseele	*hun* 魂
Willenskraft	*zhi* 志

Emotionen

Begierde	*yu* 欲
Freude	*xi* 喜
Furcht	*kong* 恐
Grübeln	*si* 思
Liebe	*ai* 爱 (oder *hao* 好)
Reflexion	*lü* 虑
Schock	*jing* 惊
Sorge	*you* 优
Traurigkeit	*bei* 悲
Zorn	*nu* 怒

Leitbahnen und Akupunkturpunkte

Ahnen-Gefäß	*zongmai* 宗脉
Alarm-*mu*-Punkt	*muxue* 募穴
Ashi-Punkt	*ashi xue* 阿是穴
Bach-*shu*-Punkt	*shuxue* 输穴
Brunnen-*jing*-Punkt	*jingxue* 井穴
Divergente Leitbahn	*jingbie* 经别
Durchdringungsgefäß	*chongmai* 冲脉
Durchgangs-*luo*-Punkt	*luoxue* 络穴
Einflussreicher-*hui*-Punkt	*huixue* 会穴
Fluss-*jing*-Punkt	*jingxue* 经穴
Fünf Transport-*shu*-Punkte	*wu shuxue* 五输穴
Gegenüberliegende Nadelung	*juci* 巨刺
Großes Yang	*taiyang* 太阳
Großes Yin	*taiyin* 太阴
Gürtelgefäß	*daimai* 带脉
Hauptleitbahn	*jingmai* 经脉
Helles Yang	*yangming* 阳明
Hohlräume und Textur	*couli* 腠理
Kleine Netzleitbahn	*sunluo* 孙络
Kleines Yang	*shaoyang* 少阳
Kleines Yin	*shaoyin* 少阴
Konträre Nadelung	*miuci* 缪刺
Konzeptionsgefäß	*renmai* 任脉
Lenkergefäß	*dumai* 督脉
Meer-*he*-Punkt	*hexue* 合穴
Muskel-Leitbahn	*jingjin* 经筋
Netzleitbahn	*luomai* 络脉
Oberflächliche Netzleitbahn	*fuluo* 浮络
Quellen-*ying*-Punkt	*yingxue* 荥穴
Quell-*yuan*-Punkt	*yuanxue* 原穴
Rücken-Transport-*shu*-Punkt	*bei shuxue* 背俞穴
Spalten-*xi*-Punkt	*xixue* 郄穴
Straßen des Qi	*qijie* 气街
Umkehr-Yin	*jueyin* 厥阴
Ursprung und Konzentration (der Leitbahnen)	*genjie* 根结
Uterus-Gefäß	*baomai* 胞脉
Uterus-Leitbahn	*baoluo* 胞络
Wurzel und Ast (der Leitbahnen)	*benbiao* 本标
Yang-Schreit-Gefäß	*yangqiaomai* 阳跷脉

Yang-Verbindungsgefäß	*yangweimai* 阳维脉
Yin-Schreit-Gefäß	*yinqiaomai* 阴跷脉
Yin-Verbindungsgefäß	*yinweimai* 阴维脉
Zwischenraum zwischen Haut und Muskeln	*couli* 腠理

Pulspositionen

Hintere (Pulsposition)	*chi* 尺
Mittlere (Pulsposition)	*guan* 关
Vordere (Pulsposition)	*cun* 寸

Pulsqualitäten

Beweglich	*dong* 动
Dünn	*xi* 细
Fixiert	*lao* 牢
Groß	*da* 大
Hohl	*kou* 芤
Jagend	*cu* 促
Knotig	*jie* 结
Kurz	*duan* 短
Lang	*chang* 长
Langsam	*chi* 迟
Leer	*xu* 虚
Oberflächlich	*fu* 浮
Rasend	*ji* 急
Rau	*se* 涩
Saitenförmig	*xian* 弦
Sanft	*ru* 濡
Sanft	*ruan* 软
Schlüpfrig	*hua* 滑
Schnell	*shu* 数
Schwach	*ruo* 弱
Straff	*jin* 紧
Tief	*chen* 沉
Trommel-Puls	*ge* 革
Überflutend	*hong* 洪
Unregelmäßig oder intermittierend	*dai* 代
Verschwindend	*wei* 微
Versteckt	*fu* 伏
Verzögert	*huan* 缓
Voll	*shi* 实
Zerfließend	*san* 散

Zungendiagnose

Blass	*danbai* 淡白
Flecken	*ban* 斑
Geschwollen	*zhong* 肿
Klebrig (Zungenbelag)	*ni* 腻
Rissig	*liewen* 裂纹
Rot	*hong* 红
Rote Pünktchen (auf der Zunge)	*dian* 点
Schief	*pianwai* 偏歪
Schlüpfrig (Zungenbelag)	*hua* 滑
Schmierig	*fu* 腐
Sich bewegend	*nong* 弄
Steif	*qianggeng* 强硬
Violett	*zi* 紫
Zahneindrücke	*chigen* 齿痕
Zitternd	*chan* 颤
Zungenbelag	*shetai* 舌苔
Zungenkörper	*shezhi* 舌质
Zungenkörperform	*sheti* 舌体

Therapiemethoden

Befreit die Oberfläche	*jie biao* 解表
Befriedet (die Leber)	*shu (gan)* 疏(肝)
Belebt das Blut	*huo xue* 活血
Beruhigt den Fötus	*an tai* 安胎
Beruhigt die Leber	*ping gan* 平肝
Beseitigt (Blut-)Stasen	*hua yu* 化瘀
Beseitigt (Blut-)Stasen	*qu yu* 去瘀
Beseitigt (inneren) Wind	*xi feng* 熄风
Beseitigt (Qi-)Stagnationen	*jie yu* 解郁
Beseitigt Blockaden aus den Netzleitbahnen	*tong luo* 通络
Beseitigt Blockaden aus den Netzleitbahnen in den Mammae	*tong ruluo* 通乳络
Beseitigt Blockaden durch Bewegung nach unten	*tong xia* 通下

Beseitigt Blockaden durch Wiederherstellung der korrekten Richtung des Qi-Flusses	*tong shun* 通顺
Beseitigt Feuchtigkeit	*hua shi* 化湿
Beseitigt Feuchtigkeit	*li shi* 利湿
Beseitigt Schleim	*hua tan* 化痰
Bewegt das Abwehr-Qi	*liu wei* 流卫
Bewegt das Qi	*li qi* 理气
Bewegt nach unten	*gong xia* 功下
Bewegt nach unten	*xie xia* 泻下
Bricht das Blut auf	*po xue* 破血
Durchdringt die Yang-Organe	*tong fu* 通腑
Entspannt die Sehnen	*shu jin* 舒筋
Erhellt die Augen	*li mu* 利目
Festigt	*gu* 固
Festigt die Oberfläche	*gu biao* 固表
Festigt nach Kollaps	*gu tuo* 固脱
Fördert die Heilung des Gewebes	*sheng xin* 生新
Fördert die Wasser-Umwandlung	*li shui* 利水
Fördert die Wiederbelebung	*xing zhi* 醒志
Harmonisiert das Nähr- und Abwehr-Qi	*tiaohe yingwei* 调和营卫
Klärt (Hitze)	*xie* 泄
Klärt Hitze	*qing re* 清热
Leitet (Feuer) ab	*xie* 泻
Leitet aus (Therapiemethode, die dem Stärken *bu* 补 entgegengesetzt ist)	*xie* 泻
Macht die Öffnungen auf	*kai qiao* 开窍
Macht die Öffnungen auf	*tong qiao* 通窍
Mäßigt Drang	*huan ji* 缓急
Nadelsensation erlangen	*deqi* 得气
Nährt (das Blut)	*yang (xue)* 养（血）
Öffnet (den Thorax)	*tongchang (xiong)* 通畅（胸）
Öffnet die Nase	*xuantong bi* 宣通鼻
Öffnet die Wasserwege durch Förderung der Diurese	*tong li* 通利
Reguliert die Menstruation	*tiao jing* 调经
Reguliert die Wasserwege	*li shuidao* 理水道
Richtet das Qi gerade	*shun qi* 顺气
Scharfe Arzneien verwenden, um zu öffnen, und bittere Arzneien verwenden, um das Qi absteigen zu lassen	*xinkai kujiang* 辛开苦降
Sediert (als Nadeltechnik)	*xie* 泻
Stärkt (oder tonisiert als Nadeltechnik)	*bu* 补
Stellt die Verteilung des Lungen-Qi wieder her	*xuan fei* 宣肺
Tonisiert (als Nadeltechnik)	*bu* 补
Treibt (Blut-)Stasen aus	*gong yu* 功瘀
Unterstützt die Kehle	*li hou* 利喉
Vertreibt (äußeren) Wind	*qu (feng)* 去（风）
Vertreibt Kälte	*san han* 散寒
Wärmt die Menses	*wen jing* 温经
Zerstreut Ansammlungen	*san jie* 散结
Zerstreut Kälte	*san han* 散寒
Zerstreut Knötchen	*san jie* 散结

Pathogene Faktoren

Feuer	*huo* 火
Feuchtigkeit	*shi* 湿
Hitze	*re* 热
Kälte	*han* 寒
Pathogener Faktor	*xie* 邪
Pathogener Faktor	*xieqi* 邪气
Schleim	*tan* 痰
Schleim-Flüssigkeiten (im Allgemeinen und auch Schleim-Flüssigkeiten im Magen)	*tanyin* 痰饮
Schleim-Flüssigkeiten im Diaphragma	*zhiyin* 支饮
Schleim-Flüssigkeiten im Hypochondrium	*xuanyin* 悬饮
Schleim-Flüssigkeiten in den Gliedmaßen	*yiyin* 溢饮
Toxische Hitze	*redu* 热毒
Sommerhitze	*shu* 暑
Trockenheit	*zao* 燥
Warmer epidemischer pathogener Faktor	*wenyi* 温疫
Wind-Hitze	*fengre* 风热
Wind-Kälte	*fenghan* 风寒

ANHANG

6 Glossar chinesischer Begriffe: *Pinyin*-Deutsch

Allgemeines

ba kuo 八廓	Acht Bollwerke
bao 胞	Uterus bei der Frau, Raum der Spermien beim Mann
baoluo 胞络	Uterus-Leitbahn
baomai 胞脉	Uterus-Gefäß
ben 本	Wurzel
bianbing 辩病	Identifikation der Krankheit
bianzheng 辩证	Identifikation von Krankheitsmustern
biao 标	Manifestation
couli 腠理	Zwischenräume und Textur (auch Zwischenraum zwischen Haut und Muskeln)
cun 寸	*cun* (Maßeinheit in der Akupunktur)
dantian 丹田	Feld des Elixiers
fenrou 分肉	Fett und Muskeln
fu 肤	Oberflächliche Hautschicht
gao 膏	Fettgewebe
ge 革	Tiefe Hautschicht
huang 肓	Membranen
ji 肌	Subkutane Muskeln
jie 街	‚Straßen', ‚Zufahrten', ‚Kreuzungen' (Symbole für die Leitbahnen des Abdomens, die vom Durchdringungsgefäß kontrolliert werden)
jin 筋	Sehnen
jinggong 精宫	Palast der Spermien (oder Palast der Essenz)
jingguan 精关	Tor der Spermien
jingshi 精室	Raum der Spermien (oder Essenz)
juci 巨刺	Gegenüberliegende Nadelung
liu qi 六气	Sechs Klimata
liu xie 六邪	Sechs Übel (äußere pathogene Faktoren)
liu yin 六淫	Sechs Exzesse (übermäßige Klimata)
miuci 缪刺	Konträre Nadelung
muxi 目系	Augen-System
ni (qi) 逆气	Rebellierendes Qi
qiji 气机	Qi-Mechanismus
qijie 气街	Straßen des Qi
qing 情	Emotion
rou 肉	Muskeln oder Fleisch
shanzhong 膻中	Mitte des Thorax
shaofu 少腹	Gebiet des seitlichen/unteren Abdomens
shaohuo 少火	Kleines Feuer
shunqi 顺气	Geradläufiges Qi (im Gegensatz zu rebellierendem Qi)
tian 天	Himmel (oder himmlisch)
wu lun 无轮	Fünf Räder
xiang 象	Bild
xiaofu 小腹	Gebiet des mittleren/unteren Abdomens
xie 邪	Pathogener Faktor
xielei 胁肋	Hypochondrium
xieqi 邪气	Pathogener Faktor
xinxia 心下	Gebiet unterhalb des Processus xiphoideus
xuli 虚里	Große Netzleitbahn des Magens (sich in einem apikalen Puls manifestierend)
xuanfa 宣发	Verteilung (des Lungen-Qi)
xuanfu 玄府	Poren (inklusive Talgdrüsen)
yinjing 阴茎	Penis
yunhua 运化	Umwandlung und Transport (der Milz)
zhuanghuo 壮火	Üppiges Feuer
zibao (manchmal auch ‚*bao*') 子胞	Uterus
zongjin 宗筋	Ahnenmuskel

Symptome und Zeichen

ban 斑	Macula (bei der Zungendiagnose, rote Flecken)
banshen busui 半身不遂	Hemiplegie
biyuan 鼻渊	‚Nasenteich' (Sinusitis)
biao 标	Manifestation
caoza 嘈杂	Nagender Hunger
chuan 喘	Atemnot
daohan 盗汗	Nachtschweiß
duanqi 短气	Kurzatmigkeit
duoqi 夺气	Qi-Raub (sehr schwache Stimme mit unterbrochenem Sprechen)
eni 呃逆	Schluckauf
exin 恶心	Übelkeit
fare 发热	Hitze-Abgabe, Fieber
fanwei 反胃	Reflux von Nahrung
fanzao 烦燥	Psychische Unruhe und Erregtheit (Unruhe der Extremitäten)
fengtuan 风团	Quaddeln
fengyinzhen 风瘾疹	Verborgener Wind-Ausschlag (Urtikaria)
fengzhen 风疹	Wind-Ausschlag (Röteln)
ganou 干呕	Kurzes Würgen mit leisem Geräusch
hanre wanglai 寒热往来	Wechsel von Frösteln und Fieber
hanzhan 寒战	Schüttelfrost
hure 湖热	Periodisches Fieber
ji 积	Blut-Ansammlungen
jia 瘕	Qi-Ansammlungen
jiaoqi 脚气	Bein-Qi
jie 结	Ansammlung (oder Knoten)
jingji 惊悸	Angst und Palpitationen
ju 聚	Qi-Ansammlungen
jue 厥	Zusammenbruch
jue han 厥汗	Schwitzen aufgrund von Zusammenbruch
kesou 咳嗽	Husten
kouchuang 口疮	Mundulzera
kouyan waixie 口眼歪斜	Deviation von Auge und Mund
liji 里急	Angstzustände, innerer Drang (im Zusammenhang mit rebellierendem Qi des Durchdringungsgefäßes)
liji houzhong 里急后重	Schwierige Defäkation
liulei 流泪	Tränende Augen
mamu 麻木	Taubheitsgefühl und/oder Kribbeln
mazhen 麻疹	Masern
man 满	Völlegefühl
men 闷	Druckgefühl
muchan 目颤	Zitternder Augapfel
muhua 目花	Unklares Sehen und Mouches volantes
muhun 目昏	Trübes Sehen
muyun 目晕	Unklares Sehen
naoming 脑鸣	Gehirnsausen
nijing 逆经	Gegenläufige Menstruation
nongpao 脓泡	Pusteln
ou 呕	Erbrechen (mit Geräusch)
outu 呕吐	Erbrechen
pao 泡	Bläschen
pi 痞	Engegefühl
qishao 气少	Schwache Atmung
qizhong 气肿	Qi-Ödem
qing 青	Bläulich-grünlich (Farbe)
qiuzhen 丘疹	Papeln
redu 热毒	Toxische Hitze
ru e 乳蛾	Weicher Belag (geschwollene Tonsillen)
shangqi 上气	Rebellierendes-Qi-Atmung
shenzhong 身重	Schweregefühl des Körpers
shi 实	Voll, Fülle, Exzess
shi e 石蛾	Harter Belag (geschwollene Tonsillen)
shizhen 湿疹	Ekzem
shouchan 手颤	Tremor der Hände
shouzhi luan 手指挛	Kontraktion der Finger
shuidou 水痘	Wasserpocken (Windpocken)
shuipao 水泡	Bläschen
shuizhong 水肿	Wasser-Ödem
si ni 四逆	Vier Rebellierende

taiqi shangni 胎气上逆	Fötus-Qi rebelliert nach oben
tanhe 痰核	Schleim-Knötchen
tanyin 痰饮	Schleim-Flüssigkeiten (oder Schleim-Flüssigkeiten in Magen und Darm)
toufa bianbai 头发变白	Ergrauen des Haars
toufa tuoluo 头发脱落	Haarausfall
touqing 头倾	Herabhängender Kopf
touyun 头晕	Schwindelgefühl
touzhong 头重	Schweregefühl des Kopfes
tu 吐	Erbrechen (ohne Geräusch)
tuo 脱	Kollaps
weihan 畏寒	Angst vor Kälte (bei äußerem Wind-Befall)
wu chi 五迟	Fünf Verlangsamungen
wu ruan 五软	Fünf Schlaffheiten
wufeng 恶风	Windabneigung
wuhan 恶寒	Kälteabneigung
wuhan fare 恶寒发热	(Gleichzeitige) Kälteabneigung und Fieber
wuxin fare 五心发热	Fünf-Flächen-Hitze
xiao 哮	Keuchatmung
xietong 胁痛	Schmerzen im Hypochondrium
*xiexie*泄泻	Diarrhö
xinfan 心烦	Psychische Unruhe
xinji 心悸	Palpitationen
xinzhong aonong 心中懊憹	Herz fühlt sich gestört
xu 虚	Leer, Leere, Schwäche, Mangel
xuanyin 悬饮	Schleim-Flüssigkeiten im Hypochondrium
xuanyun 眩晕	Schwindelgefühl
yanchi 眼眵	Augensekret
yanshi 厌食	Abneigung gegen Nahrung
yijing 遗精	Samenergüsse
yiniao 遗尿	Harninkontinenz
yiyin 溢饮	Schleim-Flüssigkeiten in den Gliedmaßen
yuzheng 郁症	Depressionen
yue 哕	Langes Würgen mit lautem Geräusch
zhanhan 战汗	Schüttelfrost mit Schweißsekretion
zhang 胀	Spannungsgefühl
zhen 疹	Ausschlag
zheng 癥	Blut-Ansammlungen
zhengchong 怔忡	Panisches Pochen
zhiyin 支饮	Schleim-Flüssigkeiten oberhalb des Diaphragmas
zhong 重	Schweregefühl
zuchan 足颤	Tremor der Füße

Symptom-Krankheiten

baihebing 百合病	Lilium-Syndrom
baiyin 白淫	Spermatorrhö
baizhuo 白浊	Weiße Trübheit
bentun 奔豚	Laufende-Ferkel-Syndrom
benglou 崩漏	Überfluten und Sickern
bijing 闭经	Amenorrhö
biqiu 鼻鼽	Verstopfte Nase
biyuan 鼻渊	‚Nasenteich' (Sinusitis)
bizheng 痹证	Schmerzhaftes Blockade-Syndrom
caoza 嘈杂	Nagender Hunger
chanzheng 颤证	Tremor
chidai 痴呆	Kretinismus
chizhuo 赤浊	Rote Trübheit
diankuang 癫狂	Dumpfheit und Manie
dianxian 癫痫	Epilepsie
eni 呃逆	Schluckauf
fanwei 反胃	Reflux von Nahrung
fei xulao 肺虚劳	Lungen-Erschöpfung
fengzhen 风疹	Röteln
gan 疳	Kindliche Ernährungsstörungen
gaolin 膏淋	Klebriges Harnwegssyndrom
jiju 积聚	Abdominale Ansammlungen
jizhi 积滞	Ansammlungsstörung (bei Kindern)
jingbing 痉病	Konvulsionen
jingji 惊悸	Angst und Palpitationen
jingjianqi chuxue 经间期出血	Zwischenblutungen
jingti 惊啼	Angstschrei

jingzhuo 精浊	Essenz-Trübheit
juexintong 厥心痛	Zusammenbruch-Herzschmerzen
juezheng 厥证	Zusammenbruch-Syndrom
kesou 咳嗽	Husten
laolin 劳淋	Erschöpfungs-Harnwegssyndrom
liji 痢疾	Dysenterie
lijie (feng) 历节(风)	Multiple Gelenke (Wind)
linzheng 淋证	Harnwegssyndrom
longbi 癃闭	Harnverhalt
luoli 瘰疬	Skrofeln
mazhen 麻疹	Masern
meiheqi 梅核气	Pflaumenkern-Syndrom
miantan 面瘫	Fazialisparese
naolou 脑漏	Hirnsekret
nueji 疟疾	Malaria
pikuai 痞块	*Pi*-Ansammlungen
qilin 气淋	Qi-Harnwegssyndrom
qizhong 气肿	Qi-Ödem
qiuti 鼽嚏	Verstopfte Nase und Niesen
relin 热淋	Hitze-Harnwegssyndrom
rupi 乳癖	Brustknoten
shan 疝	Hernien- und Urogenitalstörungen
shilin 石淋	Stein-Harnwegssyndrom
shizhen 湿疹	Ekzem (Dermatitis)
shuidou 水痘	Windpocken
shuizhong 水肿	Ödem
tanhe 痰核	Schleim-Knötchen
tanhuan 瘫缓	Paralyse
tusuan 吐酸	Saures Erbrechen
tunsuan 吞酸	Saurer Reflux
wanbi 顽痹	Hartnäckiges Schmerzhaftes Blockade-Syndrom
weizheng 痿证	Atrophie-Syndrom
wenbing 温病	Wärme-Erkrankung
wenyi 温疫	Warmer epidemischer pathogener Faktor
wu chi 五迟	Fünf Verlangsamungen
wu ruan 五软	Fünf Schlaffheiten
xietong 胁痛	Schmerzen im Hypochondrium
xiexie 泄泻	Diarrhö
xinji 心悸	Palpitationen
xinji zhengchong 心悸怔忡	Palpitationen und Angstzustände
xintong 心痛	Herzschmerzen
xulao 虚劳	Erschöpfung
xusun 虚损	Erschöpfung
xuelin 血淋	Blut-Harnwegssyndrom
yangwei 阳痿	Impotenz (erektile Dysfunktion)
yege 噎膈	Dysphagie und Blockade
yi 癔	Hysterie
yijing 遗精	Samenergüsse
yiniao 遗尿	Harninkontinenz
yinluo 瘾瘰	Stille Skrofeln
ying 瘿	Struma
yuzheng 郁证	Depressionen
yuejing guoduo 月经过多	Hypermenorrhö
yuejing guoshao 月经过少	Hypomenorrhö
yuejing houqi 月经后期	Verspätet einsetzende Regelblutungen
yuejing xianhou wu dingqi 月经先后无定期	Unregelmäßige Regelblutungen
yuejing xianqi 月经先其	Frühzeitig einsetzende Regelblutung
zangzao 脏躁	Erregung
zhenxintong 真心痛	Echte Herzschmerzen
zhengchong 怔忡	Panisches Pochen
zhengjia 癥瘕	Abdominale Ansammlungen (bei der Frau)
zhongfeng 中风	Wind-Schlaganfall
zhuo 浊	Trübheit
zilin 子淋	Harnwegssyndrom in der Schwangerschaft
ziyun 子晕	Schwindelgefühl während der Schwangerschaft
zizhong 子肿	Schwangerschaftsödeme

Vitale Substanzen

gui 鬼	Geist, Seele eines Toten
houtian zhiqi 后天之气	Nachgeburtliches Qi
hun 魂	Wanderseele

jing 精	Essenz
jingqi 经气	Leitbahn-Qi
junhuo 君火	Herrscher-Feuer
mingmen 命门	Lebenstor
mingmen huo 命门火	Feuer des Lebenstores
po 魄	Körperseele
shaohuo 少火	Physiologisches Feuer des Körpers
shen 神	Geist (das *shen* des Herzens) oder Seele (ein Oberbegriff für Herz-*shen*, Körperseele, Wanderseele, Intellekt und Willenskraft)
sui 髓	Mark
tiangui 天癸	Himmlisches *gui*
tuo 唾	Dünnflüssiger Speichel
weiqi 卫气	Abwehr-Qi
xian 涎	Speichel
xiantian zhiqi 先天之气	Vorgeburtliches Qi
xianghuo 相火	Minister-Feuer
yi 意	Intellekt
yingqi 营气	Nähr-Qi
yuanqi 原气	Ursprungs-Qi
zhenqi 真气	Wahres Qi
zhengqi 正气	Aufrechtes Qi
zhi 志	Willenskraft
zhongqi 中气	Qi der Mitte
zhuanghuo 壮活	Üppiges Feuer (pathologisch)
zongqi 宗气	Sammel-Qi (des Brustkorbs)

Emotionen

ai 爱 (oder *hao* 好)	Liebe
bei 悲	Traurigkeit
jing 惊	Schock
kong 恐	Furcht
lü 虑	Reflexion
nu 怒	Zorn
si 思	Grübeln
xi 喜	Freude
you 优	Sorge
yu 欲	Begierde

Leitbahnen und Akupunkturpunkte

ashi xue 阿是穴	Ashi-Punkt
baoluo 胞络	Uterus-Leitbahn
baomai 胞脉	Uterus-Gefäß
bei shuxue 背俞穴	Rücken-Transport-*shu*-Punkt
benbiao 本标	Wurzel und Ast (der Leitbahnen)
chongmai 冲脉	Durchdringungsgefäß
couli 腠理	Zwischenraum zwischen Haut und Muskeln (auch Hohlräume und Textur)
daimai 带脉	Gürtelgefäß
dumai 督脉	Lenkergefäß
fuluo 浮络	Oberflächliche Netzleitbahn
genjie 根结	Ursprung und Konzentration (der Leitbahnen)
hexue 合穴	Meer-*he*-Punkt
huixue 会穴	Einflussreicher-*hui*-Punkt
jingbie 经别	Divergente Leitbahn
jingjin 经筋	Muskel-Leitbahn
jingmai 经脉	Hauptleitbahn
jingxue 井穴	Brunnen-*jing*-Punkt
jingxue 经穴	Fluss-*jing*-Punkt
juci 巨刺	Gegenüberliegende Nadelung
jueyin 厥阴	Umkehr-Yin
luomai 络脉	Netzleitbahn
luoxue 络穴	Durchgangs-*luo*-Punkt
miuci 缪刺	Konträre Nadelung
muxue 募穴	Alarm-*mu*-Punkt
qijie 气街	Straßen des Qi
renmai 任脉	Konzeptionsgefäß
shaoyang 少阳	Kleines Yang
shaoyin 少阴	Kleines Yin
shuxue 输穴	Bach-*shu*-Punkt
sunluo 孙络	Kleine Netzleitbahn
taiyang 太阳	Großes Yang
taiyin 太阴	Großes Yin
wu shuxue 五输穴	Fünf Transport-*shu*-Punkte
xixue 郗穴	Spalten-*xi*-Punkt
yangming 阳明	Helles Yang
yangqiaomai 阳跷脉	Yang-Schreit-Gefäß
yangweimai 阳维脉	Yang-Verbindungsgefäß

yinqiaomai 阴跷脉	Yin-Schreit-Gefäß
yinweimai 阴维脉	Yin-Verbindungsgefäß
yingxue 荥穴	Quellen-*ying*-Punkt
yuanxue 原穴	Quell-*yuan*-Punkt
zongmai 宗脉	Ahnen-Gefäß

Pulspositionen

chi 尺	Hintere (Pulsposition)
cun 寸	Vordere (Pulsposition)
guan 关	Mittlere (Pulsposition)

Pulsqualitäten

chang 长	Lang
chen 沉	Tief
chi 迟	Langsam
cu 促	Jagend
da 大	Groß
dai 代	Unregelmäßig oder intermittierend
dong 动	Beweglich
duan 短	Kurz
fu 浮	Oberflächlich
fu 伏	Versteckt
ge 革	Trommel-Puls
hong 洪	Überflutend
hua 滑	Schlüpfrig
huan 缓	Verzögert
ji 急	Rasend
jie 结	Knotig
jin 紧	Straff
kou 芤	Hohl
lao 牢	Fixiert
ru 濡	Sanft
ruan 软	Sanft
ruo 弱	Schwach
san 散	Zerfließend
se 涩	Rau
shi 实	Voll
shu 数	Schnell
wei 微	Verschwindend
xi 细	Dünn
xian 弦	Saitenförmig
xu 虚	Leer

Zungendiagnose

ban 斑	Flecken
chan 颤	Zitternd
chigen 齿痕	Zahneindrücke
danbai 淡白	Blass
dian 点	Rote Pünktchen (auf der Zunge)
fu 腐	Schmierig
hong 红	Rot
hua 滑	Schlüpfrig (Zungenbelag)
liewen 裂纹	Rissig
ni 腻	Klebrig (Zungenbelag)
nong 弄	Sich bewegend
pianwai 偏歪	Schief
qianggeng 强硬	Steif
shetai 舌苔	Zungenbelag
sheti 舌体	Zungenkörperform
shezhi 舌质	Zungenkörper
zhong 肿	Geschwollen
zi 紫	Violett

Therapiemethoden

an tai 安胎	Beruhigt den Fötus
bu 补	Stärkt (oder tonisiert als Nadeltechnik)
deqi 得气	Nadelsensation erlangen
gong xia 功下	Bewegt nach unten
gong yu 功瘀	Treibt (Blut-)Stasen aus
gu 固	Festigt
gu biao 固表	Festigt die Oberfläche
gu tuo 固脱	Festigt nach Kollaps
hua shi 化湿	Beseitigt Feuchtigkeit
hua tan 化痰	Beseitigt Schleim
hua yu 化瘀	Beseitigt (Blut-)Stasen
huan ji 缓急	Mäßigt Drang
huo xue 活血	Belebt das Blut
jie biao 解表	Befreit die Oberfläche
jie yu 解郁	Beseitigt (Qi-)Stagnationen
kai qiao 开窍	Macht die Öffnungen auf

li hou 利喉	Unterstützt die Kehle
li mu 利目	Erhellt die Augen
li qi 理气	Bewegt das Qi
li shi 利湿	Beseitigt Feuchtigkeit
li shui 利水	Fördert die Wasser-Umwandlung
li shuidao 理水道	Reguliert die Wasserwege
liu wei 流卫	Bewegt das Abwehr-Qi
ping gan 平肝	Beruhigt die Leber
po xue 破血	Bricht das Blut auf
qing re 清热	Klärt Hitze
qu feng 去风	Vertreibt (äußeren) Wind
qu yu 去瘀	Beseitigt (Blut-)Stasen
san han 散寒	Vertreibt (oder zerstreut) Kälte
san jie 散结	Zerstreut Ansammlungen oder Knötchen
sheng xin 生新	Fördert die Heilung des Gewebes
shu (gan) 疏（肝）	Befriedet (die Leber)
shu jin 舒筋	Entspannt die Sehnen
shun qi 顺气	Richtet das Qi gerade
tiao jing 调经	Reguliert die Menstruation
tiaohe yingwei 调和营卫	Harmonisiert das Nähr- und Abwehr-Qi
tongchang (xiong) 通畅（胸）	Öffnet (den Thorax)
tong fu 通腑	Durchdringt die Yang-Organe
tong li 通利	Öffnet die Wasserwege durch Förderung der Diurese
tong luo 通络	Beseitigt Blockaden aus den Netzleitbahnen
tong qiao 通窍	Macht die Öffnungen auf
tong ruluo 通乳络	Beseitigt Blockaden aus den Netzleitbahnen in den Mammae
tong shun 通顺	Beseitigt Blockaden durch Wiederherstellung der korrekten Richtung des Qi-Flusses
tong xia 通下	Beseitigt Blockaden durch Bewegung nach unten
wen jing 温经	Wärmt die Menses
xi feng 熄风	Beseitigt (inneren) Wind
xie 泻	Sediert (als Nadeltechnik)
xie 泄	Klärt (Hitze)
xie 泻	Leitet (Feuer) ab
xie 泻	Leitet aus (Therapiemethode, die dem Stärken *bu* 补 entgegengesetzt ist)
xie xia 泻下	Bewegt nach unten
xing zhi 醒志	Fördert die Wiederbelebung
xinkai kujiang 辛开苦降	Scharfe Arzneien verwenden, um zu öffnen, und bittere Arzneien verwenden, um das Qi absteigen zu lassen
xuan fei 宣肺	Stellt die Verteilung des Lungen-Qi wieder her
xuantong bi 宣通鼻	Öffnet die Nase
yang (xue) 养（血）	Nährt (das Blut)

Pathogene Faktoren

fenghan 风寒	Wind-Kälte
fengre 风热	Wind-Hitze
han 寒	Kälte
huo 火	Feuer
re 热	Hitze
redu 热毒	Toxische Hitze
shi 湿	Feuchtigkeit
shu 暑	Sommerhitze
tan 痰	Schleim
tanyin 痰饮	Schleim-Flüssigkeiten (im Allgemeinen und auch Schleim-Flüssigkeiten im Magen)
wenyi 温疫	Warmer epidemischer pathogener Faktor
xie 邪	Pathogener Faktor
xieqi 邪气	Pathogener Faktor
xuanyin 悬饮	Schleim-Flüssigkeiten im Hypochondrium
yiyin 溢饮	Schleim-Flüssigkeiten in den Extremitäten
zao 燥	Trockenheit
zhiyin 支饮	Schleim-Flüssigkeiten im Diaphragma

ANHANG

7 Literaturverzeichnis

Alte Klassiker

(in chronologischer Reihenfolge)

1. 1979. *Huangdi neijing suwen* 黄帝内经素问 [The Yellow Emperor's Classic of Internal Medicine – Simple Questions]. People's Health Publishing House, Beijing. Erstveröffentlichung ca. 100 v. Chr.
2. Tian Daihua 2005. *Huangdi neijing suwen* 黄帝内经素问 [The Yellow Emperor's Classic of Internal Medicine – Simple Questions]. People's Health Publishing House, Beijing. Erstveröffentlichung ca. 100 v. Chr.
3. 1981. *Lingshu jing* 灵枢经 [Spiritual Axis]. People's Health Publishing House, Beijing. Erstveröffentlichung ca. 100 v. Chr.
4. Tian Daihua 2005. *Lingshu jing* 灵枢经 [Spiritual Axis]. People's Health Publishing House, Beijing. Erstveröffentlichung ca. 100 v. Chr.
5. Nanjing College of Traditional Chinese Medicine 1979. *Nanjing jiaoshi* 难经校释 [A Revised Explanation of the Classic of Difficulties]. People's Health Publishing House, Beijing. Erstveröffentlichung ca. 100 n. Chr.
6. Qin Yueren 2004. *Nanjing jiaoshi* 难经校释 [Classic of Difficulties]. Scientific and Technical Documents Publishing House, Beijing. Erstveröffentlichung ca. 100 n. Chr.
7. Wu Changguo 1985. *Zhongzang jing* 中藏经 [The Classic of the Central Organ]. Jiangsu Scientific Publishing House, Nanjing. Der ‚Klassiker des zentralen Organs' wurde von Hua Tuo ca. 198 n. Chr. verfasst.
8. Nanjing College of Traditional Chinese Medicine, Shang Han Lun Research Group 1980. *Shanghan lun* 伤寒论 [Discussion on Cold-induced Diseases]. Shanghai Scientific Publishing House, Shanghai. Die ‚Abhandlung über kälteverursachte Schäden' wurde von Zhang Zhongjing verfasst und erstmals ca. 220 n. Chr. veröffentlicht.
9. Duan Guangzhou et al. 1986. *Jingui yaolue shouce* 金匮要略手册 [A Manual of the Essential Prescriptions of the Golden Chest]. Science Publishing House. Die ‚Wichtigsten Rezepturen aus dem Golden Cabinet' wurden von Zhang Zhongjing verfasst und erstmals ca. 220 n. Chr. veröffentlicht.
10. Traditional Chinese Medicine Research Institute 1959. *Jingui yaolue yuyi* 金匮要略喻译 [An Explanation of the Essential Prescriptions of the Golden Chest]. People's Health Publishing House, Beijing. Die ‚Wichtigsten Rezepturen aus dem Golden Cabinet' wurden von Zhang Zhongjing verfasst und erstmals ca. 220 n. Chr. veröffentlicht.
11. He Ren 1979. *Jingui yaolue tongsu jianghua* 金匮要略通俗讲话 [A Popular Guide to the Essential Prescriptions of the Golden Chest]. Shanghai Science Publishing House, Shanghai. Die ‚Wichtigsten Rezepturen aus dem Golden Cabinet' wurden von Zhang Zhongjing verfasst und erstmals ca. 220 n. Chr. veröffentlicht.
12. 1981. *Jingui yaoluefang xinjie* 金匮要略方新解 [A New Explanation of the Essential Prescriptions of the Golden Chest]. Zhejiang Scientific Publishing House, Zhejiang. Die ‚Wichtigsten Rezepturen aus dem Golden Cabinet' wurden von Zhang Zhongjing verfasst und erstmals ca. 220 n. Chr. veröffentlicht.
13. He Ren 2005. *Jingui yaolue jianghua* 金匮要略通俗讲话 [A Popular Guide to the Essential Prescriptions of the Golden Chest]. People's Health Publishing House, Beijing. Die ‚Wichtigsten Rezepturen aus dem Golden Cabinet' wurden von Zhang Zhongjing verfasst und erstmals ca. 220 n. Chr. veröffentlicht.
14. Fuzhou City People's Hospital 1984. *Maijing* 脉经 [The Pulse Classic]. People's Health Publishing House, Beijing. Der ‚Klassiker des Pulses' wurde von Wang Shuhe verfasst und erstmals ca. 280 n. Chr. veröffentlicht.
15. Shandong College of Traditional Chinese Medicine 1984. *Maijing jiaoshi*脉经校释 [An Explanation of the Pulse Classic]. People's Health Publishing House, Beijing. Der ‚Klassiker des Pulses' wurde von Wang Shuhe verfasst und erstmals ca. 280 n. Chr. veröffentlicht.
16. Shandong College of Traditional Chinese Medicine 1979. *Zhenjiu jiayi jing* 针灸甲乙经 [The ABC of Acupuncture]. People's Health Publishing House, Beijing. Das ‚ABC der Akupunktur' wurde von Huang Fumi verfasst und erstmals 282 n. Chr. veröffentlicht.

17. 1981. *Huangdi neijing taisu* 黄帝内经太素 [An Elucidation of the Yellow Emperor's Classic of Internal Medicine]. People's Health Publishing House, Beijing. ‚Eine Erläuterung des Klassikers des Gelben Kaisers der inneren Medizin' wurde von Yang Shangshan verfasst und erstmals 581–618 n. Chr. veröffentlicht.
18. Ding Guangdi 1991. *Zhubing yuanhou lun* 诸病源候论 [Discussion of the Origin of Symptoms in Diseases]. People's Health Publishing House, Beijing. Die ‚Abhandlung über den Ursprung von Symptomen bei Krankheiten' wurde von Chao Yuanfang im Jahr 610 n. Chr. verfasst.
19. 1982. *Qianjin yaofang* 千金要方 [Thousand Golden Ducats Prescriptions]. People's Health Publishing House, Beijing. Die ‚Verschreibungen der 1 000 Golddukaten' wurden von Sun Simiao im Jahr 652 n. Chr. verfasst.
20. 1976. *Piwei lun* 脾胃论 [Discussion on Stomach and Spleen]. People's Publishing House, Beijing. Die ‚Abhandlung über Milz und Magen' wurde von Li Dongyuan verfasst und erstmals im Jahr 1249 veröffentlicht.
21. Jia Chengwen 2002. *Piwei lun baihua jie* 脾胃论白话解 [A Vernacular Explanation of the Discussion on Stomach and Spleen]. San Qin Publishing House, Xian. Die ‚Abhandlung über Milz und Magen' wurde von Li Dongyuan verfasst und erstmals im Jahr 1249 veröffentlicht.
22. Kang Suobin 2002. *Quanxin zhenjing zhinan* 诠新针经指南 [A New Explanation of the Guide to Acupuncture Channels]. Hebei Science and Technology Publishing House, Hebei, Shijiazhuang. Der ‚Leitfaden zu den Akupunktur-Leitbahnen' wurde von Han Dou im Jahr 1295 verfasst.
23. 1988. *Lixu yuanjian* 理虚元鉴 [Original Mirror on Regulating Exhaustion]. People's Health Publishing House, Beijing. Der ‚Ursprüngliche Spiegel über die Regulierung von Erschöpfung' wurde von Zhu Qishi verfasst und erstmals ca. 1520 veröffentlicht.
24. 1991. *Zhenjiu juying* 针灸聚英 [Gatherings from Eminent Acupuncturists]. Shanghai Science and Technology Publishing House, Shanghai. Die ‚Sammlungen von bedeutenden Akupunkteuren' wurden von Gao Wu verfasst und erstmals im Jahr 1529 veröffentlicht.
25. Wang Luozhen 1985. *Qijing bamai kaojiaozhu* 奇经八脉考校注 [A Compilation of the Study of the Eight Extraordinary Vessels]. Shanghai Science Publishing House, Shanghai. Die ‚Studie über die Acht Außerordentlichen Gefäße' wurde von Li Shizhen verfasst und erstmals im Jahr 1578 veröffentlicht.
26. Heilongjiang Province National Medical Research Group 1984. *Zhenjiu dacheng jiaoshi* 针灸大成校释 [An Explanation of the Great Compendium of Acupuncture]. People's Health Publishing House, Beijing. Das ‚Große Kompendium der Akupunktur' wurde von Yang Jizhou verfasst und erstmals im Jahr 1601 veröffentlicht.
27. 1980. *Zhenjiu dacheng* 针灸大成 [The Great Compendium of Acupuncture]. People's Health Publishing House, Beijing. Das ‚Große Kompendium der Akupunktur' wurde von Yang Jizhou verfasst und erstmals im Jahr 1601 veröffentlicht.
28. Wu Zhanren, Yu Zhigao 1987. *Yilin zhengyin* 医林正印 [Correct Seal of Medical Circles]. Jiangsu Science Publishing House, Nanjing. Das ‚Korrekte Siegel der medizinischen Kreise' wurde von Ma Zhaosheng verfasst und erstmals im Jahr 1605 veröffentlicht.
29. 1982. *Leijing* 类经 [Classic of Categories]. People's Health Publishing House, Beijing. Der ‚Klassiker der Kategorien' wurde von Zhang Jiebin (auch Zhang Jingyue genannt) verfasst und erstmals im Jahr 1624 veröffentlicht.
30. 1986. *Jingyue quanshu* 京岳全书 [Complete Book of Jing Yue]. Shanghai Scientific Publishing House, Shanghai. Das ‚Vollständige Buch des Jingyue' wurde von Zhang Jingyue verfasst und erstmals im Jahr 1624 veröffentlicht.
31. Chinese Medicine Research Group of the Zhejiang Province 1985. *Wenyi lun pingzhu*温疫论评注 [A Discussion of Epidemic Warm Diseases with Notes and Commentary]. People's Health Publishing House, Beijing. Die ‚Abhandlung über Wärme-Infektionskrankheiten' wurde von Wu Youke im Jahr 1642 verfasst.
32. Shan Changhua 1990. *Jingxue jie* 经穴解 [An Explanation of the Acupuncture Points]. People's Health Publishing House, Beijing. ‚Eine Erklärung der Akupunkturpunkte' wurde von Yue Hanzhen verfasst und erstmals 1654 veröffentlicht.
33. 1977. *Yizong jinjian* 医宗金鉴 [Golden Mirror of Medicine]. People's Health Publishing House, Beijing. ‚Der goldene Spiegel der Medizin' wurde von Wu Qian verfasst und erstmals im Jahr 1742 veröffentlicht.
34. Nanjing College of Traditional Chinese Medicine 1978. *Wenbing xue* 温病学 [A Study of Warm Diseases]. Shanghai Science Publishing House, Shanghai. Die ‚Abhandlung über Wärme-Erkrankungen' wurde von Ye Tianshi im Jahr 1746 verfasst.
35. Wang Zhenkun 1995. *Wenbing tiaobian xinjie* 温病条辨新解 [A New Explanation of the Systematic

Differentiation of Warm Diseases]. Xue Yuan Publishing House, Beijing. Die ‚Systematische Differenzierung von Wärme-Erkrankungen' wurde von Wu Jutong im Jahr 1798 verfasst.
36. 1973. *Fu Qingzhu nuke* 傅青主女科 [Fu Qing Zhu's Gynaecology]. Shanghai People's Publishing House, Shanghai. Fu Qingzhu lebte von 1607 bis 1684. ‚Fu Qingzhu's Gynäkologie' wurde erstmals im Jahr 1827 veröffentlicht.
37. 1979. *Xuezheng lun* 血证论 [Discussion on Blood Patterns]. People's Health Publishing House, Beijing. Die ‚Abhandlung über Blut-Muster' wurde von Tang Zonghai verfasst und erstmals im Jahr 1884 veröffentlicht.
38. Pei Zhengxue 1979. *Xuezheng lun pingshi* 血证论评释 [A Commentary on the Discussion on Blood Patterns]. People's Health Publishing House, Beijing. Die ‚Abhandlung über Blut-Muster' wurde von Tang Zonghai verfasst und erstmals im Jahr 1884 veröffentlicht.
39. 1988. *Bingyuan cidian* 病源辞典 [Origin of Diseases Dictionary]. Tianjin Ancient Texts Publishing House, Tianjin. Das ‚Wörterbuch über den Ursprung von Krankheiten' wurde von Wu Keqian verfasst.

Moderne Werke

(Veröffentlichungen ohne Autor sind chronologisch geordnet, Werke mit Autor alphabetisch)

Werke in chronologischer Reihenfolge

1. Nanjing College of Traditional Chinese Medicine – Warm Diseases Research Group 1959. *Wenbing xue jiaoxue cankao ziliao* 温病学教学参考资料 [Teaching Reference Material on the School of Warm Diseases]. Jiangsu People's Publishing House, Nanjing.
2. Guangdong College of Traditional Chinese Medicine 1964. *Zhongyi zhenduan xue* 中医诊断学 [A Study of Diagnosis in Chinese Medicine]. Shanghai Scientific Publishing House, Shanghai.
3. Guangzhou Army Health Department 1974. *Xinbian zhongyi xue gaiyao* 新编中医学概要 [A New General Outline of Chinese Medicine]. People's Health Publishing House, Beijing.
4. Shanghai College of Traditional Chinese Medicine 1974. *Zhenjiu xue* 针灸学 [A Study of Acupuncture]. People's Health Publishing House, Beijing.
5. 1978. *Zhongyi jichu xue* 中医基础学 [Fundamentals of Chinese Medicine]. Shandong Scientific Publishing House, Jinan.
6. 1979. *Shen yu shenbing de zhengzhi* 肾与肾病的证治 [Patterns and Treatment of Kidney Diseases]. Hebei People's Publishing House, Hebei.
7. Anwei College of Traditional Chinese Medicine 1979. *Zhongyi linchuang shouce* 中医临床手丽 [Clinical Manual of Chinese Medicine]. Anwei Scientific Publishing House, Anwei.
8. Acupuncture Research Group 1980. *Zhenjiu xue jianbian* 针灸学简编 [A Simple Compilation of Acupuncture]. People's Health Publishing House, Beijing.
9. Beijing College of Traditional Chinese Medicine 1980. *Shiyong zhongyi xue* 实用中医学 [Practical Chinese Medicine]. Beijing Publishing House, Beijing.
10. 1980. *Jianming zhongyi cidian* 简明中医辞典 [Concise Dictionary of Chinese Medicine]. People's Health Publishing House, Beijing.
11. 1981. *Neike bianbing yu bianzheng* 内科辨病与辨证 [Differentiation of Diseases and Patterns in Internal Medicine]. Heilongjiang People's Publishing House, Harbin.
12. 1981. *Zangfu zhengzhi* 脏腑证治 [Syndromes and Treatment of the Internal Organs]. Tianjin Scientific Publishing House, Tianjin.
13. Anwei College of Traditional Chinese Medicine and Shanghai College of Traditional Chinese Medicine 1987. *Zhenjiu xue cidian* 针灸学辞典 [Dictionary of Acupuncture]. Shanghai Scientific Publishing House, Shanghai.
14. Cheng Baoshu 1988. *Zhenjiu da cidian* 针灸大辞典 [Great Dictionary of Chinese Medicine]. Beijing Science and Technology Press, Beijing.
15. All-China Research Group in Chinese Medicine 1995. *Zhongyi da cidian* 中医大辞典 [Great Dictionary of Chinese Medicine]. People's Health Publishing Company, Beijing.

Werke mit Autor

16. Chen Jinguang 1992. *Xiandai zhongyi linzheng quanshu* 现代中医临证全书 [Complete Textbook of Chinese Patterns in Contemporary Chinese Medicine]. Beijing Publishing House, Beijing.
17. Chen Youbang 1990. *Zhongguo zhenjiu zhiliao xue* 中国针灸治疗学 [Chinese Acupuncture Therapy]. China Science Publishing House, Shanghai.
18. Cheng Baoshu 1988. *Zhenjiu da cidian* 针灸大辞典 [Great Dictionary of Acupucture]. Beijing Science Publishing House, Beijing.

19. Fang Wenxian 1989. *Zhongyi neike zhengzhuang xinzhi shouce* 中医内科证状新治手册 [A Manual of New Treatment of Internal Medicine Diseases in Chinese Medicine]. China Standard Publishing House, Beijing.
20. Fang Wenxian 1989. *Zhongyi neike zhengzhuang zhi shouce* 中医内科证状治手册 [Manual of Differentiation and Treatment of Symptoms in Internal Chinese Medicine]. China Standard Publishing House, Beijing.
21. Gu Hedao 1979. *Zhongguo yixue shilue* 中国医学史略 [History of Chinese Medicine]. Shanxi People's Publishing House, Taiyuan.
22. Gu Yuqi 2005. *Zhongyi xinli xue* 中医心理学 [Chinese Medicine Psychology]. China Medicine Science and Technology Publishing House, Beijing.
23. Guo Zhenqiu 1985. *Zhongyi zhenduan xue* 中医诊断学 [Diagnosis in Chinese Medicine]. Hunan Science and Technology Press, Changsha.
24. Guo Ziguang 1985. *Zhongyi qizheng xinbian* 中医奇证新编 [A New Compilation of Difficult Syndromes in Chinese Medicine]. Hunan Science Publishing House, Changsha.
25. Hu Ximing 1989. *Zhongguo zhongyi mifang daquan* 中国中医秘方大全 [Great Treatise of Secret Formulae in Chinese Medicine]. Literary Publishing House, Shanghai.
26. Huang Longxiang 1997. *Zhenjiu mingzhu jicheng* 针灸名著集成 [Collected Works of Famous Outstanding Acupuncturists]. Hua Xia Publishing House, Beijing.
27. Huang Taitang 2001. *Neikeyi nanbing zhongyi zhiliao xue* 内科医难病中医治疗学 [The Treatment of Difficult Diseases in Chinese Internal Medicine]. Chinese Herbal Medicine Science Publishing House, Beijing.
28. Ji Jieyin 1984. *Taiyishen zhenjiu linzheng lu* 太乙神针灸临证录 [Clinical Records of Tai Yi Shen Acupuncture]. Shanxi Province Scientific Publishing House, Shanxi.
29. Jiao Shunfa 1987. *Zhongguo zhenjiu xue qiuzhen* 中国针灸学求诊 [An Enquiry into Chinese Acupuncture]. Shanxi Science Publishing House, Shanxi.
30. Li Shizhen 1985. *Changyong shuxue linchuang fahui* 常用输穴临床发挥 [Clinical Application of Frequently Used Acupuncture Points]. People's Health Publishing House, Beijing.
31. Li Wenchuan, He Baoyi 1987. *Shiyong zhenjiu xue* 实用针灸学 [Practical Acupuncture]. People's Health Publishing House, Beijing.
32. Li Zhengquan 1992. *Shiyong zhongyi piwei xue* 实用中医脾胃学 [A Practical Study of the Stomach and Spleen in Chinese Medicine]. Chongqing Publishing House, Chongqing.
33. Liu Guanjun 1990. *Zhenjiu mingli yu linzheng* 针灸明理与临证 [Acupuncture Theory and Clinical Patterns]. People's Health Publishing House, Beijing.
34. Liu Hanyin 1988. *Shiyong zhenjiu daquan* 实用针灸大全 [Practical Treatise of Acupuncture]. Beijing Publishing House, Beijing.
35. Lu Fang 1981. *Neike bianbing yu bianzheng* 内科辨病与辨证 [Identification of Diseases and Patterns in Internal Medicine]. Heilongjiang People's Publishing House, Harbin.
36. Luo Yuanqi 1986. *Zhongyi fuke xue* 中医妇科学 [Gynaecology in Chinese Medicine]. Shanghai Science and Technology Press, Shanghai.
37. Qin Bowei 1991. *Qingdai mingyi yi'an jinghua* 清代名医医案精华 [The Essence of Medical Records of Famous Doctors of the Qing Dynasty]. Shanghai Science and Technology Press, Shanghai.
38. Shan Yudang 1984. *Shanghan lun zhenjiu peixue xuanzhu* 伤寒论针灸配穴选注 [Selection of Acupuncture Point Combinations from the Discussion on Cold-induced Diseases]. People's Health Publishing House, Beijing.
39. Shen Quanyu, Wu Yuhua, Shen Liling 1989. *Diankuang xian zhengzhi* 癫狂痫证治 [The Treatment of Manic-Depression and Epilepsy]. Ancient Chinese Medicine Texts Publishing House, Beijing.
40. Shi Yuguang 1988. *Dangdai mingyi linzheng jinghua* 当代名医临证精华 [Essential Clinical Experience of Famous Modern Doctors]. Ancient Chinese Medical Texts Publishing House, Beijing.
41. Shi Yuguang 1992. *Dangdai mingyi linzheng jinghua* 当代名医临证精华 [Essential Clinical Experience of Famous Modern Doctors – Manic-Depression and Epilepsy]. Ancient Chinese Medical Texts Publishing House, Beijing.
42. Wang Jinquan 1987. *Neijing leizheng lunzhi* 内经类证论指 [Discussion on Categories of Syndromes from the Yellow Emperor's Classic of Internal Medicine]. Shanxi Science Publishing House, Xian.
43. Wang Keqin 1988. *Zhongyi shenzhu xueshuo* 中医神主学说 [Theory of the Mind in Chinese Medicine]. Ancient Chinese Medical Texts Publishing House, Beijing.
44. Wang Licao 1997. *Zhongguo zhenjiu chufang dacheng* 中国针灸处方大成 [A Collection of Chinese Acupuncture Prescriptions]. Shanxi Science Publishing House, Taiyuan.

45. Wang Xinhua 1983. *Zhongyi lidai yilun xuan* 中医历代医论选 [Selected Historical Theories of Chinese Medicine]. Jiangsu Scientific Publishing House, Nanjing.
46. Wang Xuetai 1988. *Zhongguo zhenjiu daquan* 中国针灸大全 [Great Treatise of Chinese Acupuncture]. Henan Science Publishing House, Henan.
47. Wang Yongyan 2004. *Zhongyi neike xue* 中医内科学 [Chinese Internal Medicine]. People's Health Publishing House, Beijing.
48. Wang Zhixian 1987. *Sanshizhong bingzhi yanlu* 三十种病治研绿 [A Record of the Treatment of 30 Types of Diseases]. Shanxi Science Publishing House, Taiyuan.
49. Wang Zhongheng 1995. *Neike zabing zhengzhi jijin* 内科杂病证治集锦 [Collection of Patterns and Treatment of Difficult Diseases in Internal Medicine]. Chinese Medicine Ancient Texts Publishing House, Beijing.
50. Xia Dexin 1989. *Zhongyi neike linchuang shouce* 中医内科临床手册 [Clinical Manual of Internal Medicine]. Shanghai Science Publishing House, Shanghai.
51. Xu Benren 1986. *Linchuang zhenjiu xue* 临床针灸学 [Clinical Acupuncture]. Liaoning Scientific Publishing House, Liaoning.
52. Xu Rongjuan 2004. *Neike xue* 内科学 [Internal Medicine]. Chinese Herbal Medicine Publishing House, Beijing.
53. Yang Jiasan 1988. *Zhongguo zhenjiu da cidian* 中国针灸大辞典 [Great Dictionary of Chinese Acupuncture]. Beijing Sports College Publishing House, Beijing.
54. Yang Jiasan 1989. *Zhenjiu xue* 针灸学 [A Study of Acupuncture]. Beijing Science Publishing House, Beijing.
55. Ye Rengao 2003. *Zhongyi neike zhenghou* 中医内科证侯 [Patterns of Internal Chinese Medicine]. People's Health Publishing House, Beijing.
56. Yu Zhongquan 1988. *Jingxue bianzheng yunyong xue* 经穴辨证运用学 [A Practical Study of the Differentiation of Acupuncture Points]. Sichuan Science Publishing House, Chengdu.
57. Zeng Shizu 1992. *Zhiliao dianxian, yibing, xiaofang, anmo shiliao* 治疗癫痫癔病效方按摩食料 [Dietary Treatment, Massage and Herbal Treatment for Epilepsy and Hysteria]. Shanxi Science and Technology Publishing House, Xian.
58. Zhai Mingyi 1979. *Zhongyi linchuang jichu* 中医临床基础 [Clinical Chinese Medicine]. Henan Publishing House, Henan.
59. Zhang Boyu 1986. *Zhongyi neike xue* 中医内科学 [Internal Medicine in Chinese Medicine]. Shanghai Science Publishing House, Shanghai.
60. Zhang Farong 1989. *Zhongyi neike xue* 中医内科学 [Chinese Internal Medicine]. Sichuan Science Publishing House, Chengdu.
61. Zhang Qiwen 1995. *Yuejing bingzheng* 月经病证 [Menstrual Diseases]. People's Hygiene Publishing House, Beijing.
62. Zhang Shanchen 1982. *Zhenjiu jiayi jing shuxue zhongji* 针灸甲乙经腧穴重辑 [Essential Collection of Acupuncture Points from the ABC of Acupuncture]. Shandong Scientific Publishing House, Shandong.
63. Zhang Shanyou 1980. *Neijing zhenjiu leifang yushi* 内经针灸类方语释 [An Explanation of Passages Concerning Acupuncture from the Yellow Emperor's Classic of Internal Medicine]. Shandong Scientific Publishing House, Shandong.
64. Zhang Shengxing 1984. *Jingxue shiyi huijie* 经穴释义汇解 [A Compilation of Explanations of the Meaning of the Acupuncture Points Names]. Shanghai Science Publishing House, Shanghai.
65. Zhang Yuankai 1985. *Meng He sijia yiji* 孟河四家医集 [Meng He Medical Collection of Four Doctors]. Jiangsu Province Scientific Publishing House, Nanjing.
66. Zhou Chaofan 2000. *Lidai zhongyi zhize jinghua* 历代中医治则精华 [Essential Chinese Medicine Treatment Principles in Successive Dynasties]. Chinese Herbal Medicine Publishing House, Beijing.

Zeitschriften

1. *Liaoning zhongyi* 辽宁中医 [Liaoning Journal of Chinese Medicine]. Liaoning, Shenyang.
2. *Zhongyi zazhi* 中医杂志 [Journal of Traditional Chinese Medicine]. China Association of Traditional Chinese Medicine and China Academy of Traditional Chinese Medicine, Beijing.
3. *Nanjing zhongyiyao daxue xuebao* 南京中医药大学学报 [Journal of Nanjing University of Traditional Chinese Medicine]. Nanjing University of Traditional Chinese Medicine, Nanjing.

Englischsprachige Werke

(in alphabetischer Reihenfolge)

1. Ames, R. T. (Hg.) 1994. Self as Person in Asian Theory and Pratice. State University of New York Press, New York.
2. Ames, R. T.; Hall, D. 2001. Focusing the Familiar – A Translation and Philosophical Interpretation of the Zhongyong. University of Hawai'i Press, Honolulu.
3. Ames, R. T; Rosemont, H. 1999. The Analects of Confucius – A Philosophical Translation. Ballantine Books, New York.
4. Ames, R. T.; Kasulis, T. P.; Dissanayake, W. 1998. Self as Image in Asian Theory and Practice. State University of New York Press, New York.
5. Ames, R. T.; Hall, D. L. 2003. Daodejing – "Making This Life Significant": A Philosophical Translation. Ballantine Books, New York.
6. Beaven, D. W.; Brooks, S. E. 1988. Colour Atlas of the Tongue in Clinical Diagnosis. Wolfe Medical Publications, London.
7. Beijing, Shanghai and Nanjing College of Traditional Chinese Medicine 1980. Essentials of Chinese Acupuncture. Foreign Languages Press, Beijing.
8. Bensky, D.; O'Connor, J. 1981. Acupuncture, a Comprehensive Text. Eastland Press, Seattle.
9. Bensky, D.; Clavey, S.; Stöger, E. 2004. Materia Medica, 3. Auflage. Eastland Press, Seattle.
10. Bockover, M. (Hg.) 1991. Rules, Ritual and Responsibility – Essays Dedicated to Herbert Fingarette. Open Court, La Salle, Illinois.
11. Chang, C. 1977. The Development of Neo-Confucian Thought. Greenwood Press, Westport, Connecticut.
12. Chang, L. S.; Feng, Y. 1998. The Four Political Treatises of the Yellow Emperor. University of Hawai'i Press, Honolulu.
13. Chen Xinnong 1987. Chinese Acupuncture and Moxibustion. Foreign Languages Press, Beijing.
14. Claremont de Castillejo, I. 1997. Knowing Woman – A Feminine Psychology. Shambhala, Boston.
15. Clavey, S. 2003. Fluid Physiology and Pathology in Traditional Chinese Medicine. Churchill Livingstone, Edinburgh.
16. Crabbe, J. (Hg.) 1999. From Soul to Self. Routledge, London.
17. Damasio, A. 1994. Descartes' Error – Emotion, Reason and the Human Brain. Penguin Books, London.
18. Damasio, A. 1999. The Feeling of What Happens – Body and Emotion in the Making of Consciousness. Harcourt, San Diego.
19. Damasio, A. 2003. Looking for Spinoza – Joy, Sorrow and the Feeling Brain. Harcourt, San Diego.
20. Davidson, R.; Harrington, A. 2002. Visions of Compassion – Western Scientists and Tibetan Buddhists Examine Human Nature. Oxford University Press, Oxford.
21. Deadman, P.; Al-Khafaji, M. 1998. A Manual of Acupuncture. Journal of Chinese Medicine Publications, Hove, England.
22. Edelman, G. M.; Tononi, G. 2000. A Universe of Consciousness – How Matter Becomes Imagination. Basic Books, New York.
23. Edelman, G. M. 2005. Wider than the Sky – The Phenomenal Gift of Consciousness. Yale University Press, New Haven.
24. Farquhar, J. 1994. Knowing Practice – The Clinical Encounter of Chinese Medicine. Westview Press, Boulder, Colorado.
25. Fingarette, H. 1972. Confucius – The Secular as Sacred. Waveland Press, Prospect Heights, Illinois.
26. Fung Yulan 1966. A Short History of Chinese Philosophy. Free Press, New York.
27. Gardner, D. K. 2003. Zhu Xi's Reading of the Analects. Columbia University Press, New York.
28. Gernet, J. 1983. China and the Christian Impact: a Conflict of Cultures. Cambridge University Press, Cambridge.
29. Giles, H. 1912. Chinese-English Dictionary. Kelly & Walsh, Shanghai.
30. Gluck, A. 2007. Damasio's Error and Descartes' Truth. University of Scranton Press, London.
31. Graham, A. C. 1986. Yin-Yang and the Nature of Correlative Thinking. Institute of East Asian Philosophies, Singapore.
32. Graham, A. C. 1999. The Book of Lieh-Tzu – A Classic of Tao. Columbia University Press, New York.
33. Greene, B. 2000. The Elegant Universe. Vintage, London.
34. Greenfield, S. 2000. The Private Life of the Brain. Penguin Books, London.
35. Hall, D. L.; Ames, R. T. 1998. Thinking from the Han – Self, Truth and Transcendence in Chinese and Western Culture. State University of New York Press, New York.
36. Helms, J. M. 1995. Acupuncture Energetics – A Clinical Approach for Physicians. Medical Acupuncture Publishers, California.
37. Holcombe, C. 1994. In the Shadow of the Han. University of Hawai'i, Honolulu.
38. Huang Siu-chi 1999. Essentials of Neo-Confucianism. Greenwood Press, Westport, Connecticut.

39. James, S. 2003. Passion and Action – The Emotions in Seventeenth-Century Philosophy. Clarendon Press, Oxford.
40. Jones, D. (Hg.) 2008. Confucius Now. Open Court, Chicago.
41. Jung, C. G. 1961. Modern Man in Search of a Soul. Routledge & Kegan Paul, London.
42. Kaptchuk, T. 2000. The Web that has no Weaver – Understanding Chinese Medicine. Contemporary Books, Chicago.
43. Kasulis, T. P.; Ames, R. T.; Dissanayke, W. 1993. Self as Body in Asian Theory and Practice. State University of New York Press, New York.
44. Kim Yung Sik 2000. The Natural Philosophy of Chu Hsi. American Philosophical Society, Philadelphia.
45. Kovacs, J.; Unschuld, P. 1998. Essential Subtleties on the Silver Sea – The Yin Hai Jing Wei: a Chinese Classic of Ophthalmology. University of California Press, Berkeley.
46. Lange, C. G.; James, W. 1922. The Emotions, Bd. 1. Williams & Wilkins, Baltimore.
47. Lau, D. C.; Ames, R. T. 1998. Yuan Dao – Tracing Dao to its Source. Ballantine Books, New York.
48. LeDoux, J. 1996. The Emotional Brain. Simon & Shuster, New York.
49. Lewis, T.; Amini, F.; Lannon, R. 2000. A General Theory of Love. Random House, New York.
50. Lewis, M.; Haviland-Jones, J. M. (Hg.) 2004. Handbook of Emotions. Guilford Press, New York.
51. Liu Bingquan 1988. Optimum Time for Acupuncture – A Collection of Traditional Chinese Chronotherapeutics. Shandong Science and Technology Press, Jinan.
52. Maciocia, G. 2004. The Diagnosis of Chinese Medicine. Churchill Livingstone, Edinburgh.
53. Maciocia, G. 2005. The Foundations of Chinese Medicine, 2. Auflage. Churchill Livingstone, Edinburgh.
54. Maciocia, G. 2007. The Practice of Chinese Medicine, 2. Auflage. Churchill Livingstone, Edinburgh.
55. Marks, J., Ames, R. T. 1995. Emotions in Asian Thought. State University of New York Press, New York.
56. Matsumoto, K.; Birch, S. 1988. Hara Diagnosis: Reflections on the Sea. Paradigm Publications, Brookline.
57. Needham, J. 1977. Science and Civilization in China. Cambridge University Press, Cambridge.
58. Needham, J.; Lu, G. D. 1980. Celestial Lancets. Cambridge University Press, Cambridge.
59. Ng On-cho 2001. Cheng-Zhu Confucianism in the Early Qing. State University Press, Cambridge.
60. Ni Yitian 1996. Navigating the Channels of Traditional Chinese Medicine. Complementary Medicine Press, San Diego.
61. Nisbett, R. E. 2003. The Geography of Thought – How Asians and Westerners Think Differently and Why. Free Press, New York.
62. Pert, C. 1997. Molecules of Emotion – The Science of Mind-Body Medicine. Scribner, New York.
63. Qiu Maoliang 1993. Chinese Acupuncture and Moxibustion. Churchill Livingstone, Edinburgh.
64. Redfield, Jamison K. 1993. Touched with Fire – Manic-depressive Illness and the Artistic Temperament. Free Press, New York.
65. Redfield, Jamison K. 1995. An Unquiet Mind. Picador, London.
66. Russell, B. 2002. History of Western Philosophy. Routledge, London.
67. Sartre, J. P. 2004. Sketch for a Theory of the Emotions. Routledge, London.
68. Searle, J. R. 2004. Mind. Oxford University Press, Oxford.
69. Solomon, R. C. 1993. The Passions – Emotions and the Meaning of Life. Hackett Publishing, Indianapolis.
70. Sorabji, R. 2002. Emotion and Peace of Mind – From Stoic Agitation to Christian Temptation. Oxford University Press, Oxford.
71. Tallis, F. 2004. Love Sick. Century, London.
72. Taylor, C. 2003. Sources of the Self – The Making of the Modern Identity. Cambridge University Press, Cambridge.
73. Trimble, M. R. 2007. The Soul in the Brain. Johns Hopkins University Press, Baltimore.
74. Unschuld, P. 1985. Medicine in China – A History of Ideas. University of California Press, Berkeley.
75. Unschuld, P. 1986. Nan-ching – The Classic of Difficult Issues. University of California Press, Berkeley.
76. Unschuld, P. 2000. Medicine in China – Historical Artefacts and Images. Prestel, Munich.
77. Unschuld, P. 2003. Huang Di Nei Jing Su Wen: Nature, Knowledge, Imagery in an Ancient Chinese Medical Text. University of California Press, Berkeley.
78. Wang, Aihe 1999. Cosmology and Political Culture in Early China. Cambridge University Press, Cambridge.
79. Wilhelm, R. (Übersetzer) 1962. The Secret of the Golden Flower. Harcourt, Brace & World, New York.
80. Wollheim, R. 1999. On the Emotions. Yale University Press, New Haven.
81. Scalp-Needling Therapy 1975. Medicine and Health Publishing, Hong Kong.

Lehrbücher der westlichen Medizin

1. American Psychiatric Association 1994. Diagnostic and Statistical Manual for Mental Disorders, 4. Auflage (DSM-IV). American Psychiatric Press, Washington, DC.
2. Baldry, P. E. 1994. Acupuncture, Trigger Points and Musculoskeletal Pain. Churchill Livingstone, Edinburgh.
3. Baldry, P. E. 2001. Myofascial Pain and Fibromyalgia Syndromes. Churchill Livingstone, Edinburgh.
4. Bowlby, J. 1980. Loss, Sadness and Depression. Hogarth Press, London.
5. Burkitt, D. 1980. Don't Forget Fibre in Your Diet. Martin Dunitz, London.
6. Everard, M. L. 1998. Respiratory Syncytial Virus, Bronchiolitis and Pneumonia. In: Taussig, L.; Landau, L. (Hg.). Textbook of Paediatric Respiratory Medicine. Mosby, St Louis.
7. Graf, P.; Birt, A. 1996. Explicit and implicit memory retrieval: intentions and strategies. In: Reder, L. (Hg.). Implicit Memory and Metacognition. Lawrence Erlbaum Associates, Mahwah, NJ, Kapitel 2.
8. Grahame-Smith, D.; Aronson, J. 1995. Clinical Pharmacology and Drug Therapy. Oxford University Press, Oxford.
9. Haslett, C.; Chilvers, E.; Hunter, J.; Boon, N. 1999. Davidson's Principles and Practice of Medicine. Churchill Livingstone, Edinburgh.
10. Hickling, P.; Golding, J. 1984. An Outline of Rheumatology. Wright, Bristol.
11. Kay, A. B. 1989. Allergy and Asthma. Blackwell Scientific Publications, Oxford.
12. Kumar, P. J.; Clark, M. 1987. Clinical Medicine. Baillière Tindall, London.
13. Kumar, P. J.; Clark, M. 2005. Clinical Medicine, 6. Auflage. Saunders, Edinburgh.
14. Lane, D. J. 1996. Asthma: the Facts, 3. Auflage. Oxford University Press, Oxford.
15. Laurence, D. R. 1973. Clinical Pharmacology. Churchill Livingstone, Edinburgh.
16. Mygind, N. et al. 1990. Rhinitis and Asthma. Munksgaard, Lund, Sweden.
17. Robins, L. N.; Regier, D. A. (Hg.) 1991. Psychiatric Disorders in America: the Epidemiologic Catchment Area Study. Free Press, New York.
18. Seligman, M. E. P. 1975. Helplessness. W. H. Freeman, San Francisco.
19. Shepherd, C. 1989. Living with ME. Cedar, London.
20. Smith, D. G. 1989. Understanding ME. Robinson Publishing, London.
21. Souhami, R.; Moxham, J. 1994. Textbook of Medicine. Churchill Livingstone, Edinburgh.
22. Wallace, D.; Wallace, J. 2002. All About Fibromyalgia. Oxford University Press, Oxford.

Nicht-englischsprachige Werke

1. Battaglia, F. et al. 1957. Enciclopedia Filosofica. Casa Editrice Sansoni, Firenze.
2. Eyssalet, J.-M. 1990. Le Secret de la Maison des Ancêtres. Guy Trédaniel Editeur, Paris.
3. Granet, M. 1973. La Religione dei Cinesi. Adelphi, Milano.
4. Lamanna, E. P. 1967. Storia della Filosofia [History of Philosophy], Bd. 1. Le Monnier, Florence.
5. Middleton, E. et al. 1991. Treatise of Allergology, Italian Edition. Momento Medico.

Chronologie der chinesischen Geschichte

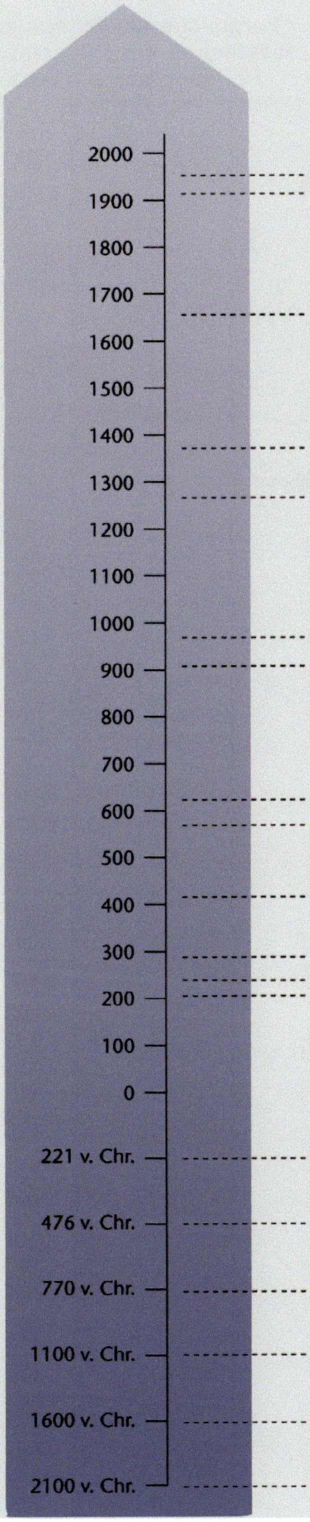

seit 1949	Volksrepublik China
1912–1949	Republik China
1644–1911	Qing-Dynastie
1368–1644	Ming-Dynastie
1271–1368	Yuan-Dynastie
1115–1234	Jin-Dynastie
960–1279	Song-Dynastie
906–1125	Liao-Dynastie
907–960	Fünf Dynastien
618–907	Tang-Dynastie
581–618	Sui-Dynastie
420–581	Nördliche und Südliche Dynastien
265–420	Jin-Dynastie
220–280	Periode der drei Reiche
206 v. Chr.–220 n. Chr.	Han-Dynastie
221–207 v. Chr.	Qin-Dynastie
475–221 v. Chr.	Periode der Streitenden Reiche
770–476 v. Chr.	Frühlings- und Herbstperiode
11. Jh. bis 771 v. Chr.	Zhou-Dynastie
16.–11. Jh. v. Chr.	Shang-Dynastie
21.–16. Jh. v. Chr.	Xia-Dynastie

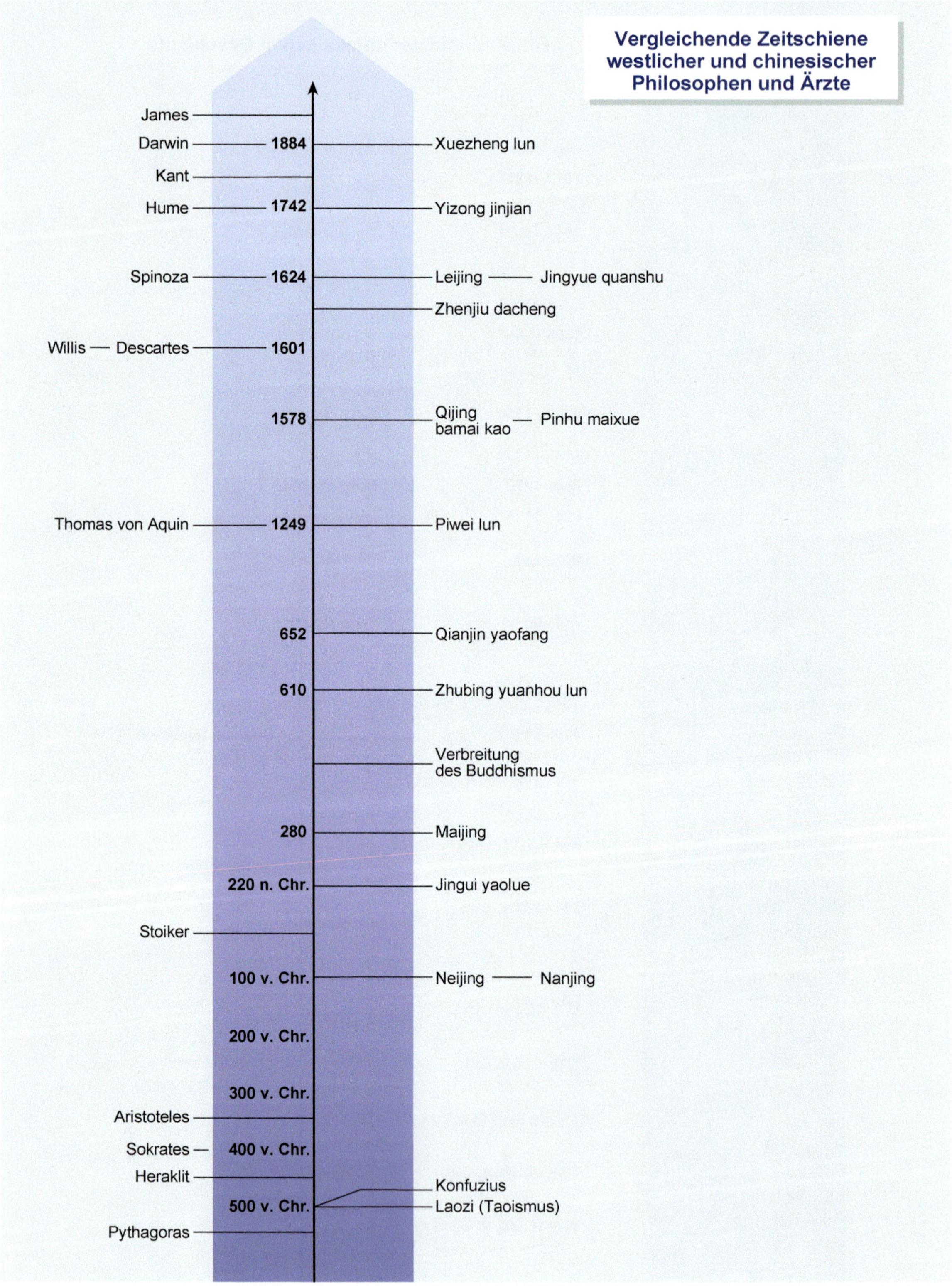
Vergleichende Zeitschiene westlicher und chinesischer Philosophen und Ärzte
James
Darwin — 1884 — Xuezheng lun
Kant
Hume — 1742 — Yizong jinjian
Spinoza — 1624 — Leijing — Jingyue quanshu
Zhenjiu dacheng
Willis — Descartes — 1601
1578 — Qijing bamai kao — Pinhu maixue
Thomas von Aquin — 1249 — Piwei lun
652 — Qianjin yaofang
610 — Zhubing yuanhou lun
Verbreitung des Buddhismus
280 — Maijing
220 n. Chr. — Jingui yaolue
Stoiker
100 v. Chr. — Neijing — Nanjing
200 v. Chr.
300 v. Chr.
Aristoteles
Sokrates — 400 v. Chr.
Heraklit
Konfuzius
500 v. Chr. — Laozi (Taoismus)
Pythagoras

Sachregister

Rezepturenregister

Punkteregister

Farbtafeln

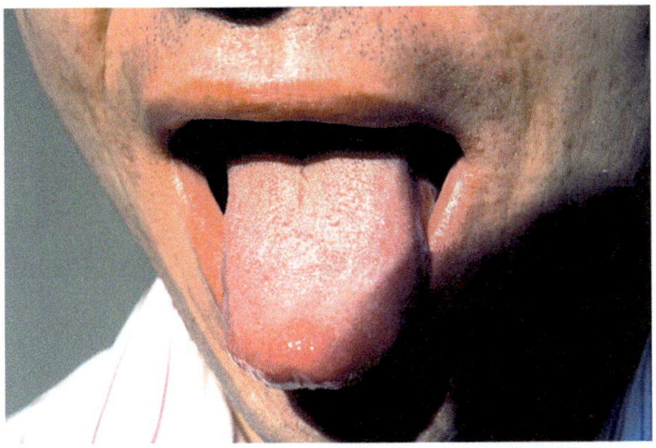

Tafel 11.1 Rote Zungenspitze, Hinweis auf psychisch-emotionalen Stress, S. 183

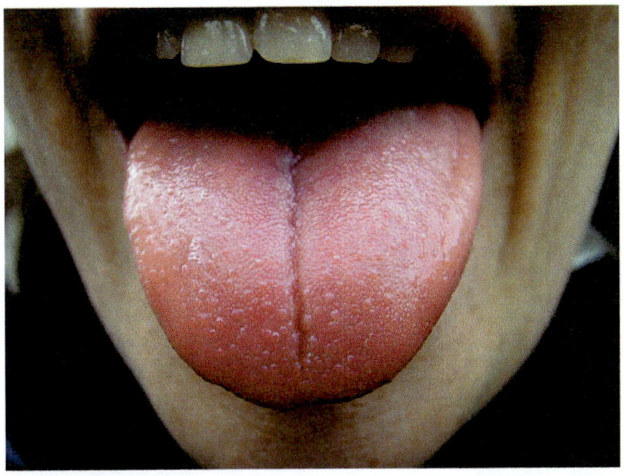

Tafel 11.2 Herz-Riss, S. 185

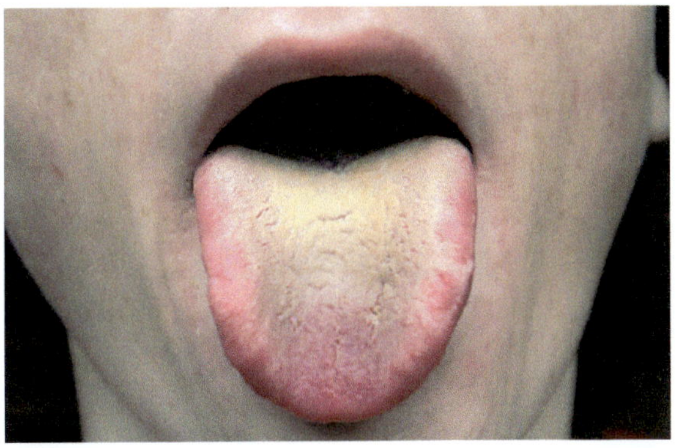

Tafel 11.3 Gerötete Zungenränder, in Zusammenhang mit Leber-Hitze, S. 185

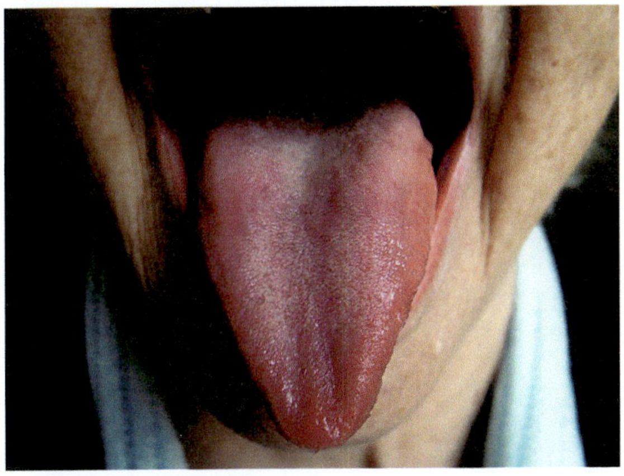

Tafel 11.4 Gerötete Zungenränder und -spitze, in Zusammenhang mit Leber- und Herz-Hitze, S. 186

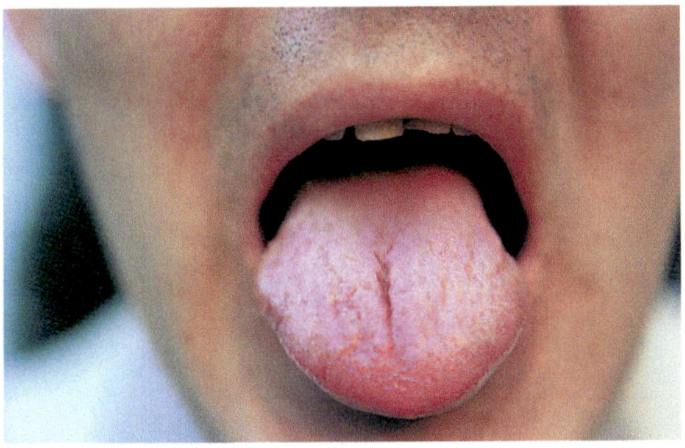

Tafel 11.5 Abnorme Schwellung des vorderen Zungendrittels, Hinweis auf schwere psychische Störung, S. 186

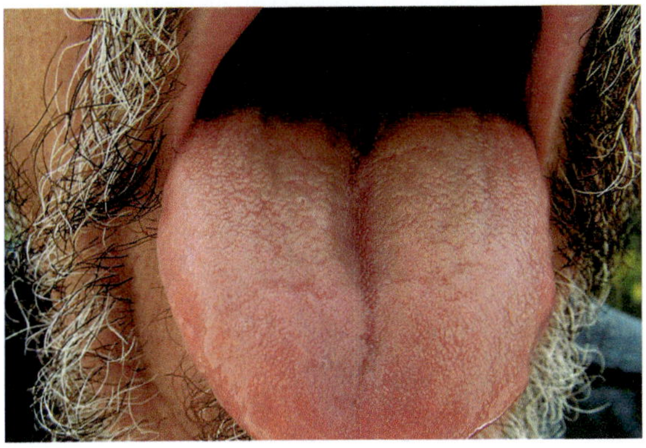

Tafel 11.6 Kombinierter Magen-Herz-Riss, S. 187

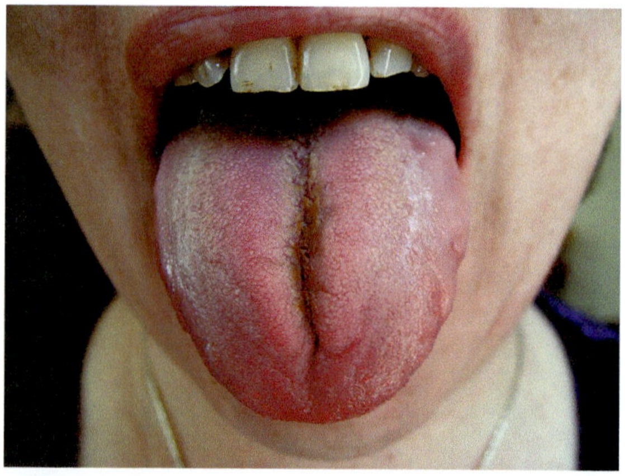

Tafel 11.7 Kombinierter Magen-Herz-Riss mit rauem, klebrig-gelbem Belag darin, S. 187

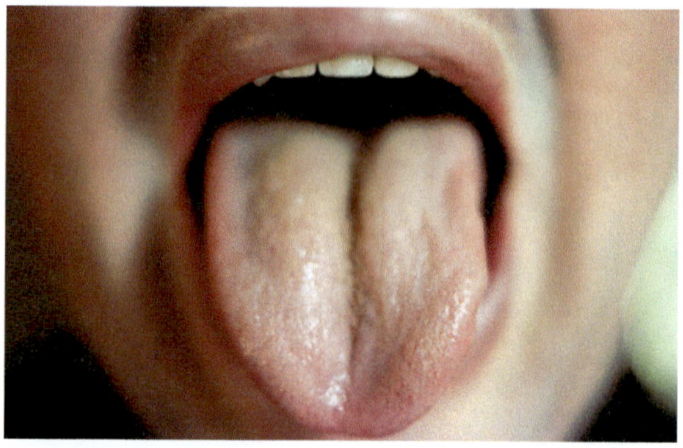

Tafel 12.1 Magen-Herz-Riss, S. 203

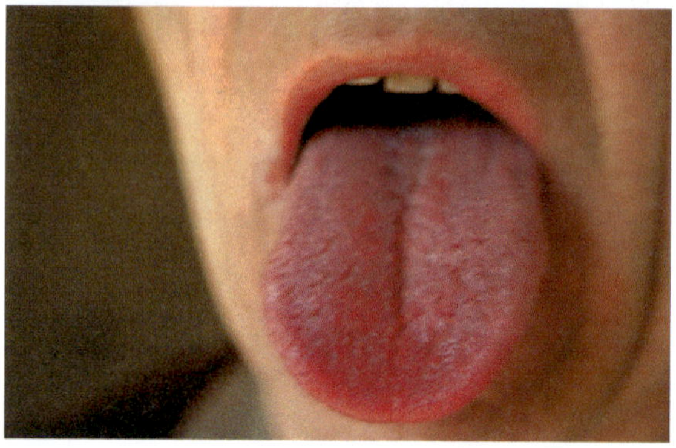

Tafel 12.2 Rote Zunge ohne Belag und mit Herz-Riss, S. 214

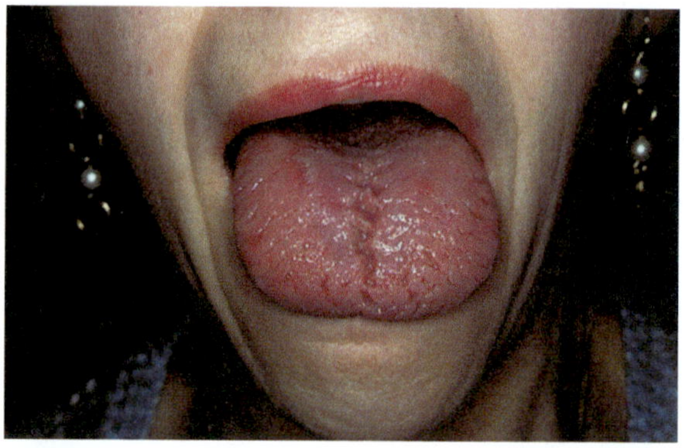

Tafel 12.3 Leicht gerötet, an den Rändern geschwollen, mit Rissen und einem wurzellosen Belag, Herz-Riss in der Mitte, S. 222

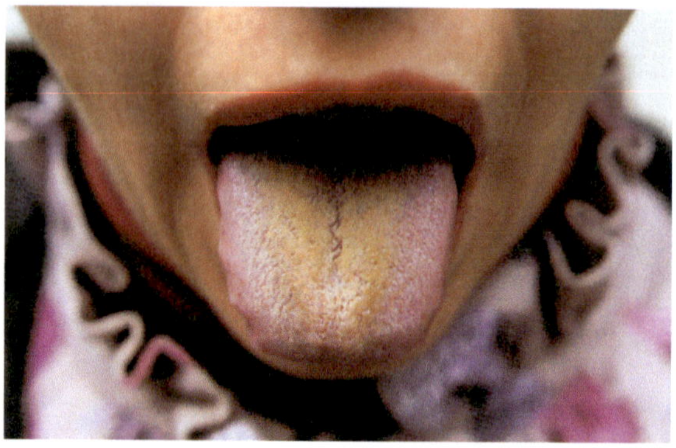

Tafel 12.4 Rot, an den Rändern stärker gerötet, mit einem gelben Belag, S. 228

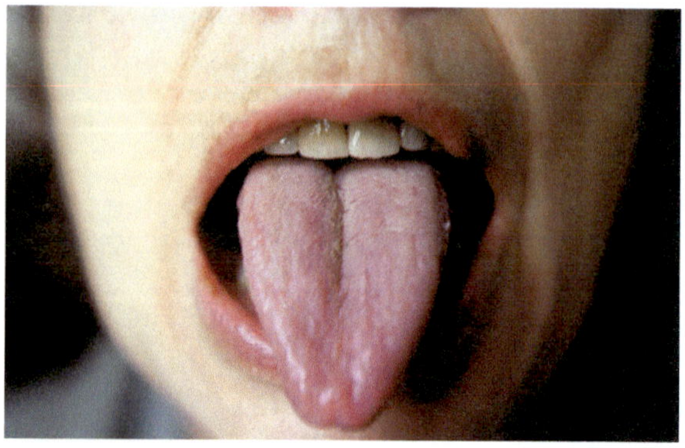

Tafel 12.5 Rötlich-violett, steif, geschwollen, mit einem Magen-Riss in der Mitte, dicker klebrig-gelber Belag, S. 230

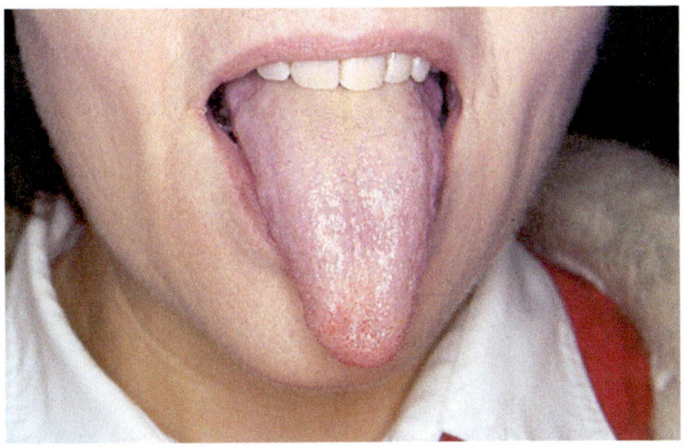

Tafel 12.6 Leicht blass mit roter Zungenspitze und roten Pünktchen, S. 235

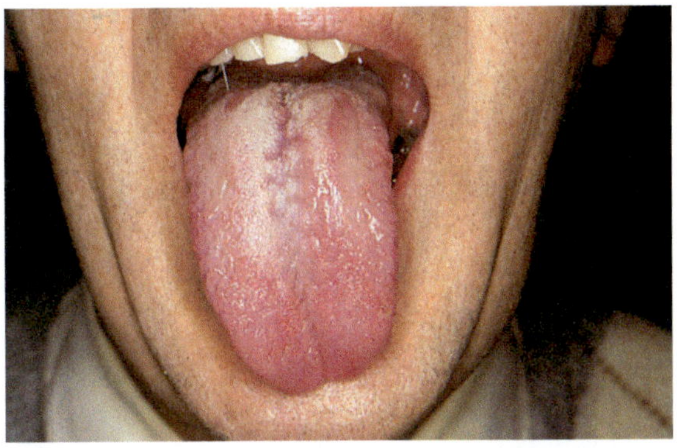

Tafel 12.7 Rot, mit einem Herz-Riss und ohne ausreichenden Belag, S. 237

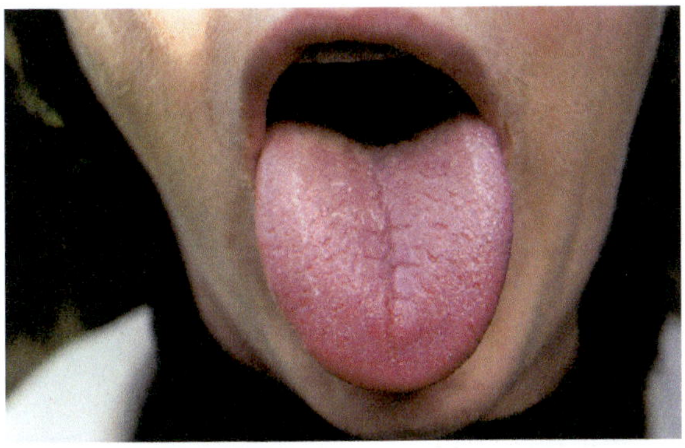

Tafel 12.8 Rot, mit einem Herz-Riss, fast gänzlich ohne Belag, S. 239

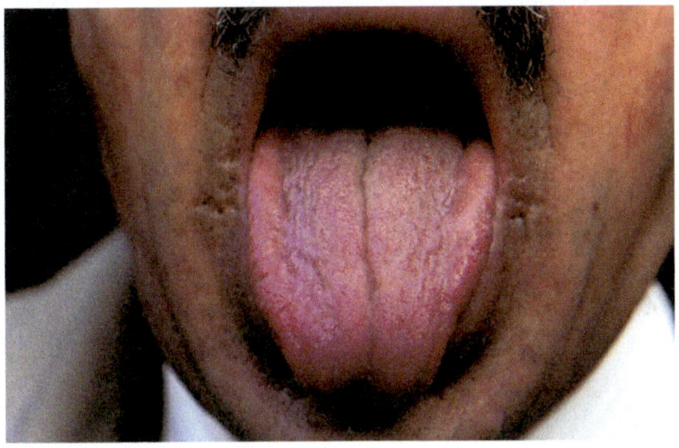

Tafel 18.1 Zunge eines 61-jährigen Mannes mit Schlafstörungen, S. 455